Tratado de
ACUPUNTURA E DOR
NA MEDICINA ESPORTIVA

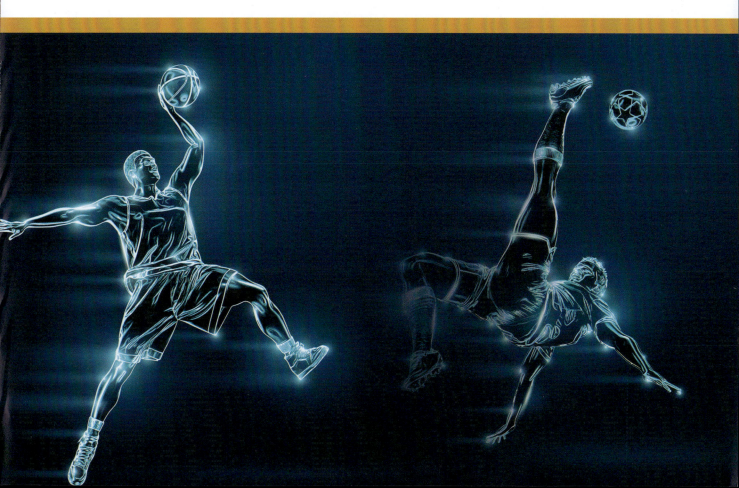

Tratado de
ACUPUNTURA E DOR
NA MEDICINA ESPORTIVA

Adriano Höhl

André Pedrinelli

André Wan Wen Tsai

Frederico Rodrigues da Cunha Ferro

2024

TRATADO DE ACUPUNTURA E DOR NA MEDICINA ESPORTIVA

Adriano Höhl ■ André Pedrinelli ■ André Wan Wen Tsai ■ Frederico Rodrigues da Cunha Ferro

Produção editorial: 3Pontos Apoio Editorial Ltda.

Copydesk/Revisão: Anderson Luiz Santana França/Tânia Cotrim/ Gisele C. Múfalo/ Nathasha Chystie M. S. de Oliveira/Heloisa Helena Brown Duarte Silva

Diagramação: 3Pontos Apoio Editorial Ltda

Capa: 3Pontos Apoio Editorial Ltda

© 2024 Editora dos Editores

Todos os direitos reservados. Nenhuma parte deste livro poderá ser reproduzida, sejam quais forem os meios empregados, sem a permissão, por escrito, das editoras. Aos infratores aplicam-se as sanções previstas nos artigos 102, 104, 106 e 107 da Lei nº 9.610, de 19 de fevereiro de 1998.

ISBN: 978-85-85162-96-2

Editora dos Editores

São Paulo: Rua Marquês de Itu, 408 - sala 104 – Centro.
(11) 2538-3117

Rio de Janeiro: Rua Visconde de Pirajá, 547 - sala 1121 – Ipanema.
www.editoradoseditores.com.br

Impresso no Brasil
Printed in Brazil
1ª impressão – 2024

Este livro foi criteriosamente selecionado e aprovado por um Editor científico da área em que se inclui. A Editora dos Editores assume o compromisso de delegar a decisão da publicação de seus livros a professores e formadores de opinião com notório saber em suas respectivas áreas de atuação profissional e acadêmica, sem a interferência de seus controladores e gestores, cujo objetivo é lhe entregar o melhor conteúdo para sua formação e atualização profissional.

Desejamos-lhe uma boa leitura!

Dados Internacionais de Catalogação na Publicação (CIP)
(Câmara Brasileira do Livro, SP, Brasil)

Tratado de acupuntura e dor na medicina esportiva / [editores Adriano Hohl...[et al.]. -- 1. ed. -- São Paulo : Editora dos Editores, 2024.

Vários colaboradores.
Outros editores: André Pedrinelli, Andre Wan Wen Tsai, Frederico Rodrigues da Cunha Ferro.
ISBN 978-85-85162-96-2

1. Acupuntura 2. Dor - Aspectos fisiológicos 3. Medicina esportiva I. Hohl, Adriano. II. Pedrinelli, André. III. Tsai, Andre Wan Wen. IV. Ferro, Frederico Rodrigues da Cunha.

23-177028
CDD-617.1027
NLM-QT-260

Índices para catálogo sistemático:

1. Medicina esportiva : Ciências médicas 617.1027
Aline Graziele Benitez - Bibliotecária - CRB-1/3129

Sobre os Editores

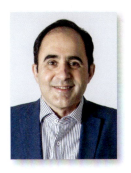

Adriano Höhl

Graduado em Medicina pela Faculdade de Medicina da Universidade Federal de Goiás (UFG). Especialista em Acupuntura pelo Colégio Médico Brasileiro de Acupuntura (CMBA) (RQE 13575). Especialista com área de atuação em Dor pela Associação Médica Brasileira (RQE 17435). Especialista em Ginecologia e Obstetrícia pela Federação Brasileira das Associações de Ginecologia e Obstetrícia (RQE 1326). Especialista em Nutrologia pela Associação Brasileira de Nutrologia (RQE 9048). Especialista com área de atuação em Densitometria Óssea pela FEBRASGO (RQE 9170). Especialista com área de atuação em Ultrassonografia em Ginecologia e Obstetrícia pela FEBRASGO (RQE 9064). Diretor do CMBA (2021-2023). Médico do Serviço de Acupuntura e Dor do Hospital Clínica do Esporte-Goiânia. Diretor da Clínica Acusport Medicina da Dor & Acupuntura.

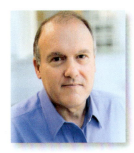

André Pedrinelli

Graduado em Medicina pela Faculdade de Medicina da Universidade de São Paulo (FMUSP). Especialização em Ortopedia e Traumatologia no Instituto de Ortopedia e Traumatologia do Hospital das Clínicas da FMUSP (RQE 38608). Especialização em Medicina do Esporte pela Escola de Educação Física e Esporte da USP (RQE 38607). Mestrado e Doutorado em Ortopedia e Traumatologia pela FMUSP. Professor Livre-Docente pelo Departamento de Ortopedia e Traumatologia da FMUSP.

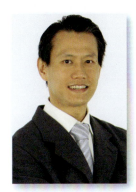

André Wan Wen Tsai

Especialista em Ortopedia (RQE 81379), Acupuntura (RQE 80332) e Dor (RQE 803321). Graduado em Medicina pela Faculdade de Medicina da Universidade de São Paulo (FMUSP). Residência Médica em Ortopedia e Traumatologia no Instituto de Ortopedia e Traumatologia do Hospital das Clínicas da Faculdade de Medicina da Universidade de São Paulo (IOT-HCFMUSP). Pós-graduação em Acupuntura pela USP. Pós-graduação em Medicina Tradicional Chinesa e Acupuntura pela Chang Gung Memorial Hospital International Medical Center. Curso em Clinical Trials pela Harvard Medical School. Doutorado em Ciências Médicas pela FMUSP. Presidente do Colégio Médico de Acupuntura de São Paulo (CMAeSP, 2015-2018). Presidente da Comissão da área de atuação em Dor da Sociedade Brasileira de Ortopedia e Traumatologia (SBOT, 2015-2018). Diretor Tesoureiro da Federação Ibero-Latino-Americana das Sociedades Médicas de Acupuntura (FILASMA, 2017-2019). Supervisor do Programa de Residência Médica em Acupuntura do HCFMUSP (desde 2019). Colaborador do Programa de Residência Médica em Dor do HCFMUSP (desde 2023). Presidente do Comitê de Dor da SBOT (ABDOR, 2023-2024). Presidente do Colégio Médico Brasileiro de Acupuntura (CMBA, 2021-2023).

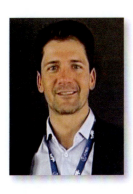

Frederico Rodrigues da Cunha Ferro

Médico do Exercício e do Esporte. Membro da Sociedade Brasileira de Medicina do Exercício e do Esporte (SBMEE, RQE 17710). Residência Médica em Anestesiologia pelo Hospital do Servidor Público Estadual de São Paulo (Iamspe/HSPE). Internship em Anestesiologia na Cleveland Clinic, Cleveland-Ohio-EUA (RQE 6835). Área de atuação em Dor pela Associação Médica Brasileira (AMB, RQE 12620). Pós-graduação e título de especialista em Acupuntura (RQE 11630). Membro do Serviço de Anestesiologia e Dor do Hospital Israelita Albert Einstein (HIAE), Goiânia-GO. Membro do Departamento Médico do Goiás Esporte Clube. Sócio-fundador do AcuSport -Acupuntura e Medicina da Dor do Hospital Clínica do Esporte, Goiânia-GO.

Sobre os Colaboradores

Adriana Sabbatini da Silva Alves

Médica pela Universidade Federal de Goiás (UFG). Ortopedista e Traumatologista (RQE 3571). Membro Titular da Sociedade Brasileira de Ortopedia e Traumatologia (SBOT) (TEOT 6472). Médica Acupunturista pelo Colégio Médico Brasileiro de Acupuntura (CMBA) (RQE 6734). Curso de Atuação em Dor pela Associação de Pós-graduação em Medicina pela Associação Paulista de Medicina (APM), sob a coordenação do Prof. Dr. Wu Tu Hsing, Instituto de Ortopedia e Traumatologia do Hospital das Clínicas da Faculdade de Medicina da Universidade de São Paulo (IOT-HC-FMUSP). Membro do corpo clínico de Instituto Ortopédico de Goiânia. Vice-presidente do Colégio Médico de Acupuntura de Goiás (2020-2023). Vice-presidente do Colégio Médico Brasileiro de Acupuntura (CMBA, 2021-2023).

Alberto de Castro Pochini

Graduação em Medicina pela Escola Paulista de Medicina da Universidade Federal de São Paulo (EPM-Unifesp). Especialista em Ortopedia e Traumatologia (RQE 37351). Mestre e Doutor pelo Programa de Pós-graduação em Ortopedia e Traumatologia pela Universidade Federal de São Paulo (Unifesp). Docente (Professor Adjunto) do Departamento de Ortopedia e Traumatologia da Unifesp. Chefe da Disciplina de Medicina Esportiva e Atividade Física (EPM-Unifesp). Pós-doutorado parceria do Centro de Traumato-Ortopedia do Esporte (CETE) da Disciplina de Medicina do Esporte e da Atividade Física e Psicobiologia da Unifesp. TravellingFellowship aos Estados Unidos (Istituto Andrews, Steadman Hawkins (Vaio), Houston, Carolina Norte, DUKE. Participa da Comissão de Graduação da Unifesp. Tem experiência na área de Traumatologia Esportiva e Ortopedia. Membro da Sociedade Brasileira de Cirurgia do Ombro e Cotovelo e da Sociedade Brasileira de Cirurgia do Joelho. Membro da International Society of Arthroscopy, Knee Surgery and Orthopedic Sports Medicine (ISAKOS). Membro da Sociedade Brasileira de Artroscopia e Traumatologia do Esporte (SBRATE). Membro da Sociedade Brasileira de Medicina Esportiva.

Alessandra Favano

Graduação em Nutrição pela Faculdade de Saúde Pública da Universidade de São Paulo (USP) com especialização em Fisiologia do Exercício e Treinamento Resistido pela Faculdade de Medicina da USP. Atuação em Nutrição Esportiva, tendo trabalhado no Laboratório do Estudo do Movimento do Hospital das Clínicas da Faculdade de Medicina da Universidade de São Paulo (HC-FMUSP). Atuação no futebol profissional com passagens por CA Juventus, A. Portuguesa de Desportos, EC Santo André, GR Barueri, SE Palmeiras e atualmente no Santos FC. Atuou, também, na Seleção Brasileira de Futsal no Campeonato Mundial de 2008 e no CD Defensa y Justicia na Argentina em 2022. Atendimento a atletas de futebol e de outras modalidades, tanto brasileiros, como estrangeiros.

Alex Sandra Oliveira de Cerqueira Soares

Graduação em Fisioterapia pela Universidade Bandeirante de São Paulo. Mestrado em Educação Física pela Escola de Educação Física e Esporte da Universidade de São Paulo (USP). Doutorado em Ciências pela Escola de Educação Física e Esporte da USP. Professora (Assistente, Nível III) do Departamento de Fisioterapia da Universidade de Taubaté (UNITAU). Coordenadora da Pós-graduação em Dor: Abordagem Interdisciplinar (UNITAU). Fisioterapeuta do Grupo Equality.

Alexandre Augusto Ferreira

Médico pela Faculdade de Medicina de Marília – FAMEMA. Especialista em Ortopedia e Traumatologia (RQE 50022). Residência Médica - Hospital Anchieta - Serviço do Prof. Dr. Manlio Nápoli. CMO (Chief Medical Officer) – FIM (Federação Internacional de Motociclismo) (2021-2023). Médico da Confederação Brasileira de Motociclismo (1995-2010). Médico da Federação Paulista de Motocross (1995-2010). Fundador da equipe médica ASTRA, especializada no planejamento e atendimento médico de eventos esportivos de alta complexidade.

Alexandre Kokron

Médico pela Faculdade de Medicina da Universidade de São Paulo (FMUSP), Especialista em Ortopedia e Traumatologia pelo Instituto de Ortopedia e Traumatologia do Hospital das Clínicas da Faculdade de Medicina da Universidade de São Paulo (IOT-HC-FMUSP) (RQE 42690).

Alexandre Mio Pos

Médico Anestesiologista (RQE 50773) com especialização em dor pelo Sírio-Libanês Ensino e Pesquisa, São Paulo. Título de Atuação em Dor Associação Médica Brasileira (AMB) (RQE 50774). Mestre em dor oncológica pela Faculdade de Ciências Médicas de Minas Gerais (FCM-MG). Vice-presidente Sociedade Brasileira dos Médicos Intervencionistas em Dor (SOBRAMID) 2021-2023. Vice-presidente Instituto do Sono e Medicina Respiratória (SOMED) 2021-2023. Presidente da SOBRAMID 2023-2025. Diretor Médico da Clínica Regenerar, centro de tratamento de dor,

Brasília-DF. Coordenador da Pós-graduação *lato senso* de Dor Clínica da Faculdade Cetrus, São Paulo.

Aline Assaf Branco

Médica pela Faculdade de Medicina da Universidade Federal de Goiás (UFG). Especialista em Clínica Médica pelo Hospital Geral de Goiânia (HGG) (RQE 6565). Especialista em Reumatologia pelo HGG (RQE 7155). Especialista em Acupuntura pelo Colégio Médico Brasileiro de Acupuntura (CMBA) (RQE 13630).

Ana Carolina Ramos e Corte

Médica do Sport Club Corinthians Paulista. Médica do Exercício e do Esporte (RQE 39271). Ex-Gerente Médica do Comitê Olímpico do Brasil. Ex-Médica da Seleção Brasileira de Ginástica Artística. PhD em Medicina do Esporte pela Faculdade de Medicina da Universidade de São Paulo (FMUSP).

Ana Lúcia Munaro Tacca Höhl

Graduação em Nutrição pela Pontifícia Universidade Católica de Goiás (PUC-GO). Graduação em Farmácia e Bioquímica pela Universidade Federal de Mato Grosso (UFMT). Mestre em Ciências Ambientais e Saúde pela PUC-GO. Especialização em Terapia Nutricional e Nutrição Clínica pela Faculdade Anhembi Morumbi/Grupo de Apoio de Nutrição Enteral e Parenteral (GANEP). Especialização em Fitoterapia pelo GANEP.

André Cicone Liggieri

Médico com especialização em Ortopedia pela Escola Paulista de Medicina da Universidade Federal de São Paulo (EPM-Unifesp). Diretor do Comitê de Dor – Sociedade Brasileira de Ortopedia e Traumatologia (SBOT). Médico Assistente do Centro de Dor do Hospital das Clínicas da Faculdade de Medicina da Universidade de São Paulo (HC-FMUSP). Professor da Pós-graduação em Dor do HC-FMUSP, Hospital Israelita Albert Einstein e Hospital Sírio-Libanês.

André Guerreiro

Mestre pela Universidade Católica de Pelotas. Especialização em Cirurgia do Joelho (HMV /Universidade Luterana do Brasil (ULBRA)). Membro da Sociedade Brasileira de Ortopedia e Traumatologia (SBOT) (RQE 13043). Diretor Científico da Sociedade Brasileira de Artroscopia e Traumatologia do Esporte (SBRATE). Presidente do Comitê de Traumatologia do Esporte da Sociedade Brasileira de Ortopedia e Traumatologia (SBOT), RS. Membro da Comissão Médica da Confederação Brasileira de Futebol (CBF). Médico da Federação de Atletismo do Estado do Rio Grande do Sul. Médico da Confederação Brasileira de Atletismo (CBAt). Médico da Sociedade de Ginástica Porto Alegre (SOGIPA).

Andrea Furlan

Médica pela Faculdade de Medicina da Universidade de São Paulo (USP). Especialista em Medicina Física e Reabilitação pelo Hospital das Clínicas da USP. Especialista em Fisisatria pela Associação Médica Brasileira (AMB). Doutorado em Epidemiologia Clínica pela Universidade de Toronto. Estágio em Dor Crônica no Hospital Toronto Rehab no Canadá. Atualmente é Associate Professor no Departamento de Medicina da Universidade de Toronto. Cientista Sênior no KITE Research Institute, University Health Network (UHN). Cientista no Institute for Work & Health, Toronto. Diretora do Projeto ECHO Ontario Chronic Pain and Opioid Stewardship, Toronto. Autora do livro 8 Steps to Conquer Chronic Pain, publicado pela Robert Rose Books.

Andrea Pereira

Médica Nutróloga da Oncologia e Hematologia do Hospital Israelita Albert Einstein (RQE 38207). Especialização em Fisiologia do Exercício pela Escola Paulista de Medicina da Universidade Federal de São Paulo (EPM-Unifesp). Doutorado em Obesidade e Cirurgia Bariátrica pela Unifesp. Pós-doutorado em Hematologia pelo Instituto Israelita de Ensino e Pesquisa. Pós-doutorando em Medicina Esportiva da Universidade de São Paulo (USP).

Andrea Rossi Picanço

Medicina pela Universidade Federal do Estado do Rio de Janeiro (UNIRIO). Residência Médica em Medicina Esportiva pelo Hospital das Clínicas da Faculdade de Medicina da Universidade de São Paulo (HC-FMUSP). Pós-graduação em Nutrologia pela Associação Brasileira de Nutrologia (ABRAN). Médica da Confederação Brasileira de Futebol (CBF). Médica Assistente da Seleção Brasileira de Futebol Masculino. Médica Assistente da Seleção Brasileira de Futebol Masculino nas Copas do Mundo 2018 e 2022. Médica do Núcleo Ortopédico da Barra, RJ.

Angelo Tadayochi Hanai Bortoli

Médico pela Universidade José do Rosário Vellano (UNIFENAS), MG. Residência em Medicina Esportiva pela Universidade Estadual Paulista Julio de Mesquita Filho (UNESP), Botucatu-SP. Médico do Esporte e Exercício Físico (RQE 29219). MBA em Gestão Hospitalar pela UNINTER. Instrutor do curso Advanced Wilderness Life Support (AWLS). Diretor e membro da Associação Brasileira de Medicina de Áreas Remotas e Esportes de Aventura (ABMAR). Médico responsável pela Seleção Brasileira de Escalada Esportiva (ABEE). Classificador internacional de Paraescalada pela International Federation of Sport Climbing (IFSC). Médico da equipe de futebol profissional Cuiabá Esporte Clube. Médico do Club Athletico Paranaense (2021-2022). Sócio fundador da assessoria médica Help Atleta.

Antonio Guilherme Padovani Garofo

Médico pela Faculdade de Medicina de Ribeirão Preto da Universidade de São Paulo (FMRP-USP). Especialista em Ortopedia e Traumatologia pela Sociedade Brasileira de Ortopedia e Traumatologia (SBOT) (RQE 33004). Especialista em Medicina Esportiva pela Sociedade Brasileira de Medicina do Exercício e do Esporte (SBMEE) (RQE 95145). Especialista em Cirurgia do Joelho pela Sociedade Brasileira de Cirurgia de Joelho (SBCJ), Cirurgia do Ombro e Cotovelo pela Sociedade Brasileira de Cirurgia de Ombro e Cotovelo (SBCOC), Trauma Ortopédico pela Sociedade Brasileira de Trauma Ortopédico (SBTO), Artroscopia e Traumatologia Esportiva pela Sociedade Brasileira de Artroscopia e Traumatologia de Esporte (SBRATE). Médico Assistente e Preceptor dos programas de *fellowship* (Joelho, Ombro/Cotovelo e Traumatologia do Esporte) do Instituto Vita. Preceptor do Trauma Ortopédico do

Hospital do Pari. Médico Colaborador do programa de Aperfeiçoamento em Trauma Ortopédico do Hospital Israelita Albert Einstein. Médico da Confederação Brasileira de Judô (CBJ) e atual Coordenador do Departamento Médico da CBJ. Diretor da Assistência do Instituto Vita (2013-2018). Sócio e membro do corpo clínico do Vita Ortopedia, SP. Médico do Time Brasil junto a CBJ nas Olimpíadas do Rio de Janeiro em 2016 e Tokyo 2020. Colaborador do curso de Pós-graduação em Medicina Esportiva Vita/Universidade Cidade de São Paulo (UNICID). *Observership* pela AOTrauma no Adams Cowley Shock Trauma Center, Baltimore, em 2015.

Antônio Sergio Barata Cavalcante

Especialista em Neurocirurgia (RQE 21350). Título de Atuação em Dor (RQE 213501). Especialista em Neurologia (RQE 59110) pela Universidade de São Paulo (USP). Médico pela Faculdade de Medicina da Universidade de São Paulo (FMUSP). Residência Médica em Neurocirurgia no Hospital das Clínicas da FMUSP, Serviço do Prof. Dr. Gilberto Machado de Almeida. Certificação em Neurocirurgia Funcional e Dor pelo A.C. Camargo Cancer Center, São Paulo. Fellowship em Neurocirurgia Funcional e Dor no Hospital do Câncer, Serviço do Prof. Dr. José Oswaldo de Oliveira Jr. Diretor responsável da Clínica de Dor Crônica e Neurocirurgia Funcional da Santa Casa de Mogi Guaçu, SP. Diretor responsável do Ambulatório do Bloqueio Neuromuscular – Toxina Botulínica (espasticidade, distonias, cefaleias, dor neuropática). Médico Observador, Cleveland Clinic, Functional Neurosurgery, Neurologic Restoration, Serviço Prof. Dr. André Machado, Cleveland, Ohio, em 2013. Coordenador do Curso de Especialização Atuação em Dor para Médico do Instituto de Ortopedia e Traumatologia (IOT) da FMUSP, Serviço do Prof Dr. Wu Tu Hsing. Membro Titular da Sociedade Brasileira de Neurocirurgia Funcional e Estereotaxia. Certificação Internacional Fellow Interventional Pain Practice (FIPP) pelo World Institute of Pain (WIP), Budapest, em 2018.

Armando Oscar de Freitas

Médico pela Faculdade de Medicina de Campos, RJ. Ortopedista e Traumatologista. Residência Médica no Hospital Umberto Primo, SP (RQE 13046). Membro Titular da Sociedade Brasileira de Ortopedia e Traumatologia (SBOT). Representante da Acupuntura no Comitê de Dor da SBOT. Especialista em Cirurgia de Pé e Tornozelo. Médico Acupunturista pelo Colégio Médico Brasileira de Acupuntura (RQE 13047). Diretor segundo secretário do Colégio Médico Brasileiro de Acupuntura (CMBA).

Arnaldo José Hernandez

Médico especialista em Medicina Esportiva (RQE 30615) e Ortopedia e Traumatologia (RQE 30616). Professor Livre-Docente e Associado do Departamento de Ortopedia e Traumatologia da Faculdade de Medicina daUniversidade de São Paulo (FMUSP). Diretor do Serviço de Medicina Esportiva do Instituto de Ortopedia e Traumatologia da FMUSP. Presidente da Sociedade Brasileira de Cirurgia do Joelho (SBCJ, 1999-2000). Presidente da Sociedade Brasileira de Medicina do Exercício e do Esporte (SBMEE, 2009-2010). Presidente da Sociedade Brasileira de Ortopedia e Traumatologia (SBOT, 2014).

Artur F. Guerra

Médico Ortopedista e Traumatologista (RQE 103296). *Fellow* em Cirurgia da Coluna pelo Vita Ortopedia/Instituto de Patologias da Coluna (IPC).

Bárbara Wessner

Vice-chefe do Centro de Ciências do Desporto e Desporto Universitário da Universidade de Viena, Vice-diretor de Estudos da Direção de Estudos Doutorais de Ciências Farmacêuticas, Nutricionais e do Desporto. Professora Associada do Centro de Ciências do Esporte e Esportes Universitários, Universidade de Viena. Vice-chefe da Plataforma de Pesquisa Envelhecimento Ativo, Universidade de Viena, Áustria. Presidente eleito da Sociedade Internacional de Exercício e Imunologia. Vice-presidente da Sociedade Austríaca de Nutrição Esportiva. Vice-presidente da Sociedade Austríaca de Ciências do Esporte.

Beltrán Carrillo

Médico pela Universidade Complutense, Madrid. Especialista em Geriatria e Mestre em Acupuntura pela Universidade Complutense, Madrid. Presidente da Sociedade de Acupuntura Médica da Espanha (2020).

Bernat de Pablo Márquez

Médico da Federação Real Espanhola de Patinagem. Médico do Fútbol Club Barcelona.

Boudewijn J. E. M. Deckers

Médico Ortopedista e Traumatologista, especialista em Medicina do Exercício e do Esporte, Tratamento por Ondas de Choque e Medicina Esportiva especializada aplicada ao Golfe (RQE 52014). Diretor da Clínica Deckers, SP.

Breno Milbratz de Castro

Médico pela Escola Superior de Ciências da Santa Casa de Vitória, ES. Residência Médica em Acupuntura pelo Centro de Acupuntura do Hospital das Clínicas da Faculdade de Medicina da Universidade de São Paulo (HC-FMUSP). Especialista em Acupuntura (RQE 97.798) pela Associação Médica Brasileira (AMB). Médico colaborador do IOT-HC-FMUSP.

Breno Schor

Médico Ortopedista e Traumatologista pelo Instituto de Ortopedia e Traumatologia do Hospital das Clínicas da Faculdade de Medicina da Universidade de São Paulo (IOTHC-FMUSP). Cirurgião de Ombro e Cotovelo (RQE 58055). Médico do Comitê Olímpico do Brasil. Ex-Médico da Seleção Brasileira de Ginástica Artística. PhD em Neurociências pela Escola Paulista de Medicina da Universidade Federal de São Paulo (EPM-Unifesp). Ortopedista do Instituto Vita, SP.

Bryan Saunders

Pesquisador Associado no Departamento de Clínica Médica da Faculdade de Medicina da Universidade de São Paulo (FMUSP). Pós-doutorado na Escola de Educação Física e Esporte da USP. Doutor em Ciências pela Nottingham Trent University, Reino Unido.

Caio Senise Drolshagen

Médico do Exercício e do Esporte com Residência Médica pela Universidade de São Paulo (USP). Título de especialista pela Sociedade Brasileira de Medicina do Exercício e Esporte (SBMEE) (RQE 32061). Médico do futebol profissional do Botafogo de Futebol e Regatas. Médico no Comitê Olímpico Brasileiro. Coordenador da Pós-graduação de Medicina do Exercício e do Esporte da CETRUS.

Candido Leonelli

Médico pela Universidade Nove de Julho (UNINOVE). Engenheiro Eletrônico pela Escola de Engenharia Mauá. Presidente do Instituto Remo Meu Rumo, SP.

Carlos Alberto Cardoso Filho

Graduação em Educação Física pela Escola de Educação Física e Esporte da Universidade de São Paulo (EEFE-USP). Mestrado em Educação Física pela EEFE-USP. Doutorando em Biomecânica na EEFE-USP. Pesquisador do Laboratório de Biomecânica da USP. Docente em cursos de pós-graduação com disciplinas relacionadas aos Métodos de Investigação em Biomecânica, Biomecânica da Marcha, Biomecânica da Corrida, e Biomecânica dos Calçados e Pisos Esportivos. Tem experiência nas áreas de Biomecânica da Locomoção, Biomecânica do Esporte e Biomecânica dos Calçados Esportivos.

Carlos Alberto Werutsky

Médico Nutrólogo (RQE 172) e Médico do Exercício e do Esporte (RQE 26129). Mestre pela Universidade Federal do Rio Grande do Sul (UFRGS). Doutor pela USP. Diretor do Departamento de Nutrologia Esportiva da Associação Brasileira de Nutrologia (ABRAN). Coordenador do curso de Pós-graduação lato sensu/MEC em Nutrologia Esportiva do Grupo Primum, SP. Médico do Centro de Medicina Especializada do Hospital Nove de Julho (H9J), SP.

Carlos Tucci

Médico Ortopedista e Traumatologista, Cirurgião de Coluna. Mestre pelo Instituto de Ortopedia e Traumatologia do Hospital das Clínicas da Faculdade de Medicina da Universidade de São Paulo (IOT-HC-FMUSP) (RQE 109285). Médico da delegação brasileira nos Jogos Olímpicos de Inverno 2014, Sochi. Consultor Médico da Confederação Brasileira de Desportos na Neve (CBDN).

Carlos Vicente Andreoli

Professor Adjunto da Disciplina de Medicina Esportiva do Departamento de Ortopedia e Traumatologia da Universidade Federal de São Paulo (EPM-Unifesp). Coordenador da Residência Médica em Medicina Esportiva e Atividade Física do Departamento de Ortopedia e Traumatologia da EPM-Unifesp. Diretor Médico da Confederação Brasileira de Basketball (CBB). Ex-presidente da Sociedade Brasileira de Artroscopia e Traumatologia do Esporte (SBRATE) (2021). Título de Especialista em Ortopedia e Traumatologia e Membro Titular da Sociedade Brasileira de Ortopedia e Traumatologia (SBOT) (RQE 113735). Título de Especialista em Medicina do Esporte e Membro Titular da Sociedade Brasileira de Medicina do Exercício e do Esporte (SBMEE) (RQE 46777). Título de Especialista pela Sociedade Brasileira de Cirurgia de Joelho (SBCJ) e pela Sociedade Brasileira de Cirurgia de Ombro e Cotovelo (SBCOC).

Carolina Ribeiro Lopes Ferrer

Graduada em Medicina pela Faculdade de Medicina de Itajubá (FMIT), MG. Residência Médica pela Escola Paulista de Medicina da Universidade Federal de São Paulo (EPM-Unifesp). Preceptoria do programa de Residência Médica de Medicina Esportiva (Unifesp, 2020-2021). Especialista em Medicina Esportiva (RQE 88830). Médica responsável pelo Departamento Médico do time feminino do RedBull Bragantino. Equipe médica da Seleção Brasileira de Judô (CBJ, 2018-2022). Estágio observacional no Programa de Transtornos Alimentares (Unifesp, 2020-2021).

Chilan Bou Ghosson Leite

Especialista em Ortopedia e Trumatologia pelo pelo Instituto de Ortopedia e Traumatologia do Hospital das Clínicas da Faculdade de Medicina da Universidade de São Paulo (IOTHC-FMUSP)RQE 78466). Atua no Department of Orthopedic Surgery, Center for Cartilage Repair and Sports Medicine, Brigham and Women's Hospital, Harvard Medical School, Boston, MA, EUA.

Chin An Lin

Graduado pela Faculdade de Medicina da Universidade de São Paulo (FMUSP). Residência Médica em Clínica Médica e Pneumologia pela FMUSP. Doutorado e Livre Docência pela FMUSP. Fellow of The American College of Physicians, Especialista em Pneumologia (RQE 88143). Especialista em Acupuntura pelo Colégio Médico Brasileiro de Acupuntura (CMBA) (RQE 88142). Vice-supervisor do programa de Residência Médica em Clínica Médica na FMUSP. Presidente do Comitê de Bioética do Hospital das clínicas da FMUSP (2016-2023).

Ciladi Maurício

Médico Ortopedista e Traumatologista, especialista em Medicina Esportiva. Cirurgião de Quadril e Joelho. Médico da equipe Argentina de Hóquei (Las leonas e Los leones). Ex-médico do esporte do clube Chacarita Jrs., Tristán Suárez e San Lorenzo de Almagro (futebol feminino).

Claudia Misorelli

Médica especialista em Acupuntura (RQE 28651), com área de atuação em dor (RQE 286511). Coordenadora técnica de Acupuntura Médica em Santana de Parnaíba, SP. Presidente da Comissão de Dor na Associação Médica Brasileira (AMB) (2022-2023).

Cláudia Passamani

Graduada em Medicina pela Escola Superior de Ciências da Santa Casa de Misericórdia de Vitória (EMESCAM), ES. Residência Médica em Pediatria no Hospital Infantil Nossa Senhora da Glória em Vitória, ES. Médica Especialista em Pediatria (RQE 3277). Médica Especialista em Acupuntura (RQE 1344).

Claudia Silveira Cunha Roques

Fisioterapeuta da Clínica Deckers, SP. Especialista em Fisioterapia Geral, RPG, Pilates, TRX, Liberação Miofascial e Fisioterapia especializada aplicada ao Golfe.

Cláudio Cazarini Júnior

Fisioterapeuta. Doutor em Ciências da Saúde pela Faculdade de Ciências Médicas da Santa Casa de São Paulo (FCMSCSP). Mestre em Ciências da Saúde pela Universidade Federal de São Paulo (Unifesp). Especialista em Fisioterapia Musculoesquelética pela Irmandade da Santa Casa de Misericórdia de São Paulo. Fisioterapeuta e Coordenador de Ensino do Instituto Vita, SP. Fisioterapeuta e Supervisor da Irmandade da Santa Casa de Misericórdia de São Paulo.

Dai Ling

Especialista em Medicina Física e Reabilitação pelo Hospital das Clínicas da Faculdade de Medicina da Universidade de São Paulo (HC-FMUSP) (RQE 30753). Título em Acupuntura. Graduação em Engenharia Química pela Faculdade da Indústria de Shanghai, China. Graduação em Medicina pela Universidade de São Paulo (USP). Residência médica em Medicina Física e Reabilitação pelo Hospital das Clínicas da Faculdade de Medicina da Universidade de São Paulo (HC--FMUSP). Especialização em Acupuntura e Medicina Chinesa pelo Centro de Acupuntura do Instituto de Ortopedia e Traumatologia (IOT) do HC-FMUSP. Curso em Acupuntura e Medicina Chinesa pela Universidade da Medicina Tradicional Chinesa de Shanghai. Médica Assistente do IOT-HC-FMUSP. Médica Assistente do Instituto de Medicina Física e Reabilitação (IMREA) do IOT-HC-FMUSP. Médica Assistente Acupunturista do Centro de Acupuntura do IOT-HC-FMUSP. Médica assistente do Hospital Municipal de Barueri de São Paulo.

Dalton Mikio Hirano Hatano

Graduado em Medicina pela Universidade Mogi das Cruzes (UMC), SP. Residência Médica em Ortopedia pelo Hospital Municipal Mário Gatti, Campinas, SP. Residência Médica em Traumatologia Esportiva pela Universidade Federal São Paulo (CETE- Unifesp). Preceptor de Residência Médica de Ortopedia do Hospital Luzia de Pinho Melo, Mogi das Cruzes, SP. Membro da Sociedade Brasileira Ortopedia e Traumatologia (SBOT) (RQE 105599), da Sociedade Brasileira de Cirurgia do Joelho (SBCJ) e da Sociedade Brasileira de Artroscopia e Traumatologia do Esporte (SBRATE).

Daniela Terumi Yoshida Tsai

Graduada pela Faculdade de Medicina da Universidade de São Paulo (USP). Residência pelo Instituto da Criança, Hospital das Clínicas da Faculdade de Medicina da Universidade de São Paulo (HC-FMUSP) com título em Pediatria (RQE 67680). Pós--graduação e título em Acupuntura pela Universidade de São Paulo (USP) (RQE 87912). *Fellow* em Medicina Chinesa e Acupuntura no Chang Gung Memorial Hospital, Taoyuan, Taiwan (2006-2007). Curso de Clinial Trials pela Harvard University. Médica Acupunturista da Unidade de Pediatria Integrativa e do Grupo de Dor do Instituto da Criança, do HC-FMUSP.

Débora Borowiak Reiss

Graduada em Medicina pela Faculdade da Saúde e Ecologia Humana (FASEH), Belo Horizonte, MG. Residência Médica em Medicina Esportiva no Hospital das Clínicas da Faculdade de Medicina da Universidade de São Paulo (HC-FMUSP). Especialista em Medicina do Esporte (RQE 84222). Doutora em Ciências do Sistema Musculoesquelético pela Faculdade de Medicina da Universidade de São Paulo (FMUSP). Médica do futebol feminino profissional do São Paulo Futebol Clube (SPFC).

Demetrio Lorenzo Rodrigues

Médico pela Faculdade de Medicina da Universidade de São Paulo (FMUSP). Especializações em Dor e Acupuntura no Hospital das Clínicas (HC) da USP. MBA em Gestão Sanitária pela Universidade Antonio de Nebrija, Espanha. Mestrado em Dor pela Universidade de Valencia, Espanha. Engenheiro de Software pela Universidade Central de Maringá. Diploma Avançado em Análise e Design de Sistemas de Informação pela Universidade de Oxford, Inglaterra. Mestrado em Informática Médica pela Universidade de Sheffield, Inglarerra. Mestrado em Ciência da Computação pelo Georgia Institute of Technology, EUA (em conclusão). Título de Especialista em Acupuntura pela Associação Médica Brasileira (AMB). Membro do Colégio Médico Brasileiro de Acupuntura (CMBA). Certificado Profissional em Tecnologia da Informação e Comunicação em Saúde (CPTICS). Membro da Sociedade Brasileira de Informática em Saúde (SBIS). Atua como Professor Convidado no Centro de Acupuntura do HC-FMUSP e em consultório particular de Acupuntura e Tratamento da Dor (RQE 10647).

Denise Alves Baptista

Graduação em Medicina pela Universidade Federal do Estado do Rio de Janeiro (UNIRIO). Residência em Pediatria pelo Hospital Universitário Pedro Ernesto (UERJ) (RQE 81379). Especialista em Acupuntura (RQE 29466). Mestra em Saúde Coletiva pelo Instituto de Ciências Sociais (UFRJ). 1ª Secretária do Colégio Médico de Acupuntura do Rio de Janeiro (CMA-RJ, 2023-2025).

Dorival De Carlucci Junior

Cirurgião de Cabeça e Pescoço (RQE 16776). Doutor em Cirurgia pela Faculdade de Medicina da Universidade de São Paulo (FMUSP). Médico Assistente Doutor do Serviço de Cirurgia de Cabeça e Pescoço do Hospital das Clínicas da FMUSP. Membro da equipe médica do GP Brasil de Fórmula 1 (1998 a 2018). Coordenador Médico do Campeonato Brasileiro de Endurance.

Durval Campos Kraychete

Especialista em Acupuntura (RQE 5670), Anestesia (RQE 3833) e em Dor (RQE 5672). Professor Associado do Departamento de Anestesiologia e Cirurgia da Universidade Federal da Bahia (UFBA).

Durval Dionísio Souza Mota

Professor Adjunto MSS Instituto de Saúde Coletiva da Universidade Federal Fluminense (ISC-UFF). Doutor em Antropologia pela UFF. Especialista em Acupuntura (RQE 34118). Diretor de Ensino do Colégio Médico Brasileiro de Acupuntura (CMBA, 2021-2023)

Eduarda Castelo Branco Araújo Bernal

Graduada em Medicina pela Universidade de Uberaba. Residência médica em Radiologia e Diagnóstico por Imagem no Hospital Sírio-Libanês. Especialista em Imagem Musculoesquelética pelo Hospital Sírio-Libanês (RQE 104900), SP.

Eduardo Guilherme D'Alessandro

Médico especialista em Clínica Geral (RQE 88991) e Acupuntura (RQE 50147), com área de atuação em dor (RQE 501471). Colaborador do Centro de Acupuntura do Instituto de Ortopedia e Traumatologia do Hospital das Clínicas da Faculdade de Medicina da Universidade de São Paulo (IOT-HC-FMUSP). Coordenador Médico da Unidade de Emergências Referenciadas do Instituto Central do HC-FMUSP.

Eduardo Pereira

Médico pela Faculdade de Medicina da Universidade de São Paulo (FMUSP). Residência Médica em Ortopedia e Traumatologia pelo Hospital das Clínicas (HC) da FMUSP. Mestre pela FMUSP. Chefe de Grupo de Cirurgia de Mão do Hospital Israelita Albert Einstein, SP.

Eduardo Silva Reis Barreto

Graduando de Medicina pela Universidade Federal da Bahia (UFBA).

Eline Rozária Ferreira Barbosa

Graduada em Medicina pela Escola Superior de Ciências da Saúde, DF. Residência em Neurologia pelo Hospital Geral de Goiânia (RQE 8065). Membro Titular da Academia Brasileira de Neurologia (ABN). Médica Acupunturista pelo Colégio Médico Brasileiro de Acupuntura (CMBA) (RQE 13833). *Fellowship* em Medicina do Sono pela Universidade de São Paulo (InCor). Título de Medicina do Sono pela Associação Médica Brasileira (AMB) (RQE 14488). Membro certificado da Associação Brasileira do Sono (ABS). Preceptora dos programas de Pós-graduação em Acupuntura Médica do Colégio Médico de Acupuntura de Goiás (CMA-GO) e do Colégio Médico Brasileiro de Acupuntura (CMBA).

Ellen Eduarda Fernandes

Mestre e Doutoranda no programa de Ciências Aplicadas à Saúde Bucal da Faculdade de Odontologia de São José dos Campos- (UNESP).

Fabiano Souza Alves

Fisioterapeuta pela Universidade Paulista (Unip). Especializações em Ortopedia Hospitalar, Fisioterapia Musculoesquelética e Acupuntura. Formação e Reciclagem em Terapia Manual Ortopédica com os Prof. Mike Tymco e Jonh Childs da Universidade de Pittsburg (2012-2013). Gestor e Coordenador na Ômega Centro de Reabilitação e Fisioterapeuta, na Ortosport Fisioterapia Avançada e no Centro Avançado de Fisioterapia Esportiva (CEAFE) do Instituto Wilson Mello, Campinas, SP.

Fabrizzio Espinoza Marins

Médico pela Universidade Federal do Estado do Rio de Janeiro (UNIRIO). Especialista em Ortopedia (RQE 26111). Especialista em Cirurgia do Joelho pelo Instituto Nacional de Traumatologia e Ortopedia (INTO-RJ). Pós-graduação em Medicina Esportiva pelo Instituto HZM. *Fellow* em Sports Trauma, Arthroscopy and Knee Surgery na Clínica Espregueira, FIFA Medical Centre of Excellence, Porto, Portugal. Médico do Club Athletico Paranaense (2020-2022). Coordenador do Departamento Médico do Club Athletico Paranaense. Médico da equipe do Clube de Regatas Vasco da Gama (2016-2020). Médico da Seleção Brasileira de Futebol Sub17 no Torneio de Montaigu (França, 2022). Sócio fundador da assessoria médica Help Atleta.

Felipe Coimbra Meira

Graduado em Fisioterapia pela Faculdade de Reabilitação da Associação de Solidariedade a Criança Excepcional (FRASCE). Pós-graduação em Biomecânica pela Universidade Federal do Rio de Janeiro (UFRJ) e em docência em Fisioterapia pela Unyleya. Mestre em Fisioterapia Desportiva pela Escola Universitária Real Madrid da Universidade Europeia de Madrid. Especialista em Fisioterapia Esportiva pela Sociedade Nacional de Fisioterapia Esportiva e da Atividade Física (SONAFE). Ex-fisioterapeuta dos clubes AFC KAIRAT e FC KAIRAT, Cazaquistão e da seleção nacional de futsal, Cazaquistão. Ex-fisioterapeuta da equipe profissional de futebol do Grêmio Football Porto Alegrense. Ex-gerente de saúde da equipe de futebol profissional do Clube Aymorés, MG. Ex-Coordenador das categorias de base do clube Santos FC. Fisioterapeuta na equipe profissional de futebol do Clube Red Bull Bragantino. Professor do curso de Fisioterapia Esportiva da CBF Academy.

Felipe Fregni

Médico pela Faculdade de Medicina da Universidade de São Paulo (FMUSP). Professor of Physical Medicine and Rehabilitation, Harvard Medical School. Professor of Epidemiology, Harvard TH Chan School of Public Health. Director, Spaulding Neuromodulation Center, Spaulding Rehabilitation Hospital & Massachussets General Hospital. Program Director, Principles and Practice of Clinical Research (PPCR), ECPE, Harvard TH Chan School of Public Health.

Fernanda R. Lima

Especialista em Medicina do Esporte pela Sociedade Brasileira de Medicina do Exercício e do Esporte (SBMEE)(RQE 48.005). Doutorado pelo Departamento de Clínica Médica da Faculdade de Medicina da Universidade de São Paulo (FMUSP). Médica Assistente e Coordenadora do Ambulatório de Medicina do Esporte da Disciplina de Reumatologia do Hospital das Clínicas (HC) da FMUSP. Médica de equipes de ciclismo de estrada e mountain bike.

Fernando Antonio Soléra

Membro da Comissão de Direito Desportivo da Ordem dos Advogados do Brasil (OAB), SP. Médico oficial de controle de doping da FIFA, CONMEBOL. Coordenador da Comissão de Controle de Doping da CBF. Membro da Câmara Técnica de Medicina do Esporte do Conselho Federal de Medicina (CFM). Consultor Técnico e Palestrante na Área da Antidopagem no Esporte.

Fernando Claudio Genschow

Graduado em Medicina pela Universidade de Brasília (UnB). Mestre em Ciências da Saúde – Epidemiologia pela UnB. Residência em Medicina Interna (RQE 1377). Especialista em Acupunturiatria (RQE 3567). Coordenador Geral da Acupunturiatria na Secretaria de Saúde do DF. Supervisor do programa de Residência Médica em Acupunturiatria do Hospital de Base do DF. Chefe da Unidade de Acupunturiatria e Fisiatria do Hospital de Base do DF. Membro da Câmara Técnica de Acupuntura do Conselho Federal de Medicina (CFM). Presidente do Colégio Médico de Acupuntura do DF.

Fernando Mendes Sant'Anna

Professor Adjunto de Cardiologia da Universidade Federal do Rio de Janeiro (UFRJ), Presidente Honorário da Associação Auriculo Sans Frontières. Especialista em Acupuntura pelo Colégio Médico Brasileiro de Acupuntura (CMBA) (RQE 30582).

Flavio Cruz

Graduado em Medicina pela Centro Universitário Serra dos Órgãos (UNIFESO), RJ. Residência em Ortopedia e Traumatologia pela Universidade Federal do Estado do Rio de Janeiro (UNIRIO), com Título de Especialista pela Sociedade Brasileira de Ortopedia e Traumatologia (SBOT) (RQE 15). Mestre em Cirurgia do Joelho pela UNIRIO. Especialista em Cirurgia do Joelho pela Sociedade Brasileira de Cirurgia de Joelho (SBCJ). Título de especialista em Traumatologia Esportiva pela Sociedade Brasileira de Artroscopia e Traumatologia do Esporte (SBRATE). Médico do Esporte pós-graduado pela Universidade Veiga de Almeida (UVA), RJ e com Título de Especialista pela Sociedade Brasileira de Medicina do Exercício e do Esporte (SBMEE) (RQE 16). Sports Trauma *Fellowship* no Aspetar Sports Medicine Hospital, Doha, Qatar (2018). Médico membro da Comissão Atlética Brasileira de MMA (CABMMA). Antigo Médico da Seleção Brasileira de Nado Sincronizado pela Confederação Brasileira de Desportos Aquáticos (CBDA), Brasil. Médico do futebol por Confederação Brasileira de Futebol (CBF), CR Flamengo, Madureira EC, Boavista-RJ, Asociación Paraguaya de Fútbol (APF - Beach Soccer), Tianjin Quanjian FC (China), Al Sadd SC (Qatar), New Zealand Football (NZF). Atual Diretor Médico da seleção nacional dos Emirados Árabes Unidos (UAEFA).

Flora Hanako Kirino Vicentini

Médica Acupunturiatrado Instituto de Ortopedia e Traumatologia do Hospital das Clínicas da Faculdade de Medicina da Universidade de São Paulo (IOT-HC-FMUSP). Membro do Colégio Médico Brasileiro de Acupuntura (CMBA) (RQE 37810). Coordenadora do primeiro ano do curso de Pós-graduação em Acupuntura do Centro de Acupuntura do Instituto de Ortopedia e Traumatologia do Hospital das Clínicas da Faculdade de Medicina da Universidade de São Paulo (IOT-HC-FMUSP). Docente do primeiro ano do curso de Pós-graduação em Acupuntura do Centro de Acupuntura do IOT-HC-FMUSP. Vice-supervisora do programa de Residência Médica de Acupuntura do IOT-HC-FMUSP. Residência Médica em Pediatria pelo Instituto da Criança do HC-FMUSP.

Franklin de Camargo-Junior

Doutor em Ciências pela Escola de Educação Física e Esporte da Universidade de São Paulo (EEFE-USP). Mestre em Ciências pela Faculdade de Medicina da Universidade de São Paulo (FMUSP), Especialista em Biomecânica pela Faculdade de Educação Física da Universidade Estadual de Campinas (FEF-UNICAMP) e Licenciado Pleno em Educação Física pela Faculdade de Educação Física de Santo André (FEFISA). Pesquisador do Comitê Olímpico do Brasil (COB). Pesquisador colaborador do Laboratório de Biomecânica da Escola de Educação Física e Esporte da Universidade de São Paulo (EEFE-USP) e Laboratório de Biomecatrônica da Escola Politécnica da Universidade de São Paulo (EP-USP). Experiência nas áreas de Educação e Pesquisa, com ênfase em Biomecânica do Esporte, atuando principalmente nos seguintes temas: instrumentação, modelagem, prevenção de lesões musculoesqueléticas e alto rendimento esportivo.

Frederico Barra de Moraes

Especialista em Ortopedia e Traumatologia pela Universidade Federal de Goiás (UFG) (RQE 5.214). Título na Área de Dor (RQE 11.638). Doutor em Ciências da Saúde pela Faculdade de Medicina da Universidade Federal de Minas Gerais (FM-UFG). Mestre pela Universidade de Brasília (UnB). Professor Adjunto de Ortopedia e Traumatologia da FM-UFG. Professor Adjunto de Farmacologia Clínica da Faculdade de Medicina do Centro Universitário Alfredo Nasser (UNIFAN). Vice-presidente do Comitê de Doenças Osteometabólicas da Sociedade Brasileira de Ortopedia e Traumatologia (SBOT 2023-2024). Presidente da ASOTRAHC Goiás (2023-2024). Presidente da Associação Brasileira da Dor Ortopédica (ABDOR) e da Sociedade Brasileira de Ortopedia e Traumatologia (SBOT, 2022). Presidente da Sociedade Brasileira de Ortopedia e Traumatologia (SBOT - 2018), Goiás. Chefe do Departamento de Ortopedia e Traumatologia da Faculdade de Medicina da Universidade Federal de Minas Gerais (FM-UFG), 2014.

Gabriel Andrade Macedo

Médico Ortopedista e Traumatologista (RQE 100267). Especialista em Cirurgia do Ombro pelo Instituto Vita. *Fellowship* em Cirurgia do Joelho pelo Instituto Vita.

Gabriel Kubota

Especialista em Neurologia (RQE 66675). Título com área de atuação em Dor pelo Hospital das Clínicas da Faculdade de Medicina da Universidade de São Paulo (RQE 66.675-1). Coordenador do Centro de Dor do Departamento de Neurologia do Hospital das Clínicas da Faculdade de Medicina da Universidade de São Paulo (HC-FMUSP). Secretário do Departamento Científico de Dor da Academia Brasileira de Neurologia (ABN). Médico do Centro de Tratamento de Dor do Instituto do Câncer do Estado de São Paulo. Membro do Advisory Board da Eurpean Journal of Pain. Membro Titular da Academia Brasileira de Neurologia (ABN), da Sociedade Brasileira de Cefaleia e da International Headache Society.

Guilherme D. Dilda

Médico pela Universidade do Vale do Itajaí (Univali), SC. Médico do Exercício e do Esporte pela Universidade de São Paulo (USP) (RQE 69722). Pós-graduação em Fisiologia e Biomecânica do Exercício e do Esporte pelo Centro de Estudos Godoy Moreira do Instituto de Ortopedia e Traumatologia do Hospital das Clínicas da Faculdade de Medicina da Universidade de São Paulo (CEGOM/IOT-FMUSP). Médico da Sociedade Esportiva Palmeiras (2015-2022). Coordenador Médico Santos FC (2022). Coordenador da Medicina do Esporte na Clínica Care Club.

Guilherme Venturi Pinheiro de Abreu

Médico Ortopedista e Traumatologista. Especialista em Cirurgia do Joelho pelo Instituto de Ortopedia e Traumatologia do Hospital das Clínicas da Faculdade de Medicina da Universidade de São Paulo (IOT-HC-FMUSP) (RQE 61347). Pós-Graduação em Medicina Esportiva pelo Instituto Vita.

Gustavo Ryo Morioka

Médico pela Faculdade de Medicina do ABC (FMABC). Especialista em Acupuntura (RQE 103394). Médico Assistente no curso de Pós-graduação em Acupuntura no Instituto de Ortopedia e Traumatologia do Hospital das Clínicas da Faculdade de Medicina da Universidade de São Paulo (IOT-HC-FMUSP). Pós-graduando no curso de atuação em dor para médicos do IOT-HC-FMUSP.

Hazem Adel Ashmawi

Médico Anestesiologista (RQE 106672). Área de Atuação em Dor (RQE 1066721) pelo Hospital das Clínicas da Faculdade de Medicina da Universidade de São Paulo (HC-FMUSP). Professor Associado do Departamento de Anestesiologia, Oncologia e Radiologia da Faculdade de Ciências Médicas da Universidade Estadual de Campinas (UNICAMP). Supervisor da Equipe de Controle de Dor da Divisão de Anestesia do Hospital das Clínicas da Faculdade de Medicina da Universidade de São Paulo (HC-FMUSP). Supervisor do programa de Residência Médica em Dor da FMUSP.

Helio Fádel de Freitas Araujo

Médico pela Faculdade de Ciências Médicas e da Saúde de Juiz de Fora, MG. Psiquiatra pela Força Aérea Brasileira com Residência Médica pelo Hospital Central da Aeronáutica (RQE 27515). Pós-graduação em Medicina do Exercício e do Esporte pela CETRUS, SP. Coautor do livro "Psiquiatria do Esporte – estratégias para qualidade de vida e desempenho máximo" e autor do livro "Coaching Esportivo – 100 perguntas para aprimorar autoconhecimento, inteligência emocional e performance". Certificação em Professional & Self Coaching pelo Instituto Brasileiro de Coaching (IBC). Membro da Associação Brasileira de Psiquiatria (ABP) e da *International Society for Sports Psychiatry* (ISSP). Psiquiatra do Comitê Olímpico do Brasil (COB).

Henrique Berwanger Cabrita

Doutorado na Universidade de São Paulo (USP). Ortopedista e Traumatologista. Membro da Sociedade Brasileira de Ortopedia e Traumatologia (SBOT), Sociedade Brasileira de Artroscopia e Traumatologia do Esporte (SBRATE), Sociedade Brasileira de Quadril (SBQ), American Academy of Orthopedic Surgeons (AAOS), The Hip Preservation Society (ISHA), Sociedade Brasileira de Medicina do Exercício e do Esporte (SBMEE). (RQE 65071)

Henrique Marcelo Gualberto Pereira

Coordenador do Laboratório Brasileiro de Controle de Dopagem do Laboratório de Apoio Desenvolvimento Tecnológico Instituto de Química da Universidade Federal do Rio de Janeiro (LBCD-LADETEC-IQ-UFRJ). Membro do LBCD. Professor Associado do IQ-UFRJ, lecionando no Departamento de Química Analítica. Doutorado em Ciências (Química Orgânica) pela UFRJ. Mestrado em Ciências (Química Orgânica) pela UFRJ. Presidente da World Association of Anti-Doping Scientists. Membro do WADA Laboratory Expert Advisory Group. Tem experiência na área de ciência antidopagem e toxicologia analítica, com ênfase em controle de dopagem no esporte, técnicas cromatográficas, espectrometria de massas, métodos imunológicos, desenvolvimento e validação de métodos analíticos, gestão de equipes técnicas e Sistema da Qualidade (ISO17025). Orientador Permanente de Doutorado e Mestrado pelo Programa de Pós-graduação em Química do IQ-UFRJ. Contemplado com o Prêmio Parceiros em Ação (Prefeitura da Cidade do Rio de Janeiro) pelas contribuições na área de educação antidopagem e prevenção ao uso de drogas relacionadas ao esporte.

Hiran da Silva Gallo

Graduação em Medicina pela Faculdade Estadual de Medicina do Pará, com especialização em Tocoginecologia. Doutorado e Pós-doutorado em Bioética pela Universidade do Porto, Portugal, onde participa como docente voluntário. Membro efetivo da Federação Brasileira das Associações de Ginecologia e Obstetrícia, da Academia de Medicina de Rondônia, da Sociedade Brasileira de Mastologia e do Conselho Federal de Medicina (CFM), onde atua como conselheiro. Diretor Tesoureiro do CFM (2009-2022). Atual Presidente do CFM. Também relatou importantes resoluções sobre reprodução assistida e autonomia da paciente. Coordenação da Câmara Técnica de Bioética, das Comissões de Cooperativismo Médico e de Integração do Médico Jovem do CFM. Além de conduzir esses grupos, é membro da Câmara Técnica de Medicina Paliativa e das comissões de Direito Médico, de Humanidades Médicas, de Integração de Médicos de Fronteira e da Comissão para Análise da Viabilidade de Eleições dos Conselhos de Medicina via Internet.

Hong Jin Pai

Pós-graduação em Medicina Tradicional Chinesa (MTC). Acupuntura pela Universidade de MTC de Beijing, China. Especialista em Acupuntura (RQE 28862). Doutor em Ciências pela Faculdade de Medicina da Universidade de São Paulo (FMUSP). Professor colaborador pelo Instituto de Ortopedia e Traumatologia do Hospital das Clínicas (IOT-HC) da FMUSP. Médico colaborador do Centro de Dor da Clínica de Neurologia do HC-FMUSP. Médico do Centro de Acupuntura do IOT-HC-FMUSP. Coordenador do Centro de Estudos Integrados de Medicina Chinesa (CEIMEC).

Hugo Silva Pinto

Médico pelo Instituto de Ciências Biomédicas Abel Salazar (ICBAS), Universidade do Porto, Portugal. Acupuntura Médica. Prática Privada em Medicina Esportiva e Acupuntura Médica. Certificado de Competência Básica em Acupuntura da British Medical Acupuncture Society (BMAS). Competência em Acupuntura pela Ordem dos Médicos. Médico da Seleção Portuguesa Masculina de Voleibol (2006-2009). Co-Coordenador e Co-professor dos cursos de pós-graduação em Acupuntura Médica, Portugal (2010-2013). Especialista em Medicina Desportiva. Diploma em Medicina Desportiva do Comitê Olímpico Internacional (COI). Consultor em Medicina Esportiva e Controle da Dor da equipe profissional de futebol do Wolverhampton Wanderers, UK (Premiership e Premier League 2017-2021).

Ibrahim Afrânio Willi Liu

Especialista em Ortopedia e Traumatologia (RQE 20896) e em Acupuntura (RQE 30952) com atuação em Dor (RQE 35595). Colaborador da Clínica de Dor do Hospital das Clínicas da Universidade Federal de Minas Gerais (UFMG). Membro da Clínica de Dor do Hospital Madre Teresa, Belo Horizonte, MG. Diretor do Comitê de Dor da Sociedade Brasileira de Ortopedia e Traumatologia (SBOT) (2023-2024). Membro Titular da Sociedade Médica Brasileira de Tratamento por Ondas de Choque (SMBTOC).

Janete Shatkoski Bandeira

Especialista em Acupuntura com área de atuação em Dor (RQE 35633). Diretora do ACUNEURO Grupo de Estudos de Acupuntura Neurofuncional (GEANF). Mestre em Medicina – Ciências Médicas pela Universidade Federal do Rio Grande do Sul (UFRGS). Coordenadora do Ambulatório de Dor e Acupuntura da Secretaria de Saúde de Porto Alegre, RS.

João Carlos Nakamoto

Ortopedista e Traumatologia (RQE 37575). Cirurgião de Mão (RQE 37574) do Hospital das Clínicas da Faculdade de Medicina da Universidade de São Paulo (HC-FMUSP). Doutor em Cirurgia pela Faculdade de Medicina da Universidade de São Paulo (FMUSP). Especialista em Cirurgia da Mão e Ortopedia pelo Hospital das Clínicas da FMUSP. Médico responsável pelo Grupo de Mão do Vita Ortopedia.

João Gustavo Claudino

Graduado em Educação Física pela Universidade de Itaúna. Especialização em Treinamento Esportivo pela Universidade Federal de Minas Gerais (UFMG). Mestrado em Ciências do Esporte pela UFMG. Doutorado em Biodinâmica do Movimento Humano pela Universidade de São Paulo (USP). Cursou o estágio de Doutorado Sanduíche no Sports Performance Research Institute New Zealand (SPRINZ) da Auckland University of Technology (AUT). Membro do Laboratório de Biomecânica da Escola de Educação Física e Esporte (EEFE) da Universidade de São Paulo (USP). Possui vivência acadêmica voltada para projetos de pesquisa, atuando na elaboração, execução e posterior publicação de artigos científicos. Trabalha no controle de carga de treinamento esportivo e Professor do Magistério Superior do Departamento de Educação Física no Centro de Ciências da Saúde da Universidade Federal do Piauí (UFPI). Autor do livro "Ecossistema de Inovação na área da Educação Física e Esporte: desafios e perspectivas".

João Vitor de Castro Fernandes

Ortopedista e Traumatologista, especializado em Traumatologia do Esporte no Instituto de Ortopedia e Traumatologia do Hospital das Clínicas da Faculdade de Medicina da Universidade de São Paulo (IOT-HC-FMUSP) (RQE 100866). Fisiologista Médico pela School of Health, Sport and Bioscience da University of East London. Mestrando do programa de Ciências del Deporte da Universidad Europea de Madrid.

Jomar Souza

Graduação em Medicina pela Escola Bahiana de Medicina e Saúde Pública, Salvador, BA. Pós-graduação em Medicina do Esporte pela Universidade Federal do Rio Grande do Sul (UFRGS). Especialista em Medicina do Esporte pela Sociedade Brasileira de Medicina do Exercício e do Esporte (SBMEE) (RQE 35935). Presidente da Sociedade Brasileira de Medicina do Exercício e do Esporte (SBMEE, 2011-2013). Médico do Serviço de Telemedicina do Instituto de Medicina do Esporte (IME), Porto Alegre, RS. Professor convidado do Programa de Pós-graduação do Centro de Estudos de Fisiologia do Exercício e Treinamento (CEFIT), São Paulo, SP. Médico de Referência da Divers Alert Network – Europa (DAN-Europe). Specialist Sports Medicine na UPANDRUNNING Medical Center – Dubai, Emirados Árabes Unidos.

Jordi Arboix Alio

Fisioterapeuta e Doutor em Ciências do Esporte pela Universidade Ramon Llull, Barcelona. Área de atuação esportiva. Preparador físico do Clube de Futebol Barcelona, Barcelona.

Jose Eduardo Nogueira Forni

Especialista em Ortopedia e Traumatologia (RQE 10787). Presidente em exercício do Comitê de Dor da Sociedade Brasileira de Ortopedia e Traumatologia (SBOT). Doutor em Neurologia Faculdade de Medicina da Universidade de São Paulo (FMUSP). Mestrado em Ortopedia pela Faculdade de Medicina de Ribeirão Preto da Universidade de São Paulo (FMRP-USP). Especialista na Área de Dor pela Associação Médica Brasileira (AMB) e Sociedade Brasileira de Ortopedia e Traumatologia (SBOT) (RQE 107871). Professor Adjunto da Faculdade de Medicina São José do Rio Preto. Pós-Graduado em Intervenção em Dor. Professor Adjunto da Faculdade de Medicina de São José do Rio Preto (FAMERP). Título Especialista em Pericia Médica e Medicina Legal (RQE 63138).

Jose Luiz de Campos

Médico Anestesiologista (RQE 49468) com área de atuação em Terapia de Dor (RQE 494681), reconhecido pela Sociedade Brasileira de Anestesiologia (SBA) e Associação Médica Brasileira (AMB). *Fellow* Interventional Pain Practice (FIPP), Cleveland Clinic (2010). Certified Interventional Pain Sonologist (CIPS), Miami, Florida, USA. Presidente Sociedade Brasileira dos Médicos Intervencionistas em Dor (SOBRAMID, 2021-2023). Coordenador do Centro de Ensino e Treinamento para especialização em Dor, Centro de Ensino e Treinamento da Sociedade Brasileira de Anestesiologia (CET-SBA), Hospital Vera Cruz, Campinas, SP. Médico Coordenador do Ambulatório de Dor do Hospital Vera Cruz.. Diretor Médico do Instituto Adora, Centro de Tratamento de Dor, Campinas, SP. Coordenador da Pós-graduação *lato senso* de Intervenção em Dor da Faculdade Cetrus, SP.

Judith van der Veen

Gerente Médica do Comitê Paralímpico Internacional. Master of Philosophy em Estudos sobre Deficiências. Bachelor of Science em Terapia Ocupacional.

Julia Hatagami Marques

Médica especialista em Psiquiatria (RQE 71915), com área de atuação em Psicoterapia (RQE 719151) e em Acupuntura (RQE 90076) pelo Hospital das Clínicas da Faculdade de Medicina da Universidade de São Paulo (HC-FMUSP). Doutora em Psiquiatria pelo Instituto de Psiquiatria do Hospital das Clínicas da Faculdade de Medicina da Universidade de São Paulo (Ipq-HC-FMUSP).

Júlio César Carvalho Nardelli

Médico Assistente do grupo de Medicina Esportiva do Instituto de Ortopedia e Traumatologia do Hospital das Clínicas da Faculdade de Medicina da Universidade de São Paulo (IOT-HC-FMUSP). Médico da Seleção Brasileira Feminina de Voleibol.

Jung-Peng, Chiu

Médico de formação ocidental e chinesa pela China Medical University (CMU), Taiwan. Mestre em Ciências pelo Instituto de Medicina Tradicional, Universidade Nacional Yang Ming Chiao Tung, Taiwan. Doutorado em Acupuntura e Tuina pela Nanjing University of Chinese Medicine, Nanjing, China. Vice-superintendente de Linsen Chinese Medicine e Kunming Branch, Taipei City Hospital, Taipei City, Taiwan. Diretor Executivo da Associação Médica Chinesa de Taipei, Cidade de Taipei, Taiwan.

Karina Mayumi Hatano

Médica especialista em Medicina do Exercício e do Esporte (RQE 57215). Mestrado e Residência Médica em Medicina Esportiva pela Universidade Federal de São Paulo (Unifesp). Pós-graduação em Acupuntura pela Universidade de São Paulo (USP). Pós-graduação em Nutrologia pela Associação Brasileira de Nutrologia (ABRAN). Pós-graduação em Fisiologia do Exercício pela Universidade Federal de São Paulo (Unifesp). Formada pela Universidade de Mogi das Cruzes (UMC), São Paulo. Coordenadora do Grupo Médico Assistencial de Medicina do Esporte do Hospital Israelita Albert Einstein. Colaboradora do Programa de Residência de Medicina Esportiva da Universidade Federal de São Paulo (Unifesp). Médica do esporte do Hospital Israelita Albert Einstein, no Espaço Einstein Esporte e Reabilitação. Professora de Nutrologia Esportiva e Medicina do Exercício e do Esporte. Médica da Confederação Brasileira de Beisebol e Softbol (CBBS). Atuação em campeonatos internacionais e nacionais como Médica da Seleção Brasileira de Natação, Ginástica de Trampolim, Ginástica Rítmica, Beisebol e Softbol.

Laura Lorimier

Médica pela Irmandade da Santa Casa de Misericórdia de São Paulo. Residência Médica em Ortopedia e Traumatologia pelo Hospital das Clínicas da Faculdade de Medicina da Universidade de São Paulo (HC-FMUSP) (RQE 74313). Cirurgião de Mão no Hospital Israelita Albert Einstein, SP (RQE 74314).

Lauro Schledorn de Camargo

Médico Especialista em Ortopedia e Traumatologia (RQE 44676). Graduação pela Faculdade de Medicina de Ribeirão Preto da Universidade de São Paulo (FMRP-USP) e Hospital das Clínicas de Ribeirão Preto da USP. Ortopedista da Clínica LC , Jundiaí, SP. Membro Titular da Sociedade Brasileira de Ortopedia e Traumatologia (SBOT) e Sociedade Médica Brasileira de Tratamento por Ondas de Choque (SMBTOC). Ex-presidente da Sociedade Médica Brasileira de Tratamento por Ondas de Choque (SMBTOC).

Leandro da Costa Lane Valiengo

Médico psiquiatra do Instituto de Psiquiatria do Hospital das Clínicas da Faculdade de Medicina da Universidade de São Paulo (Ipq-HC-FMUSP) (RQE 42242). Graduado pela FMUSP. Doutor em Ciências Médicas pelo HC-FMUSP. Coordenador do Serviço de Neuromodulação do Ipq-HC-FMUSP. Coordenador do Ambulatório de Psicogeriatria do LIM 27 do Ipq-HC-FMUSP. Chefe do setor de cetamina do Ipq-HC-FMUSP.

Leandro Ryuchi Iuamoto

Médico pela Faculdade de Medicina da USP. Residência Médica e especialização em Medicina Física e Reabilitação no Hospital das Clínicas da Faculdade de Medicina da USP e Rede Lucy Montoro de Reabilitação. Especialista em Medicina Física e Reabilitação (RQE 86.017), Acupuntura (RQE 96.525) e Tratamento da Dor (RQE 96.5251) pela Associação Médica Brasileira (AMB). Embaixador representante do World Youth Forum da International Society of Physical and Rehabilitation Medicine (ISPRM) e da Asociación Médica Latinoamericana de Rehabilitación (AMLAR) em 2019-20. Colaborador do Centro de Acupuntura do Instituto de Ortopedia e Traumatologia do Hospital das Clínicas da Faculdade de Medicina da USP.

Leonardo Kenji Hirao

Graduação em Medicina pela Faculdade de Medicina da Universidade de São Paulo (FMUSP). Especialista em Medicina Esportiva (RQE 37942) pelo Hospital das Clínicas da Faculdade de Medicina da Universidade de São Paulo (HC-FMUSP). Médico do Esporte do Clube Pinheiros. Médico do Time Brasil.

Letícia Brandão Azevedo

Médica pela Universidade Federal de Minas Gerais (UFMG) com formação em Sports & Exercise Science pela University of Portsmouth, UK. Residente de Medicina Esportiva pelo Instituto de Assistência Médica ao Servidor Público Estadual (Iamspe). Preceptora do Ambulatório em Nutrologia Esportiva do Grupo Primum. Pós-graduanda em Ciência do Esporte de Alto Rendimento.

Liaw Wen Chao

Médico Cirurgião formado pela Faculdade de Medicina da Universidade de São Paulo (FMUSP). Residência em Cirurgia Geral e Cirurgia do Trauma no Hospital das Clínicas da FMUSP. Especialização em Acupuntura (RQE 68919) e Eletroacupuntura. Especialização em Fisiologia do Exercício. Especialização em neuromodulação não invasiva. Docente da Liga de Acupuntura e do Centro de Acupuntura do Instituto de Ortopedia e Traumatologia do Hospital das Clínicas da Faculdade de Medicina da Universidade de São Paulo (IOT-HC-FMUSP). Diretor da Clínica Inner Fit de Medicina Complementar e Alternativa. Médico Pesquisador do Sírio-Libanês Ensino e Pesquisa. Coordenador do Curso de Especialização em Eletroterapia na Prática Médica pelo IOT-HC-FMUSP.

Lucas Galuppo Fernandes Félix

Professor Auxiliar da Disciplina de Clínica Cirúrgica II da Faculdade Ciências Médicas de Minas Gerais (FCM-MG). Preceptor da Residência Médica de Ortopedia e Traumatologia do Hospital Universitário Ciências Médicas (HUCM), MG. Membro do Departamento Médico do Clube Atlético Mineiro (RQE 45373).

Luciana Ferreira Angelo

Psicóloga. Mestre em Educação e Doutora em Ciências pela Universidade de São Paulo (USP). Coordenadora e Professora dos cursos de iniciação, aprimoramento e especialização em Psicologia do Esporte do Instituto Sedes Sapientiae, SP. Psicóloga da Seleção Brasileira Feminina de Futebol Sub 20. Psicóloga Clínica.

Luciano Pereira

Médico pela Irmandade da Santa Casa de Misericórdia de São Paulo. Residência Médica em Ortopedia e Traumatologia pela Irmandade da Santa Casa de Misericórdia de São Paulo (RQE 62897). Cirurgião de Ombro e Cotovelo no Hospital Israelita Albert Einstein, SP.

Luciano Ricardo Curuci de Souza

Médico pela Faculdade de Ciências Médicas de Santos (FCMS-UNILUS). Residência Médica em Ginecologia e Obstetrícia pelo Hospital Maternidade Leonor Mendes de Barros. Pós-Graduação em Ginecologia Endócrina, Climatério e Planejamento Familiar pela Irmandade da Santa Casa de São Paulo. Pós-Graduação em Acupuntura pelo Instituto Van Nghi do Brasil. Pós-Graduação em Cuidados ao Paciente com Dor pelo Instituto de Ensino e Pesquisa do Hospital Sírio-Libanês de São Paulo. Título de Especialista em Ginecologia e Obstetrícia (RQE 32557). Título de Especialista em Acupuntura (RQE 32556). Título de Especialista em Dor (RQE 325561). Diretor Tesoureiro do Colégio Médico Brasileiro de Acupuntura (CMBA, 2021-2023). Presidente do Colégio Médico de Acupuntura de São Paulo (CMAeSP, 2021-24). Presidente do Departamento de Acupuntura da Associação Paulista de Medicina (APM). Membro da Câmara Técnica de Acupuntura do Conselho Regional de Medicina do Estado de São Paulo (CREMESP). Membro da Sociedade Brasileira do Estudo da Dor (SBED).

Luciano Sanseverino dos Santos

Graduação em Educação Física pela Universidade Luterana do Brasil (ULBRA). Especialista em Fisiologia do Exercício pela UNINTER. Especialista em Obesidade e emagrecimento pela UNIAMERICA. Fisiologista e Preparador Físico da NeuroFit, Gramado, RS.

Lucilene Hiroko Maeda

Médica pela Faculdade de Medicina de Petrópolis, RJ. Especialista em Medicina Física e Reabilitação pelo CRER (RQE 8002). Especialista em Acupuntura pelo Colégio Médico Brasileiro de Acupuntura (CMBA) (RQE 13686).

Lúcio Gusmão Rocha

Graduação pela Faculdade de Medicina de Campos, RJ. Especialista em Ortopedia pelo MEC e Sociedade Brasileira de Ortopedia e Traumatologia (SBOT) (RQE 8673). Título da Área de Dor pela Associação Médica Brasileira (AMB) (RQE 18795). Professor de Pós-graduação em Dor na AMP-GO. Especialização em Medicina Regenerativa pela Universidade Estadual de Campinas (UNICAMP). Especialização em Termologia e Termografia Médica pela Faculdade de Medicina da Faculdade de Medicina da Universidade de São Paulo (FMUSP)/ Associação Brasileira de Termografia (ABRATERM). Membro da Comissão da SBOT. Coordenador Geral da Comissão de Dor Aguda da Sociedade Brasileira do Estudo da Dor (SBED, 2020-2021). Coordenador Científico da Comissão de Dor Aguda da SBED (2018-2019). Presidente do 1º Congresso da Associação Brasileira de Dor Ortopédica (CABDOR). Membro do Comitê de Dor da SBOT. Sócio fundador do Instituto Regenerar, Águas Claras, Brasília, DF. Sócio fundador da Clínica Centro Avançado, Brasília, DF. Sócio fundador do IPC (Interventional Pain Concept), com foco na transmissão do conhecimento intervencionista da dor. Sócio fundador Clínica Speciality, Brasília, DF. Sócio fundador da empresa Innovation for Pain (i4Pain) com foco na transmissão do conhecimento em Dor.

Luísa Teixeira Höhl

Acadêmica de Medicina da Universidade de Rio Verde (UniRV) – Campus Aparecida de Goiânia, GO.

Luiz Carlos Souza Sampaio

Graduado em Medicina pela Faculdade de Medicina da Universidade de São Paulo (FMUSP). Especialista em Psiquiatria (RQE 119628), Acupuntura (RQE 31109), com área de atuação em Dor (RQE 311091). 1º Secretário do Colégio Médico Brasileiro de Acupuntura (CMBA, 2021-2023). Membro da Comissão de Dor da Associação Médica Brasileira (AMB, 2023). Professor do Curso de Especialização em Acupuntura da Associação Médica Brasileira de Acupuntura (AMBA). Membro da Comissão para outorga do Título de Especialista em Acupuntura-TEAc do CMBA.

Maíta Poli de Araújo

Médica especialista em Medicina do Esporte (RQE 105251) e Ginecologia e Obstetrícia (RQE 38765). Professora Adjunta do Departamento de Ginecologia da Escola Paulista de Medicina da Universidade Federal de São Paulo (EPM-Unifesp). Médica do Comitê Paralímpico Brasileiro.

Manoel Jacobsen Teixeira

Especialista em Neurocirurgia (RQE 2179). Professor Titular da Disciplina de Neurocirurgia do Departamento de Neurologia do Hospital das Clínicas da Faculdade de Medicina da Universidade de São Paulo (HC-FMUSP). Diretor da Divisão de Clínica Neurocirúrgica do Hospital das Clínicas da Faculdade de Medicina da Universidade de São Paulo (HC-FMUSP).

Mara Valéria Pereira Mendes

Especialista em Ginecologia e Obstetrícia (RQE 3978). Especialista em Acupuntura (RQE 5450). Especialista em Dor (RQE 19744). Curso de extensão em Medicina Chinesa pela Zhejiang Chinese Medical University (ZCMU), Hanghzou China. Diretora do Colégio Médico Brasileiro de Acupuntura (CMBA – 2021-2023).

Marcelo Bordalo

Graduado em Medicina pela Faculdade de Medicina da Universidade de São Paulo (FMUSP). Residência Médica em Radiologia e Diagnóstico por Imagem no Instituto de Radiologia do Hospital das Clínicas da FMUSP. Títulos de especialista em Radiologia e Diagnóstico por Imagem (RQE 42919) e Radiologia Intervencionista pela Associação Médica Brasileira (AMB). *Fellowship* em Radiologia Musculoesquelética no Hospital Saint Luc, Belgica e New York University, EUA. Doutorado em Radiologia pela FMUSP. Membro do Comitê Executivo da International Skeletal Society (ISS). Responsável pelo setor de musculoesquelético pelo Colégio Brasileiro de Radiologia (CBR). Chefe da Radiologia do Hospital Ortopédico e de Medicina Esportiva Aspetar, Catar.

Marcelo Neubauer de Paula

Graduado pela Faculdade de Medicina da Universidade de São Paulo (FMUSP). Residência em Infectologia pela FMUSP (RQE 97123). Especialização em Acupuntura pela FMUSP (RQE 96416). MBA em Economia e Gestão da Saúde pela Universidade Federal de São Paulo (Unifesp). MBA em Marketing pela FIA Business School, SP. Professor Convidado do Curso de Especialização em Acupuntura da FMUSP. Professor de Semiologia e Medicina Interna na Faculdade de Medicina da Pontifícia Universidade Católica de Campinas (PUC-Campinas). Preceptor de Saúde da Família e de Infectologia na Faculdade de Medicina da Universidade Nove de Julho (UNINOVE).

Marcelo Poderoso de Araújo

Médico pela Faculdade de Medicina da Universidade de São Paulo (FMUSP). Especialista e m Ortopedia e Traumatologia pelo Hospital das Clínicas da Faculdade de Medicina da Universidade de São Paulo (HC-FMUSP) (RQE 103443). Médico Assistente do Instituto de Ortopedia e Traumatologia do Hospital das Clínicas da Faculdade de Medicina da USP (IOT--HC-FMUSP).

Marcia Maria Ozaki Reguera

Especialista em Dermatologia (RQE 30630) e Acupuntura (RQE 35487). Graduação em Medicina pela Faculdade de Medicina da Universidade de São Paulo (FMUSP). Residência médica em Dermatologia pelo Departamento de Dermatologia do Hospital das Clínicas da FMUSP. Pós-graduação *lato sensu* em Acupuntura pelo Centro de Acupuntura do Instituto de Ortopedia e Traumatologia do Hospital das Clínicas da Faculdade de Medicina da Universidade de São Paulo (IOT-HC-FMUSP). Médica assistente do Centro de Acupuntura do IOT-HC-FMUSP.

Márcio Fim

Especialista em Ortopedia e Traumatologia (RQE 22922). Título de atuação em Dor pela Associação Médica Brasileira (AMB) (RQE 43855). Especialista em Cirurgia de Ombro e Cotovelo pela Sociedade Brasileira de Cirurgia de Ombro e Cotovelo (SBCOC). Certificação em Tratamento por Ondas de Choque pela Sociedade Médica Brasileira de Tratamento por Ondas de Choque (SMBTOC). Primeiro tesoureiro do Comitê de Dor (ABDOR) da Sociedade Brasileira de Ortopedia e Traumatologia (SBOT). Membro da Sociedade Brasileira do Estudo da Dor (SBED).

Márcio Freitas

Graduação na Faculdade de Medicina da USP. Residência Médica no Instituto de Ortopedia e Traumatologia do Hospital das Clínicas da FMUSP. Preceptor do programa de Residência Médica do Instituto de Ortopedia e Traumatologia do HC da FMUSP. Médico Assistente do Grupo de Pé e Tornozelo e da Traumatologia do IOT-HCFMUSP (2000 a 2006). Sócio e membro do corpo clínico do Vita/SP (2000 a 2023). Presidente do Instituto Vita (Oscip idealizada em 2004). Observership no Allegheny General Hospital in Pittsburgh (2004)

Marco K. Demange

Especialista em Ortopedia pelo Instituto de Ortopedia e Traumatologia do Hospital das Clínicas da Faculdade de Medicina da Universidade de São Paulo (IOT-HC-FMUSP) (RQE72457).

Marcus Yu Bin Pai

Médico especialista em Acupuntura e Fisiatria pela Universidade de São Paulo (USP). Área de atuação em Dor pela Associação Médica Brasileira (AMB). Doutorado em Ciências pela Universidade de São Paulo (USP). Professor e Colaborador do Grupo de Dor do Hospital das Clínicas da Faculdade de Medicina da Universidade de São Paulo (HC-FMUSP) (RQE 65523) (RQE 65524).

Maria Paula Teixeira de Castro

Bacharel e licenciada em Física pela Universidade de São Paulo (USP). Professora de QiGong na Academia Sino-Brasileira de GongFu. Membro voluntária da Confederação Brasileira de GongFu (CBKW), tendo ocupado o cargo de Diretora de Comunicação Interna, quando elaborou os "Parâmetros de Conduta Marcial".

Mariana Parreiras Reis de Castro

Médica especialista em Ginecologia e Obstetrícia (RQE 106400). Ginecologista do Esporte pela Escola Paulista de Medicina (EPM-Unifesp). Pós-graduanda em Medicina do Exercício e do Esporte pela Associação Paulista para o Desenvolvimento da Medicina da Universidade Federal de São Paulo (SPDM-Unifesp).

Mariane Cristina Donato Simões

Fisioterapeuta. Doutoranda em Ciências da Saúde pelo Hospital Sírio-Libanês (HSL), SP. Mestre em Ciências pela Universidade de São Paulo (USP). Pós- graduanda em Liderança e Inovação pela Faculdade Getúlio Vargas (FGV). Docente da Pós-graduação de Ortopedia da Faculdade de Medicina do ABC (FMABC). Docente do curso de *Observership* de Fisioterapia na área bucomaxilofacial do Vita. Coordenadora da Reabilitação Ortopédica do Vita Higienópolis e do Vita Anália Franco. Especialista em Reabilitação Esportiva. Especializada na área de Fisioterapia Bucomaxilofacial. Especialista em Fisioterapia Dermato-Funcional pela Universidade Metodista de Piracicaba (UNIMEP). Graduada em Fisioterapia pela Universidade Cidade de São Paulo (UNICID).

Marina Penteado Gusson

Psicóloga. Especialista em Psicologia do Esporte pelo Instituto Sedes Sapientiae com formação em Clínica Reichiana. Psicóloga da Seleção Brasileira Feminina de Futebol (adulta) no ciclo 2019/2023. Psicóloga Clínica e membro do Comitê de Comunicação da Associação Brasileira de Psicologia do Esporte (ABRAPESP).

Mário Sérgio Rossi Vieira

Médico. Residência Médica e Mestrado pela Faculdade de Ciências Médicas da Santa Casa de São Paulo (FCMSCSP). Título de Especialista nas áreas Fisiatria (RQE 30276), Medicina Esportiva (RQE 30275) e Acupuntura (RQE 30274). Professor das Disciplinas de Fisiatria e Acupuntura Médica da FCMSCSP. Médico da Confederação Brasileira de Desportes Aquáticos (CBDA, 1996-2016). Diretor Médico da Federação Aquática Paulista (FAP, 1997-2004). Chefe do Centro de Reabilitação da Polícia Militar do Estado de São Paulo. Médico Fisiatra e Acupunturiatra do corpo clínico do Hospital Israelita Albert Einstein, SP.

Marlene Yoko Hirano Ueda

Médica Assistente do grupo de Acupuntura do Instituto de Ortopedia e Traumatologia do Hospital das Clínicas da Faculdade de Medicina da Universidade de São Paulo (IOT-HC-FMUSP). Graduação em Medicina pela Faculdade de Medicina de Ribeirão Preto da Universidade de São Paulo (FMRP-USP). Especialização em Acupuntura no IOT-HC-FMUSP. Especialista em Acupuntura (RQE 27862) pela Universidade de São Paulo (USP).

Marta Imamura

Graduação em Medicina. Fisiatra (RQE 27028) e Acupunturista (RQE 7029) pela Universidade de São Paulo (USP). Mestrado pelo Departamento de Ortopedia e Traumatologia. Doutorado pelo Departamento de Ortopedia e Traumatologia. Livre-Docente junto ao Departamento de Medicina Legal, Bioética, Medicina do Trabalho e Medicina Física e Reabilitação da Faculdade de Medicina da Universidade de São Paulo (FMUSP). Professora Associada do Departamento de Medicina Legal, Bioética, Medicina do Trabalho e Medicina Física e Reabilitação da FMUSP. Experiência na área de Medicina, com ênfase em Fisiatria, atuando principalmente nos seguintes temas: avaliação funcional das incapacidades: clínica e instrumental, plasticidade neuronal, dor crônica e educação. Ex-presidente da Associação Brasileira de Medicina Física e Reabilitação, Ex-Presidente da Sociedade Internacional de Medicina Física e de Reabilitação. Atua na área da graduação e pós-graduação, e na área de pesquisa clínica, conduzindo estudos sobre atividades em vida diária, robótica em reabilitação.

Mateus Saito

Graduado em Medicina pela Faculdade de Medicina da Universidade de São Paulo (FMUSP). Especialista em Ortopedia (RQE 60554) , Cirurgia da Mão (RQE 60555) e Medicina Esportiva (RQE 60556) pelo Hospital das Clínicas da Faculdade de Medicina da Universidade de São Paulo (HC-FMUSP). Membro do Comitê de Educação Continuada da Sociedade Brasileira de Cirurgia da Mão (SBCM, 2011-2016). Professor da FMUSP (2020-2021). Médico Assistente do Hospital das Clínicas da FMUSP (2009-2021). Médico da Confederação Brasileira de Judô (2009-2021). Médico do Time Brasil. Diretor do Instituto Vita, SP.

Mauricio Gustavo Teixeira

Graduação em Medicina pela Faculdade de Medicina da Universidade de São Paulo (FMUSP). Residência médica em Otorrinolaringologia pelo Hospital das Clínicas da Faculdade de Medicina da Universidade de São Paulo (HC-FMUSP) (RQE 98845). Especialização em Medicina Chinesa Avançada – Fitoterapia da FMUSP. Estágio em Medicina Herbal Chinesa no Center for Kampo Medicine, Keio University School of Medicine, Tokyo, Japão.

Mauricio Hoshino

Médico pela Faculdade de Medicina da Universidade de São Paulo (FMUSP). Residência Médica em Neurologia pelo Hospital das Clínicas da FMUSP. Médico Assistente da Divisão de Clínica Neurologica do HC-FMUSP (RQE 20904). Médico Assistente do Centro de Acupuntura do Instituto de Ortopedia e Traumatologia (IOT) do HC-FMUSP. (RQE 105385).

Mauricio Rodrigues Zenaide

Médico Ortopedista e Traumatologista, especialista em Cirurgia de Joelho. Médico da Confederação Brasileira de Skate (RQE 119228).

Mauro Cesar Mattos e Dinato

Médico pela Faculdade de Medicina da Universidade de São Paulo (FMUSP). Especialista em Ortopedia e Traumatologia pelo Hospital das Clínicas (HC) da FMUSP. Especialista em Cirurgia do Pé e Tornozelo pelo HC-FMUSP. Pós-Graduação em Artroscopia pelo HC-FMUSP. Especialista em Medicina Esportiva pela Associação Brasileira de Medicina do Esporte (SBMEE). Doutorado em Ciências da Cirurgia pela Universidade Estadual de Campinas (UNICAMP). MBA Gestão Empresarial na Fundação Getúlio Vargas (FGV). Médico do Instituto Vita. Membro da Sociedade Brasileira de Ortopedia e Traumatologia (SBOT). Membro da Associação Brasileira de Medicina e Cirurgia do Tornozelo e Pé (ABTPé). Membro da Sociedade Brasileira de Artroscopia e Traumatologia do Esporte (SBRATE). Coordenador do Grupo de Pé e Tornozelo do Hospital de Clínicas da UNICAMP (RQE 43462).

Mauro Olivio Martinelli

Médico pela Faculdade de Ciências Médicas da Santa Casa de São Paulo (FCMSCSP). Residência Médica em Ortopedia e Traumatologia pela SCSP (RQE 105245). Médico do Esporte (RQE 104811). Médico da Seleção Brasileira de Futsal. Colaborador do Grupo de Trauma Esportivo da SCSP.

Maximilian Jokiti Kobayashi

Graduação em Medicina pela Faculdade de Medicina de Ribeirão Preto da Universidade de São Paulo (FMRP-USP). Especialização em Acupuntura pelo Instituto de Ortopedia e Traumatologia do Hospital das Clínicas da Faculdade de Medicina da Universidade de São Paulo (IOT-HC-FMUSP) (RQE 89655). Especialização em Medicina Esportiva pela Universidade Federal de São Paulo (Unifesp) (RQE 89656). Médico e Coordenador de Antidopagem da Confederação Brasileira de Kungfu Wushu. Professor Convidado do Curso de Especialização de Medicina Tradicional Chinesa Avançada – Fitoterapia da FMUSP.

Mike Cummings

Médico pela Universidade de Leeds, Reino Unido. Oficial Médico de Deveres Gerais, Royal Air Force, Reino Unido (1989-

1996). Médico Musculoesquelético. Médico Acupunturista. Diploma da British Medical Acupuncture Society (BMAS) em Acupuntura Médica. Diretor de Educação BMAS. Editor Associado da Acupuncture in Medicine. Diretor Médico do BMAS. Especialista Clínico Honorário do University College Hospital (UCLH).

Neivton Navega Lino

Médico pela Universidade Federal de Goiás (UFG). Médico Acupunturiatra (RQE 5887). Membro do Colégio Médico Brasileiro de Acupuntura (CMBA). Presidente do Colégio Médico de Acupuntura de Goiás (CMA-GO, 2006-2008). Diretor de Defesa Profisional do CMA-GO (2021-2023). Chefe do Serviço de Acupuntura do Instituto Integrado de Neurociências (Iineuro), Goiânia, GO. Sócio fundador da AcuSpot – Acupuntura e Medicina da Dor do Hospital Clínica do Esporte, Goiânia, GO.

Norbert Bachl

Médico. Vice-presidente da Federação Internacional de Medicina Esportiva (FMIS). Fisiologista do Exercício. Professor de Fisiologia do Exercício e do Esporte. Chefe do Departamento de Fisiologia do Esporte e do Exercício. Diretor do Instituto de Ciências do Esporte da Universidade de Viena. Membro do Comitê Executivo da Federação Internacional de Medicina Desportiva (FIMS). Vice-Presidente da (FIMS, 2006-2014). Presidente da Federação Europeia de Associações de Medicina Desportiva (EFSMA, 1997-2009). Ex-presidente e Membro da Comissão Médica do Comitê Olímpico Europeu (EOC). Membro do Comitê Olímpico Internacional (COI). Membro da Comissão Médica do Comitê Olímpico Austríaco (ÖOC). Membro da Academia Europeia de Ciências e Artes. Diretor da Comissão Médica da UCI. Ex-Reitor da Faculdade de Ciências Humanas e Sociais da Universidade de Viena. Diretor do Instituto Austríaco de Medicina Esportiva. Editor do Austrian Journal of Sports Medicine. Membro do Conselho Editorial de diversas revistas internacionais de Medicina Esportiva e Fisiologia do Exercício. Presidente Honorário da Associação Austríaca de Medicina Desportiva. Vice-presidente da Federação Austríaca de Medicina Espacial e Ciências da Vida.

Patrícia Cláudia Benatti Spengler

Médica Acupunturiatra (RQE 2089). Pediatria (RQE 1075). Representante da Acupuntura no Conselho Social da Unimed Cuiabá, MT. Delegada do CMBA (representando a Acupuntura no Estado de Mato Grosso). Residência em Pediatria e Neonatologia na Universidade Federal de Mato Grosso do Sul (UFMS). Acupunturiatra pelo Colégio Médico Brasileiro de Acupuntura (CMBA) e Título de Especialista pela Associação Médica Brasileira (AMB). Membro do CMBA.

Patricia Evelyne Alves

Especialista em Reumatologia (RQE 5397). Especialista em Acupuntura (RQE 5373). Especialista em Clínica Médica (RQE 5381). Pós-graduação em Clínica da Dor. Membro da Comissão de Comunicação e Marketing do CMBA (2021-2023).

Patricia Moreno Grangeiro

Médica pela Faculdade de Medicina da Universidade de São Paulo (FMUSP). Especialista em Ortopedia e Traumatologia pelo Instituto de Ortopedia e Traumatologia do Hospital das Clínicas da (IOT-HC) da FMUSP. Especialista em Medicina do Exercício e do Esporte (SBMEE). Co-fundadora do Instituto Remo Meu Rumo. Médica do corpo clínico do IOT-HC-FMUSP. Professora Colaboradora da FMUSP (RQE 100365).

Paulo Francisco Naoum

Médico graduado pela Faculdade de Medicina de Taubaté. Especialização em Medicina de Urgência e Emergência pelo Instituto Israelita Albert Einstein, SP. Médico do Conselho Nacional de Dança Desportiva.

Paulo José Gomes Puccinelli

Médico pela Faculdade de Medicina de Ribeirão Preto da Universidade de São Paulo (FMRP-USP). Residência Médica em Medicina Esportiva pela Universidade Federal de São Paulo (Unifesp). Título de Especialista em Medicina do Exercício e Esporte pela Sociedade Brasileira de Medicina do Exercício e do Esporte (SBMEE) (RQE 107312). Doutor em Fisiologia do Exercício pela Escola Paulista de Medicina da Universidade Federal de São Paulo (EPM-Unifesp). Médico do Centro de formação de Atletas Palmeiras (2016-2020). Médico do Club Athletico Paranaense (2021-2022). Médico da Seleção Brasileira de Natação (CBDA). Médico do Time Brasil nas Olimpíadas de Tokyo, 2020.

Paulo Roberto de Queiroz Szeles

Título de Especialista em Ortopedia e Traumatologia e Membro Titular da Sociedade Brasileira de Ortopedia e Traumatologia (SBOT) (RQE 94796). Título de Especialista em Medicina do Esporte e Membro Titular da Sociedade Brasileira de Medicina do Exercício e do Esporte (SBMEE) (RQE 91556). Doutorando pelo Departamento de Diagnóstico por Imagem da EPM-Unifesp. Mestrado Profissional em Ciências da Saúde Aplicada ao Esporte e Atividade Física pela Unifesp. Pós-graduação / especialização em Ortopedia e Traumatologia do Esporte pelo Departamento de Ortopedia e Traumatologia da EPM-Unifesp. Pós-graduação / especialização em Fisiologia do Exercício pela EPM-Unifesp. Estágio em Cirurgia de Joelho no Centro de Traumatologia do Esporte da EPM-Unifesp. Médico Chefe da Residência Médica em Medicina Esportiva e Atividade Física do Departamento de Ortopedia e Traumatologia da EPM-Unifesp. Médico da Confederação Brasileira de Basketball – Seleção Adulta Feminina. Membro Efetivo da Câmara Técnica de Medicina Esportiva do Conselho Regional de Medicina do Estado de São Paulo (CREMESP). Membro da Diretoria da Sociedade Paulista de Medicina Desportiva (SPAMDE).

Pedro Francisco Senne Paz

Médico do Exercício e do Esporte pelo Hospital das Clínicas da Faculdade de Medicina da Universidade de São Paulo (HC-FMUSP) (RQE 56435). Preceptor do programa de Residência Médica de Medicina Esportiva do HC-FMUSP.

Pedro Loureiro Porto

Médico especialista em Ginecologia e Obstetrícia (RQE 91173). Ginecologista do Esporte pela Escola Paulista de Medicina da Universidade Federal de São Paulo (EPM-Unifesp). Ginecologista e Obstetra pela Irmandade da Santa Casa de Misericórdia de São Paulo.

Pedro Paulo Prudente

Graduação em Medicina pela Universidade Federal de Goiás (UFG). Residência Médica em Medicina do Esporte e do Exercício pela Universidade Federal de São Paulo (Unifesp) (RQE 9352). Título de Especialista em Acupuntura pelo Colégio Médico Brasileiro (CMB) (RQE 13637). Especialização em atuação em Dor pela Associação Paulista de Medicina (APM). Pós-Graduação em Fisiologia do Exercício pela Unifesp e Nutrologia pela ABRAN da Santa Casa de São Paulo. Fellow em Fisiologia do Exercício pela Oklahoma University, EUA.

Rafael Vieira Rocha

Especialista em Ortopedia e Traumatologia (RQE 17186) pelo Hospital das Clínicas da UFG. Fellow em treinamento avançado de atuação em dor pela Faculdade de Medicina da UFG.

Raul Coelho Lamberti

Médico pela Faculdade de Medicina de Ribeirão Preto – Universidade de São Paulo (FMRP-USP). Especialista em Acupuntura (RQE 89.858). Pós-graduação em Acupuntura pelo CEIMEC – Centro de Estudos Integrados de Medicina Chinesa. Pós-graduação em Dor pelo HCFMUSP

Raúl Smith Plaza

Médico Fisiatra, Especialista em Medicina Desportiva. Faculdade de Medicina Clínica Alemana – Universidad del Desarrollo. Chefe Médico Jogos Parapanamericanos Santiago 2023. Membro do Diretório Comitê Paralímpico do Chile. Ex-Presidente Sociedade Chilena de Medicina do Desporto

Renato Ferreira Estrella

Médico do Exercício e do Esporte pelo Hospital das Clínicas da FMUSP (RQE 65972). Pós-graduação em Fisiologia do Esporte e Biomecânica – CEGOM. Especialização em Reabilitação Cardíaca e Fisiologia do Exercício – Instituto do Coração do Hospital das Clínicas – FMUSP

Ricardo Guilherme Eid

Especialista em Medicina Esportiva (RQE 44734). Curso de Pós-Graduação em Fisiologia do Exercício pelo Centro de Estudos de Fisiologia do Exercício (CEFE-Unifesp). Curso de Pós-Graduação em Treinamento Desportivo pelo Centro de Estudos de Fisiologia do Exercício (CEFE-Unifesp). Fellowship na Universidade de Pittsburgh (EUA) no serviço de Concussão Cerebral no Esporte da Faculdade de Medicina da Pittsburgh University em 2011. Membro da Câmara Técnica de Medicina do Exercício de do Esporte do Conselho Regional de Medicina de São Paulo. Médico da Disciplina de Medicina Esportiva da Unifesp – FIFA Medical Centre of Excellence desde 2007 e colaborador do Ambulatório de Concussão Cerebral no Esporte. Médico responsável pelo programa de avaliação de concussão cerebral do Comitê Olímpico do Brasil (COB) 2016.

Ricardo Kobayashi

Médico Especialista em Ortopedia e Traumatologia (RQE 32758). Especialista em Acupuntura (RQE 39964), com Área de Atuação em Dor (RQE 399641). Doutor em Ciências pela Faculdade de Medicina da USP. Professor Colaborador do Centro de Dor do HCFMUSP. Ex-Presidente Fundador do Comitê de Dor da SBOT.

Ricardo Morad Bassetto

Título de Especialista em Clínica Médica pela Sociedade Brasileira de Clínica Médica (RQE 48001). Título de Especialista em Acupuntura pelo Colégio Médico Brasileiro de Acupuntura (CMBA) (RQE 47867). Título de Área de atuação em Dor pela AMB (RQE 478671). Mestre em Ciências da Saúde pelo Lab. de Biol. do da Estresse - BEST/Unifesp. Professor do CEIMEC – Centro de Estudos Integrados de Medicina Chinesa. Diretor Científico do Colégio Médico de Acupuntura do Estado de São Paulo (CMAESP, 2021-2024). Integrante das comissões científica e de ensino do CMBA (2021-2023).

Roberto Nahon

Graduação em Medicina pela Universidade Federal Fluminense. Especialista em Medicina do Exercício e do Esporte (RQE 28978). Especialista em Ortopedia e Traumatologia (RQE 30254). Mestrado em Clínica Médica pela Universidade Federal do Rio de Janeiro (UFRJ). Doutorado em Neurologia/Neurociências pela Universidade Federal do Estado do Rio de Janeiro (UNIRIO). Coordenador e Gerente de Ações Médicas (CMO) do Comitê Olímpico do Brasil (COB) de 2014 - 2020. Classificador paralímpico internacional nível II nas especialidades médico e técnico das Confederações Internacionais de Remo e Triatlo. Classificador internacional da Invictus Games Foundation (IGF). Membro da Sociedade Brasileira de Ortopedia (SBOT). Membro da Sociedade Brasileira de Medicina do Exercício e do Esporte (SBMEE). Membro da Sociedade Médica Brasileira de Tratamento por Ondas de Choque (SMBTOC). Membro da Sociedade Brasileira de Artroscopia e Traumatologia do Esporte (SBRATE). Membro da Classification Advisory Group (CAG) da federação internacional de triato. Presidente da Sociedade Paulista de Medicina Desportiva (SPAMDE, 2023 – atual). Ex membro do comitê médico da PATCO (Pan Am Triathlon Confederation). Ex membro da Comissão de Remo Paralímpico da Federação Internacional de Remo (FISA, 2012 – 2019).

Rodrigo Bezerra de Menezes Reiff

Médico Ortopedista e Traumatologista (RQE 70357). Mestre e Doutor pelo IOT – HCFMUSP. Professor Adjunto do curso de Medicina da Universidade Federal de São Carlos. Médico da Seleção Brasileira Masculina Adulta de Handebol.

Rodrigo Brochetto Ferreira

Médico pela Faculdade do Medicina de Ribeirão Preto da USP. Residência Médica em Medicina do Exercício e do Esporte pela Universidade de São Paulo (USP). Título de Especialista pela Sociedade Brasileira de Medicina do Exercício e do Esporte (SBMEE) (RQE 8643). Pós-Graduado em Fisiologia do Exercício e Biomecânica pela Universidade de São Paulo (USP). Médico das categorias de base da Sociedade Esportiva Palmeiras (2015-21). Médico da Seleção Brasileira de Natação desde 2018. Médico da equipe de futebol profissional do Santos Futebol Clube (2022-23). Coordenador do Núcleo de Saúde e Performance Botafogo Futebol SA.

Rodrigo Campos Pace Lasmar

Professor da Faculdade de Ciências Médicas de MG. Diretor Médico do Clube Atlético Mineiro. Coordenador Médico da Seleção Brasileira de Futebol. Mestre pela Faculdade de Medicina da USP. Presidente da Sociedade Brasileira de Artroscopia e Traumatologia do Esporte SBRATE – 2019 (RQE 46454).

Rodrigo de Paula Alvarez Suarez

Graduação em Medicina pela Fundação Técnico Educacional Souza Marques. Especialista em Acupuntura pela Associação Médica Brasileira e Colégio Médico de Acupuntura (RQE 4454). Área de Atuação em Dor AMB (RQE 12181) Especialização em Homeopatia pela Associação Paulista de Homeopatia. Especialização em Medicina Esportiva pela Universidade Veiga de Almeida e Associação Paulista de Medicina (APM). Médico responsável pela equipe de tiro com arco do Goiás Esporte Clube (2021 a 2023).

Rodrigo de Paula Mascarenhas Vaz

Ortopedista e Traumatologista. Cirurgião de Ombro. Médico do Minas Tênis Clube e Clube Atlético Mineiro. Membro da Sociedade Brasileira de Cirurgia de Ombro e Cotovelo (SBCOC). Membro da Sociedade Brasileira de Artroscopia e Traumatologia do Esporte (SBRATE) (RQE 20269).

Rodrigo Guimarães Motta

Graduação em Administração Pública pela Escola de Administração de Empresas de São Paulo da Fundação Getúlio Vargas (FGV -EAESP). Mestre e Doutor em Administração pela Pontifícia Universidade Católica de São Paulo (PUC--SP). Com 34 anos de experiência profissional como executivo, empresário, consultor e conselheiro de Administração, atualmente é diretor do Instituto J&F e conselheiro consultivo do Instituto Vita e da Editora Labrador.

Rodrigo Morette Arantes

Especialização em Cirurgia do Quadril pelo Hospital do Servidor Público Estadual, SP. Membro da Sociedade Brasileira de Ortopedia e Traumatologia (SBOT) (RQE 93230). Membro da Sociedade Brasileira de Quadril (SBQ). Membro da equipe médica da Confederação Brasileira de Atletismo (CBAt). Médico do time feminino profissional do Santos Futebol Clube.

Rodrigo Sasson

Coordenador Médico do Comitê Olímpico do Brasil (COB) e da Seleção Brasileira de Ginástica Artística. Ortopedista e Traumatologista (RQE 32778). Pós-Graduação em Medicina do Esporte pelo Comitê Olímpico Internacional COI). Médico do COB nos Jogos Olímpicos do Rio de Janeiro em 2016 e Tokyo 2020. Coordenador da Pós-graduação de Medicina do Esporte e do curso de Lesão Muscular da CETRUS, SP. Médico do Club de Regatas Vasco da Gama, RJ.

Rosana Fontana

Especialista em Ortopedia e Traumatologia (RQE 16658). Título com área de atuação em Dor (RQE 38579). Diretora científica do Comitê de Dor da Sociedade Brasileira de Ortopedia e Traumatologia (SBOT). Diretora Secretaria da Sociedade Brasileira de Regeneração Tecidual (SBRET). Atua na Plural Clínica da Dor em Novo Hamburgo, RS.

Rosiane Aparecida Turim Gomes Pinho

Médica pela Universidade Federal de São Carlos (UFSCar). Especialista em Medicina de Família e Comunidade (RQE 87187) e Acupuntura (RQE 97077). Residência Médica pela Faculdade de Medicina de Ribeirão Preto da Universidade de São Paulo (FMRP-USP) e Pós-graduação em Acupuntura pelo Center-AO/Unifesp.

Sandro da Silva Reginaldo

Graduação pela Faculdade de Medicina da Universidade Federal de Goiás (UFG). Residência em Ortopedia e Traumatologia no Hospital das Clínicas da Universidade Federal de Goiás (UFG). Mestre em Ortopedia pela Faculdade de Ciências Médicas da Santa Casa de São Paulo. Chefe do Serviço de Ombro e Cotovelo do Hospital das Clínicas da Universidade Federal de Goiás (UFG). Coordenador da Ortopedia do Hospital Albert Einstein, Goiânia (RQE 2698).

Sandro Graham

Graduação em Educação Física pela Universidade Estácio de Sá, RJ Mestre em Ciências do Desporto pela Universidade de Trás-os-Montes e Alto D'ouro, Portugal. Doutorando em Ciências do Desporto pela Universidade de Coimbra, Portugal. Fisiologista das categorias de base da Confederação Brasileira de Futebol. Fisiologista na Equipe Principal do Club de Regatas Vasco da Gama, RJ (2018-2019). Coordenador de Performance das categorias de base do Fluminense Football Club (2017-2018).

Satiko Tomikawa Imamura

Médica pela Universidade de São Paulo (USP). Médica Fisiatra (RQE 1933) pela Universidade de São Paulo (USP). Ex-diretora da Divisão de Medicina Física e Reabilitação do Instituto de Ortopedia e Traumatologia do Hospital das Clínicas da Faculdade de Medicina da Universidade de São Paulo (IOT-HC-FMUSP). Atualmente atua no Instituto de Medicina Física e Reabilitação do Hospital das Clínicas da Faculdade de Medicina da Universidade de São Paulo, principalmente nos seguintes temas: reabilitação, medicina, medicina física, dor e eletroacupuntura.

Sérgio Augusto Campolina de Azeredo

Ortopedista e Traumatologista. Cirurgião de Joelho e Ombro. Médico do Cruzeiro Esporte Clube e Sada Cruzeiro Volei (RQE 25695).

Sérgio Mendonça Melo Júnior

Especialista em Ortopedia e Traumatologia (RQE 11190) Membro da Sociedade Brasileira de Ortopedia e Traumatologia (SBOT). Título de atuação em Dor (RQE 14414) Segundo Tesoureiro do Comitê de Dor da SBOT. Diretor do Cure Centro Clínico Morrinhos, GO.

Sinval Andrade dos Santos

Médico Especialista em Anestesia (RQE 56). Médico Especialista em Acupuntura (RQE 1238). Mestre em Farmacologia pela Faculdade de Medicina de Ribeirão Preto da Universidade de São Paulo (FMRP-USP). Ex-professor de Farmacologia e Anestesiologia da Universidade Federal do Espírito Santo (UFS). Membro da Academia Sergipana de Medicina.

Sueli Longo

Nutricionista. Pós-Graduação em Nutrição Clínica pelas Faculdades Integradas São Camilo. Especialização em Nutrição em Cardiologia pela Sociedade de Cardiologia do Estado de São Paulo (SOCESP). Mestre em Comunicação Social pela Universidade Metodista de São Paulo. Título de Especialista em Nutrição em Esporte e Exercício Físico pela Associação Brasileira de Nutrição (ASBRAN 2016). Prêmio Eliete Salomon Tudisco Destaque Profissional 2016 categoria Nutrição Esportiva. Diretora do Instituto de Nutrição Harmonie. Presidente da Sociedade Brasileira de Alimentação de Nutrição (SBAN, 2022-2025). Experiência Nutricionista da Seleção Brasileira Masculina de Handebol (2000- 2005). Vice-presidente da Associação Brasileira de Nutrição Esportiva (ABNE, 2014-2019).

Tazue Hara Branquinho

Especialista em Acupuntura pela Associação Médica Brasileira (AMB) / Colégio Médico Brasileiro de Acupuntura (CMBA) (RQE 87486). Pós-graduação em Medicina Herbal Chinesa no Center for Kampo Medicine, Keio University School of Medicine, Tokyo, Japão. Médica Assistente do Centro de Acupuntura do Instituto de Ortopedia e Traumatologia do Hospital das Clínicas da Faculdade de Medicina da Universidade de São Paulo (IOT-HC-FMUSP). Professora convidada do Curso de Especialização Medicina Tradicional Chinesa Avançada – Fitoterapia da FMUSP e do curso Introdução à Fitoterapia Chinesa, Disciplina Optativa da graduação em Medicina da FMUSP.

Tetsuo Inada

Médico Especialista em Acupuntura (RQE 13004). Médico Veterinário. Professor Adjunto (aposentado) de Histologia da Universidade Federal Rural do Rio de Janeiro (UFRRJ). Professor (aposentado) do curso de Acupuntura Veterinária na UFRRJ. Doutor em Ciências Veterinárias pela UFRRJ.

Thomaz Chan Hon Kit

Artista marcial, atleta, professor e técnico de WuShu/GongFu. Atual sócio proprietário da Academia Sino-Brasileira de GongFu. Especialista em WuShu esportivo pela Universidade de Esportes de BeiJin. Membro do Comitê Técnico de Arbitragem da Confederação Brasileira de GongFu (CBKW).

Tiago Peçanha

Docente (Senior Lecturer) no Department of Sport and Exercise Sciences da Manchester Metropolitan University, Manchester, Reino Unido. Pesquisador Colaborador no Departamento de Clínica Médica da Faculdade de Medicina da Universidade de São Paulo (FMUSP). Pós-doutorado na Disciplina de Reumatologia da Faculdade de Medicina da USP e no Research Institute for Sport and Exercise Sciences da Liverpool John Moores University, Reino Unido. Doutor em Ciências pela Escola de Educação Física e Esporte da USP.

Tom Sintan Wen

Médico formado em Medicina ocidental e chinesa , dedicado à pesquisa e à prática nos campos da Neurocirurgia, Fisiatria e Acupuntura. Autor de inúmeras obras, dentre elas Acupuntura Clássica Chinesa. 1ª Edição. São Paulo: Editora Cultrix, 1996 e Manual Terapêutico de Acupuntura. 1ª Edição. São Paulo: Editora Manole, 2008.

Victor B. Soraggi

Graduação em Medicina pela Faculdade de Ciências Médicas de Santos (FCMS-UNILUS). Médico do Exercício e do Esporte pela Faculdade de Medicina da Universidade de São Paulo (FMUSP) (RQE 70819). Pós-graduação em Fisiologia do Exercício e Biomecânica pela FMUSP. Pós-graduação em Acupuntura e Medicina Tradicional Chinesa pela FMUSP. Médico da Sociedade Esportiva Palmeiras (2019-atual). Médico do Esporte da Clínica CareClub (2018-atual). Médico do Grupo Fleury (2015-atual).

Victor Hugo Canto da Fonseca

Graduação em Medicina pela Universidade Federal do Rio Grande do Sul (UFRGS). Obstetrícia e Ginecologia. Especialista em Acupunturiatria pelo Colégio Médico Brasileiro de Acupuntura (CMBA) (RQE 14663). Fundador e Professor do Centro de Ensino Superior Santa Cruz (CESAC), RS. Pós-Graduação em Fisiologia do Exercício. Médico da NeuroFit, Gramado, RS.

Wagner Castropil

Graduado em Medicina pela Faculdade de Medicina da Universidade de São Paulo (FMUSP). Especialista em Ortopedia (RQE 113047) pelo Hospital das Clínicas da Faculdade de Medicina da Universidade de São Paulo (HC-FMUSP). Mestre e Doutor em Medicina pela USP. MBM em Gestão de Empresas. Doutorando em Business Bocconi, Milão. Fundador e Membro do Conselho de Administração do Vita Clínicas.

Wagner de Oliveira

Responsável pelo Centro de Oclusão e Articulação Temporomandibular da Faculdade de Odontologia da Universidade Estadual Paulista (UNESP), São José dos Campos. Professor do Curso de Especialização em Acupuntura do Hospital das Clínicas da Faculdade de Medicina da Universidade de São Paulo (HC-FMUSP).

Warlindo Carneiro da Silva Neto

Especialista em Clínica Médica (RQE 83414) e Medicina Esportiva (RQE 76581). Mestre em Ciências da Saúde. Médico do Time Brasil Jogos Olímpicos Rio 2016 e Tokyo 2020. Médico do Vita Grupo Fleury.

Wu Tu Hsing

Médico graduado pela Faculdade de Medicina da Universidade de São Paulo (FMUSP). Especialista em Medicina Física e Reabilitação (RQE 11813), Acupuntura (RQE 18861) e Dor (RQE 118131) Hospital das Clínicas da Faculdade de Medicina da Universidade de São Paulo (HC-FMUSP). Coordenador do Centro de Acupuntura do Instituto de Ortopedia e Traumatologia do Hospital das Clínicas da Faculdade de Medicina da Universidade de São Paulo (IOT-HC-FMUSP). Docente da Disciplina de Telemedicina do Departamento de Patologia da FMUSP. Discípulo do Mestre Dr. Tom Sintan Wen. Ex-diretor da Divisão de Medicina Física do IOT-HC-FMUSP.

Yves Rouxeville

Médico Generalista Aposentado. Presidente Fundador da Associação Auriculo Sans Frontières. Editor-chefe da Revista ICAMAR.

Agradecimentos

É muito gratificante ver este projeto concluído após um longo tempo de trabalho.

Conseguimos compilar em um único livro, de maneira didática, o estudo da dor e seu tratamento no contexto esportivo, sob a perspectiva integrativa da Acupuntura e Medicina do Exercício e do Esporte (MEE).

Agradecemos primeiramente a Deus por permitir que juntos pudéssemos concretizar este sonho.

Agradecemos também aos nossos familiares pelo carinho, incentivo e compreensão de nossas ausências durante a elaboração desta publicação.

Estendemos nossa gratidão aos autores colaboradores que compartilharam suas experiências e conhecimentos específicos, entregando um material didático bem fundamentado com base nas evidências disponíveis.

Por fim, agradecemos a você, leitor, por confiar e adquirir este livro.

EDITORES.

Prefácio

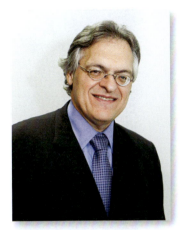

Prof. Dr. Arnaldo J. Hernandez
Professor Livre-Docente e Associado do Departamento de Ortopedia e Traumatologia da Faculdade de Medicina da Universidade de São Paulo (FMUSP).
Diretor do Serviço de Medicina Esportiva do Instituto de Ortopedia e Traumatologia da FMUSP.

Dor – não há ser humano que não tenha experimentado essa sensação desagradável, mas fundamental nas nossas vidas. Embora seja um campo extenso de estudos, não é preciso dizer muito para compreender a relevância desse fenômeno, considerado o quinto sinal vital. A Acupuntura é uma das áreas das ciências da saúde que tem se dedicado profundamente a esse tema. A dor nunca está sozinha: ela é acompanhada por várias condições e compreender essas condições é essencial para abordá-la. Esses fatores variam desde aspectos básicos da vida, como o contato com um espinho, até condições orgânicas e manifestações psicológicas que a originam ou influenciam.

A Medicina do Exercício e do Esporte lida diariamente com a dor e várias das condições mencionadas anteriormente. Isso acarreta muitas consequências que limitam o desempenho físico e, eventualmente, levam a questões jurídicas. As intervenções para o tratamento da dor são comuns nessa especialidade médica, mas frequentemente encontram obstáculos na regulamentação sobre a dopagem no esporte.

A angústia de um atleta que investiu tempo e esforço para alcançar um sonho e não consegue realizá-lo é algo que causa muito sofrimento. Acompanhar esses atletas durante seu treinamento para ajudá-los a atingir seus objetivos de forma saudável e justa é uma das missões da Medicina do Exercício e do Esporte, que se alinha perfeitamente com a Acupuntura.

O livro *Tratado de Acupuntura e Dor na Medicina Esportiva*, editado e escrito por profissionais com grande experiência em suas respectivas especialidades, aborda amplamente todos esses aspectos, de modo abrangente e consistente. Certamente é uma leitura que muito contribuirá com os especialistas dessas áreas, e de outras que também se interessem por esse campo, oferecendo de forma objetiva e relevante, informações fundamentais para a prática científica e ética da Acupuntura e da Medicina do Exercício e do Esporte.

Apresentação

O cuidado com a saúde é um hábito que se originou na história da humanidade como uma combinação de magia e mitologia. Na Grécia, remetemos à figura de Esculápio, o Deus da Medicina, mencionado até hoje na primeira linha do Juramento Original de Hipócrates (460 a.C.). Hipócrates é reverenciado por codificar a medicina em sua forma racional e bioética com os princípios da Beneficência, Não Maleficência, Autonomia e Justiça, sendo um marco importante na prevenção e tratamento de doenças. No mesmo século, Herodicus foi pioneiro ao recomendar exercícios para o tratamento de doenças, ficando conhecido como "O Pai da Medicina Esportiva".

Nos tempos modernos o esporte é visto não somente como grande promotor da saúde, mas também, por exageros, erros de técnicas, extrapolação de limites, acidentes, e como um potencial agente causador de doenças do atleta que luta contra seus limites e se expõe à exaustão, muitas vezes sacrificando a vida pessoal e arriscando a saúde, inclusive a psicológica, em prol de um resultado. A dor, uma companheira constante nas práticas esportivas, tem um valor biológico protetor (em especial as dores agudas) e pode se apresentar de diferentes formas e intensidades, interrompendo abruptamente os treinos ou competições e dificultando a recuperação do atleta no tempo desejado.

Este livro é um tratado de dor bastante abrangente e foi elaborado para atender às necessidades de atualização dos especialistas em Medicina Esportiva, e daqueles que tratam a dor em pacientes esportistas, tendo como aliados a farmacologia moderna, os grandes avanços da tecnologia diagnóstica e terapêutica, sempre em conformidade com as regras dinâmicas e atuais do Doping. Para superar este importante obstáculo, recorremos à Acupuntura, considerada pelos arquivos históricos como o método intervencionista mais antigo para o tratamento da dor. Originada na China há mais de quatro mil anos e codificada de forma holística pela cultura da época e pelo Imperador Huang cerca de 2500 anos antes da era cristã, a Acupuntura se mantém viva e praticada pelos médicos do Oriente.

Nos últimos cinquenta anos, após sua disseminação no Ocidente e o desenvolvimento científico da China, centenas de milhares de estudos foram desenvolvidos para decodificar seus mecanismos de ação e eficácia, foi incluída em diversas diretrizes internacionais por atuar nos sistemas nervoso, endócrino e imunológico. A Acupuntura tem uma ação ampla, não somente analgésica, mas também anti-inflamatória, e atua no tratamento das síndromes associadas à dor, e distúrbios do sono e ansiedade.

Para a Acupuntura ser segura é preciso garantir o diagnóstico clínico nosológico do atleta e ser aplicada por médicos ou dentistas especializados. Pode ser usada tanto em consultórios quanto em campo de treinamentos e competições, pois não causa alterações nos exames antidoping, isso a torna uma nova possibilidade a ser explorada e utilizada no tratamento dos atletas de todos os níveis.

Para este livro, buscamos a expertise dos mais renomados autores médicos nacionais e internacionais das especialidades médicas Esportiva, da Acupuntura e da Dor. Além disso, contamos com a valiosa colaboração de outros profissionais no campo do esporte, como dentistas, psicólogos, nutricionistas, fisioterapeutas, terapeutas ocupacionais, preparadores físicos, dentre outros. Por questões didáticas, dividimos em partes sequenciais: introdução, lesões esportivas por modalidades, aplicações da Acupuntura por segmentos anatômicos e outras formas de tratamento da dor esportiva.

Desejamos ao leitor um bom estudo e aproveitamento.

Os Editores.

Sumário

Seção 1 Conceitual 1

1. A acupuntura médica no Brasil 3
- André Wan Wen Tsai
- Fernando Claudio Genschow
- Luiz Carlos Souza Sampaio

2. Acupuntura na medicina esportiva – Ato médico, ética e a lei geral de proteção de dados 11
- Danyella Cristina Lopes da Silva
- Giselle Crosara Lettieri Gracindo
- Hiran da Silva Gallo

3. Mecanismos de ação da acupuntura 19
- Denise Alves Baptista
- Eline Rozária Ferreira Barbosa
- Marta Imamura

4. Eletroacupuntura nas lesões do esporte 27
- Liaw Wen Chao

5. Microcorrente e frequência específica na medicina esportiva 39
- Cláudia Passamani
- Sinval Andrade dos Santos
- Tetsuo Inada

6. Principais diagnósticos sindrômicos pela MTC no esporte 47
- Durval Dionísio Souza Mota
- Frederico Rodrigues da Cunha Ferro
- Ricardo Morad Bassetto

7. Fisiologia do exercício 51
- Guilherme D. Dilda
- Sandro Graham
- Victor B. Soraggi

8. Fisiologia aplicada ao treinamento 65
- Guilherme D. Dilda
- Sandro Graham
- Victor B. Soraggi

9. Avanços na medicina esportiva e do exercício 77
- Bárbara Wessner
- Norbert Bachl

10. Lesões no esporte competitivo e não competitivo ... 87
- Dalton Mikio Hirano Hatano
- Karina Mayumi Hatano

11. Esportismo *Soft skills* desenvolvidos com a prática esportiva 97
- Rodrigo Guimarães Motta
- Wagner Castropil

12. Avaliação pré-participação 105
- Andréia Rossi Picanço
- Warlindo Carneiro da Silva Neto

13. Dor e controle de carga no esporte – Abordagem multidimensional para prevenção de lesões e otimização de desempenho 111
- Alex Sandra Oliveira de Cerqueira Soares
- Carlos Alberto Cardoso Filho
- João Gustavo Claudino

14. Uso de ergogênicos em atletas e praticantes de atividade física 117
- Andrea Pereira

15. Exercício em grupos especiais 121
- Luciano Sanseverino dos Santos
- Pedro Paulo Prudente
- Victor Hugo Canto da Fonseca

16. Base da prevenção e reabilitação das lesões no esporte ... 127
- Carolina Ribeiro Lopes Ferrer

17. Dor – conceito e classificação 135
- Durval Campos Kraychete
- Eduardo Silva Reis Barreto

18. Fisiopatologia da dor 141
- Manoel Jacobsen Teixeira

19. Imagem em medicina esportiva 157
- Eduarda Castelo Branco Araújo Bernal
- Marcelo Bordalo

20. Lesões musculares 171
- Caio Senise Drolshagen
- Rodrigo Sasson

xxxii TRATADO DE ACUPUNTURA E DOR NA MEDICINA ESPORTIVA

21. *Overreaching, overtraining* e RED-S (*Relative Energy Deficiency in Sport*) 181
    - Maíta Poli de Araújo
    - Mariana Parreiras Reis de Castro
    - Pedro Loureiro Porto

22. Urgências a beira do campo 189
    - André Pedrinelli
    - Débora Borowiak Reiss
    - Jomar Souza

23. Concussão cerebral 203
    - Leonardo Kenji Hirao
    - Ricardo Guilherme Eid

24. Psiquiatria no esporte 213
    - Helio Fádel de Freitas Araujo
    - Roberto Fernandes Nicola

25. *Doping* e antidoping no esporte 223
    - Fernando Antonio Soléra
    - Henrique Marcelo Gualberto Pereira

26. Laboratórios antidopagem 235
    - Fernando Antonio Sólera
    - Henrique Marcelo Gualberto Pereira

27. *Return to Play* (RTP) – Conceitos e aplicabilidades 243
    - Felipe Coimbra Meira
    - Flavio Cruz

Seção 2 Lesões por modalidade de esporte 251

28. Atletismo 253
    - André Guerreiro
    - Rodrigo Morette Arantes

29. Automobilismo 261
    - Dorival De Carlucci Junior

30. Basquete: da epidemiologia à prevenção de lesões 269
    - Carlos Vicente Andreoli
    - Paulo Roberto de Queiroz Szeles

31. Beisebol e Softbol 275
    - Alberto de Castro Pochini
    - Dalton Mikio Hirano Hatano
    - Karina Mayumi Hatano

32. Breakdance 283
    - Mateus Saito
    - Paulo Francisco Naoum

33. Ciclismo 289
    - Bryan Saunders
    - Fernanda R. Lima
    - Tiago Peçanha

34. Corrida de rua 299
    - Leonardo Kenji Hirao
    - Márcio Freitas

35. CrossFit® – Epidemiologia das lesões e fatores de risco associados 307
    - Paulo Roberto de Queiroz Szeles

36. Escalada esportiva 313
    - Angelo Tadayochi Hanai Bortoli
    - Fabrizzio Espinoza Marins
    - Mateus Saito

37. Esportes de combate 321
    - Antonio Guilherme Padovani Garofo
    - Mateus Saito

38. Esportes de inverno 329
    - Artur F. Guerra
    - Carlos Tucci

39. Esportes com raquete 341
    - Eduardo Pereira
    - Laura Lorimier
    - Luciano Pereira

40. Futebol de campo 353
    - Lucas Galuppo Fernandes Félix
    - Rodrigo Campos Pace Lasmar

41. Futsal 365
    - André Pedrinelli
    - João Vitor de Castro Fernandes
    - Mauro Olivio Martinelli

42. Ginástica artística 375
    - Ana Carolina Ramos e Corte
    - Breno Schor
    - Franklin de Camargo-Junior

43. Golfe 383
    - Boudewijn J.E.M. Deckers
    - Claudia Silveira Cunha Roques

44. Handebol 393
    - Rodrigo Bezerra de Menezes Reiff

45. Hóquei sobre grama 403
    - Ciladi Maurício

46. Hóquei sobre patins 411
    - Bernat de Pablo Márquez
    - Jordi Arboix Alio

47. Motocross 417
    - Alexandre Augusto Ferreira
    - Fabiano Souza Alves

SUMÁRIO xxxiii

48. Musculação 429
- Pedro Francisco Senne Paz
- Renato Ferreira Estrella

49. Natação 435
- Paulo José Gomes Puccinelli
- Rodrigo Brochetto Ferreira

50. Paralímpico 441
- Judith van der Veen
- Raúl Smith Plaza

51. Polo aquático 449
- Mário Sérgio Rossi Vieira

52. Remo 455
- Alexandre Kokron
- Candido Leonelli
- Patricia Moreno Grangeiro

53. *Skate* olímpico 461
- Mauricio Rodrigues Zenaide

54. Voleibol 465
- Júlio César Carvalho Nardelli
- Rodrigo de Paula Mascarenhas Vaz
- Sérgio Augusto Campolina de Azeredo

Seção 3 Aplicações da acupuntura 475

55. Acupuntura e eletroacupuntura nas lesões agudas relacionadas ao esporte 477
- Liaw Wen Chao
- Raul Coelho Lamberti
- Rosiane Aparecida Turim Gomes Pinho

56. Acupuntura para lesões crônicas esportivas 485
- Beltrán Carrillo
- Marcus Yu Bin Pai

57. Dor miofascial no esporte 495
- Hugo Silva Pinto
- Mike Cummings

58. Lesões orofaciais e disfunção temporomandibular na prática esportiva 511
- Ellen Eduarda Fernandes
- Hong Jin Pai
- Wagner de Oliveira

59. Lesões do ombro e cotovelo 521
- Frederico Rodrigues da Cunha Ferro
- Neivton Navega Lino
- Sandro da Silva Reginaldo

60. Lesões do mão e punho 533
- Flora Hanako Kirino Vicentini
- João Carlos Nakamoto
- Patrícia Cláudia Benatti Spengler

61. Lesões do quadril 547
- Henrique Berwanger Cabrita
- Janete Shatkoski Bandeira
- Rodrigo de Paula Alvarez Suarez

62. Lesões de joelho 555
- Adriano Höhl
- Gabriel Andrade Macedo
- Guilherme Venturi Pinheiro de Abreu

63. Lesões do tornozelo e pé 565
- Adriana Sabbatini da Silva Alves
- Armando Oscar de Freitas
- Mauro Cesar Mattos e Dinato

64. Cefaleia no esportista 581
- Luciano Ricardo Curuci de Souza
- Mara Valéria Pereira Mendes
- Mauricio Hoshino

65. Cervicalgia 591
- Adriano Höhl
- Aline Assaf Branco
- Lucilene Hiroko Maeda

66. Dorsalgia no atleta 607
- Gustavo Ryo Morioka
- Marcelo Poderoso de Araújo
- Satiko Tomikawa Imamura

67. Lombalgia no esporte 615
- Andrea Furlan
- Demetrio Lorenzo Rodrigues
- Marcelo Poderoso de Araújo

68. *Overtraining, overreaching* e RED-S segundo a medicina tradicional chinesa 627
- Breno Milbratz de Castro
- Jung-Peng, Chiu
- Leandro Ryuchi Iuamoto

69. Ansiedade e insônia no atleta 633
- Claudia Misorelli
- Eduardo Guilherme D'Alessandro
- Julia Hatagami Marques

Seção 4 Métodos associados 639

70. Analgesia multimodal na medicina do esporte 641
- Antônio Sergio Barata Cavalcante
- Gabriel Taricani Kubota
- Hazem Adel Ashmawi

71. Dor neuropática 649
- André Wan Wen Tsai
- Márcio Fim
- Sérgio Mendonça Melo Júnior

72. Tratamento tópico da dor 667
- André Cicone Liggieri
- André Wan Wen Tsai
- Ricardo Kobayashi

73. Canabinoides no esporte 673
- Patricia Evelyne Alves
- Rosana Fontana

74. Fraturas por estresse e metabolismo ósseo 683
- Frederico Barra de Moraes
- Lúcio Gusmão Rocha
- Rafael Vieira Rocha

75. Intervenção em dor 693
- Alexandre Mio Pos
- Jose Eduardo Nogueira Forni
- José Luiz de Campos

76. Ortobiológicos nas lesões musculoesqueléticas 699
- Chilan Bou Ghosson Leite
- Marco K. Demange

77. Laser 705
- Roberto Lohn Nahon

78. *Laser*-acupuntura e fotobiomodulação no esporte 711
- Marcelo Neubauer de Paula

79. Ventosaterapia no esporte 717
- André Wan Wen Tsai
- Chin An Lin
- Daniela Terumi Yoshida Tsai

80. Auriculoterapia Chinesa no esporte 721
- Dai Ling
- Marcia Maria Ozaki Reguera

81. Auriculoterapia Francesa em lesões do esporte 733
- Fernando Mendes Sant'Anna
- Yves Rouxeville

82. Acupuntura escalpeana de Wen 743
- Leandro Iuamoto
- Tom Sintan Wen
- Wu Tu Hsing

83. Técnica punho-tornozelo no esporte 749
- Leandro Iuamoto
- Tom Sintan Wen
- Wu Tu Hsing

84. Técnicas de estimulação trascraniana não invasiva na medicina esportiva 755
- Felipe Fregni
- Leandro da Costa Lane Valiengo
- Rodrigo de Paula Alvarez Suarez

85. Tratamento por ondas de choque 763
- André Wan Wen Tsai
- Ibrahim Afrânio Willi Liu
- Lauro Schledorn de Camargo

86. Avaliação nutricional no esporte 771
- Adriano Höhl
- Ana Lúcia Munaro Tacca Höhl
- Luisa Teixeira Höhl

87. Nutrição esportiva e hidratação 779
- Alessandra Favano

88. Suplementação nutricional no exercício físico e esporte 791
- Sueli Longo

89. Suplementação ergogênica e dor nos esportes 797
- Carlos Alberto Werutsky
- Letícia Brandão Azevedo

90. Dietoterapia chinesa 805
- Marlene Yoko Hirano Ueda

91. Fitoterapia chinesa na medicina do esporte 811
- Mauricio Gustavo Teixeira
- Maximilian Jokiti Kobayashi
- Tazue Hara Branquinho

92. Benefícios do QiGong 气功 no esporte e como esporte 823
- Luiz Carlos Souza Sampaio
- Maria Paula Teixeira de Castro
- Thomaz Chan Hon Kit

93. Fisioterapia (meios físicos – eletrotermofoto e exercícios) 833
- Cláudio Cazarini Júnior
- Mariane Cristina Donato Simões

94. Contribuições da psicologia do esporte no processo de reabilitação do que eu achava que sabia para o que posso aprender 843
- Luciana Ferreira Angelo
- Marina Penteado Gusson

SEÇÃO 1 • Conceitual

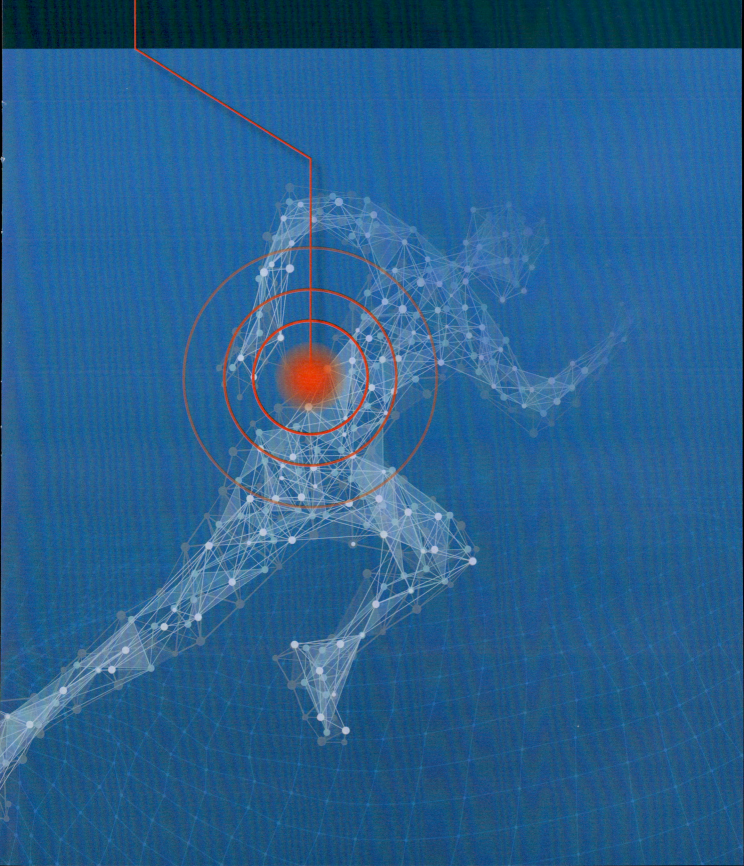

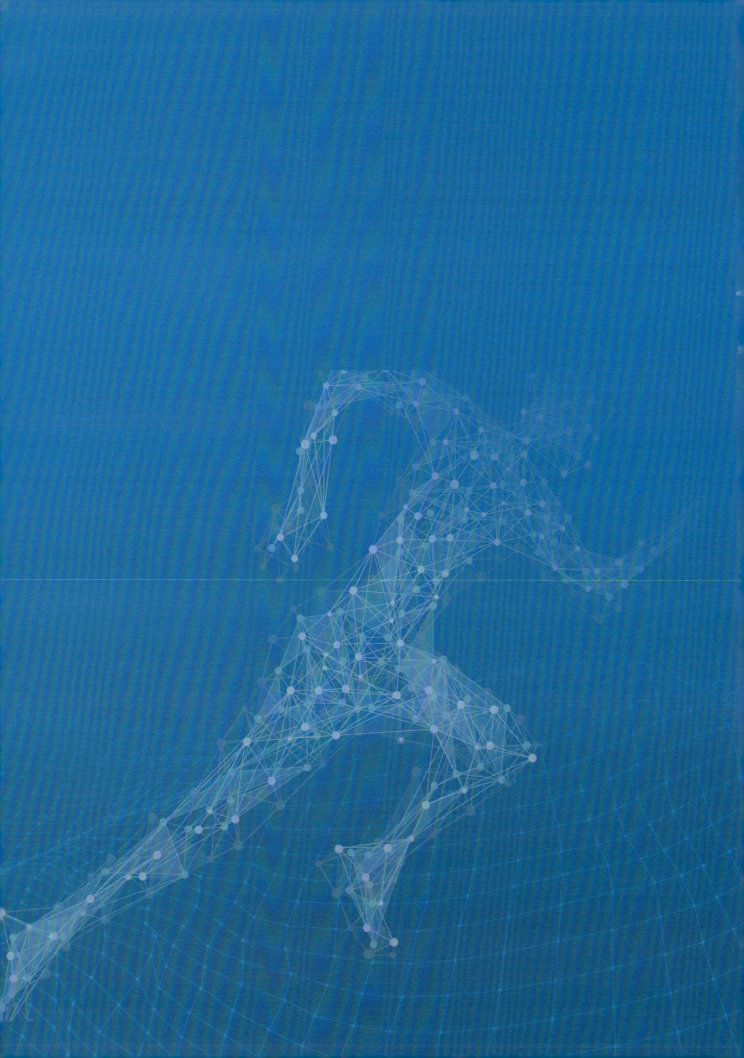

A acupuntura médica no Brasil

▶ André Wan Wen Tsai ▶ Fernando Claudio Genschow ▶ Luiz Carlos Souza Sampaio

● INTRODUÇÃO

A Acupuntura é um ramo especializado da Medicina Tradicional Chinesa (MTC) caracterizado por procedimentos, sobretudo invasivos, com inserção de agulhas filiformes (e estímulos de várias naturezas executados sobre estas), em regiões específicas, com profundidades variáveis nos tecidos corporais, a partir do diagnóstico nosológico e respectivo prognóstico, seguidos de um diagnóstico funcional característico (seja baseado em MTC ou em conhecimentos científicos contemporâneos), com a finalidade de manejar clinicamente o paciente, gerando hipoalgesia e normalização de diversas funções orgânicas (autonômicas, motoras, sensoriais, metabólicas, endócrinas, imunitárias), com o intuito de tratar várias condições clínicas, restabelecendo e mantendo a saúde do indivíduo. Surgida na China, onde somente médicos (醫生 *Yi Sheng*) exercem essa atividade, seus conhecimentos tiveram seus primeiros registros no "Tratado Interno do Imperador Amarelo" (黃帝內經 *Huang Di Nei Jing*), escrito entre 480 e 221 a.C.

No Brasil, a Acupuntura foi trazida por imigrantes asiáticos há mais de 200 anos, especialmente chineses e japoneses, que vieram trabalhar em plantações de chá e café, mas com maior divulgação nos últimos 50 anos.

Sua popularidade alcançou seu pico no mundo ocidental após 1972, quando foi publicada uma reportagem sobre analgesia do pós-operatório pelo jornalista James Reston, do The New York Times.[1] Esse fato impulsionou um aumento expressivo de estudos científicos tanto laboratoriais quanto clínicos, possibilitando um entendimento melhor de seus mecanismos de ação nas mais diversas situações orgânicas.

Hoje, a Acupuntura é uma especialidade médica reconhecida pelo Conselho Federal de Medicina (CFM), pela Associação Médica Brasileira (AMB) e pela Comissão Nacional de Residência Médica do Ministério da Educação e Cultura (MEC), constituindo-se oficialmente em área de atuação em Dor, realizando uma integração importante entre os conhecimentos da medicina ocidental contemporânea e da chinesa, proporcionando assim o melhor tratamento para nossos pacientes, especialmente em situações onde temos restrições ao tratamento medicamentoso, como nos atletas de alto rendimento, nefropatas, hepatopatas e idosos.

● GERALDO HORÁCIO DE PAULA SOUZA E SUA POSTERIOR RETOMADA PELA ACUPUNTURA NA UNIVERSIDADE DE SÃO PAULO

O primeiro documento oficial e histórico que temos sobre a Acupuntura no Brasil data de 1943, e foi escrito pelo eminente médico sanitarista Geraldo Horácio de Paula Souza.[2] Em seus textos "Digressões sobre a medicina chinesa clássica" (1942), "A sabedoria chinesa diante da ciência ocidental e a Escola Médica de Pequim" (1943) e palestras sobre medicina chinesa clássica e moderna (1942-1943) na Escola Paulista de Medicina, na Associação Paulista de Medicina, no Instituto Biológico e na Associação Brasileira de Educação (esta no Distrito Federal), comentava que "a medicina chinesa não parecia constituir objeto de investigação ou prática dos médicos brasileiros nem chineses, quanto mais a Acupuntura." (Figura 1.1)

Geraldo de Paula Souza discorreu sobre a relação íntima entre a medicina chinesa clássica e a cosmogonia chinesa, apresentando, de forma criteriosa, seus aspectos culturais e filosóficos. Sobre a medicina chinesa clássica, discorreu sobre os princípios que a caracterizam: o do *Yin Yang* (阴阳), o dos Cinco Movimentos (五行 *Wu Xing*), , o dos Órgãos e Vísceras (脏腑 *Zang Fu*); o dos *San Jiao* (三焦) – (porções torácica, abdominal superior e abdominal inferior, chamados pelo autor de "três espaços ardentes"), o da Alma (鬼 *Gui*), o do "Espírito" (神 *Shen*), e o dos Meridianos (经络 *Jing Luo*), chamados pelo autor de "Doze Canais".

Paula Souza, nos textos e palestras, salienta a relevância da semiologia do pulso para o diagnóstico típico da medicina chinesa.

Em termos de etiologia afirmou que: "As causas das doenças são de três ordens: as internas, as externas e as que escapam a essas duas categorias. As internas derivam das 'sete emoções', a saber: alegria, tristeza, aflição, ódio, amor, medo e desejo; as externas, das 'seis influências': vento, calor, umidade, fogo, secura e frio. Na terceira categoria figuram as doenças derivadas da fome, do excesso de alimentação, da perda de voz pelo excesso de gritar, das picadas de insetos e mordidas de animais, das feridas, do afogamento etc."

Esquecido por 30 anos, o legado de Paula Souza foi retomado em 1973, no Hospital das Clínicas da Faculdade de Medicina da Universidade São Paulo (HCFMUSP) pela médica Profa. Dra. Satiko Tomikawa Imamura, com a adoção clínica da Acupuntura por meio da tecnologia japonesa *Ryodoraku*.

Em 1987, o Prof. Dr. Paulo Farber iniciou trabalho de pesquisa com Acupuntura na Clínica Obstétrica da FMUSP,

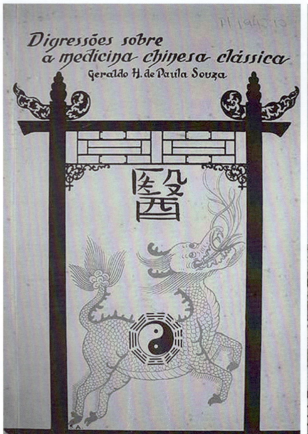 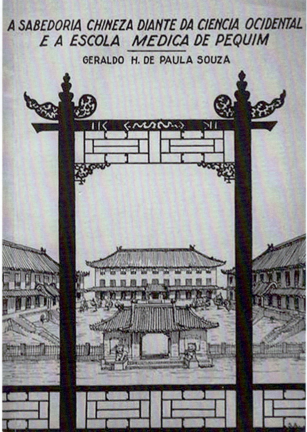

Figura 1.1 Capas dos livros publicados por Geraldo Paula Souza.[2]

e em 1989 organizou e presidiu o I Simpósio Brasileiro de Acupuntura Científica, nesta Faculdade, tendo sido proferido o discurso de abertura pelo então Superintendente do Hospital da Clínicas Prof. Dr. Vicente Amato Neto. Neste mesmo ano de 1989, Prof. Dr. Wu Tu Hsing, médico fisiatra, iniciou o ambulatório de Acupuntura Clássica Chinesa no Instituto de Ortopedia e Traumatologia (IOT) do HCFMUSP.

Também em 1989, o Prof. Dr. Manuel Jacobsen Teixeira introduziu as intervenções de Acupuntura no Centro de Dor do Hospital das Clínicas da FMUSP, coordenado pelo Prof. Dr. Hong Jin Pai, médico formado pela FMUSP e com especialização em Acupuntura pela Universidade de Beijing.

Com o objetivo de difundir o ensinamento na graduação de medicina, em 1993, o Prof. Dr. Paulo Farber fundou a primeira liga de Acupuntura na FMUSP. Em 2000, uma segunda liga foi criada pelo Prof. Dr. Wu Tu Hsing, funcionando nas dependências do IOT. Wu, também formado pela FMUSP, obteve sua especialização em Acupuntura em Taiwan; instituiu em 1995 o curso de Especialização em Acupuntura pela USP, e fundou o Centro de Acupuntura do Instituto de Ortopedia do Hospital das Clínicas em 2006.

● **A ESCOLA DE FRIEDRICH JOHANN SPAETH**

Friedrich Johann Spaeth (1912-1990), um luxemburguês com formação em Acupuntura e radicado no Brasil desde o começo dos anos 1950, do século XX, é tido como um precursor do ensino da Acupuntura. Conforme relatos pessoais a alguns de seus alunos, havia estudado Medicina em sua terra natal, mas teve que interromper o curso antes da graduação por causa da guerra; vindo para o Brasil, aqui se interessou pela acupuntura,[3] indo posteriormente à França em busca de tais conhecimentos. Leite,[4] entretanto, refere que sua formação era de fisioterapeuta, fato que não encontrou comprovação por nenhum de seus vários documentos pessoais, guardados por uma de suas alunas e amiga. Conforme esses documentos, Spaeth obteve formação em Acupuntura na *Société Française D'Acupuncture*, no *Institut du Centre D'Acupuncture de France*, em 1955, com o título de "*Médicin-Acupuncteur*" (Médico Acupuntor). Em 1971, a *Société Internationale D'Acupuncture* conferiu a Frederico Spaeth o "*Diplome International de Médicin Acupuncteur*" (Diploma Internacional de Médico Acupuntor) (Figura 1.2).

Spaeth começou, no final dos anos 1950, a ministrar cursos de formação em Acupuntura no Rio de Janeiro, no consultório do Dr. Saladino Vasquez Cima,[5] e, além disso, em São Paulo.

Em 1958, junto com alunos de sua primeira turma, fundou a Sociedade Brasileira de Acupuntura e Medicina Oriental; posteriormente este nome foi mudado para Associação Brasileira de Acupuntura – ABA.

No final dos anos 1970, coordenado pelo médico Orlando Gonçalves e dirigido por Spaeth, criou-se o Curso de Acupuntura do Instituto Hahnemanniano do Brasil, no Rio de Janeiro, que se tornou um polo de interesse intenso de jovens médicos.[6]

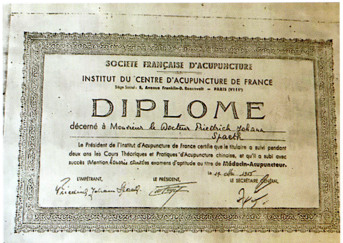 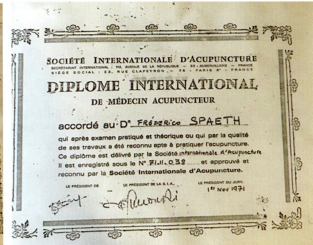

Figura 1.2 Fotos dos documentos.

Fonte: Cedida pelo Prof. Orlando Gonçalves.

● DA CONTRA-CULTURA À ABERTURA DA CHINA E À IMPLANTAÇÃO NO SUS

Desde 1943, com as exposições e publicações de Paula Souza, até os anos 1970, a Acupuntura, com base apenas nos preceitos clássicos chineses, foi duramente criticada pela Medicina Convencional.

Sua prática, mal entendida como se tivesse um "fundamento místico" e não científico, foi rejeitada no meio médico convencional e se desenvolveu como uma atividade marginalizada restrita a poucos brasileiros, dentro e fora do meio médico e, principalmente, a imigrantes das colônias orientais radicados primordialmente em São Paulo, tais como japoneses, coreanos e chineses.

Consoante com o "movimento de contracultura", iniciado nos Estados Unidos[7] no início dos anos 1960, no qual a crítica aos valores sociais e culturais ganhou força principalmente entre os jovens, trazendo a valorização da natureza, da vida comunitária, da busca por uma alimentação natural, e também gerando interesse pelas religiões orientais e pelo estilo de vida oriental, ocorreu que a prática da Acupuntura começou a ganhar expressão no Ocidente.

Associado à abertura da China ao mercado mundial nos anos 1970 e à aproximação China/EUA, em 1972, abriram-se as portas do Ocidente para as singulares especialidades médicas chinesas.

No Brasil, a divulgação dessas singulares especialidades médicas, em especial a Acupuntura, despertou o interesse de jovens médicos ou estudantes de Medicina para esse campo, fazendo com que muitos médicos fossem então estudar Acupuntura na própria China, em cursos ministrados por universidades e centros de pesquisa governamentais chineses.

A promulgação da Constituição Federal de 1988 abriu as portas para uma liberdade de expressão em todos os meios culturais e sociais, trazendo também os meios científicos para essa convergência. Toda uma série de movimentos políticos antecederam e prepararam o campo social para a complexa tarefa da construção jurídica da nova Carta Magna. A realização da histórica 8ª Conferência Nacional de Saúde, em 1986, foi um desses marcos, bem como a criação do "Sistema Único Descentralizado de Saúde" (SUDS), uma espécie de piloto que antecedeu o Sistema Único de Saúde, SUS (que foi efetivamente criado no texto da nova Constituição). Seguindo a esteira desses movimentos preparatórios, como consequência do gradual desenvolvimento e interesse pela Acupuntura no meio médico de nosso país, e da demanda crescente por seu estabelecimento como modalidade de tratamento médico a ser oferecida à população em geral, o Governo Federal, por meio da Comissão Interministerial de Planejamento e Coordenação – CIPLAN (composta pelos Ministérios da Saúde, Previdência e Assistência Social, Trabalho e Educação), editou a Resolução 05/1988, que implantou o atendimento por Acupuntura no SUDS, estabelecendo suas normas, diretrizes e parâmetros, seguindo recomendação da 8ª Conferência Nacional de Saúde, definindo que essa atividade seria exercida exclusivamente por médicos, e citando a Sociedade Médica Brasileira de Acupuntura – SMBA, como entidade responsável pela formulação do conteúdo programático da habilitação do médico na área de Acupuntura. Isso se deu após dois anos de estudos realizados por técnicos governamentais, gestores públicos, professores universitários e especialistas em saúde pública, oriundos desses quatro Ministérios e da sociedade civil, reunidos em uma comissão de trabalho coordenada pelo presidente do SMBA à época, Fernando Genschow que, como servidor público, integrava a Secretaria de Serviços Médicos do Ministério da Previdência.[8,9]

● A ACUPUNTURA E OS IMIGRANTES ASIÁTICOS

O primeiro registro histórico de imigrantes asiáticos no Brasil data do século XIX, com a vinda da família real portuguesa para o Brasil. Trazidos por ordem de D. João VI, os chineses teriam como tarefa aclimatar a valiosa planta do chá (*Camelia sinensis*) em terras brasileiras. O chá era um dos principais produtos de comércio no Ocidente, e plantá-lo no Brasil aumentaria os lucros da Coroa Portuguesa. Entre 200 a 400 chineses vieram para o Rio de Janeiro trabalhar no Jardim Botânico. Porém, a experiência fracassou. Novo relato de imigração foi em 1900 com a chegada de 119 chineses que tinham entre 20 e 40 anos de idade. Nos anos 1950, com os acontecimentos políticos na China, a vinda de chineses se intensificou, e hoje estima-se que existam no Brasil em torno de 300 mil chineses.[10, 11]

Dados históricos datam em 18 de junho de 1908, com a chegada do navio Kasato Maru, em Santos, o ponto de partida da imigração japonesa no Brasil. Do porto de Kobe, embarcaram 781 pessoas vinculadas ao acordo imigratório estabelecido entre Brasil e Japão, além de 12 passageiros independentes.

Durante os anos seguintes a imigração cresceu e, em 1932, segundo informações do Consulado Geral do Japão em São Paulo, a comunidade japonesa era composta por 132.689 pessoas, no Estado de São Paulo, com maior concentração na região noroeste.[12]

A imigração coreana é bem mais recente, datando de 1963, com a chegada de 103 coreanos. Estima-se que atualmente existam 50 mil pessoas pertencentes à comunidade coreana.[13]

São descritas em várias fontes, que a Acupuntura foi praticada no seio dessas colônias orientais, porém sem expressividade fora do seu meio cultural, até os anos 1970.

Com a repercussão mundial da viagem de Nixon à China em 1972, e com o movimento de orientalização decorrente dos movimentos de contra-cultura, a Acupuntura foi ganhando expressividade fora das colônias asiáticas, motivando a fundação de associações e escolas de Acupuntura, principalmente fora dos meios médicos, encabeçadas por esses imigrantes e seus descendentes.

● DO AUTODIDATISMO AO CENTER AO

Nascido em 1942 na cidade de Apucarana, centro-norte do Paraná, o Prof. Dr. Ysao Yamamura graduou-se na Escola Paulista de Medicina, onde fez sua Residência em Ortopedia, e interessou-se pela Acupuntura por perceber a magnitude das respostas clínicas nos pacientes submetidos às tais intervenções. Seu primeiro contato com Acupuntura foi por meio de um coreano, nos anos 1980, que tratava de sua esposa.[14]

Tornou-se autodidata na área, solicitando a amigos que trouxessem livros do exterior devido à escassez de obras disponíveis sobre o tema no Brasil. De seus estudos resultou a publicação de diversos livros sobre Acupuntura e dietoterapia chinesa.

Em 1985, junto com sua esposa, a médica Maria José Nozaki Yamamura, fundou o Center AO, para ministrar especialização em Acupuntura para médicos. No Center AO especializaram-se vários expoentes da Acupuntura Médica brasileira.

Em 1991, trouxe ao Brasil Nguyen Van Nghi e Tran Viet Dzung, como palestrantes para o III Congresso Brasileiro de Acupuntura da Associação Médica Paulista de Acupuntura – AMPA, também fundada por Ysao em 1986.

Van Nghi e Tran tiveram forte influência na escola de Ysao Yamamura, que chegou a traduzir para o português uma versão do *Ling Shu*, realizada por Van Nghi a partir de um texto da dinastia *Tang*, conservado na Indochina Francesa, atual Vietnam.

Yamamura foi o primeiro livre-docente em Acupuntura pela Escola Paulista de Medicina, atual Universidade Federal de São Paulo – UNIFESP, onde trabalhou capitaneando a Pós-graduação, a pesquisa (com a publicação de diversos importantes trabalhos científicos) e o pioneiro serviço de Pronto-Atendimento em Acupuntura, até seu falecimento em 3 de julho de 2021.

Grande parte das atuais escolas médicas de especialização em Acupuntura no Brasil contou, em sua origem, com professores formados pelo Prof. Dr. Ysao, no Center AO.

● A INSTITUCIONALIZAÇÃO DA ACUPUNTURA MÉDICA

Em 1958, Spaeth fundou a Sociedade Brasileira de Acupuntura e Medicina Oriental, e, em 1961, com os médicos Ermelino João Pugliese e Ary Telles Cordeiro, o Instituto Brasileiro de Acupuntura – IBRA, uma clínica de Acupuntura.[15]

Em 1972, com a Agregação ao IBRA dos também médicos Evaldo Martins Leite, Aguinaldo Sampaio de Almeida Prado e Ruy César Cordeiro, a Sociedade Brasileira de Acupuntura e Medicina Oriental teve seus estatutos modernizados e sua razão social alterada para Associação Brasileira de Acupuntura – ABA.[15]

Nos anos 1980, médicos associados da ABA, por entenderem a profundidade e a complexidade clínica da Acupuntura e da MTC, exigiram que a entidade passasse a ter um cunho exclusivamente médico, solicitando que Spaeth abrisse mão de exercer sua Presidência, uma vez que este não detinha reconhecimento legal como médico no Brasil; não havendo aquiescência a estas reivindicações, em 1984, durante o II Congresso Brasileiro de Acupuntura, em Brasília, esta cisão se completou e foi fundada a Sociedade Médica Brasileira de Acupuntura – SMBA, composta somente por médicos, em contraposição à ABA, que continuou congregando médicos, profissionais de outras áreas da saúde sem formação médica prévia, bem como para pessoas sem formação superior em áreas da saúde. A SMBA constituiu-se, então, com a missão de difundir a Acupuntura como especialidade médica em todo território nacional e buscar seu reconhecimento como ato médico e especialidade médica pelo Conselho Federal de Medicina – CFM e Associação Médica Brasileira – AMB.

Em 1986, foi fundada a Associação Médica Paulista de Acupuntura (AMPA), pelo Prof. Dr. Ysao Yamamura, e esta passou a ser a regional do Estado de São Paulo da SMBA, em 1988. Em 1993, por divergências administrativas internas, a AMPA teve seu estatuto reformulado, passando a ter também um caráter nacional, com a razão social de Associação Médica Brasileira de Acupuntura – AMBA, com os mesmos objetivos do SMBA.

Em 1998, por força de exigência estatutária da AMB, de que exista apenas uma única entidade representativa de cada especialidade médica, as duas representantes da Acupuntura se reuniram e fundaram o Colégio Médico de Acupuntura – CMA.

● ACUPUNTURA – UMA ESPECIALIDADE MÉDICA

A Medicina Tradicional Chinesa, como a Medicina Ocidental Contemporânea, lança mão de recursos terapêuticos farmacológicos e não farmacológicos. Dentre os farmacológicos (denominado *Zhong Yao*) existe uma vasta coleção de matéria médica, incluindo ingredientes dos reinos vegetal, animal e mineral. Nos recursos não farmacológicos estão o tratamento nutrológico (denominado *Shi Liao*), a terapêutica psicofísica dirigida (denominada *Qi Gong*), a terapêutica manual (denominada *Tui Na*) e a Acupuntura (denominada *Zhen Jiu*).

A Acupuntura foi introduzida no Brasil como um tratamento assentado nos preceitos teóricos da Medicina Chinesa, mas de modo isolado dos outros recursos terapêuticos da Medicina Chinesa.

Os cursos de formação são voltados de modo exclusivo para o aprendizado da Acupuntura, tanto os específicos para médicos como os que não exigem graduação médica prévia. Daí o uso corrente da designação de "acupunturista" tanto para o médico quanto para os que praticam a acupuntura sem formação médica prévia.

A Acupuntura, com base nos preceitos teóricos que embasam a Medicina Chinesa, embora tenha uma racionalidade diversa da Medicina Ocidental Contemporânea, sempre se constituiu, desde sua origem, como uma forma de tratamento médico.

A relutância inicial das entidades médicas em aceitar a Acupuntura como método e intervenção terapêutica se deu exclusivamente pela carência, até meados do século passado, de comprovações científicas de sua eficiência e eficácia no tratamento de doenças.

À medida que investigações científicas, dentro dos rigores da ciência contemporânea, foram sendo produzidas, comprovando a eficiência e eficácia da Acupuntura, as entidades médicas foram mudando seu conceito de prática marginal para o de alternativa, e posteriormente para adjuvante ou complementar ao tratamento farmacológico para algumas doenças. As relações risco/benefício e custo/benefício também logo se mostraram extremamente vantajosas.

Em 1992, o Conselho Federal de Medicina, por meio de seu Parecer 22/1992,[16] motivado pelo Processo Consulta nº 078892, em relação ao Projeto de Lei do Senado 337/1991, de autoria do Senador Fernando Henrique Cardoso, que pretendia regulamentar a profissão de Técnico em Acupuntura, o relator Nei Moreira Silva, concluiu o citado Parecer com a seguinte citação: "...julgamos que este Conselho deve posicionar-se contrário ao presente Projeto de Lei, entendendo que a Acupuntura é um ato médico, devendo ser exercida por médicos, podendo ser realizada por técnicos em acupuntura sob restrita supervisão de médicos a quem compete o diagnóstico e encaminhamento dos pacientes". O Parecer 22/1992 foi o ponto de partida para que a Acupuntura se tornasse uma especialidade médica.

Seguindo nessa direção, no primeiro semestre de 1994, o CFM nomeou uma comissão bipartite, integrada por três conselheiros federais e por três representantes da SMBA (dois ex-presidentes, Fernando Genschow e Silvio Harres, e o presidente à época, Norton Moritz Carneiro), que, por um ano e meio se reuniram mensalmente, dedicando-se conjuntamente a estudar, debater e construir minuciosamente o arcabouço legal, técnico e científico para trazer elementos para que o CFM julgasse a procedência ou não da Acupuntura ser considerada especialidade médica.

Ysao Yamamura, com toda sua experiência de produção científica, juntamente com Takashi Jojima, Sumie Iwasa e Norvan Martino Leite, representando a AMBA, levaram para o CFM uma enorme quantidade de trabalhos científicos, como prova irrefutável de que a Acupuntura se embasava em robustos alicerces científicos.

Pronta toda argumentação, volumosamente documentada, a comissão bipartite apresentou-a ao plenário do CFM em 11 de agosto de 1995, que votou e decidiu reconhecer a Acupuntura como especialidade médica, através da Resolução 1455/1995.

Esta Resolução, modificada posteriormente pela Resolução 1634/2002, trazia os seguintes considerandos:

> "CONSIDERANDO a necessidade do avanço acadêmico da Acupuntura, inclusive com sua inserção nos cursos de graduação e pós-graduação das escolas médicas;
>
> CONSIDERANDO a necessidade do diagnóstico clínico e específico do prognóstico, de instituição terapêutica peculiar;
>
> CONSIDERANDO o fato de não encontrar paralelo entre este ato médico e outras especialidades médicas..."

Chama especialmente a atenção a ênfase na necessidade do avanço acadêmico da Acupuntura e na sua inserção nos cursos de Graduação e Pós-graduação, ou seja, sua inserção curricular na formação do médico, além de sua especialização.

A Acupuntura foi incluída na lista das Sociedades Científicas da AMB em 1997. Pela Resolução CFM 1973 de 14 de julho de 2011, que atualizou o Anexo II da Resolução 1845 de 2008, a Acupuntura foi incorporada à Área de Atuação em Dor.

● COMO TORNAR-SE UM MÉDICO ESPECIALISTA EM ACUPUNTURA

Conforme o Informe nº 03 de 2012, da Comissão Nacional de Residência Médica do MEC7,[17] no Brasil existem somente duas maneiras reconhecidas pelo CFM de se tornar especialista: a Residência Médica (Lei nº 6.932, de 7 de julho de 1981) e a prova de Título de Especialista (Resolução CFM nº 1634/2002); este entendimento é corroborado pelo Parágrafo Único do Artigo 2º do Decreto nº 8516 de 2015.[18]

Segundo este Informe, a competência de regular as especialidades médicas no país compete tanto à Comissão Nacional de Residência Médica – CNRM, que disciplina os programas de Residência Médica, quanto ao CFM, que é órgão regulador e fiscalizador do exercício da Medicina.

Em 1997, foi introduzida Disciplina Acupuntura na grade curricular do 3º ano médico da Faculdade de Medicina de Ribeirão Preto – FAMERP, e em 1998 foi criada a Liga Acadêmica de Acupuntura, pelos Profs. Drs. Rassen Saidah, João Bosco Guerreiro da Silva e Mauro Pedrin.[3]

Em 1998, com o apoio da COREME e AMBA, a FAMERP e o Hospital de Base – FUNFARME, criaram um estágio de dois anos em Acupuntura, nos moldes da Residência Médica, patrocinada pela AMBA e depois pela FUNFARME, mediante intervenção e apoio do então governador de São Paulo, Geraldo Alckmin. Esse estágio se prolongou até 2003, tendo especializado 12 médicos acupunturistas.

Em 2002, a AMB, o CFM e a CNRM firmaram convênio estabelecendo a Comissão Mista de Especialidades Médicas – CME que, de acordo com a cláusula 3ª da Resolução CFM nº 1634/2002, tem como objetivo definir os "critérios para criação e reconhecimento de especialidades e áreas de atuação médica, estabelecendo requisitos técnicos e atendendo a demandas sociais"; a CME foi confirmada e ratificada em sua existência e função pelo Artigo 4º do Decreto nº 8516 de 2015.[18]

Em 2002, numa reunião da CNRM do Ministério da Educação em Brasília, Ruy Tanigawa e Flávio Dantas, com colaboração via telefônica de Luiz Carlos Sampaio, redigiram e propuseram o Programa de Residência Médica em Acupuntura para a aprovação da CNRM, o que se concretizou naquele mesmo ano, sendo atualizadas suas Matrizes de Competência em 2021.

Com esta aprovação, em 2003, a FAMERP foi credenciada pela CNRM, bem como pela Universidade Federal de Pernambuco – UFPE, em Recife. Estes então foram os dois primeiros Programas de Residência Médica em Acupuntura implantados no Brasil.

Atualmente estão instalados Programas de Residência Médica em Recife/PE (na Universidade Federal de Pernambuco – UFPE), em Florianópolis/SC (na Universidade Federal de Santa Catarina – UFSC), em São Paulo/SP (na FMUSP e na UNIFESP), em São José do Rio Preto/SP (FAMERP), em Brasília/DF (no Hospital de Base do DF), e em Vitória/ES (HSPE).

Mediante convênio com o CFM e a AMB, em 1999, o então Colégio Médico de Acupuntura – CMA realizou a primeira Prova de Suficiência para Obtenção do Título de Especialista em Acupuntura, conforme critérios da AMB, e neste primeiro exame foram já titulados próximo de 900 especialistas.

O CMA, que desde 2006 adotou o nome fantasia de Colégio Médico Brasileiro de Acupuntura – CMBA, em março de 2023 conta com representações em todos os Estados do Brasil, com 3.351 médicos com registros de título de Especialista (RQE) nos diversos Conselhos Regionais de Medicina e 179 Médicos Acupunturistas com RQE na Área de Atuação em Dor.

● ACUPUNTURA NO SISTEMA ÚNICO DE SAÚDE - SUS

Em 1986, a 8ª Conferência Nacional de Saúde "deliberou a introdução de práticas alternativas de assistência à saúde no âmbito dos serviços de saúde, possibilitando ao usuário o acesso democrático de escolher a terapêutica preferida."

Em 1988, conforme já relatado, a Comissão Interministerial de Planejamento – CIPLAN, por meio de sua Resolução nº 5/1988, fixou normas e diretrizes para a implantação do atendimento em Acupuntura no Sistema Único de Saúde – SUS. A Resolução estabeleceu que este atendimento seria exclusivamente médico, nomeando a SMBA como responsável pela formulação do conteúdo programático da habilitação do médico na área de Acupuntura.

Em maio de 1988, em São José do Rio Preto, Estado de São Paulo, Rassen Saidah foi contratado para atendimento no Hospital de Base da FAMERP; em 1989 foram contratados João Bosco e Mauro Pedrin para compor o grupo de Acupuntura voltado para assistência pública à saúde neste Hospital.

Em 1989, a Secretaria de Estado de Saúde do Distrito Federal – SES/DF criou o Programa de Desenvolvimento de Terapias não Convencionais, que tinha como um de seus objetivos oferecer atendimento médico por Acupuntura, e para tanto foram realocados médicos concursados pela SES/DF que preenchiam os requisitos propostos pela SMBA na Resolução CIPLAN nº 5.8 Posteriormente, a partir de 2002, começaram a ser realizados concursos públicos periódicos para contratação de médicos para o quadro estatutário de especialistas em Acupuntura da SES/DF, tendo sido realizados sete concursos.

A Acupuntura no serviço público de saúde do Rio Grande do Sul foi implantada em 1988, no Ambulatório de Acupuntura do Centro de Saúde Modelo, em Porto Alegre, por Sílvio Harres. O ambulatório está em funcionamento até os dias de hoje, sob a denominação de Ambulatório de Dor e Acupuntura.

Em 2006, foi oficializada no Brasil a Política Nacional de Práticas Integrativas e Complementares (PNPIC), política essa que teve em sua primeira versão o nome de Política Nacional de Medicina Natural e Práticas Complementares, e, conforme Lorenzo,[19] "as atas do Conselho Nacional de Saúde demonstraram que o termo 'medicina' restringiria as práticas aos profissionais médicos, e deveria ser retirada".

Em entrevista concedida a Toniol,[20] a médica Carmem de Simoni, segunda coordenadora do grupo responsável pela elaboração da Política afirmou: "Quando chegou no Conselho Nacional de Saúde (CNS) o nome 'medicina', não passou. Isso pelas mesmas questões que caem sobre a medicina chinesa, enfim, não passou". Em outro momento da entrevista, continua: "Mas está muito demorado esse negócio, por que vocês não colocam Práticas Integrativas? E foi assim que aconteceu. Foi Divaldo Dias Mançano (médico pediatra e homeopata) quem deu o nome para a Política".

Ainda conforme Lorenzo, a Política começou a ser costurada em 2003, quando representantes da Associação Brasileira de Fitoterapia – ABFIT, da Associação Médica Homeopática Brasileira – AMHB, da Associação Brasileira de Acupuntura – ABA e da Associação Brasileira de Medicina Antroposófica – ABMA se reuniram com o então Ministro da Saúde, Humberto Costa, para debater a construção da possível futura Política. A reunião resultou na formação de um grupo principal de trabalho e de quatro subgrupos, correspondentes às áreas representadas pelas citadas associações.

Os subgrupos da Homeopatia, Fitoterapia e Medicina Antroposófica optaram pela realização de fóruns de abrangência nacional com ampla participação da sociedade civil, além de reuniões técnicas para sistematização do plano. O da Acupuntura não promoveu fóruns, lançando mão exclusivamente de reuniões técnicas, subsidiadas por documentos produzidos pela OMS para a área.[21]

Como representantes do subgrupo de Acupuntura estiveram presentes Fernando Genschow, representando a SMBA, e Ruy Tanigawa, representando a AMBA, além de outros médicos acupunturistas representando universidades e secretarias estaduais de saúde. Assim, nas primeiras reuniões do subgrupo não estiveram presentes representantes de entidades não médicas de Acupuntura.

Conforme Genschow, com a mudança da coordenação do grupo para a elaboração da Política, as entidades não médicas foram se aproximando, costurando e pressionando por um caráter multiprofissional para a prática da Medicina Tradicional Chinesa-Acupuntura, tema esse negado pela coordenação anterior, que havia estabelecido que não seria atribuição da futura Política definir a autorização profissional para a prática da Acupuntura, mas que essa competência era atribuição legal do Poder Legislativo.

Com o nome de "Política Nacional de Práticas Integrativas e Complementares" e com alterações de natureza política interpoladas e incorporadas ao texto originalmente proposto pelo subgrupo de Acupuntura, o CNS aprovou, em fevereiro de 2006, e o Ministério de Saúde publicou em 3 de maio de 2006, a Portaria 971/2006.

No que tange à Acupuntura, no seu item 4.1 temos que a Medicina Tradicional Chinesa – Acupuntura, tem como premissa: "desenvolvimento da Medicina Tradicional Chinesa – Acupuntura em caráter multiprofissional, para as categorias presentes no SUS, e em consonância com o nível de atenção."

Na estratégia da Saúde da Família, a diretriz determina que "deverão ser priorizados mecanismos que garantam a inserção de profissionais de saúde com regulamentação em Acupuntura dentro da lógica de apoio, participação e co-responsabilização com a Estratégia de Saúde da Família – ESF".

Nos Centros Especializados, a diretriz preconiza que "para inserção de profissionais que exerçam acupuntura no SUS será necessário o título de especialista".

Descumprindo as próprias diretrizes, observamos que, efetivamente, temos a atuação irregular em Acupuntura, tanto na atenção primária como na atenção especializada, de categorias profissionais que não regulamentaram a Acupuntura como Especialidade, ou não tiveram êxito legal neste intento, bem como de profissionais sem o expressamente exigido Título de Especialista, fato que pode ser comprovado em pesquisa pelo site SIA/SUS e Sistema e-SUS APS.

E, dentro da própria profissão médica temos, inclusive, duas classes de profissionais com procedimentos registrados nos Sistemas: médicos especialistas em Acupuntura e médicos, grupo último que supõe-se representar médicos sem o devido Título de Especialista registrado no CRM do local de atuação, ou mesmo erro de informação no sistema.

● ACUPUNTURA MÉDICA – DISPUTAS JUDICIAIS E LEGISLATIVAS

À medida que a prática da Acupuntura foi se disseminando, a polêmica da competência para o exercício da Acupuntura foi se acirrando entre médicos e não médicos praticantes da Acupuntura. Aqui usamos a expressão "não médicos" designando tanto profissionais da área da saúde que praticam a Acupuntura, como aqueles que, sem nenhuma formação prévia em qualquer das áreas da saúde, tiveram sua formação em cursos técnicos, atualmente extintos pelo MEC, como em cursos livres de Acupuntura, abertos a qualquer pessoa que queira se tornar um "acupunturista".

Do lado dos não médicos, as entidades representativas defendem seu caráter multiprofissional, independente de conhecimentos médicos prévios, argumentando que, pelo fato da racionalidade da Acupuntura estar vinculada à MTC, seria independente da racionalidade biomédica que embasa a Medicina Ocidental Contemporânea.

Do lado dos médicos, o CFM, a AMB e o CMBA, enquanto entidades representativas, defendem que a Acupuntura, tanto na China atual, quanto na China histórica antiga, não tem caráter multiprofissional; é, e sempre foi, um recurso terapêutico não medicamentoso, médico. Os graduados em Medicina Chinesa têm, pela legislação própria do país, o grau de médico, o mesmo que os formados pelas escolas chinesas de Medicina Ocidental Contemporânea.

Neste cenário, disputas legislativas e judiciais têm sido travadas. Ações judiciais foram, e continuam sendo, interpostas pelas entidades defensoras dos direitos médicos contra resoluções dos diversos Conselhos reguladores de profissões da área da saúde que pretenderam integrar a Acupuntura em seu rol de ações e de especialidades. A esmagadora maioria dessas ações, já transitadas em julgado, foram favoráveis à Acupuntura como especialidade médica exclusiva.

O Conselho Federal de Fisioterapia e Terapia Ocupacional – COFFITO, o Conselho Federal de Psicologia – CFP, o Conselho Federal de Enfermagem – COFEN, o Conselho Federal de Fonoaudiologia – CFF, o Conselho Federal de Biomedicina – CFBM, o Conselho Federal de Biologia – CFBio, o Conselho Federal de Farmácia – CFF e o Conselho Federal de Nutrição – CFN estão proibidos de ter a acupuntura dentro de seu rol de especialidades.

No terreno Legislativo, os acupunturistas sem formação médica prévia têm buscado regulamentar a acupuntura como uma profissão independente da Medicina.

Vários projetos de regulamentação foram apresentados e muitos, por falta de uma estruturação adequada, foram arquivados.

Na atualidade, tramita no Senado Federal o Projeto de Lei 5983/2019, oriundo da Câmara dos Deputados e de autoria do Deputado Celso Russomanno. O projeto, em síntese, objetiva criar a profissão de acupunturista, pois permite a prática a egressos de cursos de graduação de nível tecnológico, bem como daqueles que tiveram formação nos extintos cursos técnicos, além de profissionais com nível superior.

● CONCLUSÃO

A Acupuntura teve seu berço na China onde seus praticantes possuem uma formação médica adequada, capacitando-os a realizar um diagnóstico preciso, estabelecer um prognóstico e, assim, indicar o melhor tratamento para cada caso. No Brasil, a Acupuntura se tornou especialidade médica desde 1995 e a integração dos dois sistemas médicos ocorre no nível de pesquisa científica, formação acadêmica e atendimento clínico. Antes de indicar a Acupuntura é indispensável ter um diagnóstico clinico-nosológico e seu consequente prognóstico, para determinar suas indicações e limitações.

● REFERÊNCIAS

1. Lu DP, Lu GP. An historical review and perspective on the impact of acupuncture on U.S. Medicine and Society. Med Acupunct. 2013 Oct; 25(5):311-6.
2. Roland MIF, Gianini RJ. Geraldo Horácio de Paula Souza, a China e a medicina chinesa, 1928-1943. In: História, Ciências, Saúde-Manguinhos. Versão impressa. Rio de Janeiro, jul./set. 2013, vol. 20, n. 3.
3. https://cmba.org.br/
4. Rocha SP, Gallian DMC. A acupuntura no Brasil: uma concepção de desafios e lutas omitidos ou esquecidos pela história. Entrevista com Dr. Evaldo Martins Leite.
5. Castro LP. O inconsciente individual a natureza terrestre e cósmica do inconsciente. Disponível em: http://www.luizpaivade-castro.com.br/inconsciente-individual.html
6. IARJ histórico em https://www.IARJ.com.br/we/iarj
7. Ilari MDS. Dez obras para se pensar a contracultura nos anos 60. Disponível em: https://fflch.usp.br/sites/fflch.usp.br/files/2017-11/Contracultura.pdf.
8. Rocha DK, Tolentino BG, Genschow FC, Sampaio FC. Acupuntura médica no Brasil - um Breve Histórico. Associação Médica de Brasília. 2008;45(Suppl 2):58.
9. Ética Revista, Conselho Regional de Medicina do Distrito Federal, ano VI, n° 2, mar./abr. 2008, pág. 26-7.
10. Rede memória virtual brasileira - a imigração chinesa. Disponível em: http://bndigital.bn.gov.br/dossies/rede-da-memoria-virtual-brasileira/alteridades/imigracao-chinesa/

11. Instituto Sociocultural Brasil China – IBRACHINA. A construção da comunidade chinesa no Brasil. Disponível em: https://www.ibrachina.com.br/a-construcao-da-comunidade-chinesa-no--brasil/

12. Assembleia Legislativa do Estado de São Paulo - ALESP. História da imigração japonesa no Brasil. Disponível em: https://www.al.sp.gov.br/noticia/?10/01/2008/historia-da-imigracao-japonesa-no-brasil

13. Assembleia Legislativa do Estado de São Paulo – ALESP. Comunidade coreana celebra 60 anos da imigração no Brasil com cerimônia na Alesp. Disponível em: https://www.al.sp.gov.br/noticia/?13/02/2023/comunidade-coreana-celebra-60-anos--da-imigracao-no-brasil-com-cerimonia-na-alesp

14. Centro de História e Filosofia das Ciência de Saúde - Acervo de Histórias de Vida (História Oral). Entrevista com Ysao Yamamura. Disponível em: https://cehfi.unifesp.br/bmhv/historias-de--vida/file/106-entrevista-ysao-yamamura

15. Associação Brasileira de Acupuntura – ABA. Quem somos. Disponível em: https://abaacupuntura.com.br/quem-somos/

16. Processo consulta CFM n. 0788/92 - PC/CFM/n. 22/1992. Disponível em: htpps://sistemas.cfm.org.br/normas/arquivos/pareceres/BR/1992/22_1992.pdf.

17. Ministério da Educação – Secretaria de Educação Superior, Coordenação Geral de Residências em Saúde, Comissão Nacional de Residência Médica – Informe n. 03 de 2012. Disponível em: http://portal.mec.gov.br/index.php?option=com_docman&view=download&alias=10697--informe03-2012-ofertaprms-residenciamedica&category_slug=maio-2012-pdf&Itemid=30192

18. https://legislacao.presidencia.gov.br/atos/?tipo=DEC&numero=8516&ano=2015&ato=dd8QTSE50dZpWT73f

19. Lorenzo TAG. Homeopatia no SUS: uma análise da controvérsia científica a partir da Política Nacional de Práticas Integrativas e Complementares. Dissertação de mestrado. Brasília: Universidade de Brasília, Instituto de Ciências Sociais, Departamento de Sociologia; 2017.

20. Toniol R. Do espírito na saúde, oferta e uso de terapias alternativas/complementares nos serviços de saúde no Brasil. Tese de Doutoramento. Rio Grande do Sul: Programa de Pós-Graduação em Antropologia Social da Universidade Federal do Rio Grande do Sul; 2015.

21. Ministério da Saúde – Cadernos de Atenção Básica. Práticas Integrativas e Complementares – Plantas Medicinais e Fitoterapia na Atenção Básica, Editora MS; 2012.

Acupuntura na medicina esportiva:
Ato médico, ética e a lei geral de proteção de dados

2

▶ Danyella Cristina Lopes da Silva ▶ Giselle Crosara Lettieri Gracindo ▶ Hiran da Silva Gallo

●INTRODUÇÃO

O surgimento da era digital e da verificação da necessidade de se estabelecer requisitos mínimos de segurança no trato com as informações, sobretudo as digitais, é, sem sombras de dúvidas, um dos temas mais desafiadores no atual estágio evolutivo da sociedade.

Temas como direito digital, programas de *compliance* e sistemas de integridade passaram a ser recorrentes no âmbito das organizações, públicas ou privadas, especialmente quando tais temas ligados à revolução digital entram em choque com os direitos constitucionalmente assegurados à vida humana, tais como a privacidade, honra, imagem e intimidade.

Há de se notar que a base legal do ordenamento jurídico brasileiro, a Constituição Federal,[1] instituiu como direitos e garantias fundamentais tanto a intimidade, honra, imagem e privacidade (artigo 5º, inciso X, CF/1988), quanto o direito à proteção aos dados pessoais, inclusive nos meios digitais (artigo 5º, inciso LXXIX, CF/1988), este último inserido pela Emenda Constitucional nº 115 de 10 de fevereiro de 2022.[2]

No que se refere à proteção dos dados pessoais, a importância entregue ao tema vai além do reconhecimento como direito e garantia fundamentais, já que a Emenda Constitucional nº 115/2022 ainda estabeleceu a competência constitucional da União para efetivar políticas públicas relacionadas à proteção dos dados pessoais, bem como a competência privativa da União para legislar sobre o tema.

Isso significa dizer que a Lei Geral de Proteção de Dados – Lei nº 13709, de 14 de agosto de 2018 (LGPD),[3] em similaridade ao *status* do Código de Defesa do Consumidor,[4] apresenta nível intermediário de validade normativa, com ênfase na proteção com viés principiológico que irradia seus efeitos a todos os campos donde se encontre seu objeto.

Nessa toada, para além de reconhecimento como direito e garantia fundamentais do ser humano, a proteção de seus dados como princípio constitucional obriga a estreita observância e prevalência de seu conteúdo, tanto quando se tratar das relações públicas quanto às privadas.

No campo da Medicina, a era tecnológica e os dados pessoais no meio digital ganham especial contorno quando se confronta o acelerado surgimento de novas tecnologias com princípios basilares de cunho ético-médico, que impõe um olhar à confidencialidade e ao sigilo que ultrapassam as barreiras das relações pessoais comuns e recaem na área do exercício da profissão.

Importante clarificar que a regulamentação dos meandros da ética médica, estabelecendo, inclusive, a atuação do exercício da profissão médica no Brasil, impõe a elaboração de normativos atuais ditados por uma entidade pública (autarquia), a qual é encarregada, por lei, de estabelecer as normativas e contornos da atuação do médico.

Nessa esteira, a Lei nº 3268, de 30 de setembro de 1957,[5] outorgou ao Conselho Federal de Medicina (CFM) o encargo público de supervisionar a ética médica em todo o Brasil, bem como de exercer o poder disciplinar, de cunho administrativo, sobre a classe médica com relação às condutas que não se coadunam com os ditames estabelecidos no Código de Ética Médica (CEM).

Dessa forma, é o CFM a entidade pública com a competência legalmente estabelecida para ditar os assuntos referentes à ética médica, inclusive para regulamentar e condensar um código de deontologia, tal como indica o art. 5º, "d" da Lei nº 3268/1957:[5]

Art. 5º São atribuições do Conselho Federal:
d) votar e alterar o Código de Deontologia Médica, ouvidos os Conselhos Regionais;

Esse é o primado estabelecido, a proteção dos dados pessoais como direito e princípio constitucional interrelacionado com as normas éticas e princípio Socrático do sigilo médico, cujas reflexões específicas a tais temas no campo da Medicina exigem um olhar acurado do profissional médico.

Dessa maneira, a autarquia CFM, diante da edição da Lei de Proteção de Dados Pessoais, se dedicou em informar ao médico, promovendo inúmeras ações que visam garantir o cumprimento deste regulamento, que culminou na elaboração e publicação de instruções normativas sobre a Política de Privacidade de Dados e Regulamento dos procedimentos relativos ao acesso e ao tratamento de documentos e informações, conforme será mais adiante demonstrado.

Feita as considerações iniciais, há que se destacar, que no campo da Medicina Esportiva, na atualidade, evidencia-se um compartilhamento tantos de dados, informações e conhecimentos sobre a preparação física, como análises técnico-táticas e estratégias terapêuticas, entre outras, para a ampliação de desempenho ou para a promoção de uma recuperação eficaz no esporte.[6]

DESENVOLVIMENTO

Medicina esportiva e acupuntura: especialidade médica que se sujeita às normas éticas-médicas

A Medicina é a profissão da área da saúde que goza de regulamentação especial no que se refere ao seu âmbito específico de atuação, visto que possui normativo legal próprio que descreve aquilo que se considera Ato Médico – art. 4º da Lei nº 12842/2013.[7]

Isso porque é a Medicina, além de atividade científica e técnica, o campo profissional que tem por incumbência legal a atenção à saúde e à vida do ser humano, em benefício do qual deve agir com o máximo zelo, cujas atividades são desenvolvidas:[7]

Art. 2º O objeto da atuação do médico é a saúde do ser humano e das coletividades humanas, em benefício da qual deverá agir com o máximo de zelo, com o melhor de sua capacidade profissional e sem discriminação de qualquer natureza.

Parágrafo único. O médico desenvolverá suas ações profissionais no campo da atenção à saúde para:

I - a promoção, a proteção e a recuperação da saúde;

II - a prevenção, o diagnóstico e o tratamento das doenças;

III - a reabilitação dos enfermos e portadores de deficiências.

Ou seja, as atividades práticas que careçam do diagnóstico clínico que determine as condições de saúde do paciente, o prognóstico relativo ao tratamento das moléstias, inclusive a prescrição de medicamentos e a indicação de procedimentos específicos, além da reabilitação, são zonas de competência outorgadas legalmente à Medicina.

Essa é posição firme da jurisprudência nos tribunais pátrios brasileiros, consoante se interpreta no seguinte excerto proferido pelo Egrégio Superior Tribunal de Justiça,[8] nos autos da Suspensão de Liminar e de Sentença nº 1566:

"ADMINISTRATIVO. EXERCÍCIO PROFISSIONAL. ACUPUNTURA. ATIVIDADE NÃO REGULAMENTADA. LEIS Nº 2604/55 E 7498/86. REGULAMENTAÇÃO DA PROFISSÃO DE ENFERMEIRO PROFISSIONAL.

A Lei nº 2.604/55, art. 3º e seus parágrafos, estabelece que é atribuição do enfermeiro, além do exercício de enfermagem: a direção dos serviços de enfermagem nos estabelecimentos hospitalares e de saúde pública, de acordo com o art. 21 da Lei nº 775, de 06 de agosto de 1949, a participação do ensino em escolas de enfermagem e de auxiliar de enfermagem; a participação nas bancas examinadoras de práticos de enfermagem.

A Lei nº 7498/86 explicitou com mais detalhes suas funções, mas não alargou o espectro de atuação dos referidos profissionais.

Como se pode verificar do texto acima transcrito, não é possível que tais profissionais de saúde alargar seu campo de trabalho por meio de resolução, pois suas competências já estão fixadas em lei que regulamenta o exercício da profissão.

A prática milenar da acupuntura pressupõe a realização de prévio diagnóstico e a inserção de agulhas em determinados pontos do corpo humano, a depender do mal diagnosticado no exame.

A Resolução Cofen 197/1997, do Conselho Federal de Enfermagem, alargou o campo de atuação dos referidos profissionais ao possibilitar a utilização da acupuntura como método complementar de tratamento, pois os referidos profissionais não estão habilitados a efetuar diagnósticos clínicos. Somente podem realizar as atividades acima descritas.

Apesar de não existir no ordenamento jurídico lei específica regulando a atividade de acupuntor, não pode o profissional de enfermagem praticar atos que sua legislação profissional não lhe permite, sob pena de ferir-se o inciso XIII do artigo 5º da Constituição.

Apelação a que se dá provimento" (fl. 79)

[...]

Aqui se trata da primeira via, e sob o ângulo da saúde pública o pedido parte de uma petição de princípio: a de que os pacientes desassistidos pelos profissionais de enfermagem seriam prejudicados.

Acontece que, na lógica do acórdão *sub judice*, o prejuízo à saúde pública resulta da prática da acupuntura por parte de quem não tem habilitação para esse efeito; "somente pode dar-se por profissional que, previamente, esteja habilitado a fazer diagnósticos clínicos" (acórdão, fl. 76).

Salvo melhor juízo, só a presunção autorizaria o convencimento de que a interdição dos profissionais de enfermagem para a prática de acupuntura causa grave lesão à saúde pública, e essa presunção não existe.

Dessa forma, toda e qualquer atuação que se insira dentro da lei como exercício da Medicina, requer a observância das normas legais específicas da profissão, tal como a necessidade de prévio registro profissional e a sujeição à entidade autárquica profissional responsável pela fiscalização das normas éticas (art. 17 e 20 da Lei nº 3268/1957).[5]

Embora se trate de regra geral, na linha interpretativa do Tribunal Constitucional, a liberdade profissional impõe regras específicas para profissões que envolvam conhecimentos notoriamente técnicos e científicos, e que lidam com a saúde da população, e determina que a lei atribua *prima facie* requisitos mínimos necessários relativos às qualificações especiais, tais como a exigência de conhecimentos específicos (v.g. formação superior) e registro na sua entidade fiscalizadora.

Cabe, ainda, esclarecer que a observância das normas éticas é obrigação legal do profissional médico, cuja inobservância poderá, inclusive, lhe sujeitar às sanções administrativas previstas na Lei, consoante destacado no Parecer CFM nº 329/1997:[9,10]

Os preceitos contidos no aludido Código são "normas jurídicas especiais" porquanto submetem determinada classe profissional e conferem aos Conselhos atribuições voltadas ao asseguramento da eficácia das normas deontológicas. Portanto, os médicos registrados nos Conselhos Regionais de Medicina são obrigados à observância e cumprimento das normas contidas no Código de Ética Médica, sob pena de sanção.

Esta inteligência foi acolhida pelo Egrégio Supremo Tribunal Federal ao conhecer e decidir a Representação nº 1.023 (RJ), consagrado o entendimento segundo o qual as normas contidas no Código de Ética Médica são normas jurídicas especiais submetidas a regime semelhante ao das normas e atos normativos federais.

Podemos, assim, depreender que são rígidos os preceitos que regem o exercício da Medicina, com normativos diversos e dinâmicos, editados e revisados conforme a evolução dos desafios da profissão. Esses protegem os direitos dos próprios médicos e dos pacientes, assim como regem as obrigações éticas, para que a relação médico-paciente se dê, prioritariamente, de forma segura. Por certo, essas regras cuidam de temas essenciais para manter essa relação, como a adoção ou não da técnica, o sigilo profissional, o consentimento livre e informado, a consciência em permitir que outro médico avalie os dados e informações do seu paciente, e a proteção desses dados no momento de sua transmissão.

Diversas são as preocupações que contornam a privacidade dos dados do paciente, dentre os quais se destaca o sigilo profissional, por ser tema central da ética na proteção de dados.

Contudo, outras resoluções, que não serão aprofundadas, são também de relevância para a contexto das regras que envolvem a proteção do nexo médico-paciente, tais como: a Resolução CFM 1.605/2000,[11] que preceitua que "O médico não pode, sem o consentimento do paciente, revelar o conteúdo do prontuário ou ficha médica"; a Resolução CFM 1.638/2002,[12] que "Define prontuário médico e torna obrigatória a criação da Comissão de Revisão de Prontuários nas instituições de saúde"; e, também, a Recomendação CFM 1/2016,[13] que "dispõe sobre o processo de obtenção de consentimento livre e esclarecido na assistência médica", entre outras.

O Código de Ética Médica (CEM), atualmente regulamentado pela Resolução CFM nº 2.217/2018,[11] dispõe acerca do sigilo profissional como norma de cunho ético-médico, cuja observância é obrigatória nos seguintes termos:

Capítulo I
PRINCÍPIOS FUNDAMENTAIS
XI – O médico guardará sigilo a respeito das informações de que detenha conhecimento no desempenho de suas funções, com exceção dos casos previstos em lei.

Capítulo IX
SIGILO PROFISSIONAL
É vedado ao médico:
Art. 73 Revelar fato de que tenha conhecimento em virtude do exercício de sua profissão, salvo por motivo justo, dever legal ou consentimento, por escrito, do paciente.
Parágrafo único. Permanece essa proibição: a) mesmo que o fato seja de conhecimento público ou o paciente tenha falecido; b) quando de seu depoimento como testemunha (nessa hipótese, o médico comparecerá perante a autoridade e declarará seu impedimento); c) na investigação de suspeita de crime, o médico estará impedido de revelar segredo que possa expor o paciente a processo penal.
Art. 74 Revelar sigilo profissional relacionado a paciente criança ou adolescente, desde que estes tenham capacidade de discernimento, inclusive a seus pais ou representantes legais, salvo quando a não revelação possa acarretar dano ao paciente.
Art. 75 Fazer referência a casos clínicos identificáveis, exibir pacientes ou imagens que os tornem reconhecível sem anúncios profissionais ou na divulgação de assuntos médicos em meios de comunicação em geral, mesmo com autorização do paciente.
Art. 76 Revelar informações confidenciais obtidas quando do exame médico de trabalhadores, inclusive por exigência dos dirigentes de empresas ou de instituições, salvo se o silêncio puser em risco a saúde dos empregados ou da comunidade.
Art. 77 Prestar informações a empresas seguradoras sobre as circunstâncias da morte do paciente sob seus cuidados, além das contidas na declaração de óbito, salvo por expresso consentimento do seu representante legal.
Art. 78 Deixar de orientar seus auxiliares e alunos a respeitarem o sigilo profissional e zelar para que seja por eles mantido.
Art. 79 Deixar de guardar o sigilo profissional na cobrança e honorários por meio judicial ou extrajudicial.
(Brasil, 2018)

Note-se a relevância do sigilo profissional a que se sujeita o médico, visto que é um dos princípios inseridos nas normas éticas mais importantes para o exercício da profissão, além de primordial na relação médico-paciente.

FREIRE DE SÁ,[14] citando o art. 73 a 79 do CEM que trata sobre o sigilo médico, diz que "Hodiernamente, o segredo não pode ser visto somente como um direito do paciente, mas também como um dever do médico (direito-dever)".

É, portanto, o sigilo um aspecto de grande magnitude na tomada de decisões terapêuticas:[15]

Assegurar o sigilo é, ainda, medida que permite ao indivíduo resguardar suas peculiaridades e idiossincrasias, a intimidade de seu modo de viver, escolhendo o que revelar ao julgamento do mundo exterior ou mesmo de pessoas próximas. Mostra-se plausível sustentar que o respeito adequado ao dever de sigilo no atendimento em saúde não apenas evitaria muitas controvérsias, como também garantiria maior liberdade de posicionamento do paciente e na tomada de decisões terapêuticas a si concernentes, permitindo o efetivo exercício de sua individualidade. Isso porque mesmo a privacidade tem esferas concêntricas, das quais a intimidade dos dados médicos é das mais recônditas e merecedoras de cuidado.

Batlle et. al.[16] sustentam o mesmo raciocínio apontando que a quebra do sigilo ressoa como um descrédito do profissional e da Medicina:

Assim, o respeito à confidencialidade é expressão da dignidade e da autonomia do paciente e representa o dever do médico em manter as informações sob sigilo. Desse modo, a quebra desse vínculo de confiança pode ser interpretada pelo paciente como traição, repercutindo no descrédito do profissional e da Medicina como um todo.

Muito se fala, também, sobre os limites desse direito-dever. Nunes[17] manifesta-se sobre tais limites, na sua obra sobre "Diretrizes Antecipadas de Vontade", concluindo que é do interesse geral a preservação da confidencialidade do ato clínico:

Porém, tem-se questionado se esse direito à privacidade é ilimitado, ou seja, se existem limites ao dever de sigilo e à regra ético-profissional (e jurídica) do segredo médico. A principal objeção à quebra (ainda que limitada) do segredo profissional por parte dos médicos, para além da privacidade individual, que é um valor e um direito em si mesmo, é o reflexo negativo que essa atitude pode representar. Testamento vital tem na moralidade interna da Medicina, bem como na forma como esta é socialmente colocada em perspectiva. De fato, se for permitido ao médico desvendar algum tipo de informação a respeito do doente, ainda que de uma forma limitada, nada garante ao cidadão comum que esses limites não possam vir a ser arbitrariamente dilatados. Assim, um argumento consequencialista deve ser igualmente considerado, uma vez que é do interesse geral que a confidencialidade do ato clínico seja preservada dentro de limites éticos estabelecidos.

Logo, não resta dúvida que os dados clínicos e demais informações impõem uma proteção especial por parte do médico e dos envolvidos visando dar mais eficácia no tratamento da saúde do paciente.

Desta maneira, conclui VILAS-BOAS:[15]

De todo o exposto, conclui-se que, no tocante ao paciente, a garantia do sigilo funciona não apenas como fator de adesão ao tratamento, pela confiança depositada nos profissionais, mas também como espaço para a manifestação mais fidedigna da autonomia, representando mecanismo protetivo para o próprio exercício da liberdade. Isso porque o paciente, seguro de que seus dados médicos não serão divulgados senão mediante sua autorização, sente-se mais livre para expressar suas peculiaridades e seu particular modo de pensar, tomando suas decisões em saúde sem o temor do julgamento ou da repressão externa acerca dos aspectos mais íntimos de sua personalidade.

Lei geral de proteção de dados na medicina

A Lei Geral de Proteção de Dados (LGPD) - Lei nº 13709, de 14 de agosto de 2018, com base nos ditames protetivos e garantistas da Constituição Federal de 1988, foi instituída com o objetivo de amplificar a proteção dos dados pessoais disponíveis, inclusive nos meios digitais, como decorrência do reconhecimento da dignidade da pessoa humana como valor máximo da ordem jurídica.

Como descrito por Leme e Blank,[3,18] a LGPD:

[...] busca instituir um maior rigor na regulamentação da proteção de dados, ao resguardar de maneira mais efetiva os direitos fundamentais de liberdade, privacidade e autonomia informativa, cuja tutela individual e social é vital para a consolidação do regime democrático nas sociedades contemporâneas.

Cita Freire de Sá[19] que a mencionada lei:

Traz como fundamento da proteção de dados pessoais: o respeito à privacidade; a autodeterminação informativa; a liberdade de expressão, de informação, de comunicação e de opinião; a inviolabilidade da intimidade, da honra e da imagem; o desenvolvimento econômico e tecnológico e a inovação; a livre iniciativa, a livre concorrência e a defesa do consumidor; e os direitos humanos, o livre desenvolvimento da personalidade, a dignidade e o exercício da cidadania pelas pessoas naturais (art.2º).

E, para além da perspectiva da proteção dos direitos constitucionais assegurados, outro pressuposto que deve ser levado em consideração quando se trata de proteção aos dados pessoais, e que deságua no exercício da Medicina, é que tal atividade, por si só, é potencial configuradora de risco. Nas palavras de Allan Bittar:[19]

Colocado de outra forma, o controlador dos dados pessoais, ao tratá-los, assume o risco de causar danos ao titular, e deve responsabilizar-se por isso.

O risco em questão coincide com o advento da computação de alta performance.

[...]

Riscos associados ao processamento de dados pessoais são, de certo modo, a poluição que decorre da sociedade da informação. Esses riscos se materializam, por exemplo, na possibilidade de decisões equivocadas (*e.g.* relativas à concessão de crédito ou contratação para emprego), na falta de controle sobre o fluxo de dados que dizem respeito a uma pessoa e a eventuais consequências da discriminação e do *profiling*.

A medicina, enquanto atividade profissional que tem por objeto a prevenção, restauração e recuperação da saúde do ser humano, pressupõe e exige a troca e coleta de dados do paciente pelo médico, sendo assim, essa relação médico-paciente exige precauções para evitar a ocorrência de riscos no tratamento desses dados.

O nome dado pela LGPD à pessoa (natural ou física) competente para a tomada de decisões referente aos dados coletados é "controlador", assumindo a responsabilidade de utilização dos dados pessoais para os estreitos fins indicados durante a colheita das informações. Dessa forma, recai tal responsabilidade ao médico ao assumir a posição de controlador de dados quando trata dados pessoais na relação médico-paciente.

A LGPD também trata da figura do "operador", sendo este a pessoa natural ou jurídica que realiza a atividade de tratamento de dados em nome do controlador, ou seja, de forma terceirizada.

Não se confunde o controlador e/ou operador com o papel do "encarregado", sendo este a pessoa física indicada por aqueles para a prática e execução efetiva dos tratamentos de dados e o responsável pela intercomunicação com os titulares dos dados e a Autoridade Nacional de Proteção de Dados (arts. 5º, VIII e 41)[3] (Figura 2.1).

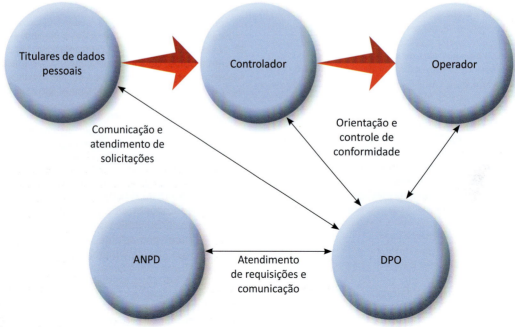

Figura 2.1 Figuras da LGPD.

É importante verificar que a LGPD impõe responsabilidade, tanto ao controlador quanto ao operador que realiza o tratamento dos dados pessoais sem estrita observância dos ditames legais, pelos danos causados e a obrigação a reparação, conforme disposição do art. 42:[20]

> Art. 42. O controlador ou o operador que, em razão do exercício de atividade de tratamento de dados pessoais, causar a outrem dano patrimonial, moral, individual ou coletivo, em violação à legislação de proteção de dados pessoais, é obrigado a repará-lo.
>
> § 1º A fim de assegurar a efetiva indenização ao titular dos dados:
>
> I - o operador responde solidariamente pelos danos causados pelo tratamento quando descumprir as obrigações da legislação de proteção de dados ou quando não tiver seguido as instruções lícitas do controlador, hipótese em que o operador se equipara ao controlador, salvo nos casos de exclusão previstos no art. 43 desta Lei;
>
> II - Os controladores que estiverem diretamente envolvidos no tratamento do qual decorreram danos ao titular dos dados respondem solidariamente, salvo nos casos de exclusão previstos no art. 43 desta Lei.
>
> § 2º O juiz, no processo civil, poderá inverter o ônus da prova a favor do titular dos dados quando, a seu juízo, for verossímil a alegação, houver hipossuficiência para fins de produção de prova ou quando a produção de prova pelo titular resultar-lhe excessivamente onerosa.
>
> § 3º As ações de reparação por danos coletivos que tenham por objeto a responsabilização nos termos do caput deste artigo podem ser exercidas coletivamente em juízo, observado o disposto na legislação pertinente.
>
> § 4º Aquele que reparar o dano ao titular tem direito de regresso contra os demais responsáveis, na medida de sua participação no evento danoso.

Tendo em vista o pouco tempo de vigência da LGPD, ainda não se tem como sedimentado, no campo doutrinário e/ou jurisprudencial, acerca da tipologia da responsabilidade do agente de tratamento quando diante de indícios de ocorrência de danos ao portador dos dados pessoais, se objetiva (quando desnecessária a demonstração da culpa) ou subjetiva (quando a comprovação da culpa é necessária).

No entanto as redações dos dispositivos do CDC e da LGPD, parecem quase idênticas, levando parte da doutrina a crer que a LGPD optou pelo sistema objetivo, igual ao da Lei do Consumidor: ("só não será responsabilizado quando provar" - artigo 14, §3º - CDC) e ("os agentes de tratamento só não serão responsabilizados quando" - inc. II do artigo 43 - LGPD).

Há incipiente discussão, sendo que alguns especialistas do ramo consolidaram, durante a 1ª Jornada da Lei Geral de Proteção de Dados (Fecomercio/SP/2023), a cargo da Federação do Comércio de Bens, Serviços e Turismo do Estado de São Paulo (Fecomercio/SP), que a responsabilidade definida na LGPD é do tipo proativa, isto é, quando o agente de tratamento é responsável por demonstrar que agiu de forma a prevenir a ocorrência de danos. A tese firmada nesse encontro leva a crer um caminho novo a ser trilhado, cabendo aos aplicadores da lei acompanharem a evolução do tema.[21]

Em entendimento recente do Superior Tribunal de Justiça,[21] de acordo com a notícia divulgada no seu próprio sítio, o dano moral não é presumido no vazamento de dados, mas destacou que seria diferente em caso de dados sensíveis:

[...] Dano moral pelo vazamento de dados não é presumido

Em seu voto, Francisco Falcão também afirmou que, no caso dos autos, o dano moral não é presumido, sendo necessário que o titular dos dados demonstre ter havido efetivo dano com o vazamento e o acesso de terceiros.

"Diferente seria se, de fato, estivéssemos diante de vazamento de dados sensíveis, que dizem respeito à intimidade da pessoa natural. No presente caso, trata-se de inconveniente exposição de dados pessoais comuns, desacompanhados de comprovação do dano", concluiu o ministro ao acolher o recurso da Eletropaulo e restabelecer a sentença.

Do que foi indicado, mostra-se crucial entender que o objeto de proteção da LGPD e sobre qual recai a responsabilidade do agente são os tratamentos dos dados, considerando este termo o nome dado a qualquer atividade ou manuseio que tenham informações pessoais, da pessoa natural ou jurídica.

Segundo prescreve a LGPD, tais atividades de tratamento de dados podem ser consideradas aquelas em que haja a coleta, produção, recepção, classificação, utilização, acesso, reprodução, transmissão, distribuição, processamento, arquivamento, armazenamento, eliminação, avaliação ou controle da informação, modificação, comunicação, transferência, difusão ou extração (artigo 5º, inciso X, LGPD).[3]

No campo da medicina, a LGPD qualifica como sendo tratamento de dados sensíveis aqueles referentes, dentre outros, à saúde vinculada a uma pessoa natural (artigo 5º, inciso III, LGPD), tipificação que exige tratamento específico descrito no art. 11 da Lei e que se interrelaciona com o exercício da profissão médica.

Ressalte-se que há um *plus* na responsabilidade do médico, antes direcionada pelas normas éticas do sigilo e confidencialidade, e agora com o acréscimo introduzido pela LGPD.

No campo da LGPD, deverá o profissional médico, diante do tratamento de dados pessoais, cientificar o paciente e colher o termo de consentimento qualificado, de forma expressa, específica, destacada, e com a descrição de que se trata para finalidades específicas. Assim explanam Monteiro et. al.:[23]

> Na Medicina, o processo de tratamento de dados, isto é, qualquer atividade realizada com dados pessoais e sensíveis que permitam identificar uma pessoa, deve proceder não apenas ao seu dever de confidencialidade e sigilo, mas garantir que a pessoa titular destes dados possua total controle sobre eles e com a premissa de um consentimento pelo titular do dado através de um termo que defina a finalidade objetiva e limitada para o qual esses dados serão utilizados.[6]
>
> Dessa forma, os médicos, as clínicas, os hospitais, ainda que já acostumados às questões de sigilo e confidencialidade, assim como com os termos de consentimento livre e esclarecido, deverão adaptar-se também a essa nova realidade, devendo obter o consentimento do paciente quanto ao tratamento de seus dados pessoais e sensíveis, de forma qualificada.

Isto porque o tratamento dos dados pessoais realizados dentro da seara médica é do tipo sensível, cuja adjetivação decorre de sua notória natureza vulnerável que, em eventual disponibilização indevida, podem gerar danos de cunho discriminatório ou particularmente lesivo. Além disso, Leme e Blank[18] acrescentam:

> Os dados pessoais sensíveis, entretanto, não são assim classificados tão-somente pela sua natureza intrinsecamente per-

sonalíssima, mas também devido ao uso e à finalidade que são outorgados a eles por meio do seu tratamento. Infere-se, portanto, que um dado comum, trivial ou até ordinário pode se transformar em um dado sensível quando há ferramentas tecnológicas capazes de estabelecer relações e correlações entre os mesmos, permitindo a previsibilidade de condutas, comportamentos, ações, ocorrências e acontecimentos.

Em regra, o tratamento dos dados pessoais sensíveis, nestes inseridos os dados pessoais colhidos na relação médico-paciente, só é permitido pela LGPD com a colheita, pelo controlador/operador, de prévio consentimento qualificado, escrito, cujas características específicas estão contidas no artigo. 5º, inciso XII, c/c artigo 11, inciso I da LGPD:[3]

XII - consentimento: manifestação livre, informada e inequívoca pela qual o titular concorda com o tratamento de seus dados pessoais para uma finalidade determinada;

Art. 11. O tratamento de dados pessoais sensíveis somente poderá ocorrer nas seguintes hipóteses:
I - Quando o titular ou seu responsável legal consentir, de forma específica e destacada, para finalidades específicas;

Como sói ocorre, a regra da exigência do consentimento prévio comporta exceções, cujas hipóteses taxativas em que a lei permite o tratamento dos dados pessoais sensíveis sem a necessidade de colheita do termo estão no inciso II, do mesmo artigo 11:[3]

II - sem fornecimento de consentimento do titular, nas hipóteses em que for indispensável para:
a) cumprimento de obrigação legal ou regulatória pelo controlador;
b) tratamento compartilhado de dados necessários à execução, pela administração pública, de políticas públicas previstas em leis ou regulamentos;
c) realização de estudos por órgão de pesquisa, garantida, sempre que possível, a anonimização dos dados pessoais sensíveis;
d) exercício regular de direitos, inclusive em contrato e em processo judicial, administrativo e arbitral, este último nos termos da Lei nº 9.307, de 23 de setembro de 1996 (Lei de Arbitragem);
e) proteção da vida ou da incolumidade física do titular ou de terceiros;
f) tutela da saúde, exclusivamente, em procedimento realizado por profissionais de saúde, serviços de saúde ou autoridade sanitária; ou (Redação dada pela Lei nº 13.853, de 2019)
g) garantia da prevenção à fraude e à segurança do titular, nos processos de identificação e autenticação de cadastro em sistemas eletrônicos, resguardados os direitos mencionados no art. 9º desta Lei e exceto no caso de prevalecerem direitos e liberdades fundamentais do titular que exijam a proteção dos dados pessoais.

A exemplo do tratamento dos dados pessoais sensíveis que dispensam a prévia colheita do termo de consentimento qualificado para cumprimento de obrigação legal ou regulatória pelo controlador, menciona-se a efetivação, pelo CFM, da publicização e compartilhamento de dados de médicos inscritos nos Conselhos Médicos do Brasil (Resolução CFM nº 2309/2022).[24]

A hipótese mencionada recai na obrigatoriedade legal imposta ao CFM pelo artigo 15, alíneas "b" e "i", da Lei nº 3268/1957,[5] no que se refere à manutenção de registro e publicação da relação dos médicos legalmente habilitados em todo o território nacional, cujo escopo é dar ciência à sociedade quanto aos profissionais em regular exercício da profissão, tendo em vista que a profissão médica é de interesse público fundamental.

Veja-se que, enquanto entidade profissional encarregada da fiscalização da classe médica e também obrigado ao cumprimento da LGPD, o CFM instituiu Política de Privacidade dos Dados das Pessoas Físicas no âmbito do Conselho Federal e nos Conselhos Regionais de Medicina,[25] o qual estabeleceu dentro do sistema conselhal princípios e normas norteadoras ao tratamento de dados pessoais, físicos e digitais, cujas diretrizes, parâmetros e regras voltam-se à essência da governança e *compliance* instituídos na LGPD.

Além disso, o CFM elaborou cartilha que, de forma pedagógica, orienta os médicos sobre os fluxos, conceitos e informações da LGPD, conforme esclarece:[20]

A cartilha traz instruções sobre as condutas necessárias no cotidiano do médico, como a proteção de dados de pacientes, e informações necessárias à compreensão e utilização da LGPD, como respeito à privacidade, inviolabilidade da intimidade, da honra e da imagem. O objetivo do CFM é familiarizar o médico com os conceitos trazidos pela legislação e com as obrigações que passam a fazer parte de seu cotidiano de trabalho.

Personagens – O guia também detalha os diversos papéis, direitos e obrigações de cada um. O primeiro deles é o da Autoridade Nacional de Proteção de Dados (ANPD): órgão público federal que tem como atribuição a implementação prática da lei, assim como fiscalizar o cumprimento das obrigações nela previstas. Os papeis de agentes de tratamento, controladores, operadores e o titular dos dados pessoais, pessoa natural a quem se refere a informação, também são descritos.

Consentimento – A lei versa ainda sobre o tratamento de informações pessoais sensíveis, considerado "tópico de maior importância para o profissional da medicina, por envolver dados pessoais relativos à saúde". A LGPD antevê hipóteses excepcionais, em que esse uso pode ocorrer sem consentimento, como na manutenção do prontuário do paciente, para atender a normas que preveem a guarda do documento para fins de utilidade pública, incluso a fiscalização da atividade médica por parte do Conselho de Medicina.

Interessante observar que a LGPD também trata do uso compartilhado dos dados, entre entidades públicas, entre estas e entidades privadas, e entre as entidades privadas (artigo 5º, inciso XVI). Para que seja viável o compartilhamento dos dados, é imperativo[3] que o agente de tratamento obtenha prévio consentimento do titular com a indicação da permissão de compartilhamento, excetuadas as hipóteses legais em que o consentimento é dispensado (artigo 9º, inciso V).[3]

Por fim, o descumprimento das normas indicadas na LGPD impõe níveis de sanções aos agentes de tratamento (controlador e operador), pela Autoridade Nacional de Proteção de Dados (ANPD), que vão desde advertência, multa simples ou diária, publicização da infração até a proibição parcial ou total do exercício de atividades relacionadas a tratamento de dados (artigo 52).[3]

● CONCLUSÃO

De início, apresenta-se a relevância do exercício exclusivo da Acupuntura pelo profissional da Medicina e o esclarecimento de que profissionais que não possuem autorização legal para tanto (não médicos), não podem praticá-la, por ser imperioso que Lei Federal estabeleça atos para a atuação dos profissionais da saúde, raciocínio acompanhado pelos Tribunais Pátrios conforme várias decisões citadas.[26]

A indicação da execução e a execução desse tipo de procedimento tipicamente invasivo (acupuntura) é privativo do médico, com base na Lei do Ato Médico. O fato de intervenções que necessitam de diagnóstico,[7] com procedimentos invasivos, praticados por profissional não habilitado, pode acarretar sérios danos à saúde das pessoas.

Noutro giro, expõe-se que a era digital, que trata de divulgação de informações de dados quase sempre pessoais e sigilosos, levou a legislação brasileira a se adaptar aos novos desafios. Logo, aqueles que, de alguma forma, tratam os dados pessoais dentro do campo da Medicina, seja nas condições de operador ou controlador, devem ter asseguradas as premissas básicas relativas à garantia do sigilo, privacidade, autonomia do paciente e necessidade de prévio consentimento qualificado, e o que impõe a LGPD, especialmente o denominados de sensíveis.[3]

É imperativo que as instituições e profissionais da Medicina, desde o médico que trabalhe de forma autônoma até as grandes fornecedoras de serviço médico, se empenhem em adotar mecanismos de boas práticas pautadas na governança corporativa, que garantam confiabilidade e integridade nas ações de tratamento dos dados pessoais.

Tal imperativo, previsto na Constituição Federal Brasileira, assegura a todos os brasileiros direitos e garantias fundamentais (intimidade, honra, imagem e privacidade e proteção aos dados pessoais, inclusive nos meios digitais).[27]

Como se viu, a ética médica também evoluiu para assegurar tais direitos, o que fez o Conselho Federal de Medicina ditar regras atuais e rígidas na proteção desses dados, para fortalecer a prestação de serviço na saúde, em prol dos seus agentes principais (paciente e médico), em respeito à confidencialidade, prestigiando a dignidade e autonomia do paciente, pois é dever – dever do médico – manter as informações sob sigilo.

Porquanto, a violação dos dados, se comprovada a responsabilidade do ato, é passível de sanção administrativa, ética e, em alguns casos, pode ser objeto de condenação judicial.

● REFERÊNCIAS

1. Brasil. Constituição da República Federativa do Brasil de 1988. Brasília, 5 de out. de 1988. Disponível em: http://www.planalto.gov.br/ccivil_03/constituicao/constituicao.htm. Acesso em: 30 abr. 2023.
2. Brasil. Emenda Constitucional n. 119, de 10 de fevereiro de 2022. Publicada no Diário Oficial da União. Brasília, 11 de fev. 2022. Disponível em: https://www.planalto.gov.br/ccivil_03/constituicao/Emendas/Emc/emc115.htm#:~:text=EMENDA%20CONSTITUCIONAL%20N%C2%BA%20115%2C%20DE,e%20tratamento%20de%20dados%20pessoais. Acesso em: 30 abr. 2023.
3. Brasil. Lei n. 13.709, de 14 de agosto de 2018. Lei Geral de Proteção de Dados (LGPD). Publicada no Diário Oficial da União. Brasília, 15 agosto de 2018. Disponível em: https://www.planalto.gov.br/ccivil_03/_ato2015-2018/2018/lei/l13709.htm. Acesso em: 05 maio 2023.
4. Brasil. Lei n. 8078, de 11 de setembro de 1990. Dispõe sobre a proteção do consumidor e dá outras providências. Publicada no Diário Oficial da União. Brasília, 12 de set. 1990. Disponível em: https://www.planalto.gov.br/ccivil_03/leis/l8078compilado.htm. Acesso em: 14 maio 2023.

5. Brasil. Lei n. 3268, de 30 de setembro de 1957. Dispõe sobre os Conselhos Medicina, e dá outras providências. Publicada no Diário Oficial da União. Brasília, 1º de out. de 1957. Disponível em: https://www.planalto.gov.br/ccivil_03/leis/l3268.htm. Acesso em: 03 abr. 2023.
6. Idem.
7. Eustaquio JMJ (Org.). Medicina do esporte no futebol [livro eletrônico]. Pesquisa e práticas contemporâneas. Guarujá, SP: Científica Digital; 2021.
8. Brasil. Lei n. 12.842, de 10 de julho de 2013. Dispõe sobre o exercício da medicina. Publicada no Diário Oficial da União. Brasília, 11 de jul. de 2013. Disponível em: https://www.planalto.gov.br/ccivil_03/_ato2011-2014/2013/lei/l12842.htm#:~:text=LEI%20N%C2%BA%2012.842%2C%20DE%2010%20DE%20JULHO%20DE%202013.&text=Disp%C3%B5e%20sobre%20o%20exerc%C3%ADcio%20da,regido%20pelas%20disposi%C3%A7%C3%B5es%20desta%20Lei. Acesso em: 05 maio 2023.
9. Brasil. Superior Tribunal de Justiça. Suspensão de Liminar e de Sentença n. 1566/DF. Relator Ministro Ari Pargendler. Julgamento: 03/05/2012. Publicação: 08/05/2012. Órgão Julgador: Presidente.
10. Brasil. Conselho Federal de Medicina. Parecer CFM n. 329/1997. Ementa: o segredo médico é inviolável salvo os casos de justa causa, dever legal ou autorização expressa do paciente. Parentes e cônjuges não estão autorizados a ter acesso ao prontuário médico do paciente. Disponível em: https://sistemas.cfm.org.br/normas/visualizar/despachos/BR/1997/329. Acesso em: 10 maio 2023.
11. Brasil. Conselho Federal de Medicina. Resolução CFM n. 1638/2002. Define prontuário médico e torna obrigatória a criação da Comissão de Revisão de Prontuários nas instituições de saúde. Publicada no Diário Oficial da União. Brasília, 09 jul. 2002. Disponível em: https://sistemas.cfm.org.br/normas/visualizar/resolucoes/BR/2002/1638. Acesso em: 14 maio 2023.
12. Brasil. Lei n. 3268, de 30 de setembro de 1957. Dispõe sobre os Conselhos Medicina, e dá outras providências. Publicada no Diário Oficial da União. Brasília, 1º de out. de 1957. Disponível em: https://www.planalto.gov.br/ccivil_03/leis/l3268.htm. Acesso em: 03 abr. 2023.
13. Brasil. Conselho Federal de Medicina. Resolução CFM n. 1605/2000. O médico não pode, sem o consentimento do paciente, revelar o conteúdo do prontuário ou ficha médica. Revoga-se a Resolução CFM n. 999/1980. Publicada no Diário Oficial da União. Brasília, 29 set. 2000. Retificação publicada em 31 jan. 2002. Disponível em: https://sistemas.cfm.org.br/normas/visualizar/resolucoes/BR/2000/1605. Acesso em: 14 maio 2023.
14. Brasil. Conselho Federal de Medicina. Recomendação CFM n. 1/2016. Dispõe sobre o processo de obtenção de consentimento livre e esclarecido na assistência médica. Disponível em: https://sistemas.cfm.org.br/normas/visualizar/resolucoes/BR/2002/1638. Acesso em: 14 maio 2023.
15. Brasil. Conselho Federal de Medicina. Resolução CFM n. 2217/2018 - Código de Ética Médica. Publicado no Diário Oficial da União. Brasília, 1º de novembro de 2018. Disponível em: https://sistemas.cfm.org.br/normas/visualizar/resolucoes/BR/2018/2217. Acesso em: 10 maio 2023.
16. Freire de Sá MF, Naves BTO. Bioética e biodireito. 5. ed. Revista, Atualizada e Ampliada. Belo Horizonte: Del Rey; 2021, p. 73.
17. Villas-Bôas ME. O direito-dever de sigilo na proteção ao paciente. Revista Bioética, Brasil, vol. 23, n. 3, 2015, p. 513-23. Disponível em: https://revistabioetica.cfm.org.br/index.php/revista_bioetica/article/view/1098/1329. Acesso em: 14 maio 2023.
18. Batlle AR, Carmo APP, Carvalho FI, Miziara CSMG. Confidencialidade em medicina ocupacional: protegendo informações. Revista Biética, Brasil, vol. 30, n. 1, 2022, p. 126-38. Disponível em:

https://revistabioetica.cfm.org.br/index.php/revista_bioetica/article/view/2715/2823. Acesso em: 14 maio 2023.

19. Nunes R. Diretivas antecipadas de vontade. Brasília, DF: CFM. Faculdade de Medicina da Universidade do Porto, 2016. Disponível em: https://sbgg.org.br/wp-content/uploads/2017/01/diretivas_antecipadas_de_vontade_-_rui_nunes.pdf. Acesso em: 14 maio 2023.

20. Brasil. Conselho Federal de Medicina. Instrução Normativa CFM 003/2021. Institui a política de privacidade dos dados das pessoas físicas no âmbito do Conselho Federal e nos Conselhos Regionais de Medicina. Disponível em: https://transparencia.cfm.org.br/images/Documentos/IN_CFM_003_2021.pdf. Acesso em: 14 maio 2023.

21. Bittar A, Bertoccelli RP, Alvim TC, Venturini O. Manual de compliance. 3. ed. Rio de Janeiro: Forense, 2021. p. 505-6.

22. Brasil, Superior Tribunal de Justiça, Agravo em Recurso Especial n. 2.130.619, Agravante Eletropaulo Metropolitana Eletricidade de São Paulo S.A., Agravado Maria Edite de Souza, Relator Min. Francisco Falcão, unanimidade, 07 de março de 2023. Disponível em: https://processo.stj.jus.br/processo/julgamento/eletronico/documento/mediado/?documento_tipo=integra&documento_sequencial=178204788&registro_numero=202201522622&peticao_numero=&publicacao_data=20230310&formato=PDF. Acesso em: 14 maio 2023.

23. Monteiro A, Soares A, Paes Junior AJO, Marques EP, Teixeira LBD, Bergstein G, et al. Diretriz para registro de dados de pacientes na vigência da Lei Geral de Proteção de Dados (LGPD). Revista de Saúde Digital e Tecnologias Educacionais. [online], vol. 6, n. 1. Editor responsável: Luiz Roberto de Oliveira. Fortaleza, outubro de 2021, p. 1-11. Disponível em: http://periodicos.ufc.br/resdite/index. Acesso em: 14 maio 2023.

24. Leme RS, Blank M. Lei Geral de Proteção de Dados e segurança da informação na área da saúde. Cadernos Ibero-Americanos de Direito Sanitário. Brasília, 2020, jul./set.;9(3):210-24.

25. Brasil. Conselho Federal de Medicina. Resolução CFM n. 2309/2022. Estabelece regramento para publicização e compartilhamento de dados de médicos inscritos à luz da LGPD, do interesse público e das atribuições legais conferidas ao Conselho Médico. Publicada no Diário Oficial da União. Brasília, 28 de março de 2022. Disponível em: https://sistemas.cfm.org.br/normas/visualizar/resolucoes/BR/2022/2309. Acesso em: 14 maio 2023.

26. Brasil. Tribunal Regional da 1ª. Região Apelação Cível 2001.34.00.028791-5/DF (0028735-29.2001.4.01.3400). Relator Juiz Federal Carlos Eduardo Castro Martins. Julgamento: 03/04/2012. Publicação: 02/04/2012. Órgão Julgador: 7ª. Turma.

27. Brasil. Conselho Federal de Medicina. Resolução CFM n. 2309/2022. Estabelece regramento para publicização e compartilhamento de dados de médicos inscritos à luz da LGPD, do interesse público e das atribuições legais conferidas ao Conselho Médico. Publicada no Diário Oficial da União. Brasília, 28 de março de 2022. Disponível em: https://sistemas.cfm.org.br/normas/visualizar/resolucoes/BR/2022/2309. Acesso em: 14 maio 2023.

Mecanismos de ação da acupuntura

3

▶ Denise Alves Baptista ▶ Eline Rozária Ferreira Barbosa ▶ Marta Imamura

●INTRODUÇÃO

A Medicina Esportiva com frequência utiliza-se de tratamentos não medicamentosos, dentre eles a Acupuntura. A Acupuntura é a técnica de posicionamento de agulhas em pontos do corpo, visando à obtenção de efeito terapêutico, principalmente analgesia e neuromodulação. Dessa forma, os mecanismos propostos no tratamento de condições musculoesqueléticas com Acupuntura envolvem a produção de microlesões, analgesia, facilitação da cicatrização e aumento do fluxo sanguíneo local. Essa técnica também atua no desencadeamento de reflexo autonômico somático-visceral, aumenta níveis de neurotransmissores (serotonina, dopamina e noradrenalina, além de metencefalina e substância P), além de modular o eixo hipotalâmico-hipofisário.[1]

A teoria dos meridianos é baseada na Medicina Tradicional Chinesa (MTC) e é vista como a base para o entendimento clássico do mecanismo de ação da Acupuntura. Pesquisadores independentes têm relatado que os planos de tecido conjuntivo formam redes interconectadas (meridianos miofasciais),[2] que se assemelham aos meridianos descritos pela MTC. Langevin e Yandow encontraram correspondência em 80% de pontos em membro superior dos planos de tecido conjuntivo intermuscular ou intramuscular em relação aos de acupuntura.[3] Dorsher relatou uma sobreposição significativa entre os meridianos miofasciais (linhas anatômicas que transmitem tensão e movimento em toda a miofáscia do corpo) e os meridianos principais da acupuntura.[4]

O maior entendimento do mecanismo miofascial complementa o conhecimento atual sobre os mecanismos neurofisiológicos da Acupuntura. Quando a agulha de acupuntura atinge o tecido conjuntivo fascial, há a ocorrência do fenômeno de preensão da agulha (conhecida pelos orientais como "De Qi"), transduzido em sinal mecânico localmente. Além disso, há a perturbação da força em músculos vizinhos, resultando em mudanças adaptativas na fáscia, resposta anti-inflamatória e sinalização parácrina.[1,2,5]

Os efeitos da Acupuntura sobre a analgesia, o sistema imune e a inflamação

Até o presente momento sabe-se que temos pelo menos 3 locais onde a Acupuntura age no controle da dor e inflamação.

Efeitos locais

CHENG descreve a ação da Acupuntura como um fenômeno neural; o reflexo axônico acontece em resposta à lesão tecidual provocada pela agulha, sendo caracterizado pela reação inflamatória, com liberação de neuropeptídeos, como a endorfina local. Uma evidência deste reflexo seria a hiperemia no local do agulhamento. Este processo gera a sensibilização do terminal nociceptivo, com o efeito analgésico ampliado por encefalinas inibidoras da via nociceptiva.[1]

SHAH JP et al. utilizaram a microdiálise in vivo para identificar a base bioquímica dessa sensibilização periférica, ao estudar Pontos-Gatilho (PG) ativos e latentes na Síndrome Dolorosa Miofascial (SDM)[6] (Figuras 3.1 e 3.2).

Em outro estudo, foi observado que a inativação dos PG através do agulhamento diminuiu os níveis elevados de substâncias algogênicas, como substância P e Peptídeo Relacionado ao Gene da Calcitonina (CGRP – do inglês *Calcitonin Gene-Related Peptide*), dentro do PG ativo no músculo trapézio superior, com melhora da dor.[7]

CHENG também abordou a inativação de PG quando mencionou a existência de um consenso considerável sobre o fato de que um agulhamento que gere uma resposta de contração rápida, a chamada LTR (*Local Twitch Response*), seja capaz de produzir alívio mais imediato e duradouro da dor do que não obtê-la, ainda que alguns autores acreditem que esta não seja obrigatória, para a melhora.[1]

Além do estímulo das terminações nervosas, Langevin se refere à estimulação mecânica de fibroblastos – células do tecido conjuntivo – através do citoesqueleto actinomiosina, o que explica como na acupuntura podemos aumentar os efeitos através da rotação das agulhas.[8]

Efeito no nível do corno posterior da medula (CPME)

O ponto de acupuntura, ao ser puncionado, estimula vias aferentes nervosas, especialmente as fibras do tipo A delta, levando as informações até o corno posterior da medula espinhal (CPME).[9-12]

Na medula espinhal ocorrem dois fenômenos: primeiramente, as células pedunculadas são ativadas pelas fibras A delta e, com a liberação de metencefalina bloqueiam as informações de dor trazidas preferencialmente pelas fibras do tipo "C", inibindo a substância gelatinosa que, via células de ampla variação dinâmica iriam continuar a transmissão

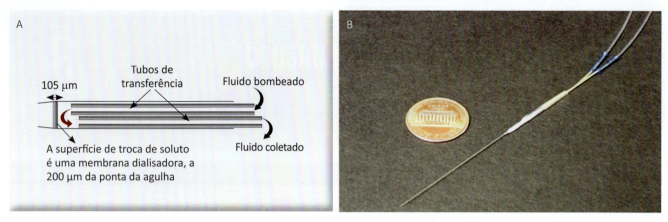

Figura 3.1 Foto da agulha de microdiálise (A e B).
Fonte: Adaptada de Shah JP, Gilliams EA. 2008.[6]

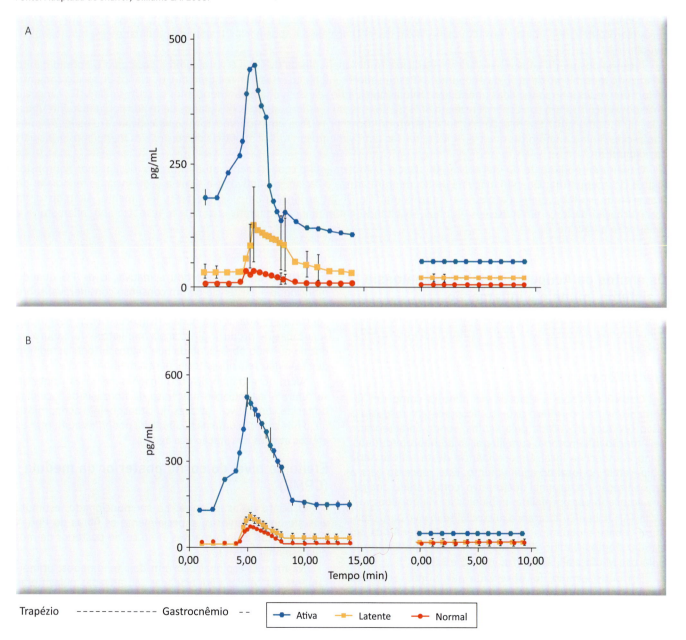

Figura 3.2 Concentração de TNF-α(A) e IL-6(B) em pontos-gatilhos de trapézio e gastrocnêmio, ativo (azul), latente (amarelo) e pontos normais (vermelho).
Fonte: Adaptada de Shah JP, Gilliams EA. 2008.[6]

através do trato espinorreticular; simultaneamente, as informações ascendem pelo funículo ântero-lateral da medula espinhal (trato espino-talâmico) até o tálamo posterior lateral e dali até o córtex cerebral, onde a sensação de "De Qi" é interpretada como sensação de peso, choque ou parestesia pelo Sistema Nervoso Central (SNC). Nestes casos, a dor é bem localizada, por chegar ao córtex sensorial através de uma projeção somatotópica, e seu caráter é agudo.[13] No SNC, o sistema supressor da dor libera opioides endógenos (beta-endorfina, dinorfina) e neurotransmissores (serotonina ou 5-HT, norepinefrina), tanto no nível central como nas vias eferentes, produzindo analgesia[10,14] (Figura 3.3).

Ativação do sistema inibitório descendente

Na via serotoninérgica, o estímulo doloroso originário nas fibras C é bloqueado por ação da Substância Cinzenta Periaquedutal (SCPA), no mesencéfalo, que estimula o núcleo magno da rafe a liberar 5-HT, com ação sobre as células pedunculadas, evitando a progressão via trato espinorreticular, para difusão em um sistema multissináptico, emitindo projeções pela formação reticular em direção ao tálamo medial, de onde geraria uma projeção cortical difusa envolvendo o córtex pré-frontal (em várias regiões) e o giro do cíngulo. Isso explica a percepção de dor surda e mal localizada, de caráter crônico. A SCPA também recebe a ação de opioides (beta-endorfinas) originários do hipotálamo (núcleo arqueado), que recebe projeções do córtex pré-frontal.[14]

Na via adrenérgica, a própria estimulação dolorosa da agulha já inicia a analgesia, quando as fibras das células marginais emitem projeções para estruturas do mesencéfalo, antes de atingirem o tálamo medial, liberando noradrenalina. Agem nesta etapa, especialmente, o locus ceruleus (que inibe diretamente os neurônios espinhais) e o subnúcleo reticular dorsal (que atua inibindo a substância gelatinosa)[15] (Figura 3.4).

Outros mecanismos

Recentes estudos têm mostrado a importância dos mastócitos na potencialização dos efeitos da acupuntura. Há a liberação de CGRP e SP, que se ligam ao receptor neurocinina-1 dos mastócitos. Sua degranulação aumenta os níveis de serotonina (5-HT), produzindo efeito analgésico e anti-inflamatório.[5,16]

Como mencionado anteriormente, as fibras finas aferentes A-delta são as principais vias conhecidas até o momento envolvidas nos efeitos analgésicos e anti-inflamatórios da acupuntura; no entanto, o papel das fibras A-beta e até mesmo das fibras C (amielínicas) também tem sido descrito.[9,11]

Os receptores de membrana (TRPV1, TRPV4 e ASIC3) que permeiam cátions como sódio e cálcio, estão sendo extensivamente estudados por estarem associados com a liberação de ATP em vários tecidos.[17] ASIC3 são receptores que respondem a estímulos mecânicos e químicos localizados nas fibras A-beta que inervam músculos e pele. TRPV1 encontra-se expressa em fibras A-delta e fibras C. Estudos têm mostrado que receptores ASI5C3 e TRPV1 estão associados com os estímulos percebidos pela eletroestimulação, em tecido subcutâneo. O efeito de analgesia pela eletroacupuntura de baixa frequência (2Hz) é mediado por fibras A-beta e ASIC3, enquanto que o de alta frequência (100Hz) pela A-delta e

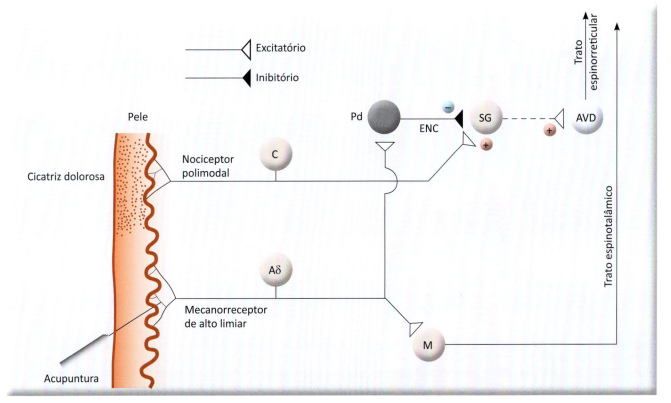

Figura 3.3 Mecanismo segmentar da Acupuntura. Neuromodulação no nível do corno posterior da medula. **C:** fibras do tipo C, amielínicas; **Aδ:** fibras do tipo A delta mielinizadas que levam preferencialmente informações da Acupuntura; **M:** células marginais; **ENC:** neurotransmissor encefalina; **Pd:** célula pedunculada; **SG:** substância gelatinosa; **AVD:** células da ampla variação dinâmica.

Fonte: Adaptada de Filshie J, White A. 2002.[14]

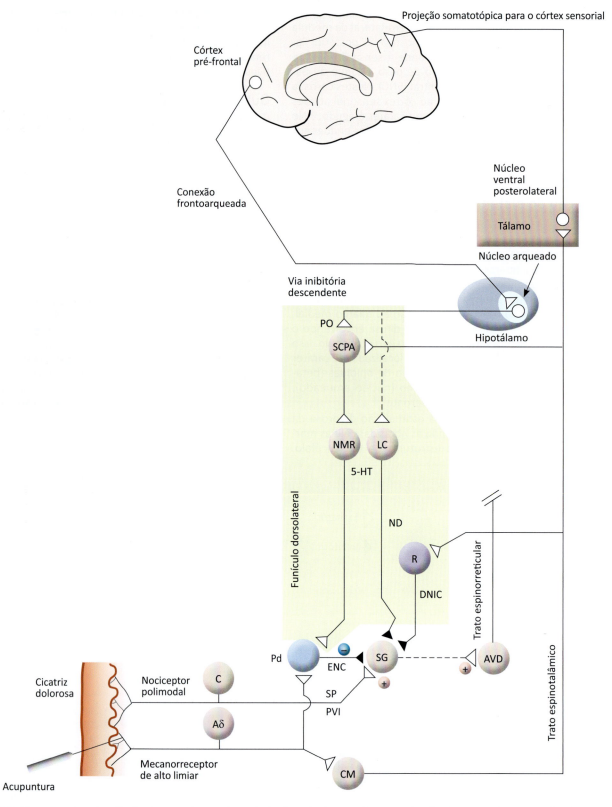

Figura 3.4 Esquema da ativação do sistema descendente inibitório da dor, mediante estímulo da acupuntura. O estímulo doloroso gerado pela agulha libera opioides endógenos e neurotransmissores, além de ativar o sistema de controle inibitório nocivo difuso (DNIC). Essa é a base da neuromodulação da dor pela acupuntura, ao nível do corno posterior da medula espinhal. No DNIC, o estímulo da acupuntura age no subnúcleo reticular dorsal (R), de onde peptídeos opioides inibitórios (PO) descendem através do funículo dorso lateral.

SCPA: substância cinzenta periaquedutal; NMR: núcleo magno da rafe; LC: locus ceruleus; 5-HT: via serotoninérgica; ND: axônios noradrenérgicos; DNIC: controle inibitório nocivo difuso; Pd: células pedunculadas; ENC: encefalina; SG: substância gelatinosa; AVD: células de ampla variação dinâmica; M: células marginais; SP: Substância P; PVI: peptídeo vasoativo intestinal.

Fonte: Adaptada de Filshie (2002).[14]

TRPV1. Alguns estudos têm mostrado que TRPV1 é altamente prevalente no ponto Zusanli (ST36) e que isso pode inibir a transmissão da nocicepção.[16]

A modulação do sistema imunológico é documentada por inúmeros trabalhos mostrando o envolvimento de citocinas, como interferon gama (IFN-y), interleucina-2 (IL-2) e interleucina-17 (IL-17), induzindo à diferenciação esplênica de células T do sistema imunológico e indiretamente podendo influenciar na produção de IgA, IgG e IgM (14,15). É descrito também o efeito antioxidante da acupuntura por inibir a ação do TNF-alfa, IL-1 β, IL-6 e também o estímulo de substâncias anti-inflamatórias e indutoras de reparo tecidual, como a IL-10 e TGF-β.[5]

Os atletas podem apresentar alterações imunológicas (aumento de infecções de vias aéreas superiores, redução dos níveis de IgA secretora, dentre outras) devido a treinamento intenso, meio ambiente desfavorável (calor e frio extremos), deficiências nutricionais, alterações do sono e estresse psíquico.[18-20] A acupuntura, ao agir por meio da regulação autonômica e produção de substâncias como neurotransmissores e citocinas anti-inflamatórias, pode reduzir o impacto dessas alterações e melhorar a performance.

Akimoto e colegas demonstraram que os níveis de IgA secretora salivar aumentaram e os níveis de cortisol salivar foram reduzidos pela acupuntura pós-treino em atletas femininas de futebol, com melhora também da fadiga, tensão muscular e bem-estar emocional.[18] Matsubara e colegas mostraram que a acupuntura atenuou o decréscimo de IgA secretora salivar em homens submetidos a treinamento intenso.[19]

● MECANISMO DA ACUPUNTURA SOBRE A ANSIEDADE EM ATLETAS

Os atletas podem sofrer estresse psicológico associado à competição, lesões, seleção de equipe, viagens, distúrbios do sono e "jetlag"; além disso, eles também podem experimentar estresse psicológico em sua vida pessoal (dificuldades de relacionamento e financeiras).[21]

O estresse psicológico pode reduzir o fluxo sanguíneo muscular e afetar a performance e a recuperação pós-esforço. A ansiedade competitiva em atletas é um construto multidimensional, compreendendo o componente cognitivo (mental) e somático (afeta o sistema autônomo e o rendimento). Numa revisão sistemática que abrangeu 219 participantes, a acupuntura foi eficaz em reduzir a ansiedade somática (p = 0,05 em comparação ao grupo controle e p = 0,01, em relação ao grupo placebo) e a cognitiva, em comparação com os grupos controle e sham, com um grande tamanho de efeito (2,99, p = 0,003, 3,26, p = 0,001, respectivamente).[22]

A acupuntura mostra efeitos específicos sobre a ansiedade, combatendo elevações de cortisol e ACTH induzidas pelo estresse no eixo hipotalâmico-hipofisário-adrenal. Outros mecanismos possíveis, como o bloqueio da via do neuropeptídeo Y na amígdala, aumento de opioides endógenos ou liberação de serotonina também foram sugeridos por estudos recentes.[23,24] Dessa forma, mudanças fisiológicas causadas pela acupuntura podem gerar efeitos positivos sobre a ansiedade em atletas de elite. Mais estudos são necessários para tornar robustas as recomendações sobre o tema.

● MECANISMO DA ACUPUNTURA SOBRE O SONO EM ATLETAS

Uma revisão sistemática mostrou que atletas de elite apresentam altos níveis de queixas de sono. Os fatores de risco para distúrbios do sono foram treinamento intenso, viagens longas e proximidade da competição. Dessa forma, os atletas apresentam aumento das latências de sono, maior fragmentação do sono, sono não reparador e sonolência diurna excessiva. Esses sintomas mostram diferenças marcantes entre os esportes. Dois mecanismos subjacentes estão implicados na mediação dos sintomas de insônia relacionados ao esporte: excitação cognitiva pré-sono e restrição do sono.[23]

Dois mecanismos causam os sintomas de insônia relacionados ao esporte: excitação cognitiva pré-sono e restrição do sono. Estados de hiperexcitação (ruminações pré-sono, estresse ou preocupação) foram identificados como a principal causa de distúrbios do sono em atletas de elite antes de competição.[24] Schaal *et al.* descobriram que atletas preocupados com a imagem corporal e a "perfeição" no desempenho relataram os níveis mais altos de estresse e atraso do início do sono.[25] O tratamento da excitação cognitiva e fisiológica é um dos pilares no controle do sono entre atletas de elite.

A privação de sono em atletas, além da queda da concentração e alterações no humor (comum aos não atletas), gera alterações que impactam a performance, como capacidade inibida (redução dos tempos médios e totais de *sprint* em atletas masculinos);[25] redução da precisão (tenistas masculinos e femininos acertaram mais saques após aumento de 2h no tempo total de sono);[26] exaustão mais rápida (demonstrada em corredores e jogadores de vôlei após privação de sono);[27] redução do tempo de reação.[28] Atletas do ensino fundamental e médio apresentaram aumento das taxas de lesões quando possuíam restrição crônica de sono.[29] O aumento da quantidade e da qualidade do sono no atleta melhora a performance. Além do reparo fisiológico e restauração das funções orgânicas que ocorrem durante o sono, há produção de citocinas, fortalecendo o sistema imune.[28]

Além disso, em esportes que necessitam de máxima performance cognitiva, o atleta necessita tomar decisões rapidamente e se adaptar às rápidas mudanças de cenário. Para esses, o aumento do tempo de sono melhora a performance. O sono de boa qualidade previne irritabilidade e alterações de humor em atletas, sendo de fundamental importância para manutenção de sua saúde mental.[30]

A acupuntura é associada à melhora da qualidade do sono. Em um ensaio randomizado, simples-cego, paralelo e sham-controlado, 82 indivíduos com insônia crônica foram submetidos à acupuntura de 10 sessões em HT7 e KI7 bilaterais ou pontos de acupuntura sham durante 3 semanas. Níveis mais baixos de latência do início do sono (SOL), menor porcentagem do estágio do sono N1 e maior do estágio do sono N3 no grupo de acupuntura foram significantes estatisticamente, além de decréscimo significativo na escala de sono de Pittsburgh.[31] Um estudo cego, randomizado e controlado comparou a eficácia da acupuntura de 5 semanas em um único ponto de acupuntura, a combinação de vários pontos de acupuntura e um ponto sham. Múltiplos pontos de acupuntura (HT7, SP6 e GV20) ativaram regiões cerebrais relacionadas à experiência do sono na RNM funcional e foram significativamente melhores no tratamento da insônia que no grupo sham.[32] No entanto, mais estudos são necessários com maiores amostras para se verificar a eficácia do tratamento de distúrbios do sono com acupuntura, especialmente em atletas.

● EFEITOS DA ACUPUNTURA SOBRE A PERFORMANCE ESPORTIVA

A acupuntura apresenta efeitos positivos sobre a força muscular. Um estudo randomizado e controlado descrito por Zhou S et al. incluiu a avaliação bidirecional de 32 mulheres saudáveis na execução de flexões e extensões do antebraço. Foi demonstrado que a acupuntura pode produzir excitação em nervos motores e músculo; que esta estimulação nervosa aumentou o recrutamento de unidades motoras e que houve melhora significativa da força explosiva muscular. Houve medições intra-sujeitos (pré e pós-teste) e extra-sujeito (acupuntura falsa e acupuntura verdadeira). As métricas utilizadas foram torque, trabalho, potência, velocidade máxima, trabalho total e rigidez articular.[33]

● CONCLUSÃO

Os mecanismos de ação da acupuntura têm sido objeto de investigação de diversos pesquisadores, com objetivo de esclarecer, sob o ponto de vista da medicina baseada em evidências, tanto os efeitos benéficos quanto os riscos e possíveis reações adversas deste procedimento. Até o momento já foram mapeadas ações locais, segmentares e suprasegmentares da acupuntura, o que mostra seu amplo espectro de ação.

Da mesma forma, estudos sobre eficiência no treinamento de atletas, que antes estavam restritos à capacidade de resposta relacionada às fisiologias neuromuscular, articular e cardiorrespiratória, atualmente englobam também funções cerebrais superiores ligadas à saúde mental e aos impactos relacionados ao sono, por exemplo.

Resultados consistentes em estudos bem projetados têm demonstrado que a Acupuntura consiste na aplicação de estímulos físicos precisos em pontos específicos do corpo, que têm a capacidade de modular o sistema nervoso central e periférico, além do sistema imunológico e endócrino, por meio da ativação de vias neurais e liberação de neurotransmissores e neuropeptídeos, com efeitos benéficos nos níveis mencionados.

Esse conhecimento fisiológico, aplicado à prática esportiva, oferece uma contribuição valiosa para todas as especialidades envolvidas no cuidado do atleta, promovendo uma abordagem interdisciplinar e integrada, que pode otimizar o desempenho esportivo e reduzir o risco de lesões.

O desafio que se apresenta é que novas pesquisas aprofundem ainda mais nosso entendimento sobre as particularidades da Acupuntura, especialmente por meio de ensaios clínicos bem delineados que confirmem sua eficácia, efetividade e segurança em relação aos desfechos propostos.

● REFERÊNCIAS

1. Cheng KJ. Neurobiological mechanisms of acupuncture for some common illnesses: a clinician's perspective. J Acupunct Meridian Stud. 2014 Jun;7(3):105-14.

2. Myers TW. Trilhos anatômicos: meridianos miofasciais para terapeutas manuais e do movimento. 3. ed. Barueri, SP: Manole, 2016.

3. Langevin HM, Yandow JA. Relationship of acupuncture points and meridians to connective tissue planes. Anat Rec. 2002;269:257e265.

4. Dorsher PT. Myofascial meridians as anatomical evidence of acupuncture channels. Med Acupunct. 2009;21:91e97.

5. Li N, Guo Y, Gong Y, Zhang Y, Fan W, Yao K, et al. The anti-inflammatory actions and mechanisms of acupuncture from acupoint to target organs via neuro-immune regulation. J Inflamm Res. 2021 Dec 21;14:7191-224.

6. Shah JP, Gilliams EA. Uncovering the biochemical milieu of myofascial trigger points using in vivo microdialysis: an application of muscle pain concepts to myofascial pain syndrome. J Bodyw Mov Ther. 2008 Oct;12(4):371-84.

7. Shah JP, Thaker N, Heimur J, Aredo JV, Sikdar S, Gerber L. Myofascial trigger points then and now: a historical and scientific perspective. PM R. 2015 Jul;7(7):746-61.

8. Langevin HM, Churchill DL, Wu J, Badger GJ, Yandow JA, Fox JR, et al. Evidence of connective tissue involvement in acupuncture. FASEB J. 2002 Jun;16(8):872-4.

9. Wang KM, Yao SM, Xian YL, Hou Z. A study on the receptive field of acupoints and the relationship between characteristics of needle sensation and groups of afferent fibres. Scientia Sinica. 1985:963-71.

10. E Shen, WY Wu, HJ Du, JY Wei, DX Zhu. Electromyographic activity produced locally by acupuncture manipulation. Chin Med J, 1973.

11. Research Group of Acupuncture Anesthesia. Effect of acupuncture on the pain threshold of human skin. Chin Med J. 1973;3:35.

12. Wang SM, Kain ZN, White P. Acupuncture analgesia: the scientific basis. Anesthesia & Analgesia. 2008;602-10.

13. Zhao J, Tian H, Song H, Wang X, Luo T, Ai L, et al. Effect of electroacupuncture on reuptake of serotonin via miRNA-16 expression in a rat model of depression. Evid Based Complement Alternat Med. 2019;2019:7124318.

14. Filshie J, White A. Acupuntura médica: um enfoque científico do ponto de vista ocidental. São Paulo: Roca; 2002.

15. Ulloa L, Quiroz-Gonzalez S, Torres-Rosas R. Nerve stimulation: immunomodulation and control of inflammation. Trends Mol Med. 2017 Dec;23(12):1103-20.

16. Li Y, Yang M, Wu F, Cheng K, Chen H, Shen X, et al. Mechanism of electroacupuncture on inflammatory pain: neural-immune-endocrine interactions. J Tradit Chin Med. 2019 Oct;39(5):740-9.

17. Raja SN, Carr DB, Cohen M, Finnerup NB, Flor H, Gibson S, et al. The revised International Association for the Study of Pain definition of pain: concepts, challenges, and compromises. Pain. 2020 Sep 1;161(9):1976-82.

18. Akimoto T, Nakahori C, Aizawa K, Kimura F, Fukubayashi T, Komo I. Acupuncture and responses of immunologic and endocrine markers during competition. Med Sci Sports Exerc. 2003;35(8):1296-302.

19. Matsubara Y, Shimizu K, Tanimura Y, Miyamoto T, Akimoto T, Komo I. Effect of acupuncture on salivary immunoglobulin A after a bout of intense exercise. Acupunct Med. 2010;28(1):28-32.

20. Walsh NP. Recommendations to maintain immune health in athletes. Eur J Sport Sci. 2018 Jul;18(6):820-31.

21. Bailey SD. Effect of acupuncture in the management of competitive anxiety: a systematic review and meta-analysis. Int J Sports Exerc Med. 2022;8:241.

22. Zarei S, Shayestehfar M, Memari A-H, SeifBarghi T Sobhani V. Acupuncture decreases competitive anxiety prior to a competition in young athletes: a randomized controlled trial pilot study. J Complement Integr Med. 2017;14(1):85.

23. Gupta L, Morgan K, Gilchrist S. Does elite sport degrade sleep quality? A systematic review. Sports Med. 2017 Jul;47(7):1317-33.
24. Schaal K, Tafflet M, Nassif H, Thibault V, Pichard C, Alcotte M, et al. Psychological balance in high level athletes: sex-based differences and sport-specific patterns. PLoS One. 2011;6(5):e19007.
25. Kein M, Duffield R, Edge J, Short MJ, Mündel T. Intermittent-sprint performance and muscle glycogen after 30 h of sleep deprivation. Med Sci Sports Exerc. 2011 Jul;43(7):1301-11.
26. Schwartz J, Simon Jr RD. Sleep extension improves serving accuracy: a study with college varsity tennis players. Physiol Behav. 2015 Nov 1;151:541-4.
27. Azboy O, Kaygisiz Z. Effects of sleep deprivation on cardiorespiratory functions of the runners and volleyball players during rest and exercise. Acta Physiol Hung. 2009 Mar;96(1):29-36.
28. O'Donnell S, Beaven CM, Driller MW. From pillow to podium: a review on understanding sleep for elite athletes. Nat Sci Sleep. 2018 Aug 24;10:243-53.
29. Riederer MF. How sleep impacts performance in youth athletes. Current Sports Med Reports. 2020 Nov;19(11):463-7.
30. Cook JD, Charest J. Sleep and performance in professional athletes. Curr Sleep Med Rep. 2023;9(1):56-81.
31. Wang C, Xu WL, Li GW, Fu C, Li JJ, Wang J, et al. Impact of acupuncture on sleep and comorbid symptoms for chronic insomnia: a randomized clinical trial. Nat Sci Sleep. 2021 Oct 10;13:1807-22.
32. Wang YK, Li T, Ha LJ, Lv ZW, Wang FC, Wang ZH, et al. Effectiveness and cerebral responses of multi-points acupuncture for primary insomnia: a preliminary randomized clinical trial and fMRI study. BMC Complement Med Ther. 2020 Aug 17;20(1):254.
33. Zhou S, Wang IL, Chen YM, Hu R, Su Y, Shen JY, et al. Effects of traditional Chinese acupuncture compared with sham acupuncture on the explosive force production by the forearm muscles in female: a randomized controlled trial. Evid Based Complement Alternat Med. 2021 Aug 24;2021:1992753.

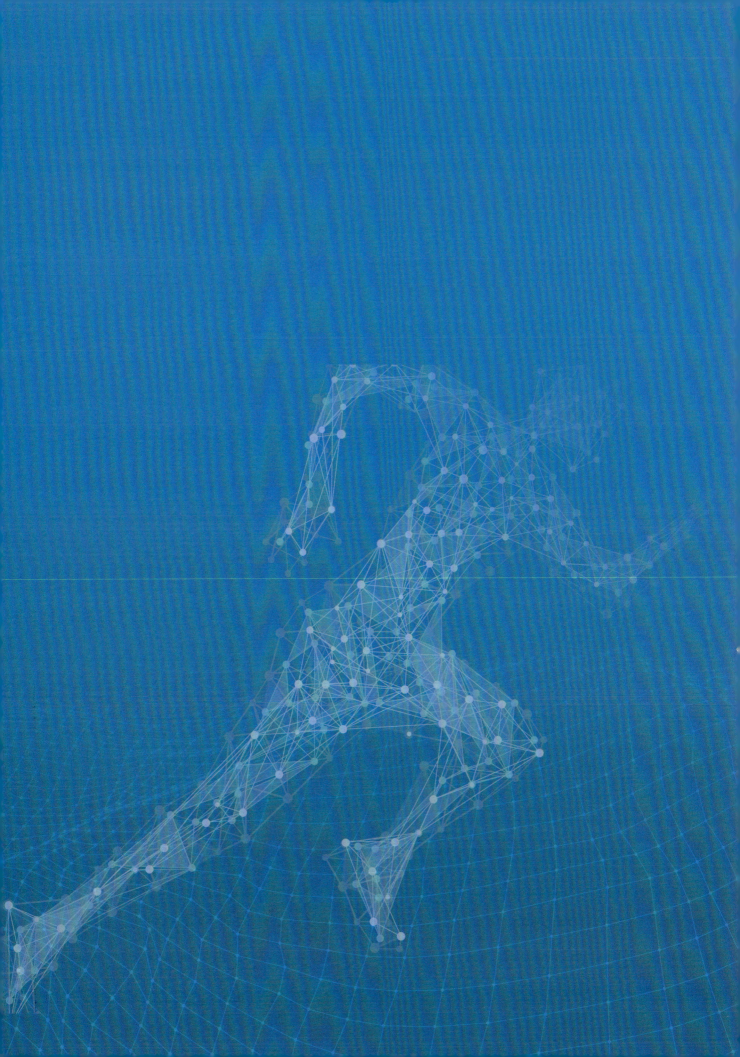

Eletroacupuntura nas lesões do esporte

▶ Liaw Wen Chao

● INTRODUÇÃO

Existem hoje largas evidências de que a prática de exercícios ao longo da vida está associada a uma longevidade saudável. Os efeitos positivos são alcançados principalmente por meio da atividade física, que constitui a parte essencial da maioria dos esportes. No século V a.C., o antigo médico Hipócrates já afirmava: "Todas as partes do corpo, se forem utilizadas com moderação e exercitadas em trabalhos aos quais cada parte está acostumada, tornar-se-ão saudáveis e bem desenvolvidas, e envelhecerão lentamente; mas se não forem usadas e deixadas ociosas, ficarão sujeitas a doenças, defeituosas no crescimento e envelhecerão rapidamente". No entanto, no século 21, a crença no valor do exercício para a saúde diminuiu consideravelmente; a falta de atividade física agora representa um grande problema de saúde pública.[1,2] Da mesma forma, a falta de exercício foi classificada como causa real de doenças crônicas e morte.[2,3]

As recomendações das Diretrizes de Atividade Física de 2018 enfatizam que mover-se mais e sentar-se menos beneficiará a quase todos os indivíduos. As pessoas que realizam menos exercícios físicos terão maior proveito com aumentos moderados na atividade física em comparação ao trabalho vigoroso. Tanto a atividade física aeróbica quanto o fortalecimento muscular são benéficos.[4] A recomendação para todas as crianças e adolescentes (6 a 17 anos) é de pelo menos 60 minutos de atividade física diária, preferencialmente de natureza aeróbica, de intensidade moderada a alta. Esta prática estimula o desenvolvimento dos músculos e do sistema esquelético e nervoso, mantém um peso saudável e boa saúde mental, além de contribuir no desenvolvimento social, integração, boa autoestima e autoconfiança, e capacidade de aprendizado aprimorada. Recomenda-se que todos os adultos a partir de 18 anos de idade sejam fisicamente ativos, com a prática de atividades aeróbicas pelo menos 150 minutos por semana em intensidade moderada, ou pelo menos 75 minutos por semana em intensidade vigorosa, distribuídas em pelo menos três dias separados. A atividade de fortalecimento muscular deve ser realizada pelo menos duas vezes por semana, visando a melhoria na capacidade de trabalho aeróbico e força muscular. As recomendações são universais, mas para indivíduos com doenças podem haver recomendações especiais. Entre os ganhos com a realização de exercícios podemos citar o menor risco de doenças, como distúrbios metabólicos, certos tipos de câncer, e fraturas ósseas. Os idosos (idade superior a 64 anos) recebem as mesmas recomendações dos adultos. O treinamento de equilíbrio (propriocepção) deve ser incorporado antes do treinamento aeróbico e de fortalecimento muscular. Indivíduos com capacidade funcional prejudicada devem realizar o máximo de exercícios possível, trazendo melhorias na capacidade de trabalho aeróbico, força muscular e equilíbrio. Aconselhamento médico pode ser necessário antes do início do exercício. Os benefícios da realização da atividade física são os mesmos dos adultos, como melhor saúde funcional e independência.[5]

Hoje em dia, cada vez mais, nossas vidas diárias estão se tornando menos ativas fisicamente, enquanto paralelamente, o exercício planejado e os programas de treinamento estão se tornando mais frequentes. E pelo fato da atividade física estar sendo praticada de forma mais organizada, o papel do esporte na sociedade vem se tornando cada vez mais importante ao longo dos anos, não só para o indivíduo mas também para a saúde pública.[5,6]

● A LESÃO NO ESPORTE

Os movimentos excêntricos exercem forças de alta carga no tecido muscular em comparação às contrações concêntricas, e é geralmente aceito que este seria um dos mecanismos geradores da lesão muscular, quadros de dor, e níveis elevados de enzimas séricas. A carga excêntrica reduz a capacidade muscular para a realização da contração tetânica, e a força muscular pode ser reduzida em mais de 50% após o exercício prejudicial. Esta condição mínima de força pode ser observada imediatamente ou de um a dois dias após o exercício e o músculo recupera gradualmente a força ao longo dos próximos sete a quatorze dias.[7] O encurtamento muscular, e, portanto, a redução na amplitude de movimento, podem também acompanhar o exercício excêntrico. Além disso, o exercício excêntrico está associado à dor muscular de início tardio (DOMS: *delayed-onset muscle soreness*), que atinge seu pico máximo de um a dois dias após o exercício, e é descrita como uma dor incômoda e desconfortável, combinada com aumento de sensibilidade e rigidez. A sensibilidade é frequentemente localizada na região da junção miotendínea distal, mas também pode ser generalizada por todo o músculo.

CLASSIFICAÇÃO DAS LESÕES ESPORTIVAS

As lesões do esporte estão geralmente associadas a um processo mal adaptativo da matriz celular, ligadas a fenômenos inflamatórios e de reparação tecidual resultantes do trauma ou sobrecarga de músculos, tendões e ligamentos. Para facilitar a abordagem terapêutica, convém classificarmos estas lesões da seguinte forma (Figura 4.1):

Segundo o seu modo de instalação

- **Lesão aguda**: ocorre logo após uma sobrecarga aguda ou traumatismo, de forma ocasional ou acidental, quando uma alta quantidade de carga é aplicada a uma determinada estrutura do corpo, como ocorre por exemplo nas entorses, distensões, roturas e fraturas. Encontramos nesta fase a presença de sinais flogísticos – calor, rubor, edema, dor e limitação funcional. Uma vez instalada, a lesão aguda evolui seguindo três estágios: fase inflamatória, fase proliferativa e fase de maturação.
- **Lesão crônica**: provocada por magnitudes de carga geralmente baixas, porém aplicadas de maneira repetitiva sobre uma determinada estrutura, determinando o surgimento de microtraumas como acontece nas tendinites, lombalgia mecânica e síndrome dolorosa miofascial. Considera-se também que, passados 90 dias da incidência de uma lesão aguda, a persistência de sintomas pode indicar a sua cronificação. No entanto, nem sempre a lesão crônica tem inicio em uma fase inflamatória, podendo ser provocada por uma condição degenerativa.

Segundo o grau de comprometimento estrutural

- **Lesão funcional**: usamos este termo para definir um conjunto de fatores que, uma vez presente, limita ou dificulta o desempenho físico e a execução de tarefas relacionadas à mobilidade. Estes fatores podem ser inflamatórios, degenerativos, ou decorrentes de traumatismos mal curados, que evoluem geralmente para quadros de dor, limitação de amplitude e compensação do movimento, mas mantendo preservada a integridade das estruturas corporais envolvidas.
- **Lesão estrutural**: diferentemente da lesão funcional descrita acima, existe um fator traumático ou agressor que compromete a integridade física das estruturas implicadas, provocando alterações anatômicas prejudiciais ao desempenho de atividades esportivas e da vida diária do paciente.

A sobrecarga mecânica dos tecidos pode ocorrer por vários mecanismos distintos, dentre os quais podemos destacar as lesões provocadas por mecanismos de *overuse*, produzidas ou agravadas pela ação de movimentos repetitivos sobre músculos, tendões, ligamentos e articulações, sem haver necessariamente aumento de resistência, resultando em microtraumas sobre essas estruturas e aumentando o potencial de fadiga do atleta; e *overtraining*, situação aonde o atleta, entre outras queixas, relata fadiga ou sensação de "baixa energia", insônia, além de sinais de desgaste físico e emocional, mau desempenho esportivo e perda de motivação para o exercício.

Vários sistemas foram desenvolvidos para categorizar as lesões, com a finalidade de auxiliar na criação de uma metodologia de vigilância e abordagem que possa ser utilizada em todos os esportes. Com este objetivo, podemos classificar as lesões esportivas com base no tempo decorrente para que os tecidos se machuquem, tipo de tecido afetado, natureza, grau e tipo de lesão. Segundo Brukner *et al*. este é um dos métodos mais comuns de classificação das lesões do esporte, e depende do médico avaliador conhecer e compreender tanto os mecanismos envolvidos como a identificação dos sintomas desde o seu início.[8]

Trinta cientistas nativos na língua inglesa e médicos de equipes esportivas profissionais nacionais e da primeira divisão foram convidados a preencher um questionário sobre lesões musculares para avaliar a terminologia atualmente usada para definir a lesão muscular atlética. Esta declaração de consenso visa padronizar as definições e termos dos distúrbios e lesões musculares, e propõe uma classificação prática e abrangente (Tabela 4.1). Distúrbios musculares funcionais são diferenciados das lesões estruturais. O uso indiferenciado do termo *strain* (distensão) não é mais recomendado, pois é um termo biomecânico, mal definido e utilizado indiscriminadamente para lesões musculares anatômicas e funcionalmente diferentes. Ao invés disso, foi proposto o uso do termo rotura para lesões estruturais, graduadas em parciais (menores e moderadas) e (sub)totais, usadas apenas para lesões musculares com evidência macroscópica de dano muscular (lesões estruturais). Embora essa classificação seja mais aplicável às lesões musculares dos membros inferiores, ela também pode ser traduzida para o membro superior.[9]

O CICLO EVOLUTIVO DA LESÃO

Os programas de reabilitação devem ter como objetivo a restauração da força, resistência e potência musculares, a melhora da flexibilidade, propriocepção e equilíbrio, bem como a aplicação de exercícios funcionais ou específicos para cada esporte.

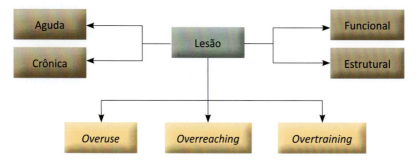

Figura 4.1 Classificação das lesões do esporte facilita a abordagem terapêutica.
Fonte: Elaborada pelo autor.

CAPÍTULO 4

ELETROACUPUNTURA NAS LESÕES DO ESPORTE

Tabela 4.1 Classificação das lesões do esporte segundo Mueller-Wohlfahrt (2013).

Local	Lesões agudas	Lesões por *overuse*
Osso	Fratura Contusão periostal	Fratura por fadiga Forças de tensão/compressão Reação ao estresse Osteíte Periostite Apofisite
Cartilagem articular	Fratura condral/osteocondral Trauma/lesão osteocondral	Condropatia (ex. condromalácia)
Articulação	Deslocamento Subluxação	Sinovite Osteoartrite
Ligamento	Entorse/ruptura (graus I – III)	Inflamação
Músculo	Tensão/ruptura (gaus I – III) Contusão Câimbra Síndrome compartimental (aguda)	Síndrome compartimental (crônica) Dor muscular tardia (DOMS) Espessamento focal/fibrose
Tendão	Ruptura (completa ou parcial)	Tendinopatia
Bursa	Bursite traumática	Bursite
Nervo	Neuropraxia	Compressão nervosa Lesão/irritação do nervo Tensão neural adversa
Pele	Lasceração Abrasão Lesão por perfuração	Bolha Calo

Fonte: Mueller-Wohlfahrt H-W, Haensel L, Mithoefer K, *et al.* 2013.[9]

As forças que atuam no surgimento da lesão podem ser de duas naturezas: a primeira de dimensão macroscópica, incidência abrupta e intensa (macrotrauma); e a segunda insidiosa (microtrauma), associada à sobrecarga mecânica provocada por postura inadequada ou por traumas de repetição sobre as cadeias cinéticas. Estas duas condições induzem o organismo a iniciar um processo de reparação tecidual, que pode resultar na reabilitação funcional completa do paciente, ou caso o tratamento não tenha êxito, na perda parcial ou total da função das estruturas comprometidas. A resposta inflamatória ao trauma inicia-se pela lesão vascular dos tecidos submetidos à sobrecarga mecânica excessiva ou repetitiva, caracterizada pela presença dos cinco sinais cardinais da inflamação. A perda de função está geralmente associada à diminuição da performance, causada por lesão direta dos tecidos afetados, inibição pela dor e redução da mobilidade e amplitude de movimento. Como consequência desta má evolução, os tecidos iniciam um processo de atrofia tanto por desuso como para tentativa de preservação da estrutura. Esta condição mal adaptativa que afeta as cadeias musculares de movimento, ao longo do tempo, pode reduzir a resistência à fadiga e aumentar relativamente a sobrecarga mecânica percebida sobre os tecidos, sendo esse um mecanismo facilitador para o surgimento de novas lesões, e perpetuação do ciclo da lesão. (Figura 4.2)

A clara identificação dos elementos deste ciclo, aliada ao diagnóstico precoce de suas causas e mecanismos serão determinantes para o sucesso terapêutico e o retorno seguro à prática esportiva e de exercícios.

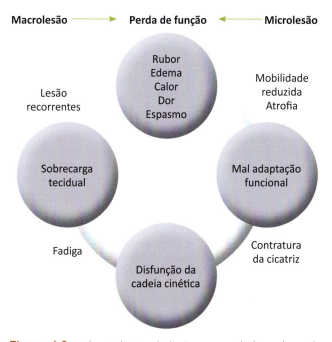

Figura 4.2 Ciclo evolutivo da lesão que pode levar à perda de função e dano tecidual.
Fonte: Chao L. 2019.[10]

TECIDO CONJUNTIVO E MERIDIANOS DE ACUPUNTURA

Ahn et al. reportaram que o tecido conjuntivo intermuscular é a base anatômica para a redução da impedância elétrica observada nos meridianos de acupuntura, e as bandas de colágeno, representadas pelo aumento da ecogenicidade do ultrassom,[11] estão significativamente associadas à menor impedância elétrica, e podem ser responsáveis pela baixa resistência elétrica previamente descrita nestes canais.[1] A manipulação da agulha de acupuntura é um dos componentes mais fundamentais, mas amplamente variável, dos tratamentos de acupuntura. As agulhas podem ser rotacionadas em uma ou ambas as direções ou manipuladas com movimentos de "pistonagem" para cima e para baixo em inúmeras combinações. Essas técnicas podem variar de movimentos sutis e quase imperceptíveis a manipulações vigorosas, rápidas e intensas, e constituem a base para as técnicas descritas de "tonificação" e "dispersão ou sedação".[13]

Langevin et al. propuseram que os pontos de acupuntura podem corresponder a locais de convergência em uma rede de tecido conjuntivo que permeia todo o corpo, de forma análoga às interseções de rodovias em uma rede de estradas primárias e secundárias, e a interação de uma agulha de acupuntura com o tecido conjuntivo ocorrerá mesmo que o ponto do tecido conjuntivo correspondente seja, como no exemplo citado, uma "via secundária". A inserção de agulhas em uma grande "interseção de rodovias", no entanto, pode ter efeitos mais potentes, talvez devido ao alinhamento das fibras de colágeno, levando a uma transdução de força e propagação de sinal mais efetivas nesses pontos. Essas alterações podem ocorrer independentemente de onde a agulha é posicionada, mas podem ser intensificadas quando a agulha é colocada nos pontos de acupuntura. Esta hipótese é respaldada por imagens de ultrassom que mostram planos de clivagem do tecido conjuntivo em pontos de acupuntura em seres humanos normais. Foi encontrada uma correspondência de 80% entre os locais dos pontos de acupuntura e a localização dos planos de tecido conjuntivo intermuscular ou intramuscular em seções de tecido post mortem do braço humano.[14]

É possível que as respostas dos fibroblastos ao agulhamento possam ser ligeiramente aumentadas nos pontos de acupuntura, pois a estimulação mecânica do tecido conjuntivo durante o agulhamento da acupuntura tem efeitos diretos na restauração da saúde do tecido conjuntivo, além dos efeitos analgésicos. Esses dois tipos de efeito podem ser sinérgicos, com respostas analgésicas iniciais proporcionando alívio da dor em curto prazo, enquanto ocorre uma cicatrização mais profunda e em longo prazo do tecido conjuntivo. Portanto, os pacientes devem ser orientados a se movimentar mais e aumentar sua amplitude de movimento.

A rotação manual após inserção de uma agulha de acupuntura resultou em uma liberação sustentada de adenosina trifosfato (ATP), adenosina difosfato (ADP) e adenosina em tecidos subcutâneos locais. Foi também observado que a manipulação da agulha de acupuntura em camundongos provoca respostas celulares mensuráveis em fibroblastos do tecido conjuntivo a vários centímetros de distância da agulha. Conclui-se que as respostas à acupuntura mediadas por fibroblastos podem ser responsáveis pela liberação de adenosina ao longo de um plano de tecido conjuntivo a uma certa distância da agulha, e pelos seus efeitos benéficos duradouros que superam a analgesia temporária. É possível que, além da modulação sensorial, a manipulação da agulha também possa produzir alterações em longo prazo no próprio tecido conjuntivo.[15]

ABORDAGEM MULTIPROFISSIONAL

A resposta terapêutica otimizada no tratamento das lesões funcionais do esporte por acupuntura/eletroacupuntura (EA) requer a abordagem de uma equipe multiprofissional, com a participação, além do médico acupunturiatra, de um fisioterapeuta e de um educador físico (Figura 4.3). O tratamento deve inicialmente focar no controle da dor, edema e inflamação. A EA de alta frequência pode produzir analgesia segmentar de surgimento rápido, porém de curta duração. Para se obter uma analgesia mais duradoura, paralelamente a um efeito anti-inflamatório, deve-se então utilizar protocolos de EA em baixa frequência, pelo seu efeito analgésico suprassegmentar e ativação do eixo hipotálamo-hipófise-adrenal. Numa próxima etapa, os trabalhos devem ser direcionados para a recuperação da amplitude de movimento, inicialmente passiva, depois ativa assistida e finalmente ativa dinâmica; e para a recuperação/ganho de força e resistência musculares do paciente, tarefas somente possíveis após a melhora dos quadros de dor e inflamação presentes anteriormente. Esta atividade é de responsabilidade do fisioterapeuta, que conta com formação profissional e recursos técnicos apropriados. Com a evolução positiva na recuperação da força/resistência musculares e também da mobilidade articular, o paciente poderá, com a assistência de um educador físico habilitado, efetuar progressivamente a transição para as atividades funcionais, sejam elas atividades

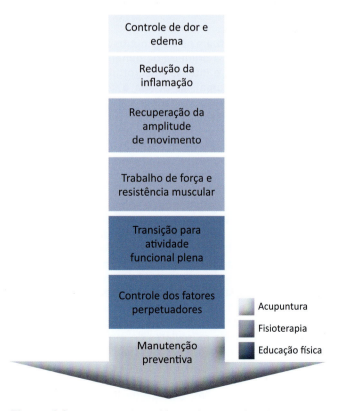

Figura 4.3 Equipe multiprofissional para a abordagem terapêutica nas lesões do esporte.
Fonte: Chao L. 2019.[10]

CAPÍTULO 4

rotineiras relacionadas à vida diária ou à prática esportiva. É de grande relevância, nesta fase, tomar medidas com a finalidade de diagnosticar e controlar os fatores que possam estar associados com a perpetuação da dor ou mesmo da lesão. Por este motivo, é importante que o paciente estabeleça um programa de manutenção preventiva com o médico acupunturiatra.

● MECANISMOS DA AÇÃO ANTINOCICEPTIVA DA ACUPUNTURA

Os corpos celulares dos nociceptores estão localizados no gânglio da raiz dorsal (DRG) e terminam como terminações livres nos tecidos periféricos. Na Figura 4.4 podemos observar que os sinais dolorosos originários da periferia passam pelo DRG transportados pelas fibras aferentes do tipo C (vermelho) e pelas fibras mielinizadas do tipo A (azul). Entradas direcionadas ao corno dorsal fazem sinapse em interneurônios que modulam a transmissão de sinais nociceptivos para centros superiores do Sistema Nervoso Central (SNC). Os sinais são retransmitidos para o cérebro por vias ascendentes, e as vias descendentes do cérebro enviam sinais inibitórios. Destacados nas caixas estão os principais mediadores e alvos de neurotransmissores que desempenham papéis importantes no processamento e transmissão da dor (Figura 4.4).[16]

Os mecanismos da EA na dor inflamatória têm sido extensivamente estudados. Esta técnica inibe os componentes sensoriais e afetivos da dor inflamatória, agindo através de mecanismos periféricos, espinhais e supraespinhais. (Zhang *et al.*, 2014) Dentre os principais agentes, os opioides desempenham um papel central na inibição da EA para todos os tipos de dor. Os opioides dessensibilizam os nociceptores periféricos, diminuem as citocinas pró-inflamatórias em locais periféricos, diminuem as citocinas e substância P (SP) na medula espinhal e estão envolvidos na inibição da dor afetiva. Os opioides também ativam o sistema inibitório descendente, cujos principais neurotransmissores são a serotonina (5-HT) e a norepinefrina.[17,18]

● BASES NEUROFISIOLÓGICAS DA ANALGESIA POR ACUPUNTURA

A acupuntura, através da estimulação periférica de estruturas nervosas e pontos motores, atua através de mecanismos de neuromodulação periférica e central que desencadeiam o seu efeito analgésico (Figura 4.5). Foi

Bases neurofisiológicas da ação analgésica da acupuntura
1. Ativação do sistema de controle da dor (*Gate Control*) de Melzack e Wall
2. Liberação de opioides endógenos
3. Modulação do sistema adrenérgico
4. Modulação do sistema de sinalização de 5-HT
5. Modulação do sistema de sinalização de receptores NMDA/ AMPA e kainato
6. Modulação de outros sistemas neurotransmissores
7. Teoria anti-inflamatória (transdução mecânica)
8. Modulação da plasticidade neural associada à Depressão de Longa Duração (LTD) e Potenciação de Longa Duração (LTP)
9. Ativação do sistema de Controle Inibitório Nocivo Difuso (DNIC) da dor

Figura 4.5 Principais mecanismos neurofisiológicos envolvidos na analgesia por acupuntura.
Fonte: Leung, 2012.[17]

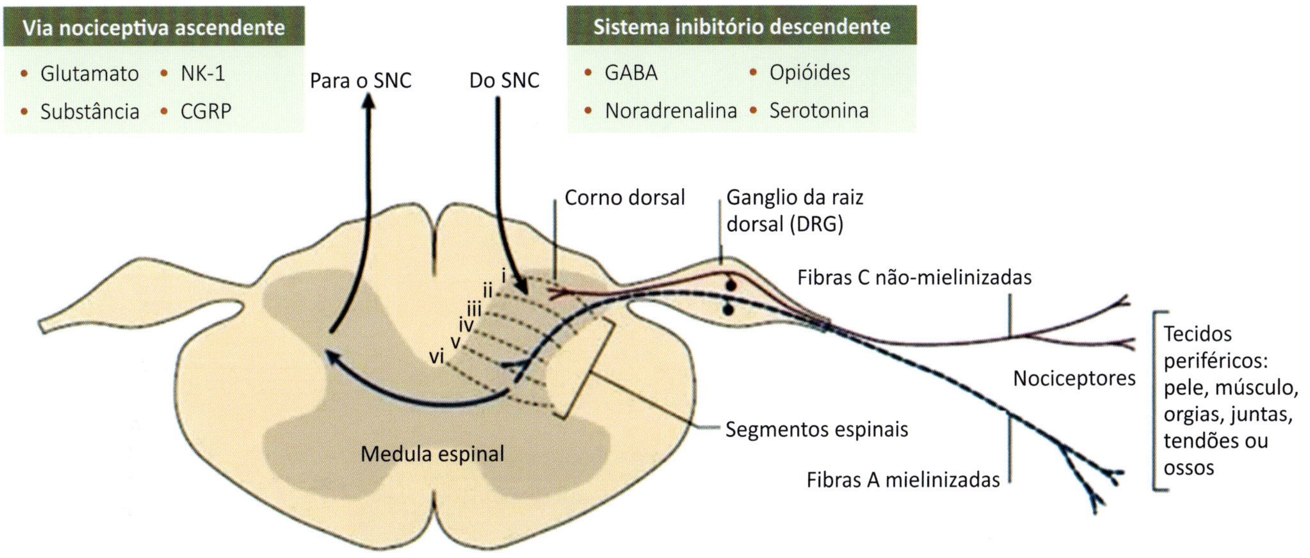

Figura 4.4 Via nociceptiva da dor. ("Principles of Pain and Nociception", 2019)

postulado que o agulhamento do ponto de acupuntura poderia despolarizar as fibras aferentes dos nervos periféricos para provocar a sensação *DeQi*, enviando sinais ascendentes ao longo dos funículos ventrolaterais que conduzem a sensação de dor e temperatura até o cérebro, ativando os núcleos cerebrais relevantes que modulam a sensação de dor por meio das vias inibitórias descendentes, resultando em analgesia.[17,19]

Estudos em animais mostraram que, na EA, a estimulação de baixa intensidade, principalmente das fibras aferentes Aβ mielinizadas, de grande diâmetro, é suficiente para induzir analgesia (Figura 4.6).[17,20,21]

Este efeito analgésico é predominantemente local, através do mecanismo de inibição segmentar.[22] Quando a intensidade da corrente aumenta o suficiente para excitar as fibras do tipo Aδ mielinizadas, de menor diâmetro, e fibras C não mielinizadas, a analgesia resultante é mais potente. O efeito analgésico sistêmico, induzido pela acupuntura suprassegmentar, só é atingido mediante intensidades de estímulo fortes o suficiente para excitar pequenas fibras aferentes, possivelmente através de recrutamento do sistema de modulação condicionada da dor (CPM), que é a medida comportamental do controle inibitório nocivo difuso (DNIC).[17,22] A função específica de um ponto de acupuntura é determinada pela relação anatômica entre o foco da doença e a localização segmentar do acuponto. Chen *et al.* reportaram que tanto a acupuntura superficial quanto a profunda produziram efeito clinicamente relevante e persistente sobre a dor crônica. As fibras A musculares ativadas por EA profunda e intensidade mais baixa (aproximadamente 1mA) aliviaram persistentemente a dor muscular inflamatória. Nociceptores cutâneos ativados por estimulação de intensidade nociva do tipo moxabustão, e a aplicação tópica de capsaicina na área de localização do ponto de acupuntura produziram efeito analgésico duradouro. Além

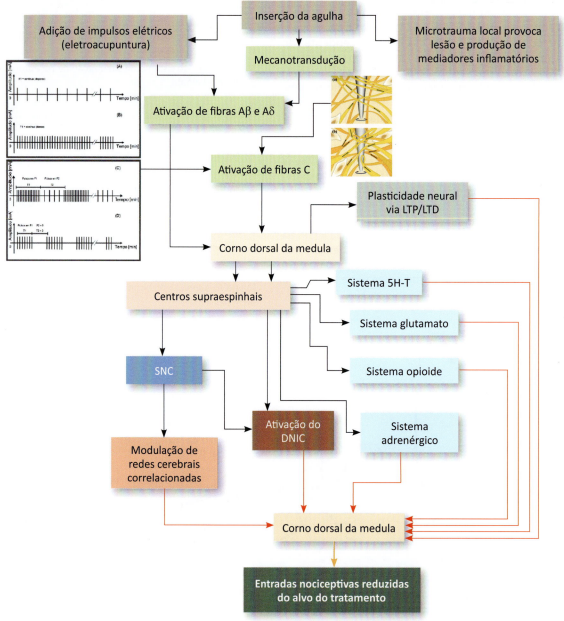

Figura 4.6 Principais mecanismos neurofisiológicos envolvidos na analgesia por acupuntura.
Fonte: Leung L., 2012.[17]

disso, a atividade espontânea das fibras C, provocada pela inflamação muscular, também foi inibida pela EA profunda e capsaicina tópica. Em resumo, a EA profunda e o moxabustão melhoram a dor muscular inflamatória através de aferentes primários distintos localizados em diferentes camadas de tecido somático.[23]

A ação principal da analgesia induzida por acupuntura se faz por meio da liberação de neuropeptídeos opioides e não opioides, secundária à despolarização de terminações nervosas de fibras mielinizadas do tipo Aδ. Essa despolarização pode ser realizada por meio de acupuntura manual e EA de alta ou baixa frequência. A partir da ativação de receptores periféricos, esse estímulo é conduzido aos centros medulares, encefálicos e do eixo hipotálamo-hipofisário. Na medula espinhal, os estímulos nociceptivos serão modulados por meio da ação da encefalina (EA de 2 e 15 Hz) e dinorfina (EA de 100 Hz), mediante a inibição pré-sináptica. A associação das frequências de 2 ou 15 Hz com a frequência de 100 Hz – conhecida como estimulação denso-dispersa, pode ativar simultaneamente a presença desses dois peptídeos e, consequentemente, os seus efeitos analgésicos. Por sua vez, a ativação do sistema central de modulação de dor no mesencéfalo (núcleo magno da rafe e locus coeruleus) resulta na liberação, respectivamente, de 5-HT e norepinefrina nos sistemas descendentes. (Figura 4.7) Simultaneamente, a eletroestimulação de baixa frequência (2 e 15 Hz) aciona o eixo hipotálamo-hipófise-adrenal, resultando na liberação da β-endorfina no líquor e na circulação periférica, e o córtex da suprarrenal, induzindo a liberação do cortisol por meio da ação do ACTH (hormônio adrenocorticotrófico). Além disso, a EA pode diminuir a COX-2, que por sua vez interfere no metabolismo endocanabinoide, diminui os níveis de PGE2 e alivia a dor.[18]

O glutamato e seus receptores, categorizados como NMDA, AMPA, kainato e grupos metabotrópicos, são abundantes no corno dorsal da coluna vertebral e desempenham papéis importantes na transmissão de mensagens nocivas. A EA pode funcionar através da norepinefrina espinhal, 5-HT e opioides para diminuir a ativação do NMDAR e, assim, inibir a dor.[17,18]

● DOR NEUROPÁTICA EM ATLETAS

Em atletas, a avaliação da dor é ainda mais complicada devido a fatores psicológicos e motivacionais, limiares e tolerância modulados pelo exercício. Muitas vezes, a pesquisa da dor é dificultada devido à sua natureza subjetiva, à complexidade inerente dos fatores que interagem com a sua produção e modulação, e à dificuldade de mensurar objetivamente os seus níveis. Esta complexidade se estende na escolha do melhor tratamento para atletas que sofrem de síndromes de dor crônica devido ao baixo nível de evidência e abordagens conflitantes.[3] A dor neuropática (DN) em atletas pode ser resultante da lesão direta ou indireta de estruturas do sistema nervoso em diferentes níveis, seja central (cérebro e medula espinhal) ou periférico (nervos e pequenas fibras). Como os atletas são particularmente propensos a lesões do sistema musculoesquelético por uso excessivo ou trauma direto, eles também podem estar propensos a lesões do sistema nervoso. Estes podem ser centrais – por exemplo, concussão – ou periféricos, como a neuropatia ulnar. A DN pode evoluir para a refratariedade e, assim, tornar-se de difícil manejo devido à sensibilização e aos complexos fenômenos de modulação observados em ambos os níveis do sistema nervoso periférico e central, e a possível tradução de genótipos específicos. Como exemplos de DN podemos citar a síndrome complexa de dor regional (SDRC), lesões de raízes nervosas e nervos periféricos, e lesões da medula espinhal, entre outras. Em seu relato de 346 casos de atletas encaminhados com lesões relacionadas ao esporte, Krivickas *et al.* revisaram os estudos eletrodiagnósticos realizados em 216 casos. Os au-

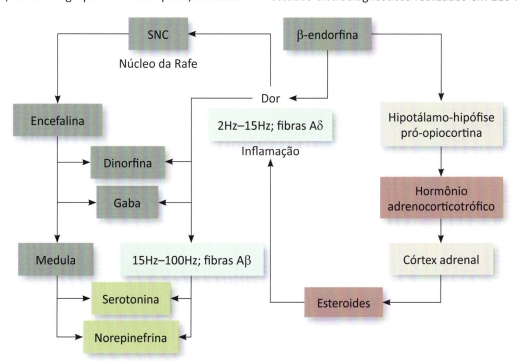

Figura 4.7 Eletroacupuntura de alta e baixa frequência e seus efeitos sobre a dor e inflamação.
Fonte: Chao L., 2019.[10]

tores foram capazes de identificar várias lesões neuropáticas. Lesões de raízes nervosas, plexos ou lesões de nervos periféricos foram identificadas em 180 casos. Os membros superiores foram mais afetados por lesões neuropáticas do que os membros inferiores.[25,26] Essa prevalência significativa confirma a importância do reconhecimento da DN pelos médicos do esporte.

● ABORDAGEM TERAPÊUTICA POR ELETROACUPUNTURA

A analgesia por acupuntura tem sido estudada em modelos de dor neuropática e mostra o envolvimento de opioides, 5-HT, noradrenalina, aminoácidos e células gliais/citocinas.[18] A EA de baixa frequência inibe a DN de forma mais eficaz do que a EA de alta frequência. A EA de 2 Hz, em um modelo de DN induzida por lesão do nervo do tronco caudal, induziu um efeito inibitório robusto e mais duradouro na alodinia mecânica avaliada com um filamento de von Frey do que a EA de 100 Hz.[27] Corroborando com esses resultados, a EA de 2 Hz diminuiu a alodinia mecânica e a hipersensibilidade térmica de forma mais consistente, em um modelo de DN induzida por ligadura do nervo no nível de L5/L6, comparada à EA de 100 Hz.[28] A EA de 2 Hz e 100 Hz poderia aliviar a alodinia mecânica, onde 2 Hz induziria o efeito com menor latência; essas frequências também poderiam aliviar a dor contínua induzida pelo frio, onde o efeito analgésico de 2 Hz ultrapassou a duração da sessão de EA em até 48 horas, após estímulos repetitivos por várias semanas; um efeito de alívio significativo na dor contínua induzida pelo frio também poderia ser obtido pela inserção da agulha sem estimulação[28] e pela estimulação intramuscular.[29] A eletroacupuntura denso-dispersa (EA-DD) de baixa frequência tem sido proposta como uma opção útil para o tratamento da DN, sendo amplamente utilizada na prática clínica.[30-32]

No entanto, a atividade antinociceptiva diminui à medida em que o tempo de estimulação é prolongado, o que tem sido descrito como tolerância analgésica à EA.[33,34] Uma nova topologia de forma de onda que vem sendo utilizada clinicamente emprega uma saída de frequência "aleatória" que comprovou superioridade analgésica quando comparada ao modelo denso-disperso.[30] Este padrão de eletroestimulação, também conhecido como eletroacupuntura por "frequência randômica" (EA-FR), permite a aplicação de estímulos elétricos não sequenciais e não repetitivos dentro de um espectro pré-definido de frequências. Desta forma, dentro dos limites deste espectro, o equipamento muda de frequência a cada segundo, de forma pseudoaleatória. (Figura 4.8) Chao *et al*. publicaram um estudo comparativo, em roedores, entre a frequência denso-dispersa *versus* uma frequência não repetitiva e não sequencial, na analgesia induzida por EA. Os experimentos foram realizados em um modelo de DN periférica em roedores. Após 20 minutos de eletroestimulação, tanto a EA-DD quanto a EA-FR foram eficazes em reduzir o comportamento doloroso resultante da hiperalgesia mecânica e alodinia provocados pela constrição crônica do nervo ciático, sendo que a resposta analgésica da EA-FR foi mais duradoura em comparação com a EA-DD. Porém, interessantemente, após 40 minutos de estimulação elétrica, os ratos submetidos à EA-DD não apresentaram resposta analgésica, enquanto ratos em que foram aplicados EA-FR, também por 20 minutos, tiveram inibição do comportamento doloroso por até 24 horas após o término do experimento. Em um segundo ensaio onde os pontos de acupuntura periférica foram situados na pata traseira, comparativamente a pontos do ramo auricular do nervo vago situados na concha cimba e anti-hélice, foram estimulados por 20 minutos utilizando a frequência randômica de 2-10 Hz: observou-se que as respostas de inibição do comportamento doloroso foram semelhantes. (Figura 4.9)

A utilização desta topologia requer a programação dos seguintes parâmetros (NKL, 2018):

1. Frequência F1 (f_1) – menor frequência desejada;
2. Frequência F2 (f_2) – maior frequência desejada;
3. Forma (variação) de pulso para as frequências (polarizado, não polarizado, bifásico ou bifásico alternado);
4. Largura de pulso (LP), que será única para todas as frequências geradas;
5. Frequência com ou sem ondulação;
6. Tempo total de aplicação (*timer*).

As técnicas de eletroterapia, notadamente a EA e a eletroestimulação funcional (FES: *Functional Electrical Stimulation*), podem exercer um papel importante na abordagem das lesões do esporte. Para tanto, é importante a identificação e classificação do quadro doloroso segundo a sua ori-

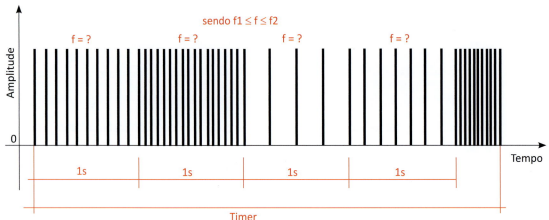

Figura 4.8 Eletroacupuntura por frequência randômica (EA-FR).
Fonte: NKL PE., 2018.[35]

gem. As lesões funcionais geralmente recebem tratamento conservador, ou seja, uma vez realizado o diagnóstico, o paciente é submetido a um processo de reabilitação com o emprego de terapias minimamente invasivas, evitando-se assim a necessidade de uma intervenção cirúrgica. Caso a extensão do trauma comprove uma lesão estrutural, ou mecânica, o paciente poderá ser indicado para cirurgia, sendo a reabilitação pós-operatória de vital importância para o restabelecimento e recuperação deste paciente. Em ambas situações, a analgesia induzida pela EA tanto de alta como de baixa frequências pode assumir papel relevante para a obtenção de uma boa resposta terapêutica. (Figura 4.10)

Mais recentemente, alguns pesquisadores têm proposto uma abordagem combinada, com o emprego da estimulação cerebral não invasiva (NiBS) associada à estimulação elétrica periférica (PES: *Peripheral Electrical Stimulation*). A estimulação transcraniana por corrente contínua (ETCC ou tDCS), é uma técnica não invasiva, que envolve a aplicação de corrente elétrica direta de baixa intensidade no couro cabeludo e é conhecida por alterar agudamente a excitabilidade do córtex motor. A estimulação anódica do córtex motor primário (M1) pode induzir efeitos analgésicos. De maneira semelhante, a PES também pode modular transitoriamente a excitabilidade

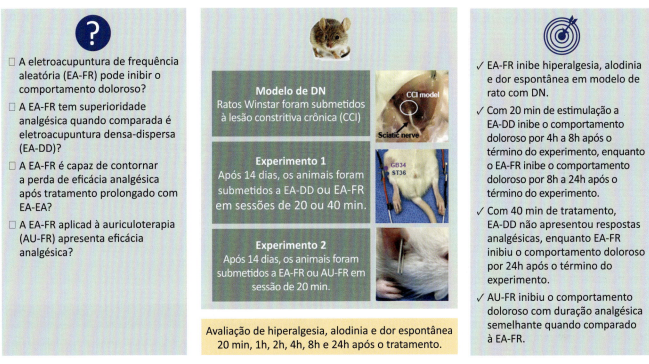

Figura 4.9 Efeito comparativo da frequência denso-dispersa *versus* frequência não repetitiva e não sequencial na analgesia induzida por eletroacupuntura em um modelo de dor neuropática periférica em roedores.
Fonte: Chao L., *et al.*, 2022.

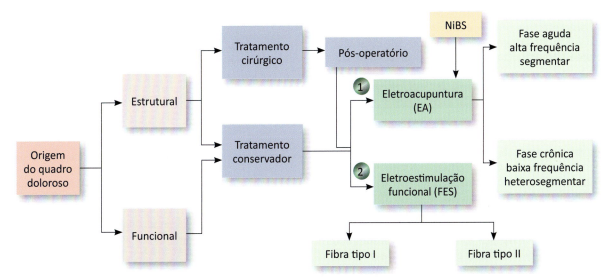

Figura 4.10 Fluxograma de diagnóstico e tratamento das lesões do esporte a partir da identificação da origem da dor.
Fonte: Chao, 2023 – desenho original.

cortical motora de maneira bidirecional, de maneira que a eletroestimulação periférica sensorial e nociceptiva diminui a excitabilidade de M1, enquanto a PES motora aumenta a excitabilidade de M1. Assim, apesar de mais estudos serem necessários para elucidar os mecanismos de ação, hipoteticamente a combinação de uma técnica de estimulação cerebral excitatória (ETCC anódica) com uma estimulação periférica inibitória (PES sensorial) pode ter efeitos aditivos na redução da dor, assim como neutralizar a plasticidade mal adaptativa do cérebro e ativar mecanismos homeostáticos que bloqueiam ou revertem os efeitos na excitabilidade cortical motora.[36,37]

● OUTRAS TÉCNICAS DE ACUPUNTURA MANUAL

A abordagem de Gunn para a dor crônica é baseada na estimulação intramuscular (IMS – *Intramuscular Stimulation*) para o tratamento da dor miofascial proveniente de radiculopatia. Múltiplas agulhas são inseridas em regiões aonde se encontram as bandas tensas da musculatura, provocando a resposta do *twitch* (contração muscular) e consequente liberação do músculo encurtado. Este mecanismo permite o acesso ao Sistema Nervoso Central através do sistema neuromuscular, por meio da ativação do arco reflexo entre o motoneurônio α, fuso muscular e reflexo do tendão de Golgi.[29]

A acupuntura manual (MA), por sua vez, tem um efeito relativamente positivo no tratamento de distúrbios neuro--musculoesqueléticos. Além de selecionar pontos de acupuntura apropriados, os acupunturiatras devem também determinar os parâmetros de estimulação do agulhamento, como a manipulação (pistonagem ou rotação), amplitude do agulhamento, velocidade e tempo de estimulação. Levantar e empurrar (pistonagem) pode ser mais adequado para melhorar o movimento articular, enquanto as rotações de agulha são provavelmente mais indicadas para analgesia e efeito anti-inflamatório. Em termos dos parâmetros cinemáticos, aumentar apropriadamente a amplitude do agulhamento dentro de uma faixa segura pode trazer um certo incremento no efeito terapêutico, mas é provável que a velocidade da manipulação tenha uma faixa de referência efetiva. Uma situação semelhante também existe na seleção de parâmetros de tempo; configurações de tempo muito curto ou muito longo podem resultar em estimulação insuficiente e tolerância à acupuntura, respectivamente.[38]

● CONCLUSÃO

Nos últimos anos, o exercício físico tem servido para uma infinidade de funções, além de ser uma importante ferramenta para promoção de saúde. O exercício regular não só melhora a saúde de um indivíduo, mas também é considerado uma "terapia" para pessoas de todas as esferas da vida, como a população pediátrica e idosa, com doenças crônicas ou obesidade. A prática do exercício tem benefícios óbvios, mas para se atingir os resultados propostos é fundamental a utilização de técnica, força e frequência adequadas. Atualmente, à medida em que a população de entusiastas do esporte aumenta, as lesões esportivas se tornaram uma afecção prevalente. Os distúrbios musculoesqueléticos são responsáveis pela maioria das lesões esportivas e tendem a

recorrer com frequência. O objetivo do tratamento e reabilitação dos atletas é reconduzi-los aos seus respectivos esportes com perda mínima de desempenho, enquanto o de não atletas é retornar às atividades diárias normais. Assim, as lesões esportivas dos atletas muitas vezes levam a considerações complicadas no processo de tomada de decisão e conduta pelos médicos.

A acupuntura é uma terapia não farmacológica conhecida por induzir o controle da dor, especialmente no sistema musculoesquelético. Vários de seus efeitos terapêuticos estão associados a mecanismos centrais e sistêmicos, envolvendo o cérebro ou Sistema Nervoso Autônomo, além dos efeitos locais. Estudos anteriores mostraram que a acupuntura altera os níveis de neurotransmissores ou hormônios como beta-endorfina, dopamina, serotonina e cortisol, e tem um efeito específico no sistema límbico. A eletroacupuntura é uma modalidade terapêutica moderna que evoluiu a partir da acupuntura milenar, e que emprega estímulos elétricos de corrente pulsada não polarizada, com variações específicas de frequência, largura de pulso e intensidade de corrente, produzindo efeitos distintos atribuídos aos parâmetros escolhidos. Estudos realizados com ambas técnicas têm elucidado os mecanismos de ação e indicações de uso no tratamento das lesões esportivas, tanto nas lesões agudas como nas crônicas e refratárias. Neste último campo, destacamos o emprego de uma nova topologia de estimulação elétrica, que utiliza frequências não repetitivas e não sequenciais, conhecida como frequência randômica, que tem se mostrado mais eficaz do que outros padrões de estimulação elétrica, e que deverá assumir futuramente um papel relevante na abordagem das dores crônicas, em especial da dor neuropática.

● REFERÊNCIAS

1. Booth FW, Roberts CK Laye MJ. Lack of exercise is a major cause of chronic diseases. Compr Physiol. 2012;2:1143-211.
2. Ruegsegger GN, Booth W. Health benefits of exercise. Cold Spring Harbor Perspect Med. 2018;8:a029694.
3. Mokdad AH, Marks JS, Stroup DF, Gerberding JL. Actual causes of death in the United States, 2000. JAMA. 2004;291:1238-45.
4. Piercy KL, Troiano RP, Ballard RM, Carlson SA, Fulton JE, Galuska DA, et al. The physical activity guidelines for americans. JAMA. 2018;320:2020-8.
5. Malm C, Jakobsson J Isaksson A. Physical activity and sports– real health benefits: a review with insight into the public health of Sweden. Sports. 2019;7:127.
6. Lee J-W, Lee J-H, Kim S-Y. Use of acupuncture for the treatment of sports-related injuries in athletes: a systematic review of case reports. Int J Environ Res Public Health. 2020;17:8226.
7. Kjaer M, Kalimo H, Saltin B. (2003) Skeletal muscle: physiology, training and repair after injury request PDF. ResearchGate. Disponível em: https://www.researchgate.net/publication/229581848_Skeletal_Muscle_Physiology_Training_and_Repair_After_Injury. Acesso em: 11 março 2023.
8. Brukner P, Khan K, Brukner P. Brukner & Khan's Clinical Sports Medicine. 4th ed. Sydney; New York: McGraw-Hill; 2012.
9. Mueller-Wohlfahrt H-W, Haensel L, Mithoefer K, Ekstrand J, English B, McNally S, et al. Terminology and classification of muscle injuries in sport: the Munich consensus statement. Brit J Sports Med. 2013;47:342-50.
10. Chao L. Acupuntura no Esporte. In: Série Manual do Médico--Residente do Hospital das Clínicas da Faculdade de Medicina da Universiade de São Paulo: Atheneu; 2019;565-77.

11. Ah AC, Wu J, Badger GJ, Hammerschlag R, Langevin HM. Electrical impedance along connective tissue planes associated with acupuncture meridians. BMC Compl Alter Med. 2005;5:10.

12. Ahn AC, Park M, Shaw JR, McManus CA, Kaptchuk TJ, Langevin HM. Electrical impedance of acupuncture meridians: the relevance of subcutaneous collagenous bands. PLOS ONE. 2010;5:e11907.

13. Davis RT, Churchill DL, Badger GJ, Dunn J, Langevin HM. (2012) A new method for quantifying the needling component of acupuncture treatments. Acupunct Med J Brit Med Acupunct Soc. 2012;30:113-9.

14. Langevin HM, Yandow JA. Relationship of acupuncture points and meridians to connective tissue planes. Anatomic Rec. 2002;269:257-65.

15. Langevin HM. Acupuncture, connective tissue, and peripheral sensory modulation. Crit Rev Eukaryot Gene Expr. 2014;24:249-53.

16. Principles of Pain and Nociception (2019). News-Medical. net. Disponível em: https://www.news-medical.net/whitepaper/20190817/Principles-of-Pain-and-Nociception.aspx. Acesso em: 11 Março 2023.

17. Leung L. (2012) Neurophysiological basis of acupuncture-induced analgesia--an updated review. J Acupunct Merid Studies. 2012;5:261-70.

18. Zhang R, Lao L, Ren K, Berman BM. (2014) Mechanisms of acupuncture-electroacupuncture on persistent pain. Anesthesiol. 2014;120:482-503.

19. Cao X. Scientific bases of acupuncture analgesia. Acupunct Electrother Res. 2002;27:1-14.

20. Juan-Xia Z, Jing-Shi T, Hong J. Differential effects of opioid receptors in nucleus submedius and anterior pretectal nucleus in mediating electroacupuncture analgesia in the rat. Sheng Li Xue Bao. 2004;56:697-702.

21. Lu GW. Characteristics of afferent fiber innervation on acupuncture points zusanli. Am J Physiol. 1983;245:606-12.

22. Xu W-D, Zhu B, Rong P-J, Bei H, Gao X-Y, Li Y-Q. The pain-relieving effects induced by electroacupuncture with different intensities at homotopic and heterotopic acupoints in humans. Am J Chin Med. 2003;31:791-802.

23. Chen L, Wang X, Zhang X, Wan H, Su Y, He W, et al. Electroacupuncture and moxibustion-like stimulation relieves inflammatory muscle pain by activating local distinct layer somatosensory afferent fibers. Front Neurosci. 2021;15:695152.

24. AlMakadma Y, Eirale C Chamari K. Neuropathic pain in athletes: basics of diagnosis and monitoring of a hidden threat. Biol Sport. 2022;39:943-9.

25. Krivickas LS, Wilbourn AJ. Sports and peripheral nerve injuries: report of 190 injuries evaluated in a single electromyography laboratory. Muscle Nerve. 1998;21:1092-4.

26. Krivickas LS, Wilbourn AJ. Peripheral nerve injuries in athletes: a case series of over 200 injuries. Seminars Neurol. 2000;20:225-32.

27. Kim JH, Min B-I, Na HS, Park DS. Relieving effects of electroacupuncture on mechanical allodynia in neuropathic pain model of inferior caudal trunk injury in rat: mediation by spinal opioid receptors. Brain Research. 2004;998:230-6.

28. Sun R-Q, Wang H-C, Wang Y. Effect of electroacupuncture with different frequencies on neuropathic pain in a rat model. Chin J Appl Physiol. 2002;18:128-31.

29. Gunn CC. The gunn approach to the treatment of chronic pain: intramuscular stimulation for myofascial pain of radiculopathic origin. Churchill Livingstone; 1996.

30. Chao L, Gonçalves AS, Campos ACP, Assis DV, Jerônimo R, Kuroki MA, et al. Comparative effect of dense-and-disperse versus non-repetitive and non-sequential frequencies in electroacupuncture-induced analgesia in a rodent model of peripheral neuropathic pain. Acupunct Med J Brit Med Acupunct Soc. 2022;40:169-77.

31. Chen XH, Han JS. All three types of opioid receptors in the spinal cord are important for 2/15 Hz electroacupuncture analgesia. Eur J Pharmacol. 1992;211:203-10.

32. Yu X, Zhang F, Chen B. Effect of transcutaneous electrical acupuncture point stimulation at different frequencies in a rat model of neuropathic pain. Acupunct Med J Brit Med Acupunct Soc. 2017;35:142-7.

33. Han JS. Cholecystokinin octapeptide (CCK-8): a negative feedback control mechanism for opioid analgesia. Prog Brain Res. 1995;105:263-71.

34. Lv Q, Wu F, Gan X, Yang X, Zhou L, Chen J, et al. The involvement of descending pain inhibitory system in electroacupuncture-induced analgesia. Front Integr Neurosci. 2019;13:38.

35. NKL PE. EL-608 Instruções Operacionais. Versão 36. 2018.

36. Luz-Santos C, Ribeiro Camatti J, Barbosa Paixão A, Nunes Sá K, Montoya P, Lee M, et al. Additive effect of tDCS combined with peripheral electrical stimulation to an exercise program in pain control in knee osteoarthritis: study protocol for a randomized controlled trial. Trials. 2017;18:609.

37. Schabrun SM, Chipchase LS, Zipf N, Thickbroom GW, Hodges PW. Interaction between simultaneously applied neuromodulatory interventions in humans. Brain Stimulation. 2013;6:624-30.

38. Wang B-G, Xu L-L, Yang H-Y, Xie J, Xu G, Tang W-C. Manual acupuncture for neuromusculoskeletal disorders: the selection of stimulation parameters and corresponding effects. Front Neurosci. 2023;17:1096339.

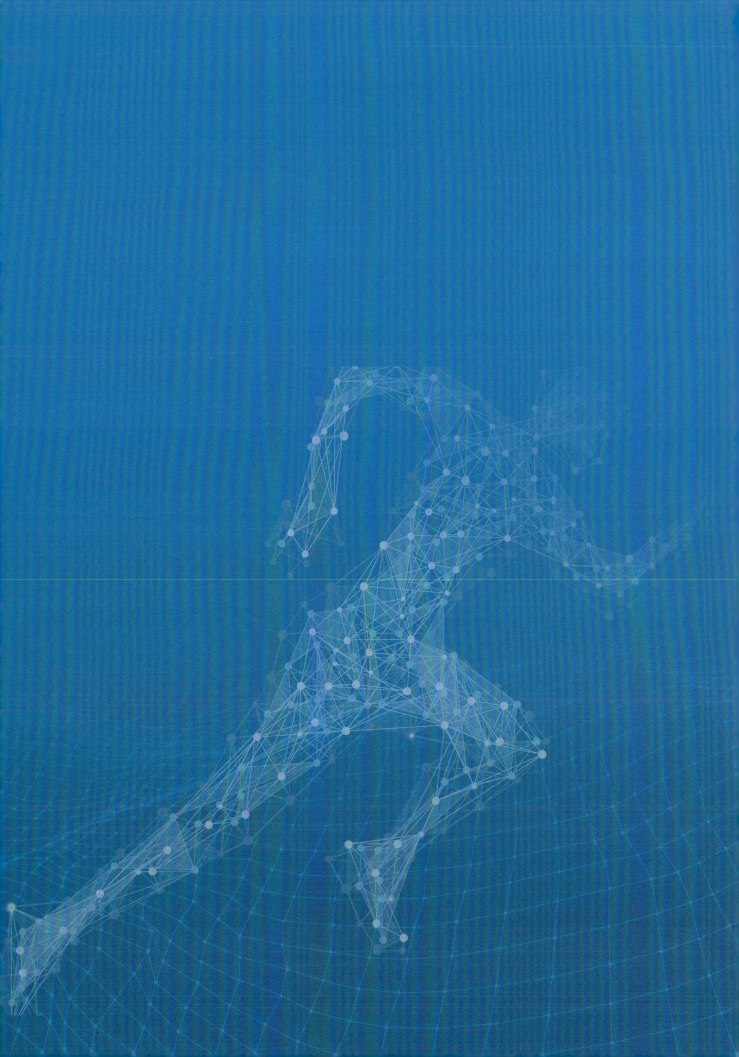

Microcorrente e frequência específica na medicina esportiva

5

▸ Cláudia Passamani ▸ Sinval Andrade dos Santos ▸ Tetsuo Inada

●INTRODUÇÃO

O uso de eletricidade para potencializar os efeitos da acupuntura manual surgiu na França, nos séculos XIX e XX, com Louis Berlioz (1816), Jean-Baptiste Sarlandière (1823), Guillaume Duchenne de Boulogne (1833) e Roger de La Fuye (1935). O estímulo elétrico era obtido através de fontes de eletricidade estática ou galvânica, disponíveis naquela época.[1]

Durante o século XX, na Europa, a eletricidade foi usada de modo empírico no tratamento da dor e de várias entidades mórbidas como depressão, esquizofrenia, convulsão, paralisia e fraturas não consolidadas.[1]

Somente a partir da segunda metade do século XX a eletroacupuntura passou a ser usada rotineiramente na China.[2]

Na América do Norte o uso indiscriminado de eletricidade na prática médica, sem bases científicas, foi proibido em 1910, após a divulgação do relatório Flexner, elaborado com o objetivo de avaliar o ensino e a prática médica nos Estados Unidos.[3]

Em 1953, na Alemanha, Reinhold Voll desenvolveu um aparelho utilizando correntes em microampere para diagnóstico e tratamento através de pontos de acupuntura.[4]

Nos Estados Unidos, Greenlee, Greenlee e Wing publicaram, em 1995, o livro "Basic Microcurrent Therapy Acupoint & Body Work Manual", contendo os princípios básicos da utilização do estimulador Accu-O-Matic, desenvolvido em 1970 por Thomas Wing.[5]

O termo MET (*Microcurrent Electric Therapy* em inglês), foi criado por Joseph Mercola e Daniel Kirsch, em 1995, para definir uma nova forma de intervenção eletromédica usando formatos de ondas biocompatíveis.[6]

A partir de 1996, a Dra. Carolyn McMakin, nos Estados Unidos, começou a trabalhar usando estimulação com microcorrente e algumas frequências específicas previamente usadas por Harry Van Gelder; ao longo de quase duas décadas conseguiu desenvolver um grande número de novas frequências, de uso eficaz no tratamento da dor e diversas outras patologias. Seu trabalho é divulgado em vários seminários dentro e fora dos Estados Unidos e, mais recentemente, através do livro "Frequency Specific Microcurrent In Pain Management".[7]

Patrick De Bock, em 2002, comparou os efeitos da estimulação elétrica nervosa transcutânea (TENS) com os produzidos com estimulação usando microcorrente. Utilizando parâmetros básicos de eletroterapia, concluiu que o uso de microcorrente se mostrou mais eficaz, com efeitos mais duradouros, sendo também mais confortável para o paciente.[8]

Em 2002, o Dr. Daniel Kirsch, nos Estados Unidos, desenvolveu o Alpha-Stim® em duas versões, uma para analgesia e outra para tratamento de ansiedade, insônia e depressão.[9]

O Dr. Darren Starwynn, nos Estados Unidos, lança seu livro-texto sobre microcorrente, em 2002: "Microcurrent Electroacupuncture. Bio-Electric Principles, Evaluation and Treatment", quando aborda com profundidade os fundamentos teóricos e as diversas técnicas de estimulação com microcorrente.[10]

No Brasil, a partir de 2006, Sinval Andrade, Tetsuo Inada e o engenheiro Rubens Costa desenvolvem o estimulador Ryometer RTS®, fabricado pela VMV Biotherapy e distribuído pela Lautz, passando a trabalhar e divulgar a técnica de estimulação com microcorrente em eventos de Acupuntura. Em 2010 publicaram o livro "Microcorrente – Fundamentos e Técnicas segundo Princípios da MTC".[11]

Em 2012, em seminário realizado na Alemanha, foram demonstradas várias técnicas de estimulação com microcorrente utilizando o aparelho VitalWave®, desenvolvido pelo Dr. Heinz Reinwald e com possibilidade de trabalhar com frequências de 5 dígitos, ampliando mais ainda a eficácia desse tipo de estimulação.[12]

Nosso interesse pela estimulação elétrica com intensidade em microcorrente data de 2006, com a utilização do Alpha-Stim®, desenvolvido por Dr. Daniel Kirsch nos Estados Unidos. Tendo como base os trabalhos de Kirsch, Thomas Wing e Darren Starwynn, Dr. Sinval fez uma palestra durante o X Congresso Médico Brasileiro de Acupuntura, promovido pela Associação Médica Brasileira de Acupuntura (AMBA) em São Paulo, transmitindo os fundamentos básicos da técnica.

Após sua apresentação, ele foi abordado por um dos ouvintes, o Dr. Tetsuo Inada, que demonstrou interesse na técnica. Durante o evento foi feito um contato com o gerente da Lautz, Sr. Xavier, quando então foi decidido desenvolver um projeto de construção de um aparelho de microcorrente e a edição de um livro sobre a matéria.

Em 2010 foi publicado o livro "Microcorrente – Fundamentos e Técnicas Segundo a MTC", em parceria com Dr. Tetsuo Inada e o engenheiro Rubens Costa, e lançado no mercado o estimulador Ryometer RTS®, ambos sob o patrocínio da Lautz. Além de intensidade em microcorrente, o estimulador possuí um módulo contendo as frequências de Nogier.

Em 2011, com o apoio da AMBA, Dr. Sinval e Dr. Tetsuo Inada realizaram dois workshops em São Paulo e um em Aracaju, durante os quais foi divulgada, através de inúmeros casos clínicos, a eficácia terapêutica da técnica. Tal prática se estendeu no ano seguinte em mesa-redonda por ocasião do XVII Congresso Brasileiro de Acupuntura, em São Paulo.

Ao mesmo tempo em que era feita a divulgação da técnica no Brasil, tomamos conhecimento dos trabalhos desenvolvidos pela Dra. Carolyn McMakin, nos Estados Unidos, combinando a microcorrente com frequências específicas, aumentando assim a eficácia da técnica e a gama de suas indicações clínicas. Sua experiência foi divulgada através do livro "Frequency Specific Microcurrent In Pain Management", publicado em 2011.

Na Alemanha, o Dr. Sinval teve a oportunidade de participar de um seminário sobre microenergia, promovido por Dr. Heinz Reinwald, usando seu estimulador VitalWave® dotado de recursos sofisticados, dentre os quais um módulo de frequências com cinco dígitos. Na oportunidade, relatou alguns casos clínicos usando o Ryometer RTS®.

Em 2012, Dr. Heinz esteve em Aracaju fazendo um workshop sobre microenergia, com a participação de médicos acupunturistas de vários estados do Brasil.

Dando continuidade à divulgação da técnica, além da estimulação com microcorrente, passamos a dar mais ênfase ao uso paralelo da frequência específica, agora mostrando casos clínicos também com o VitalWave®. Em mesas-redondas durante os Congressos Brasileiros de Acupuntura em Ouro Preto (2013) e São Paulo (2014), os participantes tiveram a oportunidade de conhecer os resultados terapêuticos em várias situações clínicas, agora com a utilização de um estimulador com maiores recursos técnicos.

Em 2015, o Dr. Sinval teve a oportunidade de conhecer pessoalmente a Dra. Carolyn McMakin, durante seminário que ela deu na Alemanha, a convite do Dr. Heinz. O evento foi prestigiado por vários especialistas da Europa. Durante o evento o Dr. Sinval teve a oportunidade de mostrar, mais uma vez, alguns casos clínicos de sua prática.

Em outubro de 2022, agora contando com a parceria da Dra. Cláudia Passamani, de Vitória-ES, realizamos um curso teórico-prático sobre Estimulação Elétrica com Microcorrente e Introdução à Frequência Específica, com a participação de 30 colegas de vários estados do Brasil, sendo lançado pela NKL o estimulador MicroEstim Foco® (MicroACP da NKL), com recursos para estimulação com Microcorrente e uso de Frequências Específicas.

● BIOELETRICIDADE

Os seres vivos geram atividade elétrica intrínseca: células, tecidos, órgãos e todo o corpo funcionam como uma bateria.

Segundo Oschmann,[13] a eletricidade biológica é um fenômeno geral que tem origem no movimento de íons carregados eletricamente e na capacidade que possui a membrana celular de despolarizar e repolarizar; já a eletricidade eletrônica se origina do fluxo de partículas muito menores que os íons, os elétrons.

Becker e Selden[14] admitem que o fluxo eletrônico nos seres vivos ocorre por semicondutividade, através do sistema perineural (glia e células de Schwann), por todo o corpo.

A concentração desigual de íons dentro e fora da célula gera um campo elétrico que funciona como uma fonte energética que garante à célula:

a. Manutenção da atividade de suas organelas, principalmente a mitocôndria;
b. Estabilidade do potencial de repouso da membrana;
c. Síntese proteica;
d. Funcionamento adequado das bombas iônicas, facilitando o transporte de membrana, com melhor entrada de nutrientes e saída de produtos do metabolismo celular.

Segundo Haltiwanger,[15] "na célula existem várias estruturas que agem como componentes eletrônicos, podendo receber, transduzir e transmitir vibrações elétricas, acústicas, magnéticas, mecânicas e térmicas, explicando assim algumas reações biológicas a vários fenômenos, entre os quais cita:

a. Reações aos campos geomagnéticos da Terra e aos campos de Schumann;
b. Reações ao toque das mãos nos processos de cura;
c. Respostas biológicas a dispositivos geradores de frequências (elétrica, magnética, fotônica e acústica);
d. Respostas terapêuticas produzidas com o uso de várias técnicas (acupuntura, moxabustão, laser, massagem, rolfing, fisioterapia e quiropraxia)."

O trânsito de informações nos seres vivos envolve dois tipos de linguagem:[13, 14]

Química

Principalmente através do sistema circulatório, onde sinais químicos de moléculas produzidas em sítios distantes ou na própria matriz extracelular interagem ativando ou inibindo receptores específicos.

Energética

Através do sistema nervoso clássico, com as seguintes particularidades:

- Neurônios conduzindo a informação através de impulsos elétricos;
- Uma rede nervosa digital de grande velocidade que pode transmitir grande volume de informação;
- Controle preciso de atividades específicas, sendo responsável pela sensação, movimentação e comunicação ponto-a-ponto.

Através o Sistema Nervoso Perineural, com as seguintes características:

- Através de um circuito elétrico fechado (corrente direta) entre o cérebro e as células perineurais, retroalimentado negativamente;
- As informações são transmitidas por correntes diretas, por semicondutividade, em baixa velocidade e pequeno volume de dados (analogicamente);
- Regula todas as atividades do sistema nervoso tradicional;

- Gera uma corrente de injúria que controla a recuperação de uma lesão, transmitindo para o sistema nervoso central toda a informação sobre o tipo e extensão da mesma. Em resposta, o cérebro passa a emitir sinais elétricos (corrente direta) para o local da lesão, iniciando o processo de cura.

● MICROCORRENTE

Pesquisadores da área de fisiologia celular têm demonstrado que várias atividades celulares ocorrem na presença de correntes elétricas extremamente sutis, na faixa do nanoampere (nA) e picoampere (pA).

Eickhorn e Schimmel,[16] pesquisando correntes elétricas em pontos de acupuntura em humanos, encontraram valores entre 10 e 100 nA.

Sakmann B,[17] demonstrou que a transmissão neuromuscular em fibras musculares desnervadas de rã pode gerar correntes até o valor de 4 nA.

Llano et al.,[18] estudando a liberação de cálcio no nível pré-sináptico em células de Purkinge do cerebelo, encontraram valores de correntes de 125 ± 9 pA.

Matthew, Friedman e Regehr[19] demonstraram que nas células de Purkinge do cerebelo 20% das correntes pós-sinápticas superam 200 pA, podendo atingir valores muito maiores, em torno de 1 nA.

Até bem pouco tempo considerada só como elemento de sustentação e suporte nutricional do sistema neuronal, a glia tem merecido nos últimos anos a atenção de pesquisadores na área da Neurociência. Segundo Khakh e Burnstock,[20] além da função primordial do ATP de produzir energia para a célula, a molécula do ATP exerce também outras funções fora da célula. O ATP liberado pela célula sofre ação enzimática, removendo os fosfatos, produzindo AMP e adenosina que se ligam a receptores específicos em setores distantes, com efeitos importantes na área de músculos, vasos sanguíneos e coração.

Guthrie e colaboradores[21] demonstraram, em camundongos, que o ATP é um importante mensageiro entre o sistema nervoso central e os astrócitos.

De acordo com Fields e Stevens-Graham,[22] a glia pode afetar a excitabilidade neuronal e a transmissão sináptica por meio da liberação de neurotransmissores e outras moléculas sinalizadoras extracelulares.

Pesquisas laboratoriais sofisticadas realizadas por Fields[23,24] e outros cientistas sugerem fortemente que o ATP e a adenosina fazem a intermediação das mensagens nas redes nervosas das células de Schwann e oligodendrócitos e que as mensagens de cálcio são induzidas nos astrócitos pelo ATP.

Cheng et al.,[25] estudando os efeitos da estimulação elétrica em preparações de pele de rato, demonstraram que a utilização de correntes de intensidade na faixa de 10 a 1000 µA produziu um aumento de 30% a 40% no transporte de aminoácidos, 75% na síntese proteica e até 500% na concentração de ATP. Quando passou a usar intensidades acima de 1000 µA, ocorreu uma regressão daqueles valores. O aumento da concentração de ATP aumenta a capacitância elétrica da célula, melhorando a função das bombas iônicas, facilitando o transporte de íons, mantendo o nível adequado do potencial de membrana e incrementando todas as funções metabólicas da célula.

De Bock,[26] utilizando vários parâmetros elétricos de estimulação, comparou os efeitos da estimulação produzida pelo TENS e MET, concluindo que eles apresentam mecanismos diferentes. A estimulação com TENS utilizando corrente em miliampere, bloqueia a informação no nível do corno dorsal da medula (portão de controle de Melzack e Wall), atuando sobre fibras Aβ e pela liberação de opioides endógenos. Seu efeito é transitório, sem componente residual.

Na prática clínica diária temos observado que é frequente o número de pacientes em tratamento prolongado com TENS que não apresentam alívio duradouro da dor, principalmente nos casos crônicos.

Provável mecanismo de ação da microcorrente[13,14]

Após uma agressão física externa ou interna ocorre uma diminuição do ATP na área lesada, com liberação de mediadores químicos inflamatórios (prostaglandinas, histamina, substância P e outros), com dor.

No local surge uma corrente direta (corrente de injúria) que, através da fáscia e do sistema perineural (glia), envia mensagens para o cérebro que libera mensagens com o objetivo de iniciar o processo de cura da lesão.

A estimulação elétrica com microcorrente aumenta a oferta energética para a célula, ajudando no processo iniciado pelo próprio organismo.

O aumento do ATP observado quando se usa a estimulação elétrica com microcorrente produz os seguintes efeitos positivos:

No local da lesão

- Cria fortes campos elétricos, recuperando a capacitância elétrica dos tecidos lesados;
- Normaliza a polaridade oscilante da célula, diminuindo a resistência local à entrada de correntes endógenas na área lesada;
- Melhora a geração do impulso nervoso nos neurônios;
- Aumenta a síntese proteica;
- Ativa o transporte de membrana, melhorando a permeabilidade celular, com maior entrada de nutrientes e eliminação de produtos tóxicos do metabolismo celular.

Distante da lesão

- Utilizando o sistema perineural, uma corrente direta (corrente de injúria) carreia a informação para o cérebro que passa a comandar respostas curativas por meio dos sistemas vascular, endócrino, linfático e pelo próprio sistema perineural. A interação entre os neurônios e a glia tem sido comprovada em pesquisas recentes.

● FREQUÊNCIA ESPECÍFICA

In the future electrical medicine will advance to the point where you can dial up and administer frequencies that will act like pharmacological agents. (Haltiwanger, 2011)[15]

A natureza vibratória dos componentes dos seres vivos foi defendida por Albert Abrams, no primeiro quarto do século XX. Segundo Abrams, todos os órgãos humanos, doentes ou saudáveis, transmitem radiações ou vibrações específicas.[27]

Na mesma época, Lakhovsky[28] admitiu que todos os seres vivos emitem radiações e, em sua grande maioria, são capazes de receber, detectar e emitir ondas, e que o núcleo da célula é o centro de oscilações e liberação de radiações.[3]

42 TRATADO DE ACUPUNTURA E DOR NA MEDICINA ESPORTIVA

Admitiu, também, que as células apresentam propriedades elétricas, tais como resistência, capacitância e indutância, que podem gerar oscilações de alta frequência, receber e responder a oscilações oriundas de fontes externas. Oscilações externas de frequências iguais às das células contribuem para o seu fortalecimento, o contrário ocorrendo quando submetidas a frequências diferentes.

Segundo Lakhovsky a progressão de uma doença é uma batalha entre as oscilações ressonantes das células do paciente *versus* as oscilações oriundas dos organismos patogênicos. O aumento da amplitude das oscilações das células sadias pode resultar no enfraquecimento das oscilações produzidas pelas células doentes.

O princípio da ressonância é utilizado em vários procedimentos médicos com fins diagnósticos, como a ressonância eletromagnética, a ultrassonografia e a espectroscopia.

Segundo Benveniste,[29] a comunicação entre moléculas nos seres vivos ocorre em função da atividade de campos eletromagnéticos, atuando como sistema de comunicação de rádio. Sinais moleculares podem emitir frequências que ativam seus receptores correspondentes, sem contato físico.

A introdução da prática de estimulação elétrica utilizando frequências específicas é atribuída a Harry Van Gelder, na primeira metade do século XX.[7]

A combinação de microcorrente e frequência específica como técnica de estimulação elétrica na prática médica foi introduzida por Thomas Wing, nos Estados Unidos, em 1970.[6]

Nos idos de 1990, utilizando as frequências até então usadas por Harry Van Gelder e dispondo de um estimulador com microcorrente e frequências de dois dígitos, idealizado pelo Dr. George Douglas, a Dra. Carolyn McMakin passou a estudar e desenvolver novas frequências, ampliando o uso terapêutico da técnica de estimulação elétrica. Através de seminários e várias publicações científicas vem divulgando seu trabalho dentro e fora dos Estados Unidos.[7] (Tabelas 5.1 e 5.2)

Tabela 5.1 Frequências de alguns tecidos.[7]

Tecido	Frequência (Hz)
Pele	355
Tecido conjuntivo	77
Fáscia	142
Ligamento	100
Tendão	191
Bursa	195
Cápsula	480
Cartilagem	157
Periósteo	783
Osso	59
Músculo	46
Artéria	62
Veia	79
Sangue	103
Nervo	396

Tabela 5.2 Frequências de algumas condições mórbidas.[7]

Condição mórbida	Frequência (Hz)
Inflamação aguda	40
Inflamação crônica	284

No Brasil, a partir de 2010 a estimulação elétrica com microcorrente e frequência específica foi introduzida por Santos e Inada, sendo divulgada em seminários e congressos de acupuntura. Em 2022, com o novo aparelho MicroACP® (NKL), surgem novos profissionais atuantes na microcorrente e frequências específicas.

● EVIDÊNCIAS DA AÇÃO DA MICROCORRENTE NA ATIVIDADE ESPORTIVA

Curtis e colaboradores[30] demonstraram a melhora da dor muscular de início tardio induzida, em pacientes voluntários pós-estimulação com microcorrente e frequência específica. O estimulador usado foi o Precision Micro® com dois canais, intensidade de 200 µA e frequências de sangramento (18), (inflamação aguda) 40 (vitalidade) (49) e 124 (lesão) no canal A; 62 (artéria), 116 (imunidade) 142 (fáscia), e 191 (tendão) no canal B. O tempo variou de 1 a 4 minutos para cada frequência.

Ohno e colaboradores[31] demonstraram que a estimulação nervosa com microcorrente facilita a regeneração do músculo solear em camundongos. Os animais foram tratados durante 60 minutos, intensidade de 10 µA, frequência de 0,3 Hz e duração de pulso de 250 ms.

Fujiya e Goto[32] relataram que entre as novas modalidades de tratamento usadas para reduzir o período de recuperação após lesões esportivas, a estimulação elétrica nervosa com microcorrente tem se mostrado eficaz para o alívio da dor e regeneração dos tecidos moles envolvidos, tais como o músculo esquelético, ligamento e tendões.

Kwon[33] e colaboradores realizaram estudo prospectivo em idosos com o objetivo de confirmar a hipótese de que a estimulação elétrica muscular com microcorrente melhora a atividade e a regeneração muscular. Num grupo de idosos, colocaram eletrodos em pontos nos membros superiores e inferiores e estimularam com microcorrente (intensidade de 25 µA, frequência de 8 Hz, pulso monofásico retangular em sessões de 40 minutos). Além dos parâmetros de eletromiografia, observaram melhora nos testes musculares de aperto da mão e flexão dorsoplantar.

Naclerio[34] e colaboradores estudaram a estimulação com microcorrente para comparar, em voluntários submetidos a treinamento de resistência, os efeitos sobre a atividade de grupos musculares e a dor muscular de início tardio. Durante 8 semanas de treinamento de resistência com aplicações diárias de 3 horas, somente o grupo que foi estimulado com microcorrente apresentou melhora da arquitetura muscular e atenuação da dor muscular de início tardio.

Em revisão publicada em 2022, Stefan Kolimechkow e colaboradores[35] demonstraram que os principais mecanismos de ação provocados pela combinação da terapia com microcorrente com exercícios, em indivíduos fisicamente ativos, podem ser sumarizadas (i) aumento da ressíntese do ATP conforme mecanismos demonstrados na Figura 5.1, (ii)

CAPÍTULO 5   MICROCORRENTE E FREQUÊNCIA ESPECÍFICA NA MEDICINA ESPORTIVA   43

manutenção da homeostasia do cálcio intracelular, **(iii)** aumento da lipólise induzida pelo exercício e **(iv)** promoção da síntese da proteína muscular.

A terapia com microcorrente pode acelerar a recuperação pós-exercício, atenuar a severidade da dor muscular de início tardio e otimizar os resultados do treinamento físico, por exemplo, a resposta hipertrófica do músculo esquelético, o ganho de força, a capacidade de resistência e a redução da massa de gordura. A literatura disponível sugere que os efeitos acima mencionados podem ser alcançados quando são aplicados microcorrentes definidas entre 20 e 400 µA, além de tempos de aplicação mais longos (> 30 minutos até 3 horas).[35]

- **BENEFÍCIOS DA ESTIMULAÇÃO COM MICROCORRENTE**

- A estimulação elétrica de músculos, ligamentos e tendões com microcorrente contribui para melhorar a fun-

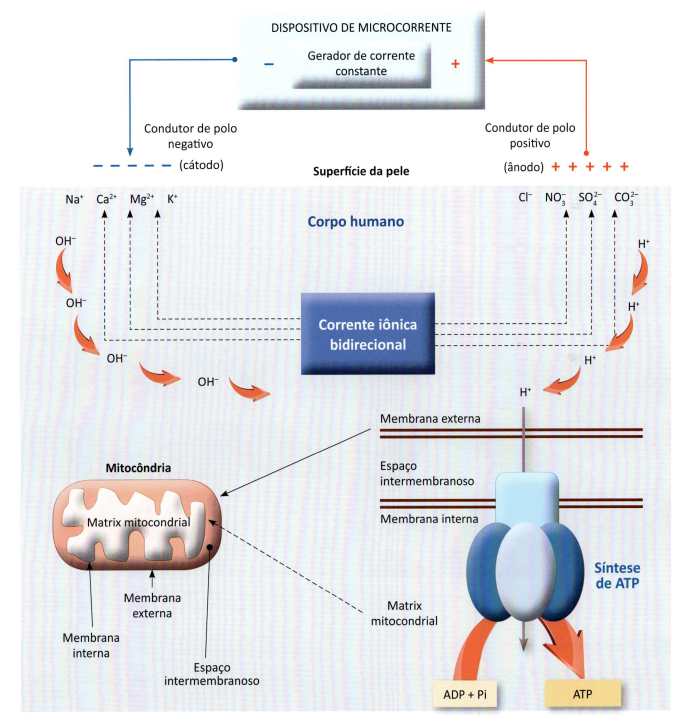

Figura 5.1 Corrente elétrica sob a pele resultante e subsequente formação de ATP bioelétrico (iônico) provocada pela aplicação de microcorrente. **ATP:** Adenosina Trifosfato, **PI:** Fosfato Inorgânico.
Fonte: Kolimechkow *et al*. 2023.[35]

ção dessas estruturas com efeito profilático no aparecimento de lesões;
- Pode ser associada a métodos tradicionais de tratamento tais como o uso de frio, calor e massagem, ajudando na rápida recuperação, permitindo um retorno mais rápido às atividades laborativas;
- A grande liberação celular de ATP diminui o tempo de regeneração das estruturas articulares, permitindo o retorno mais rápido do atleta às suas atividades.

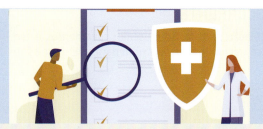

Casos Clínicos

■ Caso clínico 1

Câimbras dos retos abdominais após exercício

Paciente masculino, 46 anos, há um mês apresentava câimbra dos retos abdominais durante e após exercício físico de fortalecimento do abdômen, de intensidade moderada (EVA 6/10).

Técnica de estimulação (Micro ACP® da NKL): duas agulhas inseridas nas extremidades proximal e distal dos retos abdominais, modulação denso-dispersa 40 x 142 Hz, corrente bipolar, intensidade de 100 µA, 30 minutos. (Figura 5.2)

Alívio total da câimbra após 1 seção de estimulação.

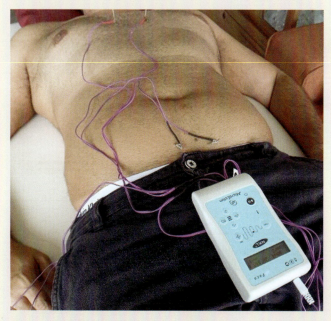

Figura 5.2 Câimbras dos retos abdominais após exercícios.
Fonte: Acervo do autor.

■ Caso clínico 2

Epicondilite à direita após exercício em academia

Paciente masculino, 38 anos, há uma semana com dor de intensidade moderada (EVA 5/10) no cotovelo direito (epicôndilo lateral), após exercício inadequado em academia.

Aplicada a Técnica dos Grandes Meridianos (circuito Intestino Grosso e Estômago) com eletrodos autoadesivos, positivo em IG 11 (*Quchi*) à direita e negativo num ponto sensível à palpação na face externa do joelho esquerdo. Aparelho Micro ACP® NKL, modulação em burst, corrente unipolar, frequência de 40 Hz (inflamação aguda), intensidade de 200 µA, duração de 30 minutos.

Alívio da dor após 2 sessões. (Figura 5.3)

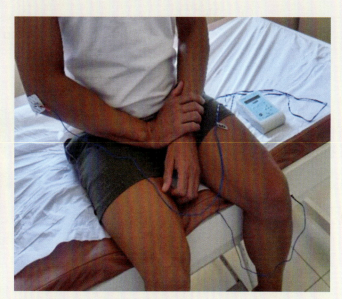

Figura 5.3 Epicondilite à direita após exercício em academia.
Fonte: Acervo do autor.

■ Caso clínico 3

Ruptura do tendão do calcâneo

Paciente masculino, 60 anos, com dor e edema no tornozelo direito após trauma durante partida de futebol de salão, com abandono da competição. Uma radiografia não evidenciou fratura óssea. Uma ressonância magnética constatou ruptura total do tendão do calcâneo a 11,1 cm acima da inserção, com indicação de cirurgia (círculo oval na Figura 5.4).

Inicialmente foi realizada estimulação elétrica com o Micro ACP® da NKL, com agulhas no trajeto do tendão, nos pontos R 3 (Taixi) e R 9 (Zhubin) e com os seguintes parâmetros: modulação denso-dispersa 2 x 100 Hz, corrente bipolar, intensidade de 100 µA, duração de 30 minutos, com alívio da dor por 48 horas.

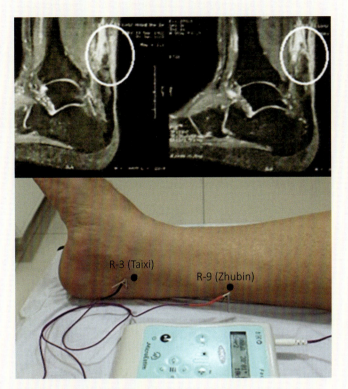

Figura 5.4 Ruptura do tendão do calcâneo.
Fonte: Acervo do autor.

Nova sessão de eletroacupuntura foi realizada, agora com os seguintes parâmetros: modulação em burst, frequência de 191 Hz (específica para tendão), corrente bipolar, intensidade de 100 μA, durante 30 minutos, permanecendo sem dor durante 3 semanas enquanto aguardava a realização da cirurgia.

Caso clínico 4
Lombalgia e dor no quadril aguda unilateral

Paciente masculino, 46 anos, atleta (Judô - faixa preta), submetido à gastroplastia (Cirurgia Bariátrica) em 2021. Desenvolveu dor lombar e quadril à esquerda (EVA 7/10) ao realizar o movimento ativo de rotação do tronco à esquerda, durante o pré-treino (aquecimento). Este padrão de dor já persistia por 2 anos (em crises) ao realizar esse movimento em treinos. Realizada investigação em 2022 com radiografia de coluna lombar evidenciando osteófitos marginais nas vértebras lombares e redução do espaço discal entre L5-S1.

Procurou atendimento de Acupuntura, relatando este mesmo padrão de dor, após 5 dias de um treino onde realizou o movimento ativo de rotação do tronco à esquerda durante o pré-treino. Realizada a primeira sessão de Acupuntura em região lombar nos pontos *Huato Jiaji* como primeira técnica de escolha, porém a resposta foi fugaz logo após a sessão. Na segunda sessão (uma semana após), realizada técnica de neuromodulação periférica em músculos no quadrado lombar, associado à estimulação elétrica com o Aparelho Micro ACP® NKL com modulação em frequência contínua 142 Hz (frequência específica para fáscia), corrente bipolar, intensidade de 200 μA, e duração de 30 minutos. Nesta mesma sessão realizado também novamente os pontos *Huato Jiaji,* porém associados à estimulação elétrica com o Aparelho Micro ACP® NKL com modulação em frequência Denso-Dispersa 2 x 100 Hz, corrente bipolar, intensidade de 200 μA, e duração de 30 minutos.

Após uma semana, o paciente retornou com mesmo padrão de acometimento da dor e movimento (7/10), sendo realizado a terceira sessão de Acupuntura inserindo agulhas 0,30 x 75 mm na região inguinal na saída restrita do músculo ilíaco, tendão do iliopsoas e nervo femoral bilateralmente associado à estimulação elétrica com o Aparelho Micro ACP® NKL com modulação em frequência contínua 142 Hz (frequência específica para fáscia), corrente bipolar, intensidade de 200 μA, e duração de 30 minutos. Paciente relatou melhora importante (EVA 0/10), não apresentando dor (Figura 5.5). Após 21 dias do início da algia, apresentava apenas leve dor em quadril esquerdo ao movimento ativo de rotação do tronco à esquerda (EVA 1/10), repetindo-se a mesma técnica (Figura 5.5) e mantendo o mesmo padrão de melhora (EVA 1/10).

Encaminhado ao ortopedista para investigação diagnóstica de possíveis lesões estruturais em coluna lombar, considerando que as crises foram mais frequentes e intensas nos últimos meses.

Travell e colaboradores[36,37] descrevem que o aumento do músculo iliopsoas, ou seu encurtamento, cria uma saída restrita do músculo ilíaco, tendão do iliopsoas e nervo femoral, favorecendo o encarceramento do nervo. Os músculos iliopsoas bilateralmente atuam em conjunto, sincronizando sua atividade para algumas funções e alternando para outras.

A microcorrente e a frequência específica associadas a esta técnica de Acupuntura tornaram-se uma ótima ferramenta para alívio imediato nas contraturas agudas em atletas.

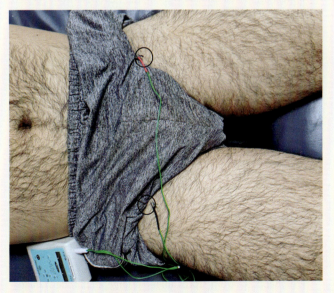

Figura 5.5 Lombalgia aguda unilateral.
Fonte: Acervo do autor.

CONCLUSÃO

Na literatura especializada[31-35] o uso de estimulação elétrica com microcorrente (e mais recentemente associada à frequência específica), tem mostrado bons resultados na área da Medicina Esportiva, principalmente:

a. Na profilaxia das lesões esportivas;
b. No tratamento das lesões durante a prática esportiva;
c. Na terapêutica das lesões decorrentes da prática esportiva, pelas ações analgésica, anti-inflamatória e regenerativa.

REFERÊNCIAS

1. Mayor DF. Electroacupuncture. A practical manual and resource. Chapter Two. London: Churchill Livingstone Elsevier; 2007.
2. Zhaofa Z, Ding Z, Xiping J. Fundament and clinical practice of electroacupuncture. Translator Wang Tai. Beijing, China: Beijing Science & Technology Press; 1994.
3. Duffy TP. The flexner report – 100 years later. Yale J Biol Med. 2011 Sep;84(3):269-76. Published online 2011 September. https://www.ncbi.nlm.nih.gov/pmc/articles/PMC3178858/.
4. Werner F. Electro-acupuncture primer. English Edition. Uelzen: ML-Verlag; 1979.
5. Greenlee DL, Wing TW. Basic microcurrent therapy acupoint & body work manual. 4th ed. Kelseyville, CA: Earthen Vessel Productions; 1995.
6. Mercola JM, Kirsch DL. The basis for microcurrent electrical therapy in conventional medicine practice. J Adv Med. 1995;8(2).
7. McMakin CR. Frequency specific microcurrent in pain management. London: Churchill Livingstone Elsevier; 2011.
8. De Bock P. European perspective: a comparison between TENS and MET. Phys Ther Prod. 2000;11:28-33.
9. Kirsch DL. A practical protocol for electromedical treatment of Pain. In: Pain Management. Chapter 61. A Practice Guide for Clinicians. Sixth Edition by Richard S. Weiner. American Academy of Pain Management. CRC Press LLC, 2002.
10. Starwynn D. Microcurrent electro-acupuncture bio-electric principles, evaluation and treatment. Phoenix, Arizona: Desert Heart Press; 2002.
11. Santos SA, Inada T, Costa R. Microcorrente. Fundamentos e técnicas segundo princípios da medicina tradicional chinesa. São Paulo: Plêiade; 2010.
12. Reinwald H, Wallbaum D, Foulds-Saupe C. Mikro-energie therapie (MET). Basis. Seminar in Fulda. Germany, 2012.
13. Oschmann JL. Energy medicine. The scientific basis. London: Churchill Livingstone Elsevier; 2000.
14. Becker RO, Selden G. The Body Electric. Electromagnetism and the foundation of life. New York: William Morrow and Company; 1985.
15. Haltiwanger S. The electric properties of cancer cells. Disponível em: https://www.researchgate.net/publication/261360055.
16. Eickhorn R, Schimmel HW. Electrophysiological diagnosis at terminal points of acupuncture meridians. Biomed Ther. 1999;17(3):111-3.
17. Sakmann B. Elementary steps in synaptic transmission revealed by currents through single ion channels. The EMBO J. 1992;11(6):2003-16.
18. Liano l, Gonzalez J, Caputo C, Lai FA, Blayney LM, Tan YP, et al. Presynaptic calcium stores underlie large-amplitude miniatu-

re IPSCs and spontaneous calcium transients. Nat Neurosci. 2000;3(12):1256-65.
19. Matthew A, Xu-Friedman, Regehr WG. Maximinis. 2000 Nature America Inc. Disponível em: http://neurosci.nature.com/neuro/journal/v3/n12/full/nn120_1229.html.
20. Khakh BS, Burnstock G. The double life of ATP. Sci Am. 2009;301:84-92.
21. Guthrie PB, Knappenberger J, Segal M, Bennett MV, Charles AC, Kater SB. ATP Released from Astrocytes Mediates Glial Calcium Waves. J Neurosci. 1999 Jan 15; 19(2):520-8.
22. Fields RD, Stevens-Graham B. New insights into neuron-glia communication. Science. 2000 October 18,298(5593):556-62.
23. Fields RD, Stevens-Graham B. New insights into neuron-glia communication. Science. 2002 October 18,298(5593):556-62.
24. Khakh, Baljit S e Burnstock G. A Vida Dupla do ATP. Scientific American Brasil, Jan 2010 (56-63).
25. Cheng N, Hoof HV, Bockx E, Hoogmartens MJ, Mulier JC, Dijcker FJ, et al. The effects of electric currents on ATP generation, protein synthesis and membrane transport in rat skin. Clin Orthop Relat Res. 1982;264-72.
26. De Bock P. European perspective: a comparison between TENS and MET. Phys Ther Prod. 2000 Sep;28-33.
27. Abrams A. New concepts in diagnosis and treatment physico--clinical medicine the practical application of electronic theory in the interpretation, and treatment of disease, with an appendix on new scientific facts. Originally Published 1916. Forgotten Books, 2012.
28. Lakhovsky G. The secret of life. Cosmic rays and radiations of living beings. London: William Heinemann (Medical Books); 1939.
29. Benveniste J. A fundamental basis for the effects of EMFs in biology and medicine: the interface between matter and function. In: Bosch RJ, Markov MS. Bioelectromagnetic medicine. Edited by Chapter 13. Inform Healthcare, NY, 2007.
30. Curtis D, Fallows S, Morris M, McMakin C. The efficacy of frequency specific microcurrent therapy on delayed onset muscle soreness. J Bodyw Mov Ther. 2010;14(3):1-8.
31. Ohno Y, Fujiya H, Goto A, Nakamura A, Nishiura T, Ohira T, et al. Microcurrent electrical nerve stimulation facilitates regrowth of mouse soleus muscle. Int J Med Sci. 2013 Aug 7;10:1286-94.
32. Fujiya H, Goto K. New aspects of microcurrent electrical neuromuscular stimulation in sports medicine. J Phys Fitness Sports Med. 2016;5(1):69-72.
33. Kwon DR, Kim J, Kim Y, An S, Kwak J, Lee S, et al. Short-term microcurrent electrical neuromuscular stimulation to improve muscle function in the elderly. Medicine (Baltimore). 2017 Jun;96(26):e7407.
34. Naclerio F, Seijo M, Karsten B, Brooker G, Carbone L, Thirkell J, et al. Effectiveness of combining microcurrent with resistance training in trainned males. Eur J Appl Physiol. 2019;119(11);2642-53.
35. Kolimechkow LM. Physiological effects of microcurrent and its application for maximising acute responses and chronic adaptations to exercise. Eur J Appl Physiol. 2023;123:451-65.
36. Travell JG, Simons DG. Dor e disfunção miofascial: manual de pontos gatilhos. Membros inferiores. Porto Alegre: Artmed; 2006.
37. Travell JG, Simons DG. Myofascial Pain and Dysfunction. The trigger point manual. The lower extremities. Philadelphia, PA: Lippincott Williams & Wilkins; 1993.

Principais diagnósticos sindrômicos pela MTC no esporte

6

▶ Durval Dionísio Souza Mota ▶ Frederico Rodrigues da Cunha Ferro ▶ Ricardo Morad Bassetto

●INTRODUÇÃO

É conhecida a efetividade da Acupuntura para o alívio da dor ou estresse. A Organização Mundial de Saúde (OMS) reconheceu que a Acupuntura pode tratar mais de 50 doenças. Esta passou a ganhar destaque na Medicina Desportiva e disciplinas relacionadas,[1] sendo o seu uso comum entre atletas universitários nos EUA, onde sua prevalência, estimada em 12%, é aparentemente maior do que na população em geral.[2] Na Medicina Desportiva a Acupuntura é uma das ferramentas empregada no tratamento da síndrome de dor retardada,[3] entre outros quadros álgicos.

A Medicina Tradicional Chinesa (MTC) valoriza o movimento para o equilíbrio e a saúde do corpo humano a partir da concepção de que existem sopros,[4] como o Yin e o Yang, que materializam a dinâmica de funcionamento do organismo justificado na premissa de constante movimento entre essas forças opostas e complementares que sustentam toda a organização do Ser. Parte também da premissa de que os seres vivos são dotados de uma "energia vital" denominada "Qi", que associada ao "Xue" (sangue), promoveria um livre fluxo em sua estrutura física através dos "Jing Luo" (Meridianos e Colaterais).

A ausência ou alteração do movimento, como posturas incorretas, levariam a uma dificuldade esse fluxo harmônico de Qi e Xue dentro dos Meridianos levando a algum grau de estagnação desse Qi, gerando padrões obstrutivos denominados síndromes Bi ("Impedimento").[5] Tais síndromes podem ser consequentes à invasão de fatores exógenos, como vento, frio, calor ou umidade, além de traumas ou esforços físicos impróprios. É mister destacar que alimentação e respiração adequadas sustentam as pré-condições para que o organismo realize com eficiência seus processos vitais.

Há uma expressão muito conhecida na MTC "通則不痛，痛則不通"(Tong Ze Bu Tong, Tong Ze Bu Tong), ou seja, "quando pérvio não há dor, quando há dor, é porque não está pérvio". Em outras palavras, quando temos algum impedimento do fluxo de Qi e/ou Xue, a principal manifestação clínica é a dor.

Partindo dessa premissa, os chineses desenvolveram técnicas associadas ao movimento que promovem o livre fluxo de Qi, como o Tai Qi Quan, uma arte marcial chinesa, e o Qigong, exercício para estimular o Qi do corpo. Tais técnicas priorizam a percepção respiratória, a propriocepção e a consciência somática, além de movimentos que promovam giros e circularidade.

● SÍNDROMES DA MTC, PRINCÍPIO TERAPÊUTICO E TRATAMENTO

Tanto a fisiologia quanto a fisiopatologia descrita na **MTC** têm no movimento contínuo, harmonioso, em todas suas dimensões, um conceito nuclear. Intrinsecamente a este conceito, as funções orgânicas são consideradas dependentes da circulação, distribuição e suficiência das **Substâncias Vitais (Qi – Xue – Jin Ye)** em todos tecidos e o entendimento fisiopatológico remete às condições que afetam tanto a circulação quanto suficiência destas substâncias.[6-8]

No âmbito do esporte, nutrição, suficiência energética, hidratação e equilíbrio hidroeletrolíticos estão diretamente relacionados à suficiência de **Qi, Xue e Jin Ye**, que decorre da oferta quantitativa e qualitativa de nutrientes que garantam disponibilidade energética e isotonia adequados ao metabolismo tecidual, na atividade e no repouso.

Por outro lado, a circulação e a distribuição podem ser afetadas, impedidas ou dificultadas, por "produtos patogênicos" como acúmulos de **Qi** e/ou **Xue** e/ou **Jin Ye**, provocados pelo trauma, sobrecarga mecânica, estados emocionais duradouros e/ou intensos, ou mesmo por enfermidades e transformações de síndromes prévias, como a evolução de uma "síndrome superficial", onde o atleta suscetível desenvolve sintomas de infecções de vias aéreas superiores (IVAS), com potencial de gerar e acumular "frio, umidade e/ou mucosidade *(Tan Yin)*, calor e/ou fogo" que condicionem novas transformações e novas síndromes de perfis complexos relacionados ao processo de cronificação.[6,7]

Portanto, os princípios terapêuticos que decorrem desta descrição fisiopatogênica são "Circular **Qi e Xue**, nutrir nas deficiências e eliminar os acúmulos".[8]

● CONTUSÕES, DISTENSÕES, CONTRATURAS MUSCULARES E FRATURAS

Movimentos violentos, posturas inadequadas, contusões, quedas, tração ou torção podem levar às disfunções e/ou lesões em tecidos moles, músculos e tendões principalmente, ou fraturas ósseas e deslocamentos articulares, que resultam em **estagnação de Qi e/ou Xue nos Meridianos e seus Colaterais**, com manifestação de dor e inchaço nas áreas afetadas e limitação de movimento.

Para tratamento, os pontos locais dos **Jing Luo** na área acometida, incluídos os pontos **ASHI**, têm grande importância, em associação com pontos distais dos canais envolvidos, para facilitar a função muscular, aliviar os tendões e ativar a circulação de **Xue**. A utilização de agulhas trifacetadas (trian-

47

gulares), ou do martelinho de 7 pontas, seguido da aplicação de ventosas para drenar *Xue* estagnado, são procedimentos que podem ser adotados para aliviar o inchaço e a dor, e acelerar a recuperação dos tecidos lesados. Em algumas situações, podemos utilizar moxabustão quando os sinais flogísticos decorrentes da inflamação aguda não estiverem muito exuberantes.

É importante notar que na **MTC** as contusões, distensões, contraturas e fraturas, não estão, pelo menos num primeiro momento, relacionadas às síndromes interiores, envolvendo *Zang Fu.*[9]

● ESTAGNAÇÃO DE QI E/OU XUE

A síndrome de *estagnação de Qi* (distúrbio da atividade *Qi* por fluxo dificultado, impedido ou estagnado), no caso das contusões leves, distensões e contraturas musculares de pequena monta, embora agudas, descreve manifestações como sensação de distensão local, dolorosa ou não, móvel, e limitação funcional dos tecidos acometidos.[8]

O princípio terapêutico geral **"Circular o *Qi* e recuperar a função"**, no exercício da Acupuntura, fundamenta-se basicamente na teoria dos Sistemas *Jing Luo* (Meridianos e Colaterais).

Neste caso, obtém-se efeito terapêutico através de estímulos realizados em pontos dos meridianos relacionados, topográfica e funcionalmente, às áreas e tecidos acometidos.

Em regra, inserir agulhas em pontos distais, regionais, proximais e locais nos meridianos acometidos e, se presentes, nos pontos sensibilizados *(ASHI),* costuma ser suficiente para cumprir o princípio terapêutico geral proposto para esta condição.

Porém, nas contusões, distensões e contraturas musculares de maior monta, que cursam com graus variáveis de lesão de tecidos moles e, obviamente, nas lesões ósseas, a dor com caráter de pontada ou facada, lancinante, fixa, e a possível presença de hematomas, equimoses, inchaço e limitação funcional, pela dor e/ou lesão tecidual, indica síndrome associada de *estagnação de Xue.*[8]

O princípio terapêutico geral na Síndrome de Estagnação de *Xue* é "circular *Qi* e *Xue* através dos *Jing Luo"* relacionados às áreas de dor, hematomas, equimoses, aliviar a dor e eliminar estagnação de *Xue.*

A reabilitação, objetivo principal, envolve cicatrização, reparação tecidual com recuperação funcional e a estimulação em pontos nos *Jing Luo* relacionados às áreas acometidas e a inserção de agulhas ao redor dessas áreas contribuem para isto.

No caso de suscetibilidade aumentada às contraturas e câimbras frequentes é preciso considerar a fisiologia muscular (*Qi* no músculo mantém contração e relaxamento harmônicos e adequados) dependente, do ponto de vista da **MTC**, da fisiologia interior relacionada à *Zang Fu ("Órgãos e Vísceras").* No que concerne à nutrição e trofismo muscular, *Pi/Wei ("Baço-Pâncreas/Estômago")* são o eixo central *Yin-Yang e concentram* as funções digestivas, de absorção e metabolismo, incluídas as funções de anabolismo tecidual. Por outro lado, a função contrátil muscular, contração e relaxamento, depende diretamente do fluxo harmônico do *Qi de Gan ("Fígado")* e da qualidade e suficiência do *Xue de Gan.* Suscetibilidade aumentada às contraturas e câimbras, equalizados nutrição e repouso, podem ser abordados com

Acupuntura, eliminando a estagnação *do Qi de Gan* e tonificando *o Xue de Gan.*

Prescrição dos pontos: BL18, BL17, LR3 e GB34.[6]

● EXCESSO DE TREINAMENTO (*OVER TRAINING*), NUTRIÇÃO E REPOUSO INSUFICIENTES OU INADEQUADOS

Deficiência de Qi

Decorre de produção insuficiente, consequente à insuficiência da nutrição, seja por oferta ou má absorção como nas deficiências do complexo *Pi/Wei*, ou é consequente ao desgaste por consumo além da capacidade de restauro, repouso e sono insuficientes.[8]

Na prática esportiva está associada agudamente a treinos extenuantes e cronicamente à nutrição inadequada e sono não reparador ou evolução crônica do trauma e sua convalescência.

Os principais sintomas são lassidão, voz fraca, respiração encurtada. O paciente evita falar pelo cansaço, apresenta transpiração espontânea, diminuição do apetite, fezes amolecidas e/ou não formatadas.

A abordagem terapêutica consiste em adequação nutricional e da relação atividade/repouso. O uso das formulações patenteadas da **MTC** tônicas do *Qi*, pode beneficiar o esportista.

A Acupuntura, complementar nestas circunstâncias, consiste em otimizar o aproveitamento alimentar, favorecer o equilíbrio hidroeletrolítico, estimular as funções neuroendócrinas, minimizar a sensação de fadiga e melhorar o sono. Em outras palavras, **tonificar o *Qi* e harmonizar** *Yin-Yang*.

Prescrição dos pontos:

- **ST36, CV6, BL20, SP6, CV17, CV4**, ponto *An Miang 1 e 2 (Extra 30 e 31) ou GB20, GV20, ExHN3*. Tonificação manual e/ou *moxa* ou eletroacupuntura **(EA)** estão indicadas.

Deficiência de Xue

Condição na qual o sangue *(Xue)* falha em nutrir e fornecer substrato à função dos tecidos, pele, músculo, tendões, ossos, *Jing Luo* e *Zang Fu*, por insuficiência.

Frequentemente decorre de: perdas sanguíneas, disfunções na hematopoese com deficiência do *Xin* ("Coração"), *Pi* ("Baço") e *Jing ("Essência")* do *Shen* ("Rins"); consumpção do *Qi* na fadiga ou evolução de um trauma crônico; trauma grave em tendões e ossos com **deficiência do** *Xue de Gan* **("sangue do fígado")** e **Jing do Shen; baixa produção de** *Xue* relacionada à estagnação de sangue.[8]

As principais manifestações são: tontura ou vertigem, compleição pálida, palpitação, insônia, fraqueza da memória, tendões frouxos e suscetíveis às lesões, dormência em membros, limitação do movimento articular, leito ungueal pálido, língua pálida, pulso fino.[8]

O princípio de tratamento é nutrir, estimular a hematopoiese, funções digestivas e absortivas decorrentes do esvaziamento gástrico adequado, integridade funcional do intestino delgado, secreções exócrinas do aparelho digestório assim como o conteúdo endócrino do sangue, importante ao metabolismo e modulação funcional de diversos tecidos, glândulas e órgãos.

No contexto da **MTC** significa que devemos **tonificar e nutrir** *Ying Qi e Xue*, **circular e distribuir** *Xue.*

As prescrições dos fármacos da MTC que nutrem *Xue* são úteis. No que concerne à Acupuntura, estimular pontos que tonificam e favoreçem a formação e distribuição de *Xue.*

Prescrição dos pontos:

- **LI11 e/ou LI10, ST36, ST39, SP6, SP10, CV4, CV6, BL17, BL20.**

Deficiência conjunta de Qi e Xue

Esta condição assemelha-se à "síndrome de deficiência relativa de energia" (REDS), correspondendo a uma disponibilidade baixa de energia decorrente de alto gasto energético, ingestão inadequada de fontes nutricionais, ou a combinação de ambos. Há, contudo, outros fatores contribuintes que predispõem um atleta, especificamente, a esta condição. Portanto, uma avaliação holística e abrangente pode ser necessária para identificar as causas principais e predisponentes.[10]

O estresse físico, por óbvio, mas também o estresse emocional decorrente da alta exigência e competitividade do ambiente esportivo, assim como as frustrações frente a resultados não atingidos, contribuem para a depressão energética. Há de se levar em conta a existência de outras condições, como disfunções ou predisposições neuroendocrinoimunológicas, a serem investigadas, que podem estar relacionadas à **"REDS"**, inclusive aquelas que tornam as mulheres atletas o grupo mais frequentemente acometido por essa síndrome.[10]

A síndrome de deficiência associada de *Qi* e *Xue* se manifesta como uma combinação de sinais e sintomas das síndromes de deficiência de *Qi* e de deficiência de *Xue*, e decorre de uma miríade de causas que podem estar associadas, como nutrição inadequada, repouso insuficiente, perdas sanguíneas volumosas e/ou prolongadas. Entre estas, os distúrbios de fluxo menstrual, consumo energético excessivo, transpiração volumosa e distúrbios disabsortivos guardam lugar de destaque.

As manifestações clínicas comuns são tontura ou vertigem, fadiga intensa, visão turva, visão de pontos brilhantes, lipotimia, transpiração espontânea, compleição pálida sem brilho ou baça, palpitação, insônia, ansiedade ou depressão ansiosa, suscetibilidade aos sustos (assustadiço), língua pálida e flácida, e pulso filiforme e fraco.[11]

O princípio de tratamento é tonificar conjuntamente *Qi* e *Xue*, nutrindo através de orientação dietética e/ou fórmulas patenteadas da **MTC**, e estimulando funções através da medicina externa chinesa, *Zhen Jiu* (**Acupuntura e Moxa**).

Prescrição dos pontos:

- **BL17, BL20, BL23, CV17, CV12, CV6, CV4, ST36, SP6 e/ou SP10.**
- *Moxa* **ou aquecimento em CV6, ST36, BL17, BL20 e/ou BL23.**[6,7]

● ESTAGNAÇÃO DO QI DO GAN

O potencial patogenético do estresse emocional agudo e do estresse crônico está relacionado à intensidade e duração do estressor frente a capacidade de resiliência do sistema.

O conceito biológico de "estresse" trata de um conjunto de respostas, inicialmente adaptativas, frente a "cargas" psíquicas ou mesmo físicas, informações orgânicas que chegam às estruturas subcorticais sensibilizadas pelo estresse crônico, que são lidas como se de risco fossem para a homeostasia. Por sua vez, o termo "resiliência" descreve a capacidade do organismo recuperar, pós-estresse, seu *"status"* original.

Esta última, a resiliência, segundo a fundamentação da **MTC,** corresponde ao *Qi* de *Gan* **("Fígado"),** expresso na frase "aplainar as emoções", presente nas descrições das funções do fígado**.**

Como comentado, o ambiente esportivo pode ser extremamente estressante, bem como outros aspectos da vida do atleta profissional, principalmente, mas também possível na prática excessivamente exigente e competitiva no esporte amador, como a contrariedade com índices e resultados alcançados, vida social restritiva, baixa disponibilidade para convívio familiar, além do repouso insuficiente.

A perda progressiva da capacidade de resiliência, ou incapacidade de "aplainar as emoções", está diretamente relacionada à estagnação do *Qi* do fígado, que pode se manifestar com humor lábil, irritabilidade, emotividade desproporcional, respiração que não aprofunda, suspiros frequentes, sensação de bolo na garganta, ansiedade, dor com caráter de distensão no abdômen ou, mais tipicamente, nos hipocôndrios, mastalgia, distúrbios menstruais, entre eles a síndrome de tensão pré-menstrual (TPM), eructação frequente, tendência aumentada a contraturas musculares, síndrome dolorosa miofascial (SDM) crônica, pulso em corda, podendo gerar, também, estagnação de *Xue.* [11]

O princípio terapêutico consiste em restaurar o fluxo suave e contínuo do *Qi* de *Gan* e harmonizar os movimentos do *Qi* em todos tecidos e **Zang Fu**, ou seja, beneficiar os movimentos fisiológicos de todo organismo.[6,7]

Predominam as indicações de pontos do sistema *Jing Luo "Jue Yin"* **("Pericárdio e Fígado")** e *Shao Yang* **("Vesícula Biliar e Triplo Aquecedor").**

Prescrição dos pontos:

- **PC6 + LR3, TE6 + GB34, LR14 + LR3 + SP6, CV17 + CV6.**[6,7]

● "INVASÃO DO VENTO FRIO"

Muitos atletas acabam se resfriando após competições ou quando enfrentam climas diversos àqueles que estão habituados.

A noção de que um exercício físico prolongado e/ou intenso causa uma "janela imunológica", com imunodepressão durante a recuperação após o exercício, é bem aceita.[12]

Do ponto de vista da **MTC**, o desgaste das substâncias vitais pelo esforço físico, junto às perdas decorrentes de uma transpiração abundante, podem levar à deficiência superficial *(Yang Wei ou Wei Qi)*, deficiência interior *(Ying Qi)* ou de ambos, em situações repetitivas ou intensas.

A condição aguda está mais frequentemente relacionada à deficiência transitória do *Wei Qi* com desarmonia *Ying/ Wei* decorrente da transpiração abundante, que juntas aumentam a suscetibilidade aos *Xie Qi* exteriores, em geral ao "vento frio".

Os sinais e sintomas são do resfriado comum, infecção das vias aéreas superiores (IVAS), com coriza líquida e obstrução nasal. Havendo um estado febril, acompanha sensação de aversão intensa ao vento frio, febre baixa, leve mialgia, sensação de raspar na garganta, cefaleia leve, tosse de baixa intensidade, anidrose, pulso superficial e tenso. O princípio terapêutico é dispersar o vento frio da superfície e consolidar a relação *Ying/Wei.*

A farmacoterapia tradicional chinesa pode ser usada com bons resultados, inclusive profiláticos, através da utilização de fórmulas patenteadas que dispersam *Xie Qi* na superfície enquanto consolidam o *Wei Qi*, controlam a transpiração e nutrem o *Ying Qi.*

Prescrição dos pontos:

- **LU7, LI4 e GB20** para dispersar o vento frio na superfície.
- **LI4 + KI7** para harmonizar Ying/Wei.
- **ST36 + CV6** nas deficiências interiores e como profilático.[6,7]

CONCLUSÃO

O conhecimento da MTC pode nos auxiliar muito a identificar padrões de desequilíbrios que precedem as alterações nos exames laboratoriais ou de imagem, possibilitando a intervenção precoce por meio da Acupuntura, e orientações gerais como a busca de uma nutrição adequada, bem como períodos de recuperação do corpo suficientes. Em especial, precisamos dar atenção maior nas mulheres por apresentarem, de modo fisiológico, o fluxo menstrual, período na qual temos perda natural de **Qi** e **Xue** dos organismos e para algumas mulheres há a necessidade de maior tempo de descanso e dieta especial.

O diagnóstico pela MTC é complementar aos diagnósticos da Medicina Moderna. Da mesma maneira, o seu tratamento deve ser integrado de modo sinérgico aos tratamentos convencionais já bem estabelecidos na literatura.

REFERÊNCIAS

1. Krabak BJ, Borg-Stein J, Oas JA. Medical acupuncture. 2000; 2:21-4.
2. Nichols AW, Harrigan R. Complementary and alternative medicine usage by intercollegiate athletes. Clin J Sport Med. 2006;16(3):232-7.
3. Hubscher M, Vogt L, Ziebart T, Banzer W. Immediate effects of acupuncture on strength performance: a randomized, controlled crossover trial. Eur J Appl Physiol. 2010;110(2):353-8.
4. de la Vallée ER. Pulmão e distúrbios respiratórios. São Paulo: Inserir; 2019.
5. Yamamura Y. Acupuntura tradicional: a arte de inserir. 2. ed. Rev. ampl. São Paulo: Roca, 2001.
6. Wang LG, Pai HJ. Tratado contemporâneo de acupuntura e moxibustão. São Paulo, CEIMEC; 2005.
7. Xuezhong S. Fundamentals of traditional chinese medicine. 2. ed. Beijing: Foreign Languages Press; 1992.
8. Guicheng H. Traumatology and orthopedics of traditional chinese medicine. Publishing house of Shanghai university of traditional chinese medicine. Shanghai.
9. Xinnong C. Case studies from the medical records of leading chinese acupuncture experts. China Beijing International Acupuncture Training Center. China Academy of Chinese Medical Sciences. People's Military Medical Press. 2009; 2011.
10. Jagin AR, Fields J. Contributing factors to low energy availability in female athletes: a narrative review of energy availability, training demands, nutrition barriers, body image, and disordered eating. Nutrients. 2022;14(5):986.
11. Zhufan X Prática da medicina tradicional chinesa/Xie Zhufan. São Paulo: Ícone; 2009.
12. Peak JM, Neubauer O, Walsh NP, Simpson RJ. Recovery of the immune system after exercise. J Appl Physiol. 2017 May 1;122(5):1077-87.

Fisiologia do exercício

7

▶ Guilherme D. Dilda ▶ Sandro Graham ▶ Victor B. Soraggi

● INTRODUÇÃO

A performance esportiva, com sua riqueza de conquistas humanas e exploração de limites físicos, tem sido objeto de admiração e estudo há séculos. Os atletas, ao longo da história, têm buscado incansavelmente superar obstáculos e ultrapassar seus próprios limites. Por trás dessas performances notáveis encontra-se um conjunto complexo de sistemas fisiológicos, cada um contribuindo de forma crucial para a excelência atlética.

Neste capítulo, exploraremos quatro pilares fundamentais que sustentam o funcionamento do corpo humano durante o desempenho esportivo: bioenergética no exercício, controle neural e muscular do movimento, regulação hormonal relacionada ao exercício e equilíbrio ácido-base. Cada um desses componentes desempenha um papel fundamental na capacidade do corpo humano de responder às demandas físicas e mentais impostas pelo treinamento e pela competição.

À medida que abordamos esses pilares, seremos levados a uma compreensão mais profunda a respeito das vias energéticas que ocorrem durante o exercício para que o corpo se coloque em movimento. Abordaremos também de que forma o sistema neuromuscular comanda movimentos tão precisos, desde os estímulos iniciais no Sistema Nervoso Central até o funcionamento da contração muscular a nível celular. Em seguida, discutiremos como os hormônios sinalizam e influenciam a adaptação do corpo frente às demandas do exercício físico. Por fim, aprofundaremos nos mecanismos regulatórios do corpo que mantém a homeostase ácido-base durante os esforços.

Essa exploração proporcionará um entendimento mais profundo das respostas do corpo a intensos desafios físicos e cognitivos. Revelaremos algumas complexidades da ciência por trás do sucesso atlético, ajudando na compreensão de como cada indivíduo, em sua própria jornada esportiva ou de condicionamento físico, pode atingir seu potencial mais elevado.

● BIOENERGÉTICA

A bioenergética é definida como o estudo das reações químicas que ocorrem nas células durante a transição de passagem do estado de repouso para o exercício, durante o exercício propriamente dito e ainda na transição do exercício para o repouso. O exercício físico é realizado às custas da contração muscular. Para que isto ocorra, é necessário que haja deslizamento dos filamentos de actina e miosina e, por conseguinte, consumo de energia. A energia proveniente é obtida pela hidrólise de moléculas de ATP, cuja reserva é pequena, suficiente apenas para algumas contrações. Portanto, há necessidade de regeneração constante das moléculas de ATP para que seja possível a manutenção do exercício físico continuado. Sendo assim, o organismo mobiliza substratos energéticos via processos metabólicos da glicogenólise, gliconeogênese e lipólise.[2] Devido a isso, esse tópico tem sido discutido, tornando-se um item obrigatório por sua importância e aplicação no conhecimento do metabolismo energético para o esporte e atividade física.

ATP – Adenosina trifosfato

O ATP é o agente ideal para a transferência de energia. Ele retém em suas ligações fosfato uma grande parte da energia potencial da molécula original do alimento, transferindo prontamente essa energia retida para outros compostos.[1]

O ATP é formado a partir de uma molécula de adenina e de ribose (denominada adenosina) unida a três fosfatos (trifosfato), cada um deles consistindo em átomos de fósforo e de oxigênio. A energia liberada impulsiona as funções corporais, além da contração muscular.[1,2]

Essa molécula é quebrada de maneira rápida, sem a necessidade do oxigênio molecular (anaerobicamente), gerando transferência rápida de energia. Isso é especialmente importante em movimentos de alta intensidade e curta duração.[3]

O sistema corporal mantém suprimento contínuo de ATP por diferentes vias metabólicas. As que estão localizadas no citoplasma da célula contêm as vias para a produção de ATP a partir da degradação anaeróbica de fosfocreatina e glicose. Na mitocôndria, os processos reativos utilizam a energia celular para a geração aeróbica de ATP, o ciclo do ácido cítrico e a cadeia respiratória através da membrana interna.[1,2,3]

As células contêm pouco ATP e, portanto, têm de ressintetizá-lo continuamente de modo a acompanhar a taxa de utilização. Para superar sua limitação de armazenamento, a ressíntese de ATP ocorre de forma contínua, principalmente através da gordura, do glicogênio e da fosfocreatina (PCr), outro composto de alta energia.[4,5]

Os aumentos transitórios do ADP na unidade contrátil do músculo durante o exercício desviam a reação catalisada pela creatinoquinase no sentido da quebra de PCr e da produção de ATP, sem necessidade de oxigênio e com rendimento máximo de energia em cerca de 10 segundos.[6] Se o esforço máximo continuar por mais de 10 s, a energia para a ressíntese do ATP tem de provir do catabolismo dos macronutrientes armazenados[1,2,5,6] (Figura 7.1).

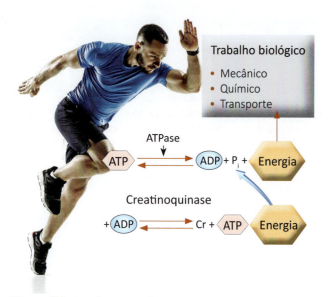

Figura 7.1 Reações energéticas.
Fonte: McCardle.[1]

Oxidação celular

A maior parte da energia para a fosforilação deriva da queima dos macronutrientes dietéticos representados por carboidratos, lipídios e proteínas. A oxidação fornece a maior parte da energia para a fosforilação do ATP.[7] As mitocôndrias contêm moléculas carreadoras que removem elétrons do hidrogênio (oxidação) e acabam transferindo-os para o oxigênio (redução). A síntese de ATP ocorre durante as reações de oxidação-redução (redox). A fosforilação oxidativa sintetiza ATP pela transferência de elétrons para o oxigênio, sendo que mais de 90% da síntese de ATP ocorre na cadeia respiratória.[8]

Durante a fosforilação oxidativa é importante que exista disponibilidade do agente redutor (NADH ou FADH2) nos tecidos, presença de um agente oxidante nos tecidos e concentração suficiente de enzimas e mitocôndrias nos tecidos para garantir que as reações de transferência de energia ocorram em taxas adequadas.

Com o aumento da intensidade e duração do exercício, a demanda energética supera o suprimento de oxigênio, formando lactato como produto final (via glicolítica do metabolismo anaeróbico lático). Essa via metabólica utiliza o substrato energético glicose (C6-H12-O6) para restaurar o ATP.[9,10]

Vias metabólicas para produção de ATP

Uma via metabólica é constituída por uma sequência de reações químicas em cadeia, organizadas de tal modo que os produtos da primeira reação são os reagentes da segunda, e assim sucessivamente, até a formação dos produtos finais.[1,2,6]

A primeira via metabólica faz parte do metabolismo anaeróbico, que caracteriza-se pelos processos de produção de ATP independentemente do suprimento de oxigênio. Isso significa que essa via é capaz de disponibilizar energia livre para o organismo em situações de carência de oxigênio, seja porque não houve tempo suficiente para os ajustes biológicos determinarem um aporte ideal de oxigênio (início do exercício, em que os sistemas respiratório e cardiovascular não estão no máximo de sua eficiência), seja porque a demanda por oxigênio excede o aporte máximo (exercício intenso, em que os sistemas respiratório e cardiovascular já chegaram ao seu limite).[1]

A primeira via anaeróbia é também conhecida como alática, ou seja, não forma lactato como subproduto final. Portanto, o nosso organismo utiliza a via chamada ATP-CP ou sistema fosfagênio como primeira via energética com objetivo de ressintetizar ATP.

Nosso organismo não é capaz de armazenar grandes quantidades de creatina fosfato no músculo, por isso somos capazes de manter o esforço por aproximadamente 10-15 segundos através dessa via, sustentando atividades de alta intensidade e curta duração como, por exemplo, prova de 100 metros no atletismo, levantamento de peso olímpico, 50 metros na natação, entre outras.[11]

A segunda via de energia em curto prazo, também conhecida como anaeróbia lática (com formação de lactato) ou sistema glicolítico, fornece energia através da degradação do glicogênio muscular, armazenado por meio da glicólise anaeróbica rápida com subsequente formação de lactato, tornando possível a formação, igualmente rápida, do ATP sem a presença de oxigênio. A glicólise anaeróbica rápida para a ressíntese do ATP pode ser considerada uma fonte energética de reserva.[2,1] Ela se torna ativa quando uma pessoa acelera no início do movimento ou durante os últimos quilômetros em uma corrida, quando realiza um esforço máximo do início ao fim durante uma corrida de 440 m ou uma prova de natação de 100 m.

Em comparação com a via aeróbia (mais de 33 reações), a via de emergência primária é menos complexa (17 reações) e independe do oxigênio. Logo, mostra-se mais rápida na produção de energia, embora seu rendimento seja bem menor, gerando apenas duas moléculas de ATP por molécula de glicose processada.[12]

A via aeróbia, aqui entendida como a via metabólica central, constitui-se de quatro etapas: 1) glicólise, 2) descarboxilação oxidativa do piruvato a acetil-CoA, 3) ciclo de Krebs e 4) cadeia respiratória (ou fosforilação oxidativa). Por corresponder a um total de mais de 33 reações e depender do oxigênio molecular fornecido pela circulação, é a via mais lenta na produção de ATP, porém a com o maior rendimento.[1,2,5]

A glicólise, constituída por uma cadeia de 10 reações químicas sucessivas, corresponde à quebra citosólica de uma molécula de glicose a duas de piruvato. Além do piruvato, apresenta também, como produtos finais, duas moléculas de ATP, duas de NADH + H+ e duas de água.[1]

Cada molécula de piruvato é transportada para dentro da mitocôndria, onde sofre o processo de descarboxilação oxidativa.

O ciclo de Krebs, por sua vez, é caracterizado por um conjunto de oito reações químicas sequenciais que se processam na matriz mitocondrial. Inicia-se pela produção de citrato a partir da condensação entre uma molécula de acetil-CoA, oriunda da descarboxilação do piruvato, e uma molécula de oxaloacetato, previamente existente na matriz.[6,9]

A via aeróbia é a via que produz maior quantidade de energia, fornecendo 32 moléculas de ATP por molécula de glicose processada.

Por fim, a bioenergética estuda as reações químicas que ocorrem nas células durante a transição de passagem do estado de repouso para o exercício A capacidade de capturar, transferir, armazenar e utilizar energia na forma de energia livre permite a realização dos diversos trabalhos celulares. Entender os mecanismos celulares que o organismo utiliza para sintetizar ATP, assim como relacionar essa síntese ao exercício físico, permite compreender as funcionalidades do metabolismo nas diferentes situações impostas.[13]

CONTROLE NEURAL E MUSCULAR DO MOVIMENTO

Controle neural do movimento

O sistema nervoso é dividido em: Sistema Nervoso Central (SNC), que inclui encéfalo e medula espinhal, e Sistema Nervoso Periférico (SNP), que consiste nos nervos que transmitem e recebem informação do SNC.[14]

Sistema nervoso central

O encéfalo possui regiões importantes, principalmente o tronco encefálico (bulbo, ponte e mesencéfalo) e o cerebelo.

O bulbo, localizado imediatamente acima da medula espinhal, estende-se para a ponte e funciona como conexão neural entre os dois hemisférios do cerebelo. O mesencéfalo une-se ao cerebelo, liga a ponte com os hemisférios cerebrais e contém tecidos do sistema motor extrapiramidal.

A formação reticular integra vários sinais aferentes e eferentes, que têm origem na distensão de sensores existentes nas articulações e nos músculos, em receptores da dor presentes na pele, em sinais visuais provenientes do olho e de impulsos auditivos provenientes do ouvido. Uma vez ativado, o sistema reticular exerce efeito inibitório ou facilitador sobre os outros neurônios. Doze pares de nervos cranianos inervam predominantemente a região da cabeça.[15]

A medula espinhal é envolvida pela coluna vertebral e se conecta com o tronco encefálico, sendo a principal condução para a transmissão bidirecional da informação proveniente da pele, das articulações e dos músculos para o encéfalo, tornando possível a comunicação por todo o corpo através dos nervos do SNP. Cada nervo conecta-se à medula pelos ramos dorsais (posteriores) e ventrais (anteriores). Quando visualizada em um corte transversal, ela mostra uma área central de substância cinzenta. Os cornos ventrais (anteriores) e dorsais (posteriores) definem os ramos dessa área central. A área central da medula contém principalmente três tipos de neurônios: neurônios motores (eferentes), sensoriais (aferentes) e interneurônios. Os neurônios motores percorrem o corno ventral para inervar as fibras musculares esqueléticas. As fibras nervosas sensoriais penetram na medula espinal provenientes da periferia através do corno dorsal. A substância branca, que contém os tratos neurais ascendentes e descendentes, circunda a substância cinzenta na medula (Figura 7.2A e B).

Tratos neurais ascendentes e descendentes

Os tratos neurais ascendentes na medula espinhal transmitem a informação sensorial dos receptores periféricos para o encéfalo, que então é processada. Três neurônios formam tipicamente a via sensorial.[16] O gânglio da raiz dorsal contém o corpo celular

do primeiro neurônio, cujo axônio retransmite a informação para a medula. O corpo celular do segundo neurônio está localizado na própria medula, seu axônio sobe pela medula até o tálamo, que contém o corpo celular do terceiro neurônio. O axônio deste terceiro neurônio sobe até o comando central no córtex cerebral.

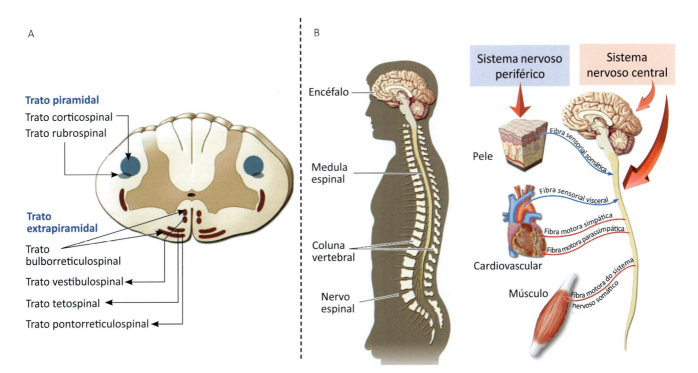

Figura 7.2 (A) Tratos medulares descendentes provenientes do encéfalo. **(B)** As duas divisões do sistema nervoso humano. O Sistema Nervoso Central (SNC) contém o encéfalo, a medula espinhal e os centros de integração e de controle; os nervos cranianos e os nervos espinhais constituem o Sistema Nervoso Periférico (SNP).[14]

54 TRATADO DE ACUPUNTURA E DOR NA MEDICINA ESPORTIVA

Os axônios provenientes do encéfalo (descendentes) descem pela medula ao longo de duas vias principais. O trato piramidal ativa a musculatura esquelética no movimento voluntário sob controle cortical direto. A outra via, o trato extrapiramidal, controla a postura e o tônus muscular através do tronco encefálico.[17]

Sistema nervoso periférico

O Sistema Nervoso Periférico (SNP) consiste em 31 pares de nervos espinhais e 12 pares de nervos cranianos, numerados de I a XII. O SNP inclui os neurônios aferentes que retransmitem a informação sensorial proveniente dos receptores existentes na periferia para o SNC e os neurônios eferentes que transmitem a informação do encéfalo para os tecidos periféricos.[17] Os dois tipos de neurônios eferentes incluem os nervos somáticos e autônomos. As fibras nervosas somáticas inervam o músculo esquelético. Sua descarga acima de um nível limiar produz sempre uma resposta excitatória que ativa os músculos. Os nervos autônomos, também denominados nervos viscerais, involuntários ou vegetativos, ativam o músculo cardíaco, as glândulas sudoríparas e salivares, algumas glândulas endócrinas e as células musculares lisas. A atividade autônoma produz efeito excitatório ou inibitório, dependendo dos neurônios específicos ativados.[16]

Inervação do músculo

Um nervo inerva pelo menos uma das aproximadamente 250 milhões de fibras musculares existentes no corpo. Um indivíduo comum tem cerca de 420.000 neurônios motores; em geral um único nervo supre geralmente muitas fibras musculares individuais. O número de fibras musculares por neurônio motor geralmente se relaciona à função motora específica desse músculo.[18]

Durante qualquer atividade muscular, a medula espinhal representa o principal centro de processamento e de distribuição para o controle motor.

Unidade motora

A unidade motora constitui a unidade funcional do movimento; essa unidade anatômica consiste no neurônio motor anterior e nas fibras musculares específicas que inerva. As ações individuais e combinadas das unidades motoras produzem contrações musculares específicas.[19]

Existem quatro grupos diferentes de fibras nervosas com base no tamanho e velocidade de transmissão do impulso. As fibras mielinizadas, de condução rápida, são A-alfa, A-beta e A-delta. As fibras tipo C têm condução mais lenta.

A junção neuromuscular (JNM) ou placa motora terminal representa a interface entre a extremidade de um motoneurônio mielinizado e uma fibra muscular e transmite o impulso que desencadeará a contração muscular.[1,4] A JNM possui acetilcolina, que participa de todo o processo de despolarização e contração muscular, conforme visto no capítulo de Fisiologia Muscular.

A excitação ocorre normalmente apenas na JNM. Quando um impulso chega na JNM, a ACh liberada pelas vesículas saculares nos axônios terminais penetra na fenda sináptica. A ACh, que transforma um impulso nervoso basicamente elétrico em um estímulo químico, combina-se a seguir com um complexo transmissor-receptor na membrana pós-sináptica.[14,16,18]

A liberação de acetilcolina pelas vesículas sinápticas excita a membrana pós-sináptica de seu neurônio conector. Isso modifica a permeabilidade da membrana, de forma que os íons sódio se difundam e penetrem no neurônio estimulado.

Alguns terminais pré-sinápticos produzem impulsos inibitórios. A substância transmissora inibitória eleva a permeabilidade da membrana pós-sináptica para o efluxo de íons potássio e cloreto, aumentando o potencial de membrana da célula em repouso para criar o potencial pós-sináptico inibitório.

Receptores periféricos

Músculos e tendões contêm receptores sensoriais altamente especializados sensíveis ao estiramento, à tensão e à pressão. Esses órgãos terminais, conhecidos como proprioceptores, retransmitem quase instantaneamente a informação acerca da dinâmica muscular e do movimento dos membros para as porções conscientes e inconscientes do SNC. A propriocepção torna possível o monitoramento contínuo da progressão de qualquer sequência de movimentos e serve para modificar o comportamento motor subsequente.[20]

Os fusos musculares proporcionam informação mecânico-sensorial acerca das modificações no comprimento e na tensão das fibras musculares. Respondem principalmente a qualquer distensão (estiramento) de um músculo. Através de uma resposta reflexa, eles iniciam uma contração muscular mais vigorosa destinada a contrabalançar essa distensão (estiramento).

O fuso muscular identifica, responde e modula alterações em todo o comprimento das fibras musculares extrafusais. Isso proporciona uma importante função reguladora para o movimento e a manutenção da postura. Os músculos posturais recebem

continuamente influxo neural para manter sua prontidão em responder aos movimentos conscientes voluntários.[14,15,17]

Finalmente, os mecanismos de controle nervoso localizados no SNC regulam o movimento humano. Os músculos esqueléticos respondem a estímulos internos e externos pelos quais influxos sensoriais são codificados, orientados, organizados e transmitidos aos órgãos efetores – os músculos estriados esqueléticos.[14]

A unidade motora constitui a unidade funcional do movimento. O número de fibras musculares em uma unidade motora depende da função motora de determinado músculo.

O motoneurônio anterior, que consiste em corpo celular, axônio e dendritos, transmite os impulsos nervosos eletroquímicos da medula espinal para o músculo.

A junção neuromuscular (JNM) estabelece a interface entre o motoneurônio e a fibra muscular. A liberação de acetilcolina (ACh) na JNM proporciona o estímulo químico que ativará a fibra muscular.[4]

As alterações no recrutamento das unidades motoras e no padrão de acionamento ajudam a explicar o aprimoramento rápido da força que ocorre durante os estágios iniciais do treinamento de resistência.

Receptores sensoriais extremamente sensíveis nos músculos, nos tendões e nas articulações retransmitem a informação acerca da dinâmica muscular e do movimento dos membros para áreas específicas do SNC a fim de proporcionar um importante *feedback* sensorial durante a atividade física.

Controle muscular do movimento

O ser humano possui 3 tipos de músculo - esquelético, liso e cardíaco – sendo que o músculo esquelético é o único sob controle voluntário.[14,17]

O músculo cardíaco está presente apenas no coração e compartilha diversas características com o músculo esquelético, uma vez que ambos se mostram estriados quando vistos sob baixa ampliação ao microscópio, além de se contraírem ou encurtarem de modo similar. O músculo liso não tem aparência estriada, mas compartilha com o músculo cardíaco sua característica regulação não consciente, sob o comando do SNA.[21]

O músculo esquelético é uma estrutura especializada com função de gerar movimento, locomoção e estabilidade, baseada em células cilíndricas e multinucleadas (fibras musculares), com alta quantidade de mitocôndrias. Esse tipo de estrutura possui sua origem e inserção através da ligação entre tendões e ossos, e pode promover três tipos de contração: concêntrica, excêntrica e isométrica.[15]

Composto por aproximadamente 75% de água, 20% de proteína (actina e miosina, principalmente) e 5% de sais minerais, enzimas, ácidos graxos e aminoácidos.[14,17,21]

Características anatômicas

Cada um dos aproximadamente 660 ou mais músculos esqueléticos no corpo contém vários invólucros de tecido conjuntivo fibroso.

Essas fibras longas, finas e multinucleadas ficam paralelas umas às outras, com a força da contração dirigida ao longo do seu eixo longitudinal. O número dessas fibras provavelmente se mantém quase inalterado a partir do segundo trimestre do desenvolvimento fetal.[22]

As fibras musculares são envolvidas por tecido conjuntivo, com objetivo de mantê-las unidas e permitir a contração completa da musculatura. O endomísio recobre cada fibra muscular, o perimísio o feixe de até 150 fibras e o epimísio recobre o músculo inteiro. Essa bainha protetora afunila-se em suas extremidades distal e proximal ao fundir-se e unir-se às bainhas de tecido intramuscular para formar o denso e resistente tecido conjuntivo dos tendões. Estes conectam ambas as extremidades do músculo estriado esquelético ao periósteo. A origem do músculo refere-se ao local no qual o tendão se une a uma parte esquelética relativamente estável, em geral a extremidade proximal ou fixa do sistema de alavanca e o ponto de inserção muscular distal ao osso móvel representa a inserção.[14,17,22]

Microscopicamente as estruturas principais são a miosina (filamento grosso), a actina (filamento fino), tropomiosina, troponina e junção neuromuscular.

Entre as membranas basal e plasmática existem as células-tronco miogênicas conhecidas como células satélites, mioblastos normalmente quiescentes que funcionam no crescimento celular regenerativo proporcionando possíveis adaptações ao treinamento físico e na recuperação após uma lesão.[23]

O sarcômero é a unidade funcional do músculo, composto por miosina, actina, tropomiosina e troponina. Os filamentos de actina e bipolares de miosina dentro do sarcômero contribuem principalmente para a mecânica da contração muscular. Os sarcômeros distribuem-se em série e seus filamentos têm uma configuração paralela dentro de cada fibra, sendo que o comprimento do sarcômero determina, em grande parte, as propriedades funcionais de um músculo[24] (Figura 7.3).

A contração muscular ocorre quando existe o encurtamento do sarcômero, através do deslizamento dos filamentos espessos e finos, sem mudanças no comprimento desses filamentos.[14,17,22]

O eixo longitudinal de um músculo determina o arranjo das fibras individuais, sendo que diferenças no alinhamento e no comprimento do sarcômero afetam a capacidade geradora de força e potência de um músculo. As fibras podem se agrupar de maneira fusiforme e peniforme, sendo que as fusiformes correm de forma paralela ao músculo (p.ex.: bíceps braquial), possibilitando contração rápida e de grande amplitude, e as peniformes correm de forma oblíqua, aumentando capacidade funcional, com maior força e potência (p.ex.: semimembranoso).[14,17,21]

A razão do comprimento de cada fibra com o comprimento total de um músculo estriado esquelético em geral varia entre 0,2 e 0,6. Isso significa que as fibras individuais dos músculos mais longos, tais como os dos membros superiores e inferiores, são mais curtas que o comprimento global do músculo.[1] O músculo quadríceps evidencia uma capacidade geradora de força aproximadamente 50% maior que os músculos isquiotibiais, cujo desenho torna possível o encurtamento rápido. Essas diferenças no desenho sugerem maior suscetibilidade às lacerações por parte dos músculos isquiotibiais, como ocorre na corrida de alta velocidade quando surge um desequilíbrio brusco na produção de força durante a ativação máxima entre o quadríceps e os isquiotibiais.[25]

Tipos de fibras musculares

Existem 2 tipos principais de fibras musculares que diferem nos mecanismos metabólicos e contráteis. As fibras tipo 2, de contração rápida (2A e 2B), e as fibras do tipo 1, de contração lenta. Dentre as principais características das fibras de contração rápida (também denominadas fibras brancas) estão a alta capacidade de propagação do estímulo elétrico, alta atividade da miosina ATPase, rápida liberação e captação de cálcio e alta taxa de renovação das pontes cruzadas. Esse tipo de fibra predomina em atividades de alta intensidade e curta duração, com predomínio do metabolismo anaeróbio. Já as fibras lentas (ou também conhecidas como fibras vermelhas) têm baixa atividade da miosina ATPase, menor capacidade de manipular cálcio e alta concentração de mitocôndrias, que permite maior resistência à fadiga, presentes principalmente em atividades de menor intensidade e maior duração, com predomínio do metabolismo aeróbio.[14,17]

Em geral, homens, mulheres e crianças possuem em média de 45% a 55% de fibras de contração lenta, e o restante dividido igualmente nas de contração rápida. O tecido muscular esquelético tem a capacidade de adaptar-se frente aos estímulos recebidos, e essa adaptação também é observada em relação aos tipos de fibras musculares. Assim, um músculo pode tornar-se mais lento ou mais rápido conforme sua demanda funcional, ou seja, o fenótipo da fibra muscular pode ser alterado conforme o estímulo recebido; por exemplo, atletas de endurance tem predominantemente fibras de contração lenta, já nos velocistas, predominam as fibras de contração rápida.

Vários fatores podem ser responsáveis pela alteração dos tipos de fibras. Entre eles, podemos citar: alteração da demanda funcional, envelhecimento, treinamento físico e mudanças da secreção hormonal.[17]

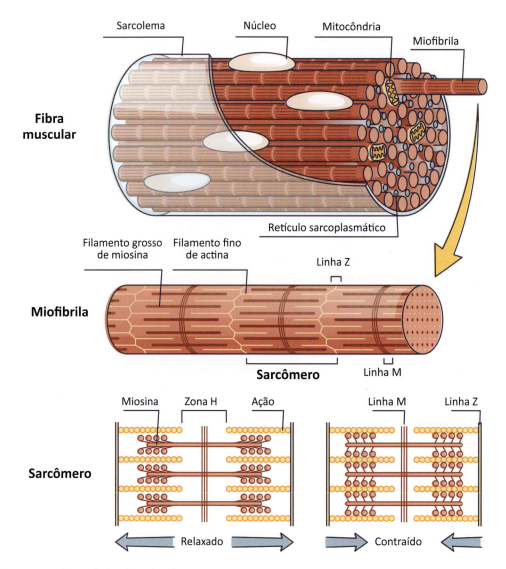

Figura 7.3 Estrutura microscópica do músculo.
Fonte: McCardle.[14]

Contração muscular

Dentro do processo de contração muscular, ocorre um potencial de ação no interior do neurônio motor que se propaga até a placa motora.

A geração de um potencial de ação no neurônio motor induz o axônio terminal a liberar acetilcolina (ACh), que se difunde através da fenda sináptica e fixa-se aos seus receptores especializados sobre o sarcolema. Esse potencial de ação também despolariza os túbulos transversos, que acarreta a liberação de íons cálcio pelos sacos laterais do retículo sarcoplásmico. Esse cálcio liga-se ao complexo troponina-tropomiosina nos filamentos de actina, que elimina a inibição que impede a combinação de actina com miosina.[14,17,25]

Durante a contração muscular, a actina combina-se com miosina-ATP. A actina ativa também a enzima miosina ATPase, que quebra o ATP, produzindo a movimentação das pontes cruzadas de miosina e gerando tensão. O ATP liga-se à ponte cruzada de miosina, o que rompe a conexão actina-miosina e faz com que a ponte cruzada possa dissociar-se da actina. Isso torna possível o deslizamento dos filamentos espessos e finos uns sobre os outros, com o encurtamento do músculo estriado esquelético.[25] A ativação das pontes cruzadas continua quando a concentração de cálcio for suficientemente alta, por causa da despolarização da membrana, para inibir o sistema troponina-tropomiosina. Quando cessa a estimulação muscular, a concentração intracelular de cálcio cai rapidamente. A remoção do cálcio restaura a ação inibitória de troponina-tropomiosina. Na presença de ATP, a actina e a miosina permanecem no estado dissociado e relaxado[14,17,21,22,25] (Figura 7.4).

● CONTROLE HORMONAL

O sistema endócrino integra e regula as funções corporais para estabilizar o ambiente interno do corpo. Os hormônios produzidos pelas glândulas endócrinas afetam todos os aspectos da função humana. Consiste em um órgão hospedeiro (glândula), mensageiros químicos (hormônios) e um órgão-alvo. Os hormônios são substâncias químicas que penetram na corrente sanguínea e são transportados por todo o corpo.

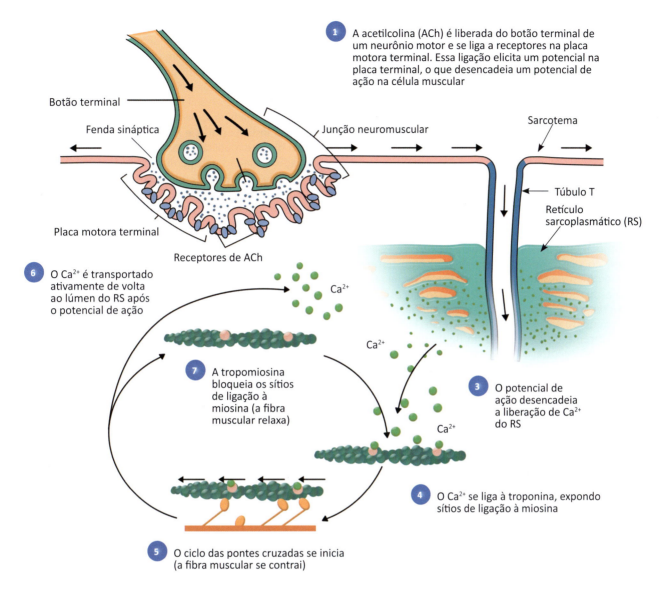

Figura 7.4 Fases da contração muscular.

Fonte: Modificado de McCardle.[14]

A maioria dos hormônios não afeta diretamente a atividade celular. A resposta de células-alvo a um hormônio depende essencialmente da existência de receptores específicos que se ligam ao hormônio de maneira complementar. Estes receptores podem estar na membrana plasmática ou no interior da célula (esteroides, por exemplo, são lipossolúveis e passam através da membrana plasmática).[26] A ligação entre o hormônio e o receptor constitui a primeira etapa que inicia a ação hormonal. A célula então libera uma segunda substância que inicia uma cascata de eventos intracelulares. O grau de ativação da célula a um hormônio depende da concentração de hormônio no sangue; do número de receptores na célula-alvo; da sensibilidade do receptor ao hormônio.

A secreção dos hormônios se ajusta rapidamente, respondendo a estímulos periféricos de acordo com as necessidades. Essa secreção pode ocorrer em pulsos ou de maneira constante. É sabido que o exercício físico é um estímulo que gera respostas endócrinas de diferentes formas. Há muitas formas e tipos de exercícios e as respostas hormonais são influenciadas pelas demandas dos sistemas energéticos e os sistemas fisiológicos predominantes necessários para realizar a atividade.

As respostas agudas dos sistemas fisiológicos a um único exercício podem ser substanciais e estão diretamente relacionadas à intensidade do exercício, apesar desta relação não ser perfeitamente linear.[27] As mudanças hormonais ao exercício ocorrem por diversas razões fisiológicas como ajustes cardiovasculares, ativação de mobilização de substratos energéticos e como parte da reatividade ao estresse.

Muitas das respostas hormonais ao exercício estão interligadas. A primeira resposta acontece imediatamente ao iniciar o exercício, em questão de segundos, e envolve a ativação do Sistema Nervoso Simpático com o início do movimento. Essa ativação simpática pode ser considerada, também, um resultado da antecipação do estresse em relação ao exercício que irá iniciar. Esse aumento do Sistema Nervoso Simpático, ativa a medula adrenal e resulta na liberação de catecolaminas (adrenalina e noradrenalina). Outra resposta que acontece de forma imediata é a inibição da secreção de insulina e aumento da secreção de glucagon.[28]

Uma resposta intermediária que leva um pouco mais de tempo, mas acontece antes do primeiro minuto de exercício, é a liberação de hormônios pelo hipotálamo (fator liberador de corticotrofinas, fator liberador de tireotrofinas e fator liberador do hormônio do crescimento), fazendo com que a hipófise inicie a liberação de seus hormônios na circulação sanguínea, que irá resultar no estímulo e liberação de hormônios pelos tecidos específicos.

À medida que o exercício continua, as respostas do eixo simpatoadrenal são intensificadas por outros hormônios da adeno e neurohipófise (ADH, GH, prolactina) e das glândulas endócrinas periféricas estimuladas pela hipófise (testosterona, tiroxina, IGF-1).[28] Com a saída de fluidos do intravascular e a água corporal total diminuir por conta da sudorese para controle térmico, o sistema renina-angiotensina-aldosterona é ativado, induzindo vasoconstrição e reabsorção de água.

As respostas hormonais ao exercício não necessariamente estão relacionadas a um aumento substancial na produção de hormônios. A concentração de diversos hormônios aumenta decorrente de diminuição do fluido intravascular (há uma hemoconcentração, aumentando a concentração das substâncias plasmáticas e uma diminuição da taxa de *clearance* hormonal). Vale destacar, ainda, que mesmo que muitos níveis hormonais aumentem, isso não necessariamente resulta em uma ação fisiológica aumentada do hormônio. Isso porque a concentração hormonal é um importante fator, mas não o único determinante de sua ação. Para ter aumento na ação hormonal, há necessidade de ter um adequado número de células com receptores ativos para aquele hormônio e suficientes mecanismos dentro da célula que possam amplificar a mensagem hormonal.[30]

O nível de treinamento normalmente diminui a magnitude das respostas a um nível de exercício, ou seja, indivíduos treinados têm uma resposta hormonal menor do que indivíduos não treinados para uma mesma intensidade de esforço. Mas quando essa intensidade é ajustada ao percentual de carga máxima para cada indivíduo, as diferenças cessam.

Se a carga de treinamento for excessiva (intensidade, volume ou ambos) sem um descanso adequado entre os estímulos, ou ainda se houver estresses adicionais na vida do atleta, é possível que ocorram respostas hormonais inapropriadas. Estas respostas estão relacionadas ao *overreaching* ou *overtraining*. Os estudos em atletas que estão em *overreaching* ou *overtraining* sugerem que as respostas hormonais parecem ocorrer em duas fases: uma fase inicial de hiperatividade, seguida por uma fase tardia de hipoatividade. A fase de hiperatividade indica aumento de hormônios adrenocorticotróficos como o cortisol e catecolaminas. Na fase de hipoatividade, certos hormônios (adrenocorticotróficos, GH, FSH, LH, testosterona, tireoídeos) estão suprimidos.[27]

Respostas hormonais específicas ao treinamento

Os diferentes hormônios terão respostas e funções diferentes frente ao treinamento (Figura 7.1). A seguir, serão abordadas as funções e comportamento de cada hormônio relacionados à fisiologia do exercício:

- **Hormônio do Crescimento (GH):** O GH exerce uma atividade fisiológica generalizada, pois promove a prolifera-

ção de células em todo o corpo. Nos adultos, o GH facilita a síntese de proteínas aumentando o transporte de aminoácidos através da membrana plasmática, estimulando a formação de RNA e ativando ribossomos que aumentam a síntese proteica. Muitos dos efeitos promotores de crescimento do GH resultam da ação de mensageiros químicos intermediários, os fatores de crescimento semelhante à insulina (IGF-1 e IGF-2), produzidos no fígado.[31] O GH diminui a utilização de carboidratos e inicia a mobilização e utilização de gordura como fonte energética.

A atividade física intensa, de duração relativamente curta, estimula a elevação acentuada na amplitude do pulso de GH. Esse aumento ocorre minutos após o início do exercício. A atividade física também estimula a liberação de isoformas de GH com meias-vidas mais longas, prolongando a ação do GH sobre os tecidos-alvo. A maior liberação de GH beneficia o crescimento e remodelamento muscular, ósseo e do tecido conjuntivo, e otimiza a mobilização de ácidos graxos livres. Indivíduos treinados e sedentários mostram aumentos semelhantes na concentração de GH com o exercício realizado à exaustão. Mas sedentários mantém níveis de GH mais altos por várias horas durante a recuperação.[26]

Um estudo dividiu 21 mulheres eumenorreicas em dois grupos: um correu à velocidade correspondente ao Limiar de Lactato e outra acima do Limiar de Lactato. Os dois grupos completaram o mesmo volume semanal de treinos (8 km na primeira semana e aumento gradual até 38,6 km na 20 semana, seguindo aumento até 64,3 km na 40 semana). O grupo que treinou acima do Limiar de Lactato mostrou aumento de 50% na concentração de GH nas 24h pós-treino, sendo que o grupo que treinou no Limiar de Lactato não mostrou diferença significativa em relação ao controle.[32]

- **Hormônio Adrenocorticotrófico (ACTH):** O ACTH regula a produção de hormônios pelo córtex suprarrenal, estimulando a liberação principalmente de cortisol. Age diretamente aumentando a mobilização de ácidos graxos a partir do tecido adiposo, aumentando a gliconeogênese. O aumento de ACTH irá também induzir o catabolismo proteico, preservando assim o glicogênio. Poucos estudos abordam o ACTH no exercício por conta do desaparecimento rápido desse hormônio no sangue. As concentrações de ACTH aumentam proporcionalmente com a intensidade e duração do exercício, se essa intensidade for superior a 25% da capacidade aeróbica.[26]

- **Prolactina:** A prolactina inicia e facilita a secreção de leite pelas glândulas mamárias. Os níveis aumentam com as altas intensidades de exercício e retornam ao nível basal na primeira hora de recuperação. A liberação repetida induzida pelo exercício pode inibir a função ovariana e contribuir para alterações no ciclo menstrual quando as mulheres treinam intensamente.

- **Hormônio Antidiurético (ADH):** O ADH age limitando a produção de grandes volumes de urina através da reabsorção de água nos túbulos renais. A atividade física é um grande estímulo à secreção de ADH, provavelmente por conta da transpiração, ajudando a conservar a água corporal. Dessa forma, inibe a desidratação do exercício, principalmente em ambientes quentes. Já o consumo excessivo de fluidos inibe a liberação de ADH, aumentando o volume urinário. A atividade física intensa até a exaustão ou a atividade submáxima prolongada com a mesma intensidade relativa não produz diferenças nos níveis de ADH entre treinados e não treinados. Mas a concentração de ADH diminui com o treinamento ao exercitar-se com a mesma intensidade submáxima absoluta.[31]

- **Hormônios Tireoidianos:** Os hormônios tireoidianos T4 e T3 são os principais hormônios metabólicos, regulados pelo Hormônio Tireoestimulante (TSH). T3 e T4 não são solúveis no plasma e precisam ser carreados por proteínas (globulina fixadora de tiroxina) que são produzidas no fígado. A secreção de T4 acelera o metabolismo de todas as células. Em contrapartida, uma produção deprimida da tireoide acarreta queda da taxa metabólica basal, resultando em aumento do peso e gordura corporal, mas uma parcela muito pequena dos obesos mostram funções tireoídeas anormais. No sistema nervoso, a liberação de hormônios tireoidianos facilita a atividade neural, enquanto baixo níveis levam à letargia e sonolência. Níveis séricos de TSH e T4 livre aumentam durante o exercício. Os hormônios tireoidianos aumentam possivelmente em virtude da elevação na temperatura central induzida pelo exercício, que altera a fixação proteica de vários hormônios.

- **Hormônios Pancreáticos:** Insulina e glucagon agem de maneira antagônica para modular os níveis glicêmicos. Após se alimentar, a insulina domina e o corpo permanece em estado de anabolismo, onde o excesso de glicose no sangue é estocado (glicogênio). Em jejum, predomina o glucagon para prevenir um estado de hipoglicemia.

A secreção de insulina é dependente dos seguintes fatores: aumento de concentração da glicose sanguínea (acima de 100 mg/dl); aumento na concentração de aminoácidos sanguíneos; hormônios gastrointestinais (GLP-1 e GIP) que disparam a liberação de insulina; aumento do estímulo simpático diminui a secreção de insulina (estresse, exercício) para ter mais combustível para o momento de estresse.

O objetivo principal da insulina é regular o metabolismo da glicose facilitando sua captação celular em todos os tecidos, exceto no cérebro. A insulina aumenta o transporte de glicose para dentro da maioria das células sensíveis à insulina. O tecido adiposo e o músculo esquelético necessitam de insulina para captação de glicose em repouso, mas quando em esforço, a sinalização intracelular de cálcio e fosfato estimulam transportadores GLUT-4 que captam glicose sem necessidade de insulina.[31]

O glucagon, antagonista da insulina, aumenta os níveis de glicose sanguínea e estimula a glicogenólise e a gliconeogênese hepática através do catabolismo lipídico. O glucagon contribui para manter a glicemia durante o exercício de endurance e durante o jejum. O consumo de aminoácidos também pode estimular o glucagon, evitando uma hipoglicemia se a pessoa ingere uma refeição puramente proteica.

Durante exercício prolongado de moderada intensidade, a liberação de glicose hepática não consegue se manter à mesma velocidade do aumento do uso de glicose pelo músculo. O exercício físico realizado de maneira regular melhora a sensibilidade dos diferentes tecidos à insulina. A redução da glicemia pode se tornar um problema grave em pacientes diabéticos, principalmente naqueles insulinodependentes. Estes indivíduos devem se exercitar de forma cautelosa, pois o aumento da sensibilidade à insulina, associado ao uso de insulina, pode acelerar a remoção de glicose do plasma e induzir à hipoglicemia. O exercício físico realizado de forma regular em pacientes diabéticos melhora o controle glicêmico, a função cardiovascular e a composição corporal, reduzindo o risco de diversas complicações cardiovasculares, sendo considerado importante forma de tratamento desta condição. O treinamento de endurance mantém os níveis sanguíneos de insulina e glucagon, durante a atividade física, em valores mais próximos dos níveis de repouso. Em essência, o estado treinado requer menos insulina em qualquer estágio, pois uma sessão de treino de força ou endurance diminui a glicemia plasmática e essa melhora na regulação da glicose pode persistir por horas a dias.[26]

- **Catecolaminas:** A medula adrenal faz parte do Sistema Nervoso Simpático por secretar adrenalina e noradrenalina (catecolaminas). A adrenalina estimula a glicogenólise (no fígado e músculos) e a lipólise (no tecido adiposo e músculos ativos), enquanto a noradrenalina é um grande estimulante de lipólise no tecido adiposo. Os efeitos da maior atividade da suprarrenal sobre a distribuição do fluxo sanguíneo, contratilidade cardíaca e mobilização de substratos beneficiam a resposta à atividade física.

A intensidade do exercício controla diretamente a quantidade de catecolaminas. Por exemplo, os níveis de adrenalina podem aumentar de 2 a 6 vezes dependendo da intensidade de esforço. A duração também vai influenciar a resposta catecolaminérgica, com exercícios prolongados aumentando a concentração destes hormônios. A noradrenalina aumenta acentuadamente com intensidades acima de 50% do $VO2_{max}$ enquanto os níveis de adrenalina não se modificam até que a intensidade ultrapasse 75% do $VO2_{max}$. Essa secreção aumentada se relaciona aos ajustes cardiovasculares e metabólicos nos tecidos ativos. Atletas envolvidos em treinamento de velocidade e potência têm maior ativação simpatoadrenérgica durante o esforço máximo do que treinados em atividades aeróbicas. A atividade simpatoadrenal, principalmente a noradrenalina, é menor em indivíduos treinados do que nos não treinados, caindo com as primeiras semanas de treino. O surgimento da bradicardia e da elevação menor da pressão arterial na atividade física submáxima representa uma das consequências mais familiares da adaptação simpatoadrenal ao treinamento. Essas adaptações são favoráveis, pois reduzem as demandas de oxigênio pelo miocárdio durante a atividade física.[26]

- **Mineralocorticoides:** Os mineralocorticoides regulam os sais sódio e potássio no fluido extracelular. A aldosterona é o principal mineralocorticoide (95%) e regula a reabsorção de sódio nos túbulos distais renais. Aumento de aldosterona aumenta a reabsorção de sódio (e também de água) de volta para o sangue, aumentando assim o débito cardíaco e a pressão arterial. Em contraste, quando a aldosterona diminui, há aumento de sódio e fluidos na urina. Para cada íon de sódio reabsorvido, os rins trocam um íon de hidrogênio ou potássio, permitindo o controle da concentração de íons e do pH sanguíneo. Durante o exercício há um aumento do Sistema Nervoso Simpático que diminui o fluxo sanguíneo para os rins (vasoconstrição renal). Isso estimula os rins a secretarem renina, que estimula a produção de angiotensina, uma proteína que ativa secreção de aldosterona. A aldosterona, portanto, aumenta progressivamente durante o exercício (níveis até 6x maiores).

- **Glicocorticoides**: O estresse do exercício físico estimula a secreção hipotalâmica de fator liberador de corticotropina, que leva a mais ACTH e maior liberação de glicocorticoides pelo córtex suprarrenal. O cortisol é o principal glicocorticoide, hormônio que promove a degradação de proteínas em aminoácidos; funciona como antagonista da insulina, inibindo a captação de glicose; promove a degradação de triacilglicerol no tecido adiposo; suprime a função do sistema imune. Níveis cronicamente altos de cortisol fazem degradação excessiva de proteínas e um equilíbrio nitrogenado negativo. Aceleram também a mobilização de gorduras para obtenção de energia durante atividade física intensa e prolongada. A resposta do cortisol varia com a intensidade do exercício, duração, nível de condicionamento físico, status nutricional, mas a maioria das pesquisas indica que a produção de cortisol aumenta com a intensidade e duração do exercício.[26]

- **Hormônios Sexuais:** Em mulheres, o FSH inicia o crescimento folicular nos ovários e estimula a secreção ovariana de estrógenos. A combinação de LH e FSH inicia a ruptura do folículo para permitir a ovulação. Em homens, o FSH estimula o desenvolvimento dos espermatozoides e o LH estimula a produção de testosterona, ambos nos testículos. A natureza da secreção das gonadotrofinas dificulta o entendimento de suas alterações durante o exercício. Se sabe que a ansiedade afeta níveis de LH através da noradrenalina; então, LH aumenta em antecipação ao exercício e alcança seu pico na recuperação.[31]

Os hormônios esteroides sexuais promovem a diferenciação dos caracteres sexuais masculinos e femininos, além de manter a função reprodutiva. Não existem hormônios que sejam próprios de um sexo ou de outro, mas a concentração dos diferentes hormônios é o que vai diferenciá-los. A testosterona é o androgênio mais importante secretado pelos testículos e tem, entre outros, um papel anabólico na massa e forças musculares. Além dos efeitos diretos sobre a síntese do tecido muscular, interage também com receptores neurais para aumentar a liberação de neurotransmissores e iniciar as alterações nas proteínas estruturais que irão modificar o tamanho da junção neuromuscular.

Os níveis de testosterona plasmáticos aumentam com uma sessão aguda de exercício, principalmente exercícios de força e aeróbicos moderados. Exercícios prolongados tendem a diminuir a testosterona a níveis abaixo do basal. A concentração plasmática de testosterona em mulheres, apesar de corresponder apenas a um décimo da concentração de homens, também aumenta com a atividade física.

A atividade física realizada de maneira regular, principalmente relacionada com alta carga de treinos, sem uma recuperação adequada entre os estímulos, pode comprometer as respostas hormonais reprodutivas tanto em homens como em mulheres. Outros fatores podem alterar a função reprodutiva como perda de peso, alterações nutricionais, alterações na relação massa magra/gordura e estresse emocional relacionado à competição.[31] (Tabela 7.1)

Tabela 7.1 Resumo das principais alterações hormonais relacionadas com o tipo de treinamento.

Hormônio	Endurance	Resistido
Hormônio adrenocorticotrófico (ACTH)	↑	↑
Aldosterona	↑	↑
Angiotensina	↑	↑
Hormônio antidiurético (ADH)	↑	↑↓
Cortisol	↑	↑
Dehidroeplandrosterona (DHEA)	↑	↑
Adrenalina	↑↑	↑↑
Estrogênio	↑	↑
Hormônio foliculoestimulante (FSH)	↑↓	↑↓
Glucagon	↑	↑
Hormônio do crescimento (GH)	↑	↑
Insulina	↑	↑↓
Hormônio luteinizante (LH)	↑↓	↑↓
Noradrenalina	↑↑	↑↑
Progesterona	↑	↑
Prolactina	↑	↑
Testosterona	↑	↑
Tiroxina (T4)	↑	↑
Triiodotironina (T3)	↑	↑

Fonte: Hackney AC, Lane AR. Exercise and the Regulation of Endocrine Hormones. *Prog Mol Biol Transl Sci*. 2015;135:293-311.

EQUILÍBRIO ÁCIDO-BÁSICO

Um íon é qualquer átomo que perdeu ou ganhou elétrons. Um íon de hidrogênio é formado pela perda do elétron; moléculas que liberam íons de hidrogênio são chamadas de ácidos. Um exemplo é o ácido clorídrico (HCl) que se ioniza na água e forma íons hidrogênio (H^+) e íons cloreto (Cl^-). Da mesma maneira, o ácido carbônico (H_2CO_3) se ioniza na água e forma íons H+ e íons bicarbonato (HCO_3^-). Substâncias que se combinam prontamente com íons de hidrogênio são denominadas bases. Por exemplo, HCO_3^- é base porque pode se combinar com H+ para formar H_2CO_3.

O pH designa uma medida quantitativa de acidez ou alcalinidade de uma solução. Mais especificamente, o pH refere-se à concentração de H+. As soluções ácidas possuem mais íons H^+ que íons OH^- para um pH abaixo de 7,0 e vice-versa para as soluções básicas (alcalinas), cujo pH é superior a 7,0. O pH dos líquidos corporais varia de apenas 1,0 para o ácido clorídrico digestivo a um pH ligeiramente básico entre 7,35 e 7,45 para o sangue arterial e venoso e para a maioria dos outros líquidos corporais.

Considera-se que uma pessoa tem acidose quando o pH é menor do que 7,4 devido ao aumento da concentração de H+. E considera-se alcalose quando o pH é maior que 7,4 por uma queda da concentração de H^+.[1] As características acidobásicas dos líquidos corporais flutuam dentro de limites estreitos, pois as atividades de quase todos os sistemas de enzimas no corpo são influenciadas pela concentração de H+.

CAPÍTULO 7

Portanto, variações da concentração de H+ alteram praticamente todas as funções celulares e corporais.[33]

Equilíbrio ácido-básico durante o exercício

O exercício físico de alta intensidade resulta em uma diminuição acentuada no pH muscular e sanguíneo. As evidências atuais indicam que a diminuição do pH muscular induzida pelo exercício é devida a múltiplos fatores. Três importantes contribuintes para a acidose muscular induzida pelo exercício são descritos:

1. Produção de dióxido de carbono e ácido carbônico nos músculos em atividade. O dióxido de carbono, um produto final da oxidação de carboidratos, gorduras e proteínas, é considerado um ácido em virtude de sua capacidade de reagir com a água para formar ácido carbônico (H_2CO_3), que por sua vez se dissocia para formar H^+ e bicarbonato (HCO_3): $CO_2 + H_2O \longleftrightarrow H^+ + HCO_3^-$;
2. Produção induzida pelo exercício de ácido lático no músculo em atividade. Embora exista controvérsia, é provável que a produção de ácido lático (lactato) no músculo durante o exercício pesado seja um fator chave que causa a diminuição do pH muscular;[35]
3. Quebra de ATP induzida pelo exercício nos músculos em atividade. A quebra de ATP para energia durante a contração muscular resulta na liberação de íons H^+.[36]

Está claro que os músculos que trabalham durante o exercício podem produzir H^+ de vários locais; portanto, a causa da acidose induzida pelo exercício provavelmente se deve à produção de íons H^+ de várias fontes diferentes.

Efeitos da atividade física intensa

A quantidade de íons de hidrogênio produzidos durante o exercício depende da intensidade do exercício, da quantidade de massa muscular envolvida e da duração do exercício. A concentração de H^+ aumenta em virtude da produção de CO_2 e da formação de lactato durante a atividade física vigorosa, e torna a regulação do pH progressivamente mais difícil. Seres humanos toleram temporariamente distúrbios pronunciados do equilíbrio ácido-base durante o esforço máximo até pelo menos um pH de 6,8. Entretanto, um pH plasmático abaixo de 7,0 não ocorre sem consequências; esse nível de acidose produz náuseas, cefaleia e vertigem, além de desconforto e dor nos músculos ativos.[33]

O exercício de alta intensidade pode representar um sério desafio para os sistemas de controle de íons de hidrogênio, podendo limitar o desempenho em alguns tipos de atividades intensas. Primeiro, um aumento na concentração de íons de hidrogênio reduz a capacidade da célula muscular em produzir ATP, inibindo as principais enzimas envolvidas na produção anaeróbica (glicólise) e aeróbica de ATP. Em segundo lugar, os íons de hidrogênio competem com os íons de cálcio pelos sítios de ligação na troponina, dificultando assim o processo contrátil.[37]

O risco de distúrbio ácido-básico muscular geralmente está relacionado ao nível de esforço do atleta. Ou seja, um atleta agressivo, que trabalha em 100% de esforço, tem mais chances de desenvolver um desequilíbrio ácido-base em relação ao atleta que trabalha em um nível menor de esforço.

Corridas de atletismo, como as corridas de 5.000 e 10.000 metros, são consideradas como riscos moderados e baixos a moderados para distúrbios ácido-base, respectiva-

mente. Nesses tipos de corridas, os atletas geralmente produzem pequenas quantidades de íons de hidrogênio durante a maior parte da corrida, mas um sprint sustentado até o final durante a última volta desses eventos pode resultar na produção de quantidades relativamente grandes de íons de hidrogênio e, portanto, resultar em distúrbios ácido-base no músculo e no sangue.[37]

Regulação do balanço ácido-base durante o exercício

Durante os estágios finais de um teste de esforço incremental ou durante o exercício quase máximo de curta duração, há uma diminuição do pH muscular e sanguíneo, principalmente devido ao aumento da produção de íons de hidrogênio pelo músculo. O pH do músculo e do sangue seguem tendências semelhantes, mas a concentração de íons de hidrogênio no músculo é maior que a do sangue e a capacidade de tamponamento do músculo é menor que a do sangue, o que resulta em um pH do músculo 0,4 a 0,6 unidade menor que o pH do sangue.[37]

Como os músculos em atividade são a principal fonte de íons de hidrogênio durante o exercício, a primeira linha de controle para o aumento da produção de ácido reside nas fibras musculares. A capacidade de tamponamento do músculo é limitada, sendo assim, o líquido extracelular também deve possuir um meio de tamponar os íons de hidrogênio.

Portanto, os sistemas de tamponamento do sangue tornam-se a segunda linha de defesa contra a acidose induzida pelo exercício. O principal tampão extracelular é o bicarbonato sanguíneo.[38] A hemoglobina e as proteínas do sangue auxiliam nesse processo de tamponamento, mas desempenham apenas um papel marginal durante o exercício.

A partir de uma intensidade acima de 50% a 60% do $VO2_{máx}$, o lactato sanguíneo começa a aumentar e o pH sanguíneo diminui devido ao aumento na concentração de íons hidrogênio no sangue. Esse aumento sinaliza ao centro de controle respiratório para aumentar a ventilação alveolar. Um aumento na ventilação alveolar resulta na redução da PCO_2 sanguínea e, portanto, atua na redução da quantidade de ácido produzida pelo exercício. O processo geral de assistência respiratória no tamponamento do ácido lático durante o exercício é referido como compensação respiratória para uma acidose de causa metabólica.[37]

Estudos revelam que a capacidade de tamponamento intracelular é maior nas fibras musculares rápidas (tipo II) em relação a fibras lentas (tipo I). Essa maior capacidade tampão nas fibras rápidas confere vantagem para o desempenho durante o exercício de alta intensidade porque as fibras musculares rápidas produzem altos níveis de lactato e íons de hidrogênio durante o exercício intenso. Vários estudos mostram que o treinamento de exercícios de alta intensidade melhora a capacidade tampão muscular em indivíduos não treinados e treinados.[39]

Três mecanismos regulam o pH do corpo para evitar alcalose ou acidose: tampões químicos intra e extracelulares; ventilação pulmonar; função renal.

Os tampões químicos agem em questão de segundos para normalizar o pH; já a ventilação pulmonar age em questão de minutos. Essas duas primeiras linhas de defesa evitam que a concentração de H^+ se altere muito até que a resposta mais lenta da terceira linha de defesa, os rins, consiga eliminar o excesso de ácido ou base do corpo.[34]

Tampões químicos intracelulares

A primeira linha de defesa na proteção contra a acidose induzida pelo exercício reside dentro da própria fibra muscular. As fibras musculares podem proteger contra o acúmulo de íons de hidrogênio de duas maneiras diferentes. Primeiro, as fibras musculares contêm numerosas classes de tampões químicos que podem eliminar os íons de hidrogênio (bicarbonato, fosfato, proteínas intracelulares, carnosina). Em segundo lugar, a membrana da fibra muscular (sarcolema) contém dois tipos principais de transportadores que transportam íons de hidrogênio de dentro da fibra muscular para o espaço intersticial.[37]

Tampão é qualquer substância capaz de se ligar reversivelmente ao H^+. Consiste em um ácido fraco e no sal desse ácido. O tampão bicarbonato consiste no ácido fraco do ácido carbônico (H_2CO_3) e seu sal, bicarbonato de sódio ($NaHCO_3$). O ácido carbônico se forma quando o bicarbonato fixa o íon H^+. Quando a concentração de H^+ se mantém elevada, produz o ácido fraco, pois os íons em excesso H+ são fixados de acordo com a reação geral: $H^+ + HCO_3^- = H_2CO_3$. Em contrapartida, quando a concentração diminui, como durante a hiperventilação, quando o ácido carbônico plasmático declina porque o CO_2 deixa o sangue e sai através dos pulmões, a reação de tamponamento desloca-se na direção oposta e libera H^+.

Além do tampão bicarbonato, há ainda o tampão de fosfato, que consiste em ácido fosfórico e fosfato de sódio. O tampão fosfato atua de maneira semelhante ao tampão bicarbonato. O tampão fosfato exerce um efeito importante sobre o equilíbrio ácido-base principalmente nos túbulos renais e nos líquidos intracelulares, onde a concentração de fosfato é alta.

Numerosas proteínas celulares contêm o aminoácido histidina, que em conjunto com a beta-alanina, forma a carnosina, um importante tampão nas fibras musculares. Levando-se em consideração que a concentração de beta-alanina no interior das células musculares é cerca de 40 vezes menor do que a de histidina e que a beta-alanina possui uma afinidade com a carnosina-sintase cerca de 1.000 vezes menor em relação ao seu outro substrato, pode-se afirmar que a disponibilidade de beta-alanina é o limitante para a síntese de carnosina. Por este motivo, diversos estudos recentes mostram que a suplementação com beta-alanina ajuda no controle do pH e, consequentemente, no rendimento esportivo de esportes de alta intensidade.[40]

Tampões químicos extracelulares

O sangue contém três sistemas de tampão químicos principais: a) proteínas, b) hemoglobina e c) bicarbonato. Como as proteínas intracelulares, essas proteínas sanguíneas contêm grupos ionizáveis que são ácidos fracos e, portanto, atuam como tampões. No entanto, como as proteínas sanguíneas são encontradas em pequenas quantidades, sua utilidade como tampões durante o exercício pesado é limitada.

A hemoglobina é um importante tampão sanguíneo, onde o sangue venoso tampona o H^+ liberado pela dissociação do ácido carbônico fraco. A hemoglobina é o receptor mais importante de H^+ para essa função de tamponamento

proteico (quase seis vezes mais potente na regulação da acidez que outras proteínas plasmáticas.[33]

Um aumento na concentração de bicarbonato no sangue (ingestão de bicarbonato) resulta em uma melhora no desempenho em alguns tipos de exercício, o que faz do bicarbonato um suplemento interessante para melhora do desempenho esportivo em esportes de alta intensidade e curta duração.

Tampões fisiológicos

Sistemas pulmonar e renal representam a segunda linha de defesa na regulação ácido-base. Sua função de tamponante ocorre somente quando uma modificação no pH já aconteceu.

O tampão ventilatório ocorre quando a concentração de H^+ livre no extracelular e no plasma aumenta e passa a estimular o centro respiratório para aumentar a ventilação alveolar. Esse ajuste rápido da ventilação elimina CO_2, formado pelos processos metabólicos intracelulares. Os níveis plasmáticos reduzidos de CO_2 aceleram a recombinação de H^+ e HCO_3^- baixando a concentração de hidrogênio livre no plasma. A reação é a seguinte:

$$CO_2 + H_2O \leftrightarrow H_2CO_3 \leftrightarrow H^+ + HCO_3^-$$

A capacidade potencial do tamponante respiratório é igual a duas vezes o efeito combinado de todos os tampões químicos do organismo.[33]

A excreção de H^+ pelos rins acontece de maneira relativamente lenta (muitas horas) e, apesar de proporcionar um importante mecanismo de controle em longo prazo, tem um papel pequeno no exercício físico. O funcionamento do mecanismo de controle do pH pelos rins acontece nos túbulos renais, onde por meio de complexas reações químicas há excreção de amônia e H^+ para a urina, e a seguir, reabsorção do cloro e do bicarbonato.

● REFERÊNCIAS

1. McCardle WD. Exercise physiology; 2012.
2. Powers S. Exercise physiology; 2016.
3. McLaren D, Morton J. Biochemistry for sports and exercise metabolism. 2nd ed. Wiley; 2012.
4. Morowitz HJ. Foundations of bioenergetics. New York Academic Press, 1978.
5. Nelson DL, Cox MM. Principles of biochemistry. 4th ed. New York: WH Freeman; 2004.
6. Lipmann F. Metabolic generation and utilization of phosphate bond energy. Wiley; 2006.
7. Achten J, Jeukendrup AE. Optimizing fat oxidation through exercise and diet. Nutrition. 2004;20(7-8):716-27.
8. Burgomaster KA, Heigenhauser GJF, Gibala MJ. Effect of short-term sprint interval training on human skeletal muscle carbohydrate metabolism during exercise and time-trial performance. J Appl Physiol. 2006;100: 2041-7.
9. Grassi, B. Delayed metabolic activation of oxidative phosphorylation in skeletal muscle at exercise onset. Med Sci Sports Exerc. 2005;37(9):1567-73.
10. MacDougall JD, Hicks AL, MacDonald JR, McKelvie RS, Green HJ, Smith KM. Muscle performance and enzymatic adaptations to sprint interval training. J Appl Physiol. 1998;84:2138-42.
11. Meirelles CDM, Gomes PSC. Efeitos agudos da atividade contra-resistência sobre o gasto energético: revisitando o impacto das principais variáveis. Revista Brasileira de Medicina do Esporte. 2004;10(2):122-30.

12. Christopher B, Scott RVM. Modeling the total energy costs of resistance exercise: a work in progress. Eur J Sport Sci Med. 2018;14(2):5-12.
13. Silva DAF, Vancini RL, Lira CAB, Silva AC, Nouailhetas VLA. Bioenergética do metabolismo celular. Revista Brasileira de Fisiologia do Exercício. 2009;8.
14. McCardle WD. Exercise physiology. 2016.
15. Mathis A, Pack AR, Maeda RS, McDougle SD. Highlights from the 29th annual meeting of the society for the neural control of movement. J Neurophysiol. 2019;122:1777-83.
16. Linden H, Petersen PC, Vestergaard M, Berg RW. Movement is governed by rotational neural dynamics in spinal motor networks. Nature. 2022;610:526-31.
17. Powers S. Exercise physiology. 2018.
18. McLaren D, Morton J. Biochemistry for sports and exercise metabolism. 2nd ed. Wiley; 2012.
19. Farrell PA, Joyner M. Advanced exercise physiology. 2nd ed. LWW; 2012.
20. Billen LS, Corneil BD, Weerdesteyn V. Evidence for an intricate relationship between express visuomotor responses, postural control and rapid step initiation in the lower limbs. Biorxiv; 2022.
21. Hall JE, Hall ME. Hall & Guyton. Tratado de fisiologia médica. Rio de Janeiro: Gaunabara Koogan; 2012.
22. Netter FH. Atlas de anatomia humana. Rio de Janeiro: Gaunabara Koogan; 2018.
23. Mukund K. Skeletal muscle: a review of molecular structure and function, in health and disease. Wiley Interdiscip Rev Syst Biol Med. 2020 Jan-Feb.
24. Ackermann MA, Ziman AP, Strong J, Zhang Y, Hartford AK, Ward CW, et al. Integrity of the network sarcoplasmic reticulum in skeletal muscle requires small ankyrin. J Cell Sci. 2011.
25. Arikawa-Hirasawa E, Rossi SG, Rotundo RL, Yamada Y. Absence of acetylcholinesterase at the neuromuscular junctions of perlecan-null mice. Nature Neurosci. 2002.
26. Mcardle WD. Fisiologia do exercicio: nutrição, energia e desempenho humano. 8. ed. Rio de Janeiro: Guanabara Koogan; 2019, 1059.
27. Hackney AC. Exercise as a stressor to the neuroendocrine system. Medicina. 2006;42(10):788-97.
28. Hackney AC, Lane AR. Exercise and the regulation of endocrine hormones. Prog Mol Biol Transl Sci. 2015;135:293-311.
29. Christensen NJ, Galbo H. Sympathetic nervous activity during exercise. Annu Rev Plant Physiol Plant Mol Biol. 1983;45:139-45.
30. Goodman HM. Endocrinology concepts for medical students. Adv Physiol Educ. 2001;25:213-24.
31. Katch VL, McArdle WD, Katch FI. Essentials of exercise physiology. 4th ed. Philadelphia: Wolters Kluwer/Lippincott William; 2011.
32. Weltman A, Weltman JY, Schurrer R, Evans WS, Veldhuis JD, Rogol AD. Endurance training amplifies the pulsatile release of growth hormone: effects of training intensity. J Appl Physiol. 1992;72:2188-96.
33. Mcardle WD. Fisiologia do exercício: nutrição, energia e desempenho humano. 8. ed. Rio de Janeiro: Guanabara Koogan; 2019, 1059.
34. Guyton AC, Hall JE. Tratado de fisiologia médica. 12. ed. Rio de Janeiro: Elsevier; 2011.
35. Boning D, Maassen N. Point: lactic acid is the only physicochemical contributor to the acidosis of exercise. J Appl Physiol. 2008;105:358-9.
36. Robergs RA, Ghiasvand F, Parker D. Biochemistry of exercise-induced metabolic acidosis. Am J Physiol Reg Integr Comparat Physiol. 2004;287:R502-16.
37. Powers SK, Howley ET, Quindry, J. Exercise physiology: theory and application to fitness and performance. 10th ed. Maidenhead: McGraw Hill; 2018.
38. Sale C, Saunders B, Harris RC. Effect of betaalanine supplementation on muscle carnosine concentrations and exercise performance. Amino Acids. 2010;39:321-33.
39. Edge J, Bishop D, Goodman C. The effects of training intensity on muscle buffer capacity in females. Eur J Appl Physiol. 2006;96:97-105.
40. Harris RC. The absorption of orally supplied beta-alanine and its effect on muscle carnosine synthesis in human vastus lateralis. Amino Acids. 2006;30(3):279-89.

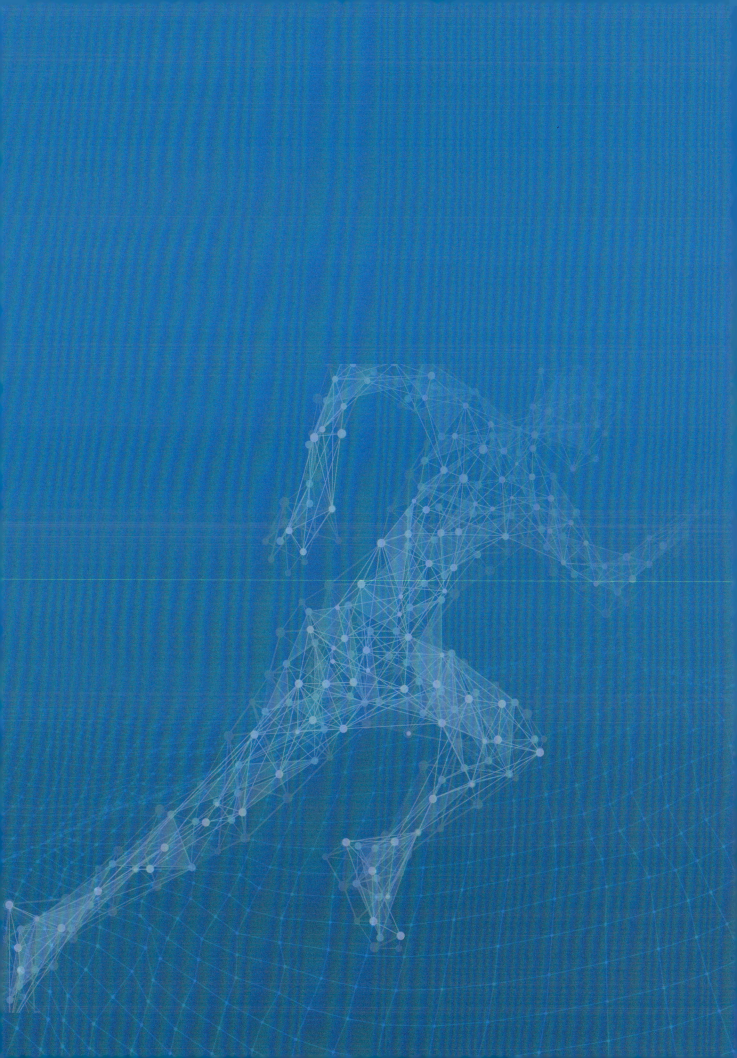

Fisiologia aplicada ao treinamento

8

▶ Guilherme D. Dilda ▶ Sandro Graham ▶ Victor B. Soraggi

● INTRODUÇÃO

A prática regular de exercícios físicos desempenha um papel crucial na promoção de saúde e no desenvolvimento da capacidade física. Quando nos engajamos em exercícios físicos, nosso corpo passa por uma série de mudanças notáveis que afetam diversos sistemas. Essas alterações não apenas nos permitem realizar tarefas físicas com maior eficiência, mas também desempenham um papel fundamental na melhoria da nossa qualidade de vida.

Este capítulo explora as complexas interações entre o sistema cardiovascular e respiratório durante o exercício, fornecendo uma visão detalhada das adaptações que ocorrem no coração, nos pulmões e nos vasos sanguíneos. Além disso, abordaremos a fisiologia subjacente a essas mudanças, explicando como o corpo responde ao estresse físico imposto pelo exercício.

Além das adaptações cardiovasculares e respiratórias, também serão discutidos princípios fundamentais do treinamento físico. Compreender esses princípios é essencial para otimizar os resultados do treinamento físico, seja para melhorar o desempenho esportivo, alcançar metas de condicionamento físico ou simplesmente manter um estilo de vida saudável.

Abordaremos ainda adaptações corporais relacionadas a mudanças extremas de condições ambientais, como variações de altitude e de temperatura. Examinaremos as mudanças na oxigenação do sangue em altitudes elevadas, bem como as estratégias do corpo para conservar o calor e evitar o superaquecimento em temperaturas extremamente altas ou baixas. Compreender esses mecanismos adaptativos é fundamental para otimizar o desempenho em situações desafiadoras e, mais importante, para garantir a segurança em ambientes adversos.

Portanto, ao longo deste capítulo, exploraremos algumas complexidades da fisiologia do exercício. Ao final, você terá um entendimento mais profundo de como o exercício afeta nosso corpo e como usar esse conhecimento para atingir seus objetivos de condicionamento físico e saúde.

● RESPOSTAS CARDIOVASCULARES E RESPIRATÓRIAS AO EXERCÍCIO

Quando desafiado com qualquer tarefa física, o corpo humano responde por meio de uma série de alterações que envolve muitos, se não todos, de seus sistemas fisiológicos. O exercício físico produz as respostas mais marcantes no sistema cardiorrespiratório em relação a várias outras respostas de estresse encontradas na vida normal. A magnitude dessas mudanças depende muito da intensidade e duração das sessões de treinamento, do tipo de treinamento e do nível inicial de condicionamento físico do corpo.

As principais funções do sistema cardiovascular e respiratório são prover oxigênio e nutrientes ao corpo, eliminar o dióxido de carbono (CO_2) e os resíduos metabólicos do corpo, manter a temperatura corporal e o equilíbrio ácido-básico e transportar os hormônios das glândulas endócrinas para seus órgãos-alvo. Para ser eficaz e eficiente, o sistema cardiorrespiratório deve ser capaz de responder ao aumento da atividade muscular esquelética.

Respostas agudas do sistema cardíaco ao esforço

O sistema cardiovascular, composto pelo coração, vasos sanguíneos e sangue, responde de forma previsível às crescentes demandas de exercício. Com poucas exceções, a resposta cardiovascular ao exercício é diretamente proporcional às demandas de oxigênio do sistema musculoesquelético para qualquer taxa de trabalho. O sangue ejetado pelo coração precisa mudar de acordo com a maior demanda por oxigênio a partir da musculatura esquelética.

▪ **Resposta da frequência cardíaca ao exercício:** a frequência cardíaca tem uma resposta particular ao exercício. A primeira resposta é antecipatória e acontece antes de iniciar o esforço por conta de ansiedade e excitação com o exercício. Há liberação de adrenalina e noradrenalina em pequena quantidade que aumenta discretamente a frequência cardíaca. Quando o exercício começa, inicialmente há diminuição da ativação parassimpática[1] e à medida que o esforço aumenta começa a haver uma maior ativação simpática, elevando ainda mais a frequência cardíaca. Em um esforço aeróbico mantido, a frequência cardíaca tende a encontrar um nível estável, mas dependendo da intensidade do esforço, há produção de ácido lático, CO_2 e K^+, substâncias que estimulam quimiorreceptores a continuarem subindo a FC. Após o exercício, por conta da cessação dos estímulos proprioceptivos, pump muscular e retirada de hormônios simpáticos, a frequência cardíaca cai rapidamente. Posteriormente, à medida que os metabólitos (ácido lático, CO_2) retornam aos níveis normais, a frequência cardíaca retorna aos valores de repouso.

- **Resposta do volume sistólico ao exercício:** há um aumento no volume sistólico de 60 ml/batimento para 85 ml/batimento pré-exercício por conta de liberação de adrenalina e noradrenalina em pequena quantidade, conhecido como resposta antecipatória. Quando o exercício começa, o aumento do retorno venoso gera um alargamento das fibras musculares cardíacas, resultando em uma maior força de contração, fenômeno que denominamos Lei de Frank-Starling, elevando o volume ejetado de 80 ml/batimento para mais de 110 ml/batimento no esforço submáximo. O aumento das catecolaminas circulantes (adrenalina e noradrenalina) também influencia diretamente a contratilidade cardíaca através do influxo facilitado de cálcio para a célula miocárdica. Em indivíduos destreinados ou moderadamente treinados, o volume sistólico não aumenta a partir de intensidades maiores de 40%-60% do $VO_{2máx}$, pois o enchimento ventricular fica dificultado pela elevação da frequência cardíaca, mas algumas evidências indicam que atletas de endurance altamente treinados não alcançam um platô do volume sistólico.[2]

- **Resposta do débito cardíaco ao exercício:** o débito cardíaco é o total de volume ejetado pelo ventrículo esquerdo por minuto. Como o débito cardíaco é o produto da frequência cardíaca e do volume sistólico, irá aumentar diretamente com a intensidade do exercício. (Figura 8.1)

No exercício aeróbico prolongado a uma intensidade submáxima constante, principalmente em ambiente quente, há um aumento significativo na produção de calor e uma consequente vasodilatação periférica. A sudorese resultará em uma diminuição de volume plasmático e consequente diminuição do retorno venoso e débito cardíaco. Com isso, a frequência cardíaca aumenta também gradualmente, mantendo um débito cardíaco estável.

Respostas crônicas do sistema cardíaco ao esforço

O treinamento regular resultará em alterações na estrutura cardíaca, condição que denominamos **coração de atleta**. Os estímulos frequentes do exercício induzem a dilatação das câmaras cardíacas (condição vista principalmente em esportes aeróbicos) e hipertrofia da musculatura cardíaca (principalmente em esporte de força), tornando o coração maior e mais forte. Isso significa que o coração vai bombear um maior volume de sangue por batimento, aumentando o volume sistólico, tanto em repouso quanto no esforço, quando comparado ao indivíduo sedentário. Com isso, a frequência cardíaca para um mesmo esforço será menor no indivíduo treinado.

Há também um aumento dos estímulos parassimpáticos em repouso e uma diminuição do Sistema Nervoso Simpático, contribuindo para diminuição da frequência cardíaca. Portanto, em repouso, a frequência cardíaca de um indivíduo treinado será consideravelmente menor em relação ao sedentário, sendo muito comum atletas com bradicardia em repouso (FC abaixo de 60 bpm).

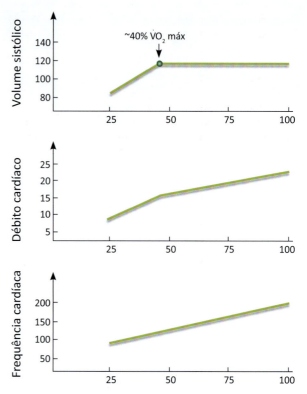

Figura 8.1 Mudanças no volume sistólico, débito cardíaco e frequência cardíaca em função da taxa relativa de esforço.
Fonte: Powers SK, Howley ET, Quindry J. 2018.[2]

No esforço máximo, o aumento da frequência cardíaca, associado a um maior volume sistólico, resultará em um débito cardíaco aumentado. O débito cardíaco máximo de um atleta de endurance pode chegar ao dobro de um sedentário.

Na recuperação após esforço máximo, a frequência cardíaca irá cair mais rapidamente retornando aos níveis de repouso de forma mais rápida. A recuperação da frequência cardíaca é usada como índice de condicionamento cardiorrespiratório.

Respostas vasculares ao exercício físico

Mudanças no diâmetro de vasos sanguíneos depende das necessidades metabólicas dos diferentes tecidos. O centro vasomotor que se localiza no tronco cerebral, é o responsável por controlar a pressão arterial e o fluxo sanguíneo.

- **Controle Vasomotor:** consiste na habilidade da camada muscular de artérias e arteríolas mudarem suas conformidades. Durante o exercício, os receptores sensórios, barorreceptores e quimiorreceptores, são estimulados de acordo com a demanda muscular. O fluxo sanguíneo para o músculo esquelético é controlado por diversos fatores locais como óxido nítrico, prostaglandinas, ATP, adenosina.[3] Além desses fatores que promovem vasodilatação, há a produção local de substâncias que inibem a vasoconstrição do sistema simpático.

Em tecidos não ativos, estes impulsos causam vasoconstrição, diminuindo o fluxo sanguíneo para essas regiões. Já em tecidos ativos, há uma diminuição de estímulos simpáticos, relaxando a musculatura de paredes arteriais e arteriolares, com consequente vasodilatação e aumento do fluxo sanguíneo nos tecidos com maior demanda energética.

Em repouso, a pele e os músculos esqueléticos recebem cerca de 20% do débito cardíaco. Durante o exercício, mais sangue é enviado para os músculos esqueléticos ativos e, à medida que a temperatura corporal aumenta, mais sangue é enviado para a pele. Esse processo permite que cerca de 80% do débito cardíaco vá para os músculos esqueléticos ativos e para a pele em taxas máximas de trabalho.[1] **(Figura 8.2)**

- **Resposta da Pressão Arterial:** a pressão arterial média aumenta em resposta ao exercício dinâmico, em grande parte devido a um aumento na pressão arterial sistólica, porque a pressão arterial diastólica permanece em níveis próximos ao repouso. A pressão arterial sistólica aumenta linearmente com o aumento das taxas de trabalho, podendo atingir valores de pico entre 200 e 240 mmHg em pessoas normotensas.

Como a pressão arterial média é igual ao débito cardíaco vezes a resistência periférica total, o aumento observado na pressão arterial média resulta de um aumento no débito cardíaco que supera uma diminuição concomitante na resistência periférica total. Esse aumento na pressão arterial média é uma resposta normal e desejável, resultado de um reajuste do barorreflexo arterial para uma pressão mais alta.

Os pacientes hipertensos normalmente atingem pressões sistólicas muito mais altas para uma determinada taxa de trabalho e também podem experimentar aumentos na pressão arterial diastólica. Assim, a pressão arterial média é geralmente maior nesses pacientes, provavelmente devido a uma redução menor na resistência periférica total.

Exercícios resistidos podem gerar uma resposta exagerada da pressão arterial ao esforço. Parte dessa resposta pode ser explicada pelo fato de que o exercício resistido geralmen-

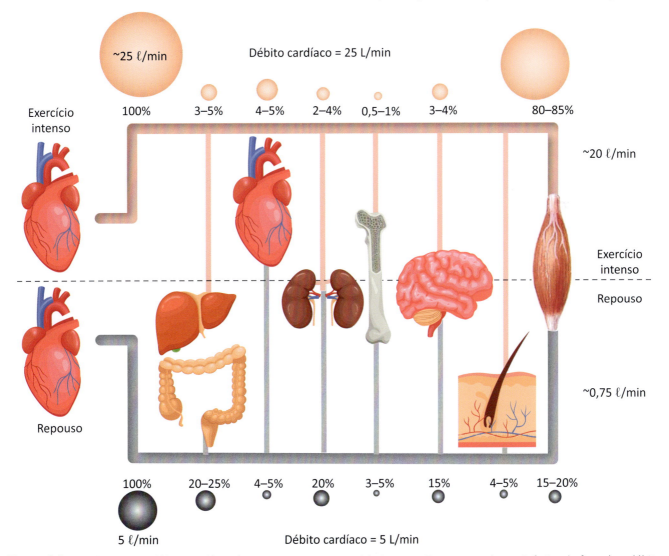

Figura 8.2 Distribuição do débito cardíaco durante repouso e exercício intenso. Em repouso (parte inferior da figura), o débito cardíaco é de 5 ℓ/min; durante o exercício intenso (parte superior da figura), o débito cardíaco aumentou cinco vezes para 25 ℓ/min. Observação para o grande aumento de fluxo sanguíneo para o músculo esquelético e a redução no fluxo para o fígado/trato GI.
Fonte: Powers SK, Howley ET, Quindry J. 2018.[2]

te envolve massa muscular que desenvolve força considerável. Essa força isolada elevada leva à compressão das artérias menores e resulta em aumentos substanciais na resistência periférica total. Embora o treinamento resistido de alta intensidade represente um risco potencial para pacientes hipertensos e para aqueles com doença cardiovascular, dados de pesquisas sugerem que o risco é relativamente baixo e que pessoas hipertensas podem se beneficiar do treinamento resistido.[4]

Nas primeiras 2 a 3 horas após o exercício, a pressão arterial cai abaixo dos níveis de repouso pré-exercício, um fenômeno conhecido como hipotensão pós-exercício.[5] Esse fenômeno pode durar até 24 horas. Por isso, o exercício pode ser considerado uma forma de tratamento para pacientes com Hipertensão Arterial Sistólica.

O aumento da frequência cardíaca e da pressão arterial sistólica que ocorre durante o exercício resulta em um aumento da carga de trabalho do coração. O aumento da demanda metabólica imposta ao coração durante o exercício pode ser estimado examinando o que é chamado de duplo produto. O duplo produto é calculado multiplicando a frequência cardíaca pela pressão arterial sistólica. A aplicação prática do duplo produto é que esta medida pode ser usada como diretriz para prescrever exercícios para pacientes com obstrução coronariana. Por exemplo, um paciente que desenvolva precordialgia em certa intensidade de exercício devido à isquemia miocárdica em um duplo produto de 30.000. Como a dor no peito aparece em um duplo produto de 30.000, uma recomendação seria que esse paciente realizasse tipos de exercícios que resultassem em um duplo produto de até 30.000. Isso reduziria o risco de injúria cardíaca devido a uma alta demanda metabólica do coração.[2]

Respostas agudas do sistema respiratório ao esforço

O sistema respiratório também responde quando desafiado ao estresse do exercício. E o comportamento desse sistema é similar ao que ocorre com o sistema cardíaco durante o esforço.

Antes de iniciar o esforço, há um aumento da ventilação devido à ação hormonal da adrenalina e da noradrenalina no centro respiratório do cérebro. Esse aumento é causado pela excitação em antecipação ao início do exercício.

Ao iniciar o exercício, há um rápido aumento da ventilação devido à estimulação sensorial dos proprioceptores e também à liberação contínua de hormônios. Durante esse período, o exercício é de natureza anaeróbica e não requer oxigênio do sistema respiratório. No entanto, um "débito de oxigênio" se acumula e isso precisará ser compensado mais tarde.

Durante o exercício submáximo, ocorre um nivelamento da ventilação à medida que se desenvolve um equilíbrio entre o oxigênio requerido e o fornecido pelo sistema respiratório. Os quimiorreceptores humorais e o *feedback* neural aferente dos músculos em atividade agem para ajustar a respiração para corresponder à taxa metabólica e, assim, manter uma PCO_2 arterial constante.[2] Neste momento, há uma recuperação do débito de oxigênio (aeróbico).

Durante as cargas de trabalho máximas, há um aumento lento e contínuo da ventilação, pois os sistemas anaeróbicos continuam a ser estressados. Há aumento na produção de CO_2 e íons de hidrogênio (H^+) e potássio (K^+), além da elevação da temperatura corporal, o que estimula aumentos adicionais na ventilação pulmonar. Quando o exercício termina, há um rápido declínio na ventilação devido à cessação dos estímulos proprioceptivos e à retirada dos hormônios, e então ocorre um nivelamento para os valores pré-exercício. Mais tarde, após o trabalho máximo, há uma diminuição muito mais lenta na ventilação devido à depuração de metabólitos, como ácido lático e dióxido de carbono, à medida que os sistemas retornam aos valores normais de repouso.

É interessante entender, que em baixas intensidades de trabalho, o aumento da ventilação é principalmente resultado do aumento do volume corrente. Em intensidades mais altas, a elevação da frequência respiratória é a responsável por tentar suprir a necessidade de oxigênio.

Em adultos destreinados de tamanho normal, as taxas de ventilação pulmonar podem variar de cerca de 10 litros por minuto em repouso a mais de 100 litros por minuto em taxas máximas de trabalho; em atletas masculinos grandes e treinados, a taxa de ventilação pulmonar pode alcançar mais de 200 litros por minuto em esforço máximo.

O exercício muscular resulta em aumento da ventilação pulmonar e, portanto, maior carga de trabalho dos músculos respiratórios. Historicamente, acreditava-se que os músculos respiratórios não fadigavam durante o exercício. No entanto, evidências abundantes indicam que tanto o exercício prolongado (horas) quanto o exercício de alta intensidade (acima de 80% do $VO_{2máx}$) podem promover fadiga muscular respiratória, principalmente em indivíduos não treinados.[6]

Respostas crônicas do sistema respiratório ao esforço

O exercício aeróbico moderado a intenso tem o efeito de induzir a pessoa a respirar mais profundamente e com maior frequência (a capacidade vital do pulmão é totalmente utilizada e a frequência respiratória aumenta). Portanto, realizado de forma regular, levará à adaptações que tendem a tornar mais eficiente a transferência de oxigênio para o músculo em atividade:

- O exercício prolongado tem o efeito de exercitar o sistema muscular respiratório – ou seja, o diafragma e os músculos intercostais. Se o exercício for continuado pelo menos duas a três vezes por semana, esses músculos ficarão mais treinados e mais capazes de trabalhar.
- A eficiência do sistema respiratório dependerá da utilização e da capacidade dos alvéolos de captar o oxigênio do ar inspirado e transmiti-lo ao sangue que circula pelo leito capilar alveolar. A atividade física em longo prazo aumenta o fluxo sanguíneo para os lobos superiores dos pulmões para aumentar a utilização dos alvéolos pulmonares, portanto, aumenta a troca gasosa.
- Em cargas de trabalho submáximas ocorrerão melhorias gerais na função pulmonar, como aumento do volume corrente e da capacidade vital em detrimento do volume residual.

Apesar destas adaptações, a capacidade estrutural do pulmão normal excede a demanda de transporte de oxigênio e dióxido de carbono em adultos jovens durante o exercício.[7] Portanto, na maioria dos indivíduos saudáveis, a adaptação do pulmão ao treinamento físico não é necessária para que o pulmão desempenhe adequadamente a tarefa de sustentar o exercício. No entanto, uma exceção a esta regra é o atleta de resistência altamente treinado e de elite. Nestes, a incapacidade do pulmão de aumentar suas capacidades de troca gasosa, em resposta ao treinamento físico, resulta em uma falha do sistema pulmonar em atender à alta necessidade de transferência de oxigênio através da barreira sangue-gás durante exercício máximo. Esta falha resulta em uma redução no conteúdo de oxigênio arterial (i.e., hipoxemia), que pode limitar o desempenho do exercício nesses indivíduos.[2]

FISIOLOGIA DO TREINAMENTO

O sucesso esportivo é resultado de múltiplos fatores que envolvem uma equipe. Dentre estes fatores, alguns controláveis e outros não, estão os programas de condicionamento físico. Replicar planejamentos para melhora de desempenho físico, provenientes de equipes vencedoras, não garantem o mesmo resultado competitivo, haja visto que estas periodizações foram propostas e reajustadas de acordo com a especificidade de situações impostas àqueles atletas.

Sem sombra de dúvida, o planejamento de um programa de condicionamento atlético efetivo pode ser realizado mais eficientemente pela aplicação de princípios de treinamento fisiológico comprovados. A otimização dos programas de treinamento para atletas é importante, pois o insucesso no condicionamento adequado de uma equipe esportiva resultará em mau desempenho e, frequentemente, em derrota.[8]

O treinamento físico busca, a todo momento, realizar estímulos que irão gerar adaptações, com o intuito de colaborar com a melhora no desempenho global do atleta.

Essas adaptações tornam necessária a adesão a programas minuciosamente planejados, com enfoque na frequência e duração das sessões de trabalho, tipo de treinamento, velocidade, intensidade, duração e repetição da atividade, intervalos de repouso e competição apropriada.[9]

Princípio de sobrecarga

Dentre todos os princípios, talvez o mais básico, mas ao mesmo tempo mais importante, é o princípio da sobrecarga. Hoje, uma das maiores preocupações no esporte é o monitoramento da carga física imposta aos nossos atletas, principalmente com o objetivo de reduzir a quantidade de lesões, mas também para manter o mais alto nível de desempenho durante todo o calendário de competições.

A aplicação regular de uma sobrecarga na forma de um exercício específico aprimora a função fisiológica para induzir uma resposta ao treinamento. O exercício realizado com intensidades acima dos níveis normais estimula adaptações altamente específicas, para que o corpo possa funcionar com maior eficiência.[10] Para conseguir a sobrecarga apropriada será necessário manipular a frequência, a intensidade e a duração do treinamento, ou combinar esses três fatores.[9,11,12]

Estes estímulos impostos aos nossos atletas nem sempre são programados: dentro de uma previsão, os estímulos competitivos por exemplo são normalmente previstos, mas variam de acordo com adversários, variações climáticas, placar de jogo, ou seja, variáveis contextuais influenciam diretamente na magnitude da carga imposta.

É bom lembrar que um sistema do organismo (p. ex., cardiovascular, musculoesquelético, etc.) aumenta sua capacidade em resposta a uma sobrecarga de treinamento, ou seja, o programa de treinamento deve estressar o sistema acima do nível ao qual está acostumado. Embora haja necessidade de uma sobrecarga de treinamento para que sejam obtidas melhoras no desempenho, um excesso de sobrecarga pode resultar em sobretreinamento (*overtraining*)[8,13] (Figura 8.3).

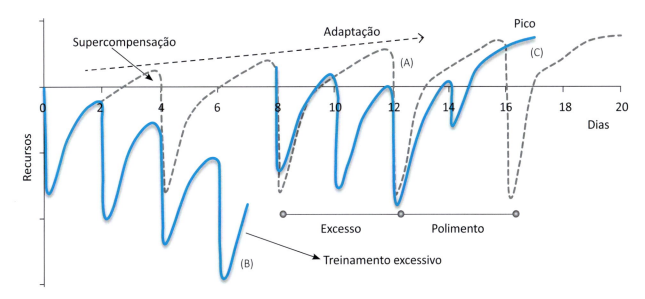

Figura 8.3 Casos hipotéticos: **(A)** Ciclos de treino, recuperação e supercompensação que levam à hipertrofia e/ou aumento da força como adaptações. Observe o princípio da sobrecarga progressiva: os treinamentos são cada vez mais exigentes; **(B)** Treino e ciclos de recuperação inadequados que levam ao *overtraining*; **(C)** no dia 8 a frequência de treinamento aumentou (*overreaching*), então no dia 12 o volume diminuiu (*tapering*) levando a um nível mais alto (pico).

Fonte: Giechaskiel B. 2020.[14]

Princípio de especificidade

Além de estarmos atentos às questões referentes à magnitude, intensidade e duração dos estímulos propostos aos nossos atletas, existe outra característica primordial no planejamento das atividades propostas: o tipo de estímulo.

A especificidade do treinamento físico refere-se a adaptações nas funções metabólicas e fisiológicas que dependem da intensidade, da duração, da frequência e da modalidade de sobrecarga imposta.[12,13] Uma sobrecarga específica de curta duração (p. ex., treinamento de força-potência) induz adaptações específicas de força-potência; o treinamento de endurance específico induz adaptações específicas do sistema aeróbico – com um intercâmbio apenas limitado dos benefícios entre o treinamento de força-potência e o treinamento aeróbico. Não obstante, o princípio de especificidade vai muito além dessa ampla demarcação.[9]

A importância da especificidade quanto ao sistema energético envolvido no desporto praticado é somente uma das características que devemos estar atentos ao planejar. Além disso, é preciso observar a característica dos gestos esportivos, grupos musculares envolvidos, ambiente competitivo, vestimentas e equipamentos, hora do dia, clima, etc.

O conceito de especificidade refere-se não só aos músculos específicos envolvidos em determinado movimento, mas também aos sistemas energéticos que fornecem o ATP necessário para completar o movimento em condições de competição. Assim, os programas de treinamento devem levar em conta a especificidade, mediante o uso não só daqueles grupos envolvidos durante a competição, mas também os sistemas energéticos que fornecerão o ATP. Por exemplo, o treinamento específico para um velocista deveria envolver tiros de corrida de alta intensidade. Analogamente, o treinamento específico para um maratonista envolveria corridas longas e em ritmo lento, nas quais virtualmente todo o ATP exigido pelos músculos em trabalho deveria ser derivado do metabolismo aeróbio.[8]

As respostas agudas e crônicas, e as adaptações do organismo ao treinamento físico, são metabólicas e biomecanicamente específicas ao tipo de exercício realizado e aos grupos musculares envolvidos. Assim, o princípio da especificidade tem implicações para a anatomia, recrutamento neuromuscular, padrões de habilidades motoras, função cardiorrespiratória e metabolismo energético muscular.[15]

Princípio das diferenças individuais

A individualidade biológica é algo que deve se levar em consideração a todo momento quando planejamos, monitoramos e ajustamos o programa de treinamento proposto. Nosso grupo de atletas, quer seja em modalidades coletivas ou individuais, sempre será heterogêneo, e nos cabe buscar desenvolver fisicamente os indivíduos levando sempre em consideração estas diferenças.

Nem todos os indivíduos respondem de maneira semelhante a um determinado estímulo de treinamento.[13] Por exemplo, o nível de aptidão relativa de uma pessoa no início do treinamento exerce alguma influência. Esse subprincípio dos valores iniciais revela que os indivíduos com aptidão mais baixa evidenciam a maior melhora conseguida com o treinamento. Quando um grupo relativamente homogêneo inicia um esquema de treinamento, não se pode esperar que cada pessoa alcance o mesmo estado de aptidão ou de desempenho nos exercícios após apenas 10 ou 12 semanas. Um técnico não deveria insistir para que todos os atletas da mesma equipe ou até mesmo na mesma prova treinem da mesma maneira ou com a mesma intensidade relativa ou absoluta do esforço.[9]

Mesmo atletas que disputam a mesma modalidade esportiva individual, terão diferenças quanto ao nível de treinabilidade, resposta aos estímulos propostos, níveis de recuperação, etc. Se não observarmos estas diferenças e ajustarmos o programa de acordo com cada atleta estaremos, muito possivelmente, superestimando ou subestimando, e com isto afastando-o do melhor desempenho ou levando ao *overtraining*, ou pior, a uma lesão.

Uma observação comum é que os indivíduos diferem muito no grau em que seu desempenho fica beneficiado com os programas de treinamento. Muitos fatores contribuem para as variações individuais observadas na resposta ao treinamento. Deve-se observar que, embora o treinamento possa melhorar muito o desempenho, não existe substituto para o talento atlético geneticamente herdado, se o indivíduo tiver que competir em um nível de classe mundial.[8]

Princípio de reversibilidade

A busca pelo alto nível de desempenho é constante. Hoje em dia os grandes atletas, quando terminam a temporada, executam programas de manutenção para não reduzirem totalmente as capacidades físicas; sabemos da importância do descanso para evolução no treinamento, contudo, frente ao calendário e exigência competitiva isto se torna necessário.

A perda das adaptações fisiológicas e de desempenho, chamada destreinamento, ocorre rapidamente quando uma pessoa encerra sua participação na atividade física regular. Apenas 1 ou 2 semanas de destreinamento acarretam redução na capacidade tanto metabólica quanto de realização do exercício, e muitos aprimoramentos induzidos pelo treinamento são perdidos completamente em alguns meses. Nos atletas altamente treinados, mesmo os efeitos benéficos de muitos anos de treinamento físico prévio continuam sendo transitórios e reversíveis. Por essa razão, a maioria dos atletas começa um programa de condicionamento vários meses antes do início da estação competitiva ou mantêm pelo menos algum nível moderado de atividade física esporte-específica fora da temporada, a fim de tornar mais lentas as consequências do destreinamento.[9,13]

Contudo, é evidente que tanto indivíduos de baixa e alta formação que são destreinados têm uma taxa mais rápida de ganhos após o retorno ao treinamento. O treinamento prévio não altera a taxa de melhora do treinamento com o exercício aeróbico após um período de 2-7 semanas de destreinamento. O *slogan* "Se você não usa, você perde" é o principal princípio da reversibilidade. Após afastamento causado por lesão, todos os atletas sabem que não podem retomar exatamente de onde pararam. Infelizmente, o corpo parece perder músculo muito mais rapidamente do que é ganho. Uma proporção geral é de 3:1. Faltar 1 semana de treinamento requer 3 semanas para retornar ao mesmo nível.[15]

Ou seja, esses drásticos decrementos na capacidade de trabalho, como resultado da inatividade, indicam claramente a rápida reversibilidade do treinamento.[8] (Figura 8.4)

Com base no que abordamos nos tópicos anteriores, concluímos que devemos estar sempre muito atentos a

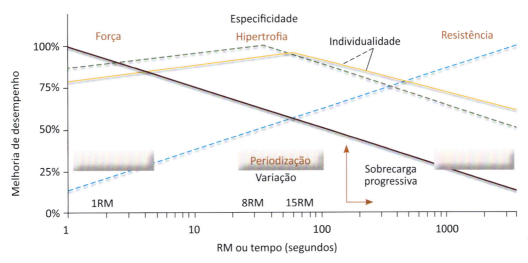

Figura 8.4 Uma explicação simplificada dos princípios de treinamento baseada em curvas teóricas do *continuum* força-resistência (RM). As curvas são mostradas lineares no gráfico log-linear por razões de simplicidade.
RM = Repetição Máxima.
Fonte: Giechaskiel B. 2020.[14]

todos os fatores que fazem parte do contexto dos nossos atletas; assim, respeitando os principais princípios de treinamento, conseguiremos ajustar o que temos controle. São estas mudanças de planejamento, pré ou durante a participação dos atletas, que irão aumentar o desempenho ou afastar a possibilidade de lesões. É por isso, como citado no primeiro parágrafo, que não devemos simplesmente replicar modelos de sucesso, devemos entender o que está ao nosso redor e criar o nosso método, ajustado a nossa realidade.

ADAPTAÇÕES A DIFERENTES TIPOS DE TREINAMENTO

Como exposto no tópico anterior, quando falamos sobre especificidade como um princípio básico de treinamento, as adaptações referentes ao treino ocorrem de diferentes formas quando utilizamos intensidades, durações e intervalos de recuperação variadas. Assim devemos direcionar nosso planejamento para atingir as adaptações necessárias para a prática esportiva específica do nosso atleta.

Treinamento aeróbio

Um programa de treinamento planejado para melhorar a potência aeróbia máxima deve sobrecarregar o sistema circulatório e enfatizar a capacidade oxidativa dos músculos esqueléticos. Como ocorre em todos os regimes de treinamento, a especificidade é fator crítico. O atleta deve estressar os músculos específicos que serão utilizados em seu esporte. Em outras palavras, corredores devem treinar correndo, ciclistas devem treinar na bicicleta, nadadores devem nadar, e assim por diante.[8]

Levar em consideração, no momento de planejar, sempre a referência competitiva, se nosso atleta compete em uma prova de 42 km, treinar tendo este volume e frações deste como alvo, assim como a intensidade, tempo de duração da prova, velocidades máximas atingidas, etc.

Logo, o treinamento para melhorar o desempenho de resistência não deve se concentrar apenas na melhora do $VO_{2máx}$ mas deve também aumentar o limiar de lactato e melhorar a economia da corrida.[8] O treinamento aeróbio induz adaptações metabólicas em cada tipo de fibra muscular. O tipo básico de fibras provavelmente não se "modifica" em nenhum grau significativo; em vez disso, todas as fibras aprimoram seu potencial aeróbico já existente.[9]

As fibras dos músculos estriados esqueléticos treinados em endurance contêm mitocôndrias maiores e mais numerosas que as fibras menos ativas. O mecanismo estrutural ampliado das mitocôndrias e as adaptações na atividade enzimática observadas com o treinamento aeróbico, às vezes um aumento de até 50% em algumas semanas, acarretam grande aumento na capacidade das mitocôndrias musculares subsarcolemais e intermiofibrilares de gerarem ATP aerobicamente.[9]

Longa duração baixa intensidade

Existem diferentes métodos de treinamento para se atingir muitas vezes o mesmo tipo de adaptação. Alguns métodos inclusive ganham nomes, apelidos, às vezes referentes aos seus idealizadores; outros simplesmente fazem referência às características de seus ajustes no formato de planejamento.

Uma das razões históricas para o uso de sessões de treinamento de longa duração pelos pesquisadores é a crença comum de que melhoras na resistência são proporcionais ao volume de treinamento realizado. De fato, muitos treinadores e atletas acreditam que os progressos no desempenho esportivo estão diretamente relacionados com a quantidade de trabalho realizada durante o treinamento e que os atletas apenas poderão concretizar seu potencial fazendo séries de exercícios de longa duração.[8]

Estes treinamentos, visando grandes volumes, levam os atletas a adaptações relacionadas à resistência específica da prova, da modalidade.

O treinamento em resistência reduz a frequência cardíaca submáxima para uma tarefa física padrão em 12 a 15 bpm, enquanto uma redução muito menor ocorre para a frequência cardíaca de repouso. Essas reduções na frequência cardíaca refletem a magnitude do aprimoramento induzido pelo treinamento, pois em geral coincidem com o volume sistólico máximo e o débito cardíaco aumentados.[9]

Mas não devemos pensar só em volumes, em duração: quando as adaptações ao volume necessário competitivo ocorrem e nossos atletas mostram domínio, devemos focar em intensidade, adaptar cada vez mais a intensidade dentro do mesmo volume.

Frequentemente, o treinamento simultâneo de força e resistência é praticado por atletas e entusiastas do condicionamento físico.[8]

Intervalado

O treino intervalado surge com o intuito de aumento de intensidade, de frações de um volume de treino, que não seria possível se fosse realizado de forma contínua.

Com um espaçamento correto dos intervalos de atividade física e de repouso, podem ser realizadas quantidades extraordinárias de uma atividade intensa, que normalmente não seriam possíveis se a atividade progredisse continuamente. As séries repetidas de atividade física (com curtos períodos de repouso ou intervalos de alívio com baixa intensidade) variam, em geral, de alguns segundos a vários minutos ou mais, dependendo do resultado desejado para esse treinamento.[9]

A duração e a intensidade do intervalo de trabalho dependem do que o atleta está tentando conseguir. Por exemplo, um intervalo de trabalho mais longo depende de um maior envolvimento da produção energética aeróbia, enquanto um intervalo mais curto e mais intenso propicia maior participação do metabolismo anaeróbio.[8]

Cabe a nós avaliar, de acordo com a especificidade do desporto praticado pelo indivíduo que treinamos, ou até mesmo como desejamos adaptar nosso atleta, para ajustar corretamente os tempos de execução dos estímulos e durações dos intervalos de recuperação, para que assim ocorra a adaptação desejada (Figura 8.5).

Por exemplo o futebol americano, levantamento de peso e outras atividades esportivas de velocidade-potência e de curta duração dependem quase exclusivamente da energia que deriva dos fosfatos de alta energia intramusculares ATP e PCr. A participação de músculos específicos em explosões máximas repetidas de 5 a 10 segundos de esforço sobrecarrega a transferência de energia proveniente desse reservatório de fosfagênios. Acumulam-se apenas pequenas quantidades de lactato, e a recuperação progride rapidamente. A atividade física pode começar novamente após um período de repouso de 30 segundos. A utilização de curtos períodos de esforço explosivo, entremeados com recuperação, representa uma aplicação altamente específica do treinamento intervalado para o condicionamento anaeróbico.[9]

Anaeróbio

Em conformidade com o conceito de especificidade do treinamento, as atividades que exigem um alto nível de metabolismo anaeróbio produzem alterações específicas nos sistemas de energia imediato e a curto prazo, com pequenos aumentos concomitantes nas funções aeróbias.[9] Identicamente ao que ocorre no treinamento de resistência aeróbia,

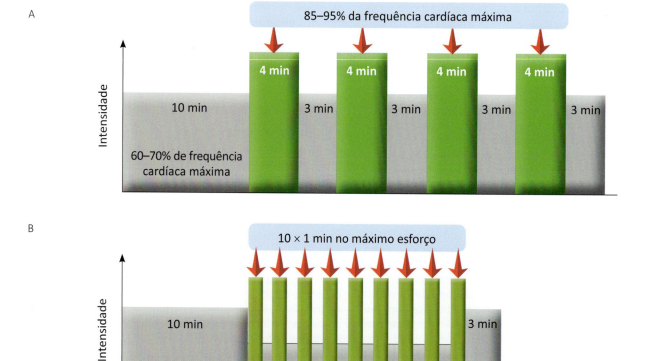

Figura 8.5 Protocolo de treinamento intervalado de alta intensidade (HIIT). **(A)** Duas sessões semanais serão de 4×4 min HIIT; quatro sessões de trabalho de 4 minutos a 85%–95% da frequência cardíaca máxima, separadas por 3 min de recuperação a 60%–70% da frequência cardíaca máxima. **(B)** Uma sessão semanal será de 10×1 min HIIT; 10 1 min de exercícios na intensidade máxima que os participantes podem suportar, separados por 1 min de atividade de baixa intensidade.
Fonte: Moholdt T, Silva C, Lydersen S, et al. 2021.[16]

é fundamental que o programa de treinamento anaeróbio utilize os grupos musculares específicos exigidos pelo atleta durante a competição.[8]

Diferente dos esportes basicamente aeróbicos, desportos que exigem mais do metabolismo anaeróbico se caracterizam por esportes explosivos, curta duração, velocidade, força, possuem características que utilizam transferência rápida de energia.

Eventos esportivos que duram menos de 60 segundos dependem em grande parte da produção anaeróbia da energia necessária. Em geral, o treinamento para melhorar a potência anaeróbia se concentra na necessidade de aprimorar o sistema ATP-CP ou a glicólise anaeróbia (sistema lactato).[8]

Maior quantidade e a atividade das enzimas-chave controlam a fase anaeróbica (glicolítica) do catabolismo da glicose. Essas modificações não alcançam a magnitude para as enzimas oxidativas com o treinamento aeróbico. Os aumentos mais expressivos na função das enzimas anaeróbicas e no tamanho das fibras ocorrem nas fibras musculares de contração rápida.[9]

Assim, direcionamos os treinos para características de treinos curtos, de intensidade alta, pouca duração, e quando necessitamos adaptar especificamente os indivíduos a resistir a grandes quantidades destes estímulos específicos, novamente costumamos utilizar variações de treinos intervalados de altíssima intensidade.

O treinamento para melhorar o sistema ATP-CP envolve um tipo especial de treinamento intervalado. Para que a via metabólica do ATP-CP seja exigida ao máximo, serão ideais intervalos curtos e de grande intensidade (com duração de 5 a 10 segundos) com uso dos músculos empregados na competição.[8]

As atividades físicas destinadas a aprimorar a capacidade de transferência da energia ATP-PCr precisam utilizar os músculos esporte-específicos nas velocidades do movimento e produção de potência semelhantes às utilizadas para a execução do próprio esporte. Essa estratégia realça a capacidade metabólica de fibras musculares treinadas especificamente; facilita também o recrutamento e a modulação da sequência de acionamento neural das unidades motoras apropriadas que são ativadas em um determinado movimento.[9]

Força

Quando nossos atletas se tornam adaptados a estes estímulos curtos e intensos, a intervalos pequenos de recuperação, melhoramos seu desempenho, normalmente melhorando seu nível de força.

O sucesso no desempenho esportivo de elite exige otimização da distribuição das fibras musculares. A natureza relativamente fixa do tipo de fibras musculares sugere uma predisposição genética óbvia para o desempenho excepcional. Existe uma plasticidade significativa para o potencial metabólico, pois o treinamento específico amplia a capacidade de transferência de energia aeróbica e anaeróbica de ambos os tipos de fibras.[9]

Dependendo do evento esportivo, o objetivo final da preparação para aumentar a força pode variar. Em termos mais gerais, é de resistência ou de velocidade.[17]

A forma mais comum de treinamento de força é o levantamento de peso, utilizando-se pesos livres ou os vários tipos de aparelhos de peso (i. e., treinamento dinâmico ou isocinético). Para aumentar a força, o treinamento com peso deve utilizar o princípio da sobrecarga, mediante o aumento periódico da quantidade de peso (treinamento de força) empregada em determinado exercício.[8,13] Um aumento na tensão muscular (força), induzido pelo treinamento físico, proporciona o estímulo primário que desencadeia o processo de crescimento ou hipertrofia do músculo esquelético. As mudanças no tamanho do músculo tornam-se identificáveis após apenas 3 semanas de treinamento e a remodelagem da arquitetura muscular precede os ganhos na área muscular transversal.[9,10,12]

A resistência muscular local pode ser treinada com um regime especial de treinamento resistido. Esse tipo de treinamento consiste em treinamento intenso de baixa a moderada potência, com altas repetições e curta recuperação entre as séries. Esse tipo de treinamento tem como objetivo aumentar a capacidade de resistência muscular de grupos musculares específicos com todas as suas adaptações estruturais e funcionais, como densidade mitocondrial e capilar, transição do tipo de fibras e capacidade tamponante.[18]

O objetivo de um programa de treinamento de força é aumentar a quantidade máxima de força e de potência que pode ser gerada por determinado grupo muscular.[17] Em geral, qualquer músculo que seja regularmente exercitado em grande intensidade (i. e., uma intensidade nas proximidades de sua capacidade máxima de geração de força) ficará mais forte. Os exercícios de treinamento de força podem ser classificados em três categorias: (1) isométricos ou estáticos, (2) dinâmicos ou isotônicos (envolvem exercício de resistência variável) e (3) isocinéticos.[8,13,19]

Assim como quando abordamos os tipos de treinamentos aeróbicos, treinos de força podem seguir inúmeros métodos, com o mesmo intuito.

Os exercícios de treinamento de força são prescritos com fundamentação na intensidade do exercício e no volume de exercícios realizados. A intensidade dos exercícios para o treinamento de força é expressa em termos de repetição máxima (RM), em que 1 RM é o maior peso que pode ser levantado em uma vez, utilizando-se a boa forma. O volume de treinamento de força é estabelecido pelo número de repetições (reps.) e de séries realizadas. Série é o número de vezes que determinado exercício é realizado, e reps é o número de vezes que um movimento específico é repetido na série.[8] Basicamente esta é a forma mais comum de se prescrever.

É importante sempre considerar o princípio da individualidade. A prescrição de exercício para o treinamento de força deve se adequar a cada indivíduo, mas uma orientação geral para a prescrição do treinamento de força é a seguinte: em geral, a intensidade recomendada de treinamento é de 8 a 12 repetições máximas (RM), praticadas em várias séries. Os dias de repouso entre as práticas parecem ser detalhe crítico para um ganho ideal de força.[8]

Concluímos, assim, levando em consideração alguns dos tipos principais de treinamentos físicos, e suas respectivas adaptações, que o tipo de treinamento escolhido diariamente para compor o planejamento de uma temporada está diretamente relacionado com a especificidade do desporto, as individualidades biológicas do nosso atleta, o momento da carga imposta. Se entendermos estas características do momento, certamente estaremos mais próximos a acertadamente definirmos o melhor estímulo que iremos impor aos indivíduos que treinamos.

ADAPTAÇÕES AO MEIO AMBIENTE

Nosso corpo está preparado para sofrer adaptações aos mais diversos ambientes, mas cabe a nós estar informados sobre quais serão as mudanças e quanto tempo elas duram para desta forma preparar nossos atletas.

O quanto cada estressante ambiental se desvia das condições neutras e a duração da exposição determinam o impacto total sobre o corpo. O efeito de vários estressores ambientais, como frio extremo e grande altitude, pode ultrapassar a simples consequência aditiva de cada estressor imposto separadamente.[9]

Altitude

Constantemente escutamos falar sobre a dificuldade de se praticar esportes em grandes altitudes, seja por alpinistas, corredores, jogadores de futebol ou até mesmo por pessoas comuns realizando caminhadas em locais turísticos.

O desafio fisiológico da altitude provém diretamente da menor PO_2 ambiente, e não da pressão barométrica total reduzida em si, nem de qualquer mudança nas concentrações relativas (percentuais) dos gases no ar inspirado (ambiente).[9,20,21] À medida que se sobe a altitudes cada vez mais elevadas, a altura e, obviamente, o peso da coluna, são reduzidos. Por consequência, a pressão atmosférica diminui com o aumento da altitude, o ar é menos denso, e cada litro de ar contém menos moléculas de gás.[8,22]

A pressão parcial exercida pelo oxigênio no sangue arterial (PO_2) diminui diretamente com a subida devido à queda progressiva da pressão barométrica. A 2.000 metros, por exemplo, a pressão parcial alveolar de oxigênio (PO_2) diminui de seu valor, ao nível do mar, de 100 mmHg para 78 mmHg, o que causa uma redução da saturação de hemoglobina-oxigênio e redução do conteúdo total de oxigênio do sangue.

Portanto, uma série de adaptações fisiológicas devem ser iniciadas para compensar esse estresse hipóxico.[23] (Figura 8.6)

Por conta disso, desempenhos máximos com mais de 2 minutos dependem sobretudo do fornecimento de oxigênio e, ao contrário dos desempenhos de curta duração, são claramente afetados pela PO_2 menor na altitude.[8] A redução no desempenho de corrida de longa distância na altitude é parecida com o que ocorre quando um corredor treinado fica destreinado – obviamente ele levaria mais tempo para correr uma maratona. A semelhança no efeito está relacionada com uma redução na potência aeróbia máxima que ocorre com o destreinamento e com a elevação da altitude.[8]

Assim, atletas de alto nível que treinam ao nível do mar buscam formas de se adaptar a estas altitudes antes de uma competição, para não sofrer adaptações negativas no momento de disputa da prova.

Não há dúvida de que qualquer pessoa que more ao nível do mar, faça uma viagem para a altitude e permaneça lá por um tempo, passará por um processo de aclimatação que inclui um aumento no número de hemácias. Contudo, é provável que a adaptação nunca seja tão completa como a observada nos residentes fixos.[8,21]

Durante os muitos anos em que os alpinistas tentaram escalar os picos mais altos do mundo, eles sabiam que são necessárias semanas para se ajustar a elevações sucessivamente mais altas. O termo aclimatação à altitude descreve amplamente a tolerância à hipoxia da altitude. Cada ajuste a maior elevação processa-se progressivamente, e a aclimatação plena requer um período apropriado. O ajuste bem-sucedido a uma altitude média representa um ajuste apenas parcial para uma elevação mais alta. Os residentes de altitudes moderadas, porém, evidenciam menor redução na capacidade fisiológica e no desempenho físico que os habitantes das planícies quando ambos os grupos viajam para uma maior altitude.[9]

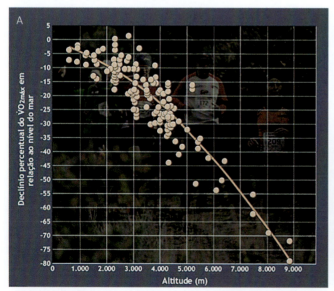 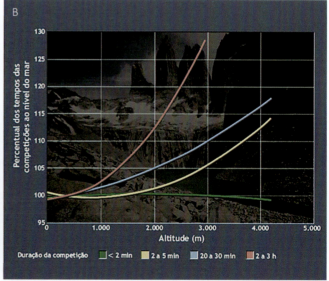

Figura 8.6 **(A)** Redução do $O_{2máx}$ como percentual do valor ao nível do mar relacionado com exposição à altitude, derivado de 146 pontos de dados médios de 67 investigações civis e militares realizadas em altitudes de 580 a 8.848 m (1.902 a 29.021 pés). "Altitude" representa dados de elevações terrestres reais ou de elevações simuladas com câmaras hipóxicas ou com inalação de um gás hipóxico. A linha curvilínea laranja é uma linha de regressão clássica traçada com a aplicação dos 146 pontos. **(B)** Tendência generalizada nas reduções do desempenho relacionadas com exposição à altitude para corredores, nadadores, principalmente durante uma competição.
Fonte: McArdle WD, Katch FI, Katch VL. 2015.[9]

CAPÍTULO 8

Não somente a questão relacionada a troca de gases, que influencia diretamente nas atividades físicas e na eficiência do sistema energético, há também a questão da umidade e temperatura do ar. A temperatura e a umidade do ar são mais baixas, o que adiciona a possibilidade de problemas de regulação térmica ao estresse hipóxico de altitude.[8,20]

O ar ambiente nas regiões montanhosas continua sendo frio e seco, tornando possível uma evaporação considerável de água corporal à medida que o ar inspirado é aquecido e umedecido nas vias respiratórias. Essa perda de líquido costuma resultar em desidratação moderada e em concomitante secura dos lábios, da boca e da garganta. A perda de líquido torna-se pronunciada para as pessoas fisicamente ativas, por causa de sua grande perda diária total de suor e dos grandes volumes da ventilação pulmonar do exercício e, consequentemente, da perda de água. Esses indivíduos devem ter acesso à água o tempo todo.[9]

A adaptação fisiológica responsável pelos ganhos no desempenho de resistência obtidos com o treinamento na altitude ainda é objeto de controvérsia. Entretanto, parece que uma das principais vantagens é que morar em locais de alta altitude aumenta o volume eritrocitário e, portanto, a capacidade sanguínea de transporte de oxigênio, graças à maior concentração de hemoglobina.[8]

Nem todos os atletas, no entanto, demonstrarão um declínio semelhante no consumo máximo de oxigênio na hipóxia, e a literatura mostra uma grande variabilidade interindividual na magnitude do declínio do $VO_{2máx}$ em uma altitude comum,[24] colaborando para a importância de conhecer nossos atletas e suas individualidades, e saber a melhor forma de conduzi-los antes de uma competição em ambientes diferentes de onde os treinamos.

Temperaturas baixas

Como vimos rapidamente no tópico anterior, o estresse físico imposto por baixas temperaturas em grandes altitudes, ou não, afeta diretamente nossos atletas.

A exposição humana ao frio extremo impõe desafios fisiológicos e psicológicos significativos. O frio ocupa uma posição proeminente entre os diferentes estressores ambientais terrestres, em virtude de suas consequências potencialmente letais. A temperatura central é comprometida ainda mais durante a fadiga crônica devida ao esforço e à privação de sono, à nutrição inadequada, ao isolamento tecidual reduzido e à produção de calor reduzida por parte dos calafrios.[9]

A troca de calor entre nosso corpo e o ambiente externo, e como regulamos esta temperatura interna, exige do nosso organismo mecanismos de adaptação.

O ar frio facilita esse processo de maneiras mais variadas do que parece a princípio. A primeira e mais óbvia é que, quando a temperatura do ar é menor do que a da pele, existe um gradiente de perda de calor por convecção, e mecanismos fisiológicos que envolvem vasoconstrição periférica e tremores entram em ação para se opor a esse gradiente. A segunda e menos óbvia é que o ar frio tem uma baixa pressão de vapor de água, o que estimula a evaporação da umidade da pele para promover o resfriamento do corpo.[8]

Nosso corpo está mais preparado a se adaptar ao calor do que ao frio extremo. Os seres humanos têm uma capacidade muito menor de adaptação à exposição prolongada ao frio do que para a exposição prolongada ao calor. A resposta

FISIOLOGIA APLICADA AO TREINAMENTO **75**

básica de esquimós e lapões consiste em evitar o frio ou a minimizar seus efeitos. Sua roupa proporciona um microclima quase tropical; tipicamente, a temperatura dentro de um iglu é, em média, de 15,6°C (60°F), não obstante as temperaturas externas congelantes com fortes ventanias ou chuva congelante.[9]

Mesmo assim, a aclimatação ao frio se desenvolve ao longo de cerca de 10 dias, e em humanos a principal mudança é um tipo isolante e hipotérmico de resposta; isso reflete a natureza intermitente da maioria das exposições ocupacionais e atléticas ao frio. No entanto, com uma exposição mais sustentada ao ar frio ou à água, os seres humanos aparentemente podem desenvolver o tipo humoral de aclimatação descrito em pequenos mamíferos, com aumento da produção de noradrenalina e/ou tiroxina.[25]

A sensação de desconforto e dor diminui tanto na exposição ao frio de todo o corpo quanto na exposição ao frio local, levando a alterações de comportamento. Os seres humanos desenvolveram excelentes roupas, casas e adaptações comportamentais ao frio, e estas parecem ser tremendamente mais importantes para viver em condições extremas do que nossos mecanismos fisiológicos sozinhos.[26]

Assim, o que se torna mais impactante em atividades físicas realizadas em frio extremo, são as adaptações sofridas pelo sistema respiratório e suas implicações.

A umidificação do ar frio inspirado provoca considerável perda de água e calor pelo sistema respiratório com os grandes volumes respiratórios observados durante a atividade física. A perda de umidade através das vias respiratórias durante a atividade física em um clima frio contribui para o ressecamento da boca, sensação de queimação na garganta, irritação das vias respiratórias e desidratação geral.[9]

Altas temperaturas

Apesar do que foi abordado no tópico anterior, de que nos adaptamos melhor à exposição prolongada ao calor do que a temperaturas mais baixas, no que diz respeito à variação de temperatura interna ocorre o contrário.

É quase impossível se exercitar sem aumentar a temperatura corporal central, mesmo em condições muito frias. Quando os seres humanos se exercitam, uma quantidade substancial de calor é gerada como um subproduto do metabolismo que deve ser dissipado. Na verdade, se não conseguíssemos perder calor metabólico para o ambiente, só conseguiríamos nos exercitar por alguns minutos.[27]

Os seres humanos conseguem tolerar um declínio profundo da temperatura corporal de 10°C (18°F), porém um aumento de temperatura corporal de apenas metade, de 5°C (9°F). Tecnicamente, a temperatura representa a energia cinética média dos átomos de uma substância quando estes se movimentam. O potencial para a troca de calor entre as substâncias (p. ex., sangue para as paredes dos capilares) ou os objetos (p. ex., a superfície de corrida para o corpo do participante) reflete uma definição funcional desse termo. No transcorrer dos últimos 30 anos, mais de 100 jogadores de futebol americano, entre os de ensino médio, superior e profissionais, morreram de estresse térmico (calor) excessivo durante um treinamento ou uma competição, e a maioria dessas mortes ocorreu desnecessariamente.[9]

A lesão por calor é uma preocupação no esporte há décadas. No início, a maior parte da atenção estava concentrada no futebol americano, em razão do grande número de mortes decorrentes do calor que ocorreram nesse esporte.[8]

Os efeitos da perda de água corporal através de altas taxas de suor durante o exercício no calor reduzem ainda mais o desempenho do exercício, principalmente através de uma redução no débito cardíaco. Embora o estresse térmico e o exercício possam resultar em desidratação, o estresse térmico ambiental e a desidratação podem agir de forma independente para limitar o débito cardíaco e a entrega de sangue aos músculos ativos durante o exercício de alta intensidade.[27]

Ou seja, a frequência cardíaca (FC) é um indicador sensível de desidratação, carga de calor ambiente e aclimatação. A variação em qualquer um desses fatores modificará a resposta da frequência cardíaca a qualquer exercício fixo submáximo. Portanto, é importante para praticantes de condicionamento monitorizar a frequência cardíaca regularmente e diminuir o ritmo para se manter dentro da zona-alvo de FC.[8]

Geralmente, a estratégia ideal para obter uma adaptação "ótima" é criar um protocolo de aclimatação térmica específico do esporte que reproduza de perto a taxa de trabalho e as condições ambientais do ambiente competitivo. No entanto, existem muitos fatores diferentes que precisam ser considerados na elaboração do protocolo ideal de aclimatação ao calor. Estes incluem, mas não estão limitados a, o esporte específico, atleta, ambiente de competição, equipamentos usados, o tempo disponível para se aclimatar ao calor, a magnitude da aclimatação térmica necessária, o estresse geral que pode ser colocado no atleta durante o processo de aclimatação, as adaptações desejadas e os recursos disponíveis.[27]

As doenças por calor são influenciadas por fatores ambientais como temperatura, pressão de vapor de água, aclimatação, hidratação, roupas e taxa metabólica. O praticante de condicionamento deve ser instruído sobre os sinais e sintomas da lesão por calor, a importância de beber água antes, ao longo e depois da atividade, de se aclimatar gradualmente ao calor, de se exercitar na parte mais fresca do dia, de usar roupas adequadas e de checar a FC de forma regular.[8]

Diferentemente dos tópicos anteriores, princípios de treinamento e tipos de treinos físicos, concluímos que quando abordamos a prática de atividade física em ambiente estressor, não temos controle sobre o que o meio ambiente nos impõe. Mas tendo conhecimento dos efeitos causados por estes diferentes estresses ambientais, podemos nos beneficiar de alguns mecanismos visando melhor adaptação, tipos de vestimentas, alimentação específica direcionada, estratégias de treinamento, logística de viagem etc. Mesmo não tendo controle sobre o estímulo-efeito ambiental, ainda temos controle sobre outras características que podem amenizar esses impactos e nos beneficiar competitivamente.

REFERÊNCIAS

1. Rowell LB. Human circulation: regulation during physical stress. New York, NY: Oxford University Press; 1986.
2. Powers SK, Howley ET, Quindry J. Exercise physiology: theory and application to fitness and performance. 10th ed. Maidenhead: McGraw Hill; 2018.
3. Mortensen S, Saltin B. Regulation of the muscle blood flow in humans. Experimental Physiology. 2014;99:1552-8.
4. Pescatello LS, Franklin BA, Fagard R. American College of Sports Medicine position stand. Exercise and hypertension. Med Sci Sports Exerc. 2004;36(3):533-53.
5. Isea JE, Piepoli M, Adamopoulos S, Pannarale G, Sleight P, Coats AJS. Time course of haemodynamic changes after maximal exercise. Eur J Clin Investig. 1994;24:824-9.
6. Walker DJ, Walterspacher S, Schlager D, Ertl T, Roecker K, Windisch W, et al. Characteristics of diaphragmatic fatigue during exhaustive exercise until task failure. Respir Physiol Neurobiol. 2011;176:14-20.
7. Dempsey JA, Sheel AW, Haverkamp HC, Babcock MA, Harms CA. Pulmonary system limitations to exercise in health. Can J Appl Physiol. 2003;28(Suppl):S2-24.
8. Powers SK, Howley ET. Exercise physiology: theory and application to fitness and performance. New York: McGraw Hill; 2018.
9. McArdle WD, Katch FI, Katch VL. Exercise physiology: nutrition, energy, and human performance. 8th ed. Philadelphia: Wolters Kluwer Philadelphia; 2015.
10. Baechle TR, Earle RW. Essentials of strength training and conditioning. Human kinetics. 2008.
11. Kasper K. Sports training principles. Curr Sports Med Reports. 2019;18.
12. Fleck SJ. Principles of exercise training. Essentials Sports Nutrit Suppl. 2008:145-57.
13. Israetel M, Hoffman J, Smith CW. Scientific principles of strength training. Np (in Eng). 2015.
14. Giechaskiel B. Designing weight training programs based on basic principles. J Sports Research. 2020;7:22-31.
15. Bachl N, Baron R, Smekal G, Frontera W. Principles of exercise physiology and conditioning. Clinical sports medicine: medical management and rehabilitation. Philadelphia, PA: Saunders. 2007;7-22.
16. Moholdt T, Silva C, Lydersen S, Hawley J. Isolated and combined effects of high-intensity interval training and time-restricted eating on glycaemic control in reproductive-aged women with overweight or obesity: study protocol for a four-armed randomised controlled trial. BMJ Open. 2021;11:e040020.
17. Lemberg H, Nurmekivi A. Method-related principles of strength conditioning for attaining positive transfer of training. Acta Kinesiologiae Universitatis Tartuensis. 2013;19:7-15.
18. Cissik JM. Basic principles of strength training and conditioning. NSCA's Performance Training J. 2002;1:7-11.
19. Micheo W, Baerga L, Miranda G. Basic principles regarding strength, flexibility, and stability exercises. PM&R. 2012;4:805-11.
20. Grover RF, Weil JV, Reeves JT. Cardiovascular adaptation to exercise at high altitude. Exerc Sport Sci Rev. 1986;14:269-302.
21. Fulco CS, Beidleman BA, Muza SR. Effectiveness of preacclimatization strategies for high-altitude exposure. Exerc Sport Sci Rev. 2013;41:55-63.
22. D'Alessandro A, Nemkov T, Sun K, Liu H, Song A, Monte AA, et al. AltitudeOmics: red blood cell metabolic adaptation to high altitude hypoxia. J Prot Research. 2016;15:3883-95.
23. Flaherty G, O'Connor R, Johnston N. Altitude training for elite endurance athletes: a review for the travel medicine practitioner. Travel Med Infect Dis. 2016;14:200-11.
24. Chapman RF, Stickford JL, Levine BD. Altitude training considerations for the winter sport athlete. Experimental Physiol. 2010;95:411-21.
25. Shephard RJ. Adaptation to exercise in the cold. Sports Med. 1985;2:59-71.
26. Daanen HAM, Van Marken Lichtenbelt WD. Human whole body cold adaptation. Temperature. 2016;3:104-18.
27. Pryor JL, Minson CT, Ferrara MS. Heat acclimation. In: Casa DJ, editor. Sport and physical activity in the heat: maximizing performance and safety. Cham: Springer International Publishing; 2018, 33-58.

Avanços na medicina esportiva e do exercício

9

▶ Bárbara Wessner ▶ Norbert Bachl

●INTRODUÇÃO

A tarefa da Medicina do Esporte e do Exercício (MEE) é avaliar a influência da atividade física, do treinamento físico e do esporte, bem como a influência da inatividade física em pessoas saudáveis e doentes de todas as idades e condições físicas, de forma científica e teórica, mas sobretudo de forma prática. Os resultados, incluindo diagnósticos de desempenho, são, portanto, não apenas usados pelos desportistas para controlar o treinamento físico para a melhoria do desempenho correspondente ao respectivo objetivo, mas também podem e devem ser usados na prevenção, bem como no contexto da terapia de várias doenças.

Como uma "disciplina transversal", a MEE lida com questões fisiológicas e patológicas em uma ampla gama de prevenção, terapia e reabilitação, desde esportes recreativos e competitivos até esportes de alto desempenho. Além da tarefa essencial de manter a saúde estável dos atletas no esporte competitivo e de elite, está o desafio de protegê-los de *overtraining*, sobrecarga, lesões e danos por meio do gerenciamento correto do treinamento e da reabilitação. A MEE tem um papel cada vez mais importante na manutenção da saúde, pois a atividade física regular é o fator de estilo de vida mais importante na prevenção de doenças devido ao seu efeito pleiotrópico. A atividade física atua como uma "polipílula natural".

Passado

Uma retrospectiva da história da Medicina (ciência da cura/arte de curar) mostra o significado preventivo e terapêutico dos fatores de estilo de vida mais importantes, especialmente a atividade física. Registros muito antigos de ginástica relacionada à saúde podem ser encontrados em antigos escritos indianos e chineses, resumidos na obra "Kung-Fu", cerca de 2.800 aC e "Ayur-Veda", cerca de 1.800 aC. (Hollmann & Tittel, 2008)

Hipócrates de Kos (460-377 aC.) reconheceu e propagou o valor da ginástica diária para aumentar a função e, ao mesmo tempo, prevenir doenças, na qual incluía caminhar, correr, cavalgar e lutar. O conteúdo de sua citação "quem quer permanecer forte, saudável e jovem e prolongar sua vida, deve ser moderado em tudo, respirar ar puro, praticar cuidados com a pele e exercícios físicos diariamente, manter a cabeça fria e os pés quentes, e curar uma pequena doença pelo jejum e não pela medicina", corresponde a todos os conceitos da Medicina do estilo de vida moderno, que visa não apenas a expectativa de vida, mas acima de tudo o aumento dos anos de vida saudável.

Esses conceitos foram posteriormente desenvolvidos por muitos representantes famosos da Medicina, como Galeno, Ibn Sina (também conhecido como Avicena), Hieronymus Mercurialus e Hipólito Guarinonius (1571-1651), médico do imperador Rodolfo II. Só depois da Guerra dos 30 Anos é que voltaram a existir referências que dão uma ideia do auge da Medicina em geral e da Medicina Desportiva em particular, como a publicação "A ginástica do ponto de vista da dieta e da psicologia", por Karl Friedrich Koch (1830).

Nos anos oitenta do século XVIII, o sueco Scheele e o inglês Priestley isolaram o oxigênio pela primeira vez. Este novo método foi a base para Antoine Laurant Lavoisier (1743-1794) e A. Seguin, que em 1790 foram os primeiros a realizar estudos do metabolismo gasoso em humanos em repouso e em trabalho, e conseguiram provar que os processos de captação de oxigênio no organismo aumenta com elevação do trabalho muscular. (Hollmann & Tittel, 2008) Posteriormente, vários ergômetros e dispositivos para medir o metabolismo de gases foram desenvolvidos em muitos países, especialmente na França, Alemanha e Áustria. Em 1899, o médico e clínico finlandês S. E. Henschen descreveu pela primeira vez o "Coração do Atleta", cuja importância foi confirmada pela pesquisa clínica e radiológica de Reindell (1940), bem como por muitos cardiologistas esportivos por meio de ecocardiografia e ressonância magnética cardíaca. (Utomi *et al.*, 2013)

Embora inicialmente usados em muitos casos na Medicina Ocupacional, esses métodos evoluíram para a Medicina Esportiva que, com interrupções devido à Primeira e Segunda Guerras Mundiais, desenvolveu-se rapidamente em muitos países europeus e em todo o mundo - também devido a melhorias na tecnologia.

Uma consequência disso foi a fundação de muitas sociedades nacionais de Medicina Esportiva, como na Alemanha, Itália, França e outras, bem como a fundação da Federação Mundial de Medicina Esportiva durante os segundos Jogos Olímpicos de Inverno em St. Moritz (1928), hoje denominada Federação Internacional de Medicina Esportiva (FIMS). Os objetivos da época se concentravam em promover a pesquisa científica relacionada ao esporte, incentivar a pesquisa sobre problemas médicos relacionados ao treinamento e ao esporte, e organizar congressos internacionais de Medicina Esportiva (https://www.fims.org/about/our-history/). Nesse período, a FIMS cresceu para cinco sociedades continentais,

128 nacionais de Medicina Esportiva e 23 Centros Colaboradores de Medicina Esportiva, organizando congressos mundiais bienais para promover as tarefas em ciência e pesquisa e garantir a aplicação dos resultados na prática da Medicina Esportiva.

Presente

Atualmente, há um grande número de institutos, departamentos clínicos e instituições de pesquisa em todo o mundo que conduzem esportes altamente técnicos e pesquisa em Medicina e Fisiologia do Exercício em cooperação com especialidades em Medicina, Biologia, Biologia Molecular e Genética, Biomecânica, Ciência do Esporte, Ciência da Nutrição, Psicologia e outros, e disponibilizar suas descobertas para todas as pessoas que praticam esportes, independentemente da idade e dos requisitos de desempenho. Assim, a MEE contribui para os cuidados em saúde preventiva e participa do tratamento e reabilitação de diversas condições clínicas.

Futuro

As tarefas da MEE na pesquisa e na prática clínica são: contribuir para a "Perspectiva de Saúde Global", como cuidados gerais de saúde em todas as áreas da vida, e proporcionar aos atletas condições de alcançarem os seus objetivos de performance. Portanto, a MEE é baseado nas seguintes premissas:

- A prevenção deve ser favorecida: a Medicina do Exercício e do Esporte é uma medicina preventiva! "Um grama de prevenção vale mais que um quilo de terapia"!
- A Medicina do Exercício e do Esporte deve manter os atletas saudáveis e auxiliá-los no aumento de seu desempenho, sempre respeitando os regulamentos antidoping.

Em um contexto de aumento mundial do número de pessoas com excesso de peso ou obesidade, aumento do sedentarismo e diminuição da atividade física regular, a Organização Mundial da Saúde (OMS) define quatro áreas de atuação em suas medidas: "Criar sociedades ativas, ambientes ativos, pessoas ativas e sistemas políticos ativos". O objetivo é quebrar o fatídico caminho da "Síndrome da Deficiência de Exercício à Síndrome da Morte Sedentária" e aumentar o número de "anos de vida saudáveis" (AVS). A MEE pode e deve dar uma contribuição significativa para isso no futuro. (H. Löllgen & Bachl, 2016)

Da mesma forma, a MEE tem o dever de prevenir lesões e problemas de sobrecarga no esporte de (alto) rendimento. Por exemplo, por meio de treinamento muscular específico para evitar unilateralidades, desequilíbrios e instabilidades, bem como por meio de treinamento proprioceptivo, é possível uma redução de lesões de até 50% no futebol. (Nehrer, 2023) A este respeito, a realidade aumentada e a realidade estendida também contribuirão para o controle de movimento e o aprendizado de movimentos coordenativamente difíceis no esporte. Além disso, por meio de triagem pré-participação abrangente, com todas as possibilidades das tecnologias aqui descritas, será possível para a Medicina Esportiva minimizar o número de mortes esportivas atraumáticas/morte cardíaca súbita.

Resumindo, a MEE deve sempre ser: personalizada, preventiva, participativa e preditiva.

Medicina de Precisão no quadro da personalização

A Medicina de Precisão se tornará o estado da arte em todas as disciplinas médicas, incluindo nos esportes e na MEE, por meio de procedimentos diagnósticos e terapêuticos inovadores e individualizados para cada atleta/paciente.

Isso significa melhor avaliação das medidas de treinamento, distribuição correta da carga de treino, monitoramento da recuperação, prevenção simultânea de *overtraining*, lesões por *overuse* e possíveis danos esportivos em todas as categorias da prática esportiva. Novas descobertas genéticas, epigenéticas, fatores de estilo de vida, ômicas, farmacológias e nutrigenéticas, bem como metagenômicas, desempenharão um papel essencial. Isso significa a personalização na prevenção, diagnóstico, terapia e reabilitação para todos os pacientes, desde os sedentários até os atletas de alto rendimento. (Montalvo *et al.*, 2017) Será um novo paradigma dentro da Medicina.

● A PARTICIPAÇÃO COMO ESTRATÉGIA CENTRAL DE EMPODERAMENTO

A teoria da salutogênese (Antonovsky & Franke, 1997) descreve o "sentimento de coerência da própria vida" com três aspectos centrais: a compreensibilidade da própria vida, a capacidade de gerenciamento e o significado, que definem a autodeterminação sobre a própria vida. A participação em processos de decisão médica (desportiva) é assim uma estratégia essencial de autodeterminação e, consequentemente, de promoção da saúde, ou seja, poder (co)decidir com informação baseada em evidências. Com os desenvolvimentos futuros possibilitados pela tecnologia e digitalização, a MEE pode contribuir significativamente para esse empoderamento quando se trata de influenciar ou alterar fatores de estilo de vida de forma sustentável. (Herbert Löllgen, Zupet, Bachl, & Debruyne, 2020)

No esporte competitivo, essa troca entre atletas e treinadores é algo natural para alcançar o melhor desempenho e será mais eficaz no futuro por meio do monitoramento direcionado de parâmetros específicos do esporte (medidos de forma não invasiva) durante o treino e as competições, informações estas que serão processadas e interpretadas com auxílio da inteligência artificial (IA).

● PREDIÇÃO

Na antiga medicina chinesa, milhares de anos antes de Cristo, os médicos eram pagos para manter saudáveis as pessoas que lhes eram confiadas. Enquanto os seus pacientes estivessem livres de dor ou doença, o respectivo médico recebia o honorário, que só voltava a ser pago em caso de doença quando paciente voltava a ter saúde após um período de terapia e reabilitação. A base da Medicina Tradicional Chinesa (MTC) não era apenas uma inspeção clínica holística (pele, som da voz, postura, odor corporal, etc.), com diagnósticos de íris, olhos e língua, mas também uma extensa história pessoal, que dizia respeito não apenas ao doente mas também aos seus pais, avós e familiares, bem como às condições e circunstâncias locais de vida, desde a ocupação à integração social.

A ajuda de várias ferramentas de medicina de precisão na MEE, Genética, Epigenética, novos métodos de diagnóstico (não) invasivos e inteligência artificial, permitirá realizar diagnósticos mais precisos e terapias mais individualizadas, como também notificações bem fundamentadas antes do aparecimento de doenças, previsões sobre o desenvolvimento ou remissão de doenças. (Montalvo e outros, 2017)

Isso também fecha o círculo entre a exploração holística dos médicos da MTC e as descobertas atuais da Biologia Molecular, Genética e Epigenética, também no esporte e na MEE, auxiliando, por exemplo, na seleção de novos talentos e avaliação de sua susceptibilidade às lesões.

● DISPOSITIVOS VESTÍVEIS, AUDÍVEIS, IMPLANTÁVEIS

A tendência crescente na última década de monitorar as funções fisiológicas, parâmetros biométricos e de desempenho em tempo real, para analisá-los e avaliá-los com vários algoritmos, tornou-se uma realidade em muitas áreas da Medicina Clínica, na reabilitação, no lazer e esportes populares como também nos esportes de alto rendimento. Inovações técnicas e de equipamentos, a miniaturização dos sensores correspondentes e chips de computador permitem ampla aplicação com baixos custos de investimento. (Shin *et al.*, 2019; Zahrt *et al.*, 2023) Isso diz respeito principalmente aos smartphones e relógios digitais, monitoramento de frequência cardíaca e eletrocardiograma (ECG), pedômetros, acelerômetros, GPS e novos tipos de sensores para registrar parâmetros que antes só podiam ser obtidos de forma invasiva, juntamente com os aplicativos apropriados. As possibilidades diagnósticas são demonstradas por uma lista de possíveis parâmetros de medição, como frequência cardíaca, variabilidade da frequência cardíaca, frequência respiratória e outros parâmetros ventilatórios, saturação de oxigênio no sangue, consumo de oxigênio, pressão arterial, perfusão da pele, hidratação, produção de suor, temperatura corporal central (com fones de ouvido ou pílulas), glicemia, dados de movimento biomecânico, cognição, qualidade do sono, estresse, estado emocional, consumo de calorias, entre outros, podem ser calculados com vários algoritmos. Como exemplo de possíveis desenvolvimentos adicionais para o registro não invasivo de parâmetros sanguíneos, pode ser feita referência a um estudo piloto (Titus *et al.*, 2022), que mede a troponina I por meio de um sensor de pulseira e pode, assim, fornecer indicações de insuficiência cardíaca, síndrome coronariana aguda ou sobrecarga cardíaca associados ao esforço excessivo. O *software* correspondente não apenas registra esses parâmetros como séries temporais, mas também mostra graficamente as progressões das séries temporais de forma atraente (como, por exemplo, para glicose no sangue). Isso facilita o planejamento e o controle de diferentes cargas de treinamento, como resistência, força, mobilidade, equilíbrio e coordenação, que também servem na reabilitação para controlar desvios do "movimento ideal", com análise de movimento com suporte de vídeo. (Li *et al.*, 2016) Isso acompanha o desenvolvimento dos *smartphones*, que cada vez mais assumem a função de tablets ou assistentes pessoais digitais (PDAs), surgindo assim o termo *mHealth*, ou seja, mobilidade no monitoramento da saúde, treinos e competições. Com transmissão telemédica adicional de dados, portanto, também se fala em *eHealth*. Um exemplo disso é o Apple Heart Study para detectar fibrilação atrial (Perez *et al.*, 2019), que pode ocorrer especialmente em atletas de resistência mais velhos.

Por fim, cabe mencionar os sensores que podem ser integrados não só em roupas esportivas, mas também em protetores ou capacetes de proteção. Por exemplo, sensores de aceleração podem medir os impactos que ocorrem durante golpes repetidos na cabeça (por exemplo, no boxe) ou em acidentes no automobilismo, esqui, que podem levar a concussões devido ao somatório de frequência ou intensidade, e assim colocar em pauta a aptidão do atleta ao treino ou competição.

Outra inovação é o uso de implantáveis, ou seja, minissensores inteligentes com a respectiva transmissão de dados, que são implantados em determinadas partes do corpo. Especialistas supõem que os implantáveis revolucionarão o diagnóstico em poucos anos, especialmente de parâmetros sanguíneos (glicemia ou CK) e descrevem essa inovação de alta tecnologia com o slogan "conecte-se com você mesmo". (Sperlich, Düking, & Holmberg, 2017; Sperlich & Holmberg, 2017)

As vantagens incluem monitoramento em longo prazo de muitos parâmetros no contexto de gravação dinâmica de séries temporais, *feedback* imediato a qualquer momento para pacientes, treinadores e médicos (esportivos), aviso de sobrecarga (por exemplo, irregularidades na frequência cardíaca), detecção e documentação de eventos agudos (por exemplo, ECG), nenhuma manutenção após a implantação e um menor risco de "erro humano" durante o uso.

Os riscos incluem a seleção dos locais apropriados do corpo ou o procedimento invasivo de implantação, substituição ou remoção, bem como possíveis riscos à saúde decorrentes de inflamação ou transmissão permanente de rádio. Finalmente, deve-se apontar o risco de *hacking* e uso indevido de dados, o que poderia tornar possível a manipulação ou controle externo (também no sentido de *doping* negativo).

Outra opção inovadora é o uso de Implantáveis Teragnósticos, que não só medem determinados parâmetros, mas também iniciam a terapia adequada, como a insulina no caso de níveis elevados de açúcar no sangue ou a redução da insulina durante o exercício.

No entanto, o uso dessas tecnologias também deve ocorrer com a correspondente crítica necessária, tanto por parte do consumidor quanto do prescritor: em primeiro lugar, coloca-se a questão de saber até que ponto os dados coletados são válidos e confiáveis. Atualmente, deve-se afirmar que, de muitos estudos com dispositivos implantáveis, apenas alguns ainda atendem a esses padrões. (Peake, Kerr, & Sullivan, 2018) Ao usá-los, o prescritor deve, portanto, prestar atenção especial à situação do estudo com o dispositivo. A partir disso, os seguintes aspectos devem ser levados em consideração: (Ash *et al.*, 2021; Shin *et al.*, 2019)

- Existe segurança absoluta do dispositivo utilizado em cada caso?
- Os dados desejáveis, ou também não desejáveis, serão medidos e interpretados?
- A coleta e a avaliação dos dados correspondem à respectiva questão na área médica, no desporto, treino ou nutrição, etc.?
- Existem diretrizes de uso de autoridades de saúde nacionais e/ou internacionais?
- A segurança técnica e o conforto de uso são dados?
- A privacidade e a segurança dos dados são garantidas? – o passo de "pilha de dados" para "cemitério de dados" é curto!

SAÚDE DIGITAL, EHEALTH, MHEALTH

O princípio orientador da saúde digital não é substituir as atividades e serviços das profissões de saúde, mas apoiá-los de maneira direcionada. Portanto, a digitalização da Medicina não é uma revolução, mas um desenvolvimento constante que, segundo muitos especialistas, foi antecipado em sua aceitação pela pandemia de COVID-19 por vários anos. (Kampmeijer, Pavlova, Tambor, Golinowska e Groot, 2016; Núñez de Arenas-Arroyo *et al.*, 2021; Qin, Wang e Namkoong, 2022)

Neste sentido, pode assumir-se que o prontuário eletrônico, as consultas *online*, a telemedicina, as aplicações de saúde e a prescrição eletrônica, quer de medicação, quer de exercício físico, irão revolucionar o sistema de saúde no futuro (*eHealth*). Isso é amplamente apoiado pelo uso de dispositivos, audíveis e implantáveis, pois estudos de séries temporais de vários parâmetros permitem alterações personalizadas na medicação ou parâmetros de estilo de vida *on-line* ou em mecanismos de *feedback* em curto prazo. A atualização dos sensores e do *hardware* para transmissão de dados possibilita sua utilização em todas as atividades diurnas, laborais e esportivas (*mHealth*). Por exemplo, o atendimento médico esportivo de pacientes com doenças cardiovasculares, hipertensão ou diabetes pode ser melhorado pelo registro contínuo de eletrocardiografia, saturação de oxigênio, pressão arterial, temperatura corporal central, frequência respiratória e glicemia durante diferentes tipos de atividades no trabalho, casa ou tempo de lazer. Os pacientes após a cirurgia endoprotética se beneficiarão ao monitorar a pressão na sola do pé, frequência da passada, comprimento da passada ao caminhar ou correr. Os dados recolhidos desta forma estão disponíveis *online* tanto para os pacientes/atletas como para os médicos, treinadores e cientistas desportivos responsáveis, e podem conduzir a um *feedback* imediato ou a uma análise conjunta após a atividade desportiva. No futuro, o registro não invasivo de "parâmetros sanguíneos" também será possível por via percutânea, o que expandirá drasticamente o espectro diagnóstico. Este tipo de telemonitoramento significa não apenas flexibilidade e economia de tempo, mas também uma expansão do portfólio de produtos dos médicos do exercício e do esporte. No entanto, estes médicos terão mais disponibilidade para casos mais complexos em seus consultórios.

Idealmente, a digitalização de clínicas, centros de saúde, consultórios, centros de exercício físico e outros estabelecimentos de saúde, como centros de reabilitação e cuidados em rede, pode organizar de forma otimizada a prevenção, incluindo aconselhamento de estilo de vida, prevenção, diagnóstico, tratamento, reabilitação e cuidados no sentido de atendimento personalizado, sustentável e participativo. Além disso, programas de tradução digital podem ser usados para se comunicar com pacientes e atletas em vários idiomas de maneira simples e direcionada, o que aumenta significativamente tanto a comunicação com a equipe médica quanto a precisão dos diagnósticos e terapias. O gerenciamento de dados desse tipo pode melhorar muito a qualidade geral da prevenção e dos cuidados médicos (esportivos). Além disso, a alfabetização em saúde para pacientes (esportivos) poderia ser melhorada, ou seja, compreender e implementar informações de saúde e, assim, tornar-se "coprodutores" de sua própria saúde. (Verhagen, Voogt, Bruinsma, & Finch, 2014)

Com todas as medidas de saúde digital, deve-se sempre enfatizar que elas não substituem uma consulta médica, mas podem apoiar uma comunicação efetiva, participativa e sustentável, onde todos os requisitos relativos à segurança e privacidade de dados devem ser cumpridos. (Fisa, Bachl, & Biach, 2021)

Assim como as inovações técnicas na Fórmula 1 encontram seu caminho na construção normal de automóveis, o esporte competitivo e de alto desempenho também é um campo experimental para métodos de diagnóstico da Medicina Esportiva e da ciência do esporte e sua implementação na prática de treinamento. A seguir, não trataremos dos métodos diagnósticos e terapêuticos clássicos da medicina clínica, que naturalmente também beneficiam a Medicina Esportiva com inovações permanentes, mas de todos os procedimentos que abrem novas possibilidades de treinamento e recuperação.

Como exemplo, devem ser mencionados os dados coletados pelo grupo de trabalho em Yannis Pitsiladis, realizados em atletas de atletismos de 10.000 metros no Quênia. (Muniz-Pardos *et al.*, 2018) Usando dispositivos e sensores de GPS, frequência cardíaca, frequência respiratória, saturação de oxigênio, consumo de oxigênio e a respectiva temperatura do ambiente, temperatura corporal central e umidade foram registrados durante uma sessão de treinamento no Quênia, juntamente com o perfil de distância, frequência de passada e comprimento da passada. Esses dados foram disponibilizados à equipe técnica *online* para avaliação e interpretação, independentemente de o técnico estar no local de treinamento ou a milhares de quilômetros de distância, o que é possível mundialmente graças à moderna transmissão de dados pela internet. (Muniz-Pardos *et al.*, 2021) Dados semelhantes, complementados por CK, autoavaliação mental e qualidade do sono, também servem para controlar a recuperação e, assim, a dosagem correta da carga de treinamento e alívio de acordo com as respectivas especificações de treinamento, por exemplo, em um microciclo. Esses e outros dados semelhantes podem ser avaliados com a ajuda da inteligência artificial, entre outras coisas, em termos de reconhecimento de padrões e as consequências a serem tiradas disso (ver adiante). No futuro, avaliações suportadas por IA usando dispositivos, sensores em equipamentos esportivos e roupas esportivas, bem como análises de vídeo, não só serão capazes de analisar as atividades de cada atleta individual em esportes coletivos e individuais, mas também em interação com seus companheiros de equipe. Isso se refere não apenas à própria equipe, mas também à equipe adversária ou ao adversário em um único combate, o que também pode levar a medidas técnicas e táticas específicas em cada caso. No futuro, os dados de um atleta, bem como de seu oponente, poderão ser enviados e visualizados também em lentes oculares artificiais que podem causar uma vantagem (injusta) especialmente durante as competições.

INTELIGÊNCIA ARTIFICIAL (IA)

A IA pode complementar a inteligência humana com a inteligência da máquina e, portanto, pode dar suporte a tarefas que normalmente exigem inteligência humana. A IA tenta fazer isso por meio de cálculos e comparações interativas e complexas que excedem a capacidade do cérebro humano em termos de escala e velocidade. (Maddox, Rumsfeld e Payne, 2019) As possibilidades de "Aprendizado Profundo",

"Aprendizado de Máquina" como base de todas as aplicações de inteligência artificial é, portanto, também chamada de "mão auxiliar virtual para medidas diagnósticas, terapêuticas e preventivas". (Wei, 2018) Fica claro que a inteligência artificial desempenhará um papel essencial no futuro na prevenção médica e cuidados de saúde, tanto na Medicina Desportiva como na Medicina Clínica e Reabilitação, para que grandes quantidades de dados possam ser analisadas e interpretadas pelos algoritmos correspondentes, o que pode resultar em novos entendimentos em diagnóstico, prevenção e terapia que anteriormente não eram considerados possíveis. (Davenport & Glaser, 2022) Com a inclusão de dados genéticos e epigenéticos, bem como conjuntos de dados abrangentes do "Relatório Eletrônico de Saúde" de um grande número de pacientes ou atletas, os sistemas inteligentes podem filtrar os fatores de risco existentes para casos individuais ou calcular riscos para possíveis comorbidades. Com base em milhões de dados, é possível obter novos *insights* sobre a conexão entre os mecanismos patogenéticos de diferentes fatores de risco e doenças, e filtrar as interações com diferentes parâmetros de estilo de vida, como atividade física regular, treinamento, esporte e nutrição. Dessa forma, é possível não apenas derivar a adequação individual para atividades esportivas em esportes recreativos e de massa, mas também prevenir ou conter a multimorbidade no aumento da idade e, assim, manter a saúde, a mobilidade e evitar cuidados precoces de enfermagem. (Fisa *et al.*, 2021)

As aplicações da inteligência artificial na Medicina Esportiva estão relacionadas aos campos de suporte, prevenção e reconhecimento de padrões. (Trayanova, Popescu, & Shade, 2021)

Suporte:

- pode apoiar o diagnóstico de coração de atleta ou diagnóstico diferencial de alterações patológicas;
- pode minimizar o número de mortes atraumáticas;
- pode apoiar a identificação de talentos;
- pode apoiar o controle do treinamento e, portanto, a adesão ao treinamento relacionado a micro, meso e macrociclos 24 horas, 7 dias por semana, gerenciamento de pacientes/atletas com monitoramento remoto, procedimentos operacionais padrão, por exemplo, lembrando os pacientes/atletas de tomar medicamentos/para treinar ou se recuperar;
- pode, via *Chatpods*, apoiar a aprendizagem personalizada, implementar sistemas inteligentes de tutoria, raciocínio, tomada de decisão e processamento de linguagem natural;
- pode apoiar o cálculo de possíveis novos registros (prognósticos de desempenho), vinculando dados psicofísicos e biomecânicos;
- pode apoiar nutrição e suplementação dependendo de fatores genéticos e epigenéticos;
- pode ajudar a prevenir o *overtraining* e as lesões resultantes;
- pode suportar simulações virtuais e modelagem preditiva em movimentos complexos.

Prevenção:

- pode tomar as medidas certas para prevenir infecções regionais e globais (COVID-19);
- pode prevenir lesões por meio de processos de aprendizagem direcionados;
- pode prevenir ataques cardíacos e derrames avaliando estudos de séries temporais;
- pode prevenir doenças metabólicas;
- pode prevenir doenças hormonais (prevenção de *doping*);
- pode prevenir a doença de Alzheimer (boxe).

Reconhecimento de padrões para análise preditiva:

- padrões de treinamento e regeneração para melhorar o desempenho, planos de atividade física;
- padrões nutricionais em determinadas fases de treinamento e competição;
- padrões de suplementação nas fases de treino e competição;
- reconhecimento de padrões relacionados à liberação de parâmetros hormonais, imunológicos e neurotransmissores na dependência de diferentes medidas de treinamento ou recuperação;
- reconhecimento de padrão de dados sensoriomotor durante sequências de movimento específicas;
- reconhecimento de padrões de humor, saúde emocional, motivação-treinamento comportamental;
- padrões de expressão gênica ou padrões de mudanças epigenéticas dependendo de diferentes cargas psicofísicas.

A fim de demonstrar as possíveis aplicações da inteligência artificial na MEE, alguns exemplos ou estudos-piloto publicados na literatura são apresentados a seguir.

Por exemplo, um grupo de pesquisa da Universidade Técnica de Graz (Áustria) apresentou um *software* capaz de construir um gêmeo digital de corações humanos usando inteligência artificial. (Gillette *et al.*, 2021) Uma abordagem semelhante é descrita em um estudo (Fan *et al.*, 2021), que foi capaz de modelar o crescimento do miocárdio e, assim, calcular alterações patológicas, como cardiomiopatia hipertrófica ou o desenvolvimento de um coração de atleta. Isto é particularmente importante no diagnóstico diferencial de pacientes com doença cardíaca.

Um grupo de trabalho em torno de Silvia Blemker, da Universidade da Virgínia, desenvolveu um *software* baseado em inteligência artificial que pode converter ressonâncias magnéticas em preto e branco em imagens 3D codificadas por cores, o que é um suporte essencial no diagnóstico diferencial e terapia de lesões musculares, especialmente em ressonâncias magnéticas funcionais, pois esse método pode ser usado para representar cada músculo individualmente, incluindo seu funcionamento. (Orland, 2020)

No âmbito de várias aplicações de sensores, por exemplo, as alterações da pele podem ser monitoradas e avaliadas regularmente, o que pode ser essencial no que diz respeito à prevenção do melanoma, especialmente para esportes de verão. O mesmo se aplica ao diagnóstico de doenças oculares através dos sensores correspondentes. Pesquisadores da Universidade da Califórnia, em San Diego, desenvolveram uma membrana leve e elástica que, quando aplicada à pele, pode usar diagnósticos de ultrassom para medir o fluxo sanguíneo nas principais artérias e veias dentro de uma extremidade (Petritz *et al.*, 2021) e ser usado não apenas para pacientes com distúrbios circulatórios, mas também na fisiologia do exercício no que diz respeito à medida do tamanho do fluxo sanguíneo durante o exercício de 2 e 4 extremidades.

Outro exemplo é fornecido por Chen, Chen e Lin (2021), que apresentaram um sistema baseado em inteligência artificial para aconselhamento e gerenciamento de treinamento para mais de 70.000 usuários em Taiwan.

Um bom exemplo de aplicação de IA é o desenvolvimento do chamado "ecossistema centrado no ser humano, orientado por dados de saúde" (Stevens, Hantson, Larmuseau, & Verdonck, 2022), que consiste em quatro quadrantes de interação, ou seja, dados médicos (**Estou saudável?**), dados de vários serviços de saúde (**Como me recupero?**), dados administrativos e financeiros (**Quem sou eu?**) e dados logísticos e de infraestrutura (**Onde estou?**). O objetivo é usar computação em nuvem e inteligência artificial para combinar conjuntos de dados e integrá-los em um conjunto de instruções de ação que podem influenciar ou controlar o estilo de vida das pessoas e, portanto, seus cuidados de saúde e quaisquer doenças e sua terapia. Do ponto de vista de "estou saudável?" as inter-relações subjacentes entre os diferentes níveis ômicos podem ser descritas da seguinte forma: genoma (**O que pode acontecer?**), transcriptoma (**O que está acontecendo?**), proteoma (**O que faz isso acontecer?**), metaboloma (**O que aconteceu?**). (Angst & Carrad, 2022) Não é necessário mencionar que a atividade física regular, treinamento e esporte, nutrição, avaliação do estresse e muitos outros fatores ambientais, como poluição e mudanças climáticas, desempenham um papel e também devem ser cobertos pela Medicina do Exercício e do Esporte.

Uma visão mais aprofundada do futuro mostra atualmente possibilidades inimagináveis quando a IA é conectada a uma variedade de redes neurais. Os futurologistas falam da possibilidade de que – obviamente saudáveis – as pessoas sejam avisadas antes que uma doença eclode e, portanto, medidas preventivas ou terapêuticas precoces possam ser tomadas a tempo de prevenir o surto da doença ou mitigar o curso de doenças agudas, como infecções. De acordo com os últimos estudos-piloto, isso também pode ser feito por uma "análise de voz" especial. Na prática médica desportiva, pode ser feito um controle do treino precisamente adaptado, também de acordo com o estado físico e emocional, tendo em conta os dados de rendimento e recuperação de dias anteriores ou durante o repouso noturno, o que também é importante para as competições. É digno de nota que tais aplicações orientadas por IA fecham o círculo para a Medicina Tradicional Chinesa mencionada anteriormente.

Assim, todas as medidas da Medicina Digital (esportiva) e da ciência do esporte, juntamente com estruturas robóticas como o exoesqueleto, a Internet das Coisas (IdC) e novos sensores que funcionam como ferramentas invasivas no trato gastrointestinal ou nos vasos sanguíneos (nano robôs), podem criar uma "nuvem de dados" que apoie massivamente a prevenção, o diagnóstico, a terapia, a reabilitação e, assim, as mudanças no estilo de vida, também no que diz respeito à atividade física, ao esporte e ao treinamento.

A inteligência artificial e todas as outras tecnologias digitais são, em si, ferramentas como qualquer outra e, portanto, podem ser usadas de várias maneiras, mas também mal utilizadas. É, portanto, responsabilidade do indivíduo, bem como da sociedade, como essas tecnologias são usadas. Além da falta de inteligência emocional da IA hoje em dia, muitos vieses potenciais devem ser considerados, como vieses de dados, vieses algorítmicos, vieses de confirmação, vieses de seleção e distribuição, vieses de amostragem e de preconceito, vieses culturais e cognitivos.

Para todos os usuários, claro também para atletas amadores e recreativos, o automonitoramento e as respectivas avaliações assistidas por computador podem levar a consequências negativas. Ao registrar uma miríade de parâmetros vitais, relacionando-os e avaliando-os, aumenta-se o risco de que muitas pessoas corram atrás de um "corpo ideal", uma "condição psicofísica ideal" ou acreditem ou sejam forçadas a fazê-lo com o objetivo de atender aos padrões definidos por seguradoras de saúde ou diretrizes de políticas de saúde, ou seguir exemplos dados por amigos e familiares. Isso pode levar à condição patológica de "*healthmania*" ou "*trainmania*". Por outro lado, existe o perigo do autodiagnóstico e do autotratamento, que podem implicar em riscos maciços no que diz respeito ao sucesso da reabilitação ou à ocorrência de complicações. Como risco final, um "sistema de pontos de crédito social" pode ser construído no caso de uso indevido de dados, que os protecionistas de dados afirmam que pode levar a uma "ditadura digital".

Riscos semelhantes existem, é claro, com atletas competitivos e de alto desempenho que desejam combinar o "corpo ideal" com o "treinamento ideal" para poder quebrar o recorde final. Além disso, para todos os grupos de atletas, as mensagens falsas, seja através da clonagem da linguagem ou da clonagem do padrão de escrita, podem alterar as atividades físicas ou o treinamento de tal forma que resultam em adaptações negativas em vez de positivas (*doping* negativo).

Como diz o ditado: "A fantasia de hoje será a realidade amanhã! A revolução digital em todas as suas facetas, bem como outras ferramentas moleculares, como a "reprogramação celular" para regeneração e rejuvenescimento, serão imparáveis, ou seja, impossível conter a crescente organização de diferentes ambientes de vida em redes. Particularmente no caso de dados de saúde, que obviamente também dizem respeito a fatores de estilo de vida, como atividade física, precauções especiais devem ser tomadas em relação à proteção de dados complexos. Como em muitas outras inovações, os padrões éticos devem, portanto, ser definidos, respeitados e monitorados pela sociedade.

● GENÉTICA, EPIGENÉTICA E ALÉM NA MEDICINA ESPORTIVA

O fenótipo complexo da aptidão física em geral e do desempenho atlético de maneira mais específica é moldado por fatores ambientais, mas também genéticos. No início dos desenvolvimentos no campo da Genética Esportiva, vários genes candidatos associados ao desempenho atlético foram intensamente monitorados em diferentes modalidades esportivas. ACTN3 (alfa-actinina 3) e ACE (enzima conversora de angiotensina) podem ser mencionadas aqui como representantes proeminentes que foram associados a esportes de força e resistência em vários estudos com sucesso variável. (Appel, Zentgraf, Kruger, & Alack, 2021; Konopka, van den Bunder, Rietjens, Sperlich, & Zeegers, 2022) No final de 2020, o número total de polimorfismos de DNA associados ao status de atleta era de 220, dos quais 97 marcadores foram considerados significativos em pelo menos dois estudos

CAPÍTULO 9

(35 relacionados à resistência, 24 relacionados à potência e 38 relacionados à força). (Ahmetov, Hall, Semenova, Pranckeviciene e Gineviciene, 2022) Do ponto de vista atual, está claro que prever os pontos fortes e fracos do desempenho pessoal de um atleta e/ou a resposta a um estímulo de exercício provavelmente não será possível com base na determinação de uma única ou mesmo de um pequeno conjunto de variantes genéticas, dada a complexidade do fenótipo. Em consonância com essa suposição, a maioria dos estudos usando um instantâneo em certos genes candidatos não gerou resultados com muita relevância prática, embora tenham sido publicados escores poligênicos para fenótipos de força e resistência. (Moreland *et al.*, 2022; Ruiz *et al.*, 2010 ; Ruiz e outros, 2009)

Para superar alguns dos problemas mencionados e alcançar mais progressos no campo, foram sugeridas abordagens amplas do genoma sem hipótese, grandes tamanhos de amostra, estudos bem desenhados em várias etnias e objetivos claros. (Sarzynski *et al.*, 2016; Wang e outros, 2016) Como os tamanhos das amostras geralmente são pequenos quando envolvem atletas de elite de países únicos, grandes consórcios como o *Athlome Project Consortium* são necessários e devem reunir colaboradores de vários estudos existentes (por exemplo, ELITE, GAMES, Gene SMART, GENESIS, GENEATHLETE, ...). Este consórcio visa estudar coletivamente os dados de genótipo e fenótipo disponíveis de atletas de elite em adaptação ao treinamento físico e lesões musculoesqueléticas relacionadas ao exercício. (Pitsiladis *et al.*, 2016) No entanto, os desafios incluem diferentes legislações nacionais e pontos de vista sobre consentimento informado (retrospectivo), questões de proteção de dados e potencial uso comercial em uma área onde os benefícios para os participantes do estudo são menos óbvios do que na genômica médica. (Thompson & McNamee, 2017) Uma vez resolvidos, os esforços combinados podem levar a um mapa abrangente de regiões genômicas específicas contendo a grande maioria das variantes comuns associadas à aptidão. Isso pode ser semelhante ao que foi mostrado para a altura, onde dados de 5,4 milhões de indivíduos de diversas linhagens revelaram que 12.111 SNPs independentes respondem por quase toda a herdabilidade baseada em SNPs comuns e por 40% da variação fenotípica em populações de ascendência europeia. (Yengo *et al.*, 2022) Além da aplicação de marcadores genéticos na identificação de talentos e treinamento personalizado, a previsão de lesões pode ser um campo mais promissor na medicina esportiva. A este respeito, diversas variantes genéticas têm sido associadas a lesões de tecidos moles, incluindo genes responsáveis pela remodelação do tecido conjuntivo, como colágenos (COL1A1, COL5A1, COL12A1) ou metalopeptidases de matriz (MMP1, MMP3). (Ahmetov *et al.*, 2022) No entanto, ao avaliar criticamente as evidências atuais, alguns dos alelos efetivos são raros em populações africanas, americanas e/ou asiáticas. Além disso, a sensibilidade de muitos dos marcadores genéticos parece ser baixa e/ou não foi validada independentemente em estudos de acompanhamento. (Collins & September, 2023)

Quaisquer que sejam os resultados da discussão científica ou os desenvolvimentos no campo dos esportes de elite, testes diretos ao consumidor que prometem previsão de risco ou prescrição individual de treinamento já são empurrados para o mercado e disponíveis gratuitamente na internet. (Webborn *et al.*, 2015) No entanto, o teste genético já é usado por atletas de elite no Reino Unido. Embora os testes sejam realizados apenas em uma pequena proporção dos atletas, há um forte compromisso com os testes genéticos para desempenho esportivo e/ou suscetibilidade a lesões. Em contraste, nenhuma opinião clara é expressa sobre o uso de informações genéticas para diagnósticos de talentos e processos de seleção. (Varley, Patel, Williams e Hennis, 2018) Uma pesquisa realizada com médicos de Medicina Esportiva nos Estados Unidos revelou que apenas alguns profissionais acreditam que o teste genético está pronto para adoção clínica. No entanto, a experiência com testes genéticos foi limitada e considerada apropriada para aconselhar e rastrear problemas de saúde com distúrbios cardíacos e do tecido conjuntivo no caso de histórico familiar positivo. Portanto, a educação em genética de profissionais de Medicina Esportiva parece ser altamente necessária para aconselhar adequadamente aqueles que os procuram. (Taranto, Fishman, Benjamin, & Ross, 2018) Uma posição do *Australian Institute of Sport* reconhece o valor dos testes genéticos na MEE, ao mesmo tempo em que desencoraja atletas e treinadores a usar testes genéticos diretos ao consumidor sem orientação profissional. A pesquisa genética só deve ser realizada após uma consideração cuidadosa de uma série de preocupações éticas, incluindo consentimento informado e procedimentos adequados, entre outros. (Vlahovich, Fricker, Brown e Hughes, 2017) Da mesma forma, a declaração de consenso da FIMS sobre genômica de esportes e exercícios fornece uma referência orientadora baseada em uma análise SWOT (pontos fortes, pontos fracos, oportunidades, ameaças) para permitir o avanço tecnológico e científico necessário no campo, ao mesmo tempo em que cuida dos aspectos éticos, morais, sociais e de privacidade, questões que incluem a proteção de atletas contra qualquer invasão de privacidade e uso indevido de suas informações genômicas. (Tanisawa *et al.*, 2020) Isso é de extrema importância, pois as tecnologias de sequenciamento de DNA são capazes de gerar dados em uma taxa muito mais rápida do que nossa capacidade de interpretar e, portanto, explorar adequadamente esses dados.

Apesar de um grande progresso no campo da genômica esportiva, é claro que temos que ir além do genoma para entender os processos de adaptação induzidos pelo esporte e, portanto, as manifestações fenotípicas. Durante os últimos anos, várias abordagens "ômicas" foram desenvolvidas e tem sido sugerido discriminar entre ômicas baseadas em tecnologia e ômicas baseadas em conhecimento. A ômica baseada em tecnologia visa entender os "quatro grandes" (genômica, transcriptômica, proteômica, metabolômica), epiômica (epigenômica, epitranscriptômica, epiproteômica) e sua "interatômica" (DNA-RNA, RNA-RNA, DNA-proteína, RNA -proteína, proteína-proteína e interatômica proteína--metabólito). Por outro lado, as ômicas baseadas no conhecimento procuram integrar sistematicamente múltiplas informações ômicas de um campo específico para sua compreensão mais profunda (ou seja, imunomômica, microbiômica, ...). (Dai & Shen, 2022)

Provavelmente uma das descobertas mais importantes na MEE foi que o músculo esquelético deve ser visto como um órgão secretor, que se comunica com outros órgãos; muitos dos benefícios do exercício para a saúde podem ser atribuídos à comunicação intercelular que afeta o cérebro, tecido adiposo ou sistema imunológico celular. (Miyatake, Bilan, Pillon, & Klip, 2016; Pedersen, 2019; Pedersen & Febbraio, 2012; Rodriguez, Becerril, Ezquerro, Mendez-

-Gimenez, & Fruhbeck, 2017) O progresso no campo da Bioquímica e da Biologia Molecular abriu novas possibilidades nessa área. Assim, medições globais de vários níveis ômicos podem levar a uma compreensão biológica de sistemas de 'exercício'. Especialistas de várias disciplinas, incluindo Bioinformática, são obrigados a colaborar como variáveis de exercício (modo, duração, intensidade, agudo ou crônico), redes biológicas (celular, órgão, "cross-talk"), critérios específicos do assunto (idade, sexo, composição genética), e as condições gerais (estado de saúde, estado de treinamento, estado nutricional) precisam ser claramente definidas e integradas. (Hawley, Hargreaves, Joyner, & Zierath, 2014) Essas abordagens 'ômicas' também podem levar à descoberta de novos e robustos resultados, úteis para avaliações futuras da eficácia de exercícios específicos e/ou intervenções nutricionais. (Nieman, Lila, & Gillitt, 2019) Assim, os métodos de pesquisa proteômica e metabolômica visam medir perfis metabólicos associados ou causados pelo exercício em uma ampla gama de indivíduos provenientes de diferentes esportes. Desta forma, os analitos moleculares incluem proteínas, aminoácidos, lipídios, carboidratos e peptídeos para descrever processos fisiológicos como homeostase energética, equilíbrio hormonal, metabolismo nutricional e mecanismos de estresse oxidativo. (Gineviciene *et al.*, 2022) Um estudo muito recente investigou os perfis moleculares de esforço em atletas de elite usando manchas de sangue seco antes e depois de diferentes exercícios de ciclismo. Curiosamente, a elevada capacidade de oxidação de ácidos graxos se correlacionou com o desempenho competitivo. Além disso, com a abordagem da mancha de sangue seco foi possível contornar obstáculos logísticos associados à amostragem de campo, o que é um passo importante para seu uso no futuro. (Nemkov *et al.*, 2023) Ao usar diferentes fluidos corporais, seria até possível rastrear as trocas fisiológicas entre os compartimentos do corpo.

Outra camada de dados ômicos é derivada das análises de modificação epigenética, incluindo metilação do DNA, metilação da proteína histona, acetilação e expressão de miRNA. O epigenoma fornece uma certa "memória" de impactos ambientais anteriores e regula a resposta real a vários estímulos e, portanto, à adaptação ao treinamento. No entanto, um novo campo de interesse são as alterações epigenéticas presentes em tecidos e órgãos (por exemplo, músculos, cérebro, tendões e ossos) como consequência de lesões relacionadas ao esporte. Pensa-se que estas alterações podem ter o potencial de se tornarem ferramentas úteis na Medicina Desportiva, como preditores da abordagem de alterações fisiopatológicas e biomarcadores de lesões que já ocorreram. (Tarnowski, Tomasiak, Tkacz, Zgutka, & Piotrowska, 2022) Isso também resultou no mapeamento de potenciais precursores epigenéticos para tendinopatia do pé e tornozelo, o que pode levar ao desenvolvimento de agentes terapêuticos que visam a etiologia subjacente exata com base nos marcadores específicos envolvidos. (Williams, Ligas, Oloff e Klein, 2023)

Notavelmente, diferentes abordagens 'ômicas' podem convergir em uma abordagem denominada "sportomics" ou "atlômica", que é definida como uma pesquisa "integrada e de cima para baixo", "não baseada em hipóteses sobre as mudanças metabólicas de um indivíduo durante esportes e exercícios". (Sellami, Elrayess, Puce, & Bragazzi, 2021) No entanto, a grande quantidade de informações biológicas fornecidas por várias fontes vem junto com a gestão de dados e

o aprendizado de máquina. Um modelo teórico foi desenvolvido em um cenário de esportes de elite que visa responder a seis perguntas-chave: **(1)** A qual treinamento meu atleta responderá melhor? **(2)** Quão bem meu atleta está se adaptando ao treinamento? **(3)** Quando devo mudar o estímulo de treinamento? **(4)** Quanto tempo levará para que uma certa adaptação ocorra? **(5)** Quão bem meu atleta está tolerando a carga de treinamento atual? **(6)** Que carga meu atleta aguenta hoje? É altamente especulativo se tais abordagens podem superar as estratégias de treinamento atuais, mas parece claro que, apesar da complexidade potencial de um processo de treinamento personalizado, cada atleta precisa ser tratado de maneira diferente em diferentes fases. (Pickering & Kiely, 2019)

CONCLUSÃO

As abordagens genômica, epigenômica, metabolômica e ômicas relacionadas, juntamente com o desenvolvimento de novas tecnologias para suas análises, sua aplicabilidade no cenário de campo com abordagens de "big data", aprendizado de máquina e inteligência artificial, nos permitirão entender o desempenho atlético, identificar atletas com risco de lesões ou doenças, otimizar o tipo de treinamento, intensidade e duração, mas também a recuperação individual do atleta. No entanto, questões éticas precisam ser discutidas e desenvolvidas junto com o avanço das tecnologias.

REFERÊNCIAS CONSULTADAS

1. Ahmetov II, Hall ECR, Semenova EA, Pranckeviciene E, Gineviciene V. (2022). Advances in sports genomics. Adv Clin Chem. 2022;107:215-63.
2. Angst T, Carrad J. How metabolomics could contribute to advancing the field of sport and exercise medicine: a clinician perspective. SEMS J. 2022.
3. Antonovsky A, Franke A. Salutogenese: zur entmystifizierung der gesundheit. Tübingen: dgvt-Verlag; 1997.
4. Appel M, Zentgraf K, Kruger K, Alack K. Effects of genetic variation on endurance performance, muscle strength, and injury susceptibility in sports: a systematic review. Front Physiol. 2021;12: 694411.
5. Ash GI, Stults-Kolehmainen M, Busa MA, Gaffey AE, Angeloudis K, Muniz-Pardos B, et al. Establishing a global standard for wearable devices in sport and exercise medicine: perspectives from academic and industry stakeholders. Sports Med. 2021;51(11):2237-50.
6. Chen H-K, Chen F-H, Lin S-F. An ai-based exercise prescription recommendation system. Applied Sciences. 2021;11(6):2661.
7. Collins M, September AV. Are commercial genetic injury tests premature? Scand J Med Sci Sports. 2023.
8. Dai X, Shen L. Advances and trends in omics technology development. Front Med. 2022;9:911861.
9. Davenport TH, Glaser JP. Factors governing the adoption of artificial intelligence in healthcare providers. Discover Health Systems. 2022;1(1):4.
10. Fan Y, Coll-Font J, van den Boomen M, Kim JH, Chen S, Eder RA, et al. Characterization of exercise-induced myocardium growth using finite element modeling and bayesian optimization. Front Physiol. 2021;12:694940.
11. Fisa B, Bachl N, Biach A. Raus aus der pflegefalle: aktiv sein - Pflegebedürftigkeit verhindern. Berlin: Springer; 2021.
12. Gillette K, Gsell MAF, Prassl AJ, Karabelas E, Reiter U, Reiter G, et al. A framework for the generation of digital twins of car-

diac electrophysiology from clinical 12-leads ECGs. Med Image Anal. 2021;71:102080.

13. Gineviciene V, Utkus A, Pranckeviciene E, Semenova EA, Hall ECR, Ahmetov II. Perspectives in sports genomics. Biomedicines. 2022;10(2).

14. Hawley JA, Hargreaves M, Joyner MJ, Zierath JR. (2014). Integrative biology of exercise. Cell. 2014;159(4):738-49.

15. Hollmann W, Tittel K. Geschichte der deutschen sportmedizin. Gera: Druckhaus Gera; 2008.

16. Kampmeijer R, Pavlova M, Tambor M, Golinowska S, Groot W. The use of e-health and m-health tools in health promotion and primary prevention among older adults: a systematic literature review. BMC Health Serv Res 2016;16 (Suppl 5):290.

17. Konopka MJ, van den Bunder J, Rietjens G, Sperlich B, Zeegers MP. Genetics of long-distance runners and road cyclists-A systematic review with meta-analysis. Scand J Med Sci Sports. 2022;32(10):1414-29.

18. Li RT, Kling SR, Salata MJ, Cupp SA, Sheehan J, Voos JE. Wearable performance devices in sports medicine. Sports Health. 2016;8(1):74-8.

19. Löllgen H, Bachl N. Kardiovaskuläre prävention und regelmäßige körperliche aktivität bewegung und training als wahre polypill. Herz. 2016;41(8):670.

20. Löllgen H, Zupet P, Bachl N, Debruyne A. Physical activity, exercise prescription for health and home-based rehabilitation. Sustainability. 2020;12(24):10230.

21. Maddox TM, Rumsfeld JS, Payne PRO. Questions for artificial intelligence in health care. JAMA. 2019;321(1):31-2.

22. Miyatake S, Bilan PJ, Pillon NJ, Klip A. Contracting C2C12 myotubes release CCL2 in an NF-kappaB-dependent manner to induce monocyte chemoattraction. Am J Physiol Endocrinol Metab. 2016;310(2):E160-170.

23. Montalvo AM, Shaefer H, Rodriguez B, Li T, Epnere K, Myer GD. Retrospective injury epidemiology and risk factors for injury in crossfit. J Sports Sci Med. 2017;16(1):53-9.

24. Moreland E, Borisov OV, Semenova EA, Larin AK, Andryushchenko ON, Andryushchenko LB, et al. Polygenic profile of elite strength athletes. J Strength Cond Res. 2022;36(9):2509-14.

25. Muniz-Pardos B, Angeloudis K, Guppy FM, Keramitsoglou I, Sutehall S, Bosch A, et al. Wearable and telemedicine innovations for olympic events and elite sport. J Sports Med Phys Fitness. 2021;61(8):1061-72.

26. Muniz-Pardos B, Sutehall S, Gellaerts J, Falbriard M, Mariani B, Bosch A, et al. Integration of wearable sensors into the evaluation of running economy and foot mechanics in elite runners. Curr Sports Med Rep. 2018;17(12):480-8.

27. Nehrer S. Sport und prävention. Disponível em: https://sportaerztezeitung.com/rubriken/training/13617/sport-und-praevention/?_gl=1*160c2b0*_ga*MTc2MDY2NzU4NS4xNjg0MzA5MTk3*_up*MQ. Acesso em: janeiro de 2023.

28. Nemkov T, Cendali F, Stefanoni D, Martinez JL, Hansen KC, San-Millan I, et al. Metabolic signatures of performance in elite world tour professional male cyclists. Sports Med. 2023;1-15.

29. Nieman DC, Lila MA, Gillitt ND. Immunometabolism: a multi-omics approach to interpreting the influence of exercise and diet on the immune system. Annu Rev Food Sci Technol. 2019;10:341-63.

30. Núñez de Arenas-Arroyo S, Cavero-Redondo I, Alvarez-Bueno C, Sequí-Domínguez I, Reina-Gutiérrez S, Martínez-Vizcaíno V. Effect of e-health to increase physical activity in healthy adults over 55 years: a systematic review and meta-analysis. Scand J Med Sci Sports. 2021;31(4):776-89.

31. Orland R. The future of sports medicine. Disponível em: https://www.opptrends.com/future-of-sports-medicine/. Acesso em: novembro de 2020.

32. Peake JM, Kerr G, Sullivan JP. A critical review of consumer wearables, mobile applications, and equipment for providing biofeedback, monitoring stress, and sleep in physically active populations. Frontiers in Physiology. 2018;9.

33. Pedersen BK, Febbraio MA. Muscles, exercise and obesity: skeletal muscle as a secretory organ. Nat Rev Endocrinol. 2012;8(8):457-65.

34. Pedersen BK. Physical activity and muscle-brain crosstalk. Nat Rev Endocrinol. 2019;15(7):383-92.

35. Perez MV, Mahaffey KW, Hedlin H, Rumsfeld JS, Garcia A, Ferris T, et al. Large-scale assessment of a smartwatch to identify atrial fibrillation. N Engl J Med. 2019;381(20):1909-17.

36. Petritz A, Karner-Petritz E, Uemura T, Schäffner P, Araki T, Stadlober B, Sekitani T. Imperceptible energy harvesting device and biomedical sensor based on ultraflexible ferroelectric transducers and organic diodes. Nat Commun. 2021;12(1):2399.

37. Pickering C, Kiely J. The development of a personalised training framework: implementation of emerging technologies for performance. J Funct Morphol Kinesiol. 2019;4(2).

38. Pitsiladis YP, Tanaka M, Eynon N, Bouchard C, North KN, Williams AG, et al. Athlome project consortium: a concerted effort to discover genomic and other "omic" markers of athletic performance. Physiol Genomics. 2016;48(3):183-90.

39. Qin Y, Wang X, Namkoong K. A meta-analysis of the overall effect of m-health physical activity interventions for weight loss and the moderating effect of behavioral change theories, techniques, and mobile technologies. Mobile Media & Communication. 2022;10(2):337-59.

40. Reindell H. Klinische und anatomische beobachtungen über den einfluß sportlicher tätigkeit auf das herz eines hochleistungssportlers. Z Klin Med. 1940;138:635.

41. Rodriguez A, Becerril S, Ezquerro S, Mendez-Gimenez L, Fruhbeck G. Crosstalk between adipokines and myokines in fat browning. Acta Physiol (Oxf). 2017;219(2):362-81.

42. Ruiz JR, Arteta D, Buxens A, Artieda M, Gomez-Gallego F, Santiago C, et al. Can we identify a power-oriented polygenic profile? J Appl Physiol. 2010;108(3):561-6.

43. Ruiz JR, Gomez-Gallego F, Santiago C, Gonzalez-Freire M, Verde Z, Foster C, et al. Is there an optimum endurance polygenic profile? J Physiol. 2009;587(Pt 7):1527-34.

44. Sarzynski MA, Loos RJ, Lucia A, Perusse L, Roth SM, Wolfarth B, et al. Advances in exercise, fitness, and performance genomics in 2015. Med Sci Sports Exerc. 2016;48(10):1906-16.

45. Sellami M, Elrayess MA, Puce L, Bragazzi NL. Molecular big data in sports sciences: state-of-art and future prospects of OMICS--based sports sciences. Front Mol Biosci. 2021;8:815410.

46. Shin G, Jarrahi MH, Fei Y, Karami A, Gafinowitz N, Byun A, et al. Wearable activity trackers, accuracy, adoption, acceptance and health impact: a systematic literature review. J Biomed Inform. 2019;93:103153.

47. Sperlich B, Düking P, Holmberg HC. A SWOT analysis of the use and potential misuse of implantable monitoring devices by athletes. Front Physiol. 2017;8:629.

48. Sperlich B, Holmberg HC. Wearable, yes, but able? It is time for evidence-based marketing claims! Br J Sports Med. 2017;51(16):1240.

49. Stevens G, Hantson L, Larmuseau M, Verdonck P. A human--centered, health data-driven ecosystem. Discover Health Systems. 2022;1(1):10.

50. Tanisawa K, Wang G, Seto J, Verdouka I, Twycross-Lewis R, Karanikolou A, Pitsiladis Y. Sport and exercise genomics: the FIMS 2019 consensus statement update. Br J Sports Med. 2020;54(16):969-75.

51. Taranto E, Fishman M, Benjamin H, Ross L. Genetic testing by sports medicine physicians in the united states: attitudes, experiences, and knowledge. Sports (Basel). 2018;6(4).

52. Tarnowski M, Tomasiak P, Tkacz M, Zgutka K, Piotrowska K. Epigenetic alterations in sports-related injuries. Genes (Basel). 2022;13(8).

53. Thompson R, McNamee MJ. Consent, ethics and genetic biobanks: the case of the athlome project. BMC Genomics. 2017;18(Suppl 8):830.

54. Titus J, Wu AHB, Biswal S, Burman A, Sengupta SP, Sengupta PP. Development and preliminary validation of infrared spectroscopic device for transdermal assessment of elevated cardiac troponin. Commun Med. 2022;2:42.

55. Trayanova NA, Popescu DM, Shade JK. Machine learning in arrhythmia and electrophysiology. Circ Res. 2021;128(4):544-66.

56. Utomi V, Oxborough D, Whyte GP, Somauroo J, Sharma S, Shave R, et al. Systematic review and meta-analysis of training mode, imaging modality and body size influences on the morphology and function of the male athlete's heart. Heart. 2013;99(23):1727-33.

57. Varley I, Patel S, Williams AG, Hennis PJ. The current use, and opinions of elite athletes and support staff in relation to genetic testing in elite sport within the UK. Biol Sport. 2018;35(1):13-9.

58. Verhagen E, Voogt N, Bruinsma A, Finch CF. A knowledge transfer scheme to bridge the gap between science and practice: an integration of existing research frameworks into a tool for practice. Brit J Sports Med. 2014;48(8):698-701.

59. Vlahovich N, Fricke, PA, Brown MA, Hughes D. Ethics of genetic testing and research in sport: a position statement from the Australian Institute of Sport. Br J Sports Med. 2017;51(1):5-11.

60. Wang G, Tanaka M, Eynon N, North KN, Williams AG, Collins M, et al. The future of genomic research in athletic performance and adaptation to training. Med Sport Sci. 2016;61:55-67.

61. Webborn N, Williams A, McNamee M, Bouchard C, Pitsiladis Y, Ahmeto, I, et al. Direct-to-consumer genetic testing for predicting sports performance and talent identification: consensus statement. Br J Sports Med. 2015;49(23):1486-91.

62. Wei H. Doctors get a virtual helping hand. Disponível em: https://www.chinadaily.com.cn/a/201812/15/WS5c146710a3107d-4c3a000f82.html. Acesso em: dezembro 2018.

63. Williams S, Ligas C, Oloff L, Klein TE. The role of epigenomics in mapping potential precursors for foot and ankle tendinopathy: a systematic review. Foot Ankle Spec. 2023;19386400231170967.

64. Yengo L, Vedantam S, Marouli E, Sidorenko J, Bartell E, Sakaue S, et al. A saturated map of common genetic variants associated with human height. Nature. 2022;610(7933):704-12.

65. Zahrt OH, Evans K, Murnane E, Santoro E, Baiocchi M, Landay J, Crum A. Effects of wearable fitness trackers and activity adequacy mindsets on affect, behavior, and health: longitudinal randomized controlled trial. J Med Internet Res. 2023;25:e40529.

Lesões no esporte competitivo e não competitivo

10

Dalton Mikio Hirano Hatano ▸ Karina Mayumi Hatano

●INTRODUÇÃO

A Medicina Esportiva, também conhecida como Medicina do Esporte, é a ciência médica que engloba o cuidado da saúde relacionada à prática de exercício físico, esporte recreativo e de alto rendimento nos aspectos físicos e mentais. Baseado em evidências científicas, a área de atendimento médico a esportistas e atletas engloba a prevenção, tratamento e reabilitação de lesões e doenças, contando com a expertise e prática do profissional nesse campo.

A Medicina Esportiva é uma especialidade médica reconhecida pelos principais órgãos regulamentadores da Medicina no Brasil: a Associação Médica Brasileira (AMB), o Conselho Federal de Medicina (CFM) e a Comissão Nacional de Residência Médica (CNRM). A criação da Residência de Medicina do Exercício e do Esporte no Brasil, em 2007, proporcionou a capacitação do médico para o atendimento especializado em exercício físico e esporte de alto rendimento.[1]

O objetivo principal do médico especializado em Medicina do Esporte é avaliar a influência do exercício, treinamento e prática esportiva em indivíduos saudáveis ou com condições médicas, com foco na prevenção, tratamento, reabilitação e aprimoramento do desempenho esportivo. É essencial ressaltar que a Medicina do Esporte não se limita apenas aos atletas de alto rendimento, englobando também a manutenção da saúde, prevenção e tratamento de lesões, bem como a otimização do desempenho físico.

A prática regular de exercícios físicos é um dos pilares fundamentais na prevenção e tratamento de doenças metabólicas e ortopédicas, especialmente comorbidades crônicas como diabetes mellitus, obesidade e osteoartrite. O conhecimento médico sobre a fisiopatologia das doenças, assim como as melhores estratégias na reabilitação por meio do exercício físico, é um componente importante na saúde primária e secundária.

A abordagem da Medicina Esportiva no cuidado ao atleta pode contribuir para aprimorar o desempenho esportivo, visando a maximização da performance do atleta para alcançar resultados superiores em competições. No contexto do esporte de alto rendimento, há também a preocupação com substâncias e medicamentos proibidos pela lista de *doping*, que não podem ser utilizados durante treinamentos ou competições.

A prática de exercícios físicos desempenha um papel fundamental no cuidado e na promoção da saúde na atenção primária. É uma ferramenta poderosa para a prevenção de doenças, melhoria da qualidade de vida e promoção do bem-estar das pessoas. O exercício regular desempenha um papel importante na prevenção de condições crônicas, como doenças cardiovasculares, diabetes e obesidade, além de fortalecer o sistema imunológico e beneficiar a saúde mental. Na atenção primária, os profissionais de saúde têm a oportunidade de orientar os pacientes sobre os benefícios e as práticas seguras de atividade física, contribuindo para uma abordagem abrangente e preventiva na prestação de cuidados de saúde.

Por outro lado, a prática inadequada de exercícios e a participação em esportes podem aumentar a suscetibilidade a lesões. A repetição contínua de movimentos e a intensidade do treinamento podem sobrecarregar os músculos, articulações e ligamentos, resultando em desgaste e degeneração. Além disso, movimentos bruscos, colisões e quedas durante a prática esportiva podem levar a lesões agudas. É essencial adotar uma abordagem equilibrada, incluindo descanso adequado, progressão gradual no treinamento, utilização de técnicas corretas e fortalecimento muscular, a fim de reduzir o risco de lesões e promover uma prática esportiva segura e saudável.

A orientação de profissionais qualificados, como médicos e fisioterapeutas, é essencial para a prevenção, diagnóstico e tratamento de lesões relacionadas ao exercício e ao esporte. A visão do médico do esporte abrange o conhecimento de várias áreas da Medicina, juntamente com a a ciência da fisiologia do exercício e da biomecânica do movimento. Essa ampla perspectiva capacita o médico a aprimorar o cuidado oferecido aos atletas profissionais, amadores, esportistas e iniciantes no esporte (Figura 10.1).

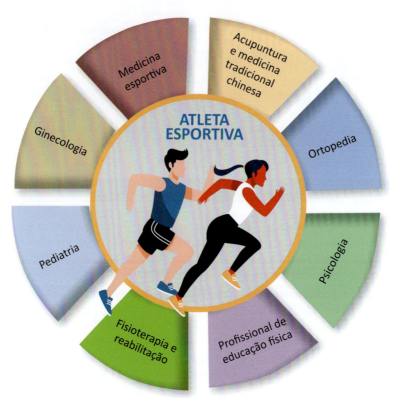

Figura 10.1 A importância de uma equipe multidisciplinar no atendimento ao esportista e ao atleta.

● DESENVOLVIMENTO

A importância do exercício físico como um complemento terapêutico nos níveis de atenção primária e secundária de saúde é claramente visível. Com o aumento da expectativa de vida e a busca por uma melhor qualidade de saúde, a Medicina Esportiva tem ganhado destaque como uma área de grande relevância.[2]

A prática regular de exercícios físicos traz diversos benefícios para a saúde e o bem-estar. Além de melhorar a autoestima e a saúde mental, os exercícios também aumentam a força e a resistência muscular, promovem o metabolismo de gorduras, reduzem a gordura visceral e ajudam no controle glicêmico e da pressão arterial. Além disso, exercitar-se regularmente melhora a qualidade do sono, auxilia no controle do peso corporal e reduz o risco de desenvolvimento de doenças cardiovasculares, osteoporose e fibromialgia.

Em crianças e adolescentes também contribui para o desenvolvimento de foco e melhora do desempenho escolar. A prática regular de atividades físicas é fundamental para promover uma vida saudável e ativa.

De acordo com as diretrizes da Organização Mundial da Saúde (OMS), é recomendado que os adultos realizem pelo menos 150 minutos de atividades físicas leves a moderadas por semana, o que corresponde a aproximadamente 20 minutos por dia, ou 75 minutos de atividades mais intensas por semana, o que equivale a cerca de 10 minutos por dia. Essas recomendações reforçam a importância do exercício físico como um componente significativo do tratamento complementar na atenção primária e secundária de saúde.[3]

O exercício é remédio, consequentemente ultrapassar a dose ideal e os limites do corpo humano podem gerar desequilíbrio energético, aumento de lesões por movimentos repetitivos e sobrecarga de treinamento. Porém, se o exercício é remédio, não deveríamos saber prescrever a dose?[4]

A literatura e a prática demonstram desafios em relação à aplicação e execução adequada do exercício físico.

A compreensão da bioenergética do exercício é essencial no cuidado de esportistas e atletas. Os diferentes sistemas energéticos, como o ATP-CP, anaeróbico e aeróbico, desempenham papéis distintos durante a prática de exercícios. Por exemplo, no basquete, caracterizado por períodos curtos e intensos de atividade em frequência média à alta, são necessários movimentos específicos, exigências fisiológicas e diferentes fontes de energia. É importante considerar esses aspectos ao planejar e prescrever exercícios, visando atender às demandas específicas de cada modalidade esportiva.[4] Embora as respostas fisiológicas baseadas na produção de ATP por meio das vias do ATP-CP e glicólise sejam predominantes, é fundamental que os atletas também realizem treinamentos voltados para o sistema aeróbico, a fim de obter o melhor condicionamento aeróbico. Dessa forma, para alcançar um desempenho esportivo otimizado, é necessário treinar todos os sistemas energéticos no atleta.

Ao acompanhar um atleta, é importante considerar o tipo de fibra muscular que será ativado nas diferentes modalidades esportivas. As fibras musculares podem ser classificadas em três grupos, levando em conta suas características metabólicas e contráteis: **Tipo I**, com contração lenta e dependente de oxigênio; **Tipo IIA**, com contração rápida e dependente de oxigênio; e **Tipo IIB**, com contração rápida e dependente de glicólise. No contexto esportivo, há um interesse crescente em compreender melhor essas características, especialmente para a detecção de talentos e a escolha da modalidade que melhor se adapte ao desempenho esportivo do atleta.[5] A análise biomecânica adequada e a compreensão dos gestos esportivos são fundamentais para prevenir lesões e garantir a segurança e o desempenho dos atletas. Cada modalidade esportiva possui movimentos específicos e demandas biomecânicas distintas, que podem causar sobrecarga em determinadas estruturas musculoesqueléticas. A repetição frequente de certos gestos e a intensidade das atividades esportivas podem levar a lesões por sobrecarga. Além disso, a execução inadequada dos gestos esportivos, como erros técnicos, desequilíbrio muscular, alteração postural, aumenta ainda mais o risco de lesões. Portanto, a colaboração de uma equipe de saúde multidisciplinar composta por profissionais de educação física, fisiologistas do exercício, especialistas em biomecânica do movimento, psicólogos, médicos de várias especialidades e outros especialistas no esporte é altamente benéfica.

No esporte a prática leva à perfeição, os treinamentos diários devem ser supervisionados e previstos dentro da periodização de acordo com os campeonatos-alvos ou as metas pessoais no esporte, combinando ainda o gesto esportivo adequado, o fortalecimento da musculatura global, além do seu equilíbrio, para evitar o risco de lesões ortopédicas.

Lesões musculares

As lesões musculares são responsáveis por uma significativa incapacidade física tanto na prática esportiva recreativa quanto no esporte competitivo. Elas correspondem a cerca de 30% a 50% de todas as lesões relacionadas ao esporte, sendo mais comuns em esportes que demandam maior esforço nos membros inferiores, como futebol, atletismo e corrida de rua.[6] Em esportes que envolvem o uso dos membros superiores, como o levantamento de peso, as lesões musculares podem representar até 59% das ocorrências. Essas lesões são uma preocupação significativa nesse tipo de atividade, destacando a importância de medidas preventivas e um cuidadoso acompanhamento médico e de equipe multidisciplinar para minimizar os riscos e promover a saúde e a segurança dos atletas.[7]

Cerca de 90% das lesões musculares no esporte são de origem indireta, o que significa que ocorrem sem contato físico direto. Essas lesões estão relacionadas à sobrecarga mecânica, lesão neurológica ou estrutural, resultando em ruptura parcial ou completa do músculo, principalmente durante a fase de contração excêntrica.[7] Os músculos mais propensos a sofrer estiramentos são os isquiotibiais, o reto femoral e o gastrocnêmio (Figura 10.2).

O protocolo PRICE (*Protection, Rest, Ice, Compression, Elevation*) é a abordagem no atendimento inicial ao atleta: proteção da lesão, repouso, crioterapia local, compressão por meio do uso de bandagens ou envoltórios elásticos, e elevação do membro acometido. O tratamento precoce visa controlar os sintomas iniciais e promover a recuperação mais rápida do atleta ao esporte. Outras medidas são importantes para minimizar o risco de lesões musculares e na fase de reabilitação como exercícios de fortalecimento muscular, estratégias de exercícios de ativação pré-treino e recuperação no pós-treino, assim como a disponibilidade de macro e micronutrientes, também muito importante.[8]

Câimbra

No âmbito esportivo, é comum observar que tanto atletas amadores quanto profissionais, assim como esportistas em geral, frequentemente relatam sintomas como câimbras e dor muscular tardia. Essas queixas são uma realidade enfrentada por muitos indivíduos envolvidos em atividades físicas intensas e podem impactar seu desempenho e bem-estar.

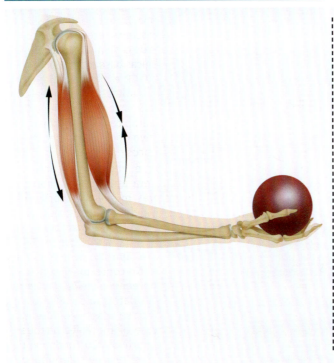
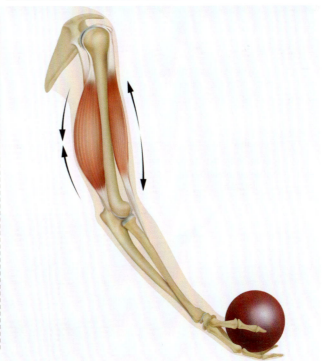

Figura 10.2 Os tipos de concentração realizados no exercício..

A cãibra muscular é caracterizada por uma contração involuntária e autolimitada do músculo esquelético, geralmente de curta duração. Embora seja autolimitada, pode causar desconforto significativo aos esportistas e atletas. A prática de exercícios em grande volume pode resultar em estímulos elétricos e contrações intensas dos músculos, especialmente aqueles que são mantidos em uma posição encurtada, desencadeando assim uma cãibra[9] (Figura 10.3).

A relação entre distúrbios de eletrólitos e cãibras musculares parece estar ligada a uma atividade reflexa medular anormal, resultante da fadiga dos músculos afetados. No entanto, a eficácia da suplementação esportiva com eletrólitos, como cálcio, sódio e potássio, na prevenção de câimbras no esporte ainda é objeto de controvérsia nos estudos.[9] Alguns pesquisadores argumentam também que a câimbra envolve todo o sistema orgânico, incluindo o aspecto emocional do indivíduo.

Dor muscular tardia

A dor muscular de início tardio é um tipo de lesão muscular que ocorre devido à prática de exercícios físicos em grande volume ou intensidade, especialmente aqueles que envolvem movimentos excêntricos e trabalham grupos musculares pouco treinados pelo indivíduo. Como resultado, a dor atinge seu pico entre 48 e 72 horas após o exercício. Embora seja considerada uma lesão leve, ela pode afetar negativamente o desempenho esportivo do atleta comprometendo treinos e até mesmo um campeonato.[10]

A prevenção e o tratamento da dor muscular de início tardio estão relacionados à resposta inflamatória desencadeada pelo excesso de exercícios. Diversas abordagens terapêuticas podem ser utilizadas para atenuar este =, tais como terapia por meio de aplicação de frio ou calor, técnicas de compressão, massagem, fisioterapia e intervenções nutricionais.[11]

A importância nas estratégias de recuperação muscular, também popularmente conhecido como "recovery", são instrumentos modernos para câimbras e a dor muscular tardia.

Dor miofascial

A dor miofascial caracteriza-se por áreas dolorosas na fáscia e na musculatura, que podem causar desconforto e limitação de movimento. A dor miofascial está relacionada com a ativação dos pontos de gatilho (*trigger points*). Esses pontos de gatilho têm a capacidade de gerar dor localizada ou referida, o que implica que a sensação de dor pode ser percebida em regiões distintas daquela onde o ponto de gatilho está localizado.

As síndromes de dor miofascial são resultantes de dor aguda e crônica no sistema musculoesquelético, e muitas vezes apresentam um componente de dor referida de natureza neuropática. Acredita-se que a origem da dor possa estar localizada em diferentes áreas, desde a placa motora até a cobertura fibrosa externa do músculo, envolvendo a trama vascular e os neurotransmissores no nível celular.[12]

Além da sobrecarga muscular, o estresse emocional também pode contribuir para a sensibilidade ao toque, rigidez muscular e restrição de movimento. O tratamento tem o objetivo de restaurar o relaxamento da musculatura normal e a amplitude do movimento, que podem estar associados à terapia física, massagem, alongamento, aplicação de calor ou frio, técnicas de relaxamento e, em alguns casos, medi-

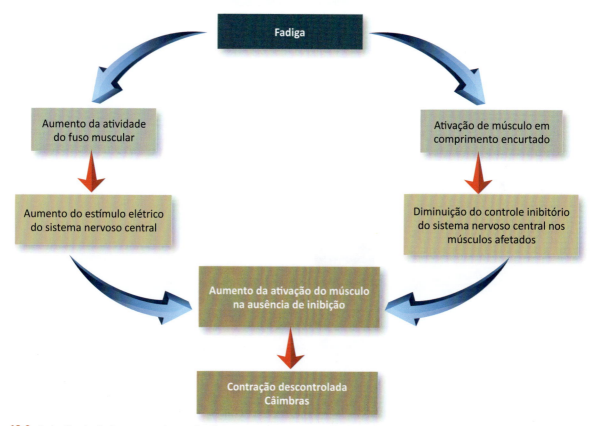

Figura 10.3 Relação da fadiga muscular e câimbra.

camentos analgésicos, anti-inflamatórios e relaxantes musculares.[12]

A busca pela máxima performance esportiva requer a repetição de movimentos para alcançar a excelência na modalidade. Os atletas de elite estão mais propensos a sofrer lesões relacionadas ao esporte, mas também os atletas amadores e entusiastas esportivos, muitas vezes por falta de orientações e cuidados adequados, também estão suscetíveis a lesões por sobrecarga nas principais articulações envolvidas na prática esportiva. Para facilitar o entendimento, iremos descrever de forma didática as lesões relacionadas às regiões anatômicas e articulações afetadas durante a prática esportiva.

Coluna vertebral

As lesões na coluna vertebral e medula espinhal apresentam um risco substancial para os atletas, podendo acarretar consequências graves tanto em termos de saúde quanto de desempenho esportivo. Segundo Oshlag B et al., a maioria das lesões na coluna vertebral (60%) ocorre em homens jovens saudáveis, sendo as lesões na região cervical as mais frequentes e as lesões esportivas correspondem a aproximadamente 14,6% dos traumas.[13]

As lesões no pescoço em atletas são mais comuns em esportes de contato e ocorrem com carga axial direta e flexão anterior do pescoço, por serem lesões que podem levar à incapacidade grave e permanente. Por essa razão é importante a aplicação adequada de protocolos no atendimento inicial ao atleta.[13] Esportes de maior risco para lesões na cabeça são o boxe, futebol americano e artes marciais.

A espondilólise e a espondilolistese são condições relacionadas que afetam a coluna vertebral e podem ocorrer em atletas. A espondilólise refere-se a uma fratura da vértebra, geralmente na região lombar, enquanto a espondilolistese ocorre quando uma vértebra desliza para a frente em relação à vértebra adjacente. Ambas as condições podem ser causadas por estresse repetitivo na coluna, como movimentos de flexão excessiva, torção ou carga excessiva. Os esportes que envolvem movimentos repetitivos da coluna vertebral são a ginástica, levantamento de peso, futebol e dança. Os sintomas podem variar de leve a grave e incluem dor nas costas, rigidez, fraqueza muscular e, em casos mais graves, comprometimento dos nervos espinhais. Medidas preventivas, como o fortalecimento dos músculos da coluna e a correção da técnica esportiva, também são fundamentais para reduzir o risco de desenvolver essas condições.[14]

A hérnia de disco lombar é uma condição comum que afeta a coluna vertebral, resultando em dor, parestesia e restrição de movimento. Atletas de alto nível estão expostos a atividades que colocam uma carga extrema nos discos intervertebrais. O excesso de movimentos, associado a cargas elevadas, aumenta o risco de desenvolver doença degenerativa do disco, consequentemente hérnias de disco. Além disso, esportistas amadores também estão suscetíveis a essa condição, especialmente quando não possuem uma técnica esportiva adequada ou se envolvem em treinamentos que excedem sua capacidade de carga, como no levantamento de peso e *crossfit*.[15] Os praticantes do *power lifting* competem para levantar o máximo de peso possível em cada um desses movimentos: agachamento, supino e levantamento terra.

Ombro

As lesões e as dores no ombro relacionadas ao esporte são queixas prevalentes, especialmente em modalidades que envolvem a extremidade superior que exigem movimentos repetitivos e/ou carga elevada no ombro. O ombro é a articulação com maior mobilidade no corpo humano, o que a torna suscetível à instabilidade. Por isso, os esportes de arremesso são considerados de maior risco para lesões de ombro. São exemplos: natação, arremesso de dardo, basquetebol, handebol, polo aquático, beisebol e voleibol. Já nos esportes de contato como luta olímpica e judô, as injúrias no ombro estão mais associadas ao traumatismo.[16]

A amplitude de movimento, desequilíbrio muscular e carga de treinamento são fatores importantes associados a lesões no ombro. O manguito rotador é formado por quatro músculos responsáveis pela estabilidade e na mobilidade do ombro. São eles: o subescapular, o supraespinhal, o infraespinhal e o redondo menor. A doença do manguito rotador abrange um amplo aspecto das patologias de ombro, com aumento da incidência em esportistas masters, uma vez que o fator idade eleva o risco desta lesão. Dor durante atividades acima da cabeça, localizada na região deltoídea e a diminuição da amplitude do movimento do ombro são os sintomas mais comuns.[17,18]

A síndrome do impacto subacromial e o impacto posterossuperior interno são lesões comuns entre atletas arremessadores que envolvem a compressão das estruturas do ombro durante o movimento de arremesso. A primeira é caraterizada pela compressão das estruturas abaixo do acrômio durante os movimentos do ombro, enquanto na segunda a repetição do movimento de abdução máxima e rotação lateral do ombro gera contato excessivo entre os tendões do manguito rotador e a região posterossuperior da cavidade glenoidal. Outros esportes que podem gerar este tipo de lesão são o tênis, a natação e o levantamento de peso.[19]

As lesões no labrum superior, anterior e posterior (SLAP – do inglês *Superior Labrum Anterior to Posterior*) podem ocorrer e embora sejam identificadas em até 26% das artroscopias de ombro, a grande maioria não requer tratamento cirúrgico.[20] Lesões no labrum e no complexo bíceps-labrum levam a queixas frequentes de dor, instabilidade, diminuição de força e comprometimento do desempenho esportivo. Embora os movimentos repetitivos e a sobrecarga da articulação sejam os fatores mais frequentemente associados, as quedas ou impactos diretos no ombro também podem ser uma causa de lesões.

Diferente da lesão do manguito, a instabilidade do ombro ocorre mais em atletas jovens e é resultado dos movimentos rápidos e exigentes exigidos pelos gestos esportivos, o que coloca uma carga significativa e estresse na articulação do ombro, aumentando o risco de instabilidade especialmente em atletas com frouxidão ligamentar. Os sintomas comuns da instabilidade do ombro em atletas podem ser apenas dor, sensação de instabilidade, subluxações parciais, luxação anterior ou posterior. Essa condição afeta a capacidade do atleta de executar movimentos específicos de seu esporte, comprometendo seu desempenho esportivo e aumentando o risco de lesões secundárias, entre elas a lesão SLAP.

A ruptura do músculo peitoral maior, embora pouco frequente, é uma lesão que merece ser destacada pelo grande número de praticantes de musculação (supino) e crossfit (argola ou *muscle up*). Segundo Ejnismann et al., esta lesão pode ocorrer durante o exercício de supino, quando o atleta faz o movimento de extensão e rotação lateral contra a resistência e elevando cargas intensas, em geral associado ao uso de hormônios esteroides anabolizantes.[21]

Cotovelo

As lesões ortopédicas de cotovelo mais conhecidas são a epicondilite lateral (cotovelo do tenista) e a epicondilite medial (cotovelo de golfista).

A epicondilite lateral está relacionada a movimentos esportivos, atividades repetitivas excessivas e desequilíbrio muscular. Atletas masters devem estar atentos, pois a epicondilite lateral é uma queixa comum, ocorrendo com maior frequência em mulheres entre 40 e 60 anos, embora também seja comum em homens. Além disso, outros fatores associados incluem o desempenho de trabalhos manuais e a presença de outras condições, como lesões do manguito rotador ipsilateral, doença de Quervain, síndrome do túnel do carpo, obesidade e artrite reumatoide.[22]

O atleta relata dor na região lateral do cotovelo durante atividades prolongadas de extensão do punho, dor durante a extensão resistida do punho ou do cotovelo e dor em repouso irradiando-se do cotovelo ao longo do dorso do antebraço.[23]

A epicondilite medial ocorre devido à aplicação de força em valgo durante o movimento do cotovelo. Embora a prevalência dessa lesão seja inferior a 2%, a presença de dor pode afetar significativamente os treinamentos esportivos, especialmente para atletas e entusiastas de golfe, *squash*, levantamento de peso e boliche.[24] Trata-se de uma tendinopatia que causa dor na região medial do cotovelo, onde está localizada a origem dos tendões flexores, podendo haver comprometimento do nervo ulnar concomitante.[24]

Mãos e punhos

As lesões nas mãos e punhos podem ser causadas por traumas, como ocorre no boxe e voleibol, ou por quedas em diferentes esportes, como lutas e hipismo. Além disso, movimentos repetitivos da mão e do punho podem levar a lesões nessas regiões, como acontece no golfe e tênis. É importante ressaltar os atletas de *e-sports*, conhecidos como "gamers", que podem apresentar queixas devido ao uso excessivo dessas articulações.[25]

As lesões traumáticas que merecem destaque e atenção do médico do esporte incluem fraturas do escafoide, metacarpo e falanges. É importante que a recuperação do atleta leve em consideração o tempo necessário para a consolidação da fratura, além de envolver a realização de fisioterapia e terapia ocupacional para facilitar um retorno mais rápido ao esporte. De acordo com Drury BT et al., as fraturas de mão e punho são comuns em esportes de contato como o boxe e as modalidades de luta, enfatizando a importância de técnicas de combate adequadas para prevenir tais lesões.[26]

A síndrome do túnel do carpo é uma condição comum na população em geral e pode ocorrer em esportes como remo e musculação, onde os movimentos repetitivos do exercício podem resultar na compressão do nervo mediano devido ao estreitamento do túnel do carpo. Os atletas podem experimentar sintomas como dor, parestesia e diminuição de força na mão afetada. O tratamento conservador geralmente apresenta uma taxa de sucesso satisfatória para a síndrome do túnel do carpo em atletas, embora em casos mais graves, a cirurgia possa ser considerada.[27]

O crescimento e desenvolvimento dos esportes eletrônicos (*e-sports*) ao redor do mundo são evidentes, porém ainda são necessárias mais pesquisas para identificar as incidências de lesões mais comuns nesse esporte. Há evidências indicando que a prevalência de lesões nos *e-sports* é semelhante àquelas observadas em músicos habilidosos e em populações que sofrem de doenças ocupacionais, como tendinopatias nos punhos e dedos, além da síndrome de compressão do túnel do carpo, devido aos movimentos repetitivos e longas sessões de jogo.[25]

A lesão da fibrocartilagem triangular é uma condição dolorosa que ocorre na região ulnar do punho. Essa estrutura, conhecida como complexo da fibrocartilagem triangular, conecta a parte distal do rádio à parte distal da ulna. Em esportistas que utilizam raquetes, movimentos de torção do punho, como o desvio ulnar combinado com a rotação, podem resultar em dor, parestesia e enfraquecimento muscular. Outra lesão que compartilha sintomas semelhantes é a tendinopatia do extensor ulnar do carpo.[28]

Quadril

As lesões no quadril, tanto traumáticas quanto por uso excessivo, são comuns em atletas amadores e profissionais. O quadril desempenha um papel fundamental na estabilidade, força e mobilidade necessárias para a realização de movimentos atléticos. É composto pelos ossos ílio, ísquio e púbis, e possui diversos músculos importantes, incluindo o ilíaco, psoas maior, psoas menor, obturador externo, obturador interno, gêmeo superior, gêmeo inferior, piriforme e quadrado femoral.

No esporte, as lesões no quadril podem ser causadas por vários fatores, como impactos diretos, movimentos repetitivos, desequilíbrios musculares e técnicas inadequadas.[29,30] As principais lesões no quadril do atleta são:

- **Síndrome do impacto femoroacetabular:** é o contato anormal entre acetábulo e colo do fêmur.
- **Lesão do labrum:** movimentos repetitivos, traumas ou impactos pode gerar lesões na estrutura fibrocartilaginosa que reveste a borda do acetábulo. A principal causa dessa lesão é o impacto femoroacetabular, que ocorre quando há um contato anormal entre o fêmur e o acetábulo do quadril. Além disso, ela também pode ser resultado de traumas, displasias do quadril e instabilidade ou frouxidão ligamentar.
- **Tendinopatia peritrocantérica e bursite do quadril:** corredores e dançarinos podem apresentar dor na lateral do quadril em repouso e ao movimento da articulação.
- **Síndrome do Piriforme:** é causada pela compressão do nervo isquiático devido a uma contratura anormal do músculo piriforme; pode se manifestar de forma semelhante a uma lombociatalgia.
- **Pubalgia:** sobrecarga de exercícios associados à disfunção entre o músculo reto abdominal e os músculos adutores pode levar à dor em púbis e coxa. Outras causas como artrose no quadril e o impacto femoroacetabular também podem levar à pubalgia.
- **Artrose do quadril:** é uma doença degenerativa inflamatória do quadril que leva à dor e redução da amplitude

CAPÍTULO 10

de movimento do quadril prejudicando o desempenho esportivo e a qualidade de vida do atleta.

- **Tendinopatia do iliopsoas:** atletas que realizam movimentos de flexão repetitivos, como corredores e jogadores de futebol podem desenvolver tendinopatia nessa região.
- **Fraturas por estresse:** atletas que realizam atividades de alto impacto, como corredores de longa distância ou saltadores, estão suscetíveis a fraturas por estresse no quadril.
- **Síndrome do impacto subacromial (atrito do ísquio):** atletas que realizam movimentos de rotação e abdução do quadril, como jogadores de futebol e corredores, estão mais sujeitos a esta patologia.

É importante que o tratamento e a reabilitação das lesões no quadril tenham como foco principal a redução da dor e o alívio dos sintomas desconfortáveis para o atleta. No entanto, é igualmente importante revisar as técnicas biomecânicas no esporte, aprimorar a programação e o controle da carga de treinamento, visando acelerar o retorno ao esporte, promover independência e qualidade nas atividades diárias, além de prevenir futuras lesões.

Coxa

As lesões musculares são as principais lesões no esporte, especialmente dos músculos isquiotibiais (cabeça longa do bíceps femoral, semitendíneo e semimembranoso), quadríceps femoral (reto femoral, vasto medial, vasto lateral e vasto intermédio) e dos músculos adutores são as mais prevalentes em esportistas, atletas amadores e de alto rendimento esportivo. Outros fatores importantes sobre estas lesões são longo período de reabilitação e a alta taxa de reincidência; portanto, a prevenção, o diagnóstico precoce e o tratamento adequado são fundamentais em atletas de todas as modalidades esportivas.[31]

A avaliação da biomecânica de corrida, o fortalecimento muscular do abdômen, dorso, quadril e membros inferiores, assim como exercícios de ativação neuromuscular no pré-treino, devem ser pontos de atenção para minimizar o risco da síndrome da banda iliotibial: aumento da tensão do trato iliotibial associado a derivações anatômicas e sobrecarga de treinamento podem gerar dor na região lateral da coxa.[32]

A síndrome do compartimento anterior ou da coxa é uma condição comumente observada em corredores, mas sua dificuldade de diagnóstico e a necessidade de tratamento cirúrgico são aspectos importantes a serem considerados na Medicina Esportiva. Além disso, a síndrome compartimental também pode ocorrer na região da perna em atletas, envolvendo a musculatura do sóleo e do gastrocnêmio.[33]

Lesões joelho

O joelho é uma das articulações mais suscetíveis a lesões no contexto esportivo, especialmente em atividades que envolvem saltos, giros e mudanças de direção. Esportes como futebol, corrida de rua, basquetebol, esqui e handebol são exemplos nos quais o joelho está sujeito a maior impacto.[34] As principais lesões no joelho em atletas são:

- **Lesão do ligamento cruzado anterior (LCA):** o ligamento cruzado anterior é responsável por estabilizar o joelho, porém, movimentos de valgo e rotação interna excessivos podem resultar em sua ruptura.

- **Lesão do ligamento colateral medial (LCM):** a lesão do ligamento cruzado medial pode ocorrer quando há uma sobrecarga ou estresse excessivo na porção interna (medial) do joelho. Essa lesão é frequentemente causada por movimentos de valgo ou impacto direto na região externa do joelho.
- **Lesão do menisco:** as lesões nos meniscos podem resultar de movimentos que envolvem torção ou compressão excessiva do joelho.
- **Tendinopatia patelar:** esportes que envolvem saltos, corridas e mudanças de direção frequentes, como basquete, vôlei e corrida, são mais prevalentes na ocorrência dessa condição. A combinação desses movimentos repetitivos e a demanda excessiva colocada no tendão patelar podem levar à degeneração, inflamação e dor nessa região.
- **Tendinopatia do quadríceps:** o tendão do quadríceps é exposto a um estresse repetitivo e intenso durante a prática esportiva, resultando em microtraumas cumulativos que podem causar degeneração, inflamação e dor. Desequilíbrios musculares, técnica inadequada e excesso de treinamento são fatores adicionais que podem contribuir para o desenvolvimento dessa condição.
- **Síndrome da pata de ganso:** atividades esportivas como corrida, salto e mudanças de direção, que requerem uma extensão exagerada ou uma carga excessiva na articulação do joelho, podem levar à degeneração dos músculos sartório, grácil e semitendinoso, também conhecidos como "pata de ganso".
- **Condromalácia patelar:** a condromalácia patelar, também conhecida como condropatia, é mais comum em atividades que envolvem movimentos repetitivos de flexão e extensão, como corrida e agachamento. Essa condição é especialmente prevalente em atletas que possuem desequilíbrios musculares e apresentam baixo fortalecimento na musculatura do quadril e pernas.

Perna

As lesões na perna são uma preocupação frequente entre os atletas, requerendo um diagnóstico preciso e uma reabilitação adequada para garantir a recuperação e o retorno ao desempenho esportivo. A síndrome do estresse tibial medial, também conhecida como canelite, é causada pelo estresse repetitivo osteomuscular devido à sobrecarga nos treinamentos, correspondendo a 9,4%.[35] Os sintomas mais comuns incluem dor ao longo da borda interna da tíbia, que se agrava durante o exercício e melhora com repouso, sensibilidade ao toque, edema e desconforto durante a atividade física. Perna - canelite (estresse medial).

Outra patologia relacionada ao esporte é a tendinopatia de calcâneo, também conhecida por "tendinite de Aquiles", que pode representar 10,4% das lesões em corredores.[35] O processo inflamatório leva à degeneração do tendão, que pode culminar em ruptura.

Tornozelo e Pé

A entorse de tornozelo é uma lesão comum nos esportes que envolvem mudanças rápidas de direção, como corrida, futebol, basquete e tênis. Os ligamentos estabilizadores do tornozelo são tensionados além de sua capacidade normal durante um movimento brusco, provocando um entorse de tornozelo em mecanismo de inversão ou eversão.[36]

O entorse de tornozelo em inversão compromete o compartimento lateral, sendo os ligamentos talofibular anterior, calcaneofibular e talofibular posterior os principais acometidos. Já no entorse em eversão, o ligamento deltoide é o mais comprometido na região medial do tornozelo.[36] O entendimento do mecanismo da lesão desempenha um papel fundamental na reabilitação adequada dos grupos musculares e ósseos afetados, e é um fator que auxilia na avaliação anatômica e da gravidade da lesão, ajudando a guiar a decisão entre um tratamento conservador ou cirúrgico.

A fratura por estresse do pé é relatada em corredores de longa distância, dançarinos e esportes de inverno. Segundo Hong CC et al., no esporte as fraturas do quinto metatarso são frequentemente citadas na literatura.[37]

A reabilitação após uma fratura é essencial para restaurar a força e a função do pé. Os atletas devem ser acompanhados com uma equipe multidisciplinar, especialmente a fisioterapia, para fortalecer os músculos do pé e do tornozelo, melhorar a amplitude de movimento e retornar gradualmente às atividades esportivas.

Particularidades

As lesões esportivas podem diferir pela biomecânica do movimento, assim como os equipamentos utilizados no esporte; as lesões na articulação do joelho são as regiões corporais mais comumente afetadas, enquanto no hóquei no gelo, elas estão em terceiro lugar.[38]

● ESPORTES RECREATIVOS

É importante encorajar a prática esportiva devido aos benefícios que traz para a saúde e qualidade de vida dos indivíduos. A ampla variedade de modalidades esportivas oferece uma ampla gama de opções para escolha, seja para aqueles que praticam regularmente ou para os chamados atletas de fim de semana, que participam de forma menos frequente. Contudo, a falta de supervisão adequada e o descuido com o fortalecimento muscular, flexibilidade corporal, sono e descanso adequados por parte da maioria desses praticantes esportivos os torna mais suscetíveis a lesões relacionadas ao estresse.[39] Em atletas amadores de fim de semana, a falta de condicionamento adequado e de treinamento complementar aumentam significativamente o risco de lesões ortopédicas agudas, bem como o agravamento de doenças crônicas como a osteoartrite.[24]

A corrida de rua e o *crossfit* têm ganhado muita popularidade nos últimos anos. Além desses esportes, modalidades como calistenia, levantamento de peso e *beach* tênis também merecem atenção, visando a prática de exercícios com menor risco de lesões. Nesse sentido, o papel do médico esportivo é fundamental tanto para os atletas amadores quanto para os praticantes recreativos, garantindo uma abordagem adequada ao praticante de qualquer atividade esportiva.[40]

● PEDIATRIA ESPORTIVA

Ao considerar a faixa etária do atleta, é importante destacar que algumas lesões podem estar relacionadas ao desenvolvimento puberal e ao crescimento. Entre essas lesões, estão as lesões de crescimento, que ocorrem nas placas de crescimento ósseo, que são áreas de cartilagem onde ocorre o crescimento ósseo. Essas áreas podem ser vulneráveis a lesões devido ao uso excessivo ou trauma repetitivo. Nas crianças e adolescentes, destacam-se a doença de Sever (lesão no tornozelo), doença de Osgood-Schlatter (lesão no joelho) e a apofisite do calcâneo (lesão no tornozelo).[41]

● SÍNDROME DA DEFICIÊNCIA RELATIVA DE ENERGIA

A abordagem da Medicina Esportiva vai além da compreensão da fisiopatologia da doença, da ortopedia e da reabilitação para o retorno ao esporte. É essencial considerar também as preocupações relacionadas à alimentação, aspectos psicológicos e sociais dos atletas após uma lesão.

Em um atleta saudável, a ingestão calórica é suficiente para suprir as necessidades energéticas do esporte e as funções fisiológicas do corpo, resultando em um equilíbrio entre disponibilidade de energia, regulação hormonal e metabolismo ósseo. No entanto, um desequilíbrio ocorre quando a ingestão de nutrientes não atende às necessidades energéticas do organismo do atleta, resultando em alterações neuroendócrinas que afetam todo o corpo. Isso pode levar a dificuldades de sono, comprometimento na recuperação muscular, aumento do risco de lesões, diminuição do foco e da concentração, alterações hematopoiéticas e redução da densidade mineral óssea, aumentando assim a probabilidade de fraturas por estresse.[42]

Na mulher, a supressão do eixo hipotálamo-hipófise-gonadal pode resultar em distúrbios do ciclo menstrual. A tríade da mulher atleta (baixa disponibilidade energética, irregularidade menstrual e redução da densidade mineral óssea) era apenas a manifestação visível da Síndrome da Deficiência Relativa, na qual os sintomas são mais abrangentes e afetam as funções orgânicas de todo o corpo humano.

A Deficiência Relativa de Energia no Esporte (RED-S) é um desequilíbrio crônico de energia que ocorre quando a ingestão de energia é insuficiente para atender às demandas do corpo durante a prática esportiva, afetando ambos os sexos. Os atletas mais suscetíveis a desenvolver RED-S são aqueles que precisam manter baixo peso, buscam padrões estéticos, adotam restrição calórica intencional, enfrentam treinamento intenso ou possuem falta de conhecimento nutricional adequado. A Deficiência Relativa de Energia no Esporte (RED-S) pode ocorrer em esportistas, tanto amadores quanto profissionais, que praticam atividades como corrida, atletismo, ginástica, dança e lutas.[42]

● SUPLEMENTOS ESPORTIVOS E DOPING

O uso de suplementos e drogas para melhorar o desempenho atlético está se tornando cada vez mais comum, sendo amplamente adotado por esportistas e atletas que buscam melhorar seu rendimento, acelerar a recuperação e obter suporte nutricional adicional.

Esses produtos são constituídos por nutrientes, como lipídios, carboidratos, proteínas, vitaminas e minerais, com o objetivo de aprimorar os resultados do treinamento e auxiliar na obtenção de metas esportivas de maneira mais eficiente. No entanto, existem controvérsias quanto à necessidade, eficácia, segurança e aspectos éticos relacionados ao uso desses produtos.

Nos esportes competitivos olímpicos, a Agência Mundial Antidoping (WADA) desempenha um papel regulador impor-

CAPÍTULO 10

tante para garantir a igualdade de condições entre os competidores. Como resultado, os atletas devem aderir a uma lista atualizada anualmente que define quais substâncias são permitidas ou proibidas durante os períodos de treinamento e competição. Portanto, é essencial que os atletas, comissões técnicas e médicos da delegação prestem atenção e tomem cuidado ao utilizar medicamentos e suplementos esportivos.

● ACUPUNTURA E MEDICINA ESPORTIVA

A Acupuntura desempenha um papel significativo na Medicina Esportiva, particularmente em atletas de alto rendimento que enfrentam exigências diárias de treinamento. A utilização da Acupuntura pode proporcionar diversos benefícios, como o alívio da dor sem a necessidade de analgésicos tradicionais, promoção do relaxamento muscular, melhora do sono e contribuição para o bem-estar geral dos atletas.[43]

Para atletas profissionais, é importante considerar métodos que estejam em conformidade com os rigorosos controles antidoping, evitando o uso de substâncias proibidas. Nesse contexto, a Acupuntura é uma alternativa segura e eficaz para auxiliar no tratamento de diversas condições comuns entre os atletas, uma vez que não envolve o uso de medicamentos ou substâncias proibidas.[44]

● CONCLUSÃO

A Medicina Esportiva é uma especialidade médica que abrange conhecimentos de várias áreas, como Ortopedia, Nutrologia, Cardiologia, Medicina do Sono e Psiquiatria. Um dos aspectos distintos e valiosos dessa especialidade é o trabalho em equipe multidisciplinar, que inclui fisiologistas e biomecânicos do exercício, fisioterapeutas, preparadores físicos, técnicos, nutricionistas, psicólogos e outros profissionais que compõem uma delegação esportiva.

O trabalho em equipe entre diferentes especialidades proporciona o melhor cuidado ao atleta, possibilitando uma abordagem abrangente e específica ao esporte praticado. A interação e a sinergia entre esses profissionais são fundamentais para otimizar o desempenho e a saúde do atleta, bem como para prevenir e tratar lesões, maximizar a recuperação e promover um estilo de vida saudável.[45]

Apesar da assistência de uma equipe completa, os atletas estão sujeitos a lesões, sejam traumáticas ou por sobrecarga de treinamento. Esse risco é ainda maior para os esportistas amadores, que frequentemente enfrentam desafios devido à falta de conhecimento adequado ou acesso a uma equipe especializada em esportes para cuidar de sua saúde durante a prática da atividade esportiva que tanto apreciam.[35]

O excesso de movimentos repetitivos, a sobrecarga de força, o desequilíbrio muscular, o gesto esportivo específico e os equipamentos utilizados são todos fatores importantes a serem considerados no esporte. Além disso, cuidados com a alimentação, o sono, exercícios preventivos e ações para otimizar a recuperação muscular desempenham um papel fundamental.[46] É preocupante que, em muitos casos, atletas e esportistas continuem praticando esportes mesmo quando estão lesionados, o que pode comprometer ainda mais sua condição e agravar as lesões existentes, resultando em lesões mais graves ou até mesmo em novas lesões secundárias.

Para proporcionar um cuidado eficaz aos esportistas e atletas, é essencial possuir um conhecimento abrangente sobre as lesões mais prevalentes no esporte. Isso permite uma abordagem adequada, com medidas preventivas, diagnóstico preciso e tratamento efetivo para promover a recuperação e o desempenho esportivo.

Ao integrar a Acupuntura ao tratamento convencional, é possível proporcionar benefícios adicionais no esporte, como alívio da dor, otimização da recuperação muscular e melhoria do desempenho esportivo.[43]

● REFERÊNCIAS

1. Hernandez AJ. Perspectivas profissionais da Medicina do Esporte. Rev Med. 2021 jan-mar;91(1):9-13.
2. Pandya T, Marino K. Embedding sports and exercise medicine into the medical curriculum; a call for inclusion. BMC Med Educ. 2018;18(1):306.
3. Arnett DK. 2019 ACC/AHA guideline on the primary prevention of cardiovascular disease: executive summary: a report of the American College of Cardiology/American Heart Association Task Force on Clinical Practice Guidelines. Circulation. 2019;140(11):e563-e595.
4. Hansford HJ. If exercise is medicine, why don't we know the dose? An overview of systematic reviews assessing reporting quality of exercise interventions in health and disease. Br J Sports Med. 2022;56(12):692-700.
5. Hopwood HJ. The relevance of muscle fiber type to physical characteristics and performance in team-sport athletes. Int J Sports Physiol Perform. 2023;18(3):223-30.
6. Ishøi L. Diagnosis, prevention and treatment of common lower extremity muscle injuries in sport - grading the evidence: a statement paper commissioned by the Danish Society of Sports Physical Therapy (DSSF). Br J Sports Med. 2020;54(9):528-37.
7. Santanna JPC. Lesão muscular: fisiopatologia, diagnóstico e tratamento. Revista Brasileira de Ortopedia. 2022;57:1-13.
8. Turnagöl HH. Nutritional considerations for injury prevention and recovery in combat sports. Nutrients. 2021;14:1.
9. Maughan RJ, Shirreffs SM. Muscle cramping during exercise: causes, solutions, and questions remaining. Sports Med. 2019;49(Suppl 2):115-24.
10. Hotfiel T. Advances in delayed-onset muscle soreness (doms): part i: pathogenesis and diagnostics. Sportverletz Sportschaden. 2018;32(4):243-50.
11. Heiss R. Advances in delayed-onset muscle soreness (doms) - part ii: treatment and prevention. Sportverletz Sportschaden. 2019;33(1):21-9.
12. Weller JL, Comeau D, Otis JAD. Myofascial pain. Semin Neurol. 2018;38(6):640-3.
13. Oshlag B, Ray T, Boswell B. Neck injuries. Prim Care. 2020;47(1):165-76.
14. Choi JH. Management of lumbar spondylolysis in the adolescent athlete: a review of over 200 cases. Spine J. 2022;22(10):1628-33.
15. Gause PR. Lumbar disk herniations and radiculopathy in athletes. Clin Sports Med. 2021;40(3):501-11.
16. Cools AM. The challenge of the sporting shoulder: from injury prevention through sport-specific rehabilitation toward return to play. Ann Phys Rehabil Med. 2021;64(4):101384.
17. Randomized Controlled Trial Am J Sports Med. 2021 Jul;49(9):2293-2300. doi: 10.1177/03635465211021828. Epub 2021 Jun 17. The FIFA 11+ Shoulder Injury Prevention Program Was Effective in Reducing Upper Extremity Injuries Among Soccer Goalkeepers: A Randomized Controlled Trial Wesam Saleh A Al Attar 1 2 3, Oliver Faude 3, Mario Bizzini 4, Saud Alarifi 5, Hosam Alzahrani 6, Raed S Almalki 1, Riyadh G Banjar 1, Ross H Sanders 2 Affiliations expand PMID: 34138672 DOI: 10.1177/03635465211021828. https://pubmed.ncbi.nlm.nih.gov/34138672/
18. Dang A, Davies M. Rotator cuff disease: treatment options and considerations. Sports Med Arthrosc Rev. 2018;26(3):129-33.
19. Liaghat B. Diagnosis, prevention and treatment of common shoulder injuries in sport: grading the evidence - a statement

paper commissioned by the Danish Society of Sports Physical Therapy (DSSF). Br J Sports Med. 2023;57(7):408-16.

20 Levasseur MR. SLAP tears and return to sport and work: current concepts. J ISAKOS. 2021;6(4):204-11.

21 Benno E. Ruptura do músculo peitoral maior em atletas. Revista Brasileira de Ortopedia. 2002;37.

22 Park HB. Factors associated with lateral epicondylitis of the elbow. Orthop J Sports Med. 2021;9(5):23259671211007734.

23 Meunier M. Lateral epicondylitis/extensor tendon injury. Clin Sports Med. 2020;39(3):657-60.

24 Hartnett DA, Milner JD, Defroda SF. The weekend warrior: common shoulder and elbow injuries in the recreational athlete. Am J Med. 2022;135(3):297-301.

25 Geoghegan L, Wormald JCR. Sport-related hand injury: a new perspective of e-sports. J Hand Surg Eur. 2019;44(2):219-20.

26 Drury BT, Lehman TP, Rayan G. Hand and wrist injuries in boxing and the martial arts. Hand Clin. 2017;33(1):97-106.

27 Gräf JK, Lüdtke K, Wollesen B. Physiotherapy and sports therapeutic interventions for treatment of carpal tunnel syndrome: a systematic review. Schmerz. 2022;36(4):256-65.

28 Patel H. Tennis overuse injuries in the upper extremity. Skeletal Radiol. 2021;50(4):629-44.

29 Lungu E, Michaud J, Bureau NJ. US assessment of sports-related hip injuries. Radiograph. 2018;38(3):867-89.

30 Lynch TS, Bedi A, Larson CM. Athletic hip injuries. J Am Acad Orthop Surg. 2017;25(4):269-79.

31 Hickey JT. Hamstring strain injury rehabilitation. J Athl Train. 2022;57(2):125-35.

32 Baker RI, Fredericson M. Iliotibial band syndrome in runners: biomechanical implications and exercise interventions. Phys Med Rehabil Clin N Am. 2016;27(1):53-77.

33 BMJ Case Rep. 2022 Mar 15;15(3):e247307. doi: 10.1136/bcr-2021-247307. Acute anterior thigh compartment syndrome in Premiership rugby Christopher Swallow 1, Daniel Walton 2 Affiliations expand PMID: 35292543 PMCID: PMC8928295 (avai-

lable on 2024-03-15) DOI: 10.1136/bcr-2021-247307. https://pubmed.ncbi.nlm.nih.gov/35292543/

34 Andreoli, C. V. Epidemiology of sports injuries in basketball: integrative systematic review. BMJ Open Sport Exerc Med. 2018;4(1):e000468.

35 Kakouris N, Yener N, Fong DTP. A systematic review of running-related musculoskeletal injuries in runners. J Sport Health Sci. 2021;10(5):513-22.

36 Panagiotakis E. Biomechanical analysis of ankle ligamentous sprain injury cases from televised basketball games: understanding when, how and why ligament failure occurs. J Sci Med Sport. 2017;20(12):1057-61.

37 Hong CC. Management of sports injuries of the foot and ankle: an update. Bone Joint J. 2016;98(10):1299-311.

38 Rauch A. Knee injuries in winter sports. Orthopadie. 2022;51(11):870-81.

39 Abed V. Epidemiological analysis of pediatric baseball and softball concussions in United States emergency departments. Am J Emerg Med. 2023;69:143-46.

40 Klimek C. Are injuries more common with crossfit training than other forms of exercise? J Sport Rehabil. 2018;27(3):295-99.

41 Strassberg J, Ahmed A. Pediatric sports injuries. Clin Podiatr Med Surg. 2022;39(1):89-103.

42 Coelho AR. The female athlete triad/relative energy deficiency in sports (RED-S). Rev Bras Ginecol Obstet. 2021;43(5):395-402.

43 Lee JW, Lee JH, Kim SY. Use of acupuncture for the treatment of sports-related injuries in athletes: a systematic review of case reports. Int J Environ Res Public Health. 2020;17:21.

44 Kent JB. Complementary and alternative medicine prescribing practices among sports medicine providers. Altern Ther Health Med. 2020;26(5):28-32.

45 Elattar O. Groin injuries (athletic pubalgia) and return to play. Sports Health. 2016;8(4):313-23.

46 Aicale R, Tarantino D, Maffulli N. Overuse injuries in sport: a comprehensive overview. J Orthop Surg Res. 2018;13(1):309.

Esportismo
Soft skills desenvolvidos com a prática esportiva

11

▶ Rodrigo Guimarães Motta ▶ Wagner Castropil

●INTRODUÇÃO

Os benefícios físicos relacionados à prática esportiva sempre foram muito bem estudados e divulgados. Menos frequentes são os estudos e a relação da prática regular de esportes e os benefícios psicológicos e mentais aos seus praticantes.

Os autores advogam que a prática esportiva regular leva a benefícios não somente físicos, mas também na esfera psicológica e mental, desenvolvendo os chamados "soft skills" ou habilidades de comportamento, tão importantes para o nosso relacionamento interpessoal nas mais diversas áreas.

O esporte oferece ensinamentos o tempo inteiro. Nas maiores dificuldades e adversidades, um praticante terá a recordação de algum momento em que um valor inerente à prática esportiva o ergueu e o fez transpor barreiras. Se no trabalho ele encontra uma situação que se desenha desafiadora, não desistirá caso se recorde de como venceu um desafio que superou. Um nadador que passou semanas de treinos intensivos, que precisou superar o cansaço, saberá que para crescer profissional e pessoalmente terá que fazer o mesmo.

A teoria foi colocada à prova por meio de uma entrevista com 125 profissionais de diversas áreas, foi sintetizada em um livro denominado "Esportismo", apresentada em congressos e publicada em revistas especializadas na área de gestão e administração.

Nossa intenção foi mostrar que as qualidades advindas do esporte não ajudam apenas no esporte, mas podem ser aplicadas no mundo corporativo e nas diferentes situações de vida, como juntar dinheiro para fazer uma viagem, melhorar a relação com os filhos em casa ou lutar contra uma doença.

● A TEORIA DO ESPORTISMO

A linha americana que estuda as competências, composta por autores como Boyatzis (1982), enfatiza que a competência é formada por conhecimentos, habilidades e atitudes, que formam o "CHA", que permite ao executivo enfrentar os desafios que o trabalho apresenta e superá-los a contento da sua carreira e da organização ao qual trabalha.

De acordo com a definição proposta por Brandão et al. (2009), os *conhecimentos* concernem a informações que provocam impacto sobre o julgamento ou sobre o comportamento de determinada pessoa que as tenha reconhecido e integrado em sua memória. Já as *habilidades*, segundo os mesmos autores, estão associadas à aplicação dos conhecimentos, isto é, dizem respeito à capacidade individual de recuperar as informações armazenadas em memória e aplicá-las na prática, colocando-as em ação. Por fim, as *atitudes*, segundo Durand (2000), relacionam-se aos sentidos tanto sociais quanto afetivos no que se refere ao trabalho.

O conhecimento de quais competências fazem a diferença para a performance de um indivíduo em seu trabalho permite que a organização na qual estão inseridos faça uma gestão dessas competências, levando-as em consideração para a contratação de talentos, para a avaliação do desempenho do profissional, para a realização de treinamentos estruturados para capacitar a equipe, servir como plataforma para programas de remuneração e reconhecimento, e como subsídio para a orientação profissional.

A necessidade de formar pessoas mais competentes e a utilização da gestão por competências são práticas cada vez mais disseminadas nas empresas, dado o cenário altamente competitivo, com mudanças relevantes no perfil do consumidor e dos segmentos empresariais, que estão brevemente descritas a seguir.

Ao analisar os novos consumidores, percebe-se que os mesmos não se satisfazem com as formas convencionais de divulgação dos produtos, como foi colocado por Calliari e Motta (2012). Novas ferramentas, como as mídias sociais, são mais atraentes, envolventes e podem oferecer um resultado de maior impacto. Hoje, de acordo com Godoi, Las Casas e Motta (2015), resultados melhores para construir um relacionamento com o consumidor podem ser obtidos pelo Facebook, por exemplo, do que com mídias convencionais, como a televisão, o rádio e a propaganda de rua.

Pulizzi (2014) ainda defende que não basta identificar essas novas ferramentas, é necessário construir competências para se comunicar com os novos consumidores através dessas ferramentas, como por exemplo o *storytelling*.

O aumento da competitividade em segmentos empresariais, tema extensamente abordado por autores como Porter (1989), continua a se acirrar nas duas últimas décadas, como exemplificado por Motta, Santos e Serralvo (2008) e não demonstra que vá se reduzir nos próximos anos. Novos entrantes, sejam multinacionais ou empresas locais, impulsionadas por inovações de impacto, aparecem em diversos segmentos. O desafio de crescer a receita e a rentabilidade nessa situação está presente no dia a dia das empresas e isso não é algo trivial.

Desta forma, cabe aos gestores conhecer quais as competências podem fazer a diferença para os executivos de suas organizações frente ao cenário altamente competitivo e em transformação que todos estão enfrentando.

A partir da experiência e das pesquisas dos autores, o esporte pode oferecer uma direção e uma sugestão de quais são e como desenvolver essas competências.

É possível encontrar diversos livros voltados para a formação executiva escritos por esportistas ou por executivos com vivência no esporte. Autores desses livros podem ser treinadores de reconhecido sucesso e de diferentes modalidades, como os técnicos de vôlei Bernardinho (ANDRADE, 2006), de futebol americano Tony Dungy (DUNGY; WHITAKER, 2011) e de basquete John Wooden (JAMISON; WOODEN, 2010). Podem também ser atletas vitoriosos, como o lutador de MMA Vitor Belfort (2012), o lutador de boxe George Foreman (FOREMAN, 2007), o jogador de basquete Michael Jordan (JORDAN, 2001). Esses autores descrevem sua trajetória bem-sucedida no esporte e propõem como ela poderia ser aplicada no ambiente de negócios. Ao lado deles, executivos como Diniz (2004) apresentam a contribuição que o esporte deu à sua trajetória. Observa-se que ainda que possam ser livros interessantes e com aceitação perante o público, são relatos de experiências individuais, carentes de pesquisa acadêmica e que não possuem uma relação lógica e imediata com as competências que devem ser adquiridas pelos executivos e organizações para serem bem-sucedidas no atual cenário.

Os autores, eles próprios acadêmicos, executivos e praticantes de esportes, estudam o tema desde 2006 pelo menos. A partir desses estudos foi detectado que competências são adquiríveis na prática esportiva (como sugere a literatura anteriormente mencionada, sem, todavia, explorar o tema com rigor acadêmico) em um processo de desenvolvimento chamado de Esportismo. Uma definição para Esportismo foi feita no livro "Esportismo: valores do esporte para a alta performance pessoal e profissional", escrito por Castropil e Motta (2010). Ao atualizarem a definição encontrada nesse livro em pesquisa posterior, os autores propuseram que:

> o Esportismo é a aquisição de competências através da prática esportiva que podem contribuir não apenas para a melhora do desempenho da prática esportiva, mas também no atingimento das metas profissionais daqueles que as utilizam em seu trabalho e vida pessoal. (MOTTA; CASTROPIL; SANTOS, 2017, p. 26)

O desafio da pesquisa, descrita a seguir, foi detectar quais são essas competências e qual a contribuição de cada uma e do conjunto combinado para o sucesso do executivo.

O foco do estudo foi o desenvolvimento de uma teoria fundamentada em dados de campo que demonstre, através da prática esportiva, a possibilidade de formar melhores empresários e executivos para trabalhar no atual ambiente de negócios do Brasil e, em caso afirmativo, quais são essas competências adquiridas no esporte e aplicadas na vida profissional com sucesso. Estudos qualitativos de teoria fundamentada têm como objetivo adquirir novos conhecimentos de um determinado campo do conhecimento e inferir possíveis aplicações práticas desses, expandindo a teoria desenvolvida até o momento sobre o objeto de estudo.

Para a elaboração de uma teoria fundamentada, segundo Creswell (2013), deve-se realizar entrevistas com indivíduos que componham uma amostra intencional, o que foi feito no trabalho. Foram realizadas cento e vinte e cinco entrevistas, com um protocolo previamente estruturado, com sua elaboração baseada nas recomendações feitas por La-

katos e Marconi (2005), com empresários e executivos que tivessem uma prática pregressa ou presente da atividade esportiva e ocupassem cargos de liderança e destaque em suas organizações. Dos entrevistados, 48% eram empresários, proprietários de empresas de médio ou grande porte, e 52% eram executivos de médias e grandes empresas nacionais e multinacionais. Destes entrevistados, 61% tinham até 40 anos e 39%, acima de 40 anos.

Segundo Creswell (2010) essa quantidade de entrevistas oferece uma amostra adequada para a elaboração de uma teoria fundamentada. As entrevistas foram gravadas com a ciência dos participantes, sendo que o material foi enriquecido com anotações feitas durante a realização das entrevistas.

Para validar os dados obtidos seguiu-se a recomendação de Creswell (2010), onde estratégias diversas foram feitas de forma a tornar o conteúdo robusto. Desta forma, os autores utilizaram a triangulação das fontes de dados, verificação das anotações junto aos entrevistados, utilização de uma descrição densa dos resultados, esclarecimento do viés do pesquisador, compartilhamento das informações discrepantes ou negativas e revisão do conteúdo por pessoas independentes. Todos os dados (transcrições e gravações) foram armazenados eletronicamente para posterior consulta para a elaboração do trabalho. O tratamento dos resultados foi feito a partir da análise do conteúdo das entrevistas.

Os autores, durante suas entrevistas, puderam observar que os executivos entrevistados descreviam determinadas competências de forma frequente. Na perspectiva dos entrevistados, nenhuma delas sozinha foi a razão do seu sucesso esportivo e ao transpô-la para sua vida profissional, foi de forma isolada a chave de sua trajetória profissional. Segundo os mesmos, as competências adquiridas no esporte, que serão descritas com mais detalhe a seguir, são interdependentes e relacionadas.

A utilização das cinco competências, encontradas na pesquisa, contribuiu para o sucesso esportivo dos entrevistados e eles reconhecem que a transposição destas cinco competências para suas carreiras colaborou, junto com a formação acadêmica e a experiência profissional, para o sucesso na superação dos desafios que enfrentaram.

E quais são essas competências? Os autores compilaram as competências que foram descritas repetidas vezes pelos entrevistados e que puderam ser agrupadas em cinco habilidades: Atitude, Visão, Estratégia, Execução e Trabalho em Equipe.

A atitude ou mentalidade de crescimento estabelece uma abordagem não conformista para a resolução de problemas, na qual o indivíduo acredita que nada nasce pronto, mas é fruto de dedicação e suor; a visão em longo prazo constrói um objetivo inspirador que pode ser atingido a partir dos seus esforços; a estratégia elabora um plano de ação que permita atingir esta visão; a execução desenvolve o plano de ação com rigor e método e o trabalho em equipe cerca-se de pessoas qualificadas que o auxiliam na execução do plano de ação.

De acordo com Creswell (2010), uma forma de apresentar uma teoria fundamentada é através de uma imagem que demonstre os principais pilares que compõem essa teoria. Os autores levaram essa sugestão em consideração e essas competências foram estruturadas em uma imagem que apresenta as cinco competências adquiríveis na prática esportiva que contribuem para o desempenho profissional (Figura 11.1).

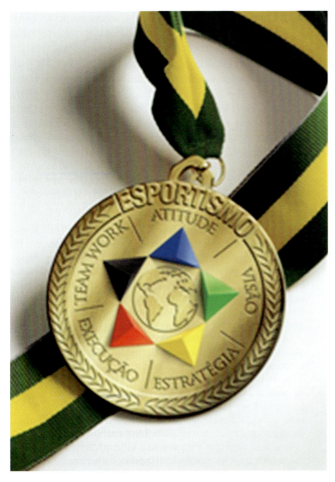

Figura 11.1 A medalha do Esportismo.
Fonte: Castropil e Motta (2010, p. 46).

A seguir cada uma das competências mencionadas acima e que compõem o Esportismo serão descritas de acordo com a pesquisa realizada e fundamentadas com literatura científica correlata.

Atitude (ou mentalidade de crescimento)

No livro "Mindset: a nova psicologia do sucesso", a autora Carol Dweck (2017) cita que a mentalidade de crescimento ou também conhecida como mindset de crescimento, é uma característica que pode motivar aqueles que você lidera, ensina ou ama, a transformar suas vidas.

A crença de que as habilidades e as características pessoais podem ser desenvolvidas através do esforço e da prática é especialmente importante na prática esportiva, pois a habilidade física e a técnica podem ser melhoradas através da dedicação e da persistência. Ao adotar uma mentalidade de crescimento, os atletas estão mais dispostos a enfrentar desafios e aceitar *feedback* construtivo, já que acreditam que suas habilidades podem ser desenvolvidas. Eles também tendem a se concentrar mais no processo de aprendizado do que no resultado final, o que pode levar a uma maior motivação e resiliência.

A prática esportiva em si pode ajudar a desenvolver uma mentalidade de crescimento. Os atletas são frequentemente expostos a situações em que precisam superar desafios e melhorar suas habilidades para ter sucesso, e essa experiência pode ajudá-los a entender que o crescimento e o desenvolvimento são possíveis através da prática e do esforço contínuos.

Existem várias evidências científicas que mostram uma correlação positiva entre a prática esportiva e a mentalidade de crescimento.

Um estudo publicado pelo *Journal of Applied Sport Psychology* (2018) analisou a relação entre a mentalidade de crescimento e o desempenho esportivo em uma mostra de jogadores de futebol universitários, e os resultados indicaram que os jogadores com uma mentalidade de crescimento tendiam a ter melhor desempenho em campo e maior persistência na prática esportiva.

Outro estudo veiculado no *International Journal of Sport Psychology* (2016) examinou a relação entre a mentalidade de crescimento e a motivação para a prática esportiva em uma amostra de atletas adolescentes. Os resultados mostraram que aqueles com uma mentalidade de crescimento eram mais propensos a ter motivação intrínseca para a prática esportiva, ou seja, estavam mais motivados pelo prazer da atividade em si do que por recompensas externas, como troféus ou medalhas.

Há ainda um estudo divulgado no *Journal of Sports Science and Medicine* (2019) que examinou a relação entre a mentalidade de crescimento e o estresse psicológico em uma mostra de atletas universitários. Os resultados indicaram que aqueles com uma mentalidade de crescimento eram mais resilientes ao estresse psicológico, o que pode ser um fator importante para lidar com as pressões da competição esportiva.

Esses e outros estudos sugerem que a prática esportiva pode desempenhar um papel importante no desenvolvimento da mentalidade de crescimento, e que esta mentalidade pode, por sua vez, melhorar o desempenho esportivo e o bem-estar psicológico dos atletas.

Um ponto discutível é se a mentalidade de crescimento desenvolvida na prática esportiva pode ser transportada para outros campos da vida. E aparentemente a conclusão é que sim: é possível transportar a mentalidade de crescimento desenvolvida na prática esportiva para outros campos.

A mentalidade de crescimento é uma forma de pensar que enfatiza a aprendizagem, o desenvolvimento pessoal e a resiliência diante de desafios. Ela pode ser aplicada a qualquer área da vida que se deseje crescer e melhorar.

Os atletas que desenvolvem uma mentalidade de crescimento na prática esportiva podem transferir esta forma de pensar para outras áreas da vida, como estudos, trabalho, relacionamentos e *hobbies*. Eles podem aprender a ver os desafios como oportunidades de aprendizagem, a abraçar o esforço e a persistir diante das dificuldades.

Além disso, os atletas que desenvolvem uma mentalidade de crescimento na prática esportiva podem aprender habilidades transferíveis, como a capacidade de lidar com o fracasso, a resiliência diante da adversidade e a habilidade de trabalhar em equipe. Essas habilidades podem ser úteis em uma ampla variedade de contextos da vida.

No entanto, é importante ressaltar que essa transferência não é automática. É necessário que o indivíduo faça um esforço consciente para aplicar essa forma de pensar em outros contextos e desenvolva práticas que ajudem a manter essa mentalidade em diferentes situações.

Existem estudos que abordam especificamente o tema dessa transferência. Por exemplo, uma pesquisa publicada no *Journal of Business and Psychology* (2019) examinou a relação entre a prática de esportes na infância e adolescência, a mentalidade de crescimento e o sucesso profissional na idade adulta. Os resultados indicaram que as pessoas que praticaram esportes na infância e adolescência tinham maior propensão a ter uma mentalidade de crescimento e, por sua vez, tinham maior sucesso profissional na idade adulta.

Outro estudo publicado na revista *Frontiers in Psychology* (2020) examinou a relação entre a prática de esportes, a mentalidade de crescimento e o bem-estar psicológico em adultos jovens. Os resultados mostraram que a prática de esportes estava associada a maior mentalidade de crescimento e maior bem-estar psicológico.

Esses e outros estudos sugerem que a prática de esportes pode ajudar a desenvolver a mentalidade de crescimento, o que pode levar a mais sucesso profissional ou pessoal em outras áreas da vida. A mentalidade de crescimento envolve a crença de que as habilidades e capacidades podem ser desenvolvidas através do esforço e da aprendizagem, o que pode ajudar as pessoas a lidar com desafios e buscar constantemente o desenvolvimento pessoal e profissional.

Visão (em longo prazo)

Esportistas bem-sucedidos não só têm atitude e mentalidade de crescimento para enfrentar os desafios, mas também são capazes de visualizar metas ambiciosas, arrojadas como um título mundial ou uma medalha olímpica.

Um dos entrevistados lembrou de um depoimento de Pelé em sua autobiografia (NASCIMENTO, 2006, p. 101): "Em 1958, finalmente, depois das amargas decepções de 1950 e 1954, éramos pela primeira vez os campeões do mundo. Era um sentimento indescritível, que eu queria muito poder sentir mais uma vez, ou mais duas".

Durante várias entrevistas, os executivos e empresários demonstraram possuir essa competência de construir uma visão inspiradora do que podem atingir a partir dos seus esforços, seja para inspirar suas carreiras executivas, seja como o motor para impulsionar as empresas em que trabalham rumo a novas conquistas e patamares.

Um ponto relevante mencionado nas entrevistas é a necessidade de que a visão seja inspiradora o suficiente e que aquele que a possui, empresário, esportista ou executivo, seja capaz de ignorar as condicionantes que podem fazê-lo se afastar de sua visão. Fatores como a falta de parceiros de treinos de alto nível (para esportistas), dificuldade de acesso ao crédito (empresários) e não ter cursado um MBA em uma escola de primeira linha (executivo), devem ser reconhecidos, mas não podem barrar o avanço e a perseguição dos objetivos que permitam a realização da sua visão.

Uma vez possuidor da visão, que pode ser adquirida durante a prática esportiva, e ignoradas as condicionantes limitadoras, o executivo terá um norte para suas ações e um fator de motivação para persistir em seu trabalho.

Uma vez estabelecida a visão, é importante a capacidade de estruturar e organizar uma estratégia, um plano de ação para se atingir a visão.

Estratégia (elabora um plano de ação)

Essa competência de elaborar um plano de ação que o permita atingir a visão é facilmente associada à elaboração do plano de treinamento para o atleta, assim como ao estudo e planejamento para derrotar seus oponentes, seja em um esporte individual ou coletivo.

Mas a estratégia é algo ainda mais amplo e pode até alterar o futuro de toda uma modalidade, como conta um dos entrevistados, atleta olímpico de judô durante a Olímpiada de Barcelona de 1992. Durante o chamado ciclo olímpico, a elite dos judocas brasileiros tomou uma decisão ousada e que poderia ter custos irreparáveis para o futuro profissional daqueles atletas:

"Em 1989, o judô brasileiro vivia sob a hegemonia da família Mamede. O que mais havia na modalidade eram mandos e desmandos. Não tínhamos nenhuma condição de treinamento. O banho era gelado, a comida é melhor nem dizer. Todo patrocínio que você conseguia, e era um sofrimento para conseguir, ele exigia que ficasse com um percentual. Isso sem falar das seletivas para as competições, que não tinham regras claras, não obedeciam as normas da Federação Internacional de Judô. Não tinha placar, não tinha juiz, eram fechadas para público e imprensa…. Em determinado momento, a equipe titular de atletas, o que o judô brasileiro tinha de melhor naquele momento, por não concordar com aquela situação resolveu abandonar as competições oficiais. Criamos, assim, o Movimento para a Renovação do Judô e passamos a apontar todos os podres, todas as mazelas do judô nacional. Voltamos a competir apenas em 92 e nesse ano viria a segunda medalha de ouro olímpica do judô brasileiro, conquistada pelo Rogério Sampaio. E ele fazia parte do grupo, também não tinha disputado competições oficiais nos anos anteriores. E aquele grupo de atletas gerou um estremecimento tamanho na situação que vigorava no judô que anos depois a família Mamede deixaria a confederação – foi punida com o corte de verbas de todas as instâncias – e de lá para cá o Brasil sempre conquista medalhas olímpicas na modalidade. Nós tivemos atitude, visão e estratégia. No fim, nosso objetivo tornou-se real. Hoje o esporte colhe os frutos."

Nas empresas, assim como no esporte, os empresários e executivos devem levar em consideração essa competência como sendo relevante para o desenvolvimento de sua carreira e de seus negócios. E se ele houver adquirido essa capacidade durante sua prática esportiva, já terá um diferencial que o destacará no mercado de trabalho.

Um dos participantes do estudo, que pratica futebol e possui uma agência de propaganda, relata que aprendeu durante as competições futebolísticas a observar os pontos fortes e fracos de cada time e desenvolver estratégias de acordo com os mesmos. Ao abrir sua agência, agiu da mesma forma, analisou os concorrentes no nicho em que pretendia atuar, desenvolveu seus diferenciais e serviços a partir das lacunas detectadas e obteve sucesso.

Outro entrevistado, diretor comercial de uma das maiores empresas varejistas do Brasil, relata sua experiência de utilização da estratégia nos esportes (no caso dele o jiu jitsu) e a transposição bem-sucedida dessa competência para seu ambiente profissional:

"Acredito que realmente fez e faz a diferença no meu dia a dia a habilidade que desenvolvi no jiu jitsu de elaborar uma estratégia para conduzir o oponente a uma posição a partir da qual você possa tomar uma ação definitiva. Isso vale para vencer uma luta ou para fechar um grande negócio. Estudar, observar, para então perceber a hora exata em que o golpe ou ação deve ocorrer. Em jiu jitsu, como em vendas, é fundamental possuir uma estratégia bem definida."

Por exemplo, a prática esportiva pode ajudar a desenvolver habilidades como perseverança, disciplina e trabalho em equipe, essenciais para alcançar objetivos em longo prazo.

Além de ajudar as pessoas a desenvolver hábitos saudáveis e um estilo de vida ativo, importantes para manter a saúde e o bem-estar ao longo da vida, a prática esportiva também pode ajudar as pessoas a desenvolver uma mentalidade em longo prazo, que envolve a capacidade de planejar e trabalhar em direção a objetivos em longo prazo.

Isso pode ser útil não apenas na prática esportiva, mas também em outras áreas da vida, como na carreira ou na educação. Além disso, estudos mostram que a prática esportiva em equipe pode ensinar habilidades sociais importantes, como comunicação e respeito, úteis para relacionamentos interpessoais e para alcançar objetivos em longo prazo em equipe.

Um estudo publicado na revista *Psychology of Sport and Exercise* (2016) examinou a relação entre a prática esportiva na infância e adolescência e a capacidade de planejamento de carreira na idade adulta. Os resultados mostraram que aqueles que praticavam esportes durante a infância e adolescência tinham maior capacidade de planejamento de carreira na idade adulta.

Outro estudo publicado na revista *Sport, Exercise, and Performance Psychology* (2015) examinou a relação entre a prática esportiva e a capacidade de planejamento de carreira em estudantes universitários. Os resultados mostraram que a participação em atividades esportivas estava positivamente associada à capacidade de planejamento de carreira.

Um estudo publicado na revista *Journal of Adolescent Health* (2018) examinou a relação entre a participação em esportes de equipe e habilidades sociais em adolescentes. Os resultados mostraram que a participação em esportes de equipe estava associada a habilidades sociais mais desenvolvidas, incluindo habilidades de comunicação e respeito.

Esses estudos e outros indicam que a prática de esportes pode ter uma relação positiva com a visão em longo prazo, ajudando as pessoas a desenvolver habilidades, valores e hábitos saudáveis importantes para alcançar objetivos em longo prazo.

Execução (executa o plano de ação proposto com rigor e método)

Durante as entrevistas realizadas, os autores perceberam que a execução do plano de ação elaborado e proposto durante a concepção da estratégia, era a hora da verdade no esporte, nos negócios e na vida.

A partir dos depoimentos obtidos, percebeu-se que três fatores combinados permitem a excelência na execução: o foco, a disciplina e o autoconhecimento.

O foco, essa capacidade de atenção plena e quase obsessão pela melhoria transpostada do esporte para os negócios, permite que empresas melhorem seus produtos, sua estrutura e sua gestão. Tudo pode e deve ser constantemente aprimorado.

Foi assim que um entrevistado, praticante do ciclismo, ao elaborar os alimentos e bebidas de sua empresa, não se conformou em fazer produtos similares aos líderes de mercado. Inspirado na sua busca incessante pela perfeição nas corridas de bicicleta, ele terminou por desenvolver produtos superiores que foram como tal reconhecidos pelos consumidores e obtiveram relevante participação de mercado em um prazo curto de tempo.

Quanto à disciplina, quem pratica esporte sabe, a partir de sua experiência, que precisará treinar cansado, com dor, de manhã, à tarde, à noite. Um dos respondentes, praticante de natação, relata que utilizou a disciplina para obter sucesso em um processo seletivo para a vaga de diretor que estava concorrendo. Em um processo longo, que durou vários meses, ele estudou a empresa, os potenciais candidatos rivais, se preparou cuidadosamente para cada uma das entrevistas e acabou sendo selecionado para dirigir aquela empresa no Brasil.

Finalmente, o último pilar da competência de executar o plano de ação com rigor e método é o autoconhecimento. Muitas vezes a busca pelo perfeccionismo faz o atleta treinar cada vez mais, e isso pode gerar, por exemplo, lesões, o que ao invés de o aproximar de sua visão, irá afastá-lo. A partir da sua experiência, ele adquire o autoconhecimento que o faz saber dosar a intensidade, o ritmo e os treinos para ter o melhor desempenho nas competições que se propõe a participar.

Esse autoconhecimento não só pode ser útil para o desempenho profissional, mas também para que executivos e empresários, habituados a trabalhar por longas horas, consigam equilibrar sua vida pessoal e profissional e assim atingir uma realização plena de suas atividades, como pode ser visto no relato abaixo, por um diretor de empresa de serviços e praticante por muitos anos de esportes competitivos:

> "Se não fosse o esporte na minha vida, muito provavelmente já teria sucumbido a toda a pressão externa que a mídia e a sociedade de consumo atual colocam para que desde jovem sejamos afetados por algum tipo de droga, vício ou comportamento desvirtuado. Graças ao esporte sou saudável, não bebo e nem fumo; minhas três filhas pequenas já adoram praticar esporte e estão aprendendo desde cedo que também poderão escolher ser saudáveis, profissionais felizes e realizadas."

A literatura científica está repleta de estudos que demonstram que a prática de esportes pode trazer benefícios para as capacidades psicológicas de uma pessoa relacionadas à execução de tarefas. As principais capacidades psicológicas adquiridas são:

- **Resiliência**: a prática de esportes pode ajudar a desenvolver a resiliência, que é a capacidade de se recuperar rapidamente de situações desafiadoras e estressantes. Isso pode ser útil na execução de tarefas que exigem perseverança e superação de obstáculos.
- **Autoconfiança**: a prática de esportes pode ajudar a aumentar a autoconfiança, que é a crença em si mesmo e em suas habilidades. Isso pode ser útil na execução de tarefas que exigem assertividade e liderança.
- **Foco**: a prática de esportes pode ajudar a desenvolver o foco, que é a capacidade de concentrar-se em uma tarefa ou objetivo específico. Isso pode ser útil na execução de tarefas que exigem atenção aos detalhes e concentração.
- **Gestão do estresse**: a prática de esportes pode ajudar a gerenciar o estresse, que é uma resposta natural do corpo a situações desafiadoras. Isso pode ser útil na execução de tarefas que exigem tomada de decisão sob pressão e controle emocional.
- **Trabalho em equipe**: a prática de esportes em equipe pode ajudar a desenvolver habilidades de trabalho em equipe, importantes na execução de tarefas colaborativas em ambientes profissionais.

Essas capacidades psicológicas podem ser transferidas para outras áreas da vida, incluindo o ambiente profissional, e podem contribuir para uma melhor execução de tarefas em diferentes contextos, como demonstra uma série de estudos científicos.

Um estudo publicado na revista científica *Frontiers in Psychology* (2016) mostrou que a prática de esportes pode melhorar a resiliência psicológica em atletas adolescentes, o que pode ter benefícios em outras áreas da vida, como o desempenho acadêmico e profissional.

Outro estudo publicado na revista científica *Journal of Occupational Health Psychology* (2016) mostrou que a prática de atividades físicas pode melhorar a autoeficácia (ou autoconfiança) e a capacidade de lidar com o estresse em trabalhadores, o que pode ter benefícios na execução de tarefas no ambiente de trabalho.

Um estudo publicado na revista científica *Frontiers in Human Neuroscience* (2017) mostrou que a prática de exercícios físicos pode melhorar a atenção seletiva e a capacidade de tomar decisões sob pressão em adultos jovens, o que pode ter benefícios na execução de tarefas que exigem atenção e tomada de decisão.

Um estudo publicado na revista científica *Psychology of Sport and Exercise* (2018) mostrou que a prática de esportes em equipe pode melhorar as habilidades de trabalho em equipe e a coesão de grupo em atletas adolescentes, o que pode ter benefícios na execução de tarefas em equipes em ambientes profissionais.

Esses estudos mostram que a prática esportiva pode ter uma série de benefícios na capacidade de execução, incluindo melhorias na tomada de decisões, resolução de problemas, autoestima, habilidades sociais e emocionais, entre outros.

Teamwork (trabalho em equipe)

A necessidade de trabalhar em equipe de forma eficiente é evidente em esportes coletivos, mas também é imprescindível nos esportes individuais. Para os atletas que buscam ter a melhor performance, é necessário cercar-se por técnicos, nutricionistas, psicólogos por exemplo, além de parceiros de treino competentes. Fundamentado nos relatos obtidos a partir das entrevistas realizadas, os autores chegaram a conclusão de que são necessárias cinco etapas para que o *teamwork* ou trabalho em equipe aconteça no ambiente esportivo e profissional.

Unir-se aos melhores significa se cercar da melhor equipe possível. Ao reconhecer a importância que o resultado em uma competição ou que o atingimento de uma meta de vendas tem para sua carreira, esportistas e executivos devem e vão buscar os melhores profissionais para que o ajudem a atingir seu objetivo. Um entrevistado, diretor comercial de uma indústria de bens de consumo e praticante de handebol, relata como buscar cercar-se dos melhores profissionais foi importante em sua carreira:

"Eu tive uma atitude vencedora ao entender o valor fundamental de ter uma equipe altamente qualificada e permitir que cada um dos membros dessa equipe desenvolvesse seu potencial ao máximo. Tudo isso em prol do nosso objetivo conjunto. A engrenagem passou a funcionar bem melhor assim e trouxe os resultados que desejávamos. Esta forma de pensamento estratégico eu aprendi durante os 12 anos em que pratiquei handebol, um esporte coletivo no qual a performance da equipe é fundamental. Muito mais que o brilho individual."

Uma vez reunida uma equipe competente, cabe ao líder acompanhar e motivar o time rumo ao atingimento dos seus objetivos. Um dos entrevistados, proprietário de uma produtora e diretor de cinema, atribui sua capacidade de liderar e motivar as equipes que coordena à experiência de ter sido capitão de times de polo aquático. Ele faz a analogia com a direção de um filme, no trecho abaixo destacado da entrevista:

"Muitas vezes fui capitão dos times de polo aquático, que atuam com sete atletas por vez. Nas disputas sempre foi fundamental que eu conseguisse motivar a equipe. Esse era um fator fundamental para que obtivéssemos bons resultados. Hoje, como diretor de cinema, em um set de filmagem tenho de liderar e motivar a todos o tempo inteiro. Sem dúvida a experiência de liderar pessoas sob forte pressão emocional no período de competições me ajudou imensamente a encarar o desafio de dirigir com mais naturalidade."

Esse esforço de liderança, para ser mais efetivo, envolve a construção de uma visão comum. É quando aquela visão inspiradora do líder esportivo, empresarial ou executivo é compartilhada e inspira a todos da equipe, que trabalharão em conjunto para o atingimento das metas estabelecidas. Isso leva tempo, é um processo de amadurecimento, que é a quarta etapa do desenvolvimento dessa competência. E esse amadurecimento levará a equipe a identificar novas oportunidades de melhoria, o que pode a fazer buscar se aperfeiçoar cada vez mais, em um círculo virtuoso que aproximará o time dos seus objetivos.

Por último, os respondentes, sejam os praticantes de modalidades individuais ou coletivas concordaram que para a formação de uma equipe bem-sucedida, há que se investir tempo em sua formação e aprimoramento e que o mesmo pode e deve ser feito com as equipes das empresas onde os mesmos são líderes.

A prática de esportes pode trazer diversos benefícios para o trabalho em equipe, tais como:

1. **Desenvolvimento de habilidades de colaboração:** a prática esportiva envolve a interação com outros jogadores, o que pode ajudar a desenvolver habilidades de colaboração e trabalho em equipe.
2. **Aumento da comunicação eficaz:** para que um time seja bem-sucedido é necessário que haja uma comunicação eficaz entre seus membros. A prática esportiva pode ajudar a melhorar essa habilidade.
3. **Fomento à confiança e ao respeito mútuo:** a medida que os jogadores vão se conhecendo e trabalhando juntos, a confiança e o respeito mútuo tendem a se desenvolver.
4. **Melhoria na resolução de conflitos:** a prática esportiva pode ajudar a desenvolver habilidades de resolução de conflitos, já que em um jogo podem surgir situações de tensão e desacordo entre os jogadores.
5. **Estabelecimento de objetivos comuns:** a prática esportiva pode ajudar a estabelecer objetivos comuns para o time, o que pode contribuir para um maior senso de coesão e foco.

Todos esses benefícios podem ser transferidos para o ambiente de trabalho, contribuindo para o desempenho de equipes no alcance de metas organizacionais e na melhoria do clima organizacional. Além disso, a prática de esportes pode ajudar a promover um estilo de vida saudável, que também pode ser benéfico para a produtividade e a saúde mental dos trabalhadores.

A prática regular de esportes pode trazer benefícios para o trabalho em equipe. Dentre os possíveis benefícios, podemos citar o desenvolvimento da capacidade de colaboração, da comunicação eficaz, da confiança e do respeito mútuo, além de promover a resolução de conflitos e o estabelecimento de objetivos comuns.

Alguns estudos que abordam a relação entre a prática esportiva e o trabalho em equipe incluem:

Um estudo publicado no *International Journal of Sports Physiology and Performance* (2019) concluiu que a prática regular de esportes pode melhorar a comunicação e a colaboração entre os membros de uma equipe, o que pode levar a um melhor desempenho em equipe.

Outro estudo publicado no *Journal of Applied Sport Psychology* (2013) constatou que a prática esportiva pode ajudar a desenvolver a confiança e o respeito mútuo entre os membros de uma equipe, o que pode contribuir para um melhor clima organizacional e desempenho no trabalho.

Um terceiro estudo publicado no *International Journal of Sports Science and Coaching* (2015) mostrou que a prática esportiva pode melhorar a capacidade de resolução de conflitos em equipes, o que pode levar a uma melhor tomada de decisões em situações de trabalho.

Esses estudos sugerem que a prática regular de esportes pode trazer benefícios significativos para o desenvolvimento de habilidades importantes para o trabalho em equipe, como uma melhor comunicação, colaboração, confiança, respeito mútuo e resolução de conflitos, que podem ser aplicadas em vários contextos organizacionais e de vida.

CONCLUSÃO

Uma vez que a prática da gestão por competências é algo já adotado pelas empresas brasileiras que buscam uma melhor gestão e resultado, é muito importante definir quais são as competências que devem ser utilizadas para a formação do quadro de executivos da empresa e que serão desenvolvidas pelos gestores das áreas e pelo departamento de recursos humanos. Ter equipes com as competências certas é ainda mais necessário nesse momento, onde há um cenário econômico adverso e uma modificação do perfil e do hábito dos consumidores, aliado a um aumento da competitividade na maior parte dos setores econômicos.

Esse trabalho, um estudo qualitativo de teoria fundamentada, onde foram entrevistados cento e vinte e cinco empresários e executivos em posição de liderança com experiência esportiva, demonstrou que existem competências adquiridas a partir da prática de esportes que podem ser úteis para o desempenho profissional de executivos e empresários. O conjunto destas é o que compõe o Esportismo e são: a atitude, visão, estratégia, execução e *teamwork*. Se estas forem analisadas a partir da perspectiva do CHA, podem ser identificadas principalmente com as habilidades (visão, estratégia, execução e *teamwork*) e com as atitudes (atitude).

Por se tratar de um estudo qualitativo que propôs uma teoria fundamentada para agregar uma contribuição teórica ao que já foi desenvolvido no âmbito da gestão por competências, espera-se que esse artigo sirva de ponto de partida para investigações mais específicas e conclusivas sobre o tema. Essas investigações podem não só detalhar ainda mais as competências adquiridas no esporte e que contribuem para um melhor desempenho profissional, como podem também propor como melhor utilizá-las para a realização de todas as atividades envolvidas em um plano de trabalho integrado para a efetiva gestão por competências: a contratação de talentos, a avaliação do desempenho do profissional, treinar através de programas estruturados de forma a capacitar a equipe, servir como plataforma para programas de remuneração e reconhecimento e como subsídio para a orientação profissional.

Espera-se que esse trabalho seja relevante para acadêmicos que estudam a área de recursos humanos e que queiram se aprofundar e buscar alternativas para aprimorar o modelo de gestão por competências.

Com o desenvolvimento desta discussão e novos estudos, quantitativos inclusive, sobre as competências que compõe o Esportismo, esse material pode ser útil para empresários e executivos interessados em aprimorar suas equipes de trabalho com a aquisição e desenvolvimento destas competências por suas equipes.

REFERÊNCIAS

1. Andrade BRR. Transformando suor em ouro. Rio de Janeiro: Sextante; 2006.
2. Belfort V. Lições de garra, fé e sucesso. Rio de Janeiro: Thomas Nelson Brasil 2012.
3. Boyatzis RE. The competent management: a model for effective performance. New York: John Wiley; 1982.
4. Brandão HP. Gestão por competências e gestão do conhecimento. Rio de Janeiro: FGV; 2009.
5. Calliari M, Motta A. Código Y – decifrando a geração que está mudando o Brasil. São Paulo: Évora; 2012.
6. Castropil W, Motta RG. Esportismo: valores do esporte para a alta performance pessoal e profissional. São Paulo: Gente; 2010.
7. Creswell J. Projeto de pesquisa: método qualitativo, quantitativo e misto. Porto Alegre: Artmed; 2010.
8. Creswell J. Investigação qualitativa e projeto de pesquisa: escolhendo entre cinco abordagens. Porto Alegre: Pensa; 2013.
9. Diniz A. Caminhos e escolhas: o equilíbrio para uma vida mais feliz. São Paulo: Elsevier; 2004.
10. Dungy T, Whitaker N. Fora do comum: lições de integridade, ética e coragem de um dos maiores treinadores de futebol americano. Rio de Janeiro: Sextante; 2011.
11. Durand T. L'alchimie de la compétence. Paris: Revue Française de Gestion. 2000 jan/fev;127: 84-102.
12. Dweck C. Mindset: a nova psicologia do sucesso. Rio de Janeiro: Objetiva; 2017.
13. Foreman G. Sem nunca jogar a toalha: uma história de sucesso, boxe e espiritualidade. Rio de Janeiro: Thomas Nelson Brasil; 2007.
14. Frontiers In Human Neuroscience. Lausanne: Frontiers Media; 2008-2017.
15. Frontiers In Psychology. Lausanne: Frontiers Media; 2007-2016.
16. Frontiers In Psychology. Lausanne: Frontiers Media; 2007-2020.
17. Godoi A, las Casas A, Motta A. A utilização do Facebook como ferramenta de marketing para construir relacionamento com o consumidor – um estudo de fan pages no Brasil. Londres: Business and Management Review. 2015;5(1):97-112.
18. International Journal of Sport Psychology. Roma: Edizioni Luigi Pozzi; 2005-2016.
19. International Journal of Sports Science and Coaching. [S.l.] Sage Publications. 2010-2015.
20. International Journal of Sports Physiology and Performance. [S.l.] Human Kinetics Publishers. 2006-2019.

21. Jamison S, Wooden J. Jogando para vencer: a filosofia de sucesso do maior técnico de basquete de todos os tempos. Rio de Janeiro: Sextante; 2010.
22. Jordan M. Mi filosofia del triunfo. Cidade do México: Selector; 2001.
23. Journal of Adolescent Health. [S.l.] Elsevier; 1980-2018.
24. Journal of Applied Sport Psychology. [S.l.] Taylor and Francis; 1989-2013.
25. Journal of Applied Sport Psychology. [S.l.] Taylor and Francis; 1989-2018.
26. Journal of Business and Psychology. [S.l.] Kluwer Academic/Human Sciences Press; 1986-2019.
27. Journal of Occupational Health Psychology. [S.l.] American Psychological Association; 1996-2016.
28. Journal of Sports Science and Medicine. [S.l.] Department of Sports Medicine, Medical Faculty of Uludag University; 2002-2019.
29. Lakatos EM, Marconi MA. Fundamentos de metodologia científica. São Paulo: Atlas; 2005.
30. Motta RG, Castropil W, Santos NMBF. Esportismo – competências adquiridas no esporte que auxiliam o atingimento da alta performance profissional. Revista Sodebras, [s.l.] 2017 fev;12(134):25-30.
31. Motta RG, Santos NMBF, Serralvo F. Trade marketing – teoria e prática para gerenciar os canais de distribuição. São Paulo: Campus; 2008.
32. Nascimento EA. Pelé: a autobiografia. Rio de Janeiro: Sextante; 2006.
33. Porter M. Vantagem competitiva. Rio de Janeiro: Campus-Elsevier; 1989.
34. Psychology of Sport and Exercise. [S.l.]: Elsevier BV; 2004-2016.
35. Psychology of Sport and Exercise. [S.l.]: Elsevier BV; 2004-2018.
36. Pulizzi J. Epic content marketing – how to tell a different story, break through clutter, and win more customers by marketing less. Nova York: McGraw Hill; 2014.
37. Sport, Exercise, and Performance Psychology. [S.l.] American Psychological Association; 2013-2015.

Avaliação pré-participação

12

▶ Andréia Rossi Picanço ▶ Warlindo Carneiro da Silva Neto

●INTRODUÇÃO

A prática regular de atividade física demonstrou ser um fator de proteção contra a mortalidade prematura e várias patologias crônicas, como hipertensão arterial, obesidade, diabetes mellitus e doenças cardiovasculares em geral. No entanto, surgem questionamentos sobre os potenciais riscos de eventos cardiovasculares agudos, lesões e incapacidades em longo prazo, especialmente quando a atividade é realizada em alta intensidade.

Diante dessa preocupação, entidades esportivas e sociedades médicas têm se dedicado à prevenção de lesões e doenças relacionadas à prática esportiva. Uma das estratégias mais importantes nesse contexto é a realização de avaliações prévias à prática esportiva.[1]

A avaliação pré-participação (APP) tem como objetivo principal identificar condições graves que possam representar riscos à saúde do atleta. Antes de iniciar a prática esportiva, é fundamental a realização de um rastreio para a detecção de cardiopatias que possam evoluir para uma Morte Súbita (MS).[2] No entanto, a APP também tem outros propósitos, como identificar condições clínicas que, embora não sejam potencialmente fatais, possam afetar o desempenho esportivo.[1]

Além dos riscos cardiovasculares, os atletas de alto rendimento estão sujeitos a elevados riscos de injúrias do aparelho musculoesquelético. Lesões agudas e crônicas são frequentes, tornando-se essencial investigar e avaliar os fatores de risco desde o primeiro contato do atleta com o médico do esporte.[3]

Uma avaliação médica minuciosa possibilita a identificação de condições preexistentes e fatores de risco que podem predispor o atleta a complicações, lesões ou comprometer o desempenho esportivo.

● DESENVOLVIMENTO

Avaliação clínica

A avaliação clínica objetiva detectar patologias clínicas que requerem tratamento antes do início dos treinamentos, assim como condições que possam interferir na performance esportiva.[1]

Recomenda-se uma abordagem individualizada, haja vista a importância de levar em consideração variáveis específicas, tais como modalidade esportiva, idade, sexo, histórico médico e familiar.[1]

Determinadas patologias podem apresentar maior prevalência em atletas em comparação à população em geral, como por exemplo, asma e broncoespasmo induzido pelo esforço (BIE). É importante direcionar atenção especial à avaliação do sistema pulmonar e aos sintomas correlatos, visto serem condições subdiagnosticadas, em especial a BIE. Incluir esta abordagem na APP atenuará os efeitos negativos dessas patologias na saúde e na performance do atleta.[4]

Nos esportes de contato, destaca-se a frequência de traumas na cabeça e concussão cerebral, condição que pode acarretar consequências graves à saúde do atleta. Esta patologia vem sendo alvo de estudo de comitês esportivos, como a Liga de Futebol Americano (NFL) e a Federação Internacional de Futebol (FIFA). É de suma importância incluir na APP uma investigação ativa por traumas na cabeça anteriores e sintomas de concussão prévios ao longo da carreira esportiva. Além disso, a in-clusão de uma avaliação neurocognitiva ("teste *baseline*") na APP, auxilia no diagnóstico e manejo de um possível trauma craniano futuro.[5]

Certas patologias podem ser mais comuns em atletas do sexo feminino, desde alterações como anemia ferropriva a síndromes mais complexas, como a Síndrome da Deficiência de Energia (RED-S), que ocorrem com maior frequência na mulher atleta. RED-S é um desequilíbrio entre o aporte calórico e o gasto energético durante a prática esportiva. Antigamente chamada de tríade da mulher atleta, agora uma síndrome que envolve não apenas alterações nutricionais, função menstrual e óssea, mas também o sistema imune, endócrino, cardiovascular e hematológico, transtornos psicológicos, alterações gastrointestinais e queda do rendimento esportivo.[6]

É importante o diagnóstico precoce, assim como a prevenção da RED-S, por meio de uma abordagem multidisciplinar envolvendo médicos do esporte, ginecologistas, profissionais da saúde mental, preparadores físicos e nutricionistas.[6]

Cabe destacar que é crucial questionar, neste primeiro contato, se o atleta utiliza algum medicamento que contenha substâncias proibidas pela *World Anti Doping Agency (WADA)*.

Uma avaliação completa permite a detecção rápida e tratamento precoce de uma gama de anormalidades clínicas, em sua maioria silenciosas, minimizando potenciais consequências adversas e priorizando saúde e melhora do rendimento esportivo do atleta.[7]

AVALIAÇÃO CARDIOLÓGICA

É amplamente reconhecido que a prática regular de atividade física está fortemente relacionada a uma redução significativa no risco de desenvolvimento de doenças cardiovasculares. Níveis mais altos de atividade física e aptidão cardiorrespiratória estão inversamente relacionados ao risco de morbidade e mortalidade cardiovascular. No entanto, o exercício intenso pode, paradoxalmente, desencadear um aumento no risco de eventos cardiovasculares agudos, como infarto agudo do miocárdio, arritmias cardíacas e morte súbita. Esse aumento pode ser atribuído a fatores como estresse físico e psicológico agudo, alterações hemodinâmicas e predisposição genética.[8,9]

O aumento do risco de eventos cardiovasculares durante a prática de exercício pode ser atribuído a fatores como estresse físico e psicológico agudo, alterações hemodinâmicas e predisposição genética.[8,9]

Embora a incidência de morte súbita (MS) durante a atividade esportiva seja rara, as mortes entre jovens atletas são trágicas, com um impacto devastador nas famílias e comunidades locais.[10]

Portanto, garantir a segurança cardiovascular durante a participação esportiva em todas as idades tornou-se um objetivo comum entre organizações médicas e esportivas. As principais sociedades médicas recomendam a avaliação para atletas profissionais para a detecção de distúrbios associados à morte súbita cardíaca.[10]

OBJETIVOS

A avaliação cardiológica tem como objetivo principal identificar doenças cardiovasculares e detectar precocemente condições que possam levar à morte súbita. Preconiza-se a sua realização prévia ao início da prática esportiva e periodicamente.[2]

Embora a triagem cardiovascular pré-participação seja amplamente apoiada para a detecção de distúrbios associados à morte súbita cardíaca, o melhor método permanece controverso.[11]

O CORAÇÃO DO ATLETA

A prática regular de exercício físico intenso leva a diversas adaptações cardiovasculares no atleta. Estas modificações adaptativas ocorrem através do processo de remodelamento cardíaco, que variam de acordo com diversos fatores, como por exemplo, sexo, etnia, esporte praticado e duração do treinamento. São adaptações fisiológicas, transitórias e sem repercussões negativas para a saúde do atleta.[12]

Atletas do sexo masculino costumam apresentar maior remodelamento cardíaco adaptativo, assim como etnias negras também possuem mais adaptações. De uma forma geral, atletas que praticam esportes com predominância de fisiologia dinâmica (ex.: maratonistas) possuem diâmetros maiores das câmaras cardíacas. Já atletas de esportes com fisiologia predominantemente estática (ex.: levantamento de peso), apresentarão maior hipertrofia das paredes miocárdicas.[12]

É fundamental ter conhecimento das principais adaptações decorrentes do remodelamento cardíaco, já que se manifestará também como alterações de exames complementares, tornando o diagnóstico de algumas cardiopatias em atletas altamente desafiador.

EPIDEMIOLOGIA E ETIOLOGIA DA MORTE SÚBITA

As estimativas atuais da incidência de morte súbita cardíaca em atletas competitivos variam de 1 a cada 5 mil a 1 milhão atletas por ano. Essas diferenças são em grande parte devido à metodologia inconsistente dos estudos e comparações entre populações heterogêneas. Além disso, a notificação de MS em atletas não é obrigatória na maioria dos países, subestimando a verdadeira incidência devido à subnotificação dos casos.[9]

Existem evidências de que o risco de MS varia de acordo com sexo, raça e esporte praticado pelos atletas. Os homens apresentam um risco maior do que as mulheres, com uma proporção de 3:1 a 9:1. Atletas de ascendência africana também apresentam um risco maior em comparação a atletas brancos.[9]

Diversas doenças cardiovasculares são responsáveis pelas principais causas de morte súbita em jovens atletas. Nos EUA, a principal causa em atletas menores de 35 anos é a Cardiomiopatia Hipertrófica, seguida por anomalias congênitas das artérias coronárias.[13]

A cardiomiopatia hipertrófica (CMH) é uma patologia de base genética, autossômica dominante, com uma prevalência estimada de 1:500 na população em geral. A alteração fenotípica mais característica da doença consiste em hipertrofia ventricular esquerda (HVE) sem dilatação da câmara ventricular.[11]

Os portadores de CMH podem permanecer assintomáticos por um longo período. As manifestações clínicas podem incluir insuficiência cardíaca e arritmias, enquanto a morte súbita pode ser a primeira manifestação da doença em outros casos. O exercício físico intenso expõe os indivíduos com CMH a uma maior vulnerabilidade devido a possíveis desencadeadores de hipotensão e arritmia ventricular.[14]

O diagnóstico requer exames de imagem (Ecocardiograma Transtorácico ou Ressonância Nuclear Magnética), todavia, o eletrocardiograma se apresenta com padrões anormais em até 90% dos casos de CMH e essas alterações podem estar presentes antes do aparecimento da HVE no exame de imagem. Distinguir o coração do atleta da CMH pode ser desafiador em alguns casos.[14]

Além de doenças estruturais cardíacas, causas adquiridas, como miocardites e anormalidades elétricas, como a Síndrome do QT longo, podem causar MS em atletas, porém com menor incidência.[15]

Em atletas acima de 35 anos, mais de 80% das mortes súbitas cardíacas são causadas pela doença arterial coronariana aterosclerótica (DAC) e a prática de exercícios físicos intensos está relacionada a um maior risco de infarto agudo do miocárdio e morte súbita.[9]

PROTOCOLOS

Existe um consenso das principais sociedades médicas em relação à necessidade de avaliar atletas competitivos para identificar doenças cardiovasculares. No entanto, ainda há controvérsias e variados protocolos de avaliação pré-participação.[16]

A American Heart Association (AHA) recomenda avaliação anual para atletas competitivos, através da realização de anamnese (história pessoal e familiar) e exame físico. Não é recomendada a realização de exames complementares, como eletrocardiograma ou ecocardiograma. Somente os atletas

CAPÍTULO 12

com achados positivos e suspeita de doença cardiovascular são encaminhados para avaliação e exames adicionais.[17]

O histórico médico e o exame físico, embora tenham limitações inerentes em relação à sensibilidade e especificidade, constituem a base da APP nos Estados Unidos.[16]

A *European Society of Cardiology* (ESC) adiciona à história clínica e exame físico, o eletrocardiograma (ECG) de repouso. Considera-se um aumento da acurácia diagnóstica com a inclusão do ECG no protocolo de avaliação, principalmente para identificar condições arritmogênicas, como cardiomiopatias e canalopatias.[14]

A Sociedade Brasileira de Medicina do Exercício e do Esporte e a Sociedade Brasileira de Cardiologia também incluem o ECG de repouso no protocolo de avaliação pré-participação.[2]

A custo-efetividade é um dos principais aspectos considerados na aplicação da APP e fator importante para a existência dos diferentes protocolos. De acordo com a AHA, os custos financeiros e psicológicos associados a resultados falso-positivos não justificam os benefícios. Porém tanto a ESC quanto a SBMEE enfatizam a importância do ECG de repouso, pois tem o potencial de alterar a incidência de morte súbita na população de atletas, garantindo a integridade da saúde dos atletas, apesar dos custos envolvidos.[2,14]

ANAMNESE E EXAME FÍSICO

Como mencionado anteriormente, a realização de anamnese e exame físico é consenso e parte fundamental da avaliação pré-participação.

De acordo com as diretrizes da Sociedade Brasileira de Medicina do Exercício e do Esporte e Sociedade Brasileira de Cardiologia, é recomendado que atletas profissionais realizem anamnese e exame físico anualmente, com grau de recomendação 1-A, enquanto para esportistas não profissionais o grau de recomendação é 1-C.[2]

Ao investigar a história clínica do atleta, é importante focar nos aspectos relacionados ao exercício, como a ocorrência de sintomas durante a prática esportiva, incluindo

síncope, dispneia e dor torácica. Sinais e sintomas de doenças cardiovasculares devem ser questionados, somado a um exame físico com ênfase em uma ausculta cardíaca.[2]

A *American Heart Association* (AHA) utiliza um questionário composto por 14 elementos que direciona para os pontos importantes da história clínica, familiar e exame físico do atleta[17] (Tabela 12.1).

No entanto, é importante ressaltar que a história clínica e o exame físico apresentam limitações de sensibilidade, uma vez que os sintomas podem não ser relatados de maneira adequada pelos atletas. Sintomas como dispneia ou diminuição do desempenho físico podem ser vagos e difíceis de interpretar.[17]

Os 14 elementos recomendados pela AHA para APP em atletas competitivos são descritos na Tabela 12.1, a seguir.[17]

ELETROCARDIOGRAMA DE REPOUSO

A maioria das cardiopatias que aumentam o risco de morte súbita no esporte é identificada através de anormalidades presentes o eletrocardiograma de repouso (ECG).[18]

A interpretação do ECG de atletas requer uma análise cuidadosa para diferenciar adequadamente as alterações fisiológicas relacionadas ao treinamento físico das manifestações sugestivas de uma condição patológica.[18]

A Sociedade Brasileira de Medicina do Exercício e do Esporte e Sociedade Brasileira de Cardiologia consideram o ECG como parte importante da APP, com grau de recomendação 1-A para atletas profissionais.[2]

O uso do eletrocardiograma de repouso também possui limitações em termos de sensibilidade e especificidade. Embora seja eficaz na detecção da CMH com 90% de sensibilidade, outras causas de morte súbita em atletas, como anomalias das artérias coronárias, não são facilmente identificadas no ECG.[14]

A especificidade do ECG tem limitações, resultando em taxas de falsos positivos de 5% a 10%, o que leva a avaliações secundárias desnecessárias ou restrições equivocadas na prática esportiva.[14]

Tabela 12.1 Avaliação pré-participação (AHA).

Anamnese			Exame físico
História pessoal		**História Familiar**	
Dor/desconforto/aperto/pressão torácica	História prévia de sopro cardíaco	História de morte súbita de origem cardíaca < 50 anos em 1 ou mais familiares	Sopro cardíaco
Síncope/pré-síncope não explicadas	História de Hipertensão Arterial Sistêmica	História de cardiopatia em familiares < 50 anos.	Palpação de pulsos femorais (para exclusão de coarctação de aorta)
Dispneia/fadiga ou palpitações excessivas e não explicadas associadas ao exercício	História de proibição/restrição na realização de esportes	Familiares com cardiomiopatia dilatada ou hipertrófica, Síndrome do QT longo ou outras canalopatias, Síndrome de Marfan; outras arritmias ou doenças cardíacas conhecidas	Estigmas de Síndrome de Marfan
	História de realização de exame cardiológico solicitado por um médico		Pressão arterial na posição sentada (aferição braqueal)

Fonte: Traduzida e adaptada de Maron, Barry J., *et al.*, 2014 [17]

Os critérios utilizados na avaliação do eletrocardiograma para definição de anormalidades têm um grande impacto na taxa de falsos positivos. Há protocolos importantes que auxiliam a distinguir as adaptações cardíacas fisiológicas de achados que sugerem uma patologia subjacente.[14]

Estes protocolos passam por atualizações frequentes com o intuito de aumentar a especificidade, mantendo a sensibilidade para detectar as patologias associadas à morte súbita.[18]

Os *"Critérios de Seattle"* foram publicados em 2013 pela Sociedade Europeia de Cardiologia, demonstrando uma queda substancial de falsos positivos nas avaliações cardiológicas.[15]

A evolução destes critérios deu origem aos "Critérios Internacionais", diretriz publicada em 2017. A mesma refinou os achados considerados normais, limítrofes e anormais do ECG em atletas, diferenciando com maior eficácia os achados comuns do ECG do atleta decorrentes das adaptações cardiovasculares ao treinamento (coração de atleta) de alterações patológicas[18] (Figura 12.1).

Atletas com resultados de eletrocardiograma considerados anormais deverão ser submetidos a exames cardiovasculares específicos de acordo com a alteração encontrada.[18]

ECOCARDIOGRAMA

O Ecocardiograma Transtorácico (ECOTT) pode desempenhar papel importante na avaliação pré-participação, pois permite diagnosticar as principais cardiopatias estruturais relacionadas à morte súbita. Além disso, ele tem auxílio importante na distinção entre alterações normais do coração do atleta e a presença de hipertrofia patológica.[2]

O ECOTT também auxilia no diagnóstico de doenças cardíacas associadas à MS que não causam alteração no ECG basal, como anomalia de coronárias e aortopatias.[15]

A maioria dos protocolos de APP não recomenda o uso do ECOTT na triagem inicial, embora algumas organizações esportivas profissionais, como UEFA, FIFA e Federação Internacional de Ciclismo solicitem a realização do ECOTT em conjunto com o ECG durante a APP.[15]

TESTE ERGOMÉTRICO (TE)

A maioria das organizações e sociedades não recomenda o Teste Ergométrico (TE) para rastreio inicial de jovens atletas. Esta ferramenta costuma ser utilizada para avaliação de sintomas específicos, potencialmente indicativos de doença cardiovascular.[2]

Na população de jovens atletas, o teste ergométrico pode ser útil para avaliar o comportamento da pressão arterial, ocorrência de arritmias e investigar sintomas que possam ocorrer durante a atividade física.[14]

O TE desempenha um papel significativo na análise de arritmias em atletas. É importante no diagnóstico, por exemplo, de Taquicardia Ventricular Catecolaminérgica Polimórfica Induzida pelo Exercício, condição que apresenta risco de MS. Além disso, é empregado na avaliação da Síndrome de Wolff-Parkinson-White, para verificar desaparecimento da condução pela via acessória.[8]

Cabe ressaltar que o teste ergométrico desempenha papel importante na detecção de isquemia miocárdica e doença arterial coronariana (DAC), devendo ser considerado em atletas acima de 35 anos.[14]

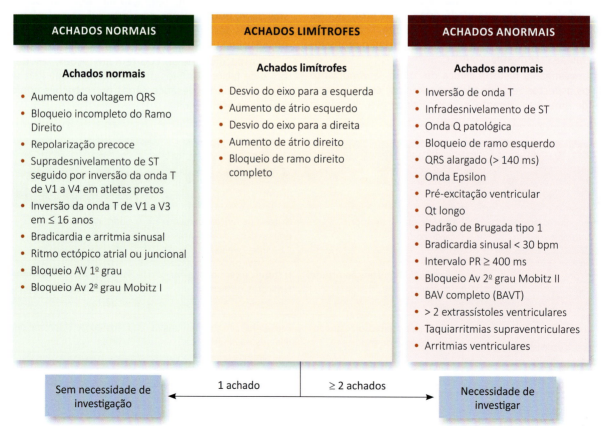

Figura 12.1 Alterações eletrocardiográficas fisiológicas e sugestivas de cardiopatia em atletas.
Fonte: Traduzida de Drezner, *et al.*, 2017.[25]

CAPÍTULO 12

A AHA orienta a realização de teste ergométrico para os atletas "masters" com sintomas sugestivos de DAC ou para atletas do sexo masculino acima de 40 anos e mulheres acima de 50 anos com um fator de risco associado (dislipidemia, hipercolesterolemia, hipertensão arterial sistêmica, tabagismo, diabetes, histórico de infarto agudo do miocárdio, ou MS familiar). Atletas acima de 65 anos de ambos os sexos devem realizar o teste ergométrico, mesmo na ausência de fatores de risco e sintomas.[19]

AVALIAÇÃO ORTOPÉDICA

Toda avaliação pré-participação tem como objetivo principal dar segurança ao praticante de exercício na sua modalidade.[20] O olhar para o sistema musculoesquelético é direcionado a partir da modalidade escolhida, idade, sexo e biotipo.

É de se esperar que o médico realize anamnese e exame físico minuciosos a fim de identificar:

- Lesões prévias e o tratamento à época
- Deformidades anatômicas
- Frouxidão articular
- Flexibilidade
- Assimetrias de tronco e membros
- Força muscular
- Amplitude de movimento
- Marcha

A positividade para lesões prévias está entre os principais fatores de risco não modificável no indivíduo, em especial se não foi feito um tratamento adequado a época. Na modalidade corrida, lesão prévia implica mais na incidência de novas lesões do que eventual deformidade anatômica.[21]

Uma vez identificada qualquer anormalidade na anamnese ou exame físico, cabe ao examinador esclarecer o quanto este achado pode trazer de risco à prática da modalidade escolhida. Sabe-se que nem toda alteração musculoesquelética é definidora de limitação à prática esportiva, contudo, em especial, aos que buscam o alto rendimento, é recomendado não só o alerta a possíveis lesões por parte do examinador, como também propor um plano de reabilitação, caso indicado, antes de iniciar a modalidade esportiva escolhida.[21]

Em um cenário ideal, avaliaremos nossos atletas e pacientes 8 a 12 semanas antes de iniciar a modalidade esportiva. Este tempo geralmente é suficiente para corrigir assimetrias musculares, fortalecer estruturas articulares entre outros aspectos anatômicos.[22]

Cabe ao médico que está fazendo a APP desmistificar mitos, inseguranças que são habituais nas famílias de desportistas. Como "fazer musculação vai atrapalhar o crescimento do meu filho". Sabe-se que ter treino de força, trabalho resistido, é fator protetor para lesões e está diretamente relacionado a uma melhora da performance esportiva, mesmo em crianças e adolescentes.[21] Daí a importância de saber quem você está avaliando e qual o propósito do indivíduo.

De relevante, entende-se com a literatura atual, os aspectos anatômicos, mesmo presentes como pés chatos, podem ou não estar associados a uma maior incidência de lesão nos esportes. Por outro lado, amparado com publicações recentes, carga de treino excessiva é fator de risco isolado para o surgimento de lesões musculoesqueléticas.[23]

Todo praticante de exercício físico tem um risco aumentado para lesões, contudo, observa-se que os praticantes regulares apresentam uma gravidade menor destas lesões comparado aos iniciantes.[24] Logo, é dever do médico, ao realizar uma APP de iniciante, alertá-lo(a) da importância de respeitar a progressão das cargas de treino a fim de proteger o indivíduo de lesões mais severas.

Antes de finalizar a APP do segmento musculoesquelético é importante acessar informações do indivíduo a respeito de calçados para a prática esportiva escolhida, assim como qualidade do sono, alimentação e uso eventual de suplementação alimentar, horário e local da prática esportiva, hidratação ao longo do dia (incluindo ingesta durante o treino), *status* psicológico do indivíduo, uso de medicações e por fim, não menos importante, a habilidade técnica para a prática esportiva escolhida. Todos estes aspectos citados estão diretamente implicados com o risco aumentado, caso presentes de forma inapropriada, de lesões em praticantes de exercício.[24]

● CONCLUSÃO

A avaliação pré-participação esportiva (APP) é item obrigatório a todo e qualquer indivíduo que irá se submeter ou já está inserido na prática esportiva.

Está pautada em 3 pilares:[20]

1. Avaliação clínica: objetivando principalmente a prevenção de morte súbita.
2. Avaliação musculoesquelética: objetivando principalmente a prevenção de lesões.
3. Incremento da performance: resultado dos dois primeiros pilares, uma vez que estando com a saúde íntegra, seja do ponto de vista cardiovascular ou musculoesquelético, o indivíduo terá a possibilidade de treinar contínua e progressivamente.

Apesar do consagrado nome "pré-participação", a comunidade médica esportiva já tem conhecimento que avalições contínuas devem fazer parte da rotina do(a) praticante de exercício físico, seja este indivíduo iniciante ou já experiente em uma determinada modalidade esportiva.

Cabe ao médico determinar, junto ao seu atleta ou clube esportivo, a periodicidade das avaliações. Este tempo é dependente de variáveis como: achados anormais na APP ou exames complementares, temporada esportiva, competição alvo e objetivos individuais do atleta.

● REFERÊNCIAS

1. Ingersoll CD. The periodic health evaluation of elite athletes: a consensus statement from the international olympic committee. J Athlet Train. 2009;44(5):453.
2. Ghorayeb N. Atualização da Diretriz em Cardiologia do Esporte e do Exercício da Sociedade Brasileira de Cardiologia e da Sociedade Brasileira de Medicina do Exercício e Esporte-2019. Arq Bras Cardiol. 2019;112:326-68.
3. Soligard T, Schwellnus M, Alonso JM. How much is too much? (Parte 1) International Olympic Committee consensus statement on load in sport and risk of injury. Br J Sports Med. 2016;50:1030.
4. Boulet L-P, Turmel J, ad Côté A. Asthma and exercise-induced respiratory symptoms in the athlete: new insights. Curr Op Pulm Med. 2017;23(1):71-7.

5. Herring S. Selected issues in sport-related concussion (SRC mild traumatic brain injury) for the team physician: a consensus statement. Brit J Sports Med. 2021;55(22):1251-61.

6. Mountjoy Margo. International Olympic Committee (IOC) consensus statement on relative energy deficiency in sport (RED-S): 2018 update. Int J Sport Nutrit Exerc Metabol. 2018;28(4):316-31.

7. Adami PE. Pre-participation health evaluation in adolescent athletes competing at youth Olympic games: proposal for a tailored protocol. Brit J Sports Med. 2019;53(17):1111-6.

8. Franklin BA. Exercise-related acute cardiovascular events and potential deleterious adaptations following long-term exercise training: placing the risks into perspective–an update: a scientific statement from the American Heart Association. Circulation. 2020;141(13):e705-e736.

9. Sharma S. 2020 ESC Guidelines on sports cardiology and exercise in patients with cardiovascular disease. Eur Heart J. 2021;42:17-96.

10. Petek BJ, Baggish AL. Pre-participation cardiovascular screening in young competitive athletes. Curr Emerg Hosp Med Reports. 2020;8:77-89.

11. Maron BJ. Eligibility and disqualification recommendations for competitive athletes with cardiovascular abnormalities: task force 2: preparticipation screening for cardiovascular disease in competitive athletes: a scientific statement from the American Heart Association and American College of Cardiology. Circulation. 2015;132(22):e267-e272.

12. Baggish AL. ACC's Sports and Exercise Council Leadership Group. Sports cardiology: core curriculum for providing cardiovascular care to competitive athletes and highly active people. J Am Coll Cardiol. 2017;70(15):1902-18.

13. Maron BJ. Recommendations and considerations related to preparticipation screening for cardiovascular abnormalities in competitive athletes: 2007 update: a scientific statement from the American Heart Association Council on Nutrition, Physical Activity, and Metabolism: endorsed by the American College of Cardiology Foundation. Circulation. 2007;115(12):1643-55.

14. Mont L. Pre-participation cardiovascular evaluation for athletic participants to prevent sudden death: Position paper from the EHRA and the EACPR, branches of the ESC. Endorsed by APHRS, HRS, and SOLAECE. Ep Europace. 2017;19(1):139-63.

15. Hajduczok AG, Ruge M, Emery MS. Risk Factors for Sudden Death in Athletes, Is There a Role for Screening? Curr Cardiovasc Risk Reports. 2022;16(10):97-109.

16. Petek BJ, Baggish AL. Current controversies in pre-participation cardiovascular screening for young competitive athletes. Expert Rev Cardiovasc Ther. 2020;18(7):435-42.

17. Maron BJ. Assessment of the 12-lead ECG as a screening test for detection of cardiovascular disease in healthy general populations of young people (12–25 years of age). Circulation. 2014;130:1303-34.

18. Drezner JA. International criteria for electrocardiographic interpretation in athletes: consensus statement. Brit J Sports Med. 2017;51(9):704-31.

19. Maron BJ. Recommendations for preparticipation screening and the assessment of cardiovascular disease in masters athletes: an advisory for healthcare professionals from the working groups of the World Heart Federation, the International Federation of Sports Medicine, and the American Heart Association Committee on Exercise, Cardiac Rehabilitation, and Prevention. Circulation. 2001;103(2):327-34.

20. American Academy of Pediatrics, American Academy of Family Physicians, Am College of Sports Med. Preparticipation Physical Evaluation. 5th ed. Elk Grove Village, IL: Am Acad Pediatr. 2019.

21. Centers for Disease Control and Prevention (CDC). Sports-related injuries among high school athletes-United States. 2005-06 School Year. MMWR Morb Mortal Wkly Rep. 2006;55(38):1037.

22. Brooks MA, Schiff MA, Rivara FP. Identifying previous sports injury among high school athletes. Clin Pediatr (Phila). 2009;48(5):548.

23. Diener-Martin E, Bruegger O, Martin B. Physical activity promotion and safety prevention: what is the relationship in different population groups? Br J Sports Med. 2011;45(4):332.

24. Wen DY. Risk factors for overuse injuries in runners. Curr Sports Med Rep. 2007;6(5):307.

25. Drezner, Jonathan A., et al. "International criteria for electrocardiographic interpretation in athletes: consensus statement." British Journal of Sports Medicine. 2017;51.9:704-31.

Dor e controle de carga no esporte: Abordagem multidimensional para prevenção de lesões e otimização de desempenho

13

Alex Sandra Oliveira de Cerqueira Soares ▸ Carlos Alberto Cardoso Filho ▸ João Gustavo Claudino

● INTRODUÇÃO

Dor e controle da carga de treinamento são dois assuntos fundamentais a serem estudados e analisados dentro da Ciências do Esporte.[1]

A dor é um fenômeno complexo. A literatura aponta que, em muitas vezes, especialmente na dor crônica, sua origem é multifatorial, assim, quaisquer intervenções de tratamento e/ou prevenção devem ter a atenção centrada na pessoa com dor e considerar os seus aspectos biológicos, psicológicos e sociais.[2]

O controle de carga de treinamento é um processo que visa a otimização do rendimento e a redução do risco de lesão por meio de quatro etapas: planejamento, monitoramento, quantificação e regulação das cargas de treinamento.[3] O controle da carga de treinamento utiliza ferramentas biomecânicas, fisiológicas, psicobiológicas, bioquímicas, imunológicas. Em conjunto com o acompanhamento epidemiológico das lesões esportivas formam o horizonte que permite a abordagem multidimensional no controle de carga de atletas e praticantes de atividade física.[4]

Inserir meios de monitorar e quantificar queixas de dor(es), lesão(ões) e/ou doença(s) adquirida(s) na prática de atividade física e de diferentes modalidades esportivas[4] é fundamental para a regulação das demais variáveis relacionadas ao controle de carga. A execução cíclica e continuada de todas as etapas do controle de carga irá repercutir diretamente na prevenção e na ocorrência de lesões e, em última instância, no desempenho.[1]

O monitoramento e quantificação devem ser planejados para que o registro das queixas dos atletas sejam coletadas e analisadas de forma precisa por todos os atores que fazem parte do treinamento e da equipe esportiva, uma vez que estes processos formam o alicerce para a construção de programas de prevenção de lesão. Esta premissa, apresentada pelo Comitê Olímpico Internacional, no seu último consenso para registro e relato de lesões e doenças no esporte, formará a base das recomendações deste capítulo.[4] Segundo os autores, questões fundamentais a serem respondidas pelos projetos de prevenção são:

1. Qual é o risco de um atleta ou praticante de atividade física sofrer uma lesão aguda, desenvolver uma lesão por uso excessivo ou adoecer em um determinado esporte?
2. Dentro de um determinado esporte, qual é o padrão típico e gravidade das lesões e doenças?
3. Como calcular as taxas de lesão em vários esportes e comparar?
4. As características dos participantes e os fatores associados à competição e ao treinamento de cada atividade ou modalidade esportiva afetam o risco do desenvolvimento de lesão e/ou doença?

Assim, os pontos essenciais para controle de carga com enfoque nas queixas musculoesqueléticas ou sistêmicas envolvem: consistência no registro dos dados, desde seu o planejamento até sua condução; definir claramente termos fundamentais como dor, lesão esportiva e doença, e registrar ou relatar precisamente em relatórios os achados para posterior apresentação a toda equipe.[4-6]

● BASES CONCEITUAIS PARA O CONTROLE DA CARGA DE TREINAMENTO

Um dos princípios do treinamento físico-esportivo é a variação da carga de treinamento ao longo do macrociclo.[7,8] Outro princípio fundamental do treinamento esportivo é a progressão de carga (sobrecarga), que representa o aumento gradativo dos estímulos de treinamento visando proporcionar adaptações biopositivas, através do fenômeno da supercompensação, nos diferentes sistemas envolvidos com a prática esportiva.[7,8]

O sucesso do processo de treinamento físico-esportivo deve envolver sobrecarga,[9] no entanto, caso não haja um adequado manejo das cargas de treinamento, respeitando o equilíbrio entre o período de treinamento e o período de recuperação, pode existir o fenômeno chamado de *overtraining*. O *overtraining* representa um acúmulo de estresse relacionado ao treinamento e/ou estresse não relacionado ao treinamento, que resulta em uma perda prolongada de desempenho esportivo, com ou sem sinais fisiológicos e psicológicos relacionados de mal adaptação, nos quais a restauração da capacidade de desempenho pode levar semanas ou meses.[7,9,10] Nesse sentido, o monitoramento das cargas de treino ganha relevância no contexto esportivo e até mesmo em situações de prática de exercício físico visando uma melhoria na qualidade de vida,[3,10-14] além de facilitar o processo de tomada de decisão dos treinadores.[11] Além disso, o monitoramento das cargas de treino também pode ser um importante fator motivacional agregado, pois os atletas podem se sentir parte de um grupo seleto que recebe suporte científico, com observações e quantificações objetivas de seu processo de treinamento.

As mensurações da carga de treino podem ser categorizadas em carga externa e carga interna.[11,15] Por carga externa entende-se que são as medidas objetivas de trabalho realizadas por um atleta durante um processo de treinamento ou competição, e são independentes da carga interna.[10,11] Alguns exemplos de carga externa são a velocidade, a aceleração, a distância percorrida, a potência desempenhada em determinado gesto físico-esportivo, o número de séries, o número de repetições de determindo estímulo, o volume de treinamento, entre outros. Já a carga interna de treinamento pode ser entendida como o estresse biológico (tanto fisiológico quanto psicológico) imposto ao atleta durante o processo de treinamento ou competição.[10,11] Algumas das medidas comumente utilizadas para o monitoramento da carga interna dos atletas são a frequência cardíaca, o nível de lactato sanguíneo, o consumo de oxigênio e a percepção subjetiva de esforço (PSE).

Todos os métodos de monitoramento e quantificação da carga de treinamento apresentam vantagens e limitações.[10] Os métodos foram previamente classificados em quatro grandes categorias: questionários retrospectivos, diários, monitoramento fisiológico e observação direta.[16] Destaca-se que não existe um único padrão considerado como ideal para o monitoramento da carga de treino dos atetas; desta forma, uma abordagem integrada que utilize ferramentas biomecânicas, fisiológicas, psicobiológicas, bioquímicas e imunológicas para monitoramento da carga interna, em conjunto com o monitoramento da carga externa, pode ser o caminho mais assertivo. Tal abordagem integrada é importante, pois atletas que repetem exatamente o mesmo treino em dias diferentes poderão experienciar a mesma carga externa (*e.g.*, duração, intensidade, volume), mas diferentes cargas internas (*e.g.*, frequência cardíaca, concentração de lactato sanguíneo, PSE, entre outros),[11] dependendo de seu estado de fadiga, fatores emocionais, histórico de treinamento recente, etc.

Com o avanço tecnológico e a disponiblidade cada vez mais acessível de aparelhos eletrônicos, a implementação dos sistemas de posicionamento global (GPS) em atletas revolucionou a forma de monitoramento da carga externa.[17,18] Esses dispositivos podem ser utilizados pelos atletas durante as rotinas de treinamento e durante as competições. Através deles é possível obter informações como distância percorrida, velocidade média, número de saltos, colisões entre atletas, acelerações e desacelerações, entre outors; destaca-se, inclusive, que muitas dessas tecnologias são capazes de fornecer tais dados em tempo real.[18]

Uma das formas mais simples e econômicas de realizar o monitoramento da carga interna dos atletas é através da percepção subjetiva de esforço (PSE).[7,13] A PSE representa a integração de sinais periféricos (*e.g.*, músculos e articulações) com sinais centrais (*e.g.*, ventilação), que através do córtex sensorial, produzem a percepção geral ou local do empenho para a realização de uma determinada tarefa.[7,19]

Foster *et al.*[20] propuseram um modelo de quantificação da carga de treinamento que consiste em perguntar ao atleta "Como foi a sua sessão de treino?". A medida reflete a ava-

Tabela 13.1 Escala da Percepção Subjetiva de Esforço (PSE).

Classificação	Descritor
0	Repouso
1	Muito, Muito Fácil
2	Fácil
3	Moderado
4	Um Pouco Difícil
5	Difícil
6	—
7	Muito Difícil
8	—
9	—
10	Máximo

Fonte: Modificada por Foster *et al.* (2001).

liação global de toda a sessão, a pergunta deve ser realizada trinta minutos após o término da sessão e a resposta deve ser disponibilizada com base na Tabela 13.1.[20,21] O avaliado deve escolher um descritor e na sequência escolhe um número de 0 a 10, que pode ser fornecido em decimais (*e.g.*, 6,5, 7,5, 8,5, entre outros).[7,13]

Com base no registro do valor da PSE da sessão, é possível calcular a carga de treinamento, que se dá pelo produto da PSE da sessão pela duração total da sessão expressa em minutos.[7,10,18] O resultado dessa conta é expresso em unidades arbitrárias. A partir dessa informação é possível obter outras, como por exemplo a monotonia e o *training strain*. A monotonia representa a baixa variabilidade das cargas entre dias consecutivos,[7] e é obtida pela razão da média das cargas de treinamento de um determinado período e por seu desvio padrão,[7,13] de modo que quanto menos as cargas variarem maior será o valor da monotonia. O *training strain* é calculado a partir do produto da monotonia pelo somatório das cargas acumuladas no período observado.[7]

Tão importante quanto as variáveis acima citadas, o controle adequado sobre as progressões de carga entre as semanas de treinamento é de suma importância no monotiramento dos atletas, pois progressões inadequadas podem favorecer o surgimento de lesões.[18] Apesar de não existir um número ótimo considerado como ideal, incrementos superiores a 10% a cada semana podem aumentar significativamente o risco de lesão entre os atletas.[18]

Por fim, a razão aguda/crônica também surge como uma métrica importante no contexto esportivo visando a otimização do desempenho e minimização do risco de lesões, e poderia ser considerada durante as rotinas de monitoramento das cargas de treino.[18] A carga aguda de treinamento refere-se à carga imposta em um curto período, como uma sessão ou até mesmo uma semana. Já a carga crônica de treinamento reflete a média movel das cargas agudas ao longo de um período mais longo, como as últimas 3 a 6 semanas de treinamento.[18]

A razão aguda/crônica refere-se à relação entre a carga de treino aguda (*i.e.*, curto prazo) e a carga de treino crônica (*i.e.*, longo prazo),[18] e fornece um índice de preparação do atleta. Uma modulação adequada dessa relação é crucial

CAPÍTULO 13 — DOR E CONTROLE DE CARGA NO ESPORTE: ABORDAGEM MULTIDIMENSIONAL PARA...

para atingir um equilíbrio entre o estresse de treinamento e a adaptação do atleta.

Quando a carga de treinamento aguda é baixa, isto é, o atleta está experimentando uma "fadiga" mínima, e a média móvel da carga crônica de treino é alta, isto é, o atleta desenvolveu aptidão física, o nível de preparação do atleta será bom, e o resultado da razão aguda/crônica será de aproximadamente 1.[18] Por outro lado, se a carga aguda for alta (aumentos abruptos nas cargas de treino), e a média móvel da carga crônica de treinamento for baixa, o atleta entrará em estado de fadiga. Nessa situação a relação aguda/crônica terá um valor maior que 1.

Gabbett[18] sugere que índices entre 0,8 e 1,3 sejam considerados aceitáveis, e índices acima de 1,5 sejam considerados como perigosos e aumentem o risco de lesões. Diversos estudos em modalidades esportivas diferentes convergem com tal sugestão, como no rugby,[22] no futebol,[23,24] no criquet,[25] na corrida de rua,[26] entre outros.

A UTILIZAÇÃO DO SALTO VERTICAL PARA MONITORAMENTO DA CARGA DE TREINAMENTO

O salto vertical com contra movimento também é uma importante ferramenta que pode ser utilizada para monitorar o status neuromuscular em atletas (*i.e.*, fadiga e/ou supercompensação)[27], quantificar a carga de treino (*e.g.*, número de saltos)[28] e regular as cargas de treinamento (*e.g.*, volume e/ou intensidade).[28-30]

Uma das formas práticas de realizar os ajustes nas cargas de treino dos atletas se dá pela mínima diferença individual obtida a partir de uma sequência de saltos com contra movimento.[29] Inicialmente é importante que o atleta já esteja familiarizado com os saltos com contra movimento.[31] A partir deste ponto, o atleta deverá realizar um protocolo de 8 saltos verticais com contramovimento em dois dias distintos. A média dos 8 saltos do segundo dia é considerado como desempenho inicial do atleta.[29] Com base nos dados coletados (8 repetições do primeiro dia e 8 repetições do segundo dia), é possível calcular o erro típico individual de cada atleta.[29]

Com o conhecimento das informações relativas à média dos saltos e a diferença mínima individual, o treinador e demais membros da comissão técnica são capazes de determinar variações reais no desempenho dos atletas, que devem ser consideradas somente quando os desempenhos dos testes forem acima ou abaixo da faixa da diferença mínima individual.[29] Caso os valores de salto realizados ao longo da temporada se encontrem dentro da faixa da mínima diferença individual, o desempenho é considerado como estável. Caso o desempenho esteja abaixo da diferença mínima individual sugere-se diminuir as cargas de treino, e caso o desempenho esteja acima da diferença mínima individual pode ser um indicativo de supercompensação e que as cargas de treino podem ser incrementadas.[29]

DOR: ABORDAGEM MULTIDIMENSIONAL NA CIÊNCIA DO ESPORTE

Para dar andamento à abordagem da sistematização do controle de queixas de dores musculoesqueléticas, lesões e/doenças no esporte, iremos passar pela definição destes temas.

A evolução nas áreas da saúde proporcionada pelo acúmulo de conhecimento, especialmente, nos últimos 10 anos,[32]

com destaque para a Neurociências, culminou com uma nova definição[33] do fenômeno dor como: "*uma experiência sensitiva e emocional desagradável associada, ou semelhante àquela associada, a uma lesão tecidual real ou potencial*", complementada por 6 notas técnicas explicativas:

1. "*A dor é sempre uma experiência pessoal que é influenciada, em graus variáveis, por fatores biológicos, psicológicos e sociais*".
2. "*Dor e nocicepção são fenômenos diferentes. A dor não pode ser determinada exclusivamente pela atividade dos neurônios sensitivos*".
3. "*Através das suas experiências de vida, as pessoas aprendem o conceito de dor*".
4. "*O relato de uma pessoa sobre uma experiência de dor deve ser respeitado*".
5. "*Embora a dor geralmente cumpra um papel adaptativo, ela pode ter efeitos adversos na função e no bem-estar social e psicológico*".
6. "*A descrição verbal é apenas um dos vários comportamentos para expressar a dor; a incapacidade de comunicação não invalida a possibilidade de um ser humano ou um animal sentir dor*".

A definição atualizada e as notas devem fazer parte do dia a dia de profissionais, atletas e todos aqueles que praticam exercícios físicos para que, praticantes e atletas, sejam realmente beneficiados com o conhecimento atual acerca do tema.

Além disso, é importante compreender que lesão e doença são definidas de diferentes formas na prática esportiva. Segundo Bahr *et al.*[4] "*lesão é o dano tecidual ou outro distúrbio da função física normal devido à participação em esportes, resultante da transferência rápida ou repetitiva de energia cinética*". No geral, uma lesão primária envolve a transferência de energia cinética. E doença refere-se a "*problemas relacionados à saúde física (e.g., gripe), mental (por exemplo, depressão) ou bem-estar social, ou remoção ou perda de elementos vitais (e.g., ar, água, calor)*".

Hespanhol *et al.*[15] definem "lesão esportiva" como uma variedade de lesões musculoesqueléticas causadas pela participação em atividades esportivas. Os autores chamam atenção para alguns pontos relacionados à natureza da prática esportiva que podem ser considerados para definição da ocorrência de uma lesão esportiva: se no caso ocorreu necessidade de atenção por um profissional de saúde e se houve afastamento de treinos e/ou jogos. Ou seja, é fundamental adotar uma definição para acompanhamento das queixas, pois desta definição dependerão os resultados do rastreio epidemiológico na prática de atividade física.

O consenso do Comitê Olímpico Internacional[4] traz todo um detalhamento em relação a como descrever os achados relacionados às queixas dos atletas. Resumidamente, os principais pontos são: a relação da queixa com a atividade esportiva, ou seja, lesões resultantes de lesões diretas, indiretas ou atividades que não estão relacionadas à participação no esporte geraram a lesão; temporalmente podem ser classificadas como de início súbito ou gradual; é de interesse diferenciar a energia produtora das lesões em lesões traumáticas agudas, com troca quase instantânea de grandes quantidades de energia cinética, ou por lesões geradas por microtraumas repetitivos de baixa intensidade; nas doenças podem estar associadas a um evento que precipitou a doença ou podem envolver uma via progressiva que não pode ser vinculada a um evento precipitante específico; definição dos mecanismos de contato em diretos ou indiretos e, ainda, o consenso traz sistemas de classificação de lesões e doenças para serem utilizados na Medicina Esportiva e assim facilitar e padronizar a nomina dos diagnósticos utilizados.

Outra forma de registro é por meio do instrumento *Oslo Sports Trauma Research Center Questionnaire on Health Problems*. O mesmo foi desenvolvido para mensurar a prevalência, incidência e gravidade de lesões esportivas ao longo do tempo. Este questionário define lesão como qualquer queixa apresentada pelo atleta. O seu uso pode ser realizado continuamente independente do contexto, seja treinamento ou competição, e independente de qualquer limite de gravidade.[34]

Um ponto importante a se levantar é que abordar somente as queixas musculoesqueléticas pode rotular a dor em atletas como originária, na maior parte das vezes, de um dano tecidual e, neste caso, uma lesão esportiva. A visão cartesiana que atribuía dor musculoesquelética no esporte à lesão tecidual deve ser deixada de lado e a perspectiva multidimensional adotada. Neste caso, é fundamental compreender que fatores como sensibilização periférica ou central alteradas e, fatores cognitivos, emocionais, comportamentais e vários outros interagem e faz o indivíduo sentir mais ou menos dor. Assim, além do acompanhamento epidemiológico das lesões, os aspectos psicológicos e sociais devem ser enfatizados, estudados, monitorados e quantificados entre praticantes de atividade física e esportiva.[5]

Digno de nota são os instrumentos utilizados para o monitoramento de medidas psicológicas no esporte, de grande valia para o acompanhamento das rotinas de treinamento dos atletas. Dois dos principais instrumentos com essa finalidade são o questionário do Perfil de Estado de Humor (POMS),[35] e a escala de humor de Brunel (Brums).[36] Tais instrumentos são importantes para detecção precoce dos sinais iniciais da síndrome do excesso de treinamento, podendo prevenir seu completo desenvolvimento.[36]

Pensamentos catastróficos e evitação do movimento pelo medo são fatores que interferem diretamente na recuperação de atletas após uma lesão e/ou doença.[37] Os pensamentos catastróficos representam um fator fortemente associado à intensidade da dor.[37] Este fato tem implicações clínicas importantes para os atletas. Uma vez que seu corpo é sua ferramenta de trabalho, reconhecer pensamentos catastróficos em atletas antes, durante o tratamento ou após uma lesão é fundamental, pois este traço psicológico pode ser trabalhado por um profissional especializado. Além disso, sua detecção pode fornecer uma oportunidade para minimizar as potenciais barreiras psicológicas para uma reabilitação bem-sucedida.[5,37] O instrumento *Athlete Fear Avoidance Questionnaire* avalia o medo relacionado à dor[38] e pode ser utilizado para esta finalidade.

O domínio social também é menos discutido e abordado no dia a dia de praticantes de atividade física e esporte. Neste caso, apoio social, relacionamento interpessoal, envolvimento no cuidado ao praticante de exercícios, influências ambientais e fatores socioeconômicos devem ser incluídos conceitualmente e considerados nos modelos de rastreio.[5]

Para finalizar, queremos pontuar que para avaliação e acompanhamento de fatores psicossociais, muitos instrumentos de medida foram desenvolvidos e testados em não atletas. Instrumentos multidimensionais como: o **Inventário Breve de Dor**, questionário autoaplicável formado por um mapa corporal que permite a localização da dor referida pelo paciente, após 4 questões que mensuram a intensidade da dor, numa escala de 0 a 10 e em seguida escalas de 0 a 10 para mensurar a influência da dor nos seguintes domínios: atividade geral, humor, habilidade de caminhar, trabalho, relacionamento com outras pessoas, sono e habilidade para apreciar a vida;[39] **Impacto Psicossocial da Dor**, questionário que auxilia o profissional e, no nosso caso, o atleta, a compreender e refletir como a dor afeta diferentes áreas da vida;[40] **Escala de Catastrofização da Dor**, instrumento composto por 13 questões autoaplicáveis com respostas classificadas numa escala *likert* de 5 itens que consideram a intensidade e a frequência de pensamentos e sentimentos dos pacientes quando eles estão com dor,[41] podem ser aplicados a praticantes de exercícios. Contudo, novos instrumentos devem ser desenvolvidos e validados para esta população.

SONO E EXERCÍCIO FÍSICO

Uma boa qualidade do sono é reconhecida como indicador de saúde física e mental, bem-estar e vitalidade de modo geral.[42] Já uma qualidade do sono ruim pode levar ao acúmulo de fadiga e mudanças no humor.[43] A qualidade de sono dos atletas pode ser influenciada por uma série de fatores como um calendário de competições congestionado, baixa prioridade ao sono em relação às outras demandas do treinamento e falta de conhecimento em relação à importância do sono na otimização do desempenho.[44,45,46] Diante de sua importância, outro parâmetro relevante no monitoramento das cargas de treino dos atletas é referente à qualidade do sono. Destaca-se, porém, que a qualidade do sono parece não ser uma variável tão fácil de ser obtida e mensurada, pois trata-se de um parâmetro subjetivo e envolve fatores adicionais além do número de horas dormidas.[42]

Sugere-se que exista uma diferença na qualidade entre atletas de modalidades esportivas individuais e modalidades esportivas coletivas.[44,47] Atletas de modalidades esportivas individuais podem apresentar uma pior qualidade do sono, pois toda a responsabilidade do resultado são atribuídas ao desempenho de um único atleta, sem que haja colegas de equipe para compartilhar essa responsabilidade, e com isso o estresse em momentos pré-competitivos poderia resultar uma pior qualidade de sono nessa população.[44,47,48] Por outro lado, em modalidades esportivas coletivas não é incomum que os jogos principais ou competições relevantes ocorram no período noturno visando atingir um maior público e obter maior audiência. Tal fator pode afetar negativamente a qualidade de sono dos atletas envolvidos.[48]

Sendo assim, é importante que os treinadores, cientistas do esporte, fisiologistas, fisioterapeutas e demais membros de uma comissão técnica se atentem às características da modalidade esportiva, para que possar ser selecionado o instrumento mais adequado para avaliação da qualidade do sono. A literatura sugere que a actigrafia, as escalas do tipo Likert e os diários do sono são os principais instrumentos utilizados na literatura científica para monitoramento do sono de atletas de modalidades esportivas individuais.[49] Destaca-se que se trata de instrumentos de fácil aplicação e relativamente baratos.[49]

Em relação aos parâmetros analisados no monitoramento do sono de atletas, os principais são: a duração do sono, a qualidade do sono, a eficiência do sono e a latência do sono.[49]

No que diz respeito ao monitoramento do sono de atletas de modalides esportivas coletivas, sugere-se que a eficiência do sono pode ser monitorada pela actigrafia, escalas do tipo Likert, e questionários como o *Pittsburgh Sleep Quality Index* (PSQI), o *Liverpool Jet-Lag* e o RESTQ (Questionário de Recuperação de Estresse para Atletas).[48]

● CONCLUSÃO

Foram apresentadas fundamentações, estratégias e aplicações respaldando que a partir do controle da carga de treinamento, da dor, bem como do acompanhamento epidemiológico das lesões esportivas, pode-se alcançar objetivos como: maior assertividade nos programas de prevenção de lesão; intervenções executadas pelos diferentes profissionais de saúde pautados no histórico de cada atleta e com maior eficiência; maior individualização no planejamento e execução dos treinamentos; maior previsibilidade do desempenho de atletas em jogos e competições e aspectos quantitativos e qualitativos que podem embasar o desenvolvimento de programas de recuperação pós-treino e/ou competição.

● REFERÊNCIAS

1. Coles P A. An injury prevention pyramid for elite sports teams. Brit J Sports Med. 2018;52(15):1008-11.
2. Butler DS, Moseley GL. Explain pain. [s.l.] NOI Group; 2013.
3. Claudino JGO. Controle de carga de treinamento. In: Machado M, Azevedo P, Pereira R. (eds.). Tópicos especiais em fisiologia do exercício. Curitiba: CRV, 2018b;39–60.
4. Bahr R. International Olympic Committee consensus statement: methods for recording and reporting of epidemiological data on injury and illness in sport 2020 (including STROBE Extension for Sport Injury and Illness Surveillance (STROBE-SIIS)). Brit J Sports Med. 2020;54(7):372-89.
5. Alaiti RK, Reis FJJ. Pain in athletes: current knowledge and challenges. Int J Sports Phys Ther. 2022;17(6):981-3.
6. Hespanhol Jr LC. Measuring sports injuries on the pitch: a guide to use in practice. Braz J Phys Ther. 2015;19(5):369-80.
7. Nakamura FY, Moreira A, Aoki MS. Monitoramento da carga de treinamento: a percepção subjetiva do esforço da sessão é um método confiável? Revista da Educação Física/UEM, 2010;21:1.
8. Roschel H, Tricoli V, Ugrinowitsch C. Treinamento físico: considerações práticas e científicas. Revista Brasileira de Educação Física e Esporte, 2011;25:53-65.
9. Meeusen R. Prevention, diagnosis and treatment of the overtraining syndrome: joint consensus statement of the European College of Sport Science (ECSS) and the American College of Sports Medicine (ACSM). Eur J Sport Sci. 2013;13(1):1-24.
10. Mujika I. Quantification of training and competition loads in endurance sports: methods and applications. Int J Sports Physiol Perfor. 12017;2(2):S2-9-S2-17.
11. Bourdon PC. Monitoring athlete training loads: consensus statement. Int J Sports Physiol Perform. 2017;12(2):161-70.
12. Claudino JG. Crossfit overview: systematic review and meta-analysis. Sports Med. 2018;4:1.
13. Foster C, Rodriguez-Marroyo JA, De Koning JJ. Monitoring training loads: the past, the present, and the future. Int J Sports Physiol Perform. 2017;12:2-8.
14. Kellmann M. Recovery and performance in sport: consensus statement. Int J Sports Physiol Perform. 2018;13(2):240-5.
15. Halson SL. Monitoring training load to understand fatigue in athletes. Sports Med. 2014;44(Suppl. 2):139-47.
16. Hopkins WG. Quantification of training in competitive sports. Methods and applications. Sports Med. 1991;12(3):161-83.
17. Cummins C. Global positioning systems (GPS) and microtechnology sensors in team sports: A systematic review. Sports Med. 2013;43(10):1025-42.
18. Gabbett TJ. The training–injury prevention paradox: should athletes be training smarter and harder? Brit J Sports Med. 2016;50(5):273-80.
19. Borg GAV. Psychophysical bases of perceived exertion. Med Sci Sports Exerc. 1982;14(5):377-81.
20. Foster C. Athletic performance in relation to training load. Wisconsin Medical J. 1996;95(6):370-4.
21. Foster C. A new approach to monitoring exercise training. J Strength Condit Research. 2001;15(1):109-15.
22. Hulin BT. Low chronic workload and the acute:chronic workload ratio are more predictive of injury than between-match recovery time: a two-season prospective cohort study in elite rugby league players. Brit J Sports Med. 2016;50(16):1008-12.
23. Alves AL. Exercise-associated muscle cramps and creatine kinase responses after workload spikes in a professional soccer player: a case study. Human Movement. 2023;24(1):114-20.
24. Ehrmann FE. GPS and injury prevention in professional soccer. J Strength Condit Research. 2016;30(2):360-7.
25. Hulin BT. Spikes in acute workload are associated with increased injury risk in elite cricket fast bowlers. Brit J Sports Med. 2014;48(8):708-12.
26. Toresdahl BG. Training patterns associated with injury in New York City Marathon runners. Brit J Sports Med. 2023;57(3):146-52.
27. Claudino JG. The countermovement jump to monitor neuromuscular status: a meta-analysis. J Sci Med Sport. 2017;20(4):397-402.
28. Claudino JG. Pre vertical jump performance to regulate the training volume. Int J Sports Med. 2012;33(2):101-7.
29. Claudino JG. How can the training load be adjusted individually in athletes with an applied statistical approach? J Athletic Enhanc. 2016;5:6.
30. Claudino J G. Autoregulating jump performance to induce functional overreaching. J Strength Condit Research. 2016;30(8):2242-9.
31. Claudino JG. Development of an individualized familiarization method for vertical jumps. Rev Bras Med Esporte. 2013;19(5):359-62.
32. Desantana JM. Tradução para a língua portuguesa da definição revisada de dor pela Sociedade Brasileira para o Estudo da Dor. Braz J Pain. 2020;3(3):197-8.
33. Raja SN. The revised International Association for the Study of Pain definition of pain: concepts, challenges, and compromises. Pain. 2020.
34. Pimenta RM, Hespanhol L, Lopes AD. Brazilian version of the OSTRC Questionnaire on health problems (OSTRC-BR): translation, cross-cultural adaptation and measurement properties. Braz J Phys Ther. 2021;25(6):785-93.
35. Albrecht RR, Ewing SJ. Standardizing the administration of the profile of mood states (POMS): development of alternative word lists. J Person Assess. 1989;53(1):31-9.
36. Rohlfs ICPDM. Brunel mood scale (BRUMS): an instrument for early detection of overtraining syndrome. Rev Bras Med Esporte. 2008;14(3):176-81.
37. Fischerauer SF. What is the relationship of fear avoidance to physical function and pain intensity in injured athletes? Clin Orthop Relat Research. 2018;476(4):754-63.
38. Dover G, Amar V. Development and validation of the athlete fear avoidance questionnaire. J Athlet Train. 2015;50(6):634-42.
39. Ferreira KA. Validation of brief pain inventory to Brazilian patients with pain. Supp Care Cancer. 2011;19(4):505-11.
40. Loduca A. Lidando melhor com minhas dores cronicas. São Paulo: TAPSI - Treinamento e Assistência Psicológica; 2021.

41. Sehn F. Cross-cultural adaptation and validation of the brazilian portuguese version of the pain catastrophizing scale. Pain Medicine (United States). 2012;13(11):1425-35.
42. Ohayon M. National sleep foundation's sleep quality recommendations: first report. Sleep Health. 2017;3(1):6-19.
43. Chennaoui M. Sleep and exercise: a reciprocal issue? Sleep Med Rev. 2015;20:59-72.
44. Gupta L, Morgan K, Gilchrist S. Does elite sport degrade sleep quality? a systematic review. Sports Med. 2017;47(7):1317-33.
45. Marshall GJG, Turner AN. The importance of sleep for athletic performance. Strength Condit J. 2016;38(1):61-7.
46. Simpson NS, Gibbs EL, Matheson GO. Optimizing sleep to maximize performance: implications and recommendations for elite athletes. Scandinavian J Med Sci Sports. 2017;27(3):266-74.
47. Lastella M. Sleep/wake behaviours of elite athletes from individual and team sports. Eur J Sport Sci. 2015;15(2):94-100.
48. Claudino JG. Which parameters to use for sleep quality monitoring in team sport athletes? A systematic review and meta-analysis. BMJ Open Sport Exerc Med. 2019;5(1):475.
49. Simim MAM. Sleep quality monitoring in individual sports athletes: parameters and definitions by systematic review. Sleep Sci. 2020;13(4):267-85.

Uso de ergogênicos em atletas e praticantes de atividade física

14

▸ Andrea Pereira

● INTRODUÇÃO

A utilização de ergogênicos, definidos como substâncias, técnicas ou métodos que podem melhorar a performance esportiva, tem sido amplamente adotada por atletas e praticantes de atividade física com o objetivo de melhorar o desempenho esportivo e alcançar resultados mais rápidos e efetivos. Essa prática é controversa e levanta preocupações com relação aos seus benefícios e malefícios, bem como à sua legalidade e segurança. Esse é o objetivo desse capítulo: discutir os principais aspectos do uso de ergogênicos.

● HISTÓRICO

O uso de ergogênicos, substâncias ou práticas utilizadas para melhorar o desempenho físico, tem uma longa história, remontando aos antigos gregos e romanos. Abaixo está um esquema geral do histórico do uso de ergogênicos:[1-9]

- **Antiguidade:** na Grécia Antiga, atletas consumiam carne de animais selvagens para aumentar sua força e desempenho. Na Roma Antiga, os gladiadores usavam suplementos à base de plantas para melhorar a resistência. Além disso, já eram utilizadas técnicas de treinamento e estratégias para aumentar a força e resistência muscular.
- **Idade Média:** durante a Idade Média, os lutadores de sumô no Japão consumiam grandes quantidades de arroz para aumentar sua massa corporal.
- **Século XIX:** no final do século XIX, o bicarbonato de sódio foi introduzido como um suplemento para melhorar o desempenho atlético. Além disso, surgiram as primeiras substâncias estimulantes, como a cafeína e a cocaína, utilizadas para aumentar o estado de alerta e a resistência física.
- **Década de 1930:** o primeiro esteroide anabolizante sintético, a testosterona, foi desenvolvido na década de 1930 e usado pelos atletas alemães nas Olimpíadas de Berlim em 1936.
- **Década de 1950:** a partir dessa década, o uso de esteroides anabolizantes se popularizou entre os atletas, principalmente em modalidades de força, como levantamento de peso e halterofilismo. O Dianabol, um esteroide anabolizante sintético, foi desenvolvido e se tornou amplamente utilizado pelos atletas.
- **Década de 1960:** durante a década de 1960, a anfetamina foi popularizada como um estimulante para melhorar o desempenho. Os atletas também começaram a usar diuréticos para perder peso antes das competições. Somado a isso, surgiram as primeiras técnicas de *doping*, como a transfusão sanguínea, a fim de aumentar a quantidade de hemácias no sangue para melhorar a capacidade de transporte de oxigênio.

- **Década de 1970:** a cafeína e o ácido ascórbico (vitamina C) tornaram-se populares como suplementos ergogênicos.
- **Década de 1980:** a creatina, um aminoácido natural encontrado em alimentos, foi introduzida como um suplemento para melhorar a força muscular. Também a eritropoietina se tornou uma das principais substâncias utilizadas pelos atletas para aumentar a quantidade de glóbulos vermelhos no sangue e, consequentemente, melhorar a resistência física.
- **Década de 1990:** o hormônio do crescimento humano foi introduzido como um suplemento para aumentar a massa muscular e a resistência.
- **Anos 2000:** Os atletas começaram a usar uma variedade de suplementos ergogênicos, incluindo óxido nítrico, beta-alanina, aminoácidos de cadeia ramificada (BCAAs), glutamina e outros compostos.
- **Hoje em dia:** a lista de substâncias e práticas ergogênicas usadas por atletas é ampla e inclui desde suplementos dietéticos a métodos de treinamento avançados, além do desenvolvimento de técnicas de engenharia genética para melhorar o desempenho humano. No entanto, a maioria das organizações esportivas proíbe o uso de muitas dessas substâncias e práticas e as testa regularmente para garantir a equidade na competição.

● LEGISLAÇÃO

No Brasil, o uso de ergogênicos no exercício é regulamentado pelo Conselho Federal de Medicina (CFM), pela Agência Nacional de Vigilância Sanitária (ANVISA) e também segue as diretrizes da Agência Mundial Antidoping (WADA).

Segundo a Resolução CFM nº 2.333/2023, fica vedada a prescrição médica de terapias hormonais com esteroides androgênicos e anabolizantes com finalidade estética, para ganho de massa muscular e/ou melhora do desempenho esportivo, seja para atletas amadores ou profissionais, por inexistência de comprovação científica suficiente que sustente seu benefício e a segurança do paciente.[10]

A ANVISA regulamenta a venda e a distribuição de substâncias ergogênicas no país. Em 2019, a agência publicou a RDC nº 241/2019, estabelecendo a lista de substâncias proibidas ou restritas para uso em suplementos alimentares no Brasil. Nessa lista, constam diversas substâncias ergogênicas, como esteroides anabolizantes, beta-alanina, dimetilamilamina (DMAA), entre outras.[11]

A WADA é uma agência internacional que estabelece as normas para a luta contra o *doping* no esporte. O Brasil é signatário do Código Mundial Antidoping, que estabelece as regras e os procedimentos a serem seguidos por atletas, treinadores e outras partes interessadas no esporte. A WADA mantém uma lista atualizada de substâncias e métodos proibidos no esporte, que é seguida pelo Brasil.[12]

OS PRINCIPAIS ERGOGÊNICOS UTILIZADOS

Existem várias substâncias usadas como ergogênicos no esporte. Abaixo podemos encontrar as mais discutidas, porém nem todas são liberadas em todas as modalidades esportivas pelas agências regulatórias.[4,9,13-15]

- **Creatina:** um composto natural encontrado em alimentos como carne e peixe, sendo amplamente utilizado para melhorar a força muscular.
- **Cafeína:** um estimulante que pode melhorar a resistência e reduzir a fadiga durante o exercício.
- **Hormônio do crescimento humano:** uma substância que ocorre naturalmente no corpo e utilizada por alguns atletas para aumentar a massa muscular e melhorar a resistência.
- **Esteroides anabolizantes:** compostos sintéticos que imitam a ação da testosterona e que são usados para aumentar a força e a massa muscular.
- **Beta-alanina:** um aminoácido que pode melhorar o desempenho de alta intensidade e reduzir a fadiga muscular.
- **Óxido nítrico:** um composto que pode melhorar o fluxo sanguíneo e a oxigenação dos músculos, melhorando assim o desempenho durante o exercício.
- **Diuréticos:** substâncias que podem ser usadas para reduzir o peso corporal antes de uma competição, mas que também podem levar à desidratação e outros efeitos colaterais prejudiciais.

INDICAÇÕES

Dentre as principais indicações dos ergogênicos, destacam-se o aumento da força muscular e da massa magra, a redução da fadiga e da dor muscular, a melhora da recuperação pós-exercício, a diminuição do tempo de reação e a melhora da coordenação motora.[16-20] Além disso, em algumas situações clínicas, como a sarcopenia em idosos, o uso de suplementos proteicos e aminoácidos pode ser indicado.[21,22]

As principais indicações do uso de ergogênicos no exercício de alta performance incluem:[16-27]

- Melhora do desempenho físico em esportes de resistência, como corrida, ciclismo e natação;
- Aumento da força e massa muscular em atividades de levantamento de peso e musculação;
- Aceleração da recuperação pós-exercício;

- Prevenção da fadiga durante atividades físicas de longa duração;
- Essas indicações podem variar de acordo com a idade, gênero e tipo de exercício praticado.

Um estudo da *American Society of Sports Medicine* sugeriu que o uso de suplementos de cafeína pode ser indicado para melhorar o desempenho em atividades de resistência, enquanto que o uso de creatina pode ser benéfico para o aumento de força e massa muscular em atividades de musculação.[16]

Já a Sociedade Brasileira de Medicina do Esporte destaca que o uso de ergogênicos deve ser individualizado e prescrito por profissionais capacitados, levando em consideração fatores como idade, gênero e histórico de saúde do indivíduo.[17]

CONTRAINDICAÇÕES

O uso de substâncias ergogênicas pode trazer diversos riscos à saúde, principalmente quando usado de forma indiscriminada ou sem acompanhamento médico adequado. As principais contraindicações incluem:[12,13,28,29]

- **Efeitos cardiovasculares:** algumas substâncias, como esteroides anabolizantes e efedrina, podem causar hipertensão arterial, arritmias cardíacas e insuficiência cardíaca em indivíduos predispostos;
- **Efeitos psicológicos:** o uso de esteroides anabolizantes pode causar alterações de humor, agressividade e depressão, especialmente em indivíduos com histórico de transtornos psiquiátricos;
- **Efeitos sobre o Sistema Nervoso Central:** a cafeína e outros estimulantes podem causar insônia, ansiedade e tremores, afetando negativamente a qualidade do sono e o desempenho cognitivo;
- **Efeitos endócrinos:** o uso de esteroides anabolizantes pode afetar a produção natural de hormônios sexuais e de crescimento, resultando em infertilidade, disfunção erétil e hipogonadismo;
- **Efeitos hepáticos e renais:** o uso prolongado de esteroides anabolizantes pode levar à hepatite, cirrose e insuficiência renal;
- **Risco de *doping*:** algumas substâncias são proibidas em competições esportivas, podendo acarretar consequências graves para a carreira do atleta, como suspensões e desqualificações.

É importante que o uso de substâncias ergogênicas seja sempre acompanhado por um médico especializado, levando em consideração fatores como idade, gênero e tipo de atividade física praticada. É fundamental que a indicação seja individualizada e baseada em evidências científicas confiáveis.

BENEFÍCIOS

O uso de ergogênicos no exercício de alta performance pode trazer diversos benefícios, tais como:[30-37]

- Aumento da força muscular e da resistência física;
- Melhora do desempenho em exercícios de alta intensidade;
- Aceleração da recuperação muscular após o exercício;

- Melhora da capacidade cognitiva e do humor;
- Prevenção de lesões musculoesqueléticas.

No entanto, é importante ressaltar que o uso de ergogênicos pode ter efeitos colaterais e deve ser sempre realizado com orientação e supervisão de um profissional capacitado.[38,39]

O seu uso pode variar de acordo com o gênero, idade e tipo de atividade física praticada. Em relação ao gênero, por exemplo, algumas pesquisas indicam que mulheres podem se beneficiar mais do uso de suplementos de ferro e cálcio, devido às suas necessidades nutricionais específicas.[40,41] Já em relação à idade, é importante considerar que o metabolismo pode variar e, portanto, as necessidades nutricionais podem ser diferentes entre jovens e idosos.[42,43] Em relação ao tipo de atividade física, o uso de ergogênicos pode ser mais indicado para atividades de força e resistência, como levantamento de peso e corrida de longa distância, do que para atividades de baixa intensidade.[33,44]

RISCOS

O uso de ergogênicos no exercício de alta performance pode trazer riscos para a saúde do praticante, como efeitos colaterais agudos e crônicos, além de complicações médicas. Estudos apontam que o uso de esteroides anabolizantes, por exemplo, pode levar a alterações hepáticas, renais, cardiovasculares, dermatológicas e hormonais, além de aumentar o risco de câncer e comprometer o sistema imunológico.[45,46] O uso de hormônios tireoidianos pode levar a distúrbios metabólicos, hipertensão e arritmias cardíacas.[47]

O uso de estimulantes, como cafeína, efedrina e anfetaminas, pode levar a efeitos colaterais como aumento da frequência cardíaca, pressão arterial, hipertermia, sudorese, tremores, insônia, ansiedade e irritabilidade.[48,49] Já o uso de diuréticos pode levar à desidratação e ao desequilíbrio eletrolítico, além de afetar a função renal.[19]

É importante ressaltar que a utilização de ergogênicos sem supervisão médica e/ou sem orientação adequada de um profissional de Educação Física pode aumentar ainda mais os riscos à saúde, principalmente em relação à dosagem, via de administração e tempo de uso. Por isso, é fundamental buscar orientação adequada antes de utilizar qualquer tipo de substância ergogênica.[50]

DOPING

O *doping* é definido como o uso de substâncias ou métodos proibidos para melhorar a performance atlética.[12] Devido os riscos já discutidos neste capítulo, é importante que o uso dos ergogênicos seja supervisionado por um profissional capacitado e que os atletas estejam cientes de todos os efeitos envolvidos.[51]

O *doping* e o uso de ergogênicos têm sido amplamente discutidos na literatura científica e nas organizações esportivas, como a WADA, sendo responsável por definir as substâncias e os métodos proibidos no esporte. As listas atualizadas de substâncias e métodos proibidos podem ser encontradas no site da organização.[12]

Além disso, é importante ressaltar que a escolha do tipo de ergogênico a ser utilizado deve ser individualizada, considerando o tipo de atividade física, o gênero e a idade do atleta, bem como a possibilidade de efeitos colaterais.[36]

CONCLUSÃO

O uso de ergogênicos tem indicações e benefícios precisos, devendo respeitar a individualidade do atleta e do praticante de atividade física, dentro das boas práticas da Medicina. Porém, não devemos esquecer os efeitos colaterais e os malefícios, informando adequadamente os nossos pacientes e atletas, além de respeitar os órgãos responsáveis pela regulamentação dessa prescrição. Por isso, a informação embasada cientificamente é fundamental para fornecer o melhor para nossos atletas e pacientes, minimizando riscos.

REFERÊNCIAS

1. Zorzoli M, Pigozzi F. History of doping and doping control. Doping in sports: an issue of endocrinology, metabolism and sports medicine. Springer Berlin Heidelb. 2009;1-14.
2. Kious BM, Kondo DG, Renshaw PF. Are the acute effects of caffeine heterogeneous in humans? A review of the literature. Innov Clin Neurosci. 2017;14(1-2):12-8.
3. Kochakian CD. The history of anabolic steroids and a review of clinical experience with anabolic steroids. Acta Endocrinol Suppl (Copenh). 1985;271:1-10.
4. Yesalis CE. Anabolic steroids in sport and exercise. Human Kinetics Publishers; 2000.
5. Eichner ER. Erythropoietin: blood, drugs, and sports. J Lab Clin Med. 1994;24(5):604-5.
6. Franke WW, Berendonk B. Hormonal doping and androgenization of athletes: a secret program of the German Democratic Republic government. Clin Chem. 1997;42(7):1242-69.
7. Catlin DH, Murray TH. Performance-enhancing drugs, fair competition, and olympic sport. JAMA. 1996;276(3):231-7.
8. Kreider RB. Historical perspectives on sports nutrition. Sports Nutrition: Vitamins and Trace Elements. 2006;1-22.
9. Wilmore JH. Athletes and ergogenic aids. Nutrition for Health, Fitness, and Sport. 2010;550-7.
10. Conselho Federal de Medicina (CFM). Conselho Federal de Medicina. Resolução CFM n. 2.333/2023. Dispõe sobre a indicação, prescrição e uso de medicamentos por cirurgiões-dentistas e médicos para fins terapêuticos e estéticos. https://portal.cfm.org.br/categorias_noticias/resolucao-cfm-no-2-333-23/. 2023.
11. Agência Nacional de Vigilância Sanitária(ANVISA). Resolução da Diretoria Colegiada (RDC) n. 241/2019. Define a Lista de Substâncias e Métodos Proibidos e Restritos para uso em Suplementos Alimentares. http://portal.anvisa.gov.br/documents/10181/5123138/RDC_241_2019_.pdf/ff2a2a02-b80e-44f1-9b14-9b8e7be2f2e3. 2019.
12. World Anti-Doping Agency (WADA). World Anti-Doping Code. https://www.wada-ama.org/en/what-we-do/the-code. 2023.
13. Goldstein ER, Ziegenfuss T, Kalman D. International society of sports nutrition position stand: caffeine and performance. J Int Soc Sport Nutr. 2010;27(7):5.
14. HGH. Drugs.com. 2022. https://www.drugs.com/illicit/hgh.html.
15. Maughan RJ. Controlling the use of diuretics in sport: a never-ending story? Br J Sport Med. 2010;44(6):380-3.
16. Burke LM, Close GL, Maughan RJ. International Association of Athletics Federations Consensus Statement 2019: nutrition for athletics. J Sport Nutr Exerc Metab. 2019;29(2):79-84.
17. Sociedade Brasileira de Medicina do Esporte (SBMEE). Posicionamento oficial da SBMEE sobre o uso de suplementos e dietas para praticantes de atividade física e esporte. Rev Bras Med Esporte. 2019;25(3):173-80.
18. De Souza DO, Trindade MC, Fernandes AA. Anabolic steroids and male infertility: a comprehensive review. BJU Int. 2019;123(4):634-9.

19. Geyer H, Parr MK, Mareck U, Reinhart U, Schrader Y. Analysis of non-hormonal nutritional supplements for anabolic-androgenic steroids - results of an international study. Int J Sport Med. 2004;25(2):124-9.
20. American College of Sports Medicine(ACSM). ACSM's guidelines for exercise testing and prescription. 10th ed. Philadelphia: Lippincott Williams & Wilkins; 2017.
21. Hoffman JR, Ratamess NA, Kang J. Examination of a pre-exercise, high energy supplement on exercise performance. J Int Soc Sport Nutr. 2009;6(2):1-6.
22. Richards CH, Roxburgh CSD, MacMillan MT, Isswiasi S, Robertson EG, Guthrie GK, et al. The relationships between body composition and the systemic inflammatory response in patients with primary operable colorectal cancer. PLoS One. 2012 Jan;7(8):e41883.
23. Shirreffs SM, Sawka MN, Stone M. Water and electrolyte needs for football training and match-play. J Sport Sci Med. 2006;24(7):699-707.
24. Tipton KD. Nutritional support for exercise-induced injuries. Sport Med. 2015;45(Suppl 1):S93-104.
25. Kraemer WJ, Nindl BC, Marx JO. Chronic resistance training in women potentiates growth hormone in vivo bioactivity: characterization of molecular mass variants. Am J Physiol Endocrinol Metab. 2006;291(1):E117-125.
26. Kvorning T, Andersen M, Brixen K, Madsen K. Supplementation with a combination of beta-hydroxy-beta-methylbutyrate (HMB), arginine, and glutamine is safe and could improve hematological parameters. Biol Trace Elem Res. 2011;129(3):315-23.
27. Maughan RJ, Burke LM, Dvorak J. IOC consensus statement: dietary supplements and the high-performance athlete. Br J Sport Med. 2018;52(7):439-55.
28. Sociedade Brasileira de Endocrinologia e Metabologia. Posicionamento oficial da SBMEE sobre o uso de esteroides anabolizantes por praticantes de atividade física e esporte. Rev Bras Med Esporte. 2013;19(3):197-202.
29. American College of Sports Medicine. Anabolic steroids in sport and exercise. Position stand. Med Sci Sport Exerc. 1987;19(5):534-9.
30. Hoffman JR, Ratamess N. Medical issues associated with anabolic steroid use: are they exaggerated? J Sport Sci Med. 2006;5(2):182-93.
31. Clarkson PM, Thompson H. Antioxidants: what role do they play in physical activity and health? Am J Clin Nutr. 2000;70(Suppl 2):637S-646S.
32. Wilborn CD, Kerksick CM, Campbell BI, Taylor LW, Marcello BM, Rasmussen CJ, et al. Effects of zinc magnesium aspartate (ZMA) supplementation on training adaptations and markers of anabolism and catabolism. J Int Soc Sport Nutr. 2004;1(2):12-20.
33. Vingren JL, Kraemer WJ, Ratamess NA. Testosterone physiology in resistance exercise and training. Sport Med. 2010;40(12):1037-53.
34. Roepstorff C, Steffensen CH, Madsen M, Stallknecht B, Kanstrup IL, Richter EA, et al. Gender differences in substrate utilization during submaximal exercise in endurance-trained individuals. Am J Physiol Endocrinol Metab. 2002;282(2):E435-47.
35. Tarnopolsky M. Sex differences in exercise metabolism and the role of 17-beta estradiol. Med Sci Sport Exerc. 2008;40(4):648-54.
36. Rodriguez NR, Di Marco NM, Langley S. American Dietetic Association; Dietitians of Canada; American College of Sports Medicine: nutrition and athletic performance. Med Sci Sport Exerc. 2009;41(3):709-31.
37. Shaw G, Lee-Barthel A, Ross ML, Wang B, Baar K. Vitamin C–enriched gelatin supplementation before intermittent activity augments collagen synthesis. Am J Clin Nutr. 2017;105(1):136-43.
38. Cooper ER, Langfort J. The role of ergogenic aids in exercise performance. Curr Sports Med Rep. 2018;17(7):215-9.
39. Grgic J, Mikulic P, Schoenfeld BJ. Should resistance training programs aimed at muscular hypertrophy be designed differently for advanced, premenopausal women? Sport Med. 2018;48(12):2853-67.
40. Kraemer WJ, Ratamess NA. Hormonal responses and adaptations to resistance exercise and training. Sport Med. 2005;35(4):339-61.
41. Maughan RJ, Shirreffs SM. Development and evaluation of a fluid replacement strategy for endurance sports. J Sports Sci. 2011;29(Suppl 1):S45-50.
42. Rawson ES, Persky AM. Mechanisms of muscular adaptations to creatine supplementation. Int Sport Med J. 2007;8(2):43-53.
43. Rosenbloom CA, Coleman EJ. Sports nutrition: a practice manual for professionals. Am Diet Assoc. 2010.
44. Spriet LL. Exercise and sport performance with low doses of caffeine. Sport Med. 2019;49(Suppl 1):17-30.
45. Rahnema CD, Crosnoe LE, Kim ED, Lipshultz LI. Anabolic steroid-induced hypogonadism: diagnosis and treatment. Ther Adv Urol. 2014;6(4):165-72.
46. Hartgens F, Kuipers H. Effects of androgenic-anabolic steroids in athletes. Sport Med. 2004;34(8):513-54.
47. Jonklaas J, Bianco AC. Thyroid hormone therapy and cardiac risk. Curr Opin Endocrinol Diabetes Obes. 2011;18(5):347-51.
48. Woolf K, Bidwell WK, Carlson AG. The effect of caffeine as an ergogenic aid in anaerobic exercise. Int J Sport Nutr Exerc Metab. 2009;19(2):224-38.
49. Ribeiro JA. Coffee and health: a review of recent human research. Critical reviews in food science and nutrition. Crit Rev Food Sci Nutr. 2007;47(2):121-44.
50. Kreider RB, Kalman DS, Antonio J, Wildman R. Position stand: safety and efficacy of creatine supplementation in exercise, sport, and medicine. Exerc Med Sci Sport. 2020;52(3).
51. Lança L. Doping: o preço da vitória. Rev Bras Med Esporte. 2008;14(2):154-9.

Exercício em grupos especiais

15

▶ Luciano Sanseverino dos Santos ▶ Pedro Paulo Prudente ▶ Victor Hugo Canto da Fonseca

●INTRODUÇÃO

Estudos das duas últimas décadas abordam a fisiologia da contração muscular de forma ímpar, nos quais é demonstrado a secreção de citocinas (miocinas), pelo tecido muscular. Esse fenômeno neuroendócrino é ativado pela contração da miofibrila e produz efeitos endócrinos, paracrinos e autocrinos a distância, em diversos órgãos alvo. Verdadeiros sinalizadores provenientes dos músculos atuam como hormônios, produzindo equilíbrio homeostático e prevenção de doenças crônicas degenerativas não transmissíveis. Este Capítulo se propõe a discutir as principais abordagens a luz de recentes pesquisas médicas neste campo, de modo que o pleno conhecimento dessa fisiologia contribui para a atuação no prélio contra o sedentarismo e para o fomento da promoção do estilo de vida ativo e saudável, sempre incluindo a prescrição de exercício físico na abordagem da prevenção e tratamento da saúde em grupos especiais. As múltiplas facetas nas áreas do conhecimento, dentro da medicina do exercício e do esporte, e suas ações relação a grupos especiais,faixas etárias e condições diferenciadas de saúde, tornou a orientação do exercício físico um item importantíssimo dentro da consulta médica.

● EXERCÍCIO FÍSICO EM CRIANÇAS E ADOLESCENTES

Crianças e Adolescentes têm necessidades biológicas intrínsecas a esse período da vida, relacionados a formação neuropsicomotora, crescimento e desenvolvimento saudáveis. Um desses pilares básicos é o de movimentar. Atividade física e brincadeiras lúdicas são essenciais em uma rotina ativa e saudável. Nas últimas duas décadas, e principalmente no período pós pandemia da COVID-19, com o avanço do "mundo digital", computadores, videogames, celulares e até mesmo das mídias sociais, com a criação do metaverso, houve uma drástica diminuição no tempo ativo de crianças e adolescentes.[1]

O tempo de tela cada vez maior gerou um impacto de redução da capacidade física e piora da saúde mental na infância e na juventude. Outro aspecto que culminou com essa redução no nível de atividade física, principalmente em grandes centros urbanos, foi a redução de espaços públicos como parques, playgrounds e praças verdes, assim como aumento no nível de insegurança e medo dos pais com a criminalidade que seus filhos são expostos.[2,3]

Atividade física é qualquer movimento corporal que culmine em contração muscular esquelética, com aumento do gasto energético basal acima do repouso, e não necessariamente uma prática esportiva. No conceito amplo de boa saúde em crianças, já que estão em franca formação psicomotora, um bom sinal que mensura boa saúde são testes de aptidão física. Ou seja, testes que avaliam valências físicas diversas como: capacidade aeróbia, flexibilidade, força e equilíbrio. Sabe-se, de forma consagrada, que a redução na velocidade da marcha em idosos, por exemplo, é um importante preditor de morbimortalidade. Logo, crianças e adolescentes que desde a base de sua formação **não** apresentem uma rotina de brincadeiras que utilizem o corpo, movimentos que estimulem músculos e articulações mais ativas, terão na fase adulta um risco aumentado para doenças crônicas não transmissíveis.[3]

Diante desse cenário, em estudos e pesquisas já publicadas, observou-se menor capacidade aeróbia, menor flexibilidade, menor força e equilíbrio nas crianças nos últimos 20 anos principalmente, assim como maior índice de obesidade, outras doenças metabólicas como a dislipidemia e também desordens psíquicas como ansiedade, depressão e insônia devido a esse maior comportamento sedentário.[3]

O sobrepeso e a obesidade entre crianças e adolescentes estão sendo diagnosticados cada vez mais precocemente, traduzindo aumento na incidência e prevalência dessas condições. A atividade física intensa, principalmente quando envolve impacto, favorece um aumento da massa óssea na adolescência e poderá reduzir o risco de aparecimento de osteoporose em idades mais avançadas, principalmente em mulheres pós-menopausa. Estatísticas do Colégio Americano de Medicina Esportiva (ACSM) evidenciam que: apenas 27% dos alunos acumulam 60 minutos de atividade física diariamente e que cerca de metade de crianças e adolescentes realizam atividades que envolvam fortalecimento muscular. No contexto escolar, apenas 29% dos alunos frequentam aulas com educação física diária e, no contexto domiciliar, 41% dos alunos jogam vídeo ou jogos pelo computador por 3 ou mais horas por dia e 32% dos alunos assistem televisão 3 ou mais horas por dia.[2,3,4]

No âmbito da fisiologia do exercício, o organismo da criança responde ao estímulo do exercício do mesmo modo que os adultos. O ponto de inflexão que diferencia crianças e adultos é o do aparelho musculoesquelético. O esqueleto é formado até o final da segunda década e as placas (fises) de crescimento são vulneráveis a lesões por traumatismos agudos ou por sobrecarga. Dessa forma, devem ser identificados e adaptados estímulos que sejam fisiológicos, inclusive do ponto de vista anatômico e biomecânico, e que possam prevenir a ocorrência dessas lesões.[2,5]

A atividade física é um comportamento aprendido influenciado pela família, amigos, professores e treinadores, bem como pelo meio ambiente. Crianças e adolescentes não expostos a oportunidades de construção de confiança em suas habilidades físicas no início da vida e tendem a ser menos ativos mais tarde. Habilidades como correr, pular e arremessar podem servir como os blocos de construção para uma vida inteira de atividade física.[2,5,6]

O objetivo principal da prescrição de atividade física no período da infância e adolescência é criar o interesse pelo movimento e gerar esse hábito saudável. Dessa forma, deve-se priorizar a inclusão da atividade física no cotidiano e valorizar a educação física escolar que estimule a prática de atividade física para toda a vida, de forma agradável e prazerosa, integrando as crianças e não discriminando os menos aptos. A competição desportiva pode trazer benefícios do ponto de vista educacional e de socialização, uma vez que proporciona experiências de atividade em equipe, colocando a criança frente a situações de vitória e derrota.[2,6,7]

A orientação de um programa formal de exercício físico deve ser: treinar pelo menos três componentes: aeróbio, força muscular e flexibilidade, variando a ênfase em cada um desses de acordo com as necessidades individuais, como fibra muscular, biotipo ou modalidade esportiva. O educador físico irá recomendar: duração, intensidade e frequência semanal, de acordo com a periodização geral do treinamento. O exercício resistido ou com pesos pode e deve ser realizado, porém respeitando cargas moderadas e maior número de repetições, observando o aprendizado do gesto motor. É sabido que este tipo de exercício é plenamente o que mais aumenta a força muscular e a massa óssea. E ao contrário do senso comum, o risco de lesões ósseas e articulares em crianças e adolescentes que realizam trabalhos de sobrecarga muscular é, na verdade, menor do que o relacionado com esportes de contato, devido ao maior número de choques de alto impacto. Logo, contusões, entorses, traumas cranianos são maiores em esportes coletivos como futebol e basquete.[2,7,8]

As atividades devem reunir uma combinação da intensidade moderada e vigorosa. O desenvolvimento saudável, do ponto de vista musculoesquelético, neurológico e metabólico em crianças, assim como nos adolescentes, requer inclusão de atividades de força muscular em dois ou três dias na semana. Dessa forma, um excelente programa de treinamento compõe exercícios funcionais e pliométricos que tenham em sua base correr rápido, saltar, mudar de direção, equilibrar-se. Exemplos disso são: corrida com obstáculos, pular corda, gincanas e jogos com bola etc. Na adolescência já é possível agregar a rotina de exercícios a um programa de treinamento de força, com supervisão profissional que atenha adequada execução técnica, respeitando a biomecânica e as periodizações prescritas pelo preparador físico.[2,6,7]

O exercício com pesos, desde que seja realizado com cargas submáximas e sob supervisão profissional adequada em segurança, em geral tem, como maior e grande propósito, o desenvolvimento motor e metabólico. Por último, o treino de flexibilidade, que deve envolver os principais grupos musculares e articulares e ser executado de forma ampla e lenta propiciando alongamento, equilíbrio e consciência corporal.[2,6,7]

O modelo natural de atividade física, que contempla a fisiologia do exercício e a bioenergética em crianças é caracterizado por tiros curtos com maior intensidade, com períodos intercalados de descanso. O objetivo do movimento no quesito coletivo é ser lúdico, divertir, socializar e ter novas vivências e aprendizados, seja motor ou emocional. Exemplos de atividades aeróbias incluem pedalar uma bicicleta, dançar, caminhar, correr e praticar jogos de campo como futebol, basquete, vôlei, patins e natação. Crianças e adolescentes devem praticar, no mínimo, 60 minutos de atividade física diária como parte de transporte, educação física, esporte, brincadeiras livres e exercício planejado.[6,7]

Todos os profissionais das áreas de saúde e educação devem lutar contra o sedentarismo na infância e na adolescência. Deve-se priorizar seu aspecto lúdico e funcional, imitando atividades do dia a dia como agachar, sentar e levantar, assim como elevar e abaixar membros em dinâmicas que necessitamos fazer em rotina corriqueira. Em ambientes que envolvam crianças e adolescentes em prática de esporte competitivo, deve-se atentar aos aspectos climáticos como temperaturas extremas. A disciplina de Educação Física bem aplicada deve ser considerada indispensável e a criança só ficará liberada da mesma em casos muito raros e específicos de patologia ou restrição que demande uma execução e acompanhamento individual, dentro de um contexto de reabilitação.[2,7,8]

Autoridades governamentais, grandes empresas e institutos, e as mídias digitais devem, em suas áreas de atuação, abordar e divulgar a importância do exercício na criança e no adolescente como uma questão de saúde pública, assim como promover programas bem estruturados para combater o comportamento sedentário.[7,8]

● EXERCÍCIO FÍSICO NA GESTAÇÃO E PÓS-PARTO

A evidência da redução do padrão de exercício e atividade física na população geral é preocupante e muito relevante, impactando nos índices de doenças denominadas Doenças Crônicas Não Transmissíveis (DCNT).[9]

A Organização Mundial da Saúde (OMS) recomenda que adultos entre 18 e 64 anos pratiquem no mínimo 300 minutos (segundo atualização) de exercício físico moderado por semana, com o efeito comprovado de reduzir os índices de risco cardiovascular, diabetes, hipertensão arterial sistêmica, neoplasias de mamas e intestinos, e depressão.[9]

No grupo especial estudado, das gestantes, a situação é semelhante. Estudos realizados no Brasil demonstram dados preocupantes em relação à atividade física entre gestantes e período puerperal. A partir da década de 1990 iniciaram-se as primeiras recomendações de atividade física para gestantes de acordo com o *American Colllege of Obstétricians and Gynecologists* (ACOG) e que passaram a ser indicação em 2002 como atividade segura entre gestantes. O ACOG elaborou um guia que estabeleceu indicações e contraindicações. Estudos na área ainda definem particularidades, tais como frequência, intensidade e duração dos treinos. A indicação de atividade física em gestantes e puérperas vem sendo amplamente divulgada nos últimos anos e a abordagem tem sido focada em estilo de vida e bem-estar.[10]

Áreas específicas da Medicina têm estudado e analisado o problema, notadamente sob o ponto de vista cardiovascular e da gestação em si. Educadores físicos e fisioterapeutas têm abordado o tema em podcasts e mídias sociais. As pesquisas científicas, embora ainda em número reduzido, apontam para a realidade de que podemos e devemos prescrever programas regulares de exercício para gestantes.[9,10]

> "A prática do exercício físico regular pela gestante, por pelo menos 30 minutos ao dia, pode promover inúmeros benefícios, incluindo a prevenção de diabetes gestacional (DG), além de não haver evidências de desfechos adversos para o feto e/ou recém-nascido (RN) com a prática graduada entre intensidade leve e moderada. Atividades físicas em intensidade leve a moderada igualmente não foram associadas, como se pensava, ao trabalho de parto pré-termo e baixo peso do recém-nascido. Outro benefício associado a essa prática é a redução da incidência de sintomas indesejáveis durante a gravidez, como câimbras, edema e fadiga." [9,10]

Devemos considerar fatores de ordem física e mental, alterações relacionadas ao período gestacional e perfil individualizado da gestante ("customizar"). Este trabalho deve ser conduzido pelo médico obstetra conjuntamente com o educador físico, e considerar sempre as individualidades de cada caso. A gestante passa por uma mudança orgânica, sensitiva e emocional muito grande e este processo se deve às profundas alterações hormonais nos níveis de estrogênio, progesterona, gonadotrofinas e somatotrofina. O diagnóstico da gravidez é seguido de alterações de ordem física e emocional, como cansaço, euforia, dilatação abdominal, edemas de pés e mãos, hipertrofia de mamas e mudanças evidentes na forma corporal (muitas vezes não aceitas e entendidas pela mulher), com consequente baixas de autoestima e não aceitação do corpo.[11]

Esta miríade de situações deve ser muito bem observada no momento da prescrição de um programa de exercício para a mulher grávida. O profissional que estiver orientando a gestante deve ter muita sensibilidade para colocar os pontos pertinentes e importantes do treinamento e enfatizar os benefícios do treino para o saudável desenvolvimento da gestação.[10,11,12]

São DOIS os principais objetivos de um programa de exercício na gestação:

1. Preparar para o parto;
2. Manter a saúde por meio da forma física.

Deve-se levar em conta fatores como: intensidade do exercício, duração da sessão de treino e frequência semanal.

Importante também considerar a individualização biológica de cada gestante, idade gestacional e o nível de prazer de cada grávida em relação à execução de cada atividade.[12]

Indicações de exercício físico para gestantes

Na ausência de contraindicações clínicas ou obstétricas para a prática de exercício, todas as gestantes devem ser estimuladas a manter ou adotar um estilo de vida ativo durante o período. O exercício físico em intensidade leve a moderada é considerado prática segura tanto para a mãe quanto para o feto.[12,13]

Prescrição de exercícios para gestantes

A gestante deve escolher uma atividade que melhor se adapte às suas características e interesses para, com isso, aumentar a aderência ao exercício escolhido em longo prazo. Sempre devem ser evitados exercícios que coloquem a gestante ou o feto em risco, como atividades de alto impacto, com risco de queda ou trauma abdominal e esportes de contato.[9,10]

Exercícios aeróbios

Existe a tendência de que exercícios aeróbios e cardiovasculares (tipo caminhadas), se encontrem entre as modalidades de exercício mais escolhidas entre as gestantes. São modalidades bem estudadas e moderadas que cumprem os objetivos de manter a capacidade cardiorrespiratória e o mínimo condicionamento físico durante a gestação. Estudos comprovam que auxiliam na prevenção do diabetes gestacional, hipertensão arterial e ganho de peso corporal acima do normal para o período.[10,11,17]

Atividades que envolvam grandes grupos musculares, como caminhada ou corrida leve (trote), bicicleta estacionária, natação, hidroginástica, dança ou ginástica aeróbica de baixo impacto podem fazer parte do programa de exercícios.[12]

Gestantes saudáveis, sem complicações clínicas e obstétricas podem praticar exercício moderado, sem prejuízo à saúde. Gestantes previamente sedentárias, sem complicações clínicas ou obstétricas submetidas a exercício físico aeróbico em esteira, até a fadiga, não apresentaram alterações das repercussões fetais ao estudo da dopplervelocimetria após o exercício.[13,17,18]

Esses resultados indicam que em gestantes sem complicações clínicas ou obstétricas, o feto saudável é capaz de desenvolver mecanismos compensatórios e não entrar em sofrimento após o exercício, o que permite a homeostase das trocas gasosas e impede efeitos deletérios da hipóxia fetal, mesmo durante a atividade física moderada a intensa em gestantes previamente sedentárias.[13]

Treino de resistência muscular

O fortalecimento muscular e o consequente aumento de massa magra permitem a manutenção e o incremento do condicionamento muscular e da força muscular global. A partir destes ganhos, a gestante consegue melhor adaptação às alterações provenientes do ciclo gestacional, prevenindo riscos de queda e traumas, prevenindo e tratando os desconfortos musculoesqueléticos deste período.[12,13]

O programa deve se voltar principalmente para a musculatura vertebral lombar, a cintura escapular e envolver grandes grupos musculares. Utilização do peso corporal e faixas elásticas no lugar de aparelhos de musculação ou pesos livres são desejáveis.

Deve-se também evitar cargas elevadas, exercícios isométricos intensos repetidos e posturas que coloquem a gestante em risco, principalmente aquelas que possam afetar seu equilíbrio. Cada programa de treinamento deve ser adaptado, considerando individualmente cada gestante, sua capacidade física prévia e atual, e principalmente cada período gestacional com seus cuidados.[13,14]

As gestantes podem realizar yoga, Pilates, musculação com cargas leves, treinamento funcional e treino com circuito. Existem poucos estudos que avaliam os exercícios citados acima, como o Pilates e o treinamento funcional, devendo-se considerar os cuidados recomendados para cada período e a prática supervisionada por profissional capacitado, mas estes exercícios poderão ser adaptados para os interesses da gestante. Em relação ao peso do RN observou-se, em estudos recentes, que aquelas gestantes que participaram do treino de fortalecimento muscular tiveram menor ganho de peso gestacional.[15]

Alongamento muscular

Com o objetivo de melhorar a flexibilidade, o relaxamento muscular, melhorar a adaptação postural, e a prevenção de dores de origem musculoesqueléticas, consideramos o alongamento muscular como fundamental em um programa de exercícios.[13,15,16] Técnicas de alongamento muscular, como yoga e o Alongamento Global Ativo, comprovadamente diminuem as queixas de dor pélvica posterior e de dor lombar durante a gestação.[14,15] Evitar alongamentos extremos para prevenir lesões ligamentares e articulares associadas ao aumento dos níveis de relaxina e progesterona durante a gestação.

Treinamento dos músculos do assoalho pélvico

A gravidez é momento oportuno para introduzir a prática de exercícios perineais na vida da mulher. Não há contraindicações para a prática de exercícios perineais durante e após a gestação, devendo os exercícios desse tipo ser recomendados sistematicamente para todas as gestantes. A gestante deve realizar o treino do assoalho pélvico com contrações sustentadas, ou seja, contrair e manter durante cinco a dez segundos, e contrações rápidas (contrair e relaxar) em diferentes posturas. Como sugestão, deve realizar diariamente duas séries de oito contrações sustentadas por cinco segundos e duas séries de dez contrações rápidas.[13,14,15]

Intensidade dos exercícios

Estudos atuais demonstraram que o exercício realizado em intensidade leve a moderada não se associa a resultados maternos e fetais adversos. Usar como parâmetros, preferencialmente, a FC ou a sensação subjetiva de esforço (Escala de Borg).[17]

As recomendações são de 60% a 80% da FC máxima, calculada pela fórmula $FC_{máx} = 220\text{-idade}$.

A Sociedade Canadense de Ginecologistas e Obstetras (SCGO) recomenda faixas de treinamentos para gestantes segundo a idade:

- <20 anos: 140 a 155 batimentos cardíacos por minuto (bpm);
- 20-29 anos: 135 a 150 bpm;
- -39 anos: 130 a 145 bpm
- >40 anos: 125 a 140 bpm

Outro critério é a escala de percepção subjetiva de esforço de Borg, que varia de 6 (sem esforço) a 20 (esforço máximo). A intensidade deve ser preferencialmente entre 12 e 14, correspondendo a uma atividade leve a um pouco cansativa. A gestante é orientada a observar sua habilidade em manter uma conversa durante o exercício físico, o Talk-test, que assegura que este está sendo realizado em intensidade leve a moderada, prevenindo-se o esforço físico excessivo.

Recentemente, alguns autores questionaram tais medidas, e concordaram que o uso da escala de percepção de es-

forço de Borg é uma boa alternativa. Porém, apoiam que no segundo trimestre gestacional, o exercício pode ser realizado em intensidade 1-10 da escala de Borg, que corresponde a um exercício cansativo.[16]

Frequência e duração

Exercícios entre 4 e 5 vezes na semana, em sessões de 30 minutos ou mais de exercícios. Sedentárias devem começar com 15 minutos de exercício aeróbio 3 vezes por semana e aumentar gradativamente o tempo de exercícios. Devem ser evitados exercícios por períodos prolongados, por exemplo, além de 60 minutos contínuos. Combinar exercícios aeróbicos, de resistência e alongamento muscular. Logo, uma ou duas sessões de exercício aeróbico na semana podem ser substituídas pelo treino de resistência muscular em dias não consecutivos. Podemos também considerar o gasto energético, mensurado em MET-h/semana (MET - *Metabolic Equivalent Task*) ou em quilocalorias (kcal). Zavorsky e Longo propõem um mínimo de gasto energético semanal de 16 MET-h/semana, chegando a um total máximo de 28 MET-h/semana.[14] Baseados em estudos de Dempsey et al.[36] e de Zhang et al., observou-se o risco de DG ser inversamente proporcional ao gasto energético, ou seja, mulheres que eram ativas antes e durante a gestação tiveram um menor risco de DG.[16]

Metanálise publicada em 2011, observou que o exercício pré-gestacional diminuiu o risco de DG em 55% (OR=0,45; IC 95% 0,28-0,75).[5,6]

O cálculo do gasto energético acaba sendo mais utilizado para fins de pesquisa científica. Na prática clínica, a recomendação pela duração e frequência do exercício torna-se mais acessível e compreensível tanto pelos profissionais como pelas gestantes.[17]

Recomendações de exercício físico por trimestre gestacional

Primeiro trimestre

Estabelecida a ausência de risco gestacional e após liberação médica, a atividade física de intensidade leve a moderada é recomendada a todas as grávidas, mesmo as sedentárias que desejam iniciá-la durante a gestação, sendo nesse caso a recomendação atual o início da atividade física após a 12ª semana de gestação. As gestantes fisicamente ativas podem manter suas atividades inclusive no primeiro trimestre gestacional, adaptando intensidade e frequência. O primeiro trimestre é uma fase delicada para a prática de exercício, devido às alterações hormonais, relativa frequência de náuseas e vômitos, sonolência e indisposição, fatores que podem dificultar a aderência e a disposição para os exercícios.[18]

São recomendados exercícios envolvendo grandes grupos musculares, com pouca carga e maior número de repetições, bem como evitar a manobra de Valsava durante o treino de resistência muscular. Todas as gestantes devem ser orientadas a realizar diariamente o treinamento dos músculos do assoalho pélvico com contrações sustentadas e rápidas dos músculos do assoalho pélvico (MAP) desde o primeiro trimestre.[19,20,21]

Segundo trimestre

É o melhor período para a prática de exercícios, em geral, com a resolução dos inconvenientes do início da gravidez. Mulheres que não praticavam exercício antes da gestação

CAPÍTULO 15

podem iniciar sua prática a partir do segundo trimestre. Com o crescimento acelerado do volume uterino, deve-se ter cuidado com a realização de exercícios em posição supina por tempo prolongado, a fim de evitar a síndrome da hipotensão supina. Os exercícios aeróbicos continuam recomendados para todas as gestantes, mesmo as que eram sedentárias antes da gestação, desde que sigam as instruções de tipos, intensidade e frequência do exercício escolhido quanto ao alongamento, considerando alguns cuidados a partir da décima semana de gestação, quando ocorre o pico do hormônio *relaxina* circulante, levando à maior flexibilidade dos tecidos articulares e aumentando o risco de lesões dessas estruturas. Exercícios para o fortalecimento muscular, exercícios perineais e mobilizações articulares e relaxamento seguem as mesmas recomendações do primeiro trimestre.[12,13,15]

Terceiro trimestre

Ocorre a tendência para a diminuição da intensidade dos exercícios em função do aumento de peso corporal e outros desconfortos e limitações. No entanto, a prática de exercícios leves deve continuar a ser estimulada, como atividades aeróbicas na água e caminhadas leves. Nesse período, promover os exercícios de respiração, mobilizações e relaxamento envolvidos na preparação para o parto. Algumas adaptações ao exercício podem ser necessárias nesse período, por exemplo, pedalar em bicicleta ergométrica horizontal pode ser mais confortável para a gestante do que em bicicleta ergométrica vertical tradicional. Manter o TMAP durante o terceiro trimestre, não havendo contraindicação para a sua prática.[19,20,21,22]

A literatura consultada não define com clareza a idade gestacional limite para a interrupção da prática de exercícios, sendo considerada a individualidade entre as grávidas.[23,24]

É fundamental a orientação do obstetra e do educador físico. As pacientes devem ser muito bem orientadas sobre sinais e sintomas que indiquem a proximidade e o início do trabalho de parto, e os sinais de alerta para interromper a prática.[24]

● EXERCÍCIO EM IDOSOS

Expectativa de vida e taxa de fecundidade traçam linhas opostas, que se cruzam em "X", nos últimos cinquenta anos. Enquanto a primeira avança nos gráficos e planilhas de praticamente todos os países do mundo, a segunda linha, que se refere a novas gravidezes com crianças nascidas vivas, tem queda vertiginosa, principalmente nos países desenvolvidos. Isso resulta em populações cada vez mais envelhecidas, principalmente na Europa e América do Norte. No entanto, esse viver mais nem sempre denota um viver melhor, pois com o avançar da idade os idosos tendem a ter um estilo de vida sedentário, o que acaba culminando em redução da massa muscular esquelética e da capacidade funcional, além de dependência física.[25,26]

A expectativa é que até 2047 a população de idosos exceda a de crianças de até cinco anos, sendo que 80% deste grupo viverão em países de média e baixa renda. Com o aumento da expectativa de vida, cresce também o número de idosos com incapacidade funcional e com comprometimento importante nas atividades de vida diária.[27]

O processo de envelhecimento é dinâmico e contínuo, induzindo a mudanças morfológicas, fisiológicas e psicológicas, como: diminuição da capacidade cardiorrespiratória, redução do balanço hídrico e da função renal, modificações no sistema imune com maior chance de desenvolver doenças autoimunes e infecciosas sem sinais clínicos como febre. Ocorre, ainda, redução da massa óssea e muscular tanto em homens como em mulheres. Mas esse fenômeno é mais acentuado nas mulheres após a menopausa, devido à redução na produção do estrogênio após a quinta década de vida. Nos homens, a redução das funções endócrinas e o hipogonadismo relativo, também causam alterações como diminuição no número e tamanho de células musculares de contração rápida tipo IIx, aumento no depósito de tecido adiposo na região central do abdômen, aumento da gordura e diminuição da massa muscular até culminar em sarcopenia. Este processo pode levar a uma desordem metabólica, gerando a resistência à insulina e disfunção no metabolismo da glicose, o que pode levar ao diabetes do tipo II.[25,26,28,29]

A sarcopenia, assim como a síndrome da fragilidade, refere-se à progressiva redução da massa muscular e função esquelética. As evidências acumuladas indicam que a sarcopenia é parcialmente reversível. Quando a intervenção é multimodal, precoce, constante e consistente, observamos melhores expectativas de reversão do quadro ou melhora clínica compatível com melhora da qualidade de vida ou, no mínimo, prevenção de danos.[27,28]

Entre as diferentes abordagens para sarcopenia, podemos citar: ajustes na nutrição, suplementação, melhora na higiene e qualidade do sono, aplicação do treinamento físico, para aumentar a aptidão física, massa muscular, força/resistência muscular, e capacidade cardiovascular.[27,28]

Avaliar a capacidade funcional é muito importante para auxiliar na identificação do nível de comprometimento funcional. Essa avaliação é uma maneira de medir se o idoso é capaz de desempenhar as atividades diárias. Essa transformação na composição corporal e fisiológica pode ser atenuada e prevenida com a prática regular de exercícios físicos, conforme indicação da OMS.[28] O exercício desempenha um papel fundamental na qualidade de vida do idoso. Com 65 anos ou mais a recomendação de exercícios aeróbios é de 150 a 300 minutos semanais de atividade, com intensidade moderada a vigorosa, ou 75 a 150 minutos de exercícios aeróbios vigorosos. No mínimo de 2 ou até mais vezes de treinamento de força muscular que envolva os principais grupos musculares e 3 vezes por semana de atividades que enfatizem o equilíbrio funcional (diretrizes da OMS para atividade física e comportamento sedentário).[27-29]

A diminuição da força e potência, e volume muscular, está associada à sarcopenia, que atinge principalmente as fibras glicolíticas; com isso, o treino resistido é o mais eficiente para combater e tratar a sarcopenia. Para ganhos de força basta uma única série até a falha muscular, entre 8 e 12 repetições, com movimentos lentos (moderados). Máquinas, pesos livres ou peso corporal produzem resultados semelhantes, porém os aparelhos são mais seguros. Movimentos rápidos não devem ser trabalhados, devido ao seu alto risco de lesão.[29-31]

A elaboração de um programa de treinamento deve reconhecer os objetivos específicos de cada caso, modificando suas prescrições de acordo com as respostas adaptativas individuais, e sempre respeitando os princípios do treinamento como: princípio da sobrecarga progressiva, individualidade biológica, adaptação, especificidade, continuidade e reversibilidade. A periodização do treinamento é uma maneira de organizar os estímulos das sobrecargas, definidos por métodos, períodos de treinos, planejados dentro dos meses, semanas e sessões de treino (prescrição e orientação de atividade física para idosos longevos). Alguns cuidados devem ser tomados na prescrição do treinamento, como exercícios de membros superiores, que aumentam mais as pressão sistólica e diastólica, e aqueles executados em membros inferiores; a menor massa muscular e a árvore vascular dos braços oferecem maior resistência ao fluxo sanguíneo. Exercícios com grande intensidade também aumentam o risco de lesões e desgaste muscular.[30,31]

CONCLUSÃO

Um estilo de vida ativo em adultos está associado a uma redução da incidência de várias doenças crônico-degenerativas, bem como a uma redução da mortalidade cardiovascular e geral. Em crianças e adolescentes, um maior nível de atividade física contribui para melhorar o perfil lipídico e metabólico e reduzir a prevalência de obesidade. Ainda, é mais provável que uma criança fisicamente ativa se torne um adulto também ativo. Em consequência, do ponto de vista de saúde pública e medicina preventiva, promover a atividade física na infância e na adolescência significa estabelecer uma base sólida para a redução da prevalência do sedentarismo na idade

Adulta, contribuindo desta forma para uma melhor qualidade de vida.[6-8]

REFERÊNCIAS

1. Salway R, Foster C, de Vocht F. Accelerometer-measured physical activity and sedentary time among children and their parents in the UK before and after Covid-19 lockdowns: a natural experiment. Int J Behav Nutr Phys Act. 2022;19:51.
2. Faigenbaum A. Physical activity in children and adolescents. ACSM Bulletin. 2015.
3. Sims J, Milton K, Foster C. A profile of children's physical activity data from the 2012 and 2015 health survey for England. BMC Public Health. 2022;22:1785.
4. Lazzoli JK, Nóbrega ACL, Carvalho T, Oliveira MAB, Teixeira JAC, Leitão MB, et al. Atividade física e saúde na infância e adolescência. Rev Bras Med Esporte. 1998 Jul;4(4):107-9.
5. Chaput JP, Willumsen J, Bull F, Chou R, Ekelund U, Firth J, et al. 2020 WHO guidelines on physical activity and sedentary behaviour for children and adolescents aged 5-17 years: summary of the evidence. Int J Behav Nutr Phys Act. 2020 Nov 26;17(1):141.
6. Rodriguez-Ayllon M, Cadenas-Sánchez C, Estévez-López F, Muñoz NE, Mora-Gonzalez J, Migueles JH, et al. Role of physical activity and sedentary behavior in the mental health of preschoolers, children and adolescents: a systematic review and meta-analysis. Sports Med. 2019 Sep;49(9):1383-410.
7. American Academy of Pediatrics Committees on Sports Medicine and School Health. Physical fitness and the schools. Pediatrics. 1987;80:449-50.
8. American College of Sports Medicine. Opinion statement on physical fitness in children and youth. Med Sci Sports Exerc. 1988;20:422-3.
9. Nascimento SL, Godoy AC, Surita FG, Silva JLP. Recomendações para a prática de exercícios na gravidez. Rev Bras Ginecol Obstet. 2014;36:9.
10. ACOG Committee opinion. Number 267, January 2002: exercise during pregnancy and the postpartum period. Obstet Gynecol. 2002;99(1):171-7.
11. Exercise in pregnancy (RCOG Statement No 4). 2006.
12. Nascimento SL, Surita FG. Physical Exercice during pregnancy: a sistematic review. Curr Opin Obstet Gynecol. 2012.
13. Wolfe LA, Davies GA. Canadian guidelines for exercise in pregnancy. Clin Obstet Gynecol. 2003;46(2):488-95.
14. Zavorsky GS, Longo LD. Exercise guidelines in pregnancy: new perspectives. Sports Med. 2011;41(5):345-60.
15. Szymanski LM, Satin AJ. Strenuous exercise during pregnancy: is there a limit? Am J Obstet Gynecol. 2012;207(3):179e1-179e6.
16. Zhang C, Solomon CG, Manson JE, Hu FB. A prospective study of pregravid physical activity and sedentary behaviors in relation to the risk for gestational diabetes mellitus. Arch Intern Med. 2006;166(5):543-8.
17. Dempsey JC, Butler CL, Williams MA. No need for a pregnant pause: physical activity may reduce the occurrence of gestational diabetes mellitus and preeclampsia. Exerc Sport Sci Rev. 2005;33(3):141-9.
18. Pigatto C, Santos CM. Effects of physical exercices on the fetal hemodinamic parameters. Rev Bras Ginecol Obstet. 2014;216-21.
19. Boyle R, Hay-Smith EJ, Cody JD, Mørkved S. Pelvic floor muscle training for prevention and treatment of urinary and faecal incontinence in antenatal and postnatal women. Cochrane Database Syst Rev. 2012;10:CD007471-CD00747
20. Tobias DK, Zhang C, van Dam RM, Bowers K, Hu FB. Physical activity before and during pregnancy and risk of gestational diabetes mellitus: a meta-analysis. Diabetes Care. 2011;34(1):223-9.
21. Beckmann MM, Stock OM. Antenatal perineal massage for reducing perineal trauma. Cochrane Database Syst Rev. 2013;4:CD005123-CD005123.
22. Martins RF, Pinto e Silva JL. Treatment of pregnancy-related lumbar and pelvic girdle pain by yoga method: a randomized controlled study. J Alt Compl Med. 2014.
23. Martins RF, Pinto e Silva JL. A exercise method for the treatment of lumbar and posterior pelvic pain in pregnancy. Rev Bras Ginecol Obstet. 2005;27:275-82.
24. Barakat R, Lucia A, Ruiz JP. Resistance exercice training during pregnancy and newborn birth size: a randomised controlled trial. Int J Obes. 2009.
25. Izquierdo M, Merchant RA, Morley JE, Anker SD, Aprahamian I, Arai H, et al. International Exercise Recommendations in Older Adults (ICFSR): Expert Consensus Guidelines. J Nutr Health Aging. 2021;25(7):824-53.
26. Thomas E, Battaglia G, Patti A, Brusa J, Leonardi V, Palma A, et al. Physical activity programs for balance and fall prevention in elderly: a systematic review. Med. 2019 Jul;98(27):e16218.
27. World Health Organization. Assessing national capacity for the prevention and control of noncommunicable diseases: report of the 2019 global survey. Geneva: World Health Organization; 2020.
28. World Health Organization. Global action plan on physical activity 2018-2030: more active people for a healthier world. Geneva: World Health Organization; 2018.
29. World Health Organization. ACTIVE: a technical package for increasing physical activity. Geneva: World Health Organization; 2018.
30. Hsu KJ, Liao CD, Tsai MW, Chen CN. Effects of exercise and nutritional intervention on body composition, metabolic health, and physical performance in adults with sarcopenic obesity: a meta-analysis. Nutrients. 2019 Sep 9;11(9):2163.
31. Fisher J, Steele J, Bruce-Low S, Smith D. Avaliação de evidências para orientação sensata do treinamento com pesos. Med Sport. 2011;15(3):147-62.
32. Lavin KM, Roberts BM, Fry CS, Moro T, Rasmussen BB, Bamman MM. The importance of resistance exercise training to combat neuromuscular aging. Physiology. 2019;34(2):112-22.

Base da prevenção e reabilitação das lesões no esporte

16

▶ Carolina Ribeiro Lopes Ferrer

●INTRODUÇÃO

A prevenção de lesões é um aspecto crucial do treinamento e da competição esportiva. O risco de lesão, seja no esporte amador ou profissional, está sempre presente e cabe à ciência da medicina esportiva estudar possíveis caminhos para diminuir os números dessas ocorrências. Estudos mostram que, em média, 8 a 28 dias por jogador no futebol profissional são perdidos por lesão por temporada.[1] Além disso, estima-se que os gastos com as lesões sejam de milhões de dólares anualmente, sendo a lesão do ligamento cruzado anterior (LCA) uma das mais comuns e com maior custo para as equipes esportivas.[2,3]

Há fatores que podem ser intrínsecos e extrínsecos à lesão, sendo importante uma abordagem global. Dentre os fatores de risco, estão: fatores psicossociais, psicológicos, biomecânicos, tipo de solo e esporte.[1] Considerando que a lesão é um evento complexo e dinâmico, o foco é compreender melhor os fatores que podem influenciar de forma negativa ou positiva. Não é recomendado usar uma única métrica para essa predição.[4]

Existem diversos grupos de estudo espalhados pelo mundo, visando estudar aspectos que possam ser aplicados para prevenir lesões em atletas. Nesse capítulo, trataremos de grandes temas que são os focos dos trabalhos mais recentes.

Dessa forma, são eles:

1. Monitoramento de carga de treinamento;
2. Programas de exercícios focados em prevenção de lesão — como FIFA 11+;
3. Dieta e suplementos alimentares;
4. Sono.

Passando por esses temas para ter uma ideia mais aprofundada do que se tem na ciência para esse assunto tão polêmico e desejado para os médicos do esporte.

● MONITORAMENTO DE CARGA DE TREINAMENTO

Esse conceito tem se tornado cada vez mais discutido nos estudos sobre medicina esportiva e periodização de treinamento. Essa é uma grande interação entre a medicina e a área de preparação física, que é uma grande aliada na prevenção de lesões no alto rendimento.

O termo periodização é dado à variação no volume e na intensidade de treinamento durante um determinado período e visa prevenir um declínio no desempenho físico nos períodos de competição.[5] Para obter um resultado satisfatório no treinamento, é necessário aplicar uma sobrecarga, que deve ser controlada manipulando a frequência, a intensidade e a duração do treinamento ou a combinação dos três. O conceito é o mesmo para qualquer tipo de pessoa, desde atletas até cardiopatas.[5]

Trata-se de uma análise de dados de treinamento e competições para, dessa forma, tentar prever períodos ou fases com maior risco de lesão. Dessa maneira, individualizar o treinamento e, consequentemente, prevenir lesões, sobretudo aquelas que chamamos de "por sobrecarga", ou seja, movimentos repetitivos sem descanso adequado para recuperação.[6]

"Carga" pode ser definida como um "estresse acumulativo" causado por treinos e jogos durante um determinado período.[4] À medida que analisamos essa variável, ela se divide em duas partes: carga externa, seja aquela que é aplicada, um exemplo seria o peso prescrito em um treino de musculação, que pode ser medida pelo uso de GPS ou planilhas de treino de musculação e a outra variável seria a carga interna (biológica) que está relacionada a fatores fisiológicos e psicológicos, medida por meio de questionários como a percepção subjetiva de esforço (PSE), frequencímetros, plataformas de salto.[5,6] É crucial ter em mente esses dois elementos para compreender que um atleta pode ter um desgaste diferente em uma mesma sessão de treinamento.

Um fator relevante que deve ser considerado quando estamos estudando prevenção de lesão é um conceito conhecido como relação carga aguda/crônica.[4,7] Dessa forma, analisaremos o treino pontualmente e a média da carga aplicada nas últimas 4 a 6 semanas, para, assim, determinar períodos de maior risco de lesão.[4,7,8]

Ao analisar esses estudos, é possível compreender por que o repouso pode ser prejudicial para o atleta e derrubar a falsa ideia de que somente descansando você pode "salvar" o atleta. No entanto, o que percebemos é que, quando conseguimos, na reabilitação, ter uma carga de treinamento adequada, acabamos prevenindo a relesão.[4,8]

Quando pensamos em reabilitação após a imobilização, devemos também considerar esses conceitos, afinal há um destreinamento além da atrofia do membro afetado. O desuso e a imobilização demonstram alterações negativas nos ossos, cartilagens, cápsulas articulares e nos músculos. Lembrando também do impacto na função cardiorrespiratória com perda de condicionamento físico.[9]

Existem técnicas para não dar grandes saltos da carga e abaixo estão as melhores maneiras de fazer isso:

1. Manter um treinamento adequado durante as férias e entre os campeonatos. Isso facilitará o retorno para a pré-temporada, diminuindo um aumento acentuado da carga;
2. Identificar o objetivo e as demandas da competição. Assim, periodizar adequadamente para isso, evitando o excesso e metas inúteis ou desnecessárias;
3. Determinar as diferenças individuais e as tolerâncias de cada atleta. Apresentando um breve histórico de idade, lesões anteriores, histórico de treinamento, deficiências neuromusculares, condicionamento físico e aspectos psicológicos;
4. Pensar e se preparar para a pior situação possível. Um exemplo de jogo de futebol seria um jogo completo com prorrogação (totalizando 120 minutos) e mais os pênaltis, considerando também os acréscimos;
5. Criar um programa de treinamento que atenda às demandas físicas para os esportes, aumente as capacidades físicas e considere os fatores limitantes individuais.[10]

Em suma, o mais relevante para se pensar de forma geral na prevenção de lesões quando se trata de monitoramento de treino é que treinar demais aumenta o número de lesões, mas treinar pouco também aumenta! O programa de treino deve ser adequado à demanda individual (física e psicológica) e esportiva (competição) exigida para o atleta.[6,8] (Figura 16.1)

PROGRAMAS DE TREINAMENTO PARA PREVENÇÃO DE LESÃO

Como já foi mencionado, a falta de treinamento pode aumentar o risco de lesão. Além disso, existe a especificidade do treinamento, sendo assim estudos foram realizados para avaliar se determinados tipos de treino podem diminuir a incidência de lesões esportivas.

Os treinamentos têm como foco trabalhar com fatores de risco biomecânicos de determinadas lesões, como valgo dinâmico na lesão de cruzado anterior de joelho (LCA) ou alterações de propriocepção nos casos de entorses de tornozelo.[2,9,12] Se considerarmos apenas as duas citadas acima, temos a lesão de LCA como uma de alto custo, com alta incidência principalmente nos esportes femininos e as lesões de tornozelo, com prevalência chegando a 73%, e desses 22% sofrendo cinco ou mais lesões na mesma articulação.[13,14]

Os programas de treinamento que se concentram na prevenção de lesões procuram fortalecer e preparar o atleta, adequando a biomecânica do gesto esportivo. Em geral, esses programas devem ser elaborados para cada esporte específico e, se possível, elaborados individualmente para cada atleta. A Tabela 16.1 apresenta definições relevantes para compreensão.

Nas pesquisas a respeito do treinamento de força para prevenção, o foco principal são os exercícios excêntricos. Principalmente na prevenção de lesões musculares, sendo os mais eficientes para a proteção muscular do que os exercícios concêntricos.[1] Dois exercícios são amplamente mencionados na literatura sobre prevenção. Um deles é conhecido como "Nórdico" (Figura 16.2), que trabalha os músculos posteriores na coxa, tendo bons resultados, mas não deve ser realizado antes de sessões de treino intensa devido à fadiga

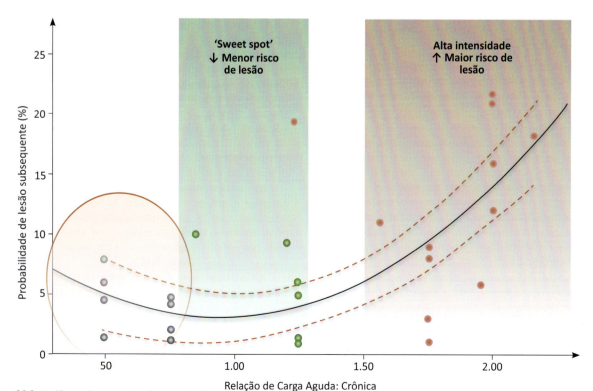

Figura 16.1 Gráficos de zona de risco de lesão.
Fonte: Caldemeyer LE, Brown SM, Mulcahey MK. 2020.[11]

CAPÍTULO 16 — BASE DA PREVENÇÃO E REABILITAÇÃO DAS LESÕES NO ESPORTE

Tabela 16.1 Apresenta definições relevantes para compreensão.

Definições importantes	
Treino neuromotor	Treino físico que visa melhorar a função neuromuscular, ou seja, a capacidade de coordenação e controle motor, por meio da ativação adequada dos músculos
Pliometria	Atividade de treino de resistência que envolve movimentos excêntricos e concêntricos de forma que o músculo se alongue levemente antes da ação concêntrica; usa o reflexo de alongamento para aumentar a capacidade muscular de gerar força
Propriocepção	Habilidade de identificar a localização espacial do corpo, a posição e a orientação, a força exercida pelos músculos e a posição de cada parte do corpo em relação às outras, sem necessariamente usar a visão
Ação Excêntrica	Alongamento muscular durante a aplicação de força
Ação Concêntrica	Encurtamento muscular durante a aplicação de força.
Dor Muscular de Início Tardio — DMIT	Dor residual ao treinamento e pode persistir por 3 a 4 dias. Tem pico em 24-48 h. A lesão é causada por micro lesões no tecido muscular ou danos aos seus componentes, além da retenção de líquido, espasmos musculares, estiramento excessivo, inflamação aguda, alteração do mecanismo de cálcio ou a combinação desses fatores. Ações excêntricas tendem a causar mais DMIT
Treinamento de CORE	Chamado também de estabilização lombar, estabilização dinâmica. CORE é o "quadrado" muscular da região do abdome, formado pelos músculos abdominais anteriormente, os paravertebrais e glúteos posteriormente, o diafragma na parte superior e o assoalho pélvico e músculos do cíngulo sendo a parte inferior. Reúne 29 pares de músculos
Sobrecarga	Aumento do treinamento planejado, sistemático e progressivo para melhorar o desempenho
Overreaching não funcional	Sobrecarga não programada e excessiva com períodos de descanso inadequados. A queda no desempenho é percebida, mas a recuperação é a curto prazo de intervenção (dias ou poucas semanas).
Overtraining	*Overreaching* não tratado que causa alterações biológicas que causam uma queda no rendimento por um longo período, podendo chegar a muitos meses. Pode ser necessária uma intervenção médica por conta de outros fatores relacionados

Fonte: Elaborada pela autora.

muscular. Além disso, é recomendado iniciar com 5 semanas para evitar a dor muscular de início tardio (DMIT). Outra forma de prevenção também eficaz é com o uso do aparelho isoinercial (Figura 16.3), mas esse está relacionado a muitas queixas de DMIT com a introdução desse treinamento.

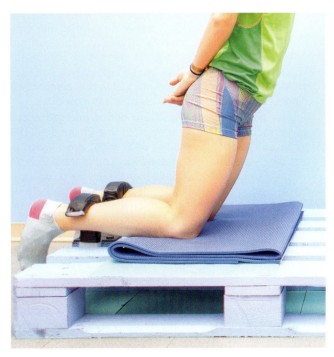

Figura 16.2 Treino de posterior de coxa: flexão nórdica.
Fonte: https://br.depositphotos.com/246025486/stock-photo-nordic--hamstring-exercise-pallet-gym.html

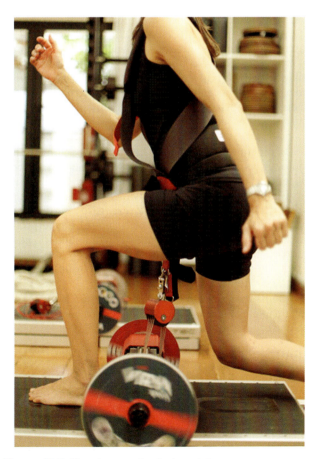

Figura 16.3 Uso do aparelho isoinercial.
Fonte: https://virya.com.br/wp-content/uploads/2020/07/7c.jpg.

Os exercícios de propriocepção também são relevantes para esse tipo de programa, com muita evidência científica, sobretudo para lesões no tornozelo.[1,15] Podem ser realizados com uso de dispositivos como discos, pranchas de balanço e *tilt boards* ou mesmo com movimentos que incluam saltos unipodais. Este tipo de treinamento neuromuscular parece ter um grande efeito protetor, sobretudo em entorses de tornozelo nos esportes femininos.[16] Ressaltando que tornozelos com instabilidade são mais fracos que os tornozelos sem lesão prévia, devido à diminuição da massa muscular, logo, devemos focar no fortalecimento para esses atletas.[17]

O treinamento de equilíbrio é bastante utilizado para tratamentos para tornozelos com instabilidade e, muitas vezes, é complementado por outras terapias. Diversos estudos demonstraram os efeitos do treinamento de equilíbrio, como a diminuição do tempo de reação e o senso de reposição articular, mas não há dados que comprovem a melhora do paciente.[18,19]

Ao analisar a literatura sobre o treino de alongamento e flexibilidade, percebemos que os homens têm mais vantagens na inclusão da modalidade. Pois devido à biomecânica, ao sexo, às alterações hormonais e à frouxidão ligamentar, as mulheres acabam tendo mais vantagens com o fortalecimento do CORE e dos membros inferiores.[16]

O treino dos músculos do CORE também é indispensável para programas de prevenção de lesões, uma vez que melhora o controle do movimento do tronco e pelve, permitindo uma melhor transferência de força para os membros inferiores, produzindo, dessa forma, mais força.[1]

Ao analisar a lesão do cruzado anterior, sobretudo no esporte feminino, independentemente da exposição, a estatística é entre duas e oito vezes maior que a incidência do masculino. Vemos resultados animadores com programas de prevenção que são multicomponentes, ou seja, inclui múltiplas variáveis de treinamento. É importante entender que o principal mecanismo de lesão é causado pelo pivoteio, sendo atraumática em uma desaceleração rápida ocorrendo uma hiperextensão ou leve flexão, que sofre um valgo com um movimento de rotação interna ou externa.[2,12]

Os programas são sempre compostos por um treinamento neuromotor, exercícios excêntricos, pliometria e propriocepção. Visando fortalecer o quadril e o CORE, sendo dessa forma possível evitar o movimento do valgo dinâmico, caracterizado pelo movimento excessivo de adução de quadril, rotação medial (joelho para dentro) e hiperpronação de calcâneo (pisada para dentro) no momento do gesto esportivo, pois esse movimento se dá por conta de diversos desequilíbrios musculares. A prevenção de lesões de LCA é relatada na literatura, chegando a 45%.[3]

Não há evidências que aquecimentos não estruturados tenham impacto nas lesões, somente rotinas que sigam esse conjunto de fatores citados anteriormente.[20]

FIFA 11+

O programa de treinamento de prevenção de lesões desenvolvido pela FIFA para jogadores de futebol é o mais conhecido sobre o tema. O programa inclui uma série de exercícios de aquecimento e fortalecimento para melhorar a estabilidade muscular, o equilíbrio e a flexibilidade. O projeto foi criado com base em pesquisas científicas e sugere que o risco de lesões em jogadores de futebol pode ser reduzido em até 30%. Além disso, ajuda a melhorar o desempenho dos jogadores em campo, aumentando sua agilidade, força e resistência.

Recomendado para jogadores de todas as idades e níveis de habilidade, e pode ser usado como parte integrante de um programa de treinamento mais amplo. Ele pode ser realizado em grupo ou individualmente, e leva cerca de 15 a 20 minutos para ser finalizado. Além disso, não requer equipamentos, tornando sua aplicação mais fácil.[21]

É dividido em três estágios: o primeiro (por volta de 8 minutos) é composto por corridas de baixa intensidade e alongamentos dinâmicos. O segundo período (cerca de 10 minutos) é composto por um grupo de exercícios que se concentram em agilidade, equilíbrio, pliometria e força (incluindo o CORE) e termina com uma última etapa (cerca de 2 minutos) de corrida de alta intensidade com mudanças de direção. (Figura 16.4)

Há um princípio de aprendizagem motora, com foco na atenção e trabalho cognitivo, e essas mudanças de biomecânicas acabam se tornando inconscientes para o atleta.[2] Há um resultado de consciência corporal com o tempo de treino, além disso, estudos qualitativos mostram uma relação dessa consciência também com lesões prévias do próprio atleta.[22] A compreensão do atleta e a adesão de todos da comissão são fundamentais para haver um efeito benéfico no trabalho de prevenção de lesões.[20]

É recomendado que os programas envolvam um aquecimento dinâmico, combinados com exercícios de força excêntrica de 2 a 3 séries de 5 a 12 repetições, treino de força, mobilidade e equilíbrio, pelo menos 2 vezes por semana, além do treino específico da modalidade.[1,16]

● DIETA E NUTRIÇÃO

A nutrição é um pilar da reabilitação e da prevenção de lesões e não deve ser esquecida ou menosprezada. O papel dos macros e micronutrientes, do consumo calórico e da suplementação são de suma importância para esses processos.

Consumo calórico é a quantidade de calorias que uma pessoa ingere por dia. É importante manter um equilíbrio entre o consumo calórico e o gasto energético, para evitar o excesso de gordura e manter um peso saudável. Pode ser controlado mediante a escolha adequada dos alimentos e mediante cálculos de necessidades calóricas individuais.

Uma alteração que cause um déficit energético por longo período pode causar uma síndrome chamada RED-S (Síndrome da Deficiência Relativa de Energia), em que o atleta tem diversas alterações metabólicas como alterações do eixo hipotalâmico, irregularidade menstrual e perda de massa óssea, aumentando o número de lesões como as fraturas por estresse.[23] A manutenção adequada deve ser acima de 45 kcal/kg/massa livre de gordura para funcionamento adequado do corpo, jogadores que foram imobilizados devido a lesões podem ter uma perda muscular ainda maior ao não consumirem essa meta, dificultando ainda mais o retorno ao esporte.[24]

Alguns esportes são ainda mais relevantes, como os esportes de luta. Considerando a categoria de peso, o atleta deve ter um controle rigoroso da dieta e em alguns casos utilizar métodos como restrições alimentares, diuréticos, laxantes e exercícios físicos com roupas pesadas para perder peso. De acordo com estudos, a perda de 5% a 6% do peso em 3 dias aumenta o risco de lesão.[25]

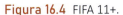

Figura 16.4 FIFA 11+.
Fonte: FIFA. FIFA 11+ injury prevention program [poster]. F-MARC

Os macronutrientes são os que fornecem a maioria das calorias na dieta e são necessários em abundância pelo organismo. Os três principais são: carboidratos, proteínas e gorduras. Os carboidratos fornecem energia para o organismo, as proteínas são responsáveis pela construção e reparação dos tecidos, e as gorduras são importantes para a absorção de vitaminas e para a produção de hormônios.[5]

A proteína é o principal fator de prevenção e reabilitação, sobretudo relacionada às lesões musculares. Quando há imobilização, a meta é consumir 2,3 gramas por quilo por dia, combinado com o treinamento de força. Nesses casos, pode haver uma resistência anabólica e esse consumo otimiza a resposta muscular.[24,26] Deve ser distribuída durante o dia em refeições, por volta de 20 a 30 g por porção.[25,26] Alguns autores recomendam o uso do *bed time*, ou seja, antes de dormir, que deve ser consumido pelo menos 20 gramas duas horas depois do jantar ou 30 minutos antes de dormir. A leucina, um dos aminoácidos mais importantes, está disponível em 2 g a cada 20 a 30 g de uma proteína de boa qualidade. A boa resposta relacionada a leucina se dá devido à ação dela no receptor mTOR (principal relacionado à síntese proteica).[24]

Os carboidratos estão mais ligados às metas de consumo calórico e ao nível de glicogênio muscular. As gorduras serão aplicadas neste contexto, sobretudo, sob a forma de suplementos de ômega 3 e óleo de peixes.[24]

Os micronutrientes são aqueles necessários em menor quantidade, mas que desempenham funções relevantes no organismo. Sendo eles as vitaminam e os minerais.[5] Dos compostos com estudos relevantes, a vitamina C é a que tem maior relevância, por estar ligada à produção de colágeno e à ação antioxidante. Deve ter o consumo mínimo de 46 microgramas por dia, facilmente obtido por meio da alimentação com frutas cítricas e está mais relacionada à prevenção de tendinopatias e entesopatias. Outra vitamina estudada é a D e sua relação com lesões musculares e ósseas, estudos mostram que a deficiência dessa vitamina está ligada à má recuperação, mas não é necessário altos níveis.[25,26] Os resultados são satisfatórios com o consumo de 2.000 a 4.000ui/dia, dependendo da exposição do atleta ao sol.[26] Alguns minerais devem ser avaliados e, se houver deficiência, tratados, como o ferro, o cobre e o cálcio.[25,26]

Suplementação alimentar consiste em produtos, como cápsulas, comprimidos, pós ou líquidos, que contêm nutrientes em quantidades superiores às encontradas na dieta, visando complementar a dieta e/ou melhorar o desempenho físico ou mental. Os suplementos alimentares podem conter macro e/ou micronutrientes, bem como outros compostos, como aminoácidos, creatina, cafeína, entre outros.[5]

Há vários estudos apontando uma boa resposta para o Ômega 3. Há evidências da ação anti-inflamatória e até mesmo da prevenção da perda de massa muscular em animais.[26] Parece promover a diminuição do dano muscular causado pelas lesões musculares.[25] A dose recomendada pela literatura fica entre 2 e 4 gramas, sendo que há estudos que mostram a dose de 4 g com sensibilidade anabólica.[24] O colágeno também tem um efeito protetor das lesões articulares, tendões e tecido conectivo quando consumido em 10 g de forma hidrolisada. Também pode ser consumido na forma de gelatina, sendo e 15 g, 30 a 60 minutos antes do treino.[25,26]

Dentre os suplementos, um é de extrema relevância devido à grande evidência de serem um recurso ergogênico. A creatina é encontrada, sobretudo, em carnes vermelhas e frutos-do-mar e consumida em forma de pó. Os protocolos de suplementação sugerem uma dose inicial de 5 gramas por dia (ou aproximadamente 0,3 grama por quilo), 4 vezes ao dia por 5 a 7 dias e, após, uma manutenção diária de 3 a 5 gramas por dia. Não há vantagem em doses mais elevadas após a suplementação de ataque. Deve ser elaborada de forma monohidratada, pois a grande maioria dos estudos foram realizados com essa formulação. Apesar de comprovadamente melhorar aspectos de desempenho, não é considerada *doping*. Há vantagens no consumo juntamente com o carboidrato, por ajudar a reposição do glicogênio muscular, podendo reduzir o dano muscular e otimizar a recuperação. Usuários da creatina apresentam menos câimbras, contraturas e estiramentos e existem estudos que falam da redução de lesões traumáticas. Na reabilitação tem papel fundamental para melhora do ganho de força do membro afetado.[27]

A nutrição é extremamente importante e devemos ter o consumo adequado. Para isso, os protocolos dietéticos devem considerar diversos fatores, como o esporte praticado, o perfil do time, a fase da reabilitação, o tipo de treinamento e a qualidade da alimentação de forma mais individualizada possível. Atenção para as vitaminas e minerais, para evitar suplementações excessivas, que podem causar hiperdosagens e problemas de saúde para o atleta.

● SONO

Um problema recorrente em grupos de atletas é a qualidade do sono. Devido a diversos fatores, esse grupo está sujeito a problemas de sono, tais como viagens, jogos noturnos, má higiene do sono, rotina congestionada, uso de produtos contendo cafeína como pré-treino, além do abuso de álcool e substâncias.[28] Além disso, fenômenos como o *overtraining* e o RED-s têm um impacto negativo no sono, podendo causar distúrbios mais graves.[29] Na população atleta, os distúrbios de sono em geral estão relacionados com as competições, aumentando a latência do sono e a fragmentação causando despertares noturnos. É pior nos esportes individuais.[29]

O sono é um processo fisiológico indispensável para a saúde e o bem-estar do corpo e da mente. Ocupa 20% a 40% do seu dia, está relacionada à memória, regulação do metabolismo de glicose, fadiga mental, reparos dos tecidos, homeostase sináptica e imunidade.[29] Apresenta fases divididas em dois grandes grupos: o sono REM (sigla em inglês para *Rapid Eye Movement*, ou Movimento Rápido dos Olhos) e o sono não-REM. O sono não-REM é subdividido em três fases:

- **A fase 1:** é a primeira fase do sono, em que a pessoa ainda está acordada, mas começa a ficar sonolenta. Nesta fase, o sono é leve e o corpo começa a relaxar. Dura cerca de 5 a 10 minutos.
- **A fase 2:** é o período do sono intermediário. Nesta fase, a pessoa já está dormindo, mas ainda pode ser facilmente acordada. O cérebro começa a diminuir a atividade e os olhos param de se mover. Dura cerca de 45 a 50 minutos.
- **A fase 3:** é o sono profundo, também chamado sono delta. Nesta fase, o cérebro quase não tem atividade e a pessoa é muito difícil de ser despertada. É durante essa fase que ocorrem processos de reparação e regeneração do corpo. Dura cerca de 20 a 40 minutos.

O sono REM é a fase do sono em que ocorrem os sonhos mais vívidos. É chamado de sono paradoxal, porque o cérebro está tão ativo quanto quando a pessoa está acordada, mas os músculos do corpo estão paralisados. A duração do sono REM aumenta à medida que a noite avança, com a primeira ocorrência tendo cerca de 10 minutos e a última ocorrência tendo cerca de uma hora. O sono REM é, em média, cerca de 20% a 25% do tempo total de sono.[30]

Esse processo está ligado a mecanismos hormonais importantes para a recuperação de treinos e lesões, como a liberação de GH para restituição fisiológica, além da importância para o anabolismo.[28,31] A associação americana de sono recomenda para crianças de 6 a 12 anos e 13 a 18 anos, de 9 a 12 horas e de 8 a 10 horas de sono, respectivamente. Para adultos, o tempo recomendado é de, pelo menos, 7 horas.

A privação de sono influencia em um estado pró-inflamatório, afetando negativamente na recuperação muscular além de queda na concentração e tempo de reação.[31] Induz um estado catabólico (cortisol aumentado e diminuição dos hormônios anabólicos e IGF-1 com alteração de fatores inflamatórios, sobretudo o TNF-alfa, dano vascular e disfunção endotelial). Em atletas aumenta os valores encontrados em exames relacionados a recuperação muscular como a CPK, TGP, TGO, PCR e mioglobinas.[29]

Pesquisas apontam que atletas que dormiram menos de 8 horas tinham 1,7 vezes mais chances de sofrer lesões do que aqueles que dormiram mais de 8 horas. Jogos seguidos por noites com menos de 6 horas de sono têm um número elevado de lesões.[31] Isso está, provavelmente, ligado a fadiga, mas também à piora da propriocepção, ao controle de postura e ao tempo de reação.[32]

O exercício pode ter um impacto negativo no sono agudamente, com redução do REM se realizado 4 horas antes da hora de dormir e realizado intensamente. No entanto, o efeito do exercício realizado regularmente mostra melhora da arquitetura do sono e do tempo do sono.[32] Também há melhora da apneia do sono com a prática de exercícios físicos moderados.[29]

Diante disso, são estudadas estratégias para melhorar o sono, uma delas é a higiene do sono. É um grupo de comportamentos, ambiente e condições que visam melhorar a qualidade do sono. As principais recomendações são:

- A exposição à luz matinal pela manhã.
- A manutenção de uma hora para dormir constantemente nos finais de semana.
- A ausência de fontes de luz de tecnologia (como televisão, *smartphones* etc.)
- O desligamento de todos os aparelhos antes de dormir para evitar interrupções do sono;
- A manutenção de uma temperatura agradável no quarto;
- Pelo menos 30 minutos antes de dormir, começar a fazer atividades para relaxar (como ouvir música suave, meditar, ler);
- Limitar o consumo de cafeína e outros estimulantes.[31]

Outras estratégias específicas também incluem o uso de óculos com filtro de luz azul para os atletas após as partidas à noite, além de entretenimentos de ondas cerebrais para estimular o cérebro na frequência de 1 e 8 hertz, o que parece melhorar a qualidade do sono e a capacidade cognitiva.[28]

Quando diagnosticado um distúrbio de sono, pode ser necessário o uso de medicamentos, como hipnóticos, benzodiazepínicos e não benzodiazepínicos de curta duração, como o zolpidem. No entanto, eles não têm melhoria de qualidade de sono para serem usados após um evento específico e podem ter uma influência negativa no desempenho. A melatonina pode ser usada como um auxiliar mental para ajustar o sono, mas, se usada de forma exógena, pode ter uma influência negativa no desempenho desportivo.[28]

CONCLUSÃO

Este capítulo demonstrou que há diversos fatores que influenciam uma lesão, e que não devemos acreditar que um único fator isolado pode ter um grande impacto, mas sim uma análise complexa de múltiplos elementos ambientais e individuais para compreender as melhores ações como médicos e integrantes de uma comissão técnica para prevenção de lesões. A adesão dos outros membros da equipe e dos atletas é indispensável para o sucesso das estratégias.

REFERÊNCIAS

1. Pérez-Gómez J, Adsuar JC, Alcaraz PE, Carlos-Vivas J. Physical exercises for preventing injuries among adult male football players: a systematic review. J Sport Health Sci. 2020 Nov.
2. Arundale AJ, Silvers-Granelli HJ, Myklebust G. ACL injury prevention: where have we come from and where are we going? J Orthop Res. 2021 May 11.
3. Crossley KM, Patterson BE, Culvenor AG, Bruder AM, Mosler AB, Mentiplay BF. Making football safer for women: a systematic review and meta-analysis of injury prevention programmes in 11 773 female football (soccer) players. J Sports Med. 2020 Apr 6; 54(18):1089-98.
4. West SW, Clubb J, Torres-Ronda L, Howells D, Leng E, Vescovi JD, et al. More than a metric: how training load is used in elite sport for athlete management. Int J Sports Med. 2020;42:300-6.
5. McArdle WD. Fisiologia do exercício. Rio de Janeiro: Guanabara Koogan; 2016.
6. Bourdon PC, Cardinale M, Murray A, Gastin P, Kellmann M, Varley MC, et al. Monitoring athlete training loads: consensus statement. Int J Sports Physiol Perform. 2017.
7. Black GM, Gabbett TJ, Cole MH, Naughton G. Monitoring workload in throwing-dominant sports: a systematic review. Sports Med2016; 46(10):1503-16.
8. Gabbett TJ. Infographic: the training–injury prevention paradox: should athletes be training smarter and harder? Br J Sports Med. 2017.
9. Porter S, Wilson J. A comprehensive guide to sports physiology and injury management. s.l. : Elsevier Limited, 2021.
10. Gabbett TJ. How much? How fast? How soon? Three simple concepts for progressing training loads to minimize injury risk and enhance performance. J Orthop Amp Sports Phys Ther. 2020;50(10):570-3.
11. Blanch P, Gabbett TJ. Has the athlete trained enough to return to play safely? The acute: chronic workload ratio permits clinicians to quantify a player's risk of subsequent injury. Br J Sports Med. 2015;50(8):471-5.
12. Shimokochi Y, Shultz SJ. Mechanisms of noncontact anterior cruciate ligament injury. J Athl Train. 2008;43(4):396-408.
13. Waldén M, Krosshaug T, Bjørneboe J, Andersen TE, Faul O, Hägglund M. Three distinct mechanisms predominate in non--contact anterior cruciate ligament injuries in male professional football players: a systematic video analysis of 39 cases. Br J Sports Med. 2015;1452-60.
14. Yeung MS, Chan KM, So CH, Yuan WY. An epidemiological survey on ankle sprain. Brit J Sports Med. 1994;112-6.

15. Ross AG, Donaldson A, Poulos RG. Nationwide sports injury prevention strategies: a scoping review. Scand J Med Amp Sci Sports. 2020.
16. Caldemeyer LE, Brown SM, Mulcahey MK. Neuromuscular training for the prevention of ankle sprains in female athletes: a systematic review. Physician Sportsmed. 2020.
17. Feger MA, Snell S, Handsfield GG, Blemker SS, Wombacher E, Fry R, et al. Diminished foot and ankle muscle volumes in young adults with chronic ankle instability. Orthopaedic J Sports Med. 2016;232596711665371.
18. Pierrynowski M. Twelve-week biomechanical ankle platform system training on postural stability and ankle proprioception in subjects with unilateral functional ankle instability. Yearb Sports Med. 2009;86-7.
19. Wright CJ, Linens SW, Cain MS. A randomized controlled trial comparing rehabilitation efficacy in chronic ankle instability. J Sport Rehabil. 2017;238-49.
20. Liporaci RF, Yoshimura S, Baroni BM. Perceptions of professional football players on injury risk factors and prevention strategies. Sci Med Footb. 2021;1-5.
21. Sadigursky D, Braid JA, De Lira DN, Machado BA, Carneiro RJ, Colavolpe PO. The FIFA 11+ injury prevention program for soccer players: a systematic review. BMC Sports Sci Med Rehabil. 2017;1:9.
22. Bolling C, Delfino Barboza S, van Mechelen W, Pasman HR. Letting the cat out of the bag: athletes, coaches and physiotherapists share their perspectives on injury prevention in elite sports. Br J Sports Med. 2019;54(14):871-7.
23. Mountjoy M, Sundgot-Borgen J, Burke L, Carter S, Constantini N, Lebrun C, et al. he IOC consensus statement: beyond the fe-

male athlete triad—relative energy deficiency in sport (RED-S). Br J Sports Med. 2014;48(7):491-7.
24. Papadopoulou SK. Rehabilitation nutrition for injury recovery of athletes: the role of macronutrient intake. Nutrients. 2020;12(8):2449.
25. Turnagöl HH, Koşar ŞN, Güzel Y, Aktitiz S, Atakan MM. Nutritional considerations for injury prevention and recovery in combat sports. Nutrients. 2021;14(1):53.
26. Close GL, Sale C, Baar K, Bermon S. Nutrition for the prevention and treatment of injuries in track and field athletes. Int J Sport Nutr Exerc Metab. 2019;29(2):189-97.
27. Kreider RB, Kalman DS, Antonio J, Ziegenfuss TN, Wildman R, Collins R, et al. International Society of Sports Nutrition position stand: safety and efficacy of creatine supplementation in exercise, sport, and medicine. J Int Soc Sports Nutr. 2017.
28. Nédélec M, Halson S, Delecroix B, Abaidia AE, Ahmaidi S, Dupont G. Sleep hygiene and recovery strategies in elite soccer players. Sports Med. 2015;45(11):1547-59.
29. Chennaoui M, Vanneau T, Trignol A, Arnal P, Gomez-Merino D, Baudot C, et al. How does sleep help recovery from exercise-induced muscle injuries? J Sci Med Sport. 2021;24(10): 982-7.
30. Dijk DJ, Landolt HP. Sleep physiology, circadian rhythms, waking performance and the development of sleep-wake therapeutics. Springer International. 2019;441-81.
31. Copenhaver EA, Diamond AB. The value of sleep on athletic performance, injury, and recovery in the young athlete. Pediatr Ann. 2017;46(3):e106-e111.
32. Chennaoui M, Arnal PJ, Sauvet F, Léger D. Sleep and exercise: a reciprocal issue? Sleep Med Rev. 2014.

Dor: conceito e classificação

17

▶ Durval Campos Kraychete ▶ Eduardo Silva Reis Barreto

●INTRODUÇÃO

No Brasil, dor é a queixa mais prevalente durante os atendimentos clínicos, ocorrendo em mais de 70% dos atendimentos ambulatoriais e é motivo da consulta em um terço dos casos.[1] Nos últimos anos, a prática de esporte vem aumentando e cada vez mais a necessidade de atletas de alto rendimento, principalmente nas modalidades esportivas que incluem competição e premiação. A dor aguda e crônica em atletas pode representar uma lesão durante a atividade esportiva, assim como um desequilíbrio postural ou uso excessivo de um músculo ou articulação.[2] Além disso, o Comitê Olímpico Internacional define lesão musculoesquelética no esporte como queixa de dor aguda ou recorrente durante o treinamento ou competição. Também pode haver dor sem lesão, ou dor após a resolução da lesão traumática.[3] Outro aspecto importante é que pode haver lesão de nervo periférico, raiz ou plexo nervoso, principalmente em esportes em que há contato, e o impacto de alta velocidade causando tração ou compressão de nervo. O uso repetitivo da musculatura também pode estar associado a neuropatia, a exemplo da lesão de nervo supraescapular que acontece em nadadores.[4] No presente capítulo será discutido a taxonomia da dor e a necessidade de diagnóstico baseado em mecanismo da dor para que ocorra a abordem terapêutica correta no trauma.

● TAXONOMIA DA DOR

No conceito de dor descrito pelo IASP: "A dor é uma experiência sensitiva e emocional desagradável associada ou semelhante àquela associada a dano real ou potencial de um tecido".[5] O mecanismo relacionado a dor pode ser dividido em nociceptivo, neuropático, nociplástico ou misto.

Essa tabela, publicada pela IASP (*International Association for the Study of Pain*), evidencia alguns conceitos importantes no diagnóstico (Tabela 17.1):[6]

Importante salientar que a dor neuropática deve ser classificada adequadamente, baseada na história clínica, exame físico, neurológico e exames complementares.

Dor neuropática (definida, provável e possível)[7]

1. Distribuição topográfica da dor é neuroanatomicamente plausível;
2. História clínica sugere lesão ou doença relevante (1+2 = Passo A);
3. Sinais neurológicos positivos ou negativos confinados aos territórios de inervação do tecido;
4. Testes diagnósticos confirmando a lesão ou a doença que expliquem a dor neuropática.

Definida – os 4 critérios estão presentes; **Provável** 1 + 2 ou 3 ou 4; **Possível** apenas o critério 1 + 2.

Por outro lado, também temos que definir dor neuropática localizada baseada nos critérios abaixo.

Dor neuropática localizada[8]

Área circunscrita de dor associado a:

1. Sinais sensitivos positivos ou negativos;
2. Sintomas espontâneos característicos de dor neuropática;

3. Contexto de dor definida ou provável;
4. Solicitar ao paciente que delimite a região dolorosa. Deve ser menor ou igual ao tamanho de uma folha de papel A4.

● ALGUNS ASPECTOS DA DOR INFLAMATÓRIA

O processo de detecção do dano e percepção da dor estão relacionados com a informação transmitida pelos nociceptores ao sistema nervoso central e sistemas reflexos, e sua importância consiste em evitar danos ao corpo humano. A liberação de citocinas por células inflamatórias, incluindo interleucina-1 e 6 (IL-1 e IL-6), fator de necrose tumoral, selectina, fatores quimiotáticos, óxido nítrico e substâncias oxidantes, macrófagos e leucócitos contribui para a migração de novas células para o local da lesão. Essas moléculas pró-inflamatórias não apenas ativam as células inflamatórias locais, mas também estimulam diretamente outras terminações nervosas nociceptivas, desencadeando a despolarização e fortalecendo o processo inflamatório. Além disso, a substância P e a neurocinina A são liberadas, promovendo vasodilatação, aumento da permeabilidade vascular e contribuindo para a manutenção do processo inflamatório. Assim, ocorre a interação complexa entre os componentes inflamatórios e neurais, sustentando e amplificando a resposta inflamatória no local da lesão.[1,9,10]

Importante salientar que a lesão tecidual associada ao trauma inicia uma resposta inflamatória e ativa a cascata de coagulação, bem como o sistema imunológico e a subsequente resposta inflamatória, que são absolutamente necessárias para a cicatrização e defesa contra patógenos.[10,11]

Por conseguinte, a ativação do sistema imunológico após o trauma é importante para a proteção e cicatrização de tecidos danificados, de modo a ser uma combinação sín-

Tabela 17.1 Taxonomia da dor.	
Dor	Uma experiência sensorial e emocional desagradável associada ou semelhante àquela associada a dano real ou potencial ao tecido
Alodinia	Dor decorrente de um estímulo que normalmente não provocaria dor
Analgesia dolorosa	Dor em uma área ou região que está anestesiada
Causalgia	Síndrome de dor em queimação sustentada, alodinia e hiperpatia após uma lesão nervosa traumática, frequentemente combinada com disfunção vasomotora e sudomotora e alterações tróficas posteriores
Disestesia	Uma sensação anormal desagradável, espontânea ou evocada
Hiperalgesia	Dor aumentada devido a um estímulo que normalmente provocaria dor de menor intensidade
Hiperestesia	Maior sensibilidade à estimulação, excluindo os sentidos especiais
Hiperpatia	Síndrome dolorosa caracterizada por uma reação anormalmente dolorosa a um estímulo, especialmente um estímulo repetitivo, bem como um limiar aumentado
Hipoalgesia	Dor diminuída em resposta a um estímulo normalmente doloroso
Hipoestesia	Diminuição da sensibilidade à estimulação, excluindo os sentidos especiais
Neuralgia	Dor na distribuição de um ou mais nervos
Neurite	Inflamação de um ou mais nervos
Dor neuropática	Dor causada por uma lesão ou doença do sistema nervoso somatossensitivo
Dor neuropática central	Dor causada por uma lesão ou doença do sistema nervoso somatossensitivo central
Dor neuropática periférica	Dor causada por uma lesão ou doença do sistema nervoso somatossensitivo periférico
Neuropatia	Perturbação da função ou alteração patológica em um nervo (mononeuropatia); em vários nervos, (mononeuropatia múltipla); ou difusa e bilateral, (polineuropatia)
Nocicepção	O processo neural de codificação de estímulos nocivos
Neurônio nociceptivo	Neurônio central ou periférico do sistema nervoso somatossensitivo que é capaz de codificar estímulos nocivos.
Dor nociceptiva	Dor que surge de dano real ou ameaçador ao tecido não neural e é devido à ativação de nociceptores
Estímulo nociceptivo	Um evento real ou potencialmente prejudicial ao tecido, traduzido e codificado por nociceptores
Nociceptor	Receptor sensitivo de alto limiar do sistema nervoso somatossensitivo periférico que é capaz de traduzir e codificar estímulos nocivos
Dor nociplástica	Dor que surge da nocicepção alterada, apesar de não haver evidência clara de dano tissular real ou ameaçador causando a ativação de nociceptores periféricos ou evidência de doença ou lesão do sistema somatossensitivo causando a dor
Estímulo nocivo	Um estímulo que danifica ou ameaça danificar os tecidos normais
Limiar da dor	A intensidade mínima de um estímulo que é percebido como doloroso
Nível de tolerância à dor	A intensidade máxima de um estímulo produtor de dor que um sujeito está disposto a aceitar em uma determinada situação
Parestesia	Uma sensação anormal, espontânea ou evocada
Sensibilização	Aumento da capacidade de resposta dos neurônios nociceptivos à sua entrada normal e/ou recrutamento de uma resposta a entradas normalmente subliminares
Sensibilização central	Aumento da responsividade dos neurônios nociceptivos no sistema nervoso central à sua entrada aferente normal ou subliminar
Sensibilização periférica	Aumento da responsividade e redução do limiar de neurônios nociceptivos na periferia à estimulação de seus campos receptores

Fonte: International Association for the Study of Pain. Terminology.[6]

crona de processos inflamatórios e anti-inflamatórios que ocorrem logo após o evento traumático, contradizendo a antiga teoria de que o reparo iniciava após os eventos inflamatórios.[11] Lesões graves têm aumento proporcional de IL-6, com resposta do sistema imune inato e adaptativo, além disso, ocorre grande aumento de *DAMPs* (Padrões Moleculares Associados a Danos) no espaço extracelular, por causa da laceração de membranas celulares, que são reconhecidos pelos leucócitos por meio de receptores de reconhecimento de padrão ou não, aumentando a secreção de interleucinas pró-inflamatórias.[4,10,11] Tal fator pode ser considerado como indutor da inflamação estéril após lesão tecidual.[10]

Caso o processo inflamatório permaneça localizado na lesão, ocorre a cicatrização normal.[11] A interrupção dos sinais nociceptivos acontece quando o estímulo é finalizado. Isso provoca a desfosforilação e supressão do receptor, ou influxo de cálcio excessivo por meio das proteínas da membrana com colapso da terminação nervosa nociceptiva, tornando-a refratária à reestimulação.[12]

● ARBODAGEM CLÍNICA

A queixa de dor é uma das mais prevalentes em pacientes vítimas de trauma atendidos na emergência, de modo que o manejo dessa dor é complexo, devido aos diferentes danos sofridos, fato que impacta diretamente na satisfação do paciente.[13,14] Nesse sentido, os pacientes traumatizados representam uma população heterogênea, com fisiologia variada, desde crianças à idosos, de modo que o tratamento a dor deve ser individualizado em relação ao mecanismo do trauma, bem como para a população-alvo, com o objetivo de aliviar a dor, prevenir o risco de dor crônica e diminuir a morbimortalidade do paciente.[15-17]

As características do paciente, como sexo e idade, são importantes no concerne ao mecanismo de lesão, já que diferentes populações são mais acometidas por diferentes tipos de trauma.[18] Por exemplo, entorses de tornozelo são mais frequentes em mulheres, enquanto homens jovens são mais acometidos por traumas automobilísticos.[18,19]

Em relação a dor após trauma, seus aspectos clínicos incluem características como localização, intensidade, duração e padrão temporal da dor.[18] Além disso, a dor pode ser acompanhada por sintomas adicionais, como hiperalgesia, alodinia e sensibilidade aumentada ao toque.[20] Esses aspectos clínicos da dor pós-trauma são influenciados por fatores individuais, como a gravidade do trauma, a presença de lesões teciduais, a resposta inflamatória e a sensibilização dos nervos periféricos.[20,21]

A escala de dor da Organização Mundial da Saúde foi criada para a abordagem da dor oncológica e, após esta, outras escalas foram criadas a fim de sistematizar o atendimento da dor em diferentes contextos.[22] Pacientes vítimas de trauma costumam ter dor intensa, com pontuação de 7 a 10 na Escala Visual Analógica da Dor (VAS), sendo recomendado, atualmente, a abordagem com agentes de ação rápidas, em pequenos bólus por via endovenosa, com intervalos frequentes, até estabilizar a condição de dor.[18] Além disso, para controle adequado no manejo da dor do trauma é necessário uma anamnese cuidadosa a respeito do sintoma, bem como se atentar a atitude do paciente, ao conhecimento dele a respeito da dor, e mesmo a tolerabilidade como sinal de masculinidade ou medo de futuras limitações funcionais.[14] Diferentes fármacos podem ser utilizados na abordagem da dor do trauma, sendo utilizados principalmente os analgésicos simples, anti-inflamatórios não esteroides (AINEs) e opioides.[15,17,22]

● DOR NEUROPÁTICA *VERSUS* DOR NOCIPLÁSTICA

A dor nociplástica reflete a plasticidade nociceptiva, sendo originada de nocicepção alterada, sem dano tecidual real ou potencial, bem como sem evidência de lesão ou doença no sistema somatossensitivo.[6] Um dos mecanismos importantes envolvidos neste tipo de dor é a sensibilização periférica ou central, quando ocorre aumento da resposta do neurônio nociceptivo, com hiperexcitabilidade da membrana nervosa e aumento da eficácia sináptica. Um dos grandes exemplos da dor nociplástica no trauma é a Síndrome de Dor Regional Complexa, caracterizada por uma complicação do trauma periférico que causa hiperalgesia e alodinia.[23,24] Além disso, a plasticidade neuronal pode induzir a diminuição da ação do sistema descendente inibitório (DNIC), favorecendo também a hipersensibilidade a dor. A diferenciação dos tipos de dores (neuropática, nociceptiva, nociplástica ou mista) é fundamental para uma terapêutica mais assertiva. Apesar disso, a terminologia dor nociplástica e sua identificação não são totalmente esclarecidas.[25]

A investigação diagnóstica da dor neuropática passa pela caracterização da dor, sua localização e impacto sobre as atividades da vida diária, incluindo sono e humor. Algumas ferramentas, como a aplicação de questionários específicos (eg. DN4) podem ser utilizadas para identificar o componente neuropático da dor, mesmo não estabelecendo um diagnóstico definitivo.[26-28]

A dor neuropática pode ser classificada em função da lesão ou doença subjacente, e que se reflete na diferenciação da NP de origem central e periférica e suas diversas categorias diagnósticas como as listadas no CID-11 (Classificação Internacional das Doenças).[29] Alguns exemplos de dor neuropática de origem periférica incluem a neuralgia do trigêmeo, neuralgia pós-herpética e radiculopatia dolorosa, já a de origem central pode-se citar a dor central crônica pós-AVC, dor central crônica associada a lesão da medula espinhal entre outros. Não obstante essa classificação, a dor neuropática envolve resposta estruturais e funcionais mal adaptativas no sistema somatossensitivo, portanto, a DN periférica resulta também de mecanismos centrais.[30]

O desenvolvimento da dor neuropática envolve a interação de fatores psicossociais, genéticos, biológicos e clínicos. As etiologias também podem ser diversificadas, como nos casos de lesão do nervo periférico, cujos eventos são mais bem compreendidos que os centrais, metabólicas (por exemplo, diabetes), hereditárias, inflamatórias (por exemplo, HIV, herpes, *Mycobacterium leprae*), tóxicas (por exemplo, induzida por quimioterapia, álcool), traumáticas e decorrente da radiação.[31] Por conseguinte, como etiologia da dor neuropática secundária ao trauma, a lesão de componentes do sistema somatossensitivo é direta, causada comumente por avulsão, compressão, ou secção desses componentes.[32]

Além desse impacto que o trauma causa, é importante destacar que a ocorrência de processos inflamatórios desencadeados por essa lesão também desempenha um papel significativo no desenvolvimento da dor neuropática. Há evidência que a liberação de citocinas pró-inflamatórias e outros mediadores, após um trauma com acometimento neuronal, pode resultar em modificações na função neuronal, sendo um fator desencadeante da dor neuropática.[33] Essas alterações funcionais podem contribuir para a sensibilização dos neurônios e desencadear um estado de dor crônica.

Ademais, os pacientes com DN podem apresentar uma combinação de sintomas de dor nociceptiva, neuropática e nociplástica, sendo que as características clínicas entre as duas últimas são sobrepostas muitas vezes. O mecanismo de sensibilização central na dor neuropática é diferente da dor nociplástica, pois é necessário, na DN, estar atrelada a uma lesão ou doença do sistema somatossensitivo.[25] Algoritmos como os apresentados no item aspectos clínicos fornecem elementos para identificação e diferenciação entre dor neuropática e nociplástica. Ademais, presença de território de dor difuso é sugerido como mais relacionado à dor nociplástica. Um exemplo típico de dor nociplástica é a fibromialgia, cujos distúrbios associados incluem cefaleia, disfunção da articulação temporomandibular, distúrbios funcionais digestivos e urinários, fadiga e distúrbio de humor. Apesar de apresentarem mecanismos fisiopatológicos diferentes, as características clínicas para diagnóstico entre dor nociplástica e dor neuropática são difíceis de diferenciar com base apenas em questionários utilizados na prática, sendo por vezes relatadas como sobrepostas.[25,31] Por esse motivo, sugere-se a realização de exame clínico criterioso, em que o exame sensitivo é imprescindível.

A Tabela 17.2 evidencia algumas lesões neurológicas periféricas possíveis de ocorrem no esporte.[34] Também não devemos descartar a ocorrência de dor neuropática central, cuja estimativa é de 179.312 mil casos por ano. A ocorrência depende do país e varia entre 10.9% a 74%. A lesão cervical é a mais prevalente (no *hockey*, esqui e no mergulho, *football*), ao lado da torácica e lombar (montadores de cavalo). É importante salientar que a dor neuropática central com componente motor associado envolve impacto social e emocional graves e a dor é normalmente de difícil controle. O diagnóstico adequado é fundamental em esportistas e requer o apoio de especialistas.[35]

CONCLUSÃO

Por fim, a dor no contexto do trauma, principalmente no esporte, apresenta um espectro amplo de caraterísticas, que dependem diretamente dos diversos fatores que a causam, como mecanismo do trauma e região onde ocorreu. Nesse sentido, engloba diferentes tipos de dor, classificadas como neuropática, nociceptiva e nociplástica, cada uma com características distintas e mecanismos específicos, resultando em diferentes manifestações clínicas e particularidades no seu diagnóstico e tratamento. O reconhecimento desse fator é fundamental para uma abordagem terapêutica adequada e personalizada, sendo crucial para proporcionar melhor qua-

Tabela 17.2 Lesões neurológicas comuns no esporte.	
Esporte e nervo afetado	**Causa da lesão**
Baseball	
Nervo supraescapular	Estresse repetitivo para lançar
Nervo axilar	Trauma direto
Nervo ulnar	Compressão do túnel cubital
Ciclismo	
Nervo ulnar	Compressão do canal de Gyon
Nervo mediano	Compressão do punho (posição da mão)
Nervo pudendo	Estiramento ou compressão ao sentar
Corrida	
Nervos interdigitais	Estresse do movimento de empurrar para baixo
Nervo tibial	Compressão a nível do tornozelo por trauma repetitivo ou mau alinhamento
Football	
Plexo Braquial	Movimento forçado do pescoço durante o bloqueio e o combate
Esquiando	
Nervo femoral	Compressão por flexão do quadril ou por sapato mal ajustado
Nervo ulnar	Compressão do punho durante manobras
Tênis	
Nervo radial e suprascapular	Compressão por movimento
Levantamento de peso	
Nervo peitoral medial	Compressão extrínseca por hipertrofia

Fonte: Acervo do autor.

lidade de vida aos pacientes e reduzir a cronicidade da dor associada ao evento traumático.

REFERÊNCIAS

1. Rocha APC, Kraychete DC, Lemonica L. Dor: aspectos atuais da sensibilização periférica e central. Rev Bras Anestesiol. 2007;57(1):94-105.
2. Fanelli A, Laddomada T, Sacchelli M, Allegri M. Acute and chronic pain management in sport medicine: an expert opinion looking at an alternative mechanism-based approach to the pharmacological treatment. Minerva Anestesiol. 2023;89(5):468-77.
3. Igolnikov I, Gallagher RM, Hainline B. Sport-related injury and pain classification. Handb Clin Neurol. 2018;158:423-30.
4. Olivo R, Tsao B. Peripheral nerve injuries in sport. Neurol Clin. 2017;35(3):559-72.
5. Raja SN, Carr DB, Cohen M. The revised International Association for the Study of Pain definition of pain: concepts, challenges, and compromises. Pain. 2020;161(9):1976-82.
6. International Association for the Study of Pain. Terminology.
7. Jensen TS, Baron R, Haanpää M. A new definition of neuropathic pain. Pain. 2011;152(10):2204-5.
8. Pickering G, Martin E, Tiberghien F, Delorme C, Mick G. Localized neuropathic pain: an expert consensus on local treatments. Drug Des Devel Ther. 2017; 11:2709-18.
9. Sneddon LU. Comparative physiology of nociception and pain. Physiology. 2018;33(1):63-73.
10. Tu H, Li YL. Inflammation balance in skeletal muscle damage and repair. Front Immunol. 2023;14.
11. Pierce A, Pittet JF. Inflammatory response to trauma. Curr Opin Anaesthesiol. 2014;27(2):246-52.
12. Frias B, Merighi A. Capsaicin, nociception and pain. Molecules. 2016;21(6):797.
13. Carroll KC, Atkins PJ, Herold GR. Pain assessment and management in critically ill postoperative and trauma patients: a multisite study. Am J Crit Care. 1999;8(2):105-17.
14. Ahmadi A, Bazargan-Hejazi S, Zadie ZH. Pain management in trauma: a review study. J Inj Violence Res. 2016;8(2).
15. Cohen SP, Christo PJ, Moroz L. Pain management in trauma patients. Am J Phys Med Rehabil. 2004;83(2):142-61.
16. Gausche-Hill M, Brown KM, Oliver ZJ. An evidence-based guideline for prehospital analgesia in trauma. Prehospital Emerg Care. 2014;18(Suppl 1):25-34.
17. Hedderich R, Ness TJ. Analgesia for trauma and burns. Crit Care Clin. 1999;15(1):167-84.
18. Zanza C, Romenskaya T, Zuliani M. Acute traumatic pain in the emergency department. Diseases. 2023;11(1):45.
19. Zabeu JLA, Zovico JRR, Pereira Júnior WN, Tucci Neto PF. Perfil de vítima de acidente motociclístico na emergência de um hospital universitário. Rev Bras Ortop. 2013;48(3):242-5.

20. Woolf CJ. Central sensitization: implications for the diagnosis and treatment of pain. Pain. 2011;152(3):S2-S15.
21. O'Neill S, Manniche C, Graven-Nielsen T, Arendt-Nielsen L. Generalized deep-tissue hyperalgesia in patients with chronic low--back pain. Eur J Pain. 2007;11(4):415-20.
22. Todd KH. A review of current and emerging approaches to pain management in the emergency department. Pain Ther. 2017;6(2):193-202.
23. Latremoliere A, Woolf CJ. Central sensitization: a generator of pain hypersensitivity by central neural plasticity. J Pain. 2009;10(9):895-926.
24. Popkirov S, Enax-Krumova EK, Mainka T, Hoheisel M, Hausteiner-Wiehle C. Functional pain disorders – more than nociplastic pain. Zasler N, ed. Neuro Rehabilitation. 2020;47(3):343-53.
25. Bailly F, Cantagrel A, Bertin P. Part of pain labelled neuropathic in rheumatic disease might be rather nociplastic. RMD Open. 2020;6(2):e001326.
26. Baron R, Binder A, Wasner G. Neuropathic pain: diagnosis, pathophysiological mechanisms, and treatment. Lancet Neurol. 2010;9(8):807-19.
27. Treede RD, Jensen TS, Campbell JN. Neuropathic pain: redefinition and a grading system for clinical and research purposes. Neurology. 2008;70(18):1630-5.
28. Vollert J, Magerl W, Baron R. Pathophysiological mechanisms of neuropathic pain: comparison of sensory phenotypes in patients and human surrogate pain models. Pain. 2018;159(6):1090-102.
29. Scholz J, Finnerup NB, Attal N. The IASP classification of chronic pain for ICD-11: chronic neuropathic pain. Pain. 2019;160(1):53-9.
30. Finnerup NB, Norrbrink C, Trok K. Phenotypes and predictors of pain following traumatic spinal cord injury: a prospective study. J Pain. 2014;15(1):40-8.
31. Rosenberger DC, Blechschmidt V, Timmerman H, Wolff A, Treede RD. Challenges of neuropathic pain: focus on diabetic neuropathy. J Neural Transm. 2020;127(4):589-624.
32. Lovaglio A, Socolovsky M, Di Masi G, Bonilla G. Treatment of neuropathic pain after peripheral nerve and brachial plexus traumatic injury. Neurol India. 2019;67(7):32.
33. Ji RR, Chamessian A, Zhang YQ. Pain regulation by non-neuronal cells and inflammation. Science. 2016;354(6312):572-7.
34. Mitchell CH, Brushart TM, Ahlawat S, Belzberg AJ, Carrino JA, Fayad LM. MRI of sports-related peripheral nerve injuries. AJR Am J Roentgenol. 2014;203(5):1075-84.
35. Chan CW, Eng JJ, Tator CH, Krassioukov A, Spinal Cord Injury Research Evidence Team. Epidemiology of sport-related spinal cord injuries: a systematic review. J Spinal Cord Med. 2016;39(3):255-64.

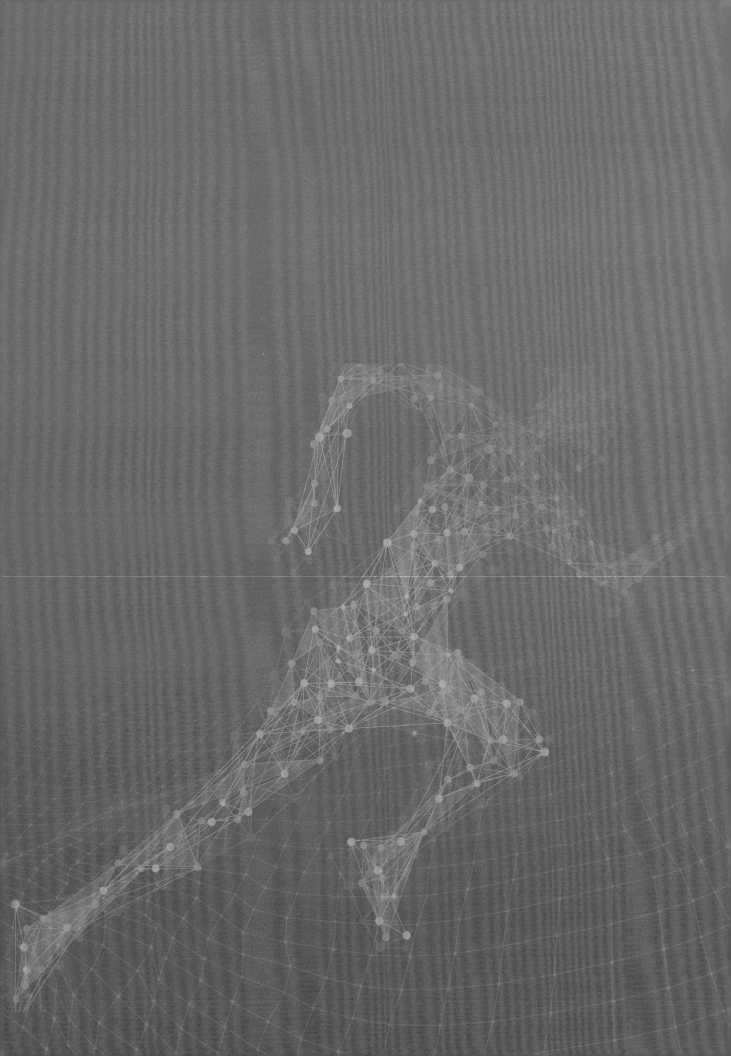

Fisiopatologia da dor

18

> Manoel Jacobsen Teixeira

INTRODUÇÃO

Dor é conceituada como "experiência sensitiva e emocional aversiva normalmente causada por lesão tecidual real ou potencial".[1] A dor aguda alerta sobre a ocorrência de lesões teciduais instaladas ou em fase de instalação e é instrumento de aprendizado que induz reações de proteção naquele que dela padece. A dor crônica despe-se desses valores biológicos e gera sofrimento, induz e agrava incapacidades e défices e induz repercussões biopsicossociais de longa duração.[2,3]

FISIOPATOLOGIA DA NOCICEPÇÃO E DA DOR

A nocicepção é o processo pelo qual estímulos térmicos, mecânicos ou químicos intensos são transduzidos em potenciais de receptor nos receptores nociceptivos (nociceptores) presentes nas terminações nervosas livres das fibras nociceptivas amielínicas finas do sistema nervoso periférico (SNP) do tipo C ou IV, veiculadoras de sensações de desconforto mal localizado (dor secundária, lenta ou protopática) ou das fibras mielinizadas com diâmetro maior, do tipo A ou III, veiculadoras de sensações desconfortáveis melhor localizadas (dor primária, rápida ou epicrítica). A somação dos potenciais de receptor gera potenciais de geração que são conduzidos pelo SNP para o sistema nervoso (SNC) (Figura 18.1).[3,4]

Os nociceptores contêm canais iônicos de Na+ dependentes de voltagem dos tipos Nav1.1, 1.6 e 1.7 e resistentes à tetrodotoxina (TTX) dos tipos NaV1.7, V1.8 e 1.9, canais de Ca++ dos tipos N, P e R, canais de K+ (TRAAK e TREK-1), canais iônicos sensíveis aos radicais ácidos (ASICs, TRPA1, DRASIC), receptores acoplados à proteína G (GPCRs) e sensíveis aos estímulos mecânicos intensos (Mrg, DRASIC, TREK-1), calor intenso (receptores de potencial transitório TRPV1, TRPV2, TRPV3, TREK-1), frio intenso (TRPM8) e a várias substâncias

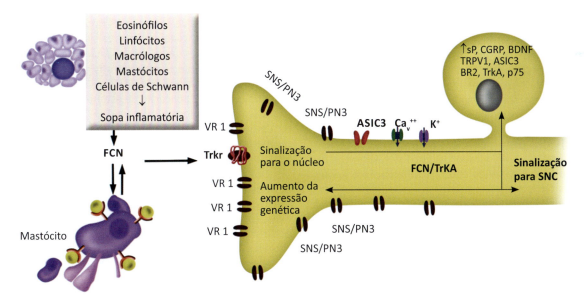

Figura 18.1 Representação artística do nociceptor, do mecanismo de neuroplasticidade periférica e dos fenômenos mais relevantes da sensibilização periférica pelo processo inflamatório primário (regulação ascendente de canais iônicos e receptores e brotamento neuronial). Ocorrendo estimulação mecânica, térmica e ou química, ou seja, a inslação da "sopa inflamatória", por sua vez, constituída de moléculas inflamatórias ou pró-inflamatórias liberadas pelos leucócitos, vasos sanguíneos, fibroblastos, plaquetas, fibras simpáticas e pelo próprio nociceptor ("inflamação neurogênica"), os receptores e os canais iônicos deflagram potenciais de receptor e de ação e instalam-se a hiperalgesia termomecâmica e a hiperalgesia primárias. A ativação do receptor de tirosina-cinase gera alterações estranscricionais no núcleo dos aferentes primários que resultam no aumento da síntese de canais iônicos, de receptores e neurotransmissores que, por sua vez, são transportados para a extremidade distal e proximal das fibras nociceptivas.

químicas (EP, B1/B2, TrkA, P2X3). Muitos são apenas ativados por estímulos específicos, outros por estímulos variados (nociceptores polimodais inespecíficos, TRPA1), alguns são silenciosos e outros ativados apenas quando sensibilizados pelo processo inflamatório.[4,5]

Algumas fibras C reagem ao frio e ao tato, mas não ao calor ou à estimulação química e podem reagir a pruritógenos. A maioria é polimodal e sensível tanto aos estímulos térmicos como mecânicos (CMHs), contém nociceptores silenciosos mecanicamente insensíveis, mas responsivos ao calor e mais responsivos aos estímulos químicos (capsaicina, histamina) do que os mecanorreceptores A e apresentam sensibilidade mecânica quando ocorre lesão ou acúmulo tecidual de moléculas da "sopa inflamatória". Os nociceptores acoplados às fibras Aδ mediam a dor primária (epicrítica) evocada pela picada ou outros estímulos mecânicos intensos. Classificam-se como do tipo I ou HTM (nociceptores mecânicos de elevado limiar), por sua vez reativos prolongadamente aos estímulos mecânicos, ao calor intenso (superior a 50ºC) e a temperaturas muito baixas, e sensibilizados quando ocorre lesão tecidual que, por sua vez, resulta em redução do limiar da reatividade ao calor e aos estímulos mecânicos, ou como do tipo II, que mediam a dor aguda primária evocada pelo calor nociceptivo, apresentam limiar ao calor muito mais baixo e limiar mecânico mais elevado do que as do tipo I.[3,4]

As fibras aferentes nociceptivas "peptidérgicas" contém substância P (sP), peptídeo relacionado ao gene da calcitonina (CGRP) e receptor de neurotrofina TrkA a que se liga o crescimento nervoso (FCN) e dependem do FCN para sua sobrevivência. As "não peptidérgicas" ligam-se à isolectina IB4, expressam receptores da família Mrg acoplados à proteína G, canal iônico P2X3 controlado pelo ATP e receptores da neurotrofina c-Ret da neurturina e da artemina e dependem do fator neurotrófico derivado da glia (GDNF).[4]

A inflamação aguda é gerada por moléculas produzidas por agentes infecciosos ou parasitários (PAMPs), moléculas resultantes da necrose tecidual ou hipóxia (alarminas ou DAMPs) ou por traumatismos mecânicos ou térmicos intensos.[6] A lesão tecidual e os elementos estranhos ao organismo ativam células imunes residentes (mastócitos e macrófagos) que liberam citocinas (quimiocinas, interleucinas) que, por sua vez, atraem leucócitos residentes ou circulantes para o local onde ocorre a inflamação e geram as moléculas da "sopa inflamatória". A "sopa inflamatória" compõem-se de fatores neurotróficos [(FCN), fator inibidor da leucemia, fator ativador plaquetário, fator de necrose tumoral-α (TNF-α)], radicais ácidos (H+), íons K+, acetilcolina (Ach), histamina, bradicinina (BKN), óxido nítrico (NO), serotonina (5-HT), sP, purinas [monofosfato cíclico de adenosina (AMP), trifosfato de adenosina (ATP)], metabólitos do ácido araquidônico [prostaglandinas (PGs) PGI2, PGE1, PGE2, PGD2, leucotrienos, tromboxanas], mediadores pró-inflamatórios, radicais livres, quimiocinas, citocinas (IL-1β, IL-6, IL-8, IL-10, TNF), aminoácidos (glutamato) e endotelina liberados dos vasos sanguíneos dilatados, leucócitos, células traumatizadas, plaquetas, células endoteliais, células de Schwann, fibroblastos e fibras musculares lisas, entre outros.[3,5,6] Neurotransmissores liberados dos nociceptores ativam a quimiotaxia dos leucócitos, causam vasodilatação, desencadeiam reação imune e geram a "inflamação neurogênica", ou seja, processo inflamatório adicional ao original, que, por sua vez, magnifica a sensação dolorosa. Quando

os estímulos nociceptivos ativam as fibras nociceptivas, são gerados reflexos axoniais antidrômicos que induzem a liberação de CGRP, sP, neurocinina-A (NKA), endotelina-3 (ET-3) e prostanoides nas terminações periféricas dos aferentes primários. Esses mediadores exercem várias ações inflamatórias, como, quimiotaxia e ativação de neutrófilos, macrófagos e linfócitos para o local da lesão e degranulação de mastócitos, sinalização para células endoteliais vasculares para aumentar o fluxo sanguíneo, o extravazamento vascular, o edema, o recrutamento de leucócitos inflamatórios e o direcionamento das células dendríticas para direcionar a diferenciação das células T *helper* nos subtipos Th2 ou Th17. O CGRP induz vasodilatação e extravasamento vascular de proteínas plasmáticas, neurocininas (NK) NKA e NKB, somatostatina, peptídeo vasoativo intestinal (VIP) e galanina. A sP atua como neurotransmissor e como neuromodulador, é secretada pelas terminações nervosas e células inflamatórias (macrófagos, eosinófilos, linfócitos e células dendríticas), exerce efeitos pró-inflamatórios nas células imunes e epiteliais, regula a contratilidade do músculo liso, o transporte epitelial de íons e aumenta a permeabilidade vascular. O FCN relaciona-se à reparação nervosa periférica, atua nos receptores de tirosina-cinase (Tkars) e induz brotamento das fibras nervosas e aumento do conteúdo de neuropeptídeos intraneuroniais. Colaterais dos aferentes primários também geram inflamação neurogênica nos tecidos por eles inervados e induzem a instalação das "zonas reflexas", ou seja, de hiperemia, edema e calor no tegumento dos dermatomiótomos que representam as estruturas musculoesqueléticas ou viscerais lesadas. As estruturas do sistema nervoso neurovegetativo também participam do mecanismo da "inflamação neurogênica".[3] Os circuitos neurovegetativos que inervam os órgãos viscerais (baço e fígado) regulam as reações imunes sistêmicas bloqueando a ativação dos macrófagos e das células NKT (Figura 18.2).

A sensibilização dos nociceptores gera "hiperalgesia primária", ou seja, sensação de dor mais intensa do que a que se manifesta com a aplicação de estímulos que habitualmente causam dor nos locais inflamados e "alodinia termomecânica primária", ou seja, dor evocada com estímulos térmicos ou mecânicos com magnitudes que normalmente não causam dor.

Dos nociceptores, os estímulos nociceptivos são conduzidos ao SNC pelas fibras Aδ e C. Os aferentes primários têm o corpo celular localizado nos gânglios das raízes sensitivas, estruturas que não contêm barreira hematoneural e onde são sintetizadas a sP, a NKA, o octapeptídeo-colecistocinina, a somatostatina, o CGRP, o PVI, as dinorfinas, as encefalinas, o fator de liberação de corticotrofina (CRF), a arginina, a vasopressina, a oxitocina, o peptídeo liberador de gastrina, a bombesina, a angiotensina II, a galanina, a anandamida (N-araquidonoil-etanolamida), o 2-araquidonoilglicerol, o FCN, o fator de crescimento de fibroblastos, os ácidos glutâmico e aspártico, a 5-HT, a noradrenalina (Nadr), a dopamina, a tirosina, a adenosina, as proteínas das membranas neuroniais, os canais iônicos, os receptores etc. Os corpos neuronais presentes nos gânglios das raízes sensitivas são circundados por células satélites, ou seja, células gliais, por sua vez providas de receptores de citocinas, ATP, bradicinina, entre outras moléculas, que modulam e aumentam a atividade das fibras aferentes e a excitabilidade neuronial via liberação no interstício ganglionar de me-

CAPÍTULO 18

FISIOPATOLOGIA DA DOR 143

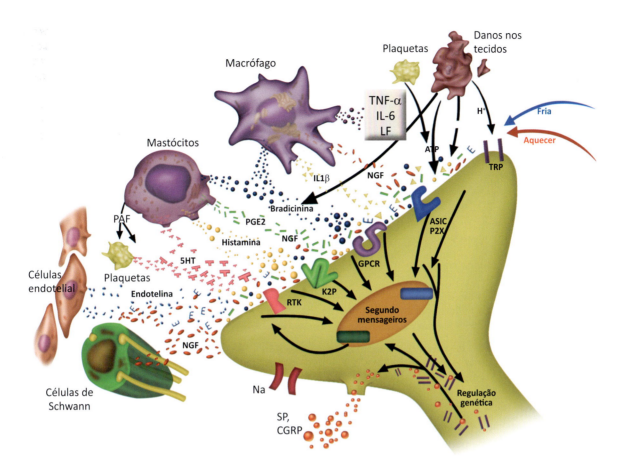

Figura 18.2 Representação artística do nociceptor destacando-se os fenômenos de sensibilização periférica pelo processo inflamatório e pela inflamação neurogênica.

diadores excitatórios. Os potenciais de ação dos aferentes primários induzem a síntese de óxido nítrico (NO), que se difunde para as células satélites onde evoca a síntese de monofosfato de guanosina cíclica (cGMP) que, por sua vez, induz a liberação de citocinas que aumentam a excitabilidade neuronal. A ativação das células gliais também decorre da atividade das citocinas circulantes e dos potenciais antidrômicos dos aferentes primários.

Além de conduzir potenciais de ação, os aferentes primários também transportam através do fluxo axonial neurotransmissores, canais iônicos, receptores, proteínas, lípides, organelas, vesículas sinápticas e substâncias químicas teciduais para o corpo celular localizado no gânglio sensitivo e para atoda a extesnsão do axônio, incluindo suas extremidades proximais e distais. O transporte axonial também é responsável por mover as moléculas da degradação axonial para o corpo celular, onde são destruídas pelos lisossomos (Figura 18.3).[3,6]

As radículas proximais dos aferentes primários penetram na medula espinal predominantemente pelas raízes dorsais sendo que contingente importante o faz pelas raízes ventrais. As radículas proximais entram na constituição do trato de Lissauer, dividem-se em ramos rostrais e caudais e projetam-se nos neurônios das lâminas I a VI do corno dorsal da substância cinzenta da medula espinal (CDME). Muitas aferências nociceptivas viscerais projetam-se na lâmina X do CDME.[6,7] Grande contingente das fibras nociceptivas aferentes projeta-se nas lâminas I e II do CDME, as fibras não peptidérgicas projetam-se na lâmina IIi, as fibras Aδ projetam-se nas lâminas II e III, IV e V do CDME e as fibras Aβ nas lâminas III, IV e V.[7] Aproximadamente 20% dos neurônios no CDME são nociceptores específicos (NSEs), concentram-se nas lâminas I e II, são ativados por estímulos nociceptivos e mecânicos intensos e não reagem gradualmente à estimulação. Os neurônios da lâmina I são responsivos aos estímulos veiculados pelas fibras Aδ e C. As lâminas IIi e III constituem a "substância gelatinosa", contêm muitos neurônios que não recebem aferências primárias e albergam interneurônios inibitórios contendo ácido ɣ-aminobutírico (GABA), glicina, encefalinas e neuropeptídeo Y (NPY). Na lâmina IIi há numerosos interneurônios excitatórios que expressam a proteinacinase-C (PKC), enzima implicada na instalação da dor persistente induzida pela lesão.[4] Alguns neurônios da lâmina III recebem aferências das fibras calibrosas do SNP e projetam-se nos tratos de Lissauer e proprioespinais. Interneurônios excitatórios não GABAérgicos secretam glutamato nas lâminas I, II e III do CDME.[3] Os neurônios da lâmina IV recebem aferências de fibras calibrosas e originam projeções para a substância gelatinosa e tratos espinocervical e espinotalâmico. Os neurônios das lâminas III e IV são primariamente responsivos aos estímulos inócuos veiculados pelas fibras Aβ enquanto alguns recebem aferências serotoninérgicas oriundas dos núcleos da rafe bulbar e GABAérgicas e neuropeptidérgicas Y de interneurônios inibitórios regionais

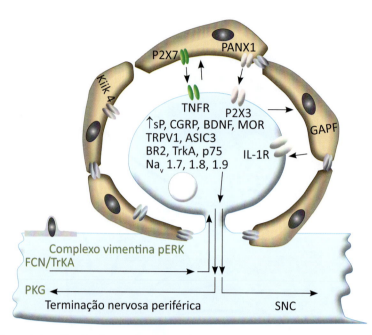

Figura 18.3 Representação artística do gânglio sensitivo. As células satélites (células gliais) apresentam receptores de citocinas, ATP, bradicinina, entre outros, e modulam a atividade neural ao liberarem moléculas sensibilizadoras via regulação ascendente da P2X3 dentre outros receptores.

e originam fibras destinadas ao bulbo caudal ventrolateral (BVLC) e à área parabraquial da ponte. Os neurônios da lâmina V recebem aferências convergentes nociceptivas e não nociceptivas monossinápticas das fibras Aδ, Aβ, além de outras fibras calibrosas do SNP e polissinápticas C, originadas do tegumento, das vísceras e do sistema musculoesquelético assim como, da lâmina IV e dos tratos corticoespinais, rubroespinais, tetoespinais e reticuloespinais. Aproximadamente 80% dos neurônios concentrados nas lâminas III-V são de ampla faixa dinâmica (WDNs) e sofrem aumento gradual da frequência e da amplitude da atividade com a aplicação dos estímulos repetitivos, reagem e têm sua atividade facilitada a ampla gama de intensidades de estímulos somáticos e viscerais, condição que contribui para o fenômeno da "dor referida"[7] e geram projeções rostrais via tratos espinotalâmico, espinocervical e cordonais posteriores. Os neurônios da lâmina VI recebem aferências proprioceptivas e cutâneas, assim como dos tratos rostrocaudais, e projetam-se rostralmente via tratos espinotalâmico, espinocervical e proprioespinal. Algumas fibras Aβ de primeira ordem e fibras do trato pós-sináptico do funículo posterior (oriundas das vísceras) entram na constituição dos cordões posteriores e projetam-se nos núcleos grácil e cuneiforme (Figura 18.4).[3,7]

A despolarização das terminações centrais dos aferentes primários abre os canais de Ca++ sensíveis à voltagem e libera neurotransmissores excitatórios [sP, CGRP, colecistocinina (CCK), ATP, fator neurotrófico derivado do cérebro (BDNF) e glutamato] no interstício do CDME onde se ligam a seus respectivos receptores presentes nos neurônios e nas células gliais aí presentes. Os receptores vinculados à nocicepção são ativados por ligantes químicos específicos e classificados como metabotrópicos e ionotrópicos. Os receptores metabotrópicos são vinculados à proteína G que, por sua vez, envolve várias substâncias químicas e segundos mensageiros e desencadeia várias reações metabólicas intracelulares que modulam a atividade celular que podem resultar na abertura de canais iônicos ou em outros eventos intracelulares. Os receptores ionotrópicos formam o poro nos canais iônicos

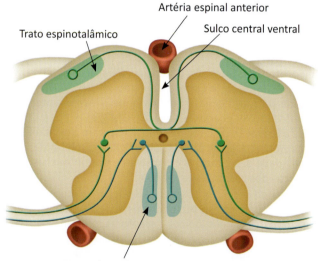

Figura 18.4 Projeção dos aferentes nociceptivos nas lâminas do corno dorsal da substância cinzenta da medula espinal e origem dos tratos de projeção rostral. As aferências nociceptivas oriundas do tegumento projetam-se preferencialmente nas lâminas I, II externa (IIe) e V do CDME; as do sistema musculoesquelético, nas lâminas V e I e IIe do CDME; e as viscerais, nas lâminas X, V, I e IIe do CDME. Grande contingente das fibras peptidérgicas C projeta-se nas lâminas I e II; as fibras não peptidérgicas C na lâmina IIi; as fibras Aδ nas lâminas II, III, IV e V; e as fibras Aβ nas lâminas II, IV e V. As informações nociceptivas viscerais são veiculadas rostralmente preferentemete pelo trato pós-sináptico do funículo posterior e as tegumentares e músculo-esqueléticas pelos tratos espinotalâmicos.

que, abertos, possibilitam que íons como o Ca++, Na+, K+ ou Cl-transitem em seu interior. O glutamato ativa os receptores ionotrópicos cainato, amino-3-propionato de hidroxi-5-metil-4-isoxazol (AMPA) e N-metil-D-aspartato (NMDA) assim como os receptores metabotrópicos de glutamato (mGLUr); a sP ativa os receptores de NK NK1, NK2 e NK3; as neurocininas NK1, NK2 e NK3 ativam os receptores NK-A; a NK-B ativa o receptor TrkB; e o CGRP ativa o receptor CGRP acoplado à proteína G. Interneurônios presentes no CDME também contêm neurotransmissores inibitórios como o GABA, que ativa os receptores GABA-A e GABA-B, a glicina (Gly) que ativa o receptor Gly (GlyR) e neurotransmissores endocanabinoides e opioides.[3,4,7]

A dor aguda é sinalizada pela geração de correntes excitatórias pós-sinápticas (CEPSs) via liberação de glutamato pelas terminações centrais dos aferentes primários e ativação dos receptores pós-sinápticos ionotrópicos AMPA e cainato presentes nos neurônios de projeção rostral do CDME. A somação das CEPSs subliminares gera os potenciais de ação que possibilitam a transmissão dos estímulos nociceptivos para neurônios de outros segmentos espinais e encefálicos. O receptor de glutamato NMDA é silencioso em condição de repouso, mas é ativado quando ocorre a liberação de neurotransmissores no CDME pelos aferentes primários. A somação temporal dos estímulos dos aferentes nociceptivos e a ativação dos receptores dos neurônios nociceptivos do CDME induzem a sensibilização neuronial e, consequentemente, a instalação da hiperalgesia e da alodinia mecânica (mas não térmica) secundárias, ou seja, alocadas em regiões vizinhas às que sofreram a lesão e onde se identificam hiperalgesia e alodinia termomecânicas primárias.

A ativação dos receptores de glutamato, sP, CGRP e BDNF aumenta a concentração do Ca++ nos neurônios do CDME e ativa várias proteinacinases (PKs), como a PKA, PKC, SRC, PK-2 dependente de cálcio-calmodulina (CAMK2) e PKs ativadas pelo mitogênio (MAP). Os receptores AMPA induzem o influxo citoplasmático de Na+, K+ e Ca++ e despolarizam a membrana dos neurônios nociceptivos do CDME. O íon Mg++ que, na presença de glicina bloqueia o receptor NMDA, é deslocado pelo glutamato, fenômeno que possibilita o influxo citoplasmático de Ca++ e de Na+ e o efluxo de K+. O Ca++ citoplasmático despolariza prolongadamente a membrana neuronial. A estimulação dos mGluRs ativa a fosfolipase-C que, por sua vez, catalisa a clivagem do 4,5-bifosfato de fosfatidilinositol ligado à membrana neuronial a segundos mensageiros como o inositol 1,4,5-trifosfato de inositol (IP3) e o diacilglicerol (DAG). O IP3 libera Ca++ do retículo endoplasmático e o DAG difunde-se ao longo da membrana plasmática e, associadamente ao Ca++, ativa a PKC. Os íons Ca++ extracelulares somados aos liberados no citoplasma a partir das reservas intracelulares atuam como segundos-mensageiros e desencadeiam a síntese de AMP. Os íons Ca++ absorvidos pelas mitocôndrias estimulam a produção de espécies de O_2, ativam as vias de sinalização envolvendo a PKC, a cálcio-calmodulina, a sintetase de óxido nítrico induzida (iNOS) e a ciclo-oxigenase-2 (COX-2). A COX-2 transforma o ácido araquidônico em PGs que, liberadas no interstício do CDME, autoexcitam a membrana e aumentam a excitabilidade neuronial, facilitam a liberação de neurotransmissores excitatórios e reduzem a inibição pré-sináptica do trato bulboespinal. A iNOS gera NO a partir da arginina e, como gás, escoa-se livremente pela membrana neuronial e estimula a liberação de neurotransmissores excitatórios pelas terminações centrais dos aferentes primários. A fosforilação das subunidades dos receptores e dos canais iônicos, a regulação ascendente dos receptores AMPA e a remoção pelo glutamato do bloqueio proporcionado pelos íons Mg++ no poro dos receptores NMDA, resultam em aumento substancial da excitabilidade dos receptores na membrana neuronial. A ativação das MAP-cinases p44 e p42 (MAP-cinases 1 e 3, respectivamente) desencadeia a fosforilação da proteína de ligação reativa ao monofosfato-cíclico de adenosina ou cAMP (CREB). No núcleo dos neurônios, o cAMP e o ERK ativam o CREB que, por sua vez, aumenta a expressão de várias proteínas relacionadas à dor, como a COX-2, o TRPV1 e os canais de Ca++. A molécula transcricional DREAM atuando constitutivamente suprime a expressão da pró-dinorfina nos neurônios da medula espinal e causa hiperalgesia (Figura 18.5).[8,9]

Os microgliócitos e os astrócitos contribuem com o processo de sensibilização central. Os estímulos nociceptivos causam hipertrofia e proliferação da glia, modificação das redes gliais, fosforilação das vias de sinalização da PK ativada pelos mitógenos, regulação ascendente dos receptores de ATP, quimiocinas e hemicanais, regulação descendente dos transportadores de glutamato e síntese e liberação no interstício de mediadores químicos (interleucinas, quimiocinas, fatores tróficos e proteases).[10] Os microgliócitos e as células residentes sentinelas de lesão ou de infecção do SNC acumulam-se na zona da terminação dos aferentes primários no CDME e ao redor dos corpos celulares dos motoneurônios do corno ventral da substância cinzenta da medula espinal poucas horas após a lesão nervosa periférica, expressam receptores de ATP (P2X4, P2X7, P2Y6, P2Y12), quimiocinas (CX3CR1, CCR2), NRG1 (ErB2), são ativados pelo ATP, quimiocinas (CCL2, CCL21, CX3CL1), MMP-9, NRG1 e CGRP liberados pelos aferentes primários e sofrem fosforilação pelo p38 e ERK, fenômeno implicado na produção e liberação de citocinas pró-inflamatórias (TNF-α, IL-1β, IL-18) e de BDNF que, por sua vez, sensibilizam os neurônios do CDME e comprometem a ação do GABA. O gradiente do Cl-e transforma a hiperpolarização em despolarização neuronial, mecanismo que envolve a expressão de CCK2 e, consequentemente, resulta no agravamento da dor, na sensibilização central e na alodinia mecânica persistente. Após a lesão nervosa, receptores *toll-like* (TLRs) sinalizadores transmembrana das proteínas expressas nas células gliais também ativam a micróglia. Após a lesão tecidual ou nervosa, os astrócitos da medula espinal e do tronco encefálico são ativados tardiamente e, possivelmente de modo mais intenso, para a manter mais do que induzir a sensibilização central, a dor persistente e a facilitação rostrocaudal. Os astrócitos produzem ATP e glutamato após a ativação dos seus hemicanais (Cx43 e PNX1). Quando ativados pelos mediadores microgliais (TNF-α, IL-18) a (metaloproteína de matriz-2 e a bFGF produzida pelos astrócitos) induzem a fosforilação da JNK e da P-ERK, fenômeno que resulta na produção e liberação de quimiocinas (CCL2) e de interleucinas (IL-1β). Havendo lesão nervosa, ocorre regulação descendente do GLT1, resultando na redução da absorção astrocitária de glutamato e em acúmulo desse neurotransmissor no interstício do CDME. A liberação de CCL2, IL-1β e glutamato induz a liberação de ATP e de CCL2 mediada pelo receptor NMDA que, por sua vez, aumenta a ativação microglial.[10,11]

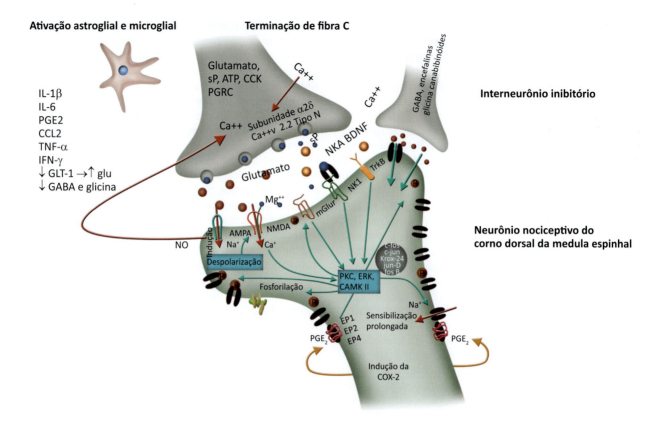

Figura 18.5 Representação artística de um neurônio nociceptivo do corno dorsal da substância cinzenta da medula espinal e seu contato sináptico com um aferente primário e um interneurônio inibidor. Os neurônios são ativados e sensibilizados pelos receptores ionotrópicos de glutamato (AMPA, NMDA e cainato) que geram influxo de Na+ e de Ca++, receptores metabotrópicos de glutamato, substância P (sP) e de neurocininas (NK). Os receptores ligados à proteína G ativam as proteina-cinases (PK) C e PKA, liberam Ca++ no citosol e ativam a sintetase de óxido nítrico (NOS) que, por sua vez, sintetiza o NO e a ciclo-oxigenase-2 (COX-2), que, por sua vez, sintetiza PGs. As PGs liberadas no interstício autoexcitam a membrana neuronal e o ON se escoa por meio da membrana neuronal e aumenta a liberação de neurotransmissores excitatórios. A apoptose dos neurônios inibitórios induz brotamento das terminações dos aferentes nociceptivos na superfície dos neurônios do CDME. Ocorrem alterações transcricionais no núcleo do neurônio nociceptivo resultando na regulação ascendente de canais iônicos e de receptores. A ativação dos astrócitos e microgliócitos reduz a absorção de glutamato do interstício do CDME e libera moléculas pró-inflamatórias que, por sua vez, aumentam a excitabilidade dos neurônios nociceptivos.

A ativação dos neurônios neurovegetativos simpáticos da coluna intermediolateral da medula espinal pelos estímulos nociceptivos induz aumento da resistência vascular periférica, retenção urinária e alentecimento dos trânsitos intestinal, urinário e respiratório. A ativação dos neurônios da ponta anterior da substância cinzenta da medula espinal pelos estímulos nociceptivos gera hipertonia muscular que, por sua vez, modifica o reflexo de flexão, aumenta o tono muscular, induz espasmos musculares (reduz a expansibilidade da caixa torácica), isquemia muscular, anormalidades posturais e síndromes dolorosas miofasciais.[9]

A nocicepção patológica agrava-se quando se instala a sensibilização central. Esta decorre das anormalidades da potenciação de longo prazo (LTP) e da inibição espinal, da plasticidade neuronal e da transformação fenotípica dos aferentes Aβ de baixo limiar.[7] O fenômeno de *wind-up* ("ventania") consiste da ativação lenta, temporária e reversível de curto prazo dos receptores de NK1 e de CGRP e do receptor NMDA dos neurônios do CDME e resulta em prolongamento progressivo da despolarização da membrana neuronal.[12] A somatória dos LTPs ativa prolongadamente os neurônios de projeção NK1 e amplifica a transição sináptica via mecanismos dependentes do aumento da concentração intracelular do Ca++. A ativação das PKs dependentes do Ca++ gera fosforilação dos receptores ionotrópicos e reduz as correntes de K+ que, por sua vez, aumentam a eficácia e a potencialização dos receptores de sinalização AMPA, NMDA e NK1.[3]

Todo o complexo nuclear trigeminal, especialmente o subnúcleo caudal do trato espinal do nervo trigêmeo, processa a nocicepção dos segmentos corpóreos craniofacial e cervical rostral, independentemente de a dor ter origem na região inervada pelos nervos trigêmeo, intermediário, glossofaríngeo e vago e/ou raízes cervicais C2 a C4.[3]

Alguns neurônios do CDME projetam-se via tratos de Lissauer, proprioespinais e intracornuais em outros segmentos da medula espinal e nas lâminas ventrais da substância cinzenta da medula espinal.[6] A transferência das informações nociceptivas da medula espinal para o encéfalo é realizada mediante ativação dos tratos espinotalâmico, espinorreticular, espinomesencefálico, pós-sináptico do funículo posterior, espino-ponto-amigdaliano, espinocervical e intracornual.

O trato espinotalâmico origina-se nas lâminas I, IV, V, VI e VIII do CDME; o maior contingente das suas fibras cruza a linha média e, via quadrante anterolateral oposto da medula espinal, projeta-se nos núcleos ventrais posteromedial e lateral, centro mediano, parafascicular e intralaminares do tálamo e na formação reticular bulbar e mesencefálica; as fibras do trato espinorreticular originam-se nas lâminas VII e VIII do CDME e projetam-se no núcleo gigantocelular, tegmento pontino lateral e núcleos subcerúleo ventral e dorsal, de onde se originam tratos destinados ao hipotálamo e núcleos intralaminares e ventrais do tálamo; a projeção na região parabraquial da ponte dorsolateral possibilita conexão rápida com a amígdala, o BVLC e a substância cinzenta periaquedutal mesencefálica (SCPAM); as fibras do trato espinomesencefálico originam-se nas lâminas I e V e projetam-se na formação reticular, teto mesencefálico, núcleo parabraquial e colículo superior; o trato espino-ponto-amigdaliano origina-se nas lâminas I e V do CDME e, via funículo dorsolateral, projeta-se no núcleo parabraquial da ponte, onde faz sinapse com neurônios que se projetam na amígdala do lobo temporal; o trato espinocervical origina-se nas lâminas I, III e IV do CDME e projeta-se via quadrante lateral ipsilateral da medula espinal no núcleo cervical lateral, de onde emergem fibras que se projetam no complexo ventrobasal do tálamo, formação reticular do tronco encefálico e diencéfalo; e as fibras do trato pós-sináptico do funículo posterior originam-se nas lâminas IV, V e VI e X do CDME e projetam-se nos núcleos grácil e cuneiforme (Figura 18.6).[9,13]

As informações nociceptivas transmitidas do CDME para o tronco encefálico são transferidas para o tálamo, neuromatrizes primária (córtices somatossensitivos S1 e S2) e secundária (ínsula, córtex pré-frontal, córtex do cíngulo anterior e amígdala) da dor e áreas associativas do cérebro.[3,14] A neuromatriz é consistentemente ativada durante a apresentação dos estímulos nociceptivos.[15] Os neurônios do complexo ventrobasal do tálamo projetam-se no córtex sensitivo SI e os dos núcleos talâmicos centromediano, parafascicular e intralaminares, no estriado e no córtex pré-motor. O córtex frontal recebe estímulos do córtex do cíngulo anterior, do CDME e do cerebelo e apresenta conexões recíprocas com a medula espinal. As estruturas que compõem o sistema límbico recebem aferências dos núcleos ventrais anterior e posterior do tálamo e formação reticular do tronco encefálico. O hipotálamo recebe aferências da formação reticular mesencefálica, núcleo ventral anterior do tálamo e córtex frontal.[14]

A amígdala relaciona-se ao núcleo *acumbens* e ao estriado; o complexo nuclear lateral e basolateral da amígdala recebe aferências sensitivas polimodais do córtex pré-frontal, cíngulo anterior e ínsula, ou seja, de estruturas relacionadas à dimensão afetivo-emocional da dor, e emite projeções para

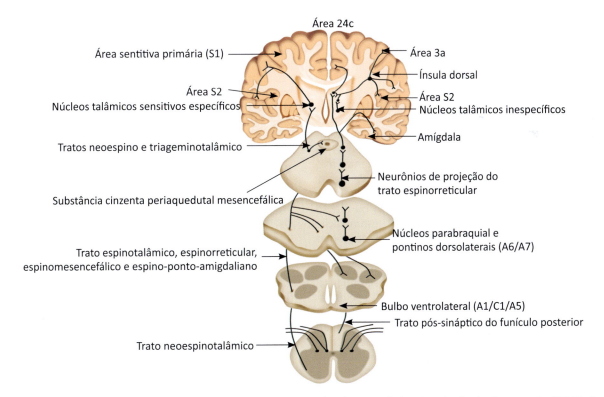

Figura 18.6 Vias de projeção rostral dos tratos nociceptivos oriundos dos neurônios da substância cinzenta do CDME. A maioria das fibras dos tratos neoespinotalâmico, paleoespinotalâmico, espinorreticulotalâmico e espinoamigdaliano decussa e cruza a linha média na medula espinal. As do trato neoespinotalâmico fazem sinapse nos núcleos talâmicos posteromedial ou posterolateral, de onde emergem fibras que se projetam nas áreas sensitivo-motoras (SM1) e sensitivas secundárias (S2) do córtex cerebral; as do trato paleoespinotalâmico fazem sinapse nos núcleos talâmicos da linha média, parafascicular e centromediana, de onde emergem fibras destinadas principalmente ao lobo frontal; as do trato espinorreticulotalâmico fazem sinapse nas áreas A1/C1 e A5 do bulbo ventrolateral, nas áreas A6 e A7 da ponte dorsolateral e no núcleo parabraquial, de onde emergem fibras destinadas ao hipotálamo e à substância cinzenta periaquedutal mesencefálica; e as do trato espinoamigdaliano fazem sinapse no núcleo parabraquial, de onde emergem fibras destinadas à amígdala e ao hipocampo.

o córtex pré-frontal (CPF). Desempenha importante atividade nas reações emocionais, estresse e ansiedade, funções cognitivas, resolução de tarefas, tomadas de decisão, avaliação de risco, recompensas, evitação ou punição e ao medo da dor, e relaciona-se com o CPF e córtices pré e infralímbico. É componente crítico da matriz da dor ao contribuir para a interação entre a dor e reações associadas, como medo e ansiedade. Os neurônios do núcleo central da amígdala (CeA) são ativados com a estimulação nociceptiva somática e visceral e, quando sensibilizados pelos receptores mGLUrs, sofrem alterações neuroplásticas que promovem a dor crônica. O fator de liberação de corticotrofina (CRF1) presente no CeA inibe as reações nociceptivas e o comportamento de ansiedade em roedores. Os neurônios nociceptivos não peptidérgicos, projetam-se para regiões límbicas do cérebro por meio de um circuito multissináptico que inclui neurônios nas lâminas II e V da medula espinal, enquanto os neurônios nociceptivos peptidérgicos comunicam-se com algumas das mesmas regiões límbicas, via neurônios na lâmina I e no núcleo parabraquial.[15]

As regiões envolvidas na aversão e nas respostas ao estresse incluem os núcleos central e basolateral da amígdala, o núcleo leito do estriado terminal, os núcleos noradrenérgicos tegmentais laterais do tronco encefálico, o hipocampo e a habênula. A habênula, núcleo epitalâmico com projeções no trato espinotalâmico e na SCPAM e aferências de outras áreas do sistema límbico, corticolímbico e gânglios da base exerce com funções sensitivas, emocionais e motivacionais que modulam a intensidade da dor, a aversão e as reações motoras. Localiza-se rostralmente ao tálamo posterior, divide-se em região medial e lateral e transmite informações do prosencéfalo límbico para áreas límbicas do mesencéfalo. Seus neurônios são ativados por estímulos aversivos ou pela omissão de recompensa esperada. Neurônios da habênula lateral geram estímulos de *feedback* negativo indiretos aos neurônios dopaminérgicas do mesencéfalo, incluindo os da área tegmentar ventral, por meio do núcleo tegmentar mesopontino rostromedial. Os neurônios da habênula lateral atuam via neurônios GABAérgicos que inibem a liberação de dopamina e exercem atividade na adaptação ou reação aos estímulos gratificantes ou estressantes. A estimulação da habênula inibe a liberação de dopamina nos neurônios da área tegmentar ventral e da substância negra. O núcleo *acumbens* é componente do sistema mesocorticolímbico no estriado ventral implicado na atribuição de recompensa, motivação e saliência. O aumento da concentração de dopamina no núcleo *acumbens* participa dos efeitos recompensadores naturais relacionados ao abuso das drogas. O aumento e a redução da concentração de dopamina no núcleo *acumbens* causam, respectivamente, habituação ou sensibilização dos receptores dopaminérgicos pré e pós-sinápticos.[16]

Neurônios do córtex SI projetam-se nos núcleos ventrobasais, grupamento nuclear posterior e núcleos parafascicular e centromediano do tálamo; neurônios do córtex SII projetam-se nos núcleos ventrobasais, grupamento nuclear posterior e centromediano do tálamo; neurônios das áreas somatomotoras I (SMI) projetam-se nos núcleos ventrais posteromedial, posterolateral e centromediano do tálamo e no bulbo; neurônios dos córtices SI, SII, orbitário e temporal superior projetam-se na formação reticular do tronco encefálico; neurônios dos córtices SI e SM projetam-se no CDME e no corno anterior da substância cinzenta da medula espinal; neurônios do córtex orbitário projetam-se nas lâminas profundas do CDME; e neurônios dos córtices SI, occipital e temporal projetam-se nos núcleos grácil e cuneiforme. Há conexões recíprocas entre os córtices SI e SII homo e contralaterais e, entre esses, os córtices somatomotor I (SMI) e parietal, estruturas do sistema límbico, estriado e núcleos centromediano e posterior do tálamo.[9,14]

Durante as fases aguda e dor crônica da dor, ocorrem modificações na concentração de neurotransmissores, expressão gênica, células gliais e neuroinflamação, que resultam em alterações em sua estrutura, atividade e conectividade no CPF. O CPF apresenta conexões com outras áreas do neocórtex cerebral, hipocampo, substância cinzenta periaquedutal mesencefálica (SCPAM), tálamo, e núcleos da base, além da amígdala. O CPF medial exerce atividade antinociceptiva, devido às suas conexões com a SCPAM e à elevada atividade do processamento dos sinais perceptivos que pode ser utilizada para controlar o afluxo de estímulos sensitivos aferentes no CDME. O prazer subjetivo é processado no córtex pré-frontal medial que controla rostrocaudalmente a atividade dopaminérgica no núcleo *acumbens* via alça córtico-estriatal do circuito córtico-estriato-tálamo-cortical.[16]

O sistema neoespinotalâmico e os córtices sensitivos SI e SII relacionam-se às dimensões sensitivo-discriminativas da nocicepção (localização, intensidade, natureza, duração) e à ativação precoce dos córtices SII e da ínsula; os córtices límbicos e paralímbicos (cíngulo anterior e ínsula) relacionam-se às dimensões emocionais e motivacionais da dor; o córtex da ínsula relaciona-se à dimensão sensitiva, às reações emocionais e afetivas (depressão), à memória, à codificação dos estímulos térmicos e à reatividade neurovegetativa relacionadas à dor; o circuito córtex fronto-orbitário-núcleo *acumbens*-tálamo relaciona-se à dimensão afetiva da dor, enquanto o córtex frontal modula a atividade das unidades nociceptivas e limita a magnitude da sua expressão.[9,14]

● MECANISMOS MODULADORES DA DOR

A transferência das informações nociceptivas do CDME para estruturas rostrais do SNC sofre profundas influências excitatórias e inibitórias que atuam em circuitos localizados no CDME e no encéfalo.[3,14,17]

A modulação da dor no SNP pode ocorrer nos nociceptores, estruturas providas de numerosos receptores metabotrópicos acoplados à proteína G que inibem a deflagração, a transdução e a condução dos potenciais nociceptivos neles originados. Entre eles, destacam-se os receptores opioides, canabinoides, adrenérgicos-α2, GABA-B, adenosinérgicos-1, muscarínicos-2, somatostatinérgicos e glutamatérgicos que, ativados, bloqueiam os canais de Ca++ dependentes de voltagem e, consequentemente, o influxo intraneuronal de Ca++, e a liberação de neurotransmissores pelo canal retificador de K+ (GIRK), a duração e a excitabilidade dos potenciais de membrana em repouso e a atividade dos canais TRPV e Na+v. O fator liberador de corticotrofina (CRF) e a IL-1β estimulam a secreção de peptídeos opioides endógenos dos leucócitos e atuam em um receptor regulador da permeabilidade ao Ca++.[8,18]

A nocicepção é modulada no SNC pelos neurônios presentes no CDME, SCPAM, bulbo rostral ventromedial (BRVM), córtex cerebral, amígdala, hipotálamo e tálamo. A β-endorfina, as encefalinas e as dinorfinas ativam os receptores opioides μ, κ e δ. Os receptores μ concentram-se nas vizinhanças da SCPAM, estriado, habênula, tálamo, córtex cerebral, lâminas superficiais do CDME, hipotálamo, claustro e SCPAM; os receptores δ são mais adensados no CDME e escassos no encéfalo; os receptores κ estão presentes na medula espinal; e os receptores ε alocam-se em várias regiões do encéfalo. Os opioides endógenos, leucina e metionina-encefalina e seus respectivos receptores (MOR ou μ, DOR ou δ, KOR ou κ, epsilon ou ε) concentram-se nas lâminas I, II, III e V do CDME, a dinorfina concentra-se nas lâminas I e V e tem afinidade pelo receptor κ e a β-endorfina, produzida no hipotálamo e liberada na circulação sistêmica juntamente com o ACTH e por vias que dele emergem e projetam-se no tronco encefálico, tem afinidade pelo receptor μ. Há grande concentração de receptores μ, leucina, metionina-encefalina e dinorfina nos neurônios da SCPAM e de β-endorfina nas terminações oriundas do hipotálamo. As encefalinas atuam pré-sinapticamente nas terminações dos aferentes primários no CDME e pós-sinapticamente nos neurônios do CDME que originam os tratos que se projetam no encéfalo e, via receptores vinculados à proteína G, inibem o AMP-cíclico e, consequentemente, as correntes de Ca++ dependentes de voltagem das terminações nervosas nociceptivas aferentes, a liberação de neurotransmissores excitatórios no CDME e a excitabilidade dos neurônios do CDME ao abrirem os canais de K+ e causar hiperpolarização da membrana pós-sináptica.[19]

A SCPAM comunica-se via tratos GABAérgicos supressores rostrocaudais com o bulbo, núcleo dorsal da rafe e *locus ceruleus*.[18] Interneurônios inibitórios GABAérgicos e glicinérgicos condensam-se densamente no CDME. O GABA liga-se aos receptores ionotrópicos GABA-A, relacionados ao mecanismo da ansiedade e aos receptores metabotrópicos GABA-B acoplados à proteína G relacionados à modulação cardiocirculatória à depressão e à analgesia e distribuídos nas terminações nervosas dos aferentes primários presentes nas várias lâminas da medula espinal assim como em neurônios da SCPAM, núcleo magno da rafe e formação reticular gigantocelular. A ativação dos receptores pós-sinápticos GABA-A e de glicina dos neurônios do CDME gera correntes internas de Cl-e que resulta em hiperpolarização da membrana neuronial.[20]

Havendo lesão nervosa periférica ocorre alteração na atuação do cotransportador K+-Cl−-KCC2 essencial para manter gradientes de K+ e Cl− por meio da membrana plasmática. A regulação descendente do KCC2 expressada nos neurônios de projeção da lâmina I altera o gradiente de Cl, de modo que a ativação dos receptores GABA-A despolariza, em vez de hiperpolarizar, os neurônios de projeção da lâmina I, resultando em aumento da excitabilidade e da transmissão nociceptiva. A liberação espinal de PGE2, que atua nos receptores EP2 expressados nos interneurônios excitatórios e nos neurônios de projeção localizados na superfície do CDME fosforila via cAMP-PKA as subunidades do receptor de glicina GlyRa3 e torna os neurônios não mais responsivos aos efeitos inibitórios da glicina.[4,20]

Os endocanabinoides aracdonoil-etanolamina (AEA) ou anandamida e o 2-aracdonoil-glicerol (2-AG) distribuem-se nos gânglios das raízes sensitivas, nas terminações nervosas pré-sinápticas do CDME, núcleos *acumbens* e da base, cerebelo, hipocampo, hipotálamo, amígdala, SCPAM e no córtex cerebral, onde atuam no receptor canabinoide CB1, acoplam-se à proteína G, inibem a adenilciclase e os canais de Ca++, ativam os canais de K+ e modulam a liberação de neurotransmissores pelas terminações nervosas dos aferentes primários no CDME.[18] Os endocanabinoides regulam a sensibilidade à dor, as reações aos estímulos ambientais via tratos rostrocaudais e liberação dos hormônios do estresse.[21]

A neurotensina está presente em neurônios da formação reticular mesencefálica, hipotálamo, amígdala, núcleo *acumbens* e BRVM e atua na SCPAM e nas vias supressoras da nocicepção oriundas do núcleo magno da rafe.[3]

A SCPAM e o BRVM participam de uma alça de *feedback* que contribui para a consciência e para as reações de estresse e emocionais à dor. Ambos não contêm neurônios noradrenérgicos, mas comunicam-se com centros noradrenérgicos moduladores da dor, incluindo o *locus ceruleus* (A5) e os núcleos Kölliker-Fuse (A6 e A7) são importantes fontes de projeções noradrenérgicas para a medula espinal onde inibem pré-sináptica e pós-sinapticamente a transmissão nociceptiva no CDME via receptores adrenérgicos α2. A ativação dos receptores adrenérgicos α1 também despolariza os interneurônios GABA aumentando a inibição, mas também a atividade dos receptores neurônios do CDME frente às aferências nociceptivas.[15]

A SCPAM integra informações nociceptivas e não nociceptivas de regiões corticais envolvidas na nocicepção, incluindo a ínsula anterior, o córtex cíngulo anterior, o hipotálamo e a amígdala. Seus neurônios projetam-se nos núcleos rostrais ventromediais do bulbo e região A7, utilizam neurotensina, glutamato e aspartato como neurotransmissores, recebem aferências dos córtices límbicos e pré-frontais mediais, do cíngulo anterior e da ínsula e mantêm conexões recíprocas com o hipotálamo, amígdala, *locus ceruleus*, formação reticular pontobulbar, núcleos grácil e cuneiforme, núcleos catecolaminérgicos do tronco encefálico e parafascicular do tálamo e CDME. A estimulação dos neurônios encefalinérgicos da SCPAM inibe os neurônios GABAérgicos que, por sua vez, inibem a atividade dos neurônios da região ventromedial e rostral do bulbo (núcleo magno da rafe) que, por sua vez, liberam 5-HT e dos neurônios bulbo que liberam Nadr, respectivamente, no CDME, onde exercem atividade supressora da dor (Figura 18.7).[15]

O trato rubroespinal inibe os neurônios das lâminas V, VI e VII do CDME e os tratos vestibuloespinais inibem os neurônios das lâminas V e VI.[3]

O *locus ceruleus* e as regiões A5 e A7 recebem aferências da SCPAM e de relés corticais e subcorticais.[22,23] O núcleo do *locus ceruleus* libera Nadr nas lâminas I, II e III do CDME via tratos presentes no quadrante posterolateral da medula espinal, onde exerce efeitos antinociceptivos ao inibir pré-sinapticamente as aferências Aδ e C e pós-sinapticamente os neurônios WDRs e neurônios inespecíficos (NSEs) e ativar interneurônios inibitórios.[19] A SCPAM atua nos neurônios nociceptivos espinais via três categorias de células presentes no BRVM que exercem controle bidirecional excitatório ou inibitório na transmissão nociceptiva no CDME. Alguns originam fibras rostrocaudais inibitórias (neurônios "OFF") e outros, excitatórias (neurônios "ON") e alguns são neutros (0). Os neurônios "OFF" são ativados pelos estímulos sensitivos discriminativos oriundos do SNP e pelos neurônios do cíngulo e lobo frontal ativados bem-estar mental e geram projeções inibitórias rostrocaudais contendo 5-HT, Nadr e sP originadas nos núcleos bulbares magno da rafe e reticular gigantocelular que trafegam pelo funículo dorsolateral da medula espinal e projetam-se nas lâminas superficiais do CDME;[7] a 5-HT exerce atividade antinociceptiva nos receptores 5-HT1A, 5-HT1B, 5-HT1D e 5-HT7 dos neurônios do CDME; a sP atua via desinibição do sistema de projeção SCPAM-bulbo rostral ventromedial-CDME mediada pelos endocanabinoides e facilitando a atividade dos tratos rostrocaudais nos receptores glutamatérgicos atuantes no mecanismo da analgesia induzida pelos circuitos modulatórios do estresse da analgesia placebo ou mediada pelos controles inibitórios nociceptivos difusos (DNICs), que aparentemente envolvem estímulos sensitivos, afetivos e cognitivos semelhantes.[3] Os neurônios "ON" são ativados imediatamente antes e durante a aferência nociceptiva e pelo sofrimento mental e são os únicos diretamente inibidos pelos opioides e ativados pela CCK via receptor CCK2. Há elevado alto grau de colocalização dos receptores CCK2 com os receptores opioides μ nos neurônios, supostamente "ON" do BRVM. A 5-HT espinal pode exercer atividades inibitórias ou facilitatórias, dependendo do subtipo de receptor ativado. O receptor 5-HT7 presente nos gânglios das raízes sensitivas, nas terminações centrais dos aferentes primários e nos interneurônios GABAérgicos do CDME exerce atividade inibitória enquanto os receptores 5-HT-2A e 5-HT3 exercem atividade pró-nociceptiva. Os neurônios "ON" sob a ação da CCK e da nociceptina, incrementam a transmissão nociceptiva no CDME, a sensibilização central e a hiperalgesia induzida pelos opioides via ativação dos tratos serotoninérgicos rostrocaudais que trafegam no quadrante anterolateral da medula espinal e liberam 5-HT que, por sua vez, interage com os receptores pré-sinápticos 5-HT-2A e 5-HT-3 presentes no neurônios do CDME assim como dos receptores pós-sinápticos 5-HT-3 dos neurônios nociceptivos que originam os tratos espinotalâmicos. É possível que os neurônios serotoninérgicos do BRVM não sejam nem "ON" nem "OFF", mas apenas moduladores da atividade dos neurônios regionais. Os neurônios "neutros" não reagem diante dos estímulos nociceptivos e sua maioria expressa glutamato descarboxilase.[23] Apenas 20% dos neurônios do BRVM expressa 5HT que, de acordo com um estudo, foi evidenciada apenas em alguns neurônios neutros. O maior contingente das projeções espinais do BRVM é glicinérgica ou GABAérgica. É possível que as projeções serotonérgicas rostrocadais oriundas do BRVM sejam importantes para a facilitação da dor inflamatória e neuropática e que os neurônios GABAérgicos e as projeções glicinérgicas mediem a antinocicepção.[15]

Pouco se conhece a respeito dos mecanismos de modulação da dor no telencéfalo. Colaterais do trato corticoespinal oriundos das áreas SI e SII inibem os neurônios das lâminas IV e V do CDME. A ativação do córtex da ínsula anterior induz analgesia via desinibição dos neurônios do núcleo do locus ceruleus.[3,9,14] A analgesia induzida pelo estresse é sensível aos opioides e aos endocanabinoides e mediada por uma via inibitória rostrocaudal alocada na amígdala, SCPAM e BRVM. A analgesia induzida pelo estresse reduz a atividade das células "ON" do BRVM e aumenta a das células "OFF" via ativação dos sistemas opioidérgicos endógenos moduladores da dor, associadamente ao aumento das concentrações de β-endorfina na SCPAM. A microinjeção de opioides na amígdala evoca antinocicepção, que é bloqueada com a injeção de lidocaína na SCPAM e no BRVM. O núcleo acumbens e a habênula estão envolvidos na atividade de reforço e interligados com as principais regiões encefálicas relacionadas à modulação da dor, do estresse e das emoções e atuam nos mecanismos de recompensa e de aversão. Ambos participam de circuitos dopaminérgicos distintos

para evocar recompensa e aversão, respectivamente. Dor e recompensa são processos opostos. O núcleo acumbens e a habênula são a principal interface entre elas. A reciprocidade funcional entre o núcleo acumbens e a habênula é evidenciada pelo aumento da atividade frente à ausência da recompensa esperada e redução da atividade quando ocorre a recompensa esperada. Os sistemas de recompensa e antirrecompensa são constituídos de regiões corticolímbicas e núcleos hipotalâmicos e do tronco encefálico, especialmente do tegmento dorsal posterior, área tegmentar ventral, neurônios dopaminérgicos que se projetam no núcleo acumbens, amígdala e CPF medial. e de um circuito de aversão em que a habênula lateral inibe os neurônios dopaminérgicos da área tegmentar ventral que se projetam no CPF medial. A SCPAM também conecta-se a muitas regiões do encéfalo relacionadas à recompensa, incluindo o núcleo acumbens. Neurônios dopaminérgicos presentes na área tegmental ventral e suas projeções no núcleo acumbens constituem estrutura que compara as informações hedônicas com pontos pré-definidos. A via dopaminérgica meso-núcleo acumbens que se estende do tegmento ventral do mesencéfalo ao prosencéfalo (núcleo acumbens, amígdala e CPF medial) é essencial para a atividade sistema de recompensa e reforço que media a manutenção da homeostase hedônica. O aumento da neurotransmissão dopaminérgica do tegmento ventral para o núcleo acumbens associa-se tanto às reações euforizantes frente a recompensas naturais quanto ao abuso das drogas. A habênula opõe-se a essa ação por meio das projeções dos núcleos tegmentais interpedunculares e rostromediais, resultando em diminuição da transmissão dopaminérgica no núcleo acumbens e no córtex pré-frontal medial e em redução da motivação e em anedonia. A dor aguda ativa a transmissão dopaminérgica nos centros de recompensa e de motivação do encéfalo. Períodos prolongados de dor causam efeito oposto manifestado como anedonia, redução da saliência motivacional e indução de reforçadores naturais resultando em estado de deficiência de recompensa. A hipodopaminergia pode ser inata (primária) ou adquirida (secundária e induzida por drogas) e caracteriza-se como capacidade embotada de desfrutar ou experimentar prazer, juntamente com a diminuição da motivação para recompensas naturais, incluindo atividades sociais, entusiasmo, consciência estética, altruísmo e autorrealização. Os sinais de recompensa motivam ações que aumentam a probabilidade de o comportamento ser repetido no futuro, enquanto sinais aversivos inibem as ações que possivelmente sejam infrutíferas ou tenham consequências dolorosas. A sensibilidade aumentada do sistema de aversão que caracteriza o estado de antirrecompensa do vício é gerada por surtos maciços de liberação do fator liberador de CRF, Nadr, glutamato e dinorfina. A liberação estressogênica de CRF e Nadr contribui para a sensação subjetiva de estresse e estados afetivos negativos relacionados (medo, ansiedade e depressão), enquanto a dinorfina agrava a anedonia associada ao défice de recompensa. A antirrecompensa interrompe a função normal das áreas encefálicas envolvidas na recompensa/motivação e no processamento do estresse, reduz o impacto da estimulação recompensadora e a capacidade de restringir as reações ao estresse, dissuade o indivíduo de se envolver em situações perigosas e gera carga alostática disfuncional, pois promove isolamento e retraimento social, compromete o enfrentamento e o ajustamento homeostáticos iniciais, e a neurotransmissão dopaminérgica em estado de repouso no núcleo acumbens e no CPF. A atividade dopaminérgica recorrente consequente da dor resulta em estado de deficiência de recom-

CAPÍTULO 18

FISIOPATOLOGIA DA DOR

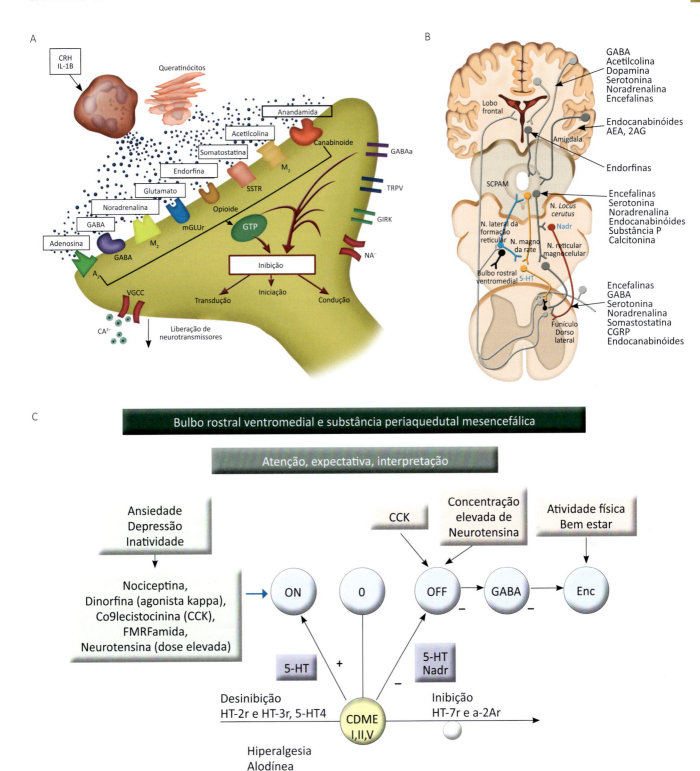

Figura 18.7 Terminações nervosas, núcleos e tratos de fibras do SNC relacionados às modulações facilitatórias e inibitórias da dor. **(A)** Nociceptores e seus receptores supressores periféricos da nocicepção; **(B)** As vias aferentes discriminativas estimulam as fibras do sistema neoespinotalâmico que, por sua vez, estimulam neurônios moduladores supressores presentes no CDME, tronco encefálico, tálamo e da área SM1. Neurônios oriundos dos lobos frontal e temporal projetam-se na substância cinzenta periaquedutal mesencefálica e relacionam a atenção, o estado do humor e do afeto na atividade das unidades supressoras do mesencéfalo; **(C)** A ativação dos neurônios da substância cinzenta periventricular, da substância cinzenta periaquedutal mesencefálica, do *locus ceruleus* e do núcleo magno da rafe via tratos de fibras rostrocaudais rostrocaudais inibe a nocicepção ao liberarem serotonina e noradrenalina nos neurônios do CDME. Alguns tratos de fibras oriundas dos neurônios do bulbo rostral ventromedial trafegam no quadrante anteromedial da medula espinal e facilitam a atividade dos neurônios nociceptivos do CDME, agravando a nocicepção.

pensa dopaminérgica no núcleo *acumbens* e no córtex pré-frontal medial e origina a reação antirrecompensa ao recrutar a habênula, os núcleos da amígdala central e basolateral, assim como do leito da estria *terminalis*, noradrenérgicos tegmentais laterais do tronco encefálico e supraóptico do hipotálamo e o hipocampo que, em conjunto, contribuem para a liberação do fator estressogênico de liberação de corticotrofina, Nadr e dinorfina manifestada em estados afetivos negativos, anedonia e aumento da relevância motivacional atribuída à dor e às condições a ela relevantes. Outros neurotransmissores que contribuem para estados aversivos antirrecompensa incluem a 5-HT, a Nadr e a acetilcolina regulados pela habênula via respectivos núcleos da rafe, *locus coeruleus* e núcleo basal de Meynert. Enquanto o CRF estressogênico e a atividade da Nadr contribuem para a sensação subjetiva de estresse e estados afetivos negativos e a dinorfina agrava a anedonia associada à deficiência de recompensa e a sensibilização glutamatérgica promove aprendizagem da saliência motivacional da dor, a analgesia e os mecanismos que preveem a instalação e a gravidade da dor torna-a constantemente percebida como mais intensa do que o esperado (comportamento catastrofizante) e intratável. A regulação negativa dos circuitos de recompensa conjuntamente com a sensibilização das estruturas antirrecompensa contribui para a transição da situação de dor controlada para estados dolorosos intratáveis e crescentes, acompanhados de angústia emocional. A sensação de dor é mediada por neuroadaptações alostáticas em circuitos relacionados à recompensa e ao estresse. A deficiência da recompensa combinada com o modelo antirrecompensa em que as variáveis biopsicossociais modulam a recompensa encefálica, funções de motivação e estresse podem interagir e exacerbar a intensidade, a cronicidade e as morbidades associadas à dor crônica. A deficiência da recompensa representa neuroadaptação no sistema de ativação prolongada induzida pela dor nos circuitos de recompensa que gera hipodopaminergia, ou seja, anedonia manifestada clinicamente e diminuição da motivação para reforçadores naturais. A antirrecompensa é neuroadaptação entre sistemas envolvendo o recrutamento excessivo de estruturas límbicas (núcleos da amígdala central e basolateral, núcleo do leito da estria terminal, núcleos noradrenérgicos tegmentais laterais do tronco encefálico, hipocampo e habênula) responsáveis pela liberação de neurotransmissores estressogênicos (Nadr, CRF, vasopressina, hipocretina e sP), originando estados afetivos negativos como ansiedade, medo e depressão. A deficiência da recompensa corresponde à sensibilidade reduzida frente a reforçadores naturais e a antirrecompensa a estados afetivos negativos semelhantes ao estresse como componentes da dor crônica, de modo que os estímulos recompensadores tornam-se menos recompensadores e os estímulos aversivos mais aversivos. Com o passar do tempo, as propriedades gratificantes do alívio da dor podem se reduzir, a aversão à dor se descontrolar e os eventos negativos tornar-se mais avassaladores. Esses processos interagem e são afetados por alterações no sistema somatossensitivo (tálamo, córtices somatossensitivo primário e da ínsula posterior), emocional (cíngulo, gânglios da base, amígdala, hipocampo) e modulador rostrocaudal (SCPAM). O consumo repetido de drogas reduz a atividade do sistema de recompensa.[16,24]

A cognição é definida como a capacidade da pessoa de adquirir, processar, armazenar e recuperar informações. Um sistema neuronial difuso participa da matriz da atenção que, por sua vez, recebe informações sensitivas intrínsecas e extrínsecas continuamente e impacta nas adaptações funcionais. A atenção é função da substância cinzenta presente nas regiões corticais e subcorticais interconectadas com tratos de substância branca. O lobo frontal recebe ampla rede de aferências do tálamo e de estruturas bi-hemisféricas que são o componente essencial das redes neurais da atenção. Há sobreposição entre a matriz da dor e da atenção, traduzida pelo aumento de défices atencionais em doentes com dor crônica. A memória consiste da sucessão de armazenamento de sistemas de fluxo de informações do ambiente para seu armazenamento de curto prazo que, por sua vez a alimenta. A informação sobre as ocorrências ambientais sofre tamponamento sensitivo temporário como componente dos processos perceptivos. A memória de trabalho controla esse fluxo de informações e desempenha atividade essencial na aprendizagem e na cognição. O hipocampo associa-se à formação da memória explícita de longo prazo ao lidar com estressores emocionais e tem seu volume e plasticidade estrutural e bioquímica reduzidos nos doentes com dor crônica. A amígdala basolateral é ativada com glucocorticoides, moléculas que comprometem a consolidação da memória. A dor crônica afeta adversamente a memória de trabalho, a recordação, a memória do reconhecimento, a concentração nas atividades diárias etc. A função executiva é um conjunto de processos neurológicos que auxiliam com funções cognitivas complexas, como planejamento, organização, controle do pensamento, autorregulação, ações direcionadas a objetivos, iniciação, e análises de ações. As tomadas de decisão emocionais requerem atividade executiva superior regulada nos lobos frontais, incluindo-se o CPF dorsolateral, o cíngulo anterior e o córtex orbitofrontal. Há sobreposição funcional entre as vias responsáveis pela atividade executiva e pela percepção da dor. A redução do volume do córtex CPF dorsolateral, cíngulo anterior e córtex orbitofrontal, ou seja, de parte da neuromatriz da dor, acelera-se nos doentes com dor crônica e correlaciona-se com alterações na atividade executiva, cognitiva e na velocidade do processamento das informações.[25]

Numerosos fatores individuais, sexuais, genéticos, epigenéticos, étnicos, sociais, culturais, religiosos, filosóficos, experiências pregressas e estado mental dos indivíduos exercem efeito amplificador ou atenuador da expressão nociceptiva. Os controles inibitórios nociceptivos difusos (DNICs), a modulação condicionada da dor, o sistema analgésico intrínseco ou sistema inibitório difuso atuam nas vias moduladoras endógenas acionadas pelo fenômeno de que a "dor inibe a dor" – ou seja, de que um estímulo nociceptivo pode ser inibido por outros estímulos nociceptivos aplicados em regiões espacialmente distantes dos originais. Os DNICs atuam inibindo neurônios WDNs presentes nas lâminas superficiais do CDME e atenuam temporariamente a dor. São bloqueados pela morfina, dependem da atuação dos neurônios do núcleo magno da rafe e da região ventral ao núcleo reticular paragigantocelular e dos tratos rostrocaudais presentes no funículo dorsolateral homolateral da medula espinal.[24,26] Muitas síndromes álgicas crônicas podem dever-se parcialmente ao défice da atividade do DNIC que se manifesta em doentes com várias síndromes de dor crônica, incluindo a relacionada à osteoartrite do joelho, pancreatite crônica, artrite reumatoide, síndrome dolorosa miofascial de longa duração, cefaleia do tipo tensão crônica, cefaleia decorrente do uso abusivo de medicamentos, dor pós-cirúrgica crônica etc. O défice do DENIC pode manifestar-se como perda da atividade do controle inibidor endógeno e aumento da facilitação da dor.[26]

DOR FISIOLÓGICA

Os estímulos nociceptivos podem ou não ser percebidos. Em condições normais, as fibras aferentes transferem os estímulos nociceptivos subliminares e induzem reflexamente reações de adaptação que geralmente bloqueiam sua intensidade e, consequentemente, sua percepção. Quando os estímulos ultrapassam o limiar de percepção, desencadeia-se a fenomenologia dolorosa e a estimulação passa a ser percebida.[3]

DOR NOCICEPTIVA SOMÁTICA AGUDA E CRÔNICA

A dor aguda é a que persiste apenas durante o período razoável para resolução da sua condição causal.[9] A dor é crônica quando se prolonga além do período de resolução da condição causal ou decorre de condições naturalmente crônicas, como as que acometem doentes com doenças reumáticas, câncer e neuropatias dolorosas, entre outras. A sensibilização neuronal, a apoptose dos neurônios supressores, a ativação do sistema nervoso neurovegetativo simpático (SNNVS), os fenômenos neuroplásticos e a consequente reorganização sináptica anormal do SNC e a transformação neuronal fenotípica, entre outros mecanismos, geram hiperalgesia e alodinias primária e secundária, anormalidades psíquicas e adoção de comportamentos anormais que podem agravar-se em decorrência do reforço da condição de mal-estar. Em condições inflamatórias prolongadas, ocorre brotamento de fibras nervosas contendo sP e PGRC nos tecidos inflamados, mesmo aneurais, tais como os cartilaginosos e ósseos que, a partir de então, passam a contribuir para a geração da dor agravada pela ocorrência da inflamação neurogênica (Figura 18.8).

A reorganização sináptica dos aferentes nociceptivos e a apoptose dos neurônios inibitórios são possibilidades importantes na patogênese da sensibilização central. Durante a instalação da dor crônica ocorre maior expressão das vias excitatórias e défice da inibição dos circuitos neuroniais do que resultam transmissão nociceptiva evocada com estímulos abaixo do limiar. A reorganização e transformação fenotípica dos aferentes dos mecanorreceptores Aβ que passam a liberar sP no CDME também são mecanismos que participam da patogênese da sensibilização central.[4,9,15,24] Adicionalmente, ocorre modificação da sinaptogênese e da atividade neuronial e sináptica nos córtices somatossensitivos SI, SII e CPF, ínsula e cíngulos anteriores dorsais, tálamo e redes de saliência e redução do volume dos córtices frontal e temporal e incrementam-se as atividades corticolímbicas frente às aferências nociceptivas. Habitualmente, estímulos aferentes periféricos são constantemente transmitidos para o sistema mesolímbico e o córtex cerebral, mas raramente tornam-se conscientes devido ao processo de comporta corticolímbico. Os estímulos nociceptivos inconscientes ativam áreas e mecanismos relacionados ao aprendizado e ao comportamento no córtex límbico, mas, ocasionalmente, evocam a percepção consciente da dor ao ativar o córtex cerebral. Havendo lesão, ocorre aumento do montante de estímulos nociceptivos e, concomitantemente, a modificação das propriedades e a ativação do sistema corticolímbico determinam os resultados em longo prazo. Circuitos corticolímbicos reverberantes podem, graças aos perfis individuais quanto às habilidades cognitivas ou à rede anatômica/funcional, suprimir a atividade límbica e facilitar a recuperação do sofrimento causado pela dor e reduzir a gravidade dos sintomas. O aumento da reatividade, impulsionada por predisposições anátomo-funcionais corticolímbicas, pode reorganizar o circuito

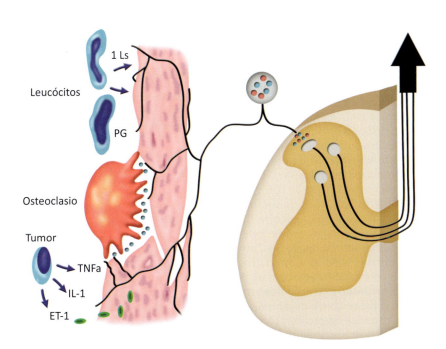

Figura 18.8 Brotamento de fibras nociceptivas no tecido ósseo contendo osteoclasto ativado em decorrência de lesão metastática. Os nociceptores "silenciosos" ativados em decorrência da sensibilização periférica, pelo processo inflamatório e as fibras nervosas peptidérgicas contendo sP e PGRC brotam no tecido ósseo inflamado e contribuem para a geração da dor e da inflamação neurogênica.

de comporta, que sinaliza o aprendizado que com o passar do tempo induz o perfil cortical de dor crônica. A dinâmica das alças reverberantes corticolímbicas depende tanto da atividade dos circuitos encefálicos do sistema límbico pré--existente como de sua reorganização após o evento que o ativa. Essas interações determinam a probabilidade de recuperação na transição da dor aguda para a dor crônica.[15,16]

DOR VISCERAL

Muitos nociceptores dos aferentes sensitivos viscerais são silenciosos e ativados apenas quando ocorre inflamação, distensão, torção ou isquemia da víscera. As vísceras cervicais e torácicas (traqueia, brônquios, coração, grandes vasos, esôfago) e abdominais (grandes vasos abdominais, rins, pelve renal, ureteres, fígado, pâncreas, vísceras ocas do sistema digestório do esôfago até os 2/3 direitos do cólon transverso) transmitem parcialmente seus estímulos nociceptivos pelas fibras aferentes do nervo vago para o núcleo do trato solitário. Os estímulos nociceptivos oriundos das vísceras pélvicas e parte dos oriundos das vísceras cervicais, torácicas e abdominais são veiculados pelas fibras sensitivas que acompanham as fibras do SNNVS, penetram na medula espinal juntamente com as raízes dorsais e projetam-se nas lâminas I, II, V e especialmente na lâmina X do CDME de onde, via tratos espinotalâmicos, espinorreticulares e pós-sináptico do funículo posterior, alcançam o tálamo, a formação reticular do tronco encefálico e os núcleos grácil e cuneiforme, de onde são transmitidas direta ou indiretamente para os córtices SI e insular, CPF, cíngulo anterior e amígdala.[9,27]

DOR NEUROPÁTICA PERIFÉRICA

Após a lesão das fibras aferentes periféricas, surgem potenciais ectópicos ao longo dos troncos, raízes e gânglios sensitivos. Os neutrófilos residentes no local da lesão atraem monócitos que se diferenciam em macrófagos e as células de Schwann fagocitam resíduos da lesão celular e regeneram a bainha de mielina ao redor dos axônios lesados. Os macrófagos ativados e as células de Schwann sintetizam citocinas pró-inflamatórias e fatores tróficos, gerando hipersensibilidade e atividade neuronial aberrante espontânea em decorrência da modificação da permeabilidade da membrana axonial e do número, distribuição e cinética dos canais de Ca++, K+ e Na+. Os potenciais ectópicos de elevada frequência geram alterações pós-sinápticas prolongadas nos neurônios do CDME, geram re-excitação da membrana neuronial e aumentam a atividade ectópica. A IL-1 e o TNF circulantes induzem o aumento da síntese de IL-6 pela astróglia e micróglia do CDME e os astrócitos deixam de remover glutamato no CDME. Adicionalmente, ocorre hiperexpressão dos genes c-fos, Krox-24, c-jun, jun-B, fos-B e MGS-1/A, MGF-1 e SRF em várias estruturas do SNC envolvidas na nocicepção, no fenômeno *wind-up* e em outros mecanismos que acarretam hiperexcitabilidade central. A hiperatividade neuronial também decorre da ação dos produtos de degradação durante o processo de degeneração das fibras nervosas proximais lesadas e da proliferação das células gliais. Adicionalmente, ocorre brotamento das terminações nervosas dos aferentes nociceptivos e das fibras A-δ residuais (Figura 18.9).[9,28]

A lesão nervosa também resulta em desregulação dos mecanismos inibitórios da nocicepção, em decorrência do défice da sinalização do GABA e da alteração da função dos neurônios de projeção, enquanto os receptores GABA-B e de glicina tornam-se excitatórios.[28]

As modificações anatômicas e funcionais nas vias modulatórias rostrocaudais e caudorrostrais da medula espinal e nos neurônios do tronco encefálico e tálamo contribuem para a hiperatividade neuronial e para aumentar a intensidade dos estímulos. Tardiamente ocorrem hiperatividade neuronial talâmica contralateral ao do hemicorpo onde o tecido nervoso periférico foi lesado e aumento do campo receptivo dos neurônios dos núcleos dos tratos dos funículos posteriores e do tálamo.[9]

A dor resultante da avulsão das raízes dos plexos nervosos é central e decorre da hiperatividade neuronial segmentar causada pela desaferentação. O queimor constante resulta das descargas neuronais de baixa amplitude e, os paroxismos, dos surtos de atividade de frequência elevada nos neurônios desaferentados do CDME.[9]

A dor mielopática segmentar resulta da interrupção do trato de Lissauer e da hiperatividade dos neurônios do CDME justapostos aos segmentos lesados. A dor projetada distalmente (dor fantasma) resulta da modificação do padrão da aferência dos estímulos sensitivos ao tálamo, da lesão dos funículos posteriores e a consequente instalação de surtos de atividade espontânea no núcleo grácil e cuneiforme, do aumento do campo receptivo e da hiperatividade dos neurônios desaferentados do complexo ventrobasal do tálamo, da redução da inibição adrenérgica α-2 nas terminações dos aferentes primários e da hipoatividade do sistema supressor da dor.[9]

A dor central encefálica resulta da interrupção das estruturas nervosas discriminativas do sistema espinotalâmico relacionadas ao processamento das sensibilidades térmica e dolorosa, da desorganização do mecanismo de integração funcional, sensibilização das unidades neuroniais sensitivas da medula espinhal, tronco encefálico, córtex e subcórtex cerebral e, particularmente, do tálamo, do desbalanço entre as atividades GABAérgica supressora (núcleos reticulares talâmicos) e glutamatérgica excitatória (núcleos profundos do tálamo e vias talamocorticais) nas vias espinotalamocorticais.[9]

DOR PSICOGÊNICA

Refere-se a condições psiquiátricas geralmente com características somatoformes e associadas à ansiedade e à depressão.[3]

DOR NOCIPLÁSTICA

Dor nociplástica é a que decorre de anormalidades dos mecanismos moduladores da nocicepção em doentes sem evidências claras de lesão tecidual real ou ameaça de lesão, sem ativação dos nociceptores periféricos ou de doença ou lesão do sistema somatossensitivo. Inclui a síndrome fibromiálgica, a síndrome do intestino e da bexiga irritáveis, a fadiga crônica, a cistite intersticial, a dor facial atípica, a dor decorrente da disfunção temporomandibular e as cefaleias primárias, entre outras.[9,29]

DOR MISTA

É a apresentação mais comum das síndromes dolorosas crônicas. Aplica-se a condições em que a dor resulta de vários mecanismos. É a que ocorre em doentes com osteoartrite, outras doenças musculoesqueléticas, câncer e visceropatias, neuropatias, entre outras.[9,30]

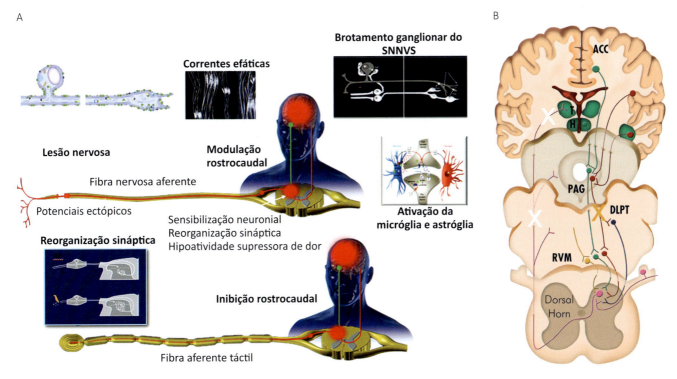

Figura 18.9 Dor neuropática periférica. **(A)** Formaçao de neuromas de amputação; hiperatividade neuronal decorrente da ação dos produtos do processo de degeneração das fibras nervosas lesadas e proliferação e hiperatividade das células gliais; correntes efáticas; brotamento das terminações centrais dos aferentes discriminativos mecânicos e térmicos intactos nos neurônios do CDME desaferentados; brotamento das fibras do sistema nervoso neurovegetativo simpático nos gânglios sensitivos e na região dos neuromas de amputação. **(B)** A cessação da oferta de estímulos discriminativos ou a lesão das fibras do trato neoespinotalâmico, especialmente das que veiculam a sensação térmica resulta em hipoativação do sistema supressor rostrocaudal originado no córtex motor primário e unidades supressoras do tronco encefálico.

CONCLUSÃO

Nas unidades neuroniais e não neuroniais do SNP e do SNC há mecanismos celulares, subcelulares e moleculares que transduzem estímulos ambientais em potenciais nociceptivos que alcançam o SNC, onde são descodificados e interpretados e geram reações de adaptação, aprendizado, fuga e defesa frente à dor. A magnitude da dor relaciona-se à excitabilidade e à neuroplasticidade dos nociceptores, dos neurônios nociceptivos e das unidades supressoras e facilitadoras da nocicepção. Do desbalanço entre as atividades destas unidades neuroniais ocorre a dor. A lesão das estruturas somatossensitivas do SNP ou do SNC compromete a conectividade sináptica e os mecanismos inibitórios que resultam na instalação das parestesias, disestesias e da dor neuropática. Em muitas situações, há participação de mecanismos nociceptivos e neuropáticos na gênese da dor.[30]

REFERÊNCIAS

1. Cohen M, Quintner J, Rysewyk S. Reconsidering the International Association for the Study of Pain: definition of pain. Pain Rep. 2018;3:e634.
2. Loeser JD, Treede RD. The Kyoto protocol of IASP basic pain terminology. Pain. 2008;137:473-7.
3. Teixeira MJ, Forni JEN. Fisiopatologia da dor. In: Kobayashi R, Luzo MVM, Cohen M (org.). Tratado de dor musculoesquelética – Sociedade Brasileira de Ortopedia e Traumatologia. São Paulo: Alef; 2019. p. 25-36.
4. Basbaum AI, Jessell T. The perception of pain. In: Kandel ER, Schwartz J, Jessell T (ed.). Principles of neuroscience. New York: Appleton and Lange; 2000. p. 472-91.
5. Meyer RA, Ringkamp M, Campbell JN. Peripheral mechanisms of cutaneous nociception. In: McMahon SB, Koltzenburg M (ed.). Wall and Melzack's textbook of pain. London: Elsevier; 2006. p. 3-34.
6. Benzon H, Raja SN, Fishman SE. Essentials of pain medicine [E--book]. Elsevier Health Sciences; 2011.
7. Todd AJ. Neuronal circuitry for pain processing in the dorsal horn. Nat Rev Neurosci. 2010;11:823-36.
8. Kuner R. Central mechanisms of pathological pain. Nat Med. 2010;16:1258-66.
9. Teixeira MJ. Fisiopatologia da nocicepção e da supressão da dor. In: Alves Neto O, Costa CMC, Siqueira JTT (org.). Dor: princípios e prática. Porto Alegre: Artmed; 2009. p. 205-26.
10. Ji RR, Berta T, Nedergaard M. Glia and pain: is chronic pain a gliopathy? Pain. 2013;154(Suppl):S10-28.
11. Milligan ED, Watkins LR. Pathological and protective roles of glia in chronic pain. Nature Rev Neurosci. 2009;10:23-36.
12. Herrero JF, Laird JM, López-García JA. Wind-up of spinal cord neurones and pain sensation: much do about something? Prog Neurobiol. 2000;61:169-203.
13. Willis WD. The origin and destination of pathways involved in pain transmission. In: Wall PD, Melzack R (ed.). Textbook of pain. Edinburgh: Churchill Livingstone; 1989. p. 112-27.
14. Ahmad AH, Aziz CBA. The brain in pain. Malays J Med Sci. 2014;21(Spec):46-54.

15. Ossipov MH, Dussor GO, Porreca F. Central modulation of pain. J Clin Invest. 2010;120:3779-87.
16. Borsook, D Linnman C, Faria V, Strassman AM, Becerra L, Elman I. Reward deficiency and anti-reward in pain chronification. Neurosci Biobehav Rev. 2016 Sep;68:282-97.
17. Melzack R. Pain and the neuromatrix in the brain. J Dent Educ. 2001;65:1378-82.
18. François A, Low SA, Sypek EI. A brainstem-spinal cord inhibitory circuit for mechanical pain modulation by GABA and enkephalins. Neuron. 2017;93:822-39.
19. Benarroch EE. Endogenous opioid systems: current concepts and clinical correlations. Neurology. 2012;79:807-14.
20. Enna SJ, McCarson KE. The role of GABA in the mediation and perception of pain. Adv Pharmacol. 2006;54:1-27.
21. Manzanares J, Julian MD, Carrascosa A. Role of the cannabinoid system in pain control and therapeutic implications for the management of acute and chronic pain episodes. Curr Neuropharmacol. 2006;4:239-57.
22. Kwiat GC, Basbaum AI. The origin of brainstem noradrenergic and serotonergic projections to the spinal cord dorsal horn in the rat. Somatosens Mot Res. 1992;9:157-73.
23. Bajic D, Proudfit HK. Projections of neurons in the periaqueductal gray to pontine and medullary catecholamine cell groups involved in the modulation of nociception. J Comp Neurol. 1999;405:359-79.
24. Heinricher MM, Fields HL. Central nervous system mechanisms of pain modulation. In: McMahon SB, Koltzenburg M, Tracey I et al. (ed.). Wall and Melzack's textbook of pain. 6th ed. Philadelphia: Elsevier; p. 129-42.
25. Khera T, Rangasamy V.Cognition and pain: a review. Frontiers psychol. 12, article 673962
26. Le Bars D, Dickenson AH, Besson JM. Diffuse noxious inhibitory controls (DNIC) – II: lack of effect on non-convergent neurones, supraspinal involvement and theoretical implications. Pain. 1979;6:305-27.
27. Sengupta JN. Visceral pain: the neurophysiological mechanism. Handb Exp Pharmacol. 2009;194:31-74.
28. Treede RD, Jensen TS, Campbell JN. Neuropathic pain: redefinition and a grading system for clinical and research purposes. Neurology. 2008;70:1630-5.
29. Fillingim RB, King CD, Ribeiro-Da Silva MC. Sex, gender and pain: a review of recent clinical and experimental findings. J Pain. 2009;10:447-85.
30. Teixeira MJ. Fisiopatologia da dor. In: Liggieri VC, Yeng LT, Teixeira MJ (orgs.). Tratado de dor, reabilitação e atividade física. São Paulo: Editora dos Editores; 2022. p.1-24.

Imagem em medicina esportiva

19

▶ Eduarda Castelo Branco Araújo Bernal ▶ Marcelo Bordalo

● INTRODUÇÃO

A ressonância magnética (RM) é hoje um método de diagnóstico por imagem estabelecido na prática clínica e em crescente desenvolvimento dada a sua alta capacidade de diferenciar os tecidos do corpo humano.

A técnica de imagem da RM é baseada na atividade eletromagnética de núcleos atômicos presentes em nosso organismo, isso quer dizer que ela não utiliza radiação ionizante, produzindo imagens usando um campo magnético que interage com os tecidos do corpo humano e posteriormente formam as imagens.

A física da RM aplicada à formação de imagens é complexa e abrangente, mas, resumidamente, a imagem da RM é o resultado da interação entre um campo magnético forte e prótons de hidrogênio do tecido humano, criando uma condição para que possamos enviar um pulso de radiofrequência e, após, coletar a radiofrequência modificada, por meio de uma bobina receptora. Este sinal coletado é processado e convertido em uma imagem ou informação.

Como o corpo humano é composto principalmente por moléculas de água, na RM clínica utiliza-se núcleos de hidrogênio como fonte de prótons devido à sua abundância no corpo. Dessa maneira, a nossa composição corporal torna a RM capaz de mapear a localização da água e da gordura. As sequências de RM mais comumente utilizadas nas imagens musculoesqueléticas são T1, T2 com supressão de gordura e Densidade de prótons (DP).

Imagens ponderadas em T1 demonstram sinal elevado para gordura, sinal elevado para substâncias paramagnéticas (agentes de contraste) e sinal reduzido para água (Figura 19.1). Imagens ponderadas em T2 com supressão de gordura demonstram sinal elevado para água; sinal reduzido para gordura e sinal reduzido para substâncias paramagnéticas (agentes de contraste) (Figura 19.1 e 19.2).

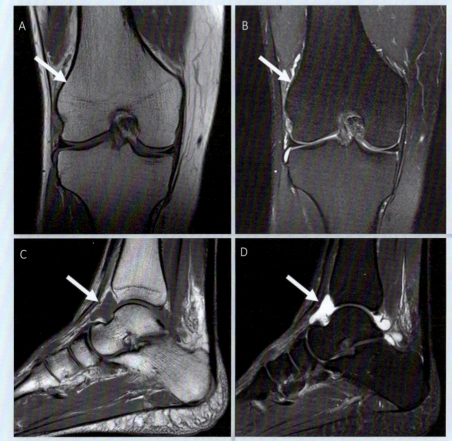

Figura 19.1 Imagens de RM **(A)** corte coronal do joelho ponderado em T1 e **(B)** ponderado em T2 com supressão de gordura, mostrando a diferença do sinal da medular óssea rica em gordura, demostrando alto sinal em T1 e baixo sinal em T2 (setas brancas). Imagens de RM **(C)** corte sagital do tornozelo ponderado em T1 e **(D)** ponderado em T2 com supressão de gordura, mostrando derrame articular do tornozelo com baixo sinal em T1 e alto sinal em T2 (setas brancas).
Fonte: Acervo do autor.

157

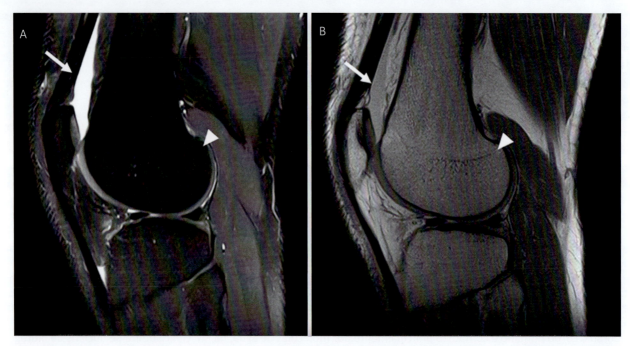

Figura 19.2 Imagens de RM (A) corte sagital do joelho ponderado em T2 com supressão de gordura e (B) ponderado em DP, mostrando a diferença do sinal da medular óssea rica em gordura, demostrando alto sinal em DP e baixo sinal em T2 (cabeça de setas brancas) e derrame articular do joelho com alto sinal em T2 e DP (setas brancas), sendo mais intenso em T2.
Fonte: Acervo do autor.

Imagem ponderada em Densidade de prótons (DP) demonstram sinal elevado para gordura, mas em menor intensidade que na sequência T1. A água tem intensidade intermediária, ou seja, em menor intensidade do que na sequência T2. (Figura 19.2).

Na prática esportiva competitiva e não competitiva, as lesões musculoesqueléticas são muito frequentes e, muitas vezes, o diagnóstico se faz por meio de exames de imagem, destacando a importância da RM no cuidado da medicina do esporte. Destacaremos aqui os aspectos de imagem das lesões mais comuns na prática clínica da radiologia do esporte.

● **FRATURAS DE ESTRESSE**

Fraturas por estresse referem-se a fraturas que ocorrem devido a uma incompatibilidade entre a resistência óssea e o estresse mecânico crônico aplicado ao osso, ou seja, são decorrentes de tensões anormais em um osso normal, por isso são comuns em atletas, especialmente corredores.

O osso é um órgão vivo e dinâmico, e esses tipos de fraturas são causadas por desequilíbrios no ciclo de remodelação óssea. À medida que a carga mecânica aumenta, o osso se deforma além de sua faixa elástica (na faixa plástica) e microfissuras são formadas. Uma fratura ocorre quando há acúmulo de microfissuras ultrapassando a capacidade de reparo ósseo antes que uma nova rodada de estresse seja aplicada.

Na maioria das vezes, há uma história de aumento da frequência, duração ou intensidade da atividade física, mas ela também pode ser decorrente de fatores relacionados ao equipamento utilizado, como troca de calçados ou até mesmo da superfície de corrida.

As fraturas por estresse são muito mais comuns nos membros inferiores representando cerca de 95% dos casos. Quando observadas nas extremidades superiores essas lesões são geralmente o resultado de atividades físicas envolvendo arremessos repetitivos.

A RM é a modalidade mais sensível para detectar fratura por estresse e diferenciá-las de lesões musculotendíneas, ligamentares e condrais, as quais podem se apresentar com quadros clínicos semelhantes no contexto da medicina do esporte.

A aparência típica da fratura por estresse na RM inclui edema periosteal ou de partes moles adjacentes, edema da medular óssea em banda e finalmente uma linha de fratura hipointensa T1 em casos de alto grau.

As fraturas por estresse podem ser estratificadas como de baixo ou alto risco, o que ajuda a orientar o tratamento ideal e prever o tempo que levará para o atleta retornar à atividade.

As fraturas consideradas de baixo risco surgem sob forças compressivas e podem ser tratadas apenas com a modificação da atividade. Geralmente acometem na tíbia posteromedial, no calcâneo, no terceiro e quarto metatarsos e no colo medial do fêmur.

As fraturas consideradas de alto risco surgem sob tensão de tração e/ou em áreas de má vascularização e são mais propensas a exigir reabilitação prolongada, pois podem resultar em consolidação retardada ou mesmo progredir para fratura completa. São exemplos de fraturas de alto risco as do colo superolateral do fêmur, da patela, do córtex tibial anterior, do maléolo medial, do colo do tálus, do córtex dorsal do navicular, da metáfise proximal do quinto metatarso e dos sesamoides do hálux.

As fraturas por estresse podem ser graduadas com base no sistema de classificação proposto por Fredericson, utilizando a RM com base nos padrões de acometimento do periósteo, medula e cortical óssea. Tal classificação foi inicialmente desenvolvida para classificar lesões da tíbia medial, mas costuma ser empregada para classificação de fraturas por estresse em outras áreas. Essa classificação permite recomendações mais precisas para reabilitação e retorno à atividade esportiva.

Sistema de classificação de Fredericson modificado por Kijowski:

- **Grau 1:** edema periosteal sem anormalidades da medula óssea associada.
- **Grau 2:** edema periosteal com leve edema da medula óssea visível apenas nas imagens de RM ponderadas em T2 com supressão de gordura.
- **Grau 3:** edema periosteal e extenso edema da medula óssea visível nas imagens de RM ponderadas em T1 e T2 com supressão de gordura.
- **Grau 4:**
- **Grau 4a:** edema periosteal, extenso edema da medula óssea visível nas imagens de RM ponderadas em T1 e T2 com supressão de gordura e múltiplas áreas focais de alterações de sinal intracortical sem uma forma linear.
- **Grau 4b:** edema periosteal, extenso edema da medula óssea visível nas imagens de RM ponderadas em T1 e T2 com supressão de gordura e região linear de alteração de sinal intracortical (ou seja, uma linha de fratura).

O atraso estimado no retorno à atividade de impacto com base nessa classificação é de:

- **Grau 1:** 2 a 3 semanas (Figura 19.3).
- **Graus 2-4a:** 6 a 7 semanas (Figura 19.4).
- **Grau 4b:** 9 a 10 semanas ou mais (Figura 19.5).

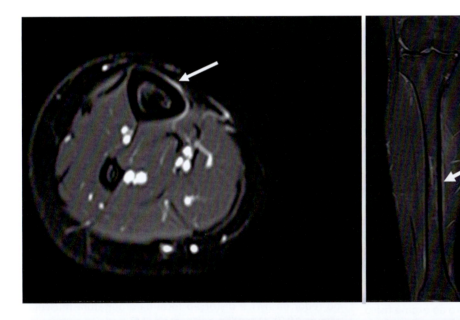
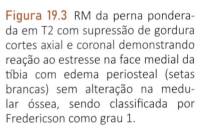

Figura 19.3 RM da perna ponderada em T2 com supressão de gordura cortes axial e coronal demonstrando reação ao estresse na face medial da tíbia com edema periosteal (setas brancas) sem alteração na medular óssea, sendo classificada por Fredericson como grau 1.
Fonte: Acervo do autor.

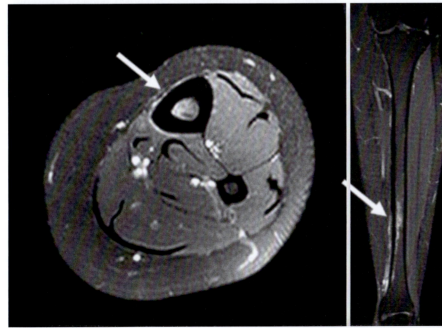

Figura 19.4 RM da perna ponderada em T2 com supressão de gordura cortes axial e coronal demonstrando reação ao estresse na face medial da tíbia com edema periosteal e da medular óssea (setas brancas), sendo classificada por Fredericson como grau 2.
Fonte: Acervo do autor.

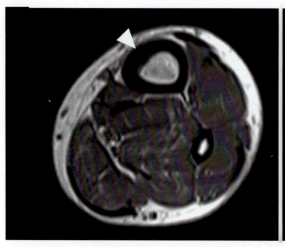
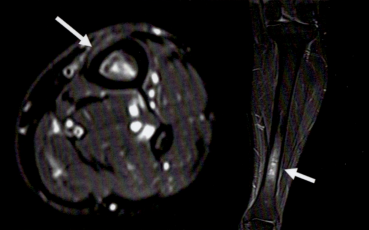

Figura 19.5 RM da perna ponderada em T1 e T2 com supressão de gordura cortes axiais e corte coronal ponderado em T2 com supressão de gordura demonstrando extenso edema da medula óssea (setas brancas) visível nas imagens ponderadas em T1 e T2 com supressão de gordura e linha de fratura (cabeça de seta) vista em T1 como região linear de baixo sinal intracortical, sendo classificada por Fredericson como grau 4b.
Fonte: Acervo do autor.

● LESÕES MUSCULARES RELACIONADAS AO ESPORTE

As afecções musculares representam até um terço de todas as lesões relacionadas ao esporte e são responsáveis por grande parte do tempo perdido por atletas em competições. O trauma contuso é o mecanismo mais comum de lesão muscular direta no esporte, afetando principalmente os membros inferiores, sendo a maioria das lesões musculares ao redor da junção miotendínea (JMT).

O principal objetivo do médico do esporte é fazer com que o atleta retorne à sua atividade equilibrando esse período à necessidade de evitar que a lesão se agrave ou se repita. Dessa forma, a imagem é crucial para confirmar e avaliar a extensão das lesões musculares afetando diretamente o seu prognóstico. Isso é especialmente importante quando o diagnóstico ou o grau da lesão não é claro ao exame físico, quando a recuperação está mais prolongada que o esperado ou quando o tratamento intervencionista ou cirúrgico pode ser necessário.

A RM é considerada o método de imagem de referência para avaliar a morfologia dos músculos com excelente contraste entre os tecidos moles, além de fornecer alta resolução espacial e avaliação multiplanar, com capacidade de identificar a extensão e a gravidade das lesões musculares mesmo em compartimentos profundos.

No caso das lesões musculares, as sequências ponderadas em T2 com supressão de gordura permitem a detecção de edema ao redor das junções miotendíneas e miofasciais, bem como o delineamento de coleções intramusculares e perifasciais ou hematomas. As sequências ponderadas em T1 são menos sensíveis à alterações edematosas, no entanto, podem ser úteis na avaliação de hemorragia subaguda ou hematoma bem como na avaliação da extensão da atrofia/infiltração gordurosa e formação de tecido cicatricial em lesões crônicas.

Clinicamente as lesões musculares cursam com um início súbito e imediato de dor localizada em um compartimento muscular específico durante um período de contração excêntrica, o que impede o paciente de continuar a atividade. As lesões musculares podem ser classificadas pela RM em três graus, porém ainda não há estudos correlacionando o grau de lesão muscular com a evolução e prognóstico de retorno à atividade.

As lesões classificadas como grau 1 apresentam edema do ventre muscular, sem ruptura intrassubstancial das fibras musculares podendo apresentar pequena quantidade de líquido perifascial. O tendão na JMT geralmente é preservado, podendo também estar levemente espessado com intensidade de sinal anormal, mas sem ruptura (Figura 19.6). A função muscular geralmente é preservada.

As lesões classificadas como grau 2 são caracterizadas por ruptura parcial do músculo, apresentando-se na RM por área focal de alta intensidade de sinal bem definida nas sequências ponderadas em T2 com formação de hematoma ao redor da JMT e distorção focal da arquitetura muscular (Figura 19.7). O tendão adjacente à JMT pode se apresentar espessado ou com ruptura parcial. Geralmente, há alguma perda de função ao exame físico dependendo da extensão da lesão.

Finalmente, as lesões grau 3 em imagens de RM são geralmente representadas por uma ruptura completa do JMT com hematoma local preenchendo a lacuna criada pela ruptura. O exame clínico geralmente é suficiente para diagnosticar lesões grau 3, com perda completa da função, *gap* palpável e retração muscular observada (Figura 19.8). Lesões por avulsão completa da JMT ou da fixação óssea do tendão são também consideradas lesões de grau 3.

A aparência de imagem dos hematomas intramusculares pode mudar de acordo com o padrão previsível de degradação do sangue e se apresenta muitas vezes com sinal heterogêneo em T1 e T2 (Figura 19.9).

● LESÕES LIGAMENTARES E MENISCAIS NO JOELHO

As lesões agudas do joelho são uma fonte comum de morbidade em atletas e praticantes de exercícios físicos e, se

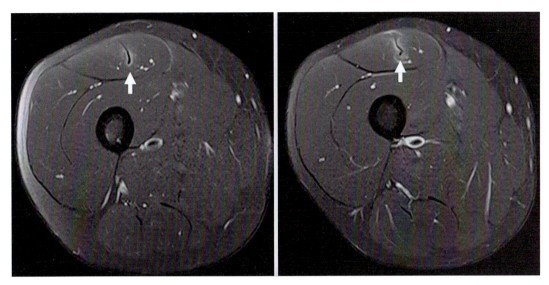

Figura 19.6 Exemplo de lesão muscular grau 1 representada por imagens de RM da coxa em cortes axiais ponderados em T2 com saturação de gordura demonstrando edema da JMT do reto femoral (setas brancas), sem roturas.
Fonte: Acervo do autor.

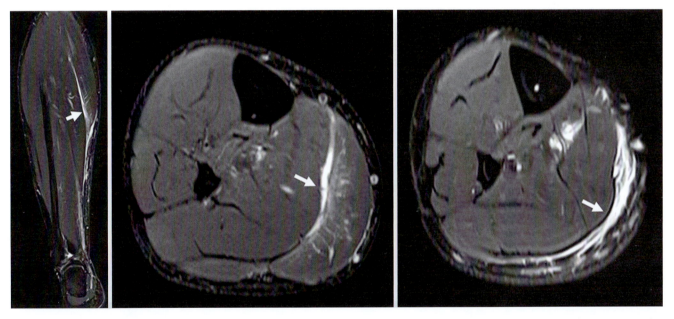

Figura 19.7 Exemplo de lesão muscular grau 2 representada por imagens de RM da perna em cortes coronal e axiais ponderados em T2 com saturação de gordura demonstrando rotura parcial na JMT do gastrocnêmio com descontinuidade da fáscia profunda e lâmina líquida interposta entre os ventres do sóleo e gastrocnêmio medial.
Fonte: Acervo do autor.

negligenciadas, podem resultar em comprometimento funcional crônico e evoluir rapidamente para artrose.

Lesões meniscais

Lesões meniscais traumáticas agudas são frequentemente observadas na prática esportiva como um achado isolado ou em conjunto com lesões ligamentares.

As lesões/roturas meniscais são caracterizadas na RM como uma linha de alto sinal intrameniscal em sequências sensíveis a líquido (T2 com saturação de gordura) que se estende à superfície articular superior ou inferior, vista em pelo menos dois planos distintos (Figura 19.10).

As lesões meniscais podem ser classificadas em horizontais, radiais, longitudinais verticais e em complexas quando apresentam mais de uma orientação (Figura 19.11). Roturas horizontais e radiais podem ser observadas com ou sem trauma, sendo a primeira a mais comum, ocorrendo em mais de 30% dos pacientes na artroscopia. Já as roturas longitudinais verticais são comumente vistas como resultado de um episódio traumático agudo.

O papel da RM em classificar as lesões meniscais está na previsão da reparabilidade e estabilidade dessas lesões, para isso os meniscos são divididos em zona vermelha e zona branca. A zona vermelha é localizada na periferia do menis-

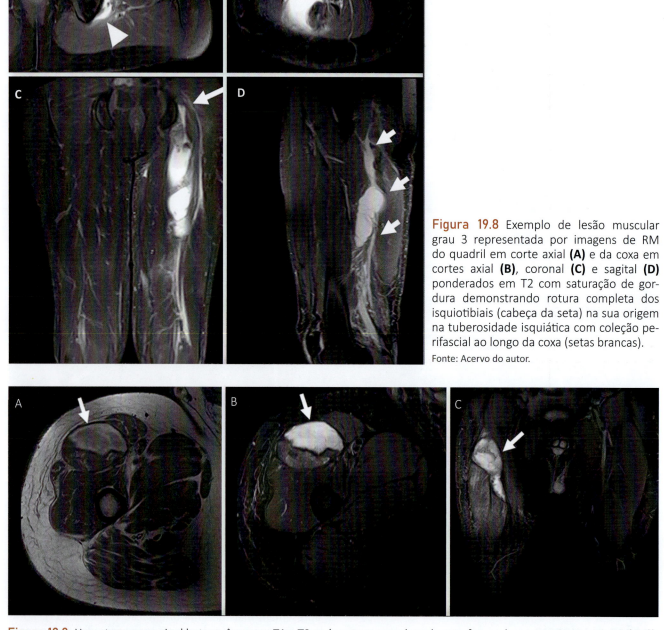

Figura 19.8 Exemplo de lesão muscular grau 3 representada por imagens de RM do quadril em corte axial **(A)** e da coxa em cortes axial **(B)**, coronal **(C)** e sagital **(D)** ponderados em T2 com saturação de gordura demonstrando rotura completa dos isquiotibiais (cabeça da seta) na sua origem na tuberosidade isquiática com coleção perifascial ao longo da coxa (setas brancas).
Fonte: Acervo do autor.

Figura 19.9 Hematoma com sinal heterogêneo em T1 e T2 após rotura completa do reto femoral na sua origem na espinha ilíaca anteroinferior representado na RM de coxa em cortes axial **(A)** ponderado em T1 e axial **(B)** e coronal **(C)** por setas brancas.
Fonte: Acervo do autor.

co e recebe esse nome por ser uma zona vascularizada, e por consequência com maior capacidade de cicatrização. A zona branca é localizada na margem interna meniscal e recebe esse nome por ser avascular. Lesões meniscais localizadas em até 3 mm da junção meniscocapsular são consideradas vascularizadas, com alta propensão à cicatrização, enquanto lesões com distância maior que 5 mm apresentam menores taxas de cicatrização. As lesões dentro do intervalo de 3 a 5 mm da periferia (ou seja, a zona vermelho-branca) têm vascularização variável.

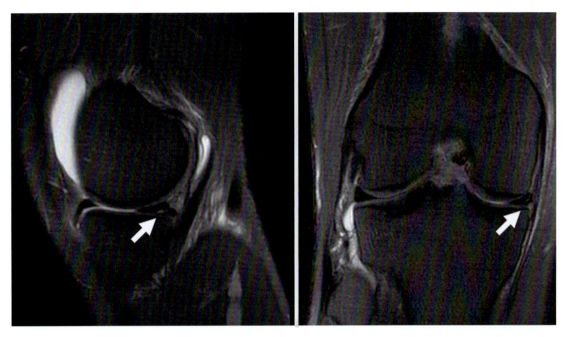

Figura 19.10 Lesão meniscal horizontal caracterizada por linha de alto sinal em comunicação com a superfície articular inferior vista em dois planos distintos (sagital e coronal) em imagens ponderadas em T2.
Fonte: Acervo do autor.

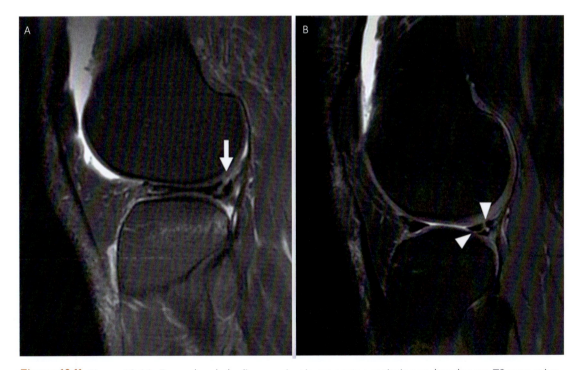

Figura 19.11 Figura 19.11 Exemplos de lesões meniscais em cortes sagitais ponderados em T2 com orientação vertical (seta branca em "A") e complexa (cabeças de seta em "B") com componentes horizontal e vertical.
Fonte: Acervo do autor.

Outro achado importante detectado pelo exame de imagem é a identificação de lacerações com formação de fragmentos (*flaps*) meniscais deslocados, que podem causar instabilidade e bloqueio articular (Figura 19.12). Muitas vezes são tratados rapidamente por meio de cirurgia para evitar a progressão da lesão.

Os critérios pela RM para roturas meniscais instáveis incluem rotura maior que 1 cm de comprimento, presença de mais de um padrão morfológico de ruptura, ou seja, rotura complexa e presença de um fragmento meniscal deslocado.

A associação de roturas meniscais com lesões ligamentares ocorrem com maior frequência em roturas do ligamen-

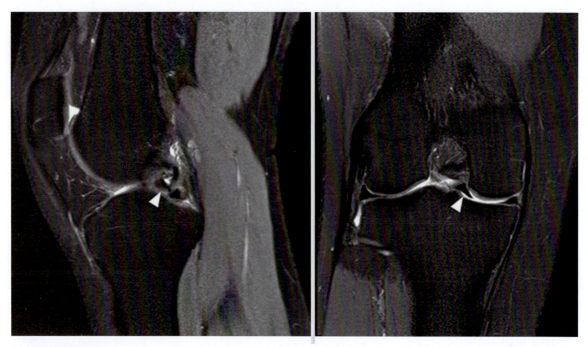

Figura 19.12 *Flap* meniscal deslocado à região intercondilar (cabeças de seta) em imagens sagital e coronal ponderadas em T2.
Fonte: Acervo do autor.

to cruzado anterior (LCA), sendo um tipo especial de lesão meniscal conhecido como "alça de balde" frequente nesse cenário, a qual é caracterizada como lesão meniscal vertical deslocada centralmente (Figura 19.13).

Lesões Ligamentares

As estruturas ligamentares se apresentam nos exames de RM geralmente como estruturas de baixo sinal em todas as sequências, a presença de sinal de líquido/edema adjacente aos ligamentos ou em seu interior representam algum grau de lesão/estiramento ligamentar. Lesões ligamentares classificadas como grau I demonstram edema periligamentar nas sequências ponderadas em T2 e são descritas como estiramento ligamentar nos relatórios de RM. A rotura parcial das estruturas ligamentares é classificada como lesões ligamentares de grau II e demonstram alteração de sinal no interior do ligamento, mas sem interrupção completa do seu trajeto. Lesões de grau III apresentam-se como descontinuidade/rotura completa da estrutura ligamentar.

Ligamento Cruzado Anterior (LCA)

O LCA é um dos ligamentos do joelho mais comumente lesados na prática esportiva. Aproximadamente 70% das rupturas do LCA são resultado de lesões sem contato, com apenas 30% causadas por um impacto direto no joelho. As taxas mais altas de lesão do LCA são observadas no futebol.

Na RM espera-se que um ligamento seja homogêneo e com sinal baixo em todas as sequências, porém o LCA apresenta-se

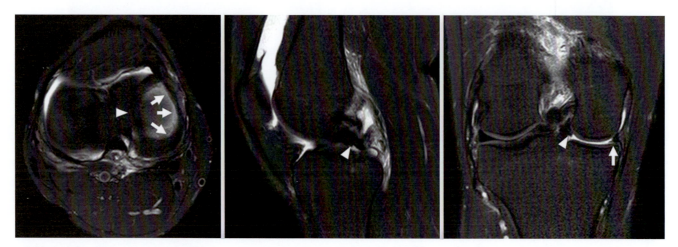

Figura 19.13 Lesão em alça de balde caracterizada por rotura vertical no corpo meniscal (setas brancas) com fragmento meniscal deslocado a região intercondilar (cabeças de setas).
Fonte: Acervo do autor.

heterogêneo devido a estriações de hipersinal por interposição de gordura ou sinóvia, e essa característica deve ser conhecida para não ser interpretada como lesão ligamentar.

A função do LCA é manter a estabilidade rotacional do joelho e impedir a translação anterior da tíbia durante a sua extensão. A maioria das lesões sem contato ocorrem durante uma desaceleração brusca e mudança de direção (*pivot shift*) ou na aterrissagem após um salto.

Já as lesões de contato direto, os mecanismos típicos incluem uma lesão em que uma força em valgo é aplicada ao joelho parcialmente flexionado ou uma lesão por hiperextensão. Na imagem, o estresse em valgo está associado a rupturas do ligamento colateral medial e do menisco medial e frequentemente associadas a lesões contusivas ósseas laterais.

A RM tem uma sensibilidade e especificidade de 94% para roturas do LCA. Os sinais diretos de rotura completa do LCA são a descontinuidade focal do ligamento e edema difuso com aumento intrínseco da intensidade do sinal nas sequências ponderadas em T2. Uma orientação anormal do LCA também pode ser observada em roturas completas, com orientação horizontal das fibras distais do ligamento rompido.

Vários sinais secundários ou indiretos de lesão do LCA podem ser vistos na RM, os mais comuns são contusões ósseas com edema no côndilo femoral lateral e aspecto posterior do platô tibial lateral, verticalização do ligamento cruzado posterior e translação anterior da tíbia (Figura 19.14).

A necessidade de tratamento cirúrgico depende parcialmente da instabilidade anterior ao exame físico.

Ligamento Cruzado Posterior (LCP)

As lesões do LCP são relativamente incomuns, com lesões isoladas do LCP representando 4% de todas as lesões ligamentares do joelho. A maior incidência de lesões do LCP é observada em acidentes de trânsito, seguidos por lesões esportivas, principalmente no futebol, futebol americano e esqui.

O LCP, em contraste com o LCA, é homogêneo e apresenta baixo sinal em todas as sequências de pulso de imagem de RM.

Um dos mecanismos mais comuns de lesão do LCP é um golpe anterior na tíbia proximal, geralmente com o joelho em flexão. Isso pode ser observado em acidentes automobilísticos com lesões no painel ou em lesões esportivas, como uma queda sobre o joelho flexionado, resultando em edema da medula óssea da tíbia anterior. E em casos de lesão indireta, o mecanismo mais comum é de hiperextensão.

Dada a associação de rupturas do LCP com lesões multiligamentares, a avaliação das estruturas posterolateral e posteromedial nas imagens de RM é de importância crítica, pois lesões concomitantes dessas estruturas podem ser negligenciadas clinicamente e estão associadas a um pior prognóstico se não tratadas.

Canto posterolateral

A anatomia dos estabilizadores laterais é complexa e consiste em estabilizadores estáticos e dinâmicos. Os estabilizadores estáticos incluem o ligamento colateral lateral (LCL), ligamento poplíteofibular, ligamento arqueado, ligamento fabelofibular, enquanto os estabilizadores dinâmicos incluem o tendão poplíteo, as cabeças longa e curta do bíceps femoral e gastrocnêmio lateral.

Coletivamente, esses estabilizadores atuam principalmente como restrições ao estresse em varo e à rotação externa do joelho.

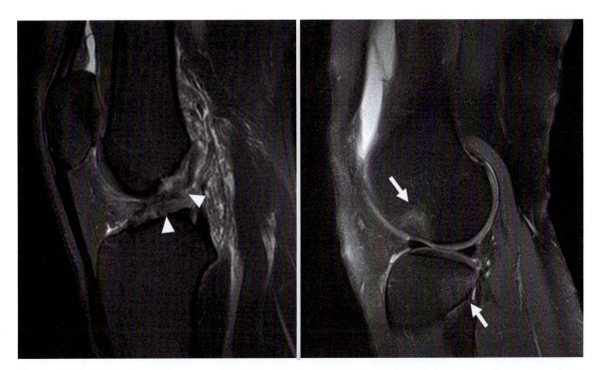

Figura 19.14 Sinais diretos de rotura do LCA caracterizados por descontinuidade focal do ligamento e horizontalização das suas fibras distais (cabeças de setas) e indiretos com edema contusional no côndilo femoral e platô tibial (setas).

Fonte: Acervo do autor.

Lesões isoladas do canto posterolateral são raras e ocorrem frequentemente em lutadores de jiu-jitsu, o mais comum é ocorrerem em combinação com lesão do LCA ou lesões multiligamentares (Figura 19.15).

Semelhante às lesões do ligamento cruzado posterior, o mecanismo indireto mais comum de lesão do ligamento colateral lateral é por hiperextensão ou um golpe direto na tíbia proximal com o joelho em posição de flexão.

A RM é capaz de identificar consistentemente o LCL, tendão poplíteo, bíceps femoral, mas a identificação de estruturas ligamentares menores pode ser menos confiável devido ao seu pequeno calibre e obliquidade aos planos de imagem ortogonais.

Ligamento colateral medial e do canto posteromedial

As lesões do ligamento colateral medial (LCM) são lesões comuns do joelho e podem ocorrer também em combinação com lesão do LCA ou lesões multiligamentares.

Os estabilizadores medial e posteromedial do joelho consistem no LCM superficial e profundo, ligamento oblíquo posterior (LOP), tendão semimembranoso, ligamento poplíteo oblíquo e corno posterior do menisco medial. Essas estruturas atuam como estabilizadores primários do estresse em valgo em toda a amplitude de movimento do joelho e também fornecem restrição à rotação externa e, em menor grau, à rotação interna da tíbia.

O LCM e canto posteromedial podem ser lesados em esportes de contato e sem contato. No cenário de esportes de contato, como futebol, um impacto direto na lateral do joelho (estresse em valgo) com ele fletido resulta em contusões ósseas laterais e pode ocasionar em lesões isoladas no LCM.

A maioria das lesões do ligamento colateral medial, incluindo algumas roturas completas, têm sido tradicionalmente tratadas de forma conservadora.

● LESÕES LIGAMENTARES DO TORNOZELO

As entorses laterais do tornozelo são uma das lesões mais comuns em atividades esportivas e recreativas. Às vezes, o diagnóstico clínico pode ser desafiador devido à anatomia complexa e aos múltiplos locais de possíveis lesões, tendo o exame de imagem um papel importante quando bem indicado.

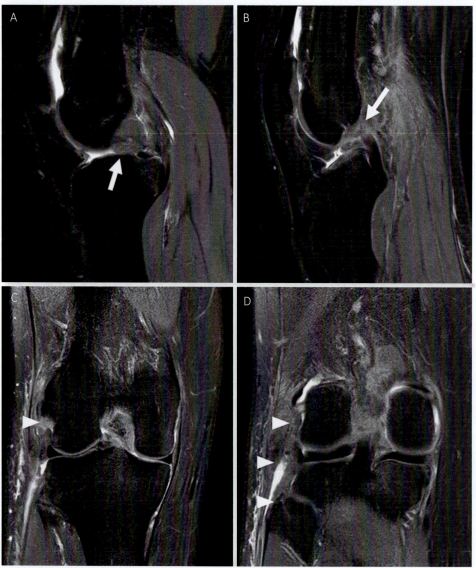

Figura 19.15 Imagens de RM ponderadas em T2 demonstrando lesão multiligamentar em atleta jogador de futebol apresentando rotura completa do LCA **(A)**, LCP **(B)** e LCL **(C)** e **(D)**.
Fonte: Acervo do autor.

A maioria das entorses agudas do tornozelo se resolve sem complicações e, na comunidade em geral, não requer exames de imagem, a menos que haja suspeita de fraturas. No atleta profissional é comum ser realizado o exame de imagem para esclarecer a extensão da lesão e o prognóstico. Além disso, a RM pode excluir lesão sindesmótica, lesão osteocondral e/ou lesão da articulação mediotársica, que podem levar ao insucesso do tratamento conservador se não forem diagnosticadas.

O complexo ligamentar lateral do tornozelo consiste no ligamento fibulotalar anterior, ligamento fibulocalcaneo e ligamento fibulotalar posterior. A lesão típica do complexo ligamentar lateral do tornozelo ocorre por um mecanismo de inversão com consequente rotura do ligamento fibulotalar anterior (Figura 19.16), podendo haver rotura concomitante do ligamento fibulocalcaneo, e nesses casos deve-se ter atenção especial aos tendões fibulares, que podem também estar lesados (Figura 19.17). O ligamento fibulotalar posterior raramente é rompido.

A sindesmose tibiofibular distal é contígua e faz parte da articulação do tornozelo, sendo o complexo ligamentar sindesmótico composto por ligamento tibiofibular anterior, ligamento interósseo e ligamento tibiofibular posterior.

As lesões do complexo ligamentar sindesmótico também são chamadas de "entorses altas do tornozelo" e representam aproximadamente 1% de todas as entorses do tornozelo. A rotação externa do pé em dorsiflexão é o mecanismo mais comum de lesão sindesmótica que em casos mais graves pode estar associada a fraturas e lesões concomitantes do ligamento deltoide (Figura 19.18).

As entorses altas do tornozelo com lesão sindesmótica estão associadas a um tempo de recuperação substancialmente mais longo em comparação com as entorses laterais baixas do tornozelo, por isso o diagnóstico de imagem precoce e preciso é fundamental para orientar o tratamento do atleta. Além do mais, nenhum teste clínico único foi mostrado para diagnosticar de forma confiável a lesão sindesmótica, o que torna o exame de imagem imprescindível nos casos de dúvida clínica.

O componente ligamentar medial do tornozelo é composto principalmente pelo complexo do ligamento deltoide que consiste em camadas profundas e superficiais. Lesões isoladas do ligamento deltoide são raras, estando a maioria associadas a uma lesão do complexo ligamentar lateral que ocorre por esmagamento durante a inversão e flexão plantar. Lesões do complexo ligamentar sindesmótico de maior grau podem estar associadas a rupturas do deltoide profundo, refletindo uma sobrecarga devido ao valgo e mecanismo de rotação externa (Figura 19.18). Na rotura crônica do ligamento deltoide pode haver instabilidade do tornozelo em valgo necessitando de reconstrução cirúrgica para prevenir a disfunção secundária do tendão tibial posterior.

Na imagem de RM, o ligamento normal possui sinal baixo homogêneo em todas as sequências, com exceção do componente profundo do ligamento deltoide que se apresenta na RM com aparência estriada normal. É importante também ressaltar que o ligamento tibiofibular anterior possui orientação oblíqua nas imagens axiais convencionais da RM, o que não deve ser mal interpretado como uma ruptura.

É importante também estar familiarizado com a aparência na RM dos vários estágios de cicatrização ligamentar após uma lesão. O estágio inicial normalmente envolve a formação de tecido cicatricial imaturo edematoso mal definido, tornando-se gradualmente mais definido e menos edematoso com o tempo, com redução concomitante do grau de espessamento. Tal processo geralmente se completa até 6 a 12 meses após a lesão.

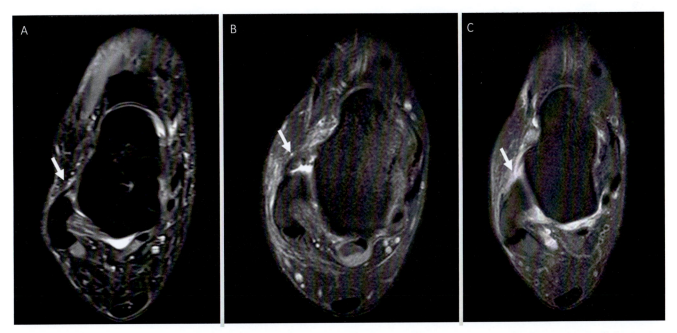

Figura 19.16 Imagens de RM de tornozelo, cortes axiais T2 demonstrando: **(A)** estiramento no ligamento fibulotalar anterior, com edema periligamentar, sem roturas; **(B)** rotura parcial do ligamento fibulotalar anterior com descontinuidade de algumas fibras; **(C)** rotura completa do ligamento fibulotalar anterior com interrupção total da continuidade ligamentar.
Fonte: Acervo do autor.

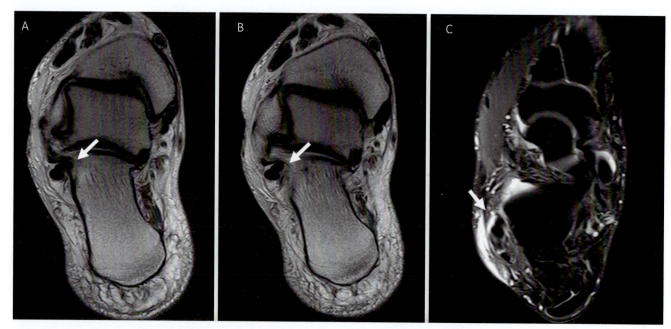

Figura 19.17 Cortes oblíquos de RM de tornozelo ponderados em DP em **(A)** e **(B)** demostrando rotura completa do ligamento fibulocalcaneo associada a tenossinovite dos tendões fibulares demonstrada em **(C)** axial T2.
Fonte: Acervo do autor.

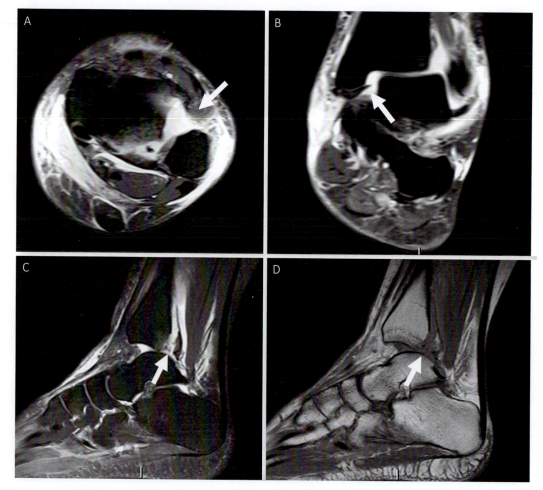

Figura 19.18 Corte axial T2 demonstrando rotura do ligamento tibiofibular anterior com diástase da sindesmose tibiofibular em **(A)**, associada à subluxação posterolateral do tálus com rotura completa do ligamento deltoide **(B)** vista no corte coronal T2 e fratura do maléolo posterior da tíbia **(C)** e **(D)** vista em imagens sagitais T2 e T1.
Fonte: Acervo do autor.

CONCLUSÃO

Atletas competitivos apresentam alto risco de lesões musculoesqueléticas agudas e de repetição. Embora o exame clínico permaneça o centro de qualquer avaliação do paciente, a radiologia desempenha um papel cada vez mais importante na avaliação inicial e no acompanhamento dessas lesões.

É importante que o médico do esporte tenha uma visão global dos métodos de imagem disponíveis e o uso clínico de cada um deles para que em conjunto com o radiologista escolha o melhor método para auxílio na tomada de decisão de retorno do atleta aos treinamentos e às competições e também na previsão de recorrência de lesões.

REFERÊNCIAS

1. Berger A. Magnetic resonance imaging. BMJ. 2002;324(7328):35.
2. Bitar R, Leung G, Perng R. MR pulse sequences: what every radiologist wants to know but is afraid to ask. RadioGraphics. 2006;26(2):513-37.
3. Chavhan GB. Appropriate selection of MRI sequences for common scenarios in clinical practice. Pediatr Radio. 2016;46(6):740-7.
4. Del Grande F, Santini F, Herzka DA. Fat-suppression techniques for 3-T MR imaging of the musculoskeletal system. RadioGraphics. 2014;34(1):217-33.
5. Westbrook C, Kaut C. MRI in practice. 2nd ed. Oxford, England: Blackwell Science; 1998.
6. Mazzola AA. Ressonância magnética: princípios de formação da imagem e aplicações em imagem funcional. Rev Bras Fís Méd. 2009;3(1):117-29.
7. Anderson MW, Greenspan A. Stress fractures. Radiology. 1996;199(1):1-12.
8. Marshall, RA. Imaging features and management of stress, atypical, and pathologic fractures. RadioGraphics. 2018;38:2173-92.
9. Fredericson M, Bergman AG, Hoffman KL, Dillingham MS. Tibial stress reaction in runners: correlation of clinical symptoms and scintigraphy with a new magnetic resonance imaging grading system. Am J Sports Med. 1995;23(4):472-81.
10. Guermazi A. Imaging of muscle injuries in sports medicine: Sports Imaging Series. Radiology. 2011;282: 3.
11. Ekstrand J, Hägglund M, Waldén M. Epidemiology of muscle injuries in professional football (soccer). Am J Sports Med. 2011;39(6):1226-32.
12. Askling CM, Tengvar M, Saartok T, Thor-stensson A. Proximal hamstring strains of stretching type in different sports: injury situations, clinical and magnetic resonance imaging characteristics, and return to sport. Am J Sports Med. 2008;36(9):1799-804.
13. Askling CM, Tengvar M, Saartok T, Thor-Stensson A. Acute first-time hamstring strains during slow-speed stretching: clinical, magnetic resonance imaging, and recovery characteristics. Am J Sports Med. 2007;35(10):1716-24.
14. Naraghi AM, White LM. Imaging of athletic injuries of knee ligaments and menisci: sports imaging series. Radiology. 2016;281:1.
15. Gage BE, McIlvain NM, Collins CL, Fields SK, Comstock RD. Epidemiology of 6.6 million knee injuries presenting to United States emergency departments from 1999 through 2008. Acad Emerg Med. 2012;19(4):378-85.
16. Oei EH, Nikken JJ, Ginai AZ. Costs and effectiveness of a brief MRI examination of patients with acute knee injury. Eur Radiol. 2009;19(2):409-18.
17. Linklater JM, Hayter CL, Vu D. Imaging of acute capsuloligamentous sports injuries in the ankle and foot: sports imaging series. Radiology. 2017;283:3.
18. Rijke AM, Goitz HT, McCue FC 3rd, Dee PM. Magnetic resonance imaging of injury to the lateral ankle ligaments. Am J Sports Med. 1993;21(4):528-34.
19. Kim YS, Kim YB, Kim TG. Reliability and validity of magnetic resonance imaging for the evaluation of the anterior talofibular ligament in patients undergoing ankle arthroscopy. Arthroscopy. 2015;31(8):1540-7.

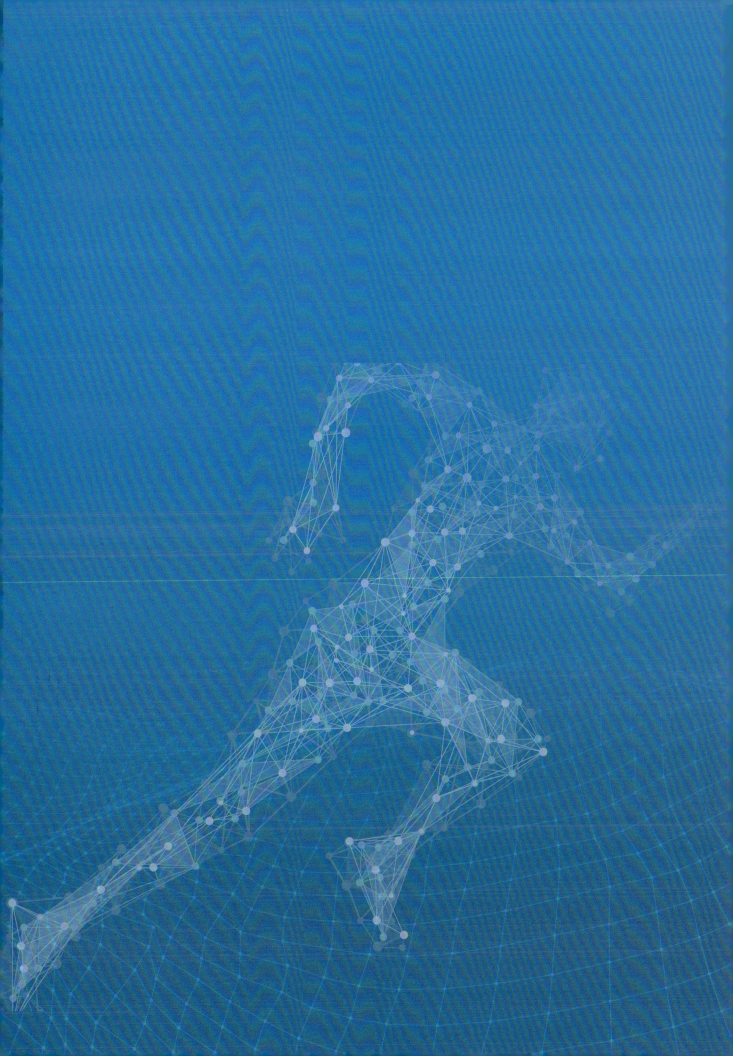

Lesões musculares

Caio Senise Drolshagen ▸ Rodrigo Sasson

INTRODUÇÃO E EPIDEMIOLOGIA

As lesões musculares são extremamente prevalentes no esporte, podendo representar até 55% das lesões em algumas modalidades esportivas.[1,2] Como veremos, a definição muda entre autores na literatura, mas sua melhor definição é um quadro que gere dor, desconforto havendo ou não alteração estrutural em exames de imagem. A lesão pode ocorrer por mecanismo indireto ("estiramento"), sendo a forma mais comum, ou direto (contusão e laceração). A junção miotendínea é a região mais acometida e músculos que cruzam 2 articulações (biarticulares) como os Flexores do Joelho e o Gastrocnêmios, são mais propensos ao sofrimento de lesões.[3]

Indivíduos esqueleticamente imaturos na puberdade, apresentam maior risco de lesão na inserção óssea.

As lesões dos Flexores do Joelho (Isquiotibiais/Jarrete) são as mais comuns por mecanismo indireto, compreendendo cerca de 50% das Lesões Musculares em todos os esportes e 28% das Lesões no Futebol. Músculos adutores (longo), Quadríceps (reto femoral) e panturrilha (Gastrocnêmios e Sóleo) são as outras musculaturas comumente lesionadas.[2,4]

Além da região miotendínea, a lesão pode ocorrer no ventre muscular (miofascial), tendão intramuscular e tendínea (Figura 20.1).[5]

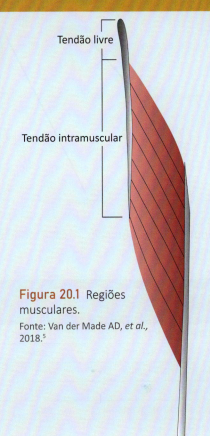

Figura 20.1 Regiões musculares.
Fonte: Van der Made AD, et al., 2018.[5]

FISIOLOGIA MUSCULAR

Entender a fisiologia e estrutura muscular é fundamental importância para abordarmos as lesões musculares. O tecido muscular representa cerca de 40% a 45% do peso corporal, sendo composto por 660 músculos que atuam gerando movimento, estabilidade, produção de calor, proteção e regulação visceral.[1] Nossos músculos são de três tipos: estriado cardíaco, liso e estriado esquelético. Neste capítulo abordaremos as lesões que ocorrem na musculatura estriada esquelética.

O músculo estriado esquelético é composto por fibras musculares, células cilíndricas e alongadas com 10 a 80 micrômetros de diâmetro e podendo ter até 30 centímeros de comprimento, como é o caso do músculo sartório. Essas células são multinucleadas, envoltas pelo sarcolema (membrana plasmática) e em seu sarcoplasma (citpoplasma) existem numerosas mitocôndrias e o retículo sarcoplasmático, um tipo especial de retículo endoplasmático, responsável pela captação de liberação de íons cálcio. Existem ainda proteínas contráteis, regulatórias e estruturais formando as miofibrilas, onde está presente a unidade funcional de contração muscular: os sarcômeros.

A fáscia, um tipo tecido conectivo fibroso, recobre o músculo e provê estrutura e suporte. Outras estruturas de tecido conectivo denso, o epimísio, perimísio e endomísio, também são importantes para a estrutura funcional.

O endomísio envolve a fibra muscular, o perimísio envolve vários fascículos de miofibras e o epimísio envolve todo o músculo (Figura 20.2).

Há formas de fibras musculares como evidenciado no Quadro 20.1.

SARCÔMEROS

Os sarcômeros são a unidade funcional do músculo, onde ocorre a contração pela interação dos miofilamentos. A aparência estriada do tecido muscular esquelético ocorre devido à organização desses miofilamentos, sendo os grossos contendo miosina e os finos contendo actina. Os mio-

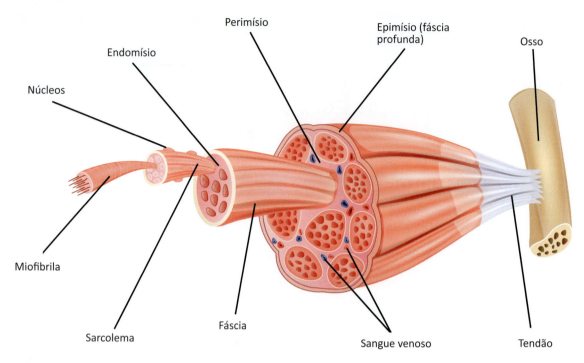

Figura 20.2 Estrutura muscular e tecido conectivo.
Fonte: Lippincott Williams & Wilkins. 2007.[6]

Quadro 20.1 Tipos de fibras musculares.			
	Tipo I	Tipo IIa	Tipo IIb
Via energética	Oxidativa	Glicolítico-oxidativa	Glicolítica
Velocidade de contração	Lenta	Rápida	Muito Rápida
Resistência à fadiga	Alta	Moderada	Baixa
Força	Baixa	Alta	Muito alta
Densidade mitocondrial	Alta	Alta	Baixa
Densidade capilar	Alta	Intermediária	Baixa
Fibras/neurônio motor	10-180	300-800	300-800
Fonte energética	Triglicerídeos	Fosfocreatina e glicogênio	Fosfocreatina e glicogênio
Mioglobina	Alta	Moderada	Baixa
Atividade da ATPase	Baixa	Alta	Muito alta

Fonte: Wayne Scott and others, Human Skeletal Muscle Fiber Type Classifications, Physical Therapy, Volume 81, Issue 11, 1 November 2001, Pages 1810–1816.

filamentos de miosina formam uma banda escura, a banda A, e são ancorados na linha Z e linha M por uma proteína denominada miomesina. A banda clara (banda I), contendo actina se ancora nas linhas Z via alfa-actina e se estendem por dentro da banda A até a linha M, sobrepondo regiões da banda A. A zona H está presente no centro da banda A e possui apenas miofilamentos de miosina, sendo mais clara que a banda A. Os filamentos contendo actina possuem um sítio de ligação de miosina, sendo regulados por proteínas regulatórias, a troponina (troponina I, troponina T e troponina C) e tropomiosina. Já os filamentos contendo miosina, possuem 6 cadeias de miosina, 2 cadeias pesadas e 2 leves, além do sítio de ligação de actina e ATP (Adenosina Trifosfato). Ainda dentro do sarcômero existem proteínas estruturais que não atuam diretamente na contração muscular. A titina, maior proteína existente, auxilia no alinhamento dos miofilamentos grossos e adiciona componente elástico ao sarcômero.

Os filamentos finos também possuem uma proteína estabilizadora, a nebulina.

Durante a contração, após sinalização pelo neurônio motor, os miofilamentos não mudam de tamanho, mas deslizam entre eles, encurtando a distância entre os discos Z, sendo que o tamanho da banda A permanece o mesmo e as zonas H e I reduzem. Esse processo só pode ocorrer com o influxo de cálcio para o sarcoplasma, que se conectam a troponina, liberando os sítios de ligação cobertos e bloqueados pela tropomiosina.

Os músculos podem se contrair de forma isométrica, onde há contração muscular sem movimento articular ou de forma isotônica, onde a contração muscular é acompanhada de movimento articular. Esta última é dividida em concêntrica, ocorrendo o encurtamento das fibras musculares e excêntricas, onde ocorre o alongamento das fibras musculares durante a contração. (Figura 20.3)

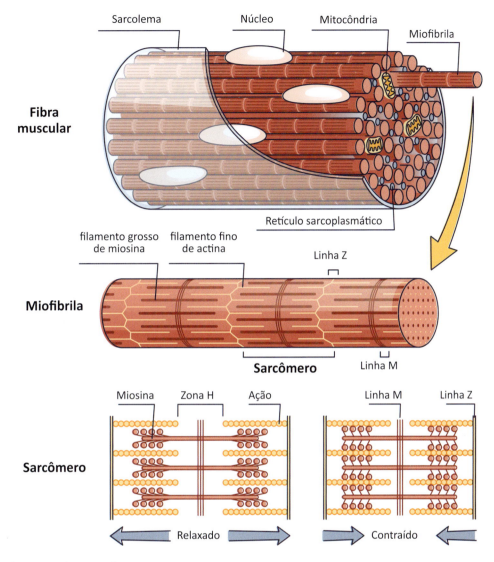

Figura 20.3 Fibra muscular e sarcômeros.

● **TIPOS DE FIBRAS MUSCULARES**[7]

Existem diferentes tipos de fibras muscular e sua distribuição irá depender do tipo de músculo, genética e treinamento do indivíduo. Originalmente, as fibras eram divididas pela velocidade de contração lenta (tipo I) e rápidas (tipo II). No quadro a seguir destacamos as principais diferenças entre as principais fibras.

● **MECANISMO DAS LESÕES**

Como falamos anteriormente, dependendo da classificação de lesões musculares utilizada, pode não haver alteração estrutural para uma dor em região muscular sem ser definida como lesão. Pode ocorrer padrão de dor muscular tardia (DOMS, em inglês. *Delayed Onset Muscle Soreness*), dor induzida por fagida, dor de origem neuromuscular, lesão direta (contusão ou laceração) e indireta. Há grande discussão sobre o momento em que ocorre a lesão muscular indireta, levando em consideração toda a cadeia muscular agonista, antagonista e angulação articulares. A fase de contração excêntrica é tida como a fase de contração mais comum para ocorrência de lesões musculares, como ocorre com os flexores do joelho no momento da corrida em rápida velocidade (*sprint*), assim como o reto femoral em movimentos de desaceleração do chute e mudança de direção com adutores.

● **ETAPAS DE LESÃO E CICATRIZAÇÃO MUSCULAR**

1. Degeneração ou Destruição: etapa inicial. Ocorre ruptura e necrose das miofibrilas, formação de hematoma no espaço e proliferação de células inflamatórias;[7]
2. Reparo: fagocitose do tecido necrótico, regeneração das miofibrilas, neoformação vascular e produção do tecido cicatricial conectivo.[7] Início da regeneração;
3. Remodelação: maturação das miofibrila, angiogênese e reorganização do tecido cicatricial com organização da capacidade funcional muscular;[7]
4. Recuperação funcional: fase incluída recentemente por alguns autores,[8] em que se leva em consideração aspectos de força, gesto e performance esportiva. (Figura 20.4)

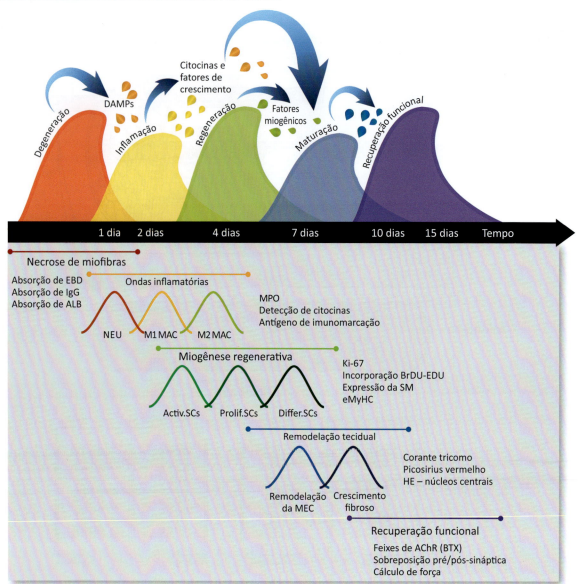

Figura 20.4 Etapas da lesão muscular.
Fonte: Forcina L, Cosentino M, Musarò A. 2020.[8]

• CLÍNICA E DIAGNÓSTICO

A clínica da lesão muscular indireta envolve dor súbita, podendo ocorrer estalido, perda funcional e surgimento de hematoma local. Na dor muscular de origem tardia (DMT/DOMS), a dor costuma surgir após 24 a 72 horas de um exercício excêntrico intenso ou na qual o paciente não estava habituado. O diagnóstico da lesão muscular, na grande maioria dos casos, é evidente. Além do quadro, a realização de ultrassonografia (USG) e ressonância magnética ajudam no diagnóstico diferencial, prognóstico e tratamento da lesão.[9] A USG tem vantagens práticas e pode ser realizado de forma dinâmica. É muito usado para seguimento ecográfico das lesões musculares.[9] A ressonância magnética é o método padrão-ouro para o diagnóstico.

• CLASSIFICAÇÕES

Diversas classificações foram e são utilizadas com objetivo de padronizar, orientar tratamento e dar prognóstico para as lesões musculares. Todas possuem suas vantagens e limitações e a maioria foi validada determinando o grupo muscular, sendo utilizada para todos músculos na prática clínica. A grande maioria utilizou a ressonância magnética (Peetrons Modificada, British, Munich) ou ultrassonografia (Peetrons) para classificação. Alguns autores propõem a classificação específica para cada grupamento muscular, já que são estruturalmente e funcionalmente distintos.

1. Peetrons Modificada[8,10]
   Grau:
   1. Sem alterações estruturais na ressonância magnética;
   2. Edema, sem alterações estruturais;
   3. Ruptura Parcial;
   4. Ruptura muscular completa ou ruptura tendinosa.

2. Classificação de Munique[4]
   Veja a Tabela 20.1.

3. Classificação Britânica (British Athletics[11]): Subdivide em Miofascial, Intramuscular, Mioendinosa e Tendinosa. Também usa porcentagem das estruturas lesionadas
   - **0a:** Dor muscular focal após exercício – ressonância magnética normal;

- **0b:** Dor muscular difusa após exercício não habitual – RM normal ou com hipersinal em ponderações sensíveis a líquido;
- **1a:** Lesão miofascial pequena – hipersinal em menos de 10% da área e < 5 cm crânio-caudal em localização miofascial;
- **1b:** Lesão miotendínea pequena – hipersinal em menos de 10% da área e < 5cm crânio-caudal em localização miotendínea;
- **2a:** Lesão miofascial moderada – hipersinal de 10% a 50% da área ou > 5 cm e < 15 cm crânio-caudal ou < 5 cm de lesão estrutural em localização miofascial;
- **2b:** Lesão miotendínea moderada – hipersinal de 10% a 50% da área > 5 cm e < 15 cm crânio-caudal ou < 5 cm de lesão estrutural em localização intramuscular ou miotendínea;
- **2c:** Lesão intratendinosa moderada – hipersinal < 50% da área ou < 5 cm crânio-caudal com extensão para o tendão, sem perda de tensão;
- **3a:** Lesão miofascial extensa – hipersinal em de mais de 50% da área em localização miofascial;
- **3b:** Lesão miotendínea extensa – hipersinal em mais de 50% da área ou > 15 cm crânio-caudal ou alteração estrutural maior que 5cm em localização intramuscular ou miotendínea;
- **3c:** Lesão intratendinosa extensa – hipersinal em mais de 50% da área ou > 5 cm longitudinal com extensão para o tendão. Pode haver perda de tensão sem descontinuidade evidente;
- **4:** Ruptura completa muscular – descontinuidade completa com retração muscular;
- **4c:** Ruptura completa tendínea – descontrinuidade completa com retração tendínea. (Figuras 20.5 a 20.10)

Tabela 20.1 Classificação de Munique.

A. Lesões musculares indiretas	Alteração funcional	Tipo 1: lesão por excesso de esforço	Tipo 1A: lesão por fadiga
			Tipo 1B: dor muscular de início tardio (DOMS)
		Tipo 2: alteração neuromuscular	Tipo 2A: lesões na coluna
			Tipo 2B: alterações periféricas
	Lesão estrutural	Tipo 3: ruptura parcial do músculo	Tipo 3A: micro ruptura muscular
			Tipo 3B: ruptura muscular moderada
		Tipo 4: ruptura	Ruptura completa ou avulsão tendinosa
B. Lesão muscular direta		Contusão	
		Laceração	

Fonte: Mueller-Wohlfahrt H, Haensel L, Mithoefer K. 2013.[4]

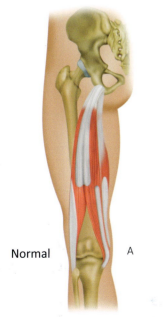
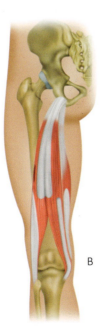
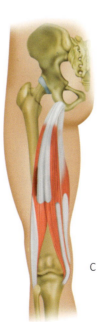
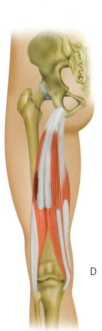

Normal   A   B   C   D

Figura 20.5 Localização da lesão na classificação Britânica
Fonte: Pollock N, James SLJ, Lee JC, et al. 2014.[12]

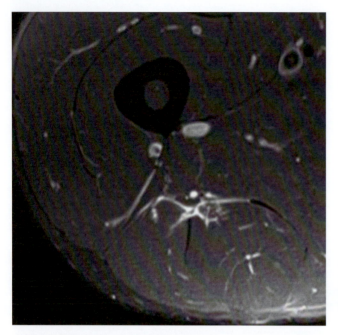

Figura 20.6 Lesão 1b de bíceps femoral – cabeça longa.
Fonte: Pollock N, James SLJ, Lee JC, *et al*. 2014.[12]

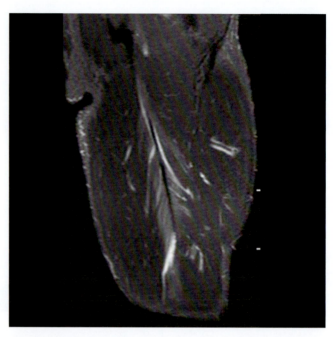

Figura 20.8 Lesão 2c de bíceps femoral – cabeça longa.
Fonte: Pollock N, James SLJ, Lee JC, *et al*. 2014.[12]

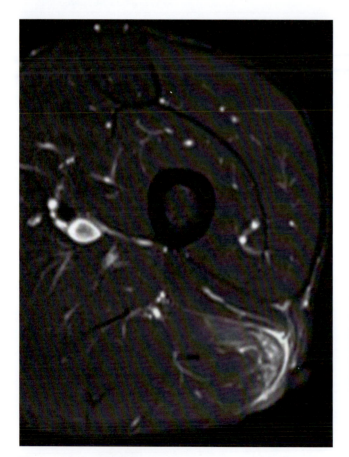

Figura 20.7 Lesão 2a de bíceps femoral – cabeça longa.
Fonte: Pollock N, James SLJ, Lee JC, *et al*. 2014.[12]

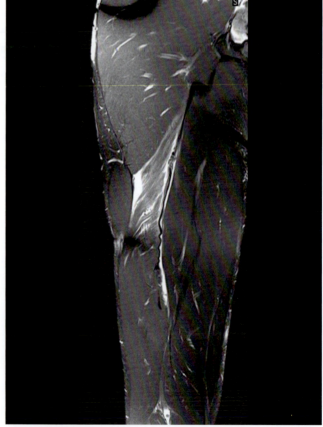

Figura 20.9 Lesão 3c de bíceps femoral – cabeça longa.
Fonte: Pollock N, James SLJ, Lee JC, *et al*. 2014.[12]

CAPÍTULO 20

LESÕES MUSCULARES

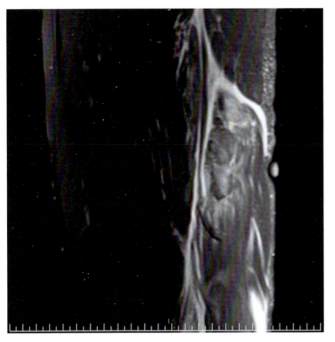

Figura 20.10 Lesão 4 de bíceps femoral – cabeça longa.
Fonte: Pollock N, et al., 2014.[12]

● **TRATAMENTO**

Como em todas lesões musculoesqueléticas, o tratamento das lesões musculares segue uma progressão baseada em critérios (dor, amplitude de movimento, força, tempo) e não devemos utilizar apenas o tempo como critério para progressão e alta, mas incluí-lo dentro de um sistema de reabilitação.

Degeneração – Fase 1

Nesta etapa deve ser realizado tratamento para controle do hematoma e do edema (PRICE/POLICE).

Protocolos com gelo, elevar o membro, realizar compressão e respeitar o limiar da dor são medidas utilizadas.

Já devem ser iniciadas contrações ativas, o que anteriormente se considerava que fosse deletério para a estrutura muscular. É muito importante o movimento precoce e o fortalecimento muscular excêntrico com resistência tolerada, respeitando o limiar doloroso. Há evidências de melhor vascularização, regeneração das fibras musculares, permite melhor paralelismo das miofibrilas e cicatrização anatômica.[13,14] Exercícios excêntricos também são importantes para prevenir lesões. (Figura 20.11)

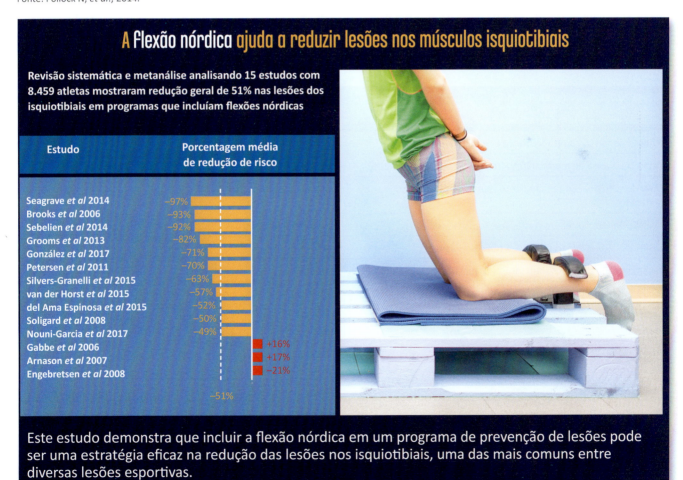

Figura 20.11 Exercício excêntrico (Nórdico) para prevenção de lesões de flexores do joelho.
Fonte: van Dyk N, Behan FP, Whiteley R. BJSM, 2019.

Reparo – Fase 2

Há melhora do edema e do hematoma. Normalmente também há melhora da dor com maior tolerância para exercícios. Podem ser realizados exercícios excêntricos e isométricos com maior carga.

Deve ser avaliado se está havendo a cicatrização adequada. Parâmetros físicos são importantes e a avaliação complementar permite melhor verificação. Nessa etapa pode ser discutido o uso de ortobiológicos, se houver incapacidade para regeneração.

O fornecimento de fatores de proliferação para a cicatrização tenta melhorar a qualidade da reparação tecidual com ativadores mitogênicos, angiogêns e formação celular pluripotente.[15]

Remodelação – Fase 3

De acordo com a melhora do quadro físico e cicatrização da lesão com organização do tecido cicatricial, deve ser estruturada a capacidade funcional muscular. O tratamento deve reabilitar funcionalmente com exercícios e treino do gestual esportivo. O paciente deve ser avaliado nos critérios para estar apto a realizar exercícios físicos. Dor, força muscular, equilíbrio, ativação muscular, arco de movimento, marcha, realização do gestual esportivo e confiança do atleta são parâmetros importantes. O tratamento deve evitar a fibrose, cicatrização inadequada com maior formação de tecido conectivo e redução da formação de miofibrilas e brotos capilares. A fibrose pode favorecer o déficit funcional e maior risco de outra lesão.[16]

A prevenção com tratamento ativo é o mais importante. Se houver fibrose, podem ser realizados procedimentos com ondas de choque e eletrólise percutânea.

Tratamento cirúrgico

O tratamento cirúrgico é reservado a lesões musculares e tendíneas completas, não havendo consenso na literatura sobre suas indicações. Em atletas profissionais, pelo resultado de manutenção de força e função mais preciso, muitas vezes opta-se pelo tratamento cirúrgico nas lesões grau 4.

● CONCLUSÃO

Como discutimos, além de ser extremamente prevalente em diversos esportes, a reabilitação das lesões musculares é baseada em critérios, como dor, amplitude de movimento, tempo de cicatrização biológica, testes funcionais e radiológicos. Um dos objetivos das classificações das lesões musculares, como a BAMIC (Britânica) é termos uma estimativa do prognóstico para aquela lesão, dados que ainda são escassos na literatura. Um grupo da Espanha,[17] liderado por Pruna, publicou em material educativo, não ainda em revista com revisão por pares, o tempo médio para retorno ao esporte das principais lesões musculares, como podemos observar nas Tabelas 20.2 a 20.5. Destacamos o maior tempo de retorno quando há maior quantidade e/ou gravidade de acometimento de tecido conectivo.

Tabela 20.2 Lesões de reto femoral.	
Local da lesão e alteração radiológica	**Tempo estimado para retorno ao esporte**
Avulsão de tendão direto (retração e tendão ondulado)	Cirurgia – 4-5 meses
Lesão transversa de tendão direto (retração e tendão ondulado)	Cirurgia – 4-5 meses. Não cirúrgico: (?)
Lesão longitudinal de tendão direto (sem retração, tendão ondulado)	8-12 semanas
Avulsão de tendão reflexo (retração e tendão ondulado)	Cirurgia – 3-4 meses
Lesão tendão reflexo (retração e tendão ondulado)	6 semanas
Lesão tendão reflexo (estiramento, aparência em halo)	2 semanas
Lesão transversa de tendão conjunto (retração e tendão ondulado)	10 semanas. Se falha: cirurgia – 4 meses
Lesão longitudinal de tendão conjunto (sem retração, tendão ondulado)	8-10 semanas
Lesão em junção miotendínea de porção direta com acometimento tendíneo	5-7 semanas
Lesão miofascial anterior	2-3 semanas
Lesão em junção miotendínea de porção indireta	3 semanas
Lesão em junção miotendínea de porção indireta com acometimento de tendão intramuscular (retração e tendão ondulado)	6 semanas
Lesão tipo degloving	7-8 semanas
Lesão em junção miotendínea distal	2 semanas
Lesão em junção miotendínea distal com acometimento tendíneo	7 semanas

Fonte: Pruna R, Andersen TE, Clarsen B, McCall A. 2015.[18]

CAPÍTULO 20

LESÕES MUSCULARES **179**

Tabela 20.3 Lesões de panturrilha.

Local da lesão e alteração radiológica	Tempo estimado para retorno ao esporte
Lesão miofascial de sóleo	2-3 semanas
Lesão de sóleo com envolvimento de tendão central	6 semanas
Lesão de sóleo com envolvimento de aponeurose lateral	4 semanas
Lesão de sóleo com envolvimento de aponeurose medial	5 semanas
Lesão miofascial de gasctrocnêmio	2 semanas
Lesão de gasctrocnêmio com acometimento de junção miotendínea distal (tennis leg)	7 semanas

Fonte: Pruna R, Andersen TE, Clarsen B, McCall A. 2015.[18]

Tabela 20.4 Lesões de bíceps femoral.

Local da lesão e alteração radiológica	Tempo estimado para retorno ao esporte
Avulsão de tendão conjunto	Cirurgia – 4-5 meses
Lesão transversa de tendão conjunto (retração, tendão ondulado)	Cirurgia – 4-5 meses
Lesão longitudinal de tendão conjunto (sem retração, tendão ondulado)	10 semanas
Lesão tendão conjunto com acometimento proximal de junção miotendínea de bíceps femoral (tendão ondulado)	8-10 semanas
Estiramento de tendão conjunto	4 semanas
Lesão de junção miotendínea proximal de bíceps femoral	3-7 semanas (maior prazo se mais tecido conectivo acometido)
Lesão distal miofascial em bíceps femoral	3-4 semanas (profunda) e 4-5 semanas (superficial)
Avulsão tendínea distal de bíceps femoral	Cirurgia – 4 meses
Lesão proximal de junção miotendínea de semitendíneo	3 semanas
Lesão de rafe de semitendíneo	3 semanas
Lesão distal de junção miotendínea de semitendíneo	2 semanas. Com retração (cirurgia – 4 meses)
Avulsão proximal de tendão de semimembranoso	Cirurgia – 4 meses
Lesão de tendão proximal de semimembranoso	Ruptura parcial – 5 semanas. Ruptura completa 6 semanas
Lesão proximal de junção miotendínea de semimembranoso	3 semanas. 6 semanas (com retração e tendão ondulado)
Lesão distal de junção miotendínea de semimembranoso	3 semanas. 6 semanas (com retração e tendão ondulado)

Fonte: Pruna R, Andersen TE, Clarsen B, McCall A. 2015.[18]

Tabela 20.5 Lesões de adutor longo.

Local da lesão e alteração radiológica	Tempo estimado para retorno ao esporte
Avulsão proximal	8-10 semanas
Lesão proximal de junção miotendínea	2 semanas (halo peritendíneo). 3 semanas (pouco tecido conectivo acometido) 6 semanas (retração e tendão ondulado)
Lesão distal de junção miotendínea	3 semanas (superficial). 5 semanas (profunda)

Fonte: Pruna R, Andersen TE, Clarsen B, McCall A. 2015.[18]

● REFERÊNCIAS

1. Bengtsson H, Ekstrand J, Waldén M. Muscle injury rate in professional football is higher in matches played within 5 days since the previous match: a 14-year prospective study with more than 130 000 match observations. Brit J Sports Med. 2018;52:1116-22.
2. Hotfiel T, Seil R, Bily W, Bloch W, Gokeler A, Krifter RM, et al. Nonoperative treatment of muscle injuries - recommendations from the GOTS expert meeting. J Exp Orthop. 2018 Jun 22;5(1):24.
3. Hoegh M, Stanton T, George S. Infographic. Pain or injury? Why differentiation matters in exercise and sports medicine. Brit J Sports Med. 2022;56:299-300.
4. Mueller-Wohlfahrt H, Haensel L, Mithoefer K. Terminology and classification of muscle injuries in sport: the Munich consensus statement. Brit J Sports Med. 2013;47:342-50.
5. Van der Made AD, Almusa E, Whiteley R. Intramuscular tendon involvement on MRI has limited value for predicting time to return to play following acute hamstring injury. Brit J Sports Med. 2018;52:83-8.

6. McArdle WD, Katch FI, Katch VL. Exercise physiology: energy, nutrition, and human performance. 6th ed. Lippincott Williams & Wilkins; 2007.

7. SantAnna JPC, Pedrinelli A, Hernandez AJ, Fernandes TL. Muscle injury: pathophysiology, diagnosis, and treatment. Rev Bras Ortop. 2022 Jan 20;57(1):1-13.

8. Forcina L, Cosentino M, Musarò A. Mechanisms Regulating Muscle Regeneration: Insights into the Interrelated and Time-Dependent Phases of Tissue Healing. Cells. 2020 May 22;9(5):1297. doi: 10.3390/cells9051297

9. Järvinen TAH, Järvinen TLN, Kääriäinen M. Muscle injuries: biology and treatment. Am J Sports Med. 2005;33:745-64.

10. Ekstrand J, Healy JC, Walden M, Lee JC, English B, Hagglund M. Hamstring muscle injuries in professional football: the correlation of MRI findings with return to play. Br J Sports Med. 2012 Feb 1;46(2):112-7.

11. Peetrons P. Ultrasound of muscles. Eur Radiol. 2002 Jan;12(1):35-43.

12. Pollock N, James SLJ, Lee JC. British athletics muscle injury classification: a new grading system. Brit J Sports Med. 2014;48:1347-51.

13. Hall MM, Allen GM, Allison S. Recommended Musculo skeletal and sports ultrasound terminology: a Delphi-based consensus statement. Brit J Sports Med. 2022;56:310-9.

14. Aspetar Hamstring Protocol. 2018.

15. Vermeulen R, Whiteley R, van der Made AD, Dyk NV, Almusa E, Targett S, et al. Early versus delayed lengthening exercises for acute hamstring injury in male athletes: a randomised controlled clinical trial. Brit J Sports Med. 2022;56(14):792-800.

16. Judson RN, Rossi FMV. Towards stem cell therapies for skeletal muscle repair. NPJ Regen Med. 2020;5:10.

17. Girardi F, Taleb A, Ebrahimi M, Datye A, Gamage DG, Peccate C, et al. TGFβ signaling curbs cell fusion and muscle regeneration. Nat Commun. 2021;12:750.

18. Pruna R, Andersen TE, Clarsen B, McCall A. Muscle injury: guide. prevention of return to play from muscle injuries. Barça Innovation Hub. 2015.

Overreaching, overtraining e RED-S (Relative Energy Deficiency in Sport)

21

▶ Maíta Poli de Araújo ▶ Mariana Parreiras Reis de Castro ▶ Pedro Loureiro Porto

● INTRODUÇÃO

Um dos princípios da melhora da performance esportiva reside no equilíbrio entre treino e recuperação. Quando o volume ou a intensidade do exercício resulta em um decréscimo temporário do desempenho esportivo (dias ou semanas) chamamos de *overreaching*. O overreaching seguido de um período de descanso (polimento), leva a um estado de supercompensação, que é benéfico para o desempenho esportivo (overreaching funcional). Já o excesso de treinamento seguido de fadiga exacerbada (que dura meses), é definido como *overreaching* não funcional. Na presença de sintomas mais graves e prolongados (meses ou anos) pode-se determinar que o esportista já se encontra na síndrome de *overtraining*.

Neste processo complexo do treinamento esportivo, o equilíbrio entre a energia disponível (proveniente da alimentação) com a energia despendida (pelo exercício físico), é fundamental para que não ocorra o *overreaching* não funcional e a síndrome de *overtraining*. Compreende-se, portanto que a baixa disponibilidade energética, relacionada ou não a um distúrbio alimentar, prejudica o funcionamento fisiológico do corpo humano, podendo cursar com disfunções do sistema endócrino, osteomioarticular, imunológico, cardiovascular, hematológico, entre outras. Do ponto de vista de performance, o estado de baixa energia diminui o desempenho aeróbio, a concentração e a coordenação. O julgamento fica prejudicado, comprometendo a resposta ao treino e aumentando o risco de lesões.

Este capítulo tem como objetivo apresentar as principais manifestações clínicas do estado de overreaching funcional e não funcional, da síndrome de overtraining e da deficiência relativa de energia no esporte (RED-S). Serão determinados também os métodos diagnósticos e de tratamento destas afecções bem como os critérios de retorno ao esporte.

● DESENVOLVIMENTO

Overreaching funcional

O *Overreaching* funcional (ORF) é a resposta adaptativa ao estresse metabólico causada pela atividade física em alta intensidade nos esportistas. Resulta da associação entre planejamento alimentar, periodização de treinos e resposta genética individual. Em grande parte, as adaptações são semelhantes em todos os esportistas, mas há adaptações específicas para cada esporte. O ORF é desejado nos atletas, pois é por meio dele que há melhora no rendimento esportivo.

O acréscimo na performance não vem de forma assintomática, mas como uma supercompensação ao exercício físico. Neste sentido, ocorrem adaptações nos diversos sistemas corporais, que podem se manifestar por meio dos sintomas de fadiga e mialgia. As manifestações clínicas podem durar de dias até duas semanas, com uma queda pontual e autolimitada na performance esportiva.

A melhora na performance requer uma recuperação adequada, com aporte energético apropriado, sono reparador e duradouro, além da própria periodização de treinos. Nenhum tratamento específico é necessário para isso, porém a atenção para o equilíbrio entre treinamento e recuperação é importante para evitar a progressão para quadros disfuncionais.

Overreaching não funcional

O *Overreaching* não funcional (ORNF) é definido como a perpetuação dos sintomas de ORF por mais de duas semanas, podendo durar meses e não acompanhado da super compensação desejada para melhora da performance esportiva. Dificilmente será possível a determinação da causa específica que levou a essa condição, mas entende-se como uma falha em um ou mais dos requisitos de recuperação, levando a um desequilíbrio entre capacidade de regeneração tecidual e metabólica frente as injúrias constantes do exercício físico.

O ORNF não raramente é resultado de uma ingesta inadequada de calorias e aumento na carga de treinamento. Isso acarreta uma queda na disponibilidade energética do atleta, dificultando a recuperação e, quando prolongado, pode levar à instalação da Síndrome do *Overtraining*. Tendo isso em vista, entende-se por que o ORNF favorece o surgimento de lesões no sistema locomotor e distúrbios do sistema nervoso.

O diagnóstico de ORNF é de exclusão, sendo necessário avaliar as queixas e excluir as principais causas orgânicas com sintomas compatíveis. Os principais sintomas podem ser divididos em piora de performance e piora de padrões gerais de saúde.

Do ponto de vista de performance há queda na resistência muscular e aeróbica, queda na força, potência e velocidade muscular, aumento de lesões, menor adaptação ao treinamento visto pela persistência do lactato venoso, queda na síntese de proteínas e glicogênio, queda na capacidade de julgamento, tempo de resposta e coordenação motora.

O efeito na saúde ocorre pelo comprometimento do eixo hipotálamo-hipófise-adrenal, interferindo na secreção de diversos hormônios, como os sexuais, da tireoide, e do crescimento.

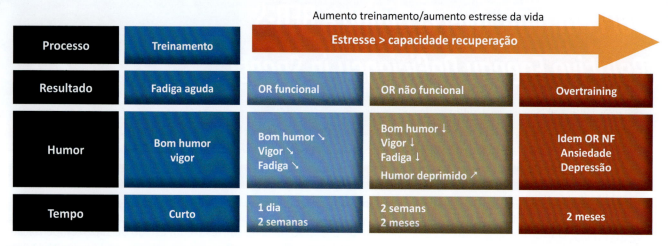

Figura 21.1 Relação entre aumento do treinamento e capacidade de recuperação no processo do *overreaching* funcional, não funcional e *overtraining*.

De um modo geral, a melhora no padrão regenerativo do atleta, incluindo aqui melhora na ingesta calórica com bom padrão de macro e micronutrientes, melhora na qualidade e quantidade de sono, redução parcial da carga de treino e melhora na ingesta hídrica, leva a uma recuperação completa do ORNF sem repercussões no longo prazo. Caso não haja intervenção multidisciplinar adequada, o esportista evolui para uma síndrome do *Overtraining* (Figura 21.1).

Overtraining

A Síndrome de *Overtraining* (SOT) é entendida como a diminuição a longo prazo do desempenho, decorrente do desequilíbrio persistente entre estímulo (relacionado ou não ao treinamento) e recuperação. Sua etiologia é multifatorial, e a redução da performance esportiva pode estar associada a desajustes em outros sistemas, com repercussões psicológicas/emocionais, fisiológicas, imunológicas e neuroendócrinas.

Seguindo o espectro do *overreaching* funcional e não funcional, a síndrome destaca-se pelo tempo necessário para restauração do desempenho, que pode levar de meses a anos. Sua manifestação é semelhante ou mais intensa que nos casos de *overreaching*, e muitas vezes o diagnóstico é feito retrospectivamente, com a constatação da desadaptação prolongada, e após a exclusão de diagnósticos diferenciais. A base do tratamento envolve principalmente redução da carga de treinamento e de fatores estressores, e aumento do tempo de recuperação (Figura 21.2).

● FISIOPATOLOGIA E DIAGNÓSTICO DA SÍNDROME DO OVERTRAINING

A fisiopatologia da Síndrome de *Overtraining* ainda não foi completamente elucidada, mas sabe-se que muitas alterações orgânicas e psicológicas são semelhantes a outras síndromes de desadaptação, como a síndrome da fadiga crônica. Com frequência, essas alterações surgem como respostas fisiológicas do organismo ao estresse (seja ele relacionado ao treinamento, ao estresse psicológico ou à baixa disponibilidade energética), e por isso nem sempre são marcadores diagnósticos confiáveis.

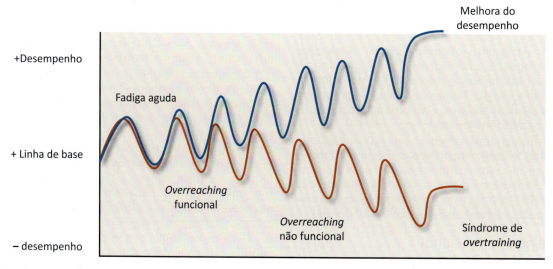

Figura 21.2 Espectro *overreaching* funcional - não funcional e *overtraining*.

Diversos possíveis indicadores de *overtraining* têm sido estudados, ainda sem correlação precisa com o diagnóstico. Alguns deles são citados a seguir:

- **Escores diagnósticos (Figura 21.3):** o estudo *Endocrine and Metabolic Responses on Overtraining Syndrome* (EROS), conduzido por Cadegiani, resultou em 11 publicações. Foram avaliados 117 parâmetros potenciais de *overtraining*, incluindo dosagens hormonais basais e após estímulo; marcadores inflamatórios, musculares e imunológicos; padrões alimentares, sociais e de sono; características psicológicas; metabolismo e composição corporal. Apesar de mais de 40 possíveis marcadores terem sido identificados, concluiu-se que nenhum deles, individualmente, distinguia com precisão os atletas com SOT dos saudáveis. O estudo propõe então, que a combinação de alguns marcadores seria mais efetiva, e a partir disso foram elaborados três escores diagnósticos: *EROS-CLINICAL* (baseada apenas em itens clínicos), *EROS-SIMPLIFIED* (incluindo testes clínicos e bioquímicos) e *EROS-COMPLETE* (com variáveis clínicas, bioquímicas, teste de tolerância à insulina e composição corporal). Combinados quando necessários, esses escores poderiam distinguir com mais precisão atletas aparentemente afetados por SOT de atletas saudáveis.
- **Marcadores biológicos:** as dosagens hormonais basais têm sido os biomarcadores mais estudados. As alterações mais comumente encontradas em atletas com SOT, quando comparados com atletas saudáveis, são: relação testosterona/estradiol diminuída, redução do nível circulante de testosterona, aumento do nível sérico de estradiol, aumento do nível plasmático e salivar de cortisol, aumento de catecolaminas urinárias noturnas, aumento do nível plasmático de hormônio adrenocorticotrófico (ACTH), nível sérico diminuído de prolactina (PRL) e de hormônio do crescimento (GH).
- **Questionários psicológicos:** o teste mais frequentemente associado à SOT é o *Profile of Mood States* (POMS), ou Perfil de Estados de Humor, e evidencia aumento na pontuação de humores negativos (fadiga, tensão, raiva, depressão e confusão) e diminuição na pontuação de vigor.

Além desses, vários outros parâmetros são apontados como possíveis ferramentas diagnósticas para SOT: dosagens hormonais e metabólicas, testes de resposta a estímulos, testes de performance, variabilidade de frequência cardíaca, neurotransmissores, eletroencefalograma, parâmetros imunológicos, alterações musculares e de composição corporal. Até o momento nenhum indicador foi validado ou mostrou-se fidedigno para confirmação da síndrome, portanto seu diagnóstico continua essencialmente clínico, e de exclusão.

O último consenso conjunto do Colégio Europeu e do Colégio Americano de Medicina Esportiva propõe o seguinte fluxograma para o diagnóstico da Síndrome de *Overtraining* (Figura 21.4).

● PREVENÇÃO E TRATAMENTO DA SÍNDROME DO OVERTRAINING

A base do tratamento do *overreaching* não funcional e da síndrome de *overtraining* é o descanso. A abordagem específica varia de acordo com os sintomas predominantes, e é importante o tratamento de doenças orgânicas e psíquicas subjacentes. Em alguns casos o descanso relativo pode ser mais apropriado que o absoluto, e esta avaliação deve ser feita individualmente, considerando-se o impacto da pausa para o atleta e a possibilidade do destreinamento. O retorno ao treino deve ser gradual, e recomenda-se aumentar o volume antes da intensidade.

A abordagem multidisciplinar do atleta é muitas vezes necessária, e diante do expressivo impacto psicológico da SOT, o apoio psicológico e psiquiátrico podem ser importantes. O tratamento com inibidores seletivos da recaptação da serotonina é sugerido em alguns casos, e o uso de trazodona ou amitriptilina também pode ser considerado quando as queixas do sono forem significativas.

A avaliação de parâmetros nutricionais também tem um papel relevante na recuperação e na prevenção da SOT, uma vez que a baixa ingesta de carboidratos, a desidratação e a baixa disponibilidade energética podem aumentar a resposta ao estresse, o que aumenta o risco de *overreaching* e *overtraining*.

Por fim, medidas de prevenção devem ser tomadas, e seus principais componentes incluem triagem e educação. A identificação de atletas em risco é importante para evitar a progressão para quadros disfuncionais, e estratégias sugeridas incluem: registro da carga de treinamento; avaliação periódica do desempenho do atleta e aplicação de questionários de humor; mudanças e adaptações no treino quando necessárias (evitar treinos monótonos e individualizar sua intensidade); incentivo ao equilíbrio nutricional, de hidratação e sono; atenção para fatores de estresse externos e pessoais.

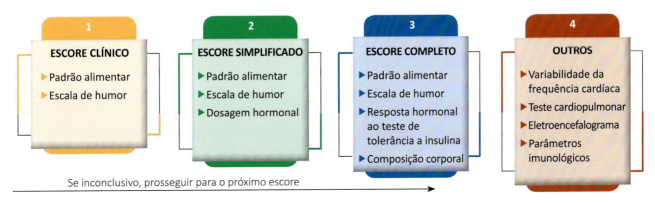

Figura 21.3 Escores diagnósticos sugerido para o diagnóstico da síndrome do *overtraining*.

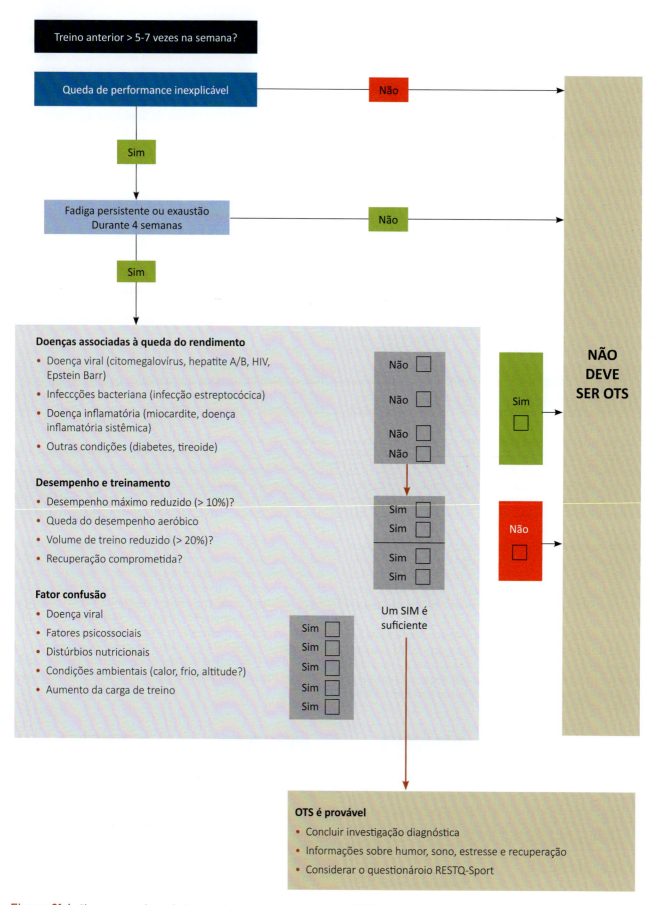

Figura 21.4 Fluxograma diagnóstico da síndrome de *overtraining* (OTS).
Legenda: REST-Q Sport: *Recovery-Stress Questionnaire for Athletes*.

DEFICIÊNCIA RELATIVA DE ENERGIA NO ESPORTE (*RELATIVE ENERGY DEFICIENCY IN SPORT*: RED-S)

A Deficiência Relativa de Energia no Esporte, em inglês, *Relative Energy Deficiency in Sport* (RED-S), é definida como a inadequação da disponibilidade de energia para atender as demandas metabólicas do corpo e da prática esportiva. O problema ocorre pelo desequilíbrio entre o consumo e o gasto energético e pode acometer esportistas amadores ou de alto rendimento, femininos ou masculinos. A origem da baixa disponibilidade energética pode ser pela alta demanda no exercício, ou pela baixa ingestão na dieta. A baixa energia não intencional ocorre de forma inconsciente, quando a esportista não consome energia suficiente por falta de orientação. Já a baixa ingestão calórica intencional pode estar relacionada a dietas rigorosas visando o emagrecimento rápido ou até afecções clínicas complexas, como a anorexia ou bulimia nervosa.

O cálculo da disponibilidade de energia no esporte é feito pelo consumo de energia (em quilocalorias) menos o gasto energético do exercício (em quilocalorias), dividido pela massa livre de gordura do indivíduo (Quadro 21.1).

Quadro 21.1 Cálculo da disponibilidade de energia no esporte para o diagnóstico da deficiência relativa de energia om esporte (RED-S).

$$\text{Disponibilidade de energia} = \frac{\text{Consumo de energia (kcal)} - \text{Gasto energético do exercício (kcal)}}{\text{Massa livre de gordura (kg)}}$$

Fonte: Rosângela Passarela Faroni, Bruno Rudolph Corrêa, *et al*. 2021.

Em esportistas, a energia ideal para a função fisiológica saudável é alcançada acima de 45 kcal /Kg MLG / dia (188kJ / kg MLG / dia). Valores inferiores a 30kcal / kg MLG /dia (125kJ / kg MLG / dia) comprometem vários sistemas corpóreos, e são considerados como portadores de RED-S (Figura 21.5).

RED-S traz efeitos prejudiciais para saúde e desempenho do esportista, podendo afetar múltiplos sistemas, tais como: endócrino, hematológico, imunológico, gastrointestinal, cardiovascular, osteomioarticular e psicológico (Figura 21.6).

Estudos feitos com remadores mostrou que uma disponibilidade energética diminuída causa uma redução da taxa metabólica de repouso e da composição corporal, em apenas quatro semanas. A longo prazo, a baixa disponibilidade energética negativa afeta negativamente o desempenho esportivo por meio de vários mecanismos indiretos, como a piora da recuperação pós treino, o comprometimento da função muscular, aumentando o risco de lesões e doenças. Observa-se ainda, uma menor capacidade de gerenciar o estresse, depressão, prejuízos no humor e cognição e compulsão (Figura 21.7).

Comportamento alimentar inadequado tem sido associado à ocorrência da síndrome RED-S. Nesse sentido, atletas que participam de modalidades com controle de peso ou em que a estética é usada como parâmetro de nota (ginastica rítmica, nado artístico, ginastica artística) tem maior risco de desenvolver a doença. O risco de desenvolver distúrbios alimentares no esporte também aumenta quando há conflito e pouco apoio no relacionamento treinador-atleta.

Triagem e investigação diagnóstica da Deficiência relativa de energia para o esporte (RED-S).

Mulheres e homens fisicamente ativos têm risco para a baixa disponibilidade energética, independente da composição corporal e modalidade esportiva. Neste sentido, o profissional de saúde tem a oportunidade de detectar esses atletas por meio de consultas de rotinas, sobretudo durante a avaliação pré participação esportiva.

Recentemente atletas têm sido avaliados por meio de questionários que rastreiam sintomas e sinais associados à tríade e RED-S. Um exemplo é o "*Low Energy Availability in Females Questionnaire* (LEAF-Q)". Existe ainda uma ferramenta de avaliação individual adicional, denominado "*Relative energy deficiency in sport clinical assessment tool*" cuja sigla é: RED-S CAT, criado para auxiliar tanto na triagem como no gerenciamento médico desses atletas.

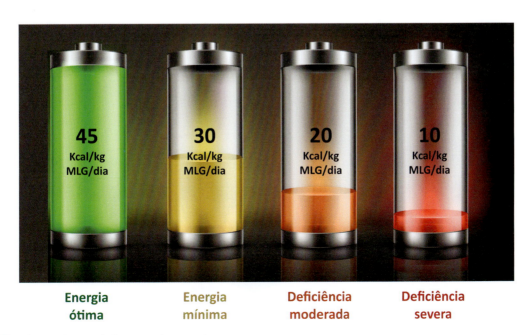

Figura 21.5 Valores ideais e deficientes de energia para o esporte.

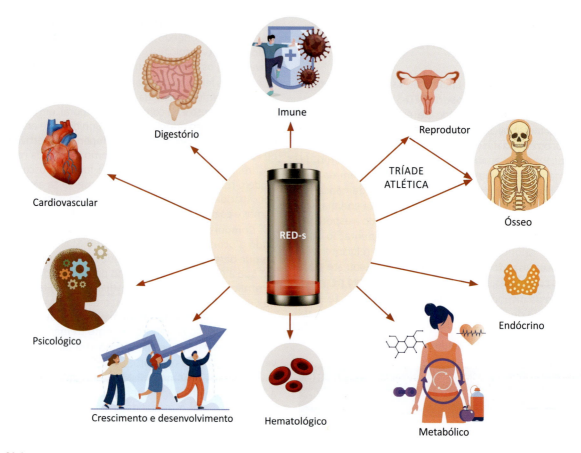

Figura 21.6 Efeito da Síndrome RED-S em diferentes sistemas corpóreos.

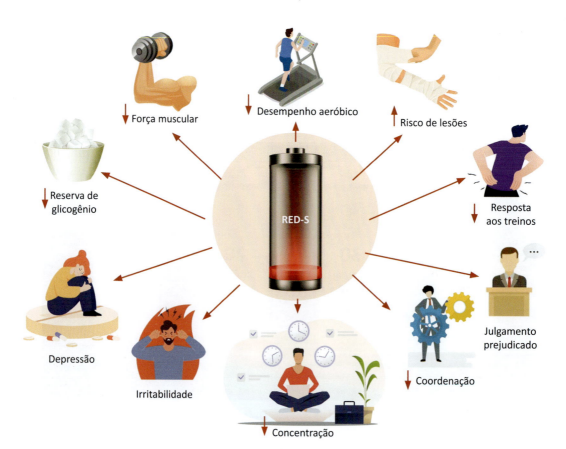

Figura 21.7 Efeito da Síndrome RED-S no desempenho esportivo e estado mental.

O diagnóstico de certeza deve ser feito por meio do cálculo da disponibilidade energética, sendo aquele <30kcal / kg MLG /dia considerado baixa disponibilidade energética (Quadro 21.2).

A avaliação clínica deve conter a altura e peso (incluindo o percentil do índice de massa corporal ajustado por idade e gênero), a composição corporal e sinais vitais. Em adolescentes, a revisão do gráfico de crescimento é essencial.

Os achados do exame físico podem variar do normal aos sintomas associados à anorexia nervosa, como baixa temperatura corporal, bradicardia, pele seca, perda de cabelo, acrocianose e constipação.

Bradicardia é um sinal de risco em esportistas com RED-S. Nestes casos, a complementação com ecocardiograma é essencial para confirmar ou excluir "coração de atleta".

Esportistas com história de fratura por stress sempre devem ser rastreadas para baixa densidade mineral óssea. Em mulheres, existem cinco critérios para solicitação de densitometria óssea em esportistas com RED-S (Quadro 21.3).

A interpretação da densitometria em jovens esportistas inclui a análise do Z-score. Considera-se baixa densidade mineral óssea valores de Z-score <-2 DP (e Z-score menor que -1,0 DP para mulheres praticantes de esportes de peso).

● TRATAMENTO DA RED-S

O tratamento da RED-S tem como base a correção do desequilíbrio energético. Assim, a principal intervenção envolve aumento do aporte calórico associado ou não a redução no tempo e/ou intensidade dos exercícios, ou até interrupção dos treinos.

Pacientes com distúrbio alimentar devem ser prontamente encaminhados para um especialista, independente da gravidade da patologia.

Os níveis de Vitamina D e cálcio devem ser avaliados em todo esportista com RED-S e a suplementação feita, quando necessária. Algumas diretrizes orientam a ingestão diária de 600-800 UI de vitamina D, podendo chegar até 50.000UI por semana, em caso de baixa densidade mineral óssea. Quanto ao cálcio, a ingestão diária recomendada varia de acordo com a idade, sendo 1000 mg para atletas entre 19-50 anos e 1300mg entre 9-18 anos.

A correção da baixa disponibilidade energética, com consequente ganho de peso é o melhor preditor de recuperação da função menstrual. Além disso, o ganho de peso, mesmo sem a restauração do ciclo menstrual, está associado a melhora da formação óssea e da DMO.

O uso de contraceptivos orais combinados com a intenção de recuperar a menstruação ou melhorar a DMO naqueles com RED-S não é recomendado. Em casos selecionados a terapia hormonal estrogênica pode ser indicada nas mulheres com RED-S.

● RED-S E *OVERTRAINING*

A deficiência relativa de energia no esporte é um estado crônico de baixa disponibilidade de energia. Muitos autores tentaram considerar o overtraining como sinônimo de RED-S , mas isto não é correto. Embora as duas síndromes careçam de um identificador universal validado, o OTS ocorre por uma disfunção no sistema nervoso central, e a RED-S por um comprometimento no sistema neuroendócrino.

Antigamente, para que um esportista fosse diagnosticado com *overtraining*, era necessário descartar outras doenças (doença da tireoide, condições autoimunes, doença celíaca), infecções (doença de Lyme, mononucleose e mais) e deficiências como anemia e alergias. Atualmente, com o advento do RED-S essa lista cresceu para descartar outras deficiências alimentares, incluindo restrição calórica na dieta, ingestão inadequada de energia não intencional e ingestão insuficiente de carboidratos e/ou proteínas (Figura 21.8).

Quadro 21.2 Risco de deficiência relativa de energia para o esporte (RED-S) de acordo com os valores da disponibilidade energética.

RED-S	Valor
Sem risco	> 45Kcal/KgMLG/dia
Risco moderado	30- 45 Kcal/KgMLG/dia
Alto risco	< 30Kcal/KgMLG/dia

Legenda: RED-S = *Relative energy deficiency in sport*. Kcal = quilocalorias. Kg = quilogramas. MLG = massa livre de gordura.

Fonte: Rosângela Passarela Faroni, Bruno Rudolph Corrêa, *et al*. 2021.

Quadro 21.3 Indicações de densitometria óssea em mulheres com baixa disponibilidade energética (<30 Kcal/KgMLG/dia).

- Menarca ≥16 anos ou Ciclo menstrual < 6 meses nos últimos 12 meses
- História de transtorno alimentar
- IMC ≤17.5 kg/m^2 ou perda de peso ≥10% em um mês
- Duas fraturas por *stress* prévias
- Uma fratura por *stress* de risco elevado ou fratura completa por baixa energia

Fonte: Construída pelos autores.

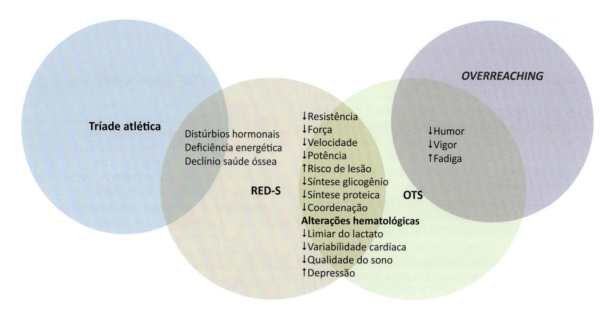

Figura 21.8 diferenças e semelhanças entre overtraining, *overreaching* e RED-S.

CONCLUSÃO

Overreaching e overtraining fazem parte de um mesmo espectro sintomático em que o treinamento esportivo foi excessivo e não compensado por um repouso adequado. Embora a recuperação insuficiente possa começar com um abastecimento inadequado, a deficiência relativa de energia no esporte (RED-S) tem fisiopatologia, diagnóstico e tratamento distintos da síndrome do supertreinamento.

REFERÊNCIAS CONSULTADAS

1. Armstrong LE, Bergeron MF, Lee EC, Mershon JE, Armstrong EM. Overtraining Syndrome as a Complex Systems Phenomenon. Front Netw Physiol. 2022 Jan 18;1:794392.
2. Bellinger P. Functional overreaching in endurance athletes: a necessity or cause for concern? Sports Med. 2020 Jun;50(6):1059-73.
3. Bell L, Ruddock A, Maden-Wilkinson T, Rogerson D. Overreaching and overtraining in strength sports and resistance training: a scoping review. J Sports Sci. 2020 Aug;38(16):1897-912.
4. Budgett R. Fatigue and underperformance in athletes: the overtraining syndrome. Br J Sports Med. 1998;32(2):107-10.
5. Cadegiani FA, da Silva PH, Abrao TCP, Kater CE. Diagnosis of overtraining syndrome: results of the endocrine and metabolic responses on overtraining syndrome study: Eros-Diagnosis. Front Endocrinol. 2020;11:561.
6. Cadegiani FA, Kater CE. Hormonal aspects of overtraining syndrome: a systematic review. Rev Bras Med Esporte. 2017;23(1):71-5.
7. Carfagno DG, Hendrix JC 3rd. Overtraining syndrome in the athlete: current clinical practice. Curr Sports Med Rep. 2014 Jan-Feb;13(1):45-51.
8. Carrard J. Diagnosing overtraining syndrome: a scoping review. Sports Health. 2021;13(2):173-9.
9. Carson TL, West BT, Sonneville K, Zernicke RF, Clarke P, Harlow S, et al. Identifying latent classes of relative energy deficiency in sport (RED-S) consequences in a sample of collegiate female cross country runners. Br J Sports Med. 2023 Feb;57(3):153-9.
10. Gould RJ, Ridout AJ, Newton JL. Relative energy deficiency in sport (RED-S) in adolescents - a practical review. Int J Sports Med. 2023 Apr;44(4):236-46.
11. Grandou C, Wallace L, Impellizzeri FM, Allen NG, Coutts AJ. Overtraining in resistance exercise: an exploratory systematic review and methodological appraisal of the literature. Sports Med. 2020 Apr;50(4):815-28.
12. Halson SL, Jeukendrup AE. Does overtraining exist? Sports Medicine. 2004;34(14), 967-81.
13. Kreher JB, Schwartz JB. Overtraining syndrome: a practical guide. Sports Health. 2012;4(2),128-38.
14. Meeusen R, Duclos M, Foster C, Fry A, Gleeson M, Nieman D, et al. Prevention, diagnosis, and treatment of the overtraining syndrome: joint consensus statement of the European College of Sport Science and the American College of Sports Medicine. Med Sci Sports Exerc. 2013;45(1):186-205.
15. Mountjoy M, Sundgot-Borgen J, Burke L, Carter S, Constantini N, Lebrun C, et al. RED-S CAT. Relative energy deficiency in sport (RED-S) clinical assessment tool (CAT). Br J Sports Med. 2015 Apr;49(7):421-3.
16. Mountjoy M, Sundgot-Borgen J, Burke L. The IOC consensus statement: beyond the female athlete triad-relative energy deficiency in sport (RED-S). Br J Sports Med. 2014;48(7):491-7.
17. Mountjoy M, Sundgot-Borgen JK, Burke LM. IOC consensus statement on relative energy deficiency in sport (RED-S): 2018 update. Br J Sports Med. 2018;52(11):687-97.
18. Nicolas M, Vacher P, Martinent G, Mourot L. Monitoring stress and recovery states: structural and external stages of the short version of the RESTQ sport in elite swimmers before championships. J Sport Health Sci. 2019;8(1):77-88.
19. Rosângela Passarela Faroni, Bruno Rudolph Corrêa, MG Sartori, Maíta Poli de Araujo. Data de publicação 2021. Publicações, Femina, Volume 49, Edição 1, Páginas 39-43.
20. Sim A, Burns SF. Review: questionnaires as measures for low energy availability (LEA) and relative energy deficiency in sport (RED-S) in athletes. J Eat Disord. 2021;9(1):41.
21. Stellingwerff T, Heikura IA, Meeusen R, Bermon S, Seiler S, Mountjoy ML, et al. Overtraining syndrome (OTS) and relative energy deficiency in sport (RED-S): shared pathways, symptoms and complexities. Sports Med. 2021;51(11):2251-80.

Urgências a beira do campo 22

> André Pedrinelli ▸ Débora Borowiak Reiss ▸ Jomar Souza

INTRODUÇÃO

Antes de apresentar as principais emergências em campo, é necessário nos prendermos a alguns conceitos e colocações. Primariamente, é importante destacar que urgência e emergência não são sinônimos. Define-se por urgência a ocorrência imprevista de injúria à saúde com ou sem risco potencial de vida, com necessidade de avaliação médica imediata. Enquanto emergência é a constatação médica de condições de agravo à saúde com risco iminente de vida ou sofrimento intenso, exigindo, portanto, tratamento especializado imediato.

Diante desse contexto, é importante que além dos médicos dos times, o árbitro da partida (e seus assistentes), os membros da comissão técnica, da imprensa e outros profissionais envolvidos na realização de uma competição esportiva, saibam reconhecer situações de urgência e emergência em campo para que seja providenciado com acurácia o atendimento médico, além do direcionamento correto de suprimentos específicos. Mesmo profissionais que não são da área médica, podem auxiliar no atendimento de emergências: conferindo, por exemplo, a disponibilidade dos recursos básicos de atendimento conforme as recomendações oficiais locais, garantindo a segurança dos indivíduos envolvidos e providenciando o atendimento médico quando necessário. No entanto, mesmo para profissionais de outras áreas é legítimo considerar o princípio maior da medicina: *Primum non nocere* (Antes de tudo, não fazer mal), ou seja, evitar riscos, danos e mais sofrimento ao indivíduo que necessita de socorro. Nesse sentido, esclarecemos que o objetivo deste capítulo é abordar de maneira geral e didática as principais situações de emergências em campo, que podem ocorrer tanto em treinos como em jogos. Sugerimos, ainda, enfaticamente a realização de cursos teórico-práticos nos clubes e federações a fim de formar profissionais treinados nos socorros básicos de vida. E que se parta do princípio de prestar o melhor atendimento em campo conforme os recursos disponíveis no contexto.

A seguir, serão abordadas a definição e as características das principais emergências que podem ocorrer durante uma partida, seguindo uma divisão didática entre lesões traumáticas (causadas por choque com outros indivíduos ou obstáculos e quedas, resultando em lesões principalmente de estruturas do sistema musculoesquelético) e emergências clínicas (relacionadas a doenças prévias ou condições específicas, levando a manifestações clínicas ligadas a outros sistemas como cardiovascular, nervoso, imunológico etc.).

Para darmos início à discussão, é importante partirmos do planejamento pré-jogo ou competição com o intuito de delinear ações específicas para reduzir o atraso no atendimento e garantir a segurança dos atletas, bem como da comissão técnica e do próprio socorrista. Nesse contexto, é importante garantir acesso a uma mala médica com recursos básicos, tais como materiais para curativos, imobilização, medicamentos, além de um desfibrilador externo automático (DEA), recomendado, por exemplo, pela Federação Internacional de Futebol (FIFA) (Figura 22.1). Além disso é válido identificar o hospital de referência mais próximo caso seja necessário remover pacientes para atendimento médico especializado, além de certificar-se do cumprimento da legislação local quanto as recomendações específicas sobre recursos de saúde em grandes eventos como jogos oficiais e competições.

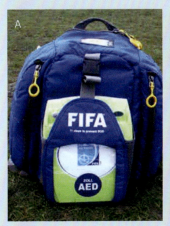 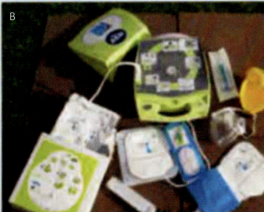

Figura 22.1 (A) Mala médica; (B) Desfibrilador externo automático (DEA).
Fonte: Kramer E, Dvorak J. Football Emergency Medicine Manual. 2nd Edition, p.152, 2015.

● LESÕES TRAUMÁTICAS

Contusões

As contusões são decorrentes de trauma ou pancada direto em uma região específica do corpo. A incidência varia de acordo com a modalidade esportiva e, no caso do futebol, são frequentes em áreas como a coxa (Figura 22.2) e perna, devido ao contato físico envolvido no jogo. Geralmente, as contusões provocam uma dor aguda e pontual, seguida de desconforto local, mas raramente impedem o atleta de continuar jogando. Em alguns casos, pode haver a formação de um hematoma no local, sendo o tratamento inicial realizado com a aplicação de gelo. No caso de o atleta continuar em campo, uma contenção elástica, principalmente na coxa, pode conter a formação de um hematoma maior, que pode levar a um risco aumentado de miosite ossificante à médio e longo prazo.

Entorses

Esportes como futebol, handebol e basquete, as entorses são comuns, especialmente nas articulações do joelho e do tornozelo e, geralmente, o atleta não sofre contato direto com o adversário. Na entorse de joelho, o atleta permanece com o pé fixo no solo enquanto gira o corpo para alcançar a bola ou mudar de direção (Figura 22.3A). Alguns atletas podem até ouvir um "estalo" característico da lesão de ligamento cruzado anterior. Por outro lado, a entorse de tornozelo pode ocorrer durante a disputa de bola, na corrida ou na aterrisagem de um salto para cabecear ou arremessar, sendo a inversão, a forma mais comum (Figura 22.3B). Em ambos os casos, os sintomas incluem edema na articulação, dor ao movimentar, e dificuldade de apoiar peso ao caminhar.

Para o tratamento das entorses de forma inicial, é recomendado seguir o protocolo POLICE, desenvolvido para tratamento agudo de lesões de partes moles, com objetivo de minimizar o edema e o processo inflamatório local (Figura 22.4). Esse protocolo envolve proteção da área lesionada, gelo, compressão e elevação do membro, além de otimização da carga, individualizando aqueles quer precisam de retirada total de carga até aqueles que consigam sustentar carga sem piora da dor. O protocolo deve ser implementado nas primeiras 72 horas após a lesão e o atleta deve ser orientado a manter essas medidas em casa. Mais recentemente foi proposto novo acrônimo para o tratamento dessas lesões: PEACE & LOVE, que inclui não apenas os cuidados imediatos (PEACE), mas também o manejo subsequente (Figura 22.5). Este protocolo enfatiza o potencial prejuízo à recuperação tecidual com uso de anti-inflamatórios na fase aguda e destaca a importância do retorno gradual às atividades em um momento posterior.

Lesões musculares

As lesões musculares ocorrem com mais frequência durante a aceleração, na desaceleração e no momento do chute, ou seja, em ações que envolvem força excêntrica (Figura 22.6). No futebol, essas lesões são mais comuns na musculatura anterior e posterior da coxa e na panturrilha. Atletas com desequilíbrios musculares apresentam maior risco, especificamente quando estão fadigadas. A lesão é caracterizada por dor súbita na região durante movimento que requer contração explosiva da musculatura. O tratamento imediato consiste no protocolo POLICE descrito anteriormente, mas a avaliação médica e o tratamento fisioterápico são essenciais para a definição da gravidade da lesão, reabilitação e posteriormente o retorno ao esporte.

Fraturas

As fraturas são situações de urgência razoavelmente comuns na prática esportiva e ocorrem como resultado de um trauma direto como um golpe ou pancada, ou de um trauma indireto como uma queda. É necessária muita atenção durante o exame físico, pois uma entorse do tornozelo,

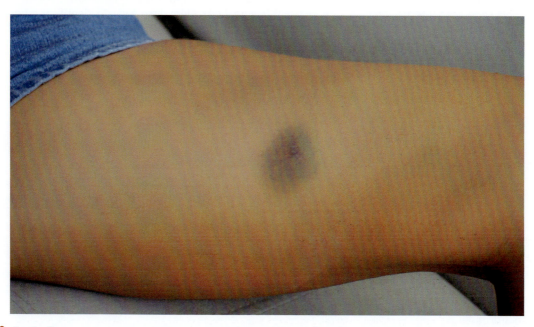

Figura 22.2 Contusão.
Fonte: Depositphotos.

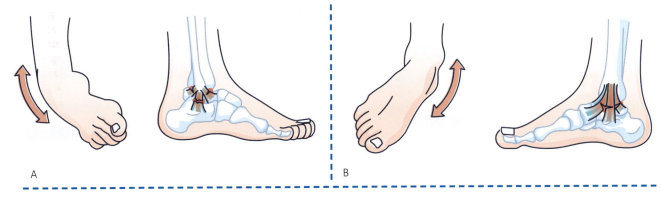

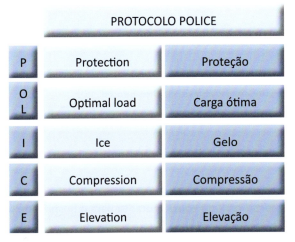

Figura 22.3 (A) Mecanismo comum de entorse de tornozelo em inversão; (B) Entorse de tornozelo em eversão.
Fonte: A) Thomson, 2020. B) https://www.bauerfeind.com.br/blogs/news/xiii-entorse-de-tornozelo.

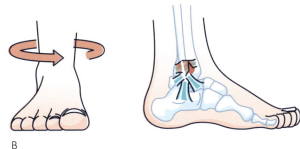

Figura 22.4 Acrônimo do Protocolo Police.
Fonte: Arquivo pessoal dos autores.

por exemplo, pode causar uma fratura local ou até mesmo uma fratura do colo da fíbula, em topografia mais proximal em relação ao trauma. Dados do futebol profissional masculino demonstram a ocorrência de 1 a 2 fraturas por time por temporada na Alemanha, sendo que 35,3% das fraturas ocorreram em ossos do membro inferior, com afastamento médio do esporte de aproximadamente 50 dias. No futebol feminino, um levantamento feito a partir de dados de sete torneios internacionais (dentre eles Copas do Mundo, Jogos Olímpicos e Campeonatos Mundiais) apresentou o total de 9 casos de fraturas, gerando afastamento semelhante.

É fundamental que todas as fraturas sejam prontamente encaminhadas ao hospital para a realização de exames de imagem e tratamento adequado. Geralmente, as fraturas provocam dor intensa, edema localizado de evolução rápida, além de hematomas. Em alguns casos, é possível observar deformidades no membro afetado, crepitação a palpação local e restrição de movimento. Existem diversas formas de classificar fraturas, porém, na prática clínica, é crucial o reconhecimento imediato de uma fratura exposta, pois existe elevado risco de infecção. Nas fraturas expostas há um ponto de descontinuidade da pele com possível sangramento associado, indicando o risco de contaminação.

No que se refere ao tratamento inicial, é fundamental imobilizar adequadamente toda fratura, considerando fatores como alinhamento e a irrigação sanguínea do membro afetado. A imobilização correta proporciona o alívio da dor, reduz o risco de agravar a lesão, diminui o sangramento associado e estabiliza o foco da fratura para uma melhor consolidação. Para imobilização, deve-se utilizar talas acolchoadas e rígidas de forma a imobilizar as articulações imediatamente acima e abaixo do nível da lesão. Por exemplo, se houver suspeita de fratura no antebraço, deve-se imobilizar desde a mão até o braço, a fim de garantir a imobilização do punho e cotovelo (Figura 22.7A). Em casos de entorse de tornozelo com suspeita de fratura, pode-se utilizar a imobilização com tala (Figura 22.7B) ou órtese específica para imobilização, desde que seja respeitada a restrição de carga até que o diagnóstico de fratura seja confirmado. Após a imobilização, o atleta deve ser encaminhado para a realização do exame radiográfico para definir não apenas a gravidade da lesão, mas também o tratamento adequado.

Se houver suspeita de fratura da coluna vertebral, que pode ser identificada por trauma de razoável energia, dor intensa localizada, restrição de mobilidade e sintomas neurológicos como dormência ou formigamento em uma região diferente do local da lesão, a imobilização deve ser realizada com muito cuidado para reduzir o risco de danos à medu-

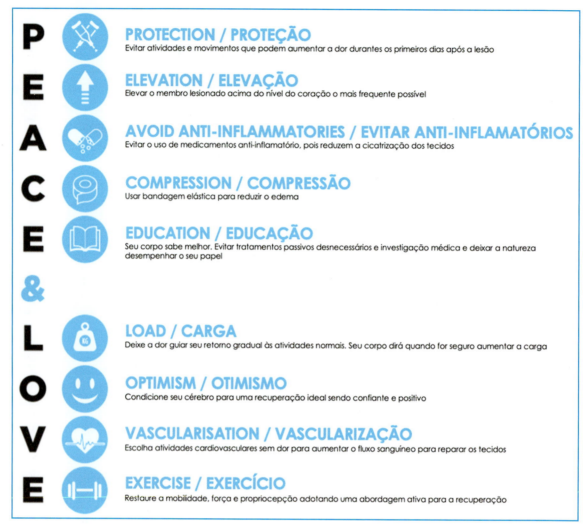

Figura 22.5 Protocolo Peace & Love traduzido.
Fonte: Adaptada de Dubois B, Esculier JF. Soft-tissue injuries simply need PEACE and LOVE. Br J Sports Med Month. 2019.

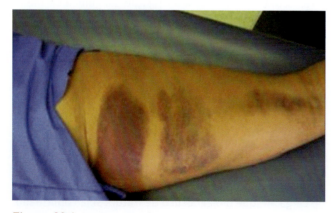

Figura 22.6 Lesão muscular.
Fonte: Arquivo pessoal dos autores.

la espinal. Nesse caso, é importante seguir o princípio de "primeiro não fazer mal" o que significa que o atleta não deve ser tocado ou ajudado a se levantar antes da avaliação médica. Definida a suspeita de fratura vertebral, é essencial que a equipe de resgate auxilie no processo de imobilização, usando colar cervical, blocos cervicais e prancha rígida para transportar o atleta com segurança para o hospital de referência (Figura 22.8A-E).

Luxações

A luxação ocorre quando há uma descontinuidade ou alteração na posição normal da articulação, geralmente causada por traumas ou quedas (Figura 22.9). Com mecanismos de causa parecido com os da fratura, o indivíduo pode relatar que a articulação "saiu do lugar". Caracterizado por perda da mobilidade da articulação, podem ocasionar lesões ligamentares, vasculares e nervosas, mas podendo haver também outras lesões associadas como da cartilagem, da cápsula articular e até uma fratura associada. Embora seja pouco comum no futebol, quando ocorre, geralmente afeta os ossos das mãos e ombros dos goleiros. Um estudo belga que analisou a incidência de lesões em duas temporadas, identificou que aproximadamente 2% dos atletas apresentaram um quadro de luxação. O reconhecimento desse tipo de lesão pode parecer simples, pois na grande maioria dos casos é nítido o desalinhamento das estruturas ósseas que compõem a articulação. O indivíduo apresenta muita dor, que é aliviada logo após a redução, ou

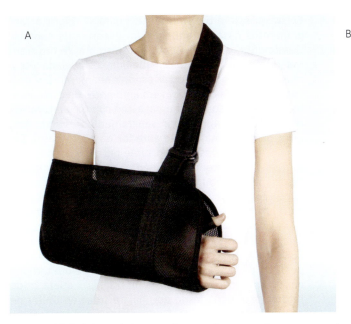
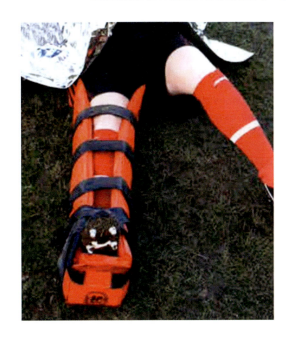

Figura 22.7 (A) Imobilização de membro superior em caso de suspeita de fratura de úmero; **(B)** Imobilização de membro inferior em caso de suspeita de fratura de ossos da perna.
Fonte: A) Depositphotos ; B) Emergency First Aid. 9th edition. Disponível em: https://simplebooklet.com/publish.php?wpKey=EBitIr1yLTsYmjVAHQAh5e#page=1.

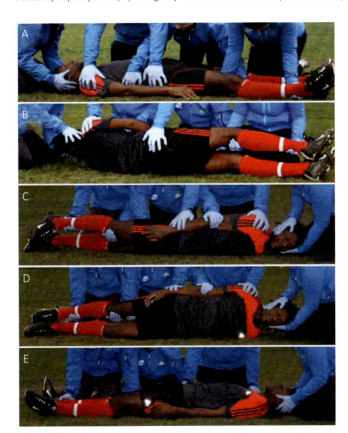
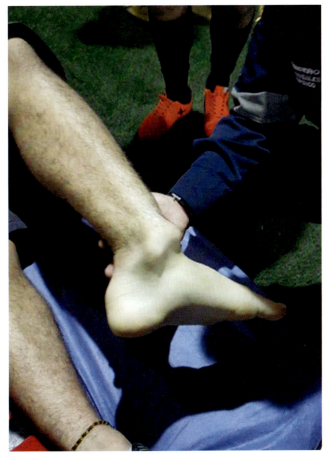

Figura 22.8 (A) A posição inicial de rolar o paciente com destaque para o posicionamento das mãos dos socorristas; **(B)** Movimento para o lado para verificar as costas e inserir a prancha longa para imobilização; **(C)** A segunda etapa de rolar um paciente de frente; **(D)** A manobra continua para que o paciente fique alinhado de lado; **(E)** A manobra é concluída com o paciente em decúbito dorsal.
Fonte: Emergency First Aid. 9th edition. Disponível em: https://simplebooklet.com/publish.php?wpKey=EBitIr1yLTsYmjVAHQAh5e#page=1.

Figura 22.9 Luxação do tornozelo.
Fonte: Arquivo pessoal dos autores.

seja, o reposicionamento das estruturas articulares. No entanto, essa redução deve ser realizada apenas por profissional capacitado, após um exame clínico cuidadoso, incluindo radiografias, se possível, pois o mecanismo de lesão pode causar fraturas ou danos aos vasos sanguíneos e nervos associados. Dessa forma, esse tipo de lesão requer transferência imediata para o hospital.

● CABEÇA E FACE

Concussão

Lesões na cabeça em todos os graus são uma emergência médica, pois podem ser fatais se não diagnosticadas ou tratadas corretamente. Nesse contexto, os árbitros de futebol estão orientados da importância de permitir a entrada imediata do médico no campo em caso de trauma na cabeça. Curiosamente, um levantamento realizado com categorias de base e times profissionais mostrou que atletas do sexo feminino apresentam maior incidência de concussão que atletas do sexo masculino.

De acordo com as novas recomendações, em caso de trauma craniano durante uma partida de futebol, o médico da equipe pode solicitar uma paralisação de três minutos para avaliar o atleta ainda dentro de campo (Figura 22.10). Confirmada a suspeita de concussão, o atleta deve ser retirado do campo para uma avaliação detalhada. Os sinais evidentes de concussão incluem perda da consciência, convulsões, atleta deitado no chão sem se mover, marcha instável com a cabeça baixa e olhar vago e irritação desproporcional. Além da análise desses sinais, o médico realiza outros testes para determinar a necessidade de exames de imagem para avaliação mais aprofundada.

A preocupação com a concussão no futebol está relacionada à possibilidade de lesões graves, como hematomas cerebrais e fraturas da coluna cervical, além de complicações a longo prazo, como demência precoce e alterações do humor. Como os jogadores estão em risco de sofrer vários episódios ao longo de suas carreiras, é essencial que qualquer atleta com suspeita de concussão seja retirada imediatamente do jogo.

A partir das características clínicas da concussão e da possibilidade de lesões associadas, fica mais claro entender que em situações em que há, por exemplo, perda da consciência, o médico deve solicitar a imobilização completa da coluna da atleta (com colar cervical e prancha rígida, seguindo protocolo específico de imobilização, uma vez que muitas vezes é impossível determinar que não há fratura da coluna cervical associada à concussão. Dessa forma, com o aumento crescente do número de casos no futebol, tem se tornado frequente a necessidade de imobilização de atletas com auxílio da equipe de resgate e transferência por ambulância ao hospital mais próximo do estádio para avaliação mais detalhada do caso.

Lesões da face

- **Laceração:** as lacerações são lesões abertas causadas por um impacto direto na região da face que se sobrepõe aos ossos faciais. As áreas da sobrancelha são particularmente propensas a esse tipo de lesão. Essas feridas tendem a sangrar bastante, uma vez que a região é altamente vascularizada.

- **Epistaxe:** este é o termo técnico para se referir a sangramentos nasais, frequente em esportes de contato. Geralmente, o sangramento é decorrente de um trauma direto na região nasal (bolada, cotovelada etc.), mas também pode ocorrer espontaneamente em pessoas suscetíveis que vivem em ambientes de clima muito seco. Nos casos de trauma, assim como na laceração, o atleta pode apresentar sangramentos abundantes, principalmente na porção anterior do septo nasal. Em ambas as situações, é importante procurar atendimento médico para controlar a hemorragia e avaliar lesões associadas (como fratura do osso nasal). O tratamento inicial consiste na aplicação de compressão direta no local, utilizando curativos compressivos ou compressão digital por cerca de 5 a 10 minutos, com o indivíduo sentado, podendo ainda ser aplicado gelo no local para auxiliar na redução do sangramento. Se o sangramento persistir, pode ser necessário a inserção de um tampão nasal. Após o controle da hemorragia, o atleta pode retornar ao jogo, desde que haja a troca de uniforme para evitar a contaminação de outros jogadores.

- **Fraturas de ossos da face:** estas lesões são pouco comuns no futebol, já que é necessário um trauma de maior energia para ocorrerem. Nas fraturas de mandíbula, é fundamental examinar a oclusão dentária do atleta. Ele deve ser orientado a morder devagar e dizer se há alguma alteração na mordida e em seguida deve-se realizar a avaliação se esta alteração é devido a dor, edema ou presença de mobilidade. Alguns sinais indiretos de fratura mandibular incluem a laceração do tecido gengival, o hematoma sublingual e a presença de mobilidade e crepitação óssea.

De mesma maneira, as fraturas do assoalho da órbita e do terço médio da face são incomuns no futebol por exigirem mecanismo de trauma com alta energia envolvida e a principal complicação envolve danos oculares. Como integram não só o grupo de "fraturas", mas também de "lesões na cabeça", configuram também uma situação de emergência com necessidade de atendimento médico imediato.

- **Lesões dentárias:** a maioria das lesões dentárias são consideradas urgências odontológicas, especialmente quando há intrusão, extrusão e avulsão do dente. Em cada uma dessas situações, é importante seguir alguns cuidados ainda no campo e encaminhar corretamente o atleta ao especialista após a partida. Na intrusão dentária, o dente é empurrado para dentro da gengiva e apenas o dentista deve recolocá-lo na posição correta, não devendo ser feito na beira do campo. Por outro lado, na extrusão dentária, o dente se desprende parcialmente da gengiva e pode ser reposicionado com cuidado para posterior avaliação do especialista. Já na avulsão dentária, que é a queda do dente após o trauma, é de crucial encontrar e armazenar corretamente o dente para possível recolocação pelo especialista. Nesses casos é importante não encostar na raiz do dente e lavá-lo com soro fisiológico ou água filtrada, armazenando-o em um recipiente com solução específica, leite gelado ou em solução salina. Se nenhuma destas substâncias estiver disponível, o atleta pode colocar o dente abaixo da língua, desde que esteja consciente e não corra risco de asfixia. Para proteger o alvéolo dentário o atleta deve manter a mordida contra gaze ou toalha até ser avaliado

CAPÍTULO 22

URGÊNCIAS A BEIRA DO CAMPO 195

1

AVALIAÇÃO IMEDIATA OU EM CAMPO

Os seguintes elementos devem ser avaliados em **todos os atletas suspeitos de terem sofrido uma concussão** antes de se prosseguir para a avaliação neurocognitiva, e, idealmente, devem ser feitos em campo após a conclusão dos primeiros- socorros/ações de emergência.

Se qualquer "sinal de alerta" ou sinal observável surgir após um golpe direto ou indireto na cabeça, o atleta deve ser imediatamente removido e avaliado por um médico ou profissional de saúde.

A decisão de transportar o atleta para um centro médico fica a critério do médico ou profissional de saúde licenciado.

A ECG é uma importante medida padrão para todos os pacientes e pode ser aplicada em série, se necessário, em caso de deterioração do estado de consciência. As perguntas de Maddocks e o exame da coluna cervical são etapas críticas da avaliação imediata; no entanto, não precisam ser realizados em série.

PASSO 1: SINAIS DE ALERTA

- Dor ou sensibilidade no pescoço
- Visão dupla
- Fraqueza ou formigamento/queimação nos braços ou pernas
- Dor de cabeça grave ou progressiva
- Espasmos ou convulsões
- Perda de consciência
- Deterioração do estado de consciência
- Vômito
- Comportamento inquieto, agitado ou combativo

PASSO 2: SINAIS DE OBSERVÁVEIS

Testemunhado ☐   Observado em vídeo ☐

Deitado imóvel em campo	S	N
Dificuldades de equilíbrio/marcha/incoordenação motora: tropeços, lentidão/esforço para se movimentar	S	N
Desorientação ou confusão, incapacidade de responder perguntas adequadamente	S	N
Aparência ou olhar vago	S	N
Lesão facial após traumatismo cranioencefálico	S	N

PASSO 3: AVALIAÇÃO DE MEMÓRIA

PERGUNTAS DE MADDOCKS2

"Vou fazer algumas perguntas. Por favor, ouça com atenção e dê o seu melhor para respondê-las. Primeiro, me diga: o que aconteceu?"

Marque S para resposta correta / N para resposta incorreta

Em que local estamos hoje?	S	N
Em que tempo estamos?	S	N
Quem pontuou por último nessa partida?	S	N
Com qual time você jogou na última semana/partida?	S	N
Seu time venceu o último jogo?	S	N

Nota: perguntas apropriadas específicas ao esporte podem ser substituídas.

Nome:	
Data de nascimento:	
Endereço:	
RG:	
Examinador:	
Data:	

PASSO 4: EXAME DA ESCALA DE COMA DE GLASGOW (ECG)[4]

Hora do atendimento			
Data do atendimento			

Melhor resposta ocular (O)

Ausente	1	1	1
Abertura ocular em resposta à dor	2	2	2
Abertura ocular em resposta ao chamado	3	3	3
Espontânea	4	4	4

Melhor resposta verbal (V)

Ausente	1	1	1
Sons incompreensíveis	2	2	2
Palavras inapropriadas	3	3	3
Confusa	4	4	4
Orientada	5	5	5

Melhor resposta motora (M)

Ausente	1	1	1
Extensão à dor	2	2	2
Extensão anormal à dor	3	3	3
Flexão/retirada à dor	4	4	4
Localiza a dor	5	5	5
Obedece a comandos	6	6	6
Escore da Escala de Coma de Glasgow			

AVALIAÇÃO DA COLUNA CERVICAL

O atleta refere dor no pescoço em repouso?	Y	N
Se NÃO houver dor no pescoço em repouso, o atleta apresenta amplitude de movimento ATIVA sem dor?	Y	N
A força e a sensibilidade do membro estão normais?	Y	N

Em um paciente que não está lúcido ou totalmente consciente, deve-se assumir que há uma lesão na coluna cervical até que se prove o contrário.

Figura 22.10 SCAT-5 avaliação imediata em campo.

Fonte: Davis GA, et al. The Sport Concussion Assessment Tool. 5th Edition (SCAT5): Background and rationale. Br J Sports Med. 2017;0:1–8.

por especialista. É importante lembrar que todas essas lesões, especialmente a avulsão, podem estar relacionadas a um quadro de concussão, já que requerem uma certa energia de trauma na cabeça e devem ser avaliadas pelo médico.

- **Lesões oculares:** a ocorrência de corpo estranho ocular é relativamente comum e pode causar dor ocular, sensação de corpo estranho e visão borrada. Para a remoção, deve-se utilizar um cotonete de modo a everter a pálpebra para reduzir o risco de lesão da córnea além de aplicar colírios lubrificante e antibiótico para prevenir infecções. Dentre as principais urgências oftalmológicas, o descolamento de retina ocorre após um trauma direto, como uma bolada e pode evoluir para a perda definitiva da visão (Figura 22.11). Os sintomas incluem perda de campo visual, visão de manchas escuras ou pontos luminosos. Dessa forma, após a avaliação médica inicial o atleta deve ser encaminhado para avaliação de um especialista, pois o tempo é essencial para preservar a visão.

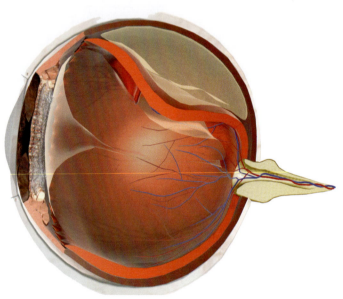

Figura 22.11 Esquema da lesão anatômica da retina caracterizando seu descolamento.
Fonte: istock.

LESÕES TORÁCICAS

Lesões no tórax são relativamente raras no futebol, entretanto, qualquer tipo de impacto pode levar a problemas respiratórios, especialmente se houver fratura de costela associada. Essa lesão é geralmente causada por uma colisão direta com outro jogador ou com outros obstáculos, nas mais variadas modalidades esportivas. Os sinais indicativos de uma lesão torácica incluem dor que piora ao inspirar (especialmente ao fazer respirações profundas) ou ao tossir, aumento da frequência respiratória e dor localizada que o atleta é capaz de apontar exatamente a área dolorida. Qualquer lesão torácica com esses sintomas deve ser transferida para um hospital imediatamente.

LESÕES ABDOMINAIS

Lesões causadas por trauma contuso no abdome podem afetar órgãos sólidos como o fígado, baço ou rim, causando hemorragia intra-abdominal. Portanto, o atleta deve ser transferido imediatamente para ambiente hospitalar para diagnóstico e tratamento adequados. O atleta pode apresentar dor relativamente moderada inicialmente e, com o tempo, evoluir com dor extenuante à medida que a hemorragia aumenta. Os traumas geniturinários estão entre as causas mais comuns de lesões abdominais no esporte, sendo as lesões contusas mais comuns que as penetrantes. As lesões renais são de longe as mais frequentes, seguidas pelas lesões de ureteres e da bexiga. No entanto, a incidência de trauma geniturinário no esporte é relativamente baixa.

EMERGÊNCIAS CLÍNICAS

Hipoglicemia

A hipoglicemia que é a diminuição dos níveis de açúcar no sangue, é uma ocorrência relativamente comum durante a prática esportiva devido ao desequilíbrio entre o consumo de glicose como fonte de energia para a prática de exercício e a ingestão desse nutriente. Dessa forma, é possível prevenir a hipoglicemia por meio de treinamento adequado e de uma dieta rica em carboidratos.

Quando a glicemia de um atleta cai abaixo de 70 mg/dL, é possível que ele apresente sintomas como sudorese, taquicardia, palpitação, fome, irritabilidade, tremores, cefaleia e tontura, sendo sempre um desafio diferenciar exaustão após exercícios vigorosos dos primeiros sintomas de hipoglicemia. Nesse caso, deve ser oferecido a atleta 15 g de carboidrato de absorção rápida como bala, mel ou suco e a glicemia deve ser checada novamente após 15 minutos. Caso a glicemia não se normalize, deve ser oferecido mais 15 g de carboidrato de absorção rápida associado a 15 g de carboidrato de absorção lenta, seguidos por uma nova medida em 15 minutos. Se houver normalização, o atleta pode retornar ao esporte no mesmo dia, se a normalização não ocorrer o atleta deve ser transferido para avaliação diagnóstica em ambiente hospitalar (Fluxograma 22.1).

No caso de hipoglicemia grave, em que a glicemia está < 50 mg/dL, os sintomas descritos anteriormente podem ser observados, mas podem evoluir para complicações mais graves, como alterações visuais, cognitivas, perda de coordenação motora, agressividade, convulsões e perda de consciência. Se o atleta estiver inconsciente ou incapaz de ingerir carboidratos deve-se administrar 25 ml de dextrose a 50% endovenosa (EV) em bólus com nova verificação da glicemia em 10 minutos. Se não houver melhora, deve-se aplicar 1 ml de glucagon subcutâneo (SC), cujo tempo normal de resposta é de 10 minutos. Se, novamente, o atleta não apresentar melhora, deve-se infundir mais uma dose de glucagon intramuscular (IM) ou SC, ou 50 ml de dextrose a 50% EV. Em qualquer momento deste procedimento, quando o atleta recuperar o nível de consciência deve-se oferecer 15 g de carboidrato de absorção rápida. Por apresentar quadro grave de hipoglicemia, o atleta deve ser encaminhado para o hospital para monitorização clínica e não deve ser liberado até ter sua glicemia normalizada e se apresentar clinicamente estável. Neste caso, o retorno ao esporte no mesmo dia não é recomendado (Fluxograma 22.2).

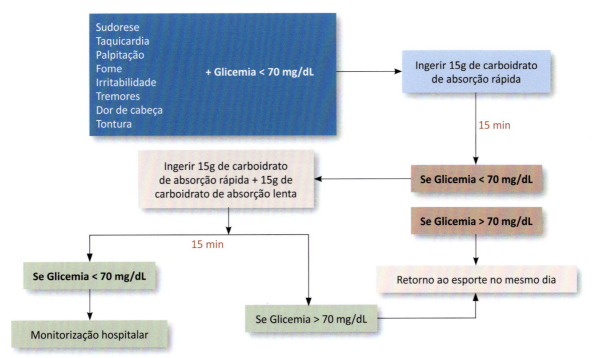

Fluxograma 22.1 Hipoglicemia moderada.
Fonte: Adpatada de McDonagh, 2015.

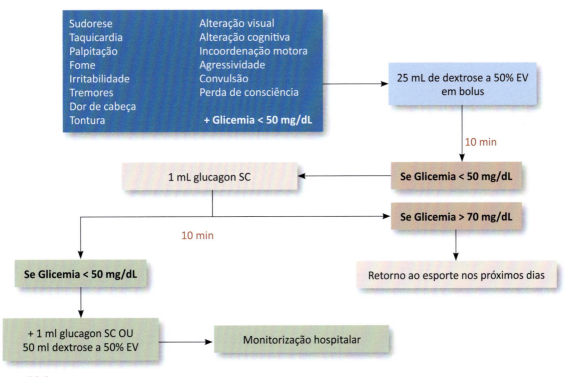

Fluxograma 22.2 Hipoglicemia grave.
Fonte: Adpatada de McDonagh 2015.

Exposição ao calor

O colapso causado pelo calor é uma emergência que pode ter consequências fatais se não tratada rapidamente e de forma adequada. Geralmente ocorre quando se pratica exercício em ambientes quentes e com alta umidade relativa do ar, mas também pode ocorrer em climas normais. A sobrevivência do indivíduo está relacionada a velocidade com que a condição é reconhecida e tratada. O colapso pelo calor consiste no estágio mais grave de um espectro de doenças relacionadas à exposição ao calor (Figura 22.12) e é definido como uma temperatura central superior a 40ºC, acompanhada principalmente de redução do nível de consciência. Conforme ilustrado na Figura 22.12, o

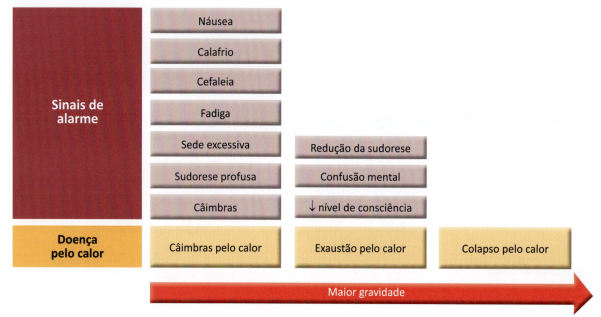

Figura 22.12 Espectro de evolução das doenças pelo calor.
Fonte: Arquivo pessoal dos autores baseado em Jaworski, 2005.

atleta pode apresentar sintomas leves como câimbras, sudorese profusa, sede excessiva e fadiga e evoluir para sintomas mais graves como dor de cabeça, calafrio e náusea, caracterizando um quadro de exaustão. Nestes casos é fundamental interromper imediatamente o exercício e iniciar manobras de resfriamento, como consumo de bebidas geladas, substituição de roupas molhadas por roupas leves e secas, além da aplicação de compressas de gelo em regiões como o pescoço, axila e virilha.

Se o atleta apresentar sintomas mais graves, como diminuição da sudorese, confusão mental e redução do nível de consciência, a primeira e mais importante medida é resfriá-lo rapidamente, por meio de imersão em banheira de gelo por pelo menos 10 minutos. O uso de soro fisiológico endovenoso pode ser medida complementar, mas não deve atrasar a medida inicial. Somente após o atleta ser resfriado é que ele deve ser encaminhado para atendimento hospitalar.

Exposição a raios

Embora a probabilidade de alguém ser atingido diretamente por um raio seja baixa, as consequências podem ser fatais. Além disso, há o risco de ser atingido indiretamente pelo solo ou por objetos próximos. Locais abertos, como campos de futebol e áreas descampadas, apresentam um risco maior, e as principais preocupações são queimaduras graves e parada cardiorrespiratória. O socorro à vítima deve ser imediato, conforme discutido na seção de morte súbita cardíaca, no entanto, vale lembrar que é importante garantir a segurança para evitar que outras sejam afetadas.

Altitude

Em algumas competições, pode haver jogos em cidades de altitude elevada (acima de 3.000 m), onde há pressão parcial de oxigênio (O_2) é reduzida, o que caracteriza o ar rarefeito. Nessas condições, duas doenças são mais frequentes: a cefaleia de altitude e o mal agudo das montanhas, principalmente se não houver tempo suficiente para um processo de aclimatização à altitude com subidas regulares e intervalos de descanso até a altitude do jogo.

A cefaleia (ou dor de cabeça) da altitude geralmente ocorre acima de 2.500 m acima do nível do mar e é caracterizada por dor bilateral em pressão, principalmente na região anterior de intensidade moderada ou grave, que piora com esforço ou tosse. Geralmente ocorre em menos de 24 horas após a ascensão e pode ser tratada com uso de anti-inflamatórios como o ibuprofeno de 600 mg administrado a cada 8 horas.

Já o mal agudo das montanhas é mais comum em altitudes maiores (próximas de 5.000 m) e é caracterizado por cefaleia acompanhada de outros sintomas como, tontura, fadiga, distúrbios do sono e alterações gastrintestinais. O tratamento consiste em fornecer oxigênio suplementar a 1-2 L/min e descer para altitudes mais baixas. Existe também a possibilidade de tratamento farmacológico com acetazolamida 250 mg via oral (VO) de 12 em 12 horas ou dexametasona 4 mg VO 6 em 6 horas, porém no contexto esportivo caracteriza uso de substâncias proibidas e consequentemente *doping*. Além disso, mesmo sendo optado pelo tratamento farmacológico, a medida mais eficaz ainda é a descida para altitudes mais baixas.

Morte súbita cardíaca

Embora seja rara, a parada cardiorrespiratória súbita (PCR) é a emergência mais grave que pode ocorrer durante a prática esportiva, pois pode em questão de minutos resultar em morte súbita se não for adequadamente tratada. Geralmente, é causada por uma doença cardiovascular preexistente e não diagnosticada, e exige intervenção imediata por meio de ressuscitação cardiopulmonar (RCP) e uso do desfibrilador externo automático (DEA). Devido à extrema gravidade da situação, é recomendado que os atletas realizem uma avaliação médica anual com objetivo de diagnosticar possíveis alterações cardíacas que possam aumentar o risco de morte súbita de origem cardíaca durante a prática esportiva. Inclusive, de acordo com as regras do esporte e diante da gravidade da situação, uma vez testemunhada, esta é a única condição em que o médico pode entrar em campo para prestar atendimento independente da autorização da arbitragem. Esta resposta imediata em campo foi introduzida pela primeira vez, com o consentimento total dos árbitros, durante a Copa do Mundo da FIFA Brasil 2014.

O reconhecimento de uma parada cardiorrespiratória, a correta execução da ressuscitação cardiopulmonar e o uso do DEA podem e devem ser feitos inclusive por indivíduos que não são profissionais de saúde, mediante um treinamento específico oferecido por instituições como a Cruz Vermelha.

Classicamente, um atleta em parada cardiorrespiratória entra em colapso e cai em campo fora do lance de disputa da bola e sem contato com outros jogadores. Nesse contexto, o árbitro e outros jogadores podem estar concentrados no lance em andamento, tornando ainda mais importante que outros profissionais prestem atenção ao jogo e estejam preparados para agir se necessário, inclusive alertando o médico que não deve estar desatento.

Em campo, caso ocorra uma parada cardiorrespiratória (PCR), o atleta estará inconsciente e poderá apresentar movimentos semelhantes a crises convulsivas, além de respiração reduzida ou ausente. Nesse momento, é fundamental agir rapidamente e seguir (resumidamente) as seguintes etapas (Figura 22.13):

- Iniciar a ressuscitação cardiopulmonar com compressões torácicas;
- Aplicar as pás do desfibrilador externo automático que avaliará sozinho a necessidade de aplicação de choque (caso necessário o aparelho emitirá um sinal sonoro e todos devem se afastar do paciente);
- Chamar o serviço de emergência para transporte do indivíduo ao hospital de referência.

No contexto de uma parada cardiorrespiratória, é essencial que as ações sejam tomadas com rapidez para que o DEA possa aplicar o choque em até 3 minutos e reverter a parada. Para a vítima em PCR cada minuto é crucial, destacando a importância dos profissionais que atuam no esporte sejam capacitados para fornecer socorro adequado.

Crises convulsivas

As crises convulsivas ocorrem devido a uma alteração da atividade elétrica do cérebro, geralmente transitória, que provoca uma contração muscular involuntária de todo o corpo ou de parte dele. No contexto esportivo, geralmente são resultado de um trauma direto na cabeça e estudos indicam que em 1,4% dos quadros de concussão, a crise convulsiva pode estar presente.

No geral, o indivíduo em crise apresenta perda súbita da consciência, queda ao solo, movimentos descoordenados dos membros e aumento da salivação. Normalmente a crise dura menos de cinco minutos e após o quadro típico o indivíduo pode apresentar liberação esfincteriana involuntária. Na crise convulsiva relacionada à concussão, o atleta apresenta um período inicial de enrijecimento muscular de braços, tronco e pernas, seguido por movimentos repetitivos de contrações rítmicas de todos os membros que ocorrem após alguns segundos do impacto e duram curto período (geralmente segundos).

Por se tratar de uma emergência clínica, a avaliação médica é mandatória independente do tipo de crise apresentada e da duração dos sintomas. Sinais de gravidade incluem o início tardio da crise em relação ao trauma, por exemplo, período prolongado de inconsciência e a presença de um "intervalo lúcido", que ocorre quando há perda de consciência, seguido de retorno e novamente rebaixamento do nível de consciência. Esses sinais são alertas de gravidade e indicam a necessidade de transferência imediata para tratamento hospitalar.

Durante a crise, no entanto, é importante tomar algumas medidas para proteger o atleta e prevenir lesões associadas. São elas:

- Remover qualquer roupa apertada que possa restringir a respiração;
- Não tentar mover o atleta de nenhuma forma para evitar aumentar a força de contração muscular;
- Não colocar nenhum objeto na boca ou entre os dentes do atleta, pois pode ocorrer sangramento ou fratura dentária, levando a aspiração ou obstrução da via aérea e posterior parada respiratória. Para evitar a obstrução da via aérea, o indivíduo pode ser colocado na posição de recuperação (Figura 22.14) até que a crise termine, quando será feita uma reavaliação.

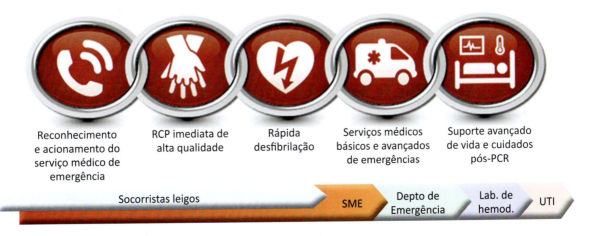

Figura 22.13 Cadeia de sobrevivência.
Fonte: Adaptada de American Heart Association.

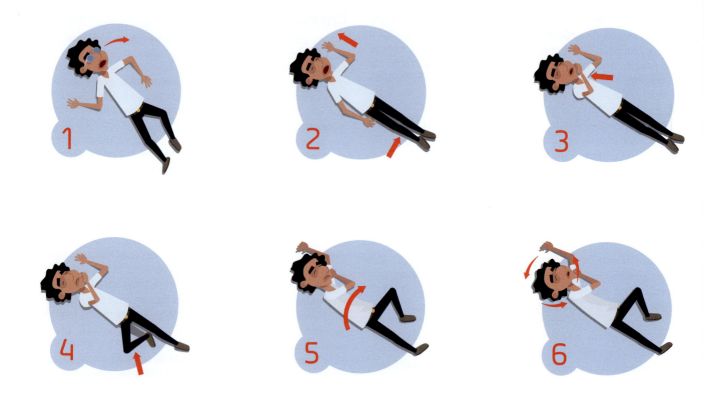

Figura 22.14 Posição de recuperação.
Fonte: https://festivaisdeverao3.wordpress.com/2015/06/20/recomendacoes-da-cruz-vermelha/.

Crise asmática

As reações alérgicas causadas pelo exercício são comuns e podem prejudicar o desempenho esportivo, mas raramente representam um risco a vida do atleta. O termo síndromes de hipersensibilidade induzidos pelo exercício é abrangente, que engloba diversas doenças alérgicas induzidas pelo exercício, como, por exemplo, a asma/broncoconstrição induzida pelo exercício (AIE/BIE), rinite associada ao exercício, anafilaxia induzida pelo exercício (AnIE) e urticária induzida pelo exercício (UIE). A AIE é mais comum em crianças e adultos jovens e ocorre na maioria dos asmáticos sem tratamento. O exercício é apenas um dos diversos estímulos que podem desencadear episódios de obstrução das vias aéreas inferiores em pessoas com asma. No futebol, outros fatores como grama (que pode ser fonte de alérgenos) e o exercício intermitente, podem contribuir para as crises de asma naqueles indivíduos suscetíveis. Além disso, o ambiente também influencia no aparecimento de crises, principalmente quando a prática do esporte se dá em clima frio e seco.

Os sintomas de um atleta com asma podem incluir chiado no peito, tosse, dor torácica, queda da desempenho e falta de ar. O tratamento envolve uso de medicamentos inalatórios prescritos pelo médico, incluindo o uso diário se necessário.

Anafilaxia

Caracterizado por um quadro mais grave de alergia, a anafilaxia é uma síndrome potencialmente fatal relacionada a liberação pelo organismo de diversas substâncias inflamatórias em resposta à um alérgeno específico, como alimento, medicações ou picadas de insetos. Contudo, pode ocorrer também com a prática de exercício naqueles atletas biologicamente suscetíveis ou com história prévia, apesar de não ser muito claro a forma com que isso acontece. A crise de anafilaxia pode variar de leve a grave, e usualmente é rápida, atingindo o pico em 5 a 30 minutos, e é caracterizada principalmente por dificuldade respiratória, podendo estar associada ao aparecimento súbito de lesões de pele ou mucosa como o inchaço de lábios e pálpebras. Por se tratar de um quadro potencialmente fatal, é considerada uma emergência clínica, devendo o indivíduo ser direcionado imediatamente para atendimento médico. O tratamento consiste em administração de adrenalina em qualquer via efetiva e segura. Atualmente há canetas disponíveis para aplicação na face ântero-lateral da coxa (Figura 22.15), sobre as roupas, com doses de 0,3 mg no adulto e 0,15 mg na criança, devendo manter a caneta posicionada por 10 segundos após a aplicação. Outra possibilidade é uso de seringas cuja ampola tem apresentação de 1 mg/ml, com aplicação intramuscular nas doses de 0,5 mg para adultos e 0,3 mg para crianças. Se os sintomas permanecerem, a dose deve ser repetida a cada 5 minutos.

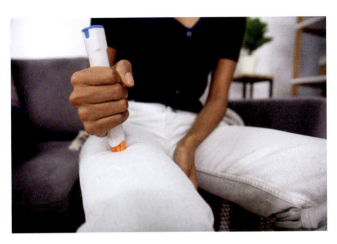

Figura 22.15 Caneta de adrenalina.
Fonte: http://blog.alergoimuno.com.br/2019/05/28/em-quais-casos-a-adrenalina-auto-injetavel-deve-ser-considerada/.

CONCLUSÃO

Como visto, para atuar à beira do campo, o médico deve ter as habilidades e os equipamentos necessários para os mais variados tipos de agravo à saúde dos atletas. Muito importante também assegurar, principalmente quando atuando fora da sua cidade, que exista uma rede de apoio como hospitais de emergência para onde o atleta pode ser encaminhado se necessário. Vale salientar que o especialista em Medicina do Esporte é treinado tanto para fazer o atendimento pré-hospitalar como para reconhecer a necessidade de avaliação por colegas de outras áreas da medicina.

REFERÊNCIAS

1. Mcdonagh D, Zideman D. The IOC manual of emergency sports medicine. Oxford, UK: Wiley Blackwell; 2015. 322p.
2. Dvorak J, Kramer EB, Schmied CM, Drezner JA, Zideman D, Patricios J, et al. The FIFA medical emergency bag and FIFA 11 steps to prevent sudden cardiac death: setting a global standard and promoting consistent football field emergency care. Br J Sports Med. 2014;47:1199-202.
3. Lasmar RCP, Grangeiro-Neto JA, Goes RA. Beira de campo: urgências e emergências no esporte. Rio de Janeiro: Thieme Revinter; 2023. 754p.
4. Thomson A. Same, but different? Should football boot selection be a consideration after ACLR. Aspetar. 2020;9:50-5.
5. Kramer E, Dvorak J. Football emergency medicine manual. 2nd ed. 2015;152.
6. Flegel MJ. Primeiros socorros no esporte. 5. ed. Barueri/SP: Manole; 2015.
7. Schiffner E, Latz D, Grassmann JP, Schek A, Scholz A, Windolf J, et al. Fractures in German elite male soccer players. J Sports Med Phys Fitness. 2019;59(1):110-5.
8. Junge A, Dvorak J. Injury surveillance in the world football tournaments 1998-2012. Br J Sports Med. 2013;47:782-8.
9. Mufty S, Bollars P, Vanlommel L, Van Crombrugge K, Corten K, Bellemans J. Injuries in male versus female soccer players: epidemiology of a nationwide study. Acta Orthop. 2015;81:289-95.
10. Dubois B, Esculier JF. Soft-tissue injuries simply need PEACE and LOVE. Br J Sports Med. 2019;54(2):3-5.
11. Pfister T, Pfister K, Hagel B, Ghali WA, Ronksley PE. The incidence of concussion in youth sports: a systematic review and meta-analysis. Br J Sports Med. 2015;0:1-6.
12. Kuhl NO, Yengo-Kahn, AM, Burnette, H. Sport-related concussive convulsions: a systematic review. Phys Sports Med. 2018;46(1):1-7.
13. CBF. Ferramenta para auxílio diagnóstico de concussão. Disponível em: https://conteudo.cbf.com.br/cdn/201508/20150828190703_0.pdf
14. Reehal P. Facial injury in sport. Curr Sports Med Rep. 2010;9(1):27-34.
15. Jaworski CA. Medical concerns of marathons. Curr Sports Med Rep. 2005;4:137-43.
16. Luks AM. Wilderness medical society practice guidelines for the prevention and treatment of acute altitude illness: 2014 update. Widerness Environ Med. 2014;25(4):S4-S14.
17. Walsh KM, Cooper MA, Holle R. National athletic trainers' association position statement: lightning safety for athletics and recreation. J Athlet Train. 2013;48(2):258-70.
18. Davis GA. The sport concussion assessment tool. 5th ed. Br J Sports Med. 2017;0:1-8.

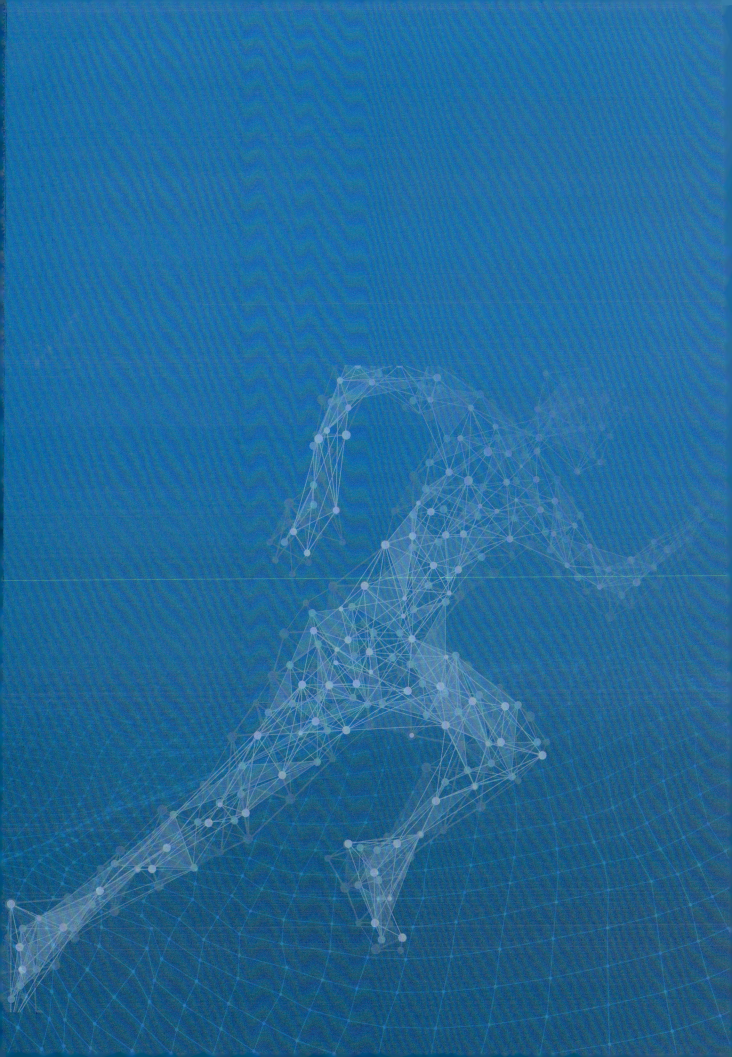

Concussão cerebral

Leonardo Kenji Hirao • Ricardo Guilherme Eid

INTRODUÇÃO

A concussão cerebral é uma lesão traumática no cérebro que tem recebido uma crescente atenção nos últimos anos, devido à sua elevada prevalência em diversas modalidades esportivas e às possíveis complicações a curto, médio e longo prazo.

Diferente da história comumente vista nas outras doenças, a concussão como discutimos hoje encontrou sua maior relevância inicial vinculada ao meio esportivo, e não na população geral. Enquanto o curso tradicional das demais doenças é estudá-las na população geral e, posteriormente, estudá-las no meio esportivo, a concussão percorreu o caminho inverso, tendo seu número de publicações aumentado rapidamente com estudos relacionados a esportes, em especial em modalidades de contato. Aumentou ainda mais sua relevância no meio esportivo com a divulgação em eventos científicos organizados por grandes entidades esportivas como Comitê Olímpico Internacional (COI), Federação Internacional de Futebol (FIFA), Federação Internacional de Automobilismo (FIA), entre outras.[1-3]

Neste capítulo, discutiremos diversos aspectos relacionados à concussão, desde sua fisiopatologia até definições de diagnóstico, tratamento, "prevenção" e educação. Também abordaremos questões importantes relacionadas a avaliação pré-participação de atividade físicas competitivas com potencial risco de traumas, além de testes que podem auxiliar na identificação e acompanhamento de concussões, especialmente quando utilizados desde o primeiro contado do indivíduo com seu esporte. Também serão exploradas diversas ferramentas utilizadas para seu diagnóstico e como tais ferramentas podem ser inseridas nas diversas modalidades esportivas para facilitar seu diagnóstico e tratamento adequado. Esperamos que este capítulo contribua para um melhor entendimento e gerenciamento de pacientes com suspeita de concussão (Figura 23.1).

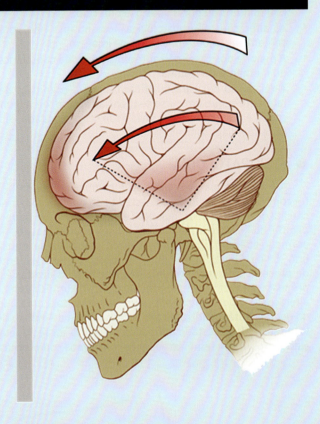

Figura 23.1 Ilustração sobre mecanismo de trauma cerebral.
Fonte: Imagem retirada do https://pt.wikipedia.org/wiki/Concussão.

DEFINIÇÃO

A concussão cerebral é uma lesão classificada como traumatismo cranioencefálico (TCE) leve e pode ser causada por um trauma direto na cabeça ou por um trauma no corpo que transmita energia cinética para a cabeça, causando movimentos bruscos de aceleração e desaceleração. Isso inicia uma cascata de neurotransmissores e processos metabólicos, com possível lesão axonal, mudanças no fluxo sanguíneo e inflamação que afetam o cérebro. De modo geral, os múltiplos sintomas físicos e cognitivos são decorrentes de uma alteração transitória da função cerebral. É uma lesão de difícil diagnóstico e que não apresenta alterações nos exames de imagem e nem em marcadores bioquímicos conhecidos atualmente. Alguns já são usados em pesquisa, porém não na prática clínica.[4]

Embora haja diversos riscos de os pacientes desenvolverem problemas importantes a curto, médio e longo prazo decorrentes da concussão, seu diagnóstico é realizado por exclusão. Isso significa que o avaliador deve primeiro excluir lesões potencialmente mais graves, e até fatais, para depois diagnosticar a concussão. No entanto, é importante lembrar, que a presença de outras lesões cerebrais traumáticas mais graves não exclui a possibilidade da presença de uma concussão, podendo ambas estarem presentes simultaneamente.

Segundo o último consenso de concussão cerebral, feito a partir de metodologia rigorosa e elaboração de diversas metanálises[5] no esporte publicado em 2023, temos:

- Concussão pode ser causada por um trauma direto ou indireto na cabeça.
- Apresenta alteração transitória na função neurológica. Tais alterações podem aparecer no momento do trauma, minutos ou horas após o acontecido.
- As alterações neuropatológicas encontradas não apresentam alterações em exames de imagem.
- A maioria dos casos não apresenta perda de consciência no momento do trauma.
- A resolução das características clínicas e cognitivas geralmente segue um curso sequencial. Porém, em alguns casos, a presença de sintomas pode ser prolongada, dificultando diagnóstico.[6]

FISIOPATOLOGIA

A fisiopatologia da concussão é complexa e ainda não foi completamente elucidada. Acredita-se que envolva uma cascata de eventos neuroquímicos e metabólicos que podem ocorrer no cérebro após o trauma. Isso inclui alterações na permeabilidade da membrana celular, alteração de equilíbrio iônico, liberação de neurotransmissores e surgimento de processo inflamatório. Uma das teorias mais aceitas é a proposta por Giza[7,8] que propõe que diante de um TCE temos alterações da permeabilidade neuronal, levando a uma perda de íons potássio intracelular, acompanhada de influxo de íons cálcio. Para o estado normal de equilíbrio ser restabelecido temos um incremento nas ações da bomba sódio-potássio-ATPase, mecanismo esse que acarreta em um "aumento da demanda energética local". Porém, esse processo é dificultado pela passagem dos íons cálcio pelas membranas, provocando uma "constrição local".

Trabalhos mostram que até o reequilíbrio ser alcançado, além de poder manifestar diversos sintomas relacionados a concussão, o paciente permanece em uma "janela de vulnerabilidade", que pode aumentar em até dez vezes as chances de apresentar uma lesão cerebral estrutural caso sofra um novo trauma. (Figuras 23.2 e 23.3)

RISCOS

Quando não diagnosticadas e tratadas adequadamente, as concussões podem representar inúmeros riscos para o paciente, causando um aumento da incidência de doenças crônico-degenerativas e até mesmo levar a eventos fatais. Estes riscos não só estão presentes na fase aguda, mas também a longo prazo e foi uma dessas complicações que despertou o interesse acadêmico nas concussões. Ela ganhou muita importância no meio esportivo a partir do trabalho do Dr. Bennet Omalu. Após realizar a autopsia de um ex-jogador de futebol americano, identificou lesões que poderiam ter sido causadas por traumas repetidos na cabeça (potencialmente múltiplas concussões sobrepostas) ao longo de sua carreira. Tais achados caracterizaram uma doença crônico-degenerativa e irreversível chamada por ele de Encefalopatia Traumática Crônica (ETC). A partir daí, estudos voltados para o entendimento das repercussões causadas por traumas de cabeça (no caso de concussões) passaram a receber grande atenção.

Caso concussões não sejam tratadas adequadamente podemos ter a longo prazo o aumento da incidência de doenças como:[9]

- Parkinson
- Alzheimer

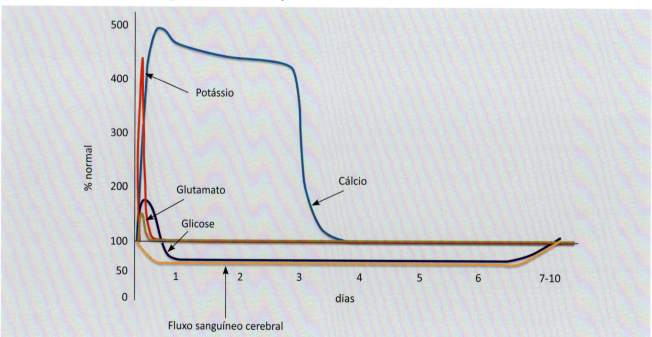

Figura 23.2 Ilustração mostrando a cascata neurometabólica proposta por Giza.
Fonte: Tabor J, Brett BL, Nelson L. 2023.[4]

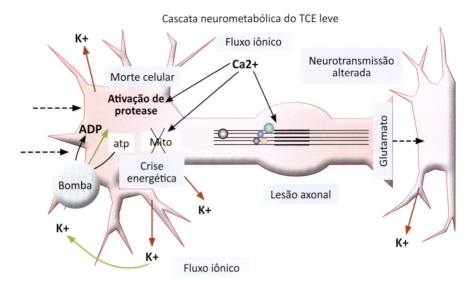

Figura 23.3 Ilustração mostrando neurometabólica aguda após uma concussão/trauma leve de cabeça, proposto por Giza.
Fonte: Tabor J, Brett BL, Nelson L. 2023.[4]

- Lesão axonal difusa
- Doença do neurônio motor

Já a curto e médio prazo outros efeitos ou complicações podem surgir. São eles:

- **Síndrome do segundo impacto** – uma condição rara, mais comuns em jovens e que ocorre majoritariamente na primeira semana após uma concussão. Ela se manifesta quando ocorre um segundo traumatismo craniano em um curto espaço de tempo, "sobrepondo-se" ao trauma anterior. Isso pode resultar em lesões cerebrais estruturais graves, edema cerebral e morte.
- **Síndrome pós-concussão** – refere-se à persistência e ao desenvolvimento de novos sintomas ao longo de meses após uma concussão. Os sintomas podem variar e incluir uma ampla gama de manifestações que normalmente só estariam presentes poucos dias após o trauma.
- **Encefalopatia traumática crônica** – caracteriza-se pela presença de microlesões cerebrais estruturais causadas por múltiplos traumas de cabeça ao longo da vida. Isso pode levar, entre outras coisas, à deposição de proteína tau em regiões específicas do cérebro. Esta condição antigamente era conhecida como demência pugilística.

Além das lesões mencionadas anteriormente, é importante destacar que atletas que retornam à prática esportiva antes de receberem o tratamento adequado para concussão podem enfrentar grandes prejuízos no desempenho esportivo e um aumento significativo no risco de lesões osteoarticulares. Isto ocorre frequentemente devido a um aumento no tempo de resposta do atleta, prejuízo na leitura de jogo e leitura do adversários, e a uma lentificação global do paciente.

● SINTOMAS

O diagnóstico da concussão é baseado principalmente na associação da presença de sintomas com um histórico de trauma consistente com essa suspeita. É importante lembrar que, até agora, não encontramos alterações específicas em exames bioquímicos ou de imagem que confirmem o diagnóstico da doença, portanto, a coleta de uma anamnese detalhada e avaliação clínica assertiva são muito importantes.

Os sintomas decorrentes de uma concussão podem variar para cada pessoa, podem estar presentes desde o momento do trauma ou surgirem minutos a várias horas depois. A maior parte dos pacientes apresentam uma melhora clínica significativa em poucos dias, com cerca de 75% das pessoas tornando-se assintomáticas aproximadamente uma semana após o trauma.

Os sintomas podem variar muito ao longo dos dias, tanto em termos de intensidade quanto em sua presença. Por exemplo, um paciente pode apresentar uma cefaleia leve em um dia, no dia seguinte uma cefaleia muito intensa e, posteriormente, manifestar tontura em outro momento. Então, estamos diante de uma doença com sintomas muito lábeis e variáveis, o que dificulta tanto diagnóstico quanto tratamento. Além disso, é importante ressaltar que uma pessoa que sofra uma segunda concussão ao longo da vida pode não apresentar os mesmos sintomas da primeira.

O sintoma mais comum das concussões é a cefaleia, caracterizada por dor em pressão holocraniana e geralmente com piora no fim do dia. Mas, existem uma série de sintomas que poderão estar presentes.

Pesquisas realizadas com inúmeros pacientes, indicam que apresentações clínicas das concussões podem ser divididas em cinco grandes grupos: alterações de sistema vestibular, no sistema ocular, fadiga cognitiva, enxaqueca pós-traumática e alterações de ansiedade/humor.[10] Além disso, existem outros dois grupos de fatores que influenciam todos os outros sintomas, são eles os "sintomas cervicais" e as alterações do padrão de sono. (Figura 23.4)

A seguir, estão destacados os sintomas mais comuns em cada subgrupo e possíveis achados no exame clínico e evolução.

Sistema vestibular

Sintomas

- Lentificação em movimentos de mudança de posição. Referem uma sensação de "câmera lenta" ao virar a cabeça.

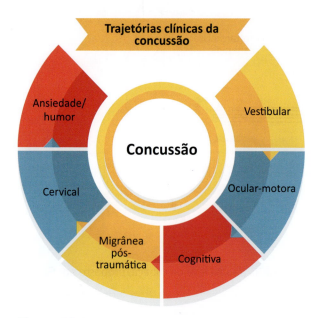

Figura 23.4 Grupos de trajetórias clínicas da concussão. Nesta imagem foi adicionado o grupo de dores cervicais que está muitas vezes associado ao mecanismo e a energia do trauma.

- Tontura, náusea e incômodo em lugares cheios ou com muitas informações visuais. Refere estar sobrecarregado nesses lugares.
- Alteração de equilíbrio.
- Cinetose (ou piora da mesma).
- Vertigem para deitar-se, olhar para cima ou girar sobre o próprio eixo;

Achados clínicos
- *Screening* de sistema vestibular alterado (sintomas desencadeados em testes do reflexo vestíbulo-ocular).

Sistema ocular
Sintomas
- Visão borrada, diplopia, astenopia e dificuldade em "ajustar o foco".
- Dificuldade em leitura. Refere pular linhas e problemas de compreensão.
- Cefaleia e fadiga desencadeados por atividades visuais.

Achados clínicos
- Alteração das medidas de ponto de convergência.
- Déficits em movimentos de rastreio e movimentos sacádicos.
- Déficits cognitivos especialmente aumento de tempo de reação.

Fadiga cognitiva
Sintomas
- Dificuldade para se concentrar.
- Problemas de memória (especialmente memória operacional).
- Sensação de estar abaixo do normal.
- Fadiga ou baixa energia.
- Piora dos sintomas ao longo do dia em especial a cefaleia.

Achados clínicos
- Déficits cognitivos em múltiplos domínios.

Enxaqueca pós-traumática
Sintomas
- Cefaleia intermitente de moderada a alta intensidade.
- Cefaleia ao despertar.
- Cefaleia associada a náusea, fotofobia e fonofobia.
- Fase de aura.
- Dor pulsátil.

Achados clínicos
- Déficits cognitivos em múltiplos domínios.

Ansiedade/humor
Sintomas
- Ansiedade/depressão, excesso de preocupação, dificuldade em "desligar" e supervalorização dos outros sintomas.
- Tristeza, perda de interesse e embotamento social.
- Ataques de pânico.

Achados clínicos
- Alterações importantes no preenchimento de questionários para depressão/ansiedade.

No contexto dos fatores modificadores, é frequente a manifestação de cervicalgia (muitas vezes relacionada ao mecanismo de trauma) e aumento da tensão cervical, bem como alterações no padrão sono, como aumento no tempo necessário para iniciar o sono (latência do sono), dificuldade na manutenção do sono (despertares noturnos) ou aumento da quantidade de horas necessárias para uma recuperação adequada.

Atuar ativamente no controle e tratamento de ambos os modificadores trazem grande benefício para evolução adequada do quadro clínico.

● DIAGNÓSTICO

O diagnóstico é eminentemente clínico e se faz por meio de uma boa anamnese com busca ativa pelos sintomas e identificação de trauma condizente com a concussão. É fundamental destacar que em determinados casos os sintomas podem ser sutis ou até mesmo isolados, no entanto, a presença da concussão deve ser reconhecida e tratada como tal.

Na medicina do exercício e do esporte temos uma oportunidade muito especial e diferente das demais áreas, que é a possibilidade de visualizar a lesão ocorrendo. Muitas vezes presenciamos o momento do trauma, sua intensidade e sintomas ou sinais imediatamente decorrentes dele. Isto deve ser aproveitado e levado em consideração, pois poderá nos ajudar na conduta e principalmente no diagnóstico. Além

CAPÍTULO 23

CONCUSSÃO CEREBRAL **207**

disso, também nos remete a avaliação na beira de campo, onde o médico do esporte busca sinais ou sintomas compatíveis ou não com o retorno do atleta para o jogo, luta e outros.

A avaliação imediata no local do evento (avaliação na beira de campo) consiste na busca rápida por sintomas e na identificação de sinais de alerta para concussão. A abordagem pode variar dependendo da modalidade esportiva, levando em consideração o tempo disponível e as regras da competição. Por exemplo, em uma partida de futebol, há um período de até três minutos dentro do campo para avaliar um jogador que sofreu um trauma de cabeça, porém, na maioria dos casos, essa avaliação ocorrerá na beira do campo. Cada minuto que o atleta fica fora do jogo pode ter um impacto definitivo no resultado da partida. Além disso, caso o jogador seja substituído, ele não poderá retornar ao jogo, ao contrário de modalidades como basquete e handebol, em que o atleta pode ser substituído, avaliado e, se não houver concussão, retornar para a partida. Portanto, os protocolos adotados no futebol, como o exemplo citado, podem ser diferentes de outras modalidades, pois o tempo disponível para avaliação e o risco de novos traumas acontecerem, são diferentes.

Com base nas ferramentas estabelecidas e desenvolvidas nos Consensos de Concussão no Esporte, as diferentes modalidades esportivas muitas vezes optam por adotá-las ou por até mesmo adaptá-las à sua realidade, criando variações das ferramentas, que respeitam os conceitos básicos estabelecidos pelo consenso.

As ferramentas atuais do consenso são o *Concussion Recognition Tool 6* (CRT, desenvolvido para identificação e avaliação rápida), *Sports Concussion Assessment Tool 6th* (SCAT6, desenvolvido para uma avaliação mais longa e detalhada administrada idealmente nas primeiras 72 horas da lesão) e o *Sports Concussion Office Assessment Tool 6th* (SCOAT6 para avaliação detalhada em consultório idealmente aplicado após 72 horas da lesão). A seguir descreveremos tais ferramentas.

CRT

O CRT é uma ferramenta de identificação rápida, sendo realizados em pouquíssimos minutos ou até em segundos. É a "ferramenta de beira de campo". Pode ser realizado por médicos ou profissionais de saúde, para pacientes de qualquer idade. É dividido em quatro partes: sinais de alerta (*red flags*), sinais observáveis ou visíveis de concussão, sintomas e análise de memória.

Sinais de alerta (*red flags*)

São sinais e sintomas clínicos que apontam para uma gravidade elevada da lesão e, se qualquer um deles for observado, o paciente deve ser prontamente removido para o serviço de emergência. A tabela 23.1 mostra os sinais e sintomas citados.

É importante ressaltar que o diagnóstico da concussão é baseado em uma abordagem de exclusão, logo, é essencial avaliar a presença de lesões mais graves antes de considerar a possibilidade de concussão. Além disso, é importante lembrar que estamos diante de um trauma, o que significa que as medidas de atendimento ao trauma, como imobilização cervical, pranchamento e outras podem ser indicadas.

Tabela 23.1 Sinais de alerta (*red flags*) do CRT6 que denotam gravidade da lesão.

Cervicalgia ou "dolorimento" na cervical	Perda da consciência
Diplopia ou perda da visão	Cefaleia intensa ou com piora progressiva
Parestesia ou déficit motor em mais de uma perna ou braço	Crise convulsiva
Incremento de confusão ou deterioração do nível de consciência	Aumento de agitação ou agressividade
Vômitos repetitivos	Deformidade visível no crânio

Fonte: CRT6 (Concussion Assessment Tool 6th).

Sinais observáveis/ visíveis para suspeitar de concussão

São "pistas" visuais logo após o momento do trauma que podem sugerir a presença da concussão. (Tabela 23.2)

Tabela 23.2 Pistas visuais para suspeitar da ocorrência de concussão.

Perda de consciência ou responsividade	Desorientação ou confusão mental, incapacidade de responder perguntas corretamente	Lentidão para levantar-se após um trauma direto ou indireto na cabeça
Permanecer deitado no chão sem mover	Crise convulsiva	Lesão de face após trauma
Cair no chão "sem se proteger"	Olhar vazio ou "olhando para o nada"	Perda de equilíbrio, problemas na marcha, falta de coordenação, movimentação lentificada

Fonte: CRT6 (Concussion Assessment Tool 6th).

Sintomas

Devem ser questionados e avaliados no momento do trauma, podendo ser divididos em Sintomas Físicos, Mudança de Humor e Alterações de "pensamento". (Tabelas 23.3 a 23.5)

Tabela 23.3 Sintomas Físicos descritos no CRT6.

Cefaleia	Tontura	Náusea ou vômito
"pressão na cabeça"	Visão borrada	Fadiga ou baixa energia
Problemas de equilíbrio	Fotofobia	Sentir-se "diferente do normal"
Lentificação	Fonofobia	Dor cervical

Fonte: CRT6 (Concussion Assessment Tool 6th).

TRATADO DE ACUPUNTURA E DOR NA MEDICINA ESPORTIVA

Tabela 23.4 Sintomas de Mudança de Humor descritos no CRT6.

Maior emotividade	Tristeza ou melancolia
Estar mais irritado	Nervoso ou ansioso

Fonte: CRT6 (Concussion Assessment Tool 6th).

Tabela 23.5 Sintomas Alterações de "pensamento" descritos no CRT6.

Dificuldade em concentrar-se	Sentir-se lentificado
Alteração de memória	Sensação de "estar em uma neblina"

Fonte: CRT6 (Concussion Assessment Tool 6th).

Deve-se lembrar que o início destes sintomas podem ocorrer minutos ou horas após o trauma.

Avaliação de orientação

Falhar em responder as perguntas a seguir (que podem ser ajustadas conforme a modalidade e idade) sugerem concussão: (Tabela 23.6)

Tabela 23.6 Avaliação de localização e orientação descritos no CRT6.

Onde estamos?	Contra quem foi o último jogo?
Que campeonato estamos?	Quem ganhou o nosso último jogo?
Quem marcou o último ponto?	

Fonte: CRT6 (Concussion Assessment Tool 6th).

O CRT complementa com algumas orientações para os atletas e seus acompanhantes informando que atletas sob suspeita de concussão NÃO devem:

- Ser deixados sozinhos (pelo menos nas três primeiras horas).
- Ir para casa desacompanhados.
- Ingerir álcool ou fazer uso de drogas.
- Dirigir (até liberados por avaliação profissional).

Diante da piora dos sintomas, o paciente deve ser levado imediatamente para atendimento especializado.

SCAT6

O SCAT6,[11] por sua vez, é um instrumento de avaliação mais abrangente que deve ser realizado por médicos e pode ser aplicado em pacientes com idade igual ou acima de 12 anos. Ele fornece instruções detalhadas sobre sua administração, bem como informações sobre concussão e diretrizes para retorno gradual ao esporte, escola ou trabalho. No entanto, vale ressaltar que o SCAT6 não é uma ferramenta de aplicação tão rápida quanto o CRT6, e requer um tempo entre 10 e 15 minutos para ser realizado, mesmo quando realizado por um avaliador experiente, o que pode ser um obstáculo em determinadas modalidades esportivas. Além disso, enquanto o CRT é utilizado somente para a identificação de concussões, o SCAT6 também pode ser utilizado tanto para identificar quanto para acompanhar pacientes com o diagnóstico de concussão. Deve ser idealmente realizado nas primeiras 72 horas (3 dias) após o trauma, podendo ser utilizado em até 7 dias após o trauma (após esse período sugere-se uso do SCOAT6) Ele não deve ser utilizado como ferramenta única de diagnóstico, acompanhamento e de liberação esportiva do atleta com concussão.

O SCAT6 pode ser dividido em duas grandes partes: avaliação imediata/beira de campo e avaliação de consultório/fora da beira de campo.

No item avaliação imediata, nós temos contido no SCAT6, parte do próprio CRT com os itens sinais de alerta, sinais observáveis e memória (Maddocks), acrescidos da escala de coma de Glasgow (que deve estar dentro dos valores normais em concussões), avaliação da coluna vertebral, avaliação de coordenação e "movimentação" ocular. (Tabela 23.7)

Além disso, conta com um fluxograma para tomada de decisão acerca de remover ou não o paciente para hospital ou atendimento médico especializado. (Figura 23.5)

Já no item avaliação de consultório/fora da beira de campo temos as seguintes áreas:

1. Antecedentes pessoais do atleta relevantes para a concussão.
2. Avaliação de presença e intensidade de sintomas. Totalizando 22 sintomas associados a perguntas de fatores de piora com atividade física ou mental, além de uma pergunta voltada para a percepção do paciente em relação ao seu estado de normalidade.
3. *Screening* cognitivo subdividido em avaliação de orientação, memória imediata e concentração (citar números na ordem inversa do apresentado e meses do ano na ordem inversa).
4. Coordenação e avaliação de equilíbrio, em que será avaliado questões alteração de marcha, além da aplicação de testes de equilíbrio *Modified Balance Error Scoring*

Tabela 23.7 Escala de coma de Glasgow.

Pontuação	1	2	3	4	5	6
Resposta motora	nenhuma	Descerebração	Decorticação	Movimento de retirada	Localiza a dor	Obedece a comandos
Resposta verbal	nenhuma	Sons incompreensíveis	Palavras inapropriadas	Confusão mental	Orientado(a)	
Abertura ocular	nenhuma	Ao estímulo doloroso	Ao estímulo verbal	Espontânea		

Fonte: SCAT6.

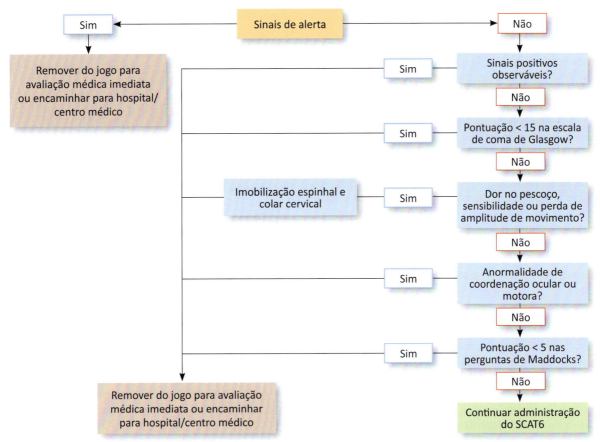

Figura 23.5 Fluxograma de beira de campo para tomada de decisão diante de uma possível concussão.
Fonte: SCAT6.

System (mBESS), marchas tandem em linha de 3 m com tarefa cognitiva simultânea.
5. Memória tardia.
6. Soma de pontos e tomada de decisão/conduta.

Conforme mencionado anteriormente, para pacientes com idade entre 5 e 12 anos, recomendado o uso do Child SCAT6. Essa versão segue a mesma estrutura do SCAT6, porém com tarefas adequadas à faixa etária. Além disso, o Child SCAT6 inclui espaços para os pais ou responsáveis responderem perguntas relacionadas ao paciente, permitindo uma avaliação mais abrangente.

Outra aplicação relevante tanto no uso do SCAT6 quanto do Child SCAT6 é na avaliação pré-participação em atividade física competitivas. Essas ferramentas permitem estabelecer um teste basal (estado de normalidade) do paciente, facilitando a interpretação de avaliações subsequentes após traumas. Isso é especialmente útil para monitorar a recuperação e detectar alterações significativas que podem estar relacionadas ao trauma. A partir do último consenso, com a introdução do SCOAT6 e Child SCOAT6, esta importância do SCAT na avaliação pré-participação pode ser substituída por essas novas ferramentas.

Lembrando que em casos de concussão, muitas vezes estamos lidando com um estar TCE. Portanto, é necessário seguir as diretrizes de atendimento ao trauma. Apesar de não estar incluída no SCAT6, uma avaliação adicional que poderia ser acrescentada à escala de Coma de Glasgow é a avaliação pupilar. Isso fornecerá informações valiosas sobre o estado neurológico do paciente. (Tabela 23.8)

Tabela 23.8 Reatividade pupilar (valores devem ser acrescidos a escala de Coma de Glasgow).

Inexistente: -2	Unilateral: -1	Bilateral: 0

Fonte: SCAT6.

O que somados aos valores da escala de Coma de Glasgow nos auxiliaria no estabelecimento da gravidade de do TCE.

- **Leve:** 15 a 13.
- **Moderado:** 12 a 9.
- **Grave:** 8 a 1.

SCOAT6

Com base no último consenso sobre concussão no esporte, foi implementada uma nova ferramenta para auxiliar na avaliação e acompanhamento de pacientes com concussão cerebral.[12] A concussão cerebral pode resultar em uma ampla variedade de sintomas, porém, muitas vezes, esses sintomas podem ser discretos ou desaparecerem em aproximadamente 7 dias, o que dificulta o diagnóstico e monitorização preciso do paciente.

Essa ferramenta foi concebida para mitigar essas dificuldades e consiste em uma avaliação abrangente que aborda as diversas manifestações clínicas possíveis em casos de concussão. É importante destacar que a aplicação dessa ferramenta deve ser realizada em ambientes controlados, como consultórios médicos e pode demorar mais de 30 minutos para ser realizada adequadamente.

Essa avaliação pode ser realizada a partir de 72 horas após a ocorrência da lesão e também pode ser utilizada como um acompanhamento longitudinal do paciente ao longo do tempo. Além disso, ela permite estabelecer um parâmetro de referência "basal" para cada paciente, o que é relevante para compreender a evolução dos sintomas e a recuperação ao longo do tratamento.

Ao adotar essa nova ferramenta, os profissionais de saúde poderão ter uma abordagem mais precisa e sistemática na avaliação de pacientes com concussão, o que contribuirá para um melhor planejamento terapêutico e uma maior compreensão dos efeitos dessa condição no longo prazo.

Deve ser utilizada por profissionais da área de saúde em pacientes de 13 anos ou mais. Para pacientes mais jovens (8 a 12 anos de idade) deve ser utilizado o Child SCOAT6.

A ferramenta abrange diversos aspectos da avaliação, entre eles:

1. Dados sobre a lesão atual e anteriores.
2. Antecedentes pessoais e familiares que poderiam dificultar ou modificar a avaliação da concussão.
3. Avaliação de presença e intensidade de sintomas.
4. Testes de memória imediata, tardia e avaliação cognitiva.
5. Exame físico com aferição de sinais vitais nas posições ortostáticas, supina e em pé.
6. Exame físico para coluna e neurológico.
7. Testes de equilíbrio, marcha e dupla tarefa.
8. mVOMS (*Modified Vestibular/Ocular-Motor Screening*)[13] ou triagem de aparelho vestibular/ocular motora, também pode ser utilizado tanto no diagnóstico na beira de campo quanto no acompanhamento do paciente no consultório.

Consiste em um conjunto de testes sequenciais que podem provocar sintomas em pacientes com concussão. Pode ser considerado um teste provocativo para avaliar a presença de disfunções vestibulares e oculares associadas à concussão.

9. *Screening* de ansiedade, depressão e padrão de sono.
10. Local para adicionar o resultado de testes cognitivos computadorizados quando realizados.
11. Anotações de condutas gerais e orientações sobre retorno gradual às atividades escolares e esportivas.

Tratamento

O tratamento abrange a identificação e o controle adequado dos sintomas por meio da utilização de abordagens terapêuticas farmacológicas e não farmacológicas, como a acupuntura. Além disso, é recomendado o repouso relativo tanto cognitivo quanto físico.

Em determinadas situações, é possível observar sobreposição de múltiplos grupos de sintomas, dificultando o tratamento. Nesses casos, é recomendado identificar o fator desencadeante primário ou determinar qual sintoma surgiu primeiro, a fim de facilitar o tratamento e evitar a potencialização dos sintomas, que pode levar a um ciclo de difícil interrupção.

De acordo com a apresentação dos grupos de sintomas, algumas terapêuticas podem ser sugeridas.[14]

Vestibular
- Reabilitação vestibular.
- Exposição/recuperação durante as atividades diárias.

Ocular
- Reabilitação ocular.
- Exposição/recuperação em tarefas com sobrecarga visual.

Fadiga cognitiva
- Ajustes nas rotinas escolares e de trabalho.
- Terapia medicamentosa com "estimulantes".

Enxaqueca pós-traumática
- Encaminhamento para especialista.
- Ajustas de comportamento.

Ansiedade/humor
- Psicoterapia.
- Encaminhamento para psiquiatra.
- Terapia medicamentosa ou ajustes de doses em caso de doenças prévias.

Para todos os grupos podemos utilizar técnicas de acupuntura para controle dos sintomas.

No SCOAT6 também são sugeridos protocolos de retorno ao esporte, escolares e consequentemente para o trabalho.[15,16]

Retorno esportivo:

1. Atividades limitadas pelos sintomas.
2. Exercício aeróbico leve.
3. Exercícios específicos da modalidade.
4. Manobras e treinos específicos que não envolvam contato.
5. Treino sem restrições.
6. Jogo.

O avanço ao próximo estágio deve ser realizado somente quando o paciente não manifestar sintomas no estágio anterior. É sugerido que a evolução para um novo estágio demore pelo menos um dia.

A liberação total (ou alta do paciente) para as atividades de contato deve ocorrer mediante aos seguintes critérios:

- Suspensão do uso de fármacos.
- Assintomático sob demanda cognitiva.
- Assintomático sob demanda física.
- Avaliação clínica sem alterações.
- Ferramentas do consenso estáveis e próximas ou iguais ao basal.
- Testes computadorizados (citados abaixo) estáveis e próximos ou iguais ao basal.

● TESTES COMPUTADORIZADOS, PREVENÇÃO E EDUCAÇÃO

Nas últimas décadas, têm sido desenvolvidos e estudados testes computadorizados para a avaliação de concussão. Esses testes que avaliam, por meio de tarefas realizadas em computadores ou *tablets*, funções cognitivas como memória de trabalho, memória episódica, memória verbal, velocidade, tempo de reação simples, tempo de reação de escolha entre outros, são testes que geralmente podem ser realizados entre 2 a 40 minutos que podem detectar a presença da concussão, memo nos casos em que os sintomas são sutis ou quase indetectáveis. Pesquisas têm demonstrado que a utilização desses testes pode resultar em um aumento médio de aproximadamente uma semana no período de afastamento do atleta de suas atividades esportivas. Isso evidencia que a ausência completa de sintomas clínicos não necessariamente indica a ausência da concussão.

Assim como o SCOAT6, esses testes também podem ser utilizados como testes basais na avaliação pré-participação esportiva, fornecendo uma referência para comparação e auxiliando no diagnóstico, além de serem úteis para identificar "pontos fracos" que podem ser treinados para melhorar o desempenho esportivo do atleta.

Até o momento não existem meios de prevenir totalmente a concussão, além da educação e da implementação de mudança nas regras de diversas modalidades[17] (como aconteceu no futebol, futebol americano, *rugby* e outros). Em alguns países, como os EUA, foram até criadas leis específicas sobre concussões nas escolas. Além disso, equipamentos de proteção anteriormente considerados relativamente eficazes na prevenção da concussão, como capacetes e protetores bucais, mostraram-se ineficazes de acordo com estudos recentes.

A melhor forma de prevenção é a educação. É importante educar a população em geral, praticantes de esportes, atletas amadores, atletas profissionais, instituições esportivas e até mesmo médicos e outros profissionais da saúde. Todos devem compreender que a concussão é uma lesão séria que, se tratada de maneira negligente, pode ter um impacto significativo no curso de vida de uma pessoa.

CONCLUSÃO

A concussão cerebral em contextos esportivos continua sendo uma das lesões mais complexas de serem abordadas. Essa condição deve ser considerada como uma lesão grave, capaz de potencialmente alterar significativamente a trajetória de vida de um indivíduo. Sua manifestação clínica variável torna o diagnóstico desafiador, e frequentemente isso pode influenciar a escolha do tratamento apropriado, considerando também que o tempo de recuperação fisiológico pode ser variado.[18] Para lidar com essa situação, é possível e, em muitos casos, recomendado utilizar estratégias de controle de sintomas, as quais podem incluir abordagens medicamentosas, comportamentais, reabilitação diversificada e também a acupuntura. Tais estratégias devem ser individualizadas de acordo com as necessidades específicas de cada paciente, visando garantir um tratamento e recuperação adequados.

REFERÊNCIAS

1. Patricios JS, Schneider KJ, Dvorak J, Ahmed OH, Blauwet C, Cantu RC, et al. Consensus statement on concussion in sport: the 6th International Conference on Concussion in Sport – Amsterdam, October 2022. Br J Sports Med 2023;57:695-711.
2. McCrory P, Meeuwisse W, Dvořák J, Aubry M, Bailes J, Broglio S, et al. Consensus statement on concussion in sport-the 5th international conference on concussion in sport held in Berlin, October 2016. Br J Sports Med. 2017 Jun;51(11):838-47.

3. McCrory P, Meeuwisse WH, Aubry M, Cantu B, Dvorák J, Echemendia RJ, et al. Consensus statement on concussion in sport: the 4th International Conference on Concussion in Sport held in Zurich, November 2012. Br J Sports Med. 2013 Apr;47(5):250-8.
4. Tabor J, Brett BL, Nelson L. Role of biomarkers and emerging technologies in defining and assessing neurobiological recovery after sport-related concussion: a systematic review. Br J Sports Med. 2023.
5. Jandhyala R. Delphi, non-RAND modified delphi, RAND/UCLA appropriateness method and a novel group awareness and consensus methodology for consensus measurement: a systematic literature review. Curr Med Research Opinion. 2020;36:1873-87.
6. Yeates KO, Räisänen A, Premji Z. What tests and measures accurately diagnose persisting post-concussive symptoms in children, adolescents, and adults following sport-related concussion? A systematic review. Br J Sports Med. 2023:bjsports-2022-106657.
7. Giza CC, Hovda DA. The new neurometabolic cascade of concussion. Neurosurgery. 2014 Oct;75 Suppl 4(04):S24-33.
8. Giza CC, Hovda DA. The neurometabolic cascade of concussion. J Athlet Train. 2001;36(3):228-35.
9. Iverson GL, Castellani RJ, Cassidy JD. Examining later-in-life health risk associated with sport-related concussions and repetitive head impacts: a systematic review. Br J Sports Med. 2023.
10. Kontos AP, Sufrinko A, Sandel N, Emami K, Collins MW. Sport-related concussion clinical profiles: clinical characteristics, targeted treatments, and preliminary evidence. Curr Sports Med Rep. 2019 Mar;18(3):82-92.
11. Echemendia RJ, Burma JS, Bruce JM. Acute evaluation of sport-related concussion and implications for the sport concussion assessment tool (Scat6) for adults, adolescents and children: a systematic review. Br J Sports Med. 2023:bjsports-2022-106661.
12. Patricios JS, Schneider GM, van IersselJ, et al. Beyond acute assessment to office management: a systematic review informing the development of a sport concussion office assessment tool (SCOAT6) for adults and children. Br J Sports Med. 2023:bjsports-2023-106897.
13. Mucha A, Collins MW, Elbin RJ, Furman JM, Troutman-Enseki C, DeWolf RM, et al. a brief vestibular/ocular motor screening (VOMS) assessment to evaluate concussions: preliminary findings. Am J Sports Med. 2014 Oct;42(10):2479-86.
14. Collins MW, Kontos AP, Reynolds E, Murawski CD, Fu FH. A comprehensive, targeted approach to the clinical care of athletes following sport-related concussion. Knee Surg Sports Traumatol Arthrosc. 2014;22(2):235-46.
15. Leddy JJ, Burma JS, Toomey CM. Rest and exercise early after sport- related concussion: a systematic review and meta-analysis. Br J Sports Med. 2023:bjsports-2022-106676.
16. Putukian M, Purcell L, Schneider K. Clinical recovery from concussion: return to school and sport: a systematic review and meta-analysis. Br J Sports Med. 2023.
17. Eliason P, Galarneau J-M, Kolstad AT. Prevention strategies and modifiable risk factors for sport-related concussions and head impacts: a systematic review and meta-analysis. Br J Sports Med. 2023:bjsports-2022-106656.
18. Kamins J, Bigler E, Covassin T. What is the physiological time to recovery after concussion? A systematic review. Br J Sports Med. 2017;51:935-40.

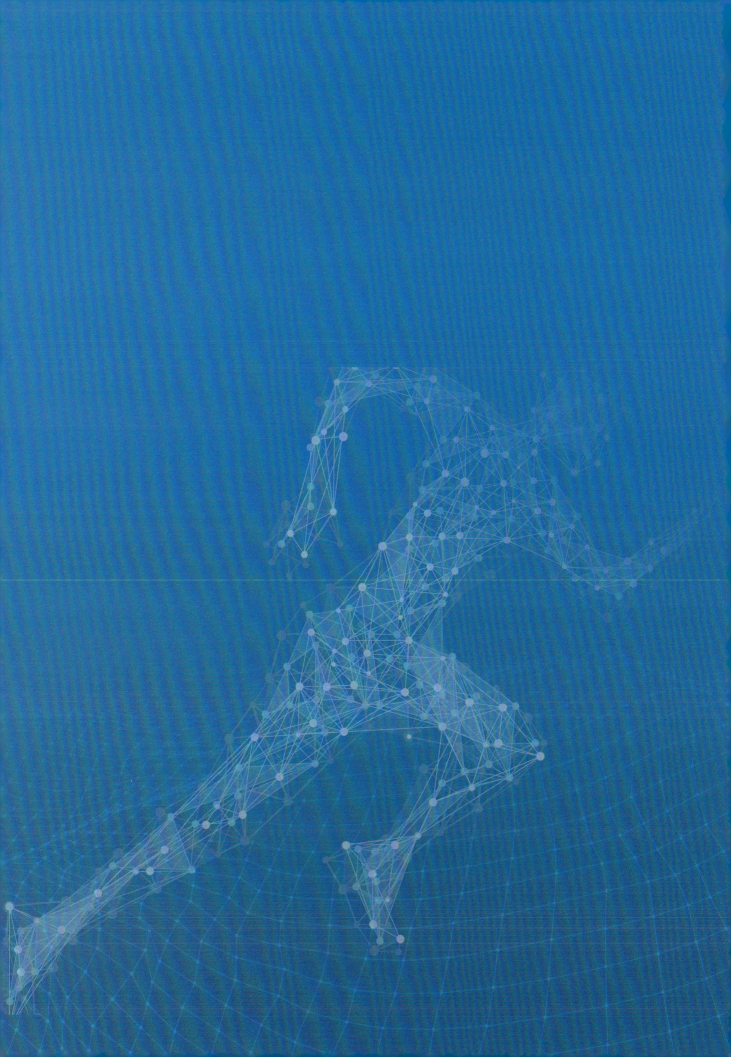

Psiquiatria no esporte

24

▶ Helio Fádel de Freitas Araujo ▶ Roberto Fernandes Nicola

●INTRODUÇÃO

A psiquiatria do esporte aborda tanto questões do campo da saúde mental assim como no alcance e manutenção do melhor desempenho profissional. E de forma simultânea, contribui desde cedo para a formação social, profissional e ética do desportista.[1]

Na atuação do psiquiatra do esporte, há o entendimento de harmonia entre saúde mental e *performance* desportiva, por vezes sendo mecanismos análogos. Partindo deste princípio e do acompanhamento individual do atleta ou da equipe esportiva, torna-se possível a prevenção de Transtornos Mentais Comuns (TMC) e a conduta terapêutica mais adequada ao universo do atleta, conciliando as necessidades individuais com as demandas do alto rendimento esportivo.

Neste capítulo, iremos abordar o âmbito da prática do psiquiatra do esporte, assim como alguns princípios que guiam esta área de atuação ainda recente no Brasil e, ao final, daremos ênfase aos TMC mais prevalentes no esporte, trazendo informações atuais sobre o tema.

● O ÂMBITO DA PRÁTICA DA PSIQUIATRIA DO ESPORTE

A descrição do âmbito da prática da psiquiatria do esporte é necessária para que os demais profissionais que trabalham no esporte possam compreender e melhor interagir com esta área de atuação médica recente no Brasil, todavia em países europeus, Estados Unidos e alguns países da Oceania, é uma área consolidada. A atuação difere da Psiquiatria Clínica, pois o contexto esportivo de alto rendimento exige o entendimento de outras áreas como a Medicina do Exercício e do Esporte, assim como a Psicologia do Esporte. Outra questão a ser considerada é que muitas situações concebidas como patológicas ou dissonantes do contexto sociocultural normativo, no esporte de alto rendimento podem ser comportamentos necessários que levam a uma melhor adaptação do atleta. Por exemplo, uma característica notória da personalidade de muitos atletas de sucesso é sua compulsão pela vitória, um comportamento obsessivo e que os levam a treinar mais que os seus adversários, por vezes levando-os a competir até mesmo fora da sua modalidade esportiva. Tal comportamento é notório no documentário *The Last Dance*, uma minissérie produzida com uma coprodução da ESPN Films e Netflix em 2020, assim como muitas bibliografias de esportistas famosos. Muitos destes atletas podendo ser diagnosticados com Transtorno Obsessivo-Compulsivo fora do contexto esportivo e dentro do esporte como uma conduta adaptativa e muito reforçada pelo meio.

O psiquiatra do esporte pode ser um profissional autônomo ou ser funcionário de um serviço esportivo e ter sua rotina *in loco*, sendo dois perfis diferentes devido a abrangência de atuação. O trabalho *in loco* apresenta uma abrangência de atuação maior, podendo agir também no enfoque da prevenção e do desempenho esportivo por meio das avaliações e acompanhamentos individuais. Estas avaliações identificam e classificam os fatores estressores que podem comprometer o desempenho e/ou causar sintomas de TMC, podendo o psiquiatra agir no intuito de auxiliar o atleta a melhor adaptar-se e continuar a progredir com sucesso. Sendo a Preparação Mental um instrumento valioso que o psiquiatra do esporte pode utilizar tanto no processo de adaptação, auxílio para a excelência de desempenho e melhora da eficácia de tratamentos físicos quanto no âmbito da saúde mental.

A efetividade destas ações dentro do serviço esportivo depende da integração multi e transdisciplinar dos profissionais que prestam auxílio ao atleta, de forma integrativa, discreta e organizada.

Diferenças da psiquiatria clínica e psiquiatria do esporte

A atuação do psiquiatra do esporte tem como base a psiquiatria clínica, porém se faz necessário o entendimento sobre alguns fundamentos da medicina do exercício e do esporte afim de complementação da atuação. O psiquiatra do esporte pode-se especializar em medicina esportiva como um caminho natural. Esta intersecção de áreas possibilita melhor entendimento sobre processos psicofisiológicos envolvidos na rotina do atleta como, por exemplo, a prevenção e recuperação de lesões, o controle da dor e a regulação de energia. O psiquiatra passa a ter uma comunicação comum com outros profissionais do departamento médico, colaborando e complementando a atuação de fisioterapeutas, educadores físicos, médicos do esporte, traumatologistas e ortopedistas, nutricionistas e entre outros profissionais envolvidos.

Outra área natural de intersecção é a psicologia do esporte, o entendimento e abordagem desta área da psicologia será fundamental para o trabalho do psiquiatra do esporte. A preparação mental do atleta, em que se trabalha e potencializa habilidades mentais visando autoconfiança e competitividade.[2] Sendo também um excelente instrumento que

213

pode ser aplicado para recuperação de lesões assim como terapia complementar de TMC. Sempre quando possível, as ações do psiquiatra devem estar alinhadas com a psicologia se este serviço estiver presente, e, a partir de então, se forma a equipe de saúde mental dentro do serviço esportivo.

Podemos observar que o psiquiatra do esporte está em uma área de atuação que melhor se aproxima da célebre frase romana *mens sana in corpore sano*. Podendo atuar com base na psiquiatria clínica, com fundamentos da medicina do exercício e do esporte assim como usar do entendimento e abordagem da psicologia esportiva.

Cada psiquiatra do esporte buscará compor sua formação conforme suas necessidades, se especializando com o melhor dentro da sua própria linha de atuação, mas é provável que estará dentro da perspectiva aqui apresentada.

Atuação autônoma ou funcionário de um serviço esportivo

O psiquiatra do esporte possui dois perfis de atuação, como profissional autônomo ou funcionário de um serviço esportivo. Existem diferenças importantes entre estas atuações.

Na atividade autônoma, a atuação será guiada pela demanda que trouxe o atleta ao consultório ou ao serviço esportivo contratante afim de uma intervenção isolada dentro das instalações de um clube ou agremiação. Nestas situações, o psiquiatra tem um campo de atuação reduzido, próximo da psiquiatria clínica, e age quase sempre onde já há uma situação de doença ou de agravo à *performance*, tendo como meta reestabelecer a saúde e o bom desempenho do atleta ou grupo em questão.

Quando o psiquiatra do esporte está inserido como funcionário de um serviço esportivo, terá um potencial maior de ação, podendo avaliar os atletas durante o acompanhamento diário, por meio da observância ou testes periódicos. Esta atuação resulta sobretudo na prevenção e, ao mesmo tempo, na melhor *performance* desportiva, tornando o psiquiatra um membro da equipe multi e transdisciplinar, agindo em prol do atleta e complementando ações de outros profissionais, visando a excelência de desempenho e da saúde mental.

Fatores estressores

O exercício físico e o esporte são importantes promotores de saúde e bem-estar, entretanto, para esportistas de elite não podemos usar este mesmo raciocínio. As demandas do esporte de alto rendimento geram inúmeros estressores que causam tanto desgastes físicos como emocionais. As evidências científicas referem que o atleta se depara com mais de 650 fatores estressores durante a carreira que pode desencadear TMC.[3]

No entanto, é por meio do desconforto gerado pelo estresse e da necessidade de superação que são forjados grandes atletas.[4] O que pode provocar a evolução para alguns, gera dor e transtornos para outros. Podemos constatar que quanto melhor a adaptação do atleta ao estresse, físico ou mental, melhor será seu desenvolvimento. Ou seja, a equipe de saúde mental não deve combater os fatores estressores, mas auxiliar o atleta a melhor se adaptar a eles.

Cada esporte terá fatores estressores específicos da modalidade, entretanto partilham de vários estressores importantes comuns: adaptação à cultura, clima, comida, lin-

guagem, país e entre outros fatores culturais ou geográficos; viagens, *jet lag*, infecções e agentes tóxicos relativos às viagens e mudanças frequentes da rotina; débito de sono, dificuldades alimentares, baixa ingesta de água, fadiga e abuso de medicamentos ou estimulantes a fim de recuperação; distância da família, de amigos e pouca interação social; dores crônicas, lesões que necessitam mais de 28 dias a fim de recuperação ou lesões de repetição; deslocamento longo ou dificultoso até o local de treino; contexto de baixo suporte financeiro, dificuldades de patrocínios e necessidade de um segundo emprego; conflitos familiares que geram preocupações, baixo suporte familiar ou contexto social desfavorável que não oferece apoio adequado; medos, ansiedades, tristezas, inseguranças e desinformações sobre como lidar com as emoções; abuso de bebidas alcoólicas, tabagismo, episódios de compulsão alimentar ou restrições e uso de substâncias psicoativas; *doping*; dedicação aos treinos e competições em fase da infância, pré-adolescência e adolescência com perdas de vivências e momentos que não voltarão; monotonia de treinamentos, conflitos com equipe técnica ou colegas de profissão; pressão por resultados vindo de patrocinadores, empresários, equipe e familiares; pressão de tirar a família da pobreza ou gerar melhores condições aos familiares; e incertezas, imprevisibilidade, decisões difíceis e indecisões.[3,6]

Esses exemplos são alguns dos fatores estressores comuns na carreira de muitos atletas e que os estudos e a literatura atual costumam abordar.[3,6] O psiquiatra do esporte deve estar atento a estes fatores, avaliando individualmente cada atleta. Após a avaliação, classificar se o atleta está bem adaptado, em risco ou se há um fator importante de sofrimento mental ou diminuição de desempenho.

Adaptação aos fatores estressores

Visto que os fatores estressores são inerentes na carreira do atleta e que a má adaptação pode levar a sintomas de TMC e diminuição do desempenho, assim como a melhor adaptação a estes estressores promove progresso e sucesso, este tema se torna fundamental.

Primeiramente, precisamos estar cientes que o atleta ou está em uma fase de treinamento e competição ou está em recuperação. Este é o ciclo bifásico normativo de um desportista de alto rendimento, 24 horas por dia. O atleta será atleta em todos os momentos de sua vida durante o exercício de sua profissão. Os momentos de sono, lazer, alimentação, socialização serão partes importantes do processo de recuperação.

Todas as etapas de preparação e competições levam a determinada carga de atividades e, por consequência, maior ou menor grau de desgaste físico e emocional. Entretanto, sem a recuperação adequada (por exemplo, sono, hidratação, alimentação, lazer etc.) o estresse em demasia ocasiona *overtraining*, lesões, sintomas de TMC ou transtornos propriamente ditos como ansiedade, depressão, distúrbios de sono, transtornos alimentares, abuso de álcool, abuso de medicações como relaxantes musculares ou analgésicos e entre outros, assim como diversas outras situações de má adaptação ao estresse.

Contudo, caso houver pouca carga de trabalho, tanto de treinamentos como competições, o atleta passa ao despreparo, não conseguirá evoluir no esporte e o rendimento logo irá cair em rendimento, gerando novamente sintomas de

TMC, desfoque da carreira e muitas das situações relatadas anteriormente no exemplo acima.

O equilíbrio entre o desgaste e a recuperação deve ser a base que sustenta a carreira do desportista. Esse é um trabalho que envolve todos os profissionais que cuidam da carreira do atleta e, claro, do comprometimento, disciplina e habilidades desenvolvidas pelo próprio atleta em gerir sua carreira.

A carreira de muitos desportistas começa com uma rotina gradativa de treinos próximo dos 7 ou 8 anos de idade. À medida que o esporte evolui, os aspectos mentais e emocionais ficam mais importantes. Sendo que os atletas jovens começam a se questionar se realmente querem se comprometer com horas extras de treinamento e competições, passam se preocupar também com a falta de tempo de socialização, família ou lazer.

Em algum momento da carreira, o atleta pode sentir que está distante da família e amigos e, ao mesmo tempo, percebe que não está conseguindo evoluir ou que não está sendo bem-sucedido no esporte. Esse é um drama recorrente, gerando angústias e muitas dúvidas.

Para evoluir na carreira como desportista de alto rendimento, progredir por meio da melhor adaptação aos fatores estressantes e gerar a excelência de desempenho, alguns requisitos são fundamentais, como talento, experiência, condicionamento físico adequado, nutrição personalizada, trabalho de prevenção de lesões, qualidade de vida e preparação mental.[2]

Preparação mental

Os atletas relatam que eventualmente quando se concentram na atividade esportiva há uma alteração na percepção do tempo, as capacidades de raciocínio ficam mais rápidas e se consegue prever ações e situações de forma intuitiva. A mente permanece silenciosa e não há julgamentos no pensamento, as dores e o cansaço, quando existem, deixam de ser algo limitante. A resposta motora é espontânea, harmônica e fluida. Este relato comum é considerado o estado mental alterado de melhor nível de desempenho obtido pelo atleta durante a prática esportiva, descrito como "entrar na zona-alvo de desempenho" ou, em inglês, *in the zone*, ou apenas "entrar no *flow*". Todavia, os atletas, de modo geral, apresentam dificuldades em manter este estado mental de forma regular, até mesmo durante uma mesma partida, ou competição ou luta e assim por diante.[2]

Alguns lembram que quando praticavam o esporte de forma amadora e recreativa, apenas como uma brincadeira, descalços na praia ou na rua próximo de suas casas, desempenhavam jogadas ou movimentos intuitivos que beiravam a "perfeição", difíceis de explicar ou reproduzir. E após, quando o esporte se torna uma profissão, esses momentos de inspiração vão deixando de se manifestar. Por algum motivo, os atletas considerados gênios dentro de uma determinada modalidade, desenvolvem habilidades intuitivas que facilitam a entrada neste estado e mantém um perfil de altos rendimentos, com uma *performance* espontânea, harmônica e fluida.

A preparação mental é um facilitador para a entrada na zona-alvo de desempenho. Assim como a preparação física, ela deve ser constantemente treinada e desenvolvida desde as etapas iniciais de formação do atleta. Atualmente, com o material científico e prático sobre preparação mental que dispomos, se torna incoerente um grande clube formador de atletas não prestar atenção na preparação mental, seria como não prestar atenção na preparação física para atletas de alto rendimento. Não faria sentido.

Essas habilidades muitas vezes são desenvolvidas de forma intuitiva na carreira dos desportistas. Ou seu aprendizado é facilitado quando os atletas mais experientes passam seus conhecimentos aos jovens ou, ainda, quando a equipe técnica orienta uma melhor forma de agir perante sua vivência em resultados. Outrora os atletas de sucesso são copiados pelos demais, incluindo maneirismos e rituais, muitas vezes as habilidades mentais vão sendo repassadas e aperfeiçoadas destas maneiras, ou seja, predominantemente empírica e reservada a elite do esporte.

Atualmente, qualquer clube formador tem a possibilidade de desenvolver estas habilidades e contextualizar perante a modalidade esportiva específica que atua. Todo o atleta pode aprender a desenvolver estas habilidades.

Para melhor autoconfiança competitiva e desempenho de excelência, é recomendável que o atleta desenvolva as habilidades mentais básicas (respiração e relaxamento; diálogo interior positivo; atenção e foco; visualização de imagens mentais; motivação e persistência) e habilidades mentais complexas (estabelecimento de metas; autoavaliação; rotina pré-competição; controle emocional e regulação de intensidade).[2]

Preparação mental no auxílio de tratamentos

Essas habilidades além da busca do desempenho de excelência, podem ser adaptadas aos atletas que estão passando por adversidades mentais ou físicas, como, por exemplo, sintomas de TMC ou até mesmo uma lesão que requer cuidados e tratamento de longo prazo. Estas habilidades auxiliam o atleta a superar as adversidades a fim de desenvolver o melhor desempenho e auxiliam, também, quando necessário, no enfrentamento de um agravo a saúde e na eficácia do tratamento.

Um exemplo clássico e tão temido no mundo do esporte, quando o atleta que sofre uma ruptura do ligamento cruzado anterior (LCA), terá que passar por um longo período de recuperação e retomará as atividades competitivas em torno de 9 meses, se o tratamento for bem-sucedido. Além dos cuidados cirúrgicos, da fisioterapia e da preparação física, convém o atleta a manter-se em acompanhamento com a equipe de saúde mental por vários motivos.

Primeiramente, o atleta quando interrompe as atividades físicas de forma abrupta, os estudos referem acima de 28 dias sem atividades físicas, sofre da abstinência endógena de todos os benefícios que o esporte traz para o equilíbrio de sua saúde mental. É um fator bioquímico, que mexe em estruturas de recompensas do cérebro assim como equilíbrio de neurotransmissores em respostas as endorfinas. Tal equilíbrio foi sendo adquirido desde os 7 ou 8 anos quando os treinamentos começam de forma gradual, ou seja, durante etapas importantes do desenvolvimento do sistema nervoso central, a atividade física se mostra como um fator constante e necessário para seu equilíbrio. A abstinência é tão relevante que pode ajudar a explicar, em parte, a dificuldade entre os atletas perante a aposentadoria.[3]

Na etapa inicial da lesão de LCA ou outra lesão acima de 28 dias afim de recuperação, o atleta passa por um período de luto, marcada inicialmente pela negação, nesta etapa o atleta tem a lesão, mas de forma inconsciente acredita que não a tem, parece que a "ficha não caiu". Se as etapas do luto não forem bem trabalhadas, somada pela abstinência endógena, poderá buscar compensação em comportamentos de risco, como abuso alimentar, tabagismo, alcoolismo, entre outros, para intuitivamente mascarar ou remediar sintomas de TMC, comprometendo também a recuperação da cirurgia, processo de cicatrização, evolução fisioterápica e ganho de massa muscular.

Passada a etapa inicial da lesão e melhor adequação emocional das fases do luto, o atleta se depara com a monotonia de atividades na fisioterapia. Difícil focar no tratamento. Tudo parece vagaroso e não evoluindo. Se antes praticava uma atividade que lhe assegurava retorno emocional, agora não se sente satisfeito com suas obrigações diárias na fisioterapia. Perde-se o contato diário com os companheiros de trabalho e passa a conviver com outros atletas lesionados. É uma fase que o trabalho voltado para as habilidades mentais no auxílio ao tratamento oferece melhores resultados e protege o atleta dos comportamentos de riscos compensatórios. Pode-se trabalhar respiração e relaxamento nos períodos de maior ansiedade e irritabilidade, diálogo interior positivo perante o processo de recuperação, visualizações do melhor cenário de recuperação, foco durante a rotina semanal de fisioterapia etc.

A etapa final do tratamento não é menos desafiadora, o atleta retoma os trabalhos de força assim como habilidades específicas da modalidade, entretanto, sente-se emocionalmente como se ainda estivesse lesionado e quesitos da autoconfiança precisam ser trabalhados para o sucesso no retorno e diminuição dos riscos de uma nova lesão.

Durante todos estes processos a preparação mental oferece instrumentos importantes de auxílio ao tratamento e serão fundamentais na retomada do alto rendimento, todo o trabalho sendo exercido em integração com a equipe de fisioterapia, educadores físicos, outros médicos e demais profissionais.

Ação integrativa, discreta e organizada

No momento que o psiquiatra do esporte identifica que o atleta não está se adaptando a um estressor em específico com potencial de diminuir o desempenho esportivo ou acarretar sintomas de TMC, deve articular um plano de ação que pode envolver psicólogos, médicos de outras especialidades, fisioterapeutas, assistentes sociais, empresários ou familiares do atleta, comissão técnica, educadores físicos, colegas do atleta entre outros profissionais interessados.

Esta é uma ação multi e transdisciplinar e independe se o psiquiatra é um profissional autônomo ou funcionário dentro de um serviço esportivo. Porém toda integração merece respeito e discrição sobre as informações pessoais coletadas do atleta, muitas devendo ser tratadas de forma confidencial pelo médico, pois são informações de caráter íntimo e o intuito da reunião é guiar o tratamento e demais condutas para o mesmo sentido, em ações organizadas e agregadas.

Quando há uma prestação de serviço desorganizada exercida por vários profissionais responsáveis pelo atleta, por mais bem intencionados que sejam as partes, a tendên-

cia é a desagregação do tratamento, piorando o prognóstico e podendo expor o atleta, equipe ou clube. Essa situação deve ser combatida com veemência pela equipe de saúde. O psiquiatra pela sua área de conhecimento, se mostra um profissional apto e capaz de organizar o serviço de saúde mental em integração com outros setores, tudo de forma discreta e organizada.

Esta ação dentro de um serviço esportivo favorece o atleta em várias situações, como identificação de fatores estressores que estão desencadeando má adaptação já referido anteriormente, prevenção de lesões, prevenção de sintomas de TMC, promoção de bem-estar e saúde ao atleta, melhor resposta terapêutica em tratamento de lesões que ultrapassam 28 dias a fim de recuperação e melhor tratamento de quaisquer transtornos psiquiátricos.

● TRANSTORNOS MENTAIS COMUNS

Uma vez que profissionais da área de saúde mental ainda têm dificuldades de exercer um trabalho mais amplo dentro do cenário esportivo, a real obtenção e levantamento de dados nesse meio ainda são limitados no que concerne a prevalência dos TMC. Existe uma própria tendência à subnotificação, tanto pelo acesso restrito desses psicólogos e psiquiatras (que poderiam explorar possibilidades e realizar estudos mais minuciosos) e também pela cultura do esporte de alto rendimento que busca suprimir ou minimizar as questões mentais – muito pelo entendimento que atletas em sofrimento psíquico são desvalorizados dentro do mercado esportivo.

Por mais que haja uma sustentação da hipótese que a prevalência dos TMC no esporte seja semelhante aos números entre a população em geral, o meio esportivo traz algumas particularidades e nos leva a reflexões, como veremos a seguir. Por isso, é fundamental que médicos do esporte, ortopedistas, fisioterapeutas e demais profissionais do meio esportivo sejam familiarizados com sinais e sintomas que podem preceder um transtorno mental.

Depressão maior

A Depressão Maior (DM) ou popularmente "depressão", é considerada o "mal do século XXI" pela Organização Mundial da Saúde (OMS). É uma doença silenciosa, muitas vezes incompreendida – inclusive por quem está no sofrimento.

Infelizmente, a DM envolve muito preconceito por parte da população, ainda em tempos atuais, em que o estigma é grande. Isso dificulta todo o processo, desde a busca por ajuda, início da intervenção com aceitação e melhor prognóstico. Logo, o restabelecimento pleno do indivíduo é mais difícil, sendo importante mencionar que o impacto mais grave relacionado à depressão é o suicídio – uma das 20 maiores causas de morte em 2015.[5]

De acordo com o DSM-V (Manual Diagnóstico e Estatístico de Transtornos Mentais), os sintomas que compõem um quadro clínico de DM incluem: persistência de humor deprimido, perda de interesse ou vontade por atividades previamente prazerosas, diminuição da libido, choros frequentes, perda ou ganho de peso em pouco tempo sem dieta associada, redução ou aumento do apetite, insônia ou hipersonia, agitação ou retardo psicomotor, fadiga ou perda de energia, sentimentos de inutilidade ou culpa excessiva ou inapropriada, capacidade diminuída para pensar ou se concentrar, indecisão e pensamentos acerca de morte. Também é extremamente comum a coexistência de sintomas expressivos de ansiedade entre pessoas que sofrem de depressão.

Uma vez que a depressão tende a surgir em indivíduos mais jovens até a idade adulta, é fundamental entender os aspectos da doença no contexto esportivo, pois trata-se da faixa etária da grande maioria da população esportista. Sua prevalência é mais comum entre mulheres (8% a 10%) do que em homens (3% a 5%), surgindo entre os 18 a 29 anos. Entretanto, o perfil dos homens em relação ao autocuidado tende a ser desfavorável no que diz respeito à busca por ajuda, levando a hipótese do número inferior ao real para esse grupo.

É comum que atletas mais jovens apresentem certa imaturidade afetivo-emocional para lidar com determinadas questões pessoais, familiares ou profissionais. Muitas vezes, ainda que atuantes no esporte, não sabem ao certo se farão dessa atividade seu principal caminho de vida. Somado a isso, pode haver grande pressão por parte da família, seja favorável ou opositora ao futuro desportivo. Logo, é difícil para esses jovens compreender processos internos das suas próprias emoções e pensamentos. São atletas que não externam suas angústias, ou, quando fazem, são incompreendidos. Por isso, devemos ressaltar que a depressão em jovens atletas pode cursar, principalmente, com demonstrações de irritabilidade, raiva e evitação social (em vez de um quadro mais "clássico" com humor triste e desânimo, por exemplo).

Outro dado importante é a questão da depressão associada ao uso de substâncias dentro do esporte. Muitos atletas tendem a recorrer ao álcool, por exemplo, como via de refúgio às frustrações. Não menos comum, também é usado em "via de recompensa" para celebrações, tornando-se um perigo em qualquer situação, pois potencializa a angústia, tristeza e agressividade, piora sua qualidade do sono e leva à queda progressiva do rendimento esportivo. Para muitos pode representar até mesmo um abandono precoce do esporte e maior risco de suicídio.

Por mais que a depressão ainda seja um tabu, temos visto cada vez mais atletas de elite renomados se manifestarem sobre o assunto. Seja pelas próprias vivências ou por presenciarem outros companheiros em sofrimento. Essa conscientização tem, ainda que a passos lentos, chegado a dirigentes esportivos e outros profissionais ligados ao esporte, que passam a entender o real impacto da doença e abrir os olhos para uma atuação mais preventiva. Pois, é fato que, para cada atleta que revela ter sofrido de depressão, existem inúmeros outros que ficaram pelo caminho ou que, simplesmente por medo ou vergonha, não externam seu sofrimento.

Acompanhando esse aumento de casos e preocupados com desfechos negativos em saúde mental, o Comitê Olímpico Internacional (COI) desenvolveu sua ferramenta de avaliação e reconhecimento da saúde mental no esporte, publicada em 2020.[7] Trata-se de um documento amplamente elaborado com a finalidade de identificar precocemente atletas de elite que tenham potencial risco de desenvolver algum tipo de patologia mental. Assim, a partir da identificação do risco/problema, determinar qual a melhor conduta terapêutica a ser definida e quais profissionais da área da saúde devem estar envolvidos no processo, passo a passo. É importante ressaltar que esse projeto foi criado não apenas para uso dos profissionais da saúde mental (psicólogos e psiquiatras), mas também médicos do esporte, ortopedistas, fisioterapeutas, nutricionistas, preparadores físicos, ou seja, todos aqueles que trabalham com esporte de alto rendimento. Os próprios atletas, companheiros de equipe e familiares também têm acesso ao questionário destinado a eles – como forma de autopreenchimento, capaz de ajudar no rastreio de emoções e comportamentos disfuncionais em estágio inicial.

Transtornos de ansiedade

Quando falamos de ansiedade, é crucial a diferenciação e elucidação do que é uma ansiedade fisiológica e o que realmente é um diagnóstico de Transtorno de Ansiedade. Essa necessária compreensão poderá ajudar não apenas na identificação correta da patologia, mas, consequentemente, na melhor condução e assertividade do caso – já que temos visto extrema banalização de diagnósticos como ansiedade, depressão, bipolaridade etc., sem que tenha ocorrido uma avaliação apropriada.

Embora esteja associada a sintomas de desconforto, insegurança e temor, precisamos ter em mente que a ansiedade é uma experiência fisiológica do nosso corpo. Ela virá como uma reatividade (consequência) frente a alguma sensação (gatilho ansiogênico) desencadeada ou não por um evento estressor ou pensamento antecipatório. Logo, a ansiedade pode surgir e se intensificar a partir de uma ideação antecipatória a determinados eventos futuros, sejam eles condizentes com a realidade ou mais improváveis ou "exagerados" que alimentam a estrutura psíquica da pessoa.

O problema acontece quando essa ansiedade deixa de ser fisiológica (manejável) e passa a ser patológica (de difícil ou nenhum controle), levando a prejuízos importantes na funcionalidade da pessoa. Aqui, observa-se uma série de sintomas, também de ordem física, que se fazem mais presentes – como taquicardia, sudorese, palpitações, dor precordial, dispneia, vertigem, náuseas, cefaleia, visão turva, pré-síncope, agitação psicomotora, tensão muscular e tremores.

Quando eventos de tal natureza passam a se tornar frequentes e intensos na vida de alguém, muito provavelmente estamos diante de um Transtorno de Ansiedade. Certamente, uma maior investigação clínica será capaz de determinar o tipo do transtorno de ansiedade (por exemplo, fobias, transtorno obsessivo-compulsivo, síndrome do pânico, ansiedade generalizada, estresse pós-traumático) e qual o melhor tratamento a ser instituído.

No meio desportivo, a ansiedade precisa ser extremamente bem compreendida e elaborada pelo atleta. Inicialmente, ele deve aprender a não negá-la (o que já vai contra a cultura disfuncional do alto rendimento, que tende a "ensinar" o esportista a não sentir nada ou que se sentir e demonstrar, é fraco). Isso é fundamental e vale para todos outros tipos de sentimentos e sensações que possa vivenciar. Seja frustração, raiva, desapontamento, culpa, vergonha ou tristeza. Pois, diferentemente disso que "o atleta não pode sentir ou ser emocional", há uma nova e mais educativa vertente que tudo passa pelo autoconhecimento, compreensão e respeito pelas próprias emoções. Dessa forma, ele estará mais apto a entender gatilhos mentais, adotar boas medidas comportamentais, minimizar pensamentos intrusivos que atrapalham sua *performance* e, consequentemente, otimizará seu controle emocional em prol de um melhor desempenho.

Qualquer tipo de Transtorno de Ansiedade pode ser visto no meio esportivo, uma vez que os atletas são passíveis de sofrer das mesmas perturbações que pessoas não atletas. No entanto, até o ambiente competitivo de alto rendimento pode ser um fator ansiogênico para o indivíduo – potencializando uma ansiedade basal preexistente ou precipitando o surgimento de um transtorno franco.

Acredita-se que os mais comumente observados no ambiente desportivo sejam a ansiedade de desempenho e o transtorno de adaptação. Na primeira condição, nota-se inicialmente uma discrepância considerável entre a alta *performance* do atleta durante os treinamentos (seja em nível de competitividade, foco, concentração e motivação) e baixo rendimento nas competições. Não há sustentação e reprodução nas competições daquilo que, sabidamente, pode ser feito por ele, o que gera enorme frustração para o próprio atleta, equipe e treinador (além de críticas externas envolvendo expectadores/fãs e mídia). Geralmente, o próprio atleta percebe que a ansiedade o domina nas situações em que está sendo potencialmente avaliado ou simplesmente sob olhares de várias pessoas. Pode ser descrita uma sensação de "travamento" (rigidez muscular), dispneia, dificuldade de raciocínio e de tomada de decisões – levando a prejuízos no gestual esportivo a ser executado. Consequentemente, o atleta não conseguirá performar em seu melhor nível, geralmente situado entre o relaxamento e ativação necessária. Atletas de elite bem treinados mentalmente são aqueles capazes de entrar na zona-alvo de desempenho. Aqui, ainda que possa haver algum tipo de ansiedade, o atleta sabe usá-la a seu favor, de modo que se torna uma ativação necessária para estreitar seu campo da atenção e otimizar o foco durante sua apresentação. Todos os seus movimentos se dão de forma automática e harmônica, sendo descritos por eles como "apenas sentir".

O Transtorno de Adaptação é uma condição de intenso sofrimento emocional em que há um evento estressor associado – levando o indivíduo a sintomas psíquicos e comportamentais (surgem meses após o acontecimento). Trata-se de uma patologia que afeta entre 5% a 20% das pessoas que buscam ajuda em saúde mental, tornando-a uma desordem relativamente comum. No contexto de vida dos atletas de alto rendimento, conseguimos compreender as várias situações passíveis de atuar como gatilhos para um transtorno de adaptação: mudanças repentinas de cidade, estado ou país (levando a separações e distanciamento familiares, além de impacto cultural/social relevante), novo ambiente de trabalho (dificuldade na criação de novos vínculos com outros atletas, treinadores e *staff* técnico), lesão súbita com importante afastamento das atividades (incertezas futuras, perdas de espaço na equipe), além de outros eventos que podem ocorrer na vida de qualquer pessoa: divórcio, perda do trabalho ou dificuldades financeiras (o atleta depende muito de patrocínios e apoios externos para se manter em atividade). Por isso, é tão importante para o atleta ter uma boa rede de apoio em momentos de transição, seja profissional, familiar ou de caráter pessoal. Quanto mais precoce for a identificação de um fator estressor impactante (e provida uma abordagem especializada), melhor será o prognóstico do atleta.

Transtornos alimentares

Os Transtornos Alimentares (TAs) representam um enorme desafio dentro do contexto esportivo. Além das considerações gerais da influência genética na gênese da anorexia nervosa, bulimia nervosa e compulsão alimentar (principais transtornos alimentares), é extremamente importante levar em conta fatores predisponentes dos indivíduos com TAs que os direcionam ao universo esportivo. Inclusive para determinadas modalidades esportivas – fazendo com que aquela prática específica seja mantenedora ou potencializadora de um transtorno alimentar preexistente.

A abordagem clínica dos TAs em atletas pode ser complexa, pois requer cuidados amplos. Isso porque também podem ser necessários ajustes nutricionais em indivíduos que têm o corpo como principal (ou exclusiva) ferramenta de trabalho.

Um importante ponto de partida é a familiarização com o atleta e toda a sua equipe e rede de apoio. Isso ajudará a entender se há predisposição ao comportamento alimentar disfuncional antes mesmo do ingresso ao esporte. A genética, ambiente familiar e o histórico pessoal ligado ao comportamento alimentar ou sofrimento psicológico são dados fundamentais na história clínica. Em paralelo, como são os mecanismos mentais daquele esportista, como ele enxerga o esporte e qual o seu nível de comprometimento e abdicação para conquistar seu determinado objetivo profissional.

Estudos sugerem que os TAs são até mais prevalentes na população de atletas de elite quando comparados à população geral, também sendo mais comum entre mulheres. Um estudo norueguês feito em larga escala entre atletas de elite (N = 1.620) revelou que 13,5% apresentavam transtorno alimentar clínico ou subclínico (anorexia, bulimia ou transtorno alimentar não especificado), comparado com 4,6% do grupo controle (N = 1.696). A prevalência encontrada em atletas masculinos foi 8%, enquanto entre as atletas femininas foi 20%. Esse estudo, publicado em 2004, foi considerado exemplar, tanto pela inclusão de atletas masculinos como pelos questionários clínicos validados que foram utilizados.[8]

Em esportes como a ginástica artística e natação (e outras modalidades em que o peso impacta diretamente no desempenho), há uma forte cultura, muitas vezes negativa, para que o esportista se mantenha "com o corpo adequado". É aqui que observamos o ambiente esportivo como mantenedor de um comportamento disfuncional. Treinadores exigentes, a comparação entre os próprios esportistas e suas estruturas corporais, o hábito de se pesar constantemente, dietas restritivas, hábitos de vida social limitados e até mesmo as redes sociais atuais prejudicam muito a relação saudável do atleta consigo mesmo e com o esporte que pratica.[9]

Comportamentos compensatórios também são verificados naqueles indivíduos muito obsessivos para com o próprio corpo – em que o *overtraining* pode levar à bulimia nervosa, por exemplo. Outro aspecto relevante é a recorrência de lesões em atletas com disfuncionalidade alimentar e que possuem a própria percepção de si mesmos distorcida (transtorno dismórfico corporal). Para estes, além das lesões, haverá comprometimento do nível do desempenho e até mesmo encerramento precoce da carreira esportiva.[10]

Quando abordamos lesões e comportamento alimentar disfuncional, devemos mencionar a Deficiência de Energia Relativa no Esporte (em inglês, *Relative Energy Deficiency in Sport* [RED-S]), uma condição cada vez mais vista no esporte (podendo acometer homens e mulheres). Trata-se de um desequilíbrio entre consumo e gasto energético – com uma inadequação na disponibilidade de energia necessária para atender às demandas metabólicas do corpo e da prática esportiva.[11]

Esse quadro (que não obrigatoriamente está circunscrito ao comportamento alimentar) leva a uma série de consequências, não apenas na *performance* atlética, mas também na saúde do esportista. Na esfera psíquica, podem ser observados depressão, irritabilidade, queda da capacidade de concentração, juízo crítico prejudicado e sono não reparador.

Também é importante elucidarmos que a Tríade da Mulher Atleta (TMA) é um espectro dentro do RED-S, composta de: 1) baixa disponibilidade energética; 2) disfunção menstrual; e 3) baixa densidade mineral óssea. Logo, uma vez que a abordagem para casos de RED-S ou TMA é multidisciplinar, é primordial que todos os profissionais da saúde ligados à área desportiva compreendam de forma sistêmica o comportamento alimentar do atleta alinhado à frequência e/ou intensidade dos treinamentos.

● USO DE SUBSTÂNCIAS PSICOATIVAS NO ESPORTE

As substâncias psicoativas ou drogas psicotrópicas são aquelas que atuam no cérebro, modificando o funcionamento, podendo provocar alterações no humor, na percepção, no comportamento e no estado da consciência, sendo capazes também de alterar funções corpóreas. São classificadas de acordo com os efeitos que causam ao Sistema Nervoso Central (SNC): depressoras, estimulantes e alucinógenas.

No esporte de alto rendimento, o uso e o abuso de substâncias psicoativas são devidos a quatro fatores principais: melhora do desempenho, fuga das frustrações ou recreação, alívio das dores físicas e melhoria da qualidade de sono.

Na melhora do desempenho a escolha são por substâncias psicoativas estimulantes como é o caso da cafeína (molécula alcaloide do grupo das xantinas), merecendo um destaque especial para esta substância. O que torna a cafeína especial é a ampla aceitabilidade social. Em torno de 90% dos adultos consomem esta substância todos os dias ao redor do mundo a partir de uma variedade de fontes diferentes, entre elas o chá, café, bebidas e complementos energéticos, refrigerantes, analgésicos e remédios para resfriados sem a necessidade de prescrição médica, complementos para perda de peso, chocolates e entre outros.[12] A cafeína aumenta o estado de alerta e a sensação de energia, combatendo a fadiga física e mental, aumenta a capacidade de concentração, trazendo conforto e bem-estar.[12,13] Nos últimos 30 anos, extensos materiais científicos foram publicados relatando os efeitos ergogênicos por meio da sua suplementação.[13] Entretanto, durante alguns momentos no esporte, a cafeína foi considerada *doping* em concentrações de 12 ou 15 µg/ml na urina, como nos jogos Olímpicos de Verão de Los Angeles, em 1984. Atualmente é considerada uma substância legal pela *World Anti-Doping Agency* (WADA), todavia o abuso agudo e o uso crônico podem acarretar, respectivamente, intoxicação e dependência, assim como deterioro da *performance* esportiva.

Quando a cafeína é bem indicada, os efeitos ergogênicos são benéficos em esportes de resistência, esportes tipo *stop-and-go* (esporte de raquete ou equipe) e que envolvem atividades sustentadas de alta intensidade (natação, remo e corridas de meio fundo). Os efeitos diretos em eventos únicos envolvendo força e potência, como levantamentos, arremessos e corridas, não são claros.[12] A prescrição da cafeína deve ser realizada por um profissional capacitado, pois deve-se ter o cuidado de identificar outras substâncias estimulantes associadas, observar a resposta pessoal de cada atleta devido o perfil de metabolização individual e evitar interferência no ciclo circadiano. Os atletas que não utilizam cafeína, assim como aqueles que utilizam de forma equivocada, podem ter desvantagens em relação àqueles que fazem uso de forma correta.

A WADA e a Autoridade Brasileira de Controle de Dopagem (ABCD) orientam que se deve ter muito cuidado com substâncias estimulantes de forma geral, pois muitas são proibidas em competições. Algumas dessas substâncias podem ser encontradas, mas não se limitam, em medicamentos usados para o tratamento de, por exemplo, anafilaxia, transtornos de déficit de atenção e hiperatividade (TDAH), sintomas de resfriado e gripe.

Uma substância é considerada *doping* pela WADA quando:

1. aumenta artificialmente o desempenho físico,
2. traz perigo a saúde do atleta e
3. é contrário aos princípios do esporte. Se dois destes três critérios estiverem presentes, a substância ou método pode entrar na lista proibida.

Em caso de verificação médica, em que se constate a necessidade de uso de algum psicoativo originalmente proibido pela WADA e que não haja nenhum outro método alternativo comprovadamente eficaz, a substância pode ser indicada normalmente. Mas, para tal, é imperativa a emissão da Autorização de Uso Terapêutico (AUT) para ABCD em que o médico prescritor irá fundamentar sua indicação terapêutica. Uma comissão, também composta de médicos, irá avaliar o quadro como um todo, e então, caso seja autorizada a utilização deste recurso terapêutico, o uso da medicação é entendido como restaurador da normalidade e não um benefício ou vantagem provida ao atleta.

A alta demanda da rotina associada a fatores estressores, referidos anteriormente neste capítulo, podem levar o atleta a buscar alguma substância psicoativa depressora que leve a fuga de suas frustrações e obtenção de momentos de recreação. Estas substâncias podem mascarar sintomas de TMC (por exemplo, tristeza, ansiedade, medos, angústia etc.), facilitar o surgimento de um transtorno mental (por exemplo, Transtorno Depressivo Maior ou Ansiedade Generalizada), assim como transtornos secundários, como é o caso do alcoolismo quando a substância de abuso é o álcool.

O álcool é uma substância de fácil acesso, culturalmente aceita e, de certa forma, incentivada devido a associação com momentos de diversão e interações sociais. Essa substância representa um grande problema, pois não está na lista de dopagem e se torna um refúgio fácil e perigoso no mundo esportivo tanto amador, colegial ou profissional.[14] Podendo ser utilizada, também, pela característica depressora, como um indutor do sono. Apesar da indução e suposto combate a insônia, o álcool piora a qualidade do sono, reduzindo a fase REM, em que há um importante processo de regeneração muscular e revigoramento físico e mental, essenciais ao atleta. Uma característica comum no atleta que abusa do álcool, ou que já desenvolveu a dependência, é a baixa autocrítica sobre os malefícios desta substância no seu desempenho esportivo. São atletas que quando passam por um momento difícil em âmbito pessoal ou profissional, demonstram um mecanismo de enfrentamento disfuncional. Chegam atrasados aos treinos, comportamento de isolamento, restringem o convívio com demais companheiros e até mesmo exibem reações energéticas frente a situações de frustrações.[14]

A maconha (*cannabis*) é uma substância muito consumida por adolescentes e adultos jovens, idade coincidente com a média de idade dos desportistas. Nos EUA, é a substância psicoativa ilegal mais consumida nesta faixa etária.[15] Todos os canabinoides (naturais ou sintéticos) são proibidos durante o período de competição pela WADA, por exemplo, *cannabis* (haxixe e maconha) e produtos da *cannabis*, tetraidrocanabinóis naturais ou sintéticos, canabinoides sintéticos que mimetizam o efeito do tetraidrocanabinol (THC), sendo a única exceção o canabidiol. Esta substância não é considerada *doping* e pode ter indicações diversas, entretanto pouco esclarecidas, tradicionalmente indicado em tratamentos de epilepsia refratárias, controle da dor/neuralgias e autismo.[15,16] Atualmente, o uso medicinal e não medicinal de *cannabis* entre atletas reflete a mudança das normas e experiências sociais e culturais. Embora o uso de *cannabis* seja mais prevalente em alguns atletas envolvidos em esportes de alto risco, não há evidência direta de efeitos de melhoria de desempenho em atletas.[16]

A nicotina é uma substância que pode trazer sensação de prazer e redução do estresse, entretanto não é comum em esportistas brasileiros, sendo o principal uso por meio de cigarros. Já nos EUA, é mais frequente a sua utilização por meio do tabaco oral (*chewing tabacco*) sendo observados em esportes como rodeio, beisebol, futebol americano, *wrestling*, lacrosse e hóquei, com até 30% a 40% dos atletas masculinos consumindo esta substância por temporada.[17] Atualmente, os cigarros eletrônicos podem estar influenciando uma nova onda do uso da nicotina, inclusive do Brasil, todavia não há dados científicos sobre o impacto no mundo esportivo de alto rendimento.

Os médicos, psicólogos e demais profissionais devem estar atentos para casos de abuso de substâncias psicoativas dentro do esporte, desde as mais comuns citadas (cafeína, álcool, maconha e nicotina) como outras menos frequentes, porém que demandam atenção como cocaína, anfetaminas, alucinógenos e psicofármacos sem o devido acompanhamento médico. O começo do uso destas substâncias pode estar relacionado a uma dificuldade de adaptação aos fatores estressores, como uma forma de compensação. O entendimento da prática da psiquiatria do esporte auxilia na prevenção, no tratamento e acompanhamento destes atletas.

● PREVENÇÃO E TRATAMENTO DOS TRANSTORNOS PSIQUIÁTRICOS NO ESPORTE

Neste capítulo, apresentamos o âmbito da prática na psiquiatria do esporte e conceitos que guiam esta área médica, assim como algumas das principais condições psiquiátricas que acometem atletas no alto rendimento esportivo. Por mais que cada quadro clínico tenha sua particularidade, é imperativo que se desenhe junto ao atleta o alinhamento de três elementos essenciais para a sua melhora.[18]

O primeiro elemento é a abordagem psicológica/psicoterápica. Isso é fundamental para que ele desenvolva melhor sua capacidade de enfrentamento perante as adversidades e frustrações, otimize todo seu autoconhecimento de gatilhos mentais, pensamentos disfuncionais (incluindo crenças limitantes) e, consequentemente, consiga gerir melhor suas emoções. É sobre ensinar ao atleta a essência de que, muito mais relevante do que o fato ou dificuldades em si, é sobre

como ele reage ao evento adverso. Trabalhar a preparação mental em atletas, a fim de melhor adaptação aos fatores estressores, leva a excelência de desempenho assim como prevenção de sintomas de TMC.

O segundo elemento é o acompanhamento psiquiátrico e farmacológico (se indicado). A medicação psicotrópica precisa ser vista, não como um solucionador de problemas, mas como um conforto provido ao atleta. Reduzir o estigma para com a psiquiatria é um dos principais pontos, para que esportistas e pessoas ligadas ao meio se sensibilizem que não é um sinal de fraqueza receber ajuda psiquiátrica. Em paralelo, que o uso de medicações não significa tornar-se dependente de remédios, piora do desempenho ou uso de substâncias que sejam *doping*. Se, em um universo em que o investimento por aspectos físicos é tão alto, por que não dar a mesma prioridade para os aspectos mentais – provendo o cuidado médico especializado na área?

Por fim, o terceiro elemento é a mudança comportamental. Ou seja, não adianta o atleta esperar que o psicólogo resolverá suas questões ou que o remédio do psiquiatra é a sua "salvação". De nada adiantará os esforços dos profissionais envolvidos (aqui também incluídos os médicos do esporte, fisioterapeutas, ortopedistas etc.) se não houver comprometimento do próprio indivíduo com a melhora. A correção dos hábitos disfuncionais passará pela psicoeducação, mas sendo colocada em prática desde mudanças na rotina alimentar, melhoria da gestão do tempo, rotina do sono e das atividades físicas.

Quando falamos do tratamento psiquiátrico em si, o ideal é que utilizemos o mínimo de medicações possível. Além disso, evitar fármacos com potencial risco de dependência ou tolerância (quando o efeito já não é mais obtido com certa dosagem e o paciente sente a necessidade de tomar doses mais altas a fim de conseguir uma resposta anteriormente perceptível). Nesse caso, idealmente, benzodiazepínicos não devem ser utilizados por mais de 3 meses e de forma rotineira – mas é importante lembrarmos que cada caso deve ser avaliado de forma individual.

Para quadros depressivos e ou ansiosos, os inibidores seletivos de recaptação de serotonina (ISRS) são considerados fármacos de primeira linha. É fundamental avaliar o perfil metabólico de cada paciente, eventuais comorbidades e interações medicamentosas antes de fazer a introdução de um ISRS. Outro cuidado é com a adesão medicamentosa, evitando medicamentos passíveis de acometer a esfera sexual (anorgasmia, queda da libido ou perda da potência sexual) ou ganho de peso – principais fatores que levam o paciente ao abandono terapêutico.

Em situações envolvendo prejuízos relativos ao sono, é fundamental uma avaliação minuciosa do mesmo. Isso inclui a verificação dos hábitos noturnos relativos à higiene do sono (dormir com a luz totalmente apagada, evitar ingestão de líquidos e alimentos em grandes quantidades antes de ir para a cama, desconectar-se de aparelhos celulares, evitar dormir com a TV ligada etc.). Muitas vezes, a insônia pode ser corrigida apenas por meio de mudanças comportamentais, não se fazendo necessária a introdução de um fármaco hipnótico/indutor do sono. Para entender melhor que recurso farmacológico pode ser empregado, distinguir se a insônia é de caráter inicial ou de manutenção (acordando várias vezes ao longo da noite). Isso representa um direcionamento terapêutico, no qual fármacos como zolpidem e eszopiclona podem ser considerados – pouco antes do atleta ir se deitar. A ativação pós-jogo também é uma realidade, em que atletas que treinam ou competem à noite apresentam maior dificuldade de obter relaxamento e deitar brevemente (estratégias como respiração e meditação são úteis nesse caso).

Ademais, o vínculo médico-paciente desde a prevenção em um acompanhamento *in loco* deve ser a aposta principal para um bom desfecho em relação ao tratamento da saúde mental no esporte. Para um meio onde dúvidas e incertezas predominam, prover transparência, clareza e objetividade farão com que o atleta sinta confiança no trabalho a ser realizado e, consequentemente, se permita ser acessado ao longo do processo.

CONCLUSÃO

Por meio da leitura deste capítulo é possível observar o atleta com o entendimento da psiquiatria do esporte, uma visão íntegra baseada na clássica frase *mens sana in corpore sano*. O alto rendimento traz estressores físicos e mentais. A adaptação a esses fatores estressores leva ao progresso, à autoconfiança competitiva e às tão esperadas conquistas dentro das modalidades esportivas. Entretanto, a má adaptação, além de aumentar as incidências de transtornos físicos e/ou mentais, deixa o atleta inseguro, havendo uma consequente queda gradual de rendimento e distanciamento dos bons resultados tanto desejados.

A avaliação da psiquiatria do esporte é um estudo que identifica as más adaptações aos fatores estressores assim como os instrumentos e potenciais particularidades de cada atleta para superação de suas adversidades, apontando o caminho para a prevenção, assim como tratamento e melhora do desempenho. Antes do tratamento de qualquer TMC, é importante ter o entendimento da dinâmica do atleta pela avaliação da psiquiatria do esporte. E toda intervenção deve ser pensada em um trabalho integrado com outras áreas, em um modelo discreto e organizado.

A psiquiatria do esporte é uma nova área de atuação no Brasil e tem um grande potencial de cooperação com o trabalho de outros profissionais envolvidos no auxílio ao atleta. Seria um erro pensar que se trata apenas de um psiquiatra clínico que se encontra inserido no esporte, pois nossa atuação exige conhecimentos específicos de áreas como a medicina esportiva e psicologia do esporte. Este capítulo teve a preocupação em transmitir algumas bases de atuação do psiquiatra do esporte para os demais profissionais envolvidos, pois, sem o apoio e entendimento de nossa área de atuação, não teremos o acolhimento necessário para continuar crescendo e abrindo novos caminho para futuros colegas.

REFERÊNCIAS

1. McDuff DR, Fádel H. Psiquiatria do esporte: estratégias para qualidade de vida e desempenho máximo. São Paulo: Manole; 2018. Capítulo 1, Âmbito da Prática; p. 1-29.
2. McDuff DR, Fádel H. Psiquiatria do esporte: estratégias para qualidade de vida e desempenho máximo. São Paulo: Manole; 2018. Capítulo 2, Preparação Mental; p. 30-53.
3. Gouttebarge V, Castaldelli-Maia JM, Gorczynski P, Hainline B, Hitchcock ME, Kerkhoffs GM, et al. Occurrence of mental health symptoms and disorders in current and former elite athletes: a systematic review and meta-analysis. Br J Sports Med. 2019 Jun;53(11):700-6.
4. Rezende BR. Bernardinho: transformando suor em ouro. Rio de Janeiro: Sextante; 2006. Capítulo 10, Aos campeões, o desconforto; p.125-48.
5. Organização Pan-Americana da Saúde [internet]. Brasília: Representação da OPAS e da OMS no Brasil; [atualizada em 2017 Fev 23; acesso em 2023 April 16]. Disponível em: https://www.paho.org/pt/noticias/23-2-2017-aumenta-numero-pessoas--com-depressao-no-mundo.
6. Xanthopoulos MS, Benton T, Lewis J, Case JA, Master CL. Mental health in the young athlete. Curr Psychiatry Rep. 2020 Sep 21;22(11):63.
7. Gouttebarge V, Bindra A, Blauwet C, Campriani N, Currie A, Engebretsen L, et al. International Olympic Committee (IOC) Sport Mental Health Assessment Tool 1 (SMHAT-1) and sport mental health recognition tool 1 (SMHRT-1): towards better support of athletes' mental health. Br J Sports Med. 2020 Sep 18;0:1-9.
8. Sundgot-Borgen J, Torstveit MK. Prevalence of eating disorders in elite athletes is higher than in the general population. Clin J Sports Med. 2004;1:25-32.
9. Baum AL. Eating disorders in athletes. In: Baron DA, Reardon CL, Baron SH (eds.). Clinical sports psychiatry - an international perspective. United Kingdom: Wiley-Blackwell; 2013. p. 45.
10. Currie A, Phil M, Morse ED. Eating disorders in athletes: managing the risks. Clinics in Sports Medicine: the interface between sports psychiatry and sports medicine. 2005;4:871-84.
11. Mountjoy M, Sundgot-Borgen J, Burke L, Carter S, Constantini N, Lebrun C, et al. The IOC consensus statement: beyond the female athlete triad – relative energy deficiency in sport (RED--S). Br J Sports Med. 2014 April;7:491-7.
12. Burke LM. Caffeine and sports performance. Appl Physiol Nutr Metab. 2008 Dec;33(6):1319-34.
13. Grgic J, Grgic I, Pickering C, Schoenfeld BJ, Bishop DJ, Pedisic Z. Wake up and smell the coffee: caffeine supplementation and exercise performance-an umbrella review of 21 published meta-analyses. Br J Sports Med. 2020 Jun;54(11):681-8.
14. Martens MP, Dams-O'Connor K, Beck NC. A systematic review of college student-athlete drinking: prevalence rates, sport--related factors, and interventions. J Subst Abuse Treat. 2006 Oct;31(3):305-16.
15. Saugy M, Avois L, Saudan C, Robinson N, Giroud C, Mangin P, et al. Cannabis and sport. Br J Sports Med. 2006 Jul;40(Suppl 1):i13-5.
16. Ware MA, Jensen D, Barrette A, Vernec A, Derman W. Cannabis and the health and performance of the elite athlete. Clin J Sport Med. 2018 Sep;28(5):480-4.
17. Eaves T, Schmitz R, Siebel EJ. Prevalence of spit tobacco use and health effects awareness in baseball coaches. J Calif Dent Assoc. 2009 Jun;37(6):403-10.
18. Fádel, H. Saúde mental no esporte. In: Drolshagen CS, Sasson R. Manual de medicina do exercício e do esporte.

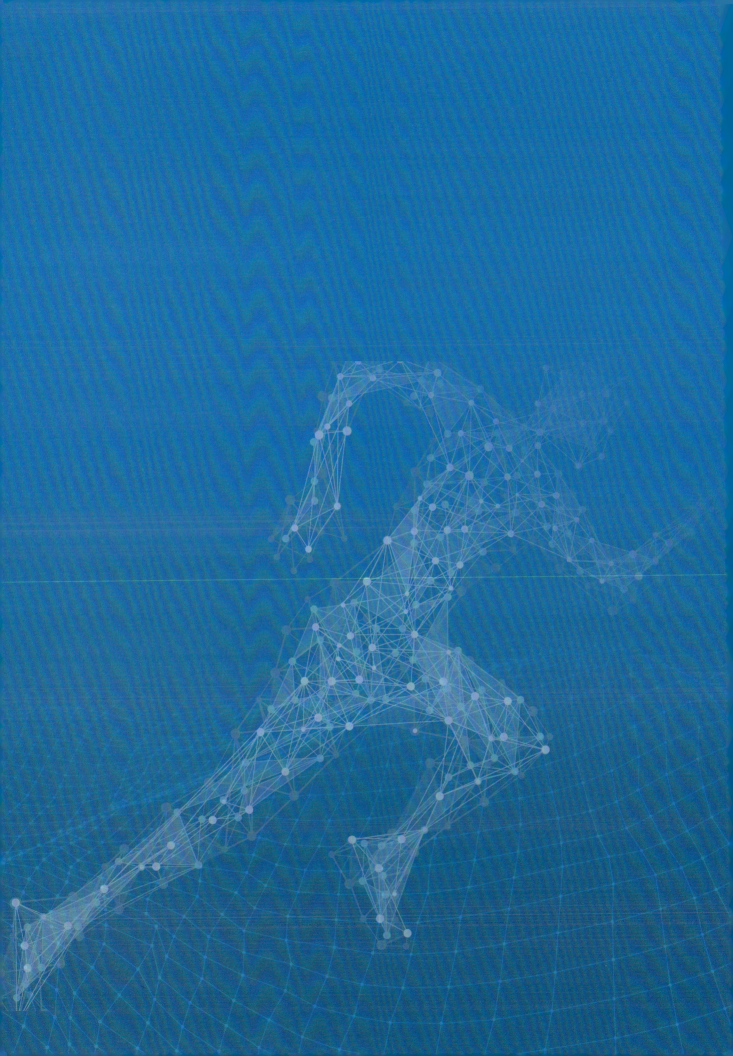

Doping e antidoping no esporte

25

Fernando Antonio Soléra ▸ Henrique Marcelo Gualberto Pereira

●INTRODUÇÃO

O esporte é sem dúvida a atividade humana que mais prepara a criança para a vida, o esporte é uma atividade física organizada, tem regras, envolve competição, sucesso e frustação, as crianças aprendem a se relacionar, respeitar o adversário e trabalhar em equipe.

Esporte é algo antigo, entende-se que em algum momento da história humana a caça deixou de ser uma atividade exclusiva para saciar a fome, mas também para exercitar a pontaria dos arcos e flechas, o deslocamento por sua vez deixou de ser apenas uma forma de explorar novos horizontes, mas também glorificar os que percorriam as maiores distâncias e os mais rápidos, o tempo não seria apenas uma marcação cronológica do ontem, hoje e amanhã, mas um desafio, algo a ser enfrentado; em um determinado momento o homem começou a cultuar o corpo, passou a se exibir, praticar esportes e finalmente se deu conta que estava competindo.

No período da transição da Pré-História (origem da espécie humana até o ano 4.000 a.C.) para a Antiguidade (do ano 4.000 a.C. até o ano 476 d.C.), o homem desenvolveu a escrita, aprimorou os alimentos, passou a fazer contas, inventou a roda, se aprofundou na arquitetura, construiu pirâmides.

Também nesta época, a atividade física apareceu com o fortalecimento dos exércitos, inicialmente com a ginástica na China, demonstrações de habilidade física e força para diversão dos Faraós no Egito, modalidades como natação, lançamento de dardos, salto em altura, corridas e luta livre.

Mas em um dado momento, o que era para ser motivo de superação pessoal, passou a ser uma frenética busca por resultados e principalmente recompensas, muitas vezes, a qualquer custo, os participantes se dispunham a tudo, era vencer ou morrer, e junto apareceram as fraudes, a partir daí estava claro que o esporte precisava de controle com o objetivo de se manter a igualdade a saúde e a ética, o risco do *doping* era iminente.

Devemos considerar três marcos fundamentais ao combate do *doping* no esporte: a criação da Agência Mundial Antidoping, em 10 de novembro de 1999; o estabelecimento e a aceitação do primeiro Código Mundial Antidopagem, em 05 de março de 2003; e o amplo reconhecimento da Convenção Internacional Contra o Doping nos Esportes – Convenção da UNESCO, em 19 de outubro de 2005, na cidade de Paris, França.

● *DOPING*: DEFINIÇÃO

O *doping* diz respeito ao uso de substâncias ou métodos proibidos no contexto esportivo que pode ser de forma voluntária ou involuntária, apontados como proibidos pela Agência Mundial Antidoping – WADA-AMA e que tem potencial para interferir no desempenho do(a) atleta.

A Agência Mundial Antidoping – WADA-AMA define *DOPING*; *doping* é toda conduta que viole as regras antidoping, conforme artigo nº 1 (Definição de dopagem), do Código Mundial Antidoping – 2021.

Atualmente a definição de *doping* está mais ampla, diz respeito ao uso de substâncias ou métodos específicos, considerados proibidos pela WADA-AMA, que alteram ou interferem no desempenho de um atleta em competição ou fora de competição, dispostos na Lista de Substâncias e Métodos Proibidos, a Lista Proibida 2023.

O Código Mundial Antidoping – 2021 (que está em vigor até 2025, quando haverá uma atualização) diz que *doping* se caracteriza por qualquer violação das regras antidoping cometida pelo(a) atleta ou outra pessoa (seu pessoal de apoio), constituindo situação suficiente para abertura de investiga-

ção de real violação, avaliada pelo conselho gestor de resultados, departamento de gestão de resultados.

Existem aqueles que entendem como criminosa a prática do *doping*, é comum a associação dos conceitos: *doping* – fraude, e mais, a saúde do esportista é posta em risco com o uso de substâncias químicas ou métodos proibidos, que podem promover efeitos danosos, muitas vezes irreversíveis.

Seja pelo desrespeito às regras (é proibido o uso de *doping* no esporte), seja pelo respeito aos adversários competidores (espírito olímpico) ou ainda um apelo à saúde, todos, pelo menos em tese, deveriam ser contra o *doping*.

Mas o fato é que o *doping* acompanha a humanidade ao longo dos tempos, é possível se deparar com relatos que desde os primeiros Jogos Olímpicos da Antiguidade na Grécia, desde o ano de 776 a.C., no santuário de Olímpia e na antiga Roma, atletas buscavam a glória e recompensas, muitos com o uso de produtos tonificantes como alimentos especiais, plantas, sementes, poções. Eram situações que refletiam a busca pela vitória à qualquer custo por meio do uso de aditivos, subterfúgios e não somente pela capacidade física e atlética dos competidores.

Embora os atletas cumprissem o rígido protocolo de jurar jogar limpo aos pés da estátua de Zeus e fossem desclassificados ou até mesmo submetidos à castigos físicos por quebrar as regras, tinham também o nome grafado na base da estátua de Zeus na entrada do Santuário de Olímpia, uma galeria de infratores, o que era vergonhoso, pois anunciava fraude por parte deste competidor.

Já na era contemporânea (a partir de 1.789 d.C), o termo *doping* foi utilizado pela primeira vez em atividades não esportivas, nos idos tempos de 1865 na Holanda, significava a designação de substâncias utilizadas para potencializar o trabalho dos operários na construção do Canal do Norte, em Amsterdã.

À época *doopen* significava batizar, imergir ou estimular os trabalhadores com o uso de infusões compostas de substâncias estimulantes, que poderiam oferecer vigor físico ao trabalho.

O termo original *dop* de etimologia, origem do africâner, um dialeto da região do Cabo da Boa Esperança, ao sul da Cidade do Cabo, na África do Sul, cujo significado pode ser uma tradução literal como concha ou um tipo de bebida, licor forte, "uma infusão estimulante utilizada em cultos cerimoniais ou religiosos". (DE ROSE, 1.989, pág. 83)

A primeira publicação oficial como definição literal de *doping* foi em 1889 no dicionário inglês, *Oxford English Dictionary* (OED) – 1889. Sabe-se que o editor deste dicionário, o inglês Sr. James Murray, foi o responsável por pesquisar e apresentar as palavras que começavam pela letra D, e definiu *doping* como "a prática de se dar aos cavalos ópio e outras drogas", à época um entendimento objetivo, mas bastante simples do vocábulo.

A classe gramatical é de um substantivo masculino que significa uma substância química ilegal para o esporte ou até mesmo alguns fármacos que, ministrada em um atleta ou animal, interfere, aumenta, ou melhora a capacidade e desempenho físico, direta ou indiretamente.

Historicamente o *doping* sempre foi visto, pelo menos, como uma ação negativa, mas a detecção da dopagem era muito rudimentar, os primeiros métodos de investigação foram desenvolvidos em 1910 pelo químico russo Bukowski que trabalhava no Jóquei Clube da Áustria e Sigmund Frankel, também químico, da Universidade de Viena, ambos estudavam a saliva dos cavalos.

Nas décadas de 1940 e 1950, foram criados e desenvolvidos os métodos de detecção, a Cromatografia Gasosa e Delgada, que foram sendo aperfeiçoados com o tempo, até serem substituídos pela moderna Espectrofotometria de Massa que pode determinar na urina a presença e dosagem das substâncias listadas como proibidas para o esporte com extrema eficácia.

Concluindo, é importante saber que nem sempre o crime capital está na interferência do desempenho, mas também infringir o conceito de proteção à saúde do(a) atleta, seus adversários ou ainda o espírito de competição, é fortemente condenado, podendo resultar em sanções disciplinares.

As consequências vão além da persecução disciplinar contra a trapaça, e sobretudo valorização da vida e da saúde e não apenas contraveneno do resultado maquiado e manipulado. A "segurança" é base principiológica da Legislação Desportiva (art. 2°, XI da Lei 9.615/98) e a "saúde" princípio sagrado na codificação antidopagem (art. 7°, VI do Código Brasileiro Antidopagem), assegurando ao praticante de qualquer modalidade desportiva, a preservação da sua integridade física, mental ou sensorial. (PAULO M. SCHMITT, 2020, JUSTIÇA DESPORTIVA ANTIDOPAGEM, pág. 269).

● PRINCÍPIOS FUNDAMENTAIS

O combate à prática do *doping* é uma necessidade. O *doping* intencional, em que se busca deliberadamente o uso e consequentemente a interferência no desempenho, passa por constantes atualizações, evoluções decorrentes de altos investimentos financeiros, pesquisas e tecnologia de ponta (a conhecida disputa entre doping *versus* antidoping), ou seja, novas substâncias e o seu uso indevido são frequentemente descobertas.

Podemos dizer o mesmo quanto aos métodos proibidos, por exemplo, na manipulação do sangue, seus componentes pelos meios físicos (por exemplo, cateter de *laser*) ou químicos e a dopagem genética.

O jogo limpo, via de regra, é desejo daqueles que participam das competições, e nesse sentido existem mecanismos preventivos (processo educacional, Padrão Internacional para Educação Antidopagem – WADA-AMA 2021), regulatórios (os testes, os exames antidoping em competição e fora de competição e as investigações) e punitivos (a legislação antidoping/Justiça Desportiva Antidopagem praticada nos Tribunais ou Câmaras Disciplinares) para o contrário.

A Lei N° 9.615, de 24 de março de 1998 (Lei Pelé), no capítulo I em Disposições Iniciais estabelece que: (§ 1° A prática desportiva formal é regulada por normas nacionais e internacionais e pelas regras de prática desportiva de cada modalidade, aceitas pelas respectivas entidades nacionais de administração do desporto), assim temos que a atividade antidopagem e a sua regulação tem respaldo, inclusive nas regras internacionais.

A Agência Mundial Antidoping, WADA-AMA é uma organização internacional, independente, que foi fundada em 10 de novembro 1999 por iniciativa coletiva de várias nações e do Comitê Olímpico Internacional (COI), em Lausanne, Suíça e transferida em 2001 para Montreal, Canadá.

A agência desde a sua criação teve um papel fundamental no estabelecimento de regras aplicáveis para toda a comunidade esportiva mundial, visando fomentar o jogo limpo e para tanto elaborou o primeiro Código Mundial e o Padrão Internacional – A Lista Proibida em 2003 sendo ambos colocados em vigor no ano de 2004.

IIa - O código mundial

O Código Mundial Antidoping é "um documento fundamental e universal que serve de base ao Programa Mundial Antidopagem nos esportes" .

É um conjunto de regras e princípios específicos antidopagem que devem ser cumpridas pelas organizações esportivas mundiais responsáveis pela adoção, implementação e aplicação de regras antidopagem nas áreas da sua competência.

Todas as disposições do Código são obrigatórias em termos materiais e deverão ser seguidas conforme aplicável a cada Organização Antidopagem e Praticante Desportivo ou outra Pessoa (outra pessoa é vista como pessoal de apoio do atleta).

Fundamentalmente as normas antidopagem, tal como as normas das competições, são regras desportivas que definem as condições que regem a prática desportiva.

O Código é citado como:

[...] um ensaio que tem por objetivo abordar a ética e o *fair play* à luz do Código, da Agência Mundial Antidoping (AMA/WADA) do Comitê Olímpico Internacional (COI), e sua relação com a equidade e os princípios fundamentais da Carta Olímpica a partir da premissa de que é a " atitude ética, antes de tudo, um dever-ser no *mundus sportivus*, sem necessitar exacerbar distinções, diferenciações ou discriminações" (Puga, 2002).

O Comitê Executivo da Agência Mundial Antidoping, WADA-AMA aprovou o Código Mundial Antidopagem pela primeira vez em 2003, e o colocou em vigor em 2004, desde então houve revisões e versões atualizadas (primeiro 2004, 2009, 2015, 2018 e o atual 2021); a nova atualização está prevista para 2025.

O Código Mundial Antidopagem apresenta no seu artigo 1°- Definição de *Doping* como a ocorrência de uma ou mais violações da regra antidopagem previstas nos artigos 2.1 até o artigo 2.11 do Código.

IIb - As violações da regra antidopagem

De forma geral, existem 11 possibilidades de um atleta e/ ou seu pessoal de apoio (outra pessoa) violar a regra antidopagem – e estes são responsáveis por conhecer o que constitui efetivamente uma Violação da Regra Antidopagem e as Substâncias e Métodos Proibidos incluídos na Lista Proibida.

O Código Mundial Antidopagem apresenta no seu artigo 2°- Violações da Regra Antidopagem previstas nos artigos 2.1 até o artigo 2.11.

2.1 – A presença de substância proibida, ou de seus metabólitos ou marcadores na amostra de material biológico de um atleta – Identificada pela presença de uma substância proibida ou qualquer outro subproduto, transformado pelo corpo, no sangue ou na urina do atleta, coletado conforme as regras da Agência Mundial Antidopagem (Padrão Internacional de Testes e Investigações – WADA-AMA 2023).

2.2 - Uso ou tentativa de uso por um atleta de substância ou método proibido da Lista de Substâncias e Métodos Proibidos da WADA-AMA – "É dever pessoal do atleta assegurar que nenhuma Substância Proibida entre em seu corpo e que nenhum método proibido seja utilizado", não sendo necessário comprovar que o atleta obteve sucesso nessa ação. É suficiente que a substância ou o método proibido tenha sido usado ou tenha havido uma tentativa de uso para que seja identificada uma violação de regra antidopagem.

2.3 - Evasão, recusa ou falha em se submeter a uma coleta de amostras, por parte de um atleta, sem justificativa válida, após notificação por pessoa devidamente autorizada. Depois que o atleta é avisado, notificado por um oficial de Controle de Doping que foi selecionado e deverá passar pelo controle não é permitido a interrupção do procedimento, estando sujeito a punição se não acompanhar o oficial, obstruir, recusar, evitar ou fugir do procedimento.

2.4 - Falhas de localização por um atleta – Configura-se pela combinação de três falhas por teste perdido ou falha de preenchimento do formulário de localização em um período de doze meses, conforme as regras da Agência Mundial Antidopagem (Padrão Internacional de Testes e Investigações – WADA-AMA 2023), por um atleta integrante do Grupo Alvo de Teste – GAT.

2.5 - Fraude ou tentativa de fraude de qualquer parte do processo de Controle de Doping por parte de um atleta ou outra pessoa (pessoal de apoio) – Qualquer ação que interfira no processo de Controle de Dopagem, mas que não está incluída na definição de métodos proibidos. A fraude pode acontecer quando há a tentativa de interferir intencionalmente no processo de controle, por exemplo, mas não se limitando ao fornecer informações que não são verdadeiras para um Oficial de Controle de Doping ou uma Organização Antidopagem.

2.6 - A posse de substâncias ou de métodos proibidos por atleta ou outra pessoa (pessoal de apoio), no período em competição. A posse de substância terapêutica ou método proibido, sem a devida autorização de uso terapêutico (AUT).

2.7 - Tráfico ou tentativa de tráfico de substância ou método proibido por um atleta ou outra pessoa (pessoal de apoio). Venda, doação, transporte, envio, entrega ou distribuição (ou posse para qualquer propósito) de uma substância ou método proibido (fisicamente ou por qualquer meio eletrônico) por um atleta ou outra pessoa (pessoal de apoio) do atleta.

2.8 - Administração ou tentativa de administração por um atleta ou outra pessoa (pessoal de apoio), de substância ou método proibido – em competição ou fora de competição. Também oferecer, fornecer, supervisionar, facilitar ou de alguma forma participar no uso ou tentativa de uso por outra pessoa (pessoal de apoio), de uma substância ou método proibido.

2.9 - Da cumplicidade ou tentativa de cumplicidade, participar ou auxiliar, incentivar, ajudar, instigar, conspirar, acobertar ou qualquer outro tipo de cumplicidade intencional envolvendo uma violação de regra antidopagem.

2.10 - Associação proibida por um atleta ou outra pessoa (pessoal de apoio) – Associação de um atleta ou outra pessoa envolvida com o atleta, a título profissional ou relacionada ao esporte, com qualquer pessoa de apoio ao atleta que esteja cumprindo um período de suspensão (inelegibilidade) por violar uma regra antidopagem; ou que tenha sido condenada ou esteja respondendo a um processo penal, disciplinar ou profissional por uma conduta que possa configurar uma violação de regra antidopagem; ou estiver servindo de intermediário para uma pessoa descrita nos itens anteriores.

2.11 - Atos de desincentivo ou retaliação - Será considerado desincentivo qualquer ato que tente intimidar ou ameaçar outra pessoa para desencorajá-la de fazer denúncias de boa-fé ou fornecer informações relacionadas a uma possível violação de regra antidopagem. Será considerada retaliação qualquer ato que vise prejudicar pessoa que, de boa-fé, apresentar provas ou informações relativas a uma possível violação de regra antidopagem.

IIc - Programa mundial antidoping

Juntamente com o Código Mundial, visam proteger o direito fundamental dos atletas de participar de atividades esportivas livres de *doping*, buscando a igualdade, a saúde e a ética no esporte.

Neste sentido, um bom Programa Antidoping, nos termos do Código Mundial, busca preservar o verdadeiro valor intrínseco do esporte, o espírito esportivo, que expressa algumas dentre muitas características humanas como inteligência, capacidade de competir com ética, *fair play*, honestidade, excelência de rendimento esportivo, caráter, educação, trabalho de equipe, conhecimento e respeito pelas regras.

Assentado nas oito normas estabelecidas como Padrões Internacionais da atividade antidopagem no esporte, o Controle de Doping é regulado pelo:

- O Código Mundial Antidopagem;
- Padrão Internacional – A Lista Proibida;
- Padrão Internacional de Testes e Investigações;
- Padrão Internacional para a Gestão de Resultados;
- Padrão Internacional para a Educação Antidopagem;
- Padrão Internacional para a Atividade dos Laboratórios;
- Padrão Internacional de Autorização de Uso Terapêutico;
- Padrão Internacional de Compliance para signatários ao Código.

A lista de substâncias e métodos proibidos da WADA-AMA

A Lista Proibida é um Padrão Internacional obrigatório do Programa Mundial Antidoping em que o Comitê de Saúde, Medicina e Pesquisa da WADA-AMA, durante todo o ano revisa e apresenta ao Comitê Executivo da WADA-AMA, as eventuais alterações.

O Código Mundial Antidopagem 2021 (este é o mais atual), estabelece no artigo 4.1 – Publicação e revisão da Lista Proibida que pelo menos uma vez ao ano seja feita uma apresentação do conteúdo da Lista Proibida proposto para todos os signatários ao Código Mundial Antidopagem e governos para eventuais comentários.

Em março de 2003, após a adoção do Código Mundial Antidopagem pelo Comitê Olímpico Internacional, o Comitê Executivo da WADA-AMA, reunido na cidade de Montreal, Canadá, em trabalho conjunto com o COI, divulgou a primeira Lista de Substâncias e Métodos proibidos, tendo eficácia a partir de 1° de janeiro de 2004, visando os Jogos Olímpicos de Verão da Grécia, (Jogos da XXVIII Olimpíada de Atenas).

É do conhecimento de todos que a Lista Proibida e suas revisões serão publicadas, no site da Agência Mundial, habitualmente em 1° de outubro e entrarão em vigor a partir de 1° de janeiro de cada ano como Padrão Internacional – A Lista de Substâncias e Métodos Proibidos (três meses após a publicação) (Tabela 25.1).

A lista de substâncias de abuso da WADA-AMA

No Código Mundial 2021, no artigo 4.2.3 – Substâncias de Abuso foi apresentado pela primeira vez o tema Substâncias de Abuso, que incluem as Substâncias Proibidas identificadas como Substâncias de Abuso na Lista Proibida devido "ao frequente abuso delas na sociedade fora do contexto esportivo".

Essa lista, desde a sua criação não sofreu nenhuma modificação (ano de 2021), mas o painel de estudiosos da WADA-AMA tem a prerrogativa de sugerir alterações, incluindo ou retirando substâncias quando se fizer necessário (Tabela 25.2).

O efeito prático da Lista de Substâncias de Abuso diz respeito às sanções, especificamente à aplicação do artigo 10 do Código Mundial Antidoping 2021 – Sanções a Atletas – explicitamente ao artigo 10.2.4 – quando a violação da regra antidopagem envolver uma Substância de Abuso:

Artigo 10.2.4.1 – Se o atleta puder demonstrar que qualquer ingestão ou uso ocorreu FORA de competição e não está relacionado ao desempenho esportivo, então o período de inelegibilidade será de três meses.

Além disso, o período de inelegibilidade calculado nos termos deste artigo 10.2.4.1 poderá ser reduzido a um mês se o atleta ou outra pessoa (pessoal de apoio) concluir de forma satisfatória um programa de tratamento de Substância de Abuso, que for aprovado pela Organização Antidoping responsável pela Gestão de Resultados.

Tabela 25.1 A lista de substâncias proibidas.	
Lista de substâncias e métodos proibidos	
Substâncias proibidas sempre	
S0	Substâncias não aprovadas
S1	Agentes anabolizantes
S2	Hormônios peptídeos, fatores de crescimento
S3	Agentes beta-2-agonistas
S4	Moduladores hormonais e metabólicos
S5	Diuréticos e agentes mascarantes
Métodos proibidos sempre	
M1	Manipulação sanguínea e componentes
M2	Manipulação química e física
M3	Dopagem genética
Substâncias proibidas em competição	
S6	Estimulantes
S7	Narcóticos
S8	Canabinoides
S9	Glicocorticosteroides

Fonte: Código Mundial Antidopagem 2021.

Tabela 25.2 A lista de substâncias de abuso.		
Classe	Substância	Apelido
S6a	Cocaína	Coca
S6b	Mdma	Ecstasy
S7	Diamorfina	Heroína
S8	THC	Maconha

Fonte: Lista de Substâncias e Métodos Proibidos WADA-AMA 2023.

Porque uma substância ou método entra na Lista Proibida

Também está estabelecido no Código Mundial 2021, no artigo 4.3 – Critérios para a Inclusão de uma Substância ou Métodos na Lista Proibida, que uma substância ou método será incluído na Lista Proibida após a avaliação, estudo e sugestão por parte do Comitê de Saúde, Medicina e Pesquisa ao Comitê Executivo da WADA-AMA, se satisfizer dois dos três seguintes critérios (Tabela 25.3).

Tabela 25.3 Critérios para inclusão na lista proibida.

Ter interferência na *performance* esportiva
Seu uso é um potencial risco à saude
Seu uso é contrário ao espírito esportivo

Fonte: Código Mundial Antidopagem 2021.

● AUTORIZAÇÃO DE USO TERAPÊUTICO (AUT)

O uso terapêutico de algum fármaco é um direito garantido ao atleta/paciente quando estiver em tratamento Médico ou Odontológico.

A prescrição do medicamento é uma prerrogativa do profissional que assiste o atleta/paciente; é do conhecimento de todos que não deve existir interferência nas condutas Médicas.

A agência mundial criou uma Norma Internacional, Padrão Internacional, chamada Padrão Internacional para Autorização de Uso Terapêutico (AUT), para possibilitar que um atleta/paciente possa fazer tratamento médico com a utilização de medicamentos que possam estar presentes na Lista de Substâncias e Métodos Proibidos sem incorrer em uma Violação da Regra Antidopagem e também estabelecer as condições de solicitação de uso terapêutico (solicitação de uma AUT), bem como a eventual liberação dessa AUT.

A Norma Internacional para AUT é de aplicação internacional, foi adotada pela primeira vez em 2004 e entrou em vigor em 1º de janeiro de 2005, hoje está na versão Padrão Internacional para Autorização de Uso Terapêutico (AUT 2023), como consequência, pode-se permitir a presença de uma substância ou um método proibido na amostra de um atleta quando este tiver uma AUT solicitada e autorizada formalmente pela CAUT (Comissão de AUT da Organização Antidopagem da competição).

IIIa – Ocorrência de evolução não emergencial

Em se tratando de uma situação Médica ou doença de evolução NÃO emergencial, existem regras estabelecidas para a solicitação de uso terapêutico, AUT.

As solicitações para a obtenção de uma AUT são avaliadas por um painel de médicos com grande conhecimento da medicina e a sua aplicação no meio esportivo, independentes, com amplo compromisso na isenção de conflito de interesses, (CAUT – Comissão de AUT da Organização Antidopagem da competição).

Ao pleitear uma AUT, o atleta precisa demonstrar, por um juízo de probabilidades, que todas as seguintes condições estão contempladas:

Artigo 4.0 – Obtendo uma AUT – Padrão Internacional de Autorização de Uso Terapêutico – 2023.

1. A substância proibida ou o método proibido é necessário para tratar um estado clínico, agudo ou crônico, de forma que o atleta enfrentaria um prejuízo significativo para a sua saúde se a substância ou o método proibido fosse negado;
2. É altamente improvável que a utilização terapêutica da substância proibida, ou o método proibido, produza qualquer melhoria adicional no desempenho, além do que poderia ser previsto como um retorno ao estado de saúde normal do atleta após o tratamento do estado clínico agudo ou crônico;
3. Não há alternativa terapêutica razoável para a utilização da substância proibida ou do método proibido;
4. A necessidade da utilização terapêutica da substância ou método proibido não é uma consequência total ou parcial da utilização anterior (sem uma AUT) de uma substância ou método proibido.

Os pedidos de AUT devem ser submetidos à agência reguladora do esporte apropriada ao nível de competição (por exemplo, a Comissão de AUT da Autoridade Brasileira de Controle de Dopagem – ABCD para uma competição nacional – para a CAUT), fundamentados em Relatório Médico completo, justificativa da indicação do fármaco proibido, pacote de exames laboratoriais e/ou de imagem pertinentes ao caso e insucesso com o tratamento com fármacos e/ou terapêuticas permitidas.

A aplicação será analisada pela CAUT para avaliar o uso pretendido da substância; por exemplo, certos medicamentos usados no tratamento da asma e outros distúrbios respiratórios, (farmacologia pulmonar), na Lista Proibida como S3. Beta-2-Agonistas, portanto, proibidos como agentes potencialmente dopantes, mas apesar de fazerem parte de uma classe farmacológica que está na Lista Proibida para atletas, existem quatro exceções que podem ser utilizadas com limites de dose ou vias de administração restritas (uso terapêutico). Por exemplo, o tratamento da asma com os fármacos do grupo S3. Beta-2-Agonistas inalados (salbutamol, formoterol, salmeterol, vilanterol) podem ser permitidos, desde que a dosagem não resulte em concentrações do medicamento que excedam os limites especificados e que a via de administração seja adequada, portanto, à princípio não necessitam de solicitação de AUT.

Artigo 4.2 – Obtendo uma AUT "[...] um atleta que precisa utilizar uma Substância Proibida ou Método Proibido por razões terapêuticas, deve obter uma AUT antes de utilizar ou possuir a substância proibida ou método em causa", ou seja, só deverá fazer uso da substância depois que a agência reguladora do esporte e a respectiva CAUT responder formalmente da AUT concedida.

IIIb – Evolução de ocorrência emergencial

Em se tratando de uma situação ou doença de evolução emergencial, por exemplo, uma urgência médica bem estabelecida, atendimento hospitalar, o atleta/paciente pode ser atendido e medicado conforme a necessidade, a emergência e as suas consequências são motivo de conduta médica rápida, muitas vezes com substâncias que estão na Lista Proibida.

Tem-se em conta que passado o período crítico, o atleta/paciente deverá ter disponível os documentos médicos que o hospital forneceu por conta do atendimento emergencial e conforme o caso, abrir solicitação de uma autorização de uso terapêutico, AUT retroativa, é razoável entender que uma solicitação de AUT retroativa demanda mais detalhes do que uma simples solicitação de AUT, vai requerer um maior entendimento por conta da CAUT das efetivas condições emergenciais que acometeram o atleta/paciente (Figura 25.1).

● CONDIÇÕES MEDICAMENTOSAS ESPECIAIS

O esporte considerado de alto rendimento nem sempre é exclusivamente saudável, a rotina dos atletas comprometidos com resultados tem mais a ver com *performance*, resultados do que proteção da saúde, a busca por vitórias e recordes exige alto nível de treinamento e dedicação.

Os Departamentos de Saúde das equipes e das seleções que atendem atletas de elite, são multidisciplinares, especializados, com profissionais renomados e adaptados às mais diferentes necessidades dos superatletas.

As demandas psicoemocionais, traumato-ortopédicas, cardiológicas, respiratórias e nutricionais são enfrentadas diariamente, a tríade do sucesso (treinar muito, comer certo, dormir o necessário) aliada à uma recuperação natural, sadia é o maior desafio.

Todo profissional da saúde que atende um atleta deve ter amplo conhecimento da sua área de atuação, a Medicina do Esporte, mas também da Lista de Substâncias e Métodos Proibidos e a legislação antidopagem.

Apesar de ser relativamente fácil o acesso à Lista de Substâncias e Métodos Proibidos da WADA-AMA e a possibilidade de o profissional médico pleitear uma Autorização de Uso Terapêutico – AUT para o seu atleta, os laboratórios credenciados para análise das amostras dos atletas, infelizmente, têm apresentado um número crescente de casos analíticos adversos para substâncias de uso terapêutico, medicamentos, remédios que são utilizados e contém na sua formulação alguma substância proibida para atletas.

Inequivocamente o objetivo da boa prática médica é o bem-estar dos pacientes, note que no universo da Medicina do Esporte (frente a questão de um *doping* involuntário), a prescrição segura de medicamentos para pacientes que são esportistas e submetidos aos Controles de Doping, precisa ser cuidadosamente observada, requer também noções de farmacologia aplicada ao esporte.

IVa – S3. Beta-2-agonistas

Substâncias e métodos proibidos em e fora de competição

Os S3. Beta-2-Agonistas são um grupo de substâncias que pertencem à farmacologia pulmonar e como tal, tem ação primordial sobre as vias respiratórias, tecnicamente são chamados de agonistas dos receptores beta adrenérgicos.

Agonistas porque são capazes de causar uma ação, uma resposta biológica sobre os receptores adrenérgicos (aqueles ativados por adrenalina e noradrenalina), distribuídos pelo corpo.

A ação de um agonista sobre um receptor adrenérgico resultará em uma resposta simpática, simpaticomimética (como a ativação do sistema nervoso simpático, de vigília, alerta, atenção, fuga).

Os receptores adrenérgicos beta–2–agonistas estão predominantemente distribuídos nos músculos lisos (por exemplo, tendo ação no relaxamento da musculatura lisa dos brônquios), mas, também, em menor número na musculatura esquelética (responsáveis por mediar a atividade nervosa ligada ao sistema nervoso simpático).

Desta forma, temos que as substâncias em questão apresentam ação farmacológica e terapêutica primordialmente na asma e na DPOC (Doença Pulmonar Obstrutiva Crônica).

Estão proibidos todos os S3. Beta-2-Agonistas, em competição e fora de competição, incluindo, mas não se limitando à (Tabela 25.4).

Mas, considerando a prevalências das doenças pulmonares na população e consequentemente em atletas/pacientes, o Comitê de Saúde, Medicina e Pesquisa da WADA-AMA estabeleceu 4 exceções terapêuticas buscando facilitar o tratamento seguro por parte da comunidade médica e atletas/pacientes, sem a necessidade de solicitação de AUT para o uso.

Código mundial antidoping 2021 Artigo 4.4: autorização de uso terapêutico (AUT)	Solicitação de AUT - Brasil |	"Passo a passo"
1	**Faça uma busca por:** aut abcd | **clique em:** autorização de uso terapêutico – Governo Federal	
2	**Escolha:** formulários de solicitação AUT 2021 (preenchimento manual ou por digitação)	
3	**Imprimir e preencher as 8 páginas**	
4	Anexar consistente (s) Relatórios(s) De atendimento ao atleta	
5	Anexar exames laboratoriais e de imagem pertinentes ao tratamento pleiteado	
6	**Enviar os documentos digitalizados para:** aut@abcd.gov.br	
Medicamento é doping? Pode ser que **sim!**		Autorização terapêutica | **AUT**

Figura 25.1 Tutorial para uma solicitação de AUT.

Fonte: Acervo do autor.

CAPÍTULO 25

Tabela 25.4 S3. Beta 2 agonistas.

Arformoterol	Indacaterol	Reproterol	Tretoquinol
Fenoterol	Levosalbutamol	Salbutamol	Trimetoquinol
Formoterol	Olodaterol	Salmeterol	Tulobuterol
Higenamina	Procaterol	Terbutalina	Vilanterol

Fonte: Lista de Substâncias e Métodos Proibidos WADA-AMA 2023.

Exceção:

- Salbutamol inalado
  (Máximo de 1.600 microgramas por 24 horas em doses divididas, para não exceder 600 microgramas por 8 horas a partir de qualquer dose).
- Formoterol inalado
  (Dose máxima administrada de 54 microgramas por 24 horas).
- Salmeterol inalado
  (Dose máxima administrada de 200 microgramas por 24 horas).
- Vilanterol inalado
  (Dose máxima administrada de 25 microgramas por 24 horas).

A presença de salbutamol acima de 1.000 ng/ml, ou formoterol acima de 40 ng/ml na urina não é consistente com o uso terapêutico da substância e será considerada como um resultado analítico adverso (RAA), a menos que o(a) atleta comprove, por meio de um estudo farmacocinético controlado, que o resultado anormal foi consequência de uma dose terapêutica (por inalação) até a dose indicada acima.

Fonte: Lista de Substâncias E Métodos Proibidos WADA-AMA 2023.

O uso dos S3. Beta–2–Agonistas é considerado como de primeira opção no tratamento de pacientes/atletas que apresentam algum tipo de obstrução das vias respiratórias, esses fármacos produzem reações quase que imediatas, por ação direta aos receptores beta–2–agonistas:

1. O evidente relaxamento da musculatura lisa brônquica (ocasionando a melhora da sintomatologia obstrutiva pulmonar, facilitando as trocas gasosas);
2. A discutida melhora do processo de hipertrofia da musculatura esquelética (também pela presença de receptores beta-2–agonistas, adrenérgicos).

O uso terapêutico desses fármacos, em dosagens adequadas, deve ser considerado exclusivamente como necessidade clínica, na vigência das doenças pulmonares respiratórias e o seu tratamento.

Não obstante, o frequente aparecimento de efeitos indesejáveis e perigosos (tremores, taquicardias, arritmias cardíacas), a busca por vantagens esportivas na utilização desses fármacos sem a necessidade terapêutica e doses acima dos valores terapêuticos são usuais.

Mesmo assim, alguns atletas tentam a melhora na mecânica ventilatória, no entanto, sem qualquer caráter obstrutivo, uso e doses não compatíveis com a necessidade clínica (supraterapêutica), o que explica a evidente busca pela melhora da performance aeróbica.

IVb – S7. Narcóticos

Substâncias e métodos proibidos em competição

Os S7. Narcóticos entraram na primeira Lista de Substâncias e Métodos Proibidos elaborada e publicada pela Agência Mundial Antidoping – WADA-AMA em 2004 como S2. Narcóticos. Já em 2005, após alteração como S7. NARCÓTICOS, é identificada por uma busca analítica na urina do atleta, por meio da verificação qualitativa.

Os narcóticos são um grupo de fármacos utilizados na medicina que fazem adormecer e tratam a dor. O termo narcótico deriva do grego *narkotikos* que significa estupefação, torpor, são derivados do ópio e existem substitutos sintéticos e semissintéticos feitos em laboratório.

A palavra grega *opion* significa suco, que representa a substância extraída da papoula, o uso do ópio como produto terapêutico é antigo, e na antiguidade existem indícios do conhecimento da papoula e consequentemente do ópio (seu derivado) como efeito analgésico, sedativo, hipnótico e antidiarreico.

Os narcóticos atuam no Sistema Nervoso Central (SNC), diminuindo ou mascarando a dor, estão representados pelos opioides, morfiônicos e substâncias relacionadas.

A preocupação pelo uso dos S7. Narcóticos diz respeito principalmente à saúde do esportista, esse grupo de fármacos, utilizados inadvertidamente, pode diminuir a dor de tal forma que o atleta fica sujeito a lesões por perda do limite tolerável da atividade física.

Nas lesões, a dor é o principal vetor que faz com que o atleta entenda as suas limitações, seu tratamento e até mesmo o momento da cura.

No esporte de alto rendimento, o tempo de retorno após uma contusão é muito importante, depende do tipo da lesão, da resposta individual e do tratamento que o atleta está sendo submetido.

O uso de narcóticos com o objetivo de apressar de maneira não natural a recuperação é um grande problema com relação aos valores éticos da atuação do atleta ou do seu médico assistente e pessoal de apoio (Tabela 25.5).

Cloridrato de tramadol

É um opioide (derivado do ópio) usado como analgésico, análogo sintético da codeína, de ação central que alivia as dores de média e grave intensidade, passará a fazer parte da Lista de Substâncias e Métodos Proibido da WADA-AMA a partir de janeiro de 2024.

Fato relevante é que no ciclismo, a Federação Internacional – União Ciclística Internacional – UCI, proibiu o uso de fármacos que tenham na composição o opioide Cloridrato de Tramadol desde 2019.

Principalmente em função dos possíveis danos à saúde dos atletas, aliados ao uso indevido por parte desses, o Comitê de Administração da União Ciclística Internacional (UCI), em junho de 2018, por meio do Regulamento Médico, proibiu a substância nas competições, a partir de 01 de março de 2019, por meio do Programa de Testes para Tramadol da UCI (Figura 25.2).

Tabela 25.5 Lista de medicamentos proibidos.

Buprenorfina	Fentanyl	Morfina	Oximorfona
Dextromoramida	Hidromorfona	Nicomorfina	Pentazocina
Diamorfina	Metadona	Oxicodona	Petidina

Fonte: Lista de Substâncias e Métodos Proibidos WADA-AMA 2023.

IVc – S8. CANABINOIDES
SUBSTÂNCIAS E MÉTODOS PROIBIDOS EM COMPETIÇÃO

Os S8. Canabinoides são um grupo de substâncias extraídos da planta herbácea *Cannabis sativa*, da família canabiáceas, em que do caule retira-se fibras como o cânhamo, para a produção de linhas e papel, do talo retira-se a resina dourada e viscosa, para produzir o haxixe e das flores e folhas superiores da planta retira-se o THC (delta-9-tetrahidrocabinol), o óleo de *Cannabis*, CBD e ainda mais uma série de produtos terapêuticos.

A planta *cannabis* inclui três variedades diferentes encontradas na natureza: a *Cannabis sativa*, *Cannabis indica*, *Cannabis ruderalis*.

De maneira geral, a diferença está na proporção da quantidade de canabidiol, CBD (uma das muitas substâncias canabidinoides mais presente na *Cannabis indica*) e na quantidade de tetra-hidrocanabidiol, THC, substância psicoativa, mais presente na *Cannabis sativa*.

Existem registros de cultivo e uso da *cannabis* desde idos 2.700 a.C. na China e de maneira global como uso medicinal, indústria têxtil (cordas e velas para os navios) e na produção de drogas ilícitas (drogas psicoativas ao sistema nervoso central: maconha e haxixe).

As propriedades farmacológicas dependem da interação com os componentes do sistema endocanabinoide, como os receptores canabinoides e as enzimas da síntese de degradação de endocanabinoides, presentes no organismo humano.

O uso da maconha pode desencadear efeitos pouco agradáveis, que depende da quantidade do uso, da qualidade da droga utilizada, da via de administração, da presença da drogadição e da percepção pessoal de cada usuário.

O delta-9-tetra-hidrocanabinol (THC), o componente principal da *Cannabis sativa*, é o princípio psicoativo da maconha que age no sistema nervoso central.

O efeito de reforço positivo do THC (sensação de prazer, euforia ou plenitude, autoconfiança) se deve ao estímulo indireto nos neurônios dopaminérgicos (que funcionam como gatilho nos diversos circuitos de recompensa cerebral – podendo ativar ou inibir toda a atividade cerebral), normalmente persistem por um hiato de 1 a 4 horas.

Ao ser inalada, a droga passa dos pulmões para o sistema circulatório e reconhece os receptores/neurônios no cerebelo, córtex e hipocampo, podendo resultar na redução da capacidade de atenção e perda da memória recente, agitação, euforia e ansiedade, alteração da percepção do tempo e espaço, os sentidos podem tornar-se mais aguçados com a consequente sensação de pânico e paranoia, alteração da personalidade, perda do discernimento, pensamentos e fala desconexos.

O aumento da frequência cardíaca (taquicardia), variações de pressão arterial, vasodilatação ocular (e consequente ruborização da conjuntiva), secura da boca e garganta, estímulo do apetite.

Todos os S8. Canabinoides naturais e sintéticos são proibidos em competição: *cannabis* e produtos da *cannabis* (haxixe e maconha), tetra-hidrocanabinois naturais e sintéticos (THC), canabinoides sintéticos que imitam os efeitos do THC, sendo exceção o canabidiol (CBD).

Os S8. Canabinoides constam da Lista de Substâncias e Métodos Proibidos elaborada e publicada pela Agência Mundial Antidoping – WADA-AMA em 2004, na época como S3. Canabinoides, e desde 2005 até hoje como S8. Canabinoides. São identificados por meio da busca analítica na urina do atleta, por uma verificação qualitativa e quantitativa.

Os valores encontrados e relatados como resultado analítico adverso (RAA) para os canabinoides proibidos foi alterado pelo Comitê Executivo da WADA-AMA a partir de maio de 2013 (de 15 ng/ml para 150 ng/ml), em 2018 foi estipulado que todos os canabinoides são proibidos, com exceção do canabidiol (CDB). E em novembro de 2021, a Agência Mundial publicou um documento chamado Nota de Orientação para Organizações Antidoping sobre as Substâncias de Abuso sob o Código Mundial de 2021, em que a presença de carboxi-THC em uma concentração acima de 180 ng/ml deve ser considerada como resultado analítico adverso (RAA) e seu uso foi provavelmente em competição.

O uso terapêutico do canabidiol (CBD) não implica em nenhuma restrição sob o ponto de vista esportivo, Controle de Doping, trata-se de uma substância NÃO proibida.

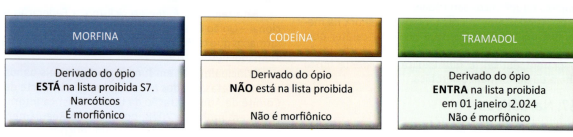

Figura 25.2 Narcóticos.

IVd – S9. Glicocorticosteroides

Substâncias e métodos proibidos em competição

A cortisona foi descrita por observação clínica pela primeira vez em 1.929, mas somente em 1.950 foi reconhecida como fármaco através do trabalho de três pesquisadores (o químico Polonês, Tadeusz Showalter Hench o bioquímico americano, Edward Calvin Kendall e o fisiologista americano, Philip Showalter Hench). Esses foram agraciados como o Prêmio Nobel de Fisiologia e Medicina deste ano.

São hormônios esteroides, não anabólicos, não sexuais, produzidos no corpo humano na região do córtex das glândulas suprarrenais, farmacologicamente de ação anti-inflamatória (portanto, agem na inflamação e consequentemente na dor) e imunossupressora.

Os fármacos deste grupo têm um perfil de risco de complicações médicas associado, que podem estar ligados a infecções secundárias e supressão das glândulas suprarrenais, importante que exista muito critério para o uso terapêutico.

Os glicocorticosteroides fazem parte da Lista Proibida desde a primeira publicação em 2004, como S9. Glicocorticosteroides. São proibidos em competição, por via sistêmica (oral, intravenoso, intramuscular e retal).

Considerando as modificações na Lista de Substâncias e Métodos Proibidos de 2022, foram apresentados 16 tipos de Glicocorticosteroides proibidos em competição e proibidas todas as rotas injetáveis, a via oral (bucal, labial, gengival, sublingual e oromucosa) e retal. São exemplos de rota injetável (intravenosa, intramuscular, periarticular, intra-articular, peritendínea, intratendínea, epidural, intratecal, intrabursal, intralesional, intradérmica e subcutânea).

Todas as demais vias de administração, incluindo a inalatória, *spray* nasal, intranasal, colírios oftalmológicos, perianal, dérmica, aplicação dental intracanal e aplicações tópicas são permitidas para uso terapêutico e não requerem uma solicitação de AUT.

Estão proibidos todos os S9. Glicocorticosteroides por via sistêmica em competição, incluindo, mas não se limitando à (Tabela 25.6).

Em 22 de outubro de 2021 a Agência Mundial publicou as Diretrizes de Isenção de Glicocorticosteroides e a necessidade de Uso Terapêutico.

O documento discute o uso dos S9. Glicocorticosteroides em atletas e os requisitos gerais de uma Autorização de Uso Terapêutico – AUT, se foi feito em competição ou fora de competição, por via permitida ou proibida e o período de eliminação renal do corpo do atleta.

No documento Padrão Internacional de Testes e Investigações, Artigo 3.1 – Termos definidos do Código Mundial que são usados no Padrão Internacional para Testes e Investigações: "Em Competição: é o período que começa às 23:59 min. do dia anterior a uma competição na qual o atleta está programado para participar até o final dessa competição e o processo de coleta de amostras relacionadas a referida competição".

"Competição: uma única corrida, partida, jogo ou competição esportiva singular".

IVa.1. Para a prescrição médica segura dos S9. Glicocorticosteroides, o primeiro parâmetro a ser abordado é o momento do uso do fármaco, em/ou fora de competição. O uso terapêutico fora de competição, por qualquer via de administração, não é proibido (pode ser utilizado de acordo com a indicação médica), não será concedida uma AUT para uso permitido.

IVa.2. O segundo parâmetro a ser abordado é o período de eliminação dos S9. Glicocorticosteroides, chamado de tempo de *washout* (lavagem) do fármaco, o médico assistente do atleta/paciente deve conhecer o período de eliminação por via de administração dos S9. Glicocorticosteroides, para poder prescrever com segurança.

ATENÇÃO: Fato a ser considerado é que uma amostra de material biológico de um atleta coletada em competição pode apresentar evidências do uso de S9. Glicocorticosteroide, mesmo que o uso tenha sido feito fora de competição (em que qualquer via de administração é permitida), mas dentro do período de eliminação, *washout* (lavagem) do fármaco e o laboratório poderá informar como um resultado analítico adverso (RAA) – neste caso o atleta/paciente e seu médico assistente poderão apresentar uma justificativa clínica adequada de tal forma que explique a indicação do uso do Glicocorticosteroide e uma AUT retroativa poderá ser concedida pela Comissão de AUT; mas note que no caso de uma AUT pleiteada não ter sido concedida, o RAA poderá ser interpretado como resultado positivo pelo conselho gestor de resultados e atleta/paciente e seu médico poderão responder no Tribunal de Justiça Desportiva Antidopagem.

IVb.1. – Período de eliminação dos S9. Glicocorticosteroide

No documento Diretrizes de Isenção de Glicocorticosteroides e a necessidade de Uso Terapêutico da WADA-AMA, é apresentada a tabela: Período de Eliminação dos Glicocorticosteroides – tempo de *washout* (lavagem) (Tabela 25.7).

IVb2. – Quando solicitar AUT ou AUT retroativa

O uso dos S9. Glicocorticosteroides deve ser feito com cuidado, não obstante existir o entendimento que o médico assistente tenha garantida a liberdade na terapêutica e o

Tabela 25.6 WADA.		
Triancinolona	Deflazacort	Metilprednisolona
Beclometasona	Dexametasona	Mometasona
Betametasona	Flucortolona	Prednisolona
Budesonida	Flunisolida	Prednisona
Ciclesonida	Fluticasona	
Cortisona	Hidrocortisona	

Fonte: Lista de Substâncias e Métodos Proibidos WADA-AMA 2023.

Tabela 25.7 Vias de administração e tempo de eliminação dos corticoides.

Administração	Glicocorticosteroide	Eliminação
Oral	Todos os glicocorticosteroides	3 dias
	Exceto triancinolona acetonida	30 dias
	Betametasona, dexametasona, metilprednisolona	5 dias
Intramuscular	Prednisolona, prednisona	10 dias
	Triancinolona acetonida	60 dias
	Todos os glicocorticosteroides	3 dias
Rotas Injetáveis	Exceto triancinolona acetonida, prednisolona, prednisona	10 dias

Fonte: Glucocorticoids and Therapeutic Use Exemptions – WADA-AMA.

atleta/paciente a oportunidade de receber tratamento médico, são três as possibilidades da necessidade de se solicitar uma AUT ou uma AUT retroativa.

Uso terapêutico do Glicocorticosteroide em competição

Em competição uma AUT é necessária, o atleta/paciente e seu médico assistente devem solicitar uma AUT previamente ao uso, tendo adequada justificativa médica, sempre que possível com exames de laboratório e/ou imagem atuais, pertinentes ao caso, relatório médico consistente e prontuário médico bem estabelecido e só fazer uso do medicamento pleiteado, após a AUT ser formalmente concedida.

Uso terapêutico do Glicocorticosteroide fora de competição, mas durante o período de eliminação do fármaco, tempo de *washout* (lavagem)

É possível que uma amostra de material biológico, coletada em competição, durante o período de eliminação do fármaco, ainda tenha a presença do fármaco utilizado.

Neste caso, mesmo fora de competição, uma AUT retroativa eventualmente pode ser necessária, o médico assistente deve ter atenção com o prontuário médico e criar evidências que a administração do Glicocorticosteroide foi, verdadeiramente fora de competição.

Solicitar uma AUT retroativa, somente no caso de um informe de resultado analítico adverso – RAA (por parte do conselho gestor de resultados), e também ter uma adequada justificativa médica, muito importante ter os exames de laboratório e/ou imagem atuais, pertinentes ao caso, relatório médico consistente e prontuário médico bem estabelecido.

Uso terapêutico do Glicocorticosteroide fora de competição, mas fora do período de eliminação do fármaco, tempo de *washout* (lavagem)

A AUT retroativa é improvável ser necessária, mesmo assim, o médico assistente deve ter atenção com o prontuário médico e criar evidências que a administração do Glicocorticosteroide foi, verdadeiramente, fora de competição.

Solicitar uma AUT retroativa somente no caso de um informe de resultado analítico adverso – RAA (por parte do

conselho gestor de resultados), e também ter uma adequada justificativa médica, muito importante ter os exames de laboratório e/ou imagem atuais, pertinentes ao caso, relatório médico consistente e prontuário médico bem estabelecido.

● REFERÊNCIAS CONSULTADAS

1. Convenção Internacional contra o Doping nos Esportes. Paris, 19 outubro de 2005 – UNESCO.
2. Código Mundial Antidopagem – WADA – AMA, 2004 | 2009 | 2015 | 2018 | 2021.
3. Cardoso M. 100 anos de Olimpíadas, de Atenas a Atlanta. Scritta; 1996.
4. Cabral LAM. Os Jogos Olímpicos na Grécia Antiga. Odysseus; 2004.
5. Rocha LC. Doping na legislação penal e desportiva. Edipro; 1999.
6. Freitas A, Barreto M. Almanaque olímpico Sportv. Comitê Olímpico Brasileiro; 2008.
7. Bomtempo TV. Melhoramento humano no esporte. Juruá; 2015.
8. Schmitt PM. Justiça desportiva antidopagem. 2020.
9. Schmitt PM. Fundamentos de direito desportivo. 2023.
10. Loguercio SV. Doping e as muitas faces da injustiça. AGE; 2008.
11. Doping e direito penal, Claus Roxin, Luís Greco, Alaor Leite, editora Atlas, 2010.
12. Castanheira SN. O fenómeno do doping no desporto. Coimbra: Almedina; 2011.
13. Melo Filho Á. Nova lei Pelé, avanços e impactos. Maquinária; 2011.
14. Martins JP. A arte e os jogos gregos na antiguidade. Coimbra: Almedina; 2008.
15. A lista de substâncias proibidas da WADA – AMA de 2004 | 2005 | 2006 | 2007 | 2008 | 2009 | 2010 | 2011 | 2012 | 2013 | 2014 | 2015 | 2016 | 2017 | 2018 | 2019 | 2020 | 2021 | 2022 | 2023.
16. Padrão internacional para testes e investigações. WADA – AMA. 2023.
17. Padrão internacional para gestão de resultados. WADA – AMA. 2023.
18. Padrão internacional para isenção de uso terapêutico. WADA – AMA. 2023.
19. Guidelines for implementing na effective testing program. WADA – AMA. 2021.
20. Guidelines for the International Standard for Therapeutic Use Exemptions. WADA – AMA. 2023.

21. Guidelines for sample collection. WADA – AMA. 2021.
22. Guidelines for sample collection personnel. WADA – AMA. 2021.
23. Brunton LL, Knollmann BC. Goodman & Gilman: as bases farmacológicas da terapêutica. AMGH; 2012.
24. Katzung BG. Farmacologia básica e clínica. Rio de Janeiro: Guanabara Koogan; 2003.
25. Laranjeira R. Aconselhamento em dependência química. São Paulo: Roca; 2004.
26. Escohotado A. Historia general de las drogas. La Emboscadura; 1998.
27. Olson KR. Manual de toxicologia clínica. AMGH; 2014.
28. Johnson M. Spitting in the soup. Bouder, CO: Velo Press; 1992.
29. Chast F. História contemporânea dos medicamentos. Paris: Editions la Découvert; 1995.
30. Gerald MC. La Historia de los medicamentos. Cabos de Segovia: Ilus Books; 2013.
31. Hager T. Dez drogas. Todavia; 2020.
32. Hall JE, Hall ME. Guyton & Hall. Tratado de fisiologia médica. Rio de Janeiro: Guanabara Koogan; 2021.
33. Silverthorn DU. Human physiology: an integrated approach. Pearson: 2019.
34. WADA Technical Document – TD2019DL v.2.0, 15 maio 2019.
35. WADA Technical Document – TD2022MRPL, 24 novembro 2021.
36. WADA Diretriz Glicocorticoides e Autorização de Uso Terapêutico, 2022.
37. WADA Technical Letters – TL19, 1 janeiro 2021.
38. WADA Technical Letters – TL 19, 1 janeiro de 2022.

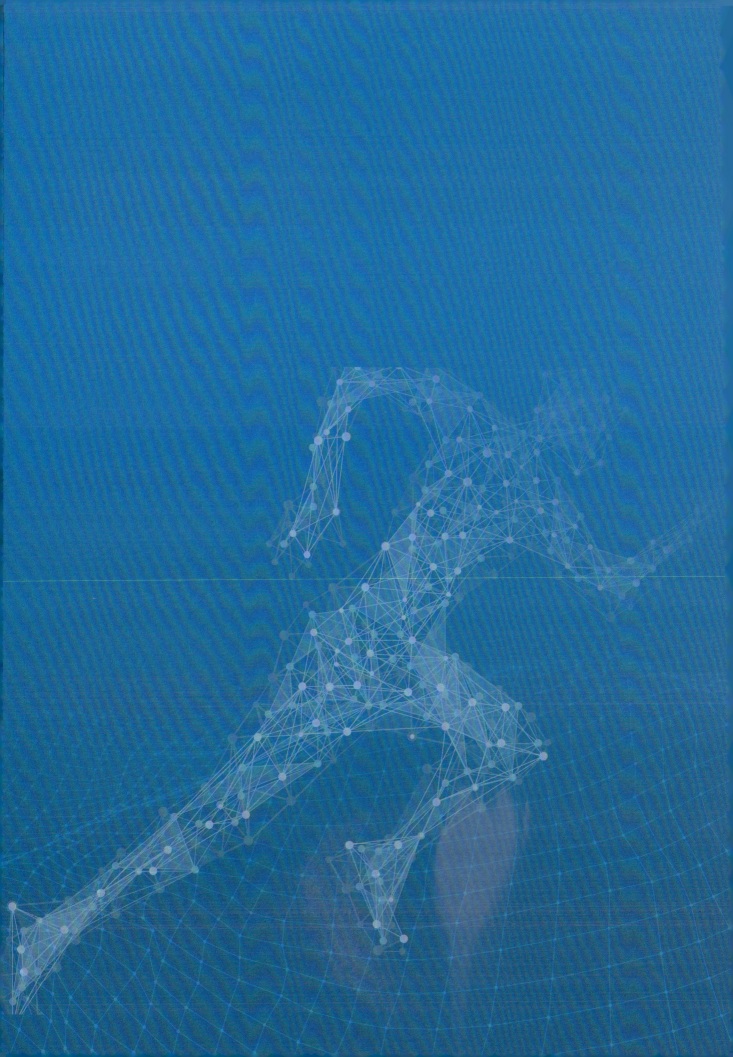

Laboratórios antidopagem

26

▶ Fernando Antonio Sólera ▶ Henrique Marcelo Gualberto Pereira

●INTRODUÇÃO

A criação da WADA na virada do século marcou uma era de enorme evolução do que hoje é entendido como Sistema Antidopagem Internacional. Todos os aspectos da atividade antidopagem foram impactados com a criação da agência. As atividades laboratoriais, iniciadas ainda sob as regras do Comitê Olímpico Internacional na década de 1960, não foge a essa regra. O presente capítulo aborda o contexto histórico da criação e desenvolvimento dos Laboratórios Acreditados pela WADA. O sistema de acreditação dos laboratórios é discutido, e as principais técnicas analíticas hoje implementadas da detecção de agentes dopantes, de modo breve, são apresentadas. Finalmente, apresentam-se perspectivas do que pode se esperar de desenvolvimento científico dos Laboratórios envolvidos nas análises antidopagem.

● A GENESE DOS LABORATÓRIOS ANTIDOPAGEM ACREDITADOS

A preocupação com o uso de substâncias promotoras do desempenho atlético, em detrimento da saúde do atleta, data do início do século XX. Entretanto, limitações do ponto de vista científico-tecnológicos retardaram as iniciativas sistemáticas de análises antidopagem em pelo menos 50 anos.[1,2]

Assim, apesar da óbvia utilização de agentes dopantes em competições de enorme visibilidade, como os Jogos Olímpicos, ou competições de ciclismo realizadas na Europa, pouco havia a se fazer até os anos de 1960.[2,3] Simplesmente não havia como apresentar evidências objetivas do uso de tais sustâncias em possíveis cortes arbitrais competentes.

Contextualizada por extraordinários avanços nas áreas de engenharia, eletrônica, química e física, essa realidade começou a se alterar já depois da metade do século XX. Do ponto de vista institucional, a iniciativa do Comitê Olímpico Internacional (COI) merece reconhecimento. A partir de 1968, surge a figura dos Laboratórios Acreditados e a tentativa, ainda naturalmente pouco estruturada, do desenvolvimento de um trabalho harmonizado para a detecção de agentes dopantes na urina de atletas.[3]

LABORATÓRIO ACREDITADO
Laboratório reconhecido e autorizado por uma entidade para a realização de exames. Em uma perspectiva global, os laboratórios antidopagem foram inicialmente acreditados pelo COI. A responsabilidade por essa acreditação foi posteriormente assumida pela Agência Mundial Antidopagem (WADA).[4]

Em última análise, laboratórios antidopagem são laboratório de toxicologia forense, com objetivos específicos. Isso acaba por diferenciá-los substancialmente daqueles destinados as análises forenses associadas, por exemplo, a casos policiais.

Os poucos laboratórios acreditados pelo COI para análises antidopagem nas décadas de 1970 e 1980 fizeram enormes contribuições para o que hoje se denomina "Ciência Antidopagem". A capacidade analítica desses Laboratórios Acreditados evoluiu enormemente, acompanhando o desenvolvimento da tecnologia associadas, fundamentalmente, as ciências farmacêuticas, química e a toxicologia analítica.

Um salto descontínuo na capacidade técnica foi observado a partir dos últimos anos do século XX. Desde então, os Laboratórios Acreditados transcenderam os ensaios puramente químicos pela necessidade de enfrentar os desafios associados a análise de novos agentes dopantes, em particular, aqueles classificados como proteínas.[5]

PROTEÍNAS
Moléculas de alto peso molecular, com funções biológicas essenciais para a vida. São constituídas por moléculas menores interligadas, como subunidade, chamadas de aminoácidos.[6] Muitos agentes dopantes são, na verdade, proteínas. É o exemplo da eritropoietina e do hormônio do crescimento. Técnicas mais afeitas as áreas da biologia e da bioquímica são necessárias para sua identificação e/ou quantificação de tais substâncias.

Neste contexto, os Laboratórios Acreditados passarem a ter um perfil multidisciplinar, agregando outros conhecimentos e capacidades.

Sem sombra de dúvida, a criação da WADA, e seu rigorosíssimo sistema de acreditação, forçaram os laboratórios antidopagem a evoluir formidavelmente.

SISTEMA DE ACREDITAÇÃO WADA

A rigor, antes da "Era WADA", qualquer laboratório poderia evocar para si a atividade antidopagem. Assim, apesar da existência de Laboratórios Acreditados pelo COI (obviamente, contando com maior prestígio), dezenas de laboratórios sem nenhum tipo de reconhecimento internacional realizavam análises antidopagem, em diferentes cantos do mundo.[7]

Na América do Sul, por exemplo, pelo menos seis países contavam com laboratórios realizando análises em amostras de atletas. Assim, se uma determinada federação esportiva ou patrocinador quisesse realizar testes antidopagem, bastava contratar diretamente um desses laboratórios.

Sem reduzir a contribuição dada por essas entidades, a falta de coordenação das atividades resultava em condições de trabalho e capacidade analítica absolutamente heterogêneas e discrepantes. Como resultado, atletas eram submetidos a análises com diferentes critérios e métodos que, a luz de hoje, podem ser classificados como pouco eficientes.

Um novo paradigma foi estabelecido a partir de 2004, quando a WADA assumiu a acreditação dos laboratórios antidopagem. Logo de início, todos os laboratórios foram obrigados a ter seus métodos de análise previamente acreditados na norma ISO/IEC 17025.[8] Apenas essa necessidade já estabeleceu um nível de rigor na operação dos laboratórios inédito, até então.

ISO/IEC 17025
Norma que dita os requisitos mínimos para que os laboratórios de ensaios e calibração demonstrem competência técnica. Tais laboratórios precisam ter um sistema da qualidade eficiente, sendo assim capazes de gerar resultados tecnicamente válidos e rastreáveis.

A edição do Código Mundial Antidopagem (Código), e dos documentos a ele associados, criou a possibilidade uma homogeneização de procedimentos laboratoriais em escala planetária.[9,10]

Sob a responsabilidade da WADA, a Lista de Substância Proibidas (um dos documentos associados ao Código) foi inteiramente reformulada, passando a ter revisões constantes. Neste processo, inclui-se ou retira-se substâncias à medida que o entendimento científico avançava.[11]

Com o objetivo de padronizar as práticas de trabalho e forçar a constante evolução técnica, a WADA estabeleceu um sistema de avaliação de seus Laboratórios Acreditados que inclui a análise das chamadas amostras "cegas" (teste cego). Assim, cada laboratório recebe periodicamente amostras testes, tendo seus resultados comparados com os outros laboratórios do sistema WADA. Não satisfeita, e buscando que seus acreditados alcancem a excelência em suas atividades, a WADA envia amostras testes sem avisar aos laboratórios. Estas amostras são incluídas entre as amostras reais, sem aviso prévio, de modo que os laboratórios se veem obrigados a analisar cada amostra como se fosse uma avaliação do órgão acreditador. Essa avaliação é chamada de teste "duplo-cego". Sem dúvida, os testes duplo-cego representam um maior desafio para os Laboratórios Acreditados.[12]

Um desempenho técnico dos laboratórios abaixo da excelência é um dos fatores que podem causar a suspensão da acreditação do laboratório. Em casos extremos, o laboratório pode ter sua acreditação revogada.[13]

O resultado desse sistema de acreditação foi o estabelecimento de uma rede laboratorial extremamente homogenia. Todos os atletas, independentemente da nacionalidade ou local onde ocorre a competição, passam pelo mesmo nível de avaliação, o que vem a contribuir para a segurança do atleta que não se dopa e o estabelecimento do tão almejado "Jogo Limpo".

AMOSTRAS USADAS NA ANTIDOPAGEM

Com frequência, resultados emitidos por Laboratórios Acreditados são submetidos a avaliação em tribunais, em que o atleta, por meio de seus representantes legais e assessoria científica, tem a oportunidade de contestá-los.

Por outro lado, os profissionais que trabalham nos Laboratórios Acreditados têm plena consciência do impacto de seus achados na vida profissional e pessoal de terceiros.

Como reflexo, os métodos empregados nos Laboratórios Acreditados pela WADA são desenvolvidos com extremo rigor, observando o estado da arte da ciência, e observando os mais atuais critérios de boas práticas. Necessariamente, todos os métodos são validados e, após exaustiva avaliação, são acreditados segundo a norma ISO/IEC 17025.[8]

VALIDAÇÃO DE MÉTODOS ANALÍTICOS
Conjunto de experimentos, cujos resultados são devidamente avaliados, aprovados e arquivados no sistema da qualidade do Laboratório Acreditado. Esses dados são a evidência de que o método efetivamente se presta ao propósito pelo qual foi desenvolvido.

A primeira etapa no desenvolvimento dos métodos é a escolha do fluido biológico a ser analisado.

FLUIDO BIOLÓGICO
Matriz biológica gerada ou integrante do corpo, escolhido como material a ser analisado. Um fluido biológico contém os marcadores do uso de agentes dopantes.

A urina foi o primeiro fluido biológico a ser implementado, sendo extremamente conveniente do ponto de vista analítico. As razões principais são a baixa invasividade da coleta, o volume abundante disponível e possibilidade de permitir análise de centenas de agentes dopantes simultaneamente. A urina foi o único fluido biológico da atividade antidopagem até o início dos anos 2000, quando o sangue (plasma ou soro) foi incluído no escopo das análises. A razão da inclusão do sangue foi a necessidade de detecção de agentes dopantes não presentes na urina em concentrações adequadas para a análise, como o hormônio do crescimento (GH). Além disso, métodos proibidos como a transfusão sanguínea não são, a priori, passíveis de monitorização pela urina. Mesmo com a introdução de outros fluidos biológicos nas análises, o que de fato evidencia a constante evolução da atividade antidopagem, a urina permanece como o principal material de análise para os Laboratórios Acreditados.[1,3,13]

Os métodos analíticos empregados nas análises antidopagens são o reflexo dos avanços tecnológicos voltados para a instrumentação analítica, bem como a criatividade dos pesquisadores em propor estratégias para, em uma matriz biológica complexa (urina, sangue etc.), conseguir evidências analíticas que sejam incontestáveis do ponto de vista forense.

Outras matrizes biológicas, como suor, cabelo e saliva, já foram avaliadas no contexto da antidopagem.[14,15] Até o momento, nenhuma foi mais eficiente do que a urina e o sangue.

PRINCIPAIS MÉTODOS EMPREGADOS NA ANÁLISE ANTIDOPAGEM

Como já mencionado, a Ciência Antidopagem moderna é uma área absolutamente multidisciplinar, envolvendo conceitos fortemente calcados na química e na biologia para o desenvolvimento dos métodos de análise aplicados em amostras de atletas. Dentro desta diversidade, duas técnicas merecerão destaque aqui: a cromatografia acoplada a espectrometria de massas e a eletroforese em gel.[5]

Dentro dos Laboratórios Acreditados, diferentes abordagens da cromatografia acoplada a espectrometria de massas são responsáveis pela detecção de, aproximadamente, 95% dos agentes dopantes conhecidos.[11]

Já a eletroforese em gel é responsável pela detecção dos chamados agonistas dos receptores da eritropoietina, ou seja, o conjunto de substâncias corriqueiramente chamadas de EPO.[16]

ERITROPOIETINA (EPO)

Também conhecida como Eritropoetina, Hemapoetina ou Hemopoetina é uma proteína produzida principalmente nos rins em resposta a condições de hipóxia (falta de oxigênio). A produção deste hormônio resulta da produção das chamadas células vermelhas do sangue pela medula. Tais células são responsáveis pelo transporte de oxigênio no sangue. Hoje existem centenas de proteínas sintéticas (não naturais) que imitam o comportamento da EPO naturalmente produzida pelo corpo (endógena). Estas EPO sintéticas são corriqueiramente usadas como agentes dopantes.[16]

O detalhamento destas técnicas foge aos objetivos deste capítulo, estando tal conteúdo disponível na literatura especializada. Aqui serão apresentados apenas seus conceitos fundamentais, talvez um primeiro passo no entendimento para profissionais que atuem no controle de dopagem, mas sem o treinamento técnico-científico formal e específico.

Cromatografia em coluna

O objetivo das análises antidopagem é a detecção dos agentes dopantes (ou marcadores do seu uso) em fluidos biológicos coletados de atletas e encaminhados a análise. Devido a necessidade de resultados com altíssimo nível de confiança, torna-se fundamental a eliminação de qualquer tipo de interferência, que possa prejudicar o processo de diagnóstico realizado pelos Laboratório Acreditados.

Assim, os agentes dopantes devem ser SEPARADOS dos outros componentes da amostra, ao longo do processo de análise. Procedimentos de bancada, visando a eliminação de tais interferentes são comuns. Entretanto, esses procedimentos não apresentam eficiência completa na eliminação dos interferentes. A especificidade é necessária para a segurança dos resultados é alcançada através de métodos instrumentais, como a cromatografia.[17,18]

ESPECIFICIDADE

Em Química Analítica se refere a capacidade do método de identificar uma substância de forma segura, pela capacidade de distingui-la de outras, semelhantes a ela.

A cromatografia é uma técnica de separação por excelência. Ou seja, por meio da cromatografia é possível separar os agentes dopantes dos possíveis interferentes comumente observados em fluidos biológicos.

A cromatografia é uma técnica já centenária. Segundo os relatos histórico-científicos, o termo "cromatografia" foi cunhado na primeira década do século XX por Mikhail Semenovich Tswett, botânico russo com importantes contribuições na elucidação do mecanismo da fotossíntese. Apesar de importantes contribuições no campo da botânica, Tswett entrou para a história da ciência pelos trabalhos usando cromatografia.[17,18]

Cromatografia significa, literalmente, escrever com cores. O nome sugerido por Tswett se justifica, considerando que por meio da cromatografia foi possível perceber que o extrato de plantas (usualmente verde a olho nu), na verdade, era composto por diversas substâncias diferentes, e que apresentam cores diferentes.

O fenômeno cromatográfico pode ser definido como as interações observadas entre os componentes da amostra (no caso, agentes dopantes e possíveis interferentes), e duas fases que integram o sistema de análise. Uma fase é "móvel", ou seja, percola continuamente o sistema analítico (inclusive a coluna, onde ocorre a separação dos componentes da amostra). A outra fase é dita "estacionária", estando fixa no interior da coluna.

A Figura 26.1 a seguir ilustra, de forma simplificada, como ocorre o fenômeno cromatográfico.

O tempo que cada componente da amostra (agente dopante ou interferentes) leva para atravessar a coluna cromatográfica é conhecido como tempo de retenção. A análise do tempo de retenção é o primeiro passo na identificação de um agente dopante. Uma vez as condições experimentais definidas e constantes, uma substância terá sempre o mesmo tempo de retenção em um determinado sistema cromatográfico.

A forma mais comum de classificar os diferentes subtipos de cromatografia está relacionada ao estado físico da fase móvel. Assim, na cromatografia gasosa, a fase móvel é um gás, usualmente Hélio. Já na cromatografia líquida, a fase móvel é uma mistura de solventes, como água e metanol. A Figura 26.2 ilustra as colunas usadas na cromatografia gasosa e na cromatografia líquida.

Passados mais de 100 anos das contribuições de Tswett, a cromatografia se tornou a técnica de análise extremamente difundida, estando presente em diversos ramos da ciência.[19]

Os sistemas cromatográficos modernos apresentam excelente poder de resolução, ou seja, enorme capacidade de separar os alvos da análise (agentes dopantes) de interferentes.

O CROMATOGRAMA

O resultado da análise cromatográfica é o gráfico denominado cromatograma. Trata-se de um gráfico construído a partir de dois eixos, a intensidade do sinal analítico (eixo y) e o tempo de retenção (eixo x). A Figura 26.3 apresenta um típico cromatograma obtido por um sistema de cromatografia líquida.

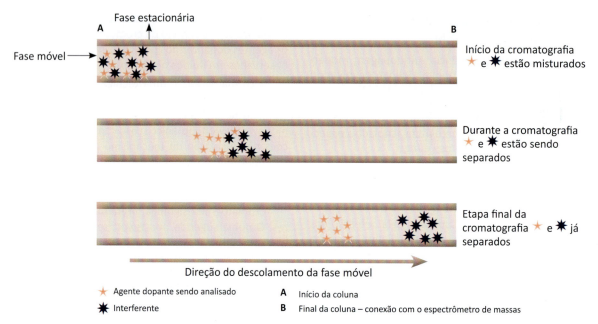

Figura 26.1 Ilustração do processo cromatográfico (separação). **A** e **B** representam o início e o fim da coluna cromatográfica, respectivamente. A fase móvel flui de A para B. No início do processo, o agente dopante e o interferente estão juntos, misturados. O objetivo da cromatografia é promover a separação do agente dopantes dos possíveis interferentes presentes nas amostras. A separação acontece porque o agente dopante interagirá com as fases móvel e estacionária de forma diferentes dos interferentes. Cada componente da amostra, em tese, leva um determinado tempo para atravessar a coluna cromatográfica. Assim ocorre a separação, para posterior detecção no espectrômetro de massas (abordado a seguir).

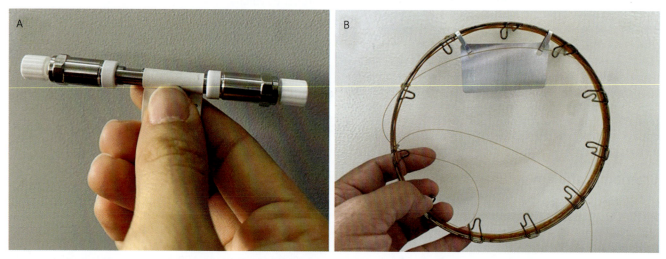

Figura 26.2 Exemplos de colunas cromatográficas. **(A)** Coluna típica de cromatografia líquida. **(B)** Coluna típica de cromatografia gasosa. A amostra passa pela coluna cromatográfica e os agentes dopantes são separados dos outros componentes presentes na matriz biológica. O tempo que cada substância leva para percolar a coluna cromatográfica é denominado tempo de retenção. Esse é um dos parâmetros utilizados na identificação de um agente dopante.
Fonte: Imagens do acervo do Laboratório Brasileiro de Controle de Dopagem.

Como já mencionado, a cromatografia é a técnica responsável pela separação dos componentes da amostra. Entretanto, por si só, a cromatografia não é capaz de gerar o sinal de análise. Ou seja, ela não é capaz de fazer a detecção. Com o perdão da redundância, esse é o papel dos chamados detectores, que no contexto dos Laboratórios Acreditados são, necessariamente, espectrômetros de massas.

● ESPECTROMETRIA DE MASSAS

Agora, caro leitor, é importante fazermos um exercício de abstração. Em nosso universo macroscópico, o processo de identificação de um objeto, ou de uma pessoa é extremamente intuitivo. Olhamos para nosso "alvo" e nosso cérebro é capaz de fazer a identificação.

No "universo das moléculas" essa abordagem não funciona. Simplesmente nossos olhos não são capazes de detectar coisas tão pequenas. Assim, o processo de identificação precisa ser feito por outros mecanismos.

Aqui se faz uso de um dos princípios fundamentais da Ciência. Todas as substâncias em massa, assim como uma pessoa ou um objeto também tem massa. E essa massa é uma característica muito importante das substâncias.

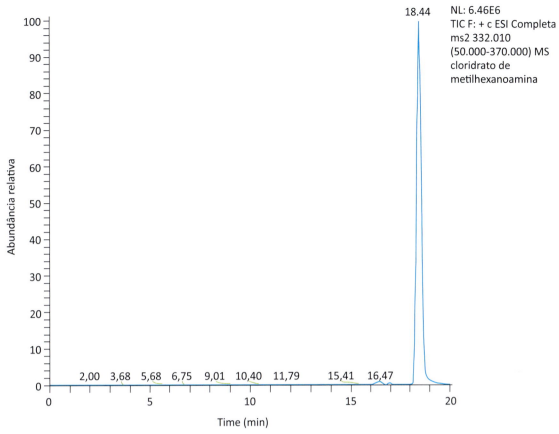

Figura 26.3 Típico cromatograma obtido por um sistema de cromatografia líquida. Em cada gráfico, o eixo y representa a intensidade do sinal obtido, proporcional a quantidade do agente dopante na amostra. O eixo x representa o tempo de retenção, característico de cada agente dopante. O pico cromatográfico em questão faz referência ao agente dopante metilhexanoamina. Nas condições cromatográficas estabelecidas, a metilhexanoamina apresentou tempo de retenção de 18,44 minutos.
Fonte: Imagem retirada do acervo do Laboratório Brasileiro de Controle de Dopagem.

Assim, como todas as outras substâncias, cada agente dopante tem uma massa. Como estamos falando de moléculas, cada agente dopante tem sua respectiva massa molecular. A massa molecular é determinada pelo somatório das massas dos átomos presentes em suas estruturas. A Figura 26.4 ilustra o conceito de massa molecular, e como é possível inferir as massas dos agentes dopantes a partir do conhecimento da sua estrutura.[20, 21]

De modo simplificado, a espectrometria de massas pode ser definida como a técnica que consegue determinar a massa molecular das substâncias. Além disso, dependendo do desenho experimental planejado, pode-se fragmentar a molécula, medindo a massa das subunidades geradas no processo. Isso fornece informações adicionais ao analista, permitindo a identificação do agente dopante.

A origem da técnica está baseada nos trabalhos de pesquisadores como J.J. Thompson, que datam do final do século XIX. Foi a partir daí que se demonstrou a possibilidade de se controlar a trajetória de partículas, e posteriormente, moléculas carregadas eletricamente. Fundamentalmente, esse é o princípio da espectrometria de massas – uma vez as moléculas estando carregadas (usualmente, positivamente) é possível controlar sua trajetória em um ambiente com vácuo (pressão reduzida) e, como consequência, determinar sua respectiva massa.

No nível de profundidade ao qual este capítulo se propõe, é possível fazer uma outra analogia com o chamado "Universo Macroscópico". Em termos leigos, a espectrometria de massas fornece uma espécie de foto da molécula. Entretanto, ao invés de uma imagem, se obtém um gráfico onde a massas dos agentes dopantes e/ou seus fragmentos são apresentados em um gráfico denominado "Espectro de Massas". O aspecto espectro de massas depende de uma série de fatores, mas sobretudo da estrutura do agente dopante. Assim, de modo similar a se reconhecer uma pessoa por meio de uma foto, cada agente dopante tem um espectro de massas característico, observando-se condições experimentais específicas. A Figura 26.5 ilustra como, de fato, é possível associar um agente dopante a um espectro de massas.

De modo resumido, foram introduzidas neste capítulo as técnicas de cromatografia e espectrometria de massas, fundamentais para as análises antidopagem. Pois é exatamente a união dessas duas técnicas que tornam os resultados dos Laboratório Acreditados tão confiáveis. Para um Resultado Analítico Adverso ser declarado, os critérios de identificação da cromatografia e da espectrometria de massas devem ser atendidos.

Como antecipado, o acoplamento da cromatografia com a espectrometria de massas permite o desenvolvimento de métodos eficientes para a detecção de centenas de substâncias presentes na Lista de Substâncias Proibidas da WADA.

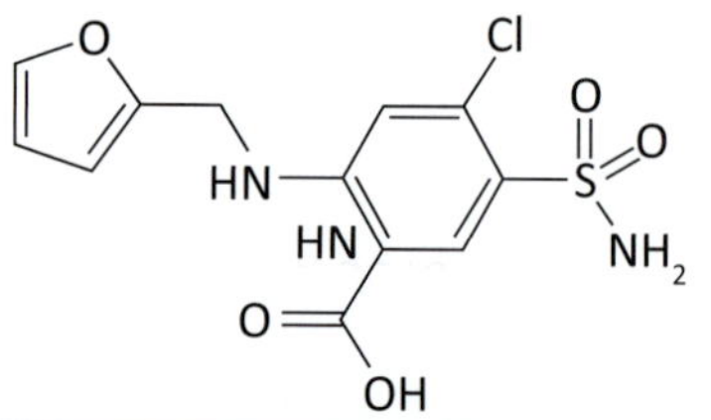

Elemento químico	Símbolo	Massa atômica (u.m.a)	Número de átomos na estrutura	Total por elemento (u.m.a)
Carbono	C	12	12	144
Hidrogênio	H	1	11	11
Oxigênio	O	16	5	80
Nitrogênio	N	14	2	28
Enxofre	S	32	1	32
Cloro	Cl	35	1	35

Massa molecular M.M = 330

Figura 26.4 Ilustração de cálculo da massa molecular de um agente dopante. Furosemida, um diurético com alta prevalência é usado como exemplo. Pela inspeção da estrutura, se determina que átomos estão presentes, bem como suas respectivas quantidades. CUIDADO: Para o caso dos átomos de carbono e hidrogênio, esse exercício não é tão obvio. A massa molecular é determinada pelo somatório de todos os átomos presentes.
Fonte: Imagem original, preparada pelo Laboratório Brasileiro de Controle de Dopagem.

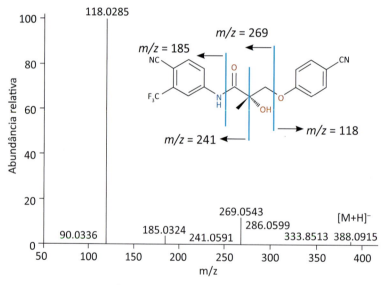

Figura 26.5 Espectro de massas para o agente dopante Ostarina. Na parte superior, a estrutura é apresentada com a proposta de fragmentação, e posterior geração de sinais característicos.
Fonte: Imagem retirada do acervo do Laboratório Brasileiro de Controle de Dopagem.

Entretanto, quando o agente dopante tem massas molecular muito alta, os métodos baseados nestas técnicas ainda não são tão eficientes. É o caso dos agentes dopantes que são classificados como proteínas. Neste caso, outras técnicas de análise são empregadas. Merece destaque o método usado para a detecção das Eritropoietinas, no caso a Eletroforese em Gel.[16]

● **ELETROFORESE EM GEL**

Assim como a cromatografia, a eletroforese em gel é, por essência, uma técnica de separação. Neste caso, ao invés do uso de uma coluna (como na cromatografia) se recorre a uma substância chamada poliacrilamida, que adquire uma característica gelatinosa (daí o nome eletroforese em gel).[22]

Proteínas são substâncias altamente polares que migram por meio do gel, quando uma diferença de potencial elétrico é aplicada. Diferentes abordagens podem ser implementadas. Por exigência da WADA, os Laboratórios Acreditados empregam, após exaustivo trabalho de purificação e concentração da amostra, duas técnicas principais:

i) a Eletroforese por Focalização Isoelétrica (IEF-PAGE).
ii) a Eletroforese baseada em géis de *N*-lauroilsarcosinato de Sódio (SAR-PAGE).

O diagnóstico da presença de uma eritropoietina não endógena, que caracterizaria a dopagem, se dá pela migração diferenciada no gel, quando comparada a proteína de origem endógena. A Figura 26.6 ilustra resultados de análises de Eritropoietina quando do uso da SAR-PAGE.[23]

Na Figura 26.6, apenas uma das amostras ilustra um Resultado Analítico Adverso para EPO. No caso, seria a linha 7. Repare que a mancha se distribui para a parte de cima da linha típica da EPO endógena. Isso se dá pelo fato a EPO recombinante ter um volume molecular levemente superior à da proteína naturalmente produzida pelo nosso corpo.

● PERSPECTIVAS

Muito se avançou, do ponto de vista técnico, desde as acreditações dos primeiros laboratórios pelo Comitê Olímpico Internacional. Os avanços foram ainda mais significativos desde o início do sistema de acreditação da WADA. Embora não seja possível prever exatamente o *status* tecnológico dos Laboratórios Acreditados nos próximos 10 anos, parece certo de que a técnica de espectrometria de massas vai continuar tendo grande destaque da identificação de agentes dopantes.

Sem prejuízo a essa previsão, técnicas como a biologia molecular já começaram a ser exploradas, criando perspectivas de uma mudança de paradigma técnico-científico da ciência antidopagem.

Independentemente do que o futuro apresentar do ponto de vista de inovações técnicas, continuará como paradigma fundamental a segurança e confiabilidade dos resultados gerados.

Esse é o interesse principal dos profissionais de trabalham pelo Jogo Limpo.

Agradecimentos

O autor agradece a equipe do Laboratório Brasileiro de Controle de Dopagem (LBCD – LADETEC / IQ – UFRJ) pelas colaborações e coleta de imagens apresentadas neste capítulo.

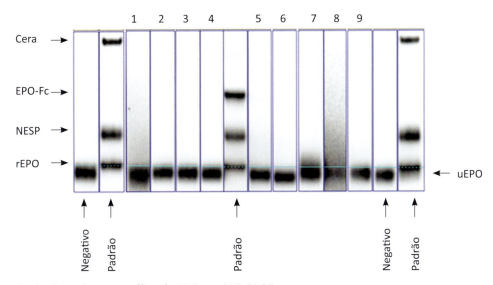

Figura 26.6 Resultado típico de uma análise de EPO por SAR-PAGE.
Legenda: uEPO – Eritropoietina endógena. Negativo – Urina sem EPO Recombinante. Padrão: Urina com uma mistura de EPOs recombinantes e miméticos.
Fonte: Imagem retirada do acervo do Laboratório Brasileiro de Controle de Dopagem.

● REFERÊNCIAS

1. Willick SE, Miller GD, Eichner D. The anti-doping movement. PM&R: J Inj Funct Rehab. 2016;8(3 Suppl):S125-32.
2. Dvorak J, Saugy M, Pitsiladis YP. Challenges and threats to implementing the fight against doping in sport. Brit J Sports Med. 2014;48:807-9.
3. Bowers LD. Anti-dope testing in sport: the history and the science. Fed Am Soc Exp Biology.2012;26:3933-6.
4. World Anti-Doping Agency. Statute. 2023. https://www.wada-ama.org/sites/default/ files/2023-06/wada_statutes_-_14_june_2023.pdf. Acesso em: 23 de junho de 2023.
5. Pereira HMG, Sardela VF, Padilha MC. Doping control analysis at the Rio 2016 Olympic and Paralympic Games. Drug Testing and Analysis. 2017;9:1658-72.
6. Whitford D. Proteins: structure and function. Hoboken, NJ: John Wiley & Sons; 2005.
7. Ivanova V, Miller JHM, Rabin O, Squirrell A, Westwood S. Harmonization of anti-doping rules in a global context (World Anti-Doping Agency-laboratory accreditation perspective). Bioanalysis. 2012;4:13.
8. Rodima A, Vilbaste M, Saks O. ISO 17025 quality system in a university environment. Accreditation and Quality Assurance. J Qual Comp Reliab Chem Measurement. 2005;10:369-72.
9. World Anti-Doping Agency. The Code. 2021. https://www.wada-ama.org/en/resources/ world-anti-doping-program/world-anti-doping-code#resource-download. Acesso em: 23 de junho de 2023.
10. Pereira HMG. Dopagem no desporto. In: Dinis-Oliveira RJ, Carvalho FD, Bastos ML. (Org.). Toxicologia Forense. Lisboa: Edições Lidel; 2015, p. 379-98.
11. World Anti-Doping Agency. The Prohibited List. 2021. https://www.wada-ama.org/en/ prohibited-list. Acesso em: 23 de junho de 2023.
12. Ivanova V, Boghosian T, Rabin O. The WADA proficiency testing program as an integral part of the fight against doping in sport. Accreditation and Quality Assurance. J Qual Comp Reliab Chem Measurement. 2007;12:491-3.

13. World Anti-Doping Agency. International Standards for Laboratories. 2021. https://www.wada-ama.org/en/resources/world--anti-doping-program/international-standard-laboratories-isl. Acesso em: 23 de junho de 2023.
14. Rivier L. Is there a place for hair analysis in doping controls? For Sci Int. 2000;107:309-23.
15. Anizan S, Huestis MA. The potential role of oral fluid in antidoping testing. *Clin Chem.* 2014;60(2):307-22.
16. Reichel C. Recent developments in doping testing for erythropoietin. Anal Bioanal Chem. 2011;401:463-81.
17. Bartle KD, Myers P. History of gas chromatography. Trends Anal Chem. 2002:21(9-10):547-57.
18. Francois I, Sandra K, Sandra P. Comprehensive liquid chromatography: fundamental aspects and practical considerations — a review. Anal Chim Acta. 2009;641:14-31.
19. Collins CH. Michael Tswett e o "nascimento" da cromatografia. Scientia Chromatographica. 2009;1:7-20.
20. Botré F. Mass spectrometry and illicit drug testing: analytical challenges of the anti-doping laboratories. Exp Rev Proteom. 2008;5(4):535-9.
21. Hemmersbach P. History of mass spectrometry at the Olympic Games. J Mass Spectrom. 2008;43:839-53.
22. Lasne F, Martin L, Martin JA, de Ceaurriz J. Detection of continuous erythropoietin receptor activator in blood and urine in anti-doping control. Haematologica. 2009;94(6):888-90.
23. Reichel C, Abzieher F, Geisendorfer T. Sarcosyl-Page: a new method for the detection of Mircera-and Epo-doping in blood. Drug Test Anal. 2009;1:494-504.

Return to Play (RTP)
Conceitos e aplicabilidades

Felipe Coimbra Meira ▸ **Flavio Cruz**

INTRODUÇÃO

O termo *Return to Play* (RTP), ou Retorno ao Jogo, foi definido pelo consenso desenvolvido pela Academia Americana de Cirurgiões Ortopédicos e pelo Colégio Americano de Medicina Esportiva da seguinte forma: o processo de tomada de decisão de retornar um atleta lesionado ou doente aos treinos ou competição. Em última análise, é a liberação médica de um atleta para participação plena nos esportes.[1] O momento de retorno ao jogo foi definido como a data em que o jogador obteve liberação da equipe médica para integrar os treinos e jogos da equipe sem restrições[2] após uma lesão.

O papel principal do médico que atua em esportes competitivos é o gerenciamento abrangente da saúde do atleta. Outra função importante é o diagnóstico (Figura 27.1) e tratamento adequado de lesões e doenças, além de promover a melhora da *performance* do atleta.[3] A gestão de atletas profissionais apresenta desafios únicos, permitindo um rápido retorno à competição, e também garantindo por longos prazos os resultados dos tratamentos de lesões realizados e assim maiores chances de sucesso na carreira.

Para os médicos que cuidam de atletas, uma das decisões mais desafiadoras é quando permitir que o atleta volte a treinar ou competir. Esses médicos podem se sentir pressionados a permitir que os atletas retornem as atividades precocemente, especialmente aqueles jogadores de alto nível e com aspirações profissionais. Essa pressão adicional pode forçar esses tipos de atletas, voltando rapidamente, a comprometer a reabilitação após uma lesão[2] e potencialmente expondo-os a lidar com o tempo maior fora das atividades. Em alguns casos, quando uma lesão ou doença não expõe o atleta a risco de vida, um retorno precoce ao jogo pode ser discutido pelo atleta, bem como por seu treinador, partes interessadas do clube e do jogador. Após discussão entre os profissionais, uma decisão compartilhada poderá ser tomada. Os riscos e benefícios devem ser discutidos, avaliados, documentados e a decisão informada ao atleta e seu *staff*.[2]

O RTP e a ciência do esporte estão em constante evolução. A análise das demandas específicas de cada esporte para cada atleta é necessária para adequar os protocolos de reabilitação, fornecendo processos que determinarão quando o atleta pode retornar à prática esportiva. Treinos específicos e progressivos ajudarão o atleta no seu retorno com segurança à atividade.[4] Existem diretrizes gerais para o retorno ao esporte após uma lesão. O objetivo dessas diretrizes é delinear as fases de recuperação que minimizarão os riscos de reincidência e promoverão um ótimo retorno à função do atleta.[5]

A reabilitação é uma combinação de ciência e arte. Há uma grande variabilidade de programas de reabilitação com base em vários fatores, incluindo, entre outros, histórico de lesões, esporte, nível do esporte, deficiências residuais e resposta ao treinamento. A quantidade de tempo restante na temporada, o nível de jogo e o momento das negociações do contrato também são fatores importantes.[3] O diagnóstico precoce e o tratamento correto por meio da reabilitação – baseado em um programa de trabalho estruturado com a progressão criteriosa de fases do RTP –, são necessários para proporcionar ao profissional de reabilitação e ao atleta um retorno seguro ao esporte.[6,7]

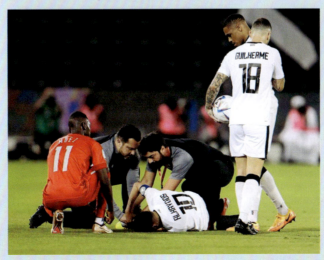

Figura 27.1 Uma das funções do médico que atua no esporte é o rápido e preciso diagnóstico das lesões.
Fonte: Arquivo pessoal.

DISCUSSÃO

Existem definições semelhantes ao termo Retorno ao Jogo (RTP) ou Retorno à Competição na literatura científica. Todos eles significavam a data em que o atleta obteve liberação da equipe médica para integrar os treinos e jogos sem restrições.[2] Esta definição significa implicitamente um retorno à "disponibilidade total para treinamento e competição". No entanto, no futebol, por exemplo, o RTP é complexo e muitas vezes envolve um período de reintegração progressiva, em que um jogador não é necessariamente um participante pleno em todas as atividades da equipe. Esse período varia de acordo com fatores como o tipo de lesão e a quantidade total de tempo fora do treinamento completo. Durante o período de reintegração, o jogador pode estar sujeito a controles tanto no que diz respeito à intensidade como à quantidade de carga de treino realizada.[8]

Definimos o termo "Retorno ao Treinamento" (RTT) o momento quando o jogador é parcialmente reintegrado à equipe, e definimos o termo "Retorno ao Jogo" (RTP) o momento quando o atleta retorna em completo e irrestrita disponibilidade aos treinamentos e competições. Em síntese, o conceito de RTT está ligado ao "regresso à prática desportiva/treino com eventuais restrições", enquanto o RTP está ligado ao conceito de "regresso aos treinos e competições sem restrições". O RTT é baseado em critérios clínico-funcionais, enquanto o RTP é baseado em critérios de desempenho funcional.[9]

Nas lesões musculares, por exemplo, as decisões de RTT devem ser apoiadas por avaliação clínica, exames de imagem e funcionais com base em critérios dependentes da lesão. Nessas lesões, os seguintes pontos devem ser identificados e seguidos para cada tipo de lesão muscular:[10-12] identificação de testes clínicos adequados, identificação de protocolos de imagem, identificação de exames laboratoriais adequados e específicos ao déficit funcional, identificação de testes de campo adequados e específicos ao déficit funcional para o tipo de lesão muscular.

O risco tolerável (RT) representa o nível máximo de risco aceitável para diferentes resultados a curto e longo prazo associados ao RTT, e é atribuído igualmente à equipe médica, equipe técnica, ao gerente da equipe e ao jogador. O risco tolerável é compartilhado, exceto em situações de risco de vida (por exemplo, concussão em que o jogador tem um nível reduzido de consciência/capacidade de tomar decisões). Nessas circunstâncias, a decisão única e final do RTT depende inteiramente da avaliação da equipe médica. O risco tolerável é variável e dependente da situação apresentada. Por exemplo, o RT pode ser considerado maior em uma final de copa do que em um amistoso. Além disso, o RT pode ser influenciado por vários fatores, como se a lesão é aguda ou por uso excessivo; uma lesão primária ou recorrente; pelo seu grau de gravidade e localização anatômica; pelo seu tipo (isto é, nas lesões musculares, se o músculo é monoarticular, biarticular, lesão na junção miotendínea, próximo ao tendão central e assim por diante); e por fatores biológicos, endócrino-metabólicos e relacionados ao gênero. O risco tolerável também pode considerar avaliações econômicas; um exemplo típico é quando o jogador está diretamente envolvido em uma negociação de mercado (ou seja, transferência),[9] a tendência é que seu tempo para RTP seja alargado.

O processo de tomada de decisão do RTP é um julgamento sobre se o atleta está apto o suficiente para retomar o treinamento completo sem restrições, bem como se está pronto para participar da competição (Figura 27.2). O processo de tomada de decisão para RTP, que se segue ao RTT, é uma avaliação baseada em um julgamento de "funcionalidade" e "capacidade de desempenho", em vez de "adequação clínico-funcional".[9] Em um ambiente de esporte de elite, o RTP é um processo dinâmico que se equilibra entre os benefícios e os riscos do RTS para o jogador e para a equipe.[13]

Muitos jogadores de futebol profissional sofrem pelo menos uma lesão grave ao longo de sua carreira. O momento apropriado do RTP após uma lesão é uma das decisões mais importantes e complexas a serem tomadas. Elas representam um problema sério para jogadores e clubes de futebol devido às consequências negativas, como ausência da competição, necessidade de tratamento cirúrgico ou desempenho físico prejudicado após a reabilitação e reintegração. Em caso de lesões graves, comuns na modalidade de futebol, pode levar a afastamentos consideráveis dos treinos e competições.[14]

O valor do exame de imagem durante a decisão de retornar um jogador ao esporte é debatido.[15] Este desempenha um papel importante no diagnóstico, na avaliação e classificação das lesões, além da determinação do curso do tratamento e avaliação do prognóstico. Nas lesões musculares, a Ressonância Magnética (MRI) é o principal método para o seu diagnóstico correto e precoce, determinando o grau da lesão. O ultrassom (US) também pode ser usado para lesões musculares. Se comparado com a RM, o US é dinâmico e oferece visualização da área lesada durante a contração e o movimento muscular. O US também é adequado para monitorar o processo de cicatrização de lesões durante a reabilitação. Em contrapartida, com o método do US, pode ser difícil detectar pequenas lesões localizadas na parte distal da junção miotendínea, rupturas tendíneas ou pequenos edemas musculares.[16]

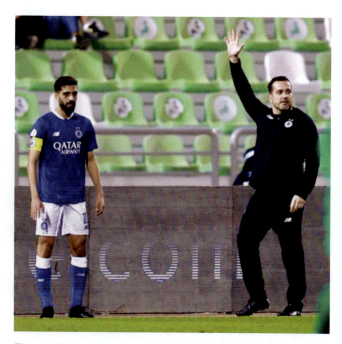

Figura 27.2 Momento de retorno ao jogo/competição do atleta após lesão.
Fonte: Arquivo pessoal.

Nos últimos anos, investigações foram feitas para saber se a ressonância magnética poderia prever o retorno ao jogo. No entanto, não foi possível obter consenso ou recomendações claras.[17] Nas lesões do músculo bíceps femoral, por exemplo, tanto os sinais de ressonância magnética quanto os de US normalizaram após uma média de 6 meses. Vários estudos de tecido pós-lesão no momento da RTP demonstram que 34% dos atletas exibem um sinal de ressonância magnética de baixa intensidade, indicativo da formação de tecido cicatricial fibrótico. Apesar da alteração persistente, o percentual de reincidências foi inferior a 2%.[16] Se a imagem de retorno ao jogo for realizada, a ressonância magnética deve ser a modalidade preferida.[17]

Em relação aos estudos de imagem no RTP, o processo de tomada de decisão não requer necessariamente uma resolução total da ressonância magnética.[16] Nas imagens de ressonância magnética, uma alteração de sinal (zona de hiperintensidade em sequências sensíveis a fluidos) diminuída em pelo menos 70% em comparação com a alteração de sinal basal é aceitável para RTT.[18] A presença de extensa área de baixo sinal, indicativa de tecido cicatricial fibrótico, deve ser interpretada como fator de risco para relesão.[19] No entanto, deve-se atentar para o fato de que a deposição de hemossiderina, após hemorragia, pode mimetizar a formação de tecido fibrótico.[20] Dada a sua maior sensibilidade e maior gradiente de contraste tecidual, a RM é preferível ao US nas tomadas de decisões de RTT.[16]

Indivíduos como o treinador, equipe técnica e outros membros do *staff* podem exercer pressão sobre o processo de tomada de decisão do RTT e do RTP. Existe um potencial conflito de interesses entre as necessidades do atleta e os desejos do treinador, corpo técnico e/ou equipe de gestão do clube e/ou o agente. É recomendável que todas as partes interessadas evitem pressões externas para manter a máxima objetividade durante as decisões de RTT e RTP. O processo de tomada de decisão deve ser baseado em uma troca contínua de informações, entre todas as partes interessadas. Isto deve permitir a reformulação/revisão do plano de reabilitação sempre que necessário. O processo de tomada de decisão da RTT e da RTP deve assentar em um *continuum* que corre em paralelo com o processo de reabilitação. Decisões isoladas sobre RTT e RTP que não fazem parte do processo de reabilitação devem ser evitadas.[9]

Em muitos casos, um processo de tomada de decisão compartilhado será importante. O processo de partilha de decisões é facilitado por um médico de equipe experiente, preparado e qualificado, baseado não só na sua expertise desportiva e experiência profissional, mas principalmente nas melhores e mais atuais evidências científicas. A gestão de risco é uma componente chave da decisão RTP, e em um modelo de decisão partilhada a opinião e as preferências do jogador devem ser consideradas. O treinador (e muitas vezes o gestor da equipe) tem uma voz "contextual" importante, informando a todos, por exemplo, sobre a capacidade atual do jogador para atuar em uma partida. A tomada de decisão compartilhada é complicada e muitas vezes desafiada pela falta de evidências científicas de alta qualidade. O médico do esporte deve, sempre que possível, basear-se em diretrizes clínicas e não apenas usar julgamentos clínicos.[3]

O processo de tomada de decisão compartilhada envolve o jogador, equipe médica (médico do clube e o fisioterapeuta), equipe técnica (geralmente o técnico principal), e o gerente de futebol. Consideramos o gerente de futebol e o analista de dados do clube como peças importantes do processo de RTP, entregando informação significativa sobre o jogador. Este processo é complexo e depende do contexto e de vários fatores como o momento da temporada, importância do evento – jogo ou competição, importância do jogador para a equipe e para o clube, entre outros. Confiança, transparência e boa comunicação entre departamentos e atletas melhoram a tomada de decisão compartilhada e a adesão às fases do RTP.[3]

● APLICABILIDADES

O processo que envolve o retorno ao treino ou competição é complexo e contextual, sua progressão é multifatorial. A decisão do RTP é, no entanto, muito complexa e vários fatores diferentes devem ser considerados.[21] Os profissionais da saúde que atuam no esporte devem evitar ao máximo os erros e equívocos que permitam ao atleta um retorno precoce às atividades. Por exemplo, não respeitar o tempo necessário para a completa cicatrização tecidual, expondo o atleta a exacerbação da lesão.[22] Já foi argumentado que buscar o menor nível de risco para reincidências nem sempre é possível na prática, especialmente em um ambiente de esporte de elite. Informações epidemiológicas baseadas em evidências podem orientar uma estimativa do tempo de afastamento e do prognóstico de cada lesão. Elas são potencialmente úteis para a equipe médica abordar questões dos jogadores, treinadores, gerentes, mídia e agentes sobre o plano de RTP.[21]

Tendo isso claro, agora é preciso entender como criar essa estratégia de RTP. Para isso, precisamos seguir algumas etapas:

1. Criação de um controle epidemiológico das lesões esportivas;
2. Definição das fases de tratamento e seus objetivos;
3. Progressões baseadas em critérios funcionais;
4. Compreensão dos conceitos de periodização na reabilitação;
5. Testes funcionais para o retorno ao esporte;
6. Tomada de decisão compartilhada.

Controle epidemiológico das lesões esportivas

É de suma importância que o profissional da área de saúde e *performance* tenha pleno conhecimento em relação à epidemiologia das lesões do esporte no qual esteja inserido. Além disso, é tão importante a existência de um controle epidemiológico interno – da própria equipe, para melhor compreensão das lesões que ocorrem no contexto de cada instituição esportiva. É preciso saber qual a gravidade das lesões e o tempo de afastamento esperado; se foi por um trauma agudo ou gradual por esforço repetitivo; se foi uma lesão estrutural ou somente funcional; se uma determinada lesão ocorre mais por contato direto, indireto ou sem contato; dentre outras informações que poderão auxiliar na elaboração de um programa preventivo e um RTP mais seguro e eficaz.[23] É preciso entender o cenário que está diante de nós para que nossas decisões sejam baseadas em fatos já conhecidos.

Definição das fases de tratamento e seus objetivos

Geralmente, as fases das lesões são divididas de acordo com o momento da cicatrização tecidual fisiológica da lesão.[24] A fase 1 pode ser considerada a FASE INFLAMATÓRIA em que prevalece mais o tratamento clínico para a contenção do edema, controle da inflamação e diminuição dos sintomas álgicos. Já a fase 2 é aquela compreendida dentro da FASE PROLIFERATIVA, em que se inicia a neogênese e o fisioterapeuta começa a inserir os exercícios dentro do plano terapêutico. A fase 3 é a última contida dentro do processo de regeneração do tecido lesado, sendo esta conhecida como a FASE DE REMODELAÇÃO, em que há a transferência para os trabalhos específicos e funcionais. Na fase 4 é o período de transição entre a fisioterapia e a *performance*, que focará na exposição gradual às cargas mais intensas. Por fim, a fase 5 é aquela em que o atleta é liberado para poder performar junto ao grupo (nos casos dos esportes coletivos) ou sem qualquer tipo de restrição (nos casos dos esportes individuais).

- **FASE 1** (Fase Inflamatória) – tratamento clínico:
- controle da inflamação, diminuição da dor e contenção do edema;
- **FASE 2** (Fase Proliferativa) – tratamento clínico + cinesioterapia:
- vascularização local e sistêmica, readaptação funcional do tecido nos estágios iniciais;
- **FASE 3** (Fase de Remodelação) – cinesioterapia + tarefas funcionais:
- transferência para a especificidade esportiva, exploração dos gestuais biomecânicos e simulação dos mecanismos de lesão;
- **FASE 4** (Fase de Transição) – exposição gradual da carga:
- aumento do condicionamento cardiovascular, aumento gradual da carga crônica e implementação de exercícios de alta magnitude;

- **FASE 5** (*Performance*) – alcance de 100% da carga de treino/jogo/competição.

Progressões baseadas em critérios funcionais

A progressão baseada em critérios funcionais é criada para facilitar e dar mais segurança no momento da tomada de decisão. Antigamente, só se levava em consideração o tempo para o tecido cicatrizar. Hoje já sabemos que essa não é a melhor maneira para nos basearmos em um RTP, tendo em vista que a individualidade biológica varia de acordo com a multifatoriedade e hábitos de vida. Em alguns casos específicos, como recuperação após uma reconstrução do ligamento cruzado anterior do joelho, nós devemos respeitar o processo de cicatrização tecidual para evoluirmos funcionalmente, sendo o tempo uma variável importante.

No geral, o tempo será usado como um guia, mas não podemos ficar restritos a prazos fixos. Por exemplo, a classificação britânica para lesões musculares estabelece a localização da lesão como um indicador do prognóstico: (a) miofascial; (b) miotendinosa; (c) intratendinosa.[24] Portanto, além dos graus já conhecidos de acordo com a extensão da lesão (I, II, III e IV), temos agora a localidade como indicador de tempo de recuperação. Acreditava-se que uma lesão "Ia", ou seja, lesão superficial e baixa extensão, teria um tempo menor de recuperação do que uma lesão "Ic", por exemplo. Foi sugerido que lesões do tipo "a" tivessem uma recuperação em até 3 semanas, lesões do tipo "b" entre 4 a 8 semanas e lesões do tipo "c" entre 2 a 4 meses.[25] Contudo, um grupo de pesquisadores observou que os prognósticos na prática não variaram significativamente como se esperava, com exceção da lesão grau "IIc" que atrasou o RTP em apenas uma semana.[26]

A seguir, um exemplo de como criar esse planejamento estratégico de progressão baseado em critérios funcionais para as lesões dos Músculos Isquiossurais (Tabelas 27.1 a 27.5).

Tabela 27.1 Critérios funcionais para um atleta progredir da FASE 1 de tratamento para a FASE 2.

Fases	Critérios	Referência	Peso	Resultado	Nota (U.A)
1 – 2	Palpação	EVA ≤ 3	4		Peso x nota
	Askling-H (modificado)	EVA ≤ 3	3		Peso x nota
	Jurdan	≤ 20%	3		Peso x nota
	Dinamômetro DD 90°	≤ 10%	5		Peso x nota
	Dinamômetro DV 30°	≤ 10%	5		Peso x nota
Decisão: O atleta tem X% de capacidade para progredir de fase					u.a. obtidas (u.a. totais)

Fonte: Elaborada pelo autor.

Tabela 27.2 Critérios funcionais para um atleta progredir da FASE 2 de tratamento para a FASE 3.

Fases	Critérios	Referência	Peso	Resultado	Nota (U.A)
2 – 3	Palpação	EVA = 0	4		Peso x nota
	Askling-H (modificado)	EVA = 0	3		Peso x nota
	Jurdan	≤ 10%	3		Peso x nota
	ISO CON (H.H)	≤ 15%	5		Peso x nota
	ISO CON (RFD)	≤ 20%	5		Peso x nota
	Single Leg Bridge	≤ 20 rep	5		Peso x nota
Decisão: O atleta tem X% de capacidade para progredir de fase					u.a. obtidas (u.a. totais)

Fonte: Elaborada pelo autor.

CAPÍTULO 27

Tabela 27.3 Critérios funcionais para um atleta progredir da FASE 3 de tratamento para a FASE 4.

Fases	Critérios	Referência	Peso	Resultado	Nota (U.A)
	Single Leg Bridge	≤ 10%	4		Peso x nota
	ISO CON (H.H)	≤ 10%	5		Peso x nota
	ISO CON (RFD)	≤ 10%	5		Peso x nota
3 – 4	ISO CON (Q:H – C.R)	55–80%	4		Peso x nota
	ISO EXC (H:H)	≤ 10%	5		Peso x nota
	Q.con:H.exc (F.R.)	0,8–1,0	5		Peso x nota
	≥ 19,8 km/h (pré-lesão)	≥ 50%	5		Peso x nota
Decisão: O atleta tem X% de capacidade para progredir de fase					u.a. obtidas (u.a. totais)

Fonte: Elaborada pelo autor.

Tabela 27.4 Critérios funcionais para um atleta progredir da FASE 4 para a última fase, a FASE 5.

Fases	Critérios	Referência	Peso	Resultado	Nota (U.A)
	≥ 19,8 km/h (pré-lesão)	≥ 70%	5		Peso x nota
4 – 5	≥ 25 km/h (pré-lesão)	≥ 50%	5		Peso x nota
	Sprint curvilíneo	3 rep/3 rep	5		Peso x nota
Decisão: O atleta tem X% de capacidade para progredir de fase					u.a. obtidas (u.a. totais)

Fonte: Elaborada pelo autor.

Podemos observar acima 4 tabelas com critérios de progressão desde a FASE 1 até a FASE 5. Antes de falarmos dos critérios para progressão em si, precisamos compreender o que é um modelo NORMATIVO e um modelo DESCRITIVO.

O modelo NORMATIVO é aquele que está relacionado com um conjunto de regras binárias, ou seja, no caso apresentado, se o atleta está ou não apto ao RTP. Na Tabela 27.1, apresentamos 5 critérios para o atleta passar da fase 1 para a fase 2, com os devidos valores de referência. Neste modelo, caso o atleta não seja aprovado em um desses cinco critérios é considerado não-apto para progredir de fase. Portanto, para progredir de fase é preciso que o atleta tenha atingido resultados acima do valor de referência em todos os critérios apresentados. Já no modelo DESCRITIVO são levadas em consideração algumas imprevisibilidades que desviam do modelo normativo, conhecidos como vieses.[27] Com isso, nós desenvolvemos abordagens para corrigir esses vieses e melhorar a qualidade das nossas tomadas de decisão. Uma das estratégias de abordagem é a criação de PESOS e NOTAS.

Pesos

São atribuídos valores de acordo com o grau de importância dos testes usados como critérios. Esses valores são buscados na literatura científica ou, em caso de ausência de evidências, serão avaliados de acordo com a expertise dos clínicos. Observemos na Tabela 27.1 que foi dada mais importância para os testes de força (peso 5) do que aos testes de flexibilidade (peso 3).

Notas

Com os valores do peso já definidos, podemos criar uma média ponderada em cima dos resultados obtidos. Exemplo: Na Tabela 27.1, foi atribuído um peso 5 aos testes de força isométrica por dinamometria, com valores de referência abaixo de 10% para assimetrias bilaterais. Suponhamos que um atleta apresente um resultado de 13%. Podemos considerar que diferenças compreendidas entre 11% e 15% obterão uma NOTA 7. Sendo assim, a nota final desse teste em unidades arbitrárias (U.A.) será o resultado do PESO (5) multiplicado pela nota com base no resultado (7). Ou seja, a nota final será 5 x 7 = 35.

Fazendo essa análise de PESO x NOTA para todos os critérios, teremos o resultado final em U.A. obtidas sobre as U.A. totais (hipótese de que o atleta receba nota máxima em todos os testes).

Tabela 27.5 Exemplo em que o atleta apresenta 88,5% de capacidade para progredir da FASE 1 de tratamento para a FASE 2, baseado em PESOS (média ponderada) e NOTAS, que nos dará um resultado obtido sobre o resultado total possível em unidades arbitrárias.

No exemplo (Tabela 27.5), o atleta obteve um resultado de 177 U.A. em relação a 200 U.A. possíveis. Assim sendo, apresentou um percentual de 88,5% (177x100/200) de aptidão para a progressão de fase. Caberá ao departamento de saúde definir o ponto de corte para progredir ou não de fase. Por exemplo: se for definido que o ponto de corte será de 90%, este atleta com 88,5% não estaria apto para a progressão. Porém, se o ponto de corte for de 80%, este atleta já se encontraria com aptidão para a progressão.

Fica ainda uma dúvida: como saber o peso ideal para cada teste e o ponto de corte que nos dê segurança para fazer as progressões? É exatamente nessa lacuna que entra o recurso da Inteligência Artificial (I.A.), mais especificamente o *Machine Learning*.

TRATADO DE ACUPUNTURA E DOR NA MEDICINA ESPORTIVA

Tabela 27.1 Critérios funcionais para um atleta progredir da FASE 1 de tratamento para a FASE 2.

Fases	Critérios	Referência	Peso	Resultado	Nota (U.A)
1 – 2	Palpação	EVA ≤ 3	4	EVA = 4	4 X 8 = 32
	Askling-H modificado)	EVA ≤ 3	3	EVA = 0	3 X 10 = 30
	Jurdan	≤ 20%	3	4,7%	3 X 10 = 30
	Dinamômetro DD 90°	≤ 10%	5	16%	5 X 7 = 35
	Dinamômetro DY 30°	≤ 10%	5	7,5%	5 X 10 = 50
Decisão: O atleta tem 88,5% de capacidade para progredir de fase					177 (200)

Fonte: Elaborada pelo autor.

Machine learning

O *Machine Learning* (ML), ou Aprendizado da Máquina, ainda é uma ferramenta nova na ciência do esporte. O seu uso é baseado na suposição de que a máquina e os algoritmos aprenderão a estabelecer um padrão à medida que forem inseridos um grande número de dados. Os algoritmos podem construir interações entre inúmeras variáveis, aprendendo a identificar/selecionar àquelas que respondem pela variável dependente.[28]

As técnicas de ML chamam bastante atenção na medicina esportiva pela sua força em transformar uma grande quantidade de dados em um conhecimento útil e identificar padrões não-lineares, tendo em vista a complexidade e a multifatoriedade das lesões. Em muitos casos, esses auxílios externos da máquina podem complementar ou serem superiores ao desempenho humano, sendo cruciais para ajudar em uma tomada de decisão compartilhada de RTP.[29]

Portanto, os pesos e os pontos de cortes das progressões serão elegidos pela teoria da "Tentativa e Erro" e corrigidos pelo "Sistema de Retropropagação", na qual a máquina detecta o erro e faz uma autocorreção. Quanto maior for o banco de dados, mais refinada e assertiva será a previsibilidade. Esse recurso nós encontramos na técnica conhecida como Rede Neural, que busca simular um cérebro humano com seus neurônios e suas sinapses. Outras técnicas também são muitos utilizadas e podem responder a algumas perguntas clássicas que surgem em nosso cotidiano esportivo.[27]

Para quando é esperado o RTP do atleta? Nesse caso, poderíamos utilizar uma técnica chamada de *Clustering*, que agruparia dados anteriores com os dados da lesão do jogador em questão. Com isso, poderíamos saber o tempo médio de RTP não só baseado na gravidade da lesão, mas também adicionar outras variáveis como a idade do atleta, que determinaria o tempo de RTP mais adequado para aquele grupo em que este estaria inserido. Por exemplo, uma lesão dita como grau la pode estar inserida no grupo de 1 a 7 dias para RTP. Porém, se temos um atleta com 35 anos ou mais, ele pode passar a estar inserido em outro grupo, para retorno entre 7 a 14 dias.[27]

O atleta pode progredir para o treinamento completo? Como já mostramos anteriormente, a criação de critérios, juntos com pesos e um ponto de corte, pode ser ajustado pela Rede Neural. Além disso, existe sistema baseado em regras, conhecido como Abordagem de Associações que pode ser usado para determinar o momento exato de progredir o atleta para o treinamento completo. Esse sistema identifica alguns padrões significativos para combinações ótimas e frequentes entre as variáveis em um grande conjunto de dados.[27]

Qual é a probabilidade de o atleta retornar ao nível pré-lesão? Tendo em vista o estado atual de prontidão do atleta, poderia ser usada uma técnica conhecida como Árvore de Decisão, que se baseia em regras e divisões dicotômicas para criar um algoritmo de CLASSIFICAÇÃO.[27]

O *Machine Learning* ainda é um recurso que se encontra muito no campo teórico e pouco na prática do esporte. Isso ocorre por algumas barreiras que impossibilitam a efetiva contribuição para os processos de RTP e de prevenção das lesões. Podemos elencar algumas delas: banco de dados pequenos, em que há uma discrepância entre os números de lesionados e não-lesionados; o não compartilhamento de dados entre os clubes; a não criação de um padrão das avaliações entre os profissionais que trabalham no mesmo esporte e no mesmo nível competitivo, dificultando a criação de um banco de dados único; compreensão dos profissionais de que a coleta de dados tem que ocorrer de maneira constante.

Conceitos de periodização da reabilitação

O primeiro conceito que todo profissional da área da reabilitação esportiva, principalmente o fisioterapeuta, deve compreender bem é o da mecanotransdução. A mecanotransdução é o processo pelo qual uma carga mecânica é convertida em resposta celulares, ocasionando alterações estruturais.[30] Um exemplo clássico descrito na literatura é a resposta do osso à carga: se o estímulo é adequado, há um aumento morfológico e maior capacidade de absorção de carga; se o estímulo é excessivo, ocorrerá um rompimento fisiológico estrutural (fratura); se o estímulo estiver abaixo do limiar de excitabilidade, ocorrerá uma perda tecidual (osteoporose). Portanto, quando utilizada de maneira adequada, o exercício terapêutico, por meio da mecanotransdução, auxiliará no processo de reparação e remodelação do tecido lesionado.

Outro conceito importante é a compreensão em relação as variáveis do condicionamento fisiológico:

Intensidade

Pode ser representada através de elementos como: velocidade, força, potência, pliometria etc.

Duração

Duração de um treinamento, jogo, competição ou de uma sessão de tratamento.

Frequência

Refere-se ao número de sessões de treinamento por: dia, semana, mês ou temporada.

Modo

Tipo de exercício físico, treinamento ou tratamento.

Volume

Elemento quantitativo do treinamento físico que pode ser medido como: tempo ou duração do treinamento/tratamento; número de sessões por semana; distância percorrida; carga do treinamento; número de repetições realizadas; dentre outras.

Especificidade

Devemos entender as demandas e as exigências impostas do esporte para estabelecermos as adaptações específicas para o atleta durante o treinamento ou tratamento.

Densidade

É a junção de algumas ou todas as outras variáveis em um momento específico. Por exemplo: quando um atleta realiza, hipoteticamente, 10 repetições de *sprints* (velocidades acima de 25 km/h) em uma única sessão de tratamento que durou 20 minutos, não é comparável aos mesmos 10 *sprints* que o atleta está habituado a fazer em uma partida de futebol que dura 90 minutos e o mesmo está exposto a um volume maior (distância total), maior intensidade (ações intensas), a um maior estresse emocional, ou seja, há uma maior densidade de trabalho no ambiente caótico de uma partida do que em um ambiente controlado de tratamento.

Tendo o conhecimento a respeito desses conceitos anteriores, agora é preciso assimilar o conceito da relação de CAPACIDADE x DEMANDA.

Capacidade

Capacidade que o tecido tem de suportar a carga imposta.

Demanda

Exigência específica atribuída ao corpo ou ao tecido.

Quando temos uma capacidade maior que a demanda, podemos dizer que esse corpo ou tecido está adaptado para responder à carga imposta e, assim, diminuindo um dos fatores de risco para lesão. Porém, quando temos uma demanda maior que a capacidade, esse atleta pode estar suscetível à lesão pela carga imposta ser além da capacidade de resisti-la.

O próximo conceito que mostraremos a seguir é bastante conhecido nas graduações de educação física e pouco difundido nas graduações médicas (medicina, fisioterapia), que é a Síndrome da Adaptação Geral. Quando há um estímulo, ocorre uma quebra da homeostase fisiológica e o corpo entende como um estímulo estressor. Se não houver um devido tempo de recuperação para absorção do estímulo que foi gerado, o atleta entra em uma zona de alarme em que a fadiga temporária pode se tornar crônica, levando a um processo conhecido como *overtraining* ou involução. Caso isso seja evitado e o atleta tenha plena capacidade para se recuperar, há uma adaptação fisiológica ao estímulo dado e criará uma supercompensação, levando a uma maior capacidade.[31] Esse período de recuperação para o organismo processar e adaptar o estímulo recebido é conhecido como *tapering*, que se dá pela diminuição da intensidade ou do volume de trabalho em um determinado dia da semana (microciclo) ou em uma semana do mês (mesociclo).

Para saber quando e como progredir a carga imposta ao atleta lesionado, necessitamos entender alguns conceitos mais específicos dentro da periodização.

Tabela 27.6 Diretrizes gerais de treinamento.

Objetivos	Repetições	Volume	Tempo descanso
Potência	1-5	Baixo	Longo
Força	2-8	Moderado	Moderado
Hipertrofia	8-15+	Moderado-alto	Moderado-alto
Resistência	> 15-20	Alto	Curto

Fonte: Elaborada pelo autor.

Acima (Tabela 27.6), há um referencial em relação a quantidade de repetições, volume e tempo de descanso em relação ao tipo de objetivo proposto dentro do processo de reabilitação.[32] Neste caso, a carga (intensidade) é inversamente proporcional ao volume. Quando o objetivo for o trabalho de resistência (volume alto), usamos cargas baixas; quando o objetivo for o trabalho de força máxima (volume baixo), por exemplo, usamos carga altas.

Portando, quando reabilitamos um atleta que se apresenta após um procedimento cirúrgico e necessita de um longo período de recuperação, iniciamos por trabalhos com alto volume e pouca intensidade, evoluindo para trabalhos com baixo volume e alta intensidade. Isso é chamado de periodização linear. Outro tipo de periodização é a não-linear, em que a relação de volume e intensidade pode ser alternada dentro de uma mesma semana, ou seja, dentro do mesmo microciclo (Figura 27.3).

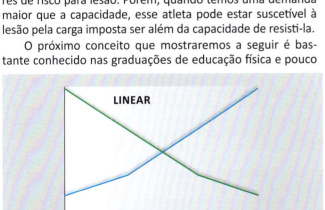
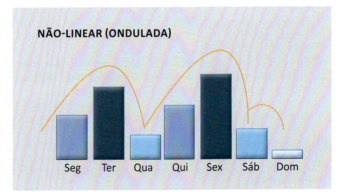

Figura 27.3 Exemplos de periodizações lineares e não-lineares (onduladas).
Fonte: elaborada pelo autor.

CONCLUSÃO

Retorno ao Esporte é definido como o momento em que o atleta retorna sem restrições as suas atividades esportivas. Alguns fatores devem ser considerados como a idade, momento da temporada, o nível competitivo, tipo de evento, questões contratuais, entre outros.

Profissionais de saúde experientes e com conhecimento detalhado sobre o tempo e as fases de cicatrização tecidual, e também um programa de reabilitação de lesões baseados em critérios específicos de progressão, é parte fundamental no tratamento de lesões no atleta profissional, minimizando assim os riscos de uma nova lesão.

As tomadas de decisão em relação ao RTP é uma tarefa complexa e dependente de vários fatores. Essas decisões devem ser baseadas em critérios específicos e na avaliação dos riscos relevantes para a saúde e *performance* do atleta. Em um ambiente de esporte de elite, o RTP é um processo dinâmico que concilia os benefícios e riscos do retorno ao esporte para o atleta e sua equipe.

REFERÊNCIAS

1. Herring SA, Bergfeld JA, Boyd J. The team physician and return-to-play issues: a consensus statement. Med Sci Sports Exerc. 2002;34:1212-4.
2. Elzinga KE, Chung KC. Finger Injuries in Football and Rugby. Hand Clin. 2017 Feb;33(1):149-160. doi: 10.1016/j.hcl.2016.08.007. PMID: 27886831; PMCID: PMC5125556.
3. Cruz F, Meira F. Shared decision-making in the return to play process and risk management in football medicine. Aspetar Sports Mede J. 2022;11:96-101.
4. Nelson DS, Butterwick DJ. Guidelines for return to activity after injury. Can Fam Physician. 1989 Aug;35: 1637-55. PMID: 21248867; PMCID: PMC2280160.
5. Félix I, Dines D, Dines J. Interval return to play programs for the tennis athlete. Curr Rev Musculoskelet Med. 2021 Apr;14(2):185-91.
6. Dekker TJ, Goldenberg B, Lacheta L, Horan MP, Millett PJ. Anterior shoulder instability in the professional athlete: return to competition, time to return, and career length. Orthop J Sports Med. 2020 Nov 4;8(11):2325967120959728.
7. Lorenz D, Domzalski S. Criteria-Based Return To Sprinting Progression Following Lower Extremity Injury. Int J Sports Phys Ther. 2020 Apr;15(2):326-332. PMID: 32269864; PMCID: PMC7134353.
8. Bisciotti GN. Return to play after a muscle lesion: Volpi P, Arthroscopy in sport. Springer Edition, 2015
9. Bisciotti GN, Volpi P, Alberti G, et al. Italian consensus statement (2020) on return to play after lower limb muscle injury in football (soccer). BMJ Open Sport Exerc Med. 2019 Oct 15;5(1): e000505. doi: 10.1136/bmjsem-2018-000505. PMID: 31673400; PMCID: PMC6797382.
10. Ardern CL, Glasgow P, Schneiders A. 2016 consensus statement on return to sport from the first world congress in sports physical therapy, Bern. Br J Sports Med. 2016;50:853-64.
11. Bisciotti GN, Volpi P, Amato M. Italian consensus conference on guidelines for conservative treatment on lower limb muscle injuries in athlete. BMJ Open Sport Exerc Med. 2018;4:e000323.
12. Bizzini M, Hancock D, Impellizzeri F. Suggestions from the field for return to sports participation following anterior cruciate ligament reconstruction: soccer. J Orthop Sports Phys Ther. 2012;42:304-12.
13. Taberner M, Allen T, Cohen DD. Progressing rehabilitation after injury: consider the 'control-chaos continuum'. Br J Sports Med. 2019 Sep;53(18):1132-1136. doi: 10.1136/bjsports-2018-100157. Epub 2019 Feb 8. PMID: 30737202; PMCID: PMC6818668.
14. Waldén M, Hägglund M, Magnusson H, Ekstrand J. ACL injuries in men's professional football: a 15-year prospective study on time trends and return-to-play rates reveals only 65% of players still play at the top level 3 years after ACL rupture. Br J Sports Med. 2016;50:744-50.
15. van der Horst N, Backx F, Goedhart EA. Return to play after hamstring injuries in football (soccer): a worldwide Delphi procedure regarding definition, medical criteria, and decision-making. Br J Sports Med. 2017;51:1583-91.
16. Connell DA, Schneider-Kolsky ME, Hoving JL, et al. Longitudinal study comparing sonographic and MRI assessments of acute and healing hamstring injuries. AJR Am J Roentgenol 2004; 183:975–84. 10.2214/ajr.183.4.1830975
17. Lempainen L, Mechó S, Valle X, Mazzoni S, Villalon J, Freschi M, et al. Management of anterior thigh injuries in soccer players: practical guide. BMC Sports Sci Med Rehabil. 2022 Mar 18;14(1):41.
18. Sanfilippo JL, Silder A, Sherry MA, et al. Hamstring strength and morphology progression after return to sport from injury. Med Sci Sports Exerc 2013; 45:448–54. 10.1249/MSS.0b013e3182776eff
19. Reurink G, Brilman EG, de Vos R-J. Magnetic resonance imaging in acute hamstring injury: can we provide a return to play prognosis? Sports Med. 2015;45:133-46.
20. Slavotinek JP. Muscle injury: the role of imaging in prognostic assignment and monitoring of muscle repair. Semin Musculoskelet Radiol. 2010;14:194-200.
21. Ekstrand J, Krutsch W, Spreco A, van Zoest W, Roberts C, Meyer T, et al. Time before return to play for the most common injuries in professional football: a 16-year follow-up of the UEFA Elite Club Injury Study. Br J Sports Med. 2020 Apr;54(7):421-6.
22. Lorenz D, Domzalski S. CRITERIA-BASED RETURN TO SPRINTING PROGRESSION FOLLOWING LOWER EXTREMITY INJURY. Int J Sports Phys Ther. 2020 Apr;15(2):326-332. PMID: 32269864; PMCID: PMC7134353.
23. Bahr R, Clarsen B, Derman W. International Olympic Committee consensus statement: methods for recording and reporting of epidemiological data on injury and illness in sport 2020 (including STROBE Extension for Sport Injury and Illness Surveillance (STROBE-SIIS)). Brit J Sports Med. 2020;54:372-89.
24. Schultz GS, Chin GA, Moldawer L, Diegelmann RF. Mechanisms of vascular disease: a reference book for vascular specialists. Adelaide (AU): University of Adelide Press; 2011.
25. Pollock N, James SLJ, Lee JC. British athletics muscle injury classification: a new grading system. Brit J Sports Med. 2014;48:1347-51.
26. MacDonald B, Giakoumis M, Pollock N. Reducing hamstring injury burden and re-injury rates: the development and application of BAMIC. Brit J Sports Med Blog. 2022.
27. Yung KK, Ardern CL, Serpiello FR, Robertson S. A framework for clinicians to improve the decision-making process in return to sport. Sports Med Open. 2022 Apr 13;8(1):52.
28. Nassis GP, Verhagen E, Brito J, Figueiredo P, Krustrup P. A review of machine learning applications in soccer with an emphasis on injury risk. Biol Sport. 2023 Jan;40(1):233-9.
29. Yung KK, Ardern CL, Serpiello FR, Robertson S. Characteristics of complex systems in sports injury rehabilitation: examples and implications for practice. Sports Med Open. 2022 Feb 22;8(1):24.
30. Khan KM, Scott A. Mechanotherapy: how physical therapists' prescription of exercise promotes tissue repair. Br J Sports Med. 2009 Apr;43(4):247-52.
31. Turner A. The science and pratice of periodization: a brief review. Strength Condit J. 2011 Feb;33(1):34-46.
32. Lorenz D, Morrison S. Current concepts in periodization of strength, and conditioning the sports physical therapist. Int J Sports Phys Ther. 2015 Nov;10(6):734-47.

SEÇÃO 2 — Lesões por modalidade de esporte

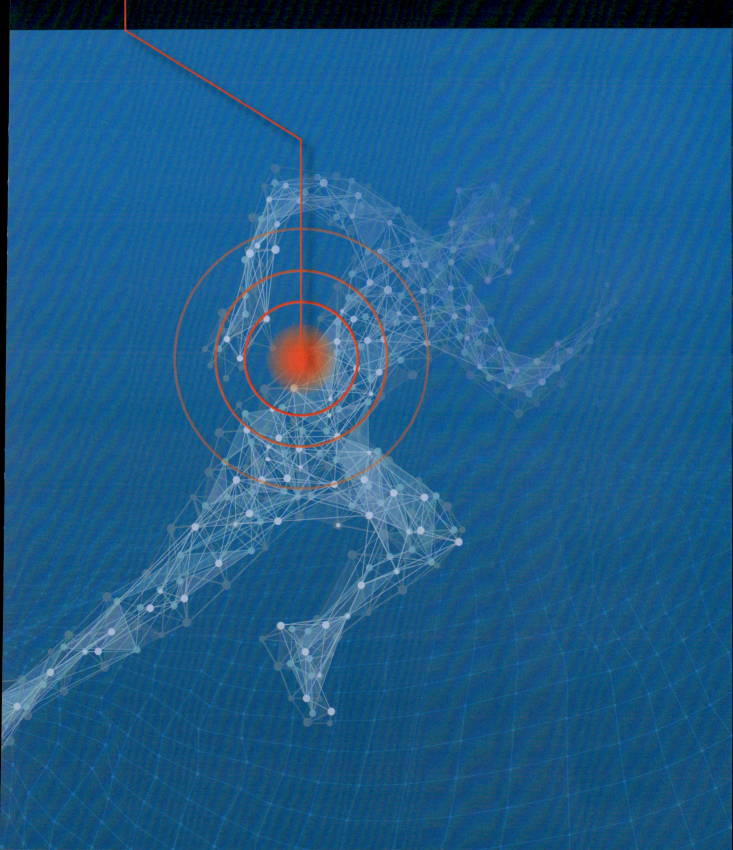

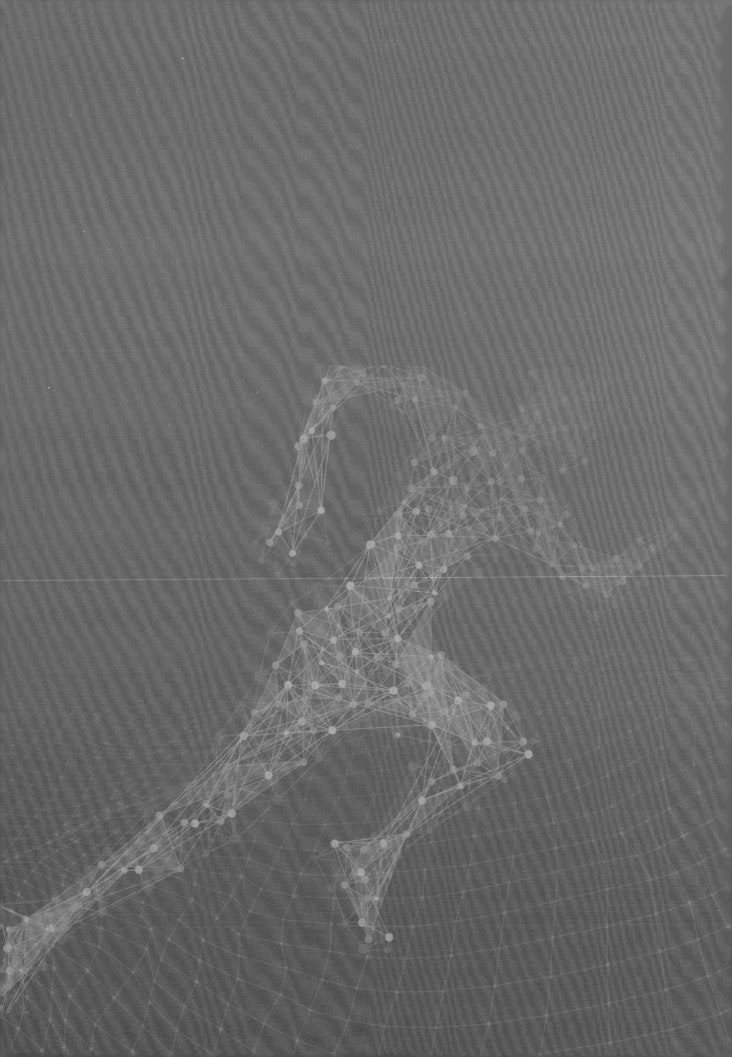

Atletismo

28

André Guerreiro ▸ Rodrigo Morette Arantes

● INTRODUÇÃO

O atletismo é um dos esportes mais antigos do mundo e surgiu nos Jogos Olímpicos da Grécia Antiga cerca de 776 a.C. No entanto, este esporte não foi formalmente organizado em competições regulares até o século XIX, quando as primeiras competições atléticas modernas foram realizadas na Inglaterra e na Escócia. Então, em 1896, o atletismo foi reintroduzido nos Jogos Olímpicos modernos, em Atenas na Grécia. Os eventos incluíam as corridas no estádio, corridas de distância, salto em altura, salto em distância, salto com vara e arremesso de peso. A partir deste momento, o atletismo passou a ser um dos esportes centrais dos Jogos Olímpicos.

Atualmente, o atletismo é um dos esportes mais populares e assistidos nos Jogos Olímpicos. Além disso, tornou-se o esporte mais praticado no mundo, não só por atletas de alta *performance*, como também por atletas amadores.

Existem diversas competições importantes de atletismo em todo o mundo, como os Jogos Olímpicos, os Campeonatos Mundiais de Atletismo, os Jogos Pan-Americanos, os Jogos Asiáticos, os Jogos Africanos, os Jogos Europeus, entre muitos outros, além de competições de corrida e maratonas para atletas amadores.

No Brasil, o atletismo tem uma longa história que remonta ao início do século XX. Nos primeiros anos do século XX, o atletismo brasileiro ainda era bastante incipiente, com poucas competições e poucos atletas dedicados à modalidade. No entanto, em 1914, a Confederação Brasileira de Desportos filiou-se a Associação Internacional das Federações de Atletismo (IAFF), o que impulsionou o desenvolvimento da modalidade no país.

Desde então, o Brasil conquistou diversas medalhas em competições internacionais de atletismo, incluindo os Jogos Pan-Americanos e os Jogos Olímpicos.

O atletismo no Brasil é regido pela Confederação Brasileira de Atletismo (CBAt), responsável por gerenciar a participação dos atletas brasileiros em campeonatos panamericanos, mundiais e olímpicos, assim como organizar competições e eventos.[1]

O atletismo brasileiro é um dos mais fortes da América Latina e tem produzido alguns dos atletas mais talentosos do mundo. Dentre os atletas mais notáveis do atletismo brasileiro podemos citar:

- Joaquim Cruz – medalhista de ouro nos 800 metros nas Olimpíadas de Los Angeles 1984 e prata nas Olimpíadas de Seul 1988.
- Adhemar Ferreira da Silva – bicampeão olímpico no salto triplo em Helsinque 1952 e Melbourne 1956.
- Maurren Maggi – medalhista de ouro no salto em distância nas Olimpíadas de Pequim 2008 e prata no Campeonato Mundial de Atletismo em 2008.
- Fabiana Murer – campeã mundial no salto com vara em Daegu 2011.
- Thiago Braz – campeão olímpico no salto com vara nos Jogos Olímpicos do Rio 2016.
- Robson Caetano – medalhista de bronze nos 200 metros nas Olimpíadas de Seul 1988 e bronze no revezamento 4x100 m nas Olimpíadas de Atlanta 1996.
- João do Pulo – medalhista de bronze no salto triplo nas Olimpíadas de Montreal 1976 e Moscou 1980.

Esses são apenas alguns dos muitos grandes atletas que representaram o Brasil no atletismo ao longo dos anos. O país tem uma longa e rica tradição no esporte e continua a produzir talentos notáveis até os dias atuais.

● EPIDEMIOLOGIA DAS PRINCIPAIS LESÕES

De uma forma geral, as lesões mais frequentes no atletismo são musculoesqueléticas, mas doenças clínicas também podem ocorrer como consequência da prática desta modalidade.

Um estudo realizado na Inglaterra entre 2015 e 2018 observou que as lesões por sobrecarga (56,4%) foram mais frequentes do que as lesões agudas (43,6%). A coxa foi o local de lesão mais comum, seguida da perna e do pé. Músculos e tendões foram os tecidos mais comumente lesados, sendo que as distensões musculares e roturas foram os tipos de patologias mais comum. A distensão muscular dos isquiotibiais foi o diagnóstico mais comum causando mais tempo de afastamento.[2]

Em Berlim na Alemanha, em 2009, um estudo feito no campeonato mundial de atletismo analisou a frequência das lesões e das doenças ocorridas. Foram relatadas 236 lesões, com 262 partes do corpo lesionadas e 269 tipos diferentes de lesões, representando uma incidência de 135,4 lesões por

1.000 atletas registrados. Destas, 80% afetaram a extremidade inferior, onde a distensão da coxa foi o principal diagnóstico (13,8%), sendo que a maioria das lesões ocorreu durante a competição (85,9%). Foram notificadas ainda 135 doenças clínicas, com uma incidência de 68,2 por 1.000 atletas inscritos, das quais infecção do trato respiratório superior foi a condição mais comum (30,4%) seguida pelas doenças gastrintestinais. A incidência de lesões e doenças variou substancialmente entre as modalidades.[3]

Analisando a frequência e características das lesões nas diferentes modalidades durante 14 campeonatos mundiais, observou-se que em um total de 8.925 atletas masculinos e 7.614 femininos, 928 lesões foram registradas em homens e 597 em mulheres. A frequência de lesões foi maior para modalidades combinadas, tanto para homens quanto para mulheres. A modalidade que apresentou o maior número de lesões foi o *sprint*, tanto para homens (24%) quanto para mulheres (26%). As características das lesões variaram significativamente entre as disciplinas com relação a localização, tipo, causa e gravidade em atletas masculinos e femininos. As lesões musculares do quadril e da coxa foram os principais diagnósticos nas disciplinas *sprints*, obstáculos, saltos, eventos combinados e marcha atlética. Já lesões musculares da perna ocorreram com maior frequência em corridas de maratona e lesões musculares do tronco, coluna e perna em arremessadores.[4]

Nos EUA, em um estudo realizado com 1.081 atletas do gênero masculino, entre 2014 e 2015 e 2018 e 2019, a maioria das lesões ocorreu em corredores (60,9%), seguida dos saltadores (14,7%) e arremessadores (11,1%). Estes atletas se lesionaram a uma taxa de 2,37 por 1.000 exposições. A maioria das lesões ocorreu na coxa (26,2%), perna (17,3%) ou joelho (10,7%) e foi causada por mecanismos sem contato (37,2%) ou uso excessivo (31,5%). A lesão mais relatada foi a rotura dos isquiotibiais (14,9%).[5]

Ainda nos EUA, em outro estudo realizado com 1.368 atletas do gênero feminino, entre 2014 e 2015 e 2018 e 2019, a maioria das lesões ocorreu nas corredoras (57,8%), seguida das saltadoras (17,3%). A taxa geral de lesões foi de 2,20 por 1.000 exposições. As lesões mais relatadas foram roturas dos isquiotibiais (8,9%), síndrome do estresse tibial medial (5,4%) e rupturas do complexo ligamentar lateral do tornozelo (4,2%).[6]

Um estudo publicado em 2020 observou que 64% dos atletas sofreram pelo menos uma lesão e o afastamento das atividades mais longo foi documentado no arremesso com um tempo de inatividade de 36 semanas após lesão ligamentar do cotovelo e 39 semanas após lesão muscular do cotovelo.[7]

● BIOMECÂNICA DA MODALIDADE

O atletismo é composto por 31 modalidades conforme descrito no Quadro 28.1.[8]

Apesar de haver um número limitado de estudos sobre biomecânica,[9] a base da biomecânica do atletismo consiste em correr, saltar e arremessar.

Nos eventos de corrida, os treinamentos e as competições envolvem longos períodos de estresse repetitivo no sistema musculoesquelético, fazendo com que os pés atinjam o solo por volta de 1.000 a 1.500 vezes, com força chegando de duas a três vezes o peso corporal, consequentemente podendo resultar em lesões.

Já eventos de salto e arremesso, envolvem a geração de força máxima em um curto período de tempo, desta forma as lesões ocorridas são resultado do alto estresse gerado por contrações musculares máximas. Ainda assim, nestas modalidades existe a possibilidade de lesões de início gradual por esforço repetitivo.[10]

Quadro 28.1 Modalidades do Atletismo.

Corrida curta distância	Corrida curta distância 100 m	Corrida curta distância 200 m	Corrida curta distância 400 m		
Corrida média/longa distância	Corrida média/longa distância 800 m	Corrida média/longa distância 1500 m	Corrida média/longa distância 5000 m	Corrida média/longa distância 10.000 m	Corrida média/longa distância 3000 m com obstáculos
Barreiras	Barreiras 100 m	Barreiras 110 m	Barreiras 400 m		
Corrida de rua	Meia maratona	Maratona			
Saltos	Salto em altura	Salto com vara	Salto em distância	Salto triplo	
Arremessos	Arremesso de peso	Arremesso de disco	Arremesso de martelo	Arremesso de dardo	
Eventos combinados	Heptathlon	Decathlon			
Marcha atlética	Marcha atlética 20k	Marcha atlética 35k			
Revezamento	Revezamento 4x100 m	Revezamento 4x400 m			
Cross country	Cross country				
Corrida de montanha	Corrida de montanha				
Ultra maratona	Ultra maratona				
Corrida de trilha	Corrida de trilha				

Fonte: https://worldathletics.org/our-sport.[8]

MECANISMO DAS LESÕES E DIAGNÓSTICO

O Atletismo pode causar inúmeras lesões musculoesqueléticas, conforme citado anteriormente. Neste capítulo, discutiremos as principais ou mais frequentes lesões ocasionadas durante a prática deste esporte que são: o estiramento ou a rotura da musculatura da coxa, sendo que a lesão dos isquiotibiais é a mais importante; a síndrome do estresse medial da tíbia, popularmente conhecida como "dor na canela";[11] e por fim, o estiramento do complexo ligamentar lateral do tornozelo.[2,5,6,10]

Lesão dos isquiotibiais

Os músculos isquiotibiais compreendem os três principais músculos da face posterior da coxa. Estes incluem o semimembranoso como o mais medial, as cabeças longa e curta do bíceps femoral como os mais laterais e o semitendinoso no meio. Esses grupos de músculos são clinicamente significativos, pois são altamente suscetíveis a lesões, especialmente em atletas.

O semimembranoso e a cabeça longa do bíceps femoral têm origem comum na face póstero-lateral da tuberosidade isquiática, enquanto o semitendinoso tem origem na parte anterolateral da tuberosidade isquiática. A cabeça curta do bíceps tem origem medial à linha áspera no aspecto distal da parte posterior do fêmur.

Tanto a cabeça longa quanto a curta do bíceps femoral se inserem sobre a cabeça da fíbula, enquanto o semimembranoso se insere sobre o côndilo medial da tíbia. O semitendinoso se insere na região da pata de ganso na parte medial da tíbia.

Todos os músculos isquiotibiais atravessam duas articulações (quadril e joelho) desde a origem até a inserção, exceto a cabeça curta do bíceps femoral, que atravessa apenas a articulação do joelho desde sua origem até a inserção.

A principal função dos músculos isquiotibiais é a flexão na articulação do joelho e a extensão na articulação do quadril. O bíceps femoral também ajuda na rotação externa do quadril, enquanto o semimembranoso e o semitendinoso ajudam na rotação interna da articulação do quadril.[12]

Lesões por estiramento dos isquiotibiais continuam sendo um desafio para atletas e médicos, dada a alta incidência, cicatrização lenta e sintomas persistentes. Além disso, quase um terço dessas lesões recorre dentro do primeiro ano após o retorno ao esporte, com lesões subsequentes muitas vezes mais graves do que a original.

Aproximadamente um terço das lesões dos isquiotibiais irão recorrer nas primeiras 2 semanas após o retorno ao esporte. Essa alta taxa de reincidência precoce é sugestivo de um programa de reabilitação inadequado, um retorno prematuro ao esporte ou uma combinação de ambos. Acredita-se que a ocorrência de lesões por estiramento dos isquiotibiais durante a corrida de alta velocidade, ocorra durante a fase de balanço terminal do ciclo da marcha.[13]

Há dois tipos específicos de lesão dos isquiotibiais, definidos pelo mecanismo de lesão descritos a seguir: 1- tipo alongamento e 2- tipo *sprint*.

A lesão nos isquiotibiais do tipo alongamento ocorre em movimentos que envolvam uma combinação de flexão extrema do quadril e extensão do joelho, como, por exemplo, chutes e manobras de dança; enquanto a lesão do tipo *sprint* ocorre durante ações de corrida máximas ou quase máximas. Ambos os tipos de lesões são por esforço. No entanto, a do tipo alongamento parece ocorrer em comprimentos musculares longos, enquanto a do tipo *sprint* pode ocorrer dentro da faixa normal de trabalho do músculo.

Por meio da visualização por ressonância magnética, observamos que a lesão dos isquiotibiais do tipo alongamento afeta principalmente o semimembranoso, particularmente o tendão livre proximal, ao invés do tendão intramuscular. Por outro lado, a lesão dos isquiotibiais do tipo *sprint* envolve principalmente a cabeça longa do bíceps femoral. As lesões da cabeça longa do bíceps femoral apresentam maior envolvimento da região proximal em relação à distal, sendo que a junção musculotendínea (aponeurose e fibras musculares adjacentes) é relatada como o local de lesão mais comum.[14]

Essas lesões tendem a exigir um período prolongado de recuperação para que o indivíduo seja capaz de retornar ao nível de desempenho pré-lesão.

A maioria dos indivíduos com lesões por alongamento dos isquiotibiais apresentará, no quadro agudo, um início súbito de dor na parte posterior da coxa, resultante de uma atividade específica e comumente correndo em alta velocidade. Os atletas podem descrever a ocorrência de um estalo audível associado ao início da dor, mais comumente descrito nas lesões que envolvem o tendão proximal, geralmente a dor é limitante e o indivíduo não consegue continuar a atividade. Caso haja suspeita de lesão no tendão, o exame físico é importante para determinar a localização e a gravidade da lesão.

Lesões dos isquiotibiais são classificadas em: grau I (leve), grau II (moderado) ou grau III (grave) de acordo com a intensidade da dor, a presença de fraqueza e a perda de movimento. O grau de lesão objetiva mensura a extensão da lesão da fibra muscular ou dano no tendão, por exemplo, grau I representa dano mínimo e grau III representa rotura total. Esta classificação pode ser usada ainda, para estimar o período de convalescença, como também para projetar o programa de reabilitação apropriado. A Figura 28.1 apresenta a imagem de uma lesão dos isquiotibiais na coxa direita.

Para lesões envolvendo o tendão intramuscular e fibras musculares adjacentes, uma série de testes que medem força, amplitude de movimento e dor, podem fornecer uma estimativa razoável de duração da reabilitação. De fato, esta combinação de testes mostrou-se tão efetiva quanto a análise de imagens obtidas por meio de ressonância magnética para estimar o tempo real de duração da reabilitação.[13]

Apesar das imagens radiográficas geralmente não apresentarem sinais de fratura, é recomendado que se realize a radiografia do quadril afetado (AP pelve e incidência lateral), pois são particularmente importantes em jovens esqueleticamente imaturos para descartar uma fratura por avulsão da apófise isquiática.

A ultrassonografia é um método não invasivo, de fácil acesso e de baixo custo, útil para diagnosticar lesões dos isquiotibiais. No entanto, por ser um método de baixa precisão, não é indicado como método diagnóstico isolado para indicação de cirurgia.[15]

A ressonância magnética (RM) é considerada o exame de imagem padrão ouro, tanto para diagnóstico quanto para indicação cirúrgica, pois determina a extensão da lesão (parcial *versus* completa), a localização da lesão, número de tendões envolvidos bem como a extensão da retração do tendão, e em caso de rotura completa, a qualidade em termos de infiltração gordurosa e atrofia.[13,15] A ressonância magnética tam-

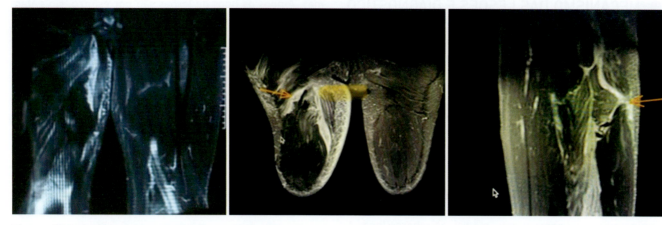

Figura 28.1 Lesão dos isquiotibiais da coxa direita.
Fonte: Elaborada pelo autor.

bém pode fornecer informações sobre a localização exata do nervo ciático, bem como se o nervo está normal na aparência ou desviado, caso haja efeito de massa do hematoma.[15]

Desta forma, o diagnóstico de uma lesão dos isquiotibiais é feito pela história de uma lesão aguda, exame físico que identifique uma lesão associada à perda da função, geralmente com ausência de achados nas radiografias e confirmação da lesão pela ressonância magnética.[15]

Síndrome do estresse tibial medial

A Síndrome do Estresse Tibial Medial é uma lesão comum por uso excessivo da extremidade inferior, frequentemente observada em atletas.[16] Os fatores de risco incluem sexo feminino, história prévia de Síndrome do Estresse Tibial Medial, Índice de Massa Corpórea (IMC) acima dos valores de referência considerados normais, queda do navicular (medida da altura do arco e pronação do pé), alteração na amplitude de movimento de flexão plantar do tornozelo e alteração na amplitude de movimento de rotação externa do quadril.[16]

O processo fisiopatológico pode estar relacionado ao acúmulo de micro danos não reparados no osso cortical da tíbia distal, podendo levar à uma inflamação do periósteo. No entanto, acredita-se que a tração muscular repetitiva nas inserções tendíneas do sóleo, flexor longo dos dedos e tibial posterior pode ser uma das causas de periostite sobrejacente ao local da lesão óssea e micro trauma cortical. Desta forma, não está totalmente claro se a periostite ocorre antes do micro trauma cortical ou vice-versa.[11,16]

O diagnóstico é feito por meio da história, exame físico e avaliação da dor nas extremidades inferiores. Na história, a presença de dor induzida por exercícios ao longo dos dois terços distais da borda medial da tíbia ou presença de dor provocada durante ou após atividade física, que diminui com repouso relativo e no exame físico, a presença de dor a palpação da borda póstero-medial da tíbia > 5 cm, são sugestivas de Síndrome do Estresse Tibial Medial.[16]

Radiografias, tomografia computadorizada, ressonância magnética e cintilografia óssea estão entre os exames de imagem disponíveis. Mesmo que a fratura possa não ser visível por duas semanas após formação de calo, a radiografia é frequentemente utilizada para descartar fraturas. Com uma taxa de sensibilidade de 88%, a ressonância magnética é o exame de imagem mais sensível. Os achados mais comuns são o edema da medula óssea e o edema periosteal conforme apresentado na Figura 28.2.[11,16]

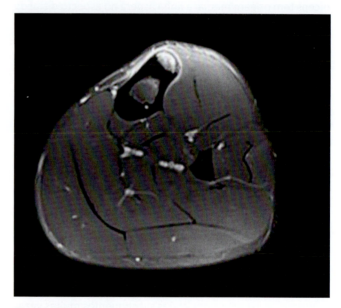

Figura 28.2 Edema periosteal.
Fonte: Elaborada pelo autor.

Lesão do complexo ligamentar lateral do tornozelo

A entorse do tornozelo é uma das lesões musculoesquelética do membro inferior mais frequente nos indivíduos que participam de atividades físicas recreativas e esportivas, bem como no público em geral.[17] São lesões caracterizadas pelo alongamento ou rotura dos ligamentos do tornozelo. A lesão do complexo ligamentar lateral é o tipo mais comum de entorse e aproximadamente 73% destas lesões ocorrem no ligamento talofibular anterior (LTFA).[18]

O mecanismo da lesão envolve flexão plantar talocrural e inversão subtalar. Nesta posição, a dimensão posterior mais estreita do tálus envolve-se com o encaixe do tornozelo e reduz a estabilidade óssea da articulação talocrural. O ligamento talofibular anterior (LTFA) consiste em duas bandas separadas e está intimamente relacionado com a cápsula articular, desde o maléolo lateral até o colo lateral do tálus. Na flexão plantar, o LTFA está sob estresse máximo e é vulnerável a lesões com a inversão do pé.[19]

As roturas ligamentares podem ocorrer em sua fixação proximal, substância média ou inserção distal. A gravidade das entorses é classificada em três graus: grau 1 é a lesão menos grave definida como estiramento dos ligamentos laterais, sem rotura; grau 2 indica rotura parcial de um ou mais ligamentos; e grau 3 é a entorse mais grave onde ocorre o rompimento completo de todos os ligamentos do complexo ligamentar lateral.[19]

Os fatores de risco intrínsecos para lesões no tornozelo mais significativos são: a amplitude de movimento limitada da dorsiflexão do tornozelo, a redução da propriocepção do tornozelo e a diminuição do equilíbrio corporal, pois podem reduzir a capacidade dos tendões fibulares, que são estabilizadores dinâmicos do tornozelo, de reagir às alterações na posição do tornozelo e colocar em risco os ligamentos laterais do tornozelo. Já o fator de risco extrínseco mais significativo para a ocorrência da entorse tem relação com a modalidade esportiva e o tipo de movimento.[19]

O exame físico do tornozelo deve seguir os fundamentos de qualquer exame articular. O médico deve procurar qualquer deformidade ou assimetria óbvia que possa sugerir fratura ou luxação. Edema ou equimose podem ser visualmente aparentes após entorse aguda do tornozelo. A palpação de marcos anatômicos é particularmente importante no exame do tornozelo, pois pontos específicos de sensibilidade podem ajudar a orientar a decisão de solicitar ou não imagens. Segundo as Regras do Tornozelo de Ottawa, na presença de dor à palpação em um ou ambos os maléolos, dor à palpação na base do quinto metatarso, dor à palpação do osso navicular e incapacidade de andar pelo menos quatro passos,[20] as radiografias poderão ser indicadas.

A ressonância magnética continua sendo o padrão ouro para imagens das estruturas ligamentares e intra-articulares do tornozelo. No entanto, devido à alta incidência de entorses de tornozelo com achados falso-positivos, associados à disponibilidade limitada deste método diagnóstico e ao alto custo, o uso da RM no manejo rotineiro de entorses agudas de tornozelo se torna limitado. Portanto, os médicos devem reservar a ressonância magnética para casos de sintomas persistentes e instabilidade crônica do tornozelo para descartar defeitos osteocondrais, lesões da sindesmose ou lesões ósseas não identificadas na radiografia.[19]

● PREVENÇÃO

Devido ao grande número de modalidades envolvidas no atletismo, o número de estudos sobre prevenção de lesões por modalidade é consideravelmente baixo, no entanto, a prevenção compreende basicamente em um acompanhamento nutricional, prática correta dos exercícios, fortalecimento muscular e evitar overtraining.[10,21] Portanto, o gerenciamento de fatores de risco tais como nutrição, treinamento e equipamentos adequados, além de não praticar treinamentos excessivos, a fim de evitar o estresse biomecânico, podem ser a chave para uma prevenção bem-sucedida.[22] Ainda assim, existem alguns fatores biomecânicos

predisponentes para fraturas por estresse em atletas que necessitam especial atenção, tais como circunferência da panturrilha, índice de massa muscular, geno valgo aumentado, adução excessiva do quadril, eversão do retropé e a tríade da mulher atleta composta por amenorreia, osteoporose e distúrbio alimentar.[22]

Para reduzir risco de lesões e diminuir o tempo de recuperação, existem várias estratégias nutricionais que podem ser implementadas. Contudo, para mitigar a chance de uma lesão é fundamental que os atletas não se submetam à baixa disponibilidade crônica de energia, pois este é um fator isolado importante para lesões. Além disso, também é crucial garantir que não haja deficiências alimentares, especialmente proteínas, vitaminas e cálcio, tanto para os ossos quanto para os músculos, tendões e ligamentos. Isso destaca a importância de os atletas terem acesso à um apoio nutricional qualificado para ajudá-los a alcançar seus objetivos e não comprometerem sua saúde.[21]

Dada a alta incidência de lesões por estiramento dos isquiotibiais e a tendência substancial de reincidência das lesões nestes casos, o desenvolvimento de técnicas aprimoradas para prevenir lesões iniciais se torna mandatório. Uma capacidade excêntrica insuficiente dos músculos isquiotibiais para compensar a ação concêntrica do quadríceps durante o balanço terminal resultou em um aumento do risco de lesão. Portanto, a adição de exercícios de força excêntrica dos isquiotibiais como parte do treinamento de pré-temporada e durante a temporada reduziram a incidência de lesões nos isquiotibiais. Desta forma, a incorporação de exercícios excêntricos dos isquiotibiais como parte do treinamento de rotina, reduz substancialmente a incidência de lesões por estiramento.[13]

Os exercícios de controle neuromuscular direcionados às extremidades inferiores e à região lombo pélvica têm sido sugeridos nos programas de prevenção de lesões dos isquiotibiais devido à sua importância demonstrada na recuperação de lesões. Como exemplos de tais movimentos, temos a marcha com o joelho alto, os exercícios de corrida de suporte rápido, os exercícios de corrida de queda para a frente e os exercícios de explosão, em que o foco é o controle postural e desenvolvimento de força.[13]

Intervenções para prevenção de lesões que se concentram no fortalecimento da musculatura esquelética, no equilíbrio, na propriocepção e na melhora biomecânica têm benefícios bem conhecidos para prevenção de lesões musculoesqueléticas nos membros inferiores e para recuperação da dor e da função. Programas de treinamento proprioceptivo e de equilíbrio foram eficazes na redução de entorses de tornozelo.[18]

Considerando que a recuperação óssea é extremamente importante na prevenção de fraturas e que quanto maior a quilometragem, maior a chance de fraturas, a implementação de períodos de recuperação e treinamento alternativo como, por exemplo, corrida na água ou treinamento cruzado, beneficia o tempo de recuperação sem diminuir os níveis de condicionamento físico, evitando as fraturas.[22]

O terreno e o equipamento são fatores importantes a serem considerados tanto para prevenção quanto para tratamento. Corredores que mudam de terreno ou correm em terrenos montanhosos têm maior probabilidade de sofrer fraturas por estresse. Portanto, é pertinente limitar subidas e terrenos múltiplos durante a recuperação e também nos treinamentos futuros em indivíduos suscetíveis à fraturas por estresse. Além disso, é recomendado trocar os sapatos a cada 6 meses ou 300 a 500 milhas, pois após este período ou distância há uma diminuição da absorção de choque pelo sapato.[22]

O uso de órteses pode ser eficaz para alguns atletas na redução do estresse nas extremidades inferiores, pois também contribuem para aumentar a absorção de choque.[22]

A literatura atual indica que a suplementação de cálcio de 1.500 a 2.000 mg ao dia e vitamina D de 800 a 1.000 UI por dia pode contribuir para a prevenção de fraturas por estresse, no entanto, é recomendado exames periódicos de controle e avaliação caso a caso.[22]

● LESÕES PARALÍMPICAS

O atletismo paralímpico é praticado por atletas com deficiência física, visual e intelectual. Apresenta modalidades de corrida, saltos, lançamentos e arremessos tanto nas categorias masculino como feminino.

Na pista temos provas de velocidade: 100 m, 200 m, 400 m, revezamentos de 4x400 m e 4x100 m; provas de meio fundo: 800 m e 1.500 m; e provas de fundo: 5.000 m e 10.000 m.

Na rua temos provas de maratona (42 km) e meia maratona (21 km). Já nas provas de campo temos: o lançamento de disco e *club*, lançamento de dardo, arremesso de peso, salto em distância, salto em altura e o salto triplo.

Os competidores são divididos em grupos de acordo com o grau de deficiência constatado pela classificação funcional.

Aqueles que participam de prova de pista, rua e salto em distância, levam a letra T (*track*) em sua classificação. Os que participam de provas de campo são identificados pela letra F (*field*) em sua classe.[23]

- T11 a T13 – Deficiências visuais;
- T20 – Deficiências intelectuais;
- T31 a T38 – Paralisados cerebrais (31 a 34 para cadeirantes e 35 a 38 para andantes;
- T40a T41 – Anões;
- T42 a T44 – Deficiência nos membros inferiores;
- T45 a T47 – Deficiência nos membros superiores;
- T51 a T57 – Competem em cadeiras de rodas;
- T61 a T64 – Amputados de membros inferiores com prótese.

- F11 a F13 – Deficiências visuais;
- F31 a F38 – Paralisados cerebrais (31 a 34 para cadeirantes e 35 a 38 para andantes;
- F40a F41 – Anões;
- F42 a F46 – Amputados ou deficiência nos membros inferiores ou superiores (F42 a F44 para membros inferiores e F45 a F46 para membros superiores);
- F51 a F57 – Competem em cadeiras de rodas;
- F61 a F64 – Amputados de membros inferiores com prótese.

Para atletas com deficiências visuais, as regras de utilização de atleta- guia e de apoio variam de acordo com a classe funcional.

- T11 – Corre ao lado do atleta-guia e usa cordão de ligação. No salto em distância é auxiliado por um apoio;

- T12 – Atleta-guia e apoio são opcionais (salto);
- T13 – Não podem usar atleta-guia e nem ser auxiliado por um apoio.

Em relação as lesões, para os atletas que caminham, são mais frequentes as lesões dos membros inferiores, semelhante aos atletas não deficientes. Para os atletas cadeirantes, as lesões nos membros superiores são mais prevalentes.[24] Em atletas com deficiências nos membros, a articulação glenoumeral foi a mais afetada.

Importante avaliar o envolvimento do tronco e mais especificamente da coluna torácica; localizado centralmente dentro das cadeias cinéticas funcionais, são queixas comuns de lesões nos atletas com deficiência. Desta forma, importante implementar um programa de prevenção de lesões que inclua exercícios de mobilidade torácica.

Importante no gerenciamento das lesões nos atletas com deficiências, é a realização de fisioterapia com mobilidade articular e exercícios de reabilitação.[25]

● TRATAMENTO

O tratamento conservador convencional consiste em repouso, gelo, modificação de atividade, anti-inflamatório não esteroidal (AINEs), exercícios de fortalecimento e fisioterapia.[15]

Nas lesões dos isquiotibiais classificadas como grau I e II geralmente são tratadas conservadoramente com repouso, compressas de gelo, imobilização relativa e controle da dor com o uso AINEs e analgésicos. Seguido por alongamento e exercícios de fortalecimento progressivos. Os AINEs são administrados por não mais que 5 a 7 dias e glicocorticoides não são recomendados. Nos primeiros 3 a 5 dias, o objetivo deve ser o controle da hemorragia, do edema e da dor. A partir daí, inicia-se a deambulação progressiva com auxílio de muletas até que seja possível deambular sem dor. Mecanismos de controle de postura e alinhamento pélvico devem ser considerados ao lidar com lesões dos isquiotibiais. Tratamento com plasma rico em plaquetas (PRP) e outros fatores de crescimento não possuem evidências suficientes para comprovar seu uso. Para grau III, o tratamento cirúrgico é indicado para lesão por avulsão de dois ou três tendões com mais de 2 cm de retração.[12,15]

Na Síndrome do Estresse Tibial Medial, o tratamento mais comumente utilizado é crioterapia, associado ao uso de AINEs e fisioterapia com exercícios de alongamento e fortalecimento. Terapia por ondas de choque extracorpóreas também pode ser útil. As órteses podem ser utilizadas para corrigir anomalias biomecânicas.[11]

Uma vez que a dor tenha diminuído, normalmente após uma semana, o foco do tratamento consiste em mudanças no treino e na biomecânica. No treinamento, a distância, a intensidade e a frequência da corrida podem ser reduzidas pela metade. Já a biomecânica, pode melhorar com o fortalecimento dos músculos centrais do quadril, promovendo uma melhor estabilidade do core, assim, evitando o uso excessivo das extremidades inferiores.

A educação neuromuscular, como treinamento de equilíbrio proprioceptivo, também é útil. Isso pode ser feito com a ajuda de uma prancha de equilíbrio ou de exercícios utilizando somente uma perna. Calçados adequados com solas apropriadas ajudarão na absorção do choque, prevenindo novas lesões.[11]

Na Lesão do Complexo Ligamentar Lateral do Tornozelo, o foco inicial concentra-se na redução da dor, enquanto a força e a amplitude de movimento são restauradas.

O uso da terapia RICE (*Rest, Ice, Compression And Elevation*) que compreende em tratamento com repouso, gelo, compressão e elevação do membro, é uma intervenção realizada na fase aguda da entorse de tornozelo para controle sintomático da dor a curto prazo e para facilitar a mobilização precoce.

Os anti-inflamatórios não esteroides (AINEs) podem ser úteis na diminuição da dor durante a fase aguda da lesão do tornozelo.

No manejo da entorse aguda, a mobilização precoce e o suporte funcional do tornozelo na forma de órtese ou bandagem se mostra superior ao uso de imobilização rígida.

O tratamento com fisioterapia é mandatório como auxílio no tratamento e recuperação destes casos. Sendo assim, a adição da técnica de terapia manual à um programa de reabilitação para entorses agudas de tornozelo, pode trazer benefícios na redução da dor e na recuperação funcional, resultando em melhora da dorsiflexão do tornozelo e melhora no comprimento da passada. Além disso, os programas de treinamento neuromuscular e proprioceptivo são seguros e eficazes na reabilitação do tornozelo e devem ser implementados assim que tolerados.[19]

CONCLUSÃO

O atletismo é composto por 31 modalidades, cada uma com sua biomecânica e seus mecanismos de lesões.

Devido à escassa literatura específica por modalidade, procuramos dentro da biomecânica básica que envolve o atletismo, correr, saltar e arremessar, abordar as lesões mais comuns para todas as modalidades que são a lesão dos isquiotibiais, síndrome do estresse tibial medial e lesão do complexo ligamentar lateral do tornozelo, assim como suas formas de prevenção e tratamento.

REFERÊNCIAS

1. https://cbat.org.br/acbat/historico.asp
2. Kelly S, Pollock N, Polglass G, Clarsen B. Injury and illness in elite athletics: a prospective cohort study over three seasons. IJSPT. 2022;17(3):420-33.
3. Alonso J, Tscholl P, Engebretsen L, Mountjoy M, Dvorak J, Junge A. Occurrence of injuries and illnesses during the 2009 IAAF World Athletics Championships. Br J Sports Med. 2010 Dec;44(15):1100-5.
4. Edouard P, Navarro L, Branco P, Gremeaux V, Timpka T, Junge A. Injury frequency and characteristics (location, type, cause and severity) differed significantly among athletics ('track and field') disciplines during 14 international championships (2007-2018): implications for medical service planning. Br J Sports Med. 2020 Feb; 54(3):159-67.
5. Chandran A, Morris S, Roby P, Boltz A, Robison H, Collins C. Epidemiology of injuries in National Collegiate Athletic Association Women's track and field: 2014-2015 through 2018-2019. J Athl Train. 2021;56(7):780-7.
6. Chandran A, Morris S, Roby P, Boltz A, Robison H, Collins C. Epidemiology of Injuries in National Collegiate Athletic Association Women's Track and Field: 2014-2015 Through 2018-2019. J Athl Train. 2021; 56(7):780-787. doi: 10.4085/1062-6050-493-20
7. Lambert C, Reinert N, Stahl L, Pfeiffer T, Wolfarth B, Lachmann D, et al. Epidemiology of injuries in track and field athletes: a cross-sectional study of specific injuries based on time loss and reduction in sporting level. Phys Sportmed. 2022 Feb;50(1):20-9.
8. https://worldathletics.org/our-sport
9. Lundberg Zachrisson A, Ivarsson A, Desai P, Karlsson J, Grau S. Risk factors for overuse injuries in a cohort of elite Swedish track and field athletes. BMC Sports Sci Med an Rehabilit. 2021;13:73.
10. Zemper E D. Track and Field Injuries. Med Sport Sci. 2005;48:138-151. doi: 10.1159/000084287
11. Deshmukh NS, Phansopkar P. Medial tibial stress syndrome: a review article. Cureus. 2022 Jul 7;14(7):e26641.
12. Poudel B, Pandey S. Hamstrong injury. 2022 Aug 28. In: StatPearls [Internet]. Treasure Island (FL): StatPearls Publishing; 2023 Jan.
13. Heiderscheit B, Sherry M, Silder A, Chummanov E, Thelen D. Hamstring strain injuries: recommendations for diagnosis, rehabilitation and injury prevention. J Orthop Sports Phys Ther. 2010 February;40(2):67-81.
14. Huygaerts S, Cos F, Cohen D, Calleja-González J, Guitart M, Blazevich A, et al. Mechanisms of hamstring strain injury: interactions between fatigue, muscle activation and function. Sports. 2020;8:65.
15. Bertiche P, Mohtadi N, Chan D, Hölmich P. Proximal hamstring tendon avulsion: state of the art. J ISAKOS. 2021;6:237-46.
16. McClure C, Oh R. Medial tibial stress syndrome. 2023 Feb 12. In: StatPearls [Internet]. Treasure Island (FL): StatPearls Publishing; 2023 Jan.
17. Delahunt E, Remus A. Risk factors for lateral ankle sprains and chronic ankle instability. J Athl Train. 2019 Jun;54(6):611-6.
18. Herzog M, Kerr Z, Marshall S, Wikstrom E. Epidemiology of ankle sprains and chronic ankle instability. J Athl Train. 2019 Jun;54(6):603-10.
19. Chen E, McInnis K, Borg-Stein J. Ankle Sprains: Evaluation, Rehabilitation, and Prevention. Sports Med Rep. 2019 Jun;18(6):217-223. doi: 10.1249/JSR.0000000000000603
20. Vuurberg G, Hoorntje A, Wink L, Van Der Doelen B, Van Den Bekerom M, Dekker R, et al. Diagnosis, treatment and prevention of ankle sprains: update of an evidence-based clinical guideline. Br J Sports Med. 2018;52:956.
21. Close G, Baar K, Sale C, Bermon S. Nutrition for the prevention and treatment of injuries in track and field athletes. Int J Sport Nutr Exerc Metab. 2019 Mar 1;29(2):189-197. doi: 10.1123/ijsnem.2018-0290
22. Kahanov L, Eberman L, Games K, Wasik M. Diagnosis, treatment, and rehabilitation of stress fractures in the lower extremity in runners. Open Access J Sports Med. 2015 Mar 27;6:87-95.
23. https://cpbd.org.br/modalidades/46/atletis
24. Fagher K, Lexell J. Sports-related injuries in athletes with disabilities. Scand J Med Sci Sports. 2014 Oct;24(5):e320-31.
25. Heneghan N, Heathcote L, Martin P, Spencer S, Rushton A. Injury surveillance in elite Paralympic athletes with limb deficiency: a retrospective analysis of upper quadrant injuries. BMC Sports Sci Med Rehabil. 2020 Jun 11;12:36.

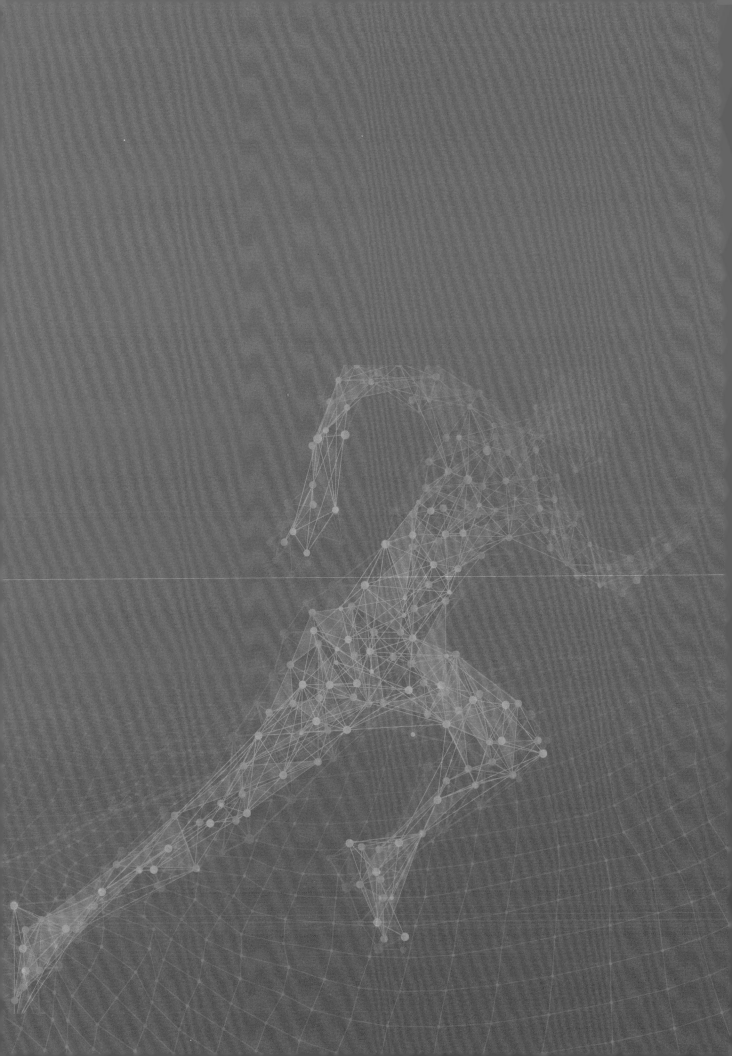

Automobilismo

29

▶ Dorival De Carlucci Junior

● INTRODUÇÃO

O automobilismo é um esporte que se baseia na competição com automóveis. A prática é quase tão antiga quanto o próprio carro. Em 1894, foi organizada a primeira competição na França pela revista parisiense *Le Petit Journal* de Paris a Ruão. Foi um teste de confiabilidade para determinar o melhor desempenho, na época foi chamada de *Concours des Voitures sans Chevaux* (Competição de Carros sem Cavalos). Sessenta e nove carros começaram a corrida de 50 km que iria determinar os classificados para a corrida principal de 127 km, apenas 25 se classificaram.

Outras corridas de rua aconteceram antes da virada para o século XX e, aos poucos, a popularidade dos eventos foi aumentando. Essas competições foram ficando gradualmente mais perigosas e, por medidas de segurança, várias cidades da Europa e Estados Unidos baniram as corridas de rua. A solução para o aspirante esporte foi construir ou adaptar circuitos específicos para a competição entre automóveis.

Os primeiros circuitos foram adaptados de hipódromos, utilizados para corridas de cavalos. Entre os primeiros construídos especificamente para o automobilismo do mundo estão o Milwaukee Mile (Estados Unidos, 1903), Brookslands (Inglaterra, 1907) e Indianapolis Motor Speedway (Estados Unidos, 1909). Outros bem famosos também surgiram há quase 100 anos, como o Spa-Francorchamps, na Bélgica, em 1922 e o *Circuit de la Sarthe*, na França, em 1923.

Com o fim da Segunda Guerra Mundial houve um rápido crescimento do automobilismo no mundo, e como forma de unificar as corridas foram criadas em 1950 a Fórmula 1, em 1953 o Campeonato Mundial de Resistência, contando com diferentes categorias na mesma corrida, e em 1973 o Campeonato Mundial de Rali.

As corridas de automóveis se tornaram um dos esportes mais populares do mundo. As categorias internacionais, consideradas elite, como a Fórmula 1, a NASCAR, a Fórmula Indy e o Campeonato Mundial de Resistência (WEC) atraem fãs do mundo inteiro. Elas recebem uma ampla cobertura jornalística durante todo o ano, com investimento de milhares de milhões de dólares em patrocínios, além de promoções e investimento da indústria.

Esses pilotos de elite são apenas uma pequena amostragem, um número muito maior de concorrentes participa de diversas categorias do automobilismo, em nível nacional e até mesmo regionais dentro de um mesmo país. São corridas que atraem muito menos fãs e menos dinheiro, mas são responsáveis por proporcionar uma base sólida para o esporte a motor, permitindo que milhares de amadores talentosos e aspirantes a profissionais participem de corridas competitivas todos os anos.

O automobilismo, apesar de ainda ser dominado por competidores do sexo masculino, permite que mulheres possam competir em igualdade de condições, sem a necessidade de haver categorias separadas por gêneros. Permite também que atletas com determinadas deficiências físicas pilotem carros de competição em algumas categorias com desempenhos comparáveis. A despeito de não haver no momento uma categoria exclusiva para pilotos com deficiências físicas.

Apesar de sua popularidade, as demandas fisiológicas das corridas automobilísticas não são bem reconhecidas ou estudadas. Por muitos anos o automobilismo não foi considerado como um esporte e os pilotos não eram considerados como atletas. Acreditava-se não ser necessário ter aptidão física e habilidade psicológica para conduzir um automóvel de corrida.

O dicionário define atleta como "um indivíduo que é proficiente em esportes e exercícios físicos". Uma simples análise das respostas fisiológicas de um piloto às corridas revela que eles são colocados sob alto estresse e precisam gerar altas taxas de trabalho metabólico para competir. Antes de entrar no carro de corrida, o piloto apresenta características de excitação (frequência cardíaca e respiratória elevadas), mas, assim que a corrida começa, há um aumento acentuado da frequência cardíaca (até 90% da frequência cardíaca máxima), da frequência respiratória (até 65 respirações por minuto) e da glicose no sangue (até 140 mg/dl), indicando a necessidade de combustível para sustentá-lo durante a corrida. Após 15 minutos de corrida, há um aumento na temperatura central do piloto para até 39,6°C, com a temperatura da pele sendo mantida em 38°C. Estas variáveis retornam a parâmetros normais ao término da atividade.

O fato de os pilotos de carros de corrida conseguirem sustentar essas cargas de trabalho por longos períodos exige níveis semelhantes aos atletas de elite e torna inválida qualquer afirmação de que os pilotos de carros de corrida não são atletas.

Da sua organização

O esporte a motor é regulamentado mundialmente pela FIA – *Fédération Internationale de l'Automobile* – Federação Internacional do Automóvel, que promove e homologa os carros, as pistas e as condições das corridas. Criada em 1904, na França, a organização é a responsável por regulamentar e inspecionar circuitos e veículos para que estejam de acordo com cada categoria. Entre os tipos de corrida promovidos pela organização estão: corridas *off-road*, fórmula, turismo, protótipos esportivos, arrancadas e ralis. O evento máximo organizado pela FIA é a Fórmula 1.

Cada nação que organiza este tipo de esporte possui uma instituição filiada à FIA que homologa e regula o automobilismo em seu território. No Brasil, a regulamentação é realizada pela Confederação Brasileira de Automobilismo (CBA).

Automobilismo e Jogos Olímpicos

Na era moderna dos Jogos Olímpicos, o esporte a motor fez parte apenas duas vezes: a primeira, na edição de Paris, em 1900, na forma de um conjunto de demonstrações de diversas modalidades; a segunda – e única oficial –, oito anos mais tarde, em Londres, que envolveu três eventos de motonáutica.

Em 2003, a Federação Internacional do Automóvel (FIA) recusou-se a assinar o Código Mundial Antidopagem, o que quebrou de vez a relação do Comité Olímpico Internacional (COI) com a FIA.

Em 2011, a FIA, por meio da figura de seu presidente, Jean Todt, conseguiu voltar a estreitar relações com o COI, manifestando-se a favor das regras do comitê, incluindo o Código Mundial Antidopagem.

No dia 9 de dezembro de 2011, em carta assinada pelo presidente da entidade olímpica, Jacques Rogge, o automobilismo foi reconhecido como esporte pelo Comité Olímpico Internacional.

Em 11 de janeiro de 2012, a Federação Internacional de Automobilismo (FIA) foi reconhecida pelo Comité Olímpico Internacional (COI) como uma federação esportiva e assinou a Carta Olímpica. Entretanto, o então presidente do COI, Jacques Rogge, descartou qualquer possibilidade de integrar o automobilismo aos Jogos Olímpicos. No seu entender, "o conceito é que os jogos são competições entre atletas e não entre equipamentos. Apesar de haver um enorme respeito pelas corridas de carro, elas não serão incluídas no programa olímpico".

Autódromos e pistas

As competições automotivas possuem diversas categorias com diferentes tipos e modelos de carros que podem ter o *cockpit* (cabine) aberto, deixando o piloto exposto ou com o *cockpit* fechado, com maior proteção para o piloto.

Um evento automobilístico pode acontecer em terrenos asfaltados, terra, grama e até mesmo neve. Os circuitos fechados, autódromos, são construídos especificamente para as provas de velocidade e habilidades de condução dos veículos, mas é comum transformar trechos urbanos em circuitos de rua, como o Grande Prêmio de Mônaco, no principado de Monte Carlo.

Os autódromos podem ser ovais como o Talladega Superspeedway nos Estados Unidos, misto, com várias curvas e retas como o de Interlagos no Brasil e combinado oval com misto, como o circuito de Indianápolis, também nos Estados Unidos. O piso pode variar entre asfalto, terra, ou uma combinação dos dois, tanto em circuitos mistos quanto nos ovais.

As categorias e modalidades como os ralis que colocam à prova a resistência de condutores e veículos usam pistas e circuitos em vários terrenos, muitas vezes em trechos urbanos e rurais entre cidades.

● EPIDEMIOLOGIA DAS PRINCIPAIS LESÕES

É possível dirigir um carro de corrida, esteja você em forma ou não. Mas a duração da pilotagem, a precisão, a consistência, o estresse das altas temperaturas e as condições físicas durante uma corrida são diferentes. Você sabe que vai ser difícil, vai se sentir cansado, vai sentir dor, vai perder muito líquido, mas sabe que pode fazer isso tão bem quanto qualquer um, se não melhor, se estiver bem treinado e em boa forma.

Ayrton Senna, 1992

No Brasil, a CBA – Confederação Brasileira de Automobilismo regulamenta os campeonatos nacionais nas seguintes modalidades: Velocidade, Rally, Kart, Terra e *Drift*/Arrancada. Cada modalidade possui vários campeonatos, totalizando, em 2023, 35 campeonatos nacionais, portanto, uma grande quantidade de pilotos. Cada estado por sua vez possui uma federação que organiza campeonatos regionais em cada uma das modalidades, aumentando ainda mais o número de praticantes do esporte. Todos eles são obrigados a cumprir cursos e treinamentos específicos de pilotagem de competição. Diferente de outras modalidades esportivas, o automobilismo não possui muitas oportunidades para ser praticado de maneira amadora, ficando restrito aos Karts de aluguel e aos eventos de *Track Day*, que não obrigam seus praticantes a terem um treinamento específico.

A carreira de um piloto comumente se inicia na infância conduzindo Karts, carros potentes, mas sem nenhum equipamento de restrição, deixando os pilotos expostos a choques diretos ou a serem arremessados fora do carro dependendo do acidente. Crianças de 6 a 8 anos iniciam no automobilismo de competição pelo Kart em categorias denominadas "Mirim".

É fundamental entender as diferenças de cada categoria, os modelos de carro que ela possui, a experiência dos pilotos, a idade e suas condições físicas, pois serão determinantes na epidemiologia das principais lesões, assim como na resposta aos tratamentos.

O estresse térmico persistente, a elevada carga G repetitiva, os níveis de ruídos incessantes, os aumentos significativos no metabolismo e a exposição ao monóxido de carbono representam apenas alguns dos desafios enfrentados pelos atletas pilotos.

Assim como nos demais esportes, a exigência da aptidão física e do desempenho, seja no nível amador ou profissional, faz com que a modalidade conduza o praticante ao seu limite, consequentemente levando ao desgaste, a fadiga e a ocorrências de lesões. Além da fadiga, as lesões podem estar relacionadas não somente aos acidentes, mas às vibrações, relacionadas às condições de adequação do carro à estatura do piloto e ao tipo de esforço muscular exigido.

Minoyama & Tsuchida avaliaram pilotos de diferentes categorias em monopostos (com apenas um local para banco) e categoria turismo (carros de rua adaptados para as provas). Foram registrados 102 incidentes durante as provas (taxa de acidentes 1,2 por 1.000 concorrentes) e 13 ferimentos após a corrida, sendo as maiores lesões em carros fórmula (58%). Os hematomas dos membros inferiores eram mais comuns que os hematomas dos membros superiores. Essas lesões foram atribuídas, em sua maioria, a ação da força "G" (unidade de aceleração correspondente), que se aproxima entre 5 a 10 G durante a aceleração de 160 a 200 km/h.

Com o desenvolvimento de novas tecnologias, as informações sobre a fisiologia dos pilotos durante uma competição tornaram-se mais acessíveis, permitindo a compreensão dos fatores de estresse relacionados a condução de um carro de corrida, como alterações na frequência cardíaca, esforço muscular, estresse térmico e carga de força G.

Frequências cardíacas elevadas e sustentadas são uma resposta característica à atividade física, presentes de forma significativa nos pilotos. Estão presentes decorrente do trabalho físico necessário para a competição, mas sofrem influência de um aumento de atividade do sistema nervoso simpático, bem como alterações hormonais derivadas de ansiedade, antecipação e natureza competitiva do esporte.

As diversas categorias que compõe o automobilismo de competição expões os atletas pilotos a diferentes tipos de lesões:

a) Lesões por acidentes com colisões, capotamentos e incêndios;
b) Lesões causadas pela pilotagem, envolvendo esforços musculares, traumas de repetição, estresses térmicos, grande esforço psicológico e concentração.

Lesões causadas por acidente

O piloto que sofre um acidente é considerado um politraumatizado, semelhante a acidentes de trânsito que vivemos no dia a dia. Neste cenário, o mecanismo de trauma será o determinante das principais lesões. (Figura 29.1)

Um acidente com carros de corrida submete o piloto a um mecanismo de trauma de grande energia. Resgatando a fórmula da energia cinética em que temos a massa multiplicada pelo quadrado da velocidade ($E=mV^2$), quanto maior a velocidade do carro maior será a energia, grande parte dessa energia vai atingir diretamente o corpo do piloto.

Algumas lesões são mais frequentes, como nas mãos e dedos que acontecem em colisões que envolvam as rodas dianteiras, pois a força é transferida diretamente para volante. Colisões frontais podem levar a traumas graves nas pernas, dependendo do modelo de carro. Esse mesmo mecanismo pode acarretar traumas de clavícula e traumas fechados de tórax e abdome pela contenção do cinto de segurança.

A evolução dos carros, levou a melhorias nos equipamentos de segurança, bem como os equipamentos de segurança individual dos pilotos, isto reduziu os traumas de membros, mas as forças de desaceleração continuam causando traumas na coluna cervical, torácica, abdominal e, principalmente, concussões.

Embora haja um equívoco comum de que a medicina do esporte automobilístico seja análoga aos serviços médicos de emergência (EMS), ou mesmo à medicina esportiva, as características exclusivas das corridas podem deixar pilotos, equipes, espectadores e a própria equipe médica expostos a perigos e falhas graves se forem consideradas apenas a abordagem tradicional do atendimento ao politraumatizado.

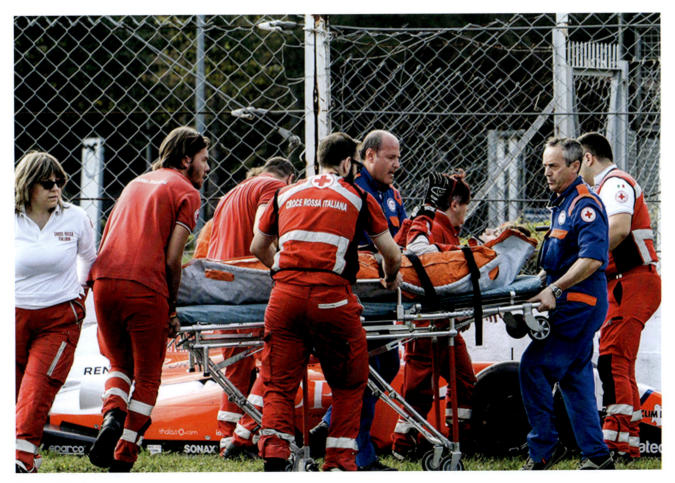

Figura 29.1 Atendimento ao piloto politraumatizado.

Fonte: Auto + Medical – International Journal of Motorsport Medicine – Issue#10 April 2017.

Devido à diversidade dos esportes automobilísticos, às questões e técnicas de segurança e ao ambiente de corrida potencialmente perigoso, é fundamental observar aspectos peculiares do atendimento médico:

a) A equipe médica atua nas pistas, utilizando conhecimentos de atendimento pré-hospitalar, ao mesmo tempo que carros em alta velocidade ainda estão presentes;

b) É fundamental conhecer as diferentes configurações de veículos, características das possíveis colisões, características do combustível, principalmente com os carros híbridos e elétricos;

c) Fatores ambientais como calor, distância de recursos médicos avançados e equipamentos de segurança em constante mudança podem afetar o atendimento ao paciente de forma única;

d) O atendimento ao paciente pode precisar ser realizado em um ambiente potencialmente perigoso, hostil e não controlado, como em corridas de ralis;

e) A equipe médica precisa de treinamento especializado para desencarceramento e resgate de pilotos nos vários tipos de veículos de corrida, como, por exemplo, os carros de Fórmula 1 e Fórmula Indy que têm *cockpit* aberto ou os carros de StockCar e GranTurismo, com *cockpit* fechado;

f) Os pilotos têm uma tendência maior de recusar o atendimento médico necessário devido ao seu interesse financeiro e emocional na corrida;

g) O atendimento médico pode sofrer restrições de tempo específicas, como as de uma transmissão de televisão ao vivo.

Por fim, a diminuição do intervalo de tempo entre o incidente e a avaliação do paciente pode inicialmente impedir o reconhecimento de lesões graves devido à falta de tempo para que o sangramento e o inchaço ocorram e a adrenalina diminua.

Lesões causadas pelo ato de conduzir o carro

O estresse ao qual o corpo humano é submetido durante a competição de esportes motorizados é significativamente elevado. A tolerância a desafios tão extremos diz muito sobre sua capacidade física e seu talento natural, mas o treinamento e a preparação que realizam são fundamentais para o bom resultado dos atletas de alto desempenho. O valor do treinamento para os rigores do cockpit não pode ser subestimado. A extensão das lesões nervosas e distúrbios osteoligamentares resultantes de trauma cumulativo foi medida pela primeira vez em pilotos de Fórmula 1.

Em outro estudo, 91% dos participantes que competiram ou testaram por mais de 10 dias por ano relataram desconforto em pelo menos uma área do corpo após a prática de Rally. Problemas na coluna lombar (70%), coluna cervical (54%), ombros (47%) e coluna torácica (36%) são considerados os mais comuns.

Nas corridas americanas da NASCAR foram identificadas lesões preferencialmente em membros superiores, mas especificamente mãos, no rádio e na escápula. Neuropatias por pressão nervosa durante as provas também foram motivos de atendimentos médicos. Esta modalidade possui corridas que ultrapassam as 2 horas de competição, agravando as lesões por compressão nervosa. É descrito o desenvolvimento de Síndrome Carpal por compressão do nervo mediano. Estudos com mapeamento musculares de pilotos de competição determinaram que os músculos deltoide, bíceps, tríceps, flexor radial do carpo, trapézio e esplênio da cabeça são os mais exigidos e passíveis de lesões.

As demandas fisiológicas de um piloto de corrida decorrem do trabalho físico necessário para dirigir o carro de corrida, juntamente com a exposição a fatores de estresse, como vibração do carro, carga gravitacional e tensão térmica, as quais exigem que os pilotos tenham alta aptidão aeróbica e capacidade muscular para pilotar o carro de corrida.

● BIOMECÂNICA E MECANISMO DAS LESÕES

As lesões causadas por acidentes submetem o corpo do piloto a grandes energias e forças, estas isoladas são suficientes para causa graves lesões no corpo humano. Portanto, o mecanismo de trauma será sempre o orientador para a investigação dos possíveis danos. Atualmente o conceito da célula de sobrevivência tenta minimizar o trauma ao piloto. Os carros são desenhados para deformarem totalmente, preservando apenas o local do piloto, o *cockpit*, este projetado para resistir a grandes impactos sem deformação ou quebra. Impedindo ou diminuindo o risco de ferimentos penetrantes.

Como explicado acima, a demanda física mais comumente identificada nos pilotos é a força da parte superior do corpo. Essas demandas estão associadas à pilotagem, em falhas no sistema de direção hidráulica e quando há contato entre pneus com outros carros ou com as proteções da pista, pois esses eventos podem causar movimento balístico do volante. Alguns modelos de carro, como um Fórmula 1, exigem muita força nos membros inferiores para obter uma frenagem eficiente, as altas velocidades que atingem obrigam uma rigidez maior do sistema de freios. O acionamento do freio gera uma resistência aproximada de 80 kg, obrigando-o a uma força ainda maior para acioná-lo. Nas corridas com duração média de 2 horas e vários momentos de necessidade de frenagem o esforço nos membros inferiores e quadril é intenso.

A velocidade atingida pelos carros, alguns acima de 300 km/h, submete os pilotos a cargas gravitacionais (G) muito elevadas. Atingem durante a aceleração aproximadamente 2G e na desaceleração até 5G. O contorno das curvas produz uma carga lateral que pode variar entre 4 a 6G. Isto é tão crítico que corridas em circuitos ovais podem levar a perda de consciência nos pilotos pela força que eles são expostos. Essas forças exigem do corpo do atleta contrações isométricas para manter a posição no banco do carro. A fadiga muscular poderá facilitar a inclinação do corpo para um lado do assento prejudicando sua visão, diminuindo o desempenho e levando a lesões de pressão nos pontos de contato com o assento.

O traje de proteção dos pilotos inclui o macacão, vestes *underwear*, meias, sapatos, luvas e capacete, todos com material resistente ao fogo. O equipamento de segurança protege os pilotos durante um incêndio, mas também impede que eles se resfriem efetivamente por meio da transpiração, o que eleva a temperatura corpórea, sendo mais um estresse. (Figura 29.2) A temperatura dentro do *cockpit*, principalmen-

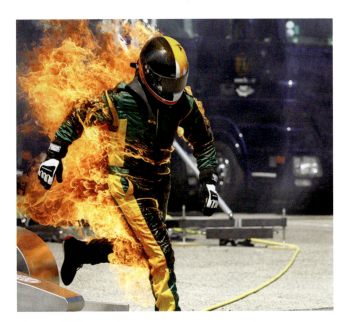

Figura 29.2 Traje de segurança resistente a altas temperaturas, suporta 9000C por até 11 segundos.
Fonte: Auto + Medical – International Journal of Motorsport Medicine – Issue #11 August 2017.

te os fechados, sofre influência da temperatura ambiente, mas também de componentes do carro como o motor, a transmissão e o diferencial. As temperaturas internas podem ultrapassar 51°C. Durante uma corrida, essas temperaturas podem resultar em uma perda de peso de até 3,5 kg, por transpiração.

Historicamente, os acidentes com incêndio foram os maiores responsáveis pelas perdas fatais no automobilismo. Embora as células de combustível e outras tecnologias tenham reduzido significativamente o número de pilotos queimados, as queimaduras ainda são uma ameaça significativa para eles, muitas vezes por dispositivos do próprio carro ou por falha deles durante uma corrida. As elevadas temperaturas de componentes do carro durante uma competição podem causar queimaduras em partes do corpo, que são percebidas apenas ao término da corrida.

Os princípios fundamentais do controle da coluna permanecem inalterados, a equipe médica nas corridas pode testemunhar um acidente e iniciar a avaliação e o tratamento literalmente segundos após o incidente. Como leva tempo para que a área ao redor dos ossos quebrados sangre e inche, e para que a adrenalina diminua, os pilotos podem não sentir dor imediata após um impacto que cause fratura. É comum que o piloto imediatamente após o impacto esteja alerta e orientado, com exames de pescoço sem sensibilidade, sem déficits neurológicos focais, sem lesões que causassem distração significativa e sem dor no pescoço. No entanto, exames posteriores encontraram lesões significativas e instáveis na coluna cervical, exigindo estabilização cirúrgica.

● DIAGNÓSTICO

One of the most challenging aspects of medicine in motor sport is the evaluation of drivers with suspected concussion and mild traumatic brain injury.

Quando um atleta piloto sofre um acidente ele é prontamente atendido pela equipe médica de suporte do evento. Esta atuação médica é considerada um atendimento pré-hospitalar e segue as normas do atendimento médico a um politraumatizado. Cursos como PHTLS (*Pre-Hospital Trauma Life Support*) e o ATLS (*Advanced Trauma Life Support*) fornecem conhecimento e treinamento aos profissionais de saúde no atendimento a uma vítima politraumatizada e servem como base para o atendimento desses pilotos acidentados.

Na situação de um politrauma, a busca pelas lesões é orientada pelo mecanismo de trauma e muitas vezes exames, como tomografias e ressonância magnética, são necessários baseados nas forças de aceleração e desaceleração sofridas. A Fórmula 1 utiliza sensores de força G colocados próximo ao *cockpit* e, mais recentemente, no fone auricular de comunicação, para determinar a intensidade do impacto sofridas pelo corpo, em especial a cabeça (Figura 29.3).

Ainda na busca por sinais precoces de alterações fisiológicas durante as corridas e, mais especificamente, após um acidente, sensores biométricos começam a fazer parte da camisa e das luvas dos pilotos (Figura 29.4). Esses equipamentos enviam informações como Saturação de Oxigênio e Frequência Cardíaca para a equipe médica que atua no

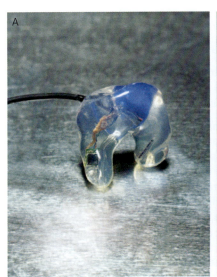
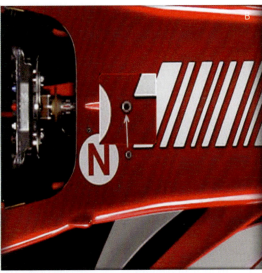

Figura 29.3 (A) Fone auricular com sensor de força G embutido. **(B)** Sistema de alerta por força G.
Fonte: Auto + Medical – International Journal of Motorsport Medicine, Issue #3 Q4 2014.

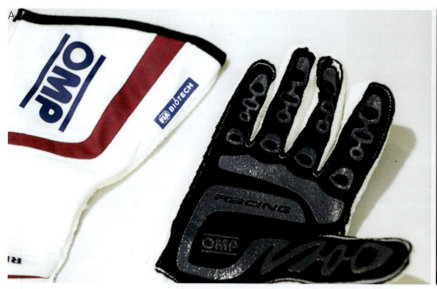
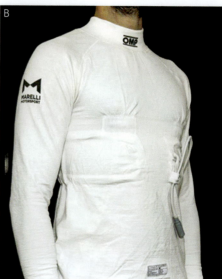

Figura 29.4 Luvas (A) e camisas (B) com sensores para biometria.
Fonte: Auto + Medical – International Journal of Motorsport Medicine – Issue #19 Nov 2019.

atendimento inicial nos acidentes, permitindo até decidir a interrupção da competição por meio desses dados.

Acidentes graves são sempre utilizados como oportunidades de melhoria na segurança das competições automobilísticas, nos últimos anos a incidência de mortes diminuiu sensivelmente por reflexo direto na melhoria na segurança dos carros, nos equipamentos dos pilotos e nos locais onde acontecem os eventos com autódromos mais modernos e seguros. A segurança não impede a ocorrência de acidentes e, devido as grandes velocidades, expõe a cabeça dos pilotos a traumas e concussões. Esta é uma grande preocupação no automobilismo e em outros esportes de impacto como boxe, *hockey* e futebol americano. Vários estudos buscam o diagnóstico das concussões e os testes neurológicos ainda são as melhores formas para determinar o grau de dano cerebral. As ferramentas de avaliação são um complemento. Os testes SCAT ou King-Devik podem ser usados para auxiliar no diagnóstico inicial e no afastamento da competição. O ImPACT pode ser aplicado para testes de linha de base e para sinalizar a recuperação e o retorno à competição.

O atleta de forma geral dificilmente aceita ter sofrido uma lesão e, na emoção da competição, eles tendem a minimizar sintomas ou até mesmo negar dores para poder voltar ao evento e isso é comum também no automobilismo. As lesões por esforço repetitivo decorrentes da pilotagem, dores musculares, hematomas, e até mesmo queimaduras, só são identificadas após as competições durante períodos de treinos ou descanso.

PREVENÇÃO

Devido à natureza de alto risco dos esportes automobilísticos, o padrão de atendimento para um grande evento automobilístico é ter médico com treinamento e experiência em atendimento pré-hospitalar e medicina de emergência no local durante qualquer competição na pista.

Durante uma corrida, o indivíduo está exposto a um microambiente quente no interior do carro, que pode ultrapassar 50°C, gerado por fontes de calor mecânicas e ambientais.

O bloqueio da evaporação do suor pelo macacão resulta em umidade e desconforto pessoal, o que implica maior esforço mental para dirigir o carro. As medidas contra o calor começam antes da corrida, cuidando-se do estado nutricional, da hidratação e principalmente do condicionamento físico por meio de exercícios aeróbios regulares e adequados, que permitem aumentar a capacidade de trabalho e a tolerância ao calor.

Não há dúvidas que a preparação física é um importante componente para práticas de modalidades esportivas. Muitos são os fatores que compõe o processo de preparação física. Gomes sugere que este conjunto de fatores apresentam um cenário complexo, mas que todos eles devem estar intimamente relacionados as características da modalidade (aspectos físicos, fisiológicos, técnicos, táticos) a ser praticada e aos objetivos estabelecidos por seus praticantes.

Seja no Kart de aluguel, competições amadoras ou profissionais, nas modalidades de fórmula, nas competições de marcas ou protótipos, o piloto é o componente primordial e junto a ele devem estar as principais variáveis a serem consideradas na preparação física. Devem ser caracterizadas as capacidades físicas relacionadas à prática, demandas fisiológicas, aspectos biomecânicos do movimento e demandas energéticas.

Como no caso do automobilismo, a locomoção do corpo é realizada por uma máquina, e considerando a sugestão de classificação utilizada por Lazzoli *et al.*, podemos inferir que as modalidades de esporte a motor possuem:

- **Componente dinâmico leve:** Pouco deslocamento corporal durante a prática (uso do tronco, abdome e membros superiores para a condução do veículo e uso dos membros inferiores para aceleração e desaceleração);
- **Componente estático moderado:** No que diz respeito ao nível de mobilidade e comprometimento dos efeitos sobre o aparelho locomotor;
- **Entretanto, a modalidade é nível de esforço físico vigoroso:** Devido ao alto nível de desidratação, frequência cardíaca média acima dos padrões e alta probabilidade de síncope e risco de colisões.

Importante desenvolver intervenções com objetivos relacionados à força, apesar do corpo permanecer grande parte do tempo em baixa ou nula mobilidade, uma vez que há grande ativação muscular em função da necessidade de estabilidade corporal, bem como, relacionada à resistência muscular.

Fundamental determinar as variáveis fisiológicas mais representativas dos integrantes de determinada categoria, considerando diferenças relacionadas a gênero, idade e outras. Em seguida, deve-se realizar a análise da interação de variáveis como, por exemplo, a influência na temperatura corporal e a resposta da frequência cardíaca. Estes dados são importantes no desenvolvimento de programas de treinamento e condicionamento destes atletas.

TRATAMENTO

Back is a little sore and bruised but nothing serious thankfully. I've had acupuncture and physio and I'm better now.
Lewis Hamilton, junho 2022

A grande diversidade de modalidades, de categorias de carros, de atletas com idades e condições muito variadas, exige que o tratamento das lesões seja feito de maneira individual.

O acidentado receberá o atendimento específico, sendo considerado um politraumatizado, vítima de um acidente automobilístico. Este difere de um acidente de carros de passeio pela velocidade que os pilotos são expostos, assim como os equipamento de segurança individuais dos pilotos e dos carros que dificultam a atuação da equipe médica.

As lesões causadas por um acidente ou as lesões pelo esforço da pilotagem exigirão sempre uma ação multidisciplinar para a reabilitação deste atleta, tornando-o apto a retornar as suas atividades com o mesmo desempenho. A atuação fisioterápica é fundamental e muitas vezes a acupuntura terá papel fundamental na analgesia, na prevenção de outras lesões e até mesmo na melhor concentração (Figura 29.5).

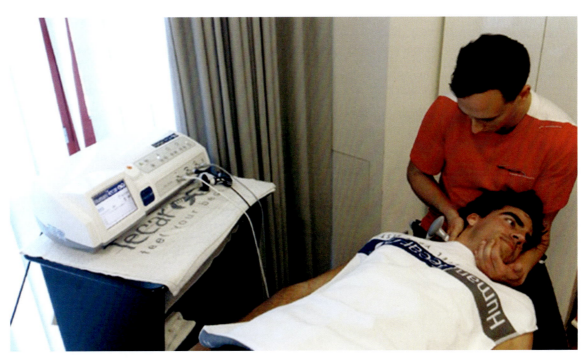

Figura 29.5 Reabilitação.
Fonte: Auto + Medical – International Journal of Motorsport Medicine - ISSUE#7, APRIL 2016.

CONCLUSÃO

O automobilismo continua sendo um esporte de alto risco, muitos avanços foram feitos em relação ao aumento da sobrevivência e à limitação da incapacidade dos praticantes deste esporte.

É primordial determinar as necessidades para a melhor preparação física dos atletas em todos os esportes. No automobilismo, essas necessidades sofrem várias influências como: o modelo de carro, a categoria, caraterísticas do piloto como idade, gênero, características físicas como peso e altura, temperatura do ambiente interno e controle da temperatura do piloto, a desidratação, a preparação muscular, o envolvimento dos sistemas aeróbio e anaeróbio e o tempo de reação e atenção.

A preparação dos atletas-pilotos e a melhora da condição física é primordial para prática segura e eficaz do automobilismo. Ela melhora o desempenho e evita complicações relacionadas com fadigas e lesões. Os programas de treinamentos devem considerar: planejamento e periodicidade; especificidade; equilíbrio entre dimensões físicas, psicológicas, técnicas e táticas. Sempre respeitando a individualidade biológica.

A constante preocupação com a segurança promove mudança nos conceitos dos carros, melhorias em autódromos e circuitos, assim como evolução dos equipamentos de segurança dos pilotos. Mas o mais impactante é a cultura do piloto como atleta, buscando melhor condicionamento físico, melhora nutricional e auxílio multiprofissional.

A medicina esportiva no automobilismo é uma subespecialidade em rápida evolução com muitos aspectos exclusivos que exigem educação, treinamento e prática especializados.

A ação conjunta de todas essas variáveis permite realizarmos uma atividade esportiva cada vez mais segura para os pilotos e todos os envolvidos no evento, incluindo o público.

● REFERÊNCIAS CONSULTADAS

1. Barthel SC, Buckingham TM, Haft CE, Bechtolsheimer JE, Bechtolsheimer TA, Ferguson DP. A comparison of the physiological responses in professional and amateur sports car racing drivers. Res Q Exerc Sport. 2020 Dec;91(4):562-73.
2. Baur H. Reactivity, stability, and strength performance capacity in motor sports. Brit J Sports Med. 2006;40(11):906-11.
3. Bertrand C, Keromes A, Lemeunier BF, Meistelmann C, Prieur C, Richalet JP. Physiologie des Sports Mecaniques. 1st International Congress of Sport Automobile. Marseille; 1983.
4. Brearley MB, Finn JP. Responses of motor-sport athletes to v8 supercar racing in hot conditions. Int J Sports Phys Perform. 2007;2(2):182-91.
5. Carlson LA, Ferguson DP, Kenefick RW. (2014). Physiological strain of stock car drivers during competitive racing. J Therm Biol. 2014;44:20-6.
6. Carlson LA, Ferguson DP, Kenefick RW. Physiological strain of stock car drivers during competitive racing. J Thermal Biol. 2014;44:20-6.
7. De Freitas A, De Oliveira LM. Considerações sobre a preparação física para pilotos de automobilismo. Revisão narrativa. Lecturas: Educación Física y Deportes. 2019;23(250):3.
8. Ebben WP, Suchomel TJ. Physical demands, injuries, and conditioning practices of stock car drivers. J Strength Condit Research. 2012;26(5):1188-98.
9. Ferguson DP, Barthel SC, Pruett ML, Buckingham TM, Waaso PR. Physiological responses of male and female race car drivers during competition. Med Sci Sports Exerc. 2019.
10. Ferguson DP, Myers ND. Physical fitness and blood glucose influence performance in indycar racing. J Strength Con-

dit Research/National Strength & Conditioning Association. 2018;32(11):3193-206.
11. Gomes AC. Treinamento desportivo - estruturação e periodização. Porto Alegre: Artmed; 2002.
12. Grange JT, Baumann GW, Vaezazizi R. On-site physicians reduce ambulance transports at mass gatherings. Prehosp Emerg Care. 2003;7:322-6.
13. Grange JT, Cotton A. Motorsports medicine. Curr Sports Med Rep. 2004 Jun;3(3):134-40.
14. Jacobs PL, Olvey SE, Johnson BM, Cohn K. Physiological responses to high-speed, open-wheel racecar driving. Med Sci Sports Exerc. 2002 Dec;34(12):2085-90.
15. Lazzoli JK. Esporte competitivo em indivíduos acima de 35 anos. Rev Bras Med Esporte. 2001 mai/jun;7:3.
16. Mansfield NJ, Marshall JM. Symptoms of musculoskeletal disorders in stage rally drivers and co-drivers. J Sports Med. 2001;(13)5314-20.
17. Masmejean EH Chavane, H Issermann, JJ, Alnot, JY; The wrist of the formula 1 driver. Br J Sports Med 1999;33:270–273
18. McKnight PJ, Bennett LA, Malvern JJ, Ferguson DP. (2019). V·O2peak, body composition, and neck strength of elite motor racing drivers. Med Sci Sports Exerc. 2019.
19. Minoyama O, Tsuchida H. Injuries in professional motor car racing drivers at a racing circuit between 1996 and 2000. Brit J Sports Med. 2004;38(5):613-6.
20. Moshou D. Dynamic muscle fatigue detection using sef organizing maps. Appl Soft Comp. 2015;5(4):391-8.
21. Potkanowicz ES, Dept of Human Performance and Sport Science, O. N. U. A. O. H. A real-time case study in driver science: physiological strain and related variables. Int J Sports Phys Perform. 2015;10(8):1058-60.
22. Reid MB, Lightfoot JT. (2019). The physiology of auto racing: a brief review. Med Sci Sports Exerc. 2019.
23. Rodrigues LOC, Magalhães FC. Automobilismo: no calor da competição. Rev Bras Med Esporte. 2004 mai/jun;10:3.
24. Watkins, E. S. (2006). The physiology and pathology of formula one Grand Prix motor racing. Clinical neurosurgery, v. 53, n. 14, p. 145-152
25. Wertman G, Gaston RG, Heisel W. Upper Extremity Injuries in NASCAR Drivers and Pit Crew An Epidemiological Study. Orthop J Sports Med. 2016;4(2):232.

Basquete
da epidemiologia à prevenção de lesões

30

▸ Carlos Vicente Andreoli ▸ Paulo Roberto de Queiroz Szeles

●INTRODUÇÃO

Basquete é um esporte olímpico, de contato limitado, impacto e com elevado grau de complexidade dos movimentos. O arremesso do basquete é um dos movimentos mais complexos dos esportes, com saltos, lançamentos e mudanças de direção. No entanto, o movimento de arremesso é baseado na técnica e precisão.[1,2]

O biotipo do jogador de basquete apresenta características interessantes dependendo da posição do atleta. O armador normalmente é o jogador mais rápido do time, responsável por conduzir a bola para o ataque e organizar as jogadas ensaiadas, e quase sempre é o atleta de menor estatura. Os laterais (alas) possuem estatura mais elevada, responsáveis pela maioria dos arremessos e conclusões das jogadas do time. Os pivôs são os atletas de maior estatura e maior peso do time, responsáveis pelo rebote de defesa ou ataque. As funções pré-determinadas no time os expõem a situações diferentes e a lesões específicas.[1,2]

As regras do basquete procuram minimizar o contato corporal entre os atletas, bem como coibir o uso de força excessiva. O dinamismo do esporte, entretanto, não impede as colisões entre os jogadores, resultando nas lesões de contato. Os traumas de cabeça e face, outrora raros, têm crescido nos últimos 20 anos, em decorrência deste maior contato entre os atletas. Membros inferiores são os principais acometidos, com destaque para a entorse de tornozelo, lesão mais comum. A sobrecarga também desempenha papel fundamental nas lesões crônicas, podendo levar a longos períodos de afastamento e reabilitação, tanto em profissionais quanto em amadores.[1,2]

● EPIDEMIOLOGIA

Andreoli e Cols realizaram uma revisão sistemática integrativa sobre as lesões musculoesqueléticas. Foram analisados 8 estudos diferentes, nos quais um total de 12.960 lesões foram observadas. A maioria dessas lesões ocorreu nos membros inferiores (63,7%), sendo 2.832 (21,9%) lesões no tornozelo e 2.305 (17,8%) lesões no joelho. As lesões nos membros superiores representaram 12% a 14% do total de lesões. Crianças e adolescentes receberam lesões na cabeça com mais frequência em comparação com as outras categorias de idade e habilidade. Na categoria adulta, houve aumento da prevalência de lesões no tronco e na coluna. Nos membros superiores, mãos, dedos e punhos foram acometidos com maior frequência do que ombros, braços e antebraços. Na categoria máster, houve aumento na incidência de lesões na coxa,[3] vide Tabela 30.1.

Quanto a incidência de lesões por mil atletas expostos, existe variação conforme o sexo e o nível do jogador. Os atletas de elite apresentam entre 4 a 18 lesões no sexo feminino e entre 5 a 12 lesões no sexo masculino. Os atletas recreacionais apresentam uma incidência bem menor, entre 0,5 a 4 lesões no sexo feminino e entre 0,3 a 6 lesões no sexo masculino, por mil atletas expostos.[4-7] O risco de lesão por temporada por jogador de futebol americano é de 50,6%, enquanto no basquete é de 49%.[8]

No estudo de coorte de Deitch[5] com 702 atletas masculinos da *National Basketball Association* (NBA) e 443 atletas femininas da *Women National Basketball Association* (WNBA) foi significativamente maior o número de lesões em mulheres. Hosea[9] avaliou 11.780 atletas juvenis e universitários, de ambos os sexos, durante 2 anos de prática no basquetebol. Durante esse período, foi identificado um aumento de 25% no número de entorse grau I no sexo feminino. Arendt e Ireland[10,11] demonstraram que as lesões específicas nos joelhos afetaram mais as atletas do sexo feminino, sendo as lesões do ligamento cruzado anterior quatro vezes maiores que no sexo masculino.

Tabela 30.1 Epidemiologia das lesões no basquete.

	N	%
Tornozelo e pé	4.156	32,1
• Tornozelo	2.832	21,9
• Pé	683	5,3
• Não determinado	641	4,9
Joelho	2.305	17,8
Coxa, quadril, perna	1.784	13,8
Cabeça e pescoço	1.468	11,3
Mãos, dedos, punho	1.133	8,7
Tronco e coluna	975	7,5
Ombro, braço e antebraço	585	4,5
Outros	554	4,3
Total	12.960	100,0

N = número de lesões, % das lesões.

Fonte: Andreoli CV, Chiaramonti BC, Buriel E, Pochini AC, Ejnisman B, Cohen M Epidemiology of sports injuries in basketball: integrative systematic review. .BMJ Open Sport Exerc Med. 2018 Dec 27;4(1):e000468. doi: 10.1136/bmjsem-2018-000468.

Em relação ao número de lesões por jogo e treino, Dick,[12] em uma revisão epidemiológica ampla, abrangeu 16 temporadas do basquete universitário masculino pela *National Collegiate Athletic Association* (NCAA). Os resultados revelaram uma incidência de 9.9 lesões por 1000 exposições em jogos e 4.3 lesões por 1000 exposições em treinos. Zelisko e McCarthy[13,14] identificaram que o tornozelo e joelho são os segmentos anatômicos mais frequentemente acometidos. Quanto a raça, Trojian,[15] em um estudo com mulheres da WNBA, descobriu que atletas brancos apresentavam um número de lesões do Ligamento Cruzado Anterior (LCA) cerca de seis vezes maior em relação aos demais (Figura 30.1).

Lesões crônicas no atleta de basquete (tendinites, osteocondrites) afetam em primeiro lugar o joelho, seguido da coluna vertebral. As tendinites patelares e as osteocondrites de Sinding-Johansen-Larsen e de Osgood-Schlatter são as doenças mais comuns no joelho, embora quadros semelhantes à síndrome de sobrecarga também afetem as regiões lombar e dorsal. Concussões, fraturas por stress, síndrome compartimental, entre outras, apesar de pouco frequentes, também têm sido descritas.[16]

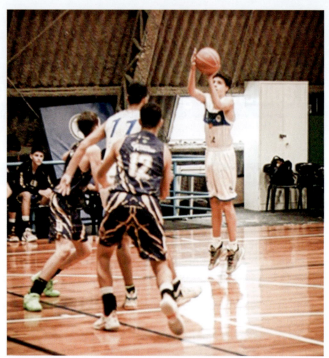

Figura 30.2 Movimento de arremesso no basquete.
Fonte: Autoria própria.

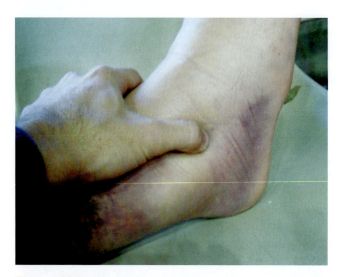

Figura 30.1 Lesão ligamentar do tornozelo, afecção mais comum no basquete.
Fonte: Autoria própria.

● BIOMECÂNICA

Os movimentos básicos do basquete são: o arremesso (jump), o drible, o passe, a bandeja, o rebote e a posição de defesa. Esses movimentos estão associados a princípios físicos, como a Força de Reação do Solo, Força da Gravidade, Aceleração, Momento, Força de Parada, Deslocamento do Centro de Massa, Atrito e Princípios de Alavancas. É um jogo com constantes mudanças de direção, que promovem diversas situações de risco e lesões durante uma partida.[2]

O arremesso é o mais elaborado e mais importante movimento básico do basquete. A qualidade e a precisão ocorrerão com o treinamento ao longo dos anos, tornando-se automático. É caracterizado por uma leve e imperceptível rotação medial do ombro, extensão do cotovelo, pronação do antebraço e flexão do punho. O arremesso do basquete é realizado com movimento de baixa velocidade e com uma força menor do que arremessos de alta velocidade (dardo, handebol e voleibol)[2] (Figura 30.2).

O drible é realizado com uma das mãos por meio de uma mudança brusca de direção. A ação provoca o deslocamento da bola contra o solo e o retorno da bola à mão (força centrífuga e centrípeta), alteração do centro de gravidade do corpo do atleta e atrito do tênis com o solo. O equilíbrio corporal, por meio do treinamento, para efetuar esse movimento é necessário para se evitar erros de coordenação e o possível aparecimento de lesões.[2]

O passe é outro movimento básico do basquete que pode ser realizado de diversas maneiras: com uma das mãos (18,6%), com ambas as mãos ao nível do tórax (38,6%), com ambas as mãos acima do nível do ombro (16,6%) e como um passe de beisebol ou por trás das costas, em menor porcentagem. O atleta necessita de uma visão periférica adequada para passar a bola.[2]

A bandeja é um movimento em direção à cesta, no qual o atleta realiza dois passos com a bola em uma ou nas duas mãos, iniciando o passo pelo lado do pé do braço do arremesso e terminando com um salto final com a perna do membro contralateral à mão do arremesso. O salto é uma ação para projetar o corpo para cima, por meio da força produzida pelos pés contra o solo, podendo chegar a representar de três a quatro vezes o peso do corpo. O impulso vertical para retirar o pé do contato com o solo determinará a altura do salto. O aumento da velocidade e da força do impulso no menor tempo possível resultará em um salto com maior altura e distância.[2]

O rebote é uma situação do jogo em que os atletas de ambos os times procuram recuperar a bola que não foi encestada. Normalmente os atletas dos times apresentam um contato físico pela busca de um melhor posicionamento dentro do garrafão, saltando muitas vezes lado a lado.[2]

A posição de defesa (de guarda) do atleta de basquete é um conceito dependente da defesa adotada pela equipe e das características individuais do atleta. Existem duas posições de defesa: individual, em que o atleta atua diretamente contra o adversário, e por zona, a qual o atleta é responsável por determinado espaço na defesa. A defesa é uma situação que depende mais da atitude, do desejo e da concentração do que a própria habilidade de execução do ato. A posição de defesa adotada é semelhante à de sentar-se em uma cadeira, com o joelho, quadril e tronco fletidos. O peso é distribuído igualmente entre os pés, e a manutenção dos pés paralelos auxilia o movimento lateral.[2]

A enorme variedade de movimentos básicos do corpo do atleta na prática do basquete permite entender o aparecimento de determinadas patologias. O corpo muda de posição constantemente durante a partida e isso expõe o atleta a lesões traumáticas e à sobrecarga.[2]

● FATORES PREDISPONENTES

Fatores extrínsecos e intrínsecos têm sido associados às lesões esportivas. Destacamos: condicionamento físico e preparo técnico, gênero, natureza do confronto (jogo ou treino), posição do jogador, superfície da quadra, o tipo de tênis, uso de órteses, presença de doenças ou lesões pré-existentes e fatores psicológicos. A frequência e a intensidade dos treinos aumentam a chance dos erros de treinamento e podem levar a um maior número de lesões. O número de anos de prática do basquete e os microtraumas acumulados também estão relacionados à incidência das lesões.

Quanto à posição do jogador, Henry[4] demonstrou que o risco de lesão foi estatisticamente diferente entre os armadores (9,8), alas (8,3) e pivôs (7,8). No estudo de Cohen e Cols[16], entretanto, não houve diferença da incidência das lesões quanto à posição.

As lesões nos jogos ou nos treinos apresentam variação dependendo do nível da categoria e do tipo de competição (anual ou semanal). Segundo Gomez, as lesões são de duas a sete vezes mais frequentes nos jogos, notadamente no segundo tempo.[8] Cohen[16] encontrou um maior número de lesões nos treinos (74,4%) em números absolutos. Proporcionalmente, o número de treinos ao longo do ano é de quatro a cinco vezes maior do que o de jogos, mas, quando se observa a razão do número de lesões pelo número de jogos ou treinos, o risco de lesões nos jogos é maior.

Com relação a carga de treinos durante uma temporada, Anderson[17] identificou um maior número de lesões nas duas semanas iniciais de treinos e após feriados, sugerindo a necessidade de periodização dos treinamentos de acordo com a susceptibilidade às lesões. A gravidade das lesões apresentou relação com a sua localização, principalmente membros inferiores. No entanto, nesse estudo, não houve relação com treino ou jogo, sexo, e número de jogos.[18]

O tipo de superfície de prática do basquete altera o número de lesões, principalmente no caso das lesões crônicas. O piso de asfalto ou de concreto é uma superfície dura, que apresenta maiores índices de abrasões, lacerações, contusões e síndromes de sobrecarga (tendinopatias, entesopatias e fraturas por estresse) do que as superfícies de madeira. O organismo humano do atleta apresenta a capacidade de adaptar-se a superfícies irregulares, mas existe o limite fisiológico que é variável entre os atletas. Minkoff[19] notou uma incidência de lesões 10% maior do que nas superfícies sintéticas, quando comparadas a superfícies duras, em atletas universitários.

O uso de tênis de cano baixo ou alto, por meio de um estudo prospectivo e randomizado de Barrett[20], não apresentou diferenças estatísticas para diminuir o número de entorses de tornozelo. O uso de tênis com amortecedores com células de ar nos calcanhares, entretanto, no estudo de McKay,[21] apresentou 4,3 mais chances de entorse em relação aos outros. Neste mesmo estudo, lesões prévias e a não realização de alongamentos precedendo as atividades também aumentaram o risco de lesão.

O uso de algum tipo de bandagem ou botas de esparadrapo para diminuir a chance de lesões apresenta como característica em que sua eficácia é reduzida com 15 minutos de prática esportiva. Sitler[22] conduziu um estudo prospectivo e randomizado, no qual observou uma diminuição do número de entorses de tornozelo, principalmente das lesões de contato, assim como menor número de lesões no joelho em atletas que utilizaram estabilizadores semirrígido. McKay[21] também identificou um maior risco de entorse de tornozelo em atletas que não faziam uso de estabilizadores.

Ford e Cols[23] percebeu uma alteração significativa no valgo dinâmico do joelho de atletas adolescentes do sexo feminino em relação ao masculino, sugerindo que a falta de estabilizadores dinâmicos do joelho pode levar a uma maior incidência de lesão de LCA nestas atletas.

● REABILITAÇÃO COM ÊNFASE NA PREVENÇÃO

O trabalho preventivo é a ferramenta fundamental que deve ser utilizada em um programa para os atletas do basquete. A equipe que possui médicos, fisioterapeutas, preparador físico e técnico deve trabalhar em conjunto para realizar exercícios preventivos. No basquete, o corpo está sujeito a mudanças repentinas de direção, o que destaca a grande importância do trabalho preventivo, feito com a elaboração de programas proprioceptivos nos treinos e protocolos de aquecimento que incorporam técnicas específicas.

Para que o trabalho preventivo apresente uma resposta favorável, é importante determinar quais os objetivos que devem ser alcançados, tais como: A) Conhecimento dos movimentos básicos do basquete (rebote, passe, bandeja, posição de defesa, drible e arremesso), que propiciará a elaboração de um circuito de propriocepção e B) Conhecimentos da anatomia e biomecânica do movimento. As vantagens da realização do trabalho de prevenção são: 1. Diminuição da quantidade do número de lesões; 2. Melhora do desempenho do atleta; 3. Desenvolvimento de movimentos específicos da modalidade no trabalho de propriocepção. Agora, as vantagens com o trabalho de propriocepção são: 1. Melhora do equilíbrio e coordenação; 2. Diminuição do tempo de reação corporal; 3. Detecção de regiões anatômicas vulneráveis à lesão; 4. Desenvolvimento e descoberta de seu corpo dentro do espaço.

Um grupo multidisciplinar desenvolveu um programa de prevenção denominado CBB12 que abrande 27 exercícios com níveis progressivos de dificuldade. Esses exercícios abordam aspectos fundamentais do treinamento do basquete, como flexibilidade, estabilização, força, pliometria, agilidade e reatividade. O programa foi dividido em 3 partes e com duração total de 20-30 minutos. Recomenda-se a realização desses exercícios ao menos duas vezes por semana e respeitando a especificidade de cada atleta para evolução[24] (Figura 30.3).

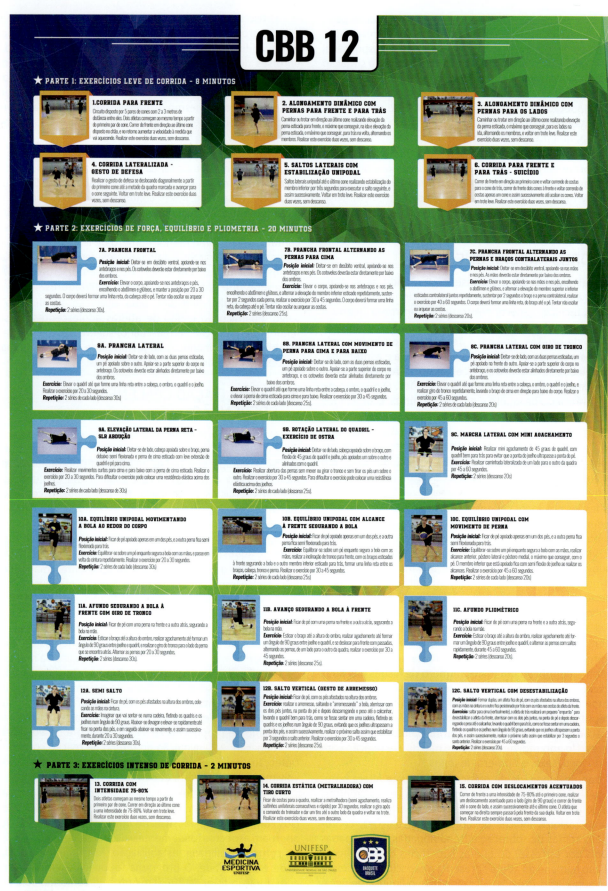

Figura 30.3 Programa de prevenção de lesão CBB12.
Fonte: https://www.databasket.com.br/wp-content/uploads/2018/07/medicina_cbb_01-712x1024.jpg
Nota dos autores: Para uma melhor visualização desta Figura sugerimos acessar: https://repositorio.unifesp.br/handle/11600/59874

A preocupação se estende também quando da prevenção de afecções que acometem atletas de categorias de base. A proposta é iniciar o quanto antes a preparação do atleta juntamente com o trabalho preventivo. O resultado é uma sensível redução do número de lesões. Nunca é demais lembrar que a conscientização do atleta adolescente é mais fácil que do adulto.

É importante a elaboração de programas de alongamento para membros inferiores, enfatizando os grupos musculares posteriores da coxa e da perna, e o fortalecimento dos grupos musculares do tornozelo. A prática tem provado que o trabalho de propriocepção é vantajoso para qualquer nível de atleta.

• BASQUETE CADEIRA DE RODAS

O basquete em cadeira de rodas (WB) é um esporte paraolímpico praticado por duas equipes de cinco jogadores cada, compostas por jogadores com deficiência física que podem ser alocados em oito classes diferentes. O jogo segue em ritmo acelerado, no qual, as equipes buscam somar pontos na cesta do adversário. Esta modalidade é popular em todo o mundo e esteve presente em todas as edições dos Jogos Paraolímpicos. Devido à natureza do esporte, que envolve contato físico e movimentos frequentes do ombro, como arremessos, passes e toques na bola, é natural esperar que a prática desse esporte possa contribuir para ocorrência de lesões esportivas[25] (Figura 30.4).

Um estudo realizado nos Jogos Paraolímpicos de Londres 2012 registrou 34 lesões, 65% das quais foram lesões agudas e 23% das quais foram lesões por uso excessivo. Nos Jogos Paraolímpicos Rio 2016 foram registradas 4.504 intervenções, nas quais 399 jogadores foram atendidos pelo serviço de fisioterapia. Para esta competição, oito jogadores do WB procuraram fisioterapia, totalizando 11 tratamentos,[26] sendo as lesões traumáticas as principais ocorrências.[25]

Karina de Sá e Cols realizaram uma revisão sistemática incluindo apenas estudos quantitativos, envolvendo 753 jogadores de ambos os sexos. Os resultados são que 274 (36,4%) jogadores sofreram lesões, sendo os membros superiores os mais acometidos (47,2%), seguidos da região da cabeça e/ou face (19,5%). Em relação aos diagnósticos estabelecidos de lesões, a concussão (23,8%) seguida de mialgia (15,1%) foram os mais relatados.[25]

Karsten Hollnder e Cols avaliaram as características das lesões durante o Campeonato Mundial de Basquetebol em Cadeira de Rodas 2018 (WBWC). Este estudo de coorte prospectivo foi realizado durante o WBWC em Hamburgo, Alemanha, em 2018. De um total de 336 jogadores, a equipe médica de 11 times (132 jogadores) relatou 100 lesões, equivalente a 75,8 por 100 jogadores (95%) ou 68,9 por 1000 jogadores-dia. Oito lesões por perda de tempo foram relatadas (6,1 lesões por 100 jogadores) ou 5,5 lesões por 1000 jogadores-dia. Ocorreram mais lesões durante as partidas (n = 68) do que durante o treinamento. A maioria das lesões afetou o pescoço/coluna cervical (16%), coluna torácica/parte superior das costas (15%) e ombro (14%). O diagnóstico mais frequente foi espasmos musculares (25%), sendo que a

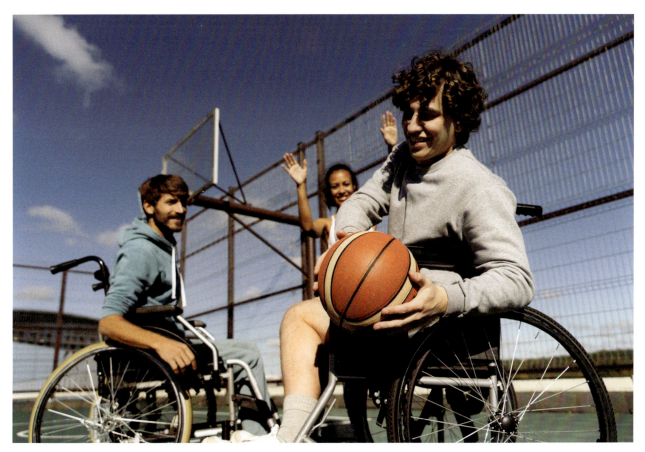

Figura 30.4 Basquete cadeira de rodas.
Fonte: Freepik

causa mais frequente foi o uso excessivo (52%). Observa-se uma alta taxa de lesões, sem perda de tempo em comparação com os Jogos Paraolímpicos.[26]

Os jogadores do WB sofrem várias lesões com diferentes etiologias. O maior número de lesões foi observado nos membros superiores, principalmente na região dos ombros. Um fator importante no processo de lesão neste esporte é o fato de a atividade oferecer muitos contatos para seus praticantes. Neste estudo, determinamos que as regiões corporais mais afetadas foram ombro, mão, cabeça e coluna vertebral. Além disso, os diagnósticos primários foram concussões, lesão/contusão muscular e mialgia. Esses achados podem ser utilizados para direcionar os treinadores a estruturar treinamentos visando minimizar as lesões recorrentes, além de auxiliar na organização das equipes médicas nas competições, visto que as lesões esportivas ocorrem com maior frequência no WB.[26]

CONCLUSÃO

O basquete é um dos esportes mais populares em todo o mundo. A população de praticantes varia desde atletas profissionais aos amadores de ambos os sexos e todas as idades. O médico do esporte atua no basquete tanto na melhora da performance esportiva quanto na redução do risco de lesões musculoesqueléticas, prevalentes nestas modalidade. Medidas preventivas como fortalecimento muscular, controle de carga, exercícios para CORE e treinamento de pliometria e propriocepção são eficientes na redução das taxas de lesões e devem ser enfatizadas juntamente como a avaliação pré-participação e acompanhamento com o médico do esporte.

REFERÊNCIAS

1. Nicholas JA, Hershman EB. The importance of a simplified classification of motion in sports in relation to performance. Orthop Clin North Am. 1977;8:499-532.
2. Adrian MCJ. Biomechanics of selected team sports. Biomech Human Mov. 1995;393-425.
3. Andreoli CV, Chiaramonti BC, Buriel E, Pochini AC, Ejnisman B, Cohen M. Epidemiology of sports injuries in basketball: integrative systematic review. BMJ Open Sport Exerc Med. 2018 Dec 27;4(1):e000468.
4. Henry JH, Neigut D. The injury rate in professional basketball. Am J Sports Med. 1982;10:16-8.
5. Deitch JR. Injury risk in professional basketball players - a comparison of Women's National Basketball Association and National Basketball Association athletes. Am J Sports Med. 2006;34(7):1077-83.
6. Dick R. Descriptive epidemiology of collegiate men's basketball injuries: National Collegiate Athletic Association injury surveillance system, 1988-1989 through 2003-2004. J Athlet Train. 2007;42(2):194-201.
7. Messina DF, Farney WC, DeLee JC. The incidence of injury in Texas high school basketball. A prospective study among male and female athletes. Am J Sports Med. 1999;27(3):294-9.

8. Gomez E, DeLee JC, Farney WC. Incidence of injury in Texas girls' high school basketball. Am J Sports Med. 1996;24(5):684-7.
9. Hosea TM, Carey CC, Harrer MF. The gender issue: epidemiology of ankle injuries in athletes who participate in basketball. Clin Orthop Relat Research. 2000(372):45-9.
10. Messina DF, Farney WC, DeLee JC. The incidence of injury in Texas high school basketball. A prospective study among male and female athletes. Am J Sports Med. 1999;27(3):356-89.
11. Arendt EDR. Knee injuries patterns among men and women in collegiate basketball and soccer. Am J Sports Med. 1995;23(6):694-701.
12. Dick R. Descriptive epidemiology of collegiate men's basketball injuries: National Collegiate Athletic Association injury surveillance system, 1988-1989 through 2003-2004. J Athletic Train. 2007;42(2):194-201.
13. Zelisko JA, Noble HB, M. Porter M. A comparison of men's and women's professional basketball injuries. Am J Sports Med. 1982;10(5):297-9.
14. McCarthy MM. Injury profile in elite female basketball athletes at the Women's National Basketball Association Combine. Am J Sports Med. 2013;41(3):645-51.
15. Trojian TH, Collins S. The anterior cruciate ligament tear rate varies by race in professional women's basketball. Am J Sports Med. 2006;34(6):895-8.
16. Cohen M, Ejnisman B, Andreoli CV. Lesões músculo-esqueléticas no basquete masculino. Aparelho Locomotor. 1999;3:18-21.
17. Anderson L. Impact of training patterns on incidence of illness and injury during a women's collegiate basketball season. J Strength Condit Research. 2003;17(4):734-8.
18. McKay G. A prospective study of injuries in basketball: a total profile and comparison by gender and standard of competition. J Sci Med Sport. 2001;4(2):196-211.
19. Minkoff J, Sherman OH, Cavaliere G. Injuries in basketball. Clinical pratice of sports injury. Prevention and care. 1994.
20. Barrett JR, Drake C, Fuller D, Kawasaki RI, Fenton RM. High versus low-top shoes for the prevention of ankles sprains in basketball players. Am J Sports Med. 1993;21(4):582-5.
21. McKay GD. Ankle injuries in basketball: injury rate and risk factors. Brit J Sports Med. 2001;35(2):103-8.
22. Sitler M, Wheler B, McBride J, Arceiro R, Anderson J, Horodyski M. The efficacy of a semirigid ankle stabilizer to reduce acute ankle injuries in basketball. Am J Sports Med. 1994;22(4):454-61.
23. Ford KR, Myer GD, Hewett TE. Valgus knee motion during landing in high school female and male basketball players. Med Sci Sports Exerc. 2003;35(10):1745-50.
24. Silva, MSS. Prevenção de lesões musculoesqueléticas em jogadores de basquete: estudo prospectivo alteatório controlado. Tese de Mestrado, Unifesp, 2019.
25. Sá K, Costa e Silva A, Gorla J, Silva A, Magno e Silva M. Injuries in wheelchair basketball players: a systematic review. J Environ Res Public Health. 2022 May 11;19(10):5869.
26. Hollander K, Kluge S, Glöer F, Riepenhof H, Zech A, Junge A. Epidemiology of injuries during the Wheelchair Basketball World Championships 2018: A prospective cohort study. Scand J Med Sci Sports. 2020 Jan;30(1):199-207.

Beisebol e Softbol

31

▶ Alberto de Castro Pochini ▶ Dalton Mikio Hirano Hatano ▶ Karina Mayumi Hatano

●INTRODUÇÃO

O beisebol é uma modalidade esportiva de grande popularidade, amplamente reconhecida em diversos países, enquanto o softbol, embora menos popular, também tem seu espaço e desperta o interesse e conquista cada vez mais praticantes no cenário mundial.

A *World Baseball Softball Confederation*, a *Major League Baseball*, a Confederação Brasileira de Beisebol e Softbol e a Federação Paulista de Beisebol e Softbol têm realizado ações para promover esses esportes, que fizeram parte dos Jogos Olímpicos até 2022, quando foram sediados no Japão. No Brasil, essas modalidades começaram a ser praticadas em São Paulo no início do século XX, com a chegada de imigrantes, principalmente da colônia japonesa. Em 1936, ocorreu o primeiro Campeonato Brasileiro de beisebol.[1]

O beisebol e o softbol são esportes coletivos praticados por homens e mulheres, nos quais os jogadores se alternam entre momentos de defesa e momentos de ataque, tendo a oportunidade de rebater a bola com um taco (*bat*). Na defesa, são posicionados nove jogadores, incluindo um arremessador (*pitcher*), um receptor (*catcher*) e os demais jogadores de defesa. Esses defensores também são designados para diferentes posições estratégicas, como primeira base (*first-base*), segunda base (*second-base*), terceira base (*third-base*), interbases (*short-stop*), jardineiro externo direito (right- field), jardineiro externo central (*center-field*) e jardineiro externo esquerdo (*left-field*).

O objetivo do jogo é rebater a bola lançada com o taco e, em seguida, percorrer as quatro bases do campo. Um jogador da equipe atacante (rebatedor) pode parar em uma das bases, se tornando um "corredor" e, posteriormente, avançar para as próximas bases através das rebatidas dos jogadores de sua equipe até completar um ponto.

Como modalidades esportivas distintas, o beisebol e o softbol possuem características particulares em termos de nível profissional e participação nas Olimpíadas. No beisebol, a *World Series* é o campeonato mais renomado, com equipes compostas exclusivamente por homens, e o gesto de arremesso do *pitcher* é um aspecto intrínseco desse esporte. Por outro lado, no softbol os principais eventos competitivos são os campeonatos mundiais e os Jogos Olímpicos, nos quais as equipes são compostas exclusivamente por atletas do sexo feminino. O softbol é um jogo mais dinâmico, e o gesto do arremesso realizado pela *pitcher* apresenta características peculiares, pois ela arremessa a bola por baixo em um movimento pendular (*underhead*), em contraste com o arremesso por cima (*overhead*) realizado pelos jogadores de beisebol. Além disso, as demais jogadoras do softbol que atuam na defesa lançam a bola de forma semelhante ao beisebol, ou seja, utilizando o arremesso por cima.

O beisebol e o softbol são jogados em um campo com quatro bases dispostas em forma de diamante. Existem diferenças notáveis entre as duas modalidades, como a distância entre as bases e a distância entre o arremessador e o rebatedor (distância do *pitcher plate*). Além disso, as bolas e os tacos utilizados também diferem em termos de material, espessura, comprimento e formato. Essas variações são feitas para atender não apenas às exigências das duas modalidades esportivas, o beisebol e o softbol, mas também às necessidades dos praticantes desses esportes, que podem variar desde crianças até idosos iniciantes e atletas amadores.

Uma curiosidade interessante é o avanço da tecnologia nestes esportes, que levou ao desenvolvimento de tacos fabricados com materiais específicos para cada faixa etária, bem como especializados para rebater bolas de diferentes velocidades. Esses tacos incorporam tecnologias modernas, proporcionando uma experiência única e empolgante tanto para os atletas como para os espectadores, tornando o esporte ainda mais divertido e emocionante.

O beisebol e o softbol são esportes que demandam habilidades físicas, mentais e estratégicas. Do ponto de vista da medicina esportiva, eles englobam todos os sistemas bioenergéticos e valências esportivas: velocidade, força, potência, resistência, condicionamento aeróbico, agilidade, coordenação motora, equilíbrio e tempo de reação. Além disso, esses esportes são inclusivos, permitindo que pessoas de diferentes idades, alturas, composições corporais e habilidades esportivas possam praticar em nível recreativo e profissional. Os jogadores agregam seus talentos únicos, transformando cada jogo em um grande espetáculo esportivo.

EPIDEMIOLOGIA DAS LESÕES

No beisebol e no softbol, é comum ocorrer lesões causadas por contato direto entre jogadores ou pelo impacto com os equipamentos, como bola, taco, bases e solo, sendo chamadas de lesões traumáticas. Além disso, as lesões também podem ser ocasionadas devido à repetição e ao esforço realizado no gesto esportivo, resultando em lesões de sobrecarga.

Apesar de a maioria das pesquisas sobre lesões no beisebol e softbol focar nos arremessadores, é importante destacar que receptores (*catcher*), jogadores de campo (*infield* e *outfield*) e rebatedores (*batters*) também estão expostos a riscos significativos de lesões. Compreender adequadamente os riscos de lesões e implementar estratégias preventivas adequadas requer levar em consideração as especificidades e as demandas físicas de cada posição.

As lesões comumente observadas nesses esportes incluem contusões musculares causadas pelo impacto da bola, lesões na pele como calosidades e bolhas de fricção nas mãos, escoriações cutâneas devido ao deslizamento nas bases (*slide*), principalmente nos braços e joelhos. Apesar de serem menos comuns, os traumas craniofaciais podem ocorrer, especialmente em crianças e adolescentes, e requerem atenção especial devido à possibilidade de fraturas e concussão cerebral.[2] Além disso, é possível ocorrer lesões traumáticas nos tendões, vide a lesão conhecida como "dedo de beisebol" ou "dedo de martelo".[3]

Esses esportes requerem um uso frequente e intenso do ombro, que é a articulação com maior amplitude de movimento no corpo humano. O ombro desempenha um papel fundamental nessas modalidades, permitindo arremessos poderosos, lançamentos precisos e fortes rebatidas. Devido à intensa demanda e aos movimentos repetitivos envolvidos nessas atividades, o ombro está suscetível a um maior risco de injúrias, especialmente entre os arremessadores, representando até 78% das lesões entre os jogadores da liga profissional da *Major League Baseball*, implicando no afastamento em cerca de 69 dias na temporada.[4]

As lesões nos cotovelos do arremessador estão relacionadas a alguns fatores de risco, como histórico prévio de dor e lesão no cotovelo, redução da amplitude de movimento, carga de treinamento, número de bolas arremessadas e a duração do tempo de jogo, especialmente entre os mais jovens. Destaca-se a lesão do ligamento colateral ulnar, conhecida também como "lesão do ligamento de Tommy John".

O movimento de *swing* no beisebol, executado para rebater a bola com o taco, é um movimento complexo e impactante que torna os rebatedores mais propensos a uma variedade de lesões que afetam a coluna, tronco, quadril, membros superiores e inferiores. Por essa razão, o conhecimento dos padrões de lesões frequentemente ocorridas durante o *swing* de beisebol também é importante para cuidar dos jogadores, desde iniciantes até os amadores e profissionais.[5]

Em comparação com as lesões no ombro e cotovelo, a incidência de lesões nas costas é baixa. No entanto, é importante levar em consideração as queixas de dor e a presença de lesão, pois essas lesões podem levar a um afastamento prolongado, em média de 54 dias, prejudicando a temporada do atleta.[6]

As lesões nas pernas e tornozelos são 1,6× mais elevada nos jogadores da defesa interna (*infield*) quando comparadas às outras posições.[7] As lesões musculares nos isquiotibiais são comuns e podem resultar na saída do jogador durante jogos ou treinos. Além disso, as frequentes queixas de dor no joelho podem estar relacionadas ao aumento da rotação externa no joelho da perna de apoio durante a carga, o que coloca uma sobrecarga na região do joelho, incluindo o menisco, e aumenta o risco de lesões. Essa condição também pode afetar os receptores devido às demandas específicas da posição.[8]

Adicionalmente existem outros fatores de risco relevantes que podem contribuir para o aumento de lesões em atletas. Esses fatores incluem idade, desequilíbrios musculares, falta de preparo físico adequado, técnicas de arremesso incorretas, volume excessivo de treinamento, uso de calçados inadequados e jogar em superfícies impróprias, baixa recuperação muscular, distúrbios do sono e alimentação desequilibrada.

O entendimento desses fatores de risco é fundamental para identificar e adotar medidas preventivas que visem garantir a saúde e o bem-estar dos atletas. É essencial fornecer cuidados apropriados, oferecer treinamento específico e enfatizar a importância da técnica correta para preservar a saúde e otimizar o desempenho dos atletas nessas modalidades esportivas. Realizar uma avaliação pré-participação esportiva e avaliações periódicas voltadas à saúde esportiva desempenha um papel fundamental nos cuidados com atletas recreativos, amadores e profissionais de beisebol e softbol.[9]

É fundamental que os indivíduos envolvidos nessas modalidades passem por uma avaliação completa antes de iniciar sua prática esportiva. Isso permite identificar quaisquer condições médicas pré-existentes, lesões anteriores ou fatores de risco que possam impactar sua segurança ou desempenho durante a prática esportiva. Além disso, essas avaliações também auxiliam na determinação do estado de saúde geral do atleta, incluindo avaliação cardiovascular, musculoesquelética e do condicionamento físico.[10]

Ao realizar avaliações periódicas, é possível monitorizar à saúde e o desempenho do atleta ao longo do tempo. Essas avaliações fornecem informações valiosas sobre possíveis alterações no estado de saúde, lesões em desenvolvimento ou áreas que precisam ser aprimoradas para otimizar o desempenho esportivo. Com base nessas informações, medidas preventivas e intervenções apropriadas podem ser implementadas para minimizar o risco de lesões e maximizar o potencial do atleta.

Para atletas recreativos, amadores e profissionais de beisebol e softbol, a realização de avaliações pré-participação esportiva e periódicas não apenas contribui para sua saúde e bem-estar, mas também ajuda a melhorar seu desempenho esportivo. Ao identificar e tratar precocemente quaisquer problemas de saúde ou lesões, é possível evitar complicações futuras e promover um ambiente esportivo mais seguro e saudável.

A avaliação pré-participação esportiva e as avaliações periódicas desempenham um papel essencial nos cuidados com atletas de beisebol e softbol, sejam eles recreativos, amadores ou profissionais. Essas avaliações permitem uma abordagem proativa na promoção da saúde e prevenção de lesões, além de contribuir para um melhor desempenho esportivo e uma prática esportiva mais segura.

BIOMECÂNICA DA MODALIDADE

Beisebol

O beisebol é reconhecido por sua mecânica característica de arremesso, que envolve uma série complexa de movimentos do corpo, desde a mão, antebraço, cotovelo, braço, ombro, tronco, quadril, perna, até chegar ao pé.

Ao examinarmos o movimento aplicado em cada região anatômica do atleta, podemos perceber que o arremesso é extremamente ainda mais complexo por ocorrer em questão de segundos e envolver a projeção da bola em alta velocidade. Esse processo pode ser dividido em fases mais detalhadas, que incluem: (1) preparação; (2) passada; (3) elevação do braço; (4) aceleração; (5) desaceleração e (6) execução do movimento,[11] vide na Figura 31.1.

O ato de segurar a bola com os dedos e o movimento da mão são os primeiros passos na preparação para o lançamento. Conforme o arremesso avança, ocorrem uma série de movimentos coordenados do braço, ombro e tronco. A elevação do joelho, juntamente com a estabilização do tronco e da perna de apoio, exige do atleta equilíbrio, controle motor e flexibilidade.

Durante o movimento de arremesso, ocorre uma sequência de extensão e flexão no braço, enquanto o ombro atinge a máxima rotação externa, gerando velocidade na bola. A rotação externa máxima do ombro ocorre à medida que o braço faz uma transição rápida para a aceleração com rotação interna.[13] O ombro possui uma função significativa na estabilização e rotação durante o arremesso, assegurando uma transferência eficiente de energia do tronco para o braço. Além disso, o tronco desempenha um papel essencial ao fornecer estabilidade e gerar força rotacional.

Conforme o arremessador transfere o peso do corpo, o quadril desempenha um papel importante no impulso inicial, gerando energia cinética para impulsionar o movimento. Estima-se que apenas metade da energia cinética transmitida à bola seja proveniente do braço e do ombro, enquanto a outra metade é gerada pela rotação do tronco e dos membros inferiores. Essa energia é transferida para a extremidade superior por meio da articulação escapulotorácica, tornando-a uma conexão ainda mais relevante entre os membros superiores, tronco, quadril e membros inferiores.

A perna de apoio proporciona estabilidade e auxilia na transferência do peso para a frente durante o lançamento. Por fim, o pé, em contato com o solo, fornece a base de apoio necessária para impulsionar o movimento e transmitir a força gerada pelo corpo para a bola.

No beisebol, a precisão da biomecânica do arremesso é tão importante que arremessadores universitários foram comparados a atletas profissionais e identificaram-se onze variáveis cinemáticas distintas, que estão relacionadas à diferença na eficiência biomecânica. Os arremessadores mais eficientes apresentaram diferenças significativas na posição do braço, inclinação lateral do tronco e amplitude de movimento da extensão do joelho de apoio durante o arremesso.[14]

No geral, a biomecânica do arremesso no beisebol é um processo complexo que envolve uma coordenação precisa entre todos esses segmentos corporais para gerar velocidade, precisão e potência no lançamento da bola.

Softbol

A forma de lançamento da *pitcher* no softbol difere das demais jogadoras, pois é realizado em um movimento de pêndulo (*windmill*), ao contrário do movimento semelhante ao beisebol, que também é adotado pelo time defensivo no softbol. A *pitcher* começa em uma posição de base, com os pés alinhados em direção ao alvo e os ombros voltados para frente. Após a posição de base, o movimento é iniciado, transferindo o peso do corpo para a perna de trás, enquanto o braço é preparado para o lançamento. Durante o arremesso, há ativação e movimentos coordenados entre o membro superior, tronco, quadril e membros inferiores, impulsionando o braço para frente e soltando a bola com um movimento de liberação rápido e preciso.

A biomecânica do arremesso do softbol compreende os seguintes posicionamentos (Figura 31.2):[11]

1. Preparação: Movimento inicial da bola para as 6 horas, variando entre os indivíduos: extensão do braço de 0° a 90°;

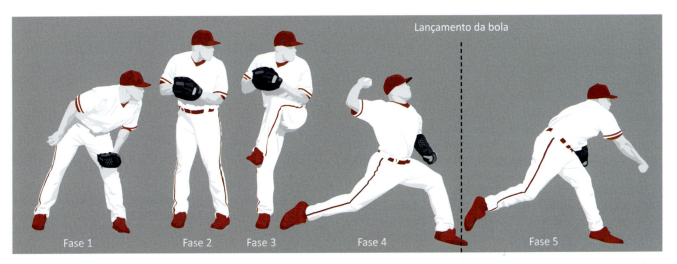

Figura 31.1 Fases da cinética do movimento do arremesso no beisebol: *windup* (posição inicial), *stride* (passada), *arm cocking* (elevação do braço), *arm aceleration* (aceleração), *arm deceleration* (desaceleração) e *follow-through* (execução e finalização do movimento)[12]

Fonte: https://www.istockphoto.com/br/vetor/sequência-de-campo-gm163817232-8285792?phrase=arremesso+beisebol.

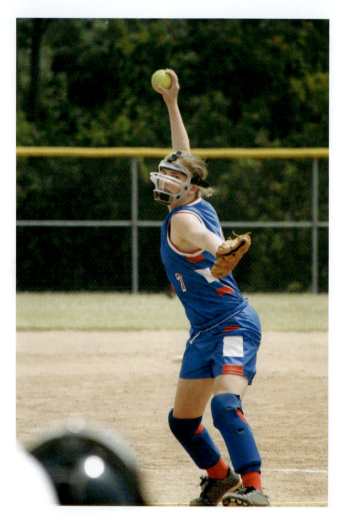

Figura 31.2 Movimentos do arremesso no softbol.[12]
Fonte: istockphoto

2. Movimento de 6 às 3 horas: Peso do corpo na perna ipsilateral, tronco voltado para frente, braço internamente rotacionado e elevado a 90°;
3. Movimento de 3 às 12 horas: Transferência de peso do corpo para frente, início da rotação do corpo em direção ao braço de arremesso, elevação do braço a 180° e rotação externa do úmero;
4. Movimento de 12 às 9 horas: Corpo permanece girado em direção ao braço de arremesso, braço é aduzido em direção à próxima posição e peso do corpo é transferido para o pé contralateral;
5. Movimento de 9 à liberação da bola: Transferência de momento para o braço aduzido, corpo é girado de volta para posição frontal, e mais potência é transferida para o braço imediatamente antes da liberação da bola;
6. Finalização (*follow-through*): Braço entra em contato com o quadril e coxa lateral, progressão frontal do úmero é interrompida, e liberação da bola até a conclusão do arremesso.

Na etapa final do movimento, para realizar efeitos na bola, como a bola curva, os músculos do punho e da mão também são envolvidos. O resultado desse movimento completo do corpo é um arremesso com potência, precisão, velocidade e curvas para dificultar a rebatida do time adversário.

LESÕES E DIAGNÓSTICO

Lesões ortopédicas são frequentes em atletas de beisebol e softbol, independentemente do nível de competição. Nestes esportes, os receptores estão expostos ao risco de serem atingidos pelas bolas, principalmente nos punhos e mãos. Além disso, existe o perigo de acidentes traumáticos, como ser atingido por uma bola na cabeça, ombro e cotovelo, especialmente para os rebatedores.[1]

No cuidado aos atletas, é necessário seguir as orientações do PHTLS (*Prehospital Trauma Life Support*), com o objetivo de oferecer suporte de vida pré-hospitalar diante de casos de trauma. O PHTLS destaca a importância de uma avaliação e tratamento ágeis e apropriados para lesões traumáticas, visando melhorar os resultados e a sobrevida dos pacientes antes de sua chegada ao hospital.[15]

Os traumatismos cranianos ou movimentos de lesão em chicote podem resultar em uma forma de lesão cerebral traumática conhecida como concussão cerebral. Nestes casos, é recomendado seguir o protocolo do SCAT-5 (*Sports Concussion Assessment Tool*), que é uma ferramenta que possibilita avaliar e diagnosticar a concussão cerebral à beira campo. O SCAT-5 fornece diretrizes específicas para o manejo adequado dessas lesões, auxiliando na tomada de decisões clínicas e no cuidado dos atletas.[16]

Os movimentos de arremesso, defesa e rebatida nos esportes podem resultar em adaptações nas articulações, o que pode levar a danos musculoesqueléticos. Esses danos podem causar dor, disfunção nas atividades diárias, impactar negativamente a *performance* e até mesmo prejudicar a prática e a carreira do atleta.

As exigências do treinamento e a mecânica específica desses esportes provocam adaptações no ombro e no cotovelo dos atletas. O déficit de rotação interna glenoumeral (GIRD) ocorre devido à rotação externa máxima subsequente do ombro, enquanto o cotovelo se adapta ao estresse em valgo durante o movimento de arremesso. Além disso, os *pitchers* de beisebol e softbol realizam um movimento adicional com os dedos da mão ao segurar a bola e aplicar efeitos nela. Jogadores defensivos e rebatedores também estão suscetíveis a lesões musculares na coxa devido à corrida rápida e explosiva nas bases. As principais lesões, os sintomas relacionados e as alterações sugestivas para o diagnóstico estão descritas na Tabela 31.1.[1]

A prevalência de lesões no músculo peitoral foi semelhante tanto na *Major League Baseball* quanto na *Little League Baseball*, com maior incidência entre os arremessadores titulares (48,1%), principalmente durante o ato de arremessar (45,9%). A maioria das lesões (86,5%) ocorreu durante o jogo, sem envolvimento físico direto. Em geral, 87,5% das lesões afetaram o lado dominante de arremesso dos jogadores e 81,3% afetaram o lado dominante de rebatida.[21]

A dorsalgia em atletas podem ser causadas pela sobrecarga mecânica resultante de movimentos repetitivos, como arremessos e rebatidas, além de fraqueza muscular no CORE, desequilíbrio muscular e falta de mobilidade.[22] Enquanto a lombalgia mecânica é mais comum, condições como espondilólise (fratura por estresse na pars interarticulares) e espondilolistese (deslizamento de uma vértebra em relação à outra) são menos frequentes, porém podem ocorrer devido ao movimento intenso e repetitivo de rotação do tronco no contexto esportivo.[23]

CAPÍTULO 31

Tabela 31.1 Identificação das lesões através de sintomas e alterações no exame físico para diagnóstico.

Lesões	Sintomas	Alterações sugestivas para o diagnóstico
Lesões de SLAP (superior labrum anterior posterior) – rotura superior do lábio glenoidal[17]	• Dor no ombro em repouso e durante atividade • Instabilidade • Perda de força • Dificuldade de movimentação • Crepitações • Diminuição da amplitude de movimento	• Teste de O'Brien ou teste do braço de resistência ativa • Teste de apreensão
Tendinopatia do Manguito rotador (supraespinhal, infraespinhal, redondo menor e subescapular)[18]	• Dor no ombro principalmente no arremesso • Perda de força • Diminuição da amplitude de movimento • Redução do desempenho esportivo	• Teste de Jobe (supraespinhal) • Teste de Appley • Teste de Gerber (subescapular) • Teste de Patte (infraespinhal) • Teste de *belly press*
Tendinopatia de bíceps[12]	• Dor na região anterior do ombro • Diminuição da força no arremesso	• *Palm up test* • Teste de *speed* • Teste de Yergason
Epicondilite medial[13]	Dor na região medial do cotovelo	• Teste de cotovelo do golfista
Epicondilite lateral[13]	Dor na região lateral do cotovelo	• Teste de Cozen
Lesão do ligamento colateral ulnar[19]	• Dor na região lateral do cotovelo • Instabilidade • Perda de força • Dificuldade de movimentação • Crepitações • Diminuição da amplitude de movimento	• Estresse em valgo
Dedo de beisebol (martelo)[3]	• Deformidade da ponta do dedo • Dor • Dificuldade na extensão do dedo afetado	• Teste de tração • Teste de estresse lateral
Lesões dos músculos isquiotibiais[20]	• Dor • Diminuição da amplitude de movimento • Hematoma	• Gap ou falha muscular nas rupturas mais graves

Fonte: Acervo do autor.

Há várias razões pelas quais lesões no joelho, tornozelo e pé podem ocorrer no beisebol, incluindo o movimento de pivô e o movimento repetitivo de flexão e extensão do joelho.[20] As lesões traumáticas estão mais associadas às lesões dos ligamentos cruzado anterior no joelho dos jogadores, enquanto as tendinopatias e lesões meniscais estão mais relacionadas às lesões de sobrecarga.[24] Os jogadores na posição de receptor (*catcher*) apresentaram maior incidência de dores no joelho e no pé, possivelmente devido à posição de agachamento. Além disso, outras regiões do corpo que sofreram mais lesões foram a cabeça, quadril, punhos e mãos.[25]

A articulação do quadril também desempenha um papel fundamental na geração de energia ao longo da cadeia cinética, enfatizando a importância da força e equilíbrio muscular desta região para aprimoramento da *performance*, seja como arremessador, defensor, rebatedor e corredor.[26] Portanto, é essencial instruir sobre técnicas adequadas, realizar treinamento de proprioceptivo, flexibilidade e fortalecimento dos músculos do core, quadril e membros inferiores.

Lesões de entorse no tornozelo e pé podem ocorrer durante atividades como correr nas bases e realizar o movimento de deslizar (*slide*), especialmente em crianças que praticam softbol.[27] O tipo de calçado utilizado pelos jogadores parece ter um impacto significativo no desempenho do jogador. O uso de chuteiras inadequadas pode resultar em dores no pé e no joelho, sendo comum durante a transição de travas de borracha para as de metal em adolescentes, ou quando a chuteira é usada por longos períodos em superfícies de concreto. Essas queixas podem afetar o desempenho e o conforto do jogador durante o jogo. De acordo com *Gdovin* e colaboradores, a chuteira utilizada pode ter um impacto não apenas no torque, ângulo e velocidade durante a corrida, mas também no lançamento da bola.[28]

No contexto das lesões ortopédicas, é importante destacar a importância dos exames de imagem na assistência ao diagnóstico, classificação e acompanhamento dessas lesões ao longo do tempo. Esses exames incluem técnicas como radiografia, ultrassonografia, tomografia computadorizada, ressonância magnética, entre outros.

Os exames subsidiários desempenham um papel significativo na avaliação médica, especialmente quando se trata de fraturas por estresse. Essas fraturas podem ser causadas pela sobrecarga óssea, mas também é importante considerar a possibilidade de envolvimento da síndrome da deficiência relativa de energia (RED-S).

Atletas de todas as idades e ambos os sexos estão suscetíveis à RED-S, porém, as atletas do sexo feminino apresentam maior suscetibilidade. Quando um atleta não consegue consumir a alimentação adequada para suprir o esforço e gasto energético exigidos pelo esporte, ocorre um desequilíbrio energético. Esse desequilíbrio pode levar a alterações metabólicas que afetam o eixo neuroendócrino, comprometendo diversos sistemas do organismo, incluindo o musculoesquelético e cardiovascular. Consequentemente, as atletas ficam sujeitas a alterações na densidade mineral óssea, podendo resultar em osteopenia, osteoporose e até mesmo fraturas por estresse.[29] Nestes casos, o exame de densitometria mineral óssea pode ser útil.

● PREVENÇÃO

A utilização de material apropriado para o nível desportivo no beisebol e softbol é fundamental para minimizar as sequelas ocasionadas por acidentes traumáticos. Além das luvas utilizadas no momento da defesa, é obrigatório para os receptores (catcher) o uso de capacete (cabeça e pescoço), protetor de tórax/abdome (peiteira) e protetor de membros inferiores (caneleiras) para minimizar o impacto da bola.[30] Os rebatedores são obrigados a utilizar capacetes como proteção, enquanto o uso de luvas de rebatedor é opcional.

A implementação de protocolos de prevenção de lesões no ombro e no cotovelo, especialmente em arremessadores, é essencial, principalmente para atletas crianças e adolescentes, visando prolongar sua carreira esportiva e reduzir a ocorrência de lesões. É importante incluir orientações sobre exercícios para preparação física e desenvolvimento das habilidades esportivas necessárias para esses esportes. Além disso, é fundamental realizar exercícios de aquecimento adequados antes dos treinos específicos. O protocolo de Yokohama Baseball-9 (YKB-9) consiste em um conjunto de exercícios específicos para fortalecimento e alongamento do ombro e cotovelo. Além disso, inclui exercícios voltados para a prevenção de lesões musculares nos isquiotibiais.[31]

No contexto brasileiro, em que os campeonatos e treinamentos geralmente são concentrados nos finais de semana, deve-se ter cuidado adicional para equilibrar o volume e a intensidade do treinamento de forma adequada. É importante adotar medidas de prevenção, como treinamento apropriado, descanso adequado e fortalecimento muscular, para reduzir o risco de desenvolver essa lesão.

Uma abordagem preventiva para lesões em arremessadores é limitar o número de lançamentos de acordo com a idade do jogador. Essa prática é adotada no beisebol durante competições oficiais, no entanto, no softbol, essa regra ainda não é aplicada, o que pode ser atribuído, em parte, à menor quantidade de arremessadores nas equipes.[32]

É fundamental que os atletas deem atenção especial à recuperação musculoesquelética, descanso adequado, planejamento adequado dos treinos, intervalos de descanso adequados e uma alimentação adequada. Além disso, é necessário implementar medidas para melhorar a qualidade do sono, uma vez que os atletas em geral apresentam uma alta prevalência de sintomas de insônia, como demora para dormir, sono fragmentado, sono não reparador e fadiga excessiva durante o dia. Recomendações de higiene do sono podem ser benéficas tanto para crianças quanto para atletas adultos profissionais.[33]

Os treinos de beisebol e softbol, especialmente nas categorias de base, são geralmente mais longos em duração. Por isso, é fundamental fornecer uma alimentação equilibrada que atenda às necessidades nutricionais para os treinos e jogos. No contexto da síndrome da deficiência relativa no esporte, é essencial que os atletas consumam quantidades adequadas de macronutrientes (carboidratos, proteínas e lipídeos) e micronutrientes (vitaminas e minerais) para manter a energia diária e otimizar o desempenho.[34] Além da quantidade, a sincronização da alimentação e, quando necessário, o uso de suplementos esportivos ajudam a minimizar o risco de fadiga muscular e deficiências nutricionais.[35]

Ambas as modalidades esportivas oferecem uma excelente oportunidade para promover a educação e a saúde dos indivíduos. É possível incluir recomendações sobre alimentação e hidratação durante os treinos, bem como orientações de atenção primária à saúde e prevenção de doenças prevalentes na população, como distúrbio do sono, obesidade e doenças cardiovasculares.

● LESÕES PARALÍMPICAS

Organizações como a Confederação Mundial de Beisebol e Softbol (WBSC) têm se dedicado a iniciativas que promovem a dimensão social e inclusiva desses esportes, oferecendo mais oportunidades para que pessoas de diferentes perfis possam praticá-los.

Em parceria com o Comitê Paralímpico Internacional, tem havido esforços para promover o beisebol e o softbol como ferramentas de inclusão social e esportiva. Surgiram assim modalidades como o softbol de cadeira de rodas e o beisebol adaptado para deficientes visuais.

Nessas variantes, a bola e o taco são adaptados para atender às necessidades e habilidades dos jogadores, permitindo que eles desfrutem plenamente da prática esportiva. Estudos adicionais são necessários para compreender melhor as lesões específicas associadas a essas modalidades adaptadas.

● TRATAMENTO

Ao lidar com lesões esportivas durante o treinamento e jogos, é essencial observar o mecanismo de trauma para identificar o diagnóstico e estabelecer uma sequência de tratamento significativa, visando facilitar a recuperação e o retorno ao esporte. Em casos de traumas craniofaciais e da coluna vertebral, é importante avaliar a necessidade de utilizar um colar cervical e imobilizar o paciente em uma prancha rígida para uma remoção adequada até o atendimento hospitalar. Além disso, a avaliação de possíveis concussões é de extrema importância, e o SCAT (Sports Concussion Assessment Tool) pode ser uma ferramenta simples de utilizar nesse processo.[36]

No que se refere a lesões musculoesqueléticas, a abordagem do protocolo PRICE (Protection, Rest, Ice, Compression, Elevation) pode ser aplicada ainda no campo. O tratamento para lesões esportivas pode ser dividido em opções conservadoras ou cirúrgicas, dependendo da gravidade da lesão.[31] No tratamento conservador, a fisioterapia, terapia ocupacional e preparação física desempenham papéis essenciais na reabilitação esportiva.

A fisioterapia e a terapia ocupacional são componentes essenciais da equipe de reabilitação, trabalhando em conjunto para proporcionar aos atletas uma recuperação efetiva. Além disso, os aparelhos de TENS e FES (eletroestimulação transcutânea e eletroestimulação funcional, respectivamente) são comumente utilizados na fisioterapia dessas lesões, proporcionando alívio da dor, redução de espasmos musculares e fortalecimento seletivo de grupos musculares específicos, contribuindo para a recuperação efetiva dos atletas. Outra modalidade terapêutica frequentemente empregada incluem o *laser*, que atua na redução da dor e acelera o processo de recuperação.

No caso de lesões no beisebol, o tratamento pode variar com base na gravidade do comprometimento articular e na necessidade de intervenção cirúrgica. Especialmente entre jogadores profissionais, o tempo de recuperação dos atletas também pode influenciar a escolha e o refinamento das técnicas cirúrgicas a serem utilizadas.[37]

É importante destacar que tendinopatias dos membros superiores e lesões musculares isquiotibiais costumam ter uma boa evolução com a fisioterapia, porém, em casos mais graves, pode ser necessária uma intervenção cirúrgica. Além disso, estão disponíveis procedimentos cirúrgicos como opções adicionais quando o tratamento conservador falha ou apresenta resposta insatisfatória. A cirurgia de reconstrução do ligamento colateral ulnar do cotovelo, popularmente conhecida como Tommy John, é amplamente reconhecida e difundida no contexto desses esportes. Nas lesões de ombro, é possível realizar a reconstrução do labrum da glenoide em casos de lesões SLAP, assim como cirurgias para tratar lesões do manguito rotador.[38] Para lesões no dedo em martelo, intervenções na mão podem ser realizadas para tratar a ruptura do tendão extensor do dedo.[39]

Após a cirurgia, é essencial aderir a um programa abrangente de reabilitação, com a participação de uma equipe multidisciplinar, visando aliviar a dor, fortalecer a musculatura e facilitar a recuperação do movimento, tanto nas atividades diárias como nos gestos específicos necessários para a prática esportiva, incluindo a manutenção das habilidades fundamentais para o beisebol e o softbol, como o condicionamento aeróbico.

A medicina chinesa, que engloba técnicas como acupuntura e fitoterapia, pode desempenhar um papel complementar, contribuindo para um retorno mais rápido ao esporte.[40] Todo o processo de reintegração às atividades esportivas deve ser cuidadosamente supervisionado pela equipe médica e de reabilitação, com o objetivo de garantir uma recuperação completa e segura.

CONCLUSÃO

O beisebol e o softbol têm ganhado cada vez mais destaque no estudo da epidemiologia e prevenção de lesões. Com uma temporada de jogos intensa e treinamentos rigorosos, é necessário garantir a qualidade e eficiência exigidas por essas modalidades, que demandam diversas habilidades dos atletas. Como resultado, o número de lesões ortopédicas tem aumentado, afetando tanto os jogadores amadores quanto os profissionais.

Os jogadores de beisebol e softbol apresentam maior predisposição a lesões no ombro e cotovelo, devido aos movimentos repetitivos de arremesso acima da cabeça. No entanto, é importante considerar que cada posição em campo possui suas especificidades, o que pode aumentar o risco de outras lesões. Compreender essas particularidades e as demandas físicas de cada posição é fundamental para uma adequada compreensão dos riscos de lesões, além da implementação de estratégias preventivas apropriadas. Além disso, é importante considerar outras variáveis, como sexo, idade, índice de massa corporal, níveis da equipe, número de dias de treinamento por semana e o número de horas de prática por dia nos dias de semana e fim de semana.

Esses esportes estão evoluindo junto com o uso de tecnologias e equipamentos modernos, que incluem dispositivos de proteção individual de última geração para os atletas, bem como ferramentas de treinamento avançadas. Os avanços tecnológicos estão proporcionando melhorias nas habilidades motoras e sensoriais dos jogadores. Além disso, a aplicação de inteligência artificial aprimorada, por meio de sensores e tecnologia, desempenha um papel importante na medicina esportiva e na otimização do desempenho atlético.[41]

A evolução na dinâmica do jogo tem exigido dos atletas maior força, velocidade, potência e resistência, além das habilidades específicas de cada posição nos esportes (*pitcher*, *catcher*, *infielder*, *outfielder* e *batters*). No entanto, essa demanda crescente por desempenho pode aumentar o risco de lesões devido à sobrecarga e à repetição dos movimentos em todo o corpo do atleta. Como resultado, embora haja um aumento no número de atletas talentosos, é importante reconhecer os desafios impostos pela intensidade e a rotina destes esportes.

Ao adotar uma abordagem abrangente e personalizada na prevenção de lesões em beisebol e softbol, é possível reduzir de forma significativa os riscos e garantir uma maior segurança aos jogadores. É fundamental promover a conscientização sobre a importância do treinamento adequado, condicionamento físico e técnica correta de movimentos, bem como incentivar o uso de equipamentos de proteção adequados. Além disso, investir em programas que abrangem não apenas aquecimento e alongamento específicos para cada posição, mas também a qualidade do sono, repouso e alimentação, podem contribuir para a prevenção de lesões.

Em conclusão, é necessário realizar mais pesquisas científicas para aprofundar o conhecimento sobre as lesões no beisebol e no softbol, uma vez que a literatura disponível é limitada. Ao basear-se em evidências científicas sólidas, atletas, treinadores e os profissionais de saúde têm a capacidade de implementar estratégias preventivas e fornecer orientações adequadas, com o objetivo de preservar a saúde dos jogadores e potencializar o espetáculo que o beisebol e o softbol representam.

REFERÊNCIAS

1. Abed V. Epidemiological analysis of pediatric baseball and softball concussions in United States emergency departments. Am J Emerg Med. 2023 Apr 23;69:143-6.
2. Kaplan N. Baseball-related craniofacial injury among the youth: a national electronic injury surveillance system database study. J Craniofac Surg. 32022;3(4):1063-5.

3. Rhee PC. Epidemiology and impact of hand and wrist injuries in major and minor league baseball. Hand (NY). 2021;16(4):498-504.

4. Fares MY. Revalence and patterns of shoulder injuries in major league baseball. Phys Sportsmed. 2020;48(1):63-7.

5. Daniels SP. Swinging injuries in competitive baseball players. Skeletal Radiol. 2023;52(7):1277-92.

6. Khachfe HH. Back injuries in major league baseball. J Sports Med Phys Fitness. 2021;61(10):1375-9.

7. Lucasti CJ. Ankle and lower leg injuries in professional baseball players. Am J Sports Med. 2020;48(4):908-15.

8. Manzi JE. Increased knee and meniscal injury incidence in professional baseball pitchers with wider, positive stride width. Sports Health. 2023;15(1):36-44.

9. Palermi S. Acceptability and practicality of a quick musculoskeletal examination into sports medicine pre-participation evaluation. Pediatr Rep. 2022;14(2):207-16.

10. Mchugh C. A career in sport does not eliminate risk of cardiovascular disease: a systematic review and meta-analysis of the cardiovascular health of field-based athletes. J Sci Med Sport. 2020;23(9):792-9.

11. Belangero P S. Ombro do arremessador: artigo de atualização. Rev Bras Ortop. 2021;56(3):275-80.

12. Rojas IL. Biceps activity during windmill softball pitching. Am J Sports Med. 2009;37.

13. Diffendaffer AZ. The clinician's guide to baseball pitching biomechanics. Sports Health. 2023;15(2):274-81.

14. Crotin RL. Determinants of biomechanical efficiency in collegiate and professional baseball pitchers. Am J Sports Med. 2022;50(12):3374-80.

15. Esmaeilzadeh MH. The effects of pre-hospital trauma life support (PHTLS) training program on the on-scene time interval. BMC Emerg Med. 2022;22(1):45.

16. Putukian M. Preinjury and postinjury factors that predict sports-related concussion and clinical recovery time. Clin J Sport Med. 2021;31(1):15-22.

17. Frantz TL. Biceps tenodesis for superior labrum anterior-posterior tear in the overhead athlete: a systematic review. Am J Sports Med. 2021;49(2):522-8.

18. Tooth C. Risk factors of overuse shoulder injuries in overhead athletes: a systematic review. Sports Health. 2020;12(5):478-87.

19. Jensen AR. The history and evolution of elbow medial ulnar collateral ligament reconstruction: from Tommy John to 2020. Curr Rev Musculoskelet Med. 2020;13(3):349-60.

20. Chalmers PN. Is workload associated with hamstring and calf strains in professional baseball players? An analysis of days of rest, innings fielded, and plate appearances. Sports Health. 2022 May 19.

21. Haeberle HS. Pectoralis muscle injuries in major and minor league baseball. J Shoulder Elbow Surg. 2022;31(8):e363-e368.

22. Aragon VJ. Trunk-rotation flexibility in collegiate softball players with or without a history of shoulder or elbow injury. J Athl Train. 2012;47(5):507-13.

23. Kato K. Clinical characteristics of early-stage lumbar spondylolysis detected by magnetic resonance imaging in male adolescent baseball players. J Orthop Sci. 2022 Nov 14.

24. Erickson BJ. Performance and return to sports after meniscectomy in professional baseball players. Am J Sports Med. 2022;50(4):1006-12.

25. Carr JB. The most common type, severity, and expected frequency of injuries vary by defensive position in professional baseball players. Am J Sports Med. 2022;50(9):2534-41.

26. Pryhoda MK, Sabick MB. Lower body energy generation, absorption, and transfer in youth baseball pitchers. Front Sports Act Living. 2022;4:975107.

27. Lee A. Pediatric softball injuries presenting to emergency departments. Pediatr Emerg Care. 2022;38(7):e1365-e1368.

28. Gdovin JR. Impact of shoe and cleat type on youth baseball pitching biomechanics. Sports Biomech. 2022;21(6):761-72.

29. Stellingwerff T. Overtraining syndrome (OTS) and relative energy deficiency in sport (RED-S): shared pathways, symptoms and complexities. Sports Med. 2021;51(11):2251-80.

30. Eckersley CP. Foul tip impact attenuation of baseball catcher masks using head impact metrics. PLoS One. 2018;13(6):e0198316.

31. Melugin HP. Injury prevention in baseball: from youth to the pros. Curr Rev Musculoskelet Med. 2018;11(1):26-34.

32. Feeley BT, Schisel J, Agel J. Pitch counts in youth baseball and softball: a historical review. Clin J Sport Med. 2018;28(4):401-5.

33. Gupta L, Morgan K, Gilchrist S. Does elite sport degrade sleep quality? A systematic review. Sports Med. 2017;47(7):1317-33.

34. Rothschild, J. A.; Kilding, A. E.; Plews, D. J. What Should I Eat before Exercise? Pre-Exercise Nutrition and the Response to Endurance Exercise: Current Prospective and Future Directions. Nutrients, v. 12, n. 11, Nov 12 2020.

35. Kerksick, C. M. International society of sports nutrition position stand: nutrient timing. J Int Soc Sports Nutr, v. 14, p. 33, 2017.

36. Simons, M. U. Linking Rivermead Post Concussion Symptoms Questionnaire (RPQ) and Sport Concussion Assessment Tool (SCAT) scores with item response theory. J Int Neuropsychol Soc, p. 1-8, Nov 03 2022.

37. Wilk, K. E.; Arrigo, C. A. Rehabilitation of Elbow Injuries: Nonoperative and Operative. Clin Sports Med, v. 39, n. 3, p. 687-715, Jul 2020.

38. Levasseur, M. R. SLAP tears and return to sport and work: current concepts. J ISAKOS, v. 6, n. 4, p. 204-211, Jul 2021.

39. Alla, S. R.; Deal, N. D.; Dempsey, I. J. Current concepts: mallet finger. Hand (N Y), v. 9, n. 2, p. 138-44, Jun 2014.

40. Zhang, H. Review. Evid Based Complement Alternat Med, v. 2022, p. 9467002, 2022.

41. Chidambaram, S. Using Artificial Intelligence-Enhanced Sensing and Wearable Technology in Sports Medicine and Performance Optimisation. Sensors (Basel), v. 22, n. 18, Sep 13 2022.

Breakdance

32

Mateus Saito ▸ Paulo Francisco Naoum

●INTRODUÇÃO

História da modalidade

O *breakdance* ou simplesmente *breaking* como é conhecido na mídia, é um estilo de dança de rua, que faz parte da cultura hip-hop.[1,2]

Este tipo de dança teve suas origens no final da década de 1960 e início da década de 70 no Bronx, periferia de Nova York, entre populações de jovens negros e latino-americanos. De lá, espalhou-se para outros países da Europa, Ásia e África.[1,2] Posteriormente, ganhou grande destaque na mídia, principalmente por meio de filmes e seriados.

O *breaking* é caracterizado por movimentos atléticos e acrobáticos característicos. Não é uma forma isolada de expressão da arte e, sim, faz parte de um conjunto de elementos que envolve:

- O *rapping*: É a fala com ritmos sobreposta a uma batida ou instrumento musical, podendo ser usada para expressar um conteúdo social, pessoal ou político;
- O *scratching*: Técnica usada por DJs para criar sons, ritmos e efeitos mediante a manipulação de discos de vinil;
- O *graffiting*: Desenho em superfícies, geralmente públicas, que inclui textos, imagens e símbolos, onde é usado uma série de ferramentas, como sprays, tinta e pincéis;
- O estilo: Roupas características.

O *breaking* é uma forma de arte que integra ritmo, movimento, musicalidade, coordenação e equilíbrio, em que os participantes chamados *breakdancers* (ou *b-boys* e *b-girls*) se desafiam por meio de "batalhas".[1,2]

Os *b-boys* e *b-girls* são dançarinos que não apenas praticam o esporte, mas também vivem esse estilo de vida, adotando nomes de *breaking* que vão além de meros apelido, a fim de se destacar e identificar entre os membros da comunidade.[3]

Durante uma batalha ou competição, há a formação de um círculo e os *breakers* se desafiam com música, fazendo *performances*. Basicamente, a competição se desenvolve com base em quatro tipos de movimentos:

1. **Toprock:** Movimentos realizados em pé. Nesse momento o dançarino apresenta seu estilo e musicalidade, mostra seus movimentos com os pés (*foot work*) e ondulações no corpo. Corresponde à introdução do dançarino ao iniciar uma competição;
2. **Downrock:** Movimentos realizados no solo. Para passar de uma sequência de movimentos em pé para uma sequência no solo, os dançarinos, em geral, usam os *drops* (ou quedas);
3. **Power moves:** Movimentos de maior dificuldade que envolvem acrobacias, rotações e impulsos;
4. **Freezes:** Momento que o dançarino "congela" seus movimentos em determinada postura ou posição; são usados para finalizar uma apresentação ou encerrar uma sequência de movimentos[4] (Figura 32.1).

Em dezembro de 2020, o Comitê Olímpico Internacional decidiu oficializar o *breaking* como esporte oficial para as Olimpíadas de Paris em 2024. A competição irá trazer grande reconhecimento e visibilidade à cultura hip-hop, que historicamente tem sido marginalizada, possibilitando sua legitimidade como forma de arte.[3,5]

A ideia de adicionar o *breaking* como esporte oficial, surgiu pela primeira vez em 2018 durante os Jogos Olímpicos da Juventude em Buenos Aires, na Argentina.[5] Outros esportes como surfe, skate, beisebol, basquete 3x3, caratê e escalada esportiva já tiveram sua estreia em 2021 nos jogos Olímpicos de Tóquio, ficando o *breaking* como o único esporte a estrear nos jogos em Paris.

Durante o evento, a competição do *breaking* será composta de 2 eventos: um para homens e um para mulheres, onde 16 *b-boys/b-girls* irão se enfrentar em batalhas individuais. Durante a competição, os juízes devem avaliar os competidores de acordo com musicalidade, estilo, execução dos passos fundamentais, dificuldade e elaboração dos *power moves*, originalidade e criatividade.

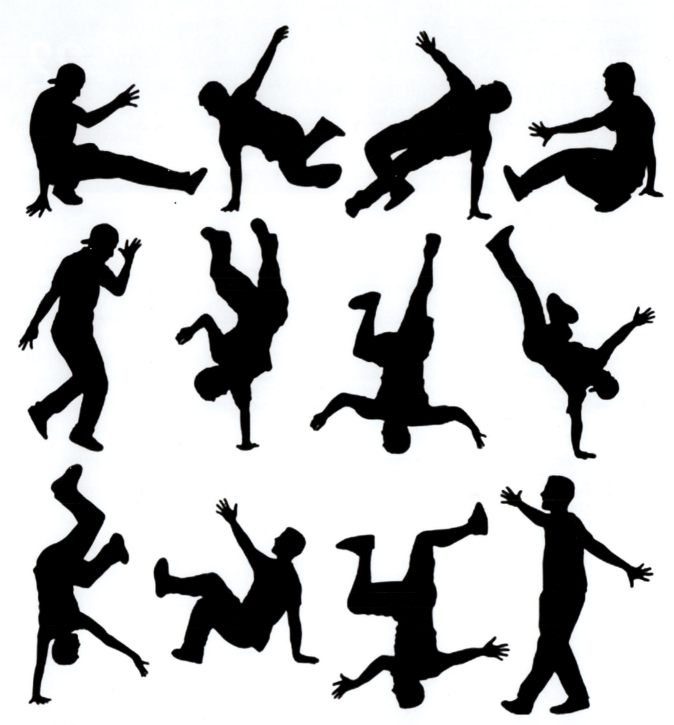

Figura 32.1 Esquema mostrando alguns movimentos utilizados pelos dançarinos durante a execução dos top-rocks, foot works, down-rocks e power moves.
Fonte: https://istockphoto

● BIOMECÂNICA DO ESPORTE

O *breaking* é composto de uma série de movimentos que incluem os já descritos *foot works*, *drops*, *power moves* e *freezes*. Para entender as lesões que ocorrem nesse esporte, precisamos entender quais são os tipos de movimentos mais comuns e as principais forças e angulações que são submetidos os diversos grupos musculares e articulações[4].

- ***Three-step:*** É um movimento em que o dançarino realiza 3 passos no chão (*downrock*) para completar um giro de 360°. Nele o dançarino apoia seu braço direito no chão, estica a perna direita e, em seguida, troca o apoio do braço direito para o lado esquerdo e da perna direita para a esquerda, concomitante ao giro do tronco sobre o apoio dos braços. Nesse passo, os cotovelos são as estruturas que mais são submetidas à tensão, pois o peso

do corpo fica suportado por essa articulação. A coluna lombar, em especial a musculatura paravertebral, também pode sofrer lesões devido à constante mudança no eixo do movimento de rotação do corpo;
- **Shoulder freeze:** Nesse movimento de *freeze*, o atleta apoia o corpo sobre um dos ombros, eleva o tronco para o alto e pode tanto esticar, quanto dobrar as pernas. A articulação do ombro fica em contato com o solo o tempo todo e suporta todo o peso do corpo do atleta, que por vezes é lesionada;
- **Head stand:** Nesse movimento a cabeça fica apoiada no solo e o atleta estica todo seu corpo, podendo esticar, cruzar ou dobrar as pernas. Nesse movimento, as vértebras cervicais ficam sob maior tensão, sustentando todo o peso do atleta; (Figura 32.2)
- **Jordan:** O atleta apoia uma das mãos no solo e eleva todo seu corpo para o alto. A articulação do punho é a que está sob maior tensão neste tipo de movimento, sustentando todo peso do corpo. O cotovelo pode sofrer lesões devido à hiperextensão dessa articulação; (Figura 32.3)
- **Flare:** Tipo de *power move* que pode ser realizado no ar (*air-flare*) ou no chão. No *air-flare*, o atleta mantém o corpo em um dos punhos, estica todo o corpo e enquanto troca o apoio de um punho para o outro, vai dando voltas de 360° com as pernas no ar. Como variação deste, podemos ao invés de apoiar os punhos, apoiar os cotovelos no chão. Existe também um tipo de *air-flare* (*deadman*) que o atleta sustém o peso do corpo em apenas uma mão durante o tempo todo do movimento. Já no *flare* realizado no chão, o atleta apoia o punho no chão ao mesmo tempo que as pernas giram agora não no ar, mas, sim, próximas ao chão, enquanto há a troca de apoio entre um punho e outro. Além das articulações dos punhos e cotovelos, a musculatura lombar está em constante mudança de eixo de movimento, podendo sofrer estiramentos/distensões. (Figura 32.4 e 32.5)

LESÕES NO *BREAKING*

Apesar do *breaking* ser uma das mais populares formas de expressão da cultura hip-hop, existem poucos estudos que avaliam a prevalência e a ocorrência de lesões musculoesqueléticas no esporte.[6]

O *breaking* é uma dança complexa que exige coordenação motora, equilíbrio e integração dos movimentos corporais com o ritmo musical.[5]

Devido às coreografias exigirem movimentos elaborados e acrobáticos, o número de lesões que ocorrem nessa modalidade esportiva é elevado, comparando-se com outras modalidades, como futebol, corrida e natação, e faz com que as lesões neste esporte sejam comparáveis à quantidade de lesões ocorridas entre os ginastas ou à prática de exercícios sem supervisão.[7,8]

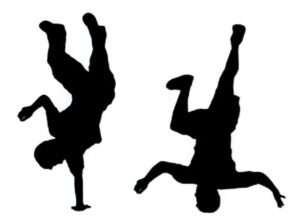

Figura 32.2 *Head stand.*
Fonte: https://istockphoto

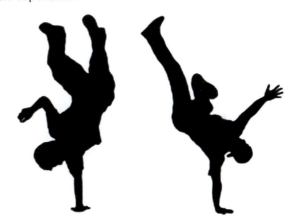

Figura 32.3 *Jordan.*
Fonte: https://istockphoto

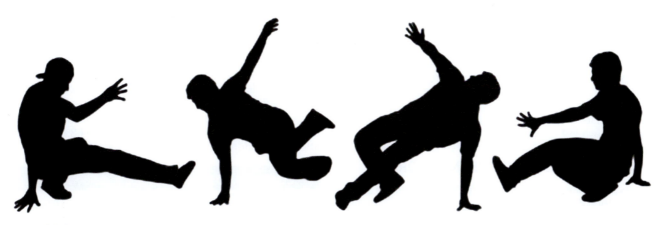

Figura 32.4 *Flare.*
Fonte: https://istockphoto

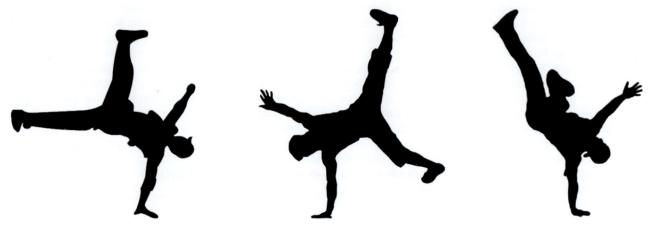

Figura 32.5 *Air Flare.*
Fonte: https://istockphoto

Jacobs comparou a incidência de lesões com outras danças e descobriu que 44,1% dos bailarinos e 52,4% dos bailarinos modernos nunca se lesionaram, enquanto apenas 4,2% dos dançarinos de *break* nunca relataram uma lesão.[9]

Estudos mostram que as principais lesões são evidenciadas nos punhos, coluna e membros inferiores, inclusive alguns atletas reportam lesões em mais de um local.[3,8,10–12]

As principais causas de lesões no *breaking* são:

- Desbalanço entre carga e capacidade de carga de um grupo muscular ou articulação;
- Impactos repetitivos durante os treinos e competições
- Treinos exaustivos;
- Traumas durante a execução de saltos e descidas, giros e quedas no solo;
- Falta de uso de equipamentos de proteção articular;
- Treino sem aquecimento ou alongamento;
- Prática da atividade sem a supervisão de um profissional capacitado.[13]

LESÕES DE COLUNA

As principais lesões que podem ocorrer na coluna dos praticantes de *breaking* são: distensões musculares, entorses, pinçamento de terminações nervosas e mais raramente fraturas e espondilolisteses.[10,14]

Como todo esporte que gera grande impacto, a região lombar é a parte mais afetada da coluna pelas lesões no *breaking*, seguida da região cervical. Isso pode ser explicado devido ao fato de os atletas executarem, com frequência, movimentos de saltos e descidas, gerando impacto especialmente nos discos intervertebrais de L4-L5 e L5-S1, além de giros no chão, onde o impacto das estruturas ósseas com o solo é intenso.[10,14]

LESÕES DOS MEMBROS INFERIORES

As lesões dos membros inferiores representam de 50% a 70% do total das lesões. As lesões agudas são mais comuns que as crônicas. Os fatores de risco mais comuns são: hipermobilidade articular, hipomobilidade articular, aquecimento inadequado e falta de técnica.[15]

As lesões são mais frequentes nos joelhos, seguidos de tornozelos e quadris. Quanto ao tipo de lesão, as entorses e tendinopatias são as mais comuns. As doenças de Osgood-Schlatter, bursite pré-patelar e as dores pré-tibiais também foram descritas.[11,12,16]

LESÕES DOS MEMBROS SUPERIORES

As lesões crônicas no *breakdance* apresentam diferenças entre atletas amadores e profissionais. As lesões dos ombros representam 14,7% nas casuísticas de amadores e 11,6% nas casuísticas dos profissionais. As lesões do cotovelo representam 6% dos traumas em amadores e 5% entre os profissionais. Já as lesões de punho e mão apresentam uma inversão, representando 9,6% das lesões em amadores e 12,4% nas lesões entre os profissionais.[16]

Uma lesão descrita entre os praticantes de *breakdance* é a síndrome do martelo hipotenar, trombose da artéria ulnar no canal de Guyon. O quadro clínico caracteriza-se numa dor na região hipotenar, disestesia e sensação de frio nos dedos anular e mínimo (território do nervo ulnar). A causa biomecânica se explica pelos apoios prolongados e impactos repetitivos na região hipotenar.[17,18]

Quanto aos exames complementares, a ultrassonografia com Doppler mostra alteração do sinal do pulso, com características monofásicas, ou mesmo oclusão do fluxo. A ressonância magnética com contraste pode mostrar alteração do calibre e espessamento das paredes da artéria, assim como a oclusão do vaso.[19]

O tratamento inclui a trombólise com uroquinase. Casos crônicos podem ser tratados com a ressecção do segmento trombosado e anastomose dos cotos, com ou sem enxertia.[17] Na tentativa de prevenir tais lesões, os enfaixamentos para punho e cotovelo são utilizados por cerca de 68% e 65% dos atletas, armadores e profissionais respectivamente.[16]

CONCLUSÃO

O *Breakdance* é uma modalidade esportiva originada no estado norte-americano de Nova York em meados do século passado. Inicialmente, restrita aos adeptos do hip-hop, obteve grande difusão nas últimas décadas, adquirindo praticantes em diferentes continentes. Por apresentar característica dinâmica com utilização de diferentes grupos musculares e importante sobrecarga articular, os atletas estão predispostos a lesões musculoesqueléticas, principalmente em joelhos, tornozelos e quadris, destacando as tendinopatias e entorses. O *Breakdance* será modalidade olímpica na Olimpíada de Paris em 2024, o que trará mais popularidade ao esporte e aumento das lesões esportivas relacionadas à sua prática.

REFERÊNCIAS

1. Maritza AM, Sabah M, Anaberta CM, Montejano-Gaitán JG, Allaf K. Comparative study of various drying processes at physical and chemical properties of strawberries (Fragariavarcamarosa). Procedia Engineering. 2012 Jan 1;42:267-82.
2. Bode Bakker M, Nuijten M. "When breaking you make your soul dance" Utopian aspirations and subjective transformation in breakdance. Identities. 2018 Mar 4;25(2):210-27.
3. Tsiouti N, Wyon M. Injury occurrence in break dancean online cross-sectional cohort study of breakers. J Dance Med Sci. 2021 Mar 15;25(1):2-8.
4. Cousin F, Poisson F. Les blessures liées à la pratique du breakdance: étude épidémiologique transversale descriptive chez les danseurs amateurs et professionnels de plus de dix-huit ans. Sci Sports. 2022 Apr 1;37(2):113-22.
5. Tai F, Zhang Y, Yu Y, Zhou S, Tan B, Zhu C, et al. Breakdancing movement based on image recognition promotes preschool children's executive function and intervention plan. Comput Math Methods Med [Internet]. 2022 Mar 7 [cited 2023 Jun 11];2022. Disponível em: https://www.hindawi.com/journals/cmmm/2022/1991138/
6. Bronner S, Ojofeitimi S, Woo H. Extreme kinematics in selected hip hop dance sequences. Med Probl Perform Art. 2015 Sep;30(3):126-34.
7. Ursej E, Sekulic D, Prus D, Gabrilo G, Zaletel P. Investigating the prevalence and predictors of injury occurrence in competitive

hip hop dancers: prospective analysis. Int J Environ Res Public Health [Internet]. 2019 Sep 3;16(17). Disponível em: http://dx.doi.org/10.3390/ijerph16173214
8. Tjukov O, Engeroff T, Vogt L, Banzer W, Niederer D. Injury profile of hip-hop dancers. J Dance Med Sci. 2020 Jun 15;24(2):66-72.
9. Jacobs CL, Cassidy JD, Côté P, Boyle E, Ramel E, Ammendolia C, et al. Musculoskeletal injury in professional dancers: prevalence and associated factors: an international cross-sectional study. Clin J Sport Med. 2017 Mar;27(2):153-60.
10. Jubb C, Bell L, Cimelli S, Wolman R. Injury patterns in hip hop dancers. J Dance Med Sci. 2019 Dec 15;23(4):145-9.
11. Cho CH, Song KS, Min BW, Lee SM, Chang HW, Eum DS. Musculoskeletal injuries in break-dancers. Injury. 2009 Nov;40(11):1207-11.
12. Ojofeitimi S, Bronner S, Woo H. Injury incidence in hip hop dance. Scand J Med Sci Sports. 2012 Jun;22(3):347-55.
13. Cardoso AA, Reis NM, Marinho APR, Vieira MCS, Boing L, Guimarães ACA. Injuries in professional dancers: a systematic review. Rev Brasil Med Esporte. 2017;23(6):504-9.
14. Norman RA, Grodin MA. Injuries from break dancing. Am Fam Physician. 1984 Oct;30(4):109-12.
15. Uršej E, Zaletel P. Injury occurrence in modern and hip-hop dancers: a systematic literature review. Zdr Varst. 2020 Sep;59(3):195-201.
16. Kauther MD, Wedemeyer C, Wegner A, Kauther KM, von Knoch M. Breakdance injuries and overuse syndromes in amateurs and professionals. Am J Sports Med. 2009 Apr;37(4):797-802.
17. Schneider F, Milesi I, Haesler E, Wicky S, Schnyder P, Denys A. Break-dance: an unusual cause of hammer syndrome. Cardiovasc Intervent Radiol. 2002 Mar 27;25(4):330-1.
18. Hu SY, Choi JG, Son BC. Type III guyon syndrome in "B boy" break-dancer: a case report. Korean J Neurotrauma. 2015 Oct;11(2):183-6.
19. Queiroz MMM, Pereira LP, Picanço CG, Luna RC, Costa FS, Silveira CRS. Síndrome do martelo hipotenar: relato de caso e revisão da literatura. Rev Bras Ortop. 2013;48(1):104-7.

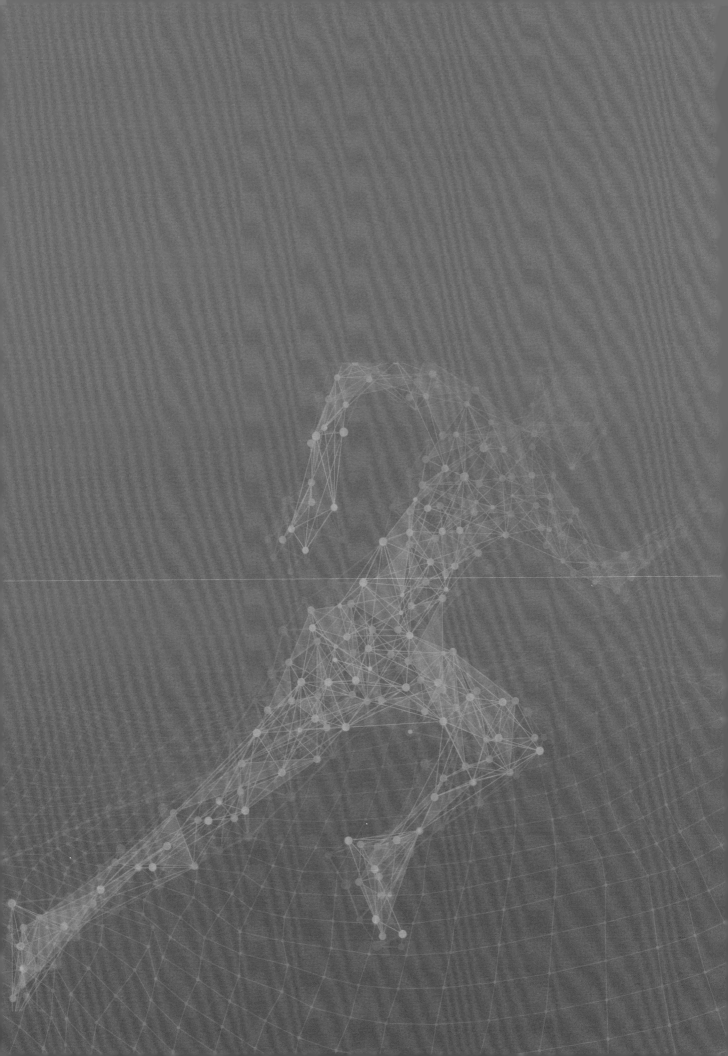

Ciclismo

▶ Bryan Saunders ▶ Fernanda R. Lima ▶ Tiago Peçanha

● INTRODUÇÃO

O ciclismo é uma atividade praticada há séculos no mundo todo, com múltiplas funções, tais como competição esportiva, lazer e transporte. O ciclismo, enquanto esporte competitivo, tem sido parte dos Jogos Olímpicos modernos desde o seu início, em 1986. Dentre as diversas formas de competição de ciclismo, incluem-se o ciclismo de estrada, o ciclismo de pista, o *mountain-bike*, o BMX, dentre outros. Desta forma, trata-se de um esporte organizado, sendo regulamentado e organizado internacionalmente pela *Union Cycliste International* (UCI), com sede na Suíça; e nacionalmente no Brasil pela Confederação Brasileira de Ciclismo (CBC).

História

Não está claro qual é a origem exata da bicicleta, com inúmeros países reivindicando numerosos artefatos que são sugeridos como os primeiros exemplos de uma bicicleta. O *Celerifere*, muitas vezes citado como a primeira versão desse produto, carecia de pedais e da capacidade de mudar de direção. Além disso, seu suposto criador francês, o Conde Mede de Sivrac, que teria vivido em 1790, possivelmente não existiu. É mais provável que a *Laufmaschine* tenha sido a verdadeira versão mais antiga da bicicleta, uma invenção alemã criada em 1817 pelo inventor alemão Karl von Drais. Ao contrário do *Celerifere*, essa inovação alemã possuía direção, mas não possuía pedais, o que exigia que as pessoas empurrassem o chão com os pés para se moverem para a frente. Os primeiros velocípedes que incluíam pedais geralmente os tinham inseridos no eixo da roda dianteira. O mais famoso deles é o *Penny-farthing*, caracterizado por sua roda dianteira consideravelmente maior em relação à roda traseira. A roda dianteira era tão grande que o ciclista tinha que montar na bicicleta e partir imediatamente. A versão contemporânea da bicicleta, que permite direção, tem rodas de igual tamanho equipadas com pneus, impulsionadas por pedais, uma corrente e engrenagens, conforme ilustrado da Figura 33.1. Essa configuração parece ter surgido na história

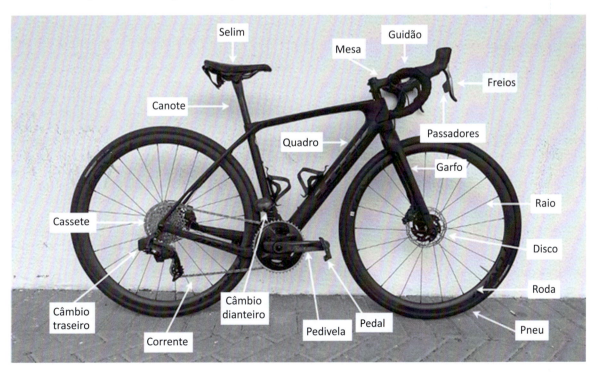

Figura 33.1 Componentes da bicicleta de estrada
Fonte: Arquivo pessoal.

por volta da década de 1880.[1] Desde então, o desenvolvimento nunca mais parou. Os materiais a partir dos quais as bicicletas são feitas também evoluíram ao longo do tempo. As primeiras versões da bicicleta eram artefatos de madeira, posteriormente substituídas por quadros de ferro fundido ou aço. Embora os quadros de aço ainda sejam usados hoje em dia, estes são geralmente muito mais leves do que as versões anteriores, enquanto outros materiais comumente usados são alumínio e titânio. O ciclista competitivo moderno geralmente usa bicicletas de fibra de carbono, o que deixa o equipamento mais leve.

Federações

Logo que a bicicleta moderna foi inventada, na década de 1880, também surgiram as federações nacionais de ciclismo, principalmente na Europa, como o *Bund Deutscher Radfahrer*, em 1884 na Alemanha, e a *Unione Velocipedistica Italiana*, em 1885 na Itália.[1] A União Ciclística Internacional, fundada em 1900, é o órgão governante mundial das competições de ciclismo e foi criada para centralizar a organização de eventos e competições. A UCI é responsável por organizar o calendário anual de ciclismo e eventos internacionais, um sistema de classificação mundial e implementar regulamentos *antidoping*.[1] Os países fundadores da UCI incluem França, Bélgica, Itália, Suíça e EUA, embora atualmente quase todas as nações sejam afiliadas. Ainda que a UCI seja o órgão governante internacional do ciclismo, cada país tem sua própria federação, ou organização nacional de ciclismo, responsável por regular e promover o ciclismo em seus respectivos países. Os exemplos conhecidos são: *USA Cycling* nos Estados Unidos, a *Australia Cycling* na Austrália e a *British Cycling* no Reino Unido. No Brasil, o órgão nacional responsável pela gestão do ciclismo é a Confederação Brasileira de Ciclismo (CBC), porém também existem organizações regionais, como a Federação Paulista de Ciclismo e a Federação de Ciclismo do Rio de Janeiro, ambas responsáveis por organizar e promover eventos de ciclismo em nível estadual.

Modalidades e provas

O ciclismo recreativo e competitivo existe em vários formatos: o ciclismo de estrada, o ciclismo em pista, o *mountain bike*, o ciclocross, o BMX, o paraciclismo (para pessoas com deficiência) e até mesmo o novo *eSports*, ciclismo de execução *on-line*. O **ciclismo de estrada** competitivo é um dos eventos mais populares e conhecidos, com competições de um ou vários dias. O mais famoso dos eventos de vários dias é o *Tour de France* que, juntamente com o *Giro d'Italia* e a *Vuelta a España*, compõe o que é conhecido como as três grandes voltas. Durante esses eventos de vários dias ou etapas múltiplas, os ciclistas competem por vitórias individuais de etapa ou pela vitória geral na corrida, determinada pelo tempo geral mais rápido para completar o evento. Além disso, dentro dessas corridas de vários dias, prêmios podem estar disponíveis para o ciclista mais rápido, escalador mais rápido ou melhor atleta jovem (com as famosas camisas de cores específicas atribuídas aos melhores ciclistas em cada uma dessas especialidades). Também existem corridas de um dia no **ciclismo de estrada**, chamadas de Clássicas, das quais as mais famosas são as realizadas em toda a Europa: *Milão-San Remo*, o *Tour de Flandres*, *Paris-Roubaix*, *Liège-Bastogne-Liège* e o *Tour da Lombardia*. Nesses eventos, os atletas competem como parte de equipes patrocinadas. Também há os Campeonatos

Mundiais de Estrada da UCI realizados anualmente, nos quais eles competem em nome de suas nações. Paralelamente, na prova de estrada olímpica, os competidores também podem competir por suas nações.

O **ciclismo em pista** ocorre em um velódromo e é sinônimo dos Jogos Olímpicos. Os eventos geralmente têm curta duração em comparação ao ciclismo de estrada e incluem eventos como *sprint*, perseguição em equipe e *keirin*. Os eventos de *sprint* no ciclismo em pista variam na distância entre 200 e 1000 m e podem envolver competições frente a frente, em que dois ciclistas geralmente competem por três voltas. Além disso, um *sprint* em equipe geralmente envolve equipes de três ciclistas e cada um assume a liderança por três voltas. A perseguição em equipe ocorre ao longo de 4000 m para homens e 3000 m para mulheres e envolve duas equipes de quatro ciclistas competindo diretamente entre si para completar a distância no menor tempo possível. O tempo registrado é aquele em que o terceiro ciclista cruza a linha de chegada. O registro de uma hora de ciclismo, no qual os participantes tentam percorrer a maior distância possível em exatamente uma hora, é um evento de duração mais longa numa pista de velódromo, e é regularmente realizado por um ciclista solitário que tenta o recorde.

O ***mountain biking*** é uma modalidade de ciclismo realizada em terrenos acidentados e trilhas que exigem dos ciclistas a navegação de obstáculos, como, por exemplo, as rochas, árvores e subidas de terrenos íngremes. Isso requer equipamentos especiais, incluindo bicicletas reforçadas com amortecimento, pneus grandes, largos e com sulcos e freios hidráulicos. Os eventos competitivos de *mountain biking* incluem provas de *cross-country*, *downhill* e enduro. O ***mountain biking cross-country*** também envolve pedalar por uma variedade de terrenos. Outras modalidades de ciclismo incluem o **BMX** que, também é um evento olímpico, compreende pedalar em uma pista curta de terra com laços e saltos. O ***cyclocross*** é a modalidade que os ciclistas fazem várias voltas em uma pista curta, sinuosa e com obstáculos e barreiras (não é incomum para os atletas desmontarem da bicicleta e correrem com ela nas costas em certos setores do percurso). Atletas com deficiência podem participar de eventos de **para-ciclismo** que incluem formatos semelhantes aos vistos em provas de estrada e pista. Como na maioria dos eventos olímpicos, a participação e os eventos dependem do tipo e da gravidade da deficiência do atleta. Aqueles com deficiências nos membros inferiores (paraplégicos, amputados) geralmente usam uma *handbike* (por exemplo, bicicleta reclinada), enquanto atletas com deficiência visual competem em dupla em uma bicicleta tandem com um parceiro que não é deficiente visual.

Cada modalidade de ciclismo tem seu próprio conjunto único de condições, regras, eventos e competições que influenciam a probabilidade de certas lesões ocorrerem durante o treinamento ou competição. Assim, ao considerar o risco de lesões no ciclismo, é importante considerar os detalhes de cada modalidade para avaliar os fatores de risco individuais.

● EPIDEMIOLOGIA DAS LESÕES

Como em todos os esportes competitivos, a prática de ciclismo implica em risco de lesões e a grande maioria é de baixa gravidade e, portanto, não requerem cuidados avançados e tampouco geram impactos de longo prazo na saúde.

No entanto, certas lesões podem ser graves ou mesmo fatais. Dados dos Estados Unidos indicam – em um universo com 67 milhões de ciclistas e totalizando a marca de 15 bilhões de horas de ciclismo por ano – ocorrência de 900 mortes, 23 mil hospitalizações e 1,2 milhões de visitas médicas por ano diretamente relacionadas ao ciclismo.[2, 3]

O ciclista apresenta risco de sofrer tanto lesões traumáticas (agudas) quanto lesões por movimentos repetitivos (crônicas). No ciclismo de estrada profissional, a prevalência de lesões agudas e crônicas varia entre 38,4% a 48,6% e 51,4% a 61,6%, respectivamente. Comparativamente, os ciclistas amadores têm uma incidência menor de lesões agudas (24,5%) e uma incidência maior de lesões por movimentos repetitivos (84,9% a 88%).[4] Possivelmente essa proporção maior de lesões agudas nos ciclistas profissionais se deve a uma maior exposição a velocidades maiores, manobras mais arriscadas e o treino em "pelotões", o que favorece quedas em grupo. As lesões agudas mais comuns causadas por quedas em ciclistas são lesões de tecidos moles, tais como escoriações na pele ou laceração de estruturas mais profundas (ossos, nervos e vasos sanguíneos), traumas de cabeça, coluna ou tórax, e fraturas ósseas (exemplos: clavícula, úmero, pelve, punho e mão, fêmur etc.).[5]

Um estudo recente quantificou a incidência de eventos (lesões ou problemas de saúde agudos) que necessitaram atenção médica durante 3 anos seguidos do Tour da Cidade do Cabo, uma prova de ciclismo de estrada de 109 km, envolvendo milhares de ciclistas amadores e profissionais. Um total de 545 atuações médicas foram observados em um universo de 102.251 ciclistas que participaram do evento e aceitaram a participar do estudo. Dessas atuações médicas, 330 foram relacionados a lesões agudas e 215 a problemas de saúde. Destas, 50 foram pertinentes a eventos gravíssimos de saúde, com alto risco de morte. Por fim, foram observadas 3 paradas cardíacas e 1 morte. As lesões agudas mais comuns foram traumas/lesões de cabeça (concussão, laceração de cabeça e nuca, lesões oculares e bucais), de membros superiores (fratura na clavícula, escápula, úmero, rádio/ulna, punho/mão, fratura/deslocamento de ombro), no tórax (lesão/fratura nas costelas), abdome, quadril e pelve e membros inferiores (fratura de fêmur, tíbia/fíbula, lesão ligamentar no joelho e tornozelo). Com relação aos problemas agudos de saúde, os mais comuns foram desidratação e desequilíbrios hidreletrolíticos, câimbras graves, hipertermia, além de eventos ou sintomas cardiovasculares (isquemia do miocárdio, morte súbita, arritmia, miocardite, hipotensão postural), respiratórios (asma, infecções, edema pulmonar) e gastrintestinais.[6]

Com relação às lesões crônicas, estas tendem a ser lesões por movimentos repetitivos. De acordo com o estudo transversal SAFER XIII de 2020, que incluiu mais de 21 mil ciclistas, a prevalência, ao longo da vida, de lesões por esforços repetitivos no ciclismo foi de 2,8%, com uma incidência anual de 2,5%. As regiões anatômicas mais afetadas foram o membro inferior (43,4%), o membro superior (19,8%) e a região lombar (11,5%). As articulações mais afetadas foram o joelho (26,3%), o ombro (13%) e a coluna lombar (11,5%). Os tecidos mais afetados foram tecidos moles (55%), tais como músculos (19,0%) e tendões (16,6%). Já os tecidos duros mais atingidos foram os ossos (18,9%). De maneira preocupante, aproximadamente 37% das lesões crônicas reportadas foram severas o suficiente para causar a redução ou interrupção da prática de ciclismo.[3]

● BIOMECÂNICA NO CICLISMO

Pedalar é uma atividade que requer movimentos sincronizados de múltiplas articulações em cadeia cinética fechada, em cadência variável, visando gerar propulsão por meio da utilização das forças produzidas, principalmente, por músculos da região lombo-pélvica e membros inferiores. O desempenho dos ciclistas depende das forças aplicadas, do treinamento específico e da utilização de bicicletas mais leves e com geometria mais aerodinâmica.[2] A biomecânica do gesto esportivo no ciclismo, de forma didática e sintética, deve levar em conta os seguintes tópicos:

- **Ciclo da Pedalada:** Considera-se como zero grau do ciclo de rotação do pedal ou ciclo da pedalada, o ponto mais alto alcançado pelo pedivela. O ciclo da pedalada se divide em duas fases: fase de propulsão, que vai de 0º a 180º, e a fase de recuperação, que vai de 180º a 360º, considerando o sentido horário (Figura 33.2);

- **Atividade Muscular:** Os principais músculos geradores de energia no ciclismo são o quadríceps, os isquiotibiais e os glúteos. Os músculos da panturrilha, abdominais e eretores da espinha, em conjunto com os músculos do membro superior, são usados para controle e estabilidade. A partir do topo ou início da fase de propulsão, convencionado 0º, uma ciclista ativa o músculo glúteo máximo até 90º da fase de propulsão. A partir daí, os extensores do joelho se ativam (vasto lateral e vasto medial). Muitos ciclistas associam esse ponto com a geração da maior força para a sua pedalada. Isso é especialmente proeminente ao subir em pé em gradientes íngremes. Por volta de 170º-180º, ocorre a flexão plantar graças a ação do gastrocnêmio. O papel principal do conjunto gastrocnêmio e sóleo é estabilizar a perna para permitir uma transição eficiente da força gerada pela coxa para o pedal. Já na fase de recuperação, a partir de 180º, o músculo tibial anterior ativo a dorsiflexão e em seguida os isquiotibiais (semimembranoso, semitendinoso e bíceps femoral) puxam o calcanhar para cima em direção ao glúteo. Por fim, os flexores do quadril são ativados e finalizam o ciclo. Já os músculos do tronco, abdome e assoalho pélvico desempenham um papel importante na estabilização da coluna vertebral e na manutenção da postura diante dos repetidos movimentos laterais e rotacionais do ato de girar o pedal, como quando a perna direita entra na fase de potência enquanto o lado esquerdo da coluna vertebral se estabiliza, e vice-versa. Os músculos paravertebrais e músculos abdominais (reto abdominal, oblíquos, transversos) permitem a estabilização do tronco diante do movimento do membro contralateral. Os músculos do tronco e ombro fornecem a estabilidade para o ciclista fixar os membros superiores ao guidão e esses têm um papel na estabilização do torque contralateral, de forma que quando a perna direita empurra para baixo, o braço esquerdo se ancora no guidão e puxa para cima[2] (Figura 33.2);

- **Resistência do Ar:** A resistência aerodinâmica e a de rolamento (atrito) são forças que reduzem significativamente a velocidade do ciclista. A resistência de rolamento é proporcional ao diâmetro da roda, calibragem e tipo do pneu, superfície do solo e atrito dos mecanismos internos da bicicleta, o qual contabiliza menos de 5% de toda a força resistiva por atrito.[2]

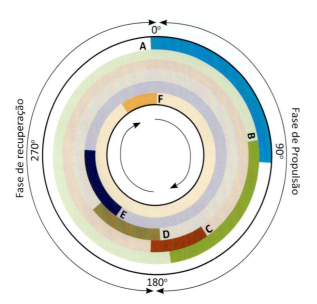

Figura 33.2 Ciclo do pedal. Representação da média da atividade muscular durante ciclo de pedal.
Fonte: Adaptada de Di Alencar TAM, de Sousa Matias KF, de Oliveira FB. Cinesiologia e biomecânica do ciclismo: Uma revisão. Revista Movimenta; Vol 2010;3(1).

A Extensores de quadril
B Flexores de joelho
C Flexores plantares do tornozelo
D Dorsiflexores do tornozelo
E Flexores de joelho
F Flexores do quadril

Em resumo, a bicicleta é um equipamento que converte o trabalho que o ciclista produz no pedal em energia cinética. Assim, maximizar o desempenho requer aumentar a energia cinética do sistema (ciclista e a bicicleta) e, consequentemente, a potência do pedal ao longo do tempo. A potência máxima do pedal e a capacidade de manter uma alta produção de potência ao longo do tempo são os principais parâmetros de desempenho a serem avaliados nos ciclistas para *performance*. Por outro lado, a aceleração para a frente é reduzida quando há uma maior massa da bicicleta e do ciclista em situações com grandes resistências (forças aerodinâmicas, atrito de rolamento e gravidade durante um aclive).[7]

BIKE FIT

As bicicletas são projetadas para atender demandas específicas, desde o desempenho aerodinâmico no triatlo, passando pela absorção do impacto em *mountain bikes*, até o conforto e estabilidade no tráfego, transporte de cargas pesadas ou crianças.

A configuração da bicicleta pode ter influência no desempenho do ciclista e na percepção de conforto. Para otimizar a sua utilização e minimizar risco de lesões por movimento repetitivo, é essencial adaptar o equipamento ao biotipo do ciclista. Para isso existe o *bike fit*, que é definido como "o processo detalhado de avaliar os requisitos físicos e de desempenho do ciclista e ajustar sistematicamente a bicicleta para atender aos objetivos e necessidades do ciclista".[8]

O *bike fit* é uma técnica essencial ao ciclismo de uma maneira geral, mas em particular ao de alta *performance*. Trata-se de um conjunto de ajustes feitos na bicicleta que favorece a interface funcional entre o ciclista e a sua bicicleta. A geometria e tamanho do quadro, formato e tamanho do guidão, altura e alinhamento selim e sistema de pedais são selecionados com base na posição e função desejadas do corpo, levando em conta a modalidade que será praticada (Figura 33.3). Uma postura inadequada na bicicleta pode contribuir para uma série de lesões por esforço repetitivo.[9-11] Pequenos ajustes, especialmente na interface do corpo com a bicicleta, podem afetar a biomecânica do ciclista ao longo da cadeia cinética, melhorando o conforto, eficiência e geração de potência.[9-12]

No passado, esse ajuste era considerado uma "arte" e o método se limitava a fórmulas anedóticas para avaliar a altura do selim e outros parâmetros avaliados por meio de uma análise cinemática estática ou bidimensional (2D). No entanto, nos últimos 10 anos, com o avanço da tecnologia, houve uma importante sistematização da técnica e novos métodos foram desenvolvidos para otimizar a configuração da bicicleta, com o uso da cinemática tridimensional (3D), tecnologia de mapeamento de pressão e, mais recentemente, sensores de movimento inercial.[8]

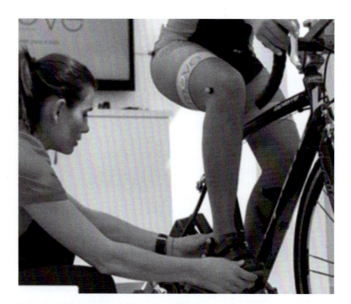

Figura 33.3 Execução de um Bike fit
Fonte: Arquivo pessoal.

CAPÍTULO 33

O ajuste da bicicleta pode ser feito com ferramentas simples, como um goniômetro e um prumo, ou por meio de tecnologia avançada que usa captura de movimento por câmera e armazenamento digital para produzir dados cinemáticos tridimensionais.[11]

Em 2013, uma força-tarefa, composta por profissionais de saúde e esporte com formação em ensino e certificação em várias técnicas, elaborou um consenso sobre *bike fit*. O objetivo do consenso foi de aprimorar a compreensão e comunicação dentro das comunidades médicas e ciclísticas sobre as definições e conceitos-chave da técnica.

O *bike fit* é executado em uma sessão de uma a três horas. Após os treinos, uma nova sessão pode ser necessária para ajustes finais. Nesta primeira sessão, é colhida uma história esportiva e clínica do ciclista, bem como se estabelece o objetivo do ciclista e em que nível ou demanda o esporte será praticado. Em seguida, é feita uma coleta de dados antropométricos e exame físico em busca de alterações posturais, encurtamentos musculares, dismetrias e força de core. A partir daí, o ciclista é avaliado na sua bicicleta, que se encontra fixa em um rolo de treino, onde os ajustes serão feitos levando em conta as variáveis conforto e otimização de *performance*.

Como cada ponto de contato entre o ciclista e a bicicleta, bem como cada articulação no corpo, forma uma cadeia cinética conectada, cada elo nesta cadeia é fundamental para o manuseio da bicicleta pelo ciclista e a vulnerabilidade a lesões. As três áreas de contato que devem ser avaliadas:

- **Interface pé/pedal**: O ajuste é feito no taco da sapatilha e observa-se no plano sagital e frontal a posição do joelho em relação ao pé enquanto o ciclista pedala;
- **Interface quadril/selim***: O ciclista deve ser posicionado no selim de modo que a maioria do corpo fique apoiado no osso ísquio ou ramos púbicos, e não nos tecidos moles do períneo, que inclui os músculos do assoalho pélvico, vasos sanguíneos e nervos. A altura do selim vai repercutir também no conforto e produção de potência e, se não estiver bem ajustada, pode ser responsável por sintomas de dor no joelho ou na coluna;
- ***Interface* mão/guidão**: O ciclista deve sentir as mãos "leves", pois a maior parte do peso do ciclista deve ser concentrado na interface quadril e pés. Os freios e trocadores de marcha devem estar acessíveis e os ângulos articulares ajustados de forma a não produzir dor ou desconforto.

O *bike fit* deve ser visto como um processo contínuo, pois os parâmetros de desempenho, força e flexibilidade dos ciclistas podem mudar à medida que eles ficam mais treinados e condicionados, o que pode exigir nova adaptação no equipamento.[13]

● MECANISMO DE LESÕES

Lesões agudas

As lesões por trauma são comuns no ciclismo e não necessariamente serão responsáveis por retirar o ciclista de um treino ou prova. Ciclistas de elite muitas vezes concluem uma prova mesmo tendo sofrido fratura durante o evento. Por isso a importância da avaliação do médico da equipe durante a competição, que julgará a gravidade da lesão em tempo real. Mas a verdade é que os ciclistas têm pouca proteção

contra traumas. A proteção consiste no uso do capacete, dos óculos e em algumas modalidades armaduras, cotoveleiras e joelheiras, como, por exemplo no BMX e *downhill*. Por se tratar de um esporte que é praticado em vários ambientes e terrenos, com obstáculos diversos (árvores, pedras, quebra-molas), em alta velocidade, muitas vezes disputando a estrada com outros veículos (carros e motos) e nas mais diversas condições climáticas (chuva, vento, neve), o risco de queda e colisão são altos.

A maioria dos traumas no *mountain bike* envolve uma desaceleração rápida da bicicleta que resulta no ciclista sendo projetado para frente sobre o guidão, geralmente enquanto está descendo uma montanha. Esse tipo de queda está associado a um risco aumentado de lesões na cabeça, pescoço e na face. Quedas para frente podem ser causadas por uma variedade de incidentes, incluindo bater em um tronco no caminho, aterrizar incorretamente após um salto ou aplicar pressão excessiva no freio dianteiro. A fadiga muscular nas extremidades superiores ou uma falha mecânica repentina pode fazer com que o ciclista solte o guidão e caia para frente da bicicleta.[10]

No ciclismo de estrada, uma forma de colisão mais comum é pelo contato com outro ciclista. Portanto, a habilidade e destreza para controlar a bicicleta são essenciais para reduzir o risco de lesões. Um ciclista caindo facilmente pode se transformar em uma cena de múltiplas vítimas.[5,10]

Em caso de perda de controle da bicicleta, o ciclista geralmente cai em direção às 10 horas ou às 2 horas. Este tipo de queda para o lado tende a resultar em lesões menos graves envolvendo os membros inferiores.

Quedas com as mãos espalmadas são comuns. Ciclistas que caem para trás estão expostos a traumas na coluna vertebral e fraturas de costela. O impacto no peito acontece quando o ciclista é arremessado por cima do guidão e pode envolver órgãos vitais. Traumas abdominais são menos comuns. Lesões de alto risco no cérebro, coluna vertebral e tórax ocorrem em altas velocidades e mecanismos mais elevados. Lesões na cabeça são a principal causa de morte em ciclistas e o ciclismo é uma causa comum de concussão. Os capacetes reduzem as lesões graves na cabeça, mas não previnem nem reduzem a concussão.[5]

As áreas do corpo mais comumente lesionadas nos traumas correspondem aos pontos primários de impacto e se localizam no membro superior, região da cabeça e coluna cervical.

Podemos dividir as lesões agudas em:

- **Crânio e face:** Os traumas de crânio correspondem de 2% a 13% do total das lesões em diversos estudos, dependendo da modalidade de ciclismo.[5,10] Trata-se da principal causa de óbito no ciclismo e, portanto, é fundamental o uso do capacete, já que ele é eficaz para reduzir a gravidade da lesão (Figura 33.4). As lesões em face podem acontecer, em especial em atletas de *mountain bike*;
- **Pele e partes moles**: Na *rash* ou queimadura de asfalto (Figura 33.5). Trata-se de uma lesão extremamente dolorosa e com potencial risco de infecção, em função dos debris da estrada que podem se alojar no ferimento. O trauma direto pode também levar a hematomas e a uma típica coleção hemato-linfática por descolamento interfascial entre o tecido muscular e subcutâneo, co-

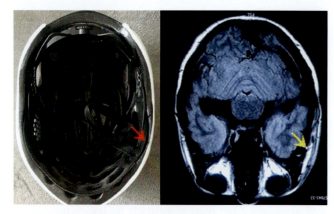

Figura 33.4 Trauma cranioencefálico em ciclista mostra área do trauma no capacete e o hematoma subgaleal.
Fonte: Arquivo pessoal.

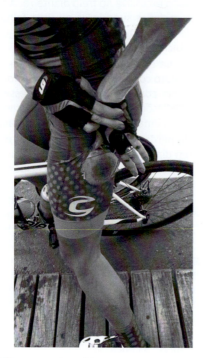

Figura 33.5 Erosão de asfalto.
Fonte: Arquivo pessoal.

nhecida como lesão de Morel-Lavallée.[14] Tipicamente ela acontece na região de quadril e coxa;

- **Membros superiores:** Acontecem em especial em ombro, punho e mão. A fratura mais comum no ciclismo é a de clavícula e tende a ser uma fratura simples e com rápida recuperação, em especial no ciclista profissional, que em geral é submetido a um procedimento cirúrgico. Outra lesão comum do ombro é a luxação da articulação acromioclavicular. Pelo mecanismo de queda em mão espalmada, outra fratura típica do ciclista é a fratura dos ossos do carpo. Também são descritos lesões ligamentares nos dedos e punhos;
- **Membros inferiores:** O maior risco é para a pelve, em decorrência de forças compressivas que podem gerar fraturas nos ossos do quadril, levando a uma perda de estabilidade do anel pélvico. Nesse sentido, o maior risco é de sangramento intrapélvico. Da mesma forma, uma fratura de fêmur pode aumentar o risco de choque hipovolêmico;
- **Tronco:** As fraturas de costelas são causas de dor ventilatório-dependente e podem ser responsáveis por pneumotórax no ciclista. O guidão da *mountain bike* favorece o mecanismo de trauma por contusão e perfuração, em especial em crianças, com risco de sangramento torácico e abdominal.[5,10]

Lesões crônicas

No ciclismo, o deslocamento do conjunto bicicleta/ciclista depende do movimento repetitivo do pedal, de 60 a 120 rotações por minuto, e da estabilização do tronco e membros superiores, durante todo o treino. Como o movimento do ciclismo ocorre principalmente no plano sagital, podem surgir desequilíbrios de força que afetam a suscetibilidade do ciclista a lesões em outras partes da cadeia cinética.[11] As áreas anatômicas mais comuns de lesões crônicas no ciclismo são os membros inferiores, em particular o joelho e a coluna lombar.

Abaixo uma descrição das principais lesões no ciclismo e seu mecanismo.

Dor anterior do joelho

A dor na região anterior no joelho é a queixa comum em ciclistas. Os diagnósticos diferenciais incluem a síndrome da dor patelofemoral (SPF), tendinose patelar e tendinose do quadríceps. A SPF tem vários fatores contribuintes, e as causas anatômicas incluem desalinhamento da articulação patelofemoral, em que a patela não é posicionada corretamente sobre o sulco intercondilar, anormalidades de varo ou valgo no joelho ou tornozelo e disfunções musculares por quadríceps fraco ou isquiotibiais encurtados. Alguns fatores externos que contribuem para a SPF englobam altura baixa e/ou anterior do selim, causando maior flexão do joelho e forças anteriores nos joelhos. O uso excessivo de marchas pesadas ou subidas com cadência baixa também pode ocorrer ou intensificar a SPF. Na tendinose patelar, os ciclistas podem sentir dor diretamente sobre o tendão patelar na fase descendente da extensão do joelho. A flexão e extensão repetitivas do joelho, combinadas com valgo do joelho, rotação interna da tíbia e hiperpronação do pé, podem causar microrrupturas ou desorganização da arquitetura do tendão patelar. Na tendinose do quadríceps, os ciclistas geralmente apresentam dor no joelho anterolateral. Outros fatores que contribuem para a tendinite do quadríceps incluem valgo do joelho e posicionamento inadequado do selim.[15]

Dor lateral do joelho

A dor lateral do joelho no ciclista em geral é causada pela síndrome da banda iliotibial (BIT). A banda iliotibial tem origem na crista ilíaca e passa sobre o epicôndilo femoral lateral antes de se fixar na tíbia anterolateral. Os ciclistas apresentam dor lateral no joelho na angulação mais típica para o atrito da BIT com o fêmur, que é de 30 graus de flexão. Os fatores agravantes para esse quadro são a flexão e extensão repetitivas do joelho, alto incremento de carga, em uma posição alta de selim, o excesso de cadência alta e o *genu varum*. Quando se avalia a síndrome da fricção da BIT, um médico pode detectar sensibilidade e/ou edema sobre o côndilo femoral lateral.[15,16]

Tornozelo

Ciclistas de disciplinas que também se utilizam da corrida, como o triatlo e o ciclocross, podem apresentar dor no tornozelo ou calcanhar posterior por tendinopatia ou tendinite de Aquiles. Outros fatores de risco incluem questões de técnica, como ficar muito de pé durante subidas e flexão dorsal excessiva, baixa cadência, altura baixa do selim, hiperpronação e músculos flexores plantares fracos. Achados do exame físico podem incluir edema, espessamento e dor à palpação na porção média do tendão de Aquiles ou em sua inserção no calcâneo. Também pode haver restrição da dorsiflexão passiva, fraqueza ou pontos gatilho miofasciais no gastrocnêmio e/ou dor com exercícios ativos de flexão plantar, incluindo elevações de calcanhar em um pé só.[15,16]

Pé

As sapatilhas de ciclismo são rígidas para permitir uma transferência eficiente de energia para os pedais. Durante a pedalada, o pé é um dos pontos de contato do corpo do ciclista com a bicicleta e se torna uma alavanca rígida que transmite energia para o pedal pelo antepé e mediopé. Um ajuste inadequado do taco, sapatilhas apertadas, treinos intensos em cadência baixa e alta potência podem gerar metatarsalgia, fasciite plantar e sintomas de parestesia dos dedos dos pés em decorrência de compressão dos nervos interdigitais.[11,15,16]

Neurite do nervo pudendo

A dor, dormência e parestesia na região genital durante o ciclismo podem ser sinais de lesão do nervo pudendo. Os mecanismos de lesão são relacionados com a compressão mecânica da região genital contra o selim, estiramento do nervo, atrito ou isquemia por compressão vascular durante o pedal. Os sintomas podem ser encontrados em até 9% a 34% dos ciclistas profissionais, com risco aumentado em pessoas com mais de 50 anos, com maior peso corporal, com mais de 10 anos de história de ciclismo e com treinamento de alta intensidade. Este é um quadro que pode ser tratado com um *bike fit* adequado ou mudança do tipo de selim.[11,15,16]

Endofibrose de artéria ilíaca externa

A endofibrose da artéria ilíaca externa é uma condição subdiagnosticada que apresenta sintomas vagos como fraqueza e câimbras no membro inferior da artéria afetada, bem como edema e parestesia na panturrilha, coxa ou glúteo durante o esforço intenso. A característica principal do quadro é que os sintomas desaparecem rapidamente quando o esforço é interrompido. Trata-se de uma lesão arterial isquêmica causada pela combinação de fatores: estresse do alto fluxo arterial no esforço, obstáculos anatômicos decorrentes da flexão do quadril na região de passagem da artéria ilíaca externa e a tortuosidade funcional da artéria. Volumes superiores a14.500 km/ano de treino também pode ser um fator de risco. A confirmação diagnóstica é feita por meio da medição das pressões do tornozelo antes e depois do exercício (índice tornozelo-braço) e ultrassonografia duplex em decúbito dorsal e com os quadris e joelhos em 90 graus de flexão. A angiografia por tomografia computadorizada ou a angiografia por ressonância magnética também podem ser usadas para confirmar o diagnóstico.[11,15,16]

Coluna vertebral

A cervicalgia e a lombalgia são queixas comuns, especialmente em ciclistas que pedalam em bicicletas com geometria mais agressiva (por exemplo, bicicleta de contrarrelógio) ou em uma geometria específica de triatlo, que requer aumento da flexão lombar.

A lombalgia tem uma incidência de 15% a 60% em ciclistas. Essa alta incidência tem relação com a postura lombar em flexão por longos período em combinação com um *bike fit* inadequado, déficit de flexibilidade e/ou à fadiga muscular dos extensores da coluna vertebral. Esses fatores podem gerar sobrecarga em qualquer nível, incluindo a musculatura da coluna vertebral (devido à fadiga muscular), os tecidos moles (tensões musculotendinosas ou entorses ligamentares), os discos intervertebrais e as articulações facetárias (devido à tração prolongada na cápsula articular), determinando apresentações clínicas diferentes:

- **Dor muscular e ligamentar:** Dor de início agudo, intenso, com componente de rigidez e espasmo na musculatura paravertebral. É comum a presença de pontos gatilhos miofasciais e não há sintomas radiculares
- **Dor discogênica**: É tipicamente desencadeada pela flexão prolongada e ao levantar peso ou pedalar em superfície muito irregular, com trepidação. A dor é uni ou bilateral, com ou sem irradiação para glúteo ou pernas, dependendo da associação com compressão radicular;
- **Dor facetaria:** Acontece durante posturas em hiperextensão e não tende a impedir o treino. Pode haver contratura muscular e piora na extensão e rotação. Aqui também pode haver um componente radicular, com sintomas parestésicos e motores presentes.

Durante uma crise ativa de dor discogênica ou radiculopatia baseada em flexão, pedalar pode desencadear dor significativamente. Para um ciclista propenso à dor lombar na flexão, a bicicleta deve ser ajustada para incluir um grau tolerável que não prejudique o manuseio da bicicleta. Para o ciclista com dor mediada pela faceta, estenose foraminal ou central, frequentemente vista em pacientes mais velhos, o ciclismo é geralmente bem tolerado e pode ser uma abordagem excelente de exercício, pois beneficia tanto a dor na coluna quanto a saúde geral. Variar a posição das mãos durante o treino ou até adicionar alongamentos para minimizar o tempo gasto em flexão pode ser útil para o ciclista com lombalgia. Otimizar os hábitos posturais fora da bicicleta, a flexibilidade dos músculos isquiotibiais e a amplitude de movimento do quadril, a força do core e até mesmo a mecânica de levantamento ao carregar equipamentos pesados de ciclismo são importantes para reduzir a frequência e gravidade das crises.[11,15]

A cervicalgia do ciclista é descrita como uma dor muscular em região occipital e trapézios, e pode vir acompanhada de cefaleia e dor periescapular. A irradiação da dor para os membros superiores, dormência, formigamento ou perda de força podem ser atribuídos à radiculopatia cervical ou estenose cervical. Os fatores associados são posição mais baixa e aerodinâmica do tronco, na qual a coluna cervical é forçada para extensão, bem como fraqueza da musculatura de membros superiores. Durante uma crise de dor axial no pescoço ou radiculopatia cervical, é indicado fazer ajustes positivos na angulação da mesa do guidão para diminuir a extensão cervical e sobrecarga postural.[11,17]

Síndromes compressivas de membro superior

As neuropatias de extremidade superior são comuns tanto em ciclistas competitivos quanto recreativos. A neuropatia ulnar, às vezes chamada de paralisia do guidão ou paralisia do ciclista, e a síndrome do túnel do carpo se apresentam como dormência ou formigamento nas mãos e são queixas comuns entre os ciclistas. A neuropatia ulnar distal descrita em ciclistas é geralmente atribuída à pressão prolongada nos guidões, causando lesão no nervo ulnar no canal de Guyon. Os fatores de risco incluem má distribuição do peso, mal posicionamento da mão no guidão, aumentando a pressão sobre elas, treinos mais longos e falta de acolchoamento adequado no guidão ou nas luvas. Além disso, as mudanças frequentes na posição das mãos ajudam a aliviar a pressão.[11,17]

● LESÕES NO PARACICLISMO

O paraciclismo vem crescendo nas últimas décadas, graças às inovações na medicina do exercício e reabilitação. Esse avanço permite que mais pessoas com deficiências se exercitem e melhorem a saúde.

Não há dados específicos na literatura sobre leões no paraciclismo, no entanto pode-se considerar um padrão semelhante ao dos ciclistas, com ênfase ao envolvimento maior de lesões em membros superiores.

Considerando a prevenção de lesões no paraciclismo, é fundamental o ajuste preciso e configuração correta das bicicletas adaptadas, pois essa população de paratletas pode ter fisiologia e biomecânica alteradas. Além disso, deve-se levar em conta a análise da deficiência do atleta e a biomecânica de adaptação da deficiência. Qualquer grau de amputação de membro inferior diminuirá o torque propulsivo total no lado amputado, exigindo estratégias compensatórias do paratleta para lidar com a assimetria entre os membros inferiores. Essas assimetrias não apenas levam a uma diminuição de potência, mas também podem expor o paratleta a lesões por uso repetitivo.

Também deve ser levando em conta a questão da adaptação da prótese durante da prática do esporte. Por exemplo, em caso de atletas com prótese, o treinamento pode diminuir a gordura corporal e alterar a massa muscular, o que pode remodelar o membro residual. A desidratação durante treinos longos pode contribuir para a diminuição do volume do membro residual e criar movimentos excessivos dentro do encaixe da prótese.

Uma alternativa segura para o paraciclista são as plataformas virtuais de treino, onde o ciclista pedala com a bicicleta fixa em um rolo de treino, controlado por programas de computador.[18]

● PREVENÇÃO

Para prevenção de lesões no ciclismo, temos que levar em consideração vários fatores. Abaixo listamos alguns destes fatores e apresentamos recomendações práticas que podem reduzir o risco de lesões.

- Mesmo que alguns acidentes sejam inevitáveis, a habilidade técnica e coordenação motora para controlar a bicicleta diante de diferentes cenários e obstáculos pode minimizar a gravidade dos traumas. É recomendável que ciclistas amadores façam aulas técnicas para melhorar a perícia com a bicicleta;

- O *bike fit* é uma orientação que pode favorecer o maior conforto, eficiência mecânica e reduzir de forma eficaz o risco de lesões crônicas do ciclista amador e profissional;

- Desequilíbrios de força e flexibilidade podem aumentar o risco de lesões. Desta forma, a avaliação biomecânica do ciclista pode detectar estas alterações e guiar o treino de força e alongamento adequados;

- Manutenção periódica da bicicleta para evitar riscos de acidentes em decorrência de furos em pneus carecas e falhas de freio ou câmbio. Proteção adequada do guidão com fitas que absorvem impacto;

- O uso de equipamentos de proteção como o capacete adequado para cada modalidade. O capacete deve ser trocado sempre que houver um acidente com trauma direto sobre ele. O uso de luvas e protetores rígidos em articulações de cotovelo e joelho para algumas modalidades. Os óculos são essenciais para proteger os olhos contra pedras, poeiras e até galhos de árvores. Importante considerar o clima e incidência de luz solar na escolha do tipo de lente para os óculos;

- O percurso deve ser adequado ao nível técnico do ciclista. As entidades organizadoras de provas devem escolher com atenção os obstáculos e manter um esquema de apoio médico suficiente para o tamanho do evento

- O treinamento deve ser supervisionado por um treinador especializado e levar em conta as provas/eventos para adequar o ciclo de treinamento. O aumento de volume deve ser gradual e compatível com o grau de condicionamento do ciclista. Respeitar os períodos de recuperação, manter uma rotina de sono e realizar um aporte nutricional compatível com a fase de treino.[11]

O ciclismo é um esporte em que a relação peso/potência é crucial para a *performance*. Nesse sentido, os atletas podem se submeter a um aporte alimentar restritivo, bem como a um volume de treino excessivo, com o objetivo de perder peso corporal. Esse comportamento pode levar a um déficit energético crônico no atleta, conhecido pela sigla REDS (*Relative Energy Deficiency in Sport*). Esse déficit energético do REDS pode prejudicar o desempenho ou interferir nos ganhos ótimos de desempenho por meio da redução aguda de processos-chave para recuperação de treino, como armazenamento de glicogênio ou síntese de proteínas, o que indiretamente poderia levar a um risco maior de lesões crônicas.[19]

● CONCLUSÃO

O ciclismo é uma atividade praticada há séculos no mundo todo, com múltiplas funções, tais como competição esportiva, lazer e transporte. Como em todos os esportes competitivos, a prática de ciclismo implica em risco de lesões. O ciclista apresenta risco de sofrer tanto lesões traumáticas (agudas) quanto lesões por movimentos repetitivos (crônicas). As áreas anatômicas mais comuns de lesões crônicas no ciclismo são os membros inferiores, em particular o joelho e a coluna lombar.

A prevenção de lesões no ciclismo implica em considerar vários fatores como habilidade técnica, desequilíbrios de força muscular e flexibilidade, um ajuste da bicicleta individualizado, a manutenção do equipamento, incluindo os freios, a utilização de vestimentas de proteção, um volume de treino compatível com o condicionamento do ciclista e um aporte energético adequado.

REFERÊNCIAS

1. Mignot J-F. The history of professional road cycling. In. The economics of professional road cycling: Springer; 2015;7-31.
2. Di Alencar TAM, de Sousa Matias KF, de Oliveira FB. Cinesiologia e biomecânica do ciclismo: uma revisão. Revista Movimenta; 2010;3(1).
3. Du Toit F, Schwellnus M, Wood P, Swanevelder S, Killops J, Jordaan E. Epidemiology, clinical characteristics and severity of gradual onset injuries in recreational road cyclists: a cross-sectional study in 21,824 cyclists-SAFER XIII. Phys Ther Sport. 2020;46:113-9.
4. Cheung SS, Zabala M. Cycling science. Human Kinetics; 2017.
5. Greve M. Acute cycling injuries. Phys Med Rehab Clin. 2022;33(1):135-58.
6. Killops J, Schwellnus M, van Rensburg DCJ, Swanevelder S, Jordaan E. Medical encounters, cardiac arrests and deaths during a 109 km community-based mass-participation cycling event: a 3-year study in 102 251 race starters-SAFER IX. Brit J Sports Med. 2020;54(10):605-11.
7. Turpin NA, Watier B. Cycling biomechanics and its relationship to performance. App Sci. 2020;10(12):4112.
8. Swart J, Holliday W. Cycling biomechanics optimization-the (R) evolution of bicycle fitting. Curr Sports Med Reports. 2019;18(12):490-6.
9. Millour G, Velásquez AT, Domingue F. A literature overview of modern biomechanical-based technologies for bike-fitting professionals and coaches. Int J Sports Sci Coach. 2023;18(1):292-303.
10. Kronisch RL, Pfeiffer RP. Mountain biking injuries: an update. Sports Med. 2002;32:523-37.
11. Kotler DH, Babu AN, Robidoux G. Prevention, evaluation, and rehabilitation of cycling-related injury. Curr Sports Med Reports. 2016;15(3):199-206.
12. Burt P. Bike fit 2nd edition: optimise your bike position for high performance and injury avoidance. Bloomsbury Publishing; 2022.
13. Holliday W, Swart J. A dynamic approach to cycling biomechanics. Phys Med Rehab Clin. 2022;33(1):1-13.
14. Bonilla-Yoon I, Masih S, Patel DB, White EA, Levine BD, Chow K, et al. The Morel-Lavallée lesion: pathophysiology, clinical presentation, imaging features, and treatment options. Emerg Radiol. 2014;21:35-43.
15. Isidro T, Gregory E, Lachman L, Isidro S, Cortez AN. Lumbar spine and lower extremity overuse injuries. Phys Med Rehab Clin. 2022;33(1):201-14.
16. Silberman MR. Bicycling injuries. Curr Sports Med Rep. 2013;12(5):337-45.
17. Cyr A. Cervical spine, upper extremity neuropathies, and overuse injuries in cyclists. Phys Med Rehab Clin. 2022;33(1):187-99.
18. Goodlin GT, Steinbeck L, Bergfeld D, Haselhorst A. Adaptive cycling: classification, adaptations, and biomechanics. Phys Med Rehabil Clin N Am. 2022;33(1):31-43.
19. Mountjoy M, Sundgot-Borgen JK, Burke LM, Ackerman KE, Blauwet C, Constantini N, et al. IOC consensus statement on relative energy deficiency in sport (RED-S): 2018 update. Br J Sports Med. 2018;52(11):687-97.

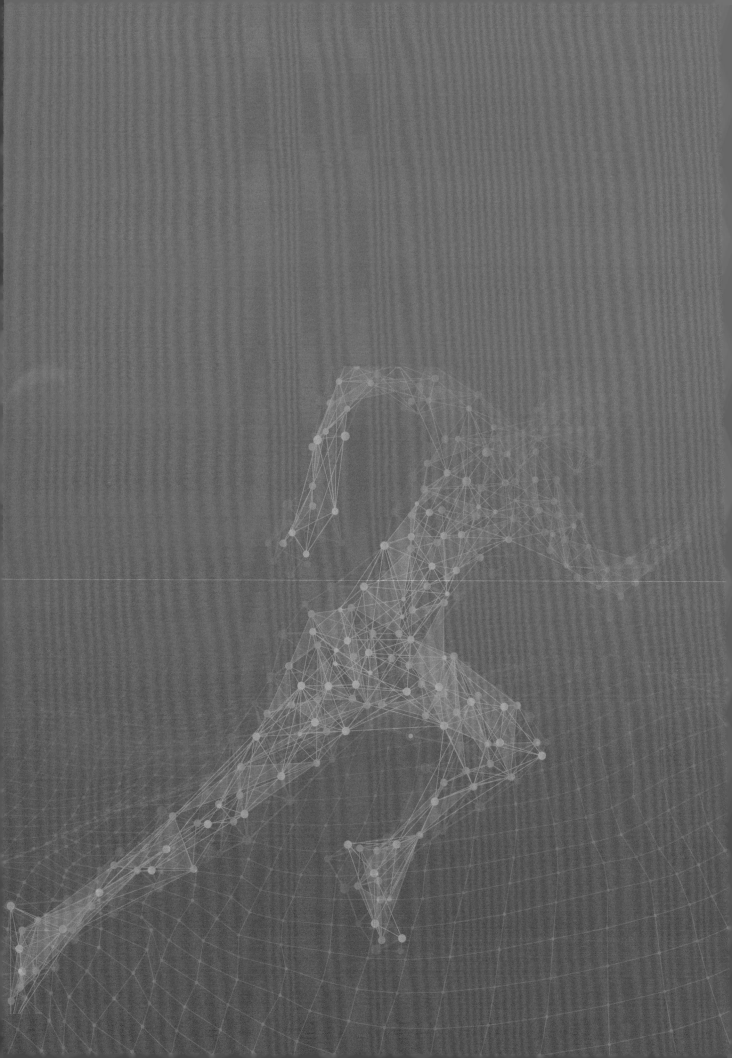

Corrida de rua

34

▶ Leonardo Kenji Hirao ▶ Márcio Freitas

●INTRODUÇÃO

Para iniciar essa conversa, nada é mais apropriado do que relembrar a história ocorrida na Grécia em 490 a.C., quando um soldado grego chamado Pheiddipides saiu da cidade de Maratona encarregado de levar as notícias de vitória sobre a Pérsia. Após percorrer aproximadamente 40 km até Atenas, ele entregou a mensagem e, logo em seguida, caiu morto. Com o passar dos anos, a primeira maratona dos Jogos Olímpicos Modernos surgiu em Atenas, 1896, com percurso de 40 km. Em 1948, durante as Olimpíadas de Londres, ocorreu o acréscimo de 2.195 m para que a família real inglesa pudesse acompanhar a largada da maratona sem sair do Palácio de Windsor. No Brasil, a corrida de rua mais tradicional teve sua primeira edição em 1925, sendo realizada na cidade de São Paulo. Trata-se da corrida de São Silvestre, que inicialmente tinha um percurso de 8,8 km, mas, com a participação de atletas profissionais, passou ao percurso que conhecemos hoje de 15 km.

A popularização da corrida de rua é um evento que ocorreu apenas mais tarde durante a década de 70, nos Estados Unidos, quando um médico chamado Keneth Cooper recomendava a prática de *"jogging"* como um estilo de vida que traria satisfação e saúde. Esse fenômeno chegaria ao Brasil cerca de 20 anos mais tarde, na década de 90. E hoje é um dos esportes mais praticados no mundo, principalmente, por atletas amadores. São caracterizadas por provas de *endurance* que se iniciam a partir de 3K, sendo as mais tradicionais as provas de 5K, IOK, 21K e maratona.

Quando analisamos um corredor de rua é sempre importante ter uma abordagem holística do indivíduo, uma vez que os esportes predominantemente aeróbicos têm exigência sobre os sistemas cardiopulmonares, exigindo também uma boa musculatura que esteja adaptada ao estresse da corrida de fundo. Essas adaptações fisiológicas ocorrem de maneira progressiva e devem seguir um programa de condicionamento físico. Uma questão muito importante que deve ser abordada inicialmente, é a avaliação de saúde do indivíduo, conhecida também como avaliação pré-participação.

A avaliação pré-participação de corredores visa afastar doenças cardiológicas que possam ser congênitas ou adquiridas por meio da anamnese, história pessoal e familiar, exame físico e exames complementares. Além disso, é importante o controle de doenças crônicas para que o indivíduo pratique a atividade física com mais segurança.

A maioria das lesões associadas à corrida de rua é causada por sobrecarga (*overuse*), de 70% a 80%, decorrente do esforço repetitivo causado por treinos e provas. Embora haja uma grande heterogeneidade nas lesões entre os estudos, é possível afirmar que os corredores iniciantes apresentam uma quantidade maior de lesões quando comparado aos corredores mais veteranos.[1] Usualmente, metade dos corredores experimenta pelo menos uma lesão por ano, que os retira da atividade durante um período de tempo.[2] Na Tabela 34.1, a revisão sistemática a incidência de lesões seria:

Podemos observar que a corrida apresenta uma variedade muito grande de lesões compreendendo os membros inferiores e coluna lombar baixa. Dentre as lesões mais frequentes, podemos destacar a Síndrome da dor patelofemoral, síndrome do estresse medial da tíbia, fascite plantar, estresse da banda iliotibial, tendinopatia de calcâneo e fraturas por estresse.

Tabela 34.1 Prevalência e incidência de lesões em não ultramaratonistas e ultramaratonistas categorizadas por patologias específicas.

Diagnósticos	Não ultramaratonistas				Ultramaratonistas	
	Prevalência (%)	Faixa (%)	Prevalência (%)	Faixa (%)	Incidência (%)	Faixa (%)
Síndrome da dor femoropatelar	1736 (16,7)	2,2 – 32,0	35 (6,3)	1,5 – 10,2	22 (15,8)	7,4 – 41,7
Síndrome do estresse tibial medial	968 (9,1)	3,7 – 35,0	52 (9,4)	3,4 – 19,0	8 (5,8)	7,8 – 11,1
Fascite plantar	838 (7,9)	2,2 –17,4	34 (6,1)	3,9 – 21,6	–	–
Síndrome da banda iliotibial	836 (7,9)	2,2 – 17,4	28 (5,1)	3,4 – 15,7	3 (22)	4,7
Tendinopatia de Aquiles	705 (6,6)	2,2 – 18,6	57 (10,3)	7,1 – 15,0	19 (13,7)	7,8 – 19,4

(*Continua*)

300 TRATADO DE ACUPUNTURA E DOR NA MEDICINA ESPORTIVA

Tabela 34.1 Prevalência e incidência de lesões em não ultramaratonistas e ultramaratonistas categorizadas por patologias específicas. *(Continuação)*

Diagnósticos	Não ultramaratonistas		Ultramaratonistas			
	Prevalência (%)	Faixa (%)	Prevalência (%)	Faixa (%)	Incidência (%)	Faixa (%)
Fratura/fratura por estresse (tíbia, fíbula, quinto metatarso, navicular e calcâneo)	605 (5,7)	1,7 – 16,0	22 (4,0)	0,5 – 9,1	–	–
Torção de tornozelo	603 (5,7)	0,8 – 27,4	32 (5,8)	2,8 – 12,0	1 (0,7)	8,3
Tendonopatia do quadríceps/dos isquiotibiais	378 (3,6)	0,7 – 12,7	–	–	4 (2,9)	6,3
Tendinopatia patelar	305 (2,9)	4,2 – 12,3	19 (3,4)	1,5 – 22,7	6 (4,3)	2,8 – 18,5
Lesão de menisco	181, (1,7)	3,5 – 5,0	24 (4,3)	0,5 – 9,1	–	–
Dor anterior dos joelhos	135 (1,3)	15,8	21 (3,8)	10,2	–	–
Tendinopatia/distensão glútea	123 (1,2)	1,3 – 3,5	25 (4,5)	1,0 – 9,8	1 (0,7)	2,8
Tendinopatia tibial posterior	114 (1,1)	0,5 – 16,0	2 (0,4)	0,5 – 2,0	1 (0,7)	2,8
Distensão da panturrilha	104 (1,0)	1,3 – 2,2	23 (4,2)	2,0 – 4,7	1 (0,7)	3,7
Distensão de quadríceps/dos isquiotibiais	100 (0,9)	1,2 – 6,7	19 (3,4)	3,1 – 7,8	7 (5,0)	2,8 – 5,6
Distensão do adutor	69 (0,6)	1,1 – 22	–	–	–	–
Lesões na coluna	69 (0,6)	2,3 – 11,2	–	–	–	–
Tendinopatia da panturrilha	55 (0,5)	6,4	–	–	–	–
Dor na lombar	44 (0,4)	1,5 – 4,7	5 (0,9)	1,0	4 (2,9)	3,1 – 5,6
Entorse de joelho	43 (0,4)	1,5 – 4,7	–	–	–	–
Hérnias inguinais	40 (0,4)	4,7	–	–	–	–
Metatarsalgia	36 (0,3)	1,7 – 8,0	–	–	2 (1,4)	5,6
Síndrome compartimental	31 (0,3)	1,4 – 2,2	6 (1,1)	2,4	6 (4,5)	3,1 – 8,3
Bursite trocantérica	24 (0,2)	0,7 – 1,1	4 (0,7)	1,6	6 (4,5)	3,1 – 8,3
Lesões sacroilíacas	22 (0,2)	1,0 – 4,0	–	–	–	–
Osteoartrite do joelho	21 (0,2)	1,0	3 (0,5)	1,2	–	–
Lesão de iliopsoas	–	–	6 (1,1)	0,5 – 2,0	3 (2,2)	11,1
Tendinopatia dos dorsiflexores do tornozelo	–	–	5 (0,9)	0,5 – 7,8	–	–
Tendinopatia dos adutores	–	–	5 (0,9)	1,6 – 4,5	–	–
Tendinopatia anserina	–	–	3 (0,5)	1,2	–	–
Tendinopatia do tensor da fáscia lata	–	–	3 (0,5)	1,2	–	–
Bursite retrocalcânea	–	–	2 (0,4)	9,1	–	–
Laceração/abrasão do pé	–	–	2 (0,4)	1,0	–	–
Tendinopatia do compartimento anterior	–	–	–	–	27 (19,4)	13,9 – 29,6
Dor inespecífica no joelho	–	–	–	–	3 (2,2)	2,8 – 3,1
Tendinopatia fibular	–	–	–	–	2 (1,4)	3,1
Distensão do músculo sartório	–	–	–	–	1 (0,7)	2,8

Nota: Algumas patologias específicas não estão incluídas na tabela devido ao pequeno número de lesões, de modo que os percentuais não somam 100%. No entanto, estão incluídas nos números totais.

AS PRINCIPAIS LESÕES
Síndrome da dor patelofemoral

A Síndrome da dor patelofemoral (SDPF) é a causa mais comum de dor anterior do joelho em adultos jovens ativos.[3] É um problema crônico causado por sobrecarga, não apresenta grandes alterações estruturais e o seu diagnóstico é clínico. No entanto, os exames de imagem são utilizados para descartar outros problemas como as tendinopatias, rupturas, lesões meniscais e lesões ósseas. As radiografias de joelho e a ressonância magnética são os exames mais solicitados para essa patologia, e visam analisar tanto as estruturas anatômicas como avaliar fatores predisponentes da SDPF. A patofisiologia da dor ainda é incerta, porém, a hipótese mais aceita é que existam 4 estruturas envolvidas: dor iniciada na inserção da musculatura extensora do joelho, retináculos, gordura de Hoffa e osso subcondral. Os mecanismos centrais, como diminuição do limiar da dor e mecanismos sensoriais anormais, parecem contribuir com o surgimento dos sintomas. (Figuras 34.1 e 34.2)

A história típica da SDPF é dor de início progressivo, frequentemente bilateral, porém, mais acentuada em um dos lados, com difícil localização, sendo muitas vezes associado a uma região localizada na porção anterior do joelho. Além disso, a dor tende a piorar ao executar movimentos em subidas, agachamentos, saltos ou corrida.

O formato da patela e da tróclea do fêmur varia significamente entre as pessoas, tornando crucial a análise do alinhamento entre essas estruturas, que é realizada mediante a radiografia. A análise deve ser individualizada e alguns pontos são importantes, dentre eles destacam-se: alinhamento da patela, força de quadríceps (se existe inibição), estabilidade de quadril, biomecânica de corrida (teste dinâmicos).

Em relação à reabilitação existe dificuldade na literatura para definir qual é o melhor tratamento para a Síndrome de dor patelofemoral.[4] Em geral, quando existem múltiplos fatores envolvidos para uma patologia, fica difícil definir qual é o melhor método isoladamente, sendo essencial, nesses casos, a combinação entre eles para resolução do problema. Dentre os métodos de reabilitação utilizados para SDPF destacam-se o fortalecimento de quadríceps femoral, o fortalecimento de estabilizadores do quadril, treinos de estabilidade do quadril, esparadrapagem (*taping*) da patela, análise e reeducação do movimento, tudo isso para melhorar a biomecânica. Ademais, no tratamento da dor nos casos agudos, podem ser realizados métodos físicos, como crioterapia ou medicamentos.

Síndrome do estresse medial da tíbia

A Síndrome do Estresse Medial da Tíbia (SEMT), popularmente conhecido como canelite ou periostite, é uma lesão que geralmente ocorre no terço distal em região medial/posterior da tíbia em decorrência de tração das estruturas locais, gerando um processo inflamatório. Isso ocorre quando o estresse repetitivo gera microlesões acima da capacidade de regeneração óssea. Os músculos sóleo e tibial posterior estão relacionados a esse tipo de lesão. Com a evolução do quadro é possível que a dor envolva toda a tíbia.[5]

A história típica da SEMT segue uma evolução progressiva. A dor é mais intensa no começo do exercício, porém melhora no decorrer da corrida e tende a piorar no dia seguinte. Essa manifestação é bilateral, podendo ter predominância da dor em uma das pernas. Fatores como progressão rápida de volume e intensidade, mudança de superfície de corrida e tênis muito gastos são algumas das razões que predispõem essa lesão. Além disso, alterações do arco plantar dos pés,

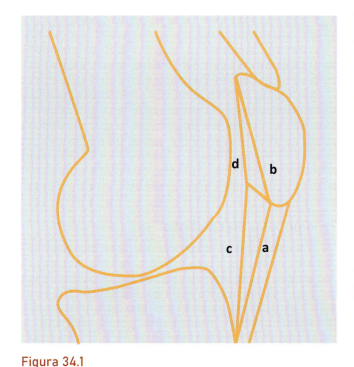

Figura 34.1
Fonte: Adaptada de Gulati A, Mcelrath C, Wadhwa V, Shah JP, Chhabra A. 2018.

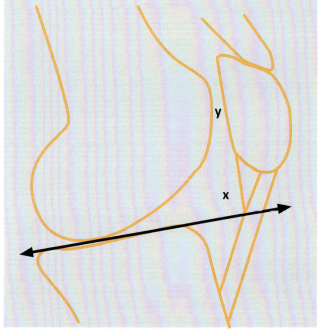

Figura 34.2
Fonte: Adaptada de Gulati A, Mcelrath C, Wadhwa V, Shah JP, Chhabra A. 2018.

pronação excessiva e assimetria de comprimento de membros são condições de risco para desenvolver o quadro. A ressonância magnética é o exame de escolha para avaliar esses quadros e também serve para descartar problemas que podem ter sintomas parecidos como a fratura por estresse.

O tratamento agudo inclui diminuição de carga ou adaptação do treinamento conforme os sintomas, crioterapia e uso de medicação para dor, sendo os mais comuns os analgésicos comuns e anti-inflamatórios não esteroidais. Além dos sintomas, é necessário realizar um trabalho específico voltado para a musculatura, que engloba a liberação de pontos gatilhos, alongamento da musculatura de perna e fortalecimento muscular, que irá depender de avaliação individualizada. Correção de assimetrias e deformidades angulares dos pés, com uso de palmilhas, órteses e correções biomecânicas, também podem contribuir. Do ponto de vista de procedimentos, o uso de terapia de onda de choque extracorpórea pode ter um papel importante na SEMT.

Fascite plantar

A **Fascite plantar** é uma lesão crônica que, apesar do nome, apresenta um quadro muito mais degenerativo do que inflamatório e, por esse motivo, é cada vez mais comum o uso do nome fasciopatia. O mecanismo mais provável da dor é a tração da fáscia plantar, aliada aos impactos diretos quando do apoio do calcâneo, gerando microlesões teciduais que superam a sua capacidade regenerativa. Estamos, portanto, diante de mais uma lesão por sobrecarga.

O quadro típico da fascite plantar é dor na região plantar do calcâneo que piora com a carga. Os primeiros passos após levantar da cama costumam apresentar dor mais intensa com melhora ao longo do dia, podendo evoluir com dor durante a atividade física. Isso ocorre pela mudança de uma situação de relaxamento da fáscia para tensionamento da mesma com o apoio do pé.

É uma patologia que costuma levar de 6 meses a 18 meses para apresentar melhora e resolução do quadro, podendo ser funcionalmente limitante. A obesidade e sobrepeso costumam ter relevância nos indivíduos sedentários ou mal condicionados, mas não costumam ter influência em atletas amadores e profissionais. Em geral o diagnóstico é clínico, mas a ultrassonografia e a ressonância magnética são exames complementares frequentemente utilizados para identificar o espessamento da fáscia plantar e inflamações dos tecidos próximos, incluindo o calcâneo. A radiografia pode evidenciar o conhecido "esporão do calcâneo", que não lesiona os tecidos, mas é a representação do processo de tração levando à calcificação da porção proximal da fáscia, sendo cerca de oito vezes mais frequente nos pacientes que apresentam o quadro.[6]

As mudanças de hábito de calçados (calçados com amortecimento e solado pouco flexível), o uso de órtese, fortalecimento, alongamento da fáscia plantar e da panturrilha, acupuntura e agulhamento a seco apresentam algum grau de evidência e costumam ser utilizados na prática clínica. Existem, inclusive, estudos que demonstram a combinação de duas ou mais terapias teriam efeito sinérgico. Nota-se que, em toda patologia com múltiplos fatores de risco, é necessário realizar uma avaliação minuciosa do indivíduo, uma vez que a mesma patologia pode apresentar soluções diferentes de acordo com cada paciente. Não sendo recomendado seguir protocolos únicos para diferentes pacientes.

Quanto ao tratamento da fascite plantar, há uma diversidade de estudos, muitos dos quais não apresentam um grau de evidência tão alto. Quando falamos de evidência isolada, destacam-se: **a infiltração com corticosteroide**, que é efetivo a curto prazo no controle da dor, até seis semanas, sem grandes diferenças a longo prazo; **o plasma rico em plaquetas** (PRP), que mostrou melhores resultados até seis meses; **e a terapia de onda de choque** extracorpórea, que tem ganhado bastante destaque no tratamento da fascite plantar, apresentando níveis de evidência cada vez mais sólidos e proporcionando resultados de longo prazo, com uma melhora significativa dos sintomas.[7]

Síndrome da banda iliotibial

A Síndrome da Banda Iliotibial (SBIT) é outra lesão por sobrecarga que ocorre em corredores. Sua etiologia tem sido questionada e, atualmente, duas hipóteses surgem como as mais prováveis. Historicamente, foi considerada uma lesão por fricção, porque, durante a extensão, a faixa iliotibial estava posicionada na região anterior do epicôndilo lateral da tíbia, deslocando-se para a posição posterior quando o joelho flexiona além de 30 graus. Esse movimento repetitivo causaria a irritação do tecido gorduroso inervado localizado abaixo. No entanto, estudos recentes demonstraram que a maior parte da inserção distal da banda iliotibial ocorre no fêmur distal, com exceção da parte superior do côndilo femoral lateral, sendo, então, impossível ocorrer o atrito contra o fêmur. Uma nova teoria propõe que ocorra a compressão medial da banda iliotibial contra o epicôndilo lateral femoral durante a flexão do joelho a partir de 30 graus.

Um dos fatores que pode estar associado a maior incidência de SBIT vem da biomecânica. Alguns estudos demonstraram que a rotação interna do quadril associada à adução do quadril ou valgo dinâmico, durante a corrida, poderia estar associado ao aumento de risco de desenvolver a síndrome.[8] O quadro típico é dor em região lateral do joelho, logo acima da linha articular femorotibial, associado a aumentos acentuados de volume ou corrida em descidas. Nos casos de SBIT, os exames de imagem não colaboram muito para o diagnóstico, sendo mais utilizados para descartar outras lesões que possam apresentar sintomas semelhantes.

Em relação ao tratamento, podemos diferenciar a fase aguda associada a medicamentos, crioterapia no local de dor e soltura dos pontos gatilhos por meio de massoterapia ou outros métodos. Passada a fase aguda, o foco deve ser na estabilidade do quadril, com fortalecimento e estratégias de reeducação do movimento. Além disso, evitar a formação de pontos gatilhos usando rolos e bolas para soltura da musculatura de coxa.

Tendinopatia do calcâneo

A Tendinopatia do calcâneo, mais conhecida como tendinopatia de Aquiles, é uma lesão degenerativa causada por microlesões no tendão que superam sua capacidade regenerativa. Trata-se de uma lesão por sobrecarga que apresenta tantos fatores causais intrínsecos como extrínsecos. Os fatores intrínsecos incluem idade, sexo masculino, problemas de vascularização, hiperpronação, e doenças sistêmicas metabólicas e reumatológicas. Os fatores extrínsecos são sobrecarga, aumento abrupto de carga e volume, uso de medicamentos que podem predispor a lesão tendínea, como corticosteroide e quinolonas.

Em relação à patogênese da dor, podemos encontrar desorganização do colágeno e infiltração das células inflamatórias em nível histológico. Também ocorre uma mudança no tamanho do tendão, levando o aumento de espessura. Achados como neovascularização anormal e aumento dos mecanorreceptores e receptores de dor também são encontrados nessa região de neovascularização.

Os sintomas típicos são dor na porção média ou inserção distal do tendão, que piora inicialmente pela manhã ou no começo do exercício, podendo evoluir para dor durante a atividade e até mesmo após no repouso. Edema junto ao tendão e peritendão são achados frequentes associados à perda de função.

A principal função do tendão de Aquiles é realizar flexão plantar do tornozelo e também colabora na estabilização tibiotalar durante a marcha. É comum a distinção de dois padrões de apresentação das patologias do tendão de Aquiles: o primeiro é a dor no terço médio do tendão, área hipovascular; e o segundo ocorre na porção distal, bem próximo a sua inserção, o que torna comum a apresentação de um espessamento dolorido à palpação. No caso das tendinopatias inserçionais, é frequente a ocorrência de bursites pré e retro aquilianas, esta última associada à hipertrofia da porção superior da tuberosidade posterior do calcâneo, conhecida como Doença de Haglund.

A ressonância magnética é o exame de escolha para avaliação da tendinopatia de calcâneo, no entanto, a imagem nem sempre reflete a gravidade dos casos. Podem existir cerca de 35% de alterações radiológicas em pacientes assintomáticos.[9] O ultrassom também pode ser utilizado como ferramenta diagnóstica, apesar de ser examinador dependente, pode contribuir também para achados de neovascularização e ser utilizado na terapêutica em procedimentos guiados.

O tratamento das tendinopatias do corpo do Aquiles visa inicialmente o controle dos sintomas de dor, sendo o anti-inflamatório não esteroidal amplamente utilizado e mais útil nos casos de peritendinite e bursite associados. O fortalecimento muscular é chave para a reabilitação do tendão, principalmente, nos casos de dor na porção medial do tendão. Um protocolo de exercícios excêntricos, conhecido como protocolo de Alfredson, com três séries de 15 repetições realizadas duas vezes por dia por 12 semanas[10] demonstrou bons resultados, especialmente em casos crônicos. Aparentemente, a tensão gerada pelos exercícios excêntricos produz uma informação às células tendíneas e interfere no metabolismo delas. Em casos refratários é possível associar terapia de ondas de choque extracorpórea ao tratamento.

O tratamento das tendinopatias de calcâneo inserçionais tende a ser mais desafiador. O protocolo de fortalecimento excêntrico deve evitar a dorsiflexão máxima. Além do fortalecimento muscular, geralmente, adota-se outras terapias como acupuntura e terapia de onda de choque extracorpórea, esta última apresenta cerca de 70% de bons resultados em casos crônicos. Em relação às infiltrações, existem muitas variações em relação ao conteúdo injetável e até mesmo sua quantidade, sendo as infiltrações com corticosteroide cada vez menos utilizadas. Infiltração com grande volume de solução salina e anestésico (30 mL a 50 mL) tem sido utilizada de forma guiada por ultrassom em região peritendínea. A intenção desse tipo de terapia é destruir mecanicamente a neovascularização, a proliferação anormal de nervos e

diminuir aderências que possam existir, a fim de atenuar o processo doloroso, demonstrando bons resultados a curto e longo prazo. A proloterapia, que consiste em utilizar solução hipertônica de dextrose na região peritendínea, demonstrou alívio dos sintomas até três meses em relação ao placebo, porém, não mostrou resultados diferentes em 12 meses. Em relação ao PRP, novos estudos têm demonstrado benefício até seis meses, contudo, ainda carecem de mais estudos e padronização quanto ao conteúdo injetado. Outras terapias biológicas também têm sido testadas e parecem promissores, mas os resultados ainda não estão claros. No entanto, quando falamos de infiltração do tendão calcâneo a tendência é a diminuição do uso de corticosteroide.

Fratura por estresse

A Fratura por estresse é uma lesão comum na corrida e nos esportes de *endurance*. Os membros inferiores são os mais acometidos, representando entre 80% a 90% de todas as fraturas por estresse. Os locais mais acometidos são a tíbia 23,6%, navicular 17,6%, metatarsos 16,2%, fêmur 6,6% e pelve 1,6%.[11] As fraturas por estresse resultam de sobrecarga excessiva e ocorrem quando as lesões por microfratura sobrepõem a capacidade regenerativa do osso. É importante realizar o tratamento dessa condição, mas também investigar e tratar fatores de risco que predispõem a esse tipo de ocorrência.

A história clínica pode ser bem diferente conforme a região da lesão. Em geral, a dor e o edema ocorrem de forma localizada e têm caráter progressivo, piorando com a atividade física. Com o passar do tempo, no entanto, leva à incapacidade de performar e a dor durante os períodos de repouso. Os testes clínicos para fratura por estresse em geral não são específicos e elucidativos. O exame de imagem de escolha é a ressonância magnética cujos achados podem classificar e determinar a escolha do tratamento, vide Tabela 34.2.

O tratamento das fraturas por estresse é basicamente repouso. A grande maioria das lesões irá se resolver em oito semanas. Em casos extremos de dor recomenda-se retirar a carga até melhora dos sintomas, além da introdução de analgésicos, evitando o uso de AINES. Atividades físicas sem impacto podem ser realizadas na ausência de dor como práticas na piscina (*deep running*), bicicleta ergométrica, esteira com diminuição do impacto (antigravitacional) para manutenção do condicionamento aeróbio, além da fisioterapia. Após a melhora dos sintomas, que geralmente ocorre por volta de duas semanas, é necessário iniciar a progressão do treinamento físico de força ainda com baixas cargas e maior volume, e ir progredindo se não houver dor, vide Tabela 34.3.

Uma vez cicatrizada, recomenda-se retornar uma atividade de forma gradual. O início da corrida deve ser leve a moderado, tanto em questão de volume quanto intensidade. Iniciar entre 30% a 50% de volume e intensidade e seguir a regra de aumento com no máximo 10% por semana.

É importante notar que as lesões por sobrecarga apresentam múltiplos fatores de risco que não foram totalmente elucidados, havendo ainda limitação em termos de evidências científicas.[12] É fundamental entender a possibilidade de existência desses fatores, sendo preciso analisar o corredor de maneira individualizada. É muito importante compreender os fatores individuais, os objetivos de cada corredor, a progressão dos treinos e controle de carga, nutrição, recuperação, histórico de lesões, entre outros. Dentre os fatores

Tabela 34.2 Classificação de fratura por estresse de baixo e alto risco e classificação de ressonância magnética tibial de Fredericson.

Classificação de baixo risco	Classificação de alto risco	Classificação de Fredericson para fraturas tibiais por estresse

• Cura com tratamento conservador
• Tratamento não cirúrgico
• Geralmente inclui:
  • Diáfise femoral
  • Tíbia medial
  • Fíbula
  • Calcâneo
  • 1º-4º metatarsos
	• Risco de fratura completa
	• Risco de não consolidação
	• Consolidação retardada
	• Geralmente requer cirurgia
	• Requer sustentação sem peso ou com peso assistida
	• Fraturas por estresse e tensão
	• Geralmente inclui:
	  • 5º metatarso
	  • Tíbia anterior
	  • Osso navicular
	  • Colo femoral
	  • Patela
	  • 1º metatarso sesamoide
		• Grau 1 i: apenas edema periosteal
		• Grau 2: edema de medula óssea visível em imagens ponderadas em T2
		• Grau 3: edema de medula visível nas imagens ponderadas em T1 e T2
		• Grau 4: anormalidades no sinal intracortical

Fonte: Kahanov L, Eberman LE, Games KE. 2015.

Tabela 34.3 Retorno às atividades de sustentação de peso.

Fratura por estresse	Risco	Tempo médio
Sesamoide	Alto risco	6 semanas
Metatarso	Baixo risco	4-6 semanas
Tíbia anterior	Alto risco	6-8 semanas
Tíbia posteromedial	Baixo risco (ruptura cortical)	8-12 semanas
	Baixo risco (lesão leve)	< 3 semanas
Fíbula	Baixo risco	2-4 semanas
Colo femoral	Alto risco	4-6 semanas
Eixo femoral	Baixo risco	6-8 semanas
Sacro/pelve	Baixo risco	7-12 semanas

Fonte: Poppel D, Worp M, Heuvel SP, Koes BW. 2021.

que contribuem para o aumento de incidência de lesões está a alimentação, principalmente quando falamos em déficit energético, que pode afetar diversos sistemas e órgãos também conhecido atualmente como *Relative Energy Deficiency in Sports* (RED-S).[13] Distúrbios alimentares também podem contribuir com a diminuição de *performance*, aumento do número de infecções de vias aéreas superiores, diminuição da resistência aeróbica e força muscular.

O controle de carga e volume de treinamento é um ponto muito importante, pois a progressão é fundamental para aprimorar o condicionamento físico e elevar o nível da *performance*. Na prática, encontrar o ponto certo de progressão e adaptação fisiológicas da musculatura e dos sistemas cardiovasculares acaba se tornando um pouco mais complexo. É importante também o *feedback* e a compreensão de cada atleta quanto às cargas e volumes dos treinos. Atualmente, existem diversas abordagens para aprimorar o monitoramento da relação entre intensidade de treino e recuperação, seja com questionários que verificam a percepção de esforço, controle de exames laboratoriais associados com as fases específicas de treino, ou até mesmo com dispositivos que podem indicar o quadro de estresse metabólico. Isso inclui uma análise de gases mediante a calorimetria indireta e avaliação da variabilidade da frequência cardíaca, que auxiliam na compreensão de situações como *overreaching* funcional ou a Síndrome de *Overtraining*.

Outro ponto de grande importância ignorado pela maioria das pessoas é a qualidade de sono. O sono além de fazer parte das necessidades fisiológicas vitais provavelmente é o fator isolado mais importante na recuperação do exercício.[14] É importante notar que, caso algum atleta apresente dificuldade para dormir ou qualidade de sono ruim, muitas vezes é necessário realizar uma investigação do quadro, pois existem doenças relacionadas com alteração do ciclo sono-vigília e que necessitam de medicamentos, procedimentos ou mesmo aparelhos para esmerar essas condições. No entanto, no indivíduo que não apresenta esses problemas é importante focar na higiene do sono: evitar uso de estimulantes, por exemplo: cafeína, nos horários próximos ao escurecer; evitar uso excessivo de aparelhos eletrônicos que emitam luz azul (celulares, televisores ou computadores); evitar atividades agitadas ou estressantes próximo da hora de dormir; realizar atividades relaxantes próximo ao horário de dormir e evitar ir a cama sem ter sono.

As lesões associadas à corrida de rua são um grande desafio para aqueles que trabalham com esporte, até pela importância na estabilidade psicológica e bem-estar associado à prática. Muitas vezes é impossível ter um diagnóstico inicial preciso da lesão e dos fatores de risco que acometem ela. Portanto, é importante rever os diagnósticos e investigar as causas que possam estar afetando, frequentemente com a colaboração de uma equipe interdisciplinar. O conhecimento integrado entre anatomia, fisiologia do exercício, nutrição, treinamento, biomecânica contribuem para o entendimento das lesões por sobrecarga.

De maneira geral, não existe uma biomecânica perfeita de corrida. No entanto, alguns achados biomecânicos envolvidos nas lesões descritas anteriormente devem ser corrigidos, principalmente, na presença de sintomas. Hoje em dia é possível analisar a biomecânica de corrida dos indivíduos por meio de aplicativos de análise de vídeo com cálculo de angulações. Essas ferramentas podem ser úteis em alguns casos quando associados em conjunto com a clínica do paciente. No entanto, é necessário entender que estamos tirando apenas um retrato do corredor, e que muitas vezes as alterações biomecânicas tornam-se mais evidentes após a fadiga. Outro ponto é que muitos erros podem ser corrigidos naturalmente com aprendizado motor e condicionamento mediante a melhora e consistência nos treinamentos.

Em relação à prevenção de lesões é importante atentar a três pontos principais: 1. Controle de carga e volume de treinamento, respeitando as progressões; 2. Otimizar a nutrição, elevando a qualidade dos alimentos ingeridos, mantendo a hidratação durante o dia e evitando períodos longos de déficit energético; 3. Cuidados minuciosos com a recuperação entre os treinos, incluindo o aquecimento e desempenho dele, além de evitar a formação de "pontos gatilhos" por meio de soltura e cuidados com higiene do sono. Outros pontos importantes são o fortalecimento muscular específico, estabilizadores do quadril, músculos extensores e flexores do joelho e suas relações, juntamente com a estabilidade de CORE. A análise biomecânica da corrida também é importante, tendo atenção aos grandes erros associados à perda do alinhamento dos membros inferiores, posicionamento da pelve, alinhamento do tronco.

CONCLUSÃO

É importante reconhecer que a maioria dessas lesões resulta de sobrecarga, um fenômeno conhecido como uso excessivo. Esse aspecto enfatiza a necessidade de um equilíbrio adequado entre o treinamento e a recuperação, a fim de minimizar os riscos de lesões.

Observa-se que ainda não se sabe todos os mecanismos envolvidos, nem fatores de risco das principais lesões da corrida. Essas condições parecem ser multifatoriais, tornando a busca por respostas mais complexas. No entanto, esse reconhecimento não diminui a importância de se adotar práticas preventivas e terapêuticas adequadas.

O tratamento mais efetivo das lesões acaba passando pela combinação de diferentes terapias. Para tanto, é imperativo contar com uma equipe multiprofissional que possa oferecer uma visão holística e abrangente do atleta. Nesse sentindo, grupos diferentes de corredores terão respostas diferentes aos tratamentos, sendo necessário analisar de maneira individual qual o melhor tratamento em questão.

Finalmente, a corrida de rua desempenha um papel notável na promoção da saúde e do bem-estar. Sua acessibilidade e natureza democrática a tornam uma preferência valiosa para indivíduos de todas as idades e níveis de condicionamento físico. Portanto, a compreensão das lesões associadas a essa prática esportiva e a adoção de medidas preventivas e terapêuticas são essenciais para maximizar os benefícios da corrida, tanto em termos de desempenho quanto à saúde geral.

REFERÊNCIAS

1. Videbaek S, Bueno AM, Nielsen RO, Rasmussen S. Incidence of running-related injuries per 1000 h of running in different types of runners: a systematic review and meta-analysis. Sports Med. 2015.
2. Kakouris N, Yener N, Fong DTP. A systematic review of running related musculoskeletal injuries in runners. J Sports Health Sci. 2021.
3. Gulati A, Mcelrath C, Wadhwa V, Shah JP, Chhabra A. Current clinical, radiological and treatment perspectives of patellofemoral pain syndrome. Br J Radiol. 2018.
4. Saltchev M, Dutton RA, Laimi K, Fredericson M. Effectiveness of conservative treatment for patellofemoral pain syndrome: a systematic review and meta-analysis. J Reahabil Med. 2018.
5. Deshmukh N, Phansopkar P. Medial tibial stress syndrome: a review article. Cureus. 2022.
6. Rhim HC, Kwon J, Park J, Stein JB, Tendforde AS. A systematic review of systematic reviews on the epidemiology, evaluation, and treatment of plantar fasciitis. Life. 2021.
7. Sun K, Zhou H, Jiang W. Extracorporeal shock wave therapy versus other therapeutic methods for chronic plantar fasciitis. Foot Ankle Surg. 2020 Jan;26(1):33-8.
8. Hutchinson LA, Lichtwark GA, Willy RW, Kelly LA. The iliotibial band: a complex structure with versatile functions. Sports Med. 2022 May;52(5):995-1008.
9. Rickenbach KJ, Borgstrom H, Tendforde A, Stein JB, Mcinns K. Achilles tendinopathy: evaluation, rehabilitation, and prevention. Curr Sports Med Rep. 2021 Jun 1;20(6):327-34.
10. Vlist AC, Winters M, Wier A, Arden CL. Which treatment is most effective for patients with Achilles tendinopathy? A living systematic review with network meta-analysis of 29 randomised controlled trials. Br J Sports Med. 2021 Mar;55(5):249-56.
11. Kahanov L, Eberman LE, Games KE. Diagnosis, treatment, and rehabilitation of stress fractures in the lower extremity in runners. Open Access J Sports Med. 2015 Mar 27;6:87-95.
12. Poppel D, Worp M, Heuvel SP, Koes BW. Risk factors for overuse injuries in short and long distance running: a systematic review. J Sport Health Sci. 2021 Jan;10(1):14-28.
13. Mountjoy M, Borgen JS, Burke L, Carter S, Constantini N, Lebrun C, et al. The IOC Consensus statement: beyond the female athlete triad — relative energy deficiency in sport. Br J Sports Med. 2014 Apr;48(7):491-7.
14. Vitale KC, Owens R, Hopkins SR, Malhotra A. Sleep hygiene for optmizing recovery: review and recommendations. Int J Sports Med. 2019 Aug;40(8):535-43.

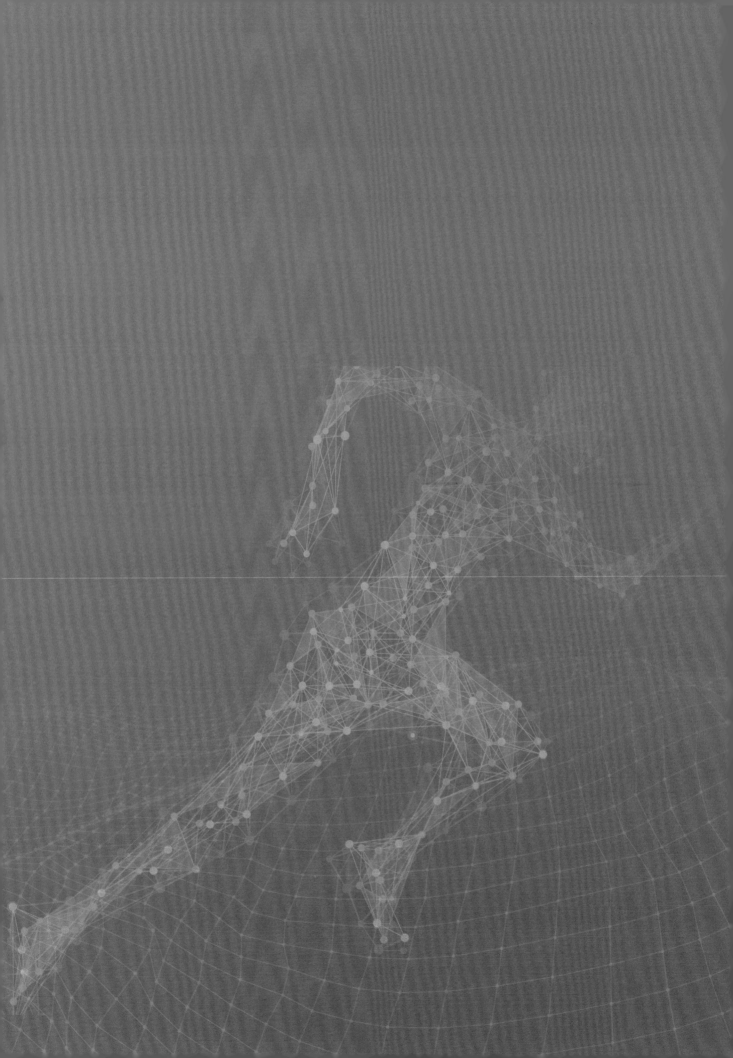

CrossFit®:
Epidemiologia das lesões e fatores de risco associados

35

▶ Paulo Roberto de Queiroz Szeles

● INTRODUÇÃO

O CrossFit® é um programa de treinamento desenvolvido no final da década de 90 na Califórnia, nos EUA, por um ex-ginasta que buscava capacitar seus praticantes a vencer desafios físicos. Este programa de treinamentos tornou-se uma marca registrada amplamente difundida com mais de mil afiliados no Brasil e 20 mil em todo o mundo (Figura 35.1).[1,2]

Parte do sucesso deste método pode ser explicado pelo elevado grau de satisfação dos seus praticantes, superior ao de esportes individuais em academia e semelhante ao de atividades coletivas em quadra. Dawson (2017) em seu estudo sobre os aspectos psicossociais relacionados a esta prática, comparou o CrossFit® a um culto à saúde, ressaltando a elevada assiduidade e dedicação aos treinos.[3,4]

Corroborando para este sucesso, a inclusividade, traduzida pela possibilidade de compartilhar o mesmo espaço entre diferentes populações, permite que adolescentes, adultos, idosos, gestantes e portadores de necessidades especiais treinem juntos, com as devidas adaptações, aumentando o espectro de praticantes, sendo o CrossFit® muitas vezes uma atividade esportiva praticada em família.[5,6]

O alicerce que fundamenta o sucesso deste método, entretanto, é a melhora da aptidão física. Diversos estudos têm demonstrado benefícios que variam desde a melhora da *performance* esportiva até de parâmetros clínicos e laboratoriais em indivíduos sadios e com comorbidades.

Apesar dos inúmeros benefícios associados, com a popularização do método, houve também o incremento no número de lesões, chegando a uma taxa anual de elevação de 30% no atendimento hospitalar de emergência.[1,7] Szeles e colaboradores, (2020) contudo, demonstrou em um estudo prospectivo que a incidência de lesões musculoesqueléticas é semelhante a de outros esportes.[8]

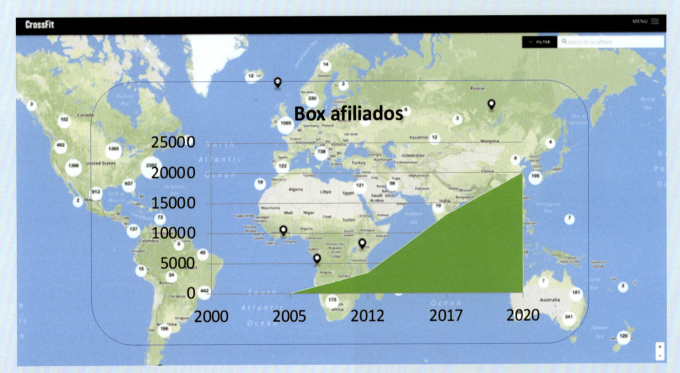

Figura 35.1 Número de afiliados pelo mundo.
Fonte: Retirada de https://map.crossfit.com).

FUNDAMENTOS

O método de treino é baseado em um conjunto de exercícios intervalados de alta intensidade com movimentos funcionais multiarticulares e variados, trabalhando diferentes vias metabólicas e capacidades físicas.[9]

Segundo Glasman, desenvolvedor do programa, a principal especialidade do CrossFit® é de não ser especializado. O autor defende que os praticantes do método devem ser bons em múltiplas áreas em detrimento da excelência em apenas uma delas. Força, potência, resistência muscular e cardiorrespiratória, bem como precisão, equilíbrio, coordenação, flexibilidade e velocidade, entre outras, devem ser trabalhadas simultaneamente e em diferentes gestos esportivos. O criador do método explica que séries de exercícios uniplanares realizados em máquinas nas academias não necessariamente preparam estes atletas para os desafios práticos do dia a dia. Corrida, ciclismo, natação, levantamento olímpico, treinamentos pliométricos, remo e movimentos da ginástica artística devem fazer parte dos treinos, visando a preparação para o objetivo primordial do programa, a superação de desafios físicos. Elevar objetos do chão até acima da cabeça, transportar outra pessoa ou cargas por alguns metros, escalar com cordas e empurrar objetos como a clássica imagem de virar pneus de tratores (Figura 35.2) são alguns destes desafios físicos e explicam por que este programa foi inicialmente difundido entre militares, policiais e bombeiros.[9-15]

Os treinos de CrossFit® são realizados em estruturas montadas especificamente para a modalidade, os chamados "boxes", caracterizados por espaços amplos, sem aparelhos de musculação, onde os praticantes realizam os exercícios com pesos livres, barras olímpicas com anilhas de borracha, cordas, caixas de madeira e argolas. Os treinos além de coletivos, geralmente são realizados em duplas ou em pequenos grupos. Tem a duração aproximada de 1 hora e, geralmente, são divididos em uma parte inicial de aquecimento e exercícios preventivos, seguidos pelo treinamento de habilidades e técnica e finalmente o WOD (*Workout of the day* – desafio do dia). Montado pelo treinador principal, o WOD é composto por um circuito de movimentos funcionais multiarticulares realizados em intervalos de alta intensidade com breves períodos de descanso e com duração aproximada de 10 a 20 minutos, até exaustão ou conforme determinado pelo treinador.[14,16]

A carga de treino prescrita, conhecida como *Rx*, engloba todo o trabalho físico proposto para o WOD, incluindo os pesos, repetições, descanso e tempo total de duração dos exercícios, variando apenas entre homens e mulheres. Indivíduos iniciantes ou que não estão preparados para o desafio proposto podem escalonar os movimentos para uma carga inferior, adaptada, conhecida como *scaled*. Esta distinção entre as cargas de treino é fundamental, pois, como veremos a seguir, é um importante fator de risco associado à ocorrência de lesões.[14,16]

BENEFÍCIOS

Os efeitos psicossociais positivos associados à prática do CrossFit® têm sido demonstrados em inúmeras publicações. A inclusividade tanto de populações distintas quanto de diferentes níveis de condicionamento físico, associadas à sensação de acolhimento e pertencimento, defendidos pelos criadores do programa, explicam a assiduidade, comprometimento e elevada satisfação dos praticantes de CrossFit®. Dominski e colaboradores (2020), em uma revisão sistemática sobre variáveis psicossociais relacionadas ao método, evidenciou este elevado grau de satisfação, motivação e adesão aos treinos dos praticantes de CrossFit®.[17] Outros estudos enfatizaram a melhora da autoestima, concentração e redução de depressão.

O resultado do treinamento intervalado de alta intensidade, realizado em média de três a cinco vezes na semana, focado em inúmeras capacidades físicas e diferentes vias metabólicas, promove a melhora da composição corporal, aptidão cardiorrespiratória, força, coordenação, resistência, velocidade assim como de parâmetros clínicos como frequências cardíaca e respiratória, pressão arterial, glicemia e perfil lipídico.

Bellar (2015) evidenciou melhora tanto de parâmetros de aptidão cardiorrespiratória quanto de força em indivíduos submetidos a um programa de treinamento de CrossFit®.[18] Além da melhora de parâmetros cardiovasculares, força e composição corporal, Muraska (2015) também evidenciou o aumento de fatores neurotróficos cerebrais.[19] A redução da pressão arterial de repouso também foi evidenciada com a prática regular de CrossFit®.[20]

Em crianças e adolescentes, a atividade física regular com exercícios de alta intensidade e volume também têm sido associada à melhora de massa muscular e óssea, da aptidão cardiorrespiratória e cardiometabólica, da redução do risco de depressão, além de apresentar efeitos positivos em funções cognitivas e desempenho escolar.[21-25] Programas como o CrossFit® *Kids* e CrossFit® *Teens,* versão adaptada dos princípios

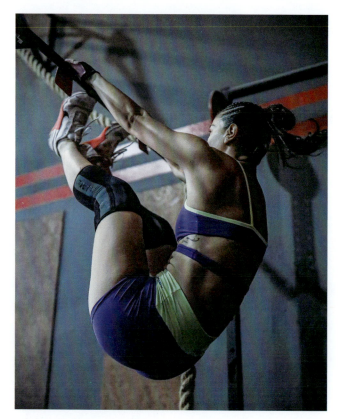

Figura 35.2 Atleta de CrossFit realizando exercício conhecido como *Toes-to-Bar*.
Fonte: Arquivo pessoal do autor.

do método para crianças e adolescentes, são adequados ao desenvolvimento musculoesquelético e maturidade emocional e são seguros quanto ao risco de lesões.[25] Indivíduos em recuperação pós câncer também apresentaram melhora da saúde mental, composição corporal, força muscular e resistência após a prescrição de treinos de CrossFit®.[26]

● LESÕES ASSOCIADAS

O número de publicações sobre lesões associadas ao CrossFit® têm sido crescentes desde 2010[27] (Figura 35.3). Inicialmente, estudos retrospectivos sobre a epidemiologia das lesões e alguns poucos relatos de casos eram a base científica do conhecimento sobre o programa. Duas décadas depois do surgimento da modalidade, com o crescimento exponencial do número de praticantes e proporcionalmente de lesões, os estudos foram acrescidos de revisões sistemáticas e estudos prospectivos. Claudino e colaboradores (2018), em uma revisão sistemática com metanálise sobre o CrossFit®, ressaltou a heterogeneidade e baixa qualidade dos estudos iniciais (94%), sobretudo em relação ao elevado risco de viés e baixo nível de evidência científica das publicações.[28] A prevalência de lesão naquele momento variava de 19,4% a 73,5%, assim como a incidência de 1,9/1000 a 3,1/1000.[29] Posteriormente, com a publicação de estudos epidemiológicos com o maior acompanhamento retrospectivo eprospectivo esta discrepância aumentou de 0,27/1000 a 18,9/1000, respectivamente.[8,30] A provável explicação que justifica esta maior variação da incidência é a diferença metodológica, sobretudo em relação a coleta de dados. Estudos retrospectivos estão mais associados ao viés de memória, o esquecimento das lesões ocorridas, principalmente quando englobam longos períodos de avaliação retrospectiva. Na pesquisa conduzida por Feito e colaboradores (2018), os participantes foram avaliados retrospectivamente ao longo de 4 anos, enquanto no de Szeles (2020), o acompanhamento dos 400 atletas foi prospectivo, por 90 dias, minimizando o viés de memória e consequentemente apresentando em uma maior incidência de lesões.[8,31] As definições de lesão utilizadas nos estudos epidemiológicos sobre CrossFit® também têm sido discrepantes. Um grupo segue a publicação por Hak e colaboradores (2013), em que lesão é definida por qualquer afastamento que impeça o treino por pelo menos um dia. Por outro lado, outros autores seguem a publicação de Weisenthal e colaboradores (2014), que classificam como lesão apenas os casos que demandem período maior que 7 dias de afastamento, de 14 dias de treinos adaptados ou necessidade de avaliação médica como critérios para caracterização de lesão.[29,32] A escolha da definição utilizada também impacta na taxa de incidência das lesões identificadas.

As conclusões de Claudino, sobre a necessidade de maior padronização e melhora dos desenhos metodológicos foram reforçadas em 2022 na revisão de Rodriguez e colaboradores.[3] Além disso, Claudino ressaltou a necessidade da investigação da influência da carga de treino com o fator de risco para lesões, publicada por Szeles em 2018[33] e 2020.[8]

Diferentemente da ampla variação nas taxas de lesão, quando se trata da localização das lesões, ocorrências nos ombros e posteriormente da coluna vertebral são recorrentes nas publicações.[30,34,35] Summit e colaboradores (2016), em um estudo específico sobre lesões nos ombros de praticantes de CrossFit® reportou uma incidência de 1,9 lesões a cada mil horas de treinos e uma prevalência de 24% de lesões nos ombros nos últimos seis meses, sendo que 38,6% eram recidivas de lesões prévias. Além da lesão prévia como fator de risco no estudo, os atletas acometidos também atribuíram, em 33,3% dos casos, ao treinamento inadequado a causa de suas lesões nos ombros.[36]

Quanto a caracterização destas lesões, no estudo prospectivo de Szeles (2020), com o acompanhamento de 406 atletas pelo período de 12 semanas, as lesões musculares tiveram uma prevalência de 45,3%, seguidas por dores articulares em 24,7% e tendinopatias em 12,9%. A dor associada às lesões, entretanto, foi moderada, com média de cinco em uma escala de 0 a 10 de intensidade, e evoluiu em um pequeno período de afastamento dos treinos, com média inferior a três dias.[8]

A contribuição mais relevante deste estudo, entretanto, foi quanto a identificação da carga de treino como fator de risco às lesões. Indivíduos que variavam carga, hora treinando com a carga prescrita (Rx), hora com a carga escalonada

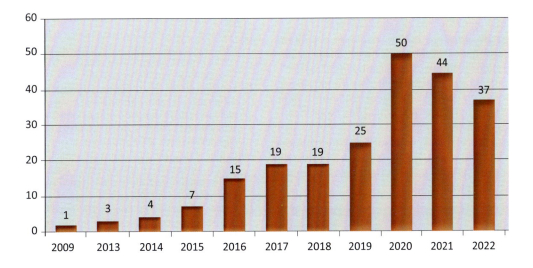

Figura 35.3 Literatura.

Fonte: Publicações no PUBMED com termo "CrossFit®" no título. Número de publicações x ano de publicação.

(scaled), apresentaram 3,5 lesões para cada lesão do grupo *scaled*, além de taxas superiores aos que sempre treinam *Rx*. A explicação para o fato de que indivíduos que não variam carga, mesmo os que sempre treinam com carga máxima, prescrita *(Rx)*, apresentarem menor taxa de lesão em relação aos que variam carga, justifica-se pelo fato de que aqueles que sofrem cargas constantes provavelmente estão alinhados à sua capacidade física, condizentes com seus limites, mantendo uma relação de carga aguda e crônica, bem como gerenciando os picos de carga.[8,37-39]

Outros fatores de risco associados às lesões no CrossFit® são lesão prévia, participação em competições e experiência (em anos de prática).[8] Entretanto, segundo outros autores, um período de experiência superior a um ano foi identificado como um fator de proteção associado à redução de lesões, possivelmente à melhoria da técnica e do controle de carga.[8]

Apesar dos inúmeros benefícios associados à saúde mental, Lichtenstein e Jensen (2016) reportaram uma prevalência de 5% de praticantes viciados em CrossFit®, principalmente em indivíduos jovens.[40] A diminuição da atenção também foi associada a praticantes de CrossFit® que mantinham níveis elevados de lactato após treino.[41]

CONCLUSÃO

O CrossFit® tem sido amplamente difundido em todo o mundo devido aos inúmeros benefícios associados à sua prática, sobretudo por englobar melhora das capacidades físicas e da saúde mental, além da inclusão de diferentes populações, abrangendo crianças até idosos e distintos níveis de habilidades, desde profissionais a gestantes e portadores de necessidades especiais.

Sua prática não isenta riscos, mas as taxas de lesões são comparáveis a de outras modalidades esportivas. Dentre os fatores de risco associados, o controle da carga de treino parece ser o mais relevante e deve ainda ser mais estudado.

Os resultados da investigação dos fatores associados, objetivo secundário, nos permitiu traçar um perfil de risco, caracterizado, em nossa mostra, por indivíduos menos experientes (menos de um ano de prática de CrossFit®), com peso superior a 74 kg, com histórico de lesão prévia e que treinam variando as cargas *(Rx:Scaled)*. Estas lesões, entretanto, são, em média, de moderada intensidade (5 de 0 a 10) e fugazes, com duração média de menos de três dias (2,7 dias).

As limitações do presente estudo não nos permitem concluir que os resultados obtidos em nossa amostra podem ser generalizados a todos os praticantes de CrossFit®, possivelmente pela heterogeneidade entre as metodologias treinos (diferentes *head coaches* e consequentemente diferentes tipos de treinos) e entre as populações de praticantes (disseminados por todo o mundo).

Conclui-se que este estudo cumpriu seu objetivo primordial, redefinindo a incidência de lesão associada à prática de CrossFit® para valores até dez vezes superiores aos previamente reportados na literatura.

REFERÊNCIAS

1. Beers E. Virtuosity goes viral. CrossFit J. 2014:1-10.
2. Minc C. Official crossfit affiliate map. https://map.crossfit.com/: CrossFit, Inc; 2018 [updated 18/02/18].
3. Dawson MC. CrossFit: fitness cult or reinventive institution? Int Rev Sociol Sport. 2017;52(3):361-79.
4. Whiteman-Sandland J, Hawkins J, Clayton D. The role of social capital and community belongingness for exercise adherence: an exploratory study of the CrossFit gym model. J Health Psychol. 2016.
5. Partridge JA, Knapp BA, Massengale BD. An investigation of motivational variables in crossfit facilities. J Strength Condit Research. 2014;28(6):1714-21.
6. Fisher J, Sales A, Carlson L, Steele J. A comparison of the motivational factors between CrossFit participants and other resistance exercise modalities: a pilot study. J Sports Med Phys Fitness. 2017;57(9):1227-34.
7. Everhart J, Kirven J, France T, Hidden K, Vasileff W. Rates and treatments of CrossFit-related injuries at a single hospital system. Curr Orthop Pract. 2019;30:1.
8. Szeles PRQ, da Costa TS, da Cunha RA, Hespanhol L, Pochini AC, Ramos LA, et al. CrossFit and the epidemiology of musculoskeletal injuries: a prospective 12-week cohort study. Orthop J Sports Med. 2020;8(3):2325967120908884.
9. Glassman G. Foundations. Crossfit J. 2002.
10. Glassman G. Understanding crossfit. Crossfit J. 2007(56):1-2.
11. Understanding CrossFit [Internet]. CrossFit Inc. 2007. Disponível em: www.crossfit.com.
12. Foundations [Internet]. CrossFit Inc. 2002. Disponível em: www.crossfit.com
13. Glassman G. The purpose of crossfit: parts 1-2. 2011.
14. Glassman G. The crossfit training guide. CrossFit J. 2010:1-115.
15. Glassman G. What is fitness. CrossFit J. 2002b;1(3):1-11.
16. Glassman G. CrossFit training guide. CrossFit Journal. 2011.
17. Dominski FH, Serafim TT, Siqueira TC, Andrade A. Psychological variables of CrossFit participants: a systematic review. Sport Sci Health. 2021;17(1):21-41.
18. Bellar D, Hatchett A, Judge LW, Breaux ME, Marcus L. The relationship of aerobic capacity, anaerobic peak power and experience to performance in CrossFit exercise. Biol Sport. 2015;32(4):315-20.
19. Murawska-Cialowicz E, Wojna J, Zuwala-Jagiello J. Crossfit training changes brain-derived neurotrophic factor and irisin levels at rest, after wingate and progressive tests, and improves aerobic capacity and body composition of young physically active men and women. J Physiol Pharmacol. 2015;66(6):811-21.
20. Gilmore KE, Heinrich KM. Crossfit & heart health: effects of crossfit participation on resting blood pressure and heart rate: 1020 Board #336 June 1, 2:00 PM - 3:30 PM. Med Sci Sports Exerc. 2016;48(5 Suppl 1):293.
21. Ortega FB, Ruiz JR, Castillo MJ. Actividad física, condición física y sobrepeso en niños y adolescentes: evidencia procedente de estudios epidemiológicos. Endocrinol Nutrición. 2013;60(8):458-69.
22. Moran K. The effects of using the crossfit kids program on academics and fitness a dissertation submitted in partial fulfillment of the requirements for the degree of Doctor of Philosophy at George Mason University. 2014.
23. Sánchez-Alcaraz Martínez BJ, Gómez-Mármol A. Percepción de esfuerzo, diversión y aprendizaje en alumnos de educación secundaria en las clases de Educación Física durante una Unidad Didáctica de CrossFit. Sport TK-Revista EuroAmericana de Ciencias del Deporte. 2015;4(1):63-8.
24. Eather N, Morgan PJ, Lubans DR. Effects of exercise on mental health outcomes in adolescents: Findings from the CrossFit™ teens randomized controlled trial. Psychology of Sport and Exercise. 2016;26:14-23.
25. Eather N, Morgan PJ, Lubans DR. Improving health-related fitness in adolescents: the crossfit teens™ randomised controlled trial. J Sports Sci. 2016;34(3):209-23.
26. Heinrich KM, Becker C, Carlisle T, Gilmore K, Hauser J, Frye J, et al. High-intensity functional training improves functional movement and body composition among cancer survivors: a pilot study. Eur J Cancer Care (Engl). 2015;24(6):812-7.

27. Ángel Rodríguez M, García-Calleja P, Terrados N, Crespo I, Del Valle M, Olmedillas H. Injury in crossfit®: a systematic review of epidemiology and risk factors. Phys Sportsmed. 2022;50(1):3-10.

28. Claudino JG, Gabbett TJ, Bourgeois F, Souza HS, Miranda RC, Mezêncio B, et al. CrossFit overview: systematic review and meta-analysis. Sports Med Open. 2018;4(1):11.

29. Weisenthal BM, Beck CA, Maloney MD, DeHaven KE, Giordano BD. Injury rate and patterns among crossfit athletes. Orthop J Sports Med. 2014;2(4):2325967114531177.

30. Feito Y, Burrows EK, Tabb LP. A 4-year analysis of the incidence of injuries among crossfit-trained participants. Orthop J Sports Med. 2018;6(10):2325967118803100.

31. Feito Y, Burrows EK, Tabb LP. A 4-year analysis of the incidence of injuries among crossfit-trained participants. Orthop J Sports Med. 2018;6(10):2325967118803100.

32. Hak PT, Hodzovic E, Hickey B. The nature and prevalence of injury during CrossFit training. J Strength Cond Res. 2013.

33. Szeles PRdQ. Incidência de lesões e fatores de risco em praticantes de crossfit®: um estudo prospectivo. [Master]. https://repositorio.unifesp.br/handle/11600/52455: Universidade Federal de São Paulo; 2018.

34. Alekseyev K, John A, Malek A, Lakdawala M, Verma N, Southall C, et al. Identifying the most common crossfit inju-

ries in a variety of athletes. Rehabil Process Outcome. 2020;9:1179572719897069.

35. Feito Y, Paul A. Prevalence of injury among crossfit (R) participants. Med Sci Sports Exerc. 2014;46(5):762.

36. Summitt RJ, Cotton RA, Kays AC, Slaven EJ. Shoulder injuries in individuals who participate in crossfit training. Sports Health. 2016.

37. Hulin BT, Gabbett TJ, Lawson DW, Caputi P, Sampson JA. The acute: chronic workload ratio predicts injury: high chronic workload may decrease injury risk in elite rugby league players. Brit J Sports Med. 2016;50(4):231-U123.

38. Hulin BT, Gabbett TJ, Blanch P, Chapman P, Bailey D, Orchard JW. Spikes in acute workload are associated with increased injury risk in elite cricket fast bowlers. Brit J Sports Med. 2014;48(8):708-12.

39. Gabbett TJ. The training-injury prevention paradox: should athletes be training smarter and harder? Brit J Sports Med. 2016;50(5):273-82.

40. Lichtenstein MB, Jensen TT. Exercise addiction in crossfit: prevalence and psychometric properties of the exercise addiction inventory. Addict Behav Reports. 2016;3:33-7.

41. Perciavalle V, Marchetta NS, Giustiniani S, Borbone C, Perciavalle V, Petralia MC, et al. Attentive processes, blood lactate and crossfit(®). Phys Sportsmed. 2016;44(4):403-6.

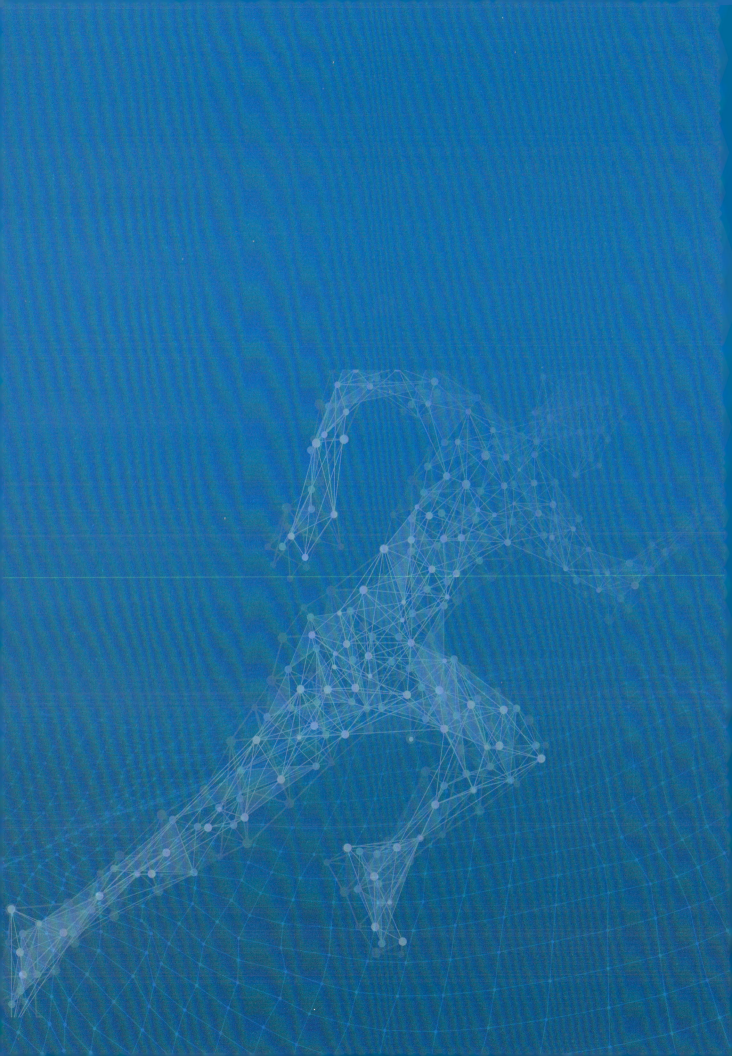

Escalada esportiva

36

▶ Angelo Tadayochi Hanai Bortoli ▶ Fabrizzio Espinoza Marins ▶ Mateus Saito

● INTRODUÇÃO

História

Desde o reconhecimento da escalada esportiva pelo Comitê Olímpico Internacional (COI), a modalidade vem ganhando cada vez mais exposição e aumentando seu número de praticantes no mundo. Este desenvolvimento do esporte é acompanhado da melhora das estratégias e novos estudos dentro do cenário competitivo nacional e internacional para fomentar e formar novos talentos.

A escalada sempre teve um contato íntimo com o montanhismo moderno. Em 1760 o *Mont Blanc*, localizado nos alpes que fazem fronteira entre a Itália e a França, foi alvo de um desafio científico. O geólogo suíço chamado Horace Bénédict de Saussure ofereceu uma recompensa para quem conseguisse abrir uma rota até o pico da montanha, feito realizado apenas 26 anos depois. Essa realização marca o início do montanhismo moderno.[1]

Os diferentes tipos de terrenos, montanhas, rochas e inclinações das paredes passaram a apresentar desafios e obstáculos cada vez mais difíceis de serem vencidos. Logo, as técnicas e equipamentos utilizados para a ascensão de montanhas evoluíram, seguindo a especialização da modalidade e criando um ramo divergente do montanhismo moderno. Aproximadamente em 1880, essa divisão ficou mais evidente e o novo esporte, a escalada, passou a ter uma identidade própria. Outro grande momento de avanço foi o período após as duas grandes guerras que promoveram uma revolução na indústria, impactando inclusive no desenvolvimento de novos equipamentos essenciais para a sua prática. Os materiais antes fabricados com ferro foram substituídos pelos de alumínio, e as cordas de fibra foram substituídas pela de nylon, mais resistentes, seguras e leves.[2]

A escalada sempre esteve muito relacionada às inovações tecnológicas e muito do que vemos hoje é fruto do aparecimento de novos produtos que permitem o praticante se expor em situações com maior segurança e, inclusive, criar técnicas e tipos de escalada em diferentes ambientes. Dentro do esporte encontramos modalidades específicas que podem ser praticadas na natureza ou em paredes artificiais (ginásio).

- Escalada tradicional;
- Escalada esportiva;
- Escala de *Big Wall*;
- *Boulder*;
- Escalada de velocidade;
- Escalada no gelo;
- Escalada solo.

A **escalada tradicional** é caracterizada pela subida de uma parede no ambiente *outdoor* utilizando equipamentos de segurança móveis (Figura 36.1), e só pode escalar utilizando as falhas nas rochas, ou seja, à medida que sobe, o escalador posiciona o equipamento de segurança para progredir. Ao final da escalada, todo o material é recolhido a parede volta ao estado natural. No segundo tipo, **a escalada esportiva**, o escalador possui uma via definida com os pontos de segurança fixados (chapeletas) na rocha e, que por serem dispositivos definitivos, permite maior segurança ao escalar tipos de paredes que seriam inviáveis com os dispositivos móveis. Outra característica é que essa escalada pode ser realizada no ambiente *indoor*, dentro de ginásios com agarras que simulam as rochas, e é uma modalidade competitiva presente nos Jogos Olímpicos. As escaladas de grandes paredões, **Big Wall**, são semelhantes as escaladas

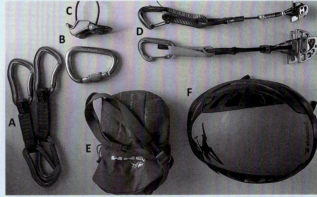

Figura 36.1 Equipamentos utilizados na escalada tradicional e esportiva. **(A)** Costura, um mosquetão é colocado no ponto de segurança e o outro lado é por onde passa a corda, utilizado na maioria das modalidades. **(B)** Mosquetão. **(C)** Freio do tipo ATC, equipamento para soltar ou prender a corda enquanto o atleta sobe ou desce da parede. **(D)** Dispositivo móvel de segurança, ele é posicionado dentro de uma fenda e ao acioná-lo a ponta se abre fazendo pressão contra a rocha, fixando-o, não é utilizado na modalidade esportiva. **(E)** Saco de magnésio. **(F)** Capacete.

Fonte: Anderson Gouveia

313

314 TRATADO DE ACUPUNTURA E DOR NA MEDICINA ESPORTIVA

tradicionais, porém levam dois dias ou mais para serem concluídas e os escaladores dormem em barracas suspensas ou em algum ponto durante a subida.

Dentro do formato competitivo, temos três tipos de **escalada em ginásio**. A primeira, já citada, é a escalada esportiva ou também chamada de guiada. O atleta escala uma parede de aproximadamente 15 metros de altura e o desafio é chegar até o final sem cair. O segundo tipo é o **boulder**, modalidade que pode ser praticada no ambiente *indoor* e *outdoor*. Sua principal característica é o fato de não utilizar corda de proteção e, sim, colchões específicos no solo. As paredes possuem aproximadamente 4 a 5 metros de altura, e os movimentos geralmente demandam força e potência. Cada problema possui poucos movimentos, e o atleta precisa ler e escalar o maior número de problemas, como é chamado cada *boulder*. A terceira modalidade é a **escalada de velocidade**. Essa é uma corrida em duas vias paralelas e iguais de 15 metros de altura. Cada atleta se posiciona na base da parede e sobe o mais rápido possível. As vias são padronizadas no mundo inteiro, desde a textura da parede, tipo e marca das agarras, cronômetro e inclinação

Outros exemplos de escalada são: **escalada no gelo,** que consiste em subir grandes paredões de gelo ou cachoeiras congeladas, e a **escalada solo**, uma das mais polêmicas e perigosas, pois o atleta sobe grandes paredes sem a utilização de equipamentos de segurança.

Cenário competitivo

Globalmente, temos aproximadamente 44 milhões de escaladores distribuídos nas diferentes modalidades. O calendário oficial conta com o circuito da Copa do Mundo nas três modalidades competitivas, o Campeonato Mundial adulto e juvenil, além dos eventos continentais e nacionais. O Brasil acompanha a tendência crescente dessa modalidade, e possui campeonatos desde os anos 90, além de contar com cerca de 42 ginásios espalhados para treinamento em paredes artificiais.

A entidade que atua no desenvolvimento e promoção da escalada no Brasil é a Associação Brasileira de Escalada Esportiva (ABEE). Criada em 2014, é a organização reconhecida pela Federação Internacional de Escalada Esportiva (IFSC), autoridade máxima do esporte, quanto pelo Comitê Olímpico Brasileiro (COB).

A IFSC, sediada em Turim (Itália), iniciou suas atividades em 2007, dando continuidade aos trabalhos do antigo Conselho Internacional para Competições de Escalada. Ela é responsável pela direção, regulamentação, desenvolvimento e apoio às competições ao redor do mundo, membro do Comitê Olímpico Internacional (COI) e Comitê Paralímpico Internacional (IPC).

Em 2016, a escalada esportiva foi confirmada no programa olímpico para os Jogos de Tóquio (2020). Em sete de dezembro de 2020, a escalada novamente foi confirmada para compor o programa oficial dos jogos de 2024, que serão realizados em Paris, sendo prevista a participação de 68 atletas, 28 a mais que na olimpíada anterior.

Juntamente com a escalada esportiva, a paraescalada, também experimenta crescimento contínuo como meio de envolver novos atletas na modalidade. A primeira competição realizada pela IFSC foi em 2006, em Ecaterimburgo, na Rússia), e contou com a participação de quatro federações nacionais e, então, desde 2011 a Copa do Mundo de Paraescalada tem sido realizada regularmente. O IPC reconheceu em 2017 a IFSC como uma federação internacional e ainda não existe confirmação sobre a introdução da modalidade nos jogos paraolímpicos.

Os critérios de elegibilidade estão relacionados ao acometimento das deficiências. No caso da escalada são consideradas elegíveis, desde que se tenha um grau mínimo de acometimento, os seguintes tipos de deficiência: diferença de tamanho entre membros inferiores, baixa estatura, hipertonia, ataxia, atetose, limitação da amplitude de movimento, ausência de um dos membros, alteração de força e deficiências visuais.

Dentre as deficiências não elegíveis podemos citar alguns exemplos como: síndromes dolorosas, intelectuais, auditivas, hipermobilidade, instabilidade articular, síndromes de fadiga muscular, alterações de reflexo, doenças cardiovasculares, respiratórias e metabólicas.

● EPIDEMIOLOGIA

A escalada, à primeira vista, parece ser um esporte perigoso e existe a impressão de ter uma alta incidência de lesões graves. Apesar da exposição e dos ambientes remotos tradicionalmente ligados à sua prática, os maiores riscos de lesão e fatores causadores de intercorrências são os erros humanos e o risco ambiental, se praticado fora de ginásios.[3]

Quando praticada no ambiente *outdoor,* a combinação das principais modalidades (esportiva, tradicional e *boulder*) possuem uma taxa de incidência de 4,2 lesões para cada mil horas praticadas,[4] valor considerado baixo quando comparado a outros esportes. No ambiente *indoor*, há um maior controle do ambiente e menor exposição a riscos relacionados à natureza, assim a incidência cai para 2,85 lesões para cada mil horas praticadas, levando em consideração duas das três principais modalidades de ginásio (esportiva e *boulder*).[5] Em um estudo prospectivo que durou cinco anos, em um dos maiores ginásios de escalada da Alemanha, foi acompanhada quase meio milhão de visitas e uma baixa taxa de lesões, apenas 0,02 lesões para cada mil horas de exposição.[6]

Entre as lesões mais comuns, a maioria é localizada nos membros superiores (71,4%) e, nessa região, a maior incidência ocorre nos dedos (39,4%), cotovelo (15,6%) e ombro (17,7%). Os membros inferiores constituem a segunda região mais acometida, chegando a 21,3% de todas as lesões. Dessa categoria, o tornozelo representa 46,8%, principalmente por mecanismo de queda, e os joelhos (24%).[7]

Porém, esses valores podem variar dependendo do local de treino e modalidade. No ambiente *outdoor* são mais comuns as lesões de membros inferiores se comparada às modalidades praticadas em ginásio. Isso se deve principalmente às quedas e à diferença do colchão de proteção para a prática de *boulder*, que, de maneira geral, em ginásios, oferece mais proteção. No ambiente externo, pela característica dos mecanismos de impacto, os tipos de lesões mais comuns são as fraturas, contusões e lacerações. Os ambientes *indoors* são mais controlados, e permitem que o atleta entre várias vezes na mesma via, resultando em treinos com volumes e intensidades mais elevados, volume e intensidade mais elevados, as lesões de membro superiores possuem uma maior incidência. Essa maior carga externa de treino gera maior sobrecarga, caracterizando o maior risco para lesões ligamentares, musculares e principalmente tendíneas.[7]

Uma característica dos esportes é que o ambiente pode influenciar a epidemiologia das lesões, na escalada não é diferente. Os atletas mais técnicos e mais experientes assumem maior risco de lesões por sobrecarga e por movimentos mais arriscados, enquanto os atletas mais inexperientes não sabem avaliar de maneira correta os riscos de certos movimentos e se expõem menos a situações extremas.[3]

Biomecânica da escalada

A escalada possui uma característica biomecânica semelhante aos esportes com padrão de "puxar", como a ginástica, e muita dessa força é baseada na forma em que o atleta se movimenta na parede. Além da grande utilização da musculatura estabilizadora (core) e outros grupos musculares, algo que se destaca na modalidade é a utilização das mãos nos diferentes tipos de agarras. Elas podem variar em tamanho, posição, formato e materiais. Entre as formas mais recorrentes estão os regletes, abaulados, bidedos e pinças (Figura 36.2), e em cada tipo de agarre existe uma forma de posicionamento das mãos.

Os **regletes** podem ser utilizados com uma com a pegada aberta ou fechada (Figura 36.2A e 2B) e durante a escalada pode ser utilizada por longos períodos e em diversos momentos. A sua característica é baseada no apoio em pequenas superfícies, geralmente estreitas, cabendo dois ou três dedos e praticamente apenas a falange distal. Os dedos tendem a se comportar com uma flexão da articulação interfalangiana proximal (90° a 100°) e hiperextensão da articulação interfalangiana distal, gerando altas demandas para o sistema de polias.[8]

As agarras abauladas (Figura 36.2C) utilizam a superfície palmar em flexão, juntamente com os dedos para gerar maior área de contato, tração e estabilidade. Nas agarras do tipo "bidedo" são comuns a utilização de dois ou três dedos para sustentação do escalador: monodedo e bidedo (Figura 36.2D). Nesta posição, há um recrutamento significativo do músculo flexor profundo dos dedos, que se insere na superfície palmar das falanges distais do segundo ao quinto dedo. A sua profundidade também pode variar de duas falanges até menos de uma falange completa. Para otimizar e aumentar a capacidade de sustentação nos dedos utilizados, os outros estendidos permanecem flexionados junto a região palmar, aumentado em até 50% a sua força máxima.[8,9] A última forma, também, muito comum são as agarras de pinças (Figura 36.2E) que podem ser grandes ou pequenas, mas possuem a característica de oposição do polegar contra os outros dedos, permitindo que o atleta se movimente na parede.

● LESÕES DO OMBRO DO ESCALADOR

As lesões do ombro correspondem 17,7% das lesões do escalador.[10,11] Os atletas são suscetíveis a essas lesões por conta dos movimentos repetitivos e prolongados das mãos sobre a cabeça, assim como pelo gesto esportivo de ficar dependurado agarrando com as mãos.[5] Dentre as lesões mais comuns, estão a lesão labral superior, anterior e posterior (SLAP), além do impacto sub-acromial, que envolve o comprometimento dos tendões do manguito rotador entre o acrômio, o ligamento coracoacromial e a cabeça do úmero.[12]

O diagnóstico é comprovado por meio de exames de ultrassonografia e ressonância magnética. Esta última pode dar mais detalhes, especialmente nas lesões SLAP. Dentre os achados mais importantes estão: a extensão da lesão na espessura do tendão, a extensão do descolamento do *labrum* e a diminuição do espaço subacromial.

O tratamento inicial envolve a fisioterapia com o reequilíbrio da musculatura do manguito rotador e a estabilização da cintura escapular. As lesões com comprometimento de mais de 50% da espessura do tendão têm pior prognóstico e, portanto, podem ser tratados cirurgicamente. Na falha do tratamento conservador, recomenda-se o tratamento cirúrgico. A técnica artroscópica tem se mostrado satisfatória para o reparo das lesões do manguito rotador e do *labrum*. Além dos reparos, a tenodese do cabo longo do bíceps auxilia na melhora da dor.[12,13]

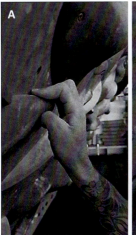 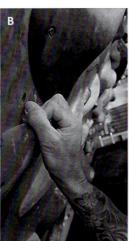 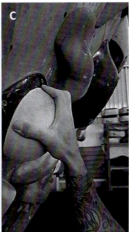 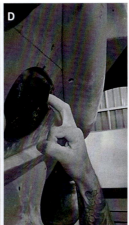 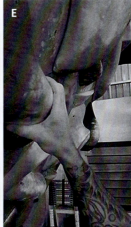

Figura 36.2 **(A)** Pegada de reglete aberta **(B)** Pegada de reglete fechada **(C)** Abaulado **(D)** Bidedo **(E)** Pinça.
Fonte: Anderson Gouveia.

LESÕES DA MÃO DO ESCALADOR

Segundo Pozzi, as lesões mais comuns na mão do escalador, são:

- Lesões da polia flexora;
- Fraturas;
- Lesões ligamentares;
- Ferimentos
- Luxações.

Além destas, abordaremos as lesões do esqueleto imaturo que podem acontecer por *overuse*.[14,15]

Lesões de polias

Acontecem nas polias flexoras. As polias são túneis alinhados onde os tendões passam e dão precisão aos movimentos, além de permitir uma eficiência na excursão dos tendões e movimento dos dedos. Durante a escalada, dependendo da carga que as polias recebem, elas podem sofrer rupturas e tais acabam causando dor naquelas articulações e, dependendo do número de polias lesionadas, podem levar a uma alteração da função do dedo.[16]

As polias mais importantes são as que ficam na diáfise das falanges, polia A2 e polia A4. São as maiores e contém o tendão por uma maior distância. Num movimento excessivo de força, ela pode se romper e fazer com que o tendão perca contato com o osso. Isso não apenas causa a perda da eficiência do movimento, mas também levar à dor.[16]

O quadro clínico é caracterizado por dor na porção palmar dos dedos, com piora à flexão contra a resistência. Há edema e limitação de movimento. Nos casos mais graves, observa-se a deformidade em arco de corda.

O diagnóstico pode ser feito pela ultrassonografia ou ressonância magnética. Na maioria dos casos, a ultrassonografia é suficiente para o diagnóstico. A radiografia muitas vezes também é utilizada como um exame de triagem para descartar fratura, em caso de trauma.[17]

Na lesão da polia, frequentemente a própria não é visualizada, mas é possível enxergar o afastamento do tendão em relação ao osso. Normalmente, o tendão corre bem junto ao osso, mas, em casos de lesão, ele se afasta. A clareza do diagnóstico aumenta quando comparamos uma imagem de ressonância transversal de vários dedos.[17]

Schoeffl relata que se houver uma suspeita dessa lesão, deve-se realizada uma radiografia, pois uma dor no dedo pode ser uma lesão de polia, mas também pode ser uma fratura. Caso seja a segunda, tratar de maneira apropriada. Se não for constatada uma fratura, pode fazer um ultrassom. Caso, nesse exame, o tendão apareça afastado do osso, com distanciamento menor que 2 mm, tratar de maneira conservadora, apenas com sintomáticos.[18]

Se houver afastamento do tendão em relação ao osso acima de 2 mm, e a lesão for única, pode ser feito tratamento conservador com órtese. Entretanto, se houver mais de uma ruptura, a lesão é considerada complexa e indica-se o tratamento cirúrgico. Em caso de dúvida no ultrassom, a ressonância magnética está indicada, pois ele ajuda a definir se é uma lesão simples ou complexa.[18]

O tratamento conservador envolve o uso de órteses. São aparelhos que realizam contenção do tendão flexor próximo do osso, permitindo o movimento. Deve-se tomar o cuidado da órtese não comprimir o feixe vasculonervoso, artéria e nervo, e não pode fazer uma pressão excessiva para não prejudicar o retorno sanguíneo. As órteses são utilizadas de duas a seis semanas e, no mercado, encontram-se disponíveis as órteses tipo Schoeffi,[19] assim como as órteses de termoplástico de baixa temperatura, que podem ser modeladas de acordo com a anatomia da mão do paciente.

Na presença de lesões extensas, de mais de uma polia, com limitações do movimento, incapacidade de flexão completa dos dedos, indica-se o tratamento cirúrgico. Nesses casos, é possível realizar o procedimento com enxerto de palmar que, tradicionalmente, pode ser usado em forma de zigue zague ou de forma circular (refazendo a polia). Recentemente, tem se utilizado a técnica anestésica *walant* para fazer esta reconstrução. *Walant* é um acrônimo *wide-awake*, que significa totalmente acordado e sem sedação, com *local anesthesia*, anestesia local, e *no tourniquet,* sem garrote).[20]

Popularizada pelo Dr. Donald Lalonde, é utilizada em vários serviços do mundo. Permite realizar um tensionamento das polias e testar a excursão dos tendões. Feito com anestesia local, o paciente permanece o tempo todo acordado, possibilitando testar o resultado da reconstrução da polia durante o procedimento.[21]

No tratamento conservador, após a lesão ou para a prevenção outra, existe algumas técnicas de esparadrapagem. Na literatura, encontram-se as esparadrapagens circulares, em "8" e em "H". Dessas, aquela que melhor contém o tendão flexor próximo ao osso é a esparadrapagem em "H", centrada na polia A3, com as aletas contendo as polias A2 e A4.[22]

Fraturas

As fraturas mais comuns dos escaladores incluem o rádio distal, os ossos do carpo, por conta das quedas, e as fraturas dos metacarpianos e falanges por traumas torcionais.[9] Porém, há uma preocupante: a fratura do escafoide, ruptura mais comum dos ossos do carpo. Esse osso fica numa angulação de 45º em relação ao plano coronal, ou seja, ele fica inclinado quando você vê no raio X. Mais de 70% da sua superfície é recoberta por cartilagem articular, o que limita o espaço disponível para entrada dos vasos sanguíneos, dificultando a irrigação em caso de fratura. Esta irrigação acontece do polo distal para o proximal, ou seja, se tiver uma fratura neste lugar e desviar, ela pode predispor a uma necrose.[23]

As fraturas sem desvio podem ser tratadas de maneira conservadora com a aplicação do gesso, requerendo imobilização por um período de 8 a 12 semanas. Dependendo da situação, essa imobilização pode ou não envolver o cotovelo e o polegar.[24] Caso haja desvio, há indicação de cirurgia, por ser um osso articular, pela sua situação vulnerável e riscos de complicações futuras (pseudoartrose, necrose avascular e artrose no punho). Além dos desvios, as outras indicações cirúrgicas são: intolerância à imobilização e necessidade de mobilização rápida.[25]

Caso aconteça um desvio e este não seja corrigido corretamente, existe um grande risco de retardo de consolidação (demora consolidação), pseudoartrose (não-consolidação) e consolidação viciosa, que é a consolidação fora da posição anatômica.[25]

O tratamento cirúrgico pode incluir fixação com parafusos, fios de Kirschner ou placa e parafusos específicos para escafoide.[25] A fase de reabilitação envolve repouso do membro superior. Em alguns serviços, a partir de seis semanas, sob a condição de um progresso radiológico avançado, o paciente pode ser liberado para realizar "puxadas" (movimentos que não fazem pressão do punho). A partir de 10 semanas, a pessoa é liberado para exercícios sem carga axial (movimentos que segura em posição neutra) e, a partir de 12 semanas, com a tomografia de controle mostrando a consolidação da fratura, é autorizado o início de atividades com carga axial (movimentos em que mão apoia ou empurra algum objeto).

Em um estágio intermediário, pode utilizar-se das órteses de silicone para diminuir impacto da região da mão enquanto atleta retorna às suas atividades.

Entorses e luxações

São lesões comuns nos dedos. Pode acontecer:

- Lesões ligamentos colaterais;
- Lesões na placa volar;
- Luxações e fraturas-luxações.

Entorses e lesões da placa volar

Os ligamentos colaterais são frequentemente lesados devido a movimentos forçados de abdução ou adução quando o dedo está elétrico. O ligamento colateral radial é o mais sujeito a lesões e resulta em desvio dos dedos na direção ulnar.[26]

O quadro clínico é de dor, limitação da amplitude de movimento, deformidade evidente nos casos das luxações. É recomendável realizar testes para avaliar a estabilidade da articulação, e a obtenção da radiografia é recomendada para descartar fraturas associadas.

No tratamento, pode-se inicialmente imobilizar o dedo em discreta flexão e, com o passar dos dias, tentar posicionar da seguinte forma: metacarpofalangeana em flexão de 60° a 70° e interfalangeanas entre 0° e 10°.[26] Importante deixar uma dobra no esparadrapo, pois, em caso de edema do dedo, existe um para poder dilatar, evitando garroteamento dos dedos e consequências graves.

Luxações

A mais comum é a luxação dorsal da articulação interfalangeana proximal. Aqui, nota-se uma perda de congruência da articulação. O mecanismo mais comum é a hiperextensão da articulação interfalangeana proximal, e o diagnóstico é feito por meio da radiografia

É crucial que a manobra de redução seja realizada por alguém com alguma experiência, e que evite a tração simples. É recomendado realizar a hiperextensão antes da redução, seguida da flexão, a fim de evitar a interposição da placa volar, uma estrutura que impede o dedo de vir para trás. Se for feita uma tração simples sem a hiperextensão, pode gerar a interposição da placa volar, criando a necessidade do tratamento cirúrgico.[27]

É fundamental realizar o controle agressivo do edema com órtese de extensão para evitar a deformidade de botoeira durante duas a cinco semanas. Além disso, o uso das malhas compressivas para o dedo, sendo Co-Plus/Coban algumas das marcas disponíveis, é benéfico para reduzir o edema e evitar essa lesão.

Schoeffl, um dos maiores publicadores desta área, defende a técnica de esparadrapagem para proteger a articulação interfalangeana proximal. Essa técnica envolve uma passagem circular proximal, seguida por um cruzamento na Interfalangeana e, por fim, uma circular mais distal ao redor da articulação interfalangiana proximal.[28]

● LESÕES NO JOELHO DO ESCALADOR

A articulação do joelho é considerada a principal articulação dos membros inferiores, por conta do grande suporte de carga e quantidade de movimentos. Possui uma complexidade anatômica e é composta por três ossos (fêmur, tíbia e patela). suas superfícies articulares, estruturas ligamentares (cruzados anterior e posterior, e colaterais medial e lateral), meniscos medial e lateral, complexidade cinemática (mobilidade multiaxial tridimensional) e complexidade mecânica (forças de pressão, tensão e cisalhamento).[29,30]

Publicações prévias sobre lesões relacionadas à escalada são dominadas por estudos focados em lesões específicas do esporte nos membros superiores, como lesões de polias dos dedos. No entanto, com o crescimento da prática, principalmente, do *boulder* ao redor do mundo, está sendo observado um aumento nos números absolutos de lesões. Nesse cenário, as lesões do joelho vêm aumentando em percentual, sobretudo na prática *indoor* por atletas recreacionais.[29]

Woollings e colaboradores realizaram uma revisão sistemática e relataram fatores de risco relacionados a lesões.[31] Foram determinados fatores de risco intrínsecos e extrínsecos, além de estratégias de prevenção na prática da escalada esportiva e do *boulder*.

- **Fatores de risco intrínsecos:** sexo, idade, anos de experiência, nível de escalada, índice de massa corpórea (IMC), peso absoluto e força de compressão manual (*hand grip*);
- **Fatores de risco extrínsecos:** modalidade de escalada, volume de treino e influência de drogas/álcool.

A avaliação direta desses fatores de risco possibilita que equipes desenvolvam a melhor estratégia de prevenção para seus atletas de forma específica e individual.

Na prática da escalada, atletas sujeitam suas articulações do joelho a movimentos extremos. Lutter e colaboradores avaliaram os principais mecanismos de lesão do joelho na prática da escalada esportiva.[32] Nesse estudo, atletas com essas lesões descreveram o mecanismo exato que gerou queixa, detalhando a posição do corpo, atividade e observação dos parceiros de escalada no momento da lesão.

Foram identificados quatro tipos principais de mecanismo (Figura 36.3):

1. *High step position*;
2. *Drop knee position*;
3. *Heel Hook position*;
4. *Frog Position*;
5. Queda contra o solo.

- **High step position** consiste em uma posição de agachamento da perna afetada durante a escalada, com grande parte do suporte do atleta sendo apoiado pelo joelho nessa perna. A perna não afetada está sem ou com pouca carga de peso e praticamente em extensão total. O joelho afetado está em flexão máxima e o quadril está com rotação externa, flexão de abdução. Esse padrão de movimento tem sido associado a uma maior incidência de lesões de menisco medial.

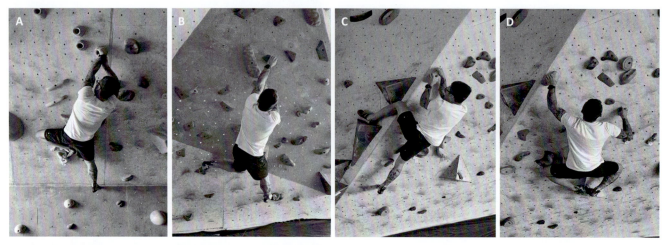

Figura 36.3 **(A)** High Step Position **(B)** Drop Knee Position **(C)** Heel Hook Position **(D)** Frog Position.
Fonte: Anderson Gouveia (mesma das anteirores)

- ***Drop knee position*** consiste em uma rotação interna do quadril e uma flexão do joelho, do lado afetado. Para melhorar a posição do corpo, o atleta aumenta a carga no joelho fletido, o que leva a uma carga mecânica extrema na região do menisco medial, sobretudo na saída da posição com rotação e extensão do joelho sob tensão. Com esse mecanismo, as lesões mais incidentes envolvem o menisco medial, menisco lateral e ligamento colateral medial.
- ***Heel Hook position*** consiste em uma posição na qual o calcanhar é usado para aplicar pressão na agarra, a fim de soltar o pé durante movimento de flexão do joelho com contração dos isquiotibiais. De mais a mais, o joelho está rodado lateralmente, aplicando uma grande carga ao joelho. Por conta desse processo, são mais frequentes lesões da banda iliotibial, dos músculos da região posterior da coxa e menisco medial.[33]

Quando ocorre uma queda diretamente no solo, isso pode resultar em lesões de joelho mais severas, em razão da carga em combinação com movimentos rotacionais, proteção de solo insuficiente e controle inadequado do corpo devido à fadiga (o que leva a uma otimização reduzida do núcleo ou controle neuromuscular reduzido, causado em uma carga em valgo no joelho), mesmo em alturas menores. Com base nesse cenário, são mais relatadas rupturas de ligamento cruzado anterior.

Peters e colaboradores relatam em seu estudo outro mecanismo chamado ***Frog position***. Esse mecanismo consiste em uma subida após uma posição de joelho flexionado bilateralmente e quadril flexionado, abduzido e em rotação externa, bilateralmente. Com esse mecanismo, são mais observadas lesões meniscais.[34]

O tratamento consiste em um protocolo de fisioterapia pós-traumática para cada atleta, com retorno gradual ao esporte. Atletas não competitivos estão mais sujeitos a procedimentos cirúrgicos do que os atletas competitivos, por gravidade de lesão. No caso de tratamento cirúrgico, abordagens individualizadas serão necessárias para objetivar o arco de movimento, fortalecimento muscular e estabilidade dinâmica para o retorno ao alto rendimento.[32,35,36]

● LESÕES DE PÉ E TORNOZELO

Quando falamos de lesões na escalada, as mais comuns são dos membros superiores, principalmente das mãos. Porém, não podemos esquecer das queixas nas extremidades inferiores. A sapatilha tradicionalmente utilizada possui algumas características únicas e que geram repercussões específicas ao atleta. Existe uma tendência de os atletas aceitarem calçados extremamente justos e em uma numeração menor que dos calçados de uso diário (Figura 36.4).

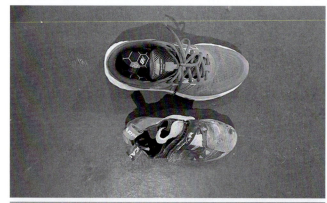

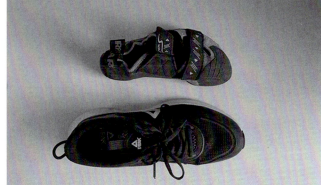

Figura 36.4 Diferença entre tamanho da sapatilha e o tênis de uso diário de 2 atletas de escalada.
Fonte: Angerson Gouveia.

A sapatilha é responsável pela sustentação do corpo em pequenas superfícies com a máxima precisão e pouco contato, muitas vezes apenas pela ponta do hálux.[37,38] No geral, as queixas nos pés e tornozelos são consequências da sapatilha e consideradas inevitáveis pelos próprios atletas. A sapatilha mantém o pé em posição supinada e somada a compressão nos dedos pode induzir deformidades musculoesqueléticas, alterações neurológicas e dermatológicas específicas.[34]

As principais queixas relacionadas ao uso da sapatilha são quadros de infecção fúngica, bolhas hemorrágicas, fratura ungueal, hálux valgo, calos, lesões por pressão (principalmente na região do dorsal e inserção do tendão de aquiles).[37] Até o momento não existem diretrizes específicos para estes quadros em escaladores, pelo fato de o desempenho da escalada estar relacionada ao calçado utilizado. As orientações para minimizar estes quadros são higiene do pé e das sapatilhas antes e depois das sessões de treino, exercícios de fortalecimento e preventivos da musculatura do pé e tornozelo, tamanho apropriado de calçado e alternar o uso da sapatilha e retirar com frequência durante a sessão de treino.[34,39]

Importante lembrar também das lesões traumáticas, sendo a maioria por mecanismo de queda. A mais comum é a entorse do tornozelo e é facilitada pelo fato do pé e tornozelo se encontrarem em uma posição de supinação pela ação da sapatilha.[34] Além disso, temos casos descritos de contusões e fraturas de calcâneo e tálus. Os tratamentos seguem as condutas padronizadas para cada caso, sendo que as lesões com desvio geralmente são cirúrgicas.[38]

● CONCLUSÃO

Apesar da escalada ser um esporte com mais de 100 anos e em constante evolução, dentro da medicina esportiva ainda somos carentes em grandes estudos sobre a saúde do escalador. Na América do Sul o Brasil é uma das grandes potências do esporte e somado a sua popularização no mundo, as exigências para o cuidado com a saúde do atleta se torna cada vez mais importante. Novos estudos deverão ser realizados para entender melhor as doenças e lesões da modalidade, assim como a melhor forma para a tomada de decisão em conjunto com a equipe multiprofissional do escalador.

● REFERÊNCIAS

1. -Jarvis R. Mountaineering and British romanticism: the literary cultures of climbing 1770-1836 by Simon Bainbridge. Mod Lang Rev [Internet]. 2022;117(4):705-7. Disponível em: https://muse.jhu.edu/article/865788
2. Beifeng ZHU, Chen R, Yuan LI. The origin and early evolution of rock climbing. 2022.
3. Peterson C, Ceraulo A. Caring for climbers. Curr Sports Med Rep [Internet]. 2015 Sep-Oct;14(5):397-403. Disponível em: http://dx.doi.org/10.1249/JSR.0000000000000200
4. Josephsen G, Shinneman S, Tamayo-Sarver J, Josephsen K, Boulware D, Hunt M, et al. Injuries in bouldering: a prospective study. Wilderness Environ Med [Internet]. Inverno de 2007;18(4):271-80. Disponível em: http://dx.doi.org/10.1580/06-WEME-OR-071R1.1
5. Jones G, Schöffl V, Johnson MI. Incidence, diagnosis, and management of injury in sport climbing and bouldering: a critical review. Curr Sports Med Rep [Internet]. novembro de 2018;17(11):396-401. Disponível em: http://dx.doi.org/10.1249/JSR.0000000000000534

6. Schöffl VR, Hoffmann G, Küpper T. Acute injury risk and severity in indoor climbing-a prospective analysis of 515,337 indoor climbing wall visits in 5 years. Wilderness Environ Med [Internet]. 2013 Sep;24(3):187-94. Disponível em: http://dx.doi.org/10.1016/j.wem.2013.03.020
7. McDonald JW, Henrie AM, Teramoto M, Medina E, Willick SE. Descriptive epidemiology, medical evaluation, and outcomes of rock climbing injuries. Wilderness Environ Med [Internet]. 2017 Sep;28(3):185-96. Disponível em: http://dx.doi.org/10.1016/j.wem.2017.05.001
8. Kubiak EN, Klugman JA, Bosco JA. Hand injuries in rock climbers. Bull NYU Hosp Jt Dis [Internet]. 2006;64(3-4):172-7. Disponível em: https://www.ncbi.nlm.nih.gov/pubmed/17155926
9. Schweizer A, Bircher HP. Injuries to the upper extremity in rock-climbers. Sports Technol [Internet]. agosto de 2012 [citado 28 de março de 2023];5(3-4):77-89. Disponível em: http://www.tandfonline.com/doi/full/10.1080/19346182.2012.686506
10. van Middelkoop M, Bruens ML, Coert JH, Selles RW, Verhagen E, Bierma-Zeinstra SMA, et al. Incidence and risk factors for upper extremity climbing injuries in indoor climbers. Int J Sports Med [Internet]. 2015 Oct;36(10):837-42. Disponível em: http://dx.doi.org/10.1055/s-0035-1547224
11. Schöffl V, Popp D, Küpper T, Schöffl I. Injury trends in rock climbers: evaluation of a case series of 911 injuries between 2009 and 2012. Wilderness Environ Med [Internet]. 2015 Mar;26(1):62-7. Disponível em: http://dx.doi.org/10.1016/j.wem.2014.08.013
12. Schöffl V, Popp D, Dickschass J, Küpper T. Superior labral anterior-posterior lesions in rock climbers-primary double tenodesis? Clin J Sport Med [Internet]. 2011 May;21(3):261-3. Disponível em: http://dx.doi.org/10.1097/JSM.0b013e31821a61e3
13. Simon M, Popp D, Lutter C, Schöffl V. Functional and sports-specific outcome after surgical repair of rotator cuff tears in rock climbers. Wilderness Environ Med [Internet]. 2017 Dec;28(4):342-7. Disponível em: http://dx.doi.org/10.1016/j.wem.2017.07.003
14. Bayer T, Schöffl VR, Lenhart M, Herold T. Epiphyseal stress fractures of finger phalanges in adolescent climbing athletes: a 3.0-Tesla magnetic resonance imaging evaluation. Skeletal Radiol [Internet]. 2013 Nov;42(11):1521-5. Disponível em: http://dx.doi.org/10.1007/s00256-013-1694-4
15. Hochholzer T, Schöffl VR. Epiphyseal fractures of the finger middle joints in young sport climbers. Wilderness Environ Med [Internet]. 2005 Oct;16(3):139-42. Disponível em: http://dx.doi.org/10.1580/pr15-04.1
16. Zafonte B, Rendulic D, Szabo RM. Flexor pulley system: anatomy, injury, and management. J Hand Surg Am [Internet]. 2014 Dec;39(12):2525-32; quiz 2533. Disponível em: http://dx.doi.org/10.1016/j.jhsa.2014.06.005
17. Miro PH, vanSonnenberg E, Sabb DM, Schöffl V. Finger flexor pulley injuries in rock climbers. Wilderness Environ Med [Internet]. 2021 June;32(2):247-58. Disponível em: http://dx.doi.org/10.1016/j.wem.2021.01.011
18. Schöffl V, Hochholzer T, Winkelmann HP, Strecker W. Pulley injuries in rock climbers. Wilderness Environ Med [Internet]. 2003;14(2):94-100. Disponível em: http://dx.doi.org/10.1580/1080-6032(2003)014[0094:piirc]2.0.co;2
19. Schöffl V, Simon M, Lutter C. [Finger and shoulder injuries in rock climbing]. Orthopade [Internet]. 2019 Dec;48(12):1005-12. Disponível em: http://dx.doi.org/10.1007/s00132-019-03825-3
20. Lalonde DH, Wong A. Dosage of local anesthesia in wide awake hand surgery. J Hand Surg Am [Internet]. outubro de 2013;38(10):2025-8. Disponível em: http://dx.doi.org/10.1016/j.jhsa.2013.07.017
21. Ayhan E, Tuna Z, Oksuz C. Getting better results in flexor tendon surgery and therapy. Plast Reconstr Surg Glob Open [Internet]. 2021 Feb;9(2):e3432. Disponível em: http://dx.doi.org/10.1097/GOX.0000000000003432

22. Schoffl I, Einwag F, Strecker W, Hennig F, Schoffl V. Impact of taping after finger flexor tendon pulley ruptures in rock climbers. J Appl Biomech [Internet]. 2007 Feb;23(1):52-62. Disponível em: http://dx.doi.org/10.1123/jab.23.1.52

23. Morsy M, Sabbagh MD, van Alphen NA, Laungani AT, Kadar A, Moran SL. The vascular anatomy of the scaphoid: new discoveries using micro-computed tomography imaging. J Hand Surg Am [Internet]. 2019 Nov;44(11):928-38. Disponível em: http://dx.doi.org/10.1016/j.jhsa.2019.08.001

24. Tada K, Ikeda K, Okamoto S, Hachinota A, Yamamoto D, Tsuchiya H. Scaphoid fracture-overview and conservative treatment. Hand Surg [Internet]. 2015;20(2):204-9. Disponível em: http://dx.doi.org/10.1142/S0218810415400018

25. Jernigan EW, Morse KW, Carlson MG. Managing the athlete with a scaphoid fracture. Hand Clin [Internet]. 2019 Aug;35(3):365-71. Disponível em: http://dx.doi.org/10.1016/j.hcl.2019.03.011

26. Prucz RB, Friedrich JB. Finger joint injuries. Clin Sports Med [Internet]. 2015 Jan;34(1):99-116. Disponível em: http://dx.doi.org/10.1016/j.csm.2014.09.002

27. Geissler WB, Burkett JL. Ligamentous sports injuries of the hand and wrist. Sports Med Arthrosc [Internet]. 2014 Mar;22(1):39-44. Disponível em: http://dx.doi.org/10.1097/JSA.0000000000000013

28. Stash B. How to tape your fingers for climbing [Internet]. Youtube; 2019 [citado 4 de abril de 2023]. Disponível em: https://www.youtube.com/watch?v=XCmwY7QM10U

29. Flandry F, Hommel G. Normal anatomy and biomechanics of the knee. Sports Med Arthrosc [Internet]. junho de 2011;19(2):82-92. Disponível em: http://dx.doi.org/10.1097/JSA.0b013e318210c0aa

30. Wang S. Biomechanical analysis of the human knee joint. J Healthc Eng [Internet]. 2022 March;2022:9365362. Disponível em: http://dx.doi.org/10.1155/2022/9365362

31. Woollings KY, McKay CD, Emery CA. Risk factors for injury in sport climbing and bouldering: a systematic review of the literature. Br J Sports Med [Internet]. 2015 Sep;49(17):1094-9. Disponível em: http://dx.doi.org/10.1136/bjsports-2014-094372

32. Schöffl V, Schöffl I, Lutter C, Hochholzer T. Climbing medicine: a practical guide [Internet]. Springer Nature; 2022. 329 p. Disponível em: https://play.google.com/store/books/details?id=N31xEAAAQBAJ

33. Schöffl V, Lutter C, Popp D. The "heel hook"-a climbing-specific technique to injure the leg. Wilderness Environ Med [Internet]. 2016 June 1;27(2):294-301. Disponível em: https://www.sciencedirect.com/science/article/pii/S1080603215004676

34. Peters P. Orthopedic problems in sport climbing. Wilderness Environ Med [Internet]. 2001;12(2):100-10. Disponível em: http://dx.doi.org/10.1580/1080-6032(2001)012[0100:opisc]2.0.co;2

35. Leung J. A guide to indoor rock climbing injuries. Curr Sports Med Rep [Internet]. 2023 Feb 1;22(2):55-60. Disponível em: http://dx.doi.org/10.1249/JSR.0000000000001036

36. Cole KP, Uhl RL, Rosenbaum AJ. Comprehensive review of rock climbing injuries. J Am Acad Orthop Surg [Internet]. 2020 June 15;28(12):e501-9. Disponível em: http://dx.doi.org/10.5435/JAAOS-D-19-00575

37. van der Putten EP, Snijder CJ. Shoe design for prevention of injuries in sport climbing. Appl Ergon [Internet]. 2001 Aug;32(4):379-87. Disponível em: http://dx.doi.org/10.1016/s0003-6870(01)00004-7

38. Schöffl V, Küpper T. Feet injuries in rock climbers. World J Orthop [Internet]. 18 2013 Oct 18;4(4):218-28. Disponível em: http://dx.doi.org/10.5312/wjo.v4.i4.218

39. McHenry RD, Arnold GP, Wang W, Abboud RJ. Footwear in rock climbing: current practice. Foot [Internet]. 2015 Sep;25(3):152-8. Disponível em: http://dx.doi.org/10.1016/j.foot.2015.07.007

Esportes de combate

37

▶ Antonio Guilherme Padovani Garofo ▶ Mateus Saito

●INTRODUÇÃO

Os esportes de combate estão presentes em diversas culturas ao redor do mundo. Atraem praticantes em busca de melhora da saúde associada à autodefesa e ao equilíbrio psicológico, incluindo a autoconfiança.[1] Também atraem muitos espectadores, que buscam desde detalhes dos movimentos e táticas de luta até uma forma de extravasar suas emoções projetando-se nos lutadores.[2]

Do ponto de vista do entendimento e tratamento das lesões, dividiremos o capítulo em duas partes: os esportes com predomínio de luta agarrada (*grappling*) e os esportes com predomínio de socos e chutes (*striking*). A modalidade de artes marciais mistas (MMA – *Mixed Martial Arts*) englobam ambas as divisões, dependendo da formação e preferência de prática do atleta.

Grappling

As lutas do tipo *grappling* são aquelas que envolvem o combate corpo a corpo (luta agarrada), com foco no domínio do oponente em pé, projeções (quedas), controle no solo (luta de chão) e finalizações. Inclui modalidades como o Judô, *Brazilian* Jiu-Jitsu, *Wrestling*, *Submission Wrestling*, luta livre esportiva, entre outras.

Judô

O judô é uma arte marcial moderna que foi desenvolvida no Japão pelo professor Jigoro Kano no final do século XIX. Durante séculos, os samurais, a classe guerreira do país, desenvolveram diversas técnicas de combate corpo a corpo, conhecidas como jujutsu. Essas técnicas eram usadas em batalhas e em situações de confronto individual. Kano estudou diferentes estilos de jujutsu e selecionou cuidadosamente as técnicas mais eficazes para compor sua nova arte marcial, além de enfatizar a importância da eficiência e do controle do oponente, em vez de apenas contar com a força física.

Em 1882, Jigoro Kano fundou sua primeira escola de judô, chamada Kodokan, em Tóquio, Japão. A palavra "*Kodokan*" significa "instituição para a pesquisa do caminho". O *Kodokan* rapidamente se tornou o centro de treinamento e disseminação do judô, atraindo estudantes de todo o país e do exterior.

O judô ganhou popularidade e reconhecimento rapidamente. Em 1886, Kano introduziu a graduação por faixas coloridas, que representavam o progresso e o nível de habilidade do praticante. Essa sistemática foi adotada por outras artes marciais posteriormente. Em 1964, o judô foi incluído como esporte olímpico nos Jogos Olímpicos de Tóquio, o que impulsionou ainda mais a popularidade da modalidade em todo o mundo. Desde então, o judô tem sido um esporte olímpico regular, com competições em diferentes categorias de peso.

O judô não se limita apenas à competição esportiva, ele continua sendo praticado como uma arte marcial, com um forte foco no desenvolvimento pessoal, disciplina, autodomínio e respeito pelos outros. O judô também é utilizado como uma forma de educação física nas escolas, contribuindo para o desenvolvimento físico e moral dos jovens praticantes, promovendo, portanto, não apenas a habilidade física, mas também valores éticos e filosóficos importantes.

O Judô é uma das artes marciais com maior número de praticantes na atualidade. A Federação Internacional de Judô (FIJ) conta com representantes de 204 países, quase 52 mil judocas de nível internacional e mais de 20 milhões de praticantes ao redor do mundo.[1]

Brazilian Jiu-Jitsu

O Jiu-Jitsu, conhecido como *Brazilian* Jiu-Jitsu (BJJ), é uma arte marcial com raízes no Japão, derivada do jiu-jitsu. Assim como o judô, o BJJ utiliza técnicas focadas no controle do oponente, técnicas de solo, imobilizações e finalizações, como estrangulamentos e chaves articulares.

O Jiu-Jitsu brasileiro ganhou popularidade e se destacou por suas técnicas eficientes e adaptáveis, especialmente em confrontos entre oponentes de tamanhos e forças diferentes. A família Gracie desempenhou um papel fundamental na evolução do BJJ, aprimorando as técnicas e introduzindo um estilo único que se destacava pela ênfase no combate no solo.

A família Gracie, especialmente Hélio Gracie, foi pioneira em competições e desafios para provar a eficácia do jiu-jitsu contra outras artes marciais em situações reais de combate. Essas competições foram fundamentais para o desenvolvimento do "vale-tudo", que mais tarde evoluiu para o MMA (*Mixed Martial Arts*). Os impressionantes resultados obtidos pelos membros da família Gracie nesses confrontos contribuíram significativamente para a popularização e disseminação do jiu-jitsu em todo o mundo.

Wrestling

O *wrestling*, também conhecido como luta livre, é uma forma de arte marcial e esporte de combate com uma longa

322 TRATADO DE ACUPUNTURA E DOR NA MEDICINA ESPORTIVA

história milenar que remonta aos tempos antigos. Acredita-se que tenha origem na Grécia Antiga, onde desempenhou um papel relevante nos Jogos Olímpicos da Antiguidade. Além disso, o *wrestling* também era praticado em outras culturas antigas, como no Egito e na Índia.

O *wrestling* moderno ou luta olímpica, é uma versão padronizada e regulamentada deste esporte. Foi incluído na primeira edição dos Jogos Olímpicos modernos de Atenas, em 1896. Existem duas principais categorias de peso no wrestling olímpico: estilo livre e estilo greco-romano. No estilo livre, os lutadores podem usar tanto as mãos quanto as pernas para atacar e defender, enquanto no estilo greco-romano, apenas o uso das mãos é permitido para ataques e para segurar o oponente. Ambos os estilos enfatizam técnicas de agarramento, projeção e imobilização.

Epidemiologia das principais lesões

Esses esportes têm ganhado popularidade ao redor do mundo, tanto como atividades recreacionais quanto em competições de alto nível. Como em qualquer esporte, existem riscos de lesões associadas à sua prática e a incidência destas aumenta proporcionalmente ao número de praticantes.

No judô, os estudos sobre incidências de lesões são bastante heterogêneos. A prevalência de lesões é de 4,3 por 1.000 horas de prática segundo.[2] Frey e colaboradores relataram o predomínio das lesões ligamentares (54,3%) e, dentre estas, a mais prevalente foi a luxação acromioclavicular (19,7%).[3] Por outro lado, Akoto e associados relataram o envolvimento dos membros superiores em 41% das lesões, enquanto os membros inferiores representaram cerca de 39%.[4] O ombro é uma das articulações mais acometidas entre judocas e, em algumas compilações, as lesões nos dedos chegam a 30%.[5] Já Kamitani e seus colegas analisaram os dados da Federação Japonesa de Judô, entre 2003 e 2010, e encontraram 30 casos de lesões graves da cabeça (concussão) e 19 casos de lesões cervicais. Aproximadamente 90% dos atletas com menos de 20 anos tinham lesões na cabeça, e cerca de 94% apresentaram hematoma subdural agudo.[6]

As estatísticas sobre a incidência das lesões no jiu-jitsu são controversas na literatura. Scoggin e colaboradores, ao investigarem lesões ocorridas durante competições, relataram uma incidência de 9,2 por 1000 lutas, sendo a articulação do cotovelo a mais acometida (Scoggin 2014). Entretanto, nos estudos que incluíram os períodos de treinos e competições, a articulação mais acometida foi o joelho, os membros superiores e a coluna cervical.[7]

As lesões típicas nas orelhas dos lutadores das modalidades de *grappling*, popularmente chamadas de orelha de couve-flor, certamente são extremamente comuns, porém a literatura não traz dados consistem com sua prevalência. São lesões causadas por atrito repetitivo, fratura condral e/ou hematoma entre a pele e a cartilagem.

Biomecânica da modalidade

As técnicas do judô se dividem em 2 grupos: As de arremesso (*nage-waza*) e as de luta de chão (*ne-waza*), que incluem chaves, imobilizações e estrangulamentos (*kata-me-waza*). As técnicas de *nage-waza* são agrupadas didaticamente de acordo com o ponto de contato para a transferência de energia durante o arremesso: *te-waza* (ombro, braço e mãos); *koshi-waza* (quadril); *ashi-waza* (pé

e perna) e *sutemi-waza* (técnicas de sacrifício).[8] Para serem eficazes, as técnicas do judô devem ser aplicadas com rigor, com velocidade e força.[9] Os engramas de cada golpe são adquiridos pela exaustiva repetição, um treinamento chamado *Uchikomi*.

O princípio de provocar o deslocamento do centro de gravidade do oponente, associado ao momento exato da aplicação do golpe, constitui um princípio compartilhado entre várias formas de luta corpo a , como *Wrestling* e o Jiu-Jitsu. Este último utiliza esses princípios associados a alavancas geradas pelo uso simultâneo dos 4 membros na luta de solo.

Mecanismo das lesões e diagnóstico

Por ser uma prática de contato realizado com a maioria dos movimentos em cadeia cinética fechada, as articulações se tornam o fulcro do movimento e acabam por ser o grande alvo nestas modalidades.

Os ombros, joelhos, dedos da mão e coluna lombar são as articulações que recebem as maiores sobrecargas e são mais suscepíveis a lesões.[5] O ombro pode ser acometido tanto agudamente quanto em processos crônicos de sobrecarga, pois os judocas os usam em movimentos complexos para transferir a energia cinética do tronco para os membros superiores e aplicar os golpes. Essa articulação está sujeita a trauma direto (queda sobre o ombro) ou indireto (torção) ao defender golpes ou resistir a chaves articulares. As lesões mais comuns são a luxação acromioclavicular, a luxação glenoumeral e a fratura da clavícula.

As lesões do cotovelo ocorrem pelo apoio sobre a mão espalmada e o cotovelo em extensão durante a defesa de quedas ou pela tentativa de resistir a chave articular. Contudo, a lesão mais comum é a ruptura parcial do ligamento colateral medial, podendo estar associada à fratura do coronoide ou até mesmo a luxação do cotovelo.

Nos esportes com kimono (judô e jiu-jitsu) há cerca de 30% de lesões nos dedos, e a mais comum dentre elas é a luxação da articulação interfalangeana, devido à pegada errada quando o dedo fica preso no judogui.[5]

O mecanismo de estresse em valgo com o pé apoiado causa a lesão do ligamento colateral medial, a estrutura mais lesionada no joelho do judoca. Traumas de maior energia ou associados à hiperextensão desta articulação podem ocasionar a ruptura do ligamento cruzado anterior, a lesão mais temida pelos atletas devido ao longo período de recuperação (6 a 12 meses). No jiu-jitsu, as lesões no joelho podem ocorrer com chaves mal aplicadas (*leg-lock*), que provocam tensões irregulares nos eixos varo ou valgo. Tais lesões podem ocorrer durante as tentativas de escapar de chaves de pé ou "fazendo guarda", especialmente do tipo de Della-Riva.

Lesões musculares ocorrem por mecanismos que envolvem a contração excêntrica do músculo lesionado. No Judô alguns golpes de *koshi-waza* estão mais associados à lesão dos isquiotibiais, especialmente o *uchi-mata*. A ruptura do peitoral maior está relacionada com a defesa de chave de braço (*juji-gatame* ou *arm-lock*). Já as lesões do bíceps associam-se a contração excêntrica desse músculo durante a tentativa de abraçar as pernas do oponente para derrubá-lo, como no caso da aplicação de uma técnica de *baiana* ou *double leg*. Nessas situações, o adversário faz o contragolpe chamado *sproul*, técnica permitida apenas no jiu-jitsu e *wrestling*. Atualmente, o diagnóstico das lesões articulares

CAPÍTULO 37

e musculares é mais bem avaliado pela ressonância nuclear magnética (RNM).

O traumatismo craniano pode ocorrer pelo impacto direto da cabeça contra qualquer região de seu oponente ou ao chão (*tatami* ou ringue). Uma situação bastante estudada ocorre quando, ao receber o golpe, o atleta é projetado de cabeça contra o solo e sofre uma concussão. O golpe mais comumente associado a esse mecanismo foi o osoto-gari, no qual o atleta é arremessado de costas podendo bater a nuca.[6] O diagnóstico de concussão é clínico, porém a tomografia computadorizada (TC) pode ser necessária para excluir lesões expansivas como o hematoma subdural. Já as lesões cervicais ocorrem geralmente no judoca que aplica o golpe quando usa sua cabeça para se apoiar ao solo. A técnica mais comumente relacionada a esse mecanismo de lesão cervical é o uchi-mata e, por este motivo, essa prática é proibida, e o atleta desclassificado (*hansoku-make*).[6] É importante considerar que essas lesões devem ser examinadas por meio de TC, especialmente em pacientes com concussão, pois podem apresentar lesão cervical associada. A RNM permite a avaliação de lesões ligamentares e da medula espinhal.

Prevenção

As lutas agarradas exigem dos atletas não apenas habilidades técnicas, mas também força e resistência. A estratégia ideal para evitar lesões é implementar programas de prevenção de lesão (PPL), os quais consistem em exercícios de habilidades neuromusculares, como equilíbrio, pliometria, fortalecimento (resistência muscular)[10] e/ou velocidade.

Amber von Gerhardt, uma ex-judoca holandesa, publicou recentemente um programa de prevenção específico para judocas chamado IPPON (*Injury Prevention and Performance Optimization Netherlands*),[26] composto por uma seleção de quatro exercícios a serem escolhidos dentre12 de cada categoria: 1- flexibilidade e agilidade; 2- equilíbrio e coordenação; 3- força e estabilidade. Devem ser realizados em 10 minutos pelo menos duas vezes por semana, com o objetivo de prevenir lesões nos ombros, joelhos e tornozelos. Gerhardt recomenda que o programa seja usado como aquecimento para treinos e competições.[11]

Sadoghi e colaboradores relataram em sua metanálise a redução de 52% a 85% no risco de lesão do LCA em mulheres e homens, respectivamente, com treinamentos preventivos específicos.[12] O uso de bandagem elástica tem uma função preventiva sobre a estabilidade do tornozelo.[13] Já os protetores auriculares, como os usados por jogadores de Rugby, podem prevenir lesões na orelha durante os treinos, porém, na maioria das modalidades de *grappling*, seu uso é proibido durante as competições.

Além dos métodos individuais mencionados acima, as confederações e federações internacionais têm papel crucial na prevenção de lesões. Diversas regras foram criadas para proteção dos atletas. No judô, defender a queda usando a cabeça é uma prática proibida que visa proteger o atleta de traumatismo cranianos e cervicais. Também é proibida a aplicação de chaves de braço durante luta em pé, visando evitar que uma eventual queda com a chave encaixada impossibilite a defesa do oponente. O judô proíbe ainda forçar a flexão cervical puxando a cabeça do adversário durante a aplicação do *sankaku-jime*, técnica permitida no BJJ (triângulo). No jiu-jitsu, as chaves nos membros inferiores são válidas apenas para os atletas mais experientes, somente faixa marrom e preta.

Além disso, no *leg-lock* só é permitido aplicar a hiperextensão do joelho sem qualquer força lateral em varo ou valgo. Nas chaves de pé, é proibido aplicar força de rotação externa ao tornozelo por ser um dos mecanismos das fraturas maleolares. As chaves envolvendo a coluna cervical e práticas como o "bate-estaca" foram banidas do jiu-jitsu esportivo.

Lesões paraolímpicas

Duas modalidades de *grappling* são reconhecidas pelo Comitê Paralímpico Internacional (IPC):

- **Luta paralímpica**: Também conhecida como Luta Adaptada, é uma adaptação da luta livre olímpica para atletas com deficiência física. Envolve técnicas de quedas, imobilizações e pontos marcados por controle e domínio do oponente;
- **Judô paralímpico**: É uma adaptação do judô para atletas com deficiência visual. Os atletas utilizam o tato e a audição para identificar o movimento do oponente e aplicar as técnicas de projeção, imobilização e estrangulamento. Além das lesões comumente associadas ao judô, no judô paralímpico, onde os atletas têm deficiência visual, há um risco aumentado de lesões oculares, como hemorragias oculares, contusões e lesões na retina, devido aos impactos e quedas durante as lutas.

Tratamento

A grande maioria das lesões como contusões, entorses, pequenos ferimentos e estiramentos musculares são de tratamento conservador com crioterapia, repouso relativo, bandagens, medicação e principalmente a Fisioterapia. O processo de reabilitação deve envolver medidas analgésicas não farmacológicas como acupuntura, eletroestimulação transcutânea, ultrassom, *laser*, terapias manuais como a liberação miofascial e/ou osteopatia e exercícios de mobilidade articular. E, além disso, dependendo da patologia, é possível incluir a terapia de onda de choque (TOC).

Assim que possível, o atleta deve realizar exercícios de preparação física para manutenção do condicionamento cardiorrespiratório, sempre respeitando suas limitações em cada fase de sua recuperação. A indicação cirúrgica em atletas dependerá da articulação acometida, da gravidade da lesão anatômica específica e do grau de comprometimento funcional. Os riscos e benefícios devem ser compartilhados com o atleta e o planejamento do procedimento deve envolver o tempo de recuperação e o calendário de competições do atleta.

● *STRIKING*

Introdução

Os esportes do tipo *striking* envolvem o uso de golpes, como socos e chutes para atingir um oponente. Diferem dos esportes tipo *grappling*, pois agarrar o adversário é proibido ou limitado a situações especiais, como o *clinch* do boxe ou alguns golpes de projeção do karatê. Nesta seção, apresentaremos uma visão geral das lesões dos principais esportes do tipo *striking*.

Karatê

O *karatê*, palavra japonesa que significa "mão vazias",[14] é uma arte marcial originária do Japão e se tornou um esporte globalmente reconhecido. Os praticantes utilizam uma combinação de golpes de punho, chutes e técnicas de defesa pessoal. O esporte tem origem no século XV, na ilha japonesa de Okinawa e tornou-se popular em todo o Japão na década de 1920 e, após a Segunda Guerra Mundial, expandiu-se internacionalmente.

Existem diferentes estilos de *karatê*, sendo quatro delas reconhecidas pela *World Karate Federation*: *goju-ryu*, *shotokan*, *wado-ryu* e *shito-ryu*. Para a modalidade olímpica, compreende-se duas modalidades: *kumitê* e *katá*. No kumitê (combate), o vencedor é aquele que obtiver uma vantagem clara de oito pontos, ou o competidor com o maior número de pontos em três minutos de luta. Se a luta estiver empatada, o vencedor é aquele que pontuou primeiro (senshu) ou, no caso de resultado sem pontuação, pela decisão dos juízes (hantei).[15] O katá é uma apresentação dos golpes e, quanto mais perfeito o golpe, melhor a pontuação obtida.[16]

Boxe

O boxe é um dos esportes de *striking* mais antigos e populares. Nessa modalidade, os lutadores utilizam socos com os punhos para atacar o oponente, visando pontos estratégicos, como a cabeça e o tronco. Os principais golpes consistem no *jab*, gancho, direto, cruzado e *uppercut*.[17] O boxe é reconhecido por sua técnica refinada, agilidade e velocidade dos golpes. É um esporte olímpico e profissional, com regras específicas e categorias de peso.[18]

Taekwondo

O taekwondo é uma arte marcial coreana que também se tornou um esporte olímpico. Nessa modalidade, os lutadores empregam uma variedade de chutes de alta velocidade e precisão. É um esporte que enfatiza a agilidade, flexibilidade e controle do corpo e diferencia-se do karatê pelo predomínio dos chutes, enquanto no karatê, predomina os golpes com as mãos.

Todas as partidas duram três rodadas de dois minutos cada, com um minuto de intervalo entre as rodadas. O objetivo é marcar pontos por meio de socos ou chutes no tronco ou na cabeça do adversário, ou vencer por nocaute. A pontuação é determinada principalmente usando o sistema eletrônico de pontuação instalado nos protetores de cabeça ou tronco. Podem ser concedidos pontos adicionais por juízes usando dispositivos manuais de pontuação, especialmente no caso dos chutes giratórios.[19]

Muay Thai (Tailândia), Kickboxing (EUA e Europa), Sanshou (China) e Savate (França)

O Muay Thai, também conhecido como boxe tailandês, o kickboxing, americano e europeu, o Ssanshou, chinês, e o savate, francês, são artes marciais nas quais os lutadores utilizam socos, chutes, cotoveladas e joelhadas para atacar o oponente.

É justamente essa variabilidade de golpes que os diferencia do boxe, onde apenas os socos são permitidos. O Muay Thai tem origem na Tailândia e foi disseminado pelos militares tailandeses a partir da primeira guerra mundial.[20] Os demais esportes apresentam muitas similaridades, com variações nas regras e nos golpes permitidos.[21]

MMA

MMA (*Mixed Martial Arts* - Artes Marciais Mistas) é uma atividade esportiva de combate de contato total, utilizando uma combinação de artes marciais orientais (por exemplo, *karatê*, judô, jiu-jitsu e taekwondo), ocidentais (por exemplo, boxe, luta greco-romana e *kickboxing*) e seus derivados.[22]

Os atletas geralmente adotam uma hibridização das técnicas de *grappling* e *striking* e são normalmente decididas por submissão, nocaute, nocaute técnico, paralisação do médico, abandono ou desistência do lutador, ou desqualificação.[23]

Epidemiologia das principais lesões

Karatê

A incidência de lesões no *karatê* varia dependendo da intensidade e do nível de habilidade dos praticantes, bem como do tipo de atividade (treino ou competição). Lystad, em uma revisão sistemática com metanálise, encontrou uma incidência de 88,3 por 1000 atletas expostos e 32,9 por 1000 minutos de atividades.

As regiões do corpo mais acometidas foram a cabeça e o pescoço, com uma média de 57,9% e uma variação de 33,3% a 96,8%, assim como o membro inferior, média de 12,0% e uma variação de 2,4% a 26,1%. Os tipos de lesão mais frequentes foram contusão, numa média de 68,3% e variação: 54,9% a 95,1%, e laceração, mediana de18,6% com variação de 0,0% a 29,3%. Quanto às concussão, elas compreendem 0,0% a 7,5%, com uma média de 2,0% das lesões relatadas.[16]

Durante os treinos, a prevalência de lesões no karatê é de 20,2 para cada 100 atletas. Os locais de lesão mais prevalentes foram: cabeça e pescoço, com 61%, tronco, 24%, membro inferior ,com 12%, e membro superior, 9%.[24]

Boxe

A incidência de lesões no Boxe varia de acordo com a situação de treino ou competição.

Durante os treinos de Boxe, a incidência de lesões varia de 0,5 a 7 lesões por 1.000 horas de prática.[25,26] Nas competições, entretanto, a incidência aumenta muito, chegando a 54,7% dos atletas a uma incidência de 6,8 por 1000 minutos.[26] Golpes de impacto, como socos diretos e ganchos, são as principais causas de lesões, especialmente na região da cabeça, pescoço e membros superiores. As lesões incluem contusões, lacerações, abrasões e entorses.[26] Além das lesões físicas, as concussões são lesões com alta incidência, variando entre 21% e 33%.[27] Essa alta incidência pode ser explicada pelo fato de um dos objetivos do esporte ser justamente nocautear o adversário. Além disso, no boxe amador, os golpes na cabeça resultam em pontuação para aquele que os aplica.

As lacerações de pele representam 21,4% das lesões, e as contusões de partes moles são de 30,2%. Já as lesões ligamentares e musculares apresentam 15,3% das lesões, enquanto as fraturas são aproximadamente de 11,4%.[27]

Quanto à localização das lesões, as da cabeça representam 46% dos casos, sendo as lacerações, traumas periorbitários, sangramento nasal e lesões do osso nasal as mais comuns. As lesões dos membros superiores representam 24% dos casos, destacando-se as contusões do punho as mais comuns, seguidas das lesões do ombro. As lesões dos membros inferiores são de 16%, e as mais comuns são as lesões musculares. Por fim, as lesões do tronco que representam 14%, com destaque para as lesões de costelas e lombalgia.[28]

Lesões da mão

As lesões mais comuns na mão do boxeador incluem a instabilidade carpometacarpiana dos dedos (21,6%), seguidas das lesões do capuz extensor da articulação metacarpofalângica (15,8%), a lesão do ligamento colateral ulnar do polegar, também conhecida como "polegar do esquiador" (14,6%) e das entorses dos punhos (13,5%). Além disso, as fraturas representam 4,8% dos caso e, curiosamente, a fratura do quinto metacarpiano, popularmente conhecida como "fratura do boxer", representa menos de 2% das lesões da mão nos boxeadores.[29]

Lesões Faciais

As lesões faciais são comuns no boxe devido aos golpes direcionados à cabeça. Contusões, lacerações e hematomas são lesões superficiais frequentes que ocorrem devido aos impactos diretos. Fraturas no nariz, mandíbula e órbita ocular também podem ocorrer devido à força dos golpes. E as perfurações timpânicas e abrasões da córnea completam a lista de lesões descritas.[30]

Muay thai

Também conhecido como Boxe Tailandês, é uma arte marcial que envolve golpes com os punhos, cotovelos, joelhos e pernas. Devido aos quatro pontos de contato de cada lado, o esporte também é conhecido como a arte dos oito membros.[31] Segundo Gartland (2001), considerando as lesões de partes moles, como as lacerações de pele e outras lesões de partes, a taxa de lesão por mil participantes por ano é de:

- Iniciantes, 59,3 lesões a cada 1000 participantes/ano;[32]
- Amadores, 7,1 lesões a cada 1000 participantes/ano;[32]
- Profissionais, 21.3 lesões a cada 1000 participantes/ano.[32]

Em relação à distribuição por locais, temos: extremidades (58,6%), cabeça/pescoço (30,6%) e tronco (10,8%).[31] Não há registros específicos de lesões dos membros superiores, mas, nos membros inferiores, as lesões mais comuns são as lacerações e fraturas de artelhos.[33]

Em um estudo com 120 atletas que incluiu praticantes de muay thai e outros esportes de combate, aproximadamente 79,2% tiveram uma ou mais lesões faciais. As lacerações faciais, fraturas ósseas, lesões dentárias e luxação mandibular foram registradas em 83 (69,2%), 55 (45,1%), 53 (44,2%) e 8 (6,7%) casos, respectivamente. Além disso, observou-se que 83 atletas (69,2%) apresentaram lacerações elásticas que necessitaram de suturas.

Taekwondo

Na prática do taekwondo, os chutes e socos procuram atingir o oponente na cabeça e no tronco. Thomas (2017) calculou a incidência de lesões em 58 para cada 1000 atletas para homens e 52,7 para cada 1000 atletas para as mulheres. Quanto ao tempo de treinamento ou luta, os valores foram de 10,7/1000 minutos de exposição para homens e

10,4/1000 minutos de exposição para mulheres. Quanto ao nível dos atletas, a incidência para cada mil minutos de exposição por faixa fora: amarelo, 13,8, azul, 17, vermelho, 22 e preto, 14,6.[35]

Quanto à localização das lesões, a incidência de lesões por 1000 atletas masculinos avaliados foi de 13,3 para lesões de cabeça e pescoço, 4,2 para lesões do tronco, 9,4 para os membros superiores e 21,7 para os membros inferiores. Já para as mulheres, a incidência para 1000 atletas foi de 14,2 para lesões na cabeça e pescoço, 3,1 para o tronco, 7,3 para membros superiores e 26,6 para membros inferiores.[35]

MMA

As lesões mais comuns do MMA se assemelham aos esportes tipo *striking*, porém com uma taxa de incidência maior por tempo de luta. A probabilidade de lesão por mil atletas expostos, varia de 115 a incríveis 417. Na pior das hipóteses, 4 em cada 10 atletas sofrem algum tipo de lesão em combate.[23,36]

A cabeça é a região anatômica mais comumente lesada, variando de 66,8% a 78,0%, seguido do punho e mão, variando de 6% a 12%. O tipo de lesão mais comum foi a laceração, variando de 36,7% a 59,4%, seguido de fratura, variando de 7,4% a 43,3% e a concussão, variando de 3,8% a 20,4%.[23]

Considerações biomecânicas

Os esportes do tipo *striking*, como o boxe, o muay thai e o *kickboxing*, envolvem o uso dos membros superiores como principais ferramentas de ataque e defesa. O ataque pode acontecer com socos (punho cerrado) ou por meio de golpes com partes das mãos ou dos cotovelos. A defesa também pode ser feita com os membros superiores, não só bloqueando, mas também, desviando os golpes.

Os membros inferiores também servem para o ataque e a defesa. Comparando com os membros superiores, os membros inferiores são mais fortes. Os golpes acontecem em uma sequência de vários estágios como: carregamento, trajetória do movimento e impacto.[37]

Potência e velocidade dos golpes

Os golpes com os membros superiores, como os socos, dependem da geração adequada de força e transferência eficiente dessa força para o alvo. A biomecânica da potência envolve a rotação do quadril, a transferência de peso, a rotação do tronco e a extensão dos membros que realizam os golpes. Os membros inferiores atuam em todas essas fases, contribuindo com a eficiência do gesto esportivo.[18]

Já os golpes com os membros inferiores, como os chutes, envolvem em maior ou menor grau os movimentos como girar os quadris, girar o pé de apoio, balançar os braços e estender o membro inferior. A rotação do tronco e dos pés será maior quanto maior o componente de rotação o chute tiver.[20] Em ambas as situações, a velocidade dos golpes é necessária para superar a defesa do oponente.

Coluna

Durante os golpes de *striking*, a estabilidade adequada da coluna e do tronco são essenciais para a transferência eficiente de força dos membros superiores e inferiores para o alvo. Essa estabilidade é proporcionada pela ação coordenada dos músculos do core, os músculos da parede abdominal, incluindo assoalho pélvico e diafragma, bem como os extensores da coluna lombar, como, por exemplo, os músculos multífidos, o quadrado lombar. Além disso, os músculos multiarticulares, como o grande dorsal e o psoas, desempenham um papel significativo na estabilização, conectando a pelve, pernas, ombros e braços.[38,39]

Por outro lado, a mobilidade segmentar da coluna é necessária para permitir uma amplitude de movimento adequada durante os golpes. A flexão, extensão, inclinação lateral e rotação da coluna são componentes essenciais dos movimentos. Técnicas para o ganho de flexibilidade são tão importantes quanto a estabilização para um bom desempenho em combate.[40]

Lesões mais comuns

Nesta parte, discorreremos das lesões mais frequentes dos esportes tipo *stryking*: lesões nas mãos e na face.

Lesões nas mãos

Bossa metacarpal

A bossa metacarpal é um tipo de artrose que acomete a articulação carpo-metacárpica do punho. Costuma acometer o segundo e o terceiro raios. Na prática esportiva, está relacionado aos esportes de combate, com gesto esportivo de soco, como o boxe.[41] O quadro clínico típico é de dor, de caráter insidioso, com piora progressiva, associada ao abaulamento dorsal da base do segundo ou terceiro metacarpianos. Além do quadro doloroso, pode haver mobilidade patológica nas articulações carpo-metacárpicas do segundo e terceiro raios. Nesse caso, os osteófitos são uma tentativa do corpo de estabilizar a articulação.

As radiografias mostram osteófitos dorsais no punho, enquanto a tomografia computadorizada pode mostrar também cistos subcondrais na base do metacarpiano ou nos ossos da fileira distal do carpo. De mais a mais, a ressonância também pode mostrar edema ósseo nos ossos envolvidos. O tratamento inicialmente é conservador, com medicamentos anti-inflamatórios, fisioterapia e fortalecimento da musculatura intrínseca da mão.

Os casos mais sintomáticos podem se beneficiar do uso de uma órtese que imobiliza o punho e as articulações metacarpofalângicas por seis a oito semanas. As infiltrações com corticosteroides também podem oferecer alívio prolongado da dor, permitindo que o paciente realize o fortalecimento. No caso da falha do tratamento conservador, há duas opções cirúrgicas: ressecar os osteófitos, tomando cuidado com a inserção dos tendões extensores do carpo, ou artrodese a articulação carpo-metacárpica. A artrodese carpo-metacárpica é recomendada para os pacientes que queiram continuar com a prática de lutas.[42]

Lesões dos dedos e metacarpianos

As lesões dos dedos são comuns nos esportes de *striking* e muitas vezes são negligenciadas, resultando em dor e rigidez ao longo da carreira. Na investigação radiológica, recomenda-se inicialmente radiografias em frente e perfil do dedo. Em caso de dúvida, as imagens em oblíquo podem evidenciar lesões. É importante que a radiografia seja específica para o dedo.

O tratamento vai depender dos critérios de instabilidade. As fraturas estáveis podem ser tratadas com imobilização,

que podem ser as talas metálicas ou, para uma reabilitação mais rápidas, as órteses termomoldáveis. A vantagem das órteses é, a partir do início da consolidação clínica, elas podem ser retiradas para a sessão de reabilitação e recolocadas em seguida para proteger o dedo em recuperação.[43]

As fraturas instáveis das falanges necessitam de fixação. Se possível, recomenda-se a fixação com fios de Kirschner. Esse tipo de síntese costuma ser satisfatória para as fraturas de falange, com a vantagem de poder ser removida após a consolidação óssea. Nos casos mais graves, a imobilização com placas e parafusos pode ser necessária. O principal inconveniente é o incômodo provocado pelo material, muito próximo da pele.

Os metacarpianos são os ossos alongados localizados abaixo da palma da mão. Fraturas na região da cabeça são pouco frequentes, porém, quando ocorrem com desvio, exigência intervenção cirúrgica. Fraturas no colo ou subcapitais são frequentes no quinto metacarpiano. Nessa região, essa lesão é popularmente chamada de "fratura do boxeador". Nas fraturas com desvio, recomenda-se a redução sob anestesia e imobilização, bloqueando o punho em posição neutra e da metacarpofalângica em flexão. Grandes desvios angulares podem causar, como sequela, a deformidade em garra. Para os atletas que utilizam as mãos no gesto esportivo, recomenda-se evitar a deformidade maior que 45 graus.

Fraturas da diáfise são instáveis quando o encurtamento for maior que 5 mm, com traço oblíquo longo, na presença de cominuição ou múltiplas fraturas. A fraturas estáveis podem ser tratadas com imobilização, bloqueando o punho e as metacarpofalângicas. As fraturas instáveis podem ser fixadas com material que vai desde os fios de Kirschner, placas e parafusos ou fixadores externos.[44] Por outro lado, as fraturas da base costumam ser estáveis, desde que não haja a subluxação. Os padrões mais comuns de fraturas da base acontecem no metacarpiano do polegar. Já as fraturas unicondilares (Bennett) ou bicondilares (Rolando) são instáveis e necessitam do tratamento cirúrgico.[45]

Lesões ligamentares metacapofalângicas

As lesões ligamentares metacarpofalângicas podem acontecer em qualquer dedo. No polegar e indicador, entretanto, merecem maior atenção. O quadro clínico é de dor e movimento anormal ao estresse do ligamento quando comparado com o lado contralateral. As lesões dos ligamentos colateral radial metacarpofalângicas do polegar e indicador podem ser tratadas de maneira conservadora com a imobilização por três a seis semanas. O tratamento cirúrgico está indicado na persistência da instabilidade ou, em casos selecionados, dependendo da demanda do paciente.[46]

A lesão do ligamento colateral ulnar do polegar pode ser tratada de maneira conservadora desde que não haja interposição da aponeurose do músculo adutor do polegar (lesão de Stener). No caso de instabilidade persistente ou lesão de Stener, recomenda-se o tratamento cirúrgico, com remoção do tecido interposto e reinserção do ligamento colateral ulnar com âncora óssea. Atualmente as técnicas de *internal brace* têm permitido a liberação mais precoce para o movimento.[47,48]

Lesão da banda sagital e do capuz extensor

A lesão da banda sagital e do capuz extensor acontece na região dorsal da articulação metacarpofalângica das mãos, geralmente decorrentes de socos com as mãos desprotegidas. O aparelho extensor se mantém alinhado com o metacarpo e a falange devido à ação que da banda sagital, um conjunto de ligamentos que se estendem transversalmente ao capuz extensor. A lesão da banda sagital resulta em instabilidade e subluxação do capuz extensor, acarretando uma perda da eficiência na extensão do dedo. O atleta também se queixa de dor ao realizar os socos ou os apoios com o punho cerrado.

O tratamento inicialmente é conservador, utilizando-se uma órtese para extensão da articulação metacarpofalângica durante o período de seis a oito semanas. Os casos crônicos ou aqueles em que houve falha do tratamento conservador podem ser resolvidos cirurgicamente pelas técnicas de estabilização direta, com o uso de âncoras ou túneis ósseos.[49]

Lesões na face[34]

As lesões na cabeça e face muitas vezes podem ocorrer simultaneamente. Como em muitos esportes o objetivo é atingir a cabeça é possível que lesões como lacerações e danos nos dentes tenham causado simultaneamente, por exemplo.

As lacerações faciais que requerem suturas são as lesões mais frequentes, ocorrendo em até 70% dos atletas em um período de seguimento de cinco anos. Costumam ser tratados com fechamento por planos, fios absorvíveis no subcutâneo e nylon na pele. Quando se trata de traumas sofridos, as situações podem incluir fraturas, avulsões e luxações dos dentes. De maneira comum, os traumas seguidos tendem a afetar os dentes da região anterior da boca. Também são relatados casos de luxações temporomandibulares, que geralmente podem ser realinhadas sem a necessidade de intervenções cirúrgicas, e de fraturas maxilofaciais, especialmente nos ossos nasais, zigomáticos e mandibulares. Essas lesões foram mais comuns entre os profissionais em comparação com os amadores.

Prevenção

Os protetores podem ser utilizados em treinamentos dos esportes de combate, mas atualmente, somente o taekwondo os utilizam em competições. Desde 2013, eles deixaram de ser utilizados no boxe.

Segundo uma revisão sistemática com 39 artigos, os protetores de cabeça previnem as lacerações e fraturas de face. Entretanto, não se pode comprovar a sua eficácia na prevenção das concussões cerebrais. O estudo tem a limitação de se basear em trabalhos com autoavaliação dos atletas.[50]

Já as lesões das mãos são prevenidas com a proteção adequada de luvas e bandagens. Ao contrário do que se imagina, a função das luvas não é proteger a face do adversário, mas sim, a mão do atleta. A correta utilização das luvas e faixas, quando permitidas, protege os dedos, as articulações metacarpofalângicas e os punhos.[29]

Na nossa experiência, o fortalecimento da musculatura intrínseca da mão, realizada sob a orientação de um terapeuta da mão, fortalece a massa muscular entre os metacarpos, melhorando a dor dos atletas. Na nossa interpretação, essa musculatura contribui com a estabilidade dinâmica das estruturas e melhora a dissipação da energia, poupando os ossos e os ligamentos.

Lesões Paraolímpicas

Nos jogos paralímpicos, o taekwondo existe desde as olimpíadas de Tokyo 2021.[19] Nesse contexto, há duas modalidades, definidas pela letra P (*poonse* - forma) e K (*kiorugui*, luta). A modalidade de *poonse* é disputada por atletas com deficiência visual, deficiência intelectual, deficiência física, baixa estatura e surdos. A modalidade *kiorugui* é realizada por deficientes físicos, perda da estrutura ou da função dos membros superiores e até casos de hemiplegia leve.

CONCLUSÃO

Os esportes de combate representam um extremo no risco de lesão, uma vez que geralmente envolvem um contato intenso entre os atletas e, muitas vezes, vence quem golpear o adversário mais vezes ou em áreas mais nobres. Ao mesmo tempo, apresentam modalidades onde a pontuação é dada pela demonstração perfeita do movimento (*kata* e *poonse*), sem a necessidade de golpear o oponente.

Em ambas as situações, o equilíbrio entre a força, velocidade e precisão dependem da harmonia e ação conjunta de todo o aparelho locomotor. Um soco, chute ou um golpe de judô dependem da mobilização de articulações distantes daquela diretamente envolvida. A disciplina envolve mais que o treino, mas também o controle do peso e a preparação mental. O controle da dor, seja do treinamento ou de um golpe recebido no combate, a mobilidade articular, a capacidade de relaxamento e ativação rápida dos músculos são essenciais para um desempenho adequado.

Deve-se dar atenção especial à concussão (Capítulo XXX). Diante da suspeita, as medidas adequadas devem ser tomadas para preservar a integridade dos atletas. Além disso, a saúde do atleta é prioritária em relação a qualquer espetáculo.

REFERÊNCIAS

1. Judoka / IJF.org, https://www.ijf.org/judoka. Acesso em: 16 julho 2023.
2. Kujala UM, Taimela S, Antti-Poika I. Acute injuries in soccer, ice hockey, volleyball, basketball, judo, and karate: analysis of national registry data. BMJ. 1995;311:1465-8.
3. Frey A, Lambert C, Vesselle B. Epidemiology of judo-related injuries in 21 seasons of competitions in france: a prospective study of relevant traumatic injuries. Orthop J Sports Med. 2019;7:2325967119847470.
4. Akoto R, Lambert C, Balke M. Epidemiology of injuries in judo: a cross-sectional survey of severe injuries based on time loss and reduction in sporting level. Br J Sports Med. 2018;52:1109-15.
5. Pocecco E, Ruedl G, Stankovic N. Injuries in judo: a systematic literature review including suggestions for prevention. Br J Sports Med. 2013;47:1139-43.
6. Kamitani T, Nimura Y, Nagahiro S. Catastrophic head and neck injuries in judo players in Japan from 2003 to 2010. Am J Sports Med. 2013;41:1915-21.
7. Petrisor BA, Del Fabbro G, Madden K. Injury in Brazilian jiu-jitsu training. Sports Health. 2019;11:432-9.
8. Sacripanti A. Biomechanical revision of the principles of Dr. Jigoro Kano's judo kodokan. Med Sport. 2012;65:265-81.
9. Inoue S. The invention of martial arts: kano jigoro and kodokan judo. 1998.
10. Petersen W, Braun C, Bock W. A controlled prospective case control study of a prevention training program in female team

handball players: the German experience. Arch Orthop Trauma Surg. 2005;125:614-21.

11. von Gerhardt AL, Vriend I, Verhagen E. Systematic development of an injury prevention programme for judo athletes: the IPPON intervention. BMJ Open Sport Exerc Med. 2020;6:e000791.

12. Sadoghi P, von Keudell A, Vavken P. Effectiveness of anterior cruciate ligament injury prevention training programs. J Bone Joint Surg Am. 2012;94:769-76.

13. Yamamoto T, Kigawa A, Xu T. Effectiveness of functional ankle taping for judo athletes: a comparison between judo bandaging and taping. Br J Sports Med. 1993;27:110-12.

14. Mor-Stabilini S. The essence of karate-do: sankido example. Ido Mov Culture J Martial Arts Anthropol. 2013;45-8.

15. Karatê. Olympics.com, https://olympics.com/pt/esportes/karate/. Acesso em: 15 Junho 2023.

16. Lystad RP, Augustovičová D, Harris G. Epidemiology of injuries in olympic-style karate competitions: systematic review and meta-analysis. Br J Sports Med. 2020;54:976-83.

17. Jeronymo VA, Mulder NJ. Desenvolvimento de protótipo para identificação de movimentos de boxe. Universidade Tecnológica Federal do Paraná, http://repositorio.utfpr.edu.br:8080/jspui/handle/1/10089. Acesso em: 15 Junho 2023.

18. Dinu D, Louis J. Biomechanical analysis of the cross, hook, and uppercut in junior vs. elite boxers: implications for training and talent identification. Front Sports Act Living. 2020;2:598861.

19. Taekwondo. Olympics.com, https://olympics.com/pt/esportes/taekwondo/. Acesso em: 15 Junho 2023.

20. Chinnasee C, Mohamad NI, Nadzalan AM. Lower limb kinematics analysis during roundhouse kick among novices in muay thai. J Fund Appl Sci. 2017;9:1002-10.

21. Buse GJ, Santana JC. Conditioning strategies for competitive kickboxing. Strength Cond J. 2008;30:42-8.

22. Sánchez García R, Malcolm D. Decivilizing, civilizing or informalizing? The international development of Mixed Martial Arts. Int Rev Sociol Sport. 2010;45:39-58.

23. Lystad RP, Gregory K, Wilson J. The epidemiology of injuries in mixed martial arts: a systematic review and meta-analysis. Orthop J Sports Med. 2014;2:2325967113518492.

24. Ziaee V, Shobbar M, Lotfian S. Sport injuries of karate during training: an epidemiologic study in Iran. Asian J Sports Med. 2015;6:e26832.

25. Zazryn T, Cameron P, McCrory P. A prospective cohort study of injury in amateur and professional boxing. Br J Sports Med. 2006;40:670-4.

26. Alevras AJ, Fuller JT, Mitchell R. Epidemiology of injuries in amateur boxing: a systematic review and meta-analysis. J Sci Med Sport. 2022;25:995-1001.

27. Mao Y, Zhao D, Li J. Incidence rates and pathology types of boxing-specific injuries: a systematic review and meta-analysis of epidemiology studies in the 21st century. Orthop J Sports Med. 2023;11:23259671221127669.

28. Siewe J, Rudat J, Zarghooni K. Injuries in competitive boxing. A prospective study. Int J Sports Med. 2015;36:249-53.

29. Loosemore M, Lightfoot J, Gatt I. Hand and wrist injuries in elite boxing: a longitudinal prospective study (2005-2012) of the Great Britain Olympic Boxing Squad. Hand. 2017;12:181-7.

30. Estwanik JJ, Boitano M, Ari N. Amateur boxing injuries at the 1981 and 1982 USA/ABF National Championships. Phys Sportsmed. 1984;12:123-8.

31. Strotmeyer S Jr, Coben JH, Fabio A. Epidemiology of muay thai fight-related injuries. Inj Epidemiol. 2016;3:30.

32. Gartland S, Malik MH, Lovell ME. Injury and injury rates in muay thai kick boxing. Br J Sports Med. 2001;35:308-13.

33. Gartland S, Malik MH, Lovell M. A prospective study of injuries sustained during competitive Muay Thai kickboxing. Clin J Sport Med. 2005;15:34-6.

34. Shirani G, Kalantar Motamedi MH, Ashuri A. Prevalence and patterns of combat sport related maxillofacial injuries. J Emerg Trauma Shock. 2010;3:314-7.

35. Thomas RE, Thomas BC, Vaska MM. Injuries in taekwando: systematic review. Phys Sportsmed. 2017;45:372-90.

36. Fields JD, Turner JL, Gebke K. Mixed martial arts injuries: an observational study. Clin J Sports Med. 2021.

37. Ciubucciu-Ionete G, Mereuta E. Biomechanics of karate techniques. The Annals Of 'Dunarea De Jos' University Of Galati Fascicle XV ISSN--1454--9832--212, Romania, https://www.academia.edu/download/49284983/BIOMECHANICS_OF_KARATE_TECHNIQUES.pdf (2008).

38. McGill S. Core training: evidence translating to better performance and injury prevention. Strength Condit J. 2010;32:33.

39. Akuthota V, Ferreiro A, Moore T. Core stability exercise principles. Curr Sports Med Rep. 2008;7:39-44.

40. Costa PB, Medeiros HBO, Fukuda DH. Warm-up, stretching, and cool-down strategies for combat sports. Strength Cond J. 2011;33:71-9.

41. Melone CP Jr, Polatsch DB, Beldner S. Disabling hand injuries in boxing: boxer's knuckle and traumatic carpal boss. Clin Sports Med. 2009;28:609-21.

42. Melone CP Jr, Polatsch DB, Beldner S. Disabling hand injuries in boxing: boxer's knuckle and traumatic carpal boss. Clin Sports Med. 2009;28:609-21.

43. Hardy MA. Principles of metacarpal and phalangeal fracture management: a review of rehabilitation concepts. J Orthop Sports Phys Ther. 2004;34:781-99.

44. Henry MH. Fractures of the proximal phalanx and metacarpals in the hand: preferred methods of stabilization. J Am Acad Orthop Surg. 2008;16:586-95.

45. Liverneaux PA, Ichihara S, Hendriks S. Fractures and dislocation of the base of the thumb metacarpal. J Hand Surg Eur Vol. 2015;40:42-50.

46. Daley D, Geary M, Gaston RG. Thumb metacarpophalangeal ulnar and radial collateral ligament injuries. Clin Sports Med. 2020;39:443-55.

47. Daley D, Geary M, Gaston RG. Thumb Metacarpophalangeal Ulnar and Radial Collateral Ligament Injuries. Clin Sports Med 2020; 39: 443–455.

47. Gibbs DB, Shin SS. Return to play in athletes after thumb ulnar collateral ligament repair with suture tape augmentation. Orthop J Sports Med. 2020;8:2325967120935063.

48. Lin JD, Strauch RJ. Closed soft tissue extensor mechanism injuries (mallet, boutonniere, and sagittal band). J Hand Surg Am. 2014;39:1005-11.

49. Tjønndal A, Haudenhuyse R, de Geus B. Concussions, cuts and cracked bones: a systematic literature review on protective headgear and head injury prevention in Olympic boxing. EJSS. 2022;22:447–59.

50. Loosemore M, Lightfoot J, Palmer-Green D. Boxing injury epidemiology in the Great Britain team: a 5-year surveillance study of medically diagnosed injury incidence and outcome. Br J Sports Med. 2015;49:1100-7.

Esportes de inverno

38

▶ Artur F. Guerra ▶ Carlos Tucci

● INTRODUÇÃO

Os esportes de inverno compreendem uma extensa e variada gama de atividades esportivas executadas em superfícies cobertas por neve ou gelo, tanto naturais quanto artificiais. A grande maioria dessas modalidades tem suas raízes do esqui, patinação e trenó. Durante os Jogos Olímpicos de Inverno em Beijing 2022, foram 15 modalidades distintas, totalizando 109 eventos de disputa de medalha.

Ainda que predominantes aos países de clima frio e em algumas pistas artificiais ao redor do mundo, além de uma parcela de consumidores capazes de arcar com custos altos dos *resorts* de neve, certos esportes de inverno se sobressaem pela imensa popularidade. O *hockey*, por exemplo, atrai mais de 2 bilhões de espectadores em suas principais ligas, enquanto e o *curling*, um dos mais antigos esportes coletivos da história, desfruta de audiência televisiva significativa nos Jogos Olímpicos.

Estatisticamente, apenas nos Estados Unidos, 25,1 milhões de pessoas praticam esqui,[1] o que representou um crescimento de 1,9% durante a temporada de 2019-2020. Dentro deste grupo, o esqui alpino é praticado por 18,1 milhões, dos quais 4,5 milhões optam pelo *cross-country*. No entanto, esses números consolidam uma leve tendência de queda desde 2017. Paralelamente, os americanos praticantes de *snowboard* amador perfazem 7,96 milhões, registrando o maior número desde 2010.

Posto em perspectiva, ao redor do mundo, cerca de 12,6 milhões praticam futebol (*soccer*), enquanto nos Estados Unidos, dados de 2021 indicam que aproximadamente 23,6 milhões de pessoas praticam tênis.[2] Na China, como esforço do legado olímpico de Beijing 2022, mais de 346 milhões de pessoas participaram de esportes de inverno desde 2015. Em 2022, a China possuía 654 pistas de gelo e 803 resorts de esqui *indoor* e *outdoor*.[3] Agora, na Alemanha, foi registrado o maior número de *resorts* voltados para esportes de neve. No ano de 2018, havia 27,7 milhões de praticantes ou o equivalente a 14% da população.

Na edição de 2022 dos Jogos Olímpicos de Invernos, disputados em Beijing, as modalidades de esqui foram: esqui alpino, *biathlon*, *cross-country*, esqui *freestyle*, combinado nórdico e salto. O **esqui alpino** é uma modalidade olímpica com 11 eventos, com 5 modalidades individuais (*downhill*, *slalom*, *slalom* gigante (ou super-G) e combinado alpino)[4] para cada gênero, e a modalidade de slalom paralelo por equipes mistas. Todas essas modalidades consistem em descer uma pista de montanha contornando marcas obrigatórias (chamadas de portas) que determinam a mudança da direção, ou seja, é descer a montanha fazendo curvas ora para um lado, ora para outro, conforme determina as portas. A diferença entre cada modalidade individual é a distância entre as portas, de 60 metros para o *downhill*, de 40 metros para o super-G, de 25 metros para o *slalom* gigante e de 13 metros para o *slalom*. Essa variação determina a velocidade dessas modalidades, abrangendo desde impressionantes 150 km/h no *downhill* ou 40 km/h no *slalom*.[5]

O **esqui *cross-country*** é um conjunto de provas de resistência em que os atletas percorrem distâncias entre 15 km a 50 km e provas de revezamento em pistas demarcadas, com maior parte em superfícies planas e poucas descidas. O ***biathlon* olímpico** é um conjunto de eventos que combina tiro com esqui *cross-country* em provas de distâncias variadas. Por fim, **o combinado nórdico** é uma modalidade que combina salto com esqui e *cross-country*.

A última modalidade de esqui olímpico é o ***freestyle***, com os eventos: *aerials, moguls, ski cross, halfpipe, big air e slopestyle*. Todas essas competições consistem na avaliação de juízes em relação às manobras realizadas em diferentes modelos de pistas.

O snowboard olímpico tem 11 eventos que misturam modalidades de descida de montanha com modalidades de manobra para ambos os gêneros, dentre eles o snowboard cross que é uma competição de descida de montanha em que, inicialmente, os competidores descem individualmente uma pista de até 1,2 km com uma variedade de obstáculos numa prova qualificatória. Em um segundo momento, os atletas disputam rodadas eliminatórias, culminando em uma final na qual quatro competidores descem ao mesmo tempo essa pista.

As modalidades de freestyle são aquelas em que os competidores são julgados pelas manobras com snowboard. O **Halfpipe** é uma competição em uma pista em formato de letra U, com comprimento de 100 m a 170 m. Os atletas são julgados por manobras a partir da "decolagem" da parede da pista, que podem alcançar até sete metros de altura. O **Slopestyle** é praticado em uma pista de até 800 metros, com obstáculos variados, para a realização de manobras que são julgadas para determinar o vencedor. E a terceira prova do freestyle olímpico, o **Big Air**, consiste na realização de uma única manobra a partir do salto de uma rampa de grande aceleração. O vencedor é aquele que obtiver a melhor combinação de notas dos juízes.

Contudo, as modalidades em superfície de gelo são ainda mais diversas, divididas entre modalidades de **trenó, patinação e** *curling*. Nos Jogos Olímpicos de Beijing, foram disputados 43 eventos de medalha em oito modalidades.

Nos **esportes de trenó**, o *bobsleigh* disputa quatro medalhas (masculino quatro e dois lugares, feminino dois lugares e *monobob*), o *Luge* (quatro medalhas, masculino, feminino, duplas e revezamento) e o *Skeleton* duas medalhas (eventos masculino e feminino).

A **patinação** é dividida entre patinação artística e patinação de velocidade. A primeira compreende cinco eventos distintos, nomeadamente feminino, masculino, duplas, equipe e dança. E a outra se subdivide em duas categorias: pista curta, que engloba provas de 500 m, 1000 m, 1500 m (masculino), 5000 m masculino, 3000 m (feminino) e 2000 m (misto); e pista tradicional, com distâncias de 500 m, 1000 m, 1500 m (masculino e feminino), 5000 m e 10000 m (masculino), 3000 m (feminino), além das provas de *sprint* masculino e feminino, e perseguição por equipes masculina e feminina.

O *curling* é um esporte pitoresco, praticado desde o século XVI nas suas origens na Escócia, que era jogado em lagos congelados. É disputado por duas equipes de quatro jogadores cada, que se revezam deslizando um total de oito peças polidas (pedras) por uma pista de gelo em direção a um alvo circular (casa). Ganha aquele que colocar o maior número de pedras o mais próximo possível do centro da casa. Para isso, usam uma série de habilidades, entre elas a capacidade de arremessar as pedras numa trajetória em curva (*curl*) ou varrer a pista para que a pedra ganhe mais velocidade.

Dentre os esportes coletivos, o hóquei no gelo é a modalidade olímpica de maior popularidade e umas das modalidades profissionais mais populares do mundo, disputa 2 medalhas (masculino e feminino).

● CINEMÁTICA E BIOMECÂNICA DAS LESÕES

A base dos esportes de neve mais populares – esqui alpino e *snowboard* – é transformar a energia potencial da gravidade da montanha em energia cinética, e isso significa ganhar velocidade indefinidamente até que seja controlada com curvas sequenciais em um movimento de zigue-zague. Para alcançar esse objetivo, o desenvolvimento dos equipamentos afetou diretamente a cinemática desses esportes. Pranchas e esquis agora são projetados para deformar, reduzindo assim a perda de energia potencial causada pelo deslizamento sobre a neve. Esse avanço contrasta com os esquis paralelos tradicionais, que se baseavam na ideia de deslizamento com perda de energia.

Esqui alpino

A cinemática do esqui alpino mudou radicalmente com o desenvolvimento dos esquis de "*carving*", que permitem curvas mais fechadas (16 metros de raio e 1,70 metros de corda de arco) e rápidas. Essa mudança se reflete em esquis mais flexíveis, com uma redução de 10% a 20% mais curtos, com bordas mais longas e afiadas (*sidecuts*). Quando as pernas aplicam pressão sobre os esquis, com carga predominante de até 180% da carga total sobre a perna externa à curva, contra a neve, criam uma força resultante para frente e contrária à superfície da neve que, sob a deformação do esqui, corta a superfície da neve, possibilitando uma condução mais precisa e ágil. Esses modelos de esqui, por sua constituição, em geral, aumentam a altura do indivíduo em 1 cm a 2 cm.[6]

Um princípio sutil, mas determinante para a mecânica dos esquis *carving* e *snowboards* é capacidade dos equipamentos em gerar atrito pelo contato da borda dos esquis e pranchas contra a neve. A evolução da habilidade em esquiar com esse tipo de esqui é exatamente permitir mais eficiência sem deslizamento do esqui, o que pode ser contraintuitivo, em comparação à marcha, já que obriga uma resultante de força que requer grande inclinação para frente, aumentando tanto a manobrabilidade quanto o controle. Os praticantes iniciantes podem tender a contrabalançar levando o corpo para uma posição mais posterior, jogando o corpo para trás, o que gera a perda de contato das bordas do esqui contra a neve e desloca o centro de gravidade que, posteriormente, diminui o controle e a eficiência de frenagem e aumenta a velocidade, podendo levar a lesões.

Nesse modelo biomecânico dos esquis *carving*, as curvas são executadas em uma oscilação de descarga de peso corporal entre as pernas. É relevante lembrar que a perna externa controla a curva, e essa tarefa é mais bem realizada quando a carga é distribuída para ambas as pernas. O processo se desenrola por meio de fases distintas: direcionamento (*steering*), de curva, intercaladas com fases de iniciação de cada curva. Essas fases são entremeadas por momentos em que o peso corporal é aliviado e o esqui perde sua curvatura, até novamente receber gradualmente a carga corporal sobre a perna externa e iniciar a curva para o outro lado. Na fase de *steering*, os joelhos são flexionados. Testes realizados com praticantes de alta *performance* mostram que, no auge da curva, os joelhos externos apresentam um ângulo de flexão entre 120° a 130°, enquanto os joelhos internos podem ter uma flexão de até 95°. As botas têm um design com inclinação anterior variável, exatamente para favorecer o joelho em flexão e, a partir do contato da canela com a bota, aumentar o braço de alavanca do peso corporal contra o solo.[7]

Snowboard

O *snowboard* é uma modalidade de prancha cada vez mais popular, ganhando adeptos em taxas anuais maiores que o esqui. É um esporte de descida de montanha com possibilidade de manobras de alta energia, o que o torna mais propenso a uma variedade maior de lesões. Os movimentos básicos do snowboard são: *front side turn*, em que as costas ficam voltadas para o alto da pista, neutro e *back side turn*, em que as costas ficam voltadas para a descida.

O objetivo de todo praticante é fazer curvas com o mínimo de deslizamento, que significa perda de energia e consequentemente de velocidade e controle, e obter maior controle e manobrabilidade para descidas e ou manobras. Para esse fim, as pranchas de *snowboard* são desenhadas com *sidecuts em* ambos os lados. A dimensão dos *sidecuts* determina um raio previsível (R_{sc} ou raio de *sidecut*, também aplicável aos esquis) de curva. A biomecânica do *snowboard* é baseada na transferência do peso corporal pela mudança de posição do corpo como um todo.

● EPIDEMIOLOGIA

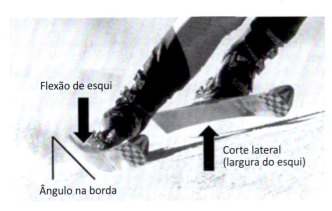

Figura 38.1
Fonte: Adaptada pelo autor do acervo da confederação brasileira de desportos na neve (CBDN).

Nos Jogos Olímpicos, Paralímpicos e da Juventude de Inverno, a epidemiologia das lesões traumáticas e enfermidades clínicas é monitorada e documentada por uma metodologia desenvolvida e implementada a partir dos Olímpicos de Beijing 2008, em que o Comitê Olímpico Internacional compila dados obtidos dos Comitês Olímpicos Nacionais (NOCs) por um sistema de vigilância de lesões, que a partir dos Jogos Olímpicos de Inverno de Vancouver, em 2010, passou a incluir também estados de doença.[8]

Na edição dos Jogos Olímpicos de Inverno de 2022, em Beijing, 11% dos atletas sofreram lesões, número pouco menor que as edições de Pyeongchang 2018 e Sochi 2014 (12% em ambas), semelhante aos Jogos Olímpicos de Vancouver 2010 e Londres 2012 (11% em ambas) e superior aos Jogos Olímpicos do Rio de Janeiro 2016 (10%) e Beijing 2008 (8%). A taxa de lesão entre atletas femininas foi de 13,8% e masculinos de 9,5%, com um crescimento maior entre as mulheres, devido à inclusão de sete novas modalidades que refletiram num aumento de número de atletas femininas (45%) em relação às edições anteriores (42% em Pyeongchang 2018).[9]

Em relação à localização anatômica da lesão, o joelho foi a região mais acometida com 22,1% do total de lesões, número estável em relação a Pyeingchang em 2018 e Vancouver em 2010. Desse total, 69,4% (contra 77,4% em Pyeongchang) ocorreram em atletas de patinação, esqui alpino e trenó.

Em Pyeongchang 2018, 2.914 atletas (1.210 mulheres e 1.704 homens) de 92 NOCs foram acompanhados para ocorrência de lesão ou enfermidade. NOC e equipe médica dos Jogos Olímpicos registraram 376 lesões e 279 atletas doentes, o que equivale a 12,6% de lesões e 9,4% de enfermidades ao longo dos 17 dias de competição.

As modalidades com maiores taxas de lesão foram: esqui *halfpipe* (28%), *snowboard cross* (26%), *ski cross* (25%), *snowboard slopestyle* (21%) e *aerials* (20%). Apenas 33% e 13% das lesões resultaram em afastamento maior ou igual a um dia e maior que sete dias, respectivamente. As maiores taxas de enfermidades foram encontradas entre atletas do *biathlon* (15%), *curling* (14%), *bobsleigh* (14%) e *snowboard slalom* (13%), das quais 70% afetaram o sistema respiratório.

As regiões anatômicas que mais sofreram lesões nos jogos de Pyeongchang 2018 foram o joelho, tornozelo, mão e dedos e coluna lombar. Os tipos de lesão mais comuns foram entorse ou ruptura de ligamento, contusão óssea e contusão muscular,[10] vide Figura 38.2.

Esqui e *snowboard* recreativos são as modalidades de esporte de inverno mais praticadas no mundo e as lesões decorrentes de cada um desses esporte diferem em padrão, localização anatômica e gravidade. Determinar exatamente os dados epidemiológicos das lesões na prática armadora é inexato, já que há grande variabilidade metodológica entre as publicações disponíveis, além do fato de que os relatórios de lesões são obtidos a partir de patrulheiros de pista, centros terciários de trauma e pelos próprios praticantes.[11]

Nesse contexto, pode-se estimar que ocorram entre um a cinco lesões a cada mil dias de prática. Vale notar que os praticantes de *snowboard* são mais suscetíveis a sofrer lesões agudas em comparação a esquiadores. Além disso, nos últimos anos, os praticantes têm apresentado taxas de lesões crescentes, enquanto entre esquiadores mantêm as taxas estáveis nesse mesmo período. De mais a mais, homens tendem a sofrer mais lesões que mulheres, e as lesões do *snowboard* ocorrem em atletas mais jovens que no esqui.[11]

Embora as lesões musculoesqueléticas sejam as mais comuns nos esportes de neve, as lesões graves tendem a afetar mais frequentemente a cabeça, rosto, coluna, tórax e abdome. Tanto no esqui quanto no *snowboard*, é mais provável que ocorram lesões graves em dias com pouca neve, geralmente 5 cm ou menos. É importante ressaltar que lesões mais graves, como na coluna, tórax e rins, têm maior probabilidade de ocorrer devido a colisões, em vez de quedas.[12]

Há clara evidência de que os membros inferiores, com alta prevalência para lesões do joelho, são mais frequentemente lesionados entre esquiadores, e os membros superiores sofrem mais lesões nos ombros, pescoço, braço e abdome. Entre as lesões de membros inferiores, *snowboarders* sofrem mais lesões no tornozelo, e, além disso as concussões também acontecem com maior frequência.[11]

A Tabela 38.1 mostra a frequência das lesões no esqui alpino e *snowboard*, com clara relação com a cinemática e biomecânica das modalidades.

A frequência de lesões é 16% maior em praticantes de *snowboard* que de esqui. A média de lesões pelo indicador MDBI (*Mean Days Between Injuries* - média de dias entre lesões), em que o menor número significa mais propensão a lesões, é de 345 totais para *snowboard* e 400 dias para esqui. Lesões no punho perfizeram 27,6% do total de lesões em *snowboard* e apenas 2,8% para esquiadores, enquanto lesão do ligamento cruzado anterior totalizou 17,2% das lesões de esqui *versus* 1,7% de *snowboard*.

Entre *snowboarders*, além das lesões punho, também ocorrem traumas no ombro e tornozelo, concussões e fraturas da clavícula. Entre esquiadores, há mais predisposição a estiramentos do ligamento cruzado anterior e ligamentos colaterais do joelho, entorses do joelho, contusões de membros inferiores e fraturas da tíbia. A frequência de lesões é consideravelmente maior entre praticantes mais jovens, masculinos e menos experientes, com uma tendência de crescimento acelerado nas décadas de maior popularização do snowboard.[12]

Embora representem uma parcela estatisticamente menor em relação ao número de praticantes totais de esportes recreativos de inverno, as lesões graves e potencialmente letais, aquelas com índice de gravidade de lesão maior que 15,[13] se convertem em 200 mil atendimentos de emergência apenas nos Estados Unidos. Apesar de uma grande maioria não requerer internação, sete mil praticantes de esqui ou snowboard requerem internação anualmente, com taxas de admissão hospitalar em crescimento, em particular entre snowboarders.

Segundo o Banco de Dados Nacional de Trauma (NTDB) dos Estados Unidos, 0,23% a 0,25% dos 5,8 milhões de atendimentos de trauma entre 2007 e 2014 foram respectivamente relacionados ao esqui e snowboard, com predominância de praticantes masculino na idade média de 38 anos entre esquiadores e de 20 anos entre snowboarders.

As lesões entre snowboarders são mais graves que em esquiadores, dado que o ISS médio foi maior que os esquiadores (20 e 17, respectivamente), com uma frequência maior de lesões múltiplas entre esquiadores (42,1%) que em snowboarders (22,8%). Cerca de 43% das lesões graves requereram pelo menos uma intervenção cirúrgica, com maior predisposição entre snowboarders (47,7% versus 38,3%). Cirurgias ortopédicas somaram 21,3% dos casos, seguidas por neurocirúrgicas (12,5%), torácicas (10,5%) e abdominais (7,8%).[14]

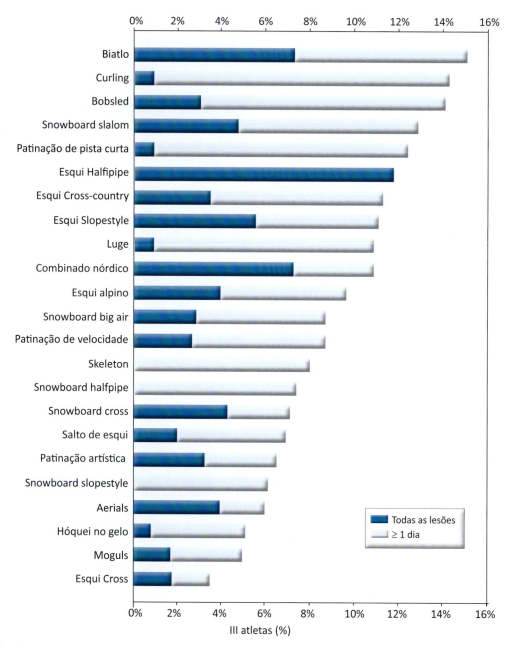

Figura 38.2 Porcentagem de lesões e enfermidades por modalidade nos Jogos Olímpicos de Pyeongchang 2018.[10]

Tabela 38.1 Lesões mais frequentes no esqui e *snowboard*.[11]

Faixa etária/esporte	Snowboard	Esqui
Infanto-juvenil	1. Fratura do rádio 2. Ombro: luxação glenoumeral, fratura da clavícula, lesão da articulação acromioclavicular 3. Concussão da face, cabeça e pescoço 4. Entorse do tornozelo 5. Lesão do ligamento colateral medial do joelho	1. Contusão e entorse do joelho 2. Fratura e entorses da mão e punho 3. Concussão da cabeça
Amador adulto	1. Fratura do rádio 2. Ombro: luxação glenoumeral, fratura da clavícula, lesão da articulação acromioclavicular 3. Concussão da face, cabeça e pescoço 4. Entorse e fratura do tornozelo	1. Ruptura do ligamento cruzado anterior 2. Ombro: luxação glenoumeral, fratura da clavícula, lesão da articulação acromioclavicular 3. Lesão do ligamento colateral ulnar da 1ª metacarpofalangeana 4. Concussão face, cabeça e pescoço
Competitivo	1. Trauma ou entorse do joelho e tornozelo 2. Concussão da face, cabeça e pescoço 3. Fraturas ao redor do ombro 4. Fraturas do rádio 5. Fraturas da mão	1. Ruptura do ligamento cruzado anterior 2. Trauma ou estiramento da coluna lombar e quadril 3. Concussão da face, cabeça e pescoço

● LESÕES NA CABEÇA

As lesões neurológicas, embora raras, são a principal causa de morte e incapacidade permanente no esqui e *snowboard*. O número de mortes relacionadas ao trauma é de seis mortes por temporada, o que equivale a uma taxa de mortalidade de 0,57% mortes por milhão de ingressos em *resort* de esqui. Nos Estados Unidos, segundo a Associação Norte-americana de Áreas de Esqui (NSAA), apenas a taxa nacional de mortes é de 24 a 49 mortes decorrentes de trauma por ano ou uma taxa de mortalidade entre 0,48% e 0,93% de mortes por milhão de ingressos em *resort* de esqui. Quando comparadas a outras atividades esportivas recreativas, as taxas desses incidentes nos esportes de inverno são mais elevadas do que esportes aquáticos, com uma média de 17 mortes por milhão de participações anuais, e ciclismo, com 7,1 mortes por milhão de participações anuais.

Variando de concussões a traumas cranioencefálicos grave, a concussão é a mais frequente em ambos os esportes. A avaliação e manejo primários devem seguir os protocolos de atendimento ao trauma, com uma triagem neurológica criteriosa e uma avaliação específica de concussão, como a quinta edição da Avaliação de Concussão no Esporte.[15] Essa ferramenta é destinada a indivíduos maiores e 13 anos, para crianças deve ser aplicado o ChildSCAT5, que se baseia em sinais de alerta (Tabela 38.2) para avaliar a gravidade da lesão, apontando para suspeita diagnóstica de lesão na coluna cervical, medular ou cerebral (hematoma subdural). Tais sinais indicam a necessidade de transferência protegida para atendimento em serviço de atenção terciário.[16]

Não é recomendável que a pessoa retorne ao esporte antes de 24 horas após o trauma com lesão sintomática da cabeça.

As lesões mais graves decorrem de colisão contra objetos estacionários, como árvores, rochas, marcações de pista ou torres. Ainda que menos frequentes que o mecanis-

Tabela 38.2 Sinais de alerta para concussão.[15]

Sinais de alerta SCAT5	
• Dor cervical	• Desmaio ou convulsão
• Visão dupla	• Perda da consciência
• Fraqueza ou "formigamento"/"queimação" nos membros	• Deterioração do estado de consciência
• Dor de cabeça severa ou progressiva	• Vômito
• Agitação, agressividade ou inquietação progressivas	

mo de lesão por queda, as colisões provocam os acidentes mais graves e potencialmente letais. Entre os esquiadores, as fraturas cranianas são as mais comuns, já os praticantes de *snowboard,* são acometidos por trauma cranioencefálico com mais frequência, em parte devido à prática de manobras e erros na aterrisagem em parques de manobra. Esse risco é agravado pelo padrão de queda mais comum, queda em velocidade com perda do equilíbrio para trás, que gera uma grande velocidade na cabeça pelo braço de alavanca dado pelos pés fixos nos *bindings*.[16]

Entretanto, as estatísticas apontam uma maior probabilidade de lesões leves tanto no esqui quanto no *snowboard*. Das lesões na cabeça, apenas uma minoria são lesões graves. Do total de lesões na cabeça, apenas 22% são concussões sintomáticas.[12] Entre crianças, as lesões na cabeça perfazem um total de 9,9% entre todo tipo de lesão, dos quais apenas 5,1% são concussões. Por outro lado, entre adultos, a frequência de lesões na cabeça é de 4,3% do total, dos quais 2,4% são concussões. As demais incluem uma gama diversa de lesões menos graves, como laceração e contusão do couro cabeludo e da face, fraturas da face e lesão dental entre outras.[16]

LESÕES NO TÓRAX E ABDOME

Após as lesões na cabeça, o trauma torácico é a lesão potencialmente grave mais frequente. Em esquiadores, cerca de 45,8% das lesões são graves e se distribui em fraturas de costela (23,6%), lesão pulmonar (19,5%) e pneumotórax (14,2%).

As lesões torácicas devem ser avaliadas imediatamente, preferencialmente com atendimento médico e exames de imagem, uma vez que podem ocultar diagnósticos graves e potencialmente letais. As fraturas isoladas da costela devem ser tratadas com medidas paliativas e o retorno ao esporte deve ser realizado com precaução.

As lesões abdominais são predominantes entre *snowboarders* (44,3% *versus* 26,5%), sendo os traumas esplênicos as lesões mais comuns, dos quais 13,4% requerem esplenectomia, em que o próprio cotovelo atinge o abdome na queda, mecanismo conhecido como barriga do *snowboard*. Os traumas abdominais devem ser avaliados e diagnosticados imediatamente pela seu potencial letalidade e a avaliação em centro especializado em trauma deve ser a rotina.[17]

LESÕES NA COLUNA VERTEBRAL

As modalidades de esqui e *snowboard freestyle*, caracterizadas por manobras em grande velocidade e altura, têm exercido uma pressão significativa sobre as estatísticas das lesões da coluna, levando a alterações nas estatísticas de lesões na coluna nos esportes de inverno. Essas lesões são estatisticamente raras, representado de 0,001 a 0,01 lesão por 1000 dias de esqui, totalizando entre 1 a 5 lesões por 1000 dias de esqui, e seus efeitos, no entanto, são devastadores.

Entre os praticantes que sofrem lesões graves, 35% a 42% possuem concomitantemente uma lesão na coluna. O mecanismo principal de lesão na coluna é queda e salto entre esquiadores e *snowboarders,* respectivamente. Um salto é definido quando o atleta salta intencionalmente mais de dois metros, e a queda é um incidente que resulta num salto de menos de dois metros ou perda de equilíbrio.

A coluna toracolombar, fraturas de T12 e L1 somam 50% das lesões em esquiadores e 35% em *snowboarders*, é a mais acometida. Já a vértebra C7 é a mais acometida na coluna cervical. Além disso, as fraturas sacrais também podem ocorrer. Entre as fraturas toracolombares, segundo a classificação AO na versão de 2010,[18] a grande maioria é do tipo A, com 71% de fraturas por compressão, cerca de 23% são fraturas tipo explosão, uma minoria de 4,4% é de lesões por distração e aproximadamente 0,9% por componente rotacional.[12]

As lesões medulares, Frankel A e B, associadas às fraturas ocorrem num grupo relativamente homogêneo de jovens *snowboarders*, principalmente aqueles de níveis avançado e intermediário, sendo os saltos a principal causa dessas lesões. A fratura-luxação com desvio anterior é a responsável mais frequente por lesões medulares.[19]

As queixas dolorosas da coluna, cuja prevalência em esquiadores jovens é maior que a média da população, podem estar relacionadas aos padrões de carga na coluna de esquiadores de elite. Nesse grupo, a inclinação frontal combinada com a inclinação lateral e torsão no tronco com carga pode explicar essa situação. Essa combinação de posturas pode predispor a sobrecargas nos discos lombares, resultando em lesão por *overuse* da coluna.

LESÕES NO JOELHO

As lesões do joelho estão entre as mais comuns dos esportes de inverno, com especial prevalência sobre praticantes de esqui alpino, representando um terço das lesões. A maioria são lesões de partes moles, como escoriações, traumas leves ou entorses. Em 50% das lesões com mais gravidade, a ruptura do ligamento cruzado anterior (LCA) é a lesão mais prevalente e ocorre com mais frequência entre mulheres e do lado não dominante, cerca de 90% das ocorrências são do lado esquerdo.

Os **fatores de risco para lesão do LCA** em esquiadores podem ser classificados como **intrínsecos**, condicionamento, idade e gênero, e **extrínsecos**, condições ambientais e equipamento, por exemplo. É de particular interesse identificar como os fatores de risco podem ser evitáveis e modificáveis para uma prática segura e livre de lesões incapacitantes.

Entre os fatores intrínsecos, é de suma importância administrar a capacidade proprioceptiva do joelho, em especial o controle à carga em valgo,[20] a força do quadríceps e flexores e a coativação desigual entre quadríceps e flexores, pois há um maior risco de lesão do LCA quando há uma combinação de força desproporcional maior do quadríceps em relação aos flexores.[21]

Os mecanismos de lesão do LCA em esquiadores foram estudados em revisões[22] e publicações que utilizaram vídeos[23] e eletromiografia de superfície[24] de uma série de atletas de elite que sofreram ruptura desse ligamento.

Os mecanismos reconhecidos de ruptura do LCA em esquiadores envolvem situações em que a rotação interna da tíbia se combina com uma força de cisalhamento anterior, promovida pelo equipamento, como, por exemplo, o esqui preso na neve; pelo ambiente, um *bump* na neve; uma mudança abrupta do perfil da superfície nevada; ou pelo próprio praticante, especialmente entre os iniciantes que tendem a forçar o joelho em rotação interna excessiva para fazer curvas. Esses cenários são classicamente descritos em estudos com atletas de elite como:

- **Slip-catch:** Ocorre quando o esquiador perde pressão no esqui externo durante a curva e quando estende o joelho externo para recuperar a aderência, a borda interna do esqui externo trava abruptamente contra o solo, forçando o joelho em valgo e rotação interna;[25]
- **Snowplough** dinâmico: Situação em que a borda interna do esqui externo perde aderência e faz com que esse esqui deslize na direção externa da curva, afastando as pernas do esquiador, que perde equilíbrio e tende a deslocar o peso corporal para trás e para a perna interna fletida. A borda interna do esqui interno, nesse instante, sustentando a maior porção da carga corporal, trava na pista e gera um momento de força em rotação interna e valgo;
- **Landing back-weighted** (aterrisagem com peso posterior*):* Ocorre quando, após um salto, o esquiador aterrissa com o peso deslocado para trás, e o contato com o solo promove uma força de cisalhamento anterior.

Entre os praticantes iniciantes, a combinação entre musculatura estabilizadora fraca, incoordenada ou fatigada, falta de experiência e condições da pista cria o cenário perfeito para lesão do LCA. Em geral, uma combinação de distribuição de peso inadequada com resultante para trás, juntamente com uma rotação interna excessiva da perna, no intuito de controlar a direção do esqui, ao invés de utilizar a característica de *carving* do equipamento, deixam o joelho vulnerável para ruptura do LCA.

Para os amadores, a prevenção de lesões do LCA deve combinar o condicionamento específico do joelho com um programa de fortalecimento que equalize proporcionalmente a força e resistência dos quadríceps e flexores, que contemple rotinas de propriocepção e ativação neuromuscular, em particular com os joelhos em diferentes graus de flexão e extensão (com variações em isometria e ou superfícies instáveis). Além disso, é essencial incorporar um treinamento aeróbico para manter a concentração e estabilidade por mais tempo.

A escolha dos esquis também influi no risco de lesão do LCA: quanto menor o raio de *side cut*, maior é o efeito de autodirecionamento dos esquis, tornando-os menos controláveis. Um aumento de 33% no *side cut* dos esquis diminui a energia cinética em 5%.[22]

As lesões do LCA são potencialmente cirúrgicas, e a reconstrução utilizando tendões flexores é a abordagem preferida pela maioria dos cirurgiões. Existe uma deliberação a ser feita entre o uso de um único tendão ou a utilização de dois em conjunto. Após a cirurgia, apenas 55% dos esquiadores de elite retornam ao patamar competitivo prévio à lesão, em comparação, esse número é de 65% em atletas de futebol americano, e 19% sofrem uma segunda lesão durante a carreira. Na maioria dos atletas de elite submetidos à reconstrução do LCA, persiste algum grau de déficit neuromuscular. As consequências tardias do retorno ao esporte após ruptura do LCA na saúde do atleta, como o desenvolvimento de osteoartrose precoce do joelho ainda carece de maiores investigações.[22]

Por fim, ainda que eventuais rupturas do LCA ocorram em situações de não-contato, praticantes iniciantes devem manter-se cientes das suas limitações técnicas, especialmente em situações de pistas cheias, já que desviar de outros esquiadores sem a devida técnica predispõe a lesões do joelho. É também prudente evitar longos períodos de prática, quando a fadiga da musculatura estabilizadora do joelho deixa essa articulação vulnerável, além, por óbvio, que cada esquiador deve reconhecer seus limites físicos e técnicos e preparar-se devidamente para curtas temporadas. Em geral, é sabido que as lesões acontecem no final do dia e no final da temporada, por excesso de confiança e ou fadiga.

● LESÕES NA MÃO E PUNHO

As fraturas do rádio distal são as lesões mais frequentes entre *snowboarders*, e à medida que os níveis de experiência aumentam, mais os danos associados tendem a se agravar.

O *snowboarder* possui duas posturas distintas: uma é a postura regular, em que o pé esquerdo é o dominante, e a outra é a posição *goofy*, em que o pé direito fica adiante. A fratura ocorre em geral do lado oposto ao da postura preferida, o que se explica pela suposição de que, ao cair para trás com o corpo inclinado para frente, o atleta tenta absorver a queda usando a mão oposta. Nas posturas regulares, 55,1% das lesões ocorrem no lado direito e na *goofy* 69,5% ocorrem do lado esquerdo[26] (Tabela 38.3).

As fraturas do rádio distal ocorrem com mais frequência quando o *snowboarder* está em posição de: *backside*, termo

Tabela 38.3 Comparação da classificação AO entre níveis de habilidade.[12]

Classificação AO	Primeira vez ou iniciante		Intermediário ou avançado	
	n = 351	(%)	n = 389	(%)
Tipo A	214*	(61.0)	185	(47.7)
Tipo B	12	(3.4)	20	(5.2)
Tipo C	125	(35.6)	183	(47.2)

*P < 0.05, comparação entre os grupos primeira vez ou iniciante e intermediário ou avançado.

que define a direção em que o praticante faz a curva; *frontside*, quando o atleta aponta o tronco em direção à descida da montanha e a curva é iniciada pela borda da prancha do lado dos calcanhares; *backside*, o oposto, ou seja, quando o dorso está apontado para a descida em que a curva é iniciada pela borda dos dedos do pé. Nesse contexto, há uma situação conhecida como *opposite edging*, em que a superfície de contato entre a prancha e a neve, que idealmente deve ser apenas a borda dos dedos no caso do *backside*, se amplia para toda ou uma porção maior da prancha. Isso faz com que a prancha perca a aderência, sofreu uma resultante de força que a empurra para cima da pista, levando o *snowboarder* a perder equilíbrio e controle, fazendo-o cair para trás, em direção à descida da pista. Como os pés estão fixos na prancha, os membros superiores tendem a absorver toda a energia do corpo em queda e pode sofrer fraturas. Tal circunstância ocorre mais comumente em pistas de menos inclinação, uma vez que as pistas mais íngremes obrigam um contato mais exclusivo da borda da prancha em que apontam os dedos do pé para sustentação e manobrabilidade.

As fraturas do rádio distal entre praticantes de *snowboard* são 10 vezes mais comuns que em esquiadores e possuem características distintas. Enquanto o mecanismo de trauma da queda no *snowboard* produz fraturas extra-articulares não cominutivas na maioria dos casos, a queda no esqui provoca fraturas cominutivas e intra-articulares.[27]

A lesão do ligamento colateral ulnar (LCU) do polegar, também chamada de polegar do esquiador, decorre de uma hiperabdução traumática do polegar. Ela é classicamente observada quando o esquiador cai ao solo segurando o bastão e este, fixo, provoca o mecanismo de lesão. As lesões parciais com fragmentos ósseos geralmente evoluem bem por um período de imobilização com órtese e mobilização precoce, assim que o ligamento estiver cicatrizado, o que ocorre em um período de não menos que 6 semanas. Já as lesões com grande instabilidade em valgo podem requerer tratamento cirúrgico, consistindo na reparação do ligamento, seguida por um período de imobilização protetora.[28]

● LESÕES DO COTOVELO E ANTEBRAÇO

Os praticantes de *snowboard* sofrem significativamente mais lesões no cotovelo que os esquiadores (46,9% e 17,1%, respectivamente). As luxações também são mais frequentes nesse grupo (26,6% e 5,3%, na devida ordem), sendo que a maioria delas é de natureza posterior e envolve uma fratura do processo coronário ou da cabeça do rádio. Outros tipos de lesões incluem as fraturas do colo do rádio, olécrano, diáfise proximal da ulna e fratura em extensão do úmero distal.[29]

Cerca de 71% das ocorrências no antebraço consistem em lesões e, dentro dessa categoria, as fraturas combinadas de rádio e ulna são as mais comuns. Uma queda após um salto é um mecanismo de lesão comum de uma luxação do cotovelo e é por isso que aproximadamente 63% das luxações do cotovelo resultaram de uma manobra aérea. A direção da queda não se correlaciona com a incidência de lesões no cotovelo ou antebraço, e as luxações do cotovelo são principalmente do tipo posterior.

LESÕES DA CINTURA ESCAPULAR

Lesões no ombro são comuns em esportes de neve e ocorrem com maior frequência em *snowboarders* do que em esquiadores. Representaram 11,7% das lesões relatadas por adultos que praticavam esse esporte, enquanto as fraturas de clavícula foram responsáveis por 4% dos casos. O aumento da popularidade das acrobacias aéreas tem contribuído para o aumento dessas lesões. O estudo também revelou que 43,8% das fraturas de clavícula ocorreram em parques de neve, 33,7% estavam relacionadas a atividades de salto e 92,6% foram causadas por impacto com a superfície da neve.[12]

Entre esquiadores, as lesões da cintura escapular correspondem entre 4% a 11% de todas as lesões no esqui alpino, sendo as lesões no manguito rotador a mais comum no ombro. Essas lesões, durante a prática do esqui, ocorrem devido a quatro mecanismos principais: impacto direto, carga axial em um braço estendido, abdução forçada resistida do braço e forças de rotação externa resultantes de uma queda com o bastão de esqui firmemente plantado.

Os praticantes de *snowboard* avançados, devido a sua maior velocidade, são suscetíveis a lesões como fraturas da clavícula, luxações da articulação acromioclavicular e do ombro. As fraturas do úmero são mais comuns entre praticantes de *snowboard* em comparação com esquiadores.[17] A articulação glenoumeral foi a mais afetada, ocorrendo em 49,3% dos casos, seguida pelo cotovelo em 23,4% e pela articulação acromioclavicular em 17,9%.

A prevalência de fraturas-luxações foi maior em esquiadores em comparação com *snowboarders* (33,9% e 12,4%, respectivamente). Um mecanismo comum de lesão ocorre quando a borda dianteira da prancha de *snowboard* está envolvida, resultando em uma queda para frente.

Um dos principais mecanismos das fraturas e luxações do ombro e da clavícula é o impacto direto após um salto, em que o membro está em abdução e rotação externa, defendendo a queda. As luxações da articulação glenoumeral são significativamente mais comuns, como resultado de uma queda, e, geralmente, ocorrem ao envolver o lado da ponta do pé do *snowboard*. Além disso, a articulação do lado principal é a articulação do ombro lesionada com mais frequência.

O padrão mais comum para uma luxação do ombro é o envolvimento da borda lateral da prancha de *snowboard*, levando a uma queda para a frente e segurando a queda com a mão (da frente) ou um impacto direto na cintura escapular, resultando em uma luxação do ombro.

A lesão do manguito rotador (tensão ou ruptura) também está associada principalmente a uma queda. O mecanismo de lesão suspeito é uma força de rotação externa de abdução contra o braço estendido pela inclinação durante uma queda. Alternativamente, um impacto direto também pode resultar em lesão do manguito rotador e contusão muscular. As lesões desse tipo, provavelmente, são subnotificadas, porque os pacientes não procuram ajuda médica imediata, pois geralmente apresentam sintomas vagos, mais variáveis ou menos graves.[27]

LESÕES DO PÉ E TORNOZELO

A evolução dos equipamentos de esqui, como botas e *bindings*, resultou num aumento das lesões do joelho, acompanhado de uma redução de 43% das lesões do pé tornozelo. Em contraste, as lesões nos pés e tornozelos são o tipo mais prevalente de lesão nos membros inferiores associado ao *snowboard*. Um estudo descobriu que as lesões no tornozelo representavam aproximadamente 15% de todas as lesões, sendo que as fraturas e entorses do tornozelo associadas ao *snowboard* ou ao esqui constituem a maioria das lesões.

Lesões no tornozelo são mais comuns em botas macias, o que normalmente são usadas por praticantes de *snowboard*, uma vez que elas permitem mais mobilidade da articulação do tornozelo, em comparação com botas rígidas de casca dura. A bota *soft-shell* de um *snowboarder* é fixada à prancha, predispondo à inversão do tornozelo, eversão ou hiperflexão plantar ao cair para trás, em comparação com aqueles que usaram botas macias.

O mecanismo mais comum de uma fratura do tornozelo é a supinação-rotação externa, de acordo com a classificação de Lauge-Hansen, com o tipo II de supinação-rotação o mais comum. Geralmente, o tornozelo da perna principal tende a ser o mais comumente lesionado. Já a fratura do processo lateral do tálus, normalmente chamada de fratura do *snowboarder*, é uma lesão relativamente exclusiva desse esporte (Figura 38.2).[12]

Esse tipo de lesão geralmente ocorre como resultado de carga axial forte, como, por exemplo, aterrissagem após uma manobra aérea. A carga axial do tornozelo é combinada com dorsiflexão forçada e a inversão do tornozelo, levando à fratura do processo talar lateral e dano à cartilagem. Infelizmente, as fraturas do processo lateral do tálus são frequentemente diagnosticadas tardiamente, o que resulta em altas taxas de complicações e morbidade. As consequências do tratamento tardio incluem pseudoartrose, falha na consolidação óssea, necrose avascular, morte do tecido ósseo devido à falta de suprimento sanguíneo adequado, e desenvolvimento precoce de osteoartrite na articulação subtalar. As radiografias convencionais geralmente não oferecem uma visão ideal do processo lateral, sendo frequentemente necessária a realização de uma tomografia computadorizada (TC) para um diagnóstico preciso, avaliação do deslocamento e identificação de envolvimento intra-articular.[17]

Em um acompanhamento de três a cinco anos em pacientes tratados por fraturas do processo lateral do tálus, foi constatado que 88% daqueles que passaram por tratamento cirúrgico apresentavam lesões concomitantes significativas no retropé. Além disso, durante o acompanhamento, foi observado que 45% desses pacientes apresentaram alterações degenerativas condrais na região subtalar[17] (Figura 38.3).

PREVENÇÃO

Existem várias teorias sobre a redução das taxas de lesões em esportes de neve, e essas teorias são altamente dependentes do esporte de neve em questão. Em um nível básico, o uso de proteção para os olhos e protetores solares pode reduzir a exposição à radiação ultravioleta, diminuindo o risco de câncer de pele. Vários estudos sugerem que o uso de protetores de pulso no *snowboard* pode reduzir o risco de lesões nos membros superiores em 35% a 50%. Um estudo realizado em 1991 constatou que os praticantes de *snowboard* têm uma alta incidência de fraturas distais do antebraço, representando 16% de todas as lesões relacionadas ao esporte. Medidas preventivas, como o uso de protetores de pulso, que são comumente usados na patinação inline, podem reduzir essas lesões. No esqui, o uso de botas mais altas e amarrações de liberação segura e consistente contribuíram para a redução das taxas de fraturas de tíbia e rupturas do ligamento cruzado anterior (LCA).[30]

Na edição especial de Prevenção de Lesões e Proteção à Saúde (IPHP) do BJSM, foram apresentados quatro estudos experimentais independentes que analisaram a avaliação em campo de protótipos de esquis de *slalom* gigante e esqui alpino, mencionados anteriormente. Os resultados do estudo conduzido por Kröll e colaboradores indicaram que esquis de *slalom* gigante com um raio de curva lateral maior podem reduzir as variáveis cinéticas associadas ao comportamento agressivo do esqui, bem como a percepção dos atletas em relação a esse comportamento, o qual é considerado um fator de risco para lesões no joelho. No entanto, é importante destacar que, à medida que o raio de curva lateral aumentou para 40 m, houve uma síndrome estética significativa nos esquis testados.

A pesquisa conduzida por Spörri e colaboradores apresentou evidências experimentais de que o aumento do raio de curva lateral dos esquis, resultante do design do *sidecut* e não influenciado pela ação do esquiador, está associado a uma menor autodireção nos esquis. Essa descoberta indiretamente sugere que esquis com um maior raio de curva lateral têm uma menor tendência a gerar movimentos de autodireção. Esse movimento é conhecido por desempenhar um papel importante nos mecanismos de ruptura do ligamento cruzado anterior nas corridas de esqui alpino.

Uso de capacetes tem sido amplamente adotado espontaneamente por praticantes de esportes de inverno nos últimos anos,[31] pois uma revisão sistemática indicou que há evidência nível 1 para uso de capacetes como prevenção para lesões da cabeça,[32] com estudos que mostram que 44% a 53% das lesões na cabeça são potencialmente preveníveis pelo uso desse equipamento.[33]

Enquanto se acumulam evidências do uso de órteses protetoras do joelho como prevenção para lesão de LCA em atletas de alta *performance*,[12] é essencial destacar que, entre praticantes amadores, a preparação física adequada deve ser advogada como prevenção dessa e outras lesões. A força da musculatura estabilizadora lombar e pélvica (*core*) está altamente associada a menos risco de lesão do LCA, assim como as diferenças de força e resistência dos flexores e quadríceps.[34]

Os protetores de coluna rígidos são geralmente mais eficazes na proteção contra forças penetrantes, enquanto os protetores macios são melhores para absorver a energia gerada por forças de impacto. Embora muitos desses protetores de coluna atendam aos padrões de segurança estabelecidos, ainda não se sabe se são adequados para os praticantes de *snowboard*. Além disso, lesões na coluna vertebral nesse esporte são frequentemente causadas por manobras de salto com a coluna em flexão, o que resulta em forças axiais na coluna que não seriam facilmente reduzidas pelo uso de protetores de coluna.[17] No entanto, em um estudo recente realizado por Schmitt e colaboradores, foi investigada a eficácia de protetores de coluna disponíveis comercialmente, frequentemente utilizados por praticantes de *snowboard*, na tentativa de prevenir lesões graves na coluna vertebral. A pesquisa avaliou a capacidade desses protetores de reduzir o impacto e as forças de penetração na coluna vertebral em um ambiente de laboratório.[17]

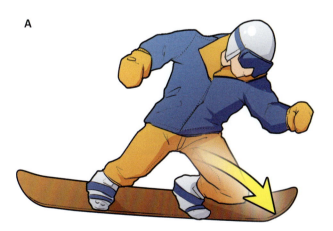 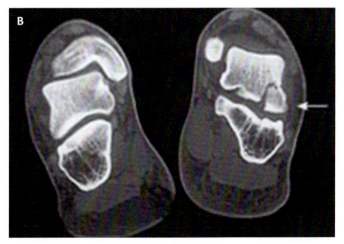

Figura 38.3 (A) Ilustração mostrando o mecanismo de lesão proposto para a fratura do *snowboarder*, incluindo eversão e dorsiflexão do tornozelo esquerdo. **(B)** TC de ambos os tornozelos demonstrando um tornozelo normal e um tornozelo com fratura deslocada do processo intra-articular lateral do tálus (seta).

Fonte: Painel B reproduzido com permissão de Kirkpatrick DP, Hunter RE, Janes PC, ET AL: O pé e tornozelo do snowboarder. Am J Sports Med 1998, 26(2):271-277.)

Os protetores de pulso têm se mostrado eficazes na prevenção de lesões no pulso em praticantes de *snowboard*. E embora não haja evidências suficientes para determinar se um tipo específico de protetor de pulso é mais eficaz do que outros,[35] a Academia Americana de Pediatria recomenda o uso de luvas com protetores de pulso incorporados para quem pratica esse esporte. Uma revisão recente de diversos estudos avaliaram a eficácia dos protetores de pulso e constatou uma redução significativa em entorses e fraturas do punho. Além disso, não foi observado um aumento significativo de outras lesões na extremidade superior devido ao uso desses protetores de pulso.[17]

Ao longo do tempo, houve avanços significativos nas placas de elevação, fixações e botas utilizadas no esqui. As placas de elevação, introduzidas nos Jogos Olímpicos de Calgary em 1988, oferecem benefícios como uma flexão mais otimizada e uma altura em pé maior, permitindo maior inclinação dos esquis, apesar das regras da FIS. Além disso, as placas atuais melhoram a rigidez torcional dos esquis, reduzem vibrações e facilitam a liberação das amarras. Em relação às botas de esqui, os avanços em materiais plásticos e moldagens possibilitaram revestimentos externos mais finos e anatômicos. Além disso, os encaixes das botas foram aprimorados com forros e palmilhas individuais, o que melhora a transferência de movimentos do esquiador para os esquis.[36]

As roupas de compressão de alta tecnologia (CGs), como roupas de compressão, shorts e meias, estão ganhando popularidade crescente entre os atletas de elite. É amplamente reconhecido que essas roupas proporcionam benefícios fisiológicos no aumento do desempenho atlético, incluindo melhor recuperação da fadiga, promoção do fluxo sanguíneo, regulação dos níveis de lactato e creatina quinase e a melhoria das funções musculares, como, por exemplo, a redução de vibrações e ativação muscular. Além disso, os CGs têm sido amplamente utilizados em esportes de corrida de inverno, como patinação de velocidade, patinação de velocidade em pista curta, esqui alpino, esqui *cross-country*, *bobsleigh*, *luge* e esqueleto, devido às suas propriedades aerodinâmicas e mecânicas integradas mais avançadas.[37]

Em relação às suas características mecânicas, os CGs têm a capacidade de estabilizar e sustentar o tecido subjacente, reduzindo as vibrações dos compartimentos de tecidos moles. Isso, por sua vez, pode ajudar a diminuir o desconforto durante o exercício e potencialmente reduzir o gasto de energia, que está diretamente relacionado à pressão aplicada na pele e na musculatura. Além disso, em termos de produção de energia e eficiência muscular, o uso de CGs pode proporcionar diversos benefícios, incluindo a redução da fadiga muscular, aceleração da recuperação da potência muscular e aprimoramento da coordenação de ativação da unidade motora. Outra vantagem é que os CGs podem otimizar as técnicas esportivas, com a possibilidade de prever o desempenho com base nos parâmetros de produção de energia, eficiência e técnica, usando um modelo de balanço de energia. Em suma, essas melhorias fisiológicas e biomecânicas trazidas pelo uso de CGs são benéficas para aprimorar o desempenho dos atletas em eventos de corrida de inverno.[37]

● LESÕES PARAOLÍMPICAS

Entre os atletas paralímpicos dos Jogos de Pyeongchang 2018, 19,8% (112 dos 567 atletas) sofreram um total de 142 lesões, com uma incidência de 20,9 por dias de prática. O maior índice de lesão reportado foi no *snowboard* paralímpico, com lesões nos membros inferiores e face/cabeça/pescoço. Entre todas as modalidades, as lesões agudas traumáticas e lesões no ombro/braço/cotovelo foram as mais frequentes, nessa ordem. A grande maioria das lesões, 78,9%, não requereu afastamento da prática esportiva[38] (Tabela 38.4).

● CONCLUSÃO

Os esportes de inverno têm ganhado popularidade ao longo dos anos e, entre os esportes amadores, o *snowboard* tem crescido em relação ao esqui alpino, especialmente entre as gerações mais jovens. Contudo, à medida que esse crescimento ocorre, devido à sua natureza das manobras realizadas em alta velocidade e altura, também se observa um aumento das lesões associadas a essa modalidade.

Assim como a totalidade dos esportes, grande parte das lesões pode ser evitada com cuidados de prevenção, seja no uso de proteções como o indispensável capacete, seja pela preparação física adequada que protege a lesão tão comum do LCA. O conhecimento da capacidade física e habilidade técnica, somados ao cuidado e atenção com os demais praticantes, são garantia de uma prática saudável e prazerosa com baixíssimos riscos de lesões graves.

Por sua vez, os Jogos Olímpicos e Paralímpicos de Inverno vêm igualmente ganhando popularidade entre os espectadores de mídias, incluindo a televisão e o *streaming*. Há

Tabela 38.4 Número de atletas participantes de cada esporte nos Jogos Paralímpicos de Inverno de PyeongChang de 2018.[38]						
Esporte	Todos os atletas	Homens	Mulheres	Idade entre 13 e 25 anos	Idade entre 26 e 35 anos	Idade entre 36 e 75 anos
Todos	567	433	134	161	216	190
Esqui alpino	141	101	40	59	53	29
Snowboard	72	58	14	20	30	22
Esqui nórdico	159	100	59	52	73	34
Hóquei no gelo	135	134	1	29	52	54
Curling em cadeira de rodas	60	40	20	1	8	51

Fonte: Paralympic winter games.

um interesse peculiar por esportes como o *curling* e a patinação artística, com suas características de baixíssimo risco de lesões graves. Em contrapartida, as modalidades de esqui e *snowboard freestyle* incorporam elementos de alta velocidade, altura e dificuldade de manobras na sua essência, compondo um conjunto de fatores de risco para lesões graves, assim como as modalidades ultravelozes de trenó.

Nesse sentido, o suporte médico dos Jogos Olímpicos com atendimento protocolar de urgência e estruturas móveis de diagnóstico e hospitalar garantem a integridade dos atletas e atenção e cuidados altamente especializados. Assim como qualquer outra modalidade esportiva, o prazer do esqui e *snowboard* recreativos está diretamente associado ao potencial risco de lesões, cabendo, então, a cada praticante reconhecer seus limites e cuidar para se divertir dentro de uma margem de segurança capaz de proteger a si e aos praticantes ao seu redor.

● REFERÊNCIAS

1. Snowsports Industries America (SIA). Snowsports Industries America Releases New 2019-2020 Participation Study [Internet]. Snowsports Industries America. 2020.
2. Kufahl P. U.S. Tennis participation grew by one million players in 2022 [Internet]. Club Industry. 2023.
3. Diário do Povo Online. Envolvimento das pessoas em esportes de inverno é o grande legado dos jogos. 2022.
4. Olympics. Alpine Skiing - News, Athletes, Highlights & More [Internet]. Olympics.com.
5. História do Ski Alpino - a tradicional modalidade nascida nos Alpes [Internet]. CBDN. Available from: https://cbdn.org.br/esportes-de-neve/ski-alpino/historia-do-ski-alpino/
6. Müller E, Schwameder H. Biomechanical aspects of new techniques in alpine skiing and ski-jumping. J Sports Sci. 2003 Sep;21(9):679-92.
7. Greenwald R, Senner V, Swanson S. 40 Schweizerische Zeitschrift für Sportmedizin und Sporttraumatologie. Current Concept. 2001;49(1).
8. Junge A, Engebretsen L, Alonso JM, Renström P, Mountjoy M, Aubry M, et al. Injury surveillance in multi-sport events: the International Olympic Committee approach [Internet]. Brit J Sports Med. 2014.
9. Han P, Gao D, Liu J, Lou J, Tian S, Lian H, et al. Medical services for sports injuries and illnesses in the Beijing 2022 Olympic Winter Games. World J Emerg Med. 2022;13(6):459.
10. Soligard T, Palmer D, Steffen K, Lopes AD, Grant ME, Kim D, et al. Sports injury and illness incidence in the PyeongChang 2018 Olympic Winter Games: a prospective study of 2914 athletes from 92 countries. Brit J Sports Med. 2019 Jun 23;53(17):1085-92.
11. Weinstein S, Khodaee M, VanBaak K. Common skiing and snowboarding injuries. Curr Sports Med Reports [Internet]. 2019 Nov [cited 2020 Jan 6];18(11):394-400.
12. Owens BD, Nacca C, Harris AP, Feller RJ. Comprehensive review of skiing and snowboarding injuries. J Am Acad Orthop Surgeons. 2018 Jan 1;26(1):e1-10.
13. Bull JP. The injury severity score of road traffic casualties in relation to mortality, time of death, hospital treatment time and disability. Accid Anal Prev. 1975 Dec;7(4):249-55.
14. de Roulet A, Inaba K, Strumwasser A, Chouliaras K, Lam L, Benjamin E, et al. Severe injuries associated with skiing and snowboarding. J Trauma Acute Care Surg. 2017 Apr;82(4):781-6.
15. Sport concussion assessment tool. 5th ed. Brit J Sports Med. 2017 Apr 26;51(11):bjsports-2017-097506SCAT5.
16. Levy AS, Smith RH. Neurologic injuries in skiers and snowboarders. Seminars Neurol. 2000;20(02):233-46.
17. Sachtleben TR. Snowboarding injuries. Curr Sports Med Reports. 2011 Nov;10(6):340-4.

18. Aebi M. Classification of thoracolumbar fractures and dislocations. Eur Spine J. 2009 Oct 23;19(S1):2-7.
19. Wakahara K, Matsumoto K, Sumi H, Sumi Y, Shimizu K. Traumatic spinal cord injuries from snowboarding. Am J Sports Med. 2006 Oct;34(10):1670-4.
20. Zebis MK, Andersen LL, Bencke J, Kjær M, Aagaard P. Identification of athletes at future risk of anterior cruciate ligament ruptures by neuromuscular screening. Am J Sports Med. 2009 Jul 2;37(10):1967-73.
21. Myer GD, Ford KR, Barber Foss KD, Liu C, Nick TG, Hewett TE. The relationship of hamstrings and quadriceps strength to anterior cruciate ligament injury in female athletes. Clin J Sport Med. 2009 Jan;19(1):3-8.
22. Jordan M, Aagaard P, Herzog W. Anterior cruciate ligament injury/reinjury in alpine ski racing: a narrative review. Open Access J Sports Med. 2017 Mar;8:71-83.
23. Bere T, Florenes TW, Krosshaug T, Nordsletten L, Bahr R. Events leading to anterior cruciate ligament injury in World Cup Alpine Skiing: a systematic video analysis of 20 cases. Brit J Sports Med. 2011 Nov 8;45(16):1294-302.
24. Spörri J, Müller E, Kröll J. When you're down, stay down: a lesson for all competitive alpine skiers supported by an ACL rupture measured in vivo. J Sport Health Sci. 2022 Jan;11(1):14-20.
25. Koga H, Bere T, Bahr R, Krosshaug T. Kinematics of a slip-catch mechanism for anterior cruciate ligament injury in world cup alpine skiing. Brit J Sports Med. 2011 Mar 27;45(4):327-7.
26. Matsumoto K, Sumi H, Sumi Y, Shimizu K. Wrist fractures from snowboarding a prospective study for 3 seasons from 1998 to 2001.
27. Bohyn C, Flores DV, Murray T, Mohr B, Cresswell M. Imaging review of snowboard injuries. Seminars Musculosk Radiol. 2022 Feb;26(01):54-68.
28. Mahajan M, Rhemrev SJ. Rupture of the ulnar collateral ligament of the thumb – a review. Int J Emerg Med. 2013 Aug 12;6(1).
29. Takagi M, Sasaki K, Yoshiro Kiyoshige, Ida H, Ogino T. Fracture and Dislocation of Snowboarder's Elbow. J Trauma. 1999 Jul 1;47(1):77-81.
30. Hansom D, Sutherland A. Injury prevention strategies in skiers and snowboarders. Curr Sports Med Reports. 2010 May;9(3):169-75.
31. Müller E, Spörri J, Kröll J, Hörterer H. Equipment designed to reduce risk of severe traumatic injuries in alpine ski racing: constructive collaboration between the International Ski Federation, industry and science. Brit J Sports Med [Internet]. 2015 Dec 23 [cited 2019 Nov 24];50(1):1-2.
32. Haider AH, Saleem T, Bilaniuk JW, Barraco RD. An evidence-based review. J Trauma Acute Care Surg [Internet]. 2012 Nov [cited 2020 Jan 16];73(5):1340-7.
33. Hagel BE, Pless IB, Goulet C, Platt RW, Robitaille Y. Effectiveness of helmets in skiers and snowboarders: case-control and case crossover study. BMJ. 2005 Jan 4;330(7486):281.
34. Raschner C, Platzer HP, Patterson C, Werner I, Huber R, Hildebrandt C. The relationship between ACL injuries and physical fitness in young competitive ski racers: a 10-year longitudinal study. Brit J Sports Med. 2012 Sep 11;46(15):1065-71.
35. Spörri J. How to prevent injuries in alpine ski racing: what do we know and where do we go from here? Sports Med. 2016;47:599-614,
36. Supej M, Holmberg HC. Recent kinematic and kinetic advances in olympic alpine skiing: pyeongchang and beyond. Front Physiol. 2019 Feb 20;10.
37. Yang C, Xu Y, Yang Y, Xiao S, Fu W. Effectiveness of using compression garments in winter racing sports: a narrative review. Frontn Physiol [Internet]. 2020 Aug 4;11.
38. Derman W, Runciman P, Jordaan E, Schwellnus M, Blauwet C, Webborn N, et al. High incidence of injuries at the Pyeongchang 2018 Paralympic Winter Games: a prospective cohort study of 6804 athlete days. Brit J Sports Med. 2019 Feb 22;54(1):38-43.

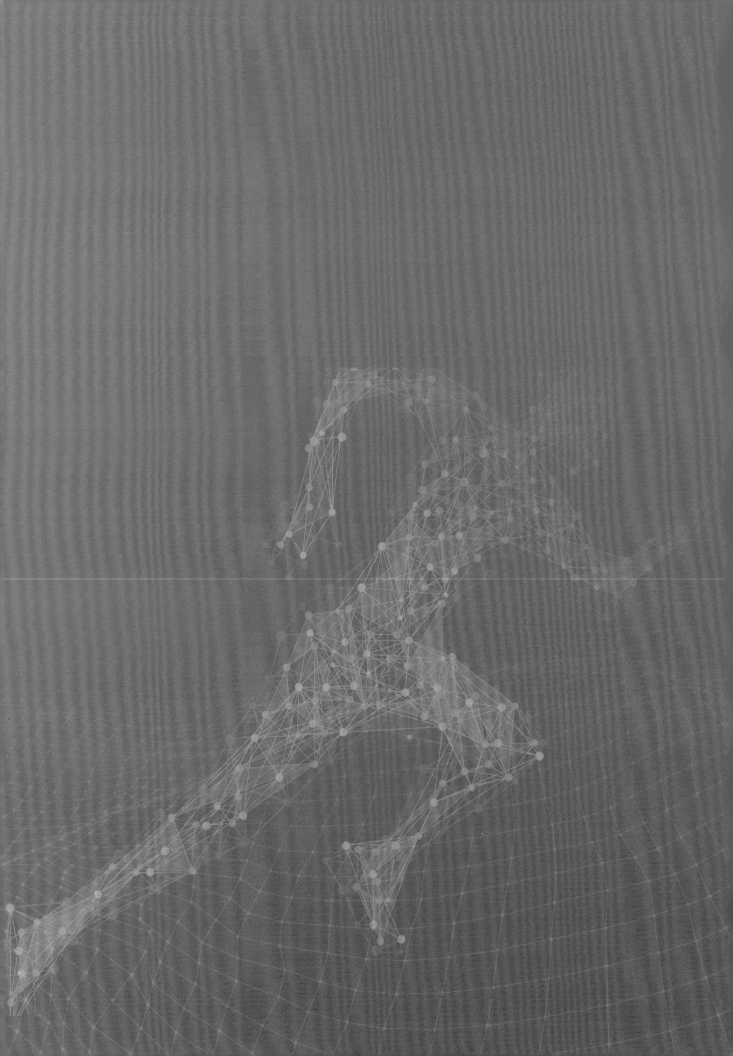

Esportes com raquete

39

Eduardo Pereira ▶ Laura Lorimier ▶ Luciano Pereira

● INTRODUÇÃO

Os esportes com raquete como o tênis, *badminton*, *squash*, *beach tennis, paddle,* tênis de mesa, e, mais recente, *pickleball* são cada vez mais populares, e podem ser praticados desde crianças até idosos. De acordo com a Federação Internacional de cada esporte, existem registrados, incluindo jogadores recreativos e competitivos, mais de 87 milhões de tenistas, 300 milhões praticantes de *badminton*, 50 milhões de tênis de mesa, 20 milhões de *squash* e 3,5 milhões de *pickleball*.

Associa-se a origem do tênis ao *Jeu de Paume*, um jogo praticado pelos monges italianos e franceses no século XII, onde utilizavam-se as mãos para devolver a bola, sem o uso da raquete. O tênis moderno, com suas regras atuais, foi criado na Inglaterra em meados do século IX e inicialmente chamado de Tênis de Grama (*Lawn tennis*). Já a origem do *badminton* remonta à Grécia antiga, Egito e Ásia há pelo menos 2000 anos. Os outros esportes vieram de variações desses.[1]

O uso de raquetes para rebater bolas ou petecas é o que define esse grupo de esportes. O objetivo é posicioná-los de forma que seja muito difícil ou mesmo impossível para o adversário rebatê-los. Movimentos com a mão sobre o ombro, deslocamentos explosivos com paradas abruptas, mudança de direção e rebatidas potentes e velozes em movimentos dinâmicos são essenciais nestes esportes.[2,3]

Um dos atrativos destes esportes é que constituem um desafio para o corpo e para a mente. Funciona como uma terapia, e, ao contrário da corrida e da natação, requer concentração máxima, do contrário a bolinha passa. Além disso, essa prática esportiva engloba um equilíbrio entre demandas aeróbicas e anaeróbicas, com sobrecargas repetitivas em uma variedade de golpes e movimentos.

A aptidão física é muito determinante para o resultado, e essa pode ser influenciada pela hidratação e pelo estado nutricional. Diversas disciplinas científicas têm se desenvolvido na busca de melhores resultados: fisiologia esportiva, nutrição, biomecânica do esporte, medicina esportiva, engenharia esportiva e psicologia esportiva.

O tempo de uma partida é extremamente variável, pois é definido pelo número de *sets*/ pontos e não pelo relógio. Já foram registradas partidas oficiais de *squash* com duração de apenas seis minutos e partidas de tênis que superaram as 10 horas (John Isner *versus* Nicolas Mahuf – Wimbledon, 2010).

É importante que os médicos, mesmo que não pratiquem esportes de raquete, estejam familiarizados com a biomecânica, patologia, diagnóstico e tratamento das lesões, para melhor atender estes atletas.

Embora esses esportes tenham características diferentes como o tipo de quadra/solo, peso e tamanho das raquetes, sua empunhadura, peso e tamanho das bolas/petecas, técnica de rebatida, e biomecânica do exercício, do ponto de vista de risco ortopédico, eles apresentam similaridades e serão agrupados neste capítulo.[4]

● BIOMECÂNICA

Tênis

Para entender a biomecânica do tênis e sua contribuição para a etiologia de lesões, é importante o conceito de cadeia cinética do movimento, que descreve a rota e a direção ascendente do fluxo de energia em golpes e saques de tênis. Nesse processo, a força inicia-se nos pés, e passa sucessivamente para o joelho, quadril, coluna, ombro, cotovelo e punho, ligados como elos na cadeia cinética, absorvendo, gerando e transmitindo energia para o próximo elo, completando, portanto, um ciclo de energia do chão para a bola de tênis no impacto com a raquete. Se a transferência de energia em uma articulação não for coordenada de forma eficiente, as articulações subsequentes podem facilmente ficar sobrecarregadas.

É importante a avaliação da estabilidade do core, a estabilidade e movimento de cada articulação. Por exemplo, a rigidez de coluna torácica e hipercifose foram implicadas no desenvolvimento de problemas no ombro, e a falta de rotação do quadril pode sobrecarregar a coluna lombar.

Um estudo biomecânico do saque de tênis descobriu que as cargas mecânicas transmitidas ao ombro e ao cotovelo aumentaram 17% a 23% na ausência de flexão adequada do joelho.[5,6]

Vários outros estudos descobriram que os jogadores avançados são mais eficientes na manipulação da cadeia cinética para reduzir as forças de impacto transmitidas às articulações. Por sua vez, os jogadores de tênis novatos geralmente usam apenas a flexão do punho para bater na bola, o que não se traduz em aumento da velocidade e aumento do risco de lesões.[7,8]

Os principais movimentos neste esporte são: o saque, o *forehand* e o *backhand*. A bola pode chegar a mais de 215 km/h no saque, sendo recepcionada a 75 km/h nos jogadores de elite.[9] O **saque** é o movimento de tênis que gera maior sobrecarga sobre o ombro, sendo responsável por aproximadamente 40% de todos os golpes durante uma partida.[10] Em termos de biomecânica, o saque pode ser considerado equivalente a uma ação de arremesso, sendo caracterizado por cinco fases diferentes do movimento: *Wind up*, armação inicial (*early cocking*), armação final (*late cocking*), aceleração e desaceleração, vide Figura 39.1.

Como nos esportes de arremesso, acredita-se que a maioria das lesões ocorra na fase de armação final (quando a raquete é levantada atrás da cabeça em abdução e rotação externa máxima) e na fase de desaceleração na sequência do arremesso.

No saque e no *forehand* os músculos que são mais ativados são o subescapular, o peitoral maior e o serrátil anterior.

No movimento de *backhand*, os músculos supraespinhal, infraespinhal e a porção média do deltoide são recrutados com maior intensidade.[9] Em qualquer rebatida os extensores do punho estão vigorosamente contraídos.[11]

A incidência de lesões no punho dos tenistas vem aumentando nos últimos anos, pois, nos anos 80, na empunhadura continental, o punho estático servia apenas de ligação entre o cotovelo e a raquete. Com a necessidade de dar efeito na bola (*spin*), nas empunhaduras mais supinadas *Semi-Western* e *Western*, o punho movimenta-se de supinação para pronação de forma repetitiva, produzindo enorme sobrecarga nas estruturas do bordo ulnar do punho, (Figura 39.2).

O tipo de quadra influencia na biomecânica do exercício. Nas quadras duras os atletas sofrem maior sobrecarga tanto

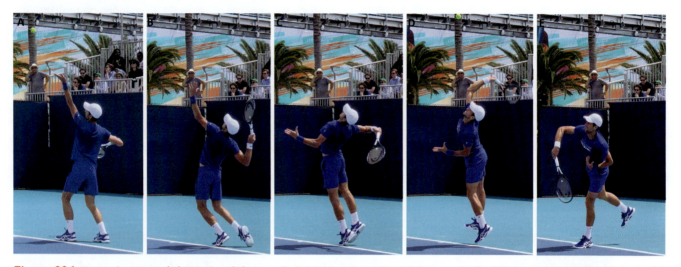

Figura 39.1 Fases do saque: **(A)** *Wind up* **(B)** armação inicial (*early cocking*) **(C)** armação final (*late cocking*) **(D)** aceleração **(E)** desaceleração

Fonte: Imagem de domínio público.

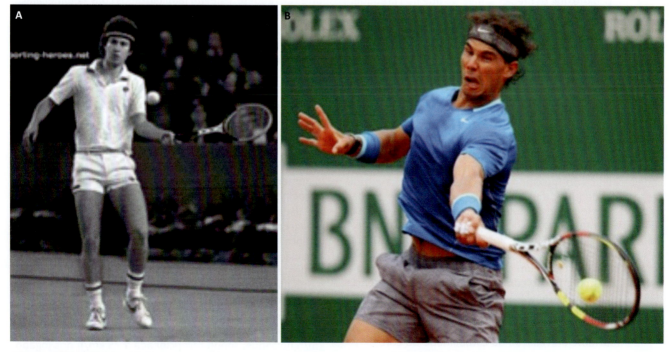

Figura 39.2 (A) John McEnroe, anos 80, com a empunhadura continental. **(B)** Rafael Nadal, 2020, com a empunhadura *Semi-Western* mais supinada.

Fonte: Imagem de domínio público.

nos membros inferiores quanto superiores. Quanto ao segmento inferior, as paradas são mais abruptas quando comparadas ao saibro onde os atletas conseguem deslizar.

Badminton

No *badminton*, o *forehand smash* é essencial. Esse movimento é dividido em três fases:[12]

1. **Preparação:** Ajuste do centro de gravidade com a perna do lado da raquete para posição póstero-lateral, cotovelo da raquete para posição póstero-lateral inicialmente por extensão e abdução do ombro e a extensão do punho para elevação da raquete. A mão livre é direcionada para a peteca para equilíbrio e ajuste de mira;
2. **Aceleração:** O corpo realiza um movimento para trás, seguido de uma aceleração para frente. Nesse estágio, a raquete atinge seu ponto mais baixo durante o *backswing* e o cotovelo, sua posição mais elevada. Já o ombro encontra-se em rotação externa exacerbada. O movimento segue com rotação interna do ombro e extensão do cotovelo de maneira explosiva para que haja o impacto na peteca;
3. **Acompanhamento:** Para dissipar a energia, o braço da raquete é cruzado para baixo e para o lado oposto do corpo, e o peso dele é transferido do pé posterior para o anterior.

Beach tennis

Em razão da maioria dos golpes ser realizado com a raquete elevada acima da altura do ombro, existe uma incidência maior de lesões do ombro (impacto subacromial e lesões do manguito rotador). Devido ao peso da raquete e ao excesso de jogos, temos muitos casos de epicondilite lateral no cotovelo.

O fato de sacar e arrancar para cobrir a sua parte da quadra representa um risco de lesão para a musculatura posterior da perna, principalmente se a musculatura estiver encurtada e em jogadores de final de semana.

O uso de quadras de areia, com o piso irregular, aumenta a incidência de entorses do tornozelo e joelho e traumas no hálux.[13]

EPIDEMIOLOGIA DAS LESÕES

Tênis

As lesões de membros inferiores são as mais comuns nestes esportes e são geralmente agudas, destacando-se as entorses de tornozelo, lesões dos meniscos, tendinopatia do joelho, lesões do quadril e estiramentos musculares. Por outro lado, as lesões dos membros superiores tendem a se desenvolver de maneira crônica devido ao excesso de uso, incluindo lesões no ombro, SLAP, lesões do manguito rotador e epicondilites,[14,15] (Figura 39.3).

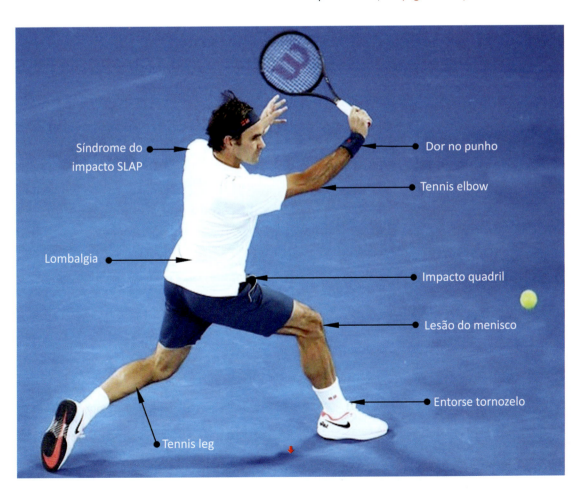

Figura 39.3 Lesões mais comuns o tênis
Fonte: Imagem de domínio público.

Badminton

No *badminton* vale destacar a alta incidência de acometimento do tendão de Aquiles, podendo variar desde tendinite até sua ruptura completa e entorse de tornozelo.[16]

Squash

No *squash*, em razão do dinamismo, espaço reduzido e risco de contato com outros atletas, temos uma incidência maior de traumas na cabeça, olhos e no ombro.[17]

● LESÕES DO OMBRO

O ombro é a articulação mais móvel do corpo e necessita equilibrar tanto a estabilização quanto a grande amplitude de movimento rotacional. Nos jogadores de tênis, esse equilíbrio delicado é manipulado para criar movimentos de alta velocidade por meio de rotações e abdução do ombro.

Fatores de risco

1. **Discinesia escapular:** A avaliação da escápula é importante no exame físico de um tenista, pois desempenha um papel fundamental na estabilização do ombro. Seu movimento depende da sincronia dos músculos do manguito rotador e estabilizadores da escápula. Se estiverem fracos ou encurtados, os tenistas podem desenvolver discinesia escapular, um desequilíbrio da escápula, com alterações do seu movimento que produzem dor e deficiência funcional durante os movimentos do saque/*smash*. A escápula afetada pode demonstrar uma aparência caída ou com uma proeminência inferior da borda medial em repouso quando comparada com o ombro não afetado, condição referida como **SICK scapula** (*Scapular malposition, Inferior medial border prominence, Coracoid pain, and dysKinesis of scapular movement*).[18] Na maioria dos atletas de tênis, a presença de discinesia escapular ou *SICK scapula* foi associada a lesões no ombro;[19]

2. **Déficit de rotação interna glenoumeral (GIRD):** No tênis, a estabilidade do ombro depende principalmente dos estabilizadores dinâmicos na maior parte dos movimentos, enquanto, nos extremos do movimento, as estruturas capsuloligamentares são mais importantes. A tensão desenvolvida nos ligamentos à medida que o braço se aproxima de um extremo do alcance normal é importante para fornecer *feedback* ao cérebro, que então ativa os músculos corretos para ajudar a estabilizar o ombro. As lesões podem ocorrer se essas estruturas capsuloligamentares se tornarem alongadas ou encurtadas. A repetição do movimento de abdução e rotação externa intensa, presente no saque e outros golpes aéreos, podem alterar o arco rotacional do ombro. Isso pode resultar em um aumento da rotação externa por alongamento da cápsula anterior associado com um déficit de rotação interna por encurtamento da cápsula posterior. O **déficit de rotação interna glenoumeral (GIRD)** é caracterizado quantitativamente por uma **perda de >18°** de rotação interna no ombro dominante do atleta em comparação com o ombro não dominante.[20] Isso altera a cinemática glenoumeral do saque de tênis e foi associada a maiores riscos de lesão no ombro;[21,22]

3. **Impacto interno:** Definida como o impacto mecânico anormal da superfície interna dos tendões do manguito rotador contra a borda superior da glenoide e o *labrum*. O impacto interno ocorre em ombros saudáveis de atletas,[23] no entanto, pode ocorrer uma lesão devido ao aumento da tensão da cápsula posterior. Forças compressivas contínuas na cápsula posterior do ombro podem causar um deslocamento do centro de rotação da cabeça umeral para cima e para posterior, potencializando o impacto interno.[24] Ele ocorre principalmente durante a rotação externa exagerada no estágio final de armação do saque (*late cocking*), levando a superfície interna do manguito rotador a ter um contato anormal com a glenoide e *labrum* superior (potencial dano a ambas as estruturas). Na presença de impacto interno, os pacientes apresentaram dor póstero-superior e disfunção. Foi demonstrado que o impacto interno posterior ocorre juntamente com o GIRD e a discinesia escapular, e pode se tornar cada vez mais patológico quando associado a esses fatores de risco;[25]

4. **Alteração na força e equilíbrio do manguito rotador:** Um desequilíbrio entre a força dos rotadores internos (mais fortes) *versus* rotadores externos (mais fracos, principalmente infraespinhal) foram relacionados ao desenvolvimento de lesões no tênis. Nesse esporte, a rotação interna do ombro é considerada um dos fatores mais importantes para a velocidade da bola, especialmente durante o saque.[5] A fase de aceleração tende a fortalecer os rotadores internos do ombro, sem fortalecer os rotadores externos. A função do infraespinhal é muito importante quando age excentricamente durante a fase de desaceleração para neutralizar a atividade concêntrica dos rotadores internos na aceleração. A fraqueza do infraespinhal tem sido relacionada à perda da estabilidade do ombro, e resulta em um enrijecimento adaptativo tanto do próprio músculo quanto nas estruturas capsulares posteriores, uma situação que está associada ao GIRD e impacto interno.

Avaliação do ombro doloroso no tenista

O tenista geralmente se queixa de **dor** durante a fase da armação final ou aceleração do saque. Pode também relatar **perda da potência** no saque e, às vezes, de uma sensação de **dead arm**. Em alguns casos, a dor pode ser difusa, mas geralmente ocorre nos seguintes locais, fornecendo fontes sobre sua origem:

-   **Posterior:** Impacto interno, SLAP, fadiga do infraespinhal;
-   **Região do deltoide médio e anterior:** Impacto externo;
-   **Borda medial da escápula:** Fadiga na inserção dos estabilizadores da escápula;
-   **Coracoide:** discinesia escapular/*SICK scapula* (sobrecarga na inserção do peitoral menor no coracoide).

Principais lesões no ombro do tenista

1. **Lesão labral:** As lesões labrais ântero-posteriores superiores (SLAP) são caracterizadas por uma degeneração ou ruptura do labrum superior no local da fixação do cabo longo do bíceps, interrompendo a conexão subjacente

CAPÍTULO 39

com a glenoide. Certamente, essas lesões estão associadas ao estágio da armação final do saque no tênis.[26]

- **Diagnóstico:** Caracteriza-se por dor posterior profunda, acompanhada por fraqueza ou disfunção no ombro durante a rotação externa exagerada na fase de armação do saque. Além disso, os testes de cisalhamento labral dinâmico e o teste de compressão ativa de **O'Brien** geralmente apresentam resultados positivos. A Ressonância Magnética confirma o diagnóstico da lesão SLAP e pode detectar lesões associadas, como rupturas do manguito rotador e cisto paralabral.

- **Tratamento:** Inicialmente é conservador, envolvendo medidas como alívio da dor por meio de analgesia, aumento da flexibilidade da cápsula posterior, fortalecimento do manguito rotador e estabilizadores da escápula, além de aprimoramento da estabilidade proprioceptiva. O reparo artroscópico é indicado se os sintomas não forem aliviados após quatro a seis meses, e envolve a colocação de âncoras de sutura na glenoide para reinserção do labrum superior. Um estudo prospectivo recente que avaliou essa técnica descobriu que 87% dos pacientes relataram um resultado bom ou excelente em um acompanhamento de dois anos.[27]

2. **Lesão do manguito rotador:** Essa lesão é frequente nos tenistas acima de 40 anos, sendo associada à diminuição da vascularidade dos tendões e, geralmente, originada por processos degenerativos. A lesão ocorre pelo impacto externo clássico descrito por Neer, com roturas parciais da superfície bursal ou completa do manguito rotador. No entanto, essas lesões também são prevalentes em populações mais jovens de tenistas, ocorrendo como resultado da carga repetitiva e de alta energia da articulação do ombro. Nos movimentos com alta energia de arremesso, os músculos do manguito rotador são os componentes mais importantes da estabilização dinâmica do ombro. Em atletas mais jovens, a tendinopatia do manguito rotador é mais frequentemente associada ao impacto interno posterior, que com a repetição pode causar uma ruptura da face articular dos tendões do supra e infraespinhal. Além disso, a discinesia escapular demonstrou contribuir para a patologia do manguito rotador, já que a sincronicidade dos músculos do manguito rotador é prejudicada pelo movimento escapular anormal. Se houver uma falha ao elevar a escápula adequadamente na fase de aceleração do arremesso, realizada por um equilíbrio do trapézio superior e inferior, pode haver uma redução funcional no espaço subacromial, gerando cronicamente uma lesão do manguito rotador.

- **Diagnóstico:** Pacientes com lesão do manguito rotador geralmente apresentam dor durante o arremesso e disfunção que inibe o desempenho máximo de saques de tênis e outros movimentos aéreos. Se a lesão for o resultado do impacto interno posterior, a porção posterior do tendão do supraespinhal e o infraespinhal serão mais afetados, e a dor será experimentada na fase de armação final do saque de tênis. Se a lesão for devido ao impacto externo, a porção anterior do tendão do supraespinhal e o cabo longo do bíceps fiquem mais comprometidos, levando à dor durante a fase de aceleração do movimento. O diagnóstico clínico pode ser feito pela avaliação da força muscular do manguito rotador, amplitude de movimento (presença GIRD e discinesia), associado com manobras clínicas (teste de Jobe e Neer).

A ressonância magnética provou ser um complemento bem-sucedido ao exame clínico e pode ajudar na identificação da ruptura do manguito rotador, embora o ultrassom também tenha provado ser uma ferramenta de diagnóstico eficaz quando utilizada corretamente.

- **Tratamento:** De maneira conservadora, inicialmente é feito com repouso, AINEs e a implementação de programas de fisioterapia. Esses programas visam aliviar a dor, aumentar a amplitude de movimento (correção GIRD), corrigir quaisquer disfunções escapulares se detectadas e fortalecer tanto o manguito rotador quanto os estabilizadores da escápula. Tendinopatias e lesões parciais pequenas no manguito rotador geralmente respondem bem ao tratamento conservador e muitas vezes permitem o retorno às atividades de arremesso dentro de aproximadamente três meses.[28] Se a prática conservadora falhar após três a seis meses, o tratamento cirúrgico é considerado, sendo preferencialmente realizado por artroscopia e reparação com âncoras dos tendões do manguito rotador. Nas lesões de manguito com etiologia no impacto interno e GIRD, a realização de um release da cápsula póstero-inferior pode ser associada ao reparo tendinoso.

● LESÃO DO COTOVELO

Epicondilite lateral

A epicondilite lateral, conhecida como "cotovelo do tenista", acomete cerca de 50% dos tenistas amadores em algum período da vida, a afetar a origem dos músculos extensores do punho e dos dedos, no epicôndilo lateral.

Causas

Pode ser causada por outros motivos, tais como: trauma direto no cotovelo, atividades de carga com o antebraço pronado, atividades manuais com prono-supinação do antebraço, visto, por exemplo, ao apertar um parafuso, aperto de mão vigoroso e outros esportes, como a musculação. Outros fatores importantes são: a tensão excessiva da corda da raquete, que deve ser reduzida; erro no tamanho da empunhadura (*grip*)"; a batida da bolinha fora do centro da raquete (*soft spot*); erro na técnica do *back hand* ou jogar na quadra úmida após a chuva, pois a bolinha fica muito pesada.

Os jogadores profissionais raramente têm epicondilite lateral (5%). Eles adotam uma abordagem em que pressionam o cabo da raquete no momento do impacto da bolinha, relaxando imediatamente na sequência do golpe (*quick grip release*). Esse método resulta em uma redução da força de impacto transmitida para a lateral do cotovelo em 89.2%. Os tenistas profissionais, devido à sobrecarga de *forehand* para gerar o efeito de rotação (*spin*) na bola, tendem a apresentar uma incidência maior de epicondilite medial.

Fisiopatologia

A teoria mais aceita é de que exista um uso excessivo da musculatura extensora do punho que excede a sua tolerância e acarreta microlesões, ativando um processo de reparação que produz fibrose e tecido de granulação. Com a repetição da sobrecarga, ocorre a degeneração mucinosa que pode evoluir para ruptura tendinosa e calcificação tecidual. Estudos microscópicos de Nirschl[29] demonstraram invasão fibroblástica e proliferação vascular no tendão, concomitantes de hiperplasia angiofibroblástica. Ele recomendou o termo tendinose, que retrataria mais um processo degenerativo, ao invés do termo tendinite, que seria mais adequado para um processo inflamatório agudo. Isso se deve ao fato de que estudos histopatológicos não identificaram células inflamatórias em biópsia de casos crônicos.[30]

O tendão mais acometido é o do músculo extensor radial curto do carpo (ERCC), que é, primariamente, um extensor do punho, mas também colabora com a abdução da mão, e sofre grande sobrecarga quando suas fibras musculares contraem com o antebraço pronado, com o punho fletido e em desvio ulnar, posição que ocorre durante um incorreto *back hand* com uma mão no Tênis.

Diagnóstico

- **Anamnese:** A queixa principal é dor em queimação na ao redor da origem dos extensores do cotovelo, podendo irradiar-se para face dorsal proximal do antebraço. Esta dor é habitualmente exacerbada por atividades de extensão do punho contra a resistência, carga com antebraço pronado e preensão.[31]
- **Exame físico:** Na epicondilite lateral ocorre sensibilidade à palpação do epicôndilo lateral, irradiada ou não para face dorsal proximal do antebraço). Além disso, a dor pode ser desencadeada pela realização da manobra de extensão do punho (Teste de Cozen), manobra de extensão do cotovelo (Teste de Mills – apresentando maior especificidade) ou da extensão do dedo médio contra resistência (Teste de Maudsley). O teste de Polk também é relevante. É importante avaliar se existe discinesia do movimento escapular ou déficit de rotação interna do ombro, fatores que podem contribuir para a sobrecarga do cotovelo e a coluna cervical. Essa avaliação é importante para excluir uma radiculopatia com irradiação para a lateral do cotovelo.
- **Exames de imagem:** A confirmação do diagnóstico de epicondilite pode ser realizado por um exame de ultrassonografia especializado. É um exame rápido e não invasivo que pode avaliar espessamento, degeneração, rupturas parciais e o grau de vascularização local, permitindo monitorizar o tratamento e auxiliar nos procedimentos de infiltração. O exame de Ressonância magnética pode mostrar detalhes da degeneração tendinosa, do espessamento do tendão e um aumento de sinal relacionado com possível lesão na origem dos extensores, assim como descartar outros diagnósticos.
- **Tratamento:** O raciocínio terapêutico deve seguir uma progressão como uma escada, subindo os degraus conforme necessários (Figura 39.4).

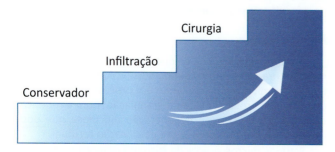

Figura 39.4 Raciocínio para o tratamento.

Tratamento conservador

- Repouso relativo: Evitar atividades dolorosas;
- Imobilização: Tala estática de punho – evitar flexão do punho durante o sono;
- Medicamentos: Anti-inflamatório não hormonal e analgésicos curto período;
- Fisioterapia: Crioterapia, liberação miofascial, estimulação elétrica, ultrassom, iontoforese, *laser*;
  - Alongamentos: Realizados de forma gradual, várias vezes ao dia, para diminuir a tensão sobre a origem tendinosa;
  - Fortalecimento: Após o alívio da dor, de preferência de forma excêntrica, no início;
- Acupuntura/eletro acupuntura;
- Ondas de Choque: quebra do tecido fibroso e aumento do fluxo sanguíneo local. A Literatura ainda é controversa.

Na falha no tratamento conservador, sobe-se um degrau de tratamento.

Infiltrações

- Infiltração com corticosteroide;
- Agulhamento a seco para estimular a neovascularização;
- Infiltração com ácido hialurônico biocompatível com as partes moles, guiado por ultrassom no local exato da lesão: aumentam o deslizamento do tendão e reduzem as aderências, bloqueia os receptores de dor, diminuindo a dor e aumenta a produção de fator de crescimento endotelial e colágeno tipo 4, acelerando a cicatrização e aumentando a força de tensão do tendão;[32]
- Infiltração com PRP (Plasma rico em plaquetas autólogo);
- Infiltração com tenócitos, células adiposas e a associação dessas com colágeno vem sendo estudadas, com resultados promissores.

Tratamento cirúrgico

- **Cirurgia aberta:** Em 1979, Nirschl and Pettrone[29] foram os primeiros a apresentar um tratamento cirúrgico da epicondilite lateral, realizando o desbridamento do tecido de granulação anormal com abrasão óssea na origem do tendão para estimular à resposta de cicatrização. Eles alcançaram um índice de 97,7% de resultados bons ou excelentes, e 85,2% dos pacientes conseguiram retomar à prática esportiva;
- **Cirurgia artroscópica:** A artroscopia do cotovelo permite o diagnóstico e o tratamento de patologias intra-articulares concomitantes, constituindo-se em um método pouco invasivo que permite a resolução dos sintomas e um retorno mais rápido às atividades da vida diária.[33] Com os portais artroscópicos habituais, o *shaver* é utilizado para remover o tecido degenerado na inserção óssea por dentro da articulação, até o aparecimento do tecido muscular normal. O ligamento colateral radial encontra-se em risco nesse procedimento, e o colo do rádio é o limite para esse desbridamento. O uso de protetores como cotoveleiras, cintas ou manguitos de compressão são indicados para o retorno ao esporte, reduzindo a atividade dos músculos extensores radiais do carpo.

LESÕES NO PUNHO
Lesões do extensor ulnar do carpo (EUC)

Segundo Montalvan[34] o EUC é a estutura acometida no punho de 60% dos tenistas com dor na borda ulnar do punho, em razão das alterações constantes na angulação do punho no tênis. No punho, o EUC atravessa o sexto compartimento extensor, que é coberto como os outros tendões extensores pelo retináculo dos extensores, mas é contido em uma canaleta na face dorsal da ulna por uma polia própria. Quando o antebraço está pronado, seu tendão apresenta um caminho retilíneo, mas, durante a supinação, o tendão do EUC angula 30° e fica sujeito a lesões, tais como tendinite (inflamação em volta do tendão), tendinopatia (lesão no interior do tendão) ou, no caso de lesão da sua polia própria, a subluxação do tendão do EUC, um problema subdiagnosticado[35] (Figura 39.5).

Além da extensão do punho em desvio ulnar, o EUC também promove estabilidade da ARUD quando o antebraço se encontra pronado e estabilidade ulnocarpal quando supinado. O paciente apresenta-se com dor no bordo dorso ulnar do punho, podendo apresentar um edema característico sobre o sexto compartimento, apresentando dor aos testes de estresse de extensão com desvio ulnar contra resistência ou a hiperflexão do punho. Quando existe uma instabilidade do EUC, pode-se sentir o deslocamento do tendão ou ouvir um estalido com a supinação do punho em flexão e desvio ulnar. Algumas pessoas apresentam uma instabilidade natural deste tendão, geralmente associadas a um sulco raso. Dessa maneira é importante que o exame físico seja realizado comparando-se os dois punhos do paciente.[35-37] Para avaliação radiológica, pode-se solicitar ultrassonografia, que é capaz de identificar tenossinovite, tendinopatia e avaliar a subluxação do EUC quando o examinador solicita ao paciente que realize a movimentação do punho e do antebraço para avaliar o deslocamento do tendão. A RNM também é capaz de identificar inflamação e lesões do tendão, porém é possível que a identificação da lesão da sub-bainha não seja tão evidente no exame estático com o antebraço em pronação. Para melhor avaliação é recomendável que seja solicitada RNM com o punho, tanto em pronação e em supinação, utilizando contraste. A comparação dessas imagens permitirá identificar a subluxação do EUC.[35]

O tratamento inicial dos pacientes é realizado de maneira conservadora, com crioterapia, medidas analgésicas e anti-inflamatórias, além da imobilização em extensão do punho. A prono supinação deve ser bloqueada com o antebraço em pronação nos casos de luxação e subluxação do EUC por um período de dois a quatro semanas. Nos quadros inflamatórios e dolorosos persistentes por mais de duas semanas, pode-se, se a atividade esportiva permitir, realizar infiltração com corticosteroide no sexto compartimento extensor. Após a imobilização, inicia-se a fisioterapia e o atleta pode retornar à atividade esportiva em seis a oito semanas ou quando a força de preensão atingir 85% do normal.[38] É importante ressaltar que o uso de kinesio tape ou órtese para a estabilização do EUC deve ser considerada.

Na falha do tratamento conservador, a cirurgia pode ser indicada. Nesse caso, realiza-se a sinovectomia, o desbridamento de tendão lesionado, a tenorrafia longitudinal do tendão e, em casos de lesão da sub-bainha, a reconstrução com fita do retináculo extensor, que é fixada no local por meio de âncoras ou pontos transósseos. O retorno às atividades esportivas deve ocorrer três meses após o tratamento operatório.[38]

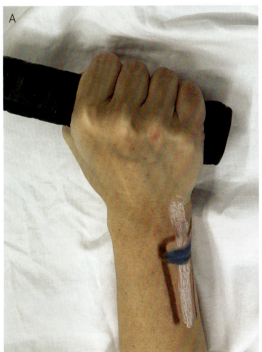 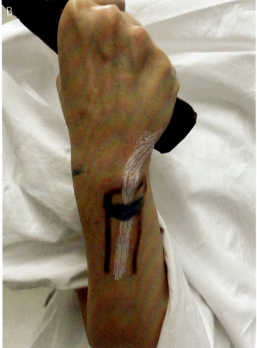

Figura 39.5 **(A)** antebraço pronado, EUC com caminho reto **(B)** antebraço supinado, EUC angulando 30 graus.

Fonte: Arquivo pessoal dos autores.

Lesões do complexo da fibrocartilagem triangular (CFT)

O complexo da fibrocartilagem triangular é o conjunto de estruturas fibrocartilaginosas e ligamentares que conecta o rádio, a ulna, e os ossos do carpo. Alguns a comparam ao ligamento cruzado do joelho por estabilizar a articulação rádio-ulnar distal, e outros ao menisco pela distribuição de forças entre a ulna e o carpo.

Nos esportes com raquete, sua lesão pode acontecer de maneira repentina, seja por queda sobre a mão espalmada com desvio ulnar, ou por um movimento de torção no punho. Por outro lado, lesões crônicas podem surgir devido ao estresse repetitivo na face ulnar do punho.

O paciente apresenta dor na face ulnar do punho, que piora com apoio, desvio ulnar e prono supinação extrema. No exame físico, a palpação do espaço ulnocarpal e o desvio ulnar com o punho em neutro, supinado e pronado são dolorosos. É importante também avaliar a estabilidade da radio-ulnar distal e compará-la ao outro punho.

A ressonância nuclear magnética é o exame para diagnosticar a lesão da FCT. Pode apresentar apenas uma sinovite ulnocarpal, uma lesão central da FCT ou a desinserção da FCT. Lesões centrais podem ser encontradas em pacientes idosos assintomáticos.

Nos atletas com sinovite, lesão central ou lesões parciais indica-se o tratamento conservador com imobilização do punho e bloqueio da prono-supinação do antebraço por seis a oito semanas, seguido de reabilitação física, e, em geral, é bem-sucedido.

Na falha deste tratamento, podemos optar pela infiltração com corticosteroide, seguida de mais duas semanas de imobilização. Se necessário é realizada a sinovectomia e o desbridamento dos *flaps* da lesão central por via artroscópica. Casos em que o atleta apresenta um impacto entre a ulna distal e o carpo, perfurando a FTC, devem ser submetidos também ao encurtamento da ulna para resolução dos sintomas. Devemos salientar que durante a preensão do cabo da raquete, ocorre um aumento da variação ulnar positiva, contribuindo para o impacto ulnocarpal e, consequentemente, levando à perfuração da fibrocartilagem e à lesão condral do carpo. É essencial realizar a radiografia com preensão para avaliar este efeito. No caso da desinserção da FCT, é realizada a reinserção por via artroscópica.

● LESÕES NO QUADRIL

Lesão labral e impacto

Durante algumas atividades físicas, o quadril pode sofrer forças que ultrapassam em até cinco vezes o próprio peso do corpo. Isso, aliado às mudanças bruscas de direção e rotações extremas, colocam esta articulação em risco para lesões agudas e degenerativas.[39] A maioria das lesões são musculares ou inflamações dos tendões que melhoram com o devido repouso, gelo, fisioterapia e acupuntura.

Com o aumento da velocidade do jogo de tênis, o *forehand*, que normalmente era realizado colocando o pé oposto na linha de frente do corpo (*close stance*), foi substituído pela batida com os dois pés alinhados (*open stance*). Isso requer uma maior rotação externa do quadril, contribuindo, o que por sua vez aumenta o potencial de impacto entre o fêmur e o acetábulo. Esse cenário pode levar à lesão do labrum acetabular, conforme a Figura 39.6.[10]

Clinicamente, os pacientes com essas lesões apresentam dor na virilha e na lateral do quadril que piora com movimentos rotacionais, abdução e flexão. Na suspeita, deve-se solicitar RNM que evidenciará a lesão labral e as alterações ósseas. A artroscopia é o tratamento de escolha atualmente para essas lesões quando a cartilagem se encontra viável. Hoje, sabemos que as alterações decorrentes do impacto são precursoras da artrose. Quando a artrose já está instalada, é necessário considerar a possibilidade de uma artroplastia.

● LESÕES NO JOELHO

Menisco

Os meniscos são os amortecedores do joelho e atualmente são preservados ao máximo, pois a sua ausência pode acelerar o desgaste da cartilagem e acarretar a artrose do joelho. Eles recebem os vasos sanguíneos somente na perife-

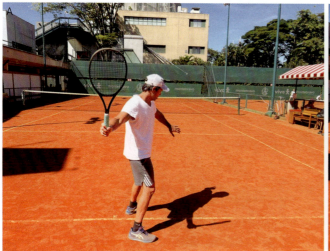
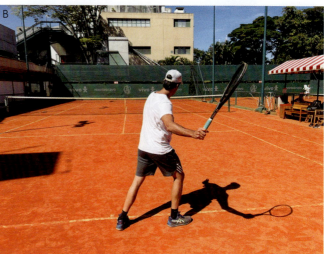

Figura 39.6 (A) *Forehand* em *close stance*. (B) *Forehand* em *open stance*.
Fonte: Arquivo pessoal dos autores.

ria, ou seja, uma lesão periférica tem a capacidade de cicatrizar ou ser suturada com sucesso. Uma lesão não periférica, não cicatriza e, se houver um *flap*, não há melhora com tratamento conservador. Nesse caso, é necessário remover este "flap" por meio de um procedimento artroscópico.

Pode ocorrer a lesão aguda quando o atleta fica com o pé preso no chão e gira o corpo, o movimento de cisalhamento torcional entre o fêmur e a tíbia pode rasgar o menisco. Mas a maioria das lesões são cumulativas, de aspecto degenerativo. Por exemplo, o movimento constante do *forehand*, que envolve girar o corpo em cima do pé oposto, e com o passar do tempo pode sobrecarregar o joelho. O jogador, então, começa a sentir dor na interlinha medial, com dificuldade para flexionar o joelho e agachar. Para evitar isso, é recomendável que, ao final do movimento, o tenista se lembre de tirar o pé de apoio do solo,[17] de acordo com a Figura 39.7.

As lesões degenerativas podem ocorrer no miolo do menisco sem comunicação com as superfícies articulares e, em geral, têm uma boa recuperação com o tratamento conservador, que inclui analgesia, alongamento, fortalecimento da musculatura da coxa, propriocepção e uso de uma joelheira para jogar. Já as lesões degenerativas, que se estendem para superfície do fêmur ou da tíbia, são tratadas inicialmente de forma conservadora, mas no caso de insucesso, requer o tratamento via artroscópico.

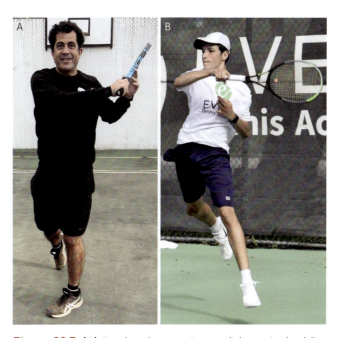

Figura 39.7 **(A)** *Forehand* sem retirar o pé de apoio do chão. **(B)** *Forehand* retirando o pé de apoio do chão no final da rotação
Fonte: Arquivo pessoal dos autores.

LESÕES NO TORNOZELO
Entorse de tornozelo

As entorses de tornozelo são as lesões mais comuns nos atletas de esportes com raquetes. Geralmente ocorrem por mecanismo de inversão ao realizar uma parada abrupta na tentativa de mudança de direção ou ao pousar após um salto. A superfície em que a atividade esportiva se desenvolve pode aumentar o risco dessas lesões, sendo mais comuns em superfícies irregulares (areia – no *beach* tênis),

em superfícies rígidas e aderentes (quadras duras – *squash*). Vale ressaltar que o atleta pode tropeçar nas linhas da quadra de saibro com manutenção deficiente (Figura 39.8).

Clinicamente, apresenta dor e edema na região perimaleolar lateral e surgimento de hematoma após alguns dias. No exame físico é importante realizar a palpação dos ligamentos e das proeminências ósseas, bem como os testes de estabilidade articular e a competência ligamentar. Quando o paciente apresenta dor à palpação das proeminências ósseas ou na

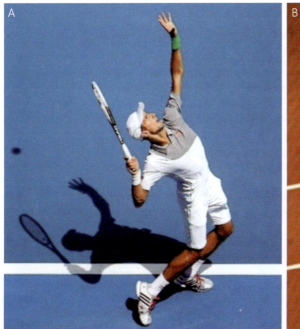
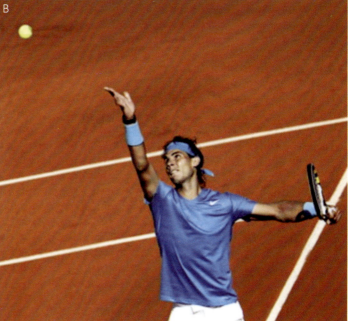

Figura 39.9 **(A)** Saque *kick* com maior hiperextensão da coluna lombar. **(B)** Saque *slice*.
Fonte: Imagem de domínio público.

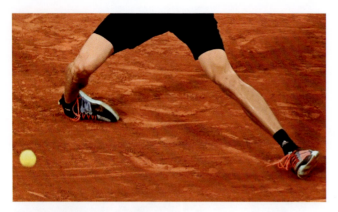

Figura 39.8 Entorse do tornozelo.
Fonte: Imagem de domínio público.

suspeita de lesões da sindesmose, exames de radiografias são mandatórias. Para avaliar a cartilagem, tendões fibulares e sindesmose a ressonância magnética é o exame padrão ouro.

O tratamento das entorses é realizado de maneira conservadora, inicialmente com repouso, crioterapia, compressão, elevação do membro e imobilização por um período de três a seis semanas. A dor não é parâmetro para saber se os ligamentos estão cicatrizados. Após a cicatrização dos ligamentos, recomenda-se a reabilitação física com exercícios de alongamento, fortalecimento e propriocepção para evitar novos entorses. A instabilidade crônica necessita de tratamento cirúrgico para evitar artrose. O uso de tornozeleiras tipo *Aircast* é recomendado de forma preventiva no retorno inicial das atividades esportivas.

Tennis Leg/Lesão do tendão de Aquiles

Durante os impulsos para saltar ou realizar arrancadas, com a extensão rápida do joelho durante a fase de impulso, a musculatura da panturrilha (mais frequente) e o tendão de Aquiles são submetidos a uma grande tensão que pode causar ruptura. Isso é mais comum nas pessoas que já apresentam tendinopatia, nos atletas com mais de 40 anos de idade e naqueles que têm encurtamento da cadeia muscular posterior, como as mulheres que usam muito salto alto.

O músculo mais acometido é o gastrocnêmio medial, e em razão da abundante vascularização, tem uma boa cicatrização, que pode demorar de três a seis semanas, evoluindo bem com o tratamento conservador.

A tendinopatia ou lesão parcial do Aquiles requer bastante empenho na reabilitação e, em alguns casos, pode ser necessário métodos infiltrativos para ajudar na regeneração do tendão (PRP, ácido hialurônico). No caso da lesão completa do tendão de Aquiles, resultante da tensão ação muscular, um afastamento dos cotos do tendão, em geral, necessitará de uma intervenção cirúrgica. A dificuldade é o pós-operatório que demanda ao menos seis semanas de imobilização e um período longo de reabilitação.

● LESÕES NA COLUNA

As lombalgias mecânicas são bastante comuns nos atletas de esportes com raquetes pelas cargas repetitivas em rotação da coluna vertebral. Além do movimento torcional, músculos e ligamentos da coluna e tronco devem suportar a carga de contração súbita para as mudanças de direção repentinas. Durante o saque, o atleta realiza o movimento de hiperextensão da coluna vertebral, o que comprime o disco e pode também sobrecarregar a musculatura e os ligamentos, fatores indutores de protrusões e hérnias discais. O tenista com dor nas costas deve evitar o saque *kick,* uma vez que necessita de muita hiperextensão da coluna e preferir o saque *slice,* conforme a Figura 39.9.

As lesões mais comuns são decorrentes de microtraumas repetitivos e não a um evento traumático agudo, e incluem distensão da musculatura paravertebral, estiramento dos ligamentos intervertebrais e lesões do disco intervertebral.

Um atleta com dor lombar baixa apresenta contratura da musculatura posterior da coxa, limitando assim a rotação dos quadris, o que aumenta o risco de novas lesões da coluna vertebral, criando um ciclo vicioso.

O retorno ao esporte deve ocorrer apenas após a resolução dos sintomas e dependem do acometimento de raízes nervosas, grau de alterações degenerativas e tamanho e localização de uma herniação. A maioria dessas lesões é tratada de maneira conservadora, sendo a cirurgia reservada aos casos de paralisia motor, síndrome da cauda equina e falha do tratamento não operatório.

● PREVENÇÃO

Nos jogadores de alto rendimento, o caminho é árduo, grande volume de treinos e torneios. O esporte atual premia os jogadores mais altos e a necessidade de crescer faz com que os pais e treinadores dos jovens atletas busquem opções como o hormônio do crescimento e medicamentos para retardar a puberdade. Isso, associado com a grande demanda física, tem aumentado a incidência de edema ósseo e fraturas por estresse.

A preparação física é fundamental para evitar lesões. A combinação de um bom trabalho de movimento de pernas, associado à coordenação corporal para a execução dos golpes, uma boa preparação física e o desenvolvimento de uma força mental parece ser um caminho para o sucesso.

● MODALIDADES PARALÍMPICAS

O comitê paralímpico brasileiro promove três esportes de raquete para as pessoas com deficiência: *badminton,* tênis de mesa e tênis com cadeiras de rodas.

Tenis em cadeiras de rodas

Desde os jogos paralímpicos de Barcelona em 1992 até o presente, esse esporte tem sido um elemento essencial nas competições. Nessa modalidade, participa atletas com dificuldades de locomoção, com total ou substancial perda funcional de uma ou mais partes extremas do corpo. A quadra, as raquetes e bolas são as mesmas da modalidade olímpica e, quanto as regras, a principal diferença é que a bola pode quicar duas vezes em quadra antes de ser rebatida.[40]

As taxas de lesão nos jogos de 2012 e 2016 foram maiores do que as reportadas em outras modalidades, ocorrendo em 13,8% a 17,9% dos atletas. Os membros superiores são mais comumente afetados, assim como nas outras modalidades com uso de cadeiras de rodas. As lesões menores, como bolhas nas mãos são as mais comuns. Aproximadamente 64% dos atletas apresentavam patologia da articulação acromioclavicular, enquanto 18% exibiam ruptura do manguito rotador, bursite e tendinopatia do bíceps. Rupturas completas do supraespinhal são mais comuns no ombro dominante e estão associadas ao uso da raquete e não às cadeiras de rodas.[41]

REFERÊNCIAS

1. Battledore and shuttlecock game Britannica. https://www.britannica.com/sports/battledore-and-shuttlecock.
2. Fernandez J, Mendez-Villanueva A, Pluim B. M. Intensity of tennis match play. Br J Sports Med. 2006;40:387-91.
3. Kovacs MS. Applied physiology of tennis performance. Br J Sports Med. 2006;40:381-5.
4. Chard MD, Lachmann S M. Racquet sports--patterns of injury presenting to a sports injury clinic. Br J Sports Med. 1987;21:150-3.
5. Elliott B. Biomechanics and tennis. Br J Sports Med. 2006;40:392-6.
6. Elliott B, Fleisig G, Nicholls R, Escamilia R. Technique effects on upper limb loading in the tennis serve. J Sci Med Sport. 2003;6:76-87.
7. Wei SH, Chiang JY, Shiang TY, Chang HY. Comparison of shock transmission and forearm electromyography between experienced and recreational tennis players during backhand strokes. Clin J Sport Med. 2006;16:129-35.
8. Lo KC, Hsieh YC. Comparison of ball-and-racket impact force in two-handed backhand stroke stances for different-skill-level tennis players. J Sport Sci Med. 2016;15:301-7.
9. Marx RG, Sperling JW, Cordasco FA. Overuse injuries of the upper extremity in tennis players. Clin Sports Med. 2001;20:439-51.
10. Johnson CD, McHugh MP. Performance demands of professional male tennis players. Br J Sports Med. 2006;40:696-9.
11. Jacobson JA, Miller BS, Morag Y. Golf and racquet sports injuries. Semin Musculoskelet Radiol. 2005;9:346-59.
12. Badminton Handbook: Training, Tactics, Competition (Meyer & Meyer Sport) (English Edition) - Amazon.com.br. https://www.amazon.com.br/Badminton-Handbook-Meyer-Sport-English--ebook/dp/B00QZ36TFG.
13. Berardi M, Lenabat P, Fabre T, Ballas R. Beach tennis injuries: a cross-sectional survey of 206 elite and recreational players. Phys Sportsmed. 2020;48:173-8.
14. Sell K, Hainline B, Yorio M, Kovacs M. Injury trend analysis from the us open tennis championships between 1994 and 2009. Br J Sports Med. 2014;48:546-51.
15. Pluim BM, Staal JB, Windler GE, Jayanthi N. Tennis injuries: occurrence, aetiology, and prevention. Br J Sports Med. 2006;40:415-23.
16. Fahlström M, Björnstig U, Lorentzon R. Acute badminton injuries. Scand J Med Sci Sport. 2007;8:145-8.
17. Nhan DT, Klyce W, Lee RJ. Epidemiological patterns of alternative racquet-sport injuries in the United States, 1997-2016. Orthop J Sport Med. 2018;6:1-7.
18. Burkhart SS, Morgan CD, Kibler WB. The disabled throwing shoulder: spectrum of pathology part ii: evaluation and treatment of SLAP lesions in throwers. Arthrosc J Arthrosc Relat Surg. 2003;19:531-9.
19. Warner J, Micheli L, Arslanian L, Kennedy J, Kennedy R. Scapulothoracic motion in normal shoulders and shoulders with glenohumeral instability and impingement syndrome. A study using Moiré topographic analysis - PubMed. Clin Orthop Relat Res. 1992;285:1919.
20. Kibler WB. The disabled throwing shoulder: spectrum of pathology - 10-year update. Arthrosc J Arthrosc Relat Surg. 2013;29:141-61.e26.
21. Wilk KE. Correlation of glenohumeral internal rotation deficit and total rotational motion to shoulder injuries in professional baseball pitchers. Am J Sports Med. 2011;39:329-35.
22. Mihata T, Gates J, McGarry MH, Neo M, Lee TQ. Effect of posterior shoulder tightness on internal impingement in a cada-

veric model of throwing. Knee Surg Sport Traumatol Arthrosc. 2015;23:548-54.
23. Halbrecht JL, Tirman P, Atkin D. Internal impingement of the shoulder: comparison of findings between the throwing and nonthrowing shoulders of college baseball players. Arthroscopy. 1999;15:253-8.
24. Burkhart SS, Morgan CD, Ben Kibler W. The disabled throwing shoulder: spectrum of pathology Part I: Pathoanatomy and biomechanics. Arthrosc J Arthrosc Relat Surg. 2003;19:404-20.
25. Laudner KG, Myers JB, Pasquale MR, Bradley JP, Lephart SM. Scapular dysfunction in throwers with pathologic internal impingement. J Orthop Sports Phys Ther. 2006;36:485-94.
26. Grossman MG. A cadaveric model of the throwing shoulder. J Bone Jt Surg. 2005;87:824-31.
27. Neuman BJ. Results of arthroscopic repair of type II superior labral anterior posterior lesions in overhead athletes: assessment of return to preinjury playing level and satisfaction. Am J Sports Med. 2011;39:1883-8.
28. Dillman CJ, Fleisig GS. Biomechanics of pitching with emphasis upon shoulder kinematics. J Orthop Sports Phys Ther. 1993;18:402-8.
29. Nirschl R. Tennis elbow. The surgical treatment of lateral epicondylitis. J Bone Jt Surg. 1979;61:832-40.
30. Kraushaar BS, Emerson N. current concepts review - tendinosis of the elbow (tennis elbow). Clinical features and findings of histological, immunohistochemical, and electron microscopy studies. J Bone Jt Surg. 1999;82:259-78.
31. Hsu SH, Moen TC, Levine WN. Physical examination of the athlete's elbow. Am J Sports Med. 2012;40:699-708.
32. Gorelick L. Lateral epicondylitis injection therapy: a safety and efficacy analysis of hyaluronate versus corticosteroid injections. Adv Tech Biol Med. 2015;3:3-6.
33. Baker CL. Long-term follow-up of arthroscopic treatment of lateral epicondylitis. Am J Sports Med. 2008;36:254-60.
34. Montalvan B, Parier J, Brasseur JL, Le Viet D. Extensor carpi ulnaris injuries in tennis players: a study of 28 cases. Br J Sports Med. 2006;40:424-9.
35. Jeantroux J. Athletic injuries of the extensor carpi ulnaris subsheath: MRI findings and utility of gadolinium-enhanced fat--saturated T1-weighted sequences with wrist pronation and supination. Eur Radiol. 22011;1:160-6.
36. Spicer PJ, Romesberg A, Kamineni S. Ultrasound of extensor carpi ulnaris tendon subluxation in a tennis player. Ultrasound Q. 2016;32:191-3.
37. Lee KS. Ultrasound imaging of normal displacement of the extensor carpi ulnaris tendon within the ulnar groove in 12 forearm-wrist positions. Am J Roentgenol. 2009;193:651-5.
38. Graham TJ. Pathologies of the extensor carpi ulnaris (ECU) tendon and its investments in the athlete. Hand Clin. 2012;28:345-56.
39. Dines JS. Tennis injuries: epidemiology, pathophysiology, and treatment. J Am Acad Orthop Surg. 2015;23:181-9.
40. Comitê Paralímpico Brasileiro. https://www.cpb.org.br/.
41. Sánchez-Pay A. Competitive evolution of professional wheelchair tennis from the paralympic games in Athens 2004 to Rio 2016: an observational study. Int J Environ Res Public Health. 2021;18:1-10.

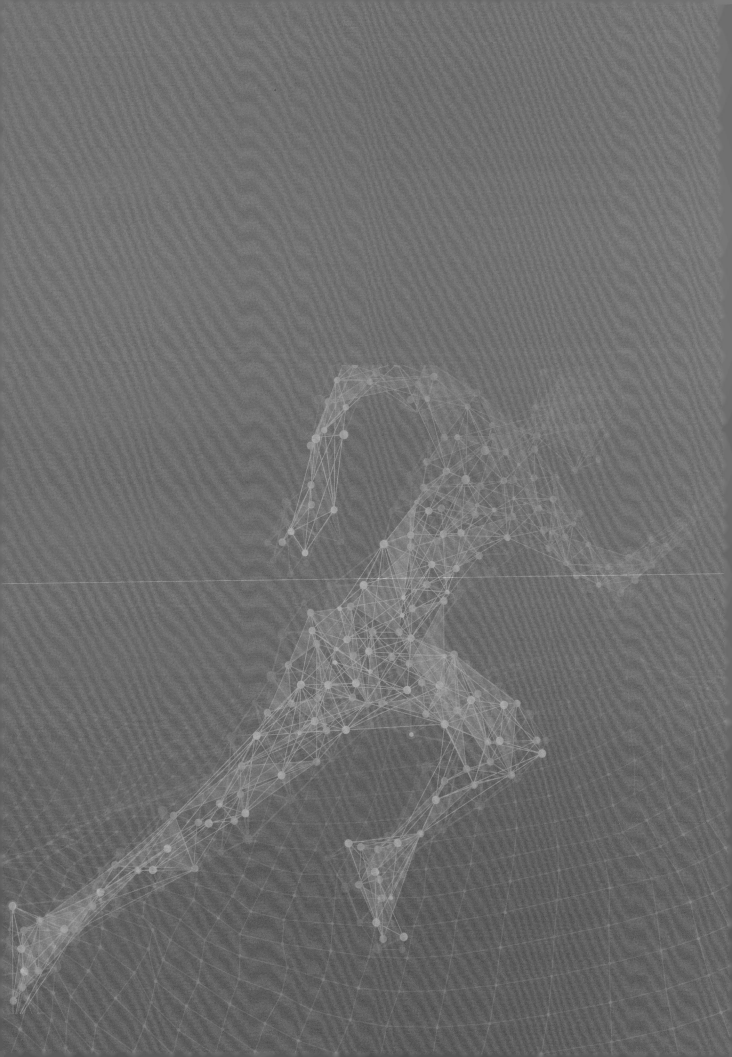

FUTEBOL DE CAMPO

40

▸ Lucas Galuppo Fernandes Félix ▸ Rodrigo Campos Pace Lasmar

● INTRODUÇÃO

O futebol moderno foi criado no século XIX na Inglaterra e é o esporte coletivo de maior popularidade no mundo, sendo praticado por cerca de 300 milhões de pessoas. Isso representa aproximadamente 4% da população mundial, e 200 mil são jogadores de futebol profissionais. O seu órgão regente é a Federação Internacional de Futebol (FIFA) a qual possui 211 associações afiliadas, número maior inclusive que as 193 nações associadas à Organização das Nações Unidas (ONU). A sua principal competição é a Copa do Mundo de Futebol, e na sua última edição, 2022, foi acompanhada por 5 bilhões de pessoas. Somente o jogo final obteve uma audiência de 1,5 bilhões de espectadores ao redor de todo o mundo.[1] Tendo em vista sua grande popularidade, o futebol é um esporte de cifras bilionárias, com estimativas de movimentação anual aproximada de mais de 100 bilhões de reais pelas principais ligas europeias e de aproximadamente 53 bilhões de reais no Brasil, representando 0,72% do Produto Interno Bruto nacional (PIB).[2]

Como esporte olímpico, o futebol é disputado desde os Jogos de Paris em 1900, e, atualmente, é disputado na categoria masculina com atletas até 23 anos, podendo haver três atletas acima desta idade em cada país, e feminino sem restrição de idade.[3]

A FIFA definiu uma lesão no futebol como "qualquer queixa musculoesquelética (incluindo concussão) ocorrida durante uma partida ou treino, que recebeu atenção do médico da equipe, independente das consequências em relação à ausência da partida ou treinamentos".

● EPIDEMIOLOGIA DAS LESÕES

O futebol é um esporte que associa movimentos de corrida, mudanças de direção, dribles, chutes, saltos, cabeceios, dentre outros a um terreno irregular, calçados sem amortecimento e com travas para melhorar a aderência ao gramado e contato físico frequente, o que torna complexa a biomecânica de seus movimentos, contribuindo para a alta incidência e grande diversidade de lesões neste esporte.[4]

As lesões constituem o principal fator que afeta a disponibilidade de um atleta de futebol no processo de treinamento e competições, o que leva a consequências negativas no seu condicionamento físico, na sua *performance* e à perda financeira associada, que pode chegar a até 500 mil euros quando um atleta se afasta por 30 dias.[5,6] Espera-se que a cada temporada, uma equipe com 25 atletas apresente 50 lesões, com média de duas por atleta. Metade dessas, com afastamento dos atletas das atividades por menos que uma semana. As lesões podem ser classificadas como leves, moderadas ou graves, de acordo com tempo de afastamento dos atletas.[7] Nas **lesões leves**, o atleta fica afastado das atividades de treinamento ou jogo por um período menor que sete dias. Essas lesões são geralmente traumáticas, incluindo contusão, lesões capsulares ou ligamentares do membro inferior, que possuem um bom potencial de recuperação. Além disso, também podem envolver síndromes dolorosas por sobrecarga ou *ouveruse*, sendo esse o tipo mais comum de lesão, porém, apesar de frequente, causa pouco impacto nas equipes devido ao baixo tempo de afastamento. As **lesões moderadas** apresentam tempo de afastamento entre 7 e 28 dias e, apesar de não ser o tipo mais frequente, são res-

ponsáveis por 60% do tempo de afastamento dos atletas. As lesões que mais comumente causam afastamento deste período são as lesões por estiramento muscular e as síndromes dolorosas relacionadas à virilha e musculatura adutora. Já as lesões com tempo de afastamento superior a 28 dias são classificadas como **lesões graves**, representadas principalmente pelas lesões ligamentares condrais ou meniscais do joelho. Apesar de infrequente, as lesões graves representam 18% do tempo de afastamento dos atletas, uma vez que o período de afastamento causado por elas é longo. Isso pode resultar em afastamentos que variam de até 9 a 12 meses, como nas rupturas do ligamento cruzado anterior do joelho.

No futebol, a incidência das lesões é calculada para cada mil horas de atividade, tratada pela soma do tempo de atividade de cada atleta na atividade. Esse cálculo pode ser subdividido em mil horas de treinamento ou mil horas de partida, visto que a incidência de lesões varia conforme esses momentos diferentes. Cada atleta participa em média de 34 partidas durante uma temporada, totalizando aproximadamente 91 mil horas por equipe, e 162 sessões de treinamento, o que totaliza 475 mil horas por equipe. Mas, apesar do maior tempo de exposição às lesões em treinamentos, a maior parte delas ocorrem durante as partidas, 57% de todas as lesões contra 43% ocorridas durante as sessões de treinamento. Estudos europeus e metanálises[6,8] apontam uma incidência total de aproximadamente 8 lesões a cada 1000 horas de jogo e treinamento. Considerando apenas o período de treinamento, a incidência de lesão por atleta é de aproximadamente 4 lesões a cada 1000 horas treinadas. Quando avaliado exclusivamente o período de jogos, esse número eleva para até 36 lesões a cada 1000 horas jogadas.

Além da diferença de incidência, o padrão de lesão também varia de acordo com a atividade. Durante as partidas, 81% das lesões são ocasionadas por traumas, porém, essa causa representa apenas 59% das lesões em treinamentos.[8] A maior incidência de lesões durante as partidas pode ser explicada pela maior exigência física, maior número de contatos com adversários, menor previsibilidade do adversário, uma vez que não são colegas de equipe, e fadiga crescente ao longo da partida, em contraste com os períodos de treinamentos.

Outros fatores também influenciam na incidência e no tipo de lesões, como a idade do atleta, a posição do jogador, o tempo de partida e o intervalo de dias entre cada jogo. A incidência de lesões aumenta continuamente durante o intervalo dos 21 aos 30 anos de idade e declina após os 30 anos.[8] As lesões musculares, por exemplo, são menos frequentes durante as partidas nos atletas com menos que 22 anos, em comparação a aqueles com idade maior que 22 anos.[9] Os atletas de defesa são os jogadores com maior incidência de lesão, seguidos pelos meio-campistas, atacantes e goleiros. A predominância acentuada de lesões em atletas de defesa pode ser justificada pela necessidade de realização de ações defensivas, que incluem saltos, cabeceios e movimentos de alta intensidade envolvendo mudanças repentinas de ritmo e direções em respostas às ações do adversário na tentativa de evitar os ataques.[5] Durante cada partida, a taxa de ocorrência de lesões é maior ao final de cada tempo,[5] mas principalmente ao final do segundo tempo. Nesse contexto, lesões traumáticas, estiramentos e entorses são particularmente comuns. Tal fato pode ser explicado pela associação entre a maior fadiga dos atletas ao final de cada tempo e a necessidade de buscar um resultado mais favorável.[8] Outro fator que afeta a incidência de lesões no futebol é o intervalo de dias entre as partidas. Quanto menor o tempo de descanso entre cada partida, maior será o número de lesões. Sendo assim, nos períodos da temporada em que há maior concentração de jogos, principalmente quando o tempo de descanso entre cada partida é menor que três dias, há maior incidência de lesões.[5,10]

● PRINCIPAIS LESÕES DO FUTEBOL

Lesões musculares

As lesões musculares são o tipo de lesão mais comum do futebol, representando entre 50% e 28,9% do total de lesões de um clube.[5,10] No acompanhamento de 11 temporadas de um clube de futebol profissional brasileiro entre os anos de 2011 e 2022, estas lesões representaram 58,6% do total de lesões. Elas podem ocorrer por trauma direto, representada pelas contusões e decorrem de situações de impacto, ou indireto, subtipo mais comum e que ocorre principalmente nas contrações excêntricas dos músculos biarticulares. São fatores de risco para a lesão muscular indireta: deficiência de flexibilidade; desequilíbrio de força entre músculos de ações opostas (agonistas e antagonistas); lesões musculares prévias; distúrbios nutricionais; distúrbios hormonais; alterações anatômicas e biomecânicas; infecções; fatores relacionados ao treinamento (aquecimento inadequado, incoordenação dos movimentos, técnica incorreta, sobrecarga e fadiga muscular).[4] Devido à maior demanda física, cerca de 92% das lesões musculares no futebol acometem os membros inferiores, sem diferença estatística entre o membro dominante e o não dominante. No entanto, essa regra não se aplica às lesões do músculo quadríceps, que em 60% dos casos têm origem no membro dominante devido à preferência de chute com este membro. Dois terços das lesões musculares ocorrem de maneira aguda, com dor intensa e sensação de fisgada, enquanto apenas um terço apresenta início gradual dos sintomas, sendo caracterizadas como lesões por *ouveruse* e sendo frequentes na musculatura adutora, associadas à região da virilha.

Durante uma temporada, são esperadas aproximadamente 15 lesões musculares por equipe de 25 jogadores.[11] Cerca de 53% das lesões musculares ocorrem durante as partidas e 47% durante as sessões de treinamento. Sendo assim, incidência de lesão muscular é seis vezes maior durante as partidas em comparação com o período de treinamentos – 8,7/1000horas versus 1,37/1000h. Os laterais são os jogadores mais acometidos por lesões musculares, 18,5% de todas as lesões musculares, seguidos dos zagueiros, 18,4%, e meio-campistas, 16,6%. Apesar da implementação recente de inúmeros protocolos para prevenção de lesões, durante 11 anos de acompanhamento do futebol europeu, a taxa de lesões musculares manteve-se estável. Uma possível explicação para isto, está no fato de a intensidade dos jogos também ter aumentado ao longo do mesmo período, contrapondo a melhora dos trabalhos preventivos.[12] Recentemente, foi identificada uma tendência de aumento de 2,2% da incidência de lesões musculares dos isquiossurais a cada temporada, chegando a 4% quando considerado exclusivamente as sessões de treinamento.[13] Tal aumento pode ser justificado devido à maior exigência física imposta pelos treinadores nas sessões de treinamentos, visando maior espelhamento com a intensidade das partidas.

Lesão dos isquissurais

Dentre as lesões musculares, a mais frequente é a lesão da musculatura posterior da coxa ou isquiossurais, composta pelos músculos semitendíneo, semimembranoso e bíceps femoral. Esses músculos são fusiformes e biarticulares, o que os predispõe anatomicamente a lesões, sendo essa a lesão isolada mais comum do futebol, representando 12% de todas as lesões do esporte e abrangendo entre 23% e 37% das lesões musculares.[5,11] Os principais fatores de risco para as lesões musculares dos isquiotibiais são a idade mais avançada e o histórico de lesões prévias, que são fatores intrínsecos e não modificáveis. Já os principais fatores de risco modificáveis são fraqueza, fadiga e falta de mobilidade dos isquiossurais, além do desequilíbrio entre esses e o quadríceps.

A musculatura isquiossural atua principalmente de forma excêntrica na fase final do balanço do membro inferior durante a corrida ou após o chute, desacelerando os movimentos de flexão do quadril e extensão do joelho.[4] Dessa forma, a lesão desse grupo muscular se dá predominantemente de maneira indireta e sem contato físico direto, principalmente durante as acelerações e os *sprints* de alta intensidade. Esse tipo de lesão ocorre próximo ao momento em que o pé toca o solo, no final da fase de balanço do membro, quando ocorre a contração excêntrica dessa musculatura. Clinicamente, o atleta apresenta uma dor aguda na face posterior da coxa, podendo haver um estalido audível, seguido de incapacidade de permanecer na atividade. A função desta musculatura pode ser testada quando solicitado ao paciente a realização da flexão ativa do joelho ou a extensão ativa do quadril contra a gravidade, podendo apresentar dor e graus variados de incapacidade e perda de força, de acordo com a gravidade da lesão. O músculo mais lesionado é o bíceps femoral, mais especificamente a cabeça longa, seguido pelo semimembranoso e semitendíneo e, em alguns casos, pode haver a avulsão proximal do tendão conjunto desta musculatura.[14]

Lesão dos adutores

Os músculos adutores atuam no movimento do chute logo antes do contato com a bola, promovendo um momento de adução do membro inferior por meio de uma contração concêntrica. Esse momento é mais proeminente, especialmente nos chutes ou passes cruzados. Por atuar de forma concêntrica, a maior parte das lesões desta musculatura está relacionada à sobrecarga e microtraumas repetitivos. Comumente, os atletas relatam inicilamente uma sensação de peso local, que com o tempo evolui para dor ao realizar esforços, podendo tornar-se incapacitante. Entretanto, a musculatura adutora também pode ser lesada de forma aguda devido à uma hiperabdução do quadril na tentativa de alcançar a bola ou ao escorregar no gramado. A lesão muscular dos adutores é a segunda lesão muscular mais comum no membro inferior dos atletas de futebol, sendo responsável por 9% das lesões do esporte. Isso corresponde a cerca de 23% de todas as lesões musculares, com uma expectativa esperada de aproximadamente cinco lesões por equipe durante a temporada.[8] A incidência também é estimada em cerca de 0,9 lesões a cada 1000 horas de prática esportiva.[6]

Lesão do quadríceps

O músculo quadríceps é composto pelos ventres musculares: reto femoral, vasto medial, vasto lateral e vasto intermédio. Dentre eles, apenas o reto femoral é biarticular, uma vez que se origina na espinha ilíaca anteroinferior, atravessando o quadril e joelho e fixando, via tendão patelar, na tuberosidade anterior da tíbia e, por isso, apresenta maior incidência de lesão entre os quatro ventres. Outro ponto importante e fator de risco para lesões do reto femoral, é a sua ação excêntrica de desacelerar a extensão do quadril durante o mecanismo de chute e, por isso, 60% das lesões do quadríceps acometem o lado dominante.[11] Sendo assim, a maior parte das lesões do quadríceps apresentam início traumático agudo. As lesões do quadríceps são a terceira lesão muscular mais comum dos membros inferiores no futebol, correspondem a 5% de todas as lesões do futebol e 19% de todas as lesões musculares, sendo esperadas aproximadamente três lesões deste músculo por equipe por temporada.[8] Por ser uma musculatura indispensável ao movimento do chute, as lesões do quadríceps geram maior tempo de afastamento em comparação às outras lesões musculares do membro inferior,[11] representando 7% das lesões com afastamento maior que 28 dias.[8]

Lesão do tríceps sural

Assim como os isquiossurais e o quadríceps, o gastrocnêmio também é um músculo biarticular que apresenta alta demanda de ativação no futebol, principalmente nos movimentos de corrida e aterrisagem após saltos, o que o torna o músculo suscetível a lesões. A lesão do tríceps sural é a quarta lesão muscular mais comum do futebol e representa aproximadamente 13% de todas as lesões musculares, com uma incidência de 0,8 lesões a cada 1000 horas de atividade.[6,11] Dentre as lesões do tríceps sural, a que gera maior preocupação é a ruptura completa do tendão de Aquiles, que apesar de infrequente, gera grande tempo de afastamento e, em geral, necessita de tratamento cirúrgico, por isso é considerada uma das lesões mais desafiadoras para um atleta profissional. Essa lesão geralmente ocorre por mecanismo indireto com contração excêntrica do tríceps sural ou secundária a uma tendinopatia prévia.[4]

Diagnóstico e tratamento das lesões musculares

Clinicamente, as lesões musculares se apresentam como dor de início súbito, bem localizada, de intensidade variável, podendo estar associada ao estalido audível. Elas geralmente ocorrem durante movimentos de maior velocidade (corridas, arrancadas, saltos ou chutes) ou em posições extremas. No exame clínico pode se perceber aumento da tensão na palpação do tecido ao redor da lesão, podendo haver um *gap* palpável ou visível. A dor da lesão tende a piorar com a contração ativa da musculatura acometida, com seu alongamento passivo e, além disso, o paciente habitualmente exibe impotência funcional. Equimoses e hematomas podem estar presentes em algumas lesões, e denotam maior gravidade.

Os exames de imagem mais utilizados para a confirmação diagnóstica e graduação da lesão são a ultrassonografia (US) e a ressonância magnética (RM). Apesar de ser examinador dependente, o US apresenta a vantagem de ser um exame dinâmico. Graças aos avanços tecnológicos, muitos aparelhos são portáteis, e sua realização nos próprios centros de treinamentos tem se tornado mais frequente. Isso possibilita não só uma avaliação precoce, mas também o acompanhamento do processo de reparo da lesão muscular. A RM deve ser realizada idealmente após 24 horas da lesão e apresenta maior detalhamento de imagem, principalmente de grupamentos musculares mais profundos. Existem diversas classificações para lesões musculares e, dentre elas, uma das mais utilizadas é a classificação Britânica (Quadro 40.1).[15]

O tratamento inicial das lesões musculares visa diminuir a dor aguda, evitar edema aumentado e o processo inflamatório exuberante. A médio e longo prazos, o tratamento busca recuperar a flexibilidade pregressa, a função contrátil, a função normal da musculatura, evitar o risco de recidiva de lesão e prepara o atleta para o retorno às atividades. Na fase aguda, podem ser utilizados medicamentos anti-inflamatórios (AINEs) não hormonais, gelo, compressão local, elevação e proteção do membro lesionado com uso de tipoias, muletas ou imobilizadores articulares. Uma vez que a reação inflamatória decorrente da lesão faz parte do processo de cura tecidual, o uso de AINEs e gelo deve ficar restrito à poucos dias após a lesão. O aporte sanguíneo local é fundamental para o processo de reparo tecidual, assim, logo que possível, deve se iniciar medidas que melhoram a vascularização local. A carga e a mobilização da área lesionada devem ser retomadas de forma progressiva assim que tolerado, bem como exercícios de alongamentos e trabalhos de força excêntrica. A decisão de retorno ao esporte deve ser tomada com base em critérios clínicos e funcionais, devendo o atleta estar sem dor, apresentar boa amplitude de movimento, flexibilidade normal, força muscular simétrica, atingir parâmetros específicos do esporte como velocidade, distância, acelerações e desacelerações, e exibir um bom padrão de gestos esportivos. No futebol, muitos desses parâmetros podem

TRATADO DE ACUPUNTURA E DOR NA MEDICINA ESPORTIVA

Quadro 40.1 Classificação britânica das lesões musculares por ressonância magnética.

Classificação		Clínica	Imagem de ressonância
0	a	• Dor muscular focal após o exercício • Frequentemente é acompanhado de consciência sobre a contração muscular, mas nenhuma ou pouca inibição de contração ou redução em força em testes manuais • Pode ser palpada uma área muscular focal com tônus aumentado • Processo patológico de microscópico, dano muscular ou irritação de nervo periférico	• Sem alterações • É reconhecido que pode haver suspeita clínica de um componente neural para essas apresentações de grau zero e isso pode ser representado pela adição de '+ N' a qualquer uma dessas lesões
	b	• Dor muscular generalizada que geralmente ocorre após a realização de exercício ao qual o atleta não está acostumado • Frequentemente denominada DOMS (Dor muscular tardia induzida por fadiga)	• Alterações características de DOMS com sinal alto generalizado e irregular, mudança que afeta vários músculos
1	a	• Lesões pequenas • Dor durante ou após a atividade • Amplitude de movimento será normal em 24h, mas pode apresentar dor à contração, força e o início da contração pode ser bem mantido	• Se estendem da fáscia • Alta intensidade de sinal pode ser vista neste ponto, com extensão máxima de 5 cm e 10% da secção transversa • Geralmente não é vista ruptura franca da fibra muscular, mas, rupturas menores que 1 cm são classificadas nesse grau • Fluidos e hematomas podem ser vistos ao longo do plano da fáscia
	b		• Ocorre no músculo ou na junção musculotendínea
2	a	• Lesões moderadas • Dor durante a atividade que força a sua interrupção • Após 24h apresentará alguma limitação de movimento, com dor à contração inicial e redução da força. Dor principalmente à mudança de direção e menor no teste de força	• A lesão estende-se da fáscia periférica para o interior do músculo • Alterações de sinal a partir da periferia do músculo, acometendo uma secção transversal entre 10% e 50% e com extensão entre 5 cm a 15 cm • Ruptura de fibra de até 5 cm.
	b		• Ocorre no músculo ou na junção musculotendínea
	c		• Ruptura estende-se para os tendões • A lesão dentro do tendão é evidente em um comprimento longitudinal de menos de 5 cm e menos de 50% do diâmetro máximo do tendão em imagens axiais
3	a	• Rupturas extensas do músculo • Dor aguda repentina que pode levar à queda • Amplitude de movimento está significativamente reduzida em 24h, com dor ao caminhar e fraqueza óbvia	• Miofascial • Alteração de sinal maior que 50% na secção transversal e área longitudinal superior a 15 cm • Ruptura de fibra muscular maior que 5 cm
	b		• Ocorre no músculo ou na junção musculotendínea
	c		• Ruptura intratendinosa com mais de 5 cm de comprimento ou acometimento transversal maior que 50%
4		• Lesão completa do músculo ou do tendão (4c) • Dor aguda com limitação significativa e imediata para atividades • Frequentemente um *gap* palpável pode ser sentido • A dor pode ser menor que nas lesões grau 3	

Fonte: Acervo do autor.

ser obtidos através da utilização de aparelhos de GPS, sendo avaliadas e comparadas as métricas alcançadas pelo atleta.

Lesões articulares do joelho

O joelho é a articulação mais comumente lesionada no futebol. Sua incidência é de 1,2 lesões a cada 1000 horas de atividade, representando cerca de até 18% do total de lesões do esporte.[6,8] No acompanhamento de 11 temporadas de um clube de futebol profissional brasileiro entre os anos de 2011 e 2022, estas lesões representaram 14,7% do total de lesões. Dentre as diversas lesões do joelho, as entorses são as que geram maior preocupação, uma vez que, de acordo com a gravidade, podem gerar rupturas ligamentares e ou meniscais que podem retirar o atleta por um longo período da temporada. As lesões ligamentares do joelho – ligamento cruzado anterior, ligamento colateral medial e ligamento colateral lateral –, as lesões da cartilagem do joelho e as lesões meniscais são as cinco lesões que apresentam maior tempo de afastamento dos atletas de futebol.[7] As entorses, mecanismo mais comum das lesões ligamentares do joelho, ocorrem com maior frequência como um trauma agudo, sem contato e nos atletas de defesa. O ligamento mais comumente lesionado no joelho é o ligamento colateral medial, cerca de 5% de todas as lesões do esporte, no entanto a lesão ligamentar mais temida é a do cruzado anterior.

Ruptura do ligamento cruzado anterior

O ligamento cruzado anterior (LCA) origina-se da face medial do côndilo femoral lateral e se insere na fossa intercondilar da tíbia, posicionando-se lateralmente e anteriormente à espinha da tíbia medial. Desempenha o papel crucial de ser o principal estabilizador estático da translação anterior da tíbia em relação ao fêmur. A ruptura completa do LCA é a lesão ligamentar que mais necessita de tratamento cirúrgico no futebol. Isso se deve ao longo tempo de recuperação, que pode chegar a até 12 meses, e à sua taxa relativamente alta de reincidência, chegando a 9,3% de lesão ipsilateral e 8,5% de lesão contralateral.[16] Além disso, existe o risco potencial de retorno em um nível inferior de rendimento no esporte e de abreviar a carreira do atleta, o que faz dessa lesão certamente a mais temida.

A incidência geral de lesões do LCA no futebol é de 0,066 lesões por 1000 horas, sendo esperadas em uma equipe 0,43 lesões do LCA por temporada. Quando consideramos exclusivamente as lesões ocorridas durante as partidas, a incidência sobe para 0,34 lesões a cada 1000 horas, cerca de 20 vezes maior que a incidência em treinamentos.[17] Apenas 38% das rupturas do LCA ocorrem de forma isolada, sendo comum a associação com lesões meniscais, lateral e medial, lesões de ligamentos colaterais, medial e lateral, e lesões condrais associadas. São considerados fatores de risco não modificáveis para ruptura do LCA: estreitamento do intercôndilo, maior valgismo estático e dinâmico do joelho, hiperfrouxidão ligamentar e sexo feminino.

Existem diversos mecanismos de lesão para a ruptura do LCA, mas o movimento mais comum de lesão envolve a inclinação do tronco para o lado da lesão com rotação contralateral, abdução e rotação interna do quadril, valgo dinâmico do joelho, pé plantígrado fixo no solo e com rotação externa (Figura 40.1). Essas lesões podem ocorrer sem contato ou com contato indireto ou direto no joelho. As lesões

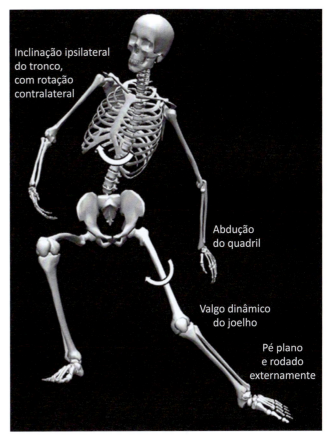

Figura 40.1 Mecanismo de lesão mais comum da lesão do LCA.
Fonte: Adaptada de Della Villa, F. 2019.[18]

sem contato e com contato indireto representam 88% das lesões do LCA e elas podem ser divididas em quatro situações principais: pressionando ou atacando o adversário; sendo combatido; recuperando o equilíbrio após o chute e aterrissando após salto. Dentre estas situações, aquela que mais comumente gera uma lesão do LCA é a ação de pressionar ou atacar o adversário, pois, nela ocorre um movimento tipicamente defensivo em que o atleta se aproxima do adversário com a intenção de combatê-lo e é forçado a mudar de direção rapidamente, fazendo um movimento de desaceleração ou de corte, sem contato com o adversário. As lesões ocorridas com atletas sendo combatidos ocorrem geralmente após uma perturbação mecânica com contato do adversário na porção superior ou inferior do corpo, mas sem o contato direto no joelho. Nas rupturas do LCA após o chute, geralmente ocorre contato entre jogadores na parte superior do corpo, enquanto o atleta busca recuperar o equilíbrio ao tocar o solo. Já as lesões ocorridas na aterrisagem, podem ocorrer após saltos para cabeceios ou defesas pelos goleiros e são mais frequentes quando a aterrisagem é feita em apoio monopodal. No momento da ruptura é comum o atleta relatar uma sensação de estalido do joelho, que pode ser até mesmo escutado por ele e por pessoas que estiverem próximas. Habitualmente, o joelho desenvolve um derrame articular devido à hemartrose e o atleta apresenta dificuldade em deambular com apoio no membro lesionado.

No exame físico inicial, o teste de Lachman é realizado com o joelho em 30° de flexão. Com uma mão, o examinador estabiliza a coxa do paciente e com a outra realiza movimentos alternados de anteriorização da porção proximal da perna. O teste de Lachman é considerado positivo quando é percebido deslocamento anterior da tíbia em relação ao fêmur, sem que haja um ponto de parada abrupta deste movimento. Este é o teste de mais fácil execução à beira do campo, logo após a lesão, além de ser o teste que apresenta maior sensibilidade para a lesão do LCA. O teste da gaveta anterior é realizado com o quadril em 45° de flexão, joelho em 90° e com o examinador assentado sobre o pé do paciente para estabilizá-lo. Por ser realizado com o joelho em 90° de flexão, nem sempre é possível realizar o teste da gaveta anterior no primeiro momento após o trauma, uma vez que o derrame articular e o quadro álgico limitam a capacidade de flexão do joelho até essa angulação. Nesse teste, deve-se palpar a interlinha articular anterior do joelho, observando a posição normal da tíbia anterior ao fêmur distal. Além disso, palpa-se a musculatura flexora do joelho com os dedos indicadores para certificar-se que esta musculatura está relaxada e, em seguida, realiza-se força de anteriorização na região proximal da perna, observando se há deslocamento anterior da tíbia em relação ao fêmur e a ocorrência do ponto de parada. Outro teste que pode ser utilizado para avaliar a lesão do LCA é o teste de *pivot shift*. Este teste inicia-se com o joelho em extensão completa, o quadril em ligeira abdução e com a aplicação de força em valgo do joelho e rotação interna da perna pelo examinador. Na posição inicial, caso o LCA esteja rompido, a tíbia estará subluxada anteriormente por ação do trato iliotibial. A partir da posição inicial, o examinador realiza movimento de flexão passiva do joelho, observando a redução abrupta da subluxação anterior da tíbia com aproximadamente 30° de flexão. Esse movimento ocorre devido ao deslocamento do vetor de ação do trato iliotibial, que transita de anterior para posterior em relação ao centro de rotação do joelho, à medida em que ocorre a flexão da articulação. O teste de *pivot shift* é o teste com maior especificidade para a lesão do LCA. É recomendado que essas manobras sejam realizadas de forma comparativa no joelho contralateral sadio para se obter um parâmetro de comparação confiável.

O tratamento agudo das rupturas completas do LCA, são adoradas medidas para reduzir a dor e o desconforto do paciente. Isso abrange medidas de proteção, como a retirada de carga com uso de muletas, e limitar a movimentação do joelho com uso de imobilizador. Adicionalmente, estratégias para controlar a resposta inflamatória e reduzir o edema, como o uso de medicamentos anti-inflamatórios, enfaixamento compressivo e elevação do membro acometido. É importante ressaltar que essas medidas devem se perdurar por no máximo cinco a sete dias, sendo retomado, assim que possível, a mobilização e a carga no membro, visando menores perdas de massa muscular e amplitude de movimento. Após a fase aguda da lesão, o paciente apresentará queixas de falseio ou instabilidade durante as atividades que envolvam aceleração e desaceleração associadas à mudança de direção. A ressonância magnética é o exame de imagem que apresenta maiores sensibilidade e especificidade para a confirmação diagnóstica, além de ter grande importância na avaliação de lesões associadas, tais como lesões meniscais e osteocondrais.

É aconselhável iniciar, assim que possível, o tratamento fisioterápico que, além de auxiliar na redução do quadro inflamatório agudo e edema, irá ajudar a restaurar melhores condições mobilidade e reduzir a perda de força. Já o tratamento definitivo da lesão completa do LCA deve ser feito após a redução do quadro inflamatório agudo, da dor e após a restauração de boa amplitude de movimento. Esse tratamento consiste na reconstrução do ligamento cruzado anterior com utilização de enxertos autólogos ou aloenxertos. Os autoenxertos mais utilizados são o enxerto osso-tendão patelar-osso (OTPO) e o enxerto dos tendões grácil e semitendíneo. Esses, apesar de apresentarem a desvantagem da morbidade do sítio doador, apresentam maior resistência, com menores taxas de rupturas do enxerto e integração mais rápida. A principal vantagem do uso de aloenxerto é a eliminação da morbidade do sítio doado, porém, este tipo de enxerto apresenta resistência biomecânica inferior, maior custo e risco de transmissão de doenças. Após o tratamento cirúrgico, os atletas devem retomar o tratamento fisioterápico, visando a recuperação gradual e progressiva das capacidades funcionais, físicas e habilidades específicas do esporte, com prazo de retorno à prática esportiva sem restrição de aproximadamente nove meses, caso o atleta já tenha atingido critérios funcionais para tal.

Uma segunda lesão após a reconstrução do LCA é um dos maiores temores dos atletas e cirurgiões de joelho. O risco de uma segunda lesão, seja ruptura do enxerto de reconstrução previa ou a ocorrência de uma ruptura do ligamento cruzado contralateral, pode ser até 40 vezes maior em comparação a um atleta sem histórico dessa lesão. Apesar de aparentar ser uma lesão menos grave, as lesões isoladas do LCA geram um risco três vezes maior de uma segunda lesão. Já a ocorrência de lesão com um mecanismo sem contato, faz com que o risco de que uma outra lesão ocorra seja sete vezes maior. Quando associados, a lesão isolada do LCA ocorrida por mecanismo sem contato, a taxa de lesão secundária pode chegar a assustadores 42% em até cinco anos.[20] Esses dados devem acender uma luz de alerta nos profissionais, uma vez que essas lesões, que aparentam ser menos graves, não podem ser menosprezadas, não sendo sugerido a aceleração dos protocolos de tratamento e retorno ao esporte.

Lesões meniscais

Os meniscos são estruturas fibrocartilaginosas com formato crescente, que servem para aprofundar as superfícies articulares medial e lateral da tíbia, proporcionando melhora acomodação dos côndilos femorais e aumentando a área contato da articulação do joelho. Com o joelho em extensão, pelo menos 50% da carga articular do joelho é transmitida pelos meniscos. O menisco lateral apresenta maior mobilidade e área de cobertura do platô tibial quando comparado ao medial e é o mais comumente lesionado. Apesar de não apresentar elevada incidência, menos que 0,6% do total, a lesão do menisco lateral apresenta tempo médio de afastamento elevado, geralmente maior que 28 dias e um risco potencial de abreviação da carreira do atleta devido à maior possibilidade de desenvolvimento de osteoartrose pós-traumática. Além disso, é comum a associação da lesão meniscal lateral com a ruptura do ligamento cruzado anterior.

As lesões meniscais geralmente ocorrem em movimentos torcionais do joelho em flexão, seguidos pelo movimento de extensão do joelho, podendo estar associados a forças em varo ou em valgo. Nesse movimento, os meniscos podem ficar presos entre a tíbia e o fêmur, ocasionando a lesão. Clinicamente, o atleta apresentará dor no compartimento acometido, possivelmente concomitante por uma sensação de bloqueio e formação de derrame articulares. No exame físico, existe uma série de testes que auxiliam o diagnóstico de uma lesão meniscal, dentre eles os mais realizados são teste de McMurray e o teste e Apley. No teste de McMurray, com o paciente em decúbito dorsal, o examinador palpa as interlinhas articulares do joelho e realiza movimentos repetidos de flexão e extensão do joelho associadas à rotação interna e externa da tíbia. O teste de McMurray é considerado positivo na presença de dor ou estalido na linha articular. No caso específico em que a dor ou o estalido ocorra na região da emoção medial durante uma combinação de rotação externa da tíbia, sugere-se uma lesão no corno posterior do menisco medial. Se a dor ou o estalido se manifestam na região da emoção lateral durante a rotação interna da tíbia, é um indicativo de uma lesão no corno posterior do menisco lateral. O **teste de Apley** é realizado com o paciente em decúbito ventral e joelho em 90° de flexão. Ele é realizado em dois tempos: no primeiro o examinador realiza tração axial na perna do paciente com uma das mãos, estabilizando a coxa com a outra mão, e, em seguida, realiza movimentos alternados de rotação interna e externa da tíbia. No segundo momento, o mesmo movimento rotacional é realizado, porém dessa vez é realizada a compressão da perna, o que aumenta a pressão realizada nos meniscos. A presença de dor apenas no segundo momento do teste de Apley é sugestiva de lesão meniscal. A confirmação diagnóstica da lesão meniscal é realizada pela ressonância magnética, que também auxilia na avaliação do padrão e estabilidade da lesão.

O tratamento da lesão meniscal depende da sua localização, estabilidade e presença de lesões associadas. As lesões estáveis e periféricas podem ser passíveis de tratamento conservador, principalmente as lesões do menisco lateral. Já as lesões instáveis ou as lesões da porção mais central dos meniscos tendem a exigir tratamento cirúrgico. O tratamento conservador consiste na retirada do apoio e da carga, limitação da amplitude de flexão do joelho e tratamento fisioterápico. No tratamento cirúrgico pode ser realizada a sutura ou a retirada da lesão. No caso de sutura, o atleta deverá permanecer um período sem apoio e com limitação da amplitude de movimento, além de um maior período afastado do esporte. Entretanto, a longo prazo, a sutura da lesão meniscal tende a proporcionar maior vida útil às superfícies articulares. A retirada da lesão, ou meniscectomia parcial, apresenta a vantagem de proporcionar menor restrição de carga e movimentos e reabilitação mais rápida, porém, apresenta a desvantagem de aumentar transmissão de carga nas cartilagens articulares, o que pode ocasionar, a longo prazo, maior risco de lesões condrais degenerativas. Em ambos os casos, após o tratamento cirúrgico, é indispensável a realização de tratamento fisioterápico para o restabelecimento das capacidades funcionais antes do retorno ao esporte.

Lesões do pé e tornozelo

Com a incidência de 1,1 lesões a cada 1000 horas de atividade, o tornozelo é a segunda articulação mais comumente lesada no futebol.[8] No acompanhamento de 11 temporadas de um clube de futebol profissional brasileiro entre os anos de 2011 e 2022, as lesões desta articulação representaram 15,7% do total de lesões. Apesar da maior parte das lesões de tornozelo apresentar tempo médio de afastamento curto, devido à sua ocorrência frequente, essas lesões causam grande impacto nas equipes.[7] Dentre essas lesões, as mais comuns são as entorses de tornozelo, que geralmente são acompanhadas de lesões ligamentares. Apesar da grande demanda funcional proporcionados pelos movimentos de corridas, chutes, saltos e mudanças de direção, e do grande número de contato entre os pés dos jogadores e muitas vezes até mesmo com as travas da chuteira do adversário, a incidência de lesões no pé e dedos dos pés é relativamente baixa, cerca de 0,4 a cada 1000 horas.[8] Grande parte das lesões dessa região são de causa traumática, o que pode incluir as fraturas e contusões. Entretanto, uma das lesões do pé que geram maior preocupação é a fratura por estresse do 5° metatarso, causada pela sobrecarga mecânica associada a microtraumas de repetição.

Entorse do tornozelo

As entorses são o tipo de lesão mais comum do tornozelo do jogador de futebol e representam cerca de 7% do total de lesões do esporte.[8] Essas lesões levam a rupturas das ligamentares do tornozelo, que dependendo do mecanismo de trauma e a energia, podem ser mediais ou laterais, parciais ou completas e até mesmo fraturas. O mecanismo mais comum de entorse do tornozelo é o trauma em inversão com rotação interna do retropé (Figura 40.2). Esse mecanismo gera estresse sobre as estruturas capsulo-ligamentares laterais da articulação, levando a lesões dos ligamentos fibulotalar anterior e fibulocalcaneano. Em alguns casos mais graves, pode haver também lesões osteocondrais do tálus e/ou fraturas do maléolo medial. Nas entorses em eversão, as estruturas capsuloligamentares mediais, como o ligamento deltoide, estão em risco de lesão, podendo haver também lesões da sindesmose em casos de mais alta energia (Figura 40.2).

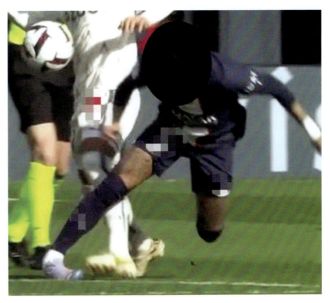

Figura 40.2 Mecanismo de lesão mais comum da entorse do tornozelo.

Fonte: Imagem obtida via Internet https://ge.globo.com/futebol/futebol-internacional/futebol-frances/noticia/2023/02/21/neymar-tem-lesao-ligamentar-no-tornozelo-informa-psg.ghtml

Clinicamente, no momento da entorse, o atleta pode relatar dor na região lateral e/ou da articulação do tornozelo, associada a um estalido audível. Nos casos menos graves, os atletas são capazes de seguir na atividade, porém, nos casos mais graves, o atleta não é capaz de realizar carga na articulação, o que aumenta a suspeição da ocorrência de uma fratura, devendo ser retirado da atividade. Alguns minutos após a lesão é comum o surgimento de grande edema da região perimaleolar e, em algumas horas ou dias, pode surgir grande equimose nesta região e nas bordas medial e lateral do pé.

O exame físico inicial deve buscar identificar sinais de gravidade, como dor à palpação das estruturas ósseas e ligamentares do tornozelo, além de testes de instabilidade ligamentar. O teste da gaveta anterior avalia o ligamento fibulotalar anterior e a cápsula anterolateral do tornozelo, que são responsáveis pela estabilização do deslocamento anterior do tálus em relação aos ossos da perna. Nesse teste, com o paciente assentado na maca de exame, o examinador segura a perna do paciente com uma das mãos, enquanto a outra mão envolve a face medial e posterior do retropé e realiza força de anteriorização. Esse teste é considerado positivo quando há deslocamento anterior do tálus em relação aos maléolos, e deve ser sempre comparado com o lado não acometido. Os testes dos estresses em varo e valgo do tornozelo avaliam a integridade dos ligamentos laterais e do ligamento deltoide, respectivamente, Eles são realizados com uma mão estabilizando a perna e outra mão realiza força de inversão e eversão do tornozelo. Portanto, se a mobilidade estiver aumentada em comparação ao lado contralateral o teste é considerado positivo. A avaliação da sindesmose pode ser realizada pelos testes da gaveta posterior da fíbula e de rotação externa do tálus. No primeiro teste o examinador aplica força de posteriorização no maléolo lateral e, caso haja lesão do ligamento fibulotalar anterior e da sindesmose, o maléolo irá movimentar em direção posterior. Para realizar o teste de rotação externa do tálus, o examinador segura com uma das mãos o retropé do paciente, apoiando o antebraço na borda medial do pé, aplicando força de rotação lateral no tálus que, por sua vez, força o afastamento entre tíbia e fíbula distais. Caso o paciente queixe de dor na topografia da sindesmose, o teste e considerado positivo.

Solicitar radiografia é fundamental para descartar a presença de fraturas. Deve-se ter o cuidado de considerar a realização de incidências da perna para descartar a possibilidade de uma fratura de fíbula alta secundária à lesão da sindesmose. Dado que a maior parte das entorses de tornozelo cursam com lesões ligamentares ao invés de fraturas, o exame mais adequado para avaliação desses traumas é a ressonância magnética, a qual avaliará as estruturas moles, tais como ligamentos, tendões e sindesmose, além de trazer informações importantes em relação à integridade osteocondral do tálus.

O tratamento das entorses de tornozelo varia de acordo com a gravidade da lesão, estabilidade articular e capacidade de apoio. A maior parte das entorses agudas de tornozelo, principalmente aquelas com lesão isolada do complexo ligamentar lateral, podem ser tratadas de forma conservadora. O objetivo do tratamento na fase aguda inflamatória inicial é proporcionar alívio da dor ao paciente e evitar resposta inflamatória e edema exacerbados. Sendo assim, o apoio pode ser retirado, realiza-se elevação do membro, compressão elástica e o tornozelo é imobilizado em uma órtese funcional semirrígida. Assim que tolerado, o atleta retoma o apoio no membro lesionado e é encaminhado ao tratamento fisioterápico para a realização de treinamento funcional e exercícios com enfoque na estabilização dinâmica da articulação. A imobilização prolongada está associada a redução da síntese de colágeno, produção de colágeno de pior qualidade e formação de aderências sinoviais, e, portanto, deve ser evitada. Além disso, a mobilização precoce resulta em redução mais rápida da dor, do inchaço e da rigidez, e quando associada ao treinamento funcional precoce promove retorno mais rápido ao esporte e menor instabilidade objetiva. O tratamento cirúrgico deve ser reservado para as instabilidades crônicas e para lesões de maior instabilidade do tornozelo tais como as lesões do ligamento deltóide, lesões associadas a fraturas, pincipalmente quando envolvem a sindesmose tibiofibular distal, e as entorses associadas a lesões osteocondrais instáveis do tálus. Nos casos de tratamento cirúrgico, a estrutura incompetente deve ser reparada, retensionada ou reconstruída. Independente da opção de tratamento, é importante ressaltar a necessidade de realização de exercícios preventivos para evitar recidiva de lesões. Além disso, alguns atletas podem se beneficiar do uso de tapping e esparadrapagem do tornozelo no momento da realização das atividades.

Fraturas do 5º metatarso

As fraturas da região proximal do 5º metatarso (MTT) são as fraturas mais comuns do antepé e ocorrem principalmente em atletas que sofrem entorse ou sobrecarga desproporcional na face lateral do pé durante a prática esportiva.[4] Devido à sua incidência relativamente comum, estas fraturas representam um problema importante em atletas de futebol, uma vez que apresentam um longo período de recuperação e retorno ao esporte.[16] As três principais fraturas da região proximal do 5º MTT são: a fratura por avulsão da tuberosidade; a fratura de Jones; e a fratura diafisária por estresse. Apesar de todas estas três fraturas acometerem a região proximal do 5º MTT, elas diferem no mecanismo de lesão. A fratura da tuberosidade é causada pela tração da banda lateral da aponeurose plantar durante um movimento súbito e intenso de inversão do pé. A fratura de Jones é uma fratura transversa da transição meta-diafisária proximal do 5º MTT e é causada por grande força de adução do pé associada a flexão plantar, semelhante à o que ocorre em um passo em falso com a borda lateral do pé. Já as fraturas diafisárias por estresse, ocorrem nos primeiros 1,5 cm proximais da diáfise do 5º MTT pela falha do osso em suportar forças tênseis repetitivas na cortical lateral durante atividades de propulsão, aceleração e salto. Dentre estas fraturas, a que gera maior preocupação para os atletas e médicos do esporte são as fraturas por estresse, uma vez que estas causam maior tempo de afastamento, apresentam maior necessidade de tratamento cirúrgico e apresentam também maior risco de recidiva e falha da osteossíntese.

Clinicamente, é fundamental diferenciar as lesões de início súbito e traumáticas agudas das lesões insidiosas e crônicas, principalmente quando se trata de uma fratura da transição meta-diafisária e diáfise proximal. Durante o exame clínico, deve-se buscar identificar a localização exata da dor, se está localizada mais proximalmente na metáfise ou na região diafisária proximal. Inicialmente, o atleta com lesão aguda da região proximal do 5º MTT apresentará, além da dor, edema na borda lateral do pé e dificuldade para deambulação. Já nos atletas com lesão crônica, estes sintomas são mais intensos após o término das partidas e, quando ocorrem durante a atividade, indica maior gravidade de lesão.

Em casos de suspeita de fratura do 5º metatarso é indispensável a realização de radiografias do pé. Em caso de con-

CAPÍTULO 40

firmação diagnóstica, este exame irá indicar a localização, grau de desvio e cronicidade das lesões. Nas lesões agudas, o traço de fratura é bem delineado, as bordas são agudas e as corticais apresentam espessuras normais. Já em casos de fraturas por estresse, frequentemente pode ser encontrada borda esclerótica no traço de fratura além de haver espessamento das corticais ósseas. Os exames de tomografia computadorizada e ressonância magnética pode ser solicitados para avaliação de acometimento intra-articular e avaliação dos tecidos moles adjacentes respectivamente.

As fraturas por avulsão da tuberosidade raramente necessitam tratamento cirúrgico e podem ser tratadas com imobilização gessada por curto período e retorno precoce ao esporte. Atletas com fraturas de Jones e fraturas por estresse do 5° MTT apresentam taxas de refraturas elevadas com o tratamento conservador e por isso, estes pacientes necessitam intervenção cirúrgica. O tratamento destas lesões geralmente é feito por meio de fixação intramedular por meio de parafusos esponjosos de 4,5 mm para as fraturas de Jones e parafusos esponjosos 6,5 mm para fraturas por estresse, nesta última, podendo ser utilizado enxerto ósseo autólogo.

● BIOMECÂNICA DO CHUTE

Uma ampla diversidade de habilidades é necessária para obter boa *performance* no futebol, no entanto, dentre todas, o chute é a ação mais ofensiva e mais utilizada para marcar o gol e, por isso, é a mais estudada. Das diversas formas de se executar o movimento do chute, as mais utilizadas para marcar o gol são o chute com o peito ou dorso do pé e o chute com a borda medial do pé. O chute com o peito do pé é principalmente utilizado quando se deseja aplicar maior velocidade na bola, já o chute com a borda medial do pé é mais utilizado quando o atleta deseja maior precisão e direcionamento da bola. Em estudos sobre a cinética do chute, a velocidade média alcançada pela bola nos chutes com o peito do pé é próxima dos 100 km/h, enquanto a velocidade média alcançada pela bola nos chutes com a borda medial do pé está próxima a 85 km/h.

Biomecanicamente e cinematicamente, ambos os tipos de chute apresentam características parecidas, variando a ativação de musculaturas específicas para o posicionamento correto do pé em cada um deles. O movimento do chute pode ser dividido em cinco fases: aproximação, balanço para trás, elevação da perna, aceleração da perna e acompanhamento, nas quais ocorrem uma sequência de movimentos lineares, angulares, rotacionais das articulações e dos segmentos do membro inferior que proporciona maior eficiência ao chute. Devido à influência de inúmeras variáveis em um chute com a bola em movimento, como a posição, velocidade e direção da bola, bem como a velocidade do atleta, perna de preferência para o chute, posição no campo, presença de adversários e localização do gol , a maioria dos estudos enfoca a análise biomecânica e cinemática do chute com a bola em repouso, a maioria dos estudos avaliam a biomecânica e a cinemática do chute com a bola parada. Exemplos de situações de parada de bola incluem cobranças de tiro de meta, escanteio, falta ou penalidade.

Fases do chute

A aproximação da bola geralmente é feita com angulação de aproximadamente 42° em relação à direção desejada da bola. Os atletas geralmente iniciam a aproximação a uma distância de dois a quatro passos da bola e percorrem essa distância com velocidade entre 10 a 15km/h. O comprimento do último passo antes do chute geralmente é maior que os demais, e essa distância tende a aumentar proporcionalmente ao alcance desejado para o chute. Durante uma aproximação, é comum seguir uma trajetória curvilínea, com o pé de chute na parte externa da curvatura, o que permite que o atleta incline o seu centro de gravidade na direção do centro de rotação da trajetória, permitindo que o jogador atinja a bola com o joelho mais estendido. Isso resulta em uma maior velocidade final do pé no momento do contato com a bola, além de permitir que o contato do pé ocorra em uma região mais inferior da bola.[13]

Na fase de **balanço para trás**, todo o membro inferior se desloca para trás devido à extensão do quadril. Ela se inicia com o desprendimento do hálux do lado do chute e encerra quando o quadril para de se estender. Ainda na fase de balanço para trás, quando a velocidade angular de extensão do quadril apresenta aceleração negativa, ou seja, começa a diminuir, a energia do balanço posterior da coxa é transmitida para a perna, iniciando a flexão do joelho. Essa fase se encerra quando o quadril alcança seu grau máximo de extensão, mesmo com o joelho ainda não tendo apresentado seu maior grau de flexão, dando início à fase de **elevação da perna**. Agora, o quadril começa a fletir, levando ao deslocamento anterior da coxa e, por inércia, aumentando a flexão do joelho, e quando esta é máxima, inicia-se a fase de aceleração da perna. Nessa fase de aceleração, ocorre diminuição da velocidade de flexão do quadril, o que contribui para o início e aceleração da extensão do joelho por meio da transmissão da energia de balanço anterior da coxa para a perna. Nesse mecanismo, a velocidade linear do pé aumenta expressivamente até ocorrer o contato com a bola, momento em que se encerra esse processo. Antes do contato com a bola, é observado um momento de adução considerável do quadril e, após o impacto do pé com a bola, inicia-se a **fase de acompanhamento**, na qual o pé acompanha a trajetória desejada da bola, gerando a desaceleração de todo o movimento angular e linear em direção anterior. Nesse momento, o pé de apoio pode sair do chão, permitindo o deslocamento anterior de todo o corpo, seguido de aterrissagem com amortecimento do movimento. Em relação à duração de cada uma das três fases principais do chute – balanço para trás, elevação da perna e aceleração da perna – não há diferença significativa entre os chutes de peito e com a face medial do pé.[19] É importante ressaltar que essas fases não ocorrem de forma isolada, mas estão interconectadas e acontecem em sequência contínua durante o movimento de chute. A biomecânica adequada do chute envolve uma coordenação precisa entre os segmentos corporais, a ativação muscular correta e o tempo adequado para gerar potência e precisão no chute. Cada fase desempenha um papel fundamental na eficiência e na qualidade do chute no futebol.

Sequência proximal-distal

A sequência e intensidade de ativações musculares são fundamentais para a boa execução e eficiência do chute. Pode-se identificar uma sequência de movimentos de proximal para distal, com maior ativação muscular e maior torque, sendo exercidos nas articulações e nos segmentos proximais. Isso resulta em uma maior produção de energia, a qual é transmitida e potencializada pelo mecanismo de braço de alavanca para as articulações e segmentos mais distais do corpo. Essa sequência segue um princípio geral de que uma aceleração angular negativa de um segmento proximal ajuda a aumentar a aceleração angular positiva de um segmento subsequente. Desta forma, a redução da velocidade angular de extensão do quadril leva a um aumento da velocidade angular de flexão do joelho, e a diminuição da velocidade de flexão do quadril leva a um aumento da velocidade de extensão do joelho. Sendo assim, a ativação dos músculos proximais e o torque exercido nas articulações proximais são maiores quando comparados à ativação dos músculos distais e o torque exercido nas articulações distais. No entanto, a velocidade e aceleração angulares das articulações distais é significativamente maior que os das articulações proximais. Durante a fase de balanço, o quadril apresenta velocidade angular entre 171° a 286° por segundo, enquanto durante a fase de elevação da perna, a velocidade angular de flexão do joelho está entre 745° a 860° por segundo. Nas fases de elevação e aceleração da perna, a velocidade angular de flexão do quadril está próxima de 745° por segundo, velocidade inferior aos 860° a 1720° por segundo de extensão do joelho, que ocorre na fase de aceleração da perna. Apesar de apresentarem maior velocidade angular, menor torque é exercido nas articulações distais. O torque de flexão do quadril é de aproximadamente 300 N.m, enquanto o torque de extensão do joelho é menos que a metade, 129 N.m, e o de flexão plantar do tornozelo é de apenas 20 N.m.[20]

Características eletromiográficas e ativação musculares

Durante o movimento de chute ocorre a ativação sequencial e simultânea de uma grande quantidade de músculos. Em um mesmo momento, podem ser ativados tanto músculos agonistas quanto antagonistas. A ativação simultânea de musculaturas agonistas e antagonistas auxilia na estabilização articular, no entanto, na teoria, esta ativação também deveria reduzir o momento e a potência da ação de um segmento, o que é conhecido como "paradoxo do futebol". Durante a fase de balanço para trás, os músculos glúteos médio e máximo são ativados, realizando a extensão do quadril. Apesar de também serem extensores do quadril, os isquiossurais são pouco ativados nesta fase. Próximo ao final dessa fase, ocorre grande ativação do iliopsoas, bem como a ativação do reto femoral. Nesse momento, a musculatura realiza contração excêntrica, desacelerando a velocidade de extensão do quadril. Logo no início da fase subsequente, a de aumento da perna, é observado um pico de ativação do iliopsoas quanto do reto femoral, que atuam como flexores do quadril. Simultaneamente, os isquiossurais são ativados e contribuem para o aumento da velocidade de flexão do joelho. O início da fase de aceleração da perna é marcado pela redução da velocidade de flexão do quadril, devido ao pico de ativação da musculatura glútea combinado com o aumento da ação do quadríceps. Esses elementos operam em conjunto para acelerar a perna e o pé até o logo antes do impacto com a bola, quando a velocidade angular de extensão do joelho é máxima. Nessa fase, também é identificado o pico de ação da musculatura adutora, a qual entra em ação com uma contração concêntrica e gera um momento de adução considerável do quadril. Instantes antes do pé tocar a bola, ocorre um pico de ativação da musculatura glútea e ati-

vação da musculatura isquiossural. Essas contrações excêntricas aumentam a estabilidade articular do quadril e joelho, ao mesmo tempo que iniciam a desaceleração do movimento que ocorre na fase de acompanhamento. A ativação excêntrica dos músculos biarticulares reto femoral (flexor do quadril) no estágio final da fase de balanço para trás, e os isquiossurais (flexores do joelho) no estágio final da fase de aceleração da perna e durante a fase de acompanhamento, são fatores de risco importante que justificam a incidência de lesões traumáticas agudas dessas musculaturas na ação do chute. Já a ativação concêntrica da musculatura adutora no final da fase de aceleração, justifica a ocorrência de lesões musculares por sobrecarga desta musculatura em atletas chutadores.[20]

CONCLUSÃO

O futebol é um esporte global, praticado por milhões de pessoas tanto a nível profissional quanto a nível amador e atualmente envolve cifra bilionárias. Por ser praticado em terreno irregular, envolver movimentos complexos de corrida, saltos e mudanças de direção associados ao chute e contato frequente com adversários, além de exigir um grande esforço físico, o futebol apresenta elevada incidência e grande variedade de lesões que acometem praticamente todas as partes do corpo. É fundamental que o profissional de saúde envolvido com este esporte conheça, saiba identificar e tratar corretamente estas lesões, bem como atuar de maneira preventiva para evita-las, tanto a nível de esporte profissional, quanto amador.

REFERÊNCIAS

1. www.fifa.com
2. www.cbf.com.br
3. www.cob.org.br
4. Lasmar RCP. Beira de campo: urgências e emergências no esporte. Rio de Janeiro: Thieme Revinter; 2023.
5. Argibay-González JC. Analysis of injury patterns in men's football between the english league and the Spanish League. Int J Environ Research Publ Health. 2022;19(18):11296.
6. López-Valenciano A. Epidemiology of injuries in professional football: a systematic review and meta-analysis. Brit J Sports Med. 2019;54(12):099577.
7. Ekstrand J. Time before return to play for the most common injuries in professional football: a 16-year follow-up of the UEFA Elite Club Injury Study. Brit J Sports Med. 2020;54(7):421-6.
8. Ekstrand J. Injury incidence and injury patterns in professional football: the UEFA injury study. Brit J Sports Med. 2011;45(7):553-8.
9. Ekstrand J. Epidemiology of muscle injuries in professional football (soccer). Am J Sports Med. 2011;39(6):1226-32.
10. Margato GF. Prospective study of muscle injuries in three consecutive seasons of the Brazilian Football Championship. Rev Bras Ortopedia. 2020;55(6):687-94.
11. Ekstrand J. Epidemiology of muscle injuries in professional football (soccer). Am J Sports Med. 2011;39(6):1226-32.
12. Ekstrand J. Fewer ligament injuries but no preventive effect on muscle injuries and severe injuries: an 11-year follow-up of the UEFA Champions League injury study. Brit J Sports Med. 2013;47(12):732-7.
13. Less A. The biomechanics of kicking in soccer: a review. J Sports Sci. 2010;28(8):805-17.
14. Ernlund L. Lesões dos isquiotibiais: artigo de atualização. Rev Bras Ortopedia. 2017;52(4):373-82.

15. Pollock N. British athletics muscle injury classification: a new grading system. Brit J Sports Med. 2014;48(18):1347-51.

16. JÚNIOR O, et al. Lesões na região proximal do quinto metatarsal em jogadores de futebol profissional. Revista ABTPé, v, 2, n. 1, p. 40-45. Jun. 2008.

17. WALDÉN M, eta all.. ACL injuries in men's professional football: a 15-year prospective study on time trends and return-to-play rates reveals only 65% of players still play at the top level 3 years after ACL rupture. British Journal of Sports Medicine, v.50, n. 12, p. 744-750. Mar. 2016.

18. DELLA VILLA F, et al. Systematic video analysis of ACL injuries in professional male football (soccer): injury mechanisms, situational patterns and biomechanics study on 134 consecutive cases British Journal of Sports, v. 54, n.23, p. 1423-1432. Jun. 2019.

19. Nunome H. Three-dimensional kinetic analysis of side-foot and instep soccer kicks. Med Sci Sports Exerc. 2002;34(12):2028-36.

20. Kellis E. Biomechanical characteristics and determinants of instep soccer kick. J Sports Sci Med. 2007;1(6):154-65.

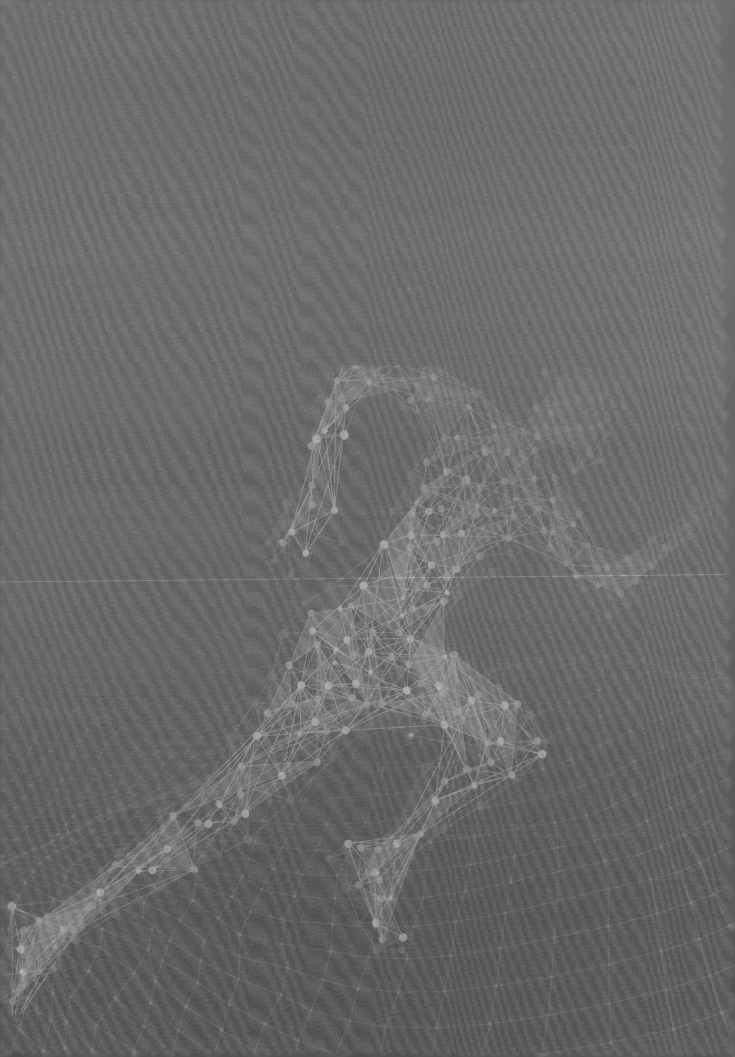

Futsal

41

André Pedrinelli ▶ João Vitor de Castro Fernandes ▶ Mauro Olivio Martinelli

●INTRODUÇÃO

O Futsal apresenta-se no cenário mundial, como uma modalidade esportiva não olímpica cada vez mais praticada nos dias de hoje. Atualmente, é um dos mais populares no Brasil, sendo praticado por mais de 12 milhões de pessoas.[1] É um esporte no qual, valoriza-se muito a tática, técnica e as habilidades individuais, que são consideradas fundamentais nesta modalidade.[2] O futsal é um jogo de cinco contra cinco jogadores que ocupam uma área de 40 m x 20 m na quadra. É um esporte de demanda física intensa, que exige constantes mudanças de direção, acelerações e desacelerações rápidas, ações táticas e técnicas precisas com e sem bola.[2,3]

Por ser um jogo de dinâmica rápida, com curto espaço e tempo para realizar cada jogada, o jogador é capaz de controlar e manipular a bola, tendo diferentes tipos de ações em espaços reduzidos.[4] Por essa razão, o futsal obriga os jogadores a obterem rapidamente um enquadramento de posicionamento e controle corporal, a fim de facilitar o domínio da bola e sua condução. Tais aspectos podem ser a justificativa pelo alto número de lesões existentes.[1,2]

Um jogador desse esporte percorre cerca de 230 m por minuto de período efetivo de jogo num total aproximado de 3750 m ao final da partida. Desses, cerca de 18% da distância total é percorrida em corrida (entre 12-18 km/h) e 4% em *sprint* (>18 km/h).[4] A capacidade de desacelerar constitui-se como uma variável de grande relevância para a característica do jogo, verificando uma média de cinco acelerações e cinco desacelerações por minuto jogado.[4] Considerando o tamanho reduzido da bola, o reduzido espaço de jogo e o tempo disponível para a ação, os jogadores de futsal desenvolvem as suas ações de alternância de direção e ajustes nas suas trajetórias de forma rápida e num curto espaço de tempo.[1,2] Assim, uma demanda física também é relevante, estimando que cerca de 80% do jogo é passado em valores acima de 80% da frequência cardíaca (FC) máxima.[1,2,4]

As características físicas predominantes observadas nos atletas, segundo o técnico da Seleção brasileira de futsal, Marcos Xavier de Andrade, são: trabalho físico predominantemente unificado – excetuando-se os goleiros –, predominância da fonte energética anaeróbica lática e as valências físicas como força, explosão, velocidade de reação, resistência anaeróbica e *sprints* curtos.[5]

Atualmente, a FIFA é a entidade responsável pela organização do futsal, desde os calendários dos eventos mundiais, mudanças de regras, condutas e processos e a própria difusão do esporte pelo mundo.[6] Com a difusão desse esporte nas últimas décadas, foi possível perceber o aumento da disputa e com isso a relação intrínseca com o aumento do número de atletas lesionados.[5,6] De acordo com os estudos epidemiológicos de lesões no futsal, o local mais acometido é o membro inferior, sendo a entorse de tornozelo e do joelho e a lesão muscular as mais comuns.[7,8] É evidente a importância do estudo das lesões no esporte, visando o desenvolvimento de medidas preventivas e a otimização no tratamento precoce, atuando para uma consequente melhora no desempenho do atleta.[7]

● HISTÓRIA

Existem duas versões sobre a origem do futsal e, como em outras modalidades esportivas, há divergências quanto à sua invenção. Uma versão sugere que o esporte começou a ser jogado por volta de 1940 por frequentadores da Associação Cristã de Moços, em São Paulo. Nessa época, havia uma grande dificuldade em encontrar campos de futebol disponíveis, o que levou os jogadores a improvisar e jogar suas partidas em quadras de basquete e hóquei. Essas partidas informais, também conhecidas como "peladas", foram o embrião do futsal.[9,10]

Além disso, existe outra versão considerada mais provável, segundo a qual o futebol de salão foi inventado em 1934 na Associação Cristã de Moços de Montevidéu, Uruguai. O professor Juan Carlos Ceriani é creditado como o responsável pela criação desse novo esporte, que inicialmente foi chamado de *Indoor-foot-ball*. Essa versão destaca a contribuição uruguaia para o desenvolvimento do futebol de salão.[9,10]

Inicialmente, houve variação no número de jogadores em cada equipe, mas logo foi estabelecido o número de cinco jogadores. As bolas usadas no futsal eram feitas de materiais como serragem, crina vegetal ou cortiça granulada. No entanto, essas bolas apresentavam o problema de quicar muito e sair frequentemente da quadra de jogo. Para solucionar essa questão, o tamanho das bolas foi reduzido e seu peso aumentado, o que deu origem ao nome "Esporte da bola pesada". Essa alteração permitiu um melhor controle da bola durante as partidas de futsal.[9,10]

Primeiras entidades oficiais

Habib Maphuz é uma figura proeminente nos primórdios do futebol de salão. Ele era professor na ACM de São

Paulo e, no início dos anos cinquenta, participou da elaboração das regras para a prática de várias modalidades esportivas, incluindo o futebol jogado em quadras, dentro do âmbito interno da ACM paulista. Maphuz foi o fundador da primeira liga de futebol de salão, a Liga de Futebol de Salão da Associação Cristã de Moços, e mais tarde se tornou o primeiro presidente da Federação Paulista de Futebol de Salão.[9]

Em 28 de julho de 1954, foi fundada a Federação Metropolitana de Futebol de Salão, que hoje é conhecida como Federação de Futebol de Salão do Estado do Rio de Janeiro. Essa foi a primeira federação estadual do Brasil dedicada ao futebol de salão. No ano seguinte, em 1955, foi criada a Federação Paulista de Futebol de Salão. A partir desse momento, foram estabelecidas federações estaduais em todo o país, impulsionando a expansão do futebol de salão no Brasil.[10] (Figura 41.1)

Futebol de 5

O futebol de 5 para cegos é uma modalidade esportiva paraolímpica adaptada que proporciona às pessoas com deficiência visual a oportunidade de participar de um esporte coletivo. Embora o futebol de 5 para cegos seja uma modalidade distinta, existem algumas semelhanças com o futsal, especialmente em termos de formato de jogo e características técnicas.[11] Ambos são esportes jogados em quadras menores, que exigem habilidades de controle de bola, passes precisos e rápidas tomadas de decisão. No entanto, as adaptações específicas do futebol de 5 para cegos, como o uso da bola com guizos e a orientação espacial e auditiva, tornam o jogo único e desafiador para os jogadores.[11,12]

Também conhecido como futebol para cegos, o esporte é jogado por atletas com deficiência visual total ou parcial, utilizando uma bola com guizos que emite som para orientação durante a partida.[13] O objetivo é marcar gols na meta adversária, em um campo de dimensões reduzidas. Essa modalidade conquistou espaço e reconhecimento nas paraolimpíadas, sendo introduzida oficialmente nos jogos paralímpicos de Atenas, em 2004. Desde então, tem ganhado popularidade e se desenvolvido como uma das modalidades mais empolgantes e emocionantes dos jogos paralímpicos.[13,14]

Quanto às lesões mais comuns no futebol de 5 para cegos, os tipos mais comuns nesta modalidade incluem entorses de joelho e tornozelo, lesões musculares, principalmente em membros inferiores, contusões e traumatismos[15,16] (Figura 41.2).

● BIOMECÂNICA NO FUTSAL

A Biomecânica é uma disciplina científica que se dedica ao estudo da aplicação das leis da mecânica ao movimento humano. No caso do futsal, uma variedade de deslocamentos, velocidades e intensidades são empregadas durante o jogo.[16] Os principais movimentos realizados incluem o passe, chute, drible e deslocamentos com e sem a bola, em diferentes velocidades.[2,3,16,17] É essencial compreender o esporte e

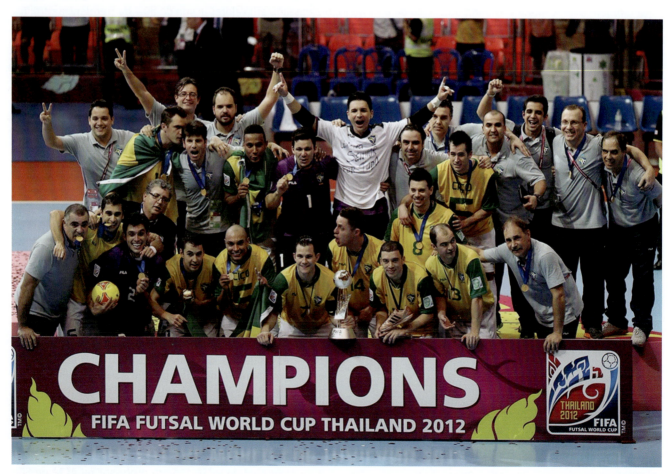

Figura 41.1 Brasil campeão mundial de futsal em 2012.
Fonte: FIFA/ fifa.com

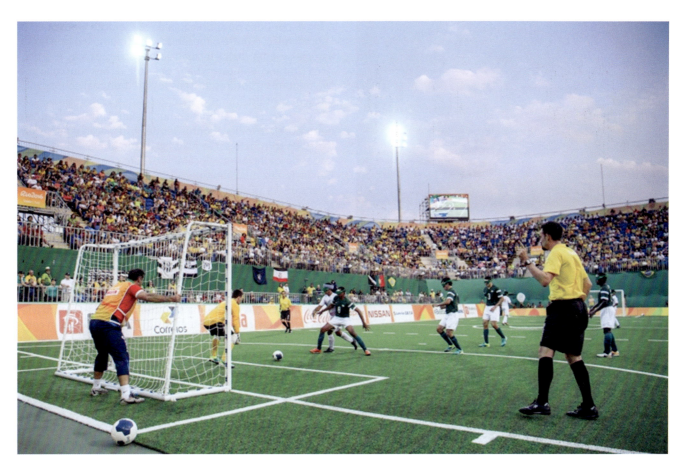

Figura 41.2 Futebol de 5 nas paraolimpíadas do Rio 2016.
Fonte: International Olympic Committee.

os movimentos executados pelos atletas durante a prática, a fim de corrigir erros e vícios, o que contribui para aprimorar o desempenho e prevenir lesões.[1,4] O conhecimento biomecânico é uma ferramenta valiosa nesse sentido, possibilitando a análise e otimização dos movimentos no futsal.[16,17]

Uma revisão de literatura sobre o gesto esportivo do chute no futsal identificou e descreveu quatro fases distintas:[17]

1. **Aproximação:** Nessa fase, ocorre uma alternância dos membros à medida que o movimento avança. Os membros são classificados como membro anterior e membro posterior, dependendo do seu movimento. O membro anterior possui quadril e joelho levemente flexionados, enquanto o membro posterior tem quadril ligeiramente estendido e joelho também flexionado;
2. **Preparação:** Nessa fase, os membros são divididos em dominante (responsável pelo chute) e membro de apoio. O quadril do membro dominante se estende, com rotação externa e abdução, enquanto o do membro de apoio permanece flexionado. O joelho do membro dominante apresenta grande flexão, enquanto o do membro de apoio tem uma flexão menor. O tornozelo do membro dominante está em flexão plantar para aumentar a área de contato com a bola, enquanto o do membro de apoio está em posição neutra;
3. **Execução:** Essa fase compreende o período final da fase de preparação até o momento do contato com a bola. Durante essa fase, não ocorrem grandes mudanças nas articulações;
4. **Desaceleração:** Essa fase tem como objetivo proteger os membros inferiores contra lesões. Durante a desaceleração, o membro que executou o chute é freado por contração muscular. O quadril do membro dominante passa de extensão para flexão de 90 graus, enquanto o do membro de apoio permanece ligeiramente flexionado. O joelho do membro dominante se estende, e o do membro de apoio passa de uma flexão menor para a extensão. O tornozelo do membro dominante retorna à posição neutra, com uma ligeira tendência à dorsiflexão. Essa fase envolve contração concêntrica dos flexores do quadril, seguida por contração excêntrica dos extensores do joelho. É importante destacar que as **fases de preparação** e **desaceleração** apresentam maior risco de lesões musculares devido à exigência intensa sobre o trabalho muscular.

Portanto, compreender as fases do gesto esportivo do chute no futsal é fundamental para a identificação dos momentos de maior risco de lesões, sendo as fases de preparação e desaceleração consideradas as mais críticas em termos de risco de lesões. Isso permite que os profissionais de saúde, treinadores e atletas adotem medidas de prevenção adequadas, como o fortalecimento muscular específico, o treinamento adequado e a correção de possíveis desequilíbrios musculares, a fim de reduzir o risco de lesões durante a prática do futsal[17] (Figura 41.3).

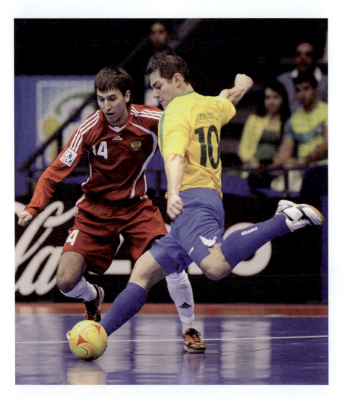

Figura 41.3 Atleta em movimento de chute, fase de preparação.
Fonte: FIFA/ fifa.com

● EPIDEMIOLOGIA

Apesar da escassez de estudos na literatura sobre o futsal, essa área de pesquisa tem crescido significativamente neste século. No entanto, devido à utilização de metodologias e definições distintas, chegar a conclusões definitivas em alguns aspectos desse esporte se torna desafiador. Uma revisão recente da literatura identificou 36 estudos epidemiológicos que abordavam informações específicas sobre lesões no futsal.[18] Dentre eles, apenas três realizaram comparações entre a incidência de lesões no futsal e em outros esportes. Surpreendentemente, o futsal apresentou um dos maiores índices de lesões entre os esportes analisados nestes estudos.[18,19]

Schmikli e colaboradores (2009) mostraram o futsal entre os dez esportes mais propensos a lesões com uma taxa de 55,2 lesões por 10 mil horas e a incidência 2,7 vezes maior do que os jogadores de futebol.[19] Já o estudo da FIFA em relação aos dados coletados em competições internacionais mostrou um total de 2.7 lesões por jogo, números considerados altos quando comparados a outros esportes.[6,20]

Quanto à localização das lesões, a maioria dos estudos indica que as lesões no futsal se localizam, predominantemente, nos membros inferiores.[6] Nesse sentido, o membro inferior está sob constante estresse durante a prática do futsal devido ao controle de bola, deslocamentos e interação com os rivais.[6,20-24]

Os mecanismos de trauma descritos foram divididos entre lesões com contato e lesões sem contato.[6,20] A alta taxa de lesões por contato são justificadas pelo tamanho da quadra. Por outro lado, as lesões sem contato podem estar associadas a uma preparação inadequada de condicionamento e força, períodos de sobrecarga e recuperação inadequada.[6] Sobre a relação entre o mecanismo de trauma e o tipo lesão, associa-se uma maior incidência de lesões ósseas e articulares (fraturas e entorses) ao contato e lesões musculares e ligamentares (rupturas, distensões, contraturas) ao mecanismo sem contato.[6,20,21]

Os tipos de lesões mais comuns relatadas foram: entorse de tornozelo e joelho, contusões de coxa, perna e pé. As entorses de tornozelo estão mais ligadas ao drible e chutes e as lesões de joelho aos deslocamentos com e sem a bola.[20,21,25,26] García-Tamez e colaboradores (2011) em um trabalho com jovens de 9 a 16 anos praticantes de futsal encontraram a entorse de tornozelo como a lesão mais frequente e um número grande de pés planos associados.[25] Nas lesões do joelho foi encontrada associação com joelhos valgos.[16,25]

Em relação a gravidade da lesão, os trabalhos divergem muito dos critérios adotados, gerando uma dificuldade na comparação entre eles. Apesar disto, grande parte dos estudos mostrou menor número de lesões mais graves que foram associadas ao trauma sem contato.[6,20,21,27] Quanto a lesões ocorridas em treinamentos e lesões ocorridas em competição, é interessante diferenciar entre os valores absolutos e relativos. Embora o número absoluto seja maior nos treinamentos, devido a maior quantidade de horas praticadas em comparação aos jogos, o percentual relativo de lesões é maior nas competições, o que pode ser explicado pelo maior esforço, intensidade e estresse existente nos jogos.[27-29]

Sobre a relação entre posição e lesões ocorridas, os resultados não foram conclusivos, com exceção dos goleiros, que apresentaram um número maior de lesões nos membros superiores.[20,29] A explicação para esta ausência de influência das outras posições pode ser atribuída aos jogadores estarem em constante movimentação pela quadra e não se limitarem a uma área específica.[26,29-31]

Quanto ao gênero, observou-se uma tendência para mais lesões nos tornozelos dos jogadores do sexo masculino e nos joelhos nas mulheres. As diferenças anatômicas (força muscular, alinhamento dos membros) e as diferenças hormonais são pontos importantes na gênese da diferença em *performance* e nas características das lesões entre os sexos.[27,32]

Os resultados não evidenciaram diferenças significativas na lateralidade das lesões, independentemente do pé dominante dos jogadores e para qualquer das variáveis consideradas (equipe, gênero e posição na quadra). Além disso, ficou constatado que o lado que possuir déficit proprioceptivo, obterá maior risco de ocorrência da lesão.[31] A repetição sistemática da ação do chute, em treinos e jogos, cria, segundo alguns autores, um padrão de "especialização" destes membros nas funções de remate e apoio, respectivamente, o que torna o membro dominante menos eficaz do que o membro não dominante quando o apoio é necessário, que corresponde, precisamente, ao mecanismo da grande maioria das entorses do tornozelo.[16] Essa é uma razão suficientemente interessante para justificar a insistência que se deve ter com os jovens jogadores para utilização bilateral nos contatos com a bola, nos processos específicos de treino e aprendizagem, como forma de prevenção desses tipos de lesões.[31]

A faixa etária entre 25 e 34 anos foi identificada como a de maior incidência de lesões. Porém, dois trabalhos mostraram maior número de lesões em atletas com menos de 25 anos. Estes resultados nos permitem pensar que a idade é um fator determinante na ocorrência de lesões.[30,31]

No que se refere ao tipo de lesão em jogadores de alto nível e nos demais, foram observadas diferenças significativas entre os jogadores das seleções nacionais e os restantes, com menor incidência de entorses e maior incidência de fraturas, lesões musculares e pubalgia nos jogadores das seleções nacionais.[31]

Lesão no Futsal em comparação ao futebol

O futsal e o futebol são esportes amplamente populares no Brasil, com um grande número de praticantes e um alto índice de lesões, de acordo com vários estudos. Essas modalidades compartilham semelhanças no gesto esportivo do chute, além de envolverem mudanças frequentes de direção. No caso do futsal, que é jogado em espaços reduzidos, as lesões observadas tendem a ser semelhantes, embora possam apresentar algumas diferenças sutis.[33]

Uma pesquisa realizada para comparar a força muscular dos músculos extensores e flexores do joelho em atletas profissionais de futsal e futebol revelou que os atletas de ambas as modalidades apresentaram equilíbrio muscular à dinamometria cinética e não houve diferenças significativas nos resultados obtidos por eles.[34]

Um estudo conduzido pela FIFA, comparando as lesões ocorridas nos campeonatos de 1998 a 2002 com o Mundial de Futsal de 2000, evidenciou que houve um maior número de lesões nos jogos de futsal em comparação com o futebol. No entanto, essas lesões apresentaram menor gravidade e resultaram em menor tempo de afastamento dos jogadores. As contusões foram identificadas como as lesões mais frequentes, provavelmente devido às dimensões reduzidas da quadra no futsal.[6]

No futsal, devido à evolução tática do esporte, os jogadores se movimentam por toda a quadra e não possuem posições tão fixas como no passado. Isso resulta em um índice de lesões semelhante entre os jogadores, independentemente de suas posições. Esse padrão não é observado no futebol.[6,33]

● DIAGNÓSTICO

Segundo o Comitê Olímpico Internacional, lesão se caracteriza por um dano tecidual ou outro comprometimento da função física normal devido à participação esportiva, resultante da transferência rápida ou repetida de energia cinética independente da ausência em treino ou competição.[35] Os tipos de lesões podem ser divididos, principalmente, em traumáticas, decorrentes de um trauma direto, e atraumáticas, que são as decorrentes da sobrecarga nos tecidos sem um evento específico para a ocorrência da lesão.[35]

Por ser um esporte de contato, ele possui maior presença de lesões por contato direto. Mas, devido à alta intensidade de treinamentos e jogos, as lesões por esforço repetitivo também estão presentes no dia a dia. Abaixo um resumo das principais lesões encontradas no esporte, divididas nos dois grandes grupos:[33-35]

1. **Microtraumas (atraumáticas):** São as lesões que ocorrem por *overuse* (sobrecarga mecânica nos tecidos). Não existe um evento responsável por elas. Exemplos:
   A. Tendinopatias (mais comuns): Aquiles, patelar, adutores e nos goleiros a do supra;
   B. Fasceíte plantar;
   C. Lombalgia: Movimentos de rotação e hiperextensão lombar. Discopatia lombar, alterações posturais e espondilólise nos adolescentes;
   D. Fratura por estresse (mais comuns): Tíbia e quinto metatarso;
   E. Pubalgia;
   F. Osteocondroses: Presentes nos atletas em desenvolvimento com as físes de crescimento abertas. Principais localizações: calcâneo (Moléstia de Sever) e joelho (Moléstia de Osgood Schlatter);
   G. Câimbras;
   H. Condromalácia patelar.
2. **Macrotraumas:** São lesões que ocorrem devido aos eventos traumáticos. A lesão ocorre no momento do trauma. Exemplos:
   A. Contusões: Mais comum e principalmente nos membros inferiores;
   B. Entorses: Mais frequente no tornozelo e em segundo o joelho. Como consequência, lesões ligamentares fíbulotalar anterior e fíbulocalcâneo e no joelho, lesão do LCA (Ligamento Cruzado Anterior) e LCM (Ligamento Colateral Medial) e lesões meniscais e de cartilagem;
   C. Fraturas: Dedos de pé, mão, tornozelo, perna, punho;
   D. Luxação de cotovelo, ombro (gleno umeral e acrômio clavicular), dedos da mão, joelho (patela);
   E. Lesão muscular: Adutor, anterior e posterior da coxa e panturrilha;
   F. Lesão de tendão: Patelar e Aquiles;
   G. Concussão: Diagnóstico mais visto atualmente, principalmente após o trabalho do comitê Médico da FIFA (F-MARC) para a difusão do reconhecimento e cuidados com o atleta que teve a lesão. E punição grave, cartão vermelho, aos infratores nas jogadas que possam provocar a lesão como a conhecida cotovelada.

O diagnóstico rápido e preciso é muito importante para a tomada de decisão em relação ao melhor tratamento a ser realizado. O exame clínico inicial sempre será a primeira ferramenta de avaliação e a mais importante para a escolha do melhor exame de imagem e para acompanhamento da evolução do tratamento.[35]

O médico do esporte nem sempre vai ter uma estrutura adequada para o melhor diagnóstico de imagem e por isso é importante ter em mente as principais lesões do esporte em que atua, para que mesmo sem o exame ideal possa iniciar o tratamento. Esperando para um segundo momento a realização do exame necessário.[33,35]

No futsal, diversas lesões podem ocorrer, incluindo lesões ósseas, lesões articulares como cartilagem e meniscais, ligamentares, musculares e tendinosas.[34,35] Em casos de trauma com suspeita de fratura ou luxação, é necessário realizar uma radiografia simples inicial. Se o quadro clínico ainda apresentar dúvidas, mesmo com um exame de imagem sem alterações, pode ser necessário complementar com uma Tomografia Computadorizada (TAC) ou Ressonância Magnética (RNM). Para fraturas por estresse, a RNM é considerada o exame mais indicado, sendo o padrão-ouro estabelecido. A TAC ou a Cintilografia óssea também podem ser utilizadas. A radiografia simples, nos casos iniciais, pode não apresentar alterações e é mais adequada para acompanhamento da evolução do quadro.[36]

As lesões musculares são bem avaliadas com exame de Ultrassom (USG) e permitem a realização do exame dinâmico e é bom para acompanhamento da evolução da cicatrização, além de ser mais barato do que a Ressonância Magnética. Hoje em dia, com a evolução dos aparelhos de USG, a qualidade da visualização melhorou muito. Já a RNM é mais indicada nas lesões proximais, pois permite um diagnóstico mais preciso. Na região do ventre muscular, a RNM também é bastante utilizada, pois permite uma avaliação melhor do volume do músculo lesionado e existem classificações de RNM que permitem uma diferenciação entre lesão estrutural e funcional, o que permite uma diferença no tempo de reabilitação e no protocolo utilizado.[35,36]

As lesões ligamentares e de cartilagem são mais bem avaliadas por imagem de RNM, já os ligamentos mais superficiais ou extra-articulares, como o Ligamento Colateral medial no joelho, podem ser examinados pelo USG.[31] No que diz respeito aos tendões, pode ser avaliado tanto pelo USG como pela RNM e permitem a diferenciação diagnóstica entre processo inflamatório, dos processos degenerativos, além da avaliação das lesões parciais e totais.[35,36]

Atualmente, é bastante frequente que os clubes esportivos apresentem a presença de um radiologista especializado em lesões musculoesqueléticas em seu Departamento Médico. Esses profissionais desempenham um papel fundamental no diagnóstico preciso das lesões, seja por meio de serviços internos ou por meio de parcerias estabelecidas com laboratórios especializados. Dessa forma, busca-se obter um diagnóstico mais preciso e eficiente para melhor direcionar o tratamento e reabilitação dos atletas.

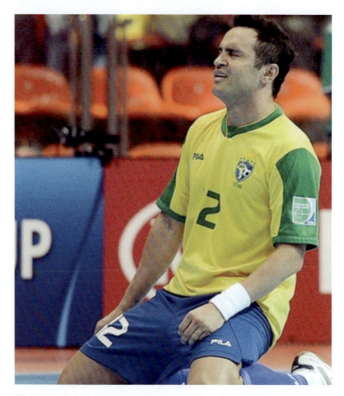

Figura 41.4 Atleta Falcão, ícone do esporte, em momento de estresse psicológico após lesão.
Fonte: FIFA/ fifa.com via Getty Images.

● PREVENÇÃO DE LESÕES

As lesões esportivas têm sido uma preocupação desde os primórdios do esporte, afetando não apenas os atletas, mas também todos os profissionais envolvidos em seu cuidado. Embora o contato físico e os movimentos específicos do esporte sejam importantes na origem das lesões, existem diversos outros fatores que devem ser considerados e monitorados para reduzir sua ocorrência.[35]

Nas últimas décadas, houve um significativo avanço em diversas áreas da Medicina Esportiva, como medicina, fisioterapia, fisiologia, preparação física, nutrição, psicologia e análise de dados. No entanto, mesmo com esses avanços, a grande quantidade de lesões ainda persiste. Um dos motivos pode ser os treinamentos que estão se tornando cada vez mais exigentes, muitas vezes ultrapassando os limites biológicos individuais dos atletas. Essa situação pode explicar os resultados de um estudo que comparou a degradação articular, medida pelo marcador CTX2, em um grupo de atletas profissionais de futsal, revelando um valor significativamente maior ao final da temporada em comparação com o início.[36] Além disso, os atletas são submetidos à estresse psicológico constante nos jogos, treinamentos, viagens, distância da família, cobrança da mídia, dirigentes e torcida.[36] (Figura 41.4)

As lesões esportivas são uma realidade na prática esportiva, e o objetivo da equipe de apoio ao atleta é reduzir ao máximo esses riscos. Para isso, é fundamental ter conhecimento sobre as principais lesões do futsal, a fisiologia do esporte e o perfil físico e psicológico individual do jogador. Com base nesse conhecimento, é possível desenvolver um protocolo abrangente de prevenção de lesões, que começa com uma avaliação física e médica de pré-temporada e continua com cuidados diários, como nutrição adequada, hidratação, gerenciamento da carga de treinamento, recuperação adequada e atenção à saúde mental, além da inclusão de exercícios preventivos.[19]

É importante ressaltar que o futsal, assim como o futebol, abrange uma ampla variedade de biotipos e uma população diversificada em termos de idade. Portanto, é essencial ter em mente o perfil da população com a qual se trabalha, a fim de abordar as lesões específicas desse grupo de forma adequada. Por exemplo, quando se lida com crianças e adolescentes em estágio de crescimento, é essencial levar em consideração suas características individuais, levando em conta a idade e o nível de desenvolvimento físico. Nesse grupo, é importante adotar medidas preventivas para evitar lesões, como controlar a carga de treinamento, utilizar equipamentos de proteção adequados, garantir o uso de calçados adequados e fornecer uma alimentação adequada.[37] No caso das mulheres, é crucial considerar a Tríade da Mulher Atleta, uma vez que essa condição pode aumentar a susceptibilidade a diversos tipos de lesões.[38] Por outro lado, entre os atletas mais velhos e veteranos, é comum a presença de problemas articulares decorrentes do desgaste, e, nesse caso, o controle da carga de treinamento e um programa de fortalecimento são fundamentais para a prevenção de lesões e a progressão da artrose.[39]

Na literatura encontram-se alguns trabalhos com programas de prevenção de lesões. Vamos comentar sobre dois que foram criados para o futebol e podem ser utilizados para o futsal.[40-44]

1. **FIFA 11+:** Programa de aquecimento desenvolvido pela equipe médica da FIFA com o objetivo de reduzir as principais lesões no futebol tem se mostrado eficaz e é recomendado para ser realizado antes de treinos e jogos. Esse programa é dividido em três partes e apresenta três níveis de dificuldade. Na primeira parte, com duração de oito minutos, são realizados exercícios de corrida para frente, para trás e para os lados. Na segunda parte, com duração de 10 minutos, são incluídos exercícios específicos de força, saltos e treinamento sensório-motor. Na terceira parte, com dois minutos de duração, são realizados piques e mudanças de direção. A implementação do programa de aquecimento FIFA 11+ tem demonstrado eficácia na prevenção de lesões e no aprimoramento do condicionamento físico dos jogadores;[40-42]

2. **Programa específico de prevenção:** Foi desenvolvido um programa específico para prevenir lesões no joelho, especialmente no ligamento cruzado anterior (LCA). O programa inclui exercícios de aquecimento, alongamento, salto, fortalecimento muscular e exercícios que visam aprimorar as habilidades específicas do esporte. É recomendado realizar o programa três vezes por semana, com duração de 15 a 20 minutos. A implementação desse programa de prevenção, em conjunto com a colaboração da equipe técnica e do departamento médico, tem o objetivo de reduzir a incidência e a gravidade das lesões no futsal, diminuindo assim a ausência dos atletas nos treinos e jogos.[45]

● TRATAMENTO

No tratamento das lesões esportivas, atualmente é enfatizado não apenas o processo de cura, mas também a criação de protocolos para reduzir os riscos de ocorrência dessas lesões.[46] A prevenção é reconhecida como o método mais eficaz de tratamento, e uma etapa crucial nesse processo é o período de transição para o retorno aos treinamentos. Durante essa fase, são estabelecidos critérios de avaliação que visam garantir a segurança do atleta e reduzir o risco de novas lesões. Para atingir esse objetivo, é fundamental contar com a colaboração de uma equipe multidisciplinar responsável pelo cuidado do atleta.[46,47]

No contexto do futsal, um esporte com alta incidência de lesões, é fundamental iniciar o tratamento imediatamente após o diagnóstico. Nesse cenário, o objetivo principal não é tratar cada lesão de forma individual, mas, sim, fornecer diretrizes dos princípios adotados no tratamento e dos recursos utilizados.[48] Esses princípios de tratamento são semelhantes aos aplicados em pessoas não atletas e incluem a administração de analgésicos, redução do inchaço, melhora da mobilidade nas articulações, fortalecimento muscular, recuperação da função, treinos coordenados (focados na propriocepção e no controle sensorial), treinos específicos para a modalidade esportiva e uma transição gradual para o retorno aos treinamentos até que o atleta esteja totalmente recuperado. Além disso, é de suma importância oferecer apoio psicológico durante todas as etapas do tratamento do atleta.[48,49]

Atualmente, nas lesões agudas, os protocolos de tratamento mais utilizados na reabilitação tem sido o *POLICE* e o PEACE & LOVE em substituição aos antigos *PRICE* e *RICE*.[50,51]

Os recursos utilizados no tratamento das lesões e queixas álgicas dos atletas são:

1. **Fisioterapia:** A fisioterapia oferece uma variedade de recursos no tratamento de lesões, incluindo o alívio da dor, redução do edema, promoção da cicatrização, melhora da mobilidade articular, fortalecimento muscular e coordenação. Entre esses recursos, podemos mencionar a crioterapia, eletroterapia (TENS), *laser*, ultrassom, bandagens, terapia manual, hidroterapia, quiropraxia, osteopatia e cinesioterapia;[50,51]

2. **Medicamentos:** Geralmente são utilizados analgésicos, anti-inflamatórios não esteroides e relaxantes musculares. É importante que o médico esportivo verifique se o paciente possui alergias a algum tipo de medicamento e se o medicamento é autorizado para uso pela WADA (Agência Mundial Antidoping). O médico deve orientar os atletas sobre a necessidade de informar a equipe médica antes de utilizar qualquer medicamento ou suplemento. Um estudo da FIFA revelou que o uso de medicamentos para dor e inflamação por atletas durante competições é comum;[47]

3. **Outras terapias:** Existem outras terapias que podem auxiliar no alívio da dor, como a mesoterapia, terapia por onda de choque e acupuntura. A acupuntura é amplamente utilizada por atletas para o tratamento da dor e de outras condições. Alguns medicamentos para controle da dor e inflamação são proibidos para uso em atletas, e a acupuntura é uma excelente opção terapêutica que pode reduzir a necessidade de medicamentos;[47,48]

4. **Cirurgias:** As cirurgias são realizadas principalmente em casos de fraturas desviadas, fraturas expostas, lesões ligamentares como a do ligamento cruzado anterior, lesões tendinosas (como o tendão de Aquiles e Patelar) e lesões meniscais, entre outras;[50,51]

5. **Acompanhamento psicológico:** Atletas lesionados frequentemente passam por momentos de depressão devido ao medo da lesão, à ansiedade em relação ao retorno e à possibilidade de reinserção na atividade esportiva. Isso pode afetar o processo de reabilitação e aumentar a predisposição do atleta a sofrer outras lesões. Portanto, é importante oferecer um acompanhamento psicológico durante o período de reabilitação, especialmente em lesões mais graves e que exigem maior tempo de afastamento das atividades esportivas.[50]

Os atletas são uma população específica que se caracteriza por um limiar de dor maior que a população em geral.[52] Portanto, conhecer bem o atleta, ter sua confiança, protocolos de prevenção bem aplicados, integração da equipe multidisciplinar que cuida do atleta são pontos fundamentais para o sucesso do tratamento e diminuição do tempo de afastamento deles das atividades.

● CONCLUSÃO

O futsal, mesmo sendo uma modalidade não olímpica, é uma das três mais praticadas no Brasil. É um esporte que valoriza muito a tática, a técnica e as habilidades individuais. A movimentação característica do jogo, com os constantes movimentos com e sem a bola, os dribles e os chutes aumentam o risco de lesões por entorse, principalmente no tornozelo e no joelho. O tamanho reduzido da quadra contribui para as lesões por contato, como contusões, que são muito comuns nos membros inferiores. Por outro lado, a alta velocidade em que o esporte é praticado favorece o surgimento de lesões sem contato, como as lesões ligamentares. A intensidade elevada exige muito da musculatura e dos tendões, o que aumenta as chances de lesões por sobrecarga, como tendinites e lesões musculares.

O cuidado com o atleta começa com uma avaliação inicial, que fornece dados para a criação de protocolos de prevenção específicos para as lesões típicas da modalidade e para as necessidades individuais do jogador. O desenvolvimento de protocolos de prevenção e a implementação de diagnóstico e tratamento precoce contribuem para melhorar o desempenho do atleta. No entanto, é essencial contar com a integração da equipe multidisciplinar que acompanha o atleta. O grande desafio da equipe médica é minimizar os riscos de lesão e, quando ocorrem, promover a recuperação do atleta no menor tempo possível.

● REFERÊNCIAS

1. Vieira S, Freitas A. As posições em quadra. In: O que é futsal (Capítulo 12, p. 55). Brasil: Casa da Palavra; 2007.
2. Balzano ON, Júnior MTC, Rodrigues AL P, da Silva GF. (2020). Proposta de treinamento de formação no futebol baseado em conceitos do jogo de futsal. RBFF - Revista Brasileira de Futsal e Futebol. 2020;11(45):472-82.
3. Castagna C. Match demands of professional futsal: a case study. J Sci Med Sport. 2009;12(4):490-4.
4. Travassos B. Desenho e manipulação de exercícios de treino no futsal: da conceitualização a prática. Secco Editora; 2021.
5. Andrade MX, Voser RC. A transição de atletas do futsal para o futebol. Secco Editora; 2022.
6. Junge A, Dvorak J, Graf-Baumann T, Peterson L. (2004). Football injuries during FIFA tournaments and the Olympic Games, 1998-2001 development and Implementation of an injury-reporting system. Am J Sports Med. 2004;32(1 Suppl):80S-89S.
7. Gene-Morales J, Saez-Berlanga A, Bermudez M, Flández J, Fritz N, Colado JC. (2021). Incidence and prevalence of injuries in futsal: a systematic review of the literature. J Human Sport Exerc. 2021;16(3proc):S1467-S1480.
8. Schmikli SL, Backx FJ, Kemler HJ, Van Mechelen W. (2009). National survey on sports injuries in the Netherlands: target populations for sports injury prevention programs. Clin J Sports Med. 2009;19(2):101-6.
9. Confederação Brasileira de Futsal. O esporte da bola pesada que virou uma paixão.
10. Federação Paulista de Futebol de Salão. História da Federação Paulista de futebol de salão.
11. Silva JC, Winckler C. Football 5-a-side for blind athletes: an integrative literature review. J Human Growth Develop. 2019;29(3):345-54.
12. Santos JF. Analysis of competitive football for blind people: a case study. J Phys Educ Sport. 2020;20(2):1095-100.
13. Garganta J. Technical-tactical analysis of football 5-a-side for blind athletes: a systematic review. Front Psychol. 2018;9:1574.
14. Chácara DA. Classification of players with visual impairment in 5-a-side football: analysis of Paralympic Games data. PLoS ONE. 2021;16(3):e0248337.
15. Kohen J. The biomechanics of blind football kicking. Procedia Eng. 2017;211:520-6.
16. Ribeiro CZP, Akashi PMH, Andrusaitis FR, Pedrinelli A, Sacco ICN. (2001). Relação entre alteração postural e lesões do aparelho locomotor em crianças jogadoras de futsal. Fis Pes. 2001;8(2):88.

17. Santos L, Vargas WA, Keller KD. (2018). Análise biomecânica do gesto desportivo no futsal: uma revisão de literatura. J Human Sport Exerc. 2018;16(3proc):S1467-S1480.
18. Gene-Morales, J., Saez-Berlanga, A., Bermudez, M., Flández, J., Fritz, N., & Colado, J. C. (2021). Incidence and prevalence of injuries in futsal: A systematic review of the literature. Journal of Human Sport and Exercise, 16(3proc), S1467-S1480.
19. Schmikli SL, Backx FJ, Kemler HJ, Van Mechelen W. National survey on sports injuries in the Netherlands: target populations for sports injury prevention programs. Clin J Sports Med. 2009;19(2):101-6.
20. Junge A, Dvorak J. (2010). Injury risk of playing football in Futsal World Cups. Brit J Sports Med. 2010;44(15):1089-92.
21. Aminiaghdam S. (2012). Epidemiological analysis of lower extremity injuries during the Iranian universities futsal championship. Med dello Sport. 2012;65(4):527-35.
22. Cherati AS, Dousti M, Younespour S. Association between foot posture index and ankle sprain in indoor football players. Global J Health Sci. 2016;8(10):160.
23. Kurata DM, Junior JM, Nowotny JP. Incidência de lesões em atletas praticantes de futsal. Iniciação Cient CESUMAR. 2007;9(1):45-51.
24. López-Segovia M, Fernández V. Preseason injury characteristics in spanish professional futsal players: the LNFS project. J Strength Condit Research. 2019.
25. García-Tamez SE, Echegoyen-Monroy S, Ybarra-Barrera P, Rodríguez MC. Epidemiology of injuries in a male college indoor soccer team. Acta Ortoped Mex. 2011;26(4):219-23.
26. Luciano ADP, Lara LCR. (2012). Epidemiological study of foot and ankle injuries in recreational sports. Acta Ortoped Bras. 2012;20(6):339-42.
27. Gayardo A, Matana SB, Silva MRD. (2012). Prevalence of injuries in female athletes of Brazilian futsal: a retrospective study. Rev Bras Med Esporte. 2012;18(3):186-9.
28. Arena SS, Carazzato JG. (2007). Relationship between medical guidance and injuries incidence in young athlethes from São Paulo. Rev Bras Med Esporte. 2007;13(4):217-21.
29. Baroni B, Generosi R, Junior ECPL. Incidence and factors related to ankle sprain in athletes of futsal national teams. Phys Ther Movement. 2008;21:79-88.
30. Lindenfeld TN, Schmitt DJ, Hendy MP, Mangine RE, Noyes FR. Incidence of injury in indoor soccer. Am J Sports Med. 1994;22(3):364-71.
31. Serrano JM, Shahidian S, Voser RDC, Leite N. Incidence and injury risk factors in Portuguese futsal players. Rev Bras Med Esporte. 2013;19(2):123-9.
32. Lago-Fuentes C, Jiménez-Loaisa A, Padrón-Cabo A, Calvo MM, García-Pinillos F, Rey E. Epidemiology of injuries in elite female futsal players: a prospective cohort study. Int J Sports Med. 2020;41(12):885-90.
33. Emery CA, Meeuwisse WH. Risk factors for injury in indoor compared with outdoor adolescent soccer. Am J Sports Med. 2006;34(10):1636-42.
34. Leonardi ABA, Martinelli MO, Duarte Junior A. Existe diferença nos testes de força da dinamometria isocinética entre jogadores profissionais de futebol de campo e futebol de salão? Rev Bras Ortop. 2012;47(3):368-74.
35. International Olympic Committee consensus statement: methods for recording and reporting of epidemiological data on injury and illness in sport 2020 (including STROBE Extension for Sport Injury and Illness Surveillance (STROBE-SIIS)). Brit J Sports Med. 2020;54(7):372-89.
36. Severino RM, Jorge PB, Martinelli MO, Lima MV, Severino NR, Junior AD. (2015). Analysis on the serum levels of the biomarker CTX-II in professional indoor soccer players over the course of one season. Rev Bras Ortop. 2015;50(3):331-5.

37. Bacil EDA, Mazzardo Júnior O, Rech CR, Legnani RFS, Campos W. Physical activity and biological maturation: a systematic review. Rev Paulista Pediatr. 2015;33(1):114-21.

38. Coelho AR, Cardoso G, Brito ME, Gomes IN, Cascais MJ. (2021). The female athlete triad/relative energy deficiency in sports (RED-S). Rev Bras Ginecol Obstetr. 2021;43(5):395-402.

39. Jorge PB, Sprey JWC, Runco GM, Lima MV, Severino NR, Santili C. (2019). Difference in articular degeneration depending on the type of sport. Rev Bras Ortop. 2019;54(5):509-15.

40. Cardoso RS, Vieira BP, Valente KDPA, da Costa T, Arcari A, dos Santos JV et al. Avaliação do protocolo FIFA 11+ em atletas do futsal: uma revisão integrativa / Evaluation of the FIFA 11+ protocol in futsal athletes: an integrative review. Braz J Develop. 2021;7(11):104477-90.

41. Zein MI. The effect of short period FIFA 11+ training as an injury prevention program in youth futsal players. Int J Phys Educ Sports Health. 2017;4(2):200-3.

42. Lopes M. Effects of the FIFA 11+ on ankle evertors latency time and knee muscle strength in amateur futsal players. Eur J Sport Sci. 2020;20(1):24-34.

43. Mota C. Efeito agudo dos programas de aquecimento FIFA 11+ e tradicional na performance física dos jogadores de futsal. HIGEIA-Revista Científica da Escola Superior de Saúde Dr. Lopes Dias. 2019;91-9.

44. F-MARC. 2nd ed. (2022). Chapter 2: In: Dvorak J. (ed.). F-MARC Football Medicine Manual. 2022;17-21.

45. Mandelbaum BR, Silvers HJ, Watanabe DS, Knarr JF, Thomas SD, Griffin LY, et al. (2005). Effectiveness of a neuromuscular and proprioceptive training program in preventing anterior crucia-te ligament injuries in female athletes: 2-year follow-up. Am J Sports Med. 2005;33(7):1003-10.

46. van Melick N, van Cingel RE, Brooijmans F, Neeter C, van Tienen T, Hullegie W, et al. Evidence-based clinical practice update: practice guidelines for anterior cruciate ligament rehabilitation based on a systematic review and multidisciplinary consensus. Brit J Sports Med. 2016;50(24):1506-15.

47. Kohn L, Rembeck E, Rauch A. Verletzung des vorderen kreuzbandes beim erwachsenen: diagnostik und therapie. Der Orthopade. 2020;49(11):1013-28.

48. Hamoongard M, Hadadnezhad M, Abbasi A. Effect of combining eight weeks of neuromuscular training with dual cognitive tasks on landing mechanics in futsal players with knee ligament dominance defect: a randomized controlled trial. BMC Sports Sci Med Rehab. 2022;14(1):196.

49. Aizawa J, Hirohata K, Ohji S, Ohmi T, Koga H, Yagishita K. Factors associated with psychological readiness to return to sports with cutting, pivoting, and jump-landings after primary ACL reconstruction. Orthop J Sports Med. 2020;8(11):2325967120964484.

50. Nascimento MA. (n.d.). Lesões esportivas em atletas profissionais de futsal no brasil: incidência, prevenção e tratamento. Cadernos Uninter. Retrieved May 1, 2023.

51. Alexandre B.V., Baixinho C.L. , Sá M.C.Protocolos para a gestão da lesão aguda dos tecidos moles: Revisão Integrativa.

52. Moretti, A., Palomba, A., Paoletta, M., Liguori, S., Toro, G., & Iolascon, G. (2021). Complex Regional Pain Syndrome in Athletes: Scoping Review. Medicina, 57(11), 1262.

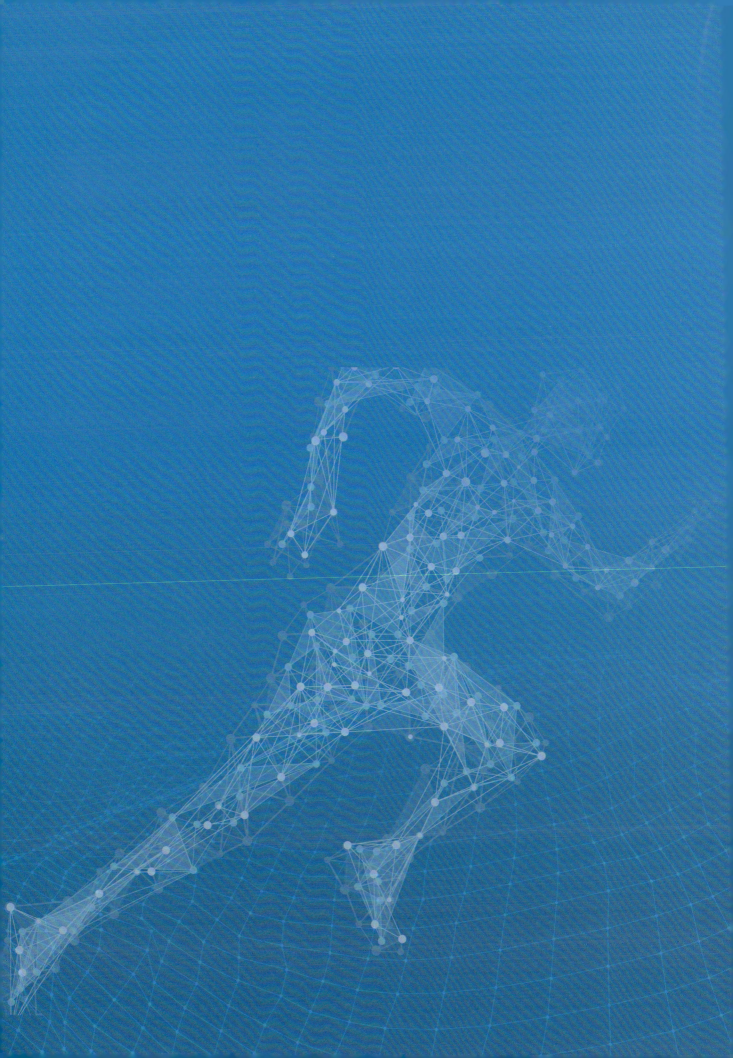

Ginástica artística

42

Ana Carolina Ramos e Corte ▸ Breno Schor ▸ Franklin de Camargo-Junior

INTRODUÇÃO

A história da Ginástica Artística (GA) retoma a Grécia Antiga, época em que a ênfase no preparo físico era um atributo muito valorizado, e o desenvolvimento do corpo era buscado em sua forma mais pura. Embora as mulheres não participassem dos Jogos Olímpicos da Antiguidade, elas também praticavam exercícios de Ginástica na Grécia Antiga

Os antigos romanos também praticavam ginástica, mas com o objetivo de preparar fisicamente seus soldados para serem imparáveis na batalha. As mulheres foram excluídas desses exercícios na época romana, pois o foco estava na criação de um exército imbatível.

O cavalo com alças foi um dos eventos antigos originais, introduzidos pelos romanos, para ensinar aos soldados maneiras complexas de montar e desmontar de um cavalo. Depois que os Jogos Olímpicos foram suprimidos por Teodósio, o Grande, em 394 d.C, a ginástica desapareceu por milênios na Europa, com exceção de alguns acrobatas, que atuavam apenas como entretenimento ou novidade.

O pai da Ginástica moderna, o alemão Friedrich Ludwig Jahn, foi o primeiro a estabelecer as bases e um conjunto de regras para as competições. Em 1832, a Suíça tornou-se o primeiro país a estabelecer uma federação nacional de Ginástica e, em 1881, a União Europeia de Ginástica foi criada em Antuérpia, evoluindo, tempos depois, para a Federação Internacional de Ginástica (FIG). Na primeira edição dos Jogos Olímpicos, em 1896, era moderna, a ginástica também teve sua presença.

A competição por equipes foi o único evento para mulheres nos Jogos Olímpicos de 1928, em Amsterdã. Os quatro aparelhos femininos modernos, junto com as competições individuais gerais (todos os aparelhos) e por equipes, foram estabelecidos desde 1956.

Desde 1992, as competições de ginástica estão abertas aos especialistas, permitindo que os ginastas se concentrem em apenas um aparelho. O conceito de especialistas ampliou as carreiras e aumentou a competição para um nível ainda mais alto. Uma nova mesa de salto foi introduzida em 2001, substituindo o antigo cavalo, para acomodar o desenvolvimento e a segurança.[1,2]

Em 2017 existiam, aproximadamente, cinco milhões de ginastas nos Estados Unidos com idade acima de seis anos.[3] A GA combina força, flexibilidade, equilíbrio e habilidades acrobáticas, sendo dividida em duas categorias: masculina e feminina. A GA masculina (GAM) é composta por seis aparelhos: solo, cavalo com alças, argolas, salto sobre o cavalo, barras paralelas e barra fixa, vide na Figura 42.1A, B, C, D, E, F, respectivamente.

A GA feminina (GAF) é composta por quatro aparelhos: solo, salto sobre o cavalo, barras assimétricas e trave, visto, respectivamente, na Figura 42.2A, B, C, D.

Os ginastas devem realizar uma série para cada aparelho, composta por elementos ginásticos, e a pontuação é atribuída com base na dificuldade e execução.[4,5] A GA é uma modalidade que exige muito dos atletas em termos de força, flexibilidade e habilidade acrobática. Essa exigência pode levar a uma alta prevalência de dor, que pode afetar o desempenho esportivo e a qualidade de vida dos atletas.

● EPIDEMIOLOGIA DAS PRINCIPAIS LESÕES

Diversos estudos científicos têm investigado a prevalência de dor na ginástica artística. A dor musculoesquelética em ginastas de elite do sexo feminino pode chegar a 83%, e a maioria relatou ter sentido desconforto em pelo menos uma região do corpo nos últimos 12 meses. Entre as regiões mais afetadas, destacam-se o ombro, o joelho e a lombar.[6] Fari e colaboradores[7] publicaram um estudo que constatou uma taxa de prevalência de dor de 82% em ginastas de diferentes níveis de habilidade e tempo de prática. Os resultados mostraram que a dor musculoesquelética foi mais comum entre os ginastas de nível avançado, com a maioria dos atletas relatando dor em múltiplas regiões do corpo.

A incidência de lesão é bastante variável na literatura, porém são consistentemente maiores em competições do que em treinamentos. Pode chegar a 15 lesões por ginasta, em competição, e 6 lesões por ginasta, em treinamento, considerando a carreira atlética completa.[8] A dor lombar é uma ocorrência significativa, sendo a espondilólise uma patologia comum em ginastas. A espondilólise consiste em uma fratura, nos ginastas predominantemente por estresse, na *pars interarticularis* das vértebras lombares. Um estudo que analisou diversas modalidades esportivas na Alemanha mostrou que a prevalência de dor lombar em ginastas é de 94%, superando a média dos outros esportes[9] e a incidência de espondilólise pode alcançar até 36%.[10] Essa condição pode ser causada pelo estresse repetitivo na coluna vertebral durante os movimentos acrobáticos.[11]

376 TRATADO DE ACUPUNTURA E DOR NA MEDICINA ESPORTIVA

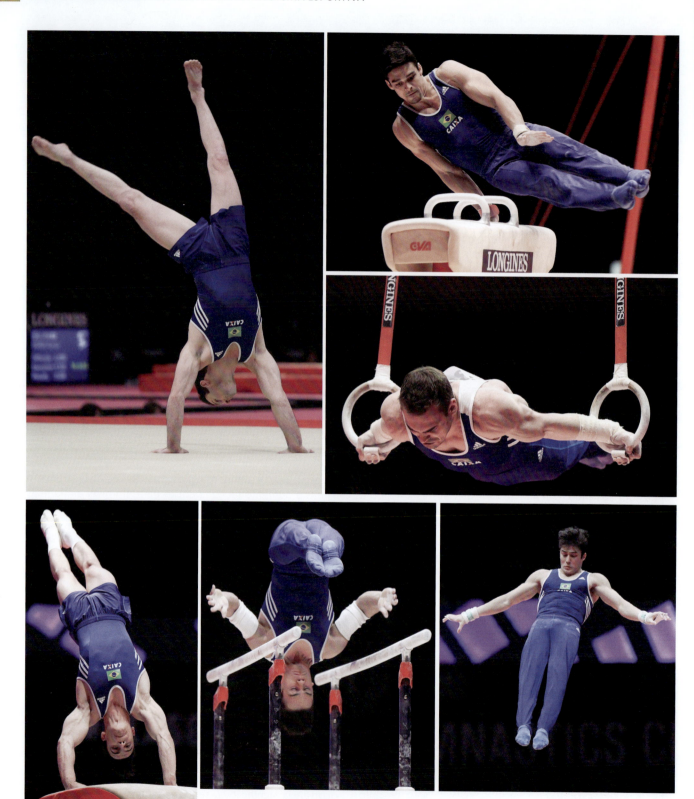

Figura 42.1 Aparelhos Masculinos.

Fonte: Ricardo Bufolin / confederação brasileira de ginastica (CBG).

CAPÍTULO 42　　　　　　　　　　　　　　　　　　　　GINÁSTICA ARTÍSTICA　377

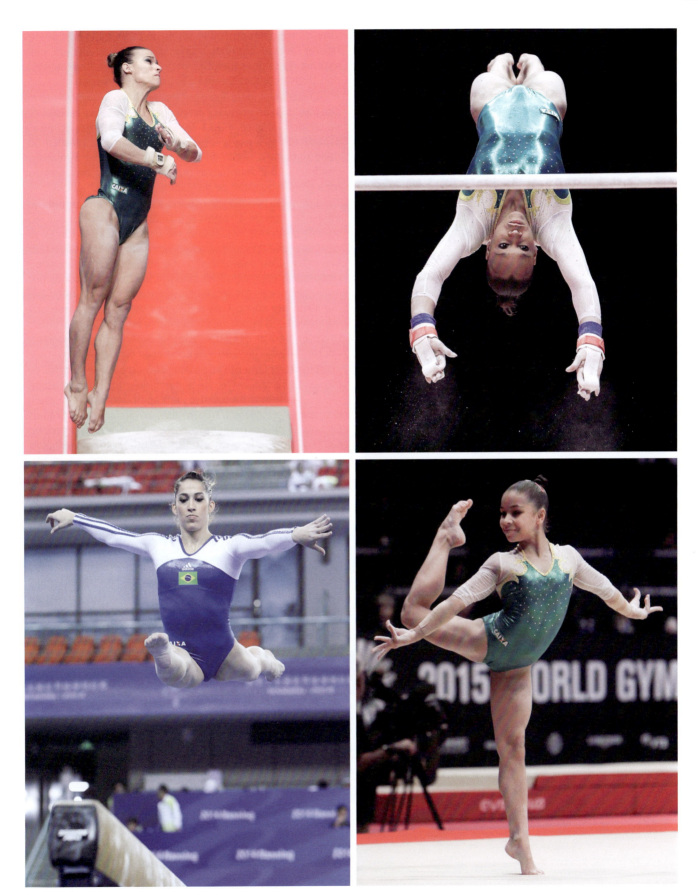

Figura 42.2 Aparelhos Femininos.
Fonte: Ricardo Bufolin / confederação brasileira de ginastica (CBG).

TRATADO DE ACUPUNTURA E DOR NA MEDICINA ESPORTIVA

O ombro é uma articulação bastante acometida na ginástica, sendo na GAM a maior causa de necessidade de cirurgia, principalmente as lesões do manguito rotador e do tendão longo do bíceps.[12] Na GAF a incidência de dor pode chegar a 60% das atletas e é responsável por 20% das lesões, sendo as instabilidades anterior e posterior e as lesões do manguito rotador as patologias mais frequentes.[13]

O punho também é uma articulação frequentemente afetada em ginastas e, durante os treinos, eles podem receber cargas que variam de 2-16 vezes o peso corporal do atleta, um fator que contribui significativamente para as lesões nessa articulação.[8] Caine e Col.[14] relataram que a dor no punho é uma das queixas mais comuns em ginastas de elite, podendo chegar a 88% dos atletas, causada por diversas patologias como tendinites, fraturas do escafoide, impacto ulnar, lesões ligamentares e deformidades congênitas.

A fratura por estresse do escafoide pode ocorrer em decorrência do estresse repetitivo aplicado à articulação, especialmente durante movimentos que envolvem uma grande carga de peso no punho, como os exercícios no salto sobre a mesa ou cavalo com alças. Alguns autores descrevem a fratura por estresse do escafoide em ginastas como um evento pouco comum, que pode levar a necessidade cirúrgica e um tempo de afastamento considerável dos treinamentos.[15-17] As lesões na cabeça são raras na GA, tendo uma incidência de 0,44 por 1000 atletas expostos, e a concussão se destaca como ocorrência mais frequente.[18] Um levantamento feito pela Federação Internacional de Ginástica correlacionou as principais lesões por modalidade e aparelhos. A Tabela 42.1 a seguir resume as principais lesões em GA.[19]

Embora os estudos apontem para uma alta prevalência de dor na ginástica artística, é importante ressaltar que a dor não é necessariamente um indicador de lesão ou problema de saúde grave. Muitas vezes, a dor pode ser resultado do esforço físico intenso e repetitivo que os ginastas realizam em treinamentos e competições.

● BIOMECÂNICA E MECANISMO DE LESÕES

As lesões nos esportes de alto rendimento possuem causas multifatoriais. Intensidade, ou cargas elevadas, e volume de treinamento, ou acúmulo de cargas, são dois desses fatores. Nesse contexto, uma carga não suportada pelo sistema musculoesquelético pode levar, respectivamente, a dois tipos de lesão: trauma e sobreuso (overuse).

O mecanismo de lesão por trauma envolve um evento de alta intensidade no qual a carga aplicada supera a resistência do tecido biológico.[20] Uma vez submetido a cargas acima da capacidade elástica, o tecido sofre deformação plástica podendo atingir o ponto de ruptura ou falha. Os traumas em cisalhamento e os impactos repetitivos são responsáveis por uma grande quantidade de lesões.

Em uma modalidade esportiva em que frequentemente atinge-se mais de 40 horas semanais,[7] as lesões por sobreuso, em particular nos ossos, são decorrentes de forças repetitivas em excesso que provocam desequilíbrio da relação osteoclástica e osteoplástica seguido de enfraquecimento temporário do tecido.[21] Quando mantidas essas condições, as cargas mecânicas resultam em microfraturas trabeculares até a ruptura cortical. As lesões por uso excessivo que acometem o tendão provocam fissuras e redução do suprimento sanguíneo na região e, consequentemente, demasiadas aderências, calcificação e degeneração do tecido.[22]

Entre os elementos de maior desafio para os ginastas estão as aterrissagens[23] e, adicionalmente no caso do masculino, os elementos de balanços em apoio, no caso do cavalo, e suspensões, casos da barra fixa, paralelas e das argolas. Os fatores de risco de lesão por falhas na aterrissagem em GA têm sido objeto de estudos de diferentes investigadores.[20,22–25] Diferenças técnicas e/ou de condições, como altura de salto, tipo de salto e rigidez no impacto, podem elevar a carga mecânica a limites críticos de resistência tecidual.

Além disso, déficits de força extensora de joelho ou desequilíbrio muscular agonista-antagonista também têm sido associados às lesões em aterrissagem.[26] As regiões anatômicas mais afetadas nesses casos são: tornozelo, joelho e coluna lombar. No que diz respeito aos elementos de balanço, fatores como a antropometria do ginasta, limitações de amplitude ou desequilíbrio muscular entre rotadores interno e externo de ombro[27] podem estar associados ao elevado número de lesões por sobreuso.

Tabela 42.1 Lesões típicas em ginástica artística.		
Modalidade	**Região anatômica**	**Principal lesão (aparelho predominante)**
Ginástica Artística Masculina	Tornozelo	Entorse (solo e salto)
	Joelho	Ruptura do LCA (agudo)
		Ruptura do LCL (crônico) (salto e solo)
	Coluna lombar	Lombalgia + Espondilólise (solo, salto e barra fixa)
	Ombro	Ligamentares, tendíneas e labrais (argolas)
	Punho	*Gymnastic wrist* (cavalo) e fratura por estresse do escafoide
Ginástica Artística Feminina	Pé, tornozelo, joelho e quadril	Osteocondroses
	Tornozelo	Entorses (solo e salto)
	Joelho	Ruptura de LCA (solo e salto)
	Pelve	Avulsão da EIAS e TI (solo e trave)
	Coluna lombar	Lombalgia (solo e trave)

Legenda: LCL – ligamento colateral lateral; LCA – ligamento cruzado anterior; EIA – espinha ilíaca anterossuperior; TI – tuberosidade isquiática.

DIAGNÓSTICO E TRATAMENTO

Abaixo listaremos as principais lesões encontradas nos atletas de Ginástica Artística e os tratamentos específicos, mas devemos lembrar do limite ético do tratamento para que não se coloque esse atleta em risco.

Os riscos de término precoce da carreira esportiva, de sequelas psicológicas e de danos físicos, por uso excessivo de medicamentos ou retorno precoce aos treinos, devem estar sempre na cabeça do médico do esporte para o guiar na escolha da melhor linha de tratamento.

Cabeça

- **Concussão**: É a lesão de cabeça mais comum na Ginástica Artística. O diagnóstico e conduta são padronizados para todos os esportes. A diagnose é feita com base na avaliação clínica, que inclui a complementação de testes vestibulares, oculomotores e de equilíbrio, de acordo com o SCAT5 (*Sport Concussion Assessment Tool – 5th edition*). O tratamento inclui repouso físico e cognitivo até a resolução dos sintomas, seguido por um retorno gradual ao esporte.

Coluna

- **Espondilólise e espondilolistese:** O diagnóstico inclui exames radiográficos, RNM e TC. O tratamento envolve um período de repouso de aproximadamente 10 a 12 semanas e evitar atividades de extensão lombar, associado à reabilitação. Para casos crônicos, é fundamental o manejo de estratégias de controle do core. Critérios para retorno ao esporte incluem ausência de dor à amplitude de movimento e retorno aos padrões de força e aptidão física;
- **Fraturas cervicais:** A mais trágica lesão da ginástica teve a sua incidência reduzida devido às mudanças seguidas de regras e melhoria nos equipamentos esportivos. As quedas de cabeça nas saídas dos aparelhos são a principal causa. O tratamento inicial é fundamental para não aumentar a gravidade e a sequela da lesão, começando no ginásio com a imobilização e remoção cuidadosa e em prancha rígida. O diagnóstico mediante ao exame neurológico e exames de imagem é imperativo, e o tratamento varia com o nível e gravidade da lesão. Essas opções vão desde o uso de colar cervical rígido até procedimentos cirúrgicos para descompressão do canal medular e artrose cervical.

Membros superiores:

- **Ombro:** Tipos de lesões de ombro encontradas nos ginastas incluem lesões traumáticas, lesões do manguito rotador, lesões labrais, tendinites do cabo longo do bíceps e artrite acromioclavicular. O exame clínico pode nos direcionar à diagnose, porém muitas vezes é necessário a complementação diagnóstica com exames de imagem. A ressonância magnética é o exame mais completo para essas patologias, pois além da confirmação do diagnóstico, orienta o tempo de afastamento do atleta dos treinos e competições;
- **SLAP:** São lesões do complexo bicipitolabral e são bastante comuns entre os ginastas, porém raramente de tratamento cirúrgico. Elas se manifestam por meio da dificuldade de treinar os aparelhos de suspensão (exemplo: paralelas assimétricas, barra fixa e argolas), e se apresentam como dor na região anterior do ombro e limitação de flexão anterior em adução. O exame clínico é específico e a ressonância magnética o exame de escolha;
- **Lesões do manguito:** Os tendões supraespinhal e subescapular são os mais acometidos. As lesões parciais articulares são as mais frequentes, devido ao intenso estresse que esses tendões são submetidos. Elas podem ser altamente limitantes e não infrequentemente afastam os atletas dos treinos nos aparelhos de suspensão por meses. O diagnóstico clínico é insuficiente para diferenciar as lesões parciais das lesões completas, sendo necessário complementá-lo com exames, como a ultrassonografia ou ressonância magnética. As lesões completas são de tratamento cirúrgico e podem levar de 6 - 8 meses para os atletas voltarem aos treinos completos e competições;
- **Instabilidade multidirecional:** É mais frequente nas mulheres com hipermobilidade articular. Essas características são observadas em outras articulações, sendo necessário o exame de imagem apenas nos casos de luxação para avaliar a integridade do labrum glenoidal. O fortalecimento muscular, o reequilíbrio entre rotadores externos e internos e reabilitação da discinese escapular são os tratamentos de escolha.

Cotovelo

- **Lesão do ligamento colateral ulnar**: O estresse em valgo repetitivo resulta no aumento das forças de tensão sobre o LCU, causando lesão ou insuficiência ligamentar. O exame físico mostra uma dor à palpação do LCU e dor ao teste de estresse em valgo e ausência de dor na flexão resistida do punho. Exames complementares, como a radiografia de cotovelo, podem revelar fragmentos por avulsão na lesão aguda ou sinais crônicos de lesão do LCU, incluindo ossificações no ligamento, esclerose subcondral, estreitamento do espaço articular, osteófitos no compartimento pósteromedial. RNM pode mostrar descontinuidade focal do ligamento com extravasamento de fluido articular. Assim, o tratamento inicial inclui repouso, AINES e fisioterapia, e, além disso, as lesões parciais têm apresentado sucesso com o tratamento conservador;
- **Osteocondrite dissecante do capítulo:** É causada por traumas repetitivos. Os exercícios de apoio (parada de mãos) levam a uma sobrecarga excessiva no capítulo, visto que 60% da carga passa pela articulação radiocapitelar e aumenta progressivamente com o valgo do cotovelo. Os atletas apresentam limitação de extensão, crepitação lateral e dor. O diagnóstico é feito por radiografias simples (AP + Perfil + AP em 45° de flexão) e por ressonância magnética nos estágios iniciais.[28]

Punho

- **Lesão fisária do rádio distal:** É conhecida como punho do ginasta devido à alta incidência (1,9 – 2,9 a cada 100 ginastas por temporada)[8] por estresse repetitivo. A presença da dor no lado ulnar do punho e as limitações de dorsiflexão quando o punho está sob carga são notáveis, causando restrições para os atletas. O diagnóstico pode ser feito por radiografias que evidenciam alterações na físe, como o fechamento precoce ou as variações de comprimento da ulna (por exemplo, *ulna plus*). O repouso e a imobilização são os tratamentos preconizados e o retorno ao esporte é bastante variável (3 -12 meses);

- **Lesão da fibrocartilagem triangular:** Causada pela combinação de variância ulnar e carga excessiva, essa condição se apresenta com dor no lado ulnar do punho, que piora com o desvio ulnar e a pronação. O diagnóstico por imagem é feito por ressonância magnética e o tratamento consiste em repouso, imobilização do punho (4-6 semanas). Nos casos refratários, as infiltrações de corticoesteroides ou a artroscopia para desbridamento das lesões centrais e reinserções com âncoras nas lesões periféricas.

Membros Inferiores

Aproximadamente 50% das lesões na GA ocorrem nos membros inferiores, sendo o joelho e o tornozelos as articulações mais acometidas.[29]

Tornozelo

- **Entorses do tornozelo:** É a lesão mais comum da ginástica, causada principalmente pelas chegadas pouco controladas, levando às entorses em inversão ou eversão. As lesões ligamentares tíbio-fibulares e tíbio-talares são muito frequentes, porém lesões de Lisfranc também podem ocorrer. O diagnóstico é feito com exame clínico, onde o edema perimaleolar é frequentemente observado, bem como a realização de testes de estresse que pode causar desconforto. As radiografias em estresse ou a ressonância magnética complementam o diagnóstico e o tratamento conservador inclui imobilização, retirada da carga e fisioterapia;

- **Impacto tíbio talar:** Causado por pousos com o tornozelo em dorsiflexão extrema (chegada faltando), esses impactos são muito comuns e raramente retiram o atleta do treinamento, exceto em casos de grande grau de energia. No entanto, têm um impacto significativo a longo prazo, causado na formação de osteófitos anteriores na tíbia e no tálus, o que consequentemente leva a uma limitação de movimento da articulação. As radiografias simples mostram a osteofitose, mas nos casos refratários ao tratamento clínico com fisioterapia, a tomografia é necessária como parte do planejamento pré-operatório. A artroscopia do tornozelo é uma opção segura e efetiva do tratamento dessa patologia.

Joelho

- **Lesão do ligamento cruzado anterior:** É uma das lesões mais temidas e frequentes na GA, devido ao tempo de recuperação e dificuldade de retorno ao nível pré--competitivo. Ocorre principalmente nas aterrisagens como joelho em valgo e rotação externa ou em anteriorização da tíbia. O diagnóstico clínico logo após a lesão não é dificultoso, com os testes de Lachman, Gaveta Anterior e o Jerk. No entanto, os exames de imagem são importantes para confirmação e avaliação de lesões associadas, como ao menisco ou à cartilagem, e a ressonância magnética é o exame para isso. O tratamento de escolha é o cirúrgico, envolvendo a reconstrução do Ligamento cruzado anterior com enxerto de tendões flexores ou do mecanismo extensor, patelar ou quadricipital. Atualmente, a associação com um reforço do ligamento anterolateral é um ponto de estudo;

- **Lesões meniscais:** Ocorrem principalmente nos traumas em hiperflexão do joelho nas aterrisagens ruins, cursando com dor, edema tardio e ocasionalmente com bloqueios articulares. O Diagnóstico por imagem com ressonância magnética é imperativo e o tratamento cirúrgico é o mais utilizado, sendo realizado por artroscopia e objetivando a maior preservação possível do menisco por meio de suturas, reinserção da raiz e meniscectomias econômicas;

- **Osteocondrite dissecante:** É a lesão do atleta jovem, com início insidioso, cursando com dor e edema. O diagnóstico é feito com o auxílio de radiografias e de ressonância magnética. O tratamento dependerá da característica da lesão, localização e grau de separação do fragmento osteocondral. Inicialmente, o repouso, a retirada da carga e imobilização. Nos casos com deslocamento do fragmento, o tratamento cirúrgico é preconizado. Vários métodos de tratamento foram descritos, incluindo as perfurações, reinserção do fragmento com parafusos e os transplantes autólogos.[30]

● PREVENÇÃO

É fundamental que os ginastas sejam monitorados de perto por profissionais de saúde e treinadores para identificar possíveis lesões e dores crônicas que possam afetar o desempenho e a qualidade de vida dos atletas. A prevenção de lesões e a promoção da saúde musculoesquelética devem ser uma prioridade na prática da ginástica artística. Estudos recentes têm demonstrado a importância da qualidade do sono no desempenho esportivo e a redução do risco de lesões em ginastas.[31,32] Mudanças nos hábitos das crianças e adolescentes merecem atenção, pois a intensa exposição a telas (celulares, tablets, computadores etc.) que são emissores de luzes azuis pode dificultar o sono, tanto em número de horas como em sua qualidade. Acredita-se que esse déficit de sono esteja associado à tríade da mulher atleta e ao retardo da puberdade.

A ansiedade e o estresse estão presentes na vida do ginasta de alto rendimento, e o medo está sendo cada vez mais estudado pela psicologia esportiva, que fez grandes avanços nos últimos anos nessa abordagem. O medo de retornar ao esporte pós-lesão pode chegar a 25% dos atletas, e o treinamento mental tem sido utilizado no tratamento com boa resposta.[33]

As principais medidas preventivas adotadas nas rotinas de treinamento de alto rendimento envolvem a manutenção dos níveis de: força e equilíbrio muscular para ombro e joelho; amplitude articular de tornozelo e punho; estabilidade da coluna lombar; e propriocepção da tríade extensora (tornozelo, joelho e quadril).

Os distúrbios alimentares são frequentes nos esportes estéticos como a GA, por insatisfação dos atletas com o próprio corpo e a cobrança de treinadores, parentes e comissão técnica. Esses casos podem aumentar nos períodos pré--competição e devem ser acompanhados por profissionais de psicologia e desestimulados pelos treinadores. O acompanhamento do nível de estresse psicológico pode auxiliar na prevenção destes distúrbios.[34]

Métodos de recuperação pós-treino são fundamentais para preparar o atleta para a sessão de treino seguinte. Na ginástica, os períodos de treinamento e competição induzem repetidas contrações excêntricas e vibrações teciduais que podem levar ao dano muscular, subsequente à inflamação tecidual, dor muscular de início tardio (DOMS) e aumento da percepção de fadiga. Alterações nos indicadores sanguíneos do dano muscular e em biomarcadores inflamatórios (PCR – proteína C reativa, e IL6 – Interleucina 6), que são observados após o exercício e estão associados com a ocorrência de DOMS, podem também ser usados para monitorizar a recuperação muscular. Essas alterações podem levar à redução da força muscular, redução da *performance* física e aumento do risco de lesões.[35] Sendo assim, é fundamental que treinadores e cientistas do esporte estimulem uma boa recuperação para que o corpo do atleta esteja preparado para a próxima sessão de treino. Dentre os métodos estabelecidos pela literatura estão: acupuntura, agulhamento a seco, crioterapia, recuperação ativa, calor, botas de compressão e massagem.

- **Acupuntura e agulhamento a seco**: Vem sendo utilizado em atletas com bons resultados como estratégia de controle de dor, edema crônico e recuperação pós treino, como demonstrou Tang;[36]
- **Crioterapia**: Jonathan Peake[37] mostrou que os efeitos positivos da crioterapia são: redução na dor muscular de início tardio, redução da fadiga central, redução da percepção subjetiva de esforço, redução da tensão cardiovascular, redução de edema de membros inferiores, aumento da oxigenação muscular e o aumento da biogênese mitocondrial;
- **Recuperação ativa**: Reilly[38] mostrou que a recuperação ativa permite retorno mais rápido dos níveis basais de lactato comparada com a recuperação passiva, além de ser importante na recuperação energética e psicológica do ginasta;
- **Massagem**: Dentre todos os métodos de recuperação, segundo a revisão sistemática, mostrou-se o melhor método na redução de marcadores inflamatórios (IL-6, CPK e PCR) quando comparados com alongamento, botas de compressão, crioterapia, eletroestimulação e contraste.[35]

CONCLUSÃO

A Ginástica Artística é um esporte de especialização precoce e atinge o auge competitivo muito cedo. Desse modo, o conhecimento sobre crescimento e desenvolvimento motor infanto-juvenil é fundamental para as práticas de treinamento mais seguras e responsáveis seguindo padrões éticos.

Dado o elevado índice de lesão por sobrecarga (aguda ou repetitiva), com altíssima prevalência de dor em atletas, compreender os fatores biomecânicos associados às séries de treinamento, às principais lesões no alto rendimento, bem como os caminhos de prevenção e tratamento mais adequados são deveres dos profissionais de saúde que trabalham com esse esporte.

A prevenção de lesões pelo controle de carga de treinamento, métodos de recuperação ativa e tratamento precoce de desequilíbrios musculares são a chave para a longevidade dos atletas de Ginástica Artística e justificam a fundamental importância de uma equipe multiprofissional de apoio a esses atletas.

REFERÊNCIAS

1. História Ginástica Artística Feminina. https://www.gymnastics.sport/site/pages/disciplines/hist-wag.php.
2. História da Ginástica Artística Masculina. https://www.gymnastics.sport/site/pages/disciplines/hist-mag.php.
3. Mauck B, Kelly D, Sheffer B, Rambo A, Calandruccio JH. Gymnast's wrist (distal radial physeal stress syndrome). Orthop Clin North Am. W.B. Saunders; 2020;51:493-7.
4. Código de pontuação da GAF. https://www.gymnastics.sport/publicdir/rules/files/en_2022-2024%20WAG%20COP.pdf.
5. Código de pontuação da GAM. https://www.gymnastics.sport/site/rules/#2.
6. Marini M, Sgambati E, Barni E, Piazza M, Monaci M. Pain syndromes in competitive elite level female artistic gymnasts. Role of specific preventive-compensative activity. Ital J Anat Embryol. 2008;113(1):47-54.
7. Farì G, Fischetti F, Zonno A, Marra F, Maglie A, Bianchi FP, et al. Musculoskeletal pain in gymnasts: a retrospective analysis on a cohort of professional athletes. Int J Environ Res Public Health. 2021 May 2;18(10).
8. Overlin AF, Chima B, Erickson S. Update on artistic gymnastics [internet]. 2011. Disponível em: www.acsm-csmr.org
9. Fett D, Trompeter K, Platen P. Back pain in elite sports: a cross-sectional study on 1114 athletes. PLoS One. 2017 Jun 1;12(6).
10. Wismach J, Krause D. Wirbelsäulenveränderungen bei kunstturnerinnen. Sportverletzung Sportschaden. 1988 Sep 13;2(03):95-9.
11. Konermann W, Sell S. Die wirbelsäule - eine problemzone im kunstturnhochleistungssport. Sportverletzung Sportschaden. 1992 Dec 12;6(04):156-60.
12. Westermann RW, Giblin M, Vaske A, Grosso K, Wolf BR. Evaluation of men's and women's gymnastics injuries: a 10-year observational study. Sports Health. 2015 Mar 27;7(2):161-5.
13. Julien TP, Michelson J, Neviaser RJ. Multidirectional instability of the shoulder in elite female gymnasts [Internet]. 2008.
14. Caine D, Nassar L. Gymnastics Injuries. Epidemiology of pediatric sports injuries. Individual sports. Med Sport Sci. Basel, Karger. 2005;48.
15. Yamagiwa T, Fujioka H, Okuno H, Tomatsuri M, Tanaka J, Yoshiya S. Surgical treatment of stress fracture of the scaphoid of an adolescent gymnast. J Sports Sci Med. 2009;8(4):702-4.
16. Fujioka H, Nishikawa T, Takagi Y, Oi T, Yoshiya S. Stress fracture of the ossification center of the scaphoid in a skeletally immature gymnast. J Hand Surg Asian Pac Vol. 2019 Sep 1;24(3):386-8.
17. Nakamoto JC, Saito M, Cunha AP, Luques IU. Scaphoid stress fracture in gymnastics athlete: a case report. Rev Bras Ortop (English Edition). 2009 Jan;44(6):533-5.
18. Desai N, Vance DD, Rosenwasser MP, Ahmad CS. Artistic gymnastics injuries; epidemiology, evaluation, and treatment. J Am Acad Orthop Surgeons. Lippincott Williams and Wilkins; 2019;27:459-67.
19. Leglise M, Binder M. https://www.gymnastics.sport/site/pages/medical/Medical-doc-accidentologie_en_gymnastique-f.pdf.
20. Seegmiller JG, Steven, Mccaw T. National Athletic Trainers [Internet]. J Athlet Train. Association Inc. 2003;38. Disponível em: www.journalofathletictraining.org
21. Fredericson M, Jennings F, Beaulieu C, Matheson GO. Stress fractures in athletes. 1995.
22. Slater A, Campbell A, Smith A, Straker L. Greater lower limb flexion in gymnastic landings is associated with reduced landing force: a repeated measures study. Sports Biomech. 2015 Jan 2;14(1):45-56.

23. Camargo Junior F. Biomecânica da aterrissagem de duplo mortal estendido na barra fixa. [São Paulo]: Universidade de São Paulo; 2020.

24. Gittoes MJ, Irwin G. Biomechanical approaches to understanding the potentially injurious demands of gymnastic-style impact landings [Internet]. 2012.

25. Mcnitt-Gray JL, Yokoi T, Millward C. Landing strategies used by gymnasts on dimerent surfaces. J Appl Biomech. 1994;10.

26. Myer GD, Ford KR, Barber Foss KD, Liu C, Nick TG, Hewett TE. The relationship of hamstrings and quadriceps strength to anterior cruciate ligament injury in female athletes. Clin J Sport Med. 2009 Jan;19(1):3-8.

27. Assis T, Livre P, Nahas MR, Hernandez JA, Herrera JBR. Medicina do esporte aplicada na reabilitação traumato-ortopédica. J Appl Biomech. 1994;10:63-9.

28. Churchill RW, Munoz J, Ahmad CS. Osteochondritis dissecans of the elbow. Current reviews in musculoskeletal medicine. Humana Press Inc. 2016;9:232-9.

29. Kirialanis P, Malliou P. Occurrence of acute lower limb injuries in artistic gymnasts in relation to event and exercise phase [Internet]. Br J Sports Med. 2003;37.

30. Accadbled F, Vial J, Sales de Gauzy J. Osteochondritis dissecans of the knee. Orthopaedics and traumatology: surgery and research. Elsevier Masson SAS. 2018;104:S97-105.

31. Bartholomew J, Gilligan C, Spence A. Contemporary variables that impact sleep and development in female adolescent swimmers and gymnasts. Sports medicine - open. Springer Sci Business Media Deutschland GmbH. 2021; 7.

32. Silva MRG, Silva HH, Paiva T. Sleep duration, body composition, dietary profile and eating behaviours among children and adolescents: a comparison between Portuguese acrobatic gymnasts. Eur J Pediatr. 2018 Jun 1;177(6):815-25.

33. Chase MA, Magyar TM, Drake BM. Fear of injury in gymnastics: self-efficacy and psychological strategies to keep on tumbling. J Sports Sci. 2005 May;23(5):465-75.

34. Neves CM, Filgueiras Meireles JF, Berbert de Carvalho PH, Schubring A, Barker-Ruchti N, Caputo Ferreira ME. Body dissatisfaction in women's artistic gymnastics: a longitudinal study of psychosocial indicators. J Sports Sci. 2017 Sep 2;35(17):1745-51.

35. Dupuy O, Douzi W, Theurot D, Bosquet L, Dugué B. An evidence-based approach for choosing post-exercise recovery techniques to reduce markers of muscle damage, soreness, fatigue, and inflammation: a systematic review with meta-analysis. Front Physiol. 2018 Apr 26;9:45-78.

36. Tang CT, Song B. Acupuncture and dry needling for sports performance and recovery. Curr Sports Med Rep. 2022 Jun;21(6):213-8.

37. Peake JM, Roberts LA, Figueiredo VC, Egner I, Krog S, Aas SN, et al. The effects of cold water immersion and active recovery on inflammation and cell stress responses in human skeletal muscle after resistance exercise. J Physiol. 2017 Feb 1;595(3):695-711.

38. Reilly T, Ekblom B. The use of recovery methods post-exercise. J Sports Sci. 2005 Jun;23(6):619-27.

Golfe

43

Boudewijn J.E.M. Deckers · Claudia Silveira Cunha Roques

INTRODUÇÃO

HISTÓRIA: ORIGENS DO GOLFE

Embora não se saiba ao certo onde a primeira tacada de golfe foi jogada, St. Andrews na Escócia é reconhecida como a casa do golfe. Alguns historiadores acreditam que um jogo similar era jogado na costa escocesa por volta do século XII, mas isso nunca foi substanciado. Existem referências a um jogo flamengo chamado "chole",[1] onde bolas de madeira eram batidas contra obstáculos com hastes de madeira cobertas de ferro na ponta, e a um jogo medieval praticado sobre o gelo na Holanda, o "kolven", onde uma bola era batida com tacos.[1]

A primeira referência escrita ao golfe é de 1497, na qual o Rei James II da Escócia faz um edital tentando banir os jogos populares de golfe e futebol, por preocupação que os seus súditos e soldados, que protegiam a Escócia dos inimigos ingleses, estivessem deixando de praticar a arquearia para brincar de golfe. O esporte era praticado por populares que utilizavam bastões para acertar pequenas bolas em direção a um buraco, em um terreno com obstáculos naturais como colinas, lagos e árvores. Inicialmente, era um jogo informal, mas no século XVII, o Rei James VI da Escócia tornou-se um entusiasta do esporte e construiu o primeiro campo de golfe oficial no Palácio de Holyrood, em Edimburgo. O golfe começou a se popularizar fora da Escócia no século XIX, quando o esporte foi introduzido na Inglaterra e, posteriormente, nos Estados Unidos. O primeiro clube de golfe americano foi fundado em 1888, em Yonkers, Nova York.

É irônico que o jogo que inicialmente foi proibido e desprezado pelos nobres escoceses tenha se tornado um tesouro nacional e se espalhado pelo mundo.[1] Durante o século XX, o golfe se tornou um esporte global, com a criação de diversos torneios profissionais, como o Masters, o US Open, o British Open e o PGA Championship. Grandes jogadores como Jack Nicklaus, Tiger Woods e Phil Mickelson se tornaram ícones do esporte e ajudaram a popularizá-lo ainda mais.

O golfe chegou ao Brasil no final do século XIX, por meio da influência dos britânicos que trabalhavam em empresas como São Paulo Electric Company, The São Paulo Tramway, Western Telegraph, London Bank e São Paulo Railway. Os funcionários britânicos se reuniam nos finais de semana para se dedicar ao lazer e aos seus esportes preferidos. Em pouco tempo, organizados, receberam do governo uma área na região da várzea formada pelos rios Tietê e Tamanduateí, porém o campo não apresentava boas condições para a prática esportiva e, em 1892, o clube formado pelo grupo inglês achou a Chácara Dulley, de propriedade do norte-americano Charles Dulley, que era uma vasta extensão de terra no atual bairro Bom Retiro, e que se destacava pela sua localização privilegiada e espaço amplo, tornando-se um centro de atividades britânicas. No entanto, em 1898, os jogadores de golfe escolheram uma área pouco habitada, no bairro Bela Vista, ainda hoje conhecida como "Morro dos Ingleses", para seu novo local para a prática do esporte. Posteriormente, em 1913, o clube mudou-se para um espaço entre os bairros Vila Mariana e Jabaquara, e finalmente em 1915 estabeleceu-se no município de Santo Amaro, onde permanece até hoje.[2]

No Rio de Janeiro, em 16 de maio de 1933, foi fundado o Itanhangá Golf Clube, localizado no bairro da Barra da Tijuca. O golfe se popularizou entre a elite brasileira, e outros campos foram construídos em várias cidades, incluindo Brasília e Belo Horizonte, além de São Paulo e Rio de Janeiro. O São Fernando Golf Club, em São Paulo, foi construído em 1944 e contribuiu para a popularização do esporte entre os brasileiros nas décadas de 1940 e 1950.

Na década de 1960, o golfe no Brasil experimentou um período de expansão, com a construção de novos campos e a realização de torneios internacionais importantes, como o Campeonato Aberto do Brasil e a Copa Los Andes. No entanto, na década de 1970, o golfe enfrentou um declínio devido à crise econômica e à falta de investimentos no esporte. Mas na década de 1990, o golfe ressurgiu no país, com a construção de novos campos e a realização de eventos importantes, como a Copa do Mundo de Golfe e o Campeonato Mundial de Golfe Amador.

O Brasil tem participado ativamente em competições internacionais, incluindo os Jogos Olímpicos, onde o golfe foi incluído pela primeira vez em 2016, no Rio de Janeiro. Um novo campo de golfe, o "Campo Olímpico", foi construído especificamente para este evento e permanece aberto ao público até hoje. O esporte é praticado em todo o mundo por pessoas de todas as idades e níveis de habilidade, tendo um impacto econômico significativo, gerando empregos e movimentando milhões de dólares globalmente.

Atualmente, o Brasil tem cerca de 9.000 praticantes de golfe federados e o esporte está em expansão em todo o país, principalmente nas regiões Sul e Sudeste.

BASES BIOLÓGICAS SOBRE PERFORMANCE E ASPECTOS FISIOLÓGICOS DO GOLFE

A pratica do golfe exige um golpe internacionalmente chamado de *swing*, ou na tradução para o português, balanço. O *Swing* ou balanço consiste é composto por uma série de movimentos coordenados que envolvem todo o corpo, incluindo braços, mãos, tronco, pernas e pés (Figura 43.1).

O objetivo do *swing* é proporcionar ao jogador a melhor oportunidade de atingir a bola com precisão, força e consistência. Existem diversas técnicas e estilos de *swing* que os jogadores de golfe podem utilizar, mas todos visam alcançar os mesmos objetivos básicos.

Um *swing* de golfe eficaz envolve uma combinação de força, controle e técnica. Os jogadores dedicam muito tempo e esforço para aprimorar seus *swings*, minimizar as possibilidades de lesão e muitos trabalham com treinadores e utilizam tecnologias avançadas para melhorar sua técnica e aprimorar seu desempenho. É importante destacar que o aumento da velocidade do *swing* e erros de técnica podem levar a lesões no corpo do praticante.

Durante um jogo normal de golfe, que consiste em 18 buracos, o número de *swings* pode variar de 100 a 200. Esse esporte é um ótimo exercício cardiovascular, pois caminha-se entre 7 a 10 km durante um jogo a pé que pode durar entre 3 e 6 horas, o que equivale a aproximadamente 45 minutos de treinamento *fitness*. Dependendo das condições do terreno, o consumo de oxigênio pode aumentar de 2 a 4 vezes, e o gasto energético pode variar de 1000 a 1500 calorias. A frequência cardíaca também varia de 80 a 120 batimentos por minuto, dependendo das condições do terreno e da intensidade do jogo.[3]

Durante a batida dos tacos longos, como o *drive*, muitos músculos são ativados, o que pode trazer vantagens e consequências para o corpo do praticante.

A prática continuada do golfe pode aumentar a expectativa de vida, apesar de não ser uma atividade que exige muito esforço físico. Esse esporte é extremamente positivo para aumentar a capacidade de concentração e disposição física e mental. Após 30 minutos de exercícios carregando bolsa e tacos, há uma liberação acentuada de endorfinas. O golfe também pode ajudar na diminuição do colesterol, prevenir a osteoporose, sintetizar vitamina D por meio da exposição ao sol, melhorar o sono e causar uma sensação de bem-estar por praticar uma atividade física ao ar livre.

ANATOMIA DO GOLFE

Ossos, articulações e músculos envolvidos no *swing* do golfe

O golfe é um esporte que requer a coordenação de vários músculos, articulações e ossos para realizar uma tacada bem-sucedida.[4] Os principais ossos, articulações e músculos envolvidos no *swing* do golfe.[3,6]

Ossos

- **Pélvis**: A pélvis fornece uma base estável para o *swing* e é responsável pela transferência de força da parte inferior do corpo para a parte superior do corpo.
- **Fêmur**: O fêmur, o osso da coxa, é responsável por suportar a força gerada no balanço.
- **Coluna**: A coluna é composta por várias vértebras e é responsável pela rotação e flexão durante o *swing*.
- **Úmero**: O úmero é o osso do braço responsável por estabilizar e transmitir a força gerada no *swing*.
- **Rádio e ulna**: O rádio e a ulna são os ossos do antebraço responsáveis por controlar a face do taco e gerar velocidade no *swing*.
- **Metacarpianos e falanges**: os ossos das mãos, mais delicados, são responsáveis pela estabilidade da preensão e controle dos movimentos finos.

Articulações

- **Quadris**: A articulação do quadril é responsável pela rotação dos quadris durante o *swing*.
- **Joelhos**: A articulação do joelho é responsável por dobrar e esticar as pernas durante o balanço.
- **Coluna**: A coluna é responsável pela rotação e flexão durante o balanço.
- **Ombros**: A articulação do ombro é responsável por levantar e girar os braços durante o balanço.
- **Cotovelos**: A articulação do cotovelo é responsável por flexionar e estender os braços durante o balanço. Permite flexão e extensão e prono-supinação do antebraço.

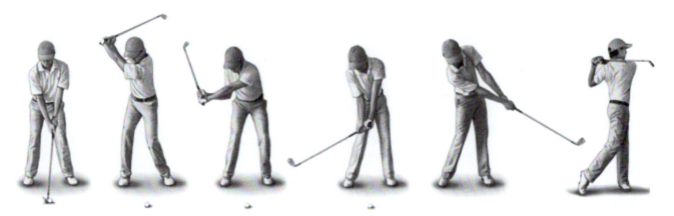

Figura 43.1 Movimento do *swing* de golfe da posição inicial ao final.
Fonte: Elaborada e editado pelos autores.

CAPÍTULO 43

- **Punhos**: A articulação do punho é responsável por controlar a face do taco e gerar velocidade no *swing*. Permite flexão, extensão, abdução e adução da mão.
- **Mãos**: as articulações das mãos e dos dedos são responsáveis pela preensão, segurar e estabilizar o taco durante todo o *swing*.

Músculos

Músculos da parte inferior do corpo

- **Glúteos**: os músculos glúteos máximo, médio e mínimo estão envolvidos na estabilização dos quadris e na geração de força no *swing*.
- **Quadríceps**: Os músculos do quadríceps, na parte anterior da coxa são responsáveis por endireitar, estender o joelho e gerar força no *downswing*.
- **Isquiotibiais**: Os músculos isquiotibiais, na parte de trás da coxa, são responsáveis por dobrar o joelho e desacelerar o *downswing*.
- **Panturrilhas**: Os músculos da panturrilha estão envolvidos na estabilização do tornozelo e na geração de força no *swing*.

Músculos centrais

- **Abdominais**: Os músculos abdominais, incluindo o reto do abdome, os oblíquos e o transverso do abdome, estão envolvidos na estabilização da coluna e na geração de força no *swing*.
- **Músculos da parte inferior das costas**: Os músculos eretores da espinha na parte de trás da coluna são responsáveis por estabilizar a coluna e gerar força no *swing*.
- **Flexores do quadril**: Os músculos flexores do quadril, incluindo o iliopsoas e o reto femoral, estão envolvidos no início do movimento descendente.

Músculos da parte superior do corpo

- **Deltoides**: Os músculos deltoides nos ombros são responsáveis por elevar os braços e girar os ombros durante o balanço.
- **Peitorais**: Os músculos peitorais, na face anterior do tórax, estão envolvidos na estabilização dos braços e na geração de força no *swing*.
- **Bíceps e tríceps**: Os músculos bíceps e tríceps na parte superior do braço são responsáveis por flexionar e estender o cotovelo durante o *swing*.
- **Músculos do antebraço**: Os músculos do antebraço estão envolvidos no controle da face do taco e na geração de velocidade no *swing*.
- **Flexor radial do carpo**: Este músculo está localizado na parte interna do antebraço e é responsável por flexionar o punho e dobrá-lo para o lado do polegar.
- **Extensor radial do carpo**: Este músculo está localizado na parte externa do antebraço e é responsável por estender o punho e dobrá-lo para o lado do dedo polegar.
- **Pronador redondo**: esse músculo está localizado na parte interna do cotovelo e ajuda a girar o antebraço para dentro.
- **Supinador**: Este músculo está localizado na parte externa do cotovelo e ajuda a girar o antebraço para fora.

Durante a tacada do golfe, os músculos do pulso e da mão trabalham juntos para controlar o taco e gerar energia. O osso rádio gira em torno do osso ulna para permitir que o jogador dobre os pulsos e erga-os durante o *backswing*. À medida que o jogador de golfe se move para o *downswing*, os músculos do pulso e da mão trabalham para criar velocidade e força, ajudando a gerar velocidade da cabeça do taco e maximizar a distância.

Compreender os músculos, articulações e ossos envolvidos no *swing* do golfe pode ajudar os golfistas a melhorar sua mecânica de *swing* e prevenir lesões.

O condicionamento adequado e o treinamento desses músculos também podem melhorar o desempenho no golfe.

● PRINCIPAIS LESÕES ESPORTIVAS DO GOLFE

Evolução do *swing*

A evolução da técnica do golpe característico do golfe, o *swing*, manteve-se estável até o século XIX, quando o movimento era feito com os membros superiores exclusivamente.

Ben Hogan (1930-1950), o pai do *swing* clássico[3] introduziu a mobilização da cintura escapular e da pelve e, nas últimas décadas, surgiu o chamado *swing* moderno com grande participação dos membros inferiores.

Por ser um esporte que envolve uma série de movimentos complexos e repetitivos, que se não forem executados corretamente ou se o corpo não estiver adequadamente preparado podem levar a lesões.

Várias são as lesões comuns no golfe. Elas incluem dores no pescoço, no tórax, nas costas, no ombro, no cotovelo, no punho, dedos, quadris, joelhos, tornozelos e nos pés (Tabela 43.1).

Tabela 43.1 Frequência de lesões por sítio anatômico.

Lesões	Profissional	Amador
Punho/polegar	27-30%	15-30%
Ombro	9-10%	6-11%
Cotovelo	6-7%	13-33%
Costas/coluna vertebral	24-28%	25-37%
Quadril	1-2%	2-4%
Joelho	6-7%	4-9%
Tornozelo	1-2%	2-5%
Pé	2-3%	1-3%

Fonte: Gosheger, G et al. J *Sports Med*, 2003.

Epidemiologia

Todos os anos são feitos mais do que 55.000 atendimentos em pronto socorros, relacionados ao golfe, nos Estados Unidos. Destes, aproximadamente 22.000 são lesões do ombro e cotovelo, 19.000 são por dores na coluna lombar e 17.000 por dores em outras articulações.

Em um estudo retrospectivo sobre 703 praticantes (profissionais e amadores) durante duas temporadas, Gosheger, G *et al*. *Am J Sports Med*, 2003, fizeram o censo das patologias musculoesqueléticas e as dividiram em dois grupos:

1. Patologia microtraumática[7] – por uso excessivo: 82,6% e patologia traumática aguda: 17,4%.

Analisaram ainda a frequência dos diferentes tipos de lesões nos golfistas profissionais e amadores e o sítio anatômico onde acontecem as lesões, assim como o período de afastamento da atividade de golfe decorrente segundo a área do corpo atingida[7] (Tabela 43.2).

Tabela 43.2 Período de afastamento por sítio anatômico.

Cabeça	0,0
Coluna cervical	36,6
Coluna torácia	137,4
Coluna lombar	69,0
Costelas/Caixa torácica	39,2
Ombro	36,1
Cotovelo	73,8
Mão (punho)	55,9
Quadril	20,5
Joelho	21,9
Pé/tornozelo	55,2

Fonte: Gosheger, G et al. J *Sports Med*, 2003.

Número médio de dias afastados devido a uma lesão, em jogadores profissionais, é de cinco semanas por temporada.

Outros trabalhos mostram pequenas diferenças entre profissionais e amadores, quanto à idade dos jogadores, quanto ao *handicap* e quanto ao sítio de lesão, porém os ombros e cotovelos, a coluna lombar, o punho estão sempre entre as áreas mais atingidas.

2. Um outro estudo prospectivo de um ano, com jogadores amadores, mostrou 15,8 lesões por 100 golfistas.

● DORES E LESÕES

As lesões específicas do golfe e as causas das dores são múltiplas, uma vez que há sobrecarga dos músculos, tendões e ligamentos, devido ao uso exagerado de força, ao movimento brusco (irregular) durante o *swing*, à falta de condição física e a falta de coordenação e aos traumas por agressão direta. Todavia, as lesões nas diferentes áreas anatômicas ocorrem de maneira e de origem diversa.

Coluna cervical

Na coluna cervical a tensão em cisalhamento é importante. Ao manter a cabeça parada, fixada na bola, durante o *swing* há uma forte rotação dos ombros, fazendo com que concomitantemente haja uma torção muito forte no nível da coluna cervical. Isto é chamado "o fator X" de torção da coluna cervical.[3]

Há uma Ilusão de que com a cabeça parada no espaço a coluna cervical está imóvel, mas, com relação à superfície do corpo e ombros, há uma rotação muito forte à esquerda na coluna cervical.

Neste quesito, a prevenção e possibilidades para diminuir a carga articular é como se segue: no início ocorre uma rotação para a direita dos ombros no jogador destro. Para reduzir o estresse sobre a coluna cervical pode-se rodar leve-mente a cabeça para a direita e inclinar um pouco a cabeça, para manter o olho esquerdo sobre a bola. Isto aumenta a segurança na coluna. Acompanhar de leve, com a cabeça, o movimento no *follow through*, e após o impacto, pode-se fazer uma rotação perfeitamente livre dos ombros enquanto a cabeça gira, agora solta, em direção ao alvo.

Tórax

Uma das possíveis consequências da patologia do *backswing* é a fratura do primeiro arco costal, quando um jogador profissional, procurando aumentar a potência do golpe, causa compressão do primeiro arco costal durante a adução horizontal do membro superior esquerdo. É uma fratura por estresse, por movimento repetido. Clinicamente se apresenta como uma pseudoescapulalgia esquerda, com dor à palpação. O diagnóstico pode ser feito através de raios-X e/ou cintilografia, e o tratamento é com repouso esportivo e correção do gesto esportivo.

Pode ocorrer fratura dos demais arcos costais, habitualmente por estresse, sobretudo na porção posterolateral do lado líder. Estudo de eletromiografia mostra que o músculo serrátil anterior é a maior força sobre costelas durante o *swing*.

O risco maior para provocar este tipo de lesão é ligado à má técnica, à muitas repetições de jogadores, que fazem *divots* profundos.

O tratamento é sintomático, seguido de fisioterapia, alongamento e reforço do músculo serrátil anterior e melhora da técnica.

Coluna lombar

Na coluna lombar as tensões do *swing* causam compressão, com pico de estresse até 8 vezes o peso do corpo, principalmente por causa da inclinação lateral e da rotação do tronco (Figura 43.2).[3]

Esta patologia microtraumática, por repetição pode causar hérnias de disco, patologias articulares posteriores (interapofisárias), patologias das articulações sacroilíacas, artrose da coluna vertebral ou ainda causar uma descompensação de patologia preexistente.

Para comparação, o remo produz uma compressão sobre a coluna igual a 7 vezes o peso do corpo e uma força de cisalhamento igual a 848 N. A corrida exerce uma força de compressão igual a 3 vezes o peso do corpo.

Na coluna, em jogadores profissionais, a lesão ocorre normalmente por hipersolicitação, enquanto nos jogadores amadores por má técnica (no *swing* e perto do impacto). No *backswing* ocorre uma torção excessiva e no *follow-through et finish* uma hiperlordose, na sua maioria por enrijecimento do quadril, com torção compensatória e enrijecimento dos ombros, levando à hiperlordose compensatória. Quando há uma solicitação muscular exagerada por compensação no movimento, nos profissionais o recrutamento é de 80% da massa muscular, enquanto nos amadores o recrutamento é de 90%.

Para a prevenção das lesões na coluna é importante o aquecimento, e prática com aumento progressivo da amplitude e da intensidade dos movimentos.

Quando percorrer o campo, em vez de carregar a taqueira, preferir o uso de um carrinho e, caso contrário, carregar a taqueira sempre pelas duas alças e nunca em um só ombro.

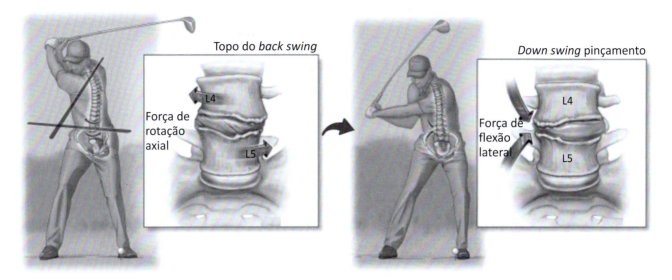

Figura 43.2 Estresse de cisalhamento e compressão sobre a coluna lombar durante o *swing*.
Fonte: elaborada e editada pelos autores.

Sempre fazer flexão dos joelhos para colocar a bola no *tee* ou levantar a bola, trabalhar para a correção dos erros técnicos, fazer alongamentos específicos antes e após o jogo e utilizar material adequado (comprimento da vara, material adaptado à velocidade do *swing* do jogador).

É possível e necessário treinar, desenvolver, um *swing* preventivo de um ponto de vista biomecânico, procurando poupar a articulação sacroilíaca e a coluna lombar.

Há a prevenção e possibilidades para diminuir a carga articular com a melhora da técnica, colocando a posição (*stance*) dos pés mais próximos, descolar o calcanhar esquerdo do solo durante o *backswing* e durante a passagem girar o antepé sobre o calcanhar esquerdo em direção ao alvo (como se fosse "dar um passo à frente").[3]

A velocidade da cabeça do taco é imensa. A musculatura dos membros inferiores e do tronco realiza um trabalho muito maior do que a dos braços e das mãos na produção da potência do golpe.

Os bons jogadores de golfe realizam uma performance de cerca de 4 CV e necessitam de uma massa muscular de 13 a 14 kg. Manter um *timing* correto também é muito importante.

Um estudo mostrou que um *backswing* mais curto reduz as forças que exercem sobre a coluna, sem ter um efeito negativo sobre a velocidade da cabeça do taco ou na precisão do contato da bola e induz a um aumento na precisão da batida.

Prevenção e possibilidades para diminuir a carga articular são possíveis, por exemplo no *putter*, uma atividade que corresponde a aproximadamente metade das tacadas de um jogo. Para isto usar um taco (*putter*) de versão longa (de 99 - 114 cm), o que permite o alívio da carga da coluna lombar e dos ligamentos e músculos do quadril. Por exemplo, o "Belly" 39 a 45'' ou "Broomstick" (vassourão) de 48''.[3]

Quadril

Esta articulação pode ser distendida devido à rotação necessária ao *swing* do golfe e é sede frequente de descompensação de patologias preexistentes, por exemplo a coxartrose, a tendinite do glúteo médio e a síndrome da fáscia lata (banda iliotibial).

Porém também surgem as patologias induzidas, tais como a meralgia parestésica que tem como mecanismo a irritação do nervo cutâneo femoral junto ao ligamento inguinal, por exagero de trabalho do membro inferior esquerdo. Essa meralgia causa distúrbios sensitivos em raquete na face externa da coxa. O tratamento consiste na correção do gesto esportivo, o *swing*.

Joelho

Também é sede de descompensação de patologias preexistentes como a gonartrose, as lesões degenerativas meniscais e a instabilidade patelar.

A prevenção e possibilidades para diminuir a carga articular no joelho esquerdo consistem em atenção na abertura dos pés, descolar o calcanhar esquerdo durante o *backswing* e girar o antepé esquerdo em direção ao alvo durante a passagem. Ao se levantar ou colocar a bolinha, ou ainda para posicionar o *tee*, deve-se ter cuidado para poupar ambos os joelhos. Procurar apanhar sua bola agachando corretamente ou usando acessórios especiais de levantar e pegar a bola.

Tornozelo e pé

O tornozelo esquerdo, nos jogadores destros é o ponto de apoio central, o pivô onde ocorre um grande esforço, tentando fazer girar o tornozelo lateralmente e levá-lo de uma eversão para uma atitude de inversão. Essa enorme tensão no tornozelo leva a uma patologia induzida, com tendinites do tornozelo esquerdo e frouxidão externa tibiotársica esquerda. Pode ainda ocorrer a transferência de peso para o antepé, principalmente nas mulheres, causando uma entorse médio-társica e/ou tendinopatia aquiliana. Nos jogadores canhotos isto ocorre no tornozelo direito. (Figura 43.3).

Ainda no pé e tornozelo devem ser considerdas as patologias ligadas à marcha, as fraturas por estresse, a fasciíte da aponeurose plantar, as tendinopatias aquilianas e as patologias ligadas ao calçado como o hállux valgo (com sua bursite), a doença de Morton que é a compressão do nervo interdigital entre as cabeças metatarsianas formando um

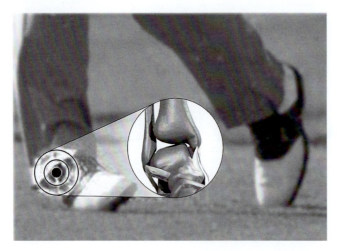

Figura 43.3 Estresse sobre o tornozelo durante o *swing*.
Fonte: elaborada e editada pelos autores.

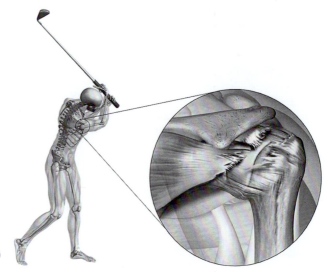

Figura 43.4 Lesão do manguito por *swing* repetitivo.
Fonte: elaborada e editada pelos autores.

neuroma. Esse neuroma traz uma sensação de dor e queimação no espaço intermetatarsal à marcha. Pode ser diagnosticado por ressonância magnética e ser tratado com órteses especiais, infiltração local de corticoide, fisioterapia, calçados mais adequados e finalmente por tratamento cirúrgico.

Ombro

O *swing* é um movimento de lançamento da bola utilizando ambos os membros superiores. Um lançamento à duas mãos. Isto leva à natural limitação da amplitude de movimento da cintura escapular. Há um papel protetor de uma escápula com relação a outra, com uma limitação da adução que fica menor do que 90° e uma limitação da rotação externa mantendo o plano da escápula.

Há uma posição de risco para instabilidade do ombro nesse gesto, quando a posição do braço direito fica em uma abdução menor, com a rotação externa aumentada e uma retropulsão. Considerando-se a patologia microtraumática do ombro, há uma incidência menor de lesões do que em outros esportes de lançamento.

As lesões dos ombros constituem a terceira causa epidemiológica de lesões esportivas em profissionais de golfe e a quarta nos jogadores amadores.

No ombro a patologia do *backswing* é patologia induzida. Normalmente é causada por falha técnica, com *backswing* muito vertical e a elevação do cotovelo direito em abdução, perto ou maior do que 90°, a posição em "asa de galinha". Isso pode levar à lesão do lábrum glenoidal e/ou causar conflito subacromial, com pinçamento do manguito rotador (Figura 43.4). O tratamento e a prevenção consistem na correção do gesto com limitação da abdução do braço e do cotovelo direito.

O lábrum da glenoide é uma estrutura fibrocartilaginosa histologicamente semelhante ao menisco do joelho. A parte posterossuperior é grande, volumosa e aderente à glenoide. A parte anteroposterior é mais fina e tem a aparência mais "meniscoide", com borda livre mais importante e pode ser sede de diferentes tipos de lesões: lesão SLAP (Superior Labrum from Anterior to Posterior), lesão localizada no lábrum glenoidal comprometendo a porção longa do bíceps; lesões anterossuperiores; lesões anteroinferiores e lesões posteriores.

No ombro podem ainda aparecer dores anteriores difusas, não sistematizadas, mecânicas, com sensações de ressalto e/ou pinçamento doloroso. Não há teste clínico específico. O diagnóstico exato deve ser feito por artrorressonância em RE, RI e RN, onde se verificam insinuações do contraste entre o lábrum e a glenoide. Na artroscopia consegue-se a confirmação do diagnóstico. É possível fazer o tratamento com ressecção e desbridamento e/ou sutura e reparação do lábrum.

No caso do conflito subacromial do ombro, a síndrome do impacto é causada por choque repetido entre o tendão supraespinhoso, a porção longa do bíceps e o arco acromial (a ponta do acrômio e o ligamento coracoacromial), durante a elevação do membro superior no plano da escápula, em rotação interna. O mecanismo desta lesão é o plano do *swing* muito horizontal, habitualmente com o *finish* com ombro direito em adução horizontal e antepulsão da cabeça do ombro. Há testes clínicos para o diagnóstico: o de Neer, de Hawkins, de Yocum.

Clinicamente o quadro se apresenta com dor no sulco deltopeitoral durante o término. Deve-se fazer o raio X em RE + RI + RN + axial da escápula para estudo do aspecto do arco acromial.

As doenças por conflito do arco subacromial necessitam inicialmente de tratamento conservador, com tratamento médico, repouso, AINH, fisioterapia e às vezes infiltração(ões). A reabilitação visa a decoaptação subacromial, fortalecimento dos músculos rotadores do ombro e fortalecimento dos depressores da escápula. Em não havendo melhora está indicado o tratamento cirúrgico, com acromioplastia, ressecção de eventual calcificação e reparo das lesões tendinosas.

O impacto do taco contra o solo pode produzir uma patologia induzida de impacto no ombro; a artropatia acromioclavicular microtraumática. Para os jogadores profissionais, o mecanismo dessa lesão é bater inicialmente na bola seguido da terra, buscando causar um efeito no voo da bola. Nos jogadores amadores é o inverso; é o bater inicialmente na terra e a seguir na bola, por falha técnica ou ainda por um pinçamento no ombro no topo do *backswing*.

Clinicamente, isto se apresenta com dor à palpação da articulação acrômio clavicular e pode ser diagnosticado ainda por um teste de *cross arm* positivo. O tratamento consiste em repouso esportivo, analgésicos, AINH, às vezes infiltração da articulação e fisioterapia local.

Ainda como patologia induzida podem ocorrer complicações neurológicas microtraumáticas por estiramento do nervo supraescapular, cujo mecanismo é a adução horizontal do ombro direito, na maioria das vezes por tentativa de conseguir maior distância ao bater na bola, levando as "mãos para fora".

Clinicamente, surge dor posterior no ombro, com déficit muscular da rotação externa e pode haver atrofia muscular do músculo supraespinhoso juntamente com o infraespinhoso ou somente do infraespinhoso isolado. O diagnóstico definitivo é feito pela EMG. O tratamento é feito por repouso esportivo, infiltrações, reeducação, estabilizando a escápula e a articulação glenoumeral, além do alongamento dos rotadores do ombro.

A patologia no ombro, causada durante *follow-through* é o estiramento do nervo torácico longo (que inerva o músculo serrátil anterior), levando ao descolamento da borda medial da escápula. Isto pode ser diagnosticado pelo teste de bombeamento, exame em flexão peitoral, e pela EMG. O tratamento consiste em repouso esportivo e fortalecimento dos fixadores da escápula (romboides e elevador da escápula e serrátil).

Ainda considerando disfunções no ombro existe como patologia induzida, a patologia específica do *finish*, a síndrome do desfiladeiro toracobraquial, cujo mecanismo é a compressão do plexo braquial e vasos subclávios, em um estreito desfiladeiro formado pelo espaço interescalênico e espaço costopeitoral. Normalmente é causada por longas sessões de prática.

Clinicamente, nota-se perda progressiva da distância e precisão de lançamento. Surgem dores no braço e uma sensação de peso durante a elevação do braço. Para o diagnóstico, deve-se pesquisar os testes de Adson, de Wright e Roos. Verificar o desaparecimento do pulso radial. Pode surgir câibra muscular. O Eco Doppler pulsado pode confirmar o diagnóstico e o tratamento funcional é cirúrgico, com a abertura do desfiladeiro torácico.

O ombro ainda pode ser sede de descompensação das patologias preexistentes, como a ruptura do manguito com alterações degenerativas prévias e agravamento da artrose glenoumeral.

Cotovelo

As lesões específicas do golfe e causas das dores no cotovelo podem ser por manter o braço esquerdo muito rígido após a posição de "9 horas" ou por segurar o taco de forma muito rígida, isto é, não soltar (relaxar) o taco durante o impacto ou ainda por contato com o solo com força excessiva, ou insuficiente por não atingir a bola (*air shot*).[3] É patologia rara nos profissionais, mas frequente nos amadores (no cotovelo esquerdo nos jogadores destros).

O mecanismo pode ser de causa microtraumática por utilização excessiva com um *grip* ruim ou de causa traumática, por desaceleração brutal contra obstáculos. Isto leva as patologias de *golf-elbow*; cotovelo de golfista (epitrocleíte), de *tennis-elbow*; cotovelo de tenista (epicondilite) (Figura 43.5).

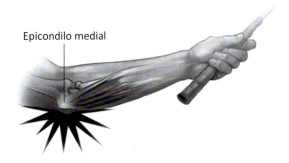

Figura 43.5 Epicondilite medial.
Fonte: elaborada e editada pelos autores.

A epicondilite lateral é a mais comum das queixas do cotovelo e a epicondilite medial é causada por síndrome de hipersolicitação.[8]

O tratamento médico consiste em analgesia, AINH, órteses, fisioterapia, tratamento por ondas de choque e como terapêutica mais intervencionista pode ser feita uma infiltração com corticoide. Caso nada disto seja eficaz, pode-se fazer uma cirurgia.

É importante a prevenção e lembrar das possibilidades para diminuir a carga articular, mantendo o *grip* relaxado e checando o tamanho (espessura) do *grip*. Para jogadores profissionais que apresentem esse tipo de patologia, com dificuldade de cura, recomenda-se a modificação da técnica do *grip* e verificar a flexibilidade da pegada.

Em resumo, importante é lembrar para não forçar o taco, mas ao contrário, relaxar durante o impacto.

Punho e mão

No punho pode ocorrer a descompensação de patologias prévias já existentes como a rizartrose, a síndrome do canal carpiano e ou cistos sinoviais.

No punho direito existem também as patologias por trauma direto e por sobrecarga. O punho tem uma biomecânica complexa; é uma associação de flexão e extensão, inclinação radial e ulnar e de pronação e supinação. O *grip* é a conexão física entre o corpo e o taco. O peso do taco é de aproximadamente 400 g, porém o peso relativo ao impacto equivale a uma tonelada.

As mulheres estão mais expostas às lesões do punho por terem a musculatura de punho e antebraço mais fracas e apresentarem de maneira geral maior frouxidão ligamentar. As lesões específicas do golfe no punho e as causas das dores são múltiplas. Podem ser causadas por um tamanho de *grip* muito grande, o que impede a atuação necessária do punho e das mãos durante o jogo ou então por tamanho do *grip* muito pequeno, o que neste caso exige uma atuação muito forte do punho e das mãos. A pegada muito rígida causa fortes vibrações enquanto a pegada muito suave leva a tacadas incontroláveis.

A patologia traumática do punho pode ser causada por impacto brusco da cabeça do taco contra o solo, causando a ruptura do primeiro interósseo dorsal, a ruptura do extensor longo do polegar ou luxação ulnar posterior. O impacto brusco da cabeça do taco contra o obstáculo pode levar à fratura da apófise unciforme do osso hamato ou a fratura do osso piramidal.

Ainda estão presentes no punho as patologias microtraumática causadas por mecanismos de repetição do *swing*, de falha no movimento do *swing* e/ou por um *grip* inadequado ou então por jogadas de áreas muito ríspidas do campo (*rough*).

As patologias de origem microtraumática no punho são a tenossinovite de De Quervain, a síndrome da intersecção (extensores radiais curto e longo do carpo quando passam sob o abdutor do polegar), bursites, a tenossinovite dos extensores, a tenossinovite dos flexores e fraturas por estresse.

A luxação ulnar posterior ocorre no impacto brusco da cabeça do taco contra o solo. Apresenta um edema aparente no processo estiloide ulnar e dor à palpação. O diagnóstico é feito pelo teste dinâmico e ser complementado por ultrassonografia e pode vir a ser necessário o tratamento cirúrgico.

A tenossinovite de De Quervain surge do conflito entre a bainha osteo fibrosa espessa e o adutor longo e extensor curto do polegar. É diagnosticada pela manobra de Finkelstein (o polegar empalmado na mão, dedos flexionados, inclinação ulnar passiva), e pela ultrassonografia ou ressonância magnética.

O tratamento médico consiste em repouso do polegar, AINH, o uso de órtese no polegar à noite (durante 3 meses) e pode ser necessária fisioterapia e infiltração local. Caso permaneça dolorosa e incapacitante recomenda-se a cirurgia de liberação dos tendões, com abertura da polia.

A síndrome da intersecção representa a inflamação na bursa serosa situada entre o extensor radial curto e longo do carpo e o abdutor longo do polegar, na face externa do rádio. Causa dor no terço ínfero externo do antebraço e edema com crepitação local. O tratamento médico é feito via repouso, AINH, fisioterapia. Se não houver alívio deve-se fazer tratamento cirúrgico.

As fraturas por estresse no punho podem ocorrer em diferentes ossos. Uma fratura metacarpiana, a fratura da apófise unciforme do osso hamato, a fratura da apófise estiloide do rádio ou ulna, ou a mais grave, a fratura do osso escafoide, secundária à síndrome do impacto escafoide por contatos repetidos entre o processo estiloide radial e terço médio do escafoide, na sua maioria por mecanismo de pressão e pistão. Esta causa dor à palpação na tabaqueira anatômica e à movimentação do punho e, por vezes, a perda da coordenação mais fina dos movimentos do punho. O diagnóstico é complementado por exames de imagem, raio X com incidência para escafoide e/ou tomografia ou ressonância magnética. Se houver uma fratura não deslocada, deve-se fazer um gesso antebraquial incluindo a metacarpo falangeana do polegar por 3 meses. Caso a fratura esteja deslocada, o melhor é o tratamento cirúrgico.

A fratura da apófise unciforme do osso hamato é causada por impacto brusco da cabeça do taco contra um obstáculo. Causa dor na face anterior da mão esquerda em um jogador destro. Ao exame a palpação é dolorosa e pode existir edema. Para diagnóstico, o melhor é a tomografia computadorizada, ou a ressonância magnética e eventualmente a cintilografia óssea.

Para uma fratura não deslocada realiza-se uma imobilização antebraquiopalmar com flexão da metacarpofalangeana do 4º e 5º dedos entre 40º a 60°. Se a fratura estiver deslocada, o tratamento é cirúrgico. É uma fratura especial "do golfe" e soma um terço de todas as fraturas do hamato.

A fratura do osso piramidal é causada por impacto brusco da cabeça do taco contra um obstáculo. Provoca dor na base do 5º raio (face dorsal do carpo). O diagnóstico se confirma por raio X (F+P+oblíquas) e o tratamento médico é clínico com imobilização antebraquiopalmar em ligeira dorsiflexão (45º).

Na ruptura do 1º interósseo dorsal há o impacto brusco da cabeça do taco contra o solo. Isto provoca o prejuízo da abdução do polegar e muitas vezes exige tratamento cirúrgico.

A ruptura do tendão ou do músculo extensor longo do polegar provém do impacto brusco da cabeça do taco contra o solo. Causa um déficit na extensão do polegar e na extensão IFP e mostra o desaparecimento da borda interna da tabaqueira anatômica. O diagnóstico é feito por ultrassonografia e/ou ressonância magnética e o tratamento é cirúrgico.

● PREVENÇÃO E REABILITAÇÃO DE LESÕES NO GOLFE

As lesões decorrentes da prática do golfe podem ser agudas, como entorses e distensões, ou crônicas por uso excessivo, como dor lombar e cotovelo de golfista. Podem ainda ser causadas por descompensação de patologias preexistentes. As medidas de prevenção e reabilitação dependem do tipo e da gravidade da lesão, bem como da condição física e técnica do jogador.

As estratégias de prevenção incluem:[4]

- Adequado aquecimento: antes de jogar golfe, é essencial aquecer adequadamente os músculos e as articulações para reduzir o risco de lesões. Um aquecimento adequado deve incluir exercícios de alongamento que visam os músculos usados no golfe, como ombros, costas e quadris.
- Técnica correta: a técnica de golfe adequada pode ajudar a reduzir o risco de lesões. Os jogadores de golfe devem trabalhar com um profissional para aprender a técnica de *swing* adequada e evitar lesões por uso excessivo.
- Treinamento de força e flexibilidade: o treinamento regular de força e flexibilidade pode ajudar a prevenir lesões no golfe, melhorando a condição física do jogador. Os jogadores de golfe devem concentrar-se no fortalecimento do CORE, ombros e quadris, além de melhorar a flexibilidade nas costas, quadris e ombros.
- Equipamento adequado: Os jogadores de golfe devem usar equipamento adequado que se adapte ao seu tipo de corpo e técnica de *swing*. Sapatos com bom suporte de arco e tacos adequadamente ajustados podem ajudar a reduzir o risco de lesões.

As estratégias de reabilitação incluem:

- Descanso e aplicação de gelo: no caso de lesões agudas, como entorses ou distensões, é importante que o jogador descanse e aplique gelo na área afetada para reduzir a dor e a inflamação.
- Fisioterapia: a fisioterapia pode ajudar o jogador a se recuperar de uma lesão no golfe e prevenir futuras lesões. Um fisioterapeuta pode desenvolver um programa de reabilitação que inclui exercícios de alongamento, fortalecimento, mobilidade e propriocepção.

- Uso de medicamentos: analgésicos de venda livre, como paracetamol e ibuprofeno, podem ajudar a aliviar a dor e a inflamação.
- Cirurgia: em alguns casos, a cirurgia pode ser necessária para reparar uma lesão no golfe, como ruptura do manguito rotador ou hérnia de disco.

É importante que o jogador consulte um profissional de saúde antes de iniciar qualquer programa de reabilitação para uma lesão no golfe. Um diagnóstico correto e um plano de tratamento adequado podem ser fornecidos por um profissional de saúde.

CONCLUSÃO

Seu bem-estar, o importante é sentir-se bem!

Cuidar do seu bem-estar é fundamental para uma vida saudável e feliz, e o golfe pode ser uma atividade muito benéfica nesse sentido. Ao praticar o golfe, você pode experimentar uma sensação de euforia e bem-estar graças à liberação de endorfinas, que são neurotransmissores responsáveis por produzir sensações de prazer e reduzir a sensação de dor e ansiedade.

Além disso, a prática regular do golfe pode contribuir para uma melhor qualidade de vida, melhorando a disposição e o condicionamento físico. O golfe é uma atividade que envolve caminhadas, movimentos repetitivos e exercícios de força e resistência, o que pode trazer benefícios para o corpo e a mente.

Entretanto, é importante lembrar que o golfe deve ser praticado de forma segura e moderada, respeitando os limites individuais de cada pessoa. Para evitar lesões, é fundamental se preparar adequadamente antes de jogar. Isso inclui fazer um aquecimento adequado antes do jogo, como caminhar ou correr por alguns minutos para aumentar a temperatura corporal e alongar os principais grupos musculares.

Também é essencial manter uma boa postura e técnica ao jogar golfe, além de utilizar equipamentos adequados, como sapatos com boa aderência e tacos que se adequem ao seu tamanho e força.

Caso ocorra dor ou desconforto durante ou após o jogo de golfe, é imprescindível buscar tratamento imediatamente. Isso pode incluir repouso e aplicação de gelo na área afetada, bem como uso de anti-inflamatórios não esteroides (AINEs) para reduzir a dor e a inflamação. Se a dor persistir ou piorar, é fundamental consultar um médico.

Lembre-se de que a prevenção de lesões é sempre a melhor abordagem para uma boa saúde em longo prazo, portanto, certifique-se de se preparar adequadamente e manter uma técnica correta ao jogar golfe.

Além disso, jogar golfe pode expor você a riscos externos, como queimaduras solares, desidratação e bolhas nos dedos e mãos. Para se proteger corretamente, é essencial utilizar produtos adequados para a pele e vestir roupas apropriadas que ajudem a bloquear os raios solares. Também é importante manter-se hidratado, bebendo bastante líquido e repositor de eletrólitos. Se você desenvolver bolhas nas mãos, proteja as áreas afetadas com esparadrapagem.

Lembre-se de que o seu bem-estar é a chave para uma vida saudável e feliz, e jogar golfe pode ser uma excelente atividade para alcançar esse objetivo. Mantenha-se seguro e saudável, cuidando de si mesmo enquanto desfruta do prazer do golfe.

REFERÊNCIAS

1. Edmund N. Golf. Dorling Kindersley Limited; 2005.
2. Seadon RHL. Golfe 100 anos no Brasil. Editora Talento; 2001.
3. Buchelli P. Curso Golf-Medical-Diagnostics. Lyon (FR); 2012 May.
4. Phillips D, Rose G. Curso TPI - Titleist Performance Institute. Charlotte (USA); 2015 May.
5. Abelson B. The Golfers Body #2 - Golf Swing Connection. 2022 May 20.
6. Davies C. Golf Anatomy. Human KInetics; 2010.
7. Gosheger G. Injuries and overuse syndromes in golf. Am J Sports Med;2003 May-June.
8. Garrido E. Golf Specific Injury Overview; 2008.

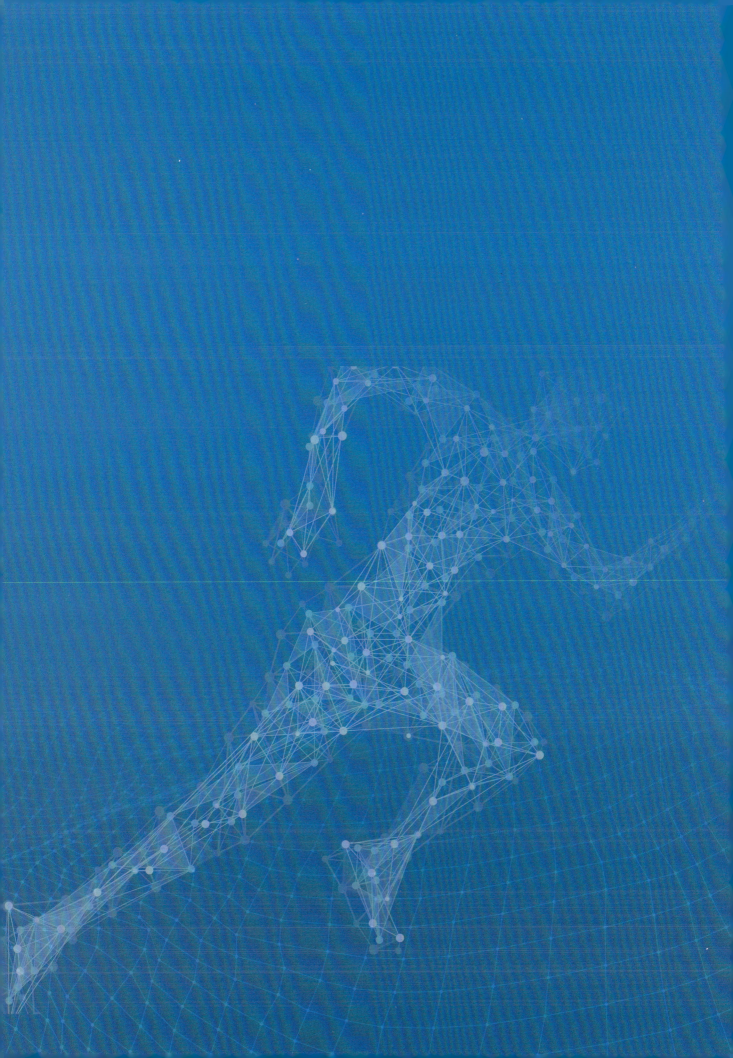

Handebol

44

Rodrigo Bezerra de Menezes Reiff

INTRODUÇÃO

O handebol é um esporte olímpico, pertencente aos chamados esportes coletivos. Caracteriza-se por transições rápidas entre ações ofensivas e defensivas durante o jogo com o objetivo final de marcar um gol. Para tanto, os jogadores ofensivos (seis jogadores de campo e um goleiro) tentam criar espaços que lhes permitam jogar a bola em direção ao gol em condições vantajosas, enquanto a defesa tenta evitá-lo, causando uma grande quantidade de confrontos físicos entre os jogadores. Essas fases de ataque no handebol são dinâmicas, caracterizadas por movimentos rápidos e uma alta frequência de passes e demanda física. Essas exigências variam em função da posição dos jogadores e da ação desempenhada no ataque ou defesa. Conhecer e compreender as demandas físicas do esporte (distâncias, velocidades e intensidades), bem como as ações técnico-táticas (passes, arremessos, saltos, marcação e mudança de direção) é essencial para planejar corretamente o treinamento dos jogadores.[1]

Durante uma partida de handebol, são realizadas mais de 825 ações de alta intensidade, exigindo um elevado nível de força. A força máxima, a potência e a velocidade de lançamento são consideradas como os principais determinantes do sucesso em jogadores de handebol de elite.[2] No handebol, o contato direto do jogador com o adversário é permitido, mas estritamente regulado pelas regras oficiais do jogo (Figura 44.1). O objetivo desse duelo é interromper ou retardar as atividades do ataque, impedindo que o adversário se aproxime e ameace o gol. Aos árbitros cabe o papel de penalizar faltas proibidas e duras, evitando comportamentos antidesportivos que exponham os jogadores ao risco. No entanto, os contatos agressivos representam a parte inevitável deste esporte e causa frequente de lesões.[3]

O handebol é um jogo de alta intensidade em que 80% de cada partida é disputada com uma intensidade de carga de trabalho superior a 85% da frequência cardíaca máxima. As variáveis que afetam essa carga de trabalho incluem a distância percorrida e a velocidade, ambas relacionadas com a posição jogada.[4] Um alto risco de lesões tem sido bem documentado entre jogadores de handebol em diferentes categorias. O sistema de vigilância de lesões e doenças do Comitê Olímpico Internacional classifica o handebol entre os esportes olímpicos com a maior taxa de lesões, incluindo as traumáticas agudas e por uso excessivo. Os locais mais frequentes de lesão traumática aguda são o crânio, as mãos, o joelho e o tornozelo, enquanto as lesões por uso excessivo são mais comuns no ombro, na região lombar e nos músculos e tendões dos membros inferiores.[5]

O desenvolvimento de estratégias eficazes de prevenção de lesões no handebol deve ser uma prioridade entre jogadores, departamento de saúde, departamento técnico, gestores de clubes e gestores públicos.

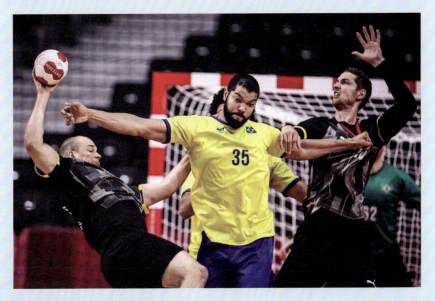

Figura 44.1 Contato físico previsto entre os jogadores de handebol.
Fonte: Jonne Roriz / COB.

EPIDEMIOLOGIA DAS PRINCIPAIS LESÕES

O handebol é jogado por cerca de 20 milhões de atletas registrados em 800 mil equipes listadas por 167 federações esportivas. A incidência de lesões no handebol pode chegar a 40,7 lesões por 1000 horas de partida ou 3,4 lesões por 1000 horas de treinamento. Infelizmente, a lesão prévia é um fator de risco não modificável. Atletas de handebol de elite que relataram lesões anteriores apresentaram risco quase 2,5 vezes maior de relatar uma nova lesão em comparação com atletas que não o fizeram.[6]

Combinando competições nacionais e internacionais com seus clubes (competições nacionais e continentais) e equipes nacionais, os jogadores de handebol podem jogar mais de 70 partidas por ano. A maioria dos estudos em jogadores de elite define uma lesão como: "qualquer queixa física incorrida durante uma partida que recebeu atenção do médico da equipe, independentemente das consequências com relação à ausência da partida ou treinamento".

Outra definição comum é "um evento que causa perda de tempo de pelo menos uma partida ou sessão de treinamento". Uma terceira definição comumente usada é "todas as lesões que levaram a uma paralisação temporária da partida ou à substituição do jogador lesionado".

Um grande desafio ao analisar os dados de lesões no handebol está na definição da gravidade da lesão. As classificações mais utilizadas de gravidade da lesão na literatura de handebol são baseadas no tempo de afastamento e incluem as lesões leves (1 a 7 dias de ausência), lesão moderada (8 a 21 dias de ausência) e lesão grave (>21 dias). A incidência de lesões graves no handebol varia de 5% a 36%. Faz-se necessário, portanto, à luz das informações da literatura, definirmos com o máximo de presunção COMO as lesões ocorrem no handebol, ONDE elas ocorrem, QUANDO elas ocorrem e em QUEM elas ocorrem.[7]

A natureza unilateral do gesto esportivo, a instabilidade do movimento e o contato físico associado a jogadas aéreas representam as causas mais importante de lesões agudas ou trauma nos membros inferiores (lesões ligamentares ou fraturas). A alta velocidade de contração muscular exigida por mudanças bruscas de posição e a retomada de rota na transição entre o ataque e a defesa, explicam as lesões devido à sobrecarga (lesões musculares). E o volume de treinamento e partidas, sem a proteção de uma estrutura muscular equilibrada, explica as alterações dos tendões por uso excessivo.[8] As lesões mais frequentes relatadas no handebol envolvem o tornozelo (8% a 45%), enquanto as lesões mais graves envolvem o joelho (7% a 27%), causando a maior ausência do esporte. Ao analisar os dados de lesões de acordo com as posições dos jogadores, a literatura defende que os jogadores das posições centrais da quadra estão sujeitos a maior risco de lesões.[7] Tentando analisar quando ocorrem lesões no handebol, os relatos nem sempre são consistentes. Autores revelaram maior incidência de lesões durante a segunda metade das partidas, sobretudo nos dez minutos finais, o que foi atribuído ao aumento da fadiga dos jogadores.[9]

BIOMECÂNICA E MECANISMO DAS LESÕES

A biomecânica é uma área da ciência que estuda os movimentos do corpo humano e sua interação com as forças físicas. No handebol, a biomecânica é essencial para entender e aprimorar a técnica dos jogadores, visando a melhora do desempenho e prevenção de lesões. Alguns dos principais conceitos de biomecânica aplicados ao handebol incluem:

- **Cinemática**: é o estudo do movimento dos jogadores, incluindo a velocidade, aceleração e trajetória de seus movimentos durante o jogo. A análise da cinemática pode ajudar a identificar erros técnicos e melhorar a eficiência dos movimentos.
- **Cinética**: é o estudo das forças envolvidas no movimento, como a força da gravidade e as forças musculares. A cinética pode ajudar a entender como as forças atuam sobre o corpo durante o jogo e como os jogadores podem otimizar o uso dessas forças para melhorar o desempenho.
- **Biomecânica do arremesso**: é o estudo do movimento do braço durante o arremesso da bola. Isso inclui a análise da posição, velocidade e trajetória do braço e da bola, bem como a força envolvida no movimento. A biomecânica do arremesso pode ajudar os jogadores a aprimorar sua técnica de arremesso e aumentar a precisão e força do lançamento.
- **Biomecânica da defesa**: é o estudo dos movimentos defensivos, incluindo a posição do corpo, a velocidade e a direção dos movimentos. A biomecânica da defesa pode ajudar os jogadores a melhorar sua postura defensiva e aprimorar sua capacidade de interceptar passes e bloquear arremessos.
- **Biomecânica da corrida**: é o estudo do movimento dos jogadores durante a corrida, incluindo a velocidade, a amplitude e a frequência dos passos. A biomecânica da corrida pode ajudar os jogadores a melhorar sua técnica de corrida, o que pode resultar em maior velocidade e resistência durante o jogo.[10]

Tradicionalmente, as investigações biomecânicas em esportes são baseadas na coleta de dados cinemáticos, ou seja, registros de posições e ângulos articulares com o tempo. Adicionando informações a partir de uma placa de força, informações cinéticas sobre carga articular e momentos articulares podem ser obtidas. A maioria das pesquisas biomecânicas em desempenho esportivo é realizada por meio de um sistema de câmera de alta velocidade, registrando a posição de marcadores reflexivos colocados em pontos anatômicos específicos no corpo do atleta. Assim, um movimento realizado no laboratório pode ser exibido grafica e numericamente como ângulos articulares e momentos articulares em todos os três planos em questão de segundos.[11]

No handebol, o movimento de arremesso finaliza a ação ofensiva. Para aumentar a chance de gol, o atacante deve maximizar a precisão do lançamento e a velocidade da bola. Os jogadores de handebol usam diferentes técnicas de arremesso com base em sua posição de jogo e a ação do defensor adversário. Em geral, nos esportes que envolvem movimentos de arremesso, a velocidade da bola é influenciada pela progressão específica de aceleração e desaceleração de movimentos segmentares. Os segmentos distais serão desacelerados pela contração excêntrica dos músculos agonistas e, posteriormente, acelerados para a frente pela contração concêntrica dos mesmos músculos, com os músculos realizando assim um ciclo de alongamento-encurtamento.[10]

Os potenciais elementos de risco de lesão de um arremesso envolvem duas fases: 1) A fase de armação (Figura 44.2), onde a rotação inicial para trás da extensão horizontal do tronco e ombro e rotação externa é desacelerada e imediatamente sucedida por uma rotação vigorosa do tronco para a frente, flexão horizontal do ombro e rotação interna; e 2) a fase de desaceleração após a liberação da bola, onde a rotação vigorosa do tronco para a frente, a flexão umeral e a rotação interna devem ser desaceleradas rapidamente. Esses elementos da técnica de arremesso dependem intensamente da força muscular de todos os grupos musculares envolvidos, da coordenação neuromuscular ideal, da amplitude de movimento adequada e da estabilidade dos segmentos proximais. A estabilidade da cintura escapular é necessária para que os rotadores glenoumerais atuem de forma equilibrada. A amplitude de movimento rotacional é um fator importante para o desempenho do arremesso, e o aumento da rotação externa máxima é frequentemente observado no braço de arremesso de jogadores de handebol. Argumenta-se que o aumento do ângulo máximo de rotação externa da articulação glenoumeral pode ter um efeito positivo na velocidade da bola, pois permite maior aceleração no movimento de rotação interna. Com base nessa premissa, a participação no handebol deve ser considerada como fator de exposição primária para lesão por movimentos de repetição.[10]

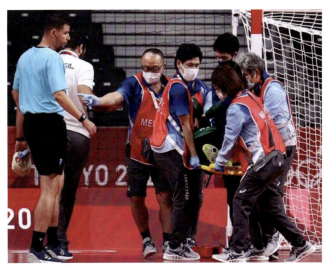

Figura 44.3 Goleiro da seleção brasileira sendo retirado de quadra nas Olimpíadas de Tokio após lesão do LCA.
Fonte: Siphiwe Sibeko.

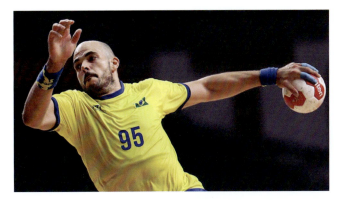

Figura 44.2 Fase de armação do arremesso.
Fonte: Getty Images.

Quando se analisam os estudos sobre a biomecânica dos fatores de risco de lesão de membros inferiores, há uma predominância das lesões ligamentares ocasionadas por entorse. O tornozelo e o joelho são as duas articulações mais afetadas, representando aproximadamente 50% de todas as lesões relatadas. Uma das lesões agudas mais devastadoras dos membros inferiores é a ruptura do ligamento cruzado anterior (Figura 44.3). A função anatômica do ligamento cruzado anterior é aumentar a estabilidade passiva da articulação do joelho em todos os três planos. No plano sagital, pela contenção da translação anterior da tíbia. No plano frontal, pela restrição dos movimentos angulares em varo e valgo e, no plano transversal, a rotação interna da tíbia.[12]

No handebol, a maior frequência de lesões do ligamento cruzado anterior é observada durante cortes laterais sem contato, seguidos por aterrissagem após passes ou chutes a gol. Nessa última situação, poderia haver uma sobrecarga do ligamento cruzado anterior em função de uma tendência de rotação interna da tíbia pela inclinação posterior de sua região proximal. A função estabilizadora dos músculos dos membros inferiores depende de uma ativação previamente ao contato com o solo. Antes de movimentos explosivos como saltar, aterrissar, correr e cortar, os grupos musculares são ativados, a fim de acumular a força necessária para acomodar o impacto.[12] Nas entorses do tornozelo, o mecanismo de lesão é predominantemente uma inversão excessiva do retropé ou uma flexão plantar combinada com a adução do antepé. O maior fator de risco de entorse de tornozelo é uma entorse prévia do mesmo tornozelo sofrida durante o ano anterior. Há evidências de que uma entorse de tornozelo afeta negativamente o controle neuromuscular, provavelmente devido ao trauma nos mecanorreceptores ligamentares, reduzindo a capacidade proprioceptiva.[12]

Um elemento-chave do bom desempenho de arremesso é a sequência de rotação proximal-distal ideal, permitindo que os segmentos aumentem a velocidade da bola de forma eficiente sem sobrecarregar estruturas articulares específicas. Vários fatores de risco para lesões no ombro em jogadores de handebol foram identificados. A carga de treinamento, em particular, parece estar relacionada com lesões no ombro, tanto de forma independente quanto interagindo com outros fatores, como força dos rotadores externos e discinesia escapular.[12] O controle biomecânico do membro inferior durante o pouso e o corte lateral é importante para a prevenção de lesões agudas ou de sobrecarga no joelho. O torque adequado dos rotadores externos do quadril e a ativação eficaz dos isquiotibiais mediais durante situações de risco podem proteger a articulação do joelho de forças prejudiciais externas. Os programas de prevenção de entorses de tornozelo são eficazes e devem incluir exercícios dinâmicos de equilíbrio.[11]

● DIAGNÓSTICO

Lesões esportivas ocorrem tanto entre atletas competitivos de elite como em praticantes recreacionais. As diversas lesões no esporte e seus padrões variam de acordo com a idade do atleta e tipo de modalidade. Médicos do esporte, cirurgiões ortopédicos e radiologistas precisam estar familiarizados com os vários padrões de lesões dentro do amplo panorama do esporte, pois um diagnóstico preciso implica na melhor tomada de decisões com relação ao tratamento, seja cirúrgico ou conservador. O principal objetivo do tratamento das lesões desportivas sofridas por atletas de elite é alcançar a capacidade de retorno às atividades, administrando o risco de uma nova lesão. Esse equilíbrio delicado requer uma compreensão profunda da modalidade, padrões de lesão e uso da ferramenta de imagem apropriada para avaliar a extensão do dano tecidual. Em algumas ocasiões, a decisão sobre o retorno ao jogo depende de exames de imagem para avaliação da evolução do tecido lesionado.[13]

O músculo é o motor primário que coloca em ação a unidade músculo-tendão-osso, afetando assim o movimento e a locomoção. É uma estrutura frequentemente lesionada em atletas. As lesões musculares representam mais de trinta por cento das lesões esportivas. As classificações normalmente utilizadas são baseadas na anatomia, fisiopatologia, biomecânica e aparência de imagem. Aspectos relevantes incluem a definição da arquitetura muscular, sua localização, o envolvimento da transição miotendínea, a presença de retração de fibras, a extensão do edema e a caracterização temporal da lesão.[13]

Estiramentos e rupturas musculares podem ser bem caracterizadas pelo estudo por ultrassonografia e ressonância magnética (Figura 44.4). Transdutores ultrassonográficos de alta resolução (frequências variando de 5 a 13 MHz e 27 MHz) melhoraram muito a visualização dos tecidos. A ressonância magnética de 3 Tesla proporciona maior sensibilidade na avaliação da arquitetura muscular (tecidos mioconjuntivos/ miofasciais/ miotendinosos) e extensão das lesões quando comparada aos aparelhos de 1,5 Tesla.[13]

Estruturalmente, um tendão saudável é composto por fibras de colágeno tipo 1 paralelas com tecido conjuntivo e uma bainha de tendão circundante. O seu suprimento vascular é proveniente da transição miotendínea, do osso ou da bainha. Os tendões normais aparecem ecogênicos no exame de ultrassom, com o tecido conjuntivo aparecendo hipoecoico. Por sua vez, os tendões normais são visualizados com baixo sinal na ressonância magnética, tanto nas ponderações em T1 como em T2. Nos processos degenerativos, os tendões aparecem hipoecoicos na ultrassonografia e apresentam sinal intermediário em T1 e sinal homogeneamente hiperintenso em T2.[13]

Danos articulares podem ocasionar lesões da cartilagem hialina (condromalácia, dissecção e erosões), lesões osteocondrais e fraturas do osso subcondral, todos diagnosticados de forma ideal com imagens de ressonância magnética. As radiografias simples ainda são obrigatórias para avaliar e

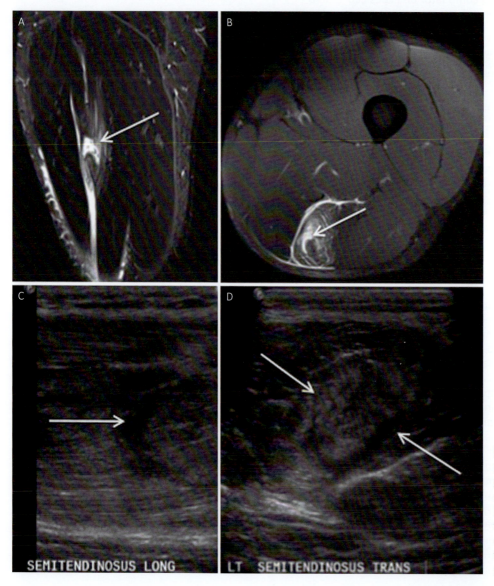

Figura 44.4 Imagens de ressonância magnética (A e B) e imagens de ultrassom correspondentes (C e D) demonstrando lesão grau 2 do músculo semitendinoso na margem proximal do segmento intramuscular do tendão distal.

Fonte: Radiology key.

excluir fraturas, luxações e a presença de corpos livres intra-articulares. Ligamentos extra-articulares podem ser bem avaliados por meio da ultrassonografia.[13]

Em lesões agudas há um hipoecogenicidade difusa na avaliação ultrassonográfica, associada à presença de edema ao redor. Na ressonância magnética, o ligamento aparece com sinal hipointenso em T1 e hiperintenso em T2, com semelhante padrão de alto sinal no edema adjacente. Lesões parciais podem ser observadas como áreas focais de estreitamento e hipoecogenicidade na ultrassonografia e um borramento nas imagens ponderadas em T1 e T2 na ressonância magnética. Lesões totais apresentam um padrão de descontinuidade dos ligamentos bem definidas na ultrassonografia como na ressonância magnética.[13]

Fraturas e luxações são bem avaliadas com radiografia simples. No entanto, fraturas ocultas clinicamente suspeitas são idealmente avaliadas por meio da tomografia computadorizada, cintilografia óssea ou ressonância magnética. As reconstruções de tomografia computadorizada em 3D auxiliam na avaliação dos desvios, proporcionando melhor compreensão no planejamento terapêutico.[13]

Cada vez mais os radiologistas especializados na interpretação do aparelho musculoesquelético são parte integrante da equipe médica e estão envolvidos na tomada de decisões para o cuidado do atleta, contribuindo com a decisão sobre o retorno ao jogo. A familiaridade com os mecanismos de lesão em determinada modalidade, os vários tipos de lesões teciduais do sistema musculoesquelético relacionadas ao esporte e suas características de imagem são obrigatórios para a interpretação de lesões esportivas por radiologistas especializados. Além disso, a experiência em intervenções guiadas por imagem para o tratamento de lesões esportivas, tanto no campo quanto no ambiente hospitalar, representa importante recurso para o tratamento das lesões esportivas.[13]

● PREVENÇÃO

Jogadores de handebol profissional, atuando por seus clubes e seleções nacionais, participam, em média, de 70 a 100 jogos por temporada. Dependendo do nível da competição e do número de jogadores da equipe, a exposição dos atletas à sobrecarga física pode variar, mas frequentemente será elevada, sobretudo se considerarmos a brevidade das pausas durante as competições. Os altos níveis de frequência e carga durante esses jogos estão associados à fadiga que, se não for monitorada e respeitada, tornará o atleta mais vulnerável à ocorrência de lesões.[3]

O monitoramento da carga de treinamento esportivo é essencial para evitar um estado permanente de fadiga crônica. As ferramentas mais utilizadas são divididas em avaliação de carga interna e externa. Os modelos internos de avaliação de carga mais utilizados são a percepção subjetiva de esforço (PSE) e a frequência cardíaca (FC) por meio da medida do impulso de treino (TRIMP). Esse método pressupõe que a fração de aumento da frequência cardíaca de reserva durante o exercício, multiplicada pela duração da sessão do treinamento, constitui uma aproximação da carga interna. Com o objetivo de aumentar a precisão desse método na análise das cargas realizadas em intensidades mais altas, sugeriu-se que o resultado fosse multiplicado por uma constante representativa do aumento exponencial da concentração de lactato sanguíneo em função da fração de aumento da frequência cardíaca. Apesar de ter produzido resultados acura-

dos de predição de desempenho, essa equação pode não ser adequada para todos os indivíduos, uma vez que as curvas de lactato são bastante heterogêneas.[14]

Parâmetros externos são obtidos por meio das características da modalidade e incluem a documentação de velocidade e distância percorrida. No entanto, cargas externas similares podem gerar níveis de estresse fisiológico distintos em diferentes atletas e, consequentemente, induzir respostas adaptativas variadas.[14]

A fadiga muscular, definida como qualquer redução na capacidade do sistema neuromuscular de gerar força, é um fenômeno comum em esportes de resistência e é uma experiência usual nas atividades diárias. O início da atividade muscular voluntária envolve muitos processos que começam com o controle cortical no cérebro e terminam com a formação das pontes cruzadas dentro da fibra muscular. A fadiga muscular pode, portanto, ocorrer como resultado da falha de qualquer um dos processos envolvidos na contração muscular. Historicamente, os fatores potenciais envolvidos no desenvolvimento da fadiga dividem-se em duas categorias: fatores centrais, os quais devem causar a fadiga pelo distúrbio na transmissão neuromuscular entre o SNC e a membrana muscular, e fatores periféricos, que levariam a uma alteração dentro do músculo. Outra característica da fadiga é o fato dela ser dependente da tarefa, isto é, variam bastante suas causas e seu comportamento de acordo com a forma pela qual é induzida. A fadiga muscular é considerada fator que predispõe a ocorrência de lesões. Estudos mostram que a fadiga muscular altera adversamente a propriocepção e o controle postural.[15] Por esta razão, a ocorrência de lesões no handebol pode ser minimizada por meio do treinamento sistemático de propriocepção, exercícios de estabilização da cintura escapular, tronco e membros inferiores, bem como atividades de aprimoramento das técnicas de salto e arremesso.[3]

Durante uma temporada de competição, jogadores profissionais de handebol realizam cerca de 48.000 arremessos usando o braço dominante, o que corresponde a 20 movimentos circulares de braço por minuto com a velocidade da bola ao redor de 150 a 170 km/h. Além disso, os jogadores de handebol usam diferentes tipos de arremessos, com o braço acima e abaixo da linha da escápula, expondo assim os ombros a contatos e bloqueios enquanto o braço está na posição levantada. As forças que ocorrem nas estruturas anatômicas do ombro dominante durante o arremesso podem exceder o peso corporal do jogador em 1,5 vezes. Portanto, lesões nos ombros são bastante comuns em jogadores de handebol e aparecem como resultado dos repetidos movimentos de arremesso e forças incessantes aplicadas à articulação. O programa de prevenção das lesões no ombro engloba os exercícios para o aumento do volume de rotação externa e interna, equilíbrio da força dos músculos escapulares e a melhora da cadeia cinética e da flexibilidade torácica.[3]

Muitos estudos comprovam que o tornozelo é uma articulação susceptível a lesões no handebol. As causas mais comuns dessas lesões, segundo os autores, são o uso excessivo e o pouso no pé do jogador adversário. Esta é a razão pela qual a prática de treinamento contemporâneo preconiza o trabalho de equilíbrio como parte fundamental de um programa de prevenção de lesões no tornozelo. Da mesma forma, atenção deve ser dada à relação de força entre grupos musculares antagônicos de estabilização da articulação.[3]

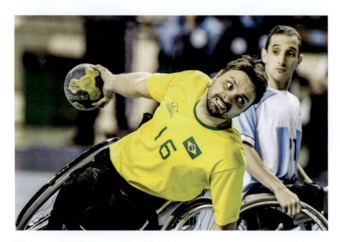

Figura 44.5 Ação ofensiva durante o campeonato de handebol de cadeira de rodas.
Fonte: Brunno Covello.

As lesões do ligamento cruzado anterior (LCA) são consideradas particularmente complexas em todos os esportes, incluindo o handebol. O tratamento dessa lesão implica um longo período de reabilitação, afastando o atleta das competições. A predisposição do atleta a esse tipo de lesão está envolvida em uma combinação de múltiplos fatores: neuromuscular, biomecânico, anatômico, hormonal e genético. As lesões do LCA têm alta prevalência nos esportes que exigem rápidas mudanças de direção, aterrissagens sobre um membro e situações em que um jogador não tem controle sobre o equilíbrio. Mesmo que não haja contato direto com o joelho, algumas perturbações pela interação do oponente às vezes podem ser observadas antes da lesão.[3] O conceito de treinamento neuromuscular envolve múltiplas modalidades de exercício, como fortalecimento muscular, equilíbrio/coordenação, exercícios pliométricos e centrais, com o objetivo de aumentar a força muscular e melhorar o controle do equilíbrio postural e a coordenação muscular durante condições de movimento de alto risco relacionadas com lesão do LCA sem contato.[16]

Vencer e ter desempenho são os objetivos de treinadores e jogadores, porém jogadores lesionados não melhoram o seu próprio desempenho ou o da equipe. Treinadores bem orientados são capazes de respeitar as recomendações do departamento de saúde sobre o programa de prevenção de lesões, seja por meio da inclusão de períodos de treinamento neuromuscular no calendário regular, por exemplo, poupando atletas que apresentem sinais de fadiga muscular detectáveis pelos recursos de monitoramento de carga.

● LESÕES PARAOLÍMPICAS

Inserido no contexto dos esportes adaptados da atualidade, o handebol em cadeira de rodas (HCR) apresenta-se como modalidade que contempla a atuação de atletas com deficiência física de origem congênita ou adquirida como consequência de diferentes etiologias, tais como: lesão medular, amputação de membros inferiores, mielomeningocele, paralisia cerebral, sequela de poliomielite, traumatismo cranioencefálico, malformação congênita e neurotmese. Para tanto, tornam-se elegíveis atletas que apresentam comprometimento permanente em membros inferiores e habilidades suficientes em membros superiores para efetuarem o deslocamento da cadeira de rodas e executarem os movimentos básicos do esporte, tais como: a condução, o drible, passe e arremesso de bola (Figura 44.5), pois os objetivos finais do HCR assemelham-se aos do handebol convencional, ou seja, superar o adversário e marcar gols por meio de lançamentos da bola com os membros superiores.[17]

Assim como em outras modalidades esportivas de competição, o handebol em cadeira de rodas pode oferecer riscos de lesões esportivas em seus praticantes. Há uma tendência à cronicidade de lesões, sendo mais prevalente a lesão do tipo calo (39,5%), seguido de danos musculares (23,3%) e contusão (14%). Entre as causas mais apontadas, considerou-se o movimento repetitivo para condução da cadeira de rodas com 22,44% e treinamento e/ou competição com altas demandas de sobrecarga a 14,28%. Quanto aos segmentos do sistema locomotor mais acometidos, apurou-se que 57,9% para mãos e dedos, seguido de 18,6% para ombros. As calosidades nas mãos ocorrem como consequência das exigências da dinâmica de jogo envolvendo a freada brusca da cadeira de rodas e a movimentação rápida nas transições de ataque e defesa. Essa demanda específica favorece a ocorrência de pontos de fricção nas mãos dos atletas, deixando-as mais suscetíveis a irritações locais, com tendência a cronicidade. A alta velocidade de contração muscular e o deslocamento da cadeira de rodas de modo brusco e rápido podem gerar dificuldade no relaxamento dos músculos antagonistas para efetivação das jogadas, favorecendo o desenvolvimento de lesões no sistema muscular. As lesões por contusão ocorrem por trauma direto devido ao contato com outro atleta, contato com a bola e queda da cadeira de rodas, estando a severidade do trauma diretamente relacionada com a força oponente aplicada no segmento corporal comprometido.[17]

Embora a dor ou o desconforto em paratletas possam ser uma característica clínica comum, dor mais intensa pode ocorrer naqueles que experimentam dor no coto, dor no membro fantasma, dor relacionada com a espasticidade ou naqueles que sofreram lesões na medula espinhal. A incidência de dor após uma lesão na medula espinhal é estimada em 53% para dor neuropática no nível da lesão, e 27% para dor neuropática abaixo do nível da lesão. A dor no membro fantasma pode afetar até 80% dos amputados de membros inferiores, e a dor no resíduo do coto pode ocorrer em 55% a 76% desses indivíduos. Estima-se que a dor musculoesquelética crônica ocorra em 60% a 80% dos indivíduos com paralisia cerebral e reflita em aumento do tônus muscular, distonia e espasticidade. O uso de analgésicos, particularmente aqueles usados para tratar a dor neuropática crônica, é, portanto, maior em paratletas do que em seus colegas fisicamente capazes.[18]

● TRATAMENTO

O Comitê Olímpico Internacional define lesão esportiva como queixas musculoesqueléticas novas ou recorrentes incorridas durante a competição ou treinamento que requerem atenção médica, independentemente de haver ausência de competição ou treinamento. A lesão traumática aguda refere-se a um único evento que leva a um macrotrauma singular em tecido previamente saudável. A lesão traumática aguda no atleta pode ser acompanhada de medo, ansiedade e foco cognitivo elevado na lesão. As lesões por uso excessivo ocorrem a partir da carga submáxima repetitiva do sistema musculoesquelético quando a recuperação inadequada não permite que a adaptação estrutural ocorra. Lesão, portanto, é o resultado da diferença entre o volume e a intensidade do estresse ou força aplicada ao corpo e a capacidade do corpo de dissipar essa energia. A lesão pode resultar de microtrauma repetitivo imposto a tecidos de outra forma saudáveis ou aplicação repetida de forças menores ao tecido já danificado. Em essência, os atletas não estão treinando em uma carga de trabalho ideal para construir capacidade física e resiliência às demandas do esporte. Lesões recorrentes subagudas e condições crônico-degenerativas podem caracterizar uma rotina com lesões por uso excessivo. Uma lesão recorrente é um incidente do mesmo tipo e no mesmo local ligado a um incidente primário, que ocorre após o retorno de um atleta à plena função e a participação do incidente registrado. Embora as condições degenerativas possam se desenvolver independentemente da lesão esportiva, algumas resultam de lesões prévias agudas ou repetitivas por uso excessivo e se manifestam como uma lesão crônica.[18]

A medicina esportiva geralmente se concentra no diagnóstico e no manejo de lesões relacionadas ao esporte. A medicina da dor se concentra no diagnóstico e manejo de distúrbios da dor. É importante ressaltar que a lesão pode ocorrer sem dor e a dor pode se apresentar sem evidência de lesão. Ao realizar uma história e exame de um atleta de elite com dor, o clínico de medicina esportiva deve discernir se há uma lesão que razoavelmente explique a dor.

O manejo não farmacológico da dor deve ser considerado nos estágios iniciais da dor e é essencial no período além da fase aguda. A dor é uma experiência subjetiva dependente de interações complexas de fatores neurobiológicos, cognitivos, afetivos, contextuais e ambientais. Assim, o manejo da dor depende da identificação de fatores contribuintes dos domínios biológico, psicossocial e contextual e a sua abordagem requer o uso de técnicas baseadas em evidências. Educar o atleta sobre o papel do sistema nervoso central na dor, especialmente na dor crônica, pode aumentar a receptividade do atleta a uma abordagem biopsicossocial para o manejo da dor. A fisioterapia é importante para a maioria dos problemas de dor, especialmente nas fases subaguda e crônica. Além da terapia voltada para o aumento da força, resistência e resistência, e para corrigir os contribuintes biomecânicos para a dor e a lesão, fisioterapeutas treinados e informados podem atuar como clínicos da linha de frente que identificam e abordam conceituações imprecisas de dor e lesão, além de influências psicossociais e contextuais sobre a dor. Estratégias psicológicas, que pode começar imediatamente após a lesão, também visam o controle da dor diretamente através do treinamento em habilidades como relaxamento muscular e imagens, bem como indiretamente, identificando e abordando as preocupações e preocupações de um atleta, quaisquer distúrbios de saúde mental e fatores ambientais relevantes para a recuperação e retorno ao jogo.[18]

Várias modalidades de recursos físicos e massagens têm sido tradicionalmente os pilares da fisioterapia para a abordagem do atleta com dor. No entanto, essas técnicas não demonstram benefício claro além dos efeitos inespecíficos. Por outro lado, há evidências em outras modalidades de dor (particularmente dor crônica) de que as abordagens baseadas em movimento e exercício podem melhorar a eficácia do paciente para o manejo da dor e do medo da recorrência da lesão. As intervenções psicossociais demonstram eficácia na reabilitação esportiva e incluem treinamento de habilida-des no estabelecimento de metas, imagens, relaxamento e autodeclarações positivas. Essas estratégias são categorizadas como terapias cognitivo-comportamentais. A avaliação psicológica e a intervenção de um especialista devem ser consideradas pela comissão técnica, para que possam ser implementadas quando necessário e sem estigma.[18]

O sono desordenado é comum entre os atletas, tanto quando se recuperam de lesões quanto durante as temporadas de competição e treinamento. O sono e a dor têm uma relação recíproca – a dor perturba o sono e a má qualidade ou duração do sono aumenta os níveis de dor em populações clínicas e diminui os limiares de dor em pessoas saudáveis. Abordar os distúrbios do sono pode melhorar o desempenho e a saúde geral do atleta.[18]

A cirurgia eletiva não tem lugar no tratamento da dor em si, mas pode abordar danos estruturais não responsivos ao tratamento não operatório ou para evitar mais comprometimento da saúde de um atleta. Uma operação para uma lesão crônica e condição de dor deve ter como objetivo corrigir um problema estrutural que influencia a dor e as limitações funcionais consequentes a essa alteração. O manejo adequado e eficaz da dor requer uma abordagem individualizada, incluindo uma avaliação das implicações do tratamento para a saúde de curto e longo prazo. A prescrição ou a provisão de medicação é comum ao manejo da dor em atletas de elite. Os medicamentos analgésicos devem ser usados de acordo com os regulamentos relevantes e as diretrizes gerais para seu uso seguro e eficaz. Os princípios farmacológicos fundamentais do manejo da dor em atletas de elite incluem:

- A prescrição de medicamentos deve ser apenas um componente do manejo da dor. A combinação do uso de medicamentos com medidas não farmacológicas apropriadas limita a incapacidade e otimiza a probabilidade de melhora.
- Os medicamentos devem ser prescritos na menor dose eficaz pelo menor período. Eles devem ser descontinuados se forem ineficazes ou não tolerados, e à medida que a dor da lesão se resolve.
- Os medicamentos devem ser prescritos de forma consistente com os princípios farmacológicos e farmacodinâmicos estabelecidos e reconhecidos, incluindo a via de administração, o tempo de início da ação, a eficácia para o alívio da dor e os potenciais efeitos secundários e complicações. A consideração do histórico médico e medicamentoso de um atleta é essencial.
- Os médicos que prescrevem medicamentos analgésicos para atletas devem possuir uma compreensão completa das regras e regulamentos vigentes em relação a substâncias proibidas e isenções de uso terapêutico específicas do órgão regulador que controla o esporte do atleta.
- Registrar a gravidade da dor relatada pelo atleta (p. ex., com uma escala de classificação numérica) pode ser útil no monitoramento da eficácia de um medicamento.
- Os medicamentos prescritos só devem ser fornecidos aos atletas por profissionais de saúde licenciados que entendam os potenciais efeitos colaterais ou o uso indevido de medicamentos e cujo licenciamento inclua esse escopo de prática. A documentação escrita de cada avaliação e prescrição é um padrão básico de atendimento.
- O consentimento informado é fundamental na assistência médica, incluindo as situações em que a medicação

é prescrita. Isso também vale para o cuidado com o atleta de elite; no entanto, a obtenção desse consentimento pode ser um desafio em situações competitivas quando um atleta procura a condição de retorno ao jogo. No mínimo, qualquer risco substancial de agravamento em curto ou longo prazo de uma lesão deve ser discutido e documentado.[18]

Os médicos que prestam cuidados em um cenário de treino ou jogo devem ter um plano abrangente de ação médica de emergência, incluindo provisões para o manejo da dor aguda. Paracetamol, dipirona, anti-inflamatórios não esteroidais e anestésicos locais são comumente empregados em tais situações. Não há evidências convincentes que demonstrem que opioides, como o cloridrato de tramadol e a codeína, proporcionam alívio da dor superior aos fármacos descritos. Medicamentos para dor aguda normalmente não devem ser usados por mais de cinco dias. Se não houver um contribuinte inflamatório conhecido para a dor, os analgésicos são preferíveis a um anti-inflamatório não esteroidal devido ao seu menor perfil de risco na maioria das pessoas. No geral, as evidências sugerem que as injeções de corticosteroides podem proporcionar alívio da dor e acelerar a reabilitação, mas não melhorar a cicatrização tecidual. Dois outros tipos de terapias injetáveis utilizadas são a terapia com plasma rico em plaquetas (PRP) e a viscossuplementação. O PRP tem sido usado para abordar uma variedade de condições que vão desde lesão muscular aguda até tendinopatia e osteoartrite. A literatura sobre a eficácia do PRP tem sido dificultada por limitações metodológicas. A viscossuplementação tem sido mais estudada no tratamento da osteoartrite.[18]

A dor associada à lesão esportiva pode ser aguda (até 6 semanas), subaguda (de 6 a 12 semanas) ou crônica (3 meses ou mais). Antes de iniciar medicamentos adjuvantes para dor crônica, se possível, o atleta deve ser avaliado por um clínico com experiência no manejo da dor. Deve-se considerar que a dor seja impulsionada pela ativação nociceptiva periférica *versus* dor neuropática ou nociplástica. É essencial diagnosticar a lesão e a causa da dor e iniciar a reabilitação que aborde ambos. Assim, as estratégias não farmacológicas devem começar imediatamente. Quando a dor não melhora conforme o esperado, ou muda em sua distribuição ou qualidade, é indicada uma reavaliação imediata, com três objetivos distintos, mas relacionados: 1) determinar se o diagnóstico inicial está correto; 2) determinação de se a lesão está cicatrizando conforme o esperado; e 3) identificação de importantes fatores não lesivos que possam estar influenciando a dor.[18]

Uma substância será considerada para inclusão na Lista Proibida se cumprir dois dos três critérios seguintes:

- a utilização da substância melhoraria ou tem o potencial de melhorar o desempenho desportivo;
- a utilização da substância representa um risco real ou potencial para a saúde;
- a utilização da substância seria considerada contrária ao "espírito desportivo".

O código médico do Comitê Olímpico Internacional é claro a esse respeito e afirma que "a saúde e o bem-estar dos atletas são proeminentes e prevalecem sobre considerações competitivas, econômicas, legais ou políticas". O princípio da não maleficência (não causar dano) deve orientar as ações e recomendações do clínico para o paciente em dor aguda. Em contextos de dor crônica, no entanto, há oportunidades mais amplas para discussões com o paciente, incluindo uma avaliação de objetivos de curto e longo prazo, o potencial de conflitos emocionais que podem surgir com sofrimento prolongado e a possibilidade de influências externas mais pronunciadas na tomada de decisão ética.[18]

O manejo da dor no atleta de elite deve sempre seguir princípios de boa prática médica, ser multidisciplinar e ocorrer com o entendimento de que dor e lesão não são a mesma coisa. Há uma necessidade de aumentar a conscientização dos médicos do esporte sobre os recentes avanços na compreensão da dor e do seu manejo por meio de orientações baseadas em evidências. Dado que a dor é comumente autogerenciada por atletas que usam suplementos ou medicamentos sem receita médica, informações especificamente destinadas a atletas sobre o uso seguro e eficaz de analgésicos também são justificadas.

CONCLUSÃO

O handebol é um esporte olímpico jogado coletivamente que apresenta uma grande variedade de ações ofensivas e defensivas. A ocorrência de lesões está associada às características desse esporte. Assim, as rápidas mudanças de direção, saltos e aterrisagens favorecem as lesões por entorse. O arremesso da bola com o membro superior na ação ofensiva favorece as lesões por repetição e o contato físico previsto entre os jogadores favorece o trauma direto. A alta intensidade com que a modalidade é praticada favorece as lesões por sobrecarga e fadiga. O diagnóstico dessas lesões se faz por meio da história do trauma e do exame físico do jogador, entre eles os exames de imagem são ferramentas importantes na confirmação das hipóteses e na tomada de decisões, sobretudo na vigência de um torneio. A prevenção das lesões por fadiga se faz pelo monitoramento de treinamento esportivo, com base em parâmetros internos (percepção subjetiva de esforço e medida do impulso de treino) e parâmetros externos (velocidade e distância percorrida). As lesões por entorse e repetição podem ser prevenidas pelo trabalho de equilíbrio muscular e propriocepção. O diálogo contínuo entre o treinador e o departamento de saúde representa uma importante estratégia para que o risco de lesões seja minimizado. O tratamento das lesões no handebol tem como objetivo oferecer ao atleta a condição de recuperar a sua condição funcional dentro do menor tempo e com a maior qualidade.

REFERÊNCIAS

1. Manchado C, Martínez JT, Pueo B, Tormo JMC, Vila H, Ferragut C; et al. High-performance handball player's time-motion analysis by playing positions. Int J Environ Research Pub Health. 2020;17(18):6768.
2. Bragazzi NL, Rouissi M, Hermassi S, Chamari K. Resistance training and handball players' isokinetic, isometric and maximal strength, muscle power and throwing ball velocity: a systematic review and meta-analysis. Int J Environ Research Pub Health. 2020;17(8):2663.
3. Bojić I, Valdevit Z, Veličković M. The causes and prevention of injuries in handball. Teme. 2020;423.
4. Mariscal G. Changes in different salivary biomarkers related to physiologic stress in elite handball players: the case of females. Scientific Reports. 2019;9:19554.
5. Aasheim C. Prevalence and burden of overuse injuries in elite junior handball. BMJ Open Sport Exerc Med. 2018;4:e000391.

6. Giroto N, Hespanhol Junior LC, Gomes MRC, Lopes AD. Incidence and risk factors of injuries in Brazilian elite handball players: a prospective cohort study. Scandinavian J Med Sci Sports. 2015;27(2):195-202.

7. Laver L. (Org.). Handball sports medicine. Springer Berlin Heidelberg; 2018.

8. Martín-Guzón I, Muñoz A, Lorenzo-Calvo J, Muriarte D, Marquina M, Larubia A. Injury prevalence of the lower limbs in handball players: a systematic review. Int J Environ Research Pub Health. 2021;19(1):332.

9. Vila H, Barreiro A, Ayán C, Antõnez A, Ferragut C. The most common handball injuries: a systematic review. Int J Environ Research Pub Health. 2022;19(17):10688.

10. Bencke J, Tillaar RVD, Møller M, Wagner H. Throwing biomechanics: aspects of throwing performance and shoulder injury risk. Handball Sports Med. Springer Berlin Heidelberg. 2018;69-79.

11. Zebis MK, Bencke J. Biomechanical aspects in handball: lower limb. Handball Sports Med. Springer Berlin Heidelberg. 2018;61-8.

12. Hadjisavvas S. Risk factors for shoulder injuries in handball: systematic review. BMC Sports Sci Med Rehab. 2022;14:204.

13. Upadhyaya V, Choudur HN. Update on sports imaging. J Clin Orthop Trauma. 2021;21:101555.

14. Maciel FO, Miranda R, Ferreira-Jõnior JB, Goulart T, Brandão F, Werneck FZ, et al. Analysis of different training load monitoring methods in youth women handball players. Apunts Sports Med. 2022;57(215):100381.

15. Silva BARS, Martinez FG, Pacheco AM, Pacheco I. Efeitos da fadiga muscular induzida por exercícios no tempo de reação muscular dos fibulares em indivíduos sadios. Rev Bras Med Esporte. 2006;12(2):85-9.

16. Myklebust G, Zebis MK, Andersson SH. Injury prevention in handball. Handball Sports Med. 2018;403-12.

17. Borella DR. Incidência de lesões esportivas em atletas com deficiência física praticantes de handebol em cadeira de rodas. Rev Assoc Bras Ativ Motora Adapt. 1969;13.

18. Hainline B. International Olympic Committee consensus statement on pain management in elite athletes. Brit J Sports Med. 2017;51(17):1245-58.

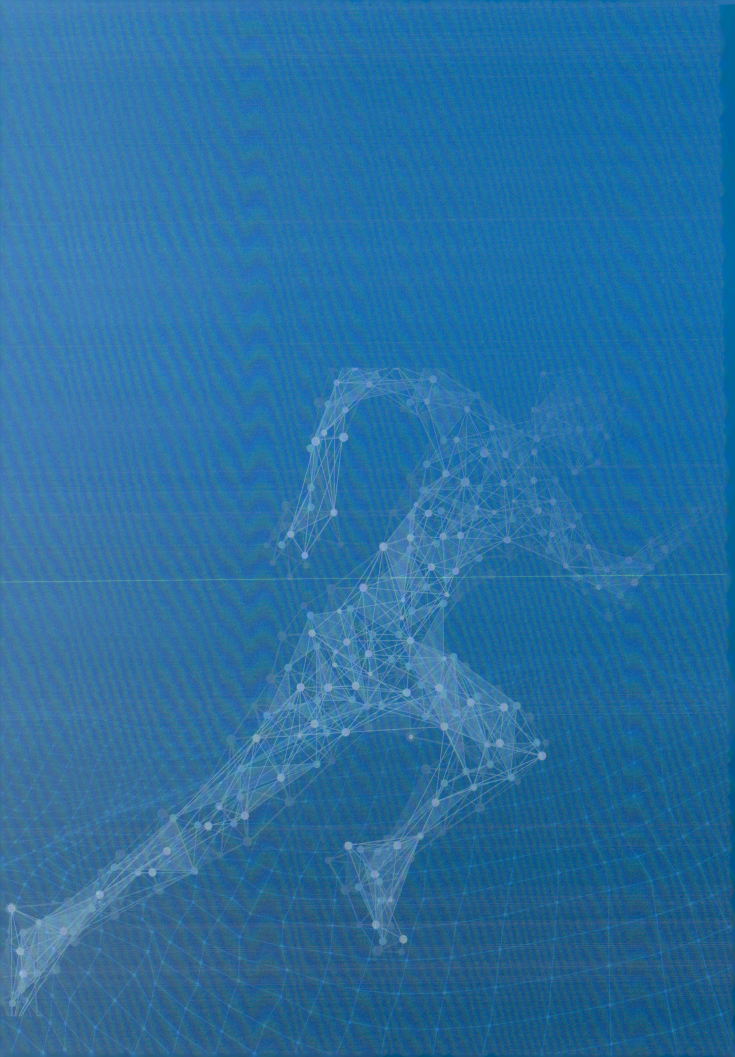

Hóquei sobre grama

45

▶ Ciladi Maurício

●INTRODUÇÃO

O hóquei sobre grama é um dos esportes mais antigos, com uma história que remonta a cerca de 4.000 anos. As decorações nas paredes da tumba de Kheti, no Egito, já representavam jogadores com bastões rudimentares e uma bola, o que mostra a antiguidade desse esporte.

O hóquei posteriormente se estabeleceu nas Ilhas Britânicas, e o jogo moderno começou a ser pratiacado na Inglaterra em meados do século XIX. Índia, Paquistão e Austrália também foram pioneiros na prática desse esporte. O primeiro clube formal de hóquei sobre grama foi o Blackheath Football and Hockey Club, fundado em 1861. E, em 1886 foi criada a English Hockey Association (EHA). Em 1901, o hóquei sobre grama foi exportado para os Estados Unidos como um esporte praticado principalmente por mulheres. Com o tempo, o hóquei evoluiu e se tornou mais rápido e fisicamente exigente, levando a um aumento no número e na gravidade das lesões.

Nas Olimpíadas de Londres de 1908, foi incorporado como um esporte de exibição. E nas Olimpíadas de Antuérpia de 1920, tornou-se um esporte olímpico. O hóquei feminino foi incluído nas Olimpíadas de Moscou em 1980 e, desde então, tornou-se um esporte muito popular para mulheres em todo o mundo. Holanda, Alemanha, Argentina e Espanha são algumas das potências do hóquei feminino.

No início do século XX, o hóquei sobre grama chegou à Argentina graças aos imigrantes britânicos, fundando o primeiro clube de hóquei em 1908, o Buenos Aires Cricket and Rugby Club. Na década de 1920, o hóquei sobre grama tornou-se um esporte popular naquele país, especialmente entre as mulheres, e equipes femininas começaram a se formar nacionalmente. Em 1927 foi fundada a Federação Argentina de Hóquei sobre Grama (FAHC).

Durante as décadas de 1940 e 1950, o hóquei na Argentina começou a se desenvolver internacionalmente, e a seleção masculina começou a participar de competições internacionais, como a Copa do Mundo e os Jogos Olímpicos. A partir da década de 1970, o time feminino também cresceu e foi na década de 1990 que experimentou o pico de popularidade e o país se tornou uma potência esportiva. Foi nessa época que nasceu o nome do time feminino de hóquei em campo: Las Leonas. Mais tarde, Los Leones, time masculino, começaria. As equipes masculina e feminina conquistaram várias medalhas em competições internacionais, incluindo medalhas de ouro nos Jogos Olímpicos, na Copa do Mundo e nos Jogos Pan-americanos.

É imperativo notar que o hóquei moderno é jogado em um campo sintético, seja baseado em um tapete de água ou areia sintética. Esses recursos à base de água, que mantêm a umidade constante por meio da irrigação artificial, são mais duros que a grama, o que significa que a bola se move mais rápido e quica mais alto, tornando o jogo mais rápido e dinâmico. Requer técnicas e habilidades ligeiramente diferentes daquelas necessárias em uma quadra de grama. Ele facilitou o jogo mais rápido e aumentou a demanda nas habilidades motoras mais finas dos atletas em termos de controle de taco e bola, por meio de destreza manual e coordenação olho-mão. A análise do custo fisiológico e do gasto calórico do hóquei o colocou na categoria de esporte de alta intensidade.

A carga física do jogo é considerável, principalmente no que diz respeito à flexão e curvatura da coluna e ao aumento de intensidade na musculatura isquiotibial. O fato de o esporte estar cada vez mais intenso faz com que a incidência de lesões aumente continuamente, o que gera uma predisposição para algumas lesões específicas.[1]

Uma lesão é definida, de acordo com o Conselho Europeu em Oosterbeek, como o fenômeno que ocorre durante o treinamento ou competição e que causa ao jogador as seguintes consequências:

1. redução do nível de atividade esportiva e sua quantidade;
2. necessidade de um diagnóstico anatômico do tecido danificado e o tratamento correspondente;
3. efeito socioeconômico adverso.

As lesões podem ser classificadas de acordo com o tempo de recuperação necessário:

1. grau I (leve): de 1 a 7 dias;
2. grau II (moderado): de 8 a 21 dias;
3. grau III (grave): a partir de 22 dias ou invalidez permanente.

LESÕES MAIS FREQUENTES

O hóquei sobre grama é um esporte de alta intensidade que requer agilidade, velocidade e habilidades técnicas avançadas. É sempre importante desenvolver uma boa técnica e habilidades de jogo, manter um nível adequado de treinamento, acompanhado de uma boa alimentação, hidratação e descanso.

Com relação às lesões mais típicas do hóquei, foi demonstrado que as mulheres têm maior incidência de lesões nos joelhos e tornozelos, enquanto os homens têm maior incidência de lesões na cabeça, concussões e lesões nos ombros (luxações e lesões no manguito rotador, especialmente nos goleiros). Outra diferença entre os gêneros dos atletas de hóquei é que as mulheres tendem a ter proporção maior de gordura corporal e menor de massa muscular quando comparadas aos homens.[2]

O jogador de hóquei pode ser considerado um velocista de alta resistência devido ao seu consumo máximo de O_2, VO_2 Max, de 55 a 60 mL/kg/min. Isso requer que o músculo trabalhe em alta velocidade para produzir energia e manter a velocidade. O consumo de oxigênio no nível muscular está relacionado com a produção de energia nas células musculares. Durante a contração muscular, o tecido muscular usa ATP (trifosfato de adenosina) para produzir energia. O ATP é produzido através de três sistemas principais de energia: ATP-PC, glicolítico e o aeróbico. Durante os tiros curtos com acelerações rápidas, há predomínio dos dois primeiros sistemas.

Inicialmente, não requerem oxigênio e podem produzir energia rapidamente, mas têm capacidade limitada para isso. Portanto, a oferta de oxigênio nos músculos não é muito alta durante esses tiros curtos e rápidos. No entanto, durante períodos de jogo mais longos e contínuos, como o segundo tempo da partida, o corpo começa a usar o sistema aeróbico para produzir energia. Logo, o jogador precisa ter boa capacidade cardiovascular e pulmonar para manter um suprimento adequado de oxigênio durante períodos mais longos de jogo.

A exigência física do hóquei varia em função da intensidade e duração do jogo, mas é elevada devido à sua natureza e ao movimento repetitivo e rápido. Observou-se que as mulheres têm menor capacidade aeróbica e maior taxa de lesões nos membros inferiores, mas também têm maior capacidade de resistência e melhor técnica do que os homens.[3]

É importante enfatizar a prevenção das lesões por meio de exercícios preventivos e elementos de proteção (como protetores bucais, caneleiras, luvas, capacetes etc.), fortalecimento muscular, aumento da capacidade aeróbica, treinamento do gestual esportivo, nutrição, hidratação e repouso para reduzir o risco de lesão.

Um fator diferencial deste esporte é o gesto esportivo. O atleta apresenta como posição usual a flexão do tronco e pelve, e os joelhos e tornozelos semiflexionados. Com esta posição, busca-se uma atitude mais dinâmica e ativa para o jogo. Uma das características relacionadas ao gesto é o chute, que exige um movimento de balanço com os membros superiores para fazer passes de longa distância ou chutar a gol (Figuras 45.1).

Lesões musculares

Distensões e rupturas musculares são as lesões mais comuns no hóquei sobre grama, representando cerca de 24% delas. Devido à superfície onde este esporte é praticado, os músculos da região lombar e da pelve são submetidos a uma tensão significativa. Normalmente, as lesões ocorrem na parte inferior das costas, pelve, quadríceps, isquiotibiais e panturrilhas.

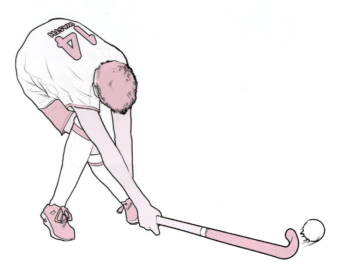

Figura 45.1 Posição do atleta durante o chute com flexão do tronco e pelve e semiflexão dos joelhos e tornozelos.

As lesões musculares geralmente são classificadas em graus 1, 2 e 3 com base na gravidade da lesão. E, de acordo com o tempo de evolução em leve, moderada ou grave.[4]

Contusões que produzem sangramentos sob a pele e são causadas por contato físico (hematomas) são comuns, uma vez que os atletas estão sempre em contato físico direto entre si, a bola e os tacos, o que representam cerca de 16% das lesões no hóquei.[5]

Lesões de mão e punho

Devido à posição semicruzada em que usam o taco na mão direita, as mãos e os dedos são frequentemente feridos. Desde pequenos traumas, ferimentos cortantes, fraturas fechadas e expostas, sendo este o desporto em que os atletas sofrem mais lesões nas mãos e dedos quando comparado aos demais. Os jogadores podem usar luvas de proteção, mas geralmente estas são ineficazes (Figura 45.2).

Lesões faciais

Com a ameaça de bolas e bastões elevados, lesões faciais e traumatismo craniano são muito comuns, quando comparado a outros esportes de contato, como futebol e rúgbi. Essas lesões podem variar de abrasões, traumas leves, cortes na face e no couro cabeludo, até fraturas dos ossos faciais, dentes quebrados, perda de dentes, trauma com lesões oculares, traumatismo craniano e concussão. A última representando 6% das lesões no hóquei sobre grama (Figura 45.3).[6]

Lesões na parte superior do corpo

Lesões no ombro: são comuns em posições defensivas e de meio-campo devido as características do esporte. Lesões comuns incluem: luxação do ombro por contato direto ou queda, subluxação, lesões do manguito rotador, lesões labrais, que representam 10% a 30% de todas as lesões esportivas.[7]

Lesões no cotovelo: Epicondilite lateral, bursites, lesões punho, mãos e dedos são comuns no hóquei sobre grama.

O tratamento dessas patologias pode variar de acordo com sua gravidade e inclui fisioterapia, exercícios de fortalecimento, repouso, uso de órteses e, em alguns casos, tratamento cirúrgico.

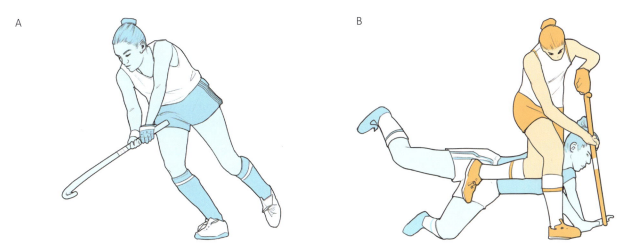

Figura 45.2 **(A)** Posição semicruzada de mãos e punhos predispondo as lesões das mãos. **(B)** Traumas de mão por queda ou contato de terceiros.

Luxação do ombro

Atletas que praticam esportes de contato, como hóquei, correm maior risco de luxação do ombro e lesão de Bankart, que é uma lesão específica na articulação do ombro na qual o labrum é rompido ou separado da escápula.

Os sintomas dessas lesões podem incluir dor intensa no ombro, fraqueza no braço e sensação de instabilidade na articulação do ombro. O tratamento para essas lesões pode incluir fisioterapia para fortalecer os músculos do ombro e melhorar a estabilidade articular, bem como a imobilização do ombro com tipoia para permitir a cicatrização da lesão. Em casos graves, pode ser necessário procedimento cirúrgico para reparar a lesão de Bankart e estabilizar a articulação do ombro.

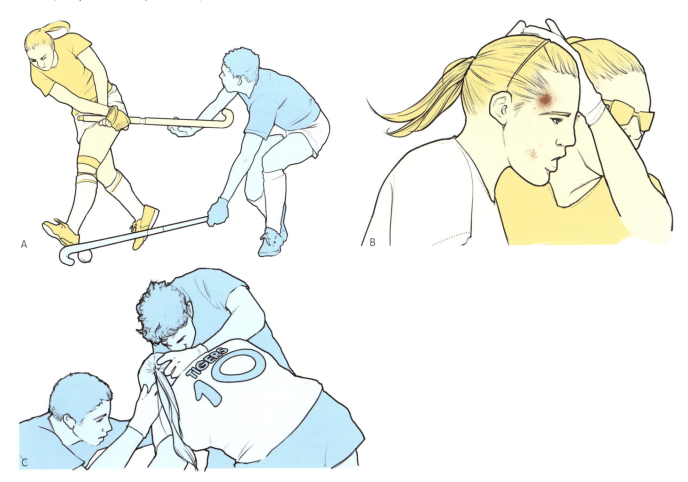

Figura 45.3 Lesões de contato podendo comprometer vários segmentos. **(A)** Trauma de membros superiore. **(B)** Trauma de face. **(C)** Atendimento em campo de lesão de face.

TRATADO DE ACUPUNTURA E DOR NA MEDICINA ESPORTIVA

Conclusão, a luxação do ombro e lesão de Bankart são lesões comuns devido à natureza física do esporte. É importante procurar atendimento médico imediato se houver suspeita de lesão no ombro e seguir o plano de tratamento recomendado para evitar complicações em longo prazo.

Lesão do manguito rotador

A lesão do manguito rotador é outra lesão comum entre os atletas. O manguito rotador é um grupo de músculos e tendões que envolvem a articulação do ombro e ajudam a mover e estabilizar o braço.

Os atletas podem sofrer lesões no manguito rotador devido a arremessos repetidos e golpes com o taco de hóquei, bem como quedas e colisões com outros jogadores. Os sintomas de uma lesão do manguito rotador podem incluir dor no ombro e no braço, fraqueza e dificuldade em movê-lo acima da cabeça.

O tratamento para uma lesão do manguito rotador pode incluir fisioterapia, medicamentos para controle de dor e inflamação, imobilização do braço em tipoia e, em alguns casos, cirurgia. A fisioterapia pode ajudar a fortalecer os músculos do ombro e melhorar a amplitude de movimento. Em alguns casos, a cirurgia pode ser necessária para reparar os tecidos danificados do manguito rotador.

Para evitar tais lesões, é importante que os praticantes se aqueçam adequadamente antes dos jogos e façam exercícios de alongamento para preparar a musculatura do ombro para o exercício físico. Os atletas também devem trabalhar em sua técnica de jogo para reduzir a tensão no ombro e evitar movimentos repetitivos que possam causar lesões.

Lesões de membros inferiores

O hóquei sobre grama é um esporte de ritmo muito rápido, com mudanças bruscas de direção, aceleração e desaceleração. São comuns as lesões nos pés, como fraturas nos dedos. Lesões no joelho também são comuns, incluindo entorses, lesões meniscais e lesões ligamentares, principalmente o ligamento cruzado anterior. Além disso, foram observadas lesões musculares (quadríceps, isquiotibiais e panturrilhas), síndrome do estresse medial da tíbia e fraturas por estresse.

Lesões no joelho são causadas por giros, mudanças rápidas de direção e saltos. Um estudo publicado na revista *Sports Health* em 2015 descobriu que 31% das lesões no joelho eram lesões ligamentares e 17% eram lesões meniscais.[8] Outro estudo publicado no *American Journal of Sports Medicine* em 2019 descobriu que 46% das lesões de hóquei sobre grama foram nos joelhos.[9]

Em resumo, lesões musculares (direta e indireta), ligamentares e cutâneas são frequentes em membros inferiores.

As lesões no hóquei sobre grama podem ser agrupadas da seguinte forma:

- Lesões causadas por fatores externos ao jogador, como contusões gerados por contato com a bola, taco ou colisões com outros jogadores. Muitos deles necessitam de atendimento médico de emergência.
- Lesões causadas por fatores que dependem do jogador, geradas por forças internas que atuam nos músculos, ligamentos ou articulações. As estruturas músculo--tendíneas em região posterior da coxa, por serem mui-

to recrutadas durante a prática esportiva, são as mais lesionadas.

O tratamento para essas lesões inclui o fortalecimento muscular, visando os músculos do quadril, coxa e glúteos com exercícios de agachamentos, elevações do quadril e flexão/extensões dos membros inferiores, juntamente com os treinos de flexibilidade.

Lesões do ligamento cruzado anterior

O ligamento cruzado anterior (LCA) é uma estrutura importante na estabilização do joelho, e as lesões desse ligamento são algumas das mais graves que podem ocorrer em um atleta. Elas podem ocorrer por contato direto, colisão com outro jogador ou até sem contato.

Existem vários fatores predisponentes para lesões do LCA, incluindo o gênero. As mulheres correm maior risco do que os homens, possivelmente devido a diferenças biomecânicas e à anatomia da pelve e dos joelhos. Foi demonstrado que as mulheres têm uma taxa de lesão do LCA até seis vezes maior do que os homens que praticam o mesmo esporte. Isso ocorre porque elas têm uma pelve mais larga que os homens, o que pode alterar o alinhamento dos joelhos e aumentar o estresse no LCA. Além disso, as mulheres costumam ter maior frouxidão articular, o que pode tornar os joelhos mais instáveis e aumentar o risco de lesões.

Existem vários fatores que predispõem às lesões do LCA, incluindo sexo, idade, lesões anteriores, atividade física e anatomia. Os jogadores de hóquei correm alto risco para essas lesões devido à intensidade e características do esporte. Portanto, é importante que os jogadores tomem medidas preventivas para reduzir o risco de lesões do LCA.

Foi realizada uma revisão da literatura de estudos anteriores sobre lesões do LCA em jogadores de hóquei sobre grama.[10] Os fatores de risco para o desenvolvimento de lesões do LCA incluem idade, histórico de lesões, falta de flexibilidade, condicionamento físico ruim e técnica de jogo ruim. O diagnóstico da lesão do LCA é feito por meio da história clínica e exame físico, que inclui inspeção do joelho acometido, sua mobilidade e manobras específicas realizadas pelo médico.

As radiografias são úteis para descartar fraturas e avulsões das espinhas tibiais. O diagnóstico é confirmado com uma ressonância magnética, que mostra a magnitude da ruptura e a presença de lesões associadas. A decisão de qual abordagem terapêutica é a mais indicada deve ser feita pelo médico analisando cada paciente em particular, levando em consideração fatores como idade, tipo de lesão do LCA, presença de lesões associadas, nível de exigência física, instabilidade subjetiva e história.

Na maioria dos casos, o tratamento é cirúrgico e consiste na reconstrução do ligamento lesado com enxerto de tendão do próprio paciente ou de banco de tecidos. O tratamento também pode inclui a fisioterapia, fundamental na reabilitação.

Hoje, existem várias técnicas de reconstrução do LCA e a mais adequada é escolhida para cada caso. Embora a cirurgia seja minimamente invasiva, ainda é um procedimento altamente complexo que requer materiais específicos para fixar o enxerto ao osso, como titânio ou parafusos. Apesar de haver riscos associados à cirurgia, como rejeição do enxerto, trombose de membros inferiores e infecções, ela é segura e fundamental para o tratamento das lesões do LCA.

Lesões meniscais

No hóquei sobre grama, as lesões meniscais geralmente ocorrem como resultado de uma força de torção ou compressão no joelho enquanto o jogador está em movimento. Essas lesões também podem ocorrer como resultado de trauma direto com outro atleta.

A síndrome meniscal pode ser causada por um processo inflamatório (conhecido como pinça meniscal) ou por uma ruptura da cartilagem meniscal durante jogo ou treino. O diagnóstico diferencial é realizado por meio da ressonância magnética. Se for inflamatório, o tratamento é conservador (fisioterapia, gelo, AINEs e repouso esportivo). E, havendo ruptura, indica-se o tratamento cirúrgico por meio de artroscopia. O conceito atual é realizar o reparo da cartilagem meniscal por meio de sutura, deixando a meniscectomia para casos graves ou irreparáveis. Os sintomas de uma lesão meniscal podem incluir dor, inchaço, perda da amplitude de movimento e a sensação de estar com joelho travado ou preso. Para evitar tais lesões no hóquei sobre grama, é importante usar equipamentos de proteção adequados, como joelheiras, sapatos e garantir que o campo de jogo esteja em boas condições.

Síndrome patelofemoral

A síndrome patelofemoral (SPF) é uma condição comum em jogadores de hóquei sobre grama que afeta mais frequentemente as mulheres. Nela, ocorre o deslocamento anômalo da patela sobre a tróclea femoral, o que causa dor e fricção na articulação. Os jogadores dessa modalidade são particularmente propensos à SPF devido à natureza do esporte, que requer movimentos repetitivos de alta intensidade, gerando sobrecarga significativo nos joelhos.

Os sintomas podem aumentar com a atividade física e melhorar com o repouso, gerar rigidez, dificuldade para caminhar e/ou correr, podendo ainda apresentar estalidos ou ruídos ao se movimentar, danos à cartilagem (condromalácia) e dores nas articulações.

A SPF foi amplamente estudada na literatura médica e demonstrou ter uma relação complexa com fatores biomecânicos: como forças dinâmicas em valgo devido à rotação interna do fêmur; fraqueza dos rotadores externos e abdutores do quadril (glúteo médio e mínimo). Fatores que podem levar a lateralização e inclinação da patela.

A apresentação clínica da SPF pode variar dependendo da gravidade da condição, os sintomas mais comuns incluem dor anterior no joelho, rigidez e dificuldade para correr. O diagnóstico da SPF é feito pela avaliação clínica e pelo uso de imagens como radiografias e ressonância magnética. O tratamento para SPP pode incluir exercícios de fortalecimento muscular, fisioterapia, terapia manual e órteses, entre outros. Por exemplo, o PRP (plasma rico em plaquetas) pode ser uma opção de tratamento. Khan *et al.* (2015) realizaram um ensaio clínico randomizado avaliando o efeito do PRP na síndrome femoropatelar em 60 jogadores de hóquei. Os resultados mostraram uma melhora significativa na dor e na função.[5]

Filardo *et al.* (2015) realizaram um estudo prospectivo envolvendo 40 jogadores que receberam uma injeção de PRP e mostraram melhora significativa na dor e na função em comparação com o grupo controle.[11] Patel *et al.* (2016) realizaram um estudo retrospectivo no qual avaliaram o uso do PRP em 22 jogadores no tratamento da síndrome femoropatelar. Os

---

A reabilitação pré- e pós-cirúrgica é tão importante quanto a cirurgia. O trabalho com a fisioterapia antes da cirurgia visa restaurar a mobilidade total do joelho e fortalecer a musculatura do membro afetado. Após a reconstrução, e um período de repouso e imobilização, o trabalho é retomado para recuperar a funcionalidade articular e fazer um retorno gradual à atividade esportiva e/ou laboral.

Nas últimas décadas, a evolução do conhecimento permitiu o desenvolvimento de técnicas cirúrgicas mais seguras. Nos Estados Unidos, cerca de 250 mil procedimentos de reconstrução do LCA são realizados a cada ano, com 90% a 95% de resultados satisfatórios, números semelhantes aos nacionais. No entanto, possíveis sequelas são um grande problema, entre elas a osteoartrite secundária à lesão do LCA, que tem um perfil pessoal variado. Alguns pacientes não apresentam sinais ou sintomas de osteoartrite do joelho após a cirurgia, enquanto outros sofrem desse fenômeno degenerativo. É importante levar em conta as implicações sociais, econômicas e de saúde em longo prazo que isso acarreta. Atualmente, programas de treinamento específicos estão sendo implementados para prevenir a lesão do LCA e reduzir sua frequência, já que é uma condição prevalente. O aumento da sua incidência é em parte consequência de mudanças no estilo de vida, competitividade e falta de adaptação física às exigências excessivas que impomos ao nosso corpo.

Quanto à sensação de ter uma ruptura do LCA, ocorre uma dor repentina no joelho que pode ser acompanhada por um estalido na articulação. Soma-se a isso um aumento do volume da articulação e uma sensação de instabilidade na perna afetada, o que dificulta o apoio e a deambulação. Esportes de contato como futebol e rúgbi apresentam a maior incidência de lesões do LCA em nossa sociedade, seguidos do hóquei, basquete e vôlei, devido a movimentos que colocam em risco o LCA, como pivôs, giros bruscos, mudança de direção e saltos.

As lesões do LCA são um problema sério para os jogadores de hóquei, pois podem afetar seu desempenho em campo. É essencial que os atletas estejam cientes dos fatores de risco que contribuem para o desenvolvimento dessas lesões e que tomem medidas preventivas para reduzir o risco de lesões. Da mesma forma, é essencial que os médicos e treinadores esportivos sejam treinados para reconhecer os sintomas das lesões do LCA e fornecer tratamento adequado.

Nesse sentido, as lesões do LCA em jogadores de hóquei são evitáveis com medidas adequadas. É fundamental que os jogadores estejam cientes dos fatores de risco e sigam recomendações específicas de exercícios de fortalecimento e alongamento para evitar lesões. Médicos esportivos também devem ser treinados para reconhecer e tratar lesões do LCA em tempo hábil para garantir que os jogadores possam se recuperar rapidamente e retornar ao campo no menor tempo possível.

É importante levar em consideração as diferenças de gênero ao projetar programas de prevenção de lesões para jogadores de hóquei sobre grama, pois as estratégias eficazes de prevenção podem variar de acordo com o gênero. Os programas de prevenção de lesões devem se concentrar no fortalecimento muscular, na técnica de jogo, e na educação para prevenção de lesões, sendo adaptadas às necessidades específicas de cada gênero.

resultados mostraram uma redução significativa da dor e incapacidade na maioria dos pacientes tratados com PRP.[12,13] O uso de órteses, como joelheiras com dispositivos de centralização da patela, pode reduzir a pressão na área afetada. No entanto, cada caso de SPF é único e deve ter um tratamento específico, personalizado e multidisciplinar, que inclua ortopedista, fisiatra, fisioterapeuta e preparador físico. Em casos mais graves, o tratamento cirúrgico pode ser considerado. Entender essa condição pode ajudar a prevenir seu desenvolvimento e promover uma recuperação bem-sucedida.

Entorse de tornozelo (complexo ligamentar lateral)

É produzido por um movimento de inversão e flexão plantar do pé. Dos três fascículos, o mais acometido é o fibulotalar anterior, que ocorre frequentemente ao pisar na bola ou ao trocar de superfície (grama e/ou sintético). O entorse de tornozelo quando ocorre durante a corrida, normalmente é leve. Por outro lado, quando ocorre ao pisar na bola, a gravidade é maior, podendo levar inclusive à ruptura total do complexo ligamentar lateral.

Fascite de plantar

A fascite plantar é uma lesão comum em muitos esportes, incluindo no hóquei. É caracterizada por dor no calcanhar ou na região plantar. Essa lesão pode ser causada pelo aumento na carga de treinamento, treino em superfície rígida, uso de calçados inadequados ou uma combinação desses fatores.

O tratamento da fascite plantar pode incluir fisioterapia, alongamento do complexo da panturrilha, tendão calcâneo e fáscia plantar. Ajuste do calçado, use de órteses, terapia por ondas de choque e terapia à laser, podem auxiliar no tratamento. A utilização do PRP também pode ser útil. É importante para os atletas a regularidade nos treinos de resistência e flexibilidade, principalmente em membros inferiores.

Um estudo publicado no *Journal of Athletic Training* avaliou a eficácia do tratamento com PRP em jogadores de hóquei sobre grama com fascite plantar crônica. Os resultados mostraram que, após três semanas de tratamento, os jogadores que receberam PRP apresentaram melhora na dor e na função do pé em comparação com aqueles que receberam ácido hialurônico.

Tendinopatia do calcâneo

É uma lesão comum em esportes que envolvem saltos, corridas e mudanças de direção, podendo causar esforços repetitivos no tendão calcâneo e levar a tendinopatia.

Síndrome da banda ileotibial

Ocorre devido atrito entre o tendão do músculo tensor da fáscia lata e o epicôndilo lateral do fêmur. O principal sintoma é a dor mecânica na parte externa do joelho.

Fraqueza dos músculos do quadril (glúteo médio), pronação excessiva dos pés (tendência a pés chatos) e discrepâncias dos membros inferiores são importantes fatores predisponentes. O teste de Ober pode ser útil no diagnóstico, em que há dor ao aduzir o membro acometido.

O tratamento é feito com AINES, gelo, fortalecimento muscular, fisioterapia, terapias ortobiológicas (PRP), ondas de choque e até tratamento cirúrgico nos casos mais rebeldes ou recorrentes.

Entender esses fatores biomecânicos é fundamental tanto para prevenir seu aparecimento quanto para tratá-lo desde o início.

- **Tendinopatia ou lesões dos músculos isquiotibiais**: lesões comuns em esportes que envolvem corrida e mudanças de direção. Nesse tipo de esporte, as roturas dos isquiotibiais são muito comuns durante treinos de velocidade e mudanças de direção, favorecidas pela fadiga muscular.

- A **tendinopatia glútea** é uma condição comum entre atletas, incluindo jogadores de hóquei. É a principal fonte local de dor lateral do quadril e se apresenta como dor sobre o trocânter maior que pode se estender pela lateral da coxa. Para diagnosticá-la corretamente, deve-se realizar um exame minucioso do quadril, costas e pelve, pois a patologia local sintomática pode coexistir com fontes mais distantes.

Se a carga continuar a ser aplicada ao tendão, essas lesões podem exceder a taxa de reparo e piorar progressivamente, causando dor e disfunção. O resultado pode ser uma tendinopatia.

Portanto, é importante descansar a área dolorida e evitar qualquer atividade que piore a dor. Além disso, exercícios suaves de amplitude de movimento do quadril e alongamento devem ser feitos para evitar rigidez. Avanços nos testes de diagnóstico, uma compreensão mais clara dos fatores de risco e programas de recuperação podem melhorar o prognóstico e os resultados futuros para aqueles com essa condição.

Lesões em coluna vertebral

Lombalgia, doenças do disco intervertebral, fraturas são as patologias mais frequentes que causam dor na região lombar em atletas de hóquei sobre grama.[14]

Lombalgia

A dor lombar é uma lesão comum em jogadores dessa modalidade, podendo limitar sua performance esportiva. Esta condição ocorre na parte inferior das costas e pode estar relacionada a dores miofasciais, lesão do disco intervertebral ou degeneração das vértebras.

Os atletas de hóquei sobre grama possuem o risco de desenvolver dor lombar devido à natureza do esporte. As exigências físicas do jogo podem sobrecarregar significativamente a coluna e os músculos das costas. Exercícios físicos repetitivas e falta de treinamento adequado também podem contribuir para a dor lombar.

O tratamento pode incluir fisioterapia, medicações para controle de dor e, em casos graves, cirurgia. A fisioterapia pode ajudar a fortalecer os músculos da região dorsal e lombar, melhorando os sintomas álgicos.

Para prevenir a dor lombar, é importante que os atletas sigam uma rotina de treinamento adequada, incluindo exercícios de fortalecimento das costas e alongamentos. Também é importante que eles se aqueçam adequadamente antes dos jogos e treinos para reduzir o risco de lesões. Além disso, eles devem apresentar uma técnica de jogo adequada e evitar movimentos que possam sobrecarregar desnecessariamente a região lombar.

- **Higiene esportiva**: Existe uma relação direta entre treinamento, preparação física (muscular e proprioceptiva), repouso e alimentação para evitar lesões e melhorar o desempenho.

- **Higiene postural**: Embora não seja útil durante o jogo, é fundamental manter uma boa postura durante as atividades diárias e manter uma boa qualidade muscular.

- **Cuidados com a pele**: Manter a pele hidratada, controle a transpiração, corte as unhas corretamente, e usar meias adequadas para proteger a pele do atrito do calçado e permitir a transpiração.

- **Calçado**: O calçado deve estar adaptado à superfície e permitir a realização do gesto desportivo sem interferências. Deve ter as seguintes características:
  - amortecimento: deve incorporar acolchoamento na entressola para absorver os impactos sofridos nos pés e membros inferiores;
  - proteção: o material da parte frontal do calçado deve ter alta consistência para proteger os dedos dos impactos, e a parte traseira deve proporcionar maior estabilidade;
  - à prova d›água: deve ser à prova d›água para evitar que entre durante o jogo;
  - adesão: a sola deve ter uma boa relação com a superfície. Se o campo for de grama artificial, a sola deve ter travas curtas, enquanto se for jogada em grama natural, as travas devem ser mais longas;
  - peso: em geral, o sapato mais leve é melhor, mas sempre respeitando as características já mencionadas;
  - ortopedia: os exames de podologia são recomendados para aqueles com maior risco de lesões devido à funcionalidade prejudicada e/ou morfologia dos pés ou extremidades inferiores.

Hérnia de disco

A prevalência de hérnia de disco em atletas de hóquei sobre grama varia entre os estudos, mas estima-se que seja relativamente alta. Os fatores de risco para desenvolver uma hérnia de disco incluem idade, histórico de lesões, falta de flexibilidade, condicionamento físico ruim e técnica de jogo ruim. A sua apresentação clínica é semelhante à de outros pacientes não atletas. Os sintomas incluem dor lombar, ciática, fraqueza muscular e parestesia em membros inferiores. Os mesmos podem apresentar diminuição na performance esportiva devido à fraqueza muscular e/ou dor.

O tratamento da hérnia de disco em atletas de hóquei depende da gravidade da lesão e suas características clínicas. Em casos leves, terapias conservadoras, como fisioterapia, analgésicos e exercícios de fortalecimento muscular, podem ser usadas. Em casos mais graves, tratamentos invasivos, como a cirurgia, podem ser considerados. A hérnia de disco é uma patologia comum em atletas desta modalidade, mas pode ser evitada com medidas preventivas. Os atletas devem estar cientes dos fatores de risco e seguir recomendações específicas de exercícios de fortalecimento e alongamento para evitar lesões.

CONCLUSÃO

O hóquei sobre grama é um esporte olímpico de alta intensidade que exige um jogo rápido, dinâmico e ágil, com técnicas e habilidades motoras específicas.

O presente capítulo aborda algumas das patologias mais frequentes nessa modalidade esportiva, bem como as alterações biomecânicas que conduzem a lesões nos atletas.

Uma vez que a carga física do jogo é considerável e tem feito com que a incidência de lesões continue aumentando, o que gera uma predisposição a algumas lesões específicas, é sempre importante desenvolver um bom esquema de preparação física, acompanhado de boa alimentação, hidratação e descanso para minimizar as chances de lesões.

Foi demonstrado que as mulheres têm maior incidência de lesões nos joelhos e tornozelos, risco maior de ruptura do LCA do que os homens devido a diferenças biomecânicas e anatômicas na pelve, enquanto traumatismo craniano, concussão e lesão cerebral são comuns em homens. As mulheres têm maior proporção de gordura corporal, menos massa muscular, menor capacidade aeróbica, porém maior capacidade de resistência e melhor técnica do que os homens.

Um fator diferenciador desse esporte é o gesto esportivo, a posição usual de um jogador de hóquei, é com o tronco e a pelve flexionados e os joelhos e tornozelos em semiflexão, buscando uma atitude mais dinâmica e ativa para o jogo. Por isso, é muito importante criar uma equipe de trabalho multidisciplinar e integrada entre comissão técnica e departamento de saúde. Assim, será possível prevenir as patologias mais frequentes no hóquei sobre grama.

REFERÊNCIAS

1. Ayerza M, Rivarola Etcheto C, Maestu J. Principios básicos de cirugía artroscópica. 2019.
2. Baechle TR, Earle RW. Principios del entrenamiento de la fuerza y del acondicionamiento físico. 2. ed. 2000.
3. Filardo G, Kon E, Roffi A, Di Matteo, B, Merli ML, Marcacci M. PRP for the treatment of cartilage defects: a systematic review and meta-analysis of preclinical studies. Cartilage. 2015;6(4):245-57.
4. Hutson-Ward W. (ed.). Medicina musculoesquelética. Manual de Oxford. 2. ed. 2017.
5. Khan KM, Cook JL, Bonar F, Harcourt P. Overuse tendinosis, not tendinitis, part 1: a new paradigm for a difficult clinical problem. Phys Sportsmed. 1999;28(5):38-48.
6. Miller MD, Chhabra A, Konin JG. Condiciones de medicina deportiva: reconocimiento, tratamiento, planificación. 2015.
7. Patel DR, Villalobos A. Sports injuries in children and adolescents. Pediatr Clinf North Am. 2016;63(1):21-46.
8. Smith J, Patterson D, Patel A. PRP versus hyaluronic acid for the treatment of knee osteoarthritis: a systematic review and meta-analysis of randomized controlled trials. Knee Surg Sports Traumatol Arthroscopy. 2019;27(6):1790-803.
9. Smith MV, Bedi A, Chen NC, Lindsay A. Ligamento cruzado anterior (LCA) lesiones. Sports Health. 2015;7(3):244-50.
10. Smith MV, Mistry D. Lesiones de rodilla en el hockey sobre césped y factores de riesgo associados. 2015.
11. Smith MV, Calfee RP, Baumgarten KM, Courtney CA. Lesiones de rodilla. Am J Sports Med. 2015;43(6):NP21-NP27.
12. Smith MV, Marchetti DC. PRP, plasma rico en plaquetas en lesiones musculares en jugadores de hockey. Am J Sports Med. 2014;42(5):1264-71.
13. Smith MV, Mistry D. PRP en SPF (síndrome patelofemoral). 2019.
14. Smith MV, Mistry D. Revisión sistemática sobre lesiones en el hockey sobre césped. 2016.

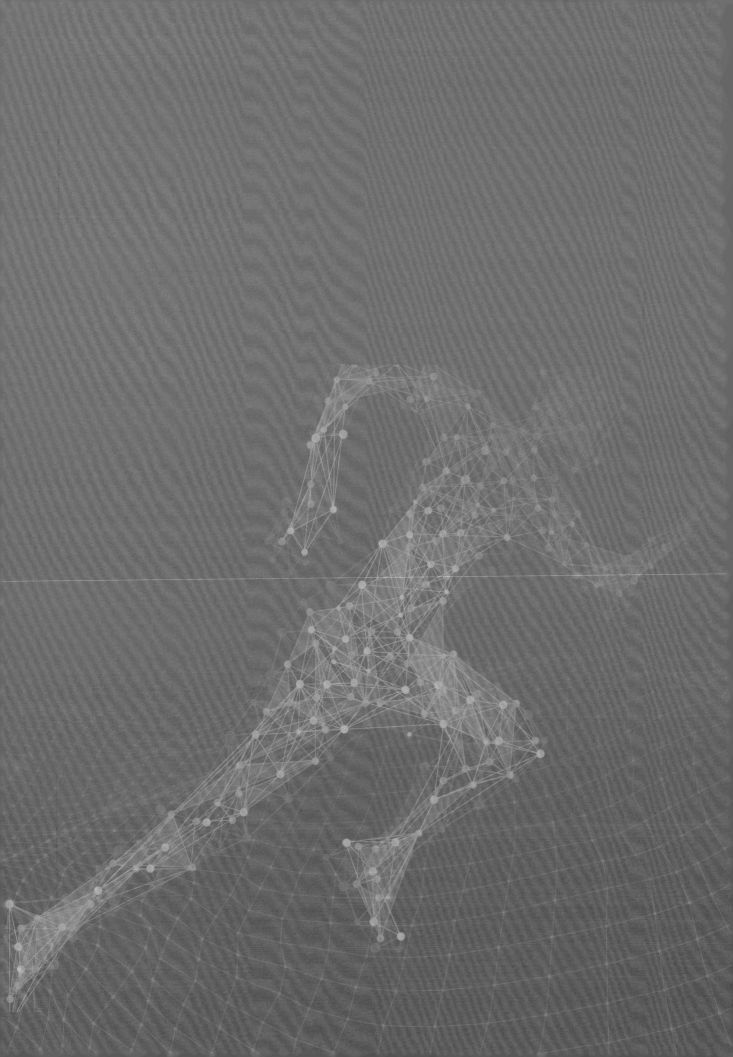

Hóquei sobre patins

46

▶ Bernat de Pablo Márquez ▶ Jordi Arboix Alio

● INTRODUÇÃO

Em 1991, Juan Antonio Samaranch, presidente do Comitê Olímpico Internacional, definiu o hóquei sobre patins como um esporte que combina espontaneidade, velocidade, espírito coletivo, domínio de técnica individual e abordagem tática. Samaranch referia-se a um esporte que praticou quando jovem como modalidade de exibição nos Jogos Olímpicos de Barcelona em 1992.

O hóquei sobre patins é uma modalidade de patinação originária na Inglaterra em 1885. É um esporte onde duas equipes de 5 jogadores (4 jogadores de pista e um goleiro) se enfrentam. Os jogadores andam em patins clássicos (com dois pares de rodas paralelas) e impulsionam uma bola sólida e redonda com um bastão de madeira. O objetivo do jogo é introduzir a bola na baliza adversária (Figura 46.1).

O tamanho-padrão da quadra é de 40 por 20 metros, o piso pode ser de madeira, borracha ou cerâmica e os limites do campo de jogo são delimitados por um pedestal e uma cerca de pelo menos 1 metro de altura. Os cantos da pista devem ter uma forma semicircular. A duração das partidas na categoria sênior é de 2 partes de 25 minutos. De acordo com as regras de cada competição, pode ser necessário tempo adicional em caso de empate.

É um esporte praticado principalmente em países europeus (p. ex., Itália, Portugal, França, Espanha, Alemanha e Suíça) e na América Latina (Argentina, Chile, Colômbia e Brasil). A pouca difusão do esporte em países anglo-saxões e asiáticos tem sido um dos principais empecilhos para seu desenvolvimento em um mercado esportivo cada vez mais globalizado.

O hóquei sobre patins é considerado um esporte de contato rápido e dinâmico, uma vez que mudanças constantes de velocidade e direção são executadas. Por isso, os jogadores devem desenvolver a coordenação específica do esporte e habilidades motoras para otimizar seu desempenho. A execução técnico-tática do esporte é realizada em alta intensidade e exige grande precisão para que a equipe possa executar com eficiência ações conjuntas de ataque, defesa e contra-ataque em alta velocidade.

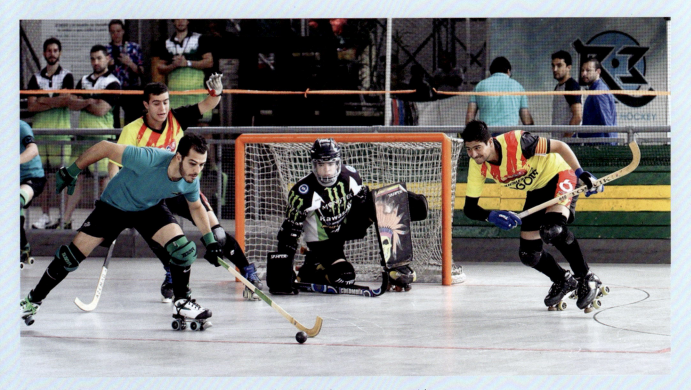

Figura 46.1 Posição dos jogadores de quadra e do goleiro durante uma partida.
Fonte: Federação Colombiana de Patinação.

EPIDEMIOLOGIA DAS PRINCIPAIS LESÕES

O estudo das lesões em atletas de hóquei ganhou importância nas últimas décadas. A tese de Van Mechelen (1992) que propõe uma sequência de atividades para sua prevenção e os programas propostos pelo Comitê Olímpico Internacional permitiram o estudo detalhado das lesões esportivas e o seu impacto para atletas e clubes (Figura 46.2).

Infelizmente, o hóquei sobre patins não conta com um ambiente tão profissional quanto outros esportes, por essa razão, estudos sobre lesões têm sido escassos até o momento. No entanto, o interesse científico pelas lesões em atletas de elite nesta modalidade tem aumentado nos últimos anos, conforme destacam os artigos de Pablo et al.

Em geral, as lesões em atletas de elite do hóquei sobre patins são menos frequentes do que em outros esportes *indoor*, como basquete ou futsal. A proporção de incidência de lesões nas primeiras divisões do hóquei espanhol foi de 6,86 lesões/100 atletas/temporada (IC 95%, 61,2% a 76,8%).

A razão de incidência foi maior em atletas do sexo feminino do que em atletas do sexo masculino, com uma razão de incidência de 1,33 (IC 95%, 1,10% a 1,61%).

Lesões musculotendíneas

As lesões musculotendíneas são as mais frequentemente descritas em atletas de hóquei sobre patins. A área mais frequentemente afetada é a região da coxa, principalmente no grupo adutor. O músculo adutor longo é o mais frequentemente lesionado em atletas masculinos e femininos.

Lesões nos isquiotibiais, tão frequentes em esportes como futebol ou hóquei em campo, são raras em jogadores de hóquei em patins.

O fato de os músculos adutores serem os mais frequentemente afetados também está relacionado a uma alta incidência de osteopatia dinâmica do púbis (dor na virilha).

Outra lesão significativa em atletas desse esporte são as síndromes compartimentais crônicas na musculatura tibial. A biomecânica da patinação, com a postura da ponta dos pés e apoio nos calcanhares, gera uma sobrecarga nessas estruturas musculares, causando dores crônicas e, por vezes, necessitando de tratamento cirúrgico.

A posição para a prática desportiva também é relevante na patologia da região lombar. A flexão anterior do tronco para melhor controle da bola causa sobrecarga nas vértebras e na musculatura lombar, ocasionando episódios de lombalgia e degeneração discal.

Lesões traumáticas

Como o hóquei sobre patins é um esporte de contato, as lesões traumáticas são especialmente comuns.

Em nível de proteção, os jogadores de campo devem usar luvas, joelheiras e caneleiras. Atletas masculinos também devem usar protetor genital. O uso de protetor bucal é opcional, assim como o uso de capacete, que foi aprovado nos últimos anos.

Entre as lesões mais frequentes estão as fraturas dos dedos das mãos e dos pés, bem como as fraturas dos ossos faciais. Entre as lesões traumáticas, o estudo das lesões craniofaciais é especialmente relevante (Figura 46.3). Resultados publicados pela Federação Catalã de Patinação confirmam que 24% das lesões em atletas federados de todas as idades afetam a região craniofacial. Em consequência do estudo apresentado, a referida Federação introduziu a obriga-

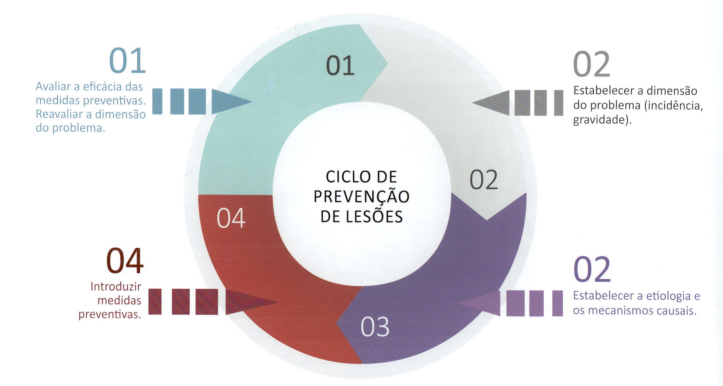

Figura 46.2 Ciclo de prevenção de lesões segundo Van Mechelen et al.

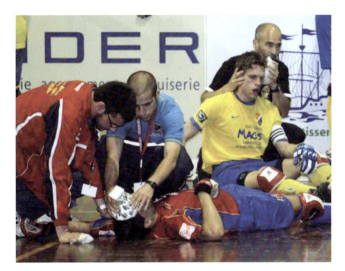

Figura 46.3 Traumatismo craniano entre jogadores de quadra.
Fonte: Federação Espanhola de Patinação.

toriedade do capacete de proteção nas categorias menores de 15 anos, equiparando o esporte ao hóquei no gelo, onde o capacete é obrigatório em todas as categorias desde 1965.

Lesões articulares

As lesões articulares mais frequentemente descritas são as ligamentares do tornozelo, principalmente no sexo feminino. Foi descrita maior quantidade de lesões ligamentares da extremidade inferior em atletas do sexo feminino. Esse fenômeno já foi observado em outros esportes, nos quais estava relacionado a maior frouxidão ligamentar em mulheres.

Deve-se notar que os estudos de Pablo *et al.* não descreveram nenhum caso de lesão do ligamento cruzado anterior durante duas temporadas completas nas principais ligas espanholas. As lesões do ligamento cruzado anterior são uma verdadeira epidemia em outros esportes e têm grande impacto no desempenho e na carreira dos atletas. A biomecânica do hóquei sobre patins com a falta de fixação do pé no solo devido ao uso dos patins pode ser uma explicação para a ausência de lesões nessa estrutura.

Lesões do goleiro

A posição de guarda-redes é uma das mais importantes no hóquei sobre patins, tendo grande influência no resultado do jogo.

Embora por muitos anos a posição de goleiro tenha sido considerada a mais perigosa do hóquei, a proteção do goleiro (capacete, protetor de pescoço, tórax, braços e pernas), (Figura 46.4) tornaram as lesões traumáticas menos frequentes do que em jogadores de quadra.

No nível das lesões musculotendinosas, o padrão de lesão dos goleiros é diferente dos jogadores de campo: a sua alteração brusca de postura torna frequente as lesões dos isquiotibiais, sobretudo no músculo semimembranoso.

Com relação às lesões articulares, são frequentes as lesões do ligamento colateral medial e as lesões meniscais. Ambas as lesões podem ser explicadas pelo agachamento e sobrecarga articular nessa articulação.

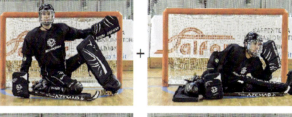
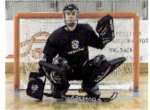
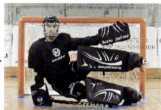
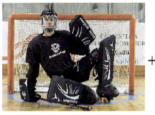
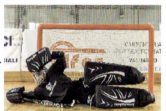

Figura 46.4 Posições típicas do goleiro de hóquei sobre patins.
Fonte: Guillem Trabal See More.

● BIOMECÂNICA DA MODALIDADE

Patinação

A ação de patinar nesse esporte é essencial para o movimento e manobrabilidade do taco e da bola no campo de jogo. Um dos aspectos mais importantes da biomecânica da patinação na modalidade é a postura corporal. Os jogadores devem manter uma postura adequada para obter movimentos eficientes e evitar lesões. A postura correta inclui uma posição semiflexionada das pernas e uma leve inclinação do tronco, permitindo que o centro de gravidade fique o mais baixo possível. Desta forma, o jogador tem maior controle sobre seus movimentos ao mesmo tempo em que gera maior força no movimento, o que lhe permite reagir rapidamente aos estímulos inerentes ao jogo (trajetória da bola, oposição ao adversário e interação com os companheiros de equipe).

Em nível biomecânico, a ação da patinação no hóquei pode ser dividida em duas fases: a de impulso e a de recuperação. Durante a fase de impulso, o jogador gera a força necessária para avançar. Ele deve realizar um movimento de extensão de perna que lhe permita impulsionar-se para frente. A extensão da perna deve ser feita com rapidez e força, para obter a máxima eficiência no referido deslocamento. Na fase de recuperação, o jogador traz a perna para trás para se preparar para o próximo impulso. Ele deve manter a perna o mais próximo possível do chão para não perder tempo no movimento. Além disso, o jogador deve realizar um movimento de flexão de perna que o permita se preparar para o próximo impulso.

Para os primeiros impulsos, partindo de uma posição estática, o jogador usa o calcanhar do patins dando pequenos passos em alta frequência, para depois aproveitar a inércia gerada e continuar patinando com as rodas. Nos primeiros impulsos, comumente conhecidos como a ação do *start*, o jogador realiza extensões de perna enquanto quando já tem impulso e continua gerando impulsos com as rodas, combina vetores de força frontal e lateral.

Ao contrário da patinação de velocidade, onde a biomecânica da ação de patinar também foca na posição dos braços durante o movimento (os braços devem estar estendidos para frente, para gerar maior aerodinâmica e maior impulso, e o tronco deve manter uma posição ereta, para permitir maior estabilidade e controlo do movimento), no hóquei sobre patins o envolvimento das extremidades superiores é menor devido à preensão do taco.

Apesar do fato de que os jogadores podem atingir altas velocidades, as trajetórias descritas geralmente não são lineares. O fato de o hóquei ser jogado numa pista pequena (40 × 20 m) e dada a natureza intrínseca da modalidade (desporto de situação com colaboração-oposição) obriga o jogador a fazer constantemente curvas, travagens e mudanças de direção, especificando uma solicitação muscular adequada nas extremidades inferiores, especialmente na forma de contrações excêntricas.

Nesse sentido, a frenagem lateral é o gesto mais abrupto do hóquei sobre patins, consistindo em uma desaceleração rápida realizada por meio de uma rotação de 90° da bacia e uma rotação frontal de 90° das extremidades quanto ao sentido da frenagem. O uso exagerado dos músculos adutores durante a frenagem lateral e a natureza assimétrica do esporte (principalmente pelo fato de se movimentar com o bastão nas mãos) podem explicar as frequentes lesões desse grupo muscular, além de desencadear dores na virilha. Por outro lado, a falta de fixação do pé devido ao uso do patim pode explicar a baixa incidência de lesões dos músculos isquiotibiais ou lesões intra-articulares do joelho.

Lançamento

O arremesso é uma das habilidades técnicas mais importantes no hóquei sobre patins, pois permite que os jogadores marquem gols. A potência desses arremessos vem aumentando em decorrência da evolução física dos atletas e das melhorias nos equipamentos esportivos, quantificando a velocidade da bola em torno de 115 km/h.

O arremesso envolve vários movimentos biomecânicos, incluindo transferência de peso corporal, balanço de braço, rotação de tronco e flexão de perna. A posição inicial do jogador é fundamental, pois ele deve estar equilibrado nos patins e ter uma boa postura. A posição do pé de apoio é importante para a transferência de peso e estabilidade, enquanto a posição do pé de arremesso afeta a direção e a força deste.

A técnica correta do lançamento é dividida em três fases: preparação, execução e finalização. Na fase de preparação, o jogador deve posicionar seu corpo de forma que tenha uma boa base de apoio e consiga gerar o máximo de força no lançamento. Segundo Ballestero, a posição dos pés é fundamental na fase de preparação. Os pés devem estar afastados na largura dos ombros, com um pé à frente e outro atrás, permitindo boa estabilidade e equilíbrio. O corpo deve estar ligeiramente inclinado para a frente, a fim de permitir maior transferência de peso para a bola durante o lançamento.

Durante a fase de execução, o jogador deve transferir energia do corpo para a bola a partir do movimento do taco. A velocidade do taco no momento do impacto com a bola é um dos principais fatores que influenciam a velocidade e a trajetória do chute.

No que tange aos músculos envolvidos no arremesso, a extensão do braço e a rotação do tronco abrange principalmente os músculos do braço e do ombro, bem como o tronco e os músculos estabilizadores. A coordenação desses músculos é essencial para conseguir um arremesso preciso e poderoso. Da mesma forma, apesar de não haver dados precisos que tenham analisado esse envolvimento por meio de estudos eletromiográficos (EMG), o envolvimento muscular irá variar de acordo com a execução do tiro "pá" (em atletas manidestros com movimento da esquerda para a direita com braço direito na posição superior) ou "colher" (em atletas manidestros com movimento da direita para a esquerda com o braço direito na posição superior).

Goleiros

Nesse esporte, o goleiro é um jogador fundamental cujo principal objetivo é evitar que a equipe adversária marque gols. A posição específica dele, de cócoras na baliza e ocupando uma pequena área, limita sua movimentação, logo é necessário que este tenha técnica adequada para se movimentar de forma rápida e eficaz. Nesse sentido, o seu posicionamento é fundamental para conseguir defender a baliza de forma eficaz.

No decorrer de uma partida, a habilidade técnica do goleiro é realizada em três momentos distintos: a) posição de repouso relativo enquanto a própria equipe está com a posse de bola; b) fase de preparação: acompanhamento do jogo no momento em que a equipe adversária se encontra na fase ofensiva e à procura de opções de lançamento; c) fase de paragem do remate: situação final em que o goleiro intervém para tocar na bola antes dos remates dos jogadores adversários (Figura 46.4).

As posições iniciais são aquelas utilizadas pelo goleiro como ponto de partida para realizar as habilidades técnicas de movimentação, paralisação de chutes, interceptação de passes etc. Em nível biomecânico, podem ser classificados de acordo com as seguintes técnicas:

- **Agachamento**: o goleiro fica agachado com o glúteo apoiado nos calcanhares e o calcanhar dos patins apoiado no chão. É a posição utilizada pelos regulamentos nas ações de pênaltis e faltas diretas.
- **Joelho no chão**: o goleiro coloca o joelho direito (se o goleiro for destro) apoiado no chão e apoia a nádega no calcanhar. A perna esquerda (se o goleiro for destro) posiciona-se reta ou dobrada junto à direita. Ambas as luvas são livres, com a luva de bastão rente ao chão.
- **Semitela ou "V"**: o goleiro suporta o peso na luva do taco e mantém as pernas semiflexionadas. Nesta posição, o movimento da luva é muito limitado e a luva de parada é totalmente livre. Essa posição também pode ser feita colocando as nádegas no chão.

Referindo-se à ação específica do momento em que o goleiro toca a bola; a parada, seria definida como aqueles movimentos feitos a partir das posições iniciais para interagir diretamente com a bola: parar arremessos, interceptar e/ou recuperar bolas etc. Da ação da parada vale destacar as duas principais técnicas:

- **Hurdling**: uma habilidade técnica assim chamada porque a posição das pernas imita o movimento de um atleta saltando sobre as barreiras. A partir desta posição, o goleiro estica a perna livre e apoia as nádegas no chão.

- **Tela**: técnica que consiste em colocar as duas pernas laterais e paralelas, ao mesmo tempo em que o corpo se apoia na luva do bastão. A intenção do goleiro é sair do gol frontalmente para diminuir o ângulo de lançamento e realizar uma habilidade técnica que ocupe o máximo de espaço, gerando muito volume com o corpo.

MECANISMO DE LESÃO

A natureza do esporte torna as lesões traumáticas especialmente comuns. A velocidade de movimentação dos atletas e da bola, bem como a presença de elementos sólidos como a cerca, a baliza, fazem com que o risco de trauma seja elevado.

Lesões por uso excessivo estão relacionadas à postura específica do esporte. A biomecânica da patinação causa maior sobrecarga na região pubiana e na região tibial, da mesma forma, a flexão anterior do tronco causa sobrecarga na região lombar. Em se tratando de goleiros, a posição agachada e as mudanças bruscas na postura do joelho causam sobrecarga nessa articulação.

Por outro lado, a falta de fixação do pé em relação ao uso de patins tem seu efeito benéfico, pois há baixíssima incidência de lesões musculares ao nível do bíceps femoral (lesão muscular com grande impacto em termos de perda esportiva) e lesões do ligamento cruzado anterior em atletas de hóquei em patins.

PREVENÇÃO

A literatura científica sobre lesões no hóquei em patins era escassa até os últimos anos. Os artigos publicados em 2022 por de Pablo *et al.* e Quintana *et al.* permitiram definir as lesões mais frequentes neste esporte com grandes amostras de atletas. Como as lesões não foram claramente definidas, os programas de prevenção têm sido realizados de forma heterogênea e empírica por diferentes profissionais ligados ao esporte. De qualquer forma, apesar da falta de evidências claras a esse respeito, muitos profissionais já realizavam protocolos de prevenção de lesões em região púbica/glútea.

Com relação às lesões craniofaciais, algumas federações nacionais estão implementando o uso de capacetes nas categorias inferiores. O uso de capacete em atletas seniores, apesar de ser opcional em atletas seniores, é excepcional. Nos próximos anos, a eficácia dessas medidas de prevenção nas categorias inferiores será relatada.

Por outro lado, outros esportes, como rugby, hóquei no gelo e futebol americano, adotaram regras de tolerância zero no que tange a concussões, buscando mudanças nas regras do jogo e realizando treinamentos para treinadores, jogadores e funcionários para que haja conscientização sobre as repercussões e efeitos (em curto, médio e longo prazos) desse tipo de lesão nos atletas. Todavia, essas medidas não estão em vigor no hóquei em patins e a sua implementação deve ser avaliada.

ESPORTE PARAOLÍMPICO

Existe uma variante paraolímpica do hóquei sobre patins, o hóquei em cadeira de rodas elétrica. A constituição das equipes é a mesma do hóquei sobre patins, com um goleiro e 4 jogadores de campo. As partidas duram 2 partes de 20 minutos. É disputado em times mistos e sem categoria de idade.

Os atletas podem usar o bastão de mão ou o bastão de pé (ou bastão em T). Gols com bastão em T valem o dobro dos gols marcados com o bastão de mão (Figura 46.5).

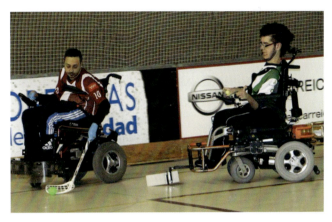

Figura 46.5 Foto de um jogo de hóquei em cadeira de rodas. Esportista usando o bastão de mão (à esquerda) e esportista usando o bastão em T ou o bastão do pé (à direita).
Fonte: Adaptada de Federación Española de Deporte.

É um esporte que pode ser praticado por atletas com patologias graves que causam grandes limitações físicas, como esclerose múltipla, poliomielite ou tetraplegia. Dependendo do grau de deficiência do atleta, ele recebe uma pontuação entre 1 (grande deficiência) e 5 (menor deficiência), sendo obrigatório que os 5 jogadores que estiverem na pista ao mesmo tempo não somem mais de 12 pontos.

Até o momento, nenhum estudo foi realizado sobre lesões neste esporte.

TRATAMENTO

O tratamento das lesões no hóquei sobre patins não apresenta diferenças significativas com outros esportes. O papel do fisioterapeuta é fundamental no manejo e evolução das lesões musculares e tendíneas. O processo de reincorporação após uma lesão deve seguir os passos da Figura 46.6, devidamente supervisionados pela equipa multidisciplinar (médico, preparador físico e fisioterapeuta).

As lesões que requerem tratamento cirúrgico descritas na literatura são secundárias à instabilidade glenoumeral, síndrome crônica do compartimento tibial, hérnia de disco sintomática ou osteossíntese de fraturas. Não foram descritos casos de lesões musculares que necessitassem de reparo

Retorno à participação Retorno ao esporte Retorno ao desempenho

Figura 46.6 Sequência de reincorporação após lesão.

cirúrgico (a mais frequente em outros esportes é a lesão do tendão proximal do bíceps femoral).

CONCLUSÃO

O hóquei sobre patins é um esporte coletivo, dinâmico e com contato frequente entre seus atletas. As lesões mais frequentes em seus atletas são as musculotendíneas na região da virilha (adutores). As características das lesões são semelhantes entre os gêneros masculino e feminino, apesar de serem um pouco mais frequentes em atletas do sexo masculino. Os jogadores de campo correm maior risco de lesões do que os goleiros. Apesar do dinamismo e velocidade do esporte, a incidência de lesões é menor do que em outros esportes *indoor*.

REFERÊNCIAS CONSULTADAS

1. Arboix J, Aguilera J, Ferrándiz C. Roller hockey: correlative study about the speed capacity with and without skates. Rev Int Deportes Colectivos. 2017;31:18-31.
2. Arboix J, Aguilera J, Rey F, Buscà B, Fort, A. Asimetrías neuromusculares entre miembros inferiores en jugadores de hockey sobre patines. Rev Int Ciencias Deporte. 2018;14(54):358-73.
3. Arboix J, Aguilera J. Comparación entre criterios de pierna dominante y pierna fuerte en hockey sobre patines. J Sport Health Research. 2021;13(1):13-22.
4. Bahr R, Clarsen B, Derman W, Dvorak J, Emery CA, Finch CF, et al. International Olympic Committee Consensus Statement: methods for recording and reporting of epidemiological data on injury and illness in sports 2020 (Including the STROBE extension for sports injury and illness surveillance (STROBE-SIIS)). Orthop J Sports Med. 2020;8(2):2325967120902908.
5. Ballestero E. El hockey sobre patines: variables del rendimiento en el disparo a portería (Doctoral dissertation). 2019. Universitat de Lleida.
6. de Pablo B, Peña J, Moreno D, Casals M. Injury incidence and patterns in rink hockey: a systematic review. Apunts Sports Med. 2022;57(214):1-12.
7. de Pablo B, Sugimoto D, Arboix J, Rodas G, Casas M. Analysis of injuries during 2019 Rink Hockey World Championship. Phys Sport Med. 2022;1-7.
8. de Pablo B, Trabal G, Yanguas J, Dominguez D, Rodas G, Casals M. Epidemiología lesional en la liga española de hockey patines masculina y femenina: un estudio descriptivo. Arch Med Deport. 2022;39(6):334-40.
9. Edouard P, Ford KR. Great challenges towards sport injury prevention and rehabilitation. Front Sport Act Liv. 2020;80(2):1-5.
10. Fernández D, Varo F, Carmona G, Reche X. Quantification of external load of elite rink hockey players in official matches. J Sports Med Phys Fitness. 2020;60(12):1550-25.
11. Hägglund M, Walden M, Magnusson H, Kristenson K, Bengtsson H, Ekstrand J. Injuries affect team performance negatively in professional football: an 11-year follow-up of the UEFA Champions League injury study. Br J Sports Med. 2013;47(12):738-42.
12. Merino J, Baiget E, Peña J Análisis de la actividad competitiva en jugadores profesionales de hockey sobre patines. Rev Kronos. 2014;13(2):35-44.
13. Pout R. The early years of english roller hockey. Thanet Printing Works. 1993.
14. Quintana-Cepedal M, Rodríguez MÁ, Crespo I, del Valle M, Olmedillas H. Epidemiology of rink hockey-related injuries. J Sport Rehabil. 2022;32(1):1-6.
15. Trabal G, Daza G, Arboix J. Influencia de las variables contextuales en la intervención del portero de hockey patines en la falta directa. Cuadernos Psicol Deporte. 2020;20(2):139-51.
16. Trabal G, Daza G, Riera J. Habilidades técnicas del portero de hockey patines en la falta directa. Retos. 2019;36:69-73.
17. Trabal G, Daza G, Riera J. La eficacia del portero en la falta directa del hockey patines. Apunts Educ Fís Deportes. 2020;139:56-64.
18. Trabal G. El porter d'hoquei patins en la falta directa a l'OK Liga (Doctoral dissertation). Universitat de Barcelona. 2017.
19. van Mechelen W, Hlobil H, Kemper HC. Incidence, severity, aetiology and prevention of sports Injuries. A review of concepts. Sports Med. 1992;14(2):82-99.
20. Vaz M, Ramos N, Abrantes J, Queirós de Melo F, Conceiçao F. Biomechanics of the penalty stroke in roller hockey. Rev Portuguesa Ciencias Desporto. 2011;2(11):129-32.
21. Warnock R. The effect of injuries on player and team performance: an empirical analysis of the production function in the national hockey league. Tesis doctoral. Skidmore College. Nova York. 2018.

Motocross

> Alexandre Augusto Ferreira > Fabiano Souza Alves

INTRODUÇÃO

Histórico do esporte

O Motociclismo é uma modalidade esportiva que faz uso de motos de diferentes modelos e cilindradas, como Speedy, Motocross, entre outras. Na história do motocross temos de nos reportar à Inglaterra pelos finais da década de 1890, onde a pacata moda de pilotar pelo campo começou. Os motociclistas da época, correndo com suas motos entre árvores e pelo leito seco dos riachos acabaram gerando competições acirradas. A primeira prova organizada de motociclismo que se tem conhecimento aconteceu no dia 29 de novembro de 1897, em Surrey, subúrbio de Londres, na Inglaterra. A prova, chamada de *Motorcycle Scrambles* (subidas de motocicleta) foi o nascimento do motociclismo de competição que ainda não tinha a separação entre Motovelocidade e Motocross.[1] Segundo a história e muitos relatos, a partir dessa prova foi criado um circuito fechado com relevo natural na terra, entre subidas, decidas, barrancos, curvas e obstáculos dos mais diversos tipos, continuando com o nome de *scramble* (subida). Em meados de 1920, houve maior difusão e maior prática da modalidade pela Europa, quando começou a ser conhecido na Holanda e Bélgica, que a modalidade foi intitulada Motocross. No início, o esporte era praticado com máquinas inglesas derivadas das motos de turismo de série, que embora modificadas, ainda eram muito pesadas e pouco ágeis. Há registros de que foi um piloto inglês quem construiu a primeira motocicleta específica para a modalidade, mediante a adaptação de uma moto esportiva para o Motocross. A primeira competição internacional ocorreu na França, em 1939, todavia por muito tempo o Motocross não foi reconhecido internacionalmente como esporte. Em 1957, a Federação Internacional de Motociclismo (FIM), que havia sido criada em 1904, organizou o 1º Campeonato Mundial de Motocross.

O esporte com motocicletas chamado *off-road* (fora de estrada), em suas várias categorias e modalidades, já era praticado na Europa, desde os primórdios da motocicleta. No Brasil, a primeira geração de motociclistas foi registrada nas décadas de 1940 e 1950 já ensaiava algumas competições e logicamente, por falta de estradas pavimentadas, muitas delas eram verdadeiras corridas *off-road*. A primeira prova oficial da modalidade em nosso país ocorreu em 1971 em Curitiba, Paraná, e outra pouco tempo depois em Itanhaém, cidade litorânea do estado de São Paulo, dois anos mais tarde, em 1973, foi criado o Campeonato Brasileiro de Motocross.[2]

A FIM é o órgão responsável por toda e qualquer prova de motociclismo existente no mundo. Durante os Jogos Olímpicos de Sidney, em 2000, ela foi reconhecida pelo Comitê Olímpico Internacional. Atualmente, conta com 113 Federações afiliadas de seis estruturas continentais diferentes.

No Brasil, o órgão responsável pelo motociclismo é a Confederação Brasileira de Motociclismo (CBM), que foi fundada em 11 de março de 1948 e um ano depois se filiou à FMI, passando a utilizar as normas e regras dela. Atualmente existem 25 federações estaduais afiliadas à CBM, com 5 mil atletas federados nas diversas categorias das modalidades do motociclismo.[2]

Minha história na CBM começou em 1995, quando fui convidado para ser o responsável médico da confederação e realizar o mesmo trabalho que já estava fazendo para a Confederação Brasileira de Ciclismo, Confederação Brasileira de BMX e a JetSport Association. Fiquei responsável por introduzir novos conceitos e aperfeiçoar o atendimento médico em todas as competições oficiais da CBM. Não havia na época protocolos e os atendimentos médicos eram realizados por equipes das cidades onde as provas eram realizadas, muitas sem experiencia em atendimento de APH e sem experiência com o próprio esporte. Tive apoio de toda a diretoria e equipe técnica e conseguimos introduzir uma série de melhorias, que foram amplamente reconhecidas, inclusive pela FIM. Como exemplos, fomos o primeiro país a utilizar Quadriciclos para atendimento na pista, isso ocorreu no Mundial de 1999, realizado em Indaiatuba (SP), assim como fomos o único país do mundo a ter um caminhão 4 × 4 ambulância para atendimento *off-road*. Fui responsável pelo projeto do baú do veículo e seu interior.

Uma das prioridades da entidade era voltada para segurança dos atletas durante as competições. Em todas as provas tínhamos um cronograma que começava algumas semanas antes do evento com a checagem de hospitais, ambulâncias e equipes de apoio. Em seguida, checávamos *in loco* as vias de acesso na pista, os pontos de maior risco, os locais de pior acesso, determinava o melhor local para o Ambulatório Médico, os locais das ambulâncias no percurso, das equipes de apoio e as vias de saída para as ambulâncias. Realizava reunião com as pessoas que participavam do esquema de resgate e explicava os protocolos de atendimento e como deviam ser realizados os resgates e transporte dos pilotos. No dia do treino, observava os locais que podiam estar trazendo problemas e, caso oferecessem muito risco, conversava com o diretor de prova para possíveis modificações. Também me reunia com pilotos, técnicos e principalmente com toda a equipe de pista da CBM, mas o trabalho não terminava aí, praticamente ficava de plantão durante todo o final de semana do evento dando apoio 24 horas a toda organização e pilotos.

Quanto à estrutura médica, nosso protocolo para provas de Motocross exigia a presença de no mínimo dois médicos e dez socorristas. Eram necessárias três ambulâncias UTI e próximo ao local do evento tinha que existir hospital com condições para realizar atendimentos de urgência que não poderia estar mais do que a 20 minutos de distância, além de possuir raio X, Centro Cirúrgico e CTI. Nosso protocolo exigia o contato com mais de um hospital, sendo que as distancias não podiam superar 30 km do local ou 20 minutos de ambulância. Também exigiam equipes médicas com neurocirurgião, ortopedista e cirurgião geral que deveriam estar de plantão ou avisadas oficialmente sobre o evento e as necessidades de atendimento. Também fui responsável como Diretor Médico e *Chief Medical Officer* (CMO) de seis Mundiais de Motocross no Brasil. Participei de 15 Campeonatos Brasileiros que somaram 180 etapas, cada etapa com dez corridas treinos, nos sábados, e dez corridas provas nos domingos, totalizando 3.600 corridas (treinos e provas). Participei das Provas das Nações de Motocross, ocorridas em 1999 no Brasil, a Copa do Mundo de Motocross entre os países afiliados à FIM, e que têm um Time representando cada país. Como CMO, podia atuar em qualquer evento da FIM no mundo, quando chamado. O CMO tem a responsabilidade, em eventos da FIM, de coordenar tudo o que envolve o planejamento e atendimento médico aos pilotos no evento.

● CARACTERÍSTICAS DO ESPORTE

Regulamentos

O Motocross, também conhecido como MX pela classificação da Federação Internacional de Motociclismo, realiza provas de velocidades disputadas com motos com características destinadas a este fim. As competições de Motocross incorporam características naturais do terreno e, geralmente, são realizadas em circuitos fechados, com distâncias que podem chegar a 1,5 km, em pista com saltos, curvas, retas e costelas, bem como o salto *table top*.[1] O Regulamento da Confederação Brasileira de Motociclismo define as dimensões da pista em todos os detalhes, como comprimento, larguras ao longo dela, nas curvas e na chegada. O percurso deve ser projetado e preparado de forma a restringir a velocidade média até 45 km/h (a média calculada para uma corrida completa). Em provas internacionais, principalmente o Campeonato Mundial de Motocross, o regulamento é muito mais complexo e com muitas exigências técnicas.[1-2]

Pilotos

Por causa da natureza do Motocross, os pilotos se esforçam fisicamente para absorver choques com joelhos, braços, pescoço e tronco. O assento longo e liso (sem degrau) é projetado para permitir que os pilotos desloquem seu peso rapidamente para fornecer mais tração na posição escolhida, o que o torna desconfortável fora de seu uso propositai.[3]

Muitos pilotos modificam suas máquinas para melhor desempenho e para ter o comportamento da moto de acordo com suas próprias preferências ou características físicas.

Um dos aspectos menos compreendidos do Motocross desconhecido pelos não participantes, consiste no nível extremo da aptidão física requerido dos concorrentes. Aqueles alheios ao desporto supõem frequentemente que o piloto não realiza qualquer atividade mais árdua do que conduzir um veículo motorizado em torno de um campo, todavia isso exige mais dele do que dirigir o carro da família em torno do quarteirão. Praticar Motocross exige muito fisicamente dos braços, ombro e glúteos dos pilotos.[4]

Os atletas profissionais de Motocross precisam se exercitar constantemente a fim de poderem competir em alto nível, logo são comuns treinos para o ganho de resistência muscular e respiratória. O extremo de controle, força, resistência e reflexo raramente é observado em um piloto que, aparentemente, está camuflado sob uma proteção corporal, com capacete, colete, luvas, botas, joelheiras, calça com proteção, camisa, protetor de coluna e pescoço, óculos e protetor de nariz.[5,6]

Ou seja: além de realizar grande esforço, o piloto não tem a liberdade para transpirar, uma reação natural do corpo humano para resfriar a pele e, consequentemente, a corrente sanguínea. Sem esta liberdade de transpirar, a temperatura do corpo sobe e exige ainda mais do piloto. Aos olhos do leigo, o salto é o ápice de uma corrida, porém para o piloto, o salto é o momento de descanso e relaxamento. as curvas e ultrapassagens são os pontos determinantes para uma boa corrida.

Observar em detalhe as ações de um piloto quando está em velocidade na pista revela o esforço físico que ele faz Figura 47.1. Eles devem manter o controle preciso de uma máquina que percorre um terreno onde já é difícil andar, com a melhor performance e na maior velocidade possível. O piloto está montado em uma máquina que pesa quase cem quilos e, na maioria dos níveis profissionais da elite, tem um motor que produz pelo menos cinquenta cavalos-força. Os braços e os pés de um piloto estão em movimento constante durante uma prova, lutando pelo controle da motocicleta e absorvendo a energia produzida por aterrisagens de alta velocidade de alturas que excedem frequentemente seis metros ou das colisões nas pedaleiras, durante mais de trinta minutos.

A força G é produzida até os limites absolutos da força e da resistência de um piloto. Uma prova de Motocross típica dura pelo menos trinta minutos, mais duas voltas, e durante esse intervalo o piloto é posto em teste de forma violenta e frequente, sem pausa, pelo menos não se um piloto espera ganhar.

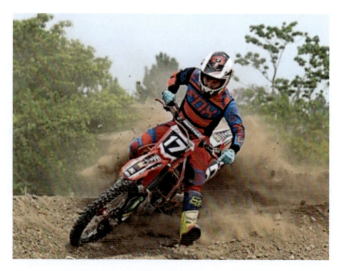

Figura 47.1 Manobra típica em curvas, realizada por piloto de notocross.

Fonte: Pixabay – Imagens sem direito autoral.

O Instituto Nacional da Saúde do Esporte em Englewood, na Califórnia, testou diversos pilotos profissionais de Motocross nos anos 1980 como parte de um estudo comparativo da aptidão cardiovascular dos atletas de vários esportes, por exemplo, os atletas de trilha, do futebol americano e do futebol, entre outros. Os resultados de teste cardíaco, do estresse e da força compilados revelaram que os pilotos de Motocross tiveram a elevação de aptidão física equivalente às demais disciplinas testadas.

● LESÕES NO MOTOCROSS

Este é um assunto bastante abrangente, porém existem poucos estudos acadêmicos voltados exclusivamente sobre o tema, mesmo nos países onde o esporte possui grande popularidade, como na Europa e nos Estados Unidos.[4,5,7,8,20]

Nossa convivência no esporte durante 15 anos permite-nos que aborde o assunto com base na experiência prática que tivemos nas competições de que participei, realizando os atendimentos médicos durante os treinos e provas. Portanto, além de vivenciar a casuística destas lesões *in loco*, também pude observar os mecanismos de traumas e suas consequências em curto, médio e longo prazos. Minhas observações não diferem dos estudos catalogados.

Classifico as lesões nessa modalidade em duas categorias distintas, porém que se interrelacionam – as lesões agudas e as crônicas. Considero *lesões agudas* aquelas que ocorrem durante a prática do esporte em um treino ou prova, e as *lesões crônicas* aquelas que são consequências da prática do esporte em longo prazo, sequelas produzidas por lesões agudas ou a falta de tratamento adequado destas.

Também é importante comentar que as lesões não ocorrem somente porque o esporte impõe riscos devido às particularidades de sua prática. Existem fatores que podem aumentar ou diminuir os riscos de acidentes.

Entre os fatores, destacamos alguns que acho fundamentais, porém não determinantes, para evitar ou agravar um acidente:

- quanto mais preparado o piloto estiver e mais técnico for, existe menos chances de sofrer acidentes;
- equipamentos de segurança adequados e de boa qualidade, como capacetes, vestimentas, coletes, joelheiras especiais e botas ajudam na proteção contra acidentes.[6] Eu já atendi uma fratura exposta de ossos da perna onde a tíbia perfurou a bota do piloto na sua parte mais rígida. Diga-se de passagem, que nunca encontrei caso igual na literatura e mesmo nas histórias contadas por pilotos experientes;
- a pista pode influenciar para que acidentes ocorram, mesmo com pilotos técnicos. Um traçado ruim e com saltos mal projetados pode trazer riscos à pilotagem e consequentemente provocar quedas ao piloto. Além disso a irrigação da pista é fundamental para evitar que levante pó, que prejudica a visão dos pilotos;
- equipe técnica de pista com pouca experiência, principalmente sinalizadores, conhecidos como bandeirinhas.

Lesões agudas

De acordo com nossa experiência nos campeonatos e pistas, as lesões mais frequentes acontecem nas extremidades dos membros superiores e inferiores.

São elas:

- contusões musculares, escoriações e ferimentos corto-contundentes;
- luxação acromioclavicular;
- fratura de clavícula;
- fratura de punho;
- luxação de ombro;
- lesão ligamentar em joelho.

Lesões que ocorrem com menor frequência:

- lesão ligamentar em tornozelo;
- fratura de dedos da mão;
- concussão;
- fratura em arcos costais;
- trauma de coluna;
- fratura de fêmur;
- fratura de tíbia;
- luxação de quadril;
- luxação de cotovelo;
- fratura de platô tibial;
- trauma abdominal;
- trauma torácico;
- TCE.

Comentaremos sobre as lesões agudas mais frequentes e, portanto, mais importantes.

Contusões musculares, escoriações e ferimentos corto contundentes

No Motocross não é raro que os pilotos sofram algum tipo de contusão ou ferimento que acaba afetando a integridade da pele, subcutâneo, músculos e tendões. Os ferimentos mais comuns são as escoriações que muitas vezes não ultrapassam a derme, porém alguns traumas podem ocasionar lesões mais extensas e profundas. Tivemos um caso único e muito sério de um jovem piloto de 14 anos, que após um salto sofreu queda e a pedaleira da moto rasgou a região do terço medial da coxa lesionando a artéria e veia femoral. Felizmente, conseguimos realizar o atendimento em tempo de minimizar o sangramento com garroteamento proximal e chegar ao hospital, onde foi submetido a cirurgia para revascularização. Este piloto se recuperou e voltou a praticar o Motocross. Lesões com ruptura de músculos são mais raras, mas geralmente ocorrem devido impacto direto ou esforço. Já atendemos lesões de bíceps braquial, peitoral e quadríceps, com rupturas parciais e totais.

Mecanismo do trauma

Quedas em alta e baixa velocidades e esforço dinâmico demasiado.

Tratamento

Na maioria destes traumas o tratamento é conservador, porém alguns precisam de intervenções cirúrgicas para correção de lesões profundas ou ruptura de músculos e tendões. Além do uso de medições para analgesia (AINH, Analgésicos e Antibióticos), existe a reabilitação com fisioterapias para analgesia, liberação miofascial para melhora da circulação local, laser para ajudar nas cicatrizações dos tecidos e crioterapia. Após 4 semanas deve-se iniciar trabalho de

Luxação acrômioclavicular

A articulação acrômioclavicular faz a ligação entre dois ossos da cintura escapular: a clavícula e a escápula. É uma articulação sinovial plana, com superfícies articulares que são aproximadamente do mesmo tamanho. Como não há músculos que atuem diretamente nessa articulação, os seus movimentos são inteiramente passivos. É uma articulação multiaxial, permitindo movimentos de protração-retração, elevação-depressão e rotação axial.[10]

A articulação acrômioclavicular é estabilizada por dois conjuntos de ligamentos:

- um par de ligamentos intrínsecos encontrados dentro da cápsula articular: os ligamentos superior e inferior;
- um único ligamento extrínseco encontrado fora da cápsula articular: o ligamento coracoclavicular.

Os ligamentos acromioclaviculares superior e inferior

O acromioclavicular superior liga as superfícies superiores do acrômio e da extremidade acromial da clavícula. Uma parte das fibras do músculo trapézio se funde com este ligamento, estabilizando o lado superior da cápsula articular. Da mesma forma, o ligamento acrômioclavicular inferior liga as superfícies inferiores do acrômio e da extremidade acromial da clavícula. É mais fino do que o seu homólogo superior e pode sofrer perfurações com a idade.

Ligamento coracoclavicular

O ligamento coracoclavicular estende-se da extremidade acromial da clavícula até o processo coracoide da escápula. É constituído por uma parte trapezoidal e uma parte conoide. Essas partes se fundem em suas inserções coracoides e se estendem por diferentes planos em direção às suas respectivas inserções claviculares.

Mecanismo do trauma

Ocorre quando o piloto sofre uma queda com trauma direto na extremidade do ombro ou então quando sofre uma queda com o braço estendido. O resultado pode ser uma leve distensão dos ligamentos com discreto aumento de volume e mínima dor, ou lesão dos ligamentos com desvios grosseiros da extremidade da clavícula, consequência da ruptura maciça dos ligamentos, com limitação importante dos movimentos devido às dores, muitas vezes neste tipo de lesão pode se ter a impressão de que o ombro saiu do lugar.

Tratamento

Existe a indicação de tratamento cirúrgico e conservador. Nos casos nos quais existe uma instabilidade grande da clavícula, com a ruptura dos ligamentos acromioclaviculares e coracoclaviculares, a indicação é o tratamento cirúrgico para restabelecer a anatomia da articulação. Quando a lesão for de grau 1 ou 2I o tratamento indicado é com imobilização até por 3 semanas. Analgésicos e anti-inflamatórios não esteroides poderão ser receitados pelo médico para controlar o processo inflamatório e aliviar a dor.

Na reabilitação com fisioterapia se visa:

- descanso de todas as atividades que causem dor, principalmente as que envolvam elevação do braço ou levantamento de pesos;
- crioterapia; aplicação de ligaduras funcionais para estabilizar e dar suporte à articulação; gradualmente, deverão ser introduzidos exercícios de fortalecimento muscular de toda a região, preferencialmente em posições abaixo dos 90° de flexão.

Para os casos com indicação cirúrgica, ou seja, luxações acima do grau 3, a fisioterapia deve ser indicada para analgesia da dor pós-cirúrgica, para retorno e ganho da funcionalidade do ombro que se encontra diminuída devido à cicatrização tecidual e para descompressão do espaço subacromial, possibilitando o retorno às atividades da vida diária.[10,11]

Fratura de clavícula

A clavícula é um osso longo em forma em "S" que repousa horizontalmente no esterno, na parte superior da caixa torácica e na extremidade acromial da escápula. É uma parte importante do sistema esquelético, pois desempenha um papel essencial no movimento funcional diário, atuando como a conexão entre o esqueleto axial e a cintura escapular.

Como resultado, a clavícula é capaz de atuar como um suporte para o ombro, permitindo que o peso seja transferido dos membros superiores para o esqueleto axial. Na clavícula encontramos duas articulações do tipo diartrose planar. Esse tipo de articulação também é conhecido como "articulação de eixo duplo" – na qual duas cavidades articulares são separadas por uma camada de cartilagem articular.

São as articulações acromioclaviculares descritas e a articulação esternoclavicular, que é formada pela extremidade esternal da clavícula e pelo manúbrio do esterno. Essa articulação sinovial é importante, pois conecta a clavícula e a escápula ao esqueleto axial. No entanto, a articulação permite uma variedade de movimentos do braço, ainda que limitados, que incluem:

- protração e retração;
- depressão e elevação;
- rotação discreta.

Mecanismo do trauma

As fraturas de clavícula no Motocross são muito frequentes e o mecanismo de lesão consiste em 90% dos casos de trauma direto no ombro sendo que os 10% restantes são ocasionados por traumas indiretos.

Tratamento

Na maioria dos casos, os pilotos profissionais realizam tratamento cirúrgico, para retornar o mais breve possível seguido de reabilitação com fisioterapias. Analgésicos e anti-inflamatórios não esteroides poderão ser receitados pelo médico para controlar o processo inflamatório e aliviar a dor.

Na reabilitação a fisioterapia inicia o tratamento com alívio de sintomas, sendo realizados técnicas de analgesias por meio de correntes apolarizadas (TENS), laser, crioterapia, assim que consolidado a fratura início de mobilizações passivas em seguida ativas e início do trabalho de fortalecimento específicos e propriocepção com gestos esportivos para retorno ao esporte com segurança.

Fratura de punho

A articulação do punho é multiarticular e constituída de duas articulações compostas. É biaxial, permitindo flexão (flexão palmar), extensão (dorsiflexão), desvio radial (abdução) e desvio ulnar (adução). A articulação radiocarpal fica envolta por uma cápsula frouxa, porém forte, reforçada por ligamentos compartilhados com a articulação mediocarpal. A superfície articuladora biconvexa é a combinação da superfície proximal do escafoide, semilunar e piramidal. Este articula-se primeiramente com o disco. Esses três ossos do carpo são unidos por numerosos ligamentos interósseos. A articulação mediocarpal é composta por duas fileiras proximal carpais, essa articulação tem uma cápsula contínua com articulações intercarpais. As superfícies distais combinadas do escafoide, do semilunar e do piramidal, articulam-se com as superfícies proximais combinadas do trapézio, do trapezoide, do capitato e do hamato.

Os movimentos fisiológicos do punho resultam em um movimento complexo entre as fileiras proximal e distal dos carpais. Com os trapézios côncavos, deslizam dorsalmente sobre o escafoide e o capitato e o hamato convexos deslizam na direção palmar sobre o semilunar e o piramidal durante a extensão e o desvio radial, o movimento resultante é uma torção em supinação da fileira distal sobre a fileira proximal. A torção de pronação ocorre durante a flexão ou o desvio ulnar à medida que os trapézios deslizam na direção palmar e o capitato e hamato deslizam dorsalmente.

Mecanismo do trauma

Ocorre quando o piloto sofre queda com apoio e o braço estendido, muitas vezes sustentando seu peso e o da moto, ou é por algum motivo alijado da moto e cai se apoiando sobre as mãos. A fratura mais comum observada é a de Colles, em que o fragmento fraturado do rádio se desvia para cima.

Tratamento

O tratamento para fraturas de punho com desvio, lesão ligamentar e luxação é sempre cirúrgico para osteossíntese, com redução da fratura para manter a congruência articular e estabilidade. O tratamento conservador está indicado para casos nos quais não há desvio da fratura, pequenas fissuras e ausência de instabilidade, sendo com imobilização por período de até 4 semanas. Analgésicos e anti-inflamatórios não esteroides poderão ser receitados pelo médico para controlar o processo inflamatório e aliviar a dor.

A fisioterapia pós-fratura de punho pode ajudar a recuperar os movimentos da articulação e a força do membro superior como um todo. O maior problema causado pela fratura do punho é a rigidez que limita a articulação. Portanto, a intervenção fisioterapêutica é indicada o mais precoce possível. O início precoce da terapia alcança não apenas resultados melhores, mas também mais rápidos. Um dos principais objetivos da fisioterapia é restaurar a amplitude de movimento normal. Para a melhora da dor e do inchaço, alguns recursos podem ser utilizados como correntes analgésicas, laserterapia e o uso da crioterapia (gelo) várias vezes ao dia.

Luxação de ombro

A articulação do ombro é a maior e mais complexa do corpo humano, possui características como cavidade glenoi-

de rasa e pouca cooptação com a cabeça do úmero que a torna possível alcançar amplitudes que nenhuma outra articulação é capaz de alcançar, uma amplitude de movimento de 180º na flexão e abdução e essa grande amplitude gera uma alta instabilidade na articulação do ombro tornando propenso a subluxação e luxação, a estabilidade é garantida pelo manguito rotador e ligamentos glenoumerais e coracoumerais, com a liberdade de movimento sendo auxiliada pelos músculos do cíngulo do membro superior.[12] O ombro é uma articulação tipo esferoide, possuindo movimentos nos três planos: sagital, frontal e transverso. Fazem parte dessa articulação os ossos: úmero, escápula e clavícula, quatro articulações: a esternoclavicular, a acromioclavicular, a glenoumeral e a escapulotorácica, os ligamentos que dão estabilidade e os dezesseis músculos envolvidos com o complexo do ombro.[12]

Movimentos realizados pelo ombro:

- flexão;
- extensão;
- hiperextensão;
- abdução;
- adução;
- rotação medial;
- rotação lateral;
- abdução horizontal;
- adução horizontal;
- circundação.

Mecanismo do trauma

Ocorre, geralmente, de maneira indireta com o ombro forçado em abdução, extensão e rotação externa. Na grande maioria das vezes, ocorre após uma queda forte, porém já presenciamos casos que durante manobras de pilotagem mais arrojadas acabaram provocando a luxação. Portanto, a luxação do ombro ocorre quando uma força extrema supera os mecanismos estabilizadores (lábio, cápsula e manguito) e desloca a cabeça do úmero para fora da glenoide. Essa circunstância pode ocasionar lesões dos tecidos. Na maioria das vezes, os danos serão no lábio e nos ligamentos. Algumas luxações provocam lesões ósseas com fraturas ou impacções ósseas, que agravam a instabilidade. Lesões dos tendões do manguito rotador também podem ocorrer e inclusive lesões neurológicas que podem acometer o nervo axilar ou musculo cutâneo.

Tratamento

Pode-se indicar o tratamento cirúrgico ou conservador, dependendo das lesões ocasionadas pelo trauma. A indicação cirúrgica é recomendada quando há lesão de capsula, porém muitos pilotos, para não perder a temporada, postergam o tratamento adequado. Analgésicos e anti-inflamatórios não esteroides poderão ser receitados pelo médico para controlar o processo inflamatório e aliviar a dor.

A reabilitação, realizada tradicionalmente por meio de fisioterapia, tem diversos objetivos. O paciente deve ser orientado a evitar posições de risco para novas luxações. Gelo pode ser aplicado para diminuir o processo inflamatório. Inicialmente, o tratamento foca na recuperação da mobilidade do ombro. Em seguida, deve centralizar no fortalecimento muscular, com especial atenção aos músculos que formam os tendões do manguito rotador e aos músculos estabilizadores da escápula. A reabilitação pode ser necessária durante um ou dois meses. Depois dessa fase, o indivíduo precisa continuar o fortalecimento muscular – com um treinamento domiciliar ou em academia, mas sempre com muita atenção para evitar movimentos que podem causar a luxação ou subluxação. Esse tratamento pode auxiliar na estabilização do ombro em muitos casos.

Lesão ligamentar em joelho

A articulação do joelho é uma articulação sinovial que conecta três ossos: o fêmur, a tíbia e a patela. É uma complexa articulação em dobradiça formada por duas articulações: a articulação tibiofemoral e a patelofemoral. A tibiofemoral é a articulação entre a tíbia e o fêmur, enquanto a patelofemoral é a articulação entre a patela e o fêmur. A articulação do joelho é a maior do corpo e, provavelmente, a que está sob mais estresse. A disposição dos ossos nessa articulação forma uma dobradiça que possibilita as ações dos músculos flexores e extensores do joelho. A organização dos ligamentos extracapsulares e intracapsulares, bem como as expansões dos músculos que cruzam a articulação fornecem a estabilidade necessária que compensa o estresse biomecânico sofrido pela articulação. Sendo uma articulação em dobradiça, os principais movimentos da articulação do joelho são a flexão e extensão no plano sagital. Ela também permite uma rotação medial limitada na posição de flexão e no último estágio de extensão, bem como uma rotação lateral quando o joelho está "destravado" e flexionado. Ao contrário da articulação do cotovelo, a articulação do joelho não é uma articulação em dobradiça verdadeira, pois ela possui um componente rotacional, um movimento acessório que acompanha a flexão e a extensão e, por isso, ela é chamada de articulação em dobradiça modificada. Durante o movimento do joelho de flexão para extensão, os côndilos femorais rolam e deslizam posteriormente sobre o platô tibial, devido à sua grande superfície articular. O movimento de deslizamento posterior é importante, pois sem ele o fêmur iria simplesmente rolar para fora da tíbia antes que o movimento fosse completado. Além disso, como a superfície articular do côndilo lateral do fêmur é menor do que a do côndilo medial, o deslizamento posterior do côndilo medial durante os últimos graus de extensão resulta na rotação medial do fêmur sobre a tíbia.

A cápsula articular da articulação do joelho é formada por tendões musculares e suas expansões, configurando uma bainha ligamentar espessa ao redor da articulação. A cápsula é relativamente fraca e se conecta às margens das superfícies articulares femoral e tibial. A porção anterior da cápsula possui uma abertura, cujas margens se conectam às bordas da patela. Uma segunda abertura também está presente na porção posterolateral da cápsula, que permite a passagem do tendão do músculo poplíteo. Os ligamentos da articulação do joelho podem ser divididos em dois grupos: ligamentos extracapsulares e intracapsulares. Esses ligamentos conectam o fêmur à tíbia, mantendo-os na posição adequada, fornecendo estabilidade e prevenindo seu deslocamento.

Os ligamentos extracapsulares são encontrados externamente à cápsula articular e incluem o ligamento patelar, os ligamentos colaterais fibular (lateral) e tibial (medial), o ligamento anterolateral e os ligamentos poplíteos oblíquo e arqueado. Os ligamentos intracapsulares são encontrados dentro da cápsula articular, sendo os cruzados os mais conhecidos deste subgrupo.

Mecanismo do trauma

As lesões ligamentares de joelho no Motocross são frequentes devido às características de pilotagem inerentes a este esporte, onde os pilotos utilizam muito os membros inferiores como apoio para realizar manobras em terreno irregular.[13]

A grande maioria destas lesões ocorrem quando a articulação do joelho é submetida a grandes sobrecargas lateral ou medial, combinadas ou não com movimentos rotacionais e de translação anterior ou posterior da tíbia sobre o fêmur, sendo que na maioria das vezes o mecanismo de lesão é a combinação destes fatores. No Motocross o mecanismo de trauma, em sua grande maioria, ocorre em curvas, quando o piloto usa o membro inferior para apoio e sofre a torção, ou quando sofre uma queda com o membro estendido, com a moto ocasionando uma sobrecarga lateral ou medial.

Tratamento

A indicação de tratamento cirúrgico existe principalmente quando há a lesão do cruzado anterior com instabilidade rotatória anterolateral, decorrente da insuficiência do LCA que pode ser isolada ou combinada com outras estruturas, como capsulas do canto posterolateral e medial, ligamento colateral medial e ligamento colateral lateral, as lesões do cruzado posterior são raras e nunca presenciamos trauma com luxação de joelho em uma prova oficial da CBM. Porém muitos pilotos procuram alternativas para evitar o tratamento cirúrgico, a fim de não terem que ficar afastado e perderem a temporada. Analgésicos e anti-inflamatórios não esteroides poderão ser receitados pelo médico para controlar o processo inflamatório e aliviar a dor. O tratamento fisioterapêutico para a reabilitação do joelho deve ser escolhido pelo próprio fisioterapeuta que irá tratar o indivíduo. Algumas técnicas que ele poderá utilizar são:

- **laser:** para diminuir a dor e facilitar a cicatrização;
- **gelo:** para diminuir o inchaço e anestesiar o local para a massagem transversa profunda;
- **mobilização articular manual:** para lubrificar a articulação, conferir amplitude de movimento e soltar aderências;
- **mobilização da patela:** para aumentar a flexão do joelho;
- **tração do joelho:** para aumento do espaço interarticular;
- **corrente russa:** para melhorar o tônus muscular da coxa anterior e posterior;
- **exercícios com thera band:** para ganho de força global com os músculos da coxa e da perna;
- exercícios de propriocepção com os olhos abertos e fechados.

Durante o tratamento fisioterapêutico para a recuperação dos ligamentos do joelho, é normal que surjam algumas outras situações, tais como tendinite, dificuldade em dobrar e esticar a perna e fraqueza muscular, que também devem ser tratadas ao mesmo tempo.

Lesões crônicas

Considero as lesões crônicas aquelas que surgem com a prática do Motocross. Como todo esporte de alta performance, em que o atleta é exigido até seu limite, existem lesões que são típicas e aparecem com o tempo.

As mais importantes:

- artroses em articulações do ombro, quadril e joelhos;
- lesões do labrum em ombro e quadril;
- instabilidade do ombro;
- lesões do manguito rotador;
- lesões osteocondrais, principalmente em joelhos;
- discopatia degenerativa em coluna lombar;
- síndrome compartimental de esforço crônico em antebraços (*arm pump*).

Artroses em articulações

As artroses em articulações de ombros, quadril e joelhos ocorrem principalmente pela sobrecarga mecânica, decorrente do esforço e características de pilotagem e de sequelas ocasionadas por traumas. Basicamente o tratamento destas lesões degenerativas é realizado por meio de analgesia com medicamentos e reabilitação com fisioterapia.[14]

Tratamento

- treino das atividades da vida diária, através do ensino de estratégias para evitar a dor
- exercícios de melhoria de postura
- alongamentos
- mobilização articular
- fortalecimento muscular
- eletroterapia para diminuição da dor
- acupuntura
- aplicação de laser, tens e ultrassom
- liberação miofascial e mobilizações articulares

Os principais objetivos do tratamento consistem em diminuir a rigidez articular e as queixas álgicas, manter ou ganhar a mobilidade articular e força muscular. Nesse sentido, o exercício físico acompanhado e monitorado por um fisioterapeuta **é essencial**.

A princípio, os exercícios devem iniciar sem movimento, somente contração isométrica. Na sequência, com contração leve, depois com resistência manual, resistência elástica e finalmente, resistência com pesos.

O fortalecimento muscular apropriado para pacientes com coxartrose e gonartrose impedem a progressão da doença, uma vez que faz com que a musculatura absorva a carga necessária das atividades do paciente, fazendo com que essa carga não seja transferida para a região articular comprometida.

O resultado é a melhora da condição física do paciente, com redução da dor e com melhoria da capacidade funcional e de movimentação.

Infelizmente, a fisioterapia não consegue reverter os danos já causados pela progressão da doença. Dessa forma, é sempre importante frisar que o paciente deve buscar diagnóstico correto e tratamento fisioterápico no início do surgimento dos sintomas.

Lesões do labrum

A lesão SLAP, também conhecida como lesão laboral da inserção do bíceps, ocorre quando há um dano na cartilagem da glenóide, que pode afetar significativamente as funções do ombro. O tratamento da lesão SLAP é, a princípio, conservador. Ou seja, trata-se o paciente com medicamentos para redução da dor (Analgésicos e anti-inflamatórios) e sessões de fisioterapia. Caso seja sugerido tratamento conservador a fisioterapia é essencial, principalmente se o paciente for praticante de atividade física, tanto de forma amadora como profissional. Deve ser avaliado o movimento que causa dor, a funcionalidade do ombro como um todo (força, mobilidade, amplitude de movimento ativa, estabilidade muscular). Caso o tratamento conservador não tenha resultados, a cirurgia é recomendada, porém o que foi feito na fisioterapia vai auxiliar no processo pré-cirúrgico.

Pacientes jovens, com bíceps íntegro, costumam ter indicações de cirurgia de reinserção do lábio na cavidade glenoide. Por outro lado, pacientes com mais idade com lesões no bíceps, geralmente têm indicação de corte do tendão do bíceps e fixação do tendão junto ao úmero. Esse procedimento é denominado tenodese.

Instabilidade do ombro

As instabilidades de ombro no Motocross ocorrem devido a traumas, quando a cabeça do úmero se desloca, o osso (glenoide) e os ligamentos na frente do ombro são muitas vezes lesados. O labrum, a borda da cartilagem ao redor da borda da glenoide, também pode se deslocar. Isto é comumente chamado de uma lesão de Bankart. A primeira luxação grave pode levar a deslocamentos contínuos ou uma sensação de instabilidade.[15]

Tratamento

A cirurgia é muitas vezes necessária para reparar os ligamentos lesados ou porque eles não são mais capazes de manter a articulação do ombro no lugar. Existe a opção do tratamento conservador, porém quando este falhar a alternativa é sempre a cirurgia.

A fisioterapia é parte integrante do tratamento do paciente que sofreu luxação ou subluxação do ombro. Passado o período de imobilização, sessões frequentes de fisioterapia entram para que o paciente retorne à movimentação normal da articulação.

Mas, não é só isso. Com a fisioterapia, consegue-se fortalecimento das estruturas do ombro, auxiliando não somente na recuperação das estruturas afetadas, bem como na prevenção de um novo episódio de instabilidade. Inicialmente, o tratamento fisioterápico foca no ganho da mobilidade do ombro. Ao mesmo tempo, o foco também é no fortalecimento muscular. Entre as estruturas que demandam maior atenção durante as sessões de fisioterapia, estão os músculos que formam o manguito rotador e músculos que estabilizam a escápula.

Lesões do manguito rotador

O manguito rotador é o grupo de músculos e tendões que se inserem (prendem) na região proximal do úmero (osso do braço). É formado por quatro músculos do ombro: o subescapular, o supraespinhal, o infraespinhal e o redondo menor. Todos eles se originam na escápula e se inserem na parte superior do úmero. Esses músculos terminam em tendões largos e achatados que cobrem toda a cabeça do úmero. A função do manguito é a de estabilizar e propiciar os movimentos do ombro.

As lesões do manguito rotador podem ser descritas de várias maneiras, de acordo com sua duração (aguda ou crônica), tamanho (parciais, totais ou extensas) e etiologia (traumática ou degenerativa). Há diversos fatores que podem causar lesão do manguito rotador:

- fatores mecânicos, como as alterações nas estruturas musculoesqueléticas em função de atrito e impacto com o osso acrômio, causadas pela presença de esporões, forma do acrômio (curvo ou ganchoso) e espessamento (engrossamento) do ligamento acromioclavicular;
- fatores ambientais, tais como envelhecimento, uso excessivo do ombro, tabagismo, obesidade e distúrbios metabólicos, como a diabetes;
- biológicos ou intrínsecos, que incluem áreas de hipoperfusão (baixa irrigação sanguínea) dos tendões, processos inflamatórios e alterações celulares dos tendões, como a desorganização da arquitetura do colágeno;
- fatores traumáticos, como fraturas e luxações do ombro, que podem criar lesões ou piorar as pre-existentes;
- fatores genéticos também podem levar a maior ou menor probabilidade de um indivíduo apresentar lesões do manguito rotador.

No Motocross as lesões de manguitos estão associadas tanto a traumas como ao esforço e dinâmica de impacto nos ombros durante a pilotagem, inclusive como postura ergométrica do piloto na moto também pode acarretar, ao longo do tempo, o quadro de lesões ou tendinopatias crônicas.

Lesões iniciais

Nesses casos, o objetivo do tratamento é proporcionar um maior controle da dor. Para isso, é recomendado repouso, uso de anti-inflamatórios, crioterapia, eletroterapia e manutenção dos movimentos com cinesioterapia e alongamentos.

Quando a dor estiver menor, é possível começar a trabalhar com exercícios de fortalecimento muscular do grupo do manguito rotador e da musculatura abdutora dos ombros, o músculo deltoide.

Lesões completas

Para essas situações, o tratamento mais indicado é a cirurgia, já que, se a lesão progredir, ela pode se tornar irreparável e, assim, nem a cirurgia conseguirá reverter o quadro ou evitar uma nova ruptura.

Após o procedimento cirúrgico, a fisioterapia é indispensável na reabilitação do paciente, buscando aumentar gradativamente a amplitude do movimento e a força do ombro, bem como combater a dor e a inflamação.

Para isso, o protocolo deverá seguir as fases de recuperação da cirurgia. Por exemplo:

- nas primeiras três semanas: exercícios de pêndulo, de amplitude de movimento ativo, amplitude de movimento passivo até o limite de tolerância do paciente, corda e polia-flexão, exercícios isométricos, uso de gelo e manutenção da tipoia;
- da 3ª semana até à 6ª: suspensão do uso da tipoia e continuação dos exercícios da primeira semana;
- da 7ª semana até a 14ª: exercícios de fortalecimento da musculatura com elástico, exercícios de estabilização da cabeça do úmero, exercícios de fortalecimento do deltoide com uso de halteres e exercícios de flexão e extensão para a escápula. Já será possível notar melhora na mobilidade a partir da 10ª ou 12ª semana;
- da 15ª semana até a 26ª: manutenção dos exercícios de amplitude, auto alongamento da escápula, progra-

ma mais intenso de fortalecimento muscular, flexão do ombro, abdução do ombro e programa de condicionamento para o músculo supraespinhal e da região da escápula.

A partir da 24ª semana, o paciente já poderá retornar às atividades normais, mas deverá manter um programa de fortalecimento muscular e com exercícios de flexibilidade.

Recomendações gerais

Além dos exercícios, também é possível o uso de equipamentos, como ultrassom, laser e massagem miofascial, principalmente na fase de redução da dor e da inflamação, tanto nas lesões iniciais quanto nas rupturas totais ou parciais.

De qualquer forma, independentemente do grau da lesão, os exercícios são muito recomendados porque buscam fortalecer as musculaturas envolvidas na região do manguito rotador, evitando que o problema reapareça.

Alguns músculos que são alvos desses exercícios são:

- trapézio (parte superior das costas);
- deltoide (tanto na parte frontal quanto na posterior e superior do ombro);
- romboide (parte superior das costas);
- infraespinhal (atua apoiando a articulação do ombro na rotação externa);
- supraespinhal (atua apoiando a articulação do ombro no movimento de elevação);
- redondo menor (apoia a articulação do ombro);
- bíceps (frente do braço);
- tríceps (parte posterior do braço);
- subescapular (na parte frontal do ombro, nos movimentos de rotação interna).

Para os exercícios de alongamento, o bastão é um ótimo aliado. O fisioterapeuta também poderá fazer uso da Thera Band e de halteres, dependendo dos exercícios programados, sempre, claro, respeitando a dor e as limitações do paciente.

Alguns dos exercícios de fortalecimento mais usados são:

- rotação interna e externa;
- abdução;
- extensão;
- flexão.

Os alongamentos também são muito importantes e podem ser tanto ativos quanto passivos, sendo que esse último é mais usado nas fases iniciais da reabilitação. Conforme o paciente vai sentindo menos dor, os movimentos ativos começam a ser inseridos.

As metas dessas atividades são a prevenção de uma nova lesão e a restauração e manutenção de força, resistência, flexibilidade, mobilidade, estabilidade, relaxamento, coordenação, equilíbrio e habilidades funcionais.

Lesões osteocondrais de joelho

As lesões condrais de joelho no Motocross são causadas principalmente por estímulos traumáticos e são classificadas de acordo com o tamanho e espessura da cartilagem acometida. A cartilagem hialina é composta principalmente por condrócitos envolvidos por uma matriz extracelular. A MEC é sintetizada e secretada pelos condrócitos, composta principalmente por fibras colágenas tipo II, proteoglicanos e água. Morfologicamente, a cartilagem hialina apresenta quatro camadas: superficial, intermediária, profunda e calcificada. As propriedades biomecânicas da cartilagem articular são largamente dependentes da composição e da integridade da matriz extracelular. A cartilagem articular é um tecido hipocelular, avascular, aneural e alinfático, o que diminui a possibilidade de regeneração tecidual. A lesão osteocondral em pacientes que apresentam cartilagem saudável geralmente tem origem traumática. Apesar de algumas lesões condrais serem assintomáticas, pode evoluir com degeneração da cartilagem e osteoartrose.[16]

Tratamento

O objetivo do tratamento fisioterápico é reestabelecer as condições normais do joelho e devolver ao paciente suas atividades de vida diária, dentro das possibilidades, no quesito amplitude de movimento, força muscular e controle motor.

Inicialmente, deve ser feita uma avaliação fisioterapêutica minuciosa com o intuito de direcionar o tratamento exatamente para o caso específico. Nos primeiros momentos, em muitos casos será necessária a utilização de recursos Analgésicos e Anti-inflamatórios, tais como eletroanalgesia, laserterapia, crioterapia e técnicas manuais.

Precocemente o paciente será introduzido ao ganho de ADM (amplitude de movimento) em flexão e extensão de joelho, que em muitos casos terá sido prejudicado e deve ser reestabelecido. Esse trabalho costuma ser feito dentro dos limites de dor e tolerância do paciente e contando sempre com a expertise do fisioterapeuta em respeitar as condições clínicas.

O trabalho de força muscular também será iniciado cedo, é comum encontrarmos um quadríceps extremamente enfraquecido principalmente em casos cirúrgicos, onde essa inibição muscular é inevitável. Neste caso, o uso de eletroestimulação, associada aos exercícios, tem um efeito bastante poderoso.

Toda a musculatura do quadril posterior de coxa e panturrilha deve ser também recomendada.

Em paralelo o fisioterapeuta também será responsável por treinar a marcha do paciente, com ou sem muletas e prescrever orientações para casa.

À medida que o tratamento evolui, os exercícios de controle motor associados a propriocepção, pliometria e retorno ao esporte se fazem fundamentais.

Discopatia degenerativa em coluna lombar

No Motocross a discopatia degenerativa ocorre, obviamente, devido a alto impacto e movimentos rotacionais e de compressão, que o piloto sofre durante as competições e treinos. É frequente encontrar pilotos mais antigos com problemas na coluna lombar e cervical. Na coluna cervical, o peso do capacete é um componente de estresse constante.

Tratamento

Raramente se indica tratamento cirúrgico, a não ser nos casos mais graves com um quadro degenerativo mais severo, porém não tenho nenhum histórico de piloto, na minha época, que tenha se submetido a procedimento cirúrgico.

O tratamento fisioterapêutico para dor lombar pode ser feito com uso de aparelhos e alongamentos para alívio da dor, além de massagens para relaxar os músculos tensos e correção postural através de exercícios para eliminar a causa da dor.

Para evitar a rotação da coluna, deve-se iniciar o fortalecimento muscular com exercícios de estabilidade estática em cadeia cinética fechada e, por isso, podem ser usados exercícios sentados, deitados ou com bolas de diversos tamanhos para oferecer resistência ou suporte.

O fortalecimento pode inicialmente ser realizado com a resistência da mão do terapeuta, em seguida deve-se utilizar as bandas elásticas Thera Band e, aos poucos, devem ser introduzidos diferentes pesos para que o músculo se recupere.

A seguir podem ser introduzidos os exercícios de estabilidade rotatória em cadeia cinética aberta (sem apoio dos pés), que podem ser realizados com a pessoa deitada de lado, para o fortalecimento dos glúteos e região anterior e lateral das coxas. Para progredir, podem ser usados exercícios de mobilidade que trabalham os quatro membros ao mesmo tempo e favorecem a movimentação do corpo com ou sem rotação da coluna.

Em último lugar devem ser usados os exercícios de coordenação motora porque requerem agilidade e ausência completa de dor, sendo útil para melhorar todo o funcionamento muscular e a cura.

Síndrome compartimental de esforço crônica em antebraços (*arm pump*)

Arm Pump é o termo coloquial utilizado para Síndrome Compartimental de Esforço Crônica localizada no antebraço. Simplificando, *Arm Pump* consiste na falência da saída rápida de sangue do antebraço. Ou seja, o sangue circula constantemente pelo corpo e como o sangue "antigo" (venoso) não sai com rapidez suficiente para dar espaço para a entrada do sangue "novo" (arterial) no antebraço, isso causa o aumento da força de fluxo de entrada contra o fluxo sanguíneo de saída. E como o compartimento do antebraço não é muito elástico, quando essa contrapressão aumenta em outras estruturas, como nervos e músculos, eles são comprimidos e perdem a capacidade de funcionar apropriadamente.[17] Quando essa síndrome afeta pilotos profissionais, eles geralmente optam pela cirurgia, a qual consiste em um corte na fáscia muscular da região na qual se localiza a síndrome compartimental. Esse procedimento cirúrgico é denominado "fasciotomia",[18,19] no qual a fáscia muscular é cortada para aliviar a pressão do local. A pressão sentida pelo paciente provém de contrações musculares (devido à forte preensão palmar) combinadas com vibrações da ferramenta. No caso do Motocross, o travamento do braço acontece frequentemente, pois o piloto precisa segurar a moto, apertar os manetes de freio e de embreagem e ainda acelerar, além das vibrações da moto e do terreno irregular. Alguns estudos associaram também a vibração ocasionada pela pilotagem e inclusive pelos motores como fatores desencadeantes da síndrome.[20] Devido a essa vibração, a disfunção adrenorceptora é uma hipótese a ser considerada. Assim, sugere-se que o dano seletivo do adrenoreceptor alfa-1 pode ocorrer, resultando em uma relativa predominância de adrenorreceptores alfa-2 e uma resposta vasoconstritora anormalmente forte. Foi demonstrado que esses receptores motores podem sofrer danos por vibração. Os primeiros a serem afetados são os receptores de adaptação rápida tipo 1, com redução da sensação em frequências de 125Hz a 250Hz, seguidos, em casos mais graves, por perda de sensibilidade em todas as frequências acima de 60 Hz. (Chetter *et. al.,* 1998). Sabe-se que a síndrome de vibração mão-braço existe devido à transmissão de vibrações para o antebraço, somadas à força isométrica para segurar o objeto e à força de contração muscular para executar no caso da moto a ação de acelerar, frear e usar embreagem, assim, os músculos flexores dos dedos atuam fortemente nessa modalidade, logo, é possível inferir que, quanto menos preensão palmar o piloto fizer na motocicleta e quanto menos força ele usar para segurar o guidão, menores serão as chances de ser acometido pela síndrome. Isso ocorre, pois, quanto menos preensão palmar, menos vibração é transmitida, então ocorre menos contração dos músculos e dos compartimentos. Contudo, é importante salientar que nem todas as dores do antebraço durante a pilotagem são causadas por esta síndrome. Síndrome do túnel do carpo, epicondilite, artrite, tendinite, fraturas e lesões anteriores maltratadas, falta de condicionamento físico específico e técnicas de pilotagem de pernas e braços mal executadas. Falta de força nos membros superiores e acúmulo de ácido láctico podem também provocar dores.

Tratamento

Como comentado no início, existe o tratamento cirúrgico que consiste na fasciotomia de compartimento posterior e anterior do antebraço. A fisioterapia utiliza principalmente técnicas compartimentais de liberação e descolamento do tecido conjuntivo fascial, avaliação biomecânica, avaliação de padrões de movimento, avaliação de desequilíbrios musculares e ergonomia.[18]

CONCLUSÃO

O Motocross é uma modalidade esportiva de alto rendimento que exige do piloto (atleta) grande habilidade técnica, para controle da moto, intensa resistência muscular, alta capacidade respiratória, enorme percepção de profundidade, reflexos super-rápidos para reagir às mudanças buscas de movimentos e integridade física em sintonia com a mental para a pilotagem em alto nível. Por ser um esporte a motor de velocidade que ocorre em circuito de terra e com diversas irregularidades, o risco de acidentes é frequente e muito alto.[4,7,8] Não há uma fórmula para prevenção de quedas durante uma prova, pois existem diversos fatores que podem gerar o alinhamento simultâneo ou sequencial de condições que permitam chegar até um acidente. Porém um piloto bem-preparado mental e fisicamente, o uso de equipamentos adequados e principalmente respeitar o próprio limite técnico, são fatores importantes para minimizar os riscos de quedas e traumas. Quanto ao tratamento das lesões indicamos que sejam realizados por especialistas nas áreas de ortopedia e traumatologia, fisiatria, fisioterapia, psicologia e médicos especialistas no tratamento de dores crônicas. Os traumas frequentes e as sequelas a que estes pilotos estão sujeitos, além da grande pressão que sofrem para se manterem competitivos requer, quase sempre, a gerência de uma equipe multidisciplinar que está acostumada com atendimento a atletas de alto rendimento. Por fim, é preciso ressaltar a importância da equipe médica que realiza os atendimentos nestes eventos. Precisam ser profissionais com experiencia e capacitação para atendimento a vítimas de politraumatismo (Figuras 47.2 e 47.3). Além disso precisa haver estrutura e equipamentos adequados para o atendimento médico emergencial e extração dos pilotos da pista. Figuras 47.4 e 47.5. Isto é fundamental para evitar que lesões se agravem ou acarretem sequelas desastrosas.

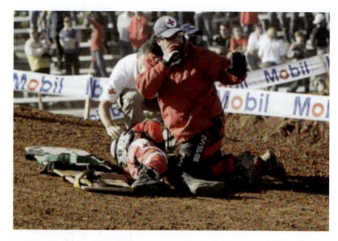

Figura 47.2 Atendimento médico na pista durante Prova. Dr. Alexandre orientando Diretor de Prova e Equipe de Sinalização da Pista.
Fonte: Acervo do autor (Dr. Alexandre).

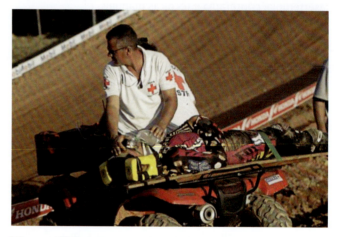

Figura 47.3 Equipe médica treinada para atendimento e remoção em Pista.
Fonte: Acervo do Autor (Dr Alexandre).

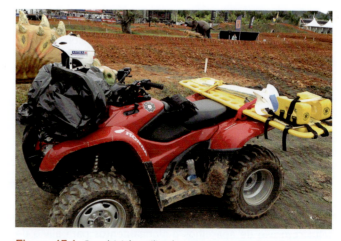

Figura 47.4 Quadriciclo utilizado para remoção dos pilotos, com equipamentos adequados para atendimento médico na Pista.
Fonte: Acervo do autor (Dr. Alexandre).

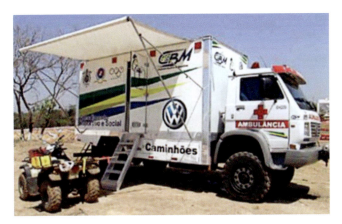

Figura 47.5 Estrutura e equipamentos adequados para o atendimento médico aos Pilotos. Caminhão Ambulância UTI.

Fonte: Acervo do Autor (Dr Alexandre).

REFERÊNCIAS

1. Motocross World Championships. Motocross of Nations Regulations. https://www.fim-moto.com/en
2. Confederação Brasileira de Motociclismo (CBM). Regulamento Motocross. https://www.cbm.esp.br
3. Hall SJ. Biomecânica básica. 3. ed. Rio de Janeiro: Guanabara Koogan; 2000.
4. HAMILL, J. KNUTZEN, K. M. Bases Biomecânicas do Movimento Humano. 2ª ed., São Paulo: Manole,2008. 9788520446706.
5. Sousa DL, Silva KNG, Ferreira E, Morais FRS. Incidence of injuries in motorcyclists practitioners of trails. Rev Bras Ortop. 2020 Dec;55(6):728-35.
6. Sanders MS, Cates RA, Baker MD, Barber-Westin SD, Gladin WM, LevyMS. Knee injuries and the use of prophylactic knee bracing in off-road motorcycling: results of a large-scale epidemiological study. Am J Sports Med. 2011;39(07):1395-400.
7. Rockwood CA Jr, Groh GI, Wirth MA, Grassi FA. Resection arthroplasty of the sternoclavicular joint. J Bone Joint Surg Am. 1997;79(3):387-93.
8. Stiles R, Benge C, Stiles PJ. Evaluation of protective equipment used among motorbike riders. Kans J Med. 2018;11(02):1-13.
9. Chetter MIC, Spark JI, Scott DJA, Kent PJ, Berridge DC, Kester RC. Prospective analysis of quality of life in patients following infrainguinal reconstruction for chronic critical ischaemia. Br J Surg. 1998 Jul;85(7):951-5.
10. Rosa JRP, Checchia CS, Miyazaki NA. Instabilidade anterior traumática do ombro. Rev. Bras Ortop. 2017;52(5).
11. Jeff TG, Bodnar JA, Corbett SW. Motocross medicine. Rev Curr Sports Med Rep. 2009 May-Jun;8(3):125-30.
12. Cardinot TM, Almeida JS. Anatomia e cinesiologia do complexo articular do ombro. Rev Cient Multidisc Núcleo Conhec. 2020;5(10):5-33.
13. Chetter IC, Kent PJ, Kester RC. The hand arm vibration syndrome: a review. 1998 Feb.
14. Paul Y, Swanepoel M, Ellapen TJ, Muller RW, Williams J. Biomechanical benefits of symmetrical strengthening of hip extensors among athletes: a review Science. Published Online:1 Sep 2016.
15. Larson AN, McIntosh AL. The epidemiology of injury in ATV and motocross sports. Med Sport Sci. 2012;58:158-72.
16. Humpherys J, Lum Z, Cohen J. Diagnosis and treatment of chronic exertional compartment syndrome of the forearm in motocross riders. JBJS Rev. 2018 jan.
17. Cavalcanti Filho MAMC, Doca D, Cohen M, Ferretti M. Atualização no diagnóstico e tratamento das lesões condrais do joelho. Rev Bras Ortop. 2012;47(1):12-20.
18. Arliani GG, Utino AY, Nishimura EM, Terra BB, Belangero OS, Astur DC. Luxação acromioclavicular: tratamento e reabilitação. Perspectivas e tendências atuais do ortopedista brasileiro. Artigos Originais. Rev Bras Ortop. 2015;50(5).
19. O'Dowd DP, Romer H, Hughes R, Harding N, Ball S, Migliorini F, et al. Forearm compartment pressures and grip strength in elite motorbike racers with chronic exertional compartment syndrome. J Orthop Surg Res. 2021 Oct 15.
20. Hay B, Singh R, Hay S. The perils of riding motocross: a summary of this extensive, prospective study. Indian J Orthop. 2023 Feb.

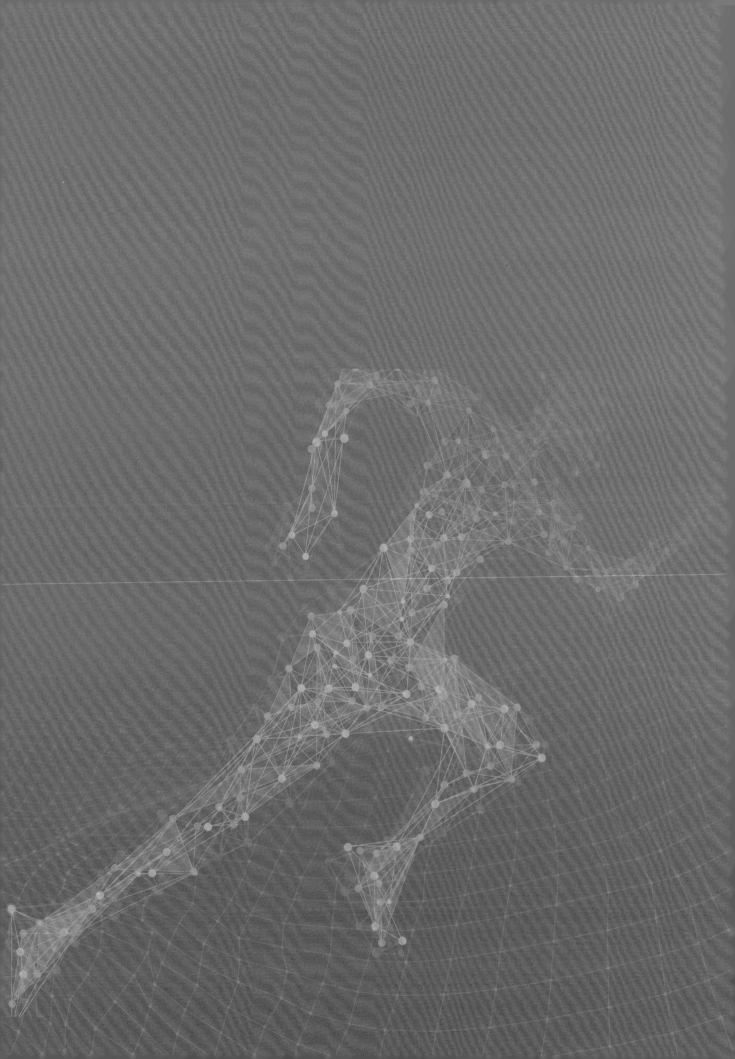

Musculação

48

Pedro Francisco Senne Paz ▸ Renato Ferreira Estrella

● INTRODUÇÃO

O exercício físico é reconhecidamente um grande aliado à saúde. Desde a Grécia antiga, Hipócrates (460-370 a.C.) já dizia "Comer sozinho não mantém o homem (ou mulher) bem; ele (ou ela) também deve fazer exercícios." Registros mostram a prática de exercícios com peso desde a Grécia antiga. Da mesma forma, há registros de jogos de arremesso em gravuras do Egito antigo que mostram que o homem já levanta peso como forma de exercício físico há 4.500 anos atrás. Um discípulo do matemático Pitágoras (500 a 580 a.C.), chamado Milon de Crotona, ilustra o método de treinamento mais antigo da humanidade cujo princípio fundamental é utilizado até hoje, o princípio da sobrecarga. Milon treinava com um bezerro e quanto mais pesado o animal ficava, mais a sua força crescia proporcionalmente.[1]

Segundo Santarém (1999), os exercícios resistidos ou exercícios contra-resistência, geralmente são realizados com pesos, embora existam outras formas de oferecer resistência à contração muscular. Musculação é o termo mais utilizado para designar o treinamento com pesos, fazendo referência ao seu efeito mais evidente que é o aumento da massa muscular.

A musculação também é designada popularmente como "treinamento resistido ou treinamento de força". De acordo com o American College of Sports Medicine (ACSM, 2009) o termo mais adequado para determinar atividades que usam peso livre, aparelhos, resistência com o próprio corpo e outros equipamentos que proporcionem resistência à contração muscular é o "treinamento resistido".

A prática da musculação na atualidade cresce em popularidade, principalmente em virtude da preocupação com uma aparência saudável, do culto ao corpo, e da grande divulgação da modalidade pela mídia, mas também há um movimento de pessoas que entendem os benefícios para a saúde mediante a diminuição do risco cardiovascular, da pressão arterial, da diabetes, dos níveis lipídicos, da síndrome metabólica e até de alguns tipos de câncer, além de promover melhora da qualidade de vida e dos aspectos funcionais principalmente em idosos.[2]

Uma particularidade da musculação em comparação a outras modalidades esportivas é que o praticante não tem necessariamente um compromisso profissional ou competitivo, embora possa existir um contexto competitivo ou recreacional em outro esporte no qual a musculação entra como uma atividade complementar que melhora o rendimento, a força, a potência e a capacidade física.

Seja qual for o contexto, de saúde ou estético, o crescente número de praticantes exigiu que os profissionais da área aprofundassem sua qualificação, a fim de elaborarem estratégias para atendê-los conforme suas necessidades individuais e atuarem na prevenção de lesões muscoloesqueléticas.

A saúde do sistema musculoesquelético pode ser afetada por fatores extrínsecos e intrínsecos. Os fatores extrínsecos estão relacionados com a prática do treinamento físico, como erro na periodização do treino, local do treinamento, planejamento alimentar e prática simultânea de várias modalidades. Os fatores intrínsecos, por sua vez, estão relacionados com as predisposições do organismo, tais como alterações biomecânicas e anatômicas, nível de mobilidade, composição corporal, condicionamento cardiovascular (Calasans; Borin; Peixoto, 2013).

As lesões musculares são frequentes nos praticantes de exercícios físicos e costumam ser mais frequentes em atividades nas quais há maior quantidade de ações repetitivas, como na musculação. Podem ocorrer por meio de estiramento, contusão ou laceração.

Deve-se entender também que dentro do contexto da musculação, extendendo o conceito de treinamento com pesos a diversas modalidades e a heterogeneidade na prática do ato esportivo, por exemplo:

- halterofilismo;
- levantamento de peso básico (*powerlifting*);
- fisiculturismo;
- atletismo de força (*strongman*).

● EPIDEMIOLOGIA

Os esportes de treinamento com pesos parecem ter taxas mais baixas de lesões do que muitos esportes coletivos comuns. No entanto, reconhece-se que esta conclusão pode, em parte, refletir algumas limitações na literatura de epidemiologia de lesões esportivas de treinamento com pesos, principalmente desenho de estudo, diagnóstico de lesão e mudanças na exposição ao risco. Cada um dos esportes de treinamento resistido tende a ter algumas diferenças sutis

430 TRATADO DE ACUPUNTURA E DOR NA MEDICINA ESPORTIVA

em sua epidemiologia de lesões, particularmente suas taxas de lesões proporcionais nas várias localizações anatômicas, bem como o início e a gravidade das lesões.

Os fatores intrínsecos de sexo, padrão de competitividade, idade e peso corporal podem ter uma influência relativamente pequena na epidemiologia das lesões.

Estudos relatam que a maioria dos esportes de treinamento de peso tem taxas de lesões de 1 a 2 lesões por atleta por ano e 2 a 4 lesões por 1000 horas de exposição ao treinamento/competição. A maioria das lesões relatadas nesses estudos foi de gravidade leve ou moderada e afetou o ombro, a região lombar e o joelho. Mesmo assim as incidências de lesões na musculação tendem a ser menores do que no futebol, no rugby e no críquete, que relataram 15 a 81 lesões por 1000 horas. Tais comparações sugerem que a participação em esportes de treinamento com pesos resulta em menos lesões do que a participação em muitos outros esportes coletivos populares.

Os esportes que envolvem musculação parecem ter características epidemiológicas de lesões relativamente semelhantes, independentemente de idade, sexo, classe, peso corporal ou padrão competitivo do atleta. No entanto, devemos ter desenhos metodológicos estruturados para avaliar os dados devido à heterogeneidade que a musculação tem como prática de exercício físico.

Nos exercícios que envolvem agachamento, supino e levantamento terra, mulheres acima de 40 anos possuem maior chances de lesão. As regiões do corpo mais comumente lesadas foram o ombro, a região lombar e o joelho.

Em um recente levantamento nos Estados Unidos, onde foram analisados durante anos os registros de lesões associadas a treinamento com peso em unidades de emergência, a média de idade foi de 27,6 anos sendo 82,3% do sexo masculino. O tronco superior (25,3%) e tronco inferior (19,7%) foram as partes do corpo mais comumente lesionadas. O diagnóstico mais comum foi entorse/distensão (46,1%). O mecanismo de lesão mais comum foi a queda de peso sobre a pessoa (65,5%). Muitas lesões ocorreram com pesos livres (90,4%). As pessoas que usam pesos livres tiveram uma proporção maior de fraturas/luxações (23,6%; IPR, 2,44; IC 95%: 1,92 a 3,09; p < 0,001) do que as pessoas que usam máquinas (9,7%). Houve também um aumento de incidência das lesões em pacientes com mais de 55 anos.[3]

● BIOMECÂNICA DA MUSCULAÇÃO

Ao realizar um exercício de musculação, estamos aplicando uma força externa ao nosso corpo, que deve ser superada pelos músculos para produzir o movimento. A biomecânica da musculação estuda como essas forças são aplicadas, bem como a direção, a magnitude e a duração delas. Os movimentos articulares,

As principais análises estão relacionadas com a força muscular, a ativação muscular e a amplitude de movimento em cada fase do movimento.

Para entendermos os aspectos biomecânicos, alguns conceitos anatômicos são importantes para discutir com relação às disposições das fibras musculares que, no corpo humano, podem variar entre 5 mm e 50 cm e seu diâmetro entre 0,01 e 0,1 mm geralmente são menores do que o comprimento total do músculo. O comprimento da fibra é importante na quantidade de contração possível do músculo.

Já o arranjo das fibras musculares tem importante relação com a força. Fibras paralelas ao eixo longitudinal do músculo apresentam secção transversa pequena e geram menor força, as fibras fusiformes, por sua vez, correm paralelas ao eixo longitudinal do músculo e se afunilam na porção tendinosa, por exemplo, o bíceps braquial. Músculos, como o vasto medial, apresentam fibras peniformes ou em formato de leque e formam um ângulo oblíquo de penação que varia em até 30°.

Os quadríceps e os flexores plantares exibem alta produção de força em virtude de suas baixas relações de comprimento das fibras para comprimento do músculo (CF:CM) e das áreas de corte transversal relativamente grandes. Em contrapartida, os isquiotibiais e dorsiflexores mostram arquitetura apropriada para alta velocidade contrátil, em virtude de suas relações CF:CM relativamente altas e de seu CF longo.[4]

Para cada exercício, é importante considerar a posição inicial e final do movimento, bem como a trajetória da força que é aplicada, além disso, a aplicação dos conceitos biomecânicos na musculação ajuda a determinar a carga ideal para cada pessoa, levando em consideração o peso corporal, o nível de treinamento, a idade e outros fatores individuais. Também ajuda a ajustar o equipamento de treinamento, como a altura do banco, a posição dos pés, o comprimento da barra, entre outros aspectos, para garantir que o exercício seja realizado corretamente e que a sobrecarga aplicada seja segura e eficaz.

Os conceitos biomecânicos dos exercícios de musculação são essenciais para maximizar a eficácia do treinamento, evitar lesões e otimizar o desempenho. O entendimento da melhor postura para realizar um exercício, da carga ideal para cada indivíduo e do ajuste do equipamento de treinamento é importante para atender às necessidades específicas de cada pessoa.

Existem várias alterações biomecânicas que ocorrem durante o treinamento de musculação, incluindo:

- **Hipertrofia muscular**: o treinamento de musculação pode levar ao aumento da massa muscular, o que pode afetar a biomecânica do movimento, aumentando a força muscular, a rigidez articular e a estabilidade.
- **Alterações no padrão de ativação muscular**: o treinamento de musculação pode afetar o padrão de ativação muscular, resultando em maior ativação muscular em determinados grupos musculares ou mudanças na sequência de ativação.
- **Aumento da força muscular**: o treinamento de musculação pode aumentar a força muscular, o que pode afetar a biomecânica do movimento, permitindo que o indivíduo realize o mesmo exercício com uma carga maior ou com mais repetições.
- **Alterações na amplitude de movimento**: o treinamento de musculação pode levar a alterações na amplitude de movimento, tanto positivas quanto negativas. Por exemplo, pode haver uma melhora na flexibilidade e amplitude de movimento em algumas articulações, enquanto em outras pode ocorrer redução devido ao aumento da massa muscular.
- **Alterações na postura e no equilíbrio**: o treinamento de musculação pode levar a alterações na postura e no equilíbrio, resultando em melhorias na estabilidade e no controle do corpo durante o movimento.
- **Mudanças nas forças articulares**: o treinamento de musculação pode alterar as forças articulares, aumen-

CAPÍTULO 48

tando a carga aplicada nas articulações durante a realização do movimento. Isso pode afetar a biomecânica do movimento e aumentar o risco de lesões, se não for realizado corretamente.

MECANISMOS DE LESÃO E DIAGNÓSTICO

As causas da lesão muscular podem dividas em diretas e indiretas. A lesão direta decorre do trauma direto no local do contato, podendo causar uma contusão ou laceração. Já a lesão indireta ocorre na ausência de contato. Pode ser de causa funcional, por sobrecarga mecânica, lesão neurológica ou estrutural. Estima-se que cerca de 90% de todas as lesões relacionadas com o esporte são contusões ou estiramento. Quando falamos em esportes de levantamento de peso, no qual não há contato, temos uma incidência de lesões devido a trauma direto bem inferior ao geral em virtude da característica do esporte. Já as lacerações musculares são as lesões menos frequentes no esporte. A força tênsil exercida sobre o músculo leva a um excessivo estiramento das miofibrilas e, consequentemente, à ruptura próxima à junção miotendínea. Os estiramentos musculares são tipicamente observados nos músculos que trabalham cruzando duas articulações, como os músculos retofemoral, semitendíneo e gastrocnêmio.[5]

Em estudo de revisão sistemática realizado por Keogh, que comparou estudos sobre as lesões musculares em esportes de musculação, o *Bodybuilding* foi a modalidade que teve a menor incidência de lesões (0,12 a 0,7 lesões por atleta/ano; 0,24 a 1 lesões por 1000 horas), com a competição de homem mais forte (4,5 a 6,1 lesões por 1000 horas) e jogos escoceses (7,5 lesões por 1000 horas) com a maior incidência. Ombro, coluna lombar, joelho, cotovelo, punho e mão são as regiões mais acometidas por estiramento e tendinites sendo os tipos mais comuns de lesão. Não foi observada diferença da incidência de lesões entre as categorias, peso ou sexo do atleta.

As lesões na musculação podem ocorrer em diferentes partes do corpo, incluindo músculos, tendões, ligamentos e articulações. O diagnóstico da lesão depende da localização e da extensão da lesão, além dos sintomas apresentados pelo paciente.[6]

Algumas das lesões mais comuns na musculação incluem:

- **Lesões musculares**: podem ocorrer distensões ou rasgos musculares, especialmente quando se realiza esforço excessivo ou movimento inadequado. Os sintomas incluem dor localizada, inchaço e perda de força muscular.
- **Lesões tendíneas**: tendões são tecidos que conectam os músculos aos ossos. As lesões tendíneas podem ocorrer quando há excesso de uso ou movimento brusco, como uma torção. Os sintomas incluem dor localizada, inchaço e dificuldade em realizar movimentos que envolvam o tendão afetado.
- **Lesões ligamentares**: os ligamentos são tecidos que conectam os ossos entre si e ajudam a manter a estabilidade articular. Lesões ligamentares podem ocorrer quando há sobrecarga ou movimento brusco que ultrapassa a amplitude normal de movimento da articulação. Os sintomas incluem dor, inchaço e instabilidade articular.

O diagnóstico dessas lesões pode ser feito com base nos sintomas apresentados pelo paciente, histórico médico e exame físico. Em alguns casos, exames de imagem, como a ressonância magnética, ultrassonografia ou radiografia, também podem ser necessários para avaliar a extensão da lesão e determinar o melhor tratamento. É importante buscar ajuda médica imediatamente em caso de lesões graves ou sintomas persistentes.

Especificamente no caso de lesões musculares, utilizamos como ferramenta diagnóstica o sistema de classificação denominado consenso de Munique que distingue os seguintes tipos de lesões musculares: desordem muscular funcional (tipo 1: relacionada com esforço excessivo; e tipo 2: distúrbios de origem neuromuscular), sendo essas caracterizadas por não apresentarem evidências macroscópicas de lesão na fibra muscular; e desordem muscular estrutural (tipo 3: lesões musculares parciais; e tipo 4: lesões totais ou subtotais que podem apresentar avulsão tendínea), oferecem evidência macroscópica de lesão, ou seja, dano estrutura.[7]

PREVENÇÃO DE LESÕES

Não é possível prevenir completamente todas as lesões, mas o risco pode ser reduzido.

Pensando que a lesão muscular decorre do excesso de estresse colocado nos tecidos musculoesqueléticos, podemos propor sua prevenção em métodos para reduzir esse estresse, seja ele agudo ou crônico e também em métodos que aumentem a resistência do tecido.

Sabemos que certos tecidos são mais plásticos que outros e conseguem se adaptar mais facilmente ao estresse. Os ligamentos, por exemplo, são bem menos plásticos que os músculos. Para reduzir o risco de lesão ligamentar, deve-se reduzir o estresse aplicado a ele. Já no músculo procura-se aumentar a capacidade de aguentar estresse aumentando sua área transversal, sua força e complacência.[6]

Redução do estresse biomecânico nas estruturas com pouca plasticidade

Temos dois métodos de reduzir o estresse colocado no tecido musculoesquelético. O primeiro é assegurar que o gesto padrão do movimento executado pelo atleta não vá colocar alguma estrutura sob estresse acima do tolerável. Para isso, a equipe técnica deve ter conhecimento de biomecânica e anatomia que são fundamentais para o treino de um gesto esportivo mais eficiente e com menor risco de lesão.

Aumento de resistência

Enquanto a redução de estresse é uma estratégia para diminuir o risco de lesão, é importante ter em mente que a redução importante na carga pode impactar o ganho de desempenho esportivo. Como consequência, devemos tentar conciliar essa estratégia somada a de aumento de resistência. A lesão ocorre quando o estresse, ou carga, excede a resistência do tecido.

É possível alterar a quantidade de resistência ao estresse de uma estrutura mudando o comprimento do tecido e capacidade de gerar força. O tipo de mudança, ou adaptação, é determinado pelo mecanismo de lesão mais comum. Por exemplo, o aumento da resistência pelo aumento de compri-

432 TRATADO DE ACUPUNTURA E DOR NA MEDICINA ESPORTIVA

mento da musculatura posterior de coxa em ginastas deve diminuir o risco de lesão destes músculos em atletas que fazem flexão do quadril com joelho estendido. Da mesma maneira, deve reduzir o risco de lesão em corredores que têm de impor uma carga de força muito alta nesses músculos. Embora sejam esportes com necessidades diferentes. o mecanismo de lesão é semelhante.

Aplicação de estratégias na prevenção de lesões

Desde a publicação de Van Mechelen et al.,[11] em 1992, muitos estudos contribuíram para o entendimento das estratégias de prevenção de lesões no esporte ampliando sua aplicação. A estratégia proposta sugere a abordagem em 4 etapas descritas a seguir:

1. medir a extensão do problema pela incidência e severidade das lesões;
2. identificar a etiologia e mecanismos por intermédio dos fatores de risco e tipos de lesão;
3. desenvolver a estratégia de prevenção baseado no problema a ser resolvido ou minimizado junto com a equipe multidisciplinar que inclui membros da equipe médica e treinadores;
4. verificar o resultado, se positivo, aplicar aos demais atletas.

Essa abordagem de Van Mechelen et al. continua sendo estudada e expandida por outros autores e em diversas modalidades esportivas e inspirou o programa FIFA 11+ que se tornou uma referência de prevenção no futebol.[8]

● ATLETA PARAOLÍMPICO

As lesões esportivas nos atletas paraolímpicos são mais comuns do que nos atletas olímpicos. Conforme a deficiência, pode haver maior limitação na execução dos movimentos. A biomecânica das lesões se difere na modalidade, no nível de competição, na área anatômica comprometida e nos fatores específicos dos equipamentos.

Nos estudos de Ferreira et al., Rocco et al. e Souza et al., foram observados atletas de basquetebol de cadeira de rodas e de voleibol sentado, que as lesões mais frequentes foram as de membros superiores, principalmente ombro (contusões, luxações, bursites, tendinites e síndrome do impacto). Isso ocorre devido à modalidade esportiva que exige muito dos atletas paradesportivos que utilizam a musculatura e articulação do membro citado, levando a sobrecarga e compensação.

O esporte adaptado, assim como qualquer esporte de alto rendimento, exige muito das articulações e musculatura nos movimentos característicos da modalidade. Há grande tendência nas lesões de membros superiores, pois, por serem na maioria das vezes a função residual dentro do quadro motor, o esporte sobrecarrega as musculaturas preservadas, uma vez que a biomecânica e equilíbrio muscular estão alterados.

As lesões esportivas podem ocorrer de forma aguda, por trauma, ou crônica, devido a esforços repetitivos. Os locais das lesões dependem muito dos esportes praticados e da deficiência apresentada pelo atleta.[9]

No estudo de Vital et al. no qual foram avaliados 82 atletas paraolímpicos, das modalidades natação, tênis de mesa, atletismo e halterofilismo. A pesquisa mostrou que, nos atletas do halterofilismo, a lesão com maior índice foram as algias de coluna vertebral; do atletismo houve um predomínio de lesões de membros inferiores, sendo 34 delas tendinites e distensões; já na natação e no tênis de mesa, as lesões mais encontradas foram as algias de coluna vertebral e tendinites de ombro.

Um resumo geral de todos os estudos mostra que as lesões mais encontradas foram as de membros superiores, principalmente nos ombros, onde o mecanismo de trauma é maior. Já nos membros inferiores os índices encontrados foram bem menores devido às próprias patologias dos atletas.

Não houve correlação entre sexo ou tipo e frequência de lesões nesses estudos. A disposição da frequência de lesões varia conforme o estudo e população estudada, podendo ser usada como referência o estudo de Vital et al. Mencionado a seguir:

Frequência das lesões em atletas paraolímpicos por modalidade:

- Atletismo – Coluna vertebral 11%; membros superiores 09%; membros inferiores 37%;
- Natação – 38,9%; 44,4% e 16,7 %, respectivamente;
- Halterofilismo – 54,5 %; 36,4% e 9,1%, respectivamente;
- Tênis de mesa – 32,7%; 35,8% e 31,5% respectivamente.[10]

Tratamento

As lesões que podem envolver a musculação seguem alguns princípios de tratamento. Esses princípios precisam estar ancorados em quatro grandes objetivos em sua progressão:

- cuidados na fase aguda;
- retomar atividades diárias;
- retorno para as atividades específicas;
- prevenção de lesões.

Em consonância com o aumento do foco nas estratégias de reabilitação ativa, o tradicional acrônimo PRICE (proteção, repouso, gelo, compressão e elevação) para o tratamento de lesões agudas dos tecidos moles é cada vez mais substituído por POLICE (proteção, carga ideal, gelo, compressão e elevação). A carga ideal refere-se à avaliação da capacidade do tecido de suportar e se adaptar à carga mecânica diante do processo de reabilitação.

O desafio clínico não é apenas escolher as intervenções de exercícios mais eficazes e seguras, mas também aplicar a intervenção na dose apropriada. A proteção imediata e o repouso relativo após uma lesão aguda ainda desempenham um papel, mas devido ao efeito prejudicial da inatividade nos tecidos biológicos, os princípios do tratamento têm como objetivo que o atleta comece o movimento ativo (carga ideal) o mais rápido possível.

A partir do momento em que a dor não é um fator limitante para realizar os movimentos de maneira adequada, ações de propriocepção, força muscular e flexibilidade podem ser trabalhados. Os exercícios devem se concentrar em aumentar gradualmente as demandas do atleta, ao mesmo tempo em que permitir que o tecido em cicatrização se adapte ao aumento da carga mecânica.

Fazem parte dessa etapa as seguintes ações:

- terapia manual;
- eletroestimulação;
- treinamento isométrico realizados sem dor;
- treinamento isotônico pode ser iniciado quando o treino isométrico for realizado sem dor com cargas resistidas.

Conforme a funcionalidade progride, os exercícios funcionais podem ser implementados de modo a permitir que o atleta retorne às atividades diárias e aos movimentos técnicos básicos. Deve aumentar gradualmente a complexidade dos movimentos de ações controladas por uma única articulação para tarefas mais complexas, incluindo movimentos por meio de vários planos biomecânicos.

Os exercícios podem progredir aumentando o número de repetições, a velocidade do movimento ou a frequência. Além disso, adicionar cargas externas e aumentar a complexidade do movimento estimula a força muscular e o controle motor.

No momento de progressão para o retorno às atividades específicas da atividade esportiva, no caso a musculação, a progressão do treinamento de força e condicionamento mais comuns da musculação podem ser incorporados ao plano de retorno e reabilitação com maior foco em mais complexidade e velocidade dos movimentos. A ênfase deve estar em uma taxa mais alta de desenvolvimento de força.[2]

Todas as lesões esportivas com ruptura tecidual tornam o atleta mais suscetível a novas lesões, embora a estrutura tecidual e a função física possam ser restauradas após a reabilitação. O modelo clássico sobre a etiologia das lesões esportivas publicado por Meeuwisse em 1994 (Figura 48.1)

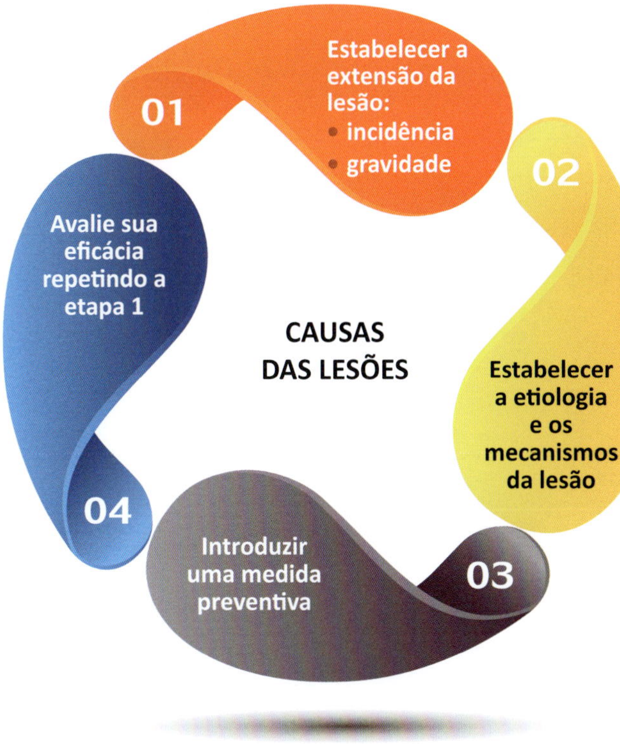

aponta para a importância de reconhecer fatores de risco internos, como lesões anteriores, na prevenção de lesões esportivas.[11]

É importante o monitoramento e correção de todo e qualquer gesto motor que seja passível de causar lesões tanto em aparelhos quanto nos exercícios de peso livre.

O uso de anti-inflamatórios pode resultar em uma melhora transitória na recuperação da lesão muscular induzida pelo exercício, contudo, o uso crônico parece ser prejudicial.

Com relação ao uso de glicocorticoides, foram reportados atrasos na eliminação do hematoma e tecido necrótico, retardo no processo de regeneração e redução da força biomecânica do músculo lesionado.[12]

CONCLUSÃO

A musculação é uma atividade física que tem ganhado cada vez mais adeptos, sendo uma ótima opção para melhorar a saúde e essencial no ganho de desempenho esportivo.

Além disso, a musculação tem diversos benefícios, tais como o aumento da força muscular, a hipertrofia muscular, a melhora da composição corporal, a prevenção de lesões, a melhora da postura, do equilíbrio e da qualidade de vida em geral. No entanto, pode oferecer riscos ou ter uma eficácia prejudicada com a aplicação de conceitos errados.

A musculação é uma atividade física que pode ser realizada por pessoas de todas as idades e níveis de condicionamento físico, desde que respeitadas as particularidades de cada indivíduo e acompanhadas por profissionais qualificados.

REFERÊNCIAS

1. Bittencourt, Nelson. Musculação: uma abordagem metodológica. Rio de Janeiro: Sprint, 1984
2. Brukner P, & Clarsen B, & Cook J, & Cools A, & Crossley K, & Hutchinson M, & McCrory P, & Bahr R, & Khan K(Eds.), (2017). *Brukner & Khan's Clinical Sports Medicine: Injuries, Volume 1, 5e*. McGraw Hill.
3. Kerr ZY, Collins CL, Comstock RD. Epidemiology of weight training-related injuries presenting to United States emergency departments, 1990 to 2007. Am J Sports Med. 2010 Apr;38(4):765-71.
4. *Mcardle*, W.D., Katch, F.L. and Katch, V.L. (2008) *Fisiologia do exercício* energia, nutrição e desempenho humano. -7 edição Guanabara Koogan, Rio de Janeiro.
5. A Joyce, D., A Lewindon, D., Sports Injury Prevention and Rehabilitation: Integrating Medicine and Science for Performance Solutions. 2021.
6. Keogh JWL, Winwood PW. The epidemiology of injuries across the weight-training sports. Sports Med. 2017;47(3):479-501.
7. Almeida A, Dorileo C, Thiele E, SantAnna JPC, Costa PHP. Lesões musculares. In: Cristante AF, Brandão GF, editores. Programa de Atualização em Traumatologia e Ortopedia (PROATO): Ciclo 12.Porto Alegre: Artmed; 2015:85–110
8. Van Mechelen W, Hlobil H, Kemper HC. Incidence, severity, aetiology and prevention of sports injuries. A review of concepts. Sports Med. 1992 Aug;14(2):82-99. doi: 10.2165/00007256-199214020-00002. PMID: 1509229.
9. Ferreira AF, Bussmann CJA e Greguol M. Incidência de lesões em atletas de basquetebol em cadeira de rodas. Rev. Ter. Ocup. Univ. São Paulo.2013;24(2):134-40.
10. Vital, Roberto & Silva, Hésojy & Sousa, Ronnie Peterson & Nascimento, Renata & Rocha, Edílson & Miranda, Henio & Knackfuss,

Figura 48.1 Um modelo conceitual das causas de lesões.

Fonte: adaptada De Van Mechelen *et al.*[11]

Maria Irany & Filho, José. (2007). Lesões traumato-ortopédicas nos atletas paraolímpicos. Revista Brasileira De Medicina Do Esporte - REV BRAS MED ESPORTE. 2007;13.

11. van Mechelen W, Hlobil H, Kemper HC. Incidence, severity, aetiology and prevention of sports injuries. A review of concepts. Sports Med 1992;14(2):82–99.

12. Mueller-Wohlfahrt H-W, Haensel L, Mithoefer K, Ekstrand J, English B, McNally S et al. Terminology and classification of muscle injuries in sport: the Munich consensus statement. Br J Sports Med.2013;47(6):342–50.

Natação

Paulo José Gomes Puccinelli ▶ Rodrigo Brochetto Ferreira

INTRODUÇÃO

A natação é um esporte clássico, seu primeiro campeonato mundial foi em Sydney, Austrália, em 1958. Esteve presente na primeira edição dos Jogos Olímpicos modernos, em Atenas 1896, na qual contou apenas com disputas masculinas. As mulheres passaram a compor o quadro olímpico dessa modalidade a partir da edição de Estocolmo 1912. A primeira participação brasileira ocorreu em 1920, na Antuérpia. Até 1930, as disputas ocorriam no mar, nas edições posteriores as competições se padronizaram nas piscinas.[1]

Em 1908, foi criada a Federação Internacional de Natação (FINA), que atualmente possui 208 federações filiadas e é responsável pelos outros esportes aquáticos (nado artístico, polo aquático, maratonas aquáticas e saltos ornamentais).[2] No Brasil, a responsável por essas modalidades é a Confederação Brasileira de Desportos Aquáticos (CBDA).[3]

A FINA é a organizadora dos campeonatos mundiais de natação, e elas ocorrem em anos alternados em piscinas longas (50 metros) e em piscinas curtas (25 metros).[4] Os Jogos Olímpicos ocorrem em piscinas longas, também chamadas de piscinas olímpicas.[4] Três provas ocorrem apenas em campeonatos mundiais e não nos Jogos, são elas: 50 metros peito, 50 metros borboleta e 50 metros costas.[5]

Em todos os casos, as piscinas devem ter 10 raias, não sendo utilizadas as duas das laterais, raias 0 e 9. É padronizado o posicionamento dos atletas nas finais. Os melhores tempos nas classificações nadam nas raias do centro. O primeiro tempo nada na raia 4, o segundo na 5, o terceiro na 3, o quarto na 6 e assim por diante. A temperatura também é padronizada, devendo estar entre 25°C e 28° C. Os atletas não podem utilizar nenhum outro equipamento a não ser traje, óculos e touca. Materiais de treino, como pés de pato, palmares e snorkel são proibidos em competição, assim como materiais adesivos, como kinesio tapes ou esparadrapo.[4]

EPIDEMIOLOGIA DAS PRINCIPAIS LESÕES

Como a modalidade não apresenta muito impacto ou contato, a maioria das lesões é crônica, entre as mais comuns estão tendinopatias e bursites.[7] Lesões agudas podem ocorrer por trauma com a borda da piscina, com outros atletas em treinamentos ou em aquecimento de grandes competições (Figura 49.1) ou em atividades fora da piscina.[6]

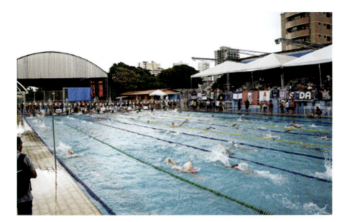

Figura 49.1 Aquecimento de competição, com muitos nadadores por raia.
Fonte: https://www.flickr.com/photos/157106473@N06/.

A lesão mais comum em nadadores é no ombro,[8] visto que 91% dos nadadores já apresentaram dor ou perderam treino em algum momento de sua carreira em virtude de dor nessa região.[9] Kennedy e Hawkins cunharam o termo "ombro do nadador" para descrever a dor no ombro durante ou após o treino.[10] Atletas com maior tempo de carreira tendem a apresentar maior incidência de lesão.[6] Para atletas que já tiveram lesões no ombro, o risco de dor é 4,1 vezes maior do que naqueles que nunca tiveram lesões, enquanto o risco de uma nova lesão é 11,3 vezes maior.[11]

Com relação aos nadadores de peito, 85% deles já apresentou dor no joelho em algum momento da carreira.[9,12] Os achados mais comuns na ressonância magnética são: edema na gordura de Hoffa (53,8%), edema ósseo (26,9%), edema na gordura prefemoral (19%) e edema articular (15,3%).[13]

Nadadores de peito e borboleta podem ter dores lombares, sendo que 20% já apresentaram dor em algum momento da carreira.[9] Outro estudo apontou que 33,3% dos nadadores de borboleta e 22,2% dos nadadores de peito já apresentaram lombalgia.[14]

BIOMECÂNICA DA MODALIDADE

A natação possui quatro estilos de nado, são eles crawl, costas, peito e borboleta.

- **Crawl:** é o estilo de nado mais rápido.[4] Composto por braçadas e pernadas alternadas, com o peitoral voltado

435

ao fundo da piscina. A braçada é responsável por 75% da propulsão, em média. A respiração ocorre durante a braçada e pode ser feita de maneira bilateral.[15] Porém, por facilidade, os atletas a fazem geralmente de maneira unilateral. Dividimos o nado de crawl em quatro momentos (Figura 49.2), para facilitar na hora da anamnese, pois em cada um desses momentos existe uma posição específica do membro superior e o uso de musculaturas específicas (Tabela 49.1).[9] São elas: entrada, que é o início da braçada, momento em que a mão toca a água; apoio ou puxada, depois que a mão entra na água até o membro superior estar perpendicular ao corpo; finalização, movimento de término da braçada dentro da água; e recuperação, saída do membro superior da água e todo o movimento fora dela.

- **Costas:** é um nado semelhante ao de crawl, com braçadas e pernadas alternadas, porém com o dorso voltado ao fundo da piscina (Figura 49.3). A braçada é responsável por 60% da propulsão em média. Por estarem com o rosto para fora da água, a respiração é livre.[15] Podemos fazer a mesma divisão dos momentos do nado crawl no nado de costas. Porém existem algumas diferenças na biomecânica, como no nado de costas, na entrada, o ombro está em rotação externa e o primeiro dedo a entrar na água é o quinto, e na puxada, o cotovelo está em extensão.
- **Peito:** é o nado mais lento,[4] por ter quase todos os seus movimentos subaquáticos, o que acaba tendo maior resistência da água, ou como chamamos, arrasto. O único movimento fora da água é na respiração. Tanto a braçada como a pernada são feitas de maneira simultâneas bilateralmente. É o nado em que a pernada tem maior impacto na propulsão.[15] Dividimos o nado em dois momentos (Tabela 49.2), fase de recuperação, momento da respiração e finalização, momento da propulsão subaquática (Figura 49.4).
- **Borboleta:** nado complexo, que demanda muita técnica. Assim como no nado peito, as braçadas e pernadas são simultâneas, porém, nesse estilo, são dois ciclos de pernada para um de braçada. Assim como no crawl, dividimos o nado nas quatro fase, entrada, apoio/puxada, finalização e recuperação (Figura 49.5). A diferença é que na entrada o ombro está mais abduzido e o cotovelo está em extensão.

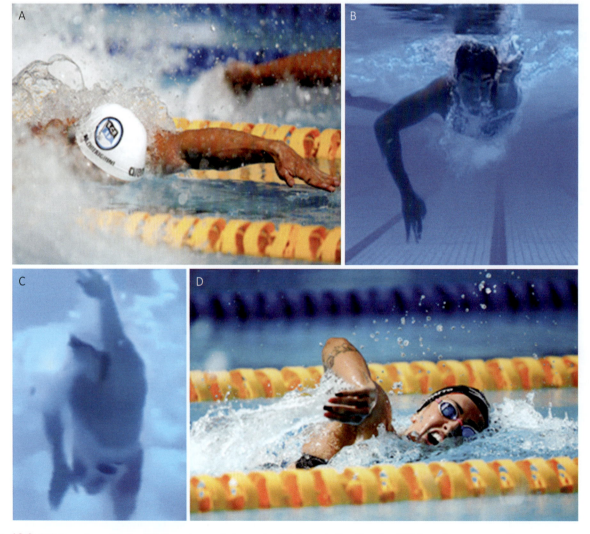

Figura 49.2 **(A)** fase de entrada; **(B)** fase de apoio/puxada; **(C)** fase de finalização; **(D)** fase de recuperação.
Fonte: https://www.flickr.com/photos/157106473@N06/.

CAPÍTULO 49

NATAÇÃO 437

Tabela 49.1 Posicionamento e atividade muscular de acordo com as fases do nado.

Fase do nado	Posicionamento do ombro	Atividade muscular
Entrada	Abdução, flexão, rotação interna	Trapézio superior, romboide, supraespinhal, deltoide anterior e médio, serrátil anterior
Apoio/Puxada	Adução, extensão e rotação neutra	Peitoral maior, redondo menor, serrátil anterior
Finalização	Adução, extensão, rotação interna	Latíssimo do dorso, subescapular, serrátil anterior
Recuperação	Abdução, extensão, rotação interna	Deltoide médio e posterior, supraespinhal, subescapular, romboide

Fonte: Traduzida pelos autores.[9]

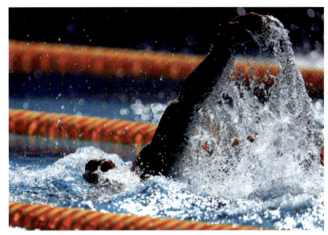

Figura 49.3 Nado de costas.
Fonte: https://www.flickr.com/photos/157106473@N06/.

Tabela 49.2 Posicionamento dos membros inferiores de acordo com a fase do nado.

Fase do nado	Posicionamento
Recuperação	• Semiflexão de quadril • Flexão de joelhos • Dorsiflexão e versão de tornozelos
Finalização	• Adução vigorosa de quadril • Extensão de joelhos • Flexão plantar e inversão de tornozelos

Fonte: Traduzida pelos autores.[9]

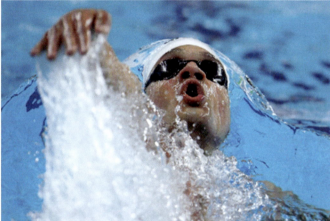

Figura 49.5 Nado borboleta.
Fonte: https://www.flickr.com/photos/157106473@N06/.

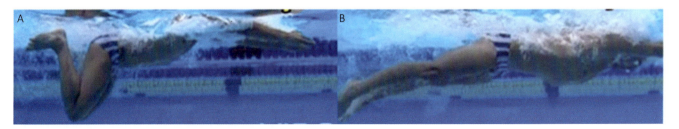

Figura 49.4 **(A)** Fase de recuperação; **(B)** fase de finalização.
Fonte: https://www.flickr.com/photos/157106473@N06/.

MECANISMO DAS LESÕES E DIAGNÓSTICO

O mecanismo de lesão principal na natação é a sobrecarga. Atletas de elite podem nadar mais de 14 km/dia (mais do que 2500 movimentos de ombro).[16] Fadiga muscular do manguito rotador, dos músculos periescapulares e peitorais podem causar microtraumas devido à diminuição da estabilização dinâmica da cabeça umeral.[8] Frouxidão ligamentar e subsequente instabilidade articular também é um fator de risco.[17]

Atletas que competem no estilo peito, pela biomecânica do movimento de sobrecarga em região medial da coxa e joelho têm maior risco de dor na região. A técnica exige um valgo importante de joelho, devido à adução de quadril.[9] Esse movimento aumenta a tensão do ligamento colateral medial.[18] Pode também levar a tendinopatia e bursite da pata de ganso e a lesões musculares de adutor magno e breve.[19]

Todos os estilos de nado mantêm uma hiperextensão da coluna lombar na posição de *streamline*, isso aumenta com a ondulação. Com os movimentos dos nados de peito e borboleta ocorre uma sobrecarga ainda maior, devido ao aumento de intensidade e de repetições que aumentam a sobrecarga na região lombar e gerar espondilólise e espondilolistese. O uso excessivo de materiais, como nadadeiras, pranchas e flutuadores também é fator de risco pelo aumento da hiperextensão da coluna lombar.[20]

PREVENÇÃO

Como a grande parte das lesões ocorrem por *overuse*, temos alguns pontos para corrigir. Um deles é erro biomecânico que gera sobrecarga em músculos e tendões.[16,21] O fortalecimento muscular específico para a modalidade é muito importante. A musculatura do core é responsável por evitar *tilt* pélvico anterior e hiperlordose.[22] O fortalecimento de serrátil anterior, romboide, porção inferior de trapézio e subescapular também previnem lesões.[23]

O controle de carga externa, de volume e intensidade do treino deve ser feito e diminuído em caso de atletas com histórico ou risco de lesões.[23] Diminuir o uso de materiais que causam aumento de carga na articulação acometida e aumentar aqueles que diminuem a carga em treinos é uma boa estratégia.[24] Por exemplo, no atleta com dor no ombro, evitar usar palmar, paraquedas e flutuador, e usar nadadeira e prancha.

NATAÇÃO PARALÍMPICA

Modalidade que possibilita pessoas com deficiência física, visual ou intelectual possam competir no esporte aquático. Os Jogos Paralímpicos de Verão incluem competições de natação desde a primeira edição, em Roma, em 1960. A natação paralímpica tem as mesmas regras da natação convencional, exceto por algumas adaptações para as diferentes deficiências dos atletas. Algumas dessas adaptações incluem toques na parede, placas de partida e dispositivos de partida específicos para permitir que atletas com diferentes tipos de deficiência possam iniciar a prova.[25]

Existem dez classes de deficiência na natação paralímpica, cada uma com um código de identificação diferente que vai do 1 ao 10. As classes são divididas em três categorias: deficiência física, deficiência visual e deficiência intelectual.[25]

Além das adaptações para cada classe de deficiência, os atletas podem utilizar equipamentos específicos que lhes proporcionam mais estabilidade e velocidade na água. Isso inclui próteses, óculos especiais e boias que ajudam a manter o equilíbrio.[25]

As lesões na natação paralímpica são semelhantes às da natação convencional e dependem do tipo de deficiência do atleta. Ou seja, lesões em membros superiores por sobrecarga, dores lombares por sobrecarga e, para os nadadores do estilo peito, risco de lesões por sobrecarga em região medial da coxa e joelho.

Especificamente para os paratletas de natação, os indivíduos com deficiência visual podem ter maior risco de colisões com as bordas da piscina ou com outros atletas durante a prova. Os atletas com deficiência intelectual também estão sujeitos a lesões, que podem ocorrer tanto na piscina quanto em atividades fora dela. Como esses atletas podem ter dificuldades de comunicação e de compreensão das instruções do treinador, é importante que a equipe técnica esteja atenta e ofereça um acompanhamento mais individualizado.

É importante ressaltar que a natação paralímpica é uma modalidade que oferece menos riscos de lesões em comparação a outros esportes, principalmente aqueles que envolvem impacto e contato físico. No entanto, como em qualquer esporte, é fundamental que os atletas sigam um programa de treinamento adequado e estejam atentos aos sinais de dor ou desconforto. O acompanhamento de uma equipe multidisciplinar, que inclui médicos, fisioterapeutas e nutricionistas, também é essencial para prevenir lesões e garantir o melhor desempenho dos atletas.

TRATAMENTO

O tratamento da grande maioria das lesões da natação tem um padrão semelhante. Como elas estão relacionadas com sobrecargas, a ideia central é diminuí-las. Idealmente, os casos têm que ser discutidos por uma equipe interdisciplinar e cada área tem suas funções.

A fisioterapia vai ser responsável por medidas analgésicas, correções de encurtamentos, otimização da recuperação muscular e fortalecimento para melhor estabilização articular; a preparação física fará o fortalecimento da musculatura específica para a modalidade e de core; O biomecânico será o responsável pelos ajustes dos gestos esportivos; o técnico, pela diminuição de carga de treinos e/ou adaptação do treino, com o uso ou não de materiais de treino; o médico da equipe é responsável pelo diagnóstico e por gerenciar todos esses processos feitos pela equipe interdisciplinar.

O tratamento das lesões específicas será discutido mais adiante, nos capítulos divididos por articulações.

CONCLUSÃO

A natação é um esporte antigo, muito praticado no mundo todo. A maioria das lesões é crônica, causada por *overuse* e as mais comuns são tendinopatias e bursites. A articulação mais acometida é o ombro, seguido do joelho (em nadadores de peito) e coluna lombar, em nadadores de costas e peito. Os fatores de risco são lesões prévias, erros biomecânicos, excesso de volume ou intensidade, uso desequilibrado de materiais e falta de força em musculaturas específicas do nado. Corrigir esses fatores de risco é a melhor maneira para a prevenção dessas lesões.

REFERÊNCIAS

1. Comitê Olímpico Brasileiro (COB). Natação - História https://www.cob.org.br/pt/cob/time-brasil/esportes/natacao/
2. Federação Internacional de Natação (FINA). (s.d.). FINA History. 2023, Conferedação Brasileira de Desportos Aquáticos (CBDA). (s.d.). História. 2023.
3. Conferedação Brasileira de Desportos Aquáticos (CBDA). (s.d.). História. Retrieved April 23, 2023, from https://www.cbda.org.br/cbda/historia/
4. Federação Internacional de Natação (FINA). (2023). FINA Swimming Rules 2023-2025. 2023.
5. Comitê Olímpico Internacional (COI). (s.d.). Swimming. 2023. https://www.olympic.org/swimming
6. Ellis R, Hing W, Reid D. Conservative management of shoulder pain in swimming: A systematic review. J Sci Med Sport. 2017;20(7):618-23.
7. Melo DN; Silva AS; José FR. (2007). Lesões musculoesqueléticas em atletas competidores de natação. Fisioter Mov. 2007;20(1):123-7.
8. Sein ML, Walton J, Linklater J, Appleyard R, Kirkbride B, Kuah D. (2010). Shoulder pain in elite swimmers: primarily due to swim-volume-induced supraspinatus tendinopathy. Brit J Sports Med. 2010;44(2):105-13.
9. Florian Wanivenhaus, Fox AJS, Chadhury S, Rodeo SA. Epidemiology of injuries and prevention strategies in competitive swimmers. Sports Health. 2012;246-51.
10. Kennedy JC, Hawkins RJ. Swimmers shoulder. Phys Sportsmed. 1974;2(4):34-8.
11. Van Rensburg CJ, Lambert MI, Viljoen W, Van Deventer H, Smit NJ. Shoulder pain in swimmers: A 12 months prospective cohort study of incidence and risk factors. Phys Ther Sport. 2016;21:10-6.
12. Rupp S, Berninger K, Hopf T. Shoulder problems in high level swimmers: Impingement, anterior instability, muscular imbalance? Int J Sports Med. 1995;16(8):557-62.
13. Abruzzo T, Chhabra A, Zlatkin MB. MRI of rotator cuff injury in the elite athlete: spectrum of findings, evaluation, and treatment. Am J Roentg. 2010;195(2):387-98.
14. Capaci K, Ozcaldiran B, Durmaz B. Musculoskeletal pain in elite competitibe male swimmers. Pain Clin. 2002;14:229-34.
15. Maglischo E. Nadando o mais rápido possível. 3. ed. 2010.
16. Pink MM, Tibone JE. The painful shoulder in the swimming athlete. Orthop Clin North Am. 2000;31(2):247-61.
17. Zemek MJ, Magee DJ. Comparison of glenohumeral joint laxity in elite and recreational swimmers. Clin J Sport Med. 1996;6(1):40-7.
18. Kennedy JC, Hawkins R, Krissoff WB. Orthopaedic manifestations of swimming. Am J Sports Med. 1978;6(6):309-22.
19. Rodeo SA. Knee pain in competitive swimming. Clin Sports Med. 1999;18(2):379-87.
20. Nyska M, Constantini N, Cale-Benzoor M, Back Z, Kahn G, Mann G. Spondylolysis as a cause of low back pain in swimmers. Int J Sports Med. 2000;21(5):375-9.
21. Scovazzo ML, Browne A, Pink M, Jobe FW, Kerrigan J. The painful shoulder during freestyle swimming: an electromyographic cinematographic analysis of twelve muscles. Am J Sports Med. 1991;19(6):577-82.
22. Johnson JN, Gauvin J, Fredericson M. Swimming biomechanics and injury prevention: new stroke techniques and medical considerations. Phys Sportsmed. 2003;31(1):41-6.
23. Rodeo SA. Swimming. In: Krishnan SG, Hawkins RJ, Warren RF (eds.). The shoulder and the overhead athlete. Philadelphia, PA: Lippincott, Williams & Wilkins; 2004;350.
24. O'Donnell CJ, Bowen J, Fossati J. Identifying and managing shoulder pain in competitive swimmers: how to minimize training flaws and other risks. Phys Sportsmed. 2005;33(9):27-35.
25. Paralympic Comitee - https://www.paralympic.org/swimming/rules

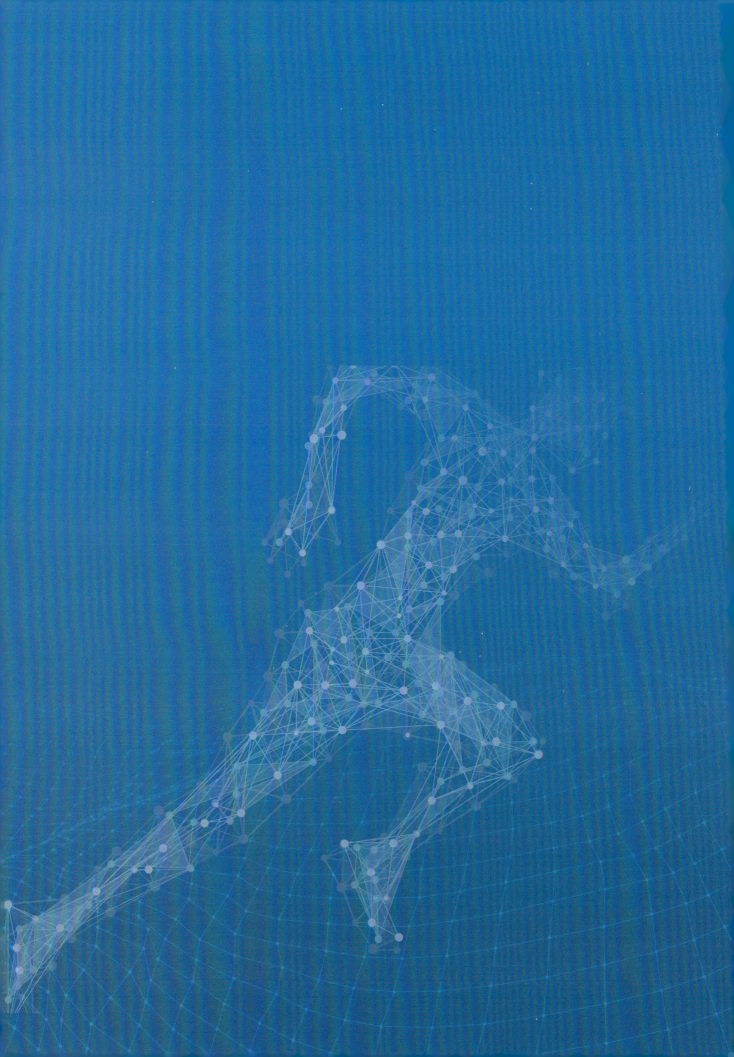

Paralímpico

50

Judith van der Veen ▶ Raúl Smith Plaza

INTRODUÇÃO

A origem do esporte paralímpico data do período após a Segunda Guerra Mundial, quando o Dr. Ludwig Guttmann, neurocirurgião alemão-judeu refugiado no Reino Unido, começou a usar o esporte como parte do processo de reabilitação de veteranos de guerra com lesão medular no Hospital de Stoke Mandeville.[1]

Guttmann acreditava que o esporte não só melhorava a saúde física como também tinha um impacto psicológico poderoso, fortalecendo a autoestima e incentivando a integração social. Esta filosofia o levou a, simbolicamente, no mesmo dia da abertura dos Jogos Olímpicos de Londres de 1948, reunir 16 veteranos de guerra no primeiro evento competitivo para atletas com deficiência, os Jogos de Stoke Mandeville.

Com o crescente reconhecimento e interesse, os Jogos de Stoke Mandeville expandiram-se para incluir participantes com diferentes diagnósticos e de diferentes países. Isso levou ao fato de que, após os Jogos Olímpicos de Roma em 1960, os primeiros Jogos Paralímpicos foram realizados, com a participação de 400 atletas de 23 países. A partir dos jogos de Seul em 1988, os Jogos Paralímpicos têm sido realizados nas mesmas cidades e locais que os Olímpicos, o que demonstra maior inclusão e aceitação de atletas com deficiência (paratletas) no cenário esportivo internacional.[1]

Desde a sua fundação em 1989, a gestão e organização do movimento paralímpico tem sido liderada pelo Comitê Paralímpico Internacional (IPC, em inglês). Este órgão tem trabalhado incansavelmente para promover a igualdade no esporte e garantir que os paratletas tenham as mesmas oportunidades que seus pares sem deficiência.

Os Jogos Paralímpicos não são mera adaptação dos Jogos Olímpicos. Eles desenvolveram sua própria identidade e cultura, no qual os esportes são modificados para garantir uma competição justa e em igualdade de condições, de modo que os paratletas sejam celebrados por suas habilidades e conquistas, em vez de por suas deficiências.[2,3]

MEDICINA PARALÍMPICA

A Medicina paralímpica, uma subespecialidade da Medicina desportiva, vai além da reabilitação. A sua trajetória evoluiu desde as abordagens estritamente terapêuticas da década de 1940 até chegar a influenciar na inclusão social e aprimorar de forma segura o desempenho dos paratletas.[4]

Com o passar dos anos, a Medicina paralímpica ampliou sua atuação, concentrando-se na prevenção e na educação. Essa perspectiva garante que tanto paratletas quanto treinadores e outros profissionais estejam devidamente informados sobre tópicos cruciais, como a prevenção de *doping*, termorregulação, nutrição e técnicas de treinamento avançadas,[5,6] reduzindo os riscos de lesão e adaptando os regimes de treinamento às singularidades e necessidades específicas dos diagnósticos e deficiências de cada atleta.[7]

Para atingir esse objetivo, a colaboração interdisciplinar é essencial. Atualmente, as equipes de medicina paralímpica são compostas por médicos, fisioterapeutas, nutricionistas, psicólogos, biomecânicos, ortesistas/protesistas, terapeutas ocupacionais e muitos outros profissionais, que trabalham em conjunto para orientar tanto os processos de classificação desportiva quanto ajudar os atletas a alcançarem o seu máximo desempenho (Figura 50.1).[8]

CLASSIFICAÇÃO DESPORTIVA

A classificação desportiva, anteriormente conhecida como classificação funcional, é um processo fundamental no desporto paralímpico. Seu principal objetivo é garantir uma competição justa e equitativa, agrupando os paratletas com base no impacto que a sua deficiência (motora, visual ou intelectual) tem no desempenho específico de um desporto. Assim, garante-se que a vitória dos paratletas se baseie nas suas habilidades, treino, estratégia e determinação, ao invés de na magnitude ou grau da deficiência.[9,10]

O processo de classificação é realizado por um painel classificador. Este painel é composto por classificadores treinados e credenciados, que geralmente têm formação em Medicina, Fisioterapia e/ou atividade física adaptada. Um painel padrão inclui um classificador médico (médico ou fisioterapeuta), que se concentra na natureza e extensão da deficiência, e um classificador técnico, que avalia como a deficiência afeta o desempenho no desporto em questão.

Nem todas as deficiências presentes nas pessoas com incapacidade são elegíveis para competir em nível paralímpico. De forma geral, o IPC definiu dez deficiências potencialmente viáveis:

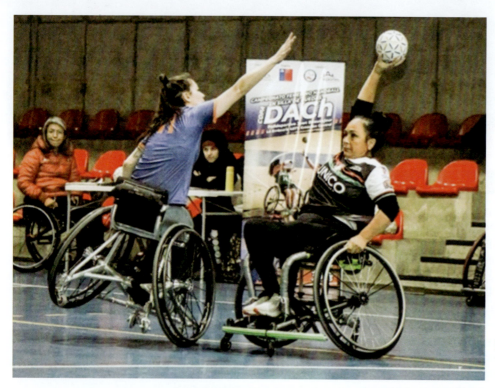

Figura 50.1 Exemplo de esporte sobre cadeiras de rodas.
Fonte: Imagem do acervo do autor.

- diminuição da força muscular;
- redução do alcance de movimento passivo;
- deficiência de membros (amputações);
- diferença de comprimento nas pernas;
- baixa estatura;
- hipertonia;
- ataxia;
- atetoses;
- deficiência visual;
- deficiência intelectual.

Cada desporto, por sua vez, define quantas dessas deficiências são aceitas em seu regulamento e quais são os critérios mínimos de elegibilidade para cada uma, ou seja, qual é a severidade mínima que uma deficiência deve ter para ser considerada influente na prática daquele desporto específico.

Após um atleta cumprir o critério mínimo de elegibilidade, é-lhe atribuída uma classe desportiva. Essa classe é determinada com base em como a deficiência do atleta afeta o seu desempenho no desporto específico. As classes são geralmente designadas com um código, que pode ser uma combinação de letras e/ou números, e que varia de acordo com o desporto.

A classificação é um processo dinâmico e pode estar sujeita a mudanças.[9] Um paratleta pode ser reclassificado se houver alterações na sua funcionalidade (p. ex. novas cirurgias ou doenças degenerativas), se surgirem novas evidências médicas que alterem os limites entre as diferentes classes desportivas ou se a classificação original for considerada incorreta.

● AVALIAÇÃO PRÉ-PARTICIPATIVA EM ATLETAS PARALÍMPICOS

A avaliação pré-participativa (APP) é um processo crítico e abrangente na medicina desportiva. Esta inclui um exame médico e funcional que determina a aptidão do atleta para participar com segurança em seu esporte específico, identificando potenciais fatores de risco que poderiam predispor a lesões ou doenças. Portanto, é um processo realizado antes de um indivíduo iniciar ou se reintegrar a um programa de atividade física.[11] No contexto do esporte paralímpico, essa avaliação assume nuances especiais e de grande relevância, devido à diversidade e complexidade das deficiências apresentadas pelos paratletas.[12]

Histórico clínico

Embora a classificação desportiva não se concentre em diagnósticos médicos específicos, mas nas deficiências resultantes de um ou mais diagnósticos, para a APP pode ser útil estruturar esquemas de avaliação com base no(s) diagnóstico(s) específico(s) do atleta. Isso ocorre porque cada doença geralmente apresenta um padrão específico de lesões ou riscos associados a um determinado esporte.[13]

Segundo essa premissa, é essencial elaborar um histórico clínico detalhado. Este deve abordar o diagnóstico que origina a deficiência qualificável para o esporte paralímpico, bem como diagnósticos secundários e possíveis deficiências que, mesmo não sendo elegíveis, podem comprometer a saúde e segurança do atleta.[14] Exemplos dessas situações incluem instabilidade articular, dor e sintomas cardiovasculares.[11]

É crucial também investigar cirurgias anteriores, medicamentos atuais, histórico familiar e, especificamente, qualquer episódio anterior de lesões relacionadas com o esporte. Além disso, é necessário identificar fatores psicossociais e de saúde mental que possam influenciar na participação esportiva.[15]

Avaliação musculoesquelética

Esta avaliação visa identificar assimetrias, fraquezas ou instabilidades articulares que possam predispor a lesões. Deve-se dar especial atenção às áreas afetadas pela deficiência do atleta, bem como àquelas áreas que podem estar sujeitas a sobrecarga devido a compensações.[16,17] Por exemplo, pessoas com paralisia cerebral têm maior risco de desenvolver displasia do quadril, que pode levar à osteoartrite e dor. Em indivíduos com amputações, é fundamental avaliar a prótese, as características do coto e as descompensações musculares próximas, aumentando o risco de lombalgia. Por outro lado, aqueles com lesão medular frequentemente sofrem lesões no ombro ao impulsionar sua cadeira de rodas, feridas por pressão relacionadas com alteração da sensibilidade, e osteoporose / fraturas abaixo do nível neurológico da lesão medular. Além disso, em atletas com miopatias, é essencial atentar para a fraqueza muscular progressiva e dor muscular após o treino as quais podem influenciar no desempenho e progressão da doença.

Avaliação neurológica

Em atletas com doenças neurológicas, é essencial examinar tônus muscular, força, coordenação e sensibilidade da pele. Anomalias nesses aspectos podem afetar a biomecânica, o desempenho esportivo e aumentar o risco de lesões. Condições do sistema nervoso podem levar a dor neuropática que necessita de um tratamento diferente da dor nociceptiva somática. Dependendo da região afetada, podem aumentar o risco de outras condições médicas. Por exemplo, lesões cerebrais estão associadas a maior prevalência de epilepsia, alterações neurocognitivas, de linguagem e/ou deglutição. Por outro lado, lesões na medula espinhal podem causar disfunções na bexiga e nos intestinos de origem neurogênica, bem como problemas na mecânica respiratória e alterações cardiovasculares durante o exercício.

Avaliação cardiopulmonar

A APP paralímpica na área cardiovascular exige um entendimento profundo e adaptação às condições médicas específicas de cada paratleta. Por exemplo, indivíduos com lesões medulares, especialmente aquelas acima de T6, podem ter alterações no sistema autônomo. Essas lesões afetam o centro simpático da medula, o que pode resultar em limitações na frequência cardíaca máxima, episódios de hipotensão ortostática ou disreflexia autonômica.[18] Por outro lado, paratletas com miopatias, como as distrofias musculares de Duchenne e Becker, em estágios avançados podem ter comprometimento tanto no sistema cardíaco quanto no respiratório, aumentando o risco de arritmias e problemas de condução, assim como uma redução na capacidade ventilatória.

Em decorrência disso, a avaliação cardiopulmonar nesses atletas deve considerar revisão detalhada dos sintomas, sinais vitais, auscultação cardíaca e, conforme necessário, testes adicionais, como eletrocardiograma (ECG), ecocardiograma, teste de esforço, espirometria e/ou ergoespirometria.[19]

Avaliação nutricional

Cada atleta, dependendo de sua deficiência e necessidades específicas, apresenta diferentes requisitos nutricionais.[20,21] Por exemplo, paratletas com espasticidade tendem a ter uma taxa metabólica basal elevada devido à hipertonia e em paralelo essa situação pode resultar em uma biomecânica alterada que leva a maior gasto energético durante o exercício. Uma situação semelhante ocorre com atletas com amputações que, dependendo da extensão e da localização da amputação, podem alterar a biomecânica natural do movimento.

Além disso, é importante considerar que alguns atletas podem ter patologias que exigem restrições dietéticas. Essas condições relacionadas ou não com a deficiência do atleta devem ser levadas em conta ao elaborar o plano nutricional, como no caso de um atleta com doença celíaca ou intolerância à lactose.

A APP em atletas paralímpicos, devido à sua natureza única e complexa, deve ser adaptativa e personalizada de acordo com as condições de cada atleta. Dependendo da doença de base ou da necessidade específica do esporte praticado, é prudente considerar a incorporação de avaliações visuais ou auditivas, e quando se suspeita de alguma alteração metabólica, é essencial realizar os exames laboratoriais pertinentes. A APP também pode ser estendida ao local de treinamento, onde se podem avaliar os fatores ambientais e o uso de ajudas técnicas desportivas. Essa abordagem holística não só visa otimizar o desempenho esportivo, mas também garantir saúde e segurança do paratleta.

● AJUDAS TÉCNICAS ESPORTIVAS

As órteses e próteses esportivas são projetadas para potencializar a função de um membro ou para substituir um que foi amputado, respectivamente, e desempenham um papel essencial no mundo do paradesporto. Embora as órteses e próteses tradicionais sejam voltadas para a mobilidade diária, as versões esportivas se adaptam às exigências específicas e técnicas de cada esporte, com um foco prioritário na segurança e desempenho do paratleta.[22]

Devido à natureza única de cada paratleta, a personalização é essencial. Os dispositivos são projetados e adaptados especificamente de acordo com as necessidades, o esporte praticado e os objetivos do indivíduo. Essa personalização pode variar desde a adaptação do comprimento e forma até a inclusão de mecanismos de preensão, seja para membros superiores, membros inferiores ou o tronco; de fato, em esportes com grande compromisso motor, como a *Boccia* paralímpica, os atletas podem manipular as órteses com a boca ou cabeça.

Os avanços tecnológicos resultaram em uma revolução no design e nos materiais dessas ferramentas. Fibra de carbono, titânio e outros materiais compostos são usados na sua fabricação devido à relação resistência-peso e capacidade de armazenar e liberar energia eficientemente. Isso é particularmente evidente nas próteses de corrida,[23] nas quais as lâminas de carbono usadas pelos atletas amputados tiveram que ser regulamentadas para garantir que não proporcionam vantagem competitiva sobre os outros atletas. Vale ressaltar que, na maioria das competições esportivas, é proibido o uso de órteses e próteses com elementos eletrônicos, a fim de manter um campo de jogo equilibrado para todos os participantes.

As cadeiras de rodas esportivas são projetadas especificamente para essa prática e possuem características distintas que visam otimizar desempenho, agilidade e velocidade do atleta, diferentemente das cadeiras convencionais. Da mesma forma, elas são configuradas para atender às exigências do esporte e às necessidades do atleta.[24] Por exemplo,

444 TRATADO DE ACUPUNTURA E DOR NA MEDICINA ESPORTIVA

a inclinação do assento pode oferecer maior estabilidade da pelve e tronco em atletas com comprometimento neurológico, sendo essencial para uma propulsão eficaz e postura segura. A maioria dos esportes estabeleceu regulamentos para os sistemas de amarração no tronco, pernas e pés, garantindo que o atleta esteja bem preso à cadeira, o que aumenta significativamente a segurança durante a competição. Materiais como alumínio ou carbono são usados em sua fabricação, priorizando leveza e resistência. O para-choque, projetado para suportar impactos, protege os membros inferiores do usuário de possíveis colisões, enquanto as rodas anti-tombamento, localizadas na parte traseira, evitam capotamentos. A inclinação ou *camber* das rodas laterais não só melhora a manobrabilidade, facilita viradas mais ágeis e precisas, como também proporciona maior estabilidade lateral. Os apoios de braço costumam ser removidos e os apoios para os pés são adaptados para uma posição mais dinâmica e ergonômica. Em conjunto, essas características e inovações transformam as cadeiras esportivas em instrumentos cruciais para os atletas paralímpicos alcançarem seu máximo potencial na competição.

● LESÕES EM ATLETAS PARAOLÍMPICOS

Assim como seus homólogos olímpicos, os atletas paraolímpicos enfrentam riscos inerentes à prática esportiva, incluindo uma variedade de lesões traumáticas. Embora muitos paratletas contem com auxílios técnicos de proteção, as lesões podem manifestar-se tanto nas áreas afetadas quanto nas não afetadas pela sua deficiência.[25]

Fraturas e contusões

Essas lesões ósseas podem ocorrer em virtude de quedas, colisões ou impactos diretos. Atletas com osteoporose ou diminuição da sensibilidade são mais propensos a fraturas, mesmo diante de traumas leves. Contusões são comuns em esportes como *goalball* e futebol para cegos, nos quais os jogadores são guiados pelo som da bola e podem colidir com outros atletas ou elementos do campo.

Concussões cerebrais

Tais lesões são frequentes em esportes de contato ou naqueles com risco de quedas em alta velocidade.[26] Devem ser monitoradas ativamente em esportes como futebol e taekwondo.

Lesões de tecidos moles

Incluem entorses, luxações e rupturas musculares. Entorses e luxações são frequentes em pessoas com distúrbios do colágeno ou polineuropatias, que apresentam maior instabilidade articular. Por outro lado, rupturas musculares são comuns em atletas com espasticidade, especialmente em músculos biarticulares, como o retofemoral, isquiotibiais e gastrocnêmios.

Lesões por sobrecarga

Embora não sejam traumáticas no sentido tradicional, merecem destaque devido à sua prevalência. Manifestam-se como tendinites, bursites ou síndromes por fricção e geralmente são resultado de movimentos repetitivos e compensatórios.[27] Em nadadores ou usuários de cadeiras de rodas,

é comum encontrar lesões no manguito rotador ou na bursa subacromial, em decorrência da repetição de movimentos de abdução e rotação interna na articulação glenoumeral. Essas lesões são frequentes em esportes de raquete, como tênis e badminton, nos quais a propulsão na cadeira de rodas é frequentemente assimétrica, assim como em modalidades que exigem manter uma contração isométrica resistindo a cargas externas, como tiro com arco.

As tendinites nos extensores do pulso são frequentes em atletas que necessitam de movimentos rápidos e repetitivos ao segurar um equipamento esportivo, como tênis de mesa ou esgrima. Também ocorrem em atletas com espasticidade severa que realizam movimentos balísticos, como no caso da *Boccia*. A síndrome de estresse tibial medial ou fraturas por estresse nos metatarsos são mais comuns em atletas com hemiplegia, em quem a distribuição de carga e a mecânica da corrida estão comprometidas.

Lesões de pele

Abrasões, cortes e lacerações são comuns, especialmente em esportes de contato ou naqueles praticados em superfícies ásperas. São frequentes em esportes coletivos, como o futebol, em suas modalidades de paralisia cerebral, cegos, amputados e baixa estatura, bem como em esportes em cadeira de rodas, como rugby, basquete e handebol. Feridas por pressão são particularmente preocupantes em atletas com alterações de sensibilidade que passam muito tempo sentados sem fazer movimentos de levantamento ou quando os equipamentos esportivos estão muito justos. Para atletas com lesão medular, o risco desse tipo de lesão aumenta quando o esporte é praticado em ambientes úmidos, como no remo ou na canoagem. Os cotos de atletas amputados podem apresentar foliculite, celulite ou dor neuropática. Associados às próteses esportivas, podem surgir feridas nos pontos de apoio ou por movimentos de cisalhamento, quando a prótese está mal ajustada.

Prevenir, diagnosticar e tratar adequadamente essas lesões não apenas garante a segurança do atleta, mas também pode influenciar significativamente no seu desempenho e continuidade no esporte.

● *DOPING* NO DESPORTO PARALÍMPICO

O *doping*, no contexto esportivo, refere-se ao uso deliberado de substâncias ou métodos proibidos com o principal objetivo de potencializar de forma artificial o desempenho físico e/ou mental dos atletas. Essa prática não só ameaça a integridade e a essência do esporte, ao oferecer vantagens ilegítimas, mas também pode comprometer seriamente a saúde e o bem-estar dos atletas que a ela recorrem. As motivações para o *doping* são variadas e complexas; algumas surgem da ambição individual de superar os próprios limites, outras da necessidade de responder à elevada demanda e pressão do ambiente competitivo, e, às vezes, podem vir de fatores externos, como patrocinadores ou equipes que exigem vitórias a qualquer custo.

No cenário esportivo, o esporte paralímpico não está isento desta prática polêmica. A World Anti-Doping Agency (WADA, em inglês), entidade responsável por combater globalmente o *doping* no esporte, supervisiona tanto o esporte olímpico quanto o paralímpico com a mesma dedicação e rigor. A WADA revisa e atualiza anualmente sua lista de substâncias e métodos proibidos, garantindo que ela esteja adaptada às novas tendências e descobertas no campo do *doping*. Assim, o Tramadol, um opioide frequentemente prescrito para o tratamento da dor, a partir de janeiro de 2024, será classificado como uma substância proibida em competições.

Embora as substâncias proibidas no desporto paralímpico tenham muitas semelhanças com as do desporto convencional, existem desafios e considerações específicas no contexto paralímpico. É crucial entender essas particularidades para garantir uma competição justa e equitativa e, ao mesmo tempo, proteger a saúde e o bem-estar dos paratletas.[28,29]

É fundamental o papel desempenhado pelas equipes médicas e treinadores na prevenção do *doping*. Esses profissionais não só devem estar atualizados com relação às normativas e listas de substâncias proibidas da WADA, como também têm a responsabilidade de garantir que qualquer medicamento ou tratamento prescrito por eles não contenha componentes considerados dopantes. Ao tomar decisões, devem sempre priorizar a saúde e o bem-estar do atleta. Nesse sentido, toda intervenção médica deve ser justificada por autênticas necessidades de saúde e não para obter vantagens competitivas.[28,29]

No contexto paralímpico, é comum que os atletas necessitem de medicamentos específicos para tratar diversas condições médicas crônicas que enfrentam. Mesmo sendo essenciais para a saúde e bem-estar deles, esses medicamentos devem ser administrados com extrema precaução e sempre sob rigorosa supervisão de profissionais de saúde. Existem diversos medicamentos que, embora tenham um propósito terapêutico, podem ser problemáticos no ambiente esportivo devido às substâncias que contêm. Por exemplo, os diuréticos, frequentemente prescritos para tratar insuficiência cardíaca, os corticoides, usados em pacientes com distrofias musculares, e os analgésicos opioides, receitados para alívio da dor crônica, são medicamentos que podem aparecer nas listas de substâncias controladas.

Outros exemplos são os betabloqueadores, frequentemente prescritos como anti-hipertensivos, que podem reduzir o tremor em repouso e melhorar o desempenho em esportes de precisão. Por outro lado, o tamoxifeno, essencial no tratamento do câncer de mama, chamou atenção devido aos seus potenciais efeitos pró-anabólicos. Além disso, os canabinoides, usados como adjuvantes no tratamento da dor, espasticidade e certos tipos de epilepsia, estão sujeitos a rigorosas regulamentações, pois em suas preparações naturais podem conter tetra-hidrocanabinol (THC), substância considerada uma droga social e proibida pela WADA em competições.

Em virtude da complexa natureza do equilíbrio entre medicamentos essenciais e o desempenho esportivo, a WADA implementou um sistema meticuloso chamado Exceção de Uso Terapêutico (TUE, em inglês). Esta oferece aos atletas a oportunidade de solicitar autorização para usar, por autênticas razões médicas, uma substância ou método listado como proibido. A intenção por trás da TUE é proteger o bem-estar do atleta sem comprometer a integridade do esporte. No entanto, é essencial entender que obter uma TUE não é um procedimento simples; exige um processo detalhado e exaustivo. Durante esse processo, o atleta deve fornecer evidência médica sólida que comprove que sua saúde seria significativamente prejudicada, caso não lhe fosse permitido usar o medicamento em questão. Além disso, é fundamental

assegurar que o medicamento ou tratamento não ofereça ao atleta uma vantagem competitiva injusta no campo de jogo.

Entre os métodos proibidos, é importante mencionar o *Boosting*,[30] também conhecido como disreflexia autonômica induzida. Esta é uma prática perigosa e proibida no esporte paralímpico, pois, mesmo associada a potenciais benefícios em termos de rendimento esportivo, também pode trazer significativos riscos para a saúde.

A disreflexia autonômica é uma resposta reflexa exagerada que ocorre em indivíduos com lesões da medula espinhal acima do nível neurológico T6. No contexto do *Boosting*, os atletas tentam deliberadamente provocar estímulos dolorosos ou desagradáveis abaixo do nível da lesão medular para desencadear essa resposta autonômica. Exemplos destes estímulos são a compressão dos genitais, contusões ou fraturas nos membros inferiores, feridas na região glútea ou sacra, fecalomas ou balões vesicais.

Quando isso ocorre, em resposta ao estímulo, o sistema nervoso simpático abaixo da lesão medular é ativado intensamente, levando a uma vasoconstrição generalizada abaixo do nível da lesão. Devido à interrupção da comunicação entre o cérebro e a medula espinhal, o corpo não consegue regular essa resposta ativando o sistema nervoso parassimpático.[31] Como resultado, ocorre aumento significativo da pressão arterial. O cérebro, ao detectar esse aumento, tenta enviar sinais para dilatar os vasos sanguíneos acima do nível da lesão medular, o que causa bradicardia, miose pupilar, vermelhidão da pele, transpiração, dor de cabeça e/ou zumbidos.

O aumento agudo da pressão arterial, embora potencialmente perigoso, pode ter um efeito ergogênico, ou seja, pode melhorar o desempenho em esportes aeróbicos. O aumento da pressão arterial pode permitir maior fornecimento de oxigênio e nutrientes para os músculos em atividade, melhorando potencialmente a resistência durante o exercício. Quanto às células, maior perfusão pode otimizar a produção de ATP e reduzir o acúmulo de resíduos metabólicos, como o lactato. No entanto, é essencial enfatizar os riscos associados a essa prática, que incluem crises hipertensivas, acidentes cerebrovasculares, descolamento de retina e, em situações extremas, morte.

O processo de coleta de amostras em um controle de *doping* para atletas paralímpicos apresenta particularidades que refletem a adaptabilidade e sensibilidade às necessidades específicas desses atletas. Essas particularidades garantem que sejam cumpridos os padrões de integridade e justiça, ao mesmo tempo que se respeita a dignidade e autonomia do atleta.

Atletas com deficiências visuais ou intelectuais

Para aqueles atletas com deficiências visuais ou intelectuais, é crucial fornecer assistência adequada durante todo o processo de coleta de amostras. Isso pode incluir a tradução das instruções para uma linguagem simples ou até a demonstração física do que se espera que o atleta faça.

Acessibilidade para usuários de cadeira de rodas

A infraestrutura e o protocolo de coleta de amostras devem ser adaptados para garantir a acessibilidade universal à sala de controle de *doping* e ao banheiro onde a amostra será coletada. Além disso, se o atleta solicitar ou precisar, deve ser permitido que um acompanhante de confiança esteja presente durante o procedimento, respeitando sempre a privacidade e confidencialidade do processo.

Considerações para o cateterismo vesical

Em situações nas quais um paratleta necessite realizar um cateterismo vesical para a coleta de amostra de urina, é essencial garantir que os cateteres utilizados não contenham lubrificantes com glicerina, pois isso poderia afetar os resultados dos testes de *doping*.

Capacitação e sensibilização do pessoal

É imperativo que o pessoal envolvido no controle de *doping* esteja adequadamente capacitado e sensibilizado sobre as particularidades de trabalhar com paratletas. Eles devem estar cientes das necessidades e preocupações específicas desses atletas e agir com empatia e respeito em todos os momentos.

Em resumo, o controle de *doping* em atletas paralímpicos deve ser um processo que equilibre a rigidez e a integridade com a empatia e o respeito pelas necessidades únicas desses atletas. As adaptações e considerações mencionadas garantem que o processo seja justo, humano e adequado para todos os envolvidos.

● IMPLICAÇÕES ÉTICAS E SOCIAIS DO DESPORTO PARALÍMPICO

O desporto paralímpico, desde o seu nascimento e desenvolvimento, tem representado muito mais do que um palco de competição desportiva; também tem sido uma plataforma de mudança social e redefinição das percepções sobre as pessoas com deficiência. No entanto, com a sua evolução, surgiram várias implicações éticas e sociais que merecem uma análise detalhada.

Direitos e responsabilidades dos atletas paralímpicos

Direito à igualdade: cada atleta, independentemente da sua deficiência, tem o direito de competir num ambiente que seja justo e equitativo. Isso implica a adaptação da infraestrutura, implementação e acesso à mesma qualidade de treino e recursos.[32]

Direito à integridade e à dignidade: os atletas paralímpicos devem ser protegidos contra qualquer forma de discriminação, abuso ou exploração. A sua condição física ou mental não deve ser objeto de condescendência ou ser usada para gerar sensacionalismo.[33]

Responsabilidades: Assim como qualquer outro atleta, os atletas paralímpicos têm o dever de seguir um código ético, que inclui o respeito às regras, a competição limpa e a não utilização de substâncias ou métodos proibidos.

Representação e percepção pública do desporto paralímpico

▪ **Além da inspiração:** frequentemente, os atletas paralímpicos são retratados nos meios de comunicação como figuras inspiradoras devido às suas deficiências.

Embora a sua resiliência e habilidades sejam dignas de admiração, é essencial evitar uma abordagem condescendente ou simplista que os reduza apenas à sua condição de deficiência.

▪ **Visibilidade e reconhecimento:** o desporto paralímpico deve ser valorizado e promovido com o mesmo fervor e entusiasmo que o desporto olímpico convencional. A disparidade na cobertura mediática e no apoio financeiro é uma preocupação ética que precisa ser abordada.[34]

▪ **Reconstrução social:** a visibilidade e o sucesso do desporto paralímpico têm o potencial de mudar as percepções tradicionais sobre a deficiência. Pode funcionar como uma ferramenta para educar, promovendo uma sociedade mais inclusiva e aberta.

Comercialização e patrocínio: as implicações éticas também surgem no domínio da comercialização. Os paratletas não devem ser explorados comercialmente por sua condição médica, mas sim ser vistos e apoiados pelos seus feitos desportivos.

● CONCLUSÃO

O desporto paralímpico, ao longo da sua história, transcendeu mais do que ser apenas um espaço de competição para atletas com deficiência. Tornou-se um poderoso meio para alterar percepções e desafiar normas sociais relacionadas com a deficiência. Por meio da sua visibilidade e desenvolvimento, reforçou a ideia de que habilidades e talentos vão além das limitações físicas ou intelectuais. No entanto, como qualquer outra esfera do desporto de alto rendimento, apresenta desafios éticos e sociais, desde a integridade do jogo até as responsabilidades dos atletas e a percepção pública. À medida que esse desporto continua a crescer e evoluir, é essencial abordar as preocupações de forma proativa, garantindo que o desporto paralímpico continue sendo um baluarte de inspiração, inclusão e excelência.

Nesse panorama, a Medicina paralímpica desempenha um papel crucial. Não se preocupa apenas com o bem-estar físico e emocional do paratleta, mas também é essencial para manter e melhorar a integridade e qualidade do desporto. A projeção futura da Medicina paralímpica deve focar-se em consolidar e expandir as bases já estabelecidas, reforçando seu compromisso ético e garantindo que os avanços no cuidado médico e tecnológico sejam feitos com o bem-estar do atleta em primeiro plano. No coração dessa área está um objetivo fundamental: permitir que cada atleta paralímpico alcance o seu potencial máximo, sempre apoiado por uma Medicina empática, inovadora e rigorosa.

● REFERÊNCIAS

1. Legg D. Paralympic Games: history and legacy of a global movement. Phys Med Rehabil Clin N Am. 2018;29(2):417-25.
2. Shirazipour CH, Stone RC, Lithopoulos A, Capaldi JM, Latimer-Cheung AE. Examining the impact of the Rio 2016 Paralympic Games on explicit perceptions of paralympians and individuals with disabilities. Health Commun. 2023;38(8):1501-7.
3. Rodríguez Macías M, Giménez Fuentes-Guerra FJ, Abad Robles MT. The sport training process of para-athletes: a systematic review. Int J Environ Res Public Health. 2022;19(12):7242.
4. Willick SE, Lexell J. Paralympic sports medicine and sports science—introduction. PM R. 2014;6(8 Suppl):S1-S3.

5. Stieler E, de Mello MT, Lôbo ILB. Current technologies and practices to assess external training load in paralympic sport: a systematic review. J Sport Rehabil. 2023;32(6):635-44.

6. Liu T, Wassell N, Liu J, Zhang M. Mapping research trends of adapted sport from 2001 to 2020: a bibliometric analysis. Int J Environ Res Public Health. 2022;19(19):12644.

7. Phillips AA, Squair JW, Krassioukov AV. Paralympic medicine: the road to Rio. J Neurotrauma. 2017;34(11):2001-5.

8. Dehghansai N, Lemez S, Wattie N, Pinder RA, Baker J. Understanding the development of elite parasport athletes using a constraint-led approach: considerations for coaches and practitioners. Front Psychol. 2020;11:502981.

9. Mann DL, Tweedy SM, Jackson RC, Vanlandewijck YC. Classifying the evidence for evidence-based classification in paralympic sport. J Sports Sci. 2021;39(sup1):1-6.

10. McNamee M, Parnell R, Vanlandewijck Y. Fairness, technology and the ethics of paralympic sport classification. Eur J Sport Sci. 2021;21(11):1510-7.

11. Riebe D, Franklin BA, Thompson PD. Updating ACSM's recommendations for exercise preparticipation health screening. Med Sci Sports Exerc. 2015;47(11):2473-9.

12. Toresdahl BG, Chang C, Confino J, Asif IM. Cardiovascular screening practices in US National Governing Bodies and National Paralympic Committees. Br J Sports Med. 2017;51(22):1639-40.

13. Coleman N, Nemeth BA, LeBlanc CMA. Increasing wellness through physical activity in children with chronic disease and disability. Curr Sports Med Rep. 2018;17(12):425-32.

14. Sawczuk D, Gać P, Poręba R, Poręba M. The prevalence of cardiovascular diseases in paralympic athletes. Healthcare (Basel). 2023;11(7):1027.

15. Swartz L, Hunt X, Bantjes J, Hainline B, Reardon CL. Mental health symptoms and disorders in paralympic athletes: a narrative review. Br J Sports Med. 2019;53(12):737-40.

16. Morriën F, Taylor MJD, Hettinga FJ. Biomechanics in paralympics: implications for performance. Int J Sports Physiol Perform. 2017;12(5):578-89.

17. Fletcher JR, Gallinger T, Prince F. How can biomechanics improve physical preparation and performance in paralympic athletes? A narrative review. Sports (Basel). 2021;9(7):89.

18. Theisen D. Cardiovascular determinants of exercise capacity in the paralympic athlete with spinal cord injury. Exp Physiol. 2012;97(3):319-24.

19. Baumgart JK, Brurok B, Sandbakk Ø. Peak oxygen uptake in paralympic sitting sports: a systematic literature review, meta- and pooled-data analysis. PLoS One. 2018;13(2):e0192903.

20. Cherif M, Said MA, Bannour K. Anthropometry, body composition, and athletic performance in specific field tests in paralympic athletes with different disabilities. Heliyon. 2022;8(3):e09023.

21. Flueck JL. Nutritional considerations for para-cycling athletes: a narrative review. Sports (Basel). 2021;9(11):154.

22. Matsuwaka ST, Latzka EW. Summer adaptive sports technology, equipment, and injuries. Sports Med Arthrosc Rev. 2019;27(2):48-55.

23. Tuakli-Wosornu YA, Li X, Ona Ayala KE, Wu Y, Amick M, Frumberg DB. The impact of blade technology on paralympic sprint performance between 1996 and 2016: bilateral amputees' competitive advantage. Adapt Phys Activ Q. 2021;38(3):494-505.

24. Cooper RA, De Luigi AJ. Adaptive sports technology and biomechanics: wheelchairs. PM R. 2014;6(8 Suppl):S31-S39.

25. Fagher K, Lexell J. Sports-related injuries in athletes with disabilities. Scand J Med Sci Sports. 2014;24(5):e320-e331.

26. Kissick J, Webborn N. Concussion in para sport. Phys Med Rehabil Clin N Am. 2018;29(2):299-311.

27. Tuakli-Wosornu YA, Mashkovskiy E, Ottesen T, Gentry M, Jensen D, Webborn N. Acute and chronic musculoskeletal injury in para sport: a critical review. Phys Med Rehabil Clin N Am. 2018;29(2):205-43.

28. Van de Vliet P. Antidoping in paralympic sport. Clin J Sport Med. 2012;22(1):21-5.

29. Thevis M, Hemmersbach P, Geyer H, Schänzer W. Doping im behindertensport. dopingkontrollaktivitäten bei den Paralympischen Spielen 1984-2008 und in Deutschland 1992-2008. [Doping in disabled sports. Doping control activities at the Paralympic Games 1984-2008 and in Germany 1992-2008.] Med Klin (Munich). 2009;104(12):918-24.

30. Mazzeo F, Santamaria S, Iavarone A. "Boosting" in paralympic athletes with spinal cord injury: doping without drugs. Funct Neurol. 2015;30(2):91-8.

31. Cruz S, Blauwet CA. Implications of altered autonomic control on sports performance in athletes with spinal cord injury. Auton Neurosci. 2018;209:100-4.

32. Tuakli-Wosornu YA, Kirby SL. Safeguarding reimagined: centering athletes' rights and repositioning para sport to chart a new path. Front Psychol. 2022;13:815038.

33. Guerrero M, Martin J. Para Sport Athletic Identity from Competition to Retirement: A Brief Review and Future Research Directions. Phys Med Rehabil Clin N Am. 2018;29(2):387-396.

34. Rutland EA, Suttiratana SC, da Silva Vieira S, Janarthanan R, Amick M, Tuakli-Wosornu YA. Para athletes' perceptions of abuse: a qualitative study across three lower resourced countries. Br J Sports Med. 2022;56(10):561-567.

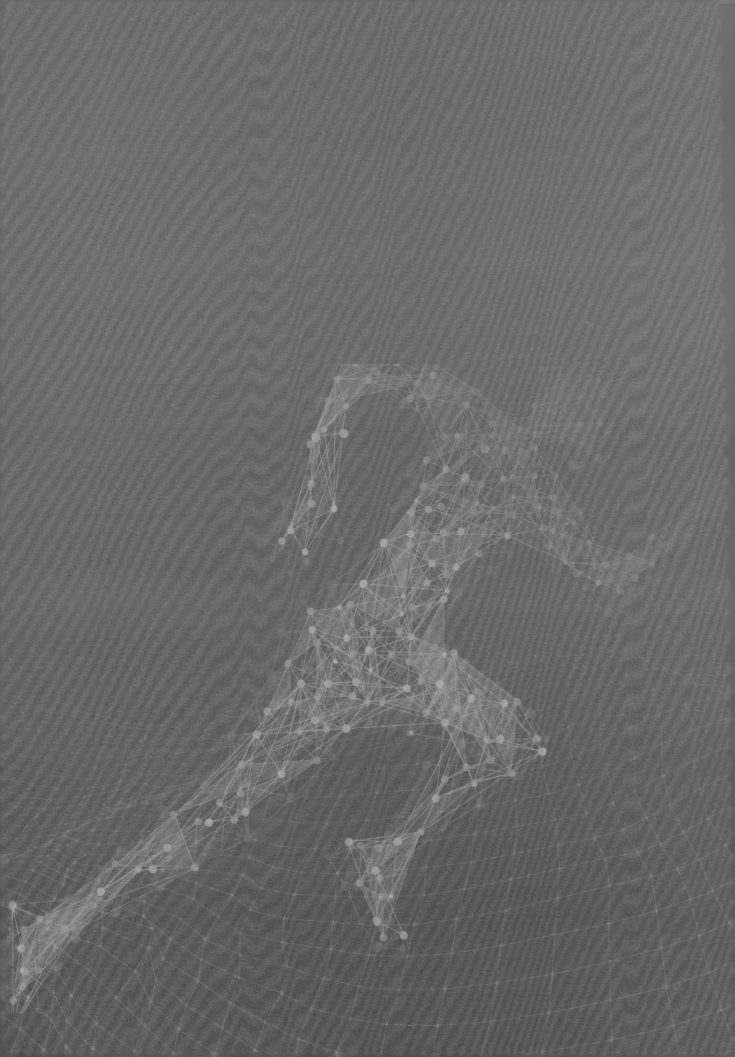

Polo aquático

51

▶ Mário Sérgio Rossi Vieira

● INTRODUÇÃO

A modalidade esportiva de polo aquático teve sua origem na Europa e nos Estados Unidos, datando do final do século XIX e era jogado em rios e lagos. Nos primórdios, os jogadores se movimentavam em barris flutuantes que lembravam cavalos e usavam tacos parecidos com martelos para bater na bola, semelhantes àqueles utilizados no polo equestre, motivo pelo qual o jogo foi denominado de polo aquático.[1]

O jogo evoluiu, tanto em regras quanto em equipamentos, e no ano de 1900, o polo aquático masculino já era semelhante ao praticado atualmente e foi introduzido Nos Jogos Olímpicos de Paris, como um dos primeiros esportes coletivos a serem disputados na competição, juntamente com o críquete, o rúgbi, o futebol, o polo equestre, o remo e o cabo-de-guerra. O polo aquático feminino tornou-se esporte olímpico nos Jogos Olímpicos de Sydney em 2000.[2]

A Federação Internacional de Natação (FINA), órgão que congrega os Esportes Aquáticos Mundiais, divulgou em 2019 o resultado de uma grande pesquisa visando avaliar a situação dos esportes aquáticos no mundo. Na ocasião, compilou respostas fornecidas por 197 federações nacionais a respeito de dados quantitativos, envolvendo atletas, treinadores, oficiais e piscinas ao redor do mundo. Segundo essa fonte, existem quase 35 milhões de atletas em modalidades aquáticas registrados no mundo. Entre eles estão 478.791 atletas registrados como jogadores de polo aquático e 35.000 jogadores no grupo de competidores de elite.[3,4]

Segundo dados da Confederação Brasileira de Desportos Aquáticos (CBDA) existem aproximadamente 2000 atletas de polo aquático registrados no Brasil, sendo que 75% destes encontram-se no Rio de Janeiro e em São Paulo. As atividades e competições estão predominantemente concentradas nestes dois Estados e em Brasília, Goiás, Pernambuco, Bahia e Paraná. Existem 16 federações estaduais da modalidade, entre as quais cinco desenvolvem a versão feminina. Em termos de instalações, há 25 piscinas no país com padrões e materiais específicos adequados para Jogos oficiais.[5,6]

As Seleções Brasileiras de polo aquático masculina e feminina participam de competições regionais, nacionais e internacionais todos os anos. Têm histórico de medalhas em Liga Mundial, Jogos Pan Americanos, Campeonatos Sul-Americanos e outros.[6,7]

O polo aquático é considerado um dos esportes mais difíceis de se jogar por conta de suas regras e intensidade de solicitação física durante as partidas. As condições requeridas para a prática deste esporte, seja com relação ao esforço adaptativo do aparelho locomotor ou ao contato nas disputas pela bola, torna os atletas vulneráveis a lesões traumáticas agudas e lesões por esforço repetitivo. Por esse motivo, apoio médico qualificado é essencial para proporcionar aos atletas um ambiente seguro para atendimento das lesões traumáticas agudas e reabilitação das lesões específicas advindas da prática do esporte.[8,9]

● EPIDEMIOLOGIA DAS PRINCIPAIS LESÕES

Estudos estatísticos recentes de centros de estudos e vigilância em eventos poliesportivos (Olimpíadas e Campeonatos Mundiais da FINA) confirmam aquilo que presenciamos habitualmente na prática clínica de atendimento a esses jogadores: nos períodos de treinamentos (entre as temporadas de competição), a maioria das lesões é de etiologia advinda dos microtraumas de repetição (lesões de esforço repetitivo); nos períodos de jogos competitivos, muitas das lesões são de etiologia traumática aguda.[8-11]

Nas Olimpíadas de Atenas em 2004, foi observada uma taxa de lesão de 63/1000 jogadores/ hora para jogadores de polo aquático em comparação com a taxa média de lesões em esportes coletivos, que foi de 54/1000 jogadores/hora. Nas Olimpíadas de Pequim, em 2008, Londres, em 2012, e do Rio, em 2016, a prevalência de lesões oscilou entre 9,7% e 19,4% para polo aquático em comparação a de 9,6% a 12,9% para os esportes coletivos em geral.[8,10,12,13] Um dado interessante observado: dois terços das lesões em jogadores de polo aquático ocorridos durante Olimpíada de Pequim de 2008 foram consequência de contato físico e ações proibidas, como socos, chutes ou contato indevido.[12]

O ombro (cintura escapular) é considerado como o local mais comum de lesão, nas fases exclusivas de treinamento, apresentando prevalência de 6,1% a 13,6%. A maioria das lesões é oriunda de microtraumatismo de repetição (uso excessivo) decorrente do treinamento de alta intensidade de natação, arremessos de bola, além do esforço contráctil dos membros superiores em contato com outros jogadores, na luta pela posse de bola. Lesões mais prevalentes incluem: ombro do nadador, síndrome de impacto, tendinopatias do manguito rotador e da cabeça longa do bíceps, bursite subacromial, lesão do labrum, degeneração da articulação acromioclavicular, instabilidade crônica da articulação glenoumeral. Estudos de imagem mostram que a síndrome do impacto póstero-superior são as mais comuns entre os jogadores que apresentam ombralgia. Esses atletas também correm o risco de luxações traumáticas e subluxações das articulações glenoumeral e acromioclavicular devido ao contato com jogadores adversários ou com a bola.[8,9,14-16]

O cotovelo vem em seguida em termos de prevalência com 6% a 11,2% principalmente oriundas de lesões do complexo ligamentar medial e traumatismos por contato direto.[8,9]

A coluna lombar também presenta prevalência significativa, oscilando de 0% a 14,4%, com lombalgias por quadros de contratura muscular inflamatória, lesão muscular e fascial, lesão ligamentar, discopatia compressiva e acometimento das articulações facetarias.[8,9,16]

O acometimento do quadril tem prevalência de 0% a 9,1%, e patologias comuns nesta localização incluem contraturas musculares inflamatórias, tendinopatias dos estabilizadores do quadril, síndrome do impacto femoroacetabular.[8,9]

O joelho apresenta prevalência de 0% a 6,5%, predominantemente por patologias do compartimento medial ou "joelho do nadador de estilo peito" e tendinopatias dos adutores da coxa.[8,9,16]

A cabeça e pescoço são as localizações de maior frequência, entre as lesões de contato desse esporte. Tipos de lesão comumente relatados incluem contusões, lacerações e fraturas (0,57/jogador/ano), bem como lesões na região orofacial (prevalência 21% a 57,9%) e lesões oftálmicas (0,45/1000 jogadores/partidas). As lesões de contato direto são o motivo mais comum de atendimentos de emergência na beira da piscina e departamento médico (53,6% de todas as lesões).[8,17]

Lesões nas mãos são muito frequentes com prevalência variando de 13,6% a 23,1%, devido ao contato com adversários e a bola, e incluem lesão ligamentar das articulações interfalangianas e polegar, fratura dos metacarpos e falanges, lesão ligamentar e fratura na região do punho.[8,17]

● BIOMECÂNICA DO POLO AQUÁTICO

O estudo biomecânico do esporte procura entender as exigências físicas daquela modalidade e auxilia a comissão técnica (técnico, treinador, preparador físico, médico) a balizar programas de treinamentos mais eficientes, levando em consideração as especificidades do esporte e do atleta.[11]

Essas características da modalidade exigem uma excelente condição física dos jogadores competitivos. Antes de tudo, eles devem ser nadadores proficientes, pois precisam nadar distâncias consideráveis durante um jogo (Figura 51.1). Além disso, o jogo exige uma combinação de ações físicas complexas, com contato físico direto entre os oponentes, tanto nas jogadas de ataque, quanto nas de defesa.

A dinâmica do jogo consiste em duas equipes competindo entre si, em piscina, com objetivo de marcar gols, através de arremessos da bola na rede adversária e evitar gols, defendendo a entrada da bola na própria rede. Ganha a partida o time que somar maior pontuação de gols. A equipe é composta por treze atletas e participam do jogo sete jogadores, seis na linha e um goleiro. Há um revezamento entre os treze atletas, orquestrado pela equipe técnica, durante o jogo.

A partida é dividida em quatro períodos de oito minutos corridos, com intervalos de cinco minutos. No entanto, como o cronometro para quando a bola não está em jogo, o quarto médio dura cerca de 12 minutos, resultando em um tempo total acima de uma hora por jogo.

A modalidade masculina é jogada em uma área de piscina de 30 m de comprimento por 20 m de largura, com bola

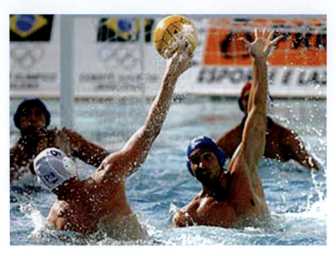

Figura 51.1 O polo aquático é considerado um dos esportes mais difíceis de se jogar por conta de suas regras e intensidade de solicitação física durante as partidas.

Fonte: Confederação Brasileira de Desportes Aquáticos.

de 71 cm de diâmetro e 450 g. A feminina é jogada em uma área de 25 m comprimento por 15 a 20 m de largura e uma bola menor e mais leve, com 67 cm de diâmetro e 400 g. A piscina deve apresentar profundidade suficiente para evitar que os jogadores toquem ou se impulsionem no fundo.[8]

O jogo é extenuante, requer muitos tiros rápidos e curtos de natação, totalizando, em média, mais de 1000 m por jogo, com intenso contato corporal nas disputas pela posse de bola, além de um esforço físico constante para manter a flutuação, muitas vezes na posição vertical, e arremessos ao gol, defesas e passes de bola entre os jogadores. Com exceção do goleiro, os jogadores participam em papéis ofensivos e defensivos, o que demanda esforços físicos intensos, conforme as situações surgem.[8,17]

A natação prolongada de alta intensidade e arremessos (braços em posição acima da cabeça), seja para passes, seja nos arremessos para o gol, solicitam de forma intensa, especialmente os ombros.

Os movimentos do ato natatório impõem a ação de forças intensas e repetitiva, especialmente na região do espaço subacromial, levando a uma situação que possibilita a ocorrência de lesão por uso excessivo. Associado a isto, pode ocorrer um desequilíbrio muscular, entre os rotadores internos do ombro, significativamente mais fortes nesses atletas, e os rotadores externos. Normalmente os músculos estabilizadores da escápula fatigam mais precocemente que os outros músculos da cintura escapular, levando a uma incoordenação do movimento escapulo-umeral. Essas condições descritas, associadas a uma tendência à instabilidade capsulo-ligamentar, levam a uma excessiva translação anterior da cabeça do úmero, provocando o impacto subacromial. Soma-se a isso, que durante o jogo, a natação se faz com braçadas mais curtas, cotovelos mais altos, cabeça acima da superfície da água, resultando na redução da eficiência da braçada e esforço muscular extra alocado na coluna cervical e ombros.[8,9,18]

A pernada propulsiva ("batedor de ovos" ou *eggbeater*) é usada no polo aquático para flutuação e elevação vertical do corpo por longos períodos, em ações muitas vezes explosivas, visando defender, passar ou chutar. Esse movimento propulsivo é complexo e envolve ciclos de movimentos rotacionais com os membros direito e esquerdo, em posição de flexão, abdução e rotação externa do quadril. Esse movimento posiciona os joelhos em valgo e coloca o compartimento medial do joelho sob tensão.[20]

O arremesso do polo aquático deriva de ações biomecânicas complexas que combinam movimentos da cintura escapular e braço, com a base instável gerada pela "pernada propulsiva". No arremesso, a cadeia de forças é produzida por uma rotação do tronco para a frente, tracionando a cintura escapular, braço e bola, de uma posição posterior para anterior, em forma de arco, inicialmente acelerando para em seguida desacelerar e estabilizar. O estresse repetitivo colocado no complexo articular do ombro do atleta durante o movimento de arremesso desafia os limites fisiológicos dos tecidos circundantes. Somando se a isso, no jogo defensivo, os atletas mantêm os braços acima da cabeça para obstruir os ataques e bloquear os arremessos dos jogadores adversários, com forças de contato atuando contra a cintura escapular do jogador (Figura 51.2).[8,9,17,21]

● MECANISMO DAS LESÕES

A prática do polo aquático, especialmente em nível competitivo, predispõe a uma incidência significativa de lesões do aparelho locomotor. Os traumatismos diretos e indiretos e as lesões por uso excessivo somam se como as principais causas etiológicas nesse esporte, e se não abordadas adequadamente, impedem o retorno dos atletas à atividade esportiva.

O intenso contato físico entre os jogadores e poucos equipamentos de proteção (bonés com protetores auriculares e protetores bucais), predispõe a ocorrência de traumatismos por contato. Essas lesões acometem especialmente as regiões de cabeça e face, cintura escapular, cotovelo, mão e braço (Figura 51.3). Além disso, ocorre contato traumático na perna, coxa e virilha, já que há uma disputa subaquática, que muitas vezes não é vista por quem observa acima da superfície. Os jogadores, principalmente os goleiros, estão propensos a lesões traumáticas por contato com a bola, especialmente em situações de arremesso ao gol.[8,9,17]

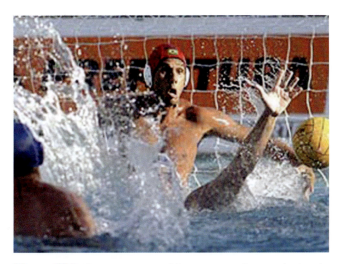

Figura 51.2 O estresse repetitivo no complexo articular do ombro dos atletas desafia os limites fisiológicos dos tecidos circundantes.

Fonte: Confederação Brasileira de Desportes Aquáticos.

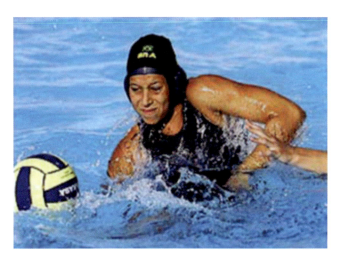

Figura 51.3 O esforço adaptativo do aparelho locomotor ou contato nas disputas pela bola, torna os atletas vulneráveis a lesões traumáticas agudas e lesões por esforço repetitivo.

Fonte: Confederação Brasileira de Desportes Aquáticos.

As lesões no ombro são derivadas de uma somatória de condições, desde o uso excessivo relacionado com a natação e arremessos até traumatismos agudos advindos do intenso contato físico. Fatores de risco para lesões incluem, volume de treinamento, força inadequada dos músculos estabilizadores articulares, desequilíbrios musculares entre rotadores internos e externos, hipermobilidade articular e assimetrias corporais. Frequentemente, os microtraumatismos de repetição, derivados dos treinos de alta intensidade, excedem a capacidade de recuperação tecidual resultando em inadequação biomecânica do aparelho locomotor diante das solicitações físicas impostas.[8,9,17,18,21]

No cotovelo, além dos traumas diretos por contato físico, lesões do complexo ligamentar medial, típicas desse esporte, decorrem do estresse oriundo dos movimentos de arremesso acima da cabeça.[8,9,17,18,19,21]

Na coluna lombar, em função dos movimentos rotacionais e posturas corporais assumidas na dinâmica do jogo, em sinergia com o intenso contato pelas disputas de bola, temos como consequência, a ocorrência de quadros de contratura muscular inflamatória, lesões ligamentares, discopatias e alterações degenerativas das articulações facetarias.[8,9,17]

No quadril, especialmente pelos movimentos de sustentação da flutuação do jogador, por meio da propulsão por movimentos circulares, dos membros inferiores (pernada "batedor de ovos" ou *eggbeater*), é frequente a ocorrência de lesões como tendinopatias dos estabilizadores do quadril e síndrome do impacto femuroacetabular.[8,9,20]

O joelho, sujeito a forças advindas do estresse, entre passes e defesas, de intensas pernadas do estilo peito (movimento em arco), além da própria pernada de propulsão, típica do polo aquático, está propenso a ocorrência de patologias do compartimento medial (ligamento colateral medial) e tendinopatias dos adutores da coxa.[8,9,20]

● AVALIAÇÃO MÉDICA

O diagnóstico preciso da lesão é fundamental para o sucesso do tratamento de reabilitação. A abordagem terapêutica será tanto mais eficaz quanto maior for a compreensão da fisiopatologia e do mecanismo da lesão. A avaliação clínica, anamnese e semiologia fundamentam o diagnóstico. Quando necessário, os exames subsidiários completam o raciocínio clínico.

A anamnese inicia-se com a "queixa e duração", obedecendo a uma sequência tal que nos permita caracterizar adequadamente a lesão. No interrogatório, deve ser esclarecido o tempo decorrido, assim como diferenciar os problemas agudos dos crônicos. A caracterização do quadro álgico deve incluir localização, tipo, intensidade, irradiação, fatores associados de melhora e incluímos, também, perguntas que caracterizem a frequência, intensidade e duração da prática do polo aquático e histórico pessoal no esporte.

A análise biomecânica da modalidade fornece dados importantes para se caracterizar a fisiopatologia específica da lesão do atleta. Essas correlações são fundamentais, inclusive, pelo aspecto preventivo, necessário quando se lida com lesões da prática esportiva.

A semiologia clínica deve constar de inspeção estática, onde analisaremos comparativamente a simetria corporal, assim como os sinais inflamatórios (aumento de volume, hematomas, hiperemia), deformidade, hipotrofias. A seguir, na inspeção dinâmica, devemos avaliar as amplitudes de movimentos articulares, assim como a força e elasticidade musculares.[18,22]

Existem testes específicos para cada articulação, que adequadamente realizados reforçam o raciocínio clínico. A limitação do movimento quer por obstáculos mecânicos, quer pelo quadro álgico também deve ser claramente definida. A palpação nos informa sobre a localização precisa da lesão (palpação dolorosa) e caracteriza a magnitude dos sinais flogísticos, através da temperatura local, extensão de hematomas e edemas, e constatação de coleções líquidas intra- e extra-articulares. Por meio dela, podemos sentir também os desníveis osteoarticulares, as saliências musculares e as crepitações entre superfícies teciduais. Finalizaremos a semiologia pelos testes neurológicos e vasculares, nos quais serão avaliados os reflexos profundos, a sensibilidade tátil, térmica e dolorosa, as irradiações nevrálgicas e déficits vasculares localizados.[18,22]

A propedêutica armada usual pode incluir radiografia simples, tomografia, ultrassom e ressonância magnética. A sua utilização deve ser criteriosa e complementar os dados obtidos na avaliação clínica. Existem evidências que achados de imagens anormais são comuns nessa população, sendo fundamental levar em consideração as correlações clinicorradiológicas.

● TRATAMENTO

Vimos, em sessões anteriores, que na prática do polo aquático, especialmente em nível competitivo, podem ocorrer eventos traumáticos, como contusões, lacerações, entorses ligamentares, luxações e fraturas. Além disso, o treinamento vigoroso com inúmeras repetições, associando natação, arremessos e intensa dinâmica corporal, característica da modalidade, pode resultar em lesões por uso excessivo.[8,9,11,17]

O objetivo do tratamento nesses atletas é o de capacitá-los a retornar ao nível funcional que apresentavam antes da lesão, no período mais breve possível, respeitando as sucessivas fases da cicatrização tecidual. A abordagem terapêutica será tanto mais eficaz quanto maior for a compreensão da fisiopatologia e dos mecanismos de lesão, incluindo nessa análise, aspectos profiláticos, visando minimizar as reincidências.

As lesões traumáticas agudas são abordadas imediatamente após sua ocorrência. O médico deve estar preparado para avaliar rapidamente a situação e triar aquilo que é possível ser resolvido no local e casos que necessitam de apoio de emergência hospitalar (Figura 51.4). O contato direto entre cabeça e face, por exemplo, pode levar à fratura óssea no rosto. Alguns desses casos necessitam de intervenção cirúrgica e monitoração diagnóstica e terapêutica para concussão cerebral.[8,9,11,17]

As lesões de uso excessivo são abordadas usualmente por meio de tratamento conservador, por período variável, de poucas semanas a alguns meses. Alguns casos, com importantes lesões teciduais que comprometam a função, ou que não respondem adequadamente ao processo de reabilitação, podem necessitar de procedimentos cirúrgicos. Exemplos típicos envolvem casos com extensa ruptura tendínea em músculos do manguito rotador ou extensa lesão de labrum.[8,9,17]

Os protocolos de tratamento são individualizados conforme características do atleta e lesão específica e devem envolver todos os membros da equipe técnica, pois é fundamental que médicos, fisioterapeutas e treinadores trabalhem em sinergia. Em linhas gerais, inicialmente é prescrito repouso da região afetada, e se possível, manutenção da atividade física de condicionamento geral do atleta (repouso ativo). Medicação analgésica e anti-inflamatória são prescritas conforme a necessidade, assim como os procedimentos analgésicos e anti-inflamatórios fisioterápicos.[17,18,22]

Com a evolução do tratamento e redução do processo inflamatório inicial, a meta principal é modular o processo de reparação cicatricial dos tecidos lesados. As manifestações clínicas temporais e o bom senso indicam a passagem de uma fase para a outra. A mobilização lenta e progressiva é iniciada, adequando o equilíbrio entre estímulo local e proteção

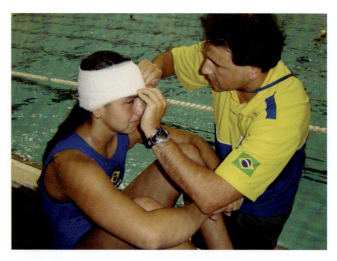

Figura 51.4 Lesões traumáticas agudas são abordadas imediatamente após sua ocorrência. O médico deve estar preparado para avaliar rapidamente a situação.

Fonte: Arquivo pessoal do autor.

tecidual, evitando movimentos excessivos e inadequados. À medida que o processo inflamatório diminui, com redução do edema e dor local, os exercícios são progressivamente aumentados e a movimentação ativa iniciada (Figura 51.5).[18,22]

Há, então, uma progressão qualitativa e quantitativa dos exercícios, visando sequencialmente, amplitude de movimento, força muscular, propriocepção, resistência muscular, coordenação neuromuscular, gesto esportivo, potência e velocidade. Os fatores de risco para recidivas também deve ser abordado no decorrer do tratamento. Isso inclui, entre outros, o recondicionamento de músculos estabilizadores articulares e melhora do equilíbrio muscular entre agonistas e antagonistas (p. ex., rotadores internos e externos do ombro). A fase final do processo de reabilitação desses atletas é realizada na piscina, visando aperfeiçoamento do gesto esportivo com bola, correção de técnicas de braçadas, arremessos e pernadas, além do recondicionamento (geral e específico) para prática do polo aquático. O retorno progressivo dos atletas ao esporte e competições deve ser monitorado por critérios objetivos, avaliando os diversos parâmetros da sua condição física.[8,18,21,22]

O autor do capítulo atuou como médico da Seleção Brasileira de polo aquático, masculina e feminina, durante vinte anos. Utilizou técnicas de acupuntura, isoladas ou associadas a outras modalidades de tratamento, nos programas de reabilitação de lesões esportivas dos atletas. A experiência clínica e evidências científicas mostram que a acupuntura é uma abordagem médica eficiente no contexto dos tratamentos que discutimos neste capítulo, e atestamos na prática diária, sua ótima aceitação pelos praticantes da modalidade. Como qualquer método terapêutico, possui indicações, contraindicações, limitações e variabilidades de resposta, dependendo da patologia, de sua fase evolutiva e do indivíduo acometido. De maneira geral, consideramos que a sua aplicabilidade deva estar integrada a um conjunto de ações que atuem em toda a gama de variáveis envolvendo a fisiopatologia da lesão e associadas ao programa de reabilitação funcional do atleta.[23]

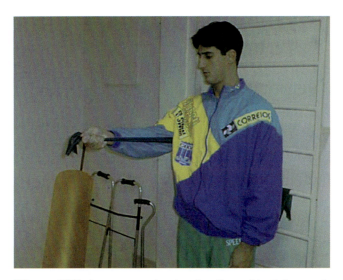

Figura 51.5 O processo de cicatrização tecidual é o parâmetro principal para orientação das técnicas de reabilitação utilizadas nos atletas.

Fonte: Arquivo pessoal do autor.

PREVENÇÃO

As medidas preventivas envolvem ações proativas visando minimizar a ocorrência de lesões. Quanto mais informações sobre as condições gerais do praticante estiverem disponíveis para a equipe técnica e para o próprio atleta, maiores serão as possibilidades de ações preventivas eficazes. Avaliações, rotineiramente programadas, possibilitam um diagnóstico global da saúde e condicionamento físico do praticante (presença ou predisposição a lesões, condições cardiorrespiratórias, força, resistência, flexibilidade, avaliação postural). Em conjunto com a comissão técnica (técnico, treinador, preparador físico), elabora-se, então, um programa global de treinamento, que leva em consideração também os aspectos preventivos. Desse modo, são consideradas tanto as condições de saúde e características intrínsecas do atleta, quanto as demandas oriundas da biomecânica específica para prática do polo aquático.[17,18,22,24]

Nos programas de treinamento, especialmente em nível competitivo, devem estar presentes orientações preventivas para lesões no ombro. Existem diversos protocolos de exercícios específicos para condicionamento do manguito rotador e cintura escapular, indicados para a rotina de treinos dos praticantes da modalidade. Além disso, é mandatória a análise e correção do gesto esportivo, especialmente as técnicas de natação, arremessos e pernadas, características do polo aquático. Atletas com técnicas mais apuradas tendem a sofrer menos lesões do que os colegas menos habilitados, pois entre vários fatores, utilizam melhor as alavancas biomecânicas corporais, dissipando tensão desnecessária em articulações e músculos.[17,18,22,24]

Os jogadores de polo aquático usam bonés com protetores auriculares que reduzem significativamente os ferimentos nas orelhas e limitam a entrada de água nos ouvidos. O protetor bucal é atualmente um equipamento de segurança obrigatório para prática da modalidade. Os jogadores são orientados a manter as unhas das mãos e pés aparados para evitar cortes e lacerações no adversário. Os juízes fiscalizam o comprimento das unhas dos atletas antes das competições.

CONCLUSÃO

A prática polo aquático, especialmente em nível competitivo, predispõe a uma incidência significativa de lesões do aparelho locomotor. Os traumatismos por contato e as lesões por uso excessivo apresentam incidência elevada nesses atletas, e se não tratadas adequadamente, impedem o retorno à atividade esportiva. A abordagem terapêutica será tanto mais eficaz quanto maior for a compreensão da fisiopatologia e dos mecanismos de lesão, incluindo nessa análise, aspectos profiláticos para minimizarmos as reincidências. As premissas básicas para o tratamento envolvem reabilitação intensiva e focada no esporte, repouso local com manutenção do condicionamento físico geral do atleta (repouso ativo), a cicatrização tecidual como parâmetro principal para orientação do processo de reabilitação e retorno monitorado e progressivo para a prática da modalidade.

REFERÊNCIAS

1. Telles SCC. Polo aquático Arquivo 8. Esportes olímpicos 1ª parte. (atlasesportebrasil.org.br).
2. Telles SCC. A mídia impressa e o polo aquático brasileiro. Movimento. 2016;22:1.

3. https://total-waterpolo.com

4. www.worldaquatics.com (FINA), Fina Aquatics World: the Official Magazine of the Fédération Internationale de Natation.

5. Confederação Brasileira de Desportos Aquáticos. Regras Oficiais de Polo Aquático. 2017.

6. Confederação Brasileira de Desportos Aquáticos (CDBA). www.cbda.org.br.

7. Telles SCC. Aladar Szabo e o polo aquático brasileiro: uma contribuição para a construção da identidade do esporte. In: Congresso Brasileiro de Ciências do Esporte. 2009.

8. Croteau F, Brown H, Pearsall D. Prevalence and mechanisms of injuries in water polo: a systematic review. BMJ Open Sport & Exercise Med. 2021.

9. Stromberg JD. Care of water polo players. Curr Sports Med Rep. 2017;16:363-9.

10. Engebretsen L, Soligard T, Steffen K. Sports injuries and illnesses during the London summer Olympic Games 2012. Br J Sports Med. 2013;47:407-14.

11. Vieira MSR, Cardone C, Bang GS. Estudo das principais lesões musculo esqueléticas na prática do polo aquático em atletas da seleção brasileira masculina e feminina: trabalho apresentado no XX Congresso Brasileiro de Medicina Física e Reabilitação. 2021.

12. Junge A, Engebretsen L, Mountjoy ML. Sports injuries during the summer Olympic Games 2008. Am J Sports Med. 2009;37:2165-72.

13. Junge A, Langevoort G, Pipe A. Injuries in team sport tournaments during the 2004 Olympic Games. Am J Sports Med. 2006;34:565-76.

14. Webster MJ, Morris ME, Galna B. Shoulder pain in water polo: a systematic review of the literature. J Sci Med Sport 2009;12:3-11.

15. Bak K. The practical management of swimmer's painful shoulder: etiology, diagnosis, and treatment. Clin J Sport Med 2010;20:386-90.

16. Annett P, Fricker PA, McDonald W. Injuries to elite male water polo players over a 13-year period. NZJ Sports Med. 2000;28:78-83.

17. Franic M, Ivkovic A, Rudic R. Injuries in water polo. Croat Med J. 2007;48:281-8.

18. Vieira MSRV, Lianza, S. Estudo sobre o ombro doloroso do nadador/Study about swimmer's pain shoulder. Med Reabil. 2001;(57):12-5.

19. Rosa D, Somma E, Del Gaizo C. Swimming and water polo. J Sports Traumatol Related Research. 2000;22:180-5.

20. Sanders RH. Analysis of the eggbeater kick used to maintain height in water polo. J Appl Biomech. 1999;15:284-91.

21. Alexander M, Hayward J, Honish A. Water polo: biomechanical analysis of the shot. Sports Biomech Lab of University of Manitoba. 2010.

22. Vieira MSR, Bang GS. Reabilitação nas lesões do esporte. In: Lianza S. Medicina de reabilitação. 4. ed. Rio de Janeiro: Guanabara Koogan; 2007.

23. Vieira MSR. Acupuntura e medicina integrativa. São Paulo: Summus Editorial.

24. Maqueda GC, Cantos FCA. Preventing injuries among water polo players: a quantitative survey. J Phys Educat Sport. 2019;19(Suppl 4):1496-501.

Remo

52

▶ Alexandre Kokron ▶ Candido Leonelli ▶ Patricia Moreno Grangeiro

● INTRODUÇÃO

A atividade de remar, seja como transporte, lazer, ou de forma competitiva, constitui um excelente exercício físico, realizado em um ambiente lúdico ao ar livre em rios, lagos ou no mar.

Trata-se de se locomover sobre a água com a propulsão de remos, projetando o barco. Como esporte, quase sempre procura-se trabalhar sobre superfícies de água lisas (exceto o remo costal, que ocorre no mar).

Como veremos, o remo é um esporte completo por exercitar uma grande quantidade de grupos musculares, ativando-os em diversas áreas do corpo humano.

Há ainda a possibilidade de prática do remo em aparelhos conhecidos como remoergômetros ou em tanques de treinamento para apurar física e tecnicamente o gesto da remada. Particularmente, os remoergômetros permitem treinamentos em menor espaço, sendo muito usados em academias de ginástica inclusive na modalidade *cross-fit*, sem necessidade do uso de energia elétrica.

● HISTÓRICO

Remar iniciou-se como um meio de transporte. As antigas galeras usadas como navios de guerra surgiram no antigo Egito, no rio Nilo e, posteriormente, no mar Mediterrâneo durante o Império Romano do XXV a.C. até IV d.C.

Na Inglaterra no início do século XIII d.C., havia uma empresa que transportava passageiros e cargas pelo rio Tâmisa. Nessa região, a partir do século XVI já havia algumas iniciativas organizadas ou não de competições entre os usuários.

No século XVIII havia cerca de 40.000 remadores. Em 1725, ocorreu a primeira regada anual promovida pela empresa Doggett´s Coat and Badge. Os remadores eram profissionais e recebiam inclusive prêmios em dinheiro por ocasião dessas regatas.

Forma similar foi adotada a partir do século XIX nos Estados Unidos. Em ambos os países, o remo e suas competições já eram comuns em clubes, escolas e entre amadores e profissionais.

Na Inglaterra, tais atividades culminaram em 1839 com a Henley Regatta (a partir de 1851, o nome foi modificado para Henley Royal Regatta) disputada entre as Universidades de Cambridge e Oxford.

Nos Estados Unidos a partir de 1851, as Universidades de Harvard e Yale dão início a uma rivalidade que se perpetua até os dias de hoje. Outros países como Canadá, Austrália e vários países da Europa seguem a prática do remo nas modalidades lazer e competitiva.[1]

Todavia, é nessa época que esse esporte ganha ainda mais profissionalização e torna-se mais popular. São formadas associações locais e nacionais para a prática do esporte, culminando com a criação da *Fédération Internationale des Sociétés d´Avirons* (FISA), em 1892, no sentido de estruturar, organizar e estabelecer as regras da prática e de competição para barcos de 8 e 4 com e sem timoneiro, 2 com e sem timoneiro, além do barco individual.

A partir de 1900, para homens, e em 1976, para mulheres, o remo passa a ser considerado esporte olímpico. Em Atenas, na Olimpíada de 1896, houve uma tentativa de introduzir o remo nos jogos, mas as condições do mar não permitiram a realização das provas.

No Brasil, no final do século XIX, muitos clubes foram fundados como clubes de regatas (e vários ainda mantêm esse título) ou continham no nome a palavra regata: C. R. Botafogo (atualmente, Botafogo de Futebol e Regatas), C. R. Flamengo e C. R. Vasco da Gama, no Rio de Janeiro (onde ser campeão de Terra e Mar significava ganhar o estadual de Remo e de Futebol), por exemplo. Em São Paulo, o clube Corinthians tem dois remos na composição do seu emblema. Com a chegada e popularização do futebol, esporte que exige muito menos equipamentos e é praticado em terra, vários desses clubes destacaram-se pelas conquistas no futebol mais do que pelas do remo, que havia sido a razão de sua fundação.

● EQUIPAMENTOS

Os barcos e remos para prática do esporte evoluíram muito significativamente nos dois últimos séculos. Anteriormente, ambos eram de madeira e passaram a ser produzidos no fim do século XX em fibra de carbono, assim como os *outriggers* (braçadeiras de apoio e transmissão da propulsão do remo para o barco). No final do século XIX, já havia sido implantado o carrinho móvel que permitia o uso da flexão e extensão dos membros inferiores para impulsionar o barco.

Sob as regras da FISA, as competições oficiais são realizadas em raias demarcadas em uma distância de 2000 metros, que são percorridos em tempos entre 5 min 18 s (no 8+) e 6 min 30 s (no 1x) até o momento da escrita deste texto. No remo, não há "recorde" em virtude da grande influência de condições climáticas, mas "tempos mais rápidos" para cada classe de barco. Existem competições com outras distâncias, tais como 1000 metros, para atletas menores de idade ou acima dos 27 anos de idade (categoria *masters*). Os barcos variam em comprimento de 8,2 m a 18,9 m e em peso de 14 a 96 kg e os remos têm comprimento de 4 m e peso de 3,6 kg. Os remos devem funcionar como alavancas interfixas, isto é, o ponto fixo é a pá (resistência da água), a força é aplicada na manopla (extremidade oposta) e a resistência é na braçadeira, entre as duas extremidades. Quando o remador aplica menos força, a pá deixa de ser um ponto fixo, aumentando o *slip* (escorregamento da pá na água) e o remador sente que o ponto fixo é mais próximo à braçadeira.

EPIDEMIOLOGIA DAS PRINCIPAIS LESÕES

As principais lesões do remo são as feridas cutâneas nas mãos, a lombalgia e lombociatalgias,[1] as epicondilites de cotovelo, a síndrome femoropatelar e a síndrome do atrito iliotibial no joelho (Figura 52.1).

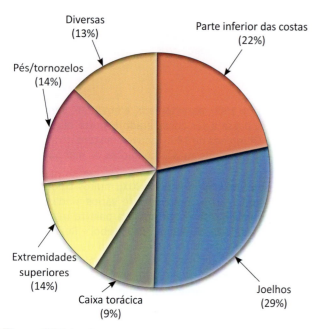

Figura 52.1 Lesões no remo.
Fonte: Com permissão de Hosea *et al*.[7]

BIOMECÂNICA, MECANISMO DAS LESÕES E PREVENÇÃO

Biomecânica do remo

O remo olímpico é um esporte único, porque o barco se desloca no sentido contrário à posição do remador, ou seja, ele não vê para onde está se movendo, a não ser que use espelho retrovisor ou um mecanismo eletrônico. Por essa razão, as raias devem ser bem delimitadas por boias e vários barcos possuem timoneiro, o qual se senta de frente para os remadores, no sentido do deslocamento do barco e é responsável por ditar o ritmo e estimular os remadores, além de guiar o barco em linha reta. Cada local de remo tem sua organização para evitar colisões entre barcos. Na Raia Olímpica da USP, por exemplo, durante os treinos as raias 1, 2 e 3 devem ser usadas no sentido Jaguaré-Interlagos, e as raias 5 e 6 são de retorno no sentido oposto, deixando a raia 4 livre por segurança, para serem usadas por embarcações de outras modalidades nas quais o atleta vê para onde se dirige, ou utilizadas excepcionalmente e somente com acompanhamento de lancha ou com timoneiro.

No remo, o atleta fica sentado sobre um carrinho que se move por um trilho longitudinal ao barco e os pés ficam presos num finca-pé, que é fixo ao casco do barco. O ensino da remada pode ser didaticamente dividido em remada 1, 2, 3 e 4. A remada 1 ocorre com o uso dos membros superiores. Na remada 2, usa-se o tronco e os membros superiores. É apenas na remada 3, que se começa a utilizar o carrinho (metade do percurso dele, semiflexão de joelhos), além do tronco e dos membros superiores. Por fim, na remada 4, que é a remada completa e a mais apropriada, há uma ampla flexão dos joelhos e das coxofemorais, do tronco e dos membros superiores.[2] Ao se comparar as velocidades obtidas nas remadas 1 e 2, nas quais o carrinho não se move no trilho, com as velocidades maiores nas remadas 3 e 4, pode-se perceber a importância do carrinho móvel no deslocamento do barco.

O ciclo da remada lembra o ciclo cardíaco, no qual há uma fase de contração muscular, que se assemelha à sístole, e uma de recuperação, que teria paralelo na diástole, na qual o atleta inspira oxigênio para as próximas contrações musculares.[3,4]

1. Entrada ou pegada

Normalmente a maioria dos autores considera o início do ciclo na pegada, isto é, quando o remo entra na água, inclusive porque nesta posição ocorre também a largada das competições. Com o barco em movimento, o remador simplesmente deixa a(s) pá(s) cair(caírem) na água na posição vertical.

2. Remada ou puxada

Com o remo já dentro da água, o remador começa a extensão dos joelhos e dos quadris, em seguida progride com extensão do tronco e termina com flexão de cotovelos e extensão dos ombros no sentido de empurrar o barco para a frente. Na realidade, esses movimentos dos membros inferiores e superiores e tronco são contínuos e concomitantes, sem um limite específico entre eles.

3. Final ou retirada

Na retirada, o remador está na situação de extensão completa dos joelhos, extensão relativa de quadris e do tronco, além de flexão dos cotovelos, com os braços num nível paralelos ao tronco. Nesta situação, o remador aplica força para baixo com as mãos, a fim de que as pás saiam da água e inicie a fase de recuperação, quando as pás ficam no ar, realizando ao mesmo tempo a palamenta (gira a pá para que ela fique na horizontal diminuindo a resistência do ar e evitando bater na água).

4. Devolução ou recuperação

Na recuperação, a(s) pá(s) está(ão) fora da água, e o remador tende a levar o seu corpo para a ré do barco, numa ordem aproximadamente inversa do que acontece na puxada: primeiro estende os cotovelos e flexiona os ombros, depois flete o tronco e os quadris e, finalmente, flexiona os joelhos. Ao término da recuperação, o remador está com os joelhos e quadris fletidos, o peito encostando nas coxas e os cotovelos bem estendidos, as mãos à frente (mais à ré) dos pés que

CAPÍTULO 52

estão sempre fixos no finca-pé. Neste momento, já foi feita a palamenta virando a pá para a posição vertical.

Embora a fase da remada seja a que mais propulsiona o barco, a da recuperação pode lentificar o barco, especialmente se a pá raspar na água e se o remador "correr" o carrinho, isto é, levar o carrinho da proa para a popa do barco rapidamente. O remo é um esporte que exige e desenvolve muita disciplina e sincronia, inclusive no ciclo da remada, quando todos os remadores têm que remar junto com a voga (remador mais à ré, que todos conseguem ver), caso contrário o barco perde velocidade e fluidez.

Normalmente, os treinos de remo específicos se iniciam com barco-escola e no remoergômetro (ou aparelho de remar). Antigamente, só existia o barco-escola, que é um tanque com água para o ensino e/ou prática do remo em solo. No Brasil, a partir da década de 1990 surge o remoergômetro. Em ambas as situações, o aluno é orientado pelo professor a perfazer os movimentos adequados antes de entrar na água.

Na cidade de São Paulo, o principal local para aprendizado do remo é na Raia Olímpica da Universidade de São Paulo, localizada na Cidade Universitária e paralela ao Rio Pinheiros. Apesar da proximidade com o rio que está poluído, a água da raia é limpa, pois se encontra em nível mais alto em relação ao do rio e não tem comunicação com ele. A qualidade da água é testada periodicamente, mas o banho e a natação são proibidos para não ocorrerem "atropelamentos". Vários clubes utilizam a raia para ensino ou prática do remo, entre eles o CEPEUSP (da própria USP), o C. R. Bandeirante, o C. A. Paulistano, o E. C. Pinheiros e o Corínthians, assim como uma organização não governamental (ONG) para a recuperação biopsicossocial de crianças e adolescentes com deficiências físicas (Instituto Remo Meu Rumo) e um grupo de remo em canoa havaiana que pesquisa a melhora do linfedema após mastectomia por câncer de mama, em conjunto do CEPEUSP e com o ICESP (REMAMA).

O remo pode ser praticado em barcos com palamenta simples ou dupla. Na palamenta simples, o remador põe as duas mãos em cima de um remo só, seja de boreste ou de bombordo, enquanto na palamenta dupla, o remador manuseia dois remos ao mesmo tempo, um em cada mão. Entre os médicos frequentemente ocorre uma confusão entre as palavras palamenta (que significa conjunto de objetos pertencentes a uma embarcação miúda ou girar o remo no seu eixo) e paramenta (que significa vestir ou vestir-se com os paramentos, pôr adornos ou enfeites em outrem ou em si próprio, para um procedimento cirúrgico, p. ex.).

Os primeiros barcos que normalmente os alunos iniciantes utilizam são o canoé, que é um barco individual com palamenta dupla, e a yole, que é de palamenta simples, podendo ser yole a 4 (quatro remadores mais um timoneiro, usualmente o treinador) ou yole a 8 (oito remadores mais um timoneiro). Esses barcos são mais largos e, portanto, mais estáveis do que os barcos de competição e mais adequados para principiantes. À medida que o remador se desenvolve, ele pode ir para os barcos mais estreitos e mais rápidos de palamenta dupla ou palamenta simples.

Os barcos de palamenta dupla, ou seja, dois remos por remador, são os *single-skiff* (1×) ou simplesmente *skiff*, de uma pessoa só; o *double-skiff* (2×) ou simplesmente *double*, com dois remadores; e o *four-skiff* (4×) ou simplesmente *four*, com quatro remadores. Esses barcos não têm timonei-

ro e o remador na proa pode ter ou não um leme para dirigir no seu pé.

Já os barcos de palamenta simples são dois sem timoneiro (2-); dois com timoneiro (2+); quatro sem timoneiro (4-); quatro com timoneiro (4+); e oito (8+), este sempre com timoneiro. Os dois sem são compostos por dois remadores, um remo por pessoa, sem timoneiro; o dois com é similar, porém com timoneiro. O quatro sem tem quatro remadores, dois borestes e dois bombordos, sem timoneiro; e o quatro com é similar ao quatro sem, porém, com timoneiro. Já no oito são oito remadores sendo quatro borestes e quatro bombordos, mais o timoneiro. No caso dos barcos sem timoneiro, muitas vezes um dos remadores, geralmente o proa (o mais à frente do barco e primeiro remador a cruzar a linha de chegada), carrega um leme, uma possibilidade de corrigir a direção com leme no pé, por meio de um sistema mecânico.

A velocidade do barco aumenta com o número de remos, sendo que os barcos de palamenta dupla são mais rápidos que os de palamenta simples com o mesmo número de remos. Da mesma forma que na bicicleta, a estabilidade de um barco aumenta com a velocidade. Além do mais, barcos com maior número de remos são mais estáveis na mesma velocidade que os de menor número; o vento a favor desequilibra mais um barco do que o vento contra, embora a preferência clara dos remadores seja exatamente a oposta da dos velejadores: sem nenhum vento ("raia espelho" no jargão) (Figura 52.2).

Mecanismo das lesões e prevenção

Geralmente as lesões no remo são causadas pelo excesso de uso ou pela técnica inadequada na execução do esporte, não presenciamos a ocorrência de traumas significativos.[1] Há forte possibilidade de evitar ou reduzir essas lesões de forma preventiva.

É um esporte que utiliza quase todos os músculos do corpo humano em contração concêntrica, o que gera alta exigência cardiocirculatória, motivo pelo qual os remadores de elite apresentam alguns dos maiores VO_2 máximo registrados (medidos em litros por minuto).[5] Portanto, o praticante deve estar em ótimas condições gerais e cardíacas em específico para realizar o esporte.[2]

Outro aspecto importante é não estar propenso a ter convulsão, síncope ou outro sintoma que possa ser de difícil solução, caso o barco não esteja perto da margem, em especial nos barcos curtos (de uma ou duas pessoas).

Mais uma condição *sine qua non* é saber nadar o suficiente até a margem, caso o barco vire ou colida.

As lesões cutâneas nas mãos são de longe as mais frequentes, causadas pelo atrito delas com os remos.[6] Elas são de difícil prevenção, muitos remadores utilizam esparadrapo ou luvas, mas a maioria espera as mãos ficarem calejadas. Essas lesões são tão frequentes que mesmo uma simples troca de remos dentro do estilo as causa, daí o ditado: "remo novo, bolhas novas e depois calos novos".

As dores na região lombar são a causa mais frequente de afastamento do atleta de seus treinos e poder-se-ia dizer, o "calcanhar de Aquiles" da modalidade.[7] Podem ser somente dor lombar (inclusive incapacitante) sem irradiação ou com irradiação (ciatalgia por uma compressão radicular). Elas são causadas geralmente por sobrecarga de treino, mudança no estilo de remada, excesso de uso do remoergômetro, falta de alongamento dos músculos paravertebrais, falta de alon-

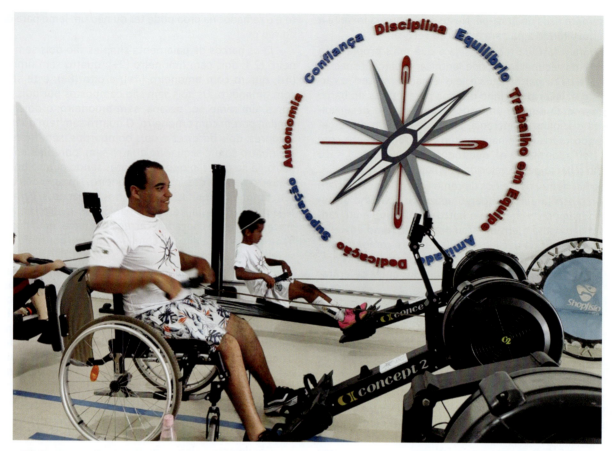

Figura 52.2 Atividade do Instituto Remo Meu Rumo (remomeurumo@org.br) na Raia Olímpica da Universidade de São Paulo. De cima para baixo: lancha com professor de educação física, barco 4+ (quatro remadores remando com palamenta simples e um timoneiro), barco 4x yolete (4 remadores remando com palamenta dupla e timoneiro), barco yolete 4x cortada.
Fonte: @biamorra.

gamento dos músculos pelvitrocanterianos e/ou dos isquiotibiais, falta de força dos músculos abdominais, ou combinação das anteriores. Semelhante a uma mudança de calçado no corredor ou a uma mudança do encordoamento da raquete no tenista, a simples troca de bordo (de boreste para bombordo ou o inverso) ou de palamenta simples para dupla (ou inverso) pode causar sintomas na região lombar em remadores. Essas mudanças devem ser feitas progressivamente.[8]

As fraturas de fadiga nas costelas e outras lesões na caixa torácica são típicas desse esporte e ocorrem por sobrecarga de exigência, em vez de por trauma único.

As epicondilites de cotovelo são frequentes, geralmente associadas a flexão do cotovelo na fase inicial da puxada, quando os membros inferiores estão realizando a extensão ativa e os cotovelos deveriam estar em extensão, pois os músculos dos membros superiores são de força menor e devem ser utilizados somente da metade para o final da puxada.

Podem ocorrer tenossinovites nos punhos e mãos, geralmente por empunhadura inadequada.

A dor patelofemoral frequentemente pode estar associada a encurtamentos musculares, devido à flexão extrema dos joelhos e à síndrome do trato iliotibial.

DIAGNÓSTICO

O diagnóstico é baseado eminentemente na anamnese e no exame físico. Como exames complementares. São importantes as radiografias (em ortostática, quando pertinente) e a ressonância magnética. A ultrassonografia tem um papel específico no diagnóstico das tendinopatias do ombro, punho e mão, além das epicondilites de cotovelo, mas a ressonância magnética é um exame mais adequado por não ser operador dependente. A cintilografia óssea com tecnécio 99 pode fazer o diagnóstico de fratura de fadiga de costela, que pode ser confirmada também por tomografia computadorizada da caixa torácica ou pela ressonância magnética do gradeado costal.

Outras informações importantes podem vir de visualizar o atleta no barco ou no remoergômetro, diretamente ou por meio de vídeo, conversando com o técnico do mesmo para corrigir erros de execução do movimento.

PARARREMO

Classificações do Pararremo

São três as categorias designadas aos remadores paralímpicos:

- **PR3:** remadores que podem fazer uso funcional das pernas, tronco e braços, usando o carrinho móvel do barco. Podem apresentar prejuízo físico da visão, membro amputado ou deficiente, ausência total de pelo menos 3 dedos em uma mão ou amputação parcial do pé ou condições que causem perda da força muscular (tais como

ataxia atetose, hipertonia, lesão da S1, paralisia cerebral AVC ou lesões cerebrais)
- **PR2:** remadores que possuem tronco e braços funcionais, mas têm limitações para usar o carrinho móvel do barco em consequência das deficiências de seus membros inferiores. Podem apresentar perda ou redução da força equivalente à amputação dupla das pernas, ou condições que levem à perda significativa de força nas duas pernas equivalente à lesão da coluna no nível L3 ou L1, ataxia ou atetose, derivada de paralisia cerebral, lesão cerebral, AVC que impacta as duas pernas ou uma parte do corpo.
- **PR1:** remadores com ausência ou mínima funcionalidade do tronco, remam apenas com os braços e ombros. Tais atletas têm dificuldade de manter seu equilíbrio mesmo sentados e usam uma cinta no tronco para dar suporte e estabilidade ao barco. Podem apresentar ataxia, atetose ou hipertonia derivada da paralisia cerebral, lesão cerebral, AVC, e em geral usam cadeira de rodas ou auxílio para deambular, perda de força muscular equivalente a uma lesão completa da coluna vertebral no nível T12 (Figura 52.3).

Lesões do pararremo

Os pararremadores toleram e podem ser submetidos a treinamentos de alta intensidade, alcançando aumento de rendimento em aspectos, tais como: força muscular, capacidade anaeróbica e aeróbica.[9] Quanto aos aspectos psicológicos, os pararremadores de elite são engajados à disciplina e se beneficiam de preparo mental que o esporte competitivo demanda.

Saúde, lesões e fatores de risco no pararremo

Dentro dos esportes paralímpicos, o remo não apresenta maior quantidade de lesões devido à sua prática específica, principalmente quando comparado com esportes coletivos e com contato com o adversário.

Portanto, as lesões típicas desse esporte estão ligadas às respectivas condições de saúde e limitações. Por exemplo, no caso de lesados medulares, as lesões são atribuídas à disreflexia, espasticidade, hipertonia e osteoporose, esta última com risco de fraturas devidas a pequenos traumas repetitivos.

Destarte, PR1 e PR2 apresentam mais lesões nos ombros e tronco, respectivamente.[9] No caso da categoria PR1, devido à pressão na parte superior do tronco, apresenta mais casos de fraturas de costelas.

Prevenção de lesões

Para praticar o pararremo de forma mais intensa ou competitiva é necessário, preparo adequado, desenvolvendo a necessária força e resistência, considerando que na competição há fases tanto anaeróbicas (largada e chegada) como aeróbicas (o percurso central).

Algumas estratégias devem ser seguidas para prevenir lesões:

- evitar um aumento muito rápido da frequência, intensidade ou volume de treinos;

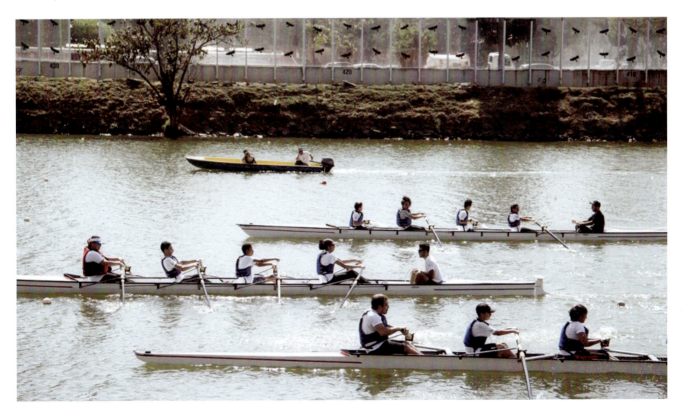

Figura 52.3 Alunos do Instituto Remo Meu Rumo (remomeurumo@otg.br) praticando remo no simulador (remoergômetro) na sua sede em São Paulo. De cima para baixo: aluno com uso de braços, pernas e tronco e aluno com uso de tronco e branco (uso adaptado do remoergômetro).

- balancear quando possível o tônus muscular, fortalecendo os membros inferiores, membros superiores bem como o tronco e abdome;
- aumentar a flexibilidade;
- praticar e exercitar a técnica da remada seja na água que em remoergometros;
- fazer treinos funcionais.

TRATAMENTO

O tratamento das lesões no remo não se diferencia do tratamento habitual delas, com o óbvio repouso esportivo ou, de preferência, substituição do treinamento por um mais adequado àquela lesão. No retorno ao remo em água ou no remoergômetro, um eventual movimento errado deve ser corrigido.

De maneira importante, os remadores com afecções devem realizar alongamentos dos músculos paravertebrais alongamentos dos músculos pelvitrocanterianos e/ou dos isquiotibiais, fortalecer os músculos abdominais (CORE), ou combinação das anteriores, conforme cada caso. O remoergômetro causa mais sintomas na região lombar do que na água e deve ser deixado para depois do retorno no barco.

CONCLUSÃO

As lesões em atletas de remo e pararremo são prioritariamente devido aos esforços repetitivos ou ao inadequado gesto da remada.

A postura incorreta, principalmente da coluna vertebral, pode causar desde lombalgias leves à extrusão de discos intervertebrais na área lombar (L4/L5) e sacral (S1), sendo estas as principais lesões apresentadas ao decorrer de treinamentos intensivos e, principalmente, quando se deseja competir em alto nível. Neste nível de esforço repetitivo, também é possível ocorrerem fraturas por fadiga das costelas. São estas as mais comuns lesões do esporte.

No pararremo, a classificação em três categorias diferentes guarda relação com o tipo e gravidade de lesões.

Na categoria PR3, há uso de todas as articulações o que não diferencia o potencial de lesões àquelas de remadores olímpicos, sendo as já citadas as mais recorrentes.

Quanto à PR2, os remadores possuem somente tronco e braços funcionais, acentuando-se a carga sobre a coluna lombar.

Na PR1, os atletas remam apenas com braços e ombros e podem ter maior fadiga nas costelas.

Consideramos que a correta postura dos movimentos possíveis em cada categoria de remadores, exercícios fisioterápicos de alongamento e fortalecimento muscular possam diminuir a incidência de lesões mais graves na prática do pararremo.

Como sequência de tratamento pode-se recorrer a analgésicos simples e eventualmente e de forma temporária a anti-inflamatórios. A evolução para intervenções cirúrgicas complexas não é esperada.

REFERÊNCIAS

1. Arumugam S, Ayyadurai P, Perumal S, Janani G, Dhillon S, Thiagarajan KA. Rowing injuries in elite athletes: a review of incidence with risk factors and the role of biomechanics in its management. Indian J Orthopaedics. 2020;54:246-55.
2. Fumoto M, Sera Y, Azuma K, Sato K, Matsumoto H. Body motion and rowing performance: association between hip angle and rowing performance: a pilot study. Keio J Med. 2020 Sep 1;69(3):66-75.
3. Yusof AAM, Harun MN, Nasruddin FA, Syahrom A. Rowing biomechanics, physiology and hydrodynamic: a systematic review Int J Sports Med. 2022;43:577-85.
4. Oshikawa T, Takaki N, Nakamura K, Kubota R, Adachi G, Akuzawa H, et al. Change in the activity of trunk and lower limb muscles during 2000-m rowing.
5. de Campos Mello F, de Moraes Bertuzzi RC, Grangeiro PM, Franchini E. Energy systems contributions in 2,000 m race simulation: a comparison among rowing ergometers and water. Eur J Appl Physiol. 2009 Nov 26;107(5):615-9.
6. Grima JN, Wood MV, Portelli N, Grima-Cornish JN, Attard D, Gatt A, et al. Blisters and calluses from rowing: prevalence, perceptions and pain tolerance. Med (Lithuania). 2022 Jan 1;58(1).
7. Trompeter K, Fett D, Platen P. Prevalence of back pain in sports: a systematic review of the literature. Sports Med. 2017;47:1183-207.
8. Yamashita M, Ishida T, Osuka S, Watanabe K, Samukawa M, Kasahara S, et al. Trunk muscle activities during ergometer rowing in rowers with and without low back pain. J Sports Sci Med. 2023 Jun 1;22(2):338-44.
9. Hansen RK, de Wit JLJ, Samani A, Laessoe U, Figlewski K, Larsen RG. Wheelchair-modified ergometer rowing exercise in individuals with spinal cord injury: a feasibility, acceptability, and preliminary efficacy study. Spinal Cord Ser Cases. 2022 Dec 1;8(1).

Skate olímpico

Mauricio Rodrigues Zenaide

● INTRODUÇÃO

O skate, mais conhecido internacionalmente como *skateboarding*, é um esporte bastante jovem. Ele surgiu nos Estados Unidos, mais precisamente na Califórnia, quando surfistas o criaram para se entreter enquanto as ondas estivessem ruins, em meados da década de 1950.

As primeiras descrições mencionam caixotes ou pranchas de madeira montados sobre rodas de patins. Após um período de menor popularidade na segunda metade dos anos 1960, o *skate* voltou a crescer na década de 1970, podendo-se destacar o aparecimento das rodas de poliuretano.[1] A estrutura dos *skates* foi mudando e se adaptando com o passar dos anos, até chegar no modelo usado atualmente, vigente desde a metade da década de 1990.

O *skate* é um esporte largamente praticado no mundo todo, sendo estimado mais de 11 milhões de praticantes ativos, num negócio estimado em 4,8 bilhões de dólares anualmente.[2]

Por ser um esporte considerado extremo ou radical, envolvendo bastante velocidade e energia cinética, com a ocorrência frequente de quedas, houve sempre a preocupação da sociedade quanto à segurança dessa prática esportiva, especialmente *no que se refere às crianças e adolescentes. No início dos anos 1980, alguns países chegaram a limitar a prática por idade ou até banir o esporte.*[3]

O aparecimento dos X GAMES, competição criada em 1995 e transmitida pelo canal ESPN, foi um grande impulso para o *skate* competitivo, com aparecimento de atletas emblemáticos no esporte com Tony Hawk e Bob Burnquist.

O Brasil foi pioneiro na criação da primeira confederação de *skateboard* do mundo, a CBSk (Confederação Brasileira de *Skateboarding*), fundada em 1999, com objetivo de organizar e incentivar a prática desse esporte no país (Figura 53.1).[11]

Nosso país, aliás, sempre se destacou no cenário competitivo mundial, com nomes importantes como Bob Burnquist, maior ganhador dos X GAMES com 30 medalhas no total, e Sandro Dias, terceiro skatista do mundo a fazer o 900°, vencedor de sete medalhas nos X GAMES. A tendência continua nos últimos anos, com conquistas expressivas com Pedro Barros (nove medalhas nos X GAMES) e Letícia Bufoni (12 medalhas – maior número entre as mulheres nos X GAMES).

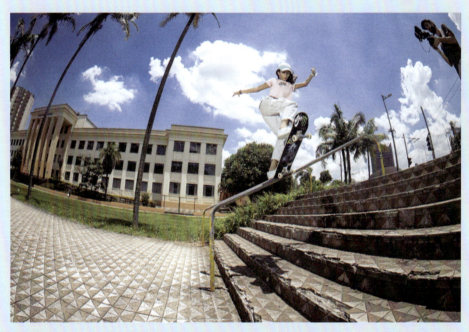

Figura 53.1 Para o skatista, a cidade é uma grande pista.
Fonte: Julio Detefon fotógrafo da CBSK.

SKATE NAS OLIMPÍADAS

Em agosto de 2016, o Comitê Olímpico Internacional votou pela entrada do *skate* nas Olimpíadas, o que acabou acontecendo na Olimpíada de Tóquio 2020 (realizada em 2021 por conta da pandemia da COVID-19).

Há duas modalidades do *skate* olímpico – o *Street* e o *Park*. É importante entender a dinâmica e as peculiaridades de cada uma das modalidades, já que isso influencia diretamente na incidência das lesões (Figuras 53.2 e 53.3).

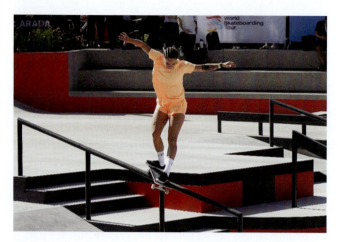

Figura 53.2 Atleta de *Street* realizando uma manobra em um corrimão.

Fonte: Julio Detefon fotógrafo da CBSK.

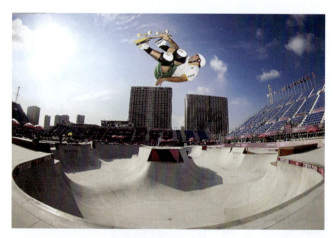

Figura 53.3 Manobra 540° + vista panorâmica na pista de *Park* – Olimpíada de Tóquio 2020 (2021).

Fonte: Julio Detefon fotógrafo da CBSK.

Modalidades olímpicas

Street

Nessa modalidade, os skatistas performam numa pista que simula elementos urbanos, como rampas, ladeiras, corrimões, muros, em diversos tamanhos e formatos. Não há uma pista padrão, sendo que em cada competição há uma variedade diferente de obstáculos.

Os skatistas realizam manobras diversas, com saltos com o *skate* – chamados *ollies* – e giros tanto do corpo como do *skate* – estes últimos chamados de *flips*. A depender da parte do *skate* que entra em contato com o obstáculo, há uma denominação diferente da manobra, e um grau diferente de dificuldade técnica.

Na realização das manobras que nessa modalidade são bastante técnicas e complexas, os atletas utilizam os pés para controlar e girar o *skate*, e precisam num tempo muito curto ajustar a posição para a aterrissagem sobre ele. Os saltos costumam ser de alturas menores do que na outra modalidade olímpica, o *Park*.

A pontuação é dada por juízes que avaliam os atletas durante dois tipos de sessão. A primeira envolve a realização de uma volta, onde o atleta utiliza a pista toda para realizar diversas manobras (*tricks*) sequencialmente, durante um tempo predeterminado, geralmente por volta de 45 segundos. A segunda parte é chamada *best trick*, onde o atleta realiza manobras de forma isolada, habitualmente de maior complexidade e risco.

Park

No *Park*, os skatistas utilizam uma pista profunda, lembrando uma piscina com paredes arredondadas, com paredes de diversas alturas e inclinações, podendo chegar a 3 metros de altura. Por vezes existem algumas elevações centrais e certa variação nas bordas, podendo ser irregulares ou conter alguns elementos adicionais como corrimões ou barras.

Nessa modalidade, a velocidade é bem maior, assim como as alturas, que podem chegar a mais de 3 metros em algumas manobras. São mais comuns as manobras com rotação do corpo (540°), e menos frequentes com relação ao *Street* os giros do *skate* (*flips*). No entanto, em razão da maior altura, há mais tempo para "planejar" a aterrissagem. Os atletas também costumam utilizar com maior frequência as joelheiras, havendo uma estratégia de queda onde o atleta cai e desliza sobre os joelhos flexionados.

Da mesma forma que no *Street*, a pontuação é obtida de forma subjetiva por meio dos juízes, que avaliam a performance do atleta em 3 voltas de 45 segundos.

LESÕES RELACIONADAS AO SKATE

Há na literatura alguns estudos que abordam a epidemiologia das lesões no *skate* recreacional; no entanto, há grande escassez de estudos aplicados ao *skate* competitivo.

Os estudos mais antigos datam da década de 1970. Illingworth avaliou 225 lesões de *skate* atendidas em um serviço de urgência na Inglaterra. Algumas tendências já ocorriam, como baixa adesão a equipamentos de proteção – apenas 13% dos praticantes usavam capacete. Quarenta por cento das lesões eram fraturas, sendo 77% localizadas nos membros superiores.[5]

Forsman, em 2001, realizou um estudo em um serviço de trauma na Suécia, descrevendo 169 lesões relacionadas ao *skate*. Encontrou maior incidência de entorses de tornozelo diante de fraturas e tinha uma população quase que exclusivamente masculina, diferente do que encontramos hoje.[3]

Em 2005, Zalavaras[6] quantificou os atendimentos pediátricos ocorridos em um serviço de atendimento de urgência de grande volume na Califórnia, encontrando 191 fraturas no decorrer de 1 ano, com grande predominância do sexo masculino (95%). A fratura mais comum foi a do antebraço (48%), com predominância absoluta do terço distal (94% das fraturas de antebraço).

CAPÍTULO 53

Felleti,[2] em 2018, realizou uma revisão da literatura, encontrando mais de 20 estudos relacionados ao *skate* recreacional. Demonstrou alguns dados interessantes:

- predominância alta do gênero masculino (2 homens para cada mulher);
- maioria dos acidentes ocorrendo quando a prática se dava em ambientes urbanos onde havia veículos motorizados dividindo o espaço em vez de pistas específicas para a modalidade (*skateparks*);
- incidência muito maior de lesões agudas do que lesões por *overuse* (87,5% *versus* 12,5%);
- localização da lesão; predominante em membros superiores, chegando a mais de 70% em alguns estudos, sendo que a maioria delas envolve o punho e a mão;
- estudos mais recentes demonstram maior incidência de lesões nos membros inferiores.

● LESÕES – SKATE COMPETITIVO

Há uma grande escassez de estudos publicados relacionados ao *skate* competitivo, apesar de já haver proposta para categorização e organização desses estudos epidemiológicos.[7]

Dessa forma, as lesões citadas nesse capítulo representam a experiência do autor, que atua como médico da Confederação Brasileira de Skate desde 2018, acompanhando um grupo de cerca de 30 atletas olímpicos, entre as modalidades *Park* e *Street*. Serão citadas as lesões que ocorreram com maior frequência nesse grupo específico de atletas.

Não é segredo algum que a prática de *skate* envolve quedas frequentes – dessa forma, as lesões mais frequentes no *skate* competitivo são sem dúvida as lesões traumáticas.

Fraturas

A maior complexidade de movimentos com os pés e menor tempo para ajustar o posicionamento deles durante as quedas tornam pé e tornozelo mais vulneráveis na modalidade *Street*, e isso se refletiu diretamente na incidência das fraturas. No *Street*, houve uma ocorrência de seis fraturas envolvendo membros inferiores, sendo cinco delas relacionadas aos pés e tornozelos. Nesta modalidade, ocorreram apenas duas fraturas de membros superiores.

Já no *Park*, as maiores alturas e velocidades e consequente maior energia cinética trouxeram um número mais elevado de fraturas, sendo 12 de membros superiores e três de membros inferiores. Entre essas lesões de membros superiores, foram mais frequentes as fraturas de escafoide com quatro ocorrências, e da clavícula, com três.

Lesões ligamentares

Tornozelo

Esta, sem dúvida, na experiência do autor, é a lesão mais frequente encontrada no *skate* competitivo. Dos 30 atletas, apenas dois não sofreram alguma entorse significativa em ao menos um dos tornozelos, sendo achado comum no exame clínico dos atletas algum grau de instabilidade nessa articulação. Por conta das manobras mais técnicas, com maior utilização dos pés para girar o *skate* e menor tempo de ajuste para aterrissagem, no *Street* a entorse de tornozelo foi mais frequente do que no Park.

Joelho

Lesões do ligamento cruzado posterior (LCP): esse tipo de lesão é bastante infrequente em outros esportes, correspondendo a 0,2% das lesões totais no futebol de campo, por exemplo, onde uma equipe profissional pode esperar uma lesão dessa a cada 17 temporadas.[5] Em um seguimento de 10 anos em um serviço de atendimento de lesões esportivas, com acompanhamento de mais de 20 mil lesões no joelho, apenas 0,65% envolviam o LCP, contra 20,6% com acometimento do ligamento cruzado anterior (LCA).[9]

O *Street* manteve a tendência de outros esportes, não havendo ocorrência nesses 5 anos de nenhuma lesão do LCP. No entanto, o autor observou até o momento sete lesões de LCP entre os atletas de *Park*. Na opinião do autor, isso se deve à maior energia e a um mecanismo frequente de queda onde ocorre o impacto frontal sobre o joelho hiperflexionado com os tornozelos em flexão plantar, colocando o LCP em risco. Todas as sete lesões ocorreram de forma isolada, sem envolvimento de outros ligamentos. Dessa forma, podemos considerar a lesão do LCP característica da modalidade Park.

Lesões do ligamento cruzado anterior (LCA): essas lesões ocorreram com maior frequência no *Street*, com sete lesões contra duas no *Park*. Das nove lesões, oito apresentaram lesões meniscais associadas.

Ombro e cotovelo

Em decorrência das quedas com apoio e trauma indireto sobre cotovelo e ombro, também foram observados episódios de lesões ligamentares nessas articulações. O autor observou dois episódios de luxação de ombro e quatro episódios de luxação de cotovelo nos atletas da seleção brasileira, no período de acompanhamento.

Concussão cerebral

Essa lesão deve ser mencionada não só pela frequência – foram cinco episódios entre o grupo de atletas acompanhados nesse 5 anos (quatro no *Park* e uma no *Street*) – mas pela gravidade.

A World Skate, organização mundial que cuida do *skate* olímpico, demonstrou a devida preocupação com o assunto com a publicação em 2019 do primeiro consenso abordando a concussão cerebral, definindo regras de manejo dessa lesão nas competições oficiais. Entre as determinações desse consenso, destaca-se o apontamento de um oficial da World Skate para avaliar os casos de concussão nas competições e, quando confirmado o episódio, afastar o atleta.[10]

Em 2018, antes de o skate se tornar olímpico, não havia qualquer obrigatoriedade na utilização do capacete protetor. Em 2019, isso começou a mudar, se tornando compulsória a utilização do capacete em atletas menores de 18 anos. Mais tarde, em 2021, o capacete foi definido como obrigatório em todos os atletas de *Park*.[10]

McIntosh,[11] em 2020, publicou estudo discutindo as especificações acerca do capacete no *skate* competitivo, definindo a necessidade de boa proteção na região occipital. Fez uma revisão da literatura sobre lesões de cabeça em *skate* recreativo, assim como um estudo de vídeo em *skate* competitivo.

PREVENÇÃO DE LESÕES – FUTURAS PERSPECTIVAS

O *skate* competitivo tem se tornado cada vez mais popular, e o sucesso do esporte nos Jogos Olímpicos tem colaborado para melhorar a organização das competições e regras. Isso já se refletiu também na parte médica, com as novas regras com relação ao uso do capacete e condução dos episódios de concussão, e com a adesão ao regulamento antidopagem. Tais medidas sem dúvida visam tornar o esporte mais seguro e saudável para os atletas.

Considerando a grande incidência de lesões traumáticas nesse esporte, devido às inevitáveis e imprevisíveis quedas, é opinião do autor que a prevenção de lesões passa pelo uso frequente de equipamentos de proteção.

Há uma infinidade de equipamentos de proteção disponíveis para o *skate*, além do capacete já mencionado: *hip guards*, joelheiras, cotoveleiras, *wrist guards*, entre outros. No entanto, tais equipamentos são subutilizados pelos skatistas competitivos.

Mais do que um esporte, o *skate* é para seus adeptos um estilo de vida e uma filosofia. Os skatistas de forma geral prezam pela liberdade e pelo desafio, características que trazem uma resistência natural a regras ou cuidados que reduzam o risco da atividade.

Para os skatistas, conta também muito a estética dos movimentos, que acaba sendo afetada em parte pelos equipamentos de proteção; além desses equipamentos limitarem ou tornarem menos confortáveis alguns movimentos. Dessa forma, a adesão ao uso deles é bastante baixa, em especial nos skatistas do sexo masculino e na modalidade Street.

Apesar dessa resistência natural, é tarefa importante dos médicos que cuidam desses atletas conscientizá-los e incentivar esse uso.

Outro passo essencial seria a realização de estudos epidemiológicos no *skate* competitivo, ainda inexistentes. Tal conhecimento permitirá compreender com exatidão o panorama das lesões nesse esporte incrível, e poder dessa forma traçar estratégias mais precisas de prevenção.

CONCLUSÃO

Apesar de o *skate* competitivo ainda ser muito jovem com relação a outros esportes, sua popularidade está em crescimento, com aumento progressivo do número de praticantes e competições internacionais. A entrada da modalidade nos Jogos Olímpicos serviu como grande impulso na organização do esporte em vários níveis, influenciando até em regras importantes, como o uso obrigatório do capacete em menores de 18 anos.

Nossa primeira olimpíada foi um sucesso – o país ficou em segundo lugar no número de medalhas na modalidade, com três medalhas de prata. Dessa forma, os atletas do *skate* puderam alcançar reconhecimento em um público muito mais abrangente, influenciando novas gerações à prática do esporte.

Por ser um esporte de saltos e aterrissagens que envolve velocidade e altura consideráveis, as quedas são bastante frequentes e, por conseguinte, as lesões de natureza traumática, como as fraturas e lesões ligamentares.

Faz-se necessária a realização de mais estudos epidemiológicos nesse esporte, sendo meta importante para os próximos anos a busca por esse valioso conhecimento, que permitirá aos médicos que cuidam desses atletas otimizar a prevenção e o tratamento das lesões.

REFERÊNCIAS

1. Fountain JL, Meyers MC. Skateboarding injuries. Sports Med. 1996 Dec;22(6):360-6.
2. Feletti F, Brymer E. Pediatric and adolescent injury in skateboarding. Res Sports Med. 2018;26(Suppl 1):129-49.
3. Forsman L, Eriksson A. Skateboarding injuries of today. Br J Sports Med. 2001 Oct;35(5):325-8.
4. Confederação Brasileira de Skate (CBSK). #somos todos CBSK: A história da Confederação Brasileira de Skate. 2020.
5. Illingworth CM, Jay A, Noble D, Collick M. 225 Skateboard injuries in children. Clin Pediatr. 1978;17(10):781-2.
6. Zalavras C, Nikolopoulou G, Essin D, Manjra N, Zionts LE. Pediatric fractures during skateboarding, roller skating, and scooter riding. Am J Sports Med. 2005 Apr;33(4):568-73.
7. Martínez Stenger RA, Parrilla LV, Quiroga F. Proposal for evaluation and registration of sport injuries in skateboarding. Professional skateboarding injury prevention survey. J Sports Med Phys Fitness. 2021 Aug;61(8):1125-31.
8. Lundblad M, Hägglund M, Thomeé C, Hamrin Senorski E, Ekstrand J, Karlsson J, et al. Epidemiological data on LCL and PCL injuries over 17 seasons in men"s professional soccer: the UEFA Elite Club Injury Study. Open Access J Sports Med. 2020 May 13;11:105-12.
9. Majewski M, Susanne H, Klaus S. Epidemiology of athletic knee injuries: a 10- year study. Knee. 2006 Jun;13(3):184-8.
11. McIntosh AS, Patton DA, McIntosh AG. Managing head injury risks in competitive skateboarding: what do we know? Br J Sports Med. 2021 Aug;55(15):836-42.
10. World Skateboard Commission – Competition Rules. Disponível em: https://www.worldskate.org/skateboarding/about/regulations.html

Voleibol

54

Júlio César Carvalho Nardelli ▸ Rodrigo de Paula Mascarenhas Vaz ▸ Sérgio Augusto Campolina de Azeredo

●INTRODUÇÃO

Em 1895, o voleibol foi apresentado como jogo recreacional por William G. Morgan, professor da disciplina de Educação Física e diretor da instituição Young Man Christian Association (YMCA), Holyoke, Massachusetts.[1] Morgan procurou criar um tipo de recreação suave e de grande motivação para seus alunos da terceira idade. Seu nome inicial foi Minnonette, sendo trocado para voleibol no ano seguinte.

A partir de então, o voleibol passou a ter grande popularidade e, em 1917, o jogo foi organizado em *sets* de 15 pontos e a altura da rede passou a ser de 2,44 m. No ano seguinte, as equipes passaram a contar com um número fixo de seis jogadores. Em 1922, foi regulamentado o máximo de três toques na bola para cada equipe. Em 1998, a Federação Internacional aprovou mudança para *sets* de 25 pontos.

O voleibol chegou ao Brasil em 1916, via Associação Cristã de Moços (ACM) de São Paulo e, em 1944, foi realizado o primeiro Campeonato Brasileiro. Em 1947, foi criada a Federação Internacional de Voleibol (FIVB), inicialmente com 14 países. Em 1949, foi realizado em Praga o primeiro Campeonato Mundial Masculino, sendo o título de campeão mundial conquistado pela equipe da então União Soviética. Em 1951, foi realizado em Moscou o primeiro Campeonato Mundial Feminino, que foi igualmente conquistado pela equipe da União Soviética. O voleibol foi aceito como esporte Olímpico facultativo em 1957 e jogado pela primeira vez no XVIII Jogos Olímpicos, realizado em Tóquio, em 1964. O primeiro campeão olímpico na categoria masculina foi a equipe da União Soviética e, na feminina, a do Japão. A seleção brasileira masculina alcançou a sétima colocação nesse evento.[2]

Nas últimas duas décadas, as regras do voleibol passaram por profundas modificações, tornando o jogo mais agressivo e competitivo, o que exige mais de seus participantes. Segundo Aagaard, o voleibol foi considerado um dos esportes mais jogados no mundo, apresentando por volta de 200 milhões de praticantes e 210 confederações filiadas à Federação Internacional de Voleibol, com sede em Lausanne, na Suíça.[3]

O Brasil começou a fazer parte do cenário internacional do voleibol após a conquista da medalha de prata pela equipe masculina em 1984, durante os Jogos Olímpicos realizados em Los Angeles. Em 1992, durante os Jogos Olímpicos de Barcelona, o Brasil obteve o seu melhor resultado internacional até então, que foi a conquista da medalha de ouro pela equipe masculina adulta. Nascia, assim, uma nova era para os fãs e adeptos do voleibol, que lentamente deixava de ser um esporte amador se transformar num esporte mais profissional e competitivo. Para coroar o trabalho dos clubes e especialmente da Confederação Brasileira de Voleibol, o Brasil obteve mais quatro medalhas de ouro. As medalhas de ouro conquistadas pela equipe masculina nos Jogos Olímpicos de Atenas (2004) e Rio (2016) e pela equipe feminina, nos Jogos Olímpicos de Pequim (2008) e Londres (2012), mostram o que é a realidade desse esporte no cenário internacional.[2]

No voleibol vigente, os jogadores se dividem, quanto ao seu posicionamento na quadra: ponteiros, opostos, levantadores, líberos e jogadores de meio de rede. O líbero em hipótese alguma pode realizar movimentos de ataque ou jogadas dentro da sua área de ataque. Assim, o jogador de voleibol realiza em média 150 saltos de aproximadamente 1 metro a cada jogo, podendo atacar uma bola com velocidade de 130 km/h. As principais ações executadas ao longo de uma partida de voleibol são: ataque, bloqueio, defesa, levantamento, recepção e saque.

Atualmente, a prática do voleibol envolve gestos esportivos variados e complexos. Os atletas apresentam funções diversas na quadra de jogo, propiciando o aparecimento de uma variedade enorme de lesões.

● EPIDEMIOLOGIA

Em razão do grande aumento no número de praticantes de voleibol, a identificação de lesões específicas, relacionadas a esse esporte, tornou-se alvo de estudo na literatura mundial. Na análise da distribuição da frequência das lesões segundo a faixa etária, observa-se 35,2% das lesões na faixa etária entre 25 e 28 anos, 34,8% na faixa etária até 20 anos, 24,5% entre 21 e 24 anos e 5,5% acima de 29 anos.[3]

Nas faixas etárias com maior número de lesões, há predomínio em atletas que atuavam como ponteiros, com exceção daqueles com idade superior a 29 anos, nos quais houve predomínio das lesões nos jogadores de meio de rede e líberos.

Os locais anatômicos mais acometidos são joelhos (38,6%), ombros (13,4%), coluna lombar (12,3%), tornozelos e pés (10,1%), mãos e dedos (8,5%) e coxa (7,2%).[4]

As lesões mais frequentes foram relacionadas aos movimentos de ataques (45,4%) e bloqueios (36,9%), apresentando distribuição semelhante com relação a defesa e saque. As lesões, em sua maioria, ocorreram principalmente nas posições 2 (29,6%), 4 (27,7%) e 3 (20,6%).[5,4]

As tendinopatias foram as mais frequentes (46,2%), seguidas de entorses (19,8%), roturas musculares (12,5%), fraturas/luxações (4,3%) e contusões (2,6%).[3,5,4]

Quanto aos tipos de lesão, a distribuição em aguda e crônica foi muito semelhante. As lesões agudas foram aproximadamente 50,8%, enquanto as lesões crônicas corresponderam a 49,2%.[4,6,7]

As lesões agudas ocorreram em 57,9% dos treinamentos, enquanto as lesões crônicas, em 80,8%. Aagaard et al. em seus estudos evidenciaram que as ocorrências das lesões predominam durante os jogos.[5] Provavelmente, isto se deve ao maior tempo gasto com treinamentos e ao constante desgaste do atleta, repetindo inúmeras vezes o mesmo movimento. Durante a análise das lesões nos jogos, notou-se o predomínio de lesões agudas (69,3%).[3]

As lesões agudas mais frequentes foram entorses (35,7%), seguindo-se as rupturas musculares (24,3%) e as tendinopatias (15,9%). As entorses mais comuns foram nos tornozelos e pés (32,3%), punho/mãos e dedos (32,3%), joelhos (26,1%) e coluna lombar (7,6%). Entre as lesões crônicas, as tendinopatias (78,3%) foram as mais comuns, acometendo principalmente joelhos (75,9%) e ombros (22,4%).[3-5]

Os ponteiros foram os atletas que apresentaram maior número de lesões, principalmente na faixa etária entre 25 e 28 anos (43,4%). As lesões foram resultantes de ações relacionadas a ataques (62,2%) e bloqueios (23,3%), nas posições 4 (37,1%) e 2 (33,8%). As tendinopatias foram as lesões mais comuns (45,5%), localizando-se preferencialmente nos joelhos (32,3%) e nos ombros (17,9%), conforme a Figura 54.1.[3,4-7]

Os jogadores de meio de rede apresentaram maior número de lesões na faixa etária até 20 anos (42,9%). Ao contrário dos ponteiros, as lesões foram relacionadas aos movimentos de bloqueios (50,9%) e ataques (42,4%) realizados nas posições 3 (57%) e 4 (19,3%). As tendinopatias também foram as lesões mais comuns (49%), sendo o joelho o local mais acometido (43,8%).[3-5]

Nos levantadores, as lesões foram mais evidentes na faixa etária entre 25 e 28 relacionadas com os bloqueios (64,3%), sobretudo na posição 2 (48,2%). Houve uma distribuição muito semelhante entre as lesões ligadas aos levantamentos e saques. Assim como nos ponteiros e jogadores de meio de rede, as lesões mais comuns foram as tendinopatias (45,9%), localizando-se principalmente nos joelhos (50,5%).[3-7]

A faixa etária mais acometida correspondeu àquela em que os atletas apresentavam idade acima de 29 anos (47,8%). As tendinopatias e as entorses apresentaram distribuições muito semelhantes. Como os líberos jogam em posições defensivas, a grande maioria das lesões resultou de ações relacionadas aos movimentos de defesa (95,6%).[4,6,7]

Uma característica observada nos líberos, que os diferenciava dos demais, foi o predomínio de lesões agudas (78,2%) com relação às crônicas. Nas demais posições, houve distribuição semelhante entre o número de lesões agudas crônicas.

● BIOMECÂNICA E PATOLOGIAS

Tendinopatias

As tendinopatias são as lesões mais comuns, predominando as tendinopatias crônicas do aparelho extensor do joelho, especialmente no tendão patelar. Tais lesões acometem atletas na faixa etária até 20 anos estando vinculadas a ataques e bloqueios, sendo semelhante aos resultados encontrados por Schafle.[6,7]

Quanto às tendinopatias agudas, estas são mais frequentes nos pés e tornozelos, joelhos e ombros.

Nos pés e tornozelos, as lesões mais comuns são as tendinopatias dos tendões calcâneo e dos fibulares vinculadas aos movimentos de ataque e que acometem os ponteiros, os jogadores de meio de rede e os levantadores. Já as tendinopatias agudas do joelho em sua maioria acometem o aparelho extensor e são resultantes de trauma direto ou esforço repetitivo (Figuras 54.2 e 54.3).[8-11]

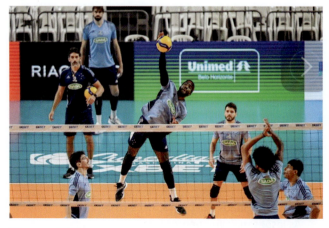

Figura 54.1 Ataque meio fundo "Pipe", realizado por ponteiro.

Fonte: Arquivo pessoal dos autores.

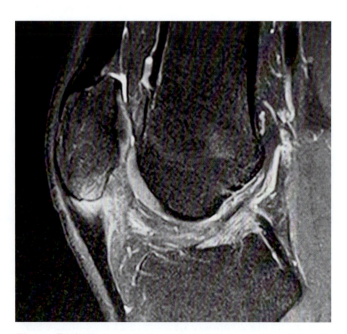

Figura 54.2 Corte sagital em T2 de RM que evidencia tendinopatia infrapatelar e edema ósseo no polo inferior da patela.

Fonte: Acervo pessoal dos autores.

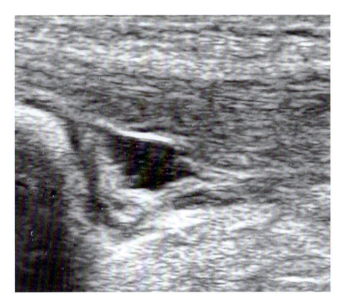

Figura 54.3 Corte longitudinal de ultrassonografia (US) que evidencia lesão intrassubstancial profunda do tendão patelar proximal.

Fonte: Acervo pessoal dos autores.

Blazina[12] classificou as lesões do tendão patelar baseando-se na frequência, na duração e nas atividades desencadeantes do quadro doloroso. As lesões foram divididas em quatro estágios:

- **Estágio I**: presença de dor somente após atividades esportivas;
- **Estágio II**: presença de dor na fase inicial das atividades, com melhora após aquecimento e desenvolvimento, podendo reagudizar na fase final das atividades;
- **Estágio III**: dor constante em repouso ou em atividade;
- **Estágio IV**: ruptura completa do tendão patelar.

Durante o salto é possível observar duas fases distintas: desprendimento e aterrissagem; essas fases podem estar envolvidas na fisiopatogenia das tendinopatias do aparelho extensor do joelho. Na fase de desprendimento, o tendão patelar é demasiadamente solicitado em virtude da intensa contração excêntrica, enquanto na fase de aterrissagem, a sobrecarga se deve ao impacto com os joelhos em extensão ou hiperextensão.

Walsh observou que a fraqueza e a falta de flexibilidade do quadríceps, associadas à grande retração da musculatura isquiotibial, adutora do quadril e da banda iliotibial também poderiam estar associadas à fisiopatogenia das tendinopatias do aparelho extensor do joelho.[13]

Como resultado dessa excessiva e repetitiva sobrecarga sobre o aparelho extensor, ocorre o aparecimento de áreas de degeneração tecidual e microrrupturas (tendinose). À medida que a sobrecarga aumenta em frequência e intensidade, essas áreas tendem a evoluir com a formação de áreas maiores de degeneração e calcificações focais.

O sintoma mais comum nas tendinopatias agudas e crônicas do aparelho extensor do joelho é a dor de caráter insidioso, localizada nos polos proximal ou distal da patela e, em menor proporção, na região anterior da tíbia proximal (TAT). Os sintomas pioram à medida que os treinamentos com saltos repetitivos aumentam de volume, apresentando melhora com repouso e diminuição das atividades irritativas ao joelho.

O exame clínico revela presença de edema nas regiões supra ou infrapatelares, piora do quadro doloroso com a palpação local ou contração ativa do quadríceps, flexão passiva acima de 120°, exercícios de agachamento e de extensão do joelho contrarresistência.

O diagnóstico é feito com base nos achados clínicos, com auxílio de métodos de imagem, utilizando radiografias, ultrassonografia com ou sem *doppler* e ressonância magnética. Na prática diária, a ultrassonografia pode ser utilizada para *screening* inicial e, em seguida, para controle evolutivo do processo inflamatório (Figuras 54.2 e 54.3).

As tendinopatias do aparelho extensor podem estar associadas à presença de patologias femoropatelares. Acredita-se que a disfunção femoropatelar esteja presente em muitos atletas, no entanto, boa parte se mantém assintomática. Acredita-se que o gatilho inicial para o aparecimento dos sintomas seja a presença de um trauma, ainda que banal.[14,15]

No tocante aos ombros, as tendinopatias também foram patologias frequentes, acometendo em especial, o tendão supraespinhal. O manguito rotador é formado pelos músculos supraespinhal, infraespinhal, subescapular e redondo menor. Está intimamente ligado à cápsula articular, exercendo grande influência na estabilização dinâmica da articulação glenoumeral, controlando os movimentos translacionais e rotacionais da cabeça umeral, assim como o seu posicionamento junto à glenoide e articulação escapuloumeral.

Com a progressão das lesões, há o aparecimento de rupturas parciais ou totais do manguito rotador (estágio III). Nesta fase, pode haver o comprometimento do tendão do músculo bíceps braquial e os pacientes com idade acima de 40 anos são os mais acometidos (Figura 54.4).[16,17]

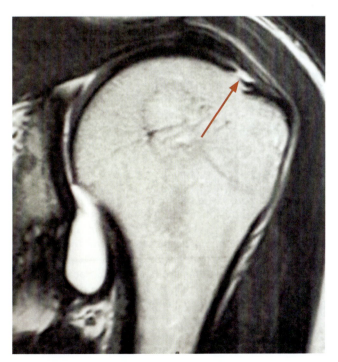

Figura 54.4 Corte coronal em T1 de artrorressonância magnética evidenciando lesão parcial articular do supraespinhal, seta vermelha.

Fonte: Acervo pessoal dos autores.

Os principais fatores observados na fisiopatologia das lesões do manguito rotador seriam a presença de uma degeneração tendínea, traumas agudos ou repetitivos, instabilidade da articulação glenoumeral, disfunção escapulotorácica e anormalidades congênitas.[18]

A maioria das lesões do manguito rotador está associada a movimentos repetitivos realizados com os membros superiores elevados acima da cabeça, resultando no impacto da tuberosidade maior do úmero e do tendão supraespinhal contra a porção anterior do acrômio e do arco coracoacromial.

As lesões do manguito rotador associadas à presença da síndrome do impacto estão diretamente relacionadas com a morfologia do acrômio, segundo Bigliani. Quanto ao seu formato, o acrômio é dividido em três tipos: achatado (tipo I); curvo (tipo II); e ganchoso (tipo III). Segundo autores, 70% das lesões do manguito rotador podem estar relacionadas com a presença de um acrômio do tipo III.

Também é comum a associação de lesão do manguito rotador com síndrome de impacto e instabilidade glenoumeral. Nos casos em que a instabilidade está presente, as lesões do manguito rotador são secundárias à instabilidade.[19,20]

Os músculos supraespinhal, infraespinhal e redondo menor, na tentativa de desacelerar os movimentos de ataque, contraem-se de forma excêntrica, levando ao aparecimento de microrrupturas que podem evoluir para rupturas parciais ou totais.[21]

O principal sintoma da tendinopatia do supraespinhal associada à presença da síndrome do impacto é a dor intermitente, localizada na região de inserção do tendão supraespinhal e no espaço subacromial. Os pacientes referem piora da dor durante a noite e após movimentos de elevação do membro superior acima de 90°. Pode haver limitação significativa das atividades diárias, com diminuição da força e potência musculares, resultando em queda do rendimento atlético.[14,22]

A análise radiográfica serve para estudo dos pacientes com queixas dolorosas e com suspeita de instabilidade. No entanto, é pela ressonância magnética que são obtidas informações mais precisas a respeito dessas lesões, assim como de lesões associadas, por exemplo, as lesões do tipo SLAP (Superior Labrum Anterior Posterior Lesion), conforme a Figura 54.5.

SÍNDROME FEMOROPATELAR

Segundo Walsh, a denominação "patologia femoropatelar" é muito ampla, havendo inúmeras outras denominações como: dor anterior do joelho, instabilidade ou síndrome femoropatelar, síndrome de hiperpressão ou compressão lateral da rótula, desalinhamento do aparelho extensor do joelho, desalinhamento femoropatelar, subluxação da rótula, rótula subluxante, luxação femoropatelar e nos adolescentes, epifisite distal da rótula.[13]

O termo condromalácia é aplicado somente a patologias que acometem a cartilagem articular da rótula ou côndilos femorais, podendo ser resultado de desalinhamento femoropatelar, trauma repetitivo ou alterações degenerativas.[23]

Outerbridge classificou a condromalácia da patela em quatro estágios diferentes:

- **Grau I**: amolecimento e edema da cartilagem;

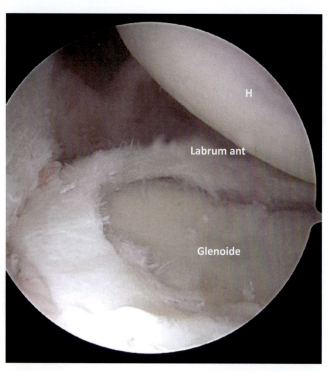

Figura 54.5 Imagem artroscópica posterolateral que evidencia lesão labral superior anterior e posterior (SLAP).

Fonte: Acervo pessoal dos autores.

- **Grau II**: área de fragmentação e fissura menor que 0,5 polegada;
- **Grau III**: área de fragmentação ou fissura maior que 0,5 polegada;
- **Grau IV**: áreas de erosão e cratera com acometimento subcondral.

As alterações cartilaginosas nos indivíduos com condromalácia são decorrentes de mudanças na sua consistência, associadas à presença de fibrilações e irregularidades articulares.[24,25]

Alguns fatores podem estar relacionados com o aparecimento das patologias femoropatelares, por exemplo:

- anormalidade do ângulo quadricipital (ângulo q);
- hiperpronação dos pés;
- alteração da relação entre força e flexibilidade dos músculos adutores e abdutores do quadril;
- retração da musculatura isquiotibial, retofemoral, banda iliotibial, tríceps sural e do retináculo peripatelar.

Os atletas com patologias femoropatelares apresentam, ao exame clínico, crepitação e atrito durante os movimentos de flexão e extensão do joelho. Ocorre piora do quadro doloroso quando submetidos a treinamentos excessivos envolvendo agachamento e exercícios de cadeia aberta para o quadríceps (cadeira extensora).[15,26]

Por meio dos estudos feitos com ressonância magnética e radiografias nas posições frente, perfil e axial de rótulas (Hughston), também é possível identificar aspectos ligados à presença de síndrome de hiperpressão lateral da rótula. A característica marcante dessa síndrome é o aparecimento de dor na região femoropatelar, associado a imagens radiológicas onde a patela está centralizada no sulco troclear.[24,25,27]

Compressão do nervo supraescapular

O nervo supraescapular é ramo do tronco superior do plexo braquial ou da porção distal da raiz de C5. Em sua trajetória, o nervo passa sob o ligamento transverso superior da escápula e, a partir da incisura escapular, corre em direção à fossa supraespinhal, emitindo ramos motores para o músculo supraespinhal e ramos sensitivos para a bursa subacromial. Após passar pela incisura espinoglenoidal, na base da espinha escapular, termina em um ramo sensitivo para o músculo infraespinhal.[28]

A compressão do nervo supraescapular ocorre predominantemente no ombro utilizado para atacar e sacar, podendo estar localizada na incisura supraclavicular ou na base da espinha da escápula (incisura espinoglenoidal).[29]

Durante o movimento do ombro no ataque, o músculo infraespinhal é o mais solicitado. Por meio de sua contração excêntrica máxima, o músculo infraespinhal auxilia na estabilização do ombro e na desaceleração dos movimentos realizados pelos membros superiores, levando a um aumento da distância entre os pontos de origem e término do nervo supraescapular, resultando em um estiramento (alongamento) deste, na borda lateral da espinha da escápula.

A compressão do nervo supraescapular na incisura supraclavicular resulta em quadros dolorosos, com atrofia dos músculos supraespinhal e infraespinhal. Já a compressão do nervo supraescapular na incisura espinoglenoidal resulta em atrofia isolada do músculo infraespinhal, com diminuição da força de rotação lateral, sem que o atleta apresente quadro doloroso.[30]

O diagnóstico clínico pode ser confirmado pelos achados eletroneuromiográficos, observando-se diminuição da atividade elétrica do nervo supraescapular, com denervação dos músculos supraespinhal e infraespinhal, de acordo com o local da compressão. Por meio da ressonância magnética, pode-se evidenciar a presença de cistos ou gânglios junto à incisura glenoidal, estando também relacionados à compressão local do nervo.[19,28]

O teste da adução cruzada do ombro sobre o corpo pode ser útil no diagnóstico, uma vez que a adução cruzada levaria a um maior tensionamento do nervo supraescapular e, consequentemente, piora da dor. Quando o teste é realizado com rotação lateral, há sensibilização da dor.[19]

O tratamento inicial consiste na melhora da dor com a utilização de medicações analgésicas e de meios fisioterápicos. O trabalho de reequilíbrio muscular do ombro: de toda musculatura da cintura escapular, com ênfase no fortalecimento dos rotadores laterais, parece ser o mais adequado.[19,20,28]

Coluna vertebral

As patologias da coluna vertebral apresentaram distribuição semelhante entre as faixas etárias até 20 anos e entre 25 é 28 anos. A grande maioria das lesões é decorrente de ações relacionadas a ataques e bloqueios. As principais lesões foram as mialgias mecânico posturais e traumáticas, espondilolisteses, espondiloses, hérnias discais e as fraturas de estresse.[4,28]

Na análise de atletas com queixa de dor aguda na coluna vertebral, nota-se que as lombalgias posturais e traumáticas são as mais comuns. Nesses atletas, a dor lombar é considerada resultante de estiramentos localizados na fáscia ou na musculatura lombar, decorrentes de alterações posturais, contusões, entorses e rupturas musculares.[31]

Os atletas com dores lombares foram submetidos a avaliações isocinéticas, sendo identificado déficit de força e resistência da musculatura flexora e extensora da coluna lombar. O ritmo intenso de treinamento com saltos e de treinamento para hipertrofia muscular dos membros superiores e inferiores também está relacionado com o aparecimento da dor lombar, assim como os erros técnicos observados durante as fases de desprendimento e aterrissagem dos saltos.

Os mecanismos envolvidos na fisiopatogenia das lesões agudas e crônicas da coluna lombar estão relacionados com os movimentos rotacionais e de hiperextensão da coluna lombar, realizados durante os ataques, e ao excessivo número de saltos e quedas, que sobrecarregam demasiadamente a coluna lombar e as articulações sacroilíacas.

Durante os saltos, a coluna lombar é a região mais acometida pelas cargas de compressão axial e rotacional. As regiões localizadas entre L4-L5 e L5-S1 são as mais envolvidas pelos processos degenerativos discais.

Ao analisar as lesões crônicas da coluna vertebral, as mais frequentes foram: espondilolistese L5-S1 (46,5%), espondilólise (28,6%) e as hérnias discais degenerativas (21,4%).[4]

Espondilólise é uma alteração ou defeito de fusão óssea na região posterior do arco vertebral, especificamente na região denominada *pars articularis,* localizada na transição entre a lâmina e as facetas articulares, superiores e inferiores. Alguns autores utilizam os termos espondilólise, fratura de estresse ou *pars defects* para definir a mesma patologia.

Os movimentos repetitivos de flexão, extensão e rotação da coluna lombar, associados a sobrecargas axiais, podem ser responsáveis pelo aparecimento de microlesões junto a *pars articularis*, resultando em lises ou microfraturas.

A espondilólise se apresenta como sequela de uma fratura de estresse, frequente nos esportes que envolvem hiperextensão da coluna lombar, apresentando como características principal a tendência à não consolidação, em virtude da ação de forças distrativas locais.

O diagnóstico é feito com base nos achados de história clínica e exame físico, que revelam presença de dor localizada, unilateral, de início insidioso, havendo piora com esforços físicos e movimentos de hiperextensão e rotação da coluna lombar. O teste realizado com hiperextensão da coluna lombar, em apoio unipodálico (*one-legged hiperextension test*), pode ser importante para o diagnóstico.

O diagnóstico clínico é auxiliado por métodos de imagem para melhor elucidação diagnóstica. Os exames radiológicos realizados com carga (nas posições frente, perfil e oblíquas), a tomografia computadorizada, a ressonância magnética e a cintilografia óssea (SPECT) fazem parte da maioria dos protocolos de investigação diagnóstica (Figura 54.6).

A espondilolistese é uma patologia decorrente de um defeito bilateral das *pars articularis,* com diminuição da estabilidade posterior da coluna vertebral e escorregamento anterior do corpo vertebral lesado.

A dor é a principal queixa encontrada nos atletas com espondilolistese, apresentando piora quando submetidos a ritmos intensos de treinamentos. Normalmente localizada na região lombar, a dor pode irradiar para as nádegas e região posterior da coxa. O quadro doloroso apresenta melhora com repouso e piora após exercícios físicos. O exame clínico pode revelar fraqueza da musculatura abdominal, espasmos da musculatura lombar e retração da musculatura isquiotibial, além de algum grau de comprometimento neurológico, pela presença de estenose do canal lombar.

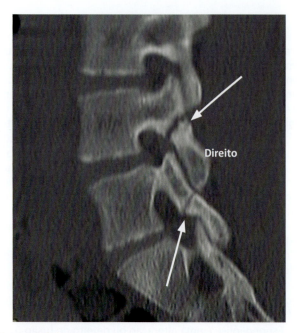

Figura 54.6 Corte sagital de tomografia computadorizada evidenciando espondilólise direita em pares articulares de L4 e L5.

Fonte: Acervo pessoal do autor.

O diagnóstico da espondilolistese é feito de modo semelhante ao da espondilólise. Por meio da análise radiográfica feita com radiografias em flexão e extensão do segmento envolvido, pode-se evidenciar a presença de hipermobilidade focal, que também pode ser considerada um fator de risco para escorregamento intervertebral.

Alguns fatores podem estar relacionados com o aparecimento da dor lombar em pacientes com espondilolistese, como escorregamento maior que 25%, encunhamento, degeneração discal e espondilolistese L4-L5.

Os processos discais degenerativos resultam de microtraumas repetitivos ocorridos sobre o disco intervertebral. As protusões ou herniações do disco intervertebral aumentam à medida que a degeneração progride, havendo a formação de osteófitos na região anterior do corpo vertebral e consequente diminuição do espaço intervertebral, resultando numa maior estabilidade e baixo risco de escorregamento com possibilidade de compressão radicular.

A espondilose cervical acomete sobretudo os levantadores, por conta da movimentação de hiperextensão cervical, muito utilizada para alçar a bola por traz da cabeça.[28]

Tornozelos

Alguns autores consideram entorses como o tipo mais frequente de lesão aguda, acometendo preferencialmente os tornozelos e as mãos, estando conectado a movimentos de ataques e bloqueios, respectivamente.

Entorses apresentaram distribuição semelhante nas faixas etárias até 20 anos. Acometeram, principalmente, os ponteiros e os jogadores de meio de rede, ocorrendo, em sua maioria, após os bloqueios, com distribuição semelhante entre as lesões ocorridas em treinamentos e jogos e em comparação às posições em quadra.

Em geral, as entorses do tornozelo resultam em lesões dos ligamentos fibulotalar anterior e calcaneofibular, podendo evoluir, nos casos mais complexos, com o acometimento do ligamento deltoide e da sindesmose.

As lesões ligamentares do tornozelo são mais frequentes durante as fases de quedas dos saltos após traumas com inversão do tornozelo, durante a execução de bloqueios e ataques.

Durante a inversão do tornozelo, o ligamento fibulotalar anterior é o primeiro a se romper, podendo estar associado à ruptura da cápsula articular e a subluxação anterior do tálus. Como consequência, pode-se observar a presença de lesões osteocondrais resultantes do impacto do tálus contra a porção anterior e distal da tíbia. Além desse complexo movimento, há também o movimento de flexão plantar do tornozelo, resultando em lesão parcial do ligamento calcaneofibular. À medida que a força aplicada aumenta de intensidade, ocorre a lesão completa do ligamento calcaneofibular e do fibulotalar posterior.[22]

Com base nas avaliações realizadas para determinação do grau de rotura dos ligamentos fibulotalar anterior e calcaneofibular, as lesões ligamentares do tornozelo são classificadas em três tipos:

- **Tipo I**: estiramento com lesão da porção intersticial das fibras ligamentares.
- **Tipo II**: lesão parcial do ligamento fibulotalar anterior.
- **Tipo III**: rotura total dos ligamentos fibulotalar anterior e calcaneofibular.

O quadro clínico inicial é marcado pela presença de dor, edema e hematoma junto às regiões anterior e lateral do tornozelo. Os atletas frequentemente evoluem com limitação da marcha e necessidade de apoio para a deambulação.

A estabilidade do tornozelo pode ser avaliada por meio dos testes da gaveta anterior e estresse em inversão. O diagnóstico de lesão ligamentar do tornozelo com instabilidade lateral é realizado, com maior acurácia, pelo teste da gaveta anterior sob anestesia.

A avaliação inicial é feita pelo exame clínico e pelas radiografias do pé e tornozelo, feitas nas posições frente, perfil e oblíquas. Para auxílio diagnóstico inicial, pode-se utilizar a ultrassonografia. Os atletas com suspeita clínica e ultrassonográfica de lesão ligamentar do tipo III devem ser submetidos à ressonância magnética para finalizar o estudo.[22]

Mão, punho e dedos

As lesões ligamentares das mãos também são lesões frequentes na prática diária. A região interfalângica é mais acometida, principalmente as regiões interfalângicas proximais e distais. Geralmente são resultantes de trauma direto, ocorridos durante movimentos de bloqueios, podendo evoluir com fraturas ou luxações.

No punho, as contusões são as lesões mais comuns, ocorridas do contato direto com a bola, nos bloqueios, ou trauma direto do punho contra o solo, nos movimentos relacionados a defesas. Nesses casos, os atletas podem apresentar fratura do terço distal do rádio ou lesão da fibrocartilagem triangular.

A lesão da fibrocartilagem triangular é diagnosticada pela presença de quadro doloroso na região dorsal da radioulnar distal com limitação dos movimentos de flexão e extensão e desvios ulnar e radial, podendo ser avaliada por meio do exame de artrorressonância do punho.[32]

Joelho

As lesões meniscais ocorrem após movimentos torcionais realizados sobre o joelho, durante quedas de bloqueios, ataques e defesa. As lesões meniscais apresentaram distribuição semelhante quando comparadas às posições de atuação dos atletas (ponteiros, jogadores de meio de rede e levantadores).[33]

As lesões condrais também ocorrem após quedas de bloqueios e levantamentos, acometendo os jogadores de meio de rede e os levantadores. As lesões localizaram-se preferencialmente nas regiões da tróclea femoral, superfície medial da patela e côndilo femoral lateral.[34-36]

As lesões do ligamento cruzado anterior são frequentes nos esportes que utilizam saltos, giros, acelerações e desacelerações. Ocorrem durante movimentos que envolvem desacelerações rápidas ou mudanças de direção, onde o atleta, com o pé fixo ao solo, gira sobre o próprio corpo, realizando estresse em valgo e rotação lateral sobre o joelho. Outro mecanismo de lesão do ligamento cruzado anterior, mais raro, é a hiperextensão do joelho sem apoio (chute no ar), resultando em lesão isolada do ligamento cruzado anterior.[37] No trauma agudo, o atleta pode apresentar a sensação de estalido no joelho e derrame imediato (hemartrose).

A lesão do ligamento cruzado anterior, nos pacientes ligamento-dependentes, resulta em frouxidão e, consequentemente, instabilidade funcional, limitando a prática esportiva competitiva ou recreacional, podendo evoluir, no futuro, com limitação das atividades de vida diária.[34,35,37]

As lesões agudas do ligamento cruzado anterior podem apresentar lesões meniscais associadas em 35% a 50%, enquanto nas lesões crônicas, esses índices podem alcançar até 80%. Com base nesses dados, é de suma importância a correção precoce da instabilidade na prevenção de futura artrose do joelho (Figura 54.7).

Os atletas com lesão aguda do ligamento cruzado anterior devem ser analisados clínica e radiologicamente, com radiografias simples e ressonância magnética.

Lesão muscular

As rupturas musculares também são lesões frequentes no voleibol, sendo responsáveis por aproximadamente 12,5% do total das lesões encontradas no estudo de Nardelli. Nesse estudo, houve predomínio das lesões da musculatura anterior e posterior da coxa (57,3%), músculo retoabdominal (14,6%), musculatura lombar (12,1%) e gastrocnêmios (10,9%). As roturas musculares foram mais frequentes na faixa etária entre 25 e 28 anos.[4,28]

A ruptura muscular é resultado de uma contração do tipo excêntrica, acometendo principalmente os músculos biarticulares. O local mais acometido é a transição ou junção miotendínea, região de menor resistência mecânica sendo o local favorável ao aparecimento das rupturas (Figura 54.8).

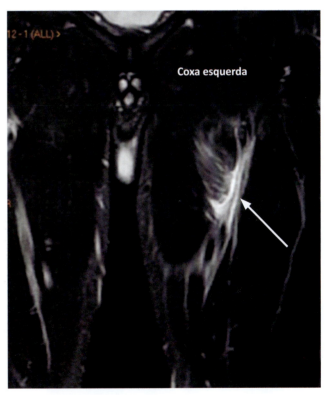

Figura 54.8 Corte coronal de ressonância magnética ponderada em T2 evidenciando lesão miofascial da porção inferolateral do ventre muscular do adutor longo.

Fonte: Arquivo pessoal dos autores.

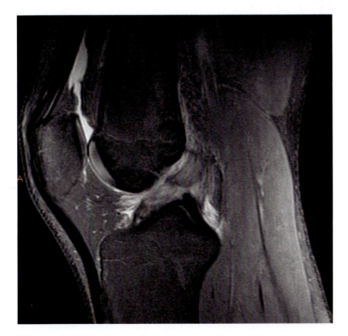

Figura 54.7 Corte sagital de ressonância Magnética ponderada em T2 evidenciando ruptura completa de ligamento cruzado anterior de joelho.

Fonte: Acervo pessoal dos autores.

Fratura por estresse

As fraturas por estresse podem ser definidas como sendo uma fratura parcial ou completa, resultante de microtraumas repetitivos, insuficientes para causar uma fratura isoladamente. Estão associadas ao aumento da carga e intensidade dos treinamentos e jogos, não havendo tempo hábil para o reparo tecidual adequado.[38]

Os fatores extrínsecos envolvidos nesse mecanismo de lesão estão vinculados a erros de carga e técnica de treinamento, ao tipo de superfície onde se realiza o jogo e até ao tipo de calçado utilizado pelo atleta. Os fatores intrínsecos estão associados a desalinhamento e discrepância no comprimento dos membros inferiores e a desequilíbrios musculares correlacionados a fraqueza, alterações hormonais e à falta de flexibilidade.[39]

O diagnóstico é realizado por meio da história clínica, auxiliada por métodos de imagem como radiografias simples, tomografia computadorizada, ressonância magnética e cintilografia óssea trifásica (Figura 54.9).

Mesmo sabendo que as alterações radiológicas não são significativas nas fases iniciais da fratura de estresse, seu uso é imperativo para diagnóstico diferencial. Segundo a literatura, as alterações radiológicas são mais evidentes após 3 a 4 meses do início dos sintomas.

Os estudos feitos com ressonância magnética mostram também alta sensibilidade diagnóstica, com a vantagem de localizar as lesões com maior precisão. A fratura por estresse analisada por ressonância magnética é caracterizada pela presença de uma linha de fratura com baixo sinal em todas as sequências de T1 e T2.

O controle evolutivo da fratura por estresse se faz por meio da melhora clínica e do reinício das atividades. Os atletas com persistência do quadro doloroso podem ser submetidos à nova ressonância magnética, quando apresentam piora da dor ou sintomas diferentes daqueles apresentados inicialmente.

As fraturas por estresse nos atletas de voleibol localizam-se, com mais frequência, na porção posteromedial e corticoanterior da tíbia, acometendo os jogadores de meio de rede e ponteiros, respectivamente.

O tratamento clínico inicial das fraturas de baixo risco é realizado com repouso, analgesia, eletroestimulação e afastamento das atividades vinculadas ao impacto. Foi realizado um trabalho para melhora da força, resistência e flexibilidade de toda musculatura da perna, tornozelo e pé.

A fratura da região anterior cortical tibial apresenta como principal característica a tendência a retardo ou a não consolidação, por sua localização subcutânea, onde o aporte vascular é menor. Nesses casos, o diagnóstico precoce é muito importante, pois se trata de uma fratura de alto risco e, consequentemente, o tratamento cirúrgico precoce parece ser a melhor opção.[39,40]

CONCLUSÃO

Aliado à complexidade dos movimentos, o voleibol atual é praticado por atletas mais altos e mais fortes, tornando o jogo mais agressivo e desgastante, o que resulta em maior risco para o desenvolvimento de algumas lesões.

Os fatores de risco relativos às características individuais de cada atleta envolvem aspectos associados com idade, posição, dominância, habilidade, coordenação motora, flexibilidade, força, potência e resistência musculares.

Os atletas mais bem preparados apresentam menos risco de lesões em comparação àqueles mal preparados. Atletas com lesões não tratadas ou tratadas incorretamente também apresentam maior risco de lesões.

A análise rotineira dos dados antropométricos (peso, altura, índice de massa corpórea e de gordura corpórea), associada aos estudos biomecânicos e aos estudos de força, potência e resistência musculares, realizados por meio de testes com dinamômetros isocinéticos, testes funcionais quantitativos podem ser úteis na identificação e caracterização de fatores associados ao aparecimento de lesões.

No tocante à idade, observam-se grande quantidade de lesões iniciadas precocemente, em atletas com idade até 20 anos. Nesse período, esses "atletas" estão deixando de participar das categorias de base para integrar a equipe adulta, participando de muitos treinamentos. Nessa faixa etária, são encontradas lesões em praticamente todos os segmentos corpóreos, com predomínio das lesões do tendão patelar.

Atletas com idade até 20 anos merecem um cuidado especial, visto que o treinamento deve ser totalmente diferenciado, quando comparado aos treinamentos dos adultos. É necessário respeitar os limites fisiológicos do indivíduo em crescimento, uma vez que o impacto excessivo resulta em alterações da placa epifisária e, consequentemente, do crescimento ósseo.

Quanto ao voleibol, o que chamou maior atenção foi aa associação das lesões com a posição de atuação e as ações executadas pelos atletas. Os ponteiros foram os mais acometidos, visto que apresentaram maior quantidade de lesões decorrentes de ataques.

Praticamente, a maioria das lesões ocorridas nos membros inferiores (joelhos, pernas e tornozelos) e coluna lombar são decorrentes de saltos ou quedas realizadas repetitivamente associadas a ações vinculadas aos movimentos de ataques ou bloqueios.

As lesões dos membros superiores acometeram principalmente os ombros, vinculadas a movimentos repetitivos acima de 90° realizados durante os ataques, bloqueios e saques.

A realização excessiva de saltos parece ser o principal fator responsável pela incidência de lesões nos joelhos e na coluna lombar e está associada também ao tipo de piso encontrado nas quadras. Os pisos inadequados não amorte-

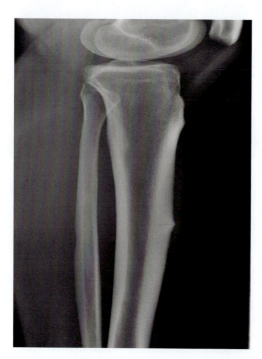

Figura 54.9 Radiografia em perfil de perna evidenciando sinal de fratura por estresse em cortical anterior de tíbia.

Fonte: Acervo pessoal dos autores.

cem de modo suficiente o impacto do atleta contra o solo, sendo necessário o uso de pisos flutuantes e emborrachados na tentativa de amenizar esse problema.

Os estudos realizados para análise dos fatores de risco vinculados às lesões no esporte nem sempre resultam em programas adequados de prevenção e controle das lesões. Cabe lembrar que as lesões agudas muitas vezes não têm como ser prevenidas, ao contrário das lesões crônicas causadas por esforço repetitivo.

Nos estudos sobre voleibol, existem poucos dados para estabelecer, em curto ou longo prazos, medidas profiláticas efetivas com objetivo de diminuir ou amenizar o risco de lesão, visto que o desgaste e a exigência dos atletas são muito intensos. A prevenção passa por trabalhos de força, mobilidade articular, controle de carga e recuperação muscular e articular.

● REFERÊNCIAS

1. Borsari JR. Voleibol: aprendizagem e treinamento. Um desafio constante. São Paulo: Epu; 1996. p. 89.
2. Federation Internationale de Volleyball. Fiv. X-Press 47. 1998.
3. Aagaard H, Jörgensen U. Injuries in elite volleyball. Scand Med Sci Sports. 1996;6(4):228-32.
4. Nardelli JCC. Estudo epidemiológico das lesões do aparelho musculoesquelético em atletas de voleibol de alto rendimento. Dissertação (Mestrado). São Paulo: FMUSP/DOT-HC, 2001.
5. Aagaard H, Scavenius M, Jörgensen U. An epidemiological analysis of the injury pattern in indoor and beach volleyball. Int J Sports Med. 1997;18(3):217-21.
6. Schafle MD. Common injuries in volleyball. Sports. Med. 1993;16(2):126-9.
7. Schafle MD, Requa RK, Patton WL, Garrick JG. Injuries in the 198 National Amateur Volleyball Tounament. Am Sports Med. 1991;18(6):624-31.
8. Richards DP, Ajemian SV, Wiley JP, Zernicke RF. Knee joints dynamic predict patellar tendinitis in elite volleyball. Am J Sports Med. 1999;24(5):676-83.
9. Huber A, Suter E, Herzog W. Inibition of quadriceps muscles in elite male volleyball players. J Sports Sci. 1998;16(3):281-9.
10. Kujala UM, Aalto T, Österman K, Dahlström S. The effect of volleyball playing on the knee extensor mechanism. Am J Sports Med. 1989;17(6):766-9.
11. Viitasalo JT, Hamalainen K, Momonen HV, Salo A, Lahtinen. Biomechanical effects of fatigue during continuous hardle jumping. Sports Sci. 1993;11(6):503.
12. Blazina ME, Kerlan RK, Jobe FW. Jumpers knee. Orthop Cli North Am. 1973;4:665.
13. Walsh WM. Extensor mechanism problems. In: Baker CL. The Hughnton Clinic. Sports Medicine Book. Philadelphia: Williams & Wilkins; 1995. p. 448-55.
14. Matsen FA, Arntz CT. Subacromial impingement. In: Rockwood CA, Matsen FA (eds.). The shoulder. Philadelphia: WB Saunders; 1990. p. 628.
15. Puddu G, Franco V, Selvanetti A, Cipolla M. Jumper's knee and other forms of tendinitis about the knee. In: Baker CL. The Hughston Clinic. Sports Med Book. Philadelphia: Williams & Wilkins; 1995. p. 429.
16. McCluskey III GM, Miller TK. Shoulder impingement and rotator cuff lesions. In: Baker CL. The Hughston Clinic. Sports Medicine Book. Philadelphia: Williams & Wilkins; 1995. p. 272-9.
17. Sher JS. Anatomy, biomechanics, and pathophysiology of rotator cuff disease. In: Iannotti JP, Williams GR. Disorders of the shoulder: diagnosis and management. Philadelphia: Lippincott Williams & Wilkins; 1999. p. 3-29.
18. Maurizio E. La tendinite rotulea nei giocatori di pallavolo. Archivi Societa Tosco-Umbra Di Chirurgia. 1963;24:443-52.
19. Yeh ML, Lintner D, Luo ZP. Stress distribution in the superior labrum during throwing motion. Am J Sports Med. 2005;33:395-401.
20. Youm T, Matthews PV, EL Attrache NS. Treatment of patients with spinoglenoid cyst aspiration, debridement, or excision. Arthroscopy. 2006;22:548-52.
21. Viitasalo JT. Anthropometric and physical performance characteristics of male volleyball players. Can J Appl Sports Sei. 1982;7(3):182-8.
22. Renstrom AFH, Kannus P. Injuries of the foot and ankle. In: De Lee JC, Drez Jr. D. Orthopaedic sports medicine. Principles and practice. Philadelphia: W.B. Saunders; 1994;2:1705-67.
23. Ferreti A. Epidemiology of jumper's knee. Sports Med. 1986;3(4):2895.
24. Ferreti A, Di Rosa S. Traumatologia Nella Pallavolo P. Rome: Società Star Sportiva; 1980. p. 10.
25. Ferreti A, Ippolito E, Mariani P, Puddu G. Jumper's knee. Am Sports Med. 1983;11(2):58-62.
26. Outerbridge RE. The etiology of chondromalacia patellae. J Bone Joint Surg [Br]. 1961;43b:752.
27. Ferreti A, Papandra P, Conteduca F, Mariani PP, Puddu G. Le lesioni capsulo-legamentose del ginocchio nei pallavolisti. Italian Sports Traumatol. 1988;10:41-54.
28. Watkins J, Green BN. Volleyball injuries. Br Sports Med. 1992;26:135-7.
29. Montagna P, Colonna S. Suprascapular neuropathy restricted to the infraspinatus muscle in volleyball. Acta Neurol Scand. 1993;87(3):248-50.
30. Vastamäki M, Göransson H. Suprascapular nerve entrapment. Clin Orthop Related Res. 1993 (297):135-43.
31. Micheli LJ. Low back pain in the adolescent: differential diagnosis. Am I Sports Med. 1979;7:362.
32. McCue III FC, Franco RS. Hand injuries in athletes. In: Baker CL. The Hughston Clinic. Sports Medicine Book. Philadelphia: Williams & Wilkins; 1995. p. 361-71.
33. Oberlander MA, Pryde JA. Meniscal injuries. In: Baker CL. The Hughston Clinic. Sports Med Book. Philadelphia: Williams & Wilkins; 1995. p. 465-72.
34. Ferreti A, Papandrea P, Conteduca F. Knee injuries in volleyball. Sports Med. 1990;10(2):132-8.
35. Ferreti A, Papandrea P, Conteduca F, Mariani P. Knee ligaments injuries in volleyball players. Am J Sports Med. 1992;20:203-7.
36. Ferreti A, Puddu G, Mariani PP, Neri M. Jumper knee: an epidemiological study of volleyball players. Phys Sportsmed. 1984;12:97-106.
37. Marzo IM, Warren RF. Acute anterior cruciate and medial collateral ligament injuries. In: Insall IN, Windsor RE, Scott WN, Kelly MA, Aglietti P. Surgery of the knee. 2nd ed. Churchill Livingstone; 1993. p. 403-23.
38. Grimston SK, Zernicke RF. Exercise-related stress responses in bone. Appl Biomechanics. 1993;9:2-14.
39. Meyer S. Stress fractures of the foot and leg. Clin Sports Med. 1993;12:395.
40. Orava S, Karpakka J, Hulkko A. Diagnosis and treatment of stress fractures located at the mid-tibial shaft in athletes. Int J Sports Med. 1991;12:419-22.

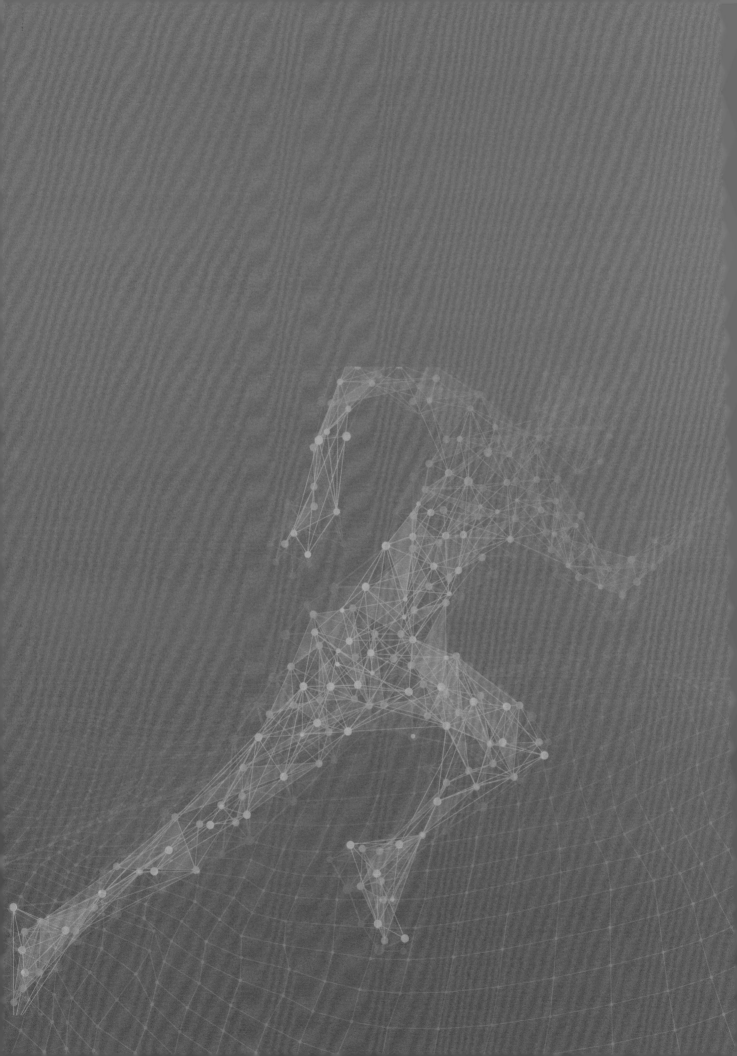

SEÇÃO 3: Aplicações da acupuntura

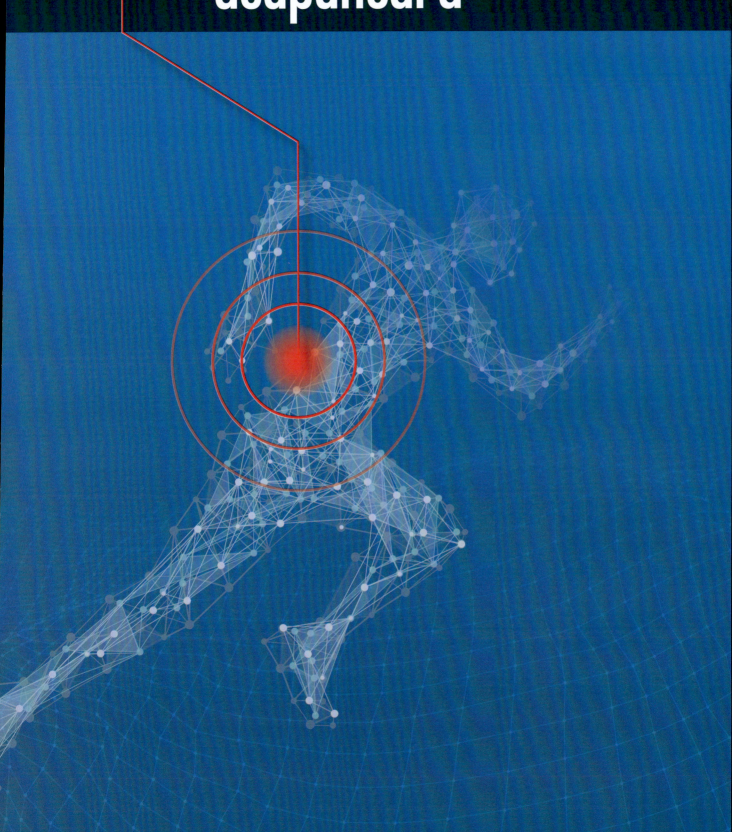

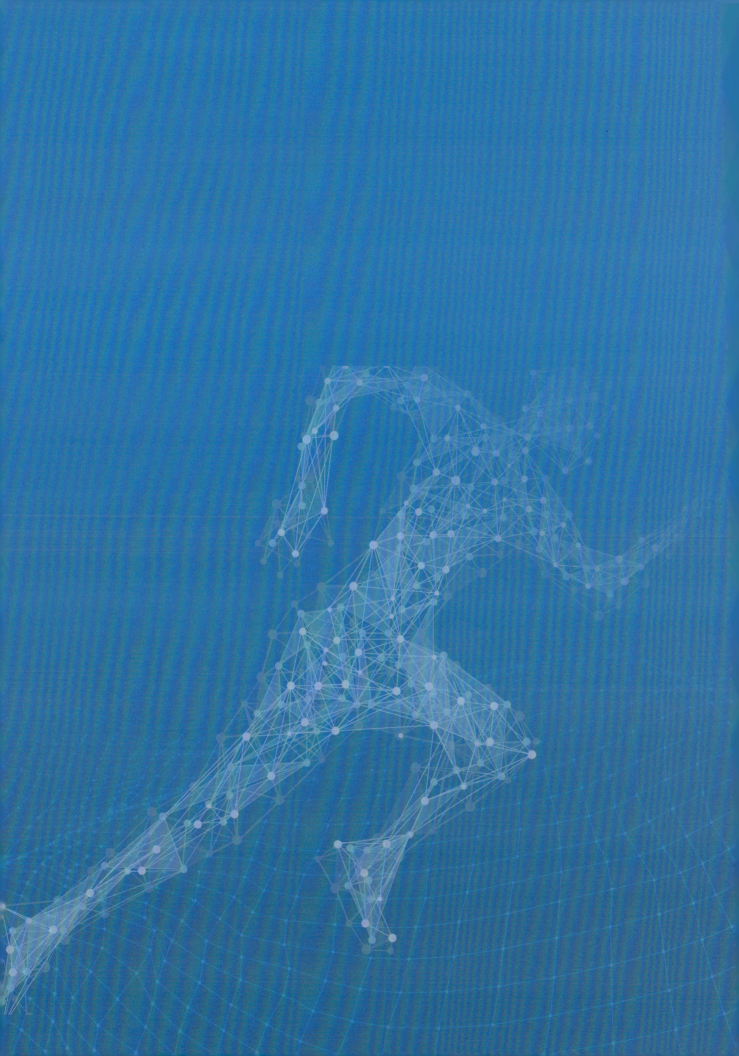

Acupuntura e eletroacupuntura nas lesões agudas relacionadas ao esporte

55

> Liaw Wen Chao ▸ Raul Coelho Lamberti ▸ Rosiane Aparecida Turim Gomes Pinho

● INTRODUÇÃO

Estima-se que até 15% de todas as lesões agudas registradas em pronto atendimento estejam relacionadas com o esporte.[1] As lesões musculares (contusão/distensão), lesões tendíneas, entorses, luxações e fraturas situam-se entre as mais comuns,[2,3] sendo responsáveis não somente por dor e disfunção do membro afetado, como também pelo impacto direto no desempenho e na carreira profissional dos atletas.[4]

A abordagem dessas lesões envolve diferentes etapas, de acordo com o estágio de evolução e de recuperação em que se encontram, e a acupuntura se mostra uma técnica efetiva tanto nas fases iniciais da lesão – atuando no controle da dor e do edema – quanto na manutenção preventiva após a completa recuperação do quadro. Além disso, também pode atuar como coadjuvante no tratamento de quadros mais complexos, promovendo analgesia pré- e pós-operatória e inativação de pontos gatilho miofasciais,[5] com a vantagem de ser um método minimamente invasivo, com raros efeitos colaterais, e livre de elementos classificados como proibidos pela Agência Mundial Antidoping.[6]

Considerando a relevância do tema, este capítulo é dedicado à descrição das principais lesões agudas relacionadas com a prática esportiva e sua abordagem por meio da acupuntura e da eletroacupuntura (EA), baseada nas evidências científicas atuais disponíveis a respeito.

● LESÕES AGUDAS NO ESPORTE

Entende-se por lesão aguda esportiva aquela que é causada de forma abrupta durante o exercício rotineiro ou pela prática de algum esporte, seja por atletas amadores ou profissionais. Cerca de 18% a 30% de todas as lesões agudas enquadram-se nessa classificação,[7] – o que torna esse um tema de grande relevância para a saúde pública.

Apesar de seu surgimento abrupto, o mecanismo causador da lesão nem sempre é simples e pode envolver inúmeros fatores intrínsecos e extrínsecos para que ela de fato ocorra (Figura 55.1).[8]

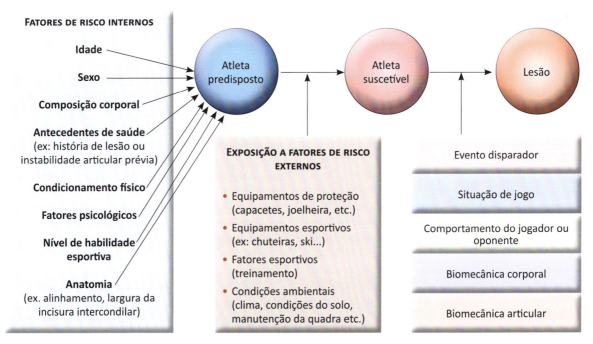

Figura 55.1 Fatores de risco internos e externos potencialmente geradores de lesão aguda no esporte.
Fonte: Adaptada de https://bjsm.bmj.com/content/39/6/324.

Além dessas variáveis, o tipo de esporte também tem uma influência direta sobre o mecanismo de lesão, esportes de contato como futebol, handebol e hóquei podem aumentar o risco de contusão, enquanto saltos e corridas de velocidade são atividades mais comumente associadas a distensões musculares.[3,4]

O tratamento imediato convencional das lesões agudas musculoesqueléticas costuma envolver o uso do protocolo PEACE & LOVE (Proteção, Elevação, Evitar Anti-inflamátorios, Compressão, Educação & Carga, Otimismo, Vascularização e Exercício – tradução livre) e de medicamentos analgésicos, anti-inflamatórios não esteroidais e miorrelaxantes. Contudo, percebe-se um excesso do uso de anti-inflamatórios e analgésicos em diversas modalidades esportivas,[9] o que pode levar a efeitos colaterais, como sintomas gastrintestinais, aumento do risco de sangramento e risco de lesões renais ou hepáticas agudas quando em altas doses ou a depender de outras situações clínicas predisponentes. De modo a resguardar a integridade física desses indivíduos, fornecer alívio e suporte médico adequado em face das lesões, torna-se importante buscar alternativas seguras e efetivas de tratamento nesta população.

● FASES DA REPARAÇÃO TECIDUAL

As lesões musculoesqueléticas agudas costumam evoluir para um processo eficaz de recuperação anátomofuncional das estruturas envolvidas, desde que manejadas adequadamente e eliminados fatores de perpetuação da lesão. Esse processo costuma seguir um sistema ordenado de reparação tecidual:[5,10]

- **Fase 1: Resposta inflamatória aguda** (3 a 5 dias após a lesão)
  - A partir da ruptura e necrose de miofibrilas, há a ativação de uma importante reação inflamatória local, com a liberação de mediadores vasoativos, fatores quimiotáticos e ativação de plaquetas; consequentemente, ocorre o aumento da permeabilidade vascular.

    Clinicamente, tal fase costuma se manifestar principalmente por dor de elevada intensidade e edema local.
- **Fase 2: Reparação e regeneração** (inicia-se 48 horas após a lesão e dura em média 6 a 8 semanas)
  - Nessa fase ocorre uma integração de vários mecanismos celulares: há o recrutamento de macrófagos pluripotentes, os quais realizam a fagocitose do tecido danificado, de fibroblastos, ativação e proliferação de células satélites, reparo e maturação das fibras musculares danificadas e formação de tecido conjuntivo, além do depósito de colágeno do tipo III dentro da matriz de fibrina. A partir de então ocorre a formação do tecido de granulação.
  - Clinicamente, os sintomas inflamatórios diminuem progressivamente, mas nota-se ainda a disfuncionalidade do membro afetado, seja pela diminuição da amplitude de movimento ou pela diminuição da força e resistência muscular.

- **Fase 3: Maturação e remodelamento** (8 a 16 semanas após a lesão)
  - Há uma redução da celularidade e da atividade de síntese, e um aumento da organização da matriz extracelular. Nota-se a predominância de colágeno do tipo I, ocorre a maturação das miofibrilas regeneradas e a formação da cicatriz fibrosa.
  - Essa é a fase em que ocorre a transição para a recuperação da atividade funcional plena do membro lesionado (Figura 55.2).

Cabe ressaltar que durante a fase de maturação e remodelamento a dor não costuma mais estar presente em intensidade importante a ponto de alertar ou limitar o indivíduo, o que resulta em um período delicado de *controle dos fatores perpetuadores da lesão* para que o ciclo da lesão se encerre. Quando se retorna à atividade prévia de forma inadequada, ou seja, antes da completa resolução do processo de reparação tecidual, a sobrecarga do tecido lesado pode gerar um processo de relesão, levando o indivíduo a um quadro de piora ou cronificação.

Mecanismo de analgesia da acupuntura

Conforme já foi discutido em capítulos anteriores, a acupuntura é uma técnica capaz de promover analgesia por meio da ativação de diversas vias endógenas. A partir do momento em que a agulha de acupuntura atravessa a pele, terminações nervosas livres de fibras A-delta e fibras C são estimuladas gerando um potencial de ação (transdução) que é transmitido pelo neurônio aferente primário até o gânglio sensitivo do corno posterior da medula onde o estímulo ascende pelos tratos espinhais até o tronco cerebral, seguindo então em direção ao córtex cerebral.

A ativação do sistema modulador da dor mediada pela acupuntura ocorre em nível local, segmentar e suprassegmentar. Na medula espinhal, a modulação dos estímulos nociceptivos ocorre por inibição pré-sináptica, devido à liberação de encefalinas e dinorfinas. Já no mesencéfalo, a ativação do sistema central de modulação da dor resulta na liberação de serotonina e norepinefrina nos sistemas descendentes.[11]

A acupuntura pode ainda estimular a liberação de beta-endorfinas na circulação sistêmica e liquor pela ativação do eixo hipotálamo-hipofisário. Paralelamente, ocorre a liberação do hormônio adrenocorticotrófico, induzindo a liberação de cortisol, responsável por deflagrar mecanismos anti-inflamatórios endógenos. Além disso, o núcleo supraóptico hipotalâmico possui um importante papel na analgesia promovida pela acupuntura, pois secreta arginina-vasopressina e ocitocina, que podem promover elevação do limiar nociceptivo.[12]

Foi comprovado que a analgesia promovida pela acupuntura através das vias opioidérgicas pode ser abolida com o uso de naloxona.[13] Além disso, o efeito analgésico da acupuntura também é capaz de inibir a formação dos arcos reflexos somato-somáticos indutores de contraturas musculares causadoras de alterações biológicas intra- e extra-articulares, e que constituem fatores para um ciclo vicioso de perpetuação da dor.[7]

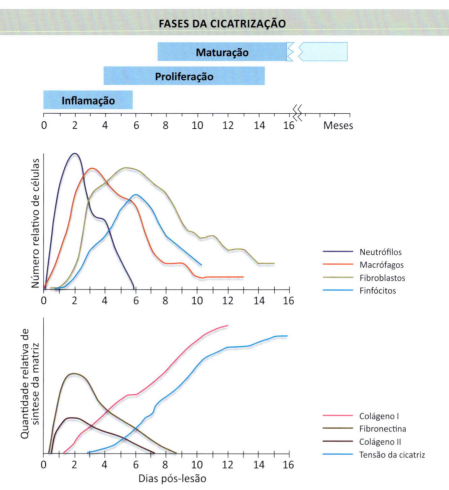

Figura 55.2 As fases da cicatrização tecidual: inflamatória, proliferativa, maturação e remodelação do tecido conjuntivo.
Fonte: Liaw Wen Chao. *Manual do Médico-Residente do Hospital das Clínicas da Faculdade de Medicina da Universidade de São Paulo*, cap. 49, vol. Acupuntura e Medicina Tradicional Chinesa, 570p.

Assim, a acupuntura é capaz de atuar por diversas vias no controle da dor, além de estimular a produção de substâncias anti-inflamatórias endógenas, tendo atuação significativa sobretudo na primeira fase da regeneração tecidual após a lesão e auxiliando também na recuperação da atividade funcional plena do membro afetado.

Eletroacupuntura

A eletroacupuntura (EA) é uma técnica de acupuntura que envolve a estimulação elétrica dos acupontos (vide capítulos anteriores). A corrente elétrica pode ser ajustada para diferentes intensidades, frequências e larguras de pulso, dependendo das necessidades do paciente, e em geral permite potencializar os resultados que seriam obtidos por meio da acupuntura manual, produzindo uma resposta analgésica mais rápida e efetiva.[14]

Estudos mostram que frequências entre 2 e 15 Hz modulam os estímulos nociceptivos na medula espinhal pela ação de *encefalinas*, enquanto frequências acima de 100 Hz estimulam a liberação de *dinorfinas*, e pela uma combinação dessas duas frequências – utilizando, por exemplo, o modo denso-disperso – podemos obter a liberação desses dois peptídeos na mesma sessão; além disso, através da EA há a ativação do sistema central de modulação da dor no mesencéfalo, que resulta em liberação de serotonina e norepinefrina nos sistemas descendentes.[5]

Particularmente com relação às lesões agudas relacionadas ao esporte, foi demonstrado que além de diminuir o processo inflamatório em virtude principalmente da redução dos níveis de interleucina-6, interleucina-4 e TNF-alfa, a eletroacupuntura é capaz também de diminuir a deposição de colágeno e fibrose no tecido musculoesquelético pós-lesão,[15] o que configura um importante papel na prevenção da cronificação do quadro.

Tratamento pela acupuntura e eletroacupuntura e evidências na literatura

A acupuntura e a eletroacupuntura têm conquistado cada vez mais notoriedade no Ocidente, particularmente a partir da segunda metade do século XX, graças à quantidade crescente de estudos que demonstram suas bases fisiológicas e comprovam seus efeitos terapêuticos à luz da ciência. Dessa forma, desde 1979 a acupuntura já é recomendada pela Organização Mundial de Saúde (OMS) para o tratamento de diversas condições clínicas, e a partir de 1995 é reconhecida como especialidade médica no Brasil.[16]

Na lista mais atual elaborada pela OMS, com a descrição de condições clínicas em que a acupuntura se mostrou efetiva, encontram-se afecções como: gonalgia, lombalgia, cervicalgia, ombralgia, fasceíte plantar, entorses e epicondilite lateral[17] – todas essas frequentemente relacionadas a lesões no esporte.

Nesta seção, associamos as principais lesões agudas relacionadas com a prática esportiva com as evidências disponíveis a respeito do seu tratamento pela acupuntura ou eletroacupuntura.

● LESÕES MUSCULARES

Além dos mecanismos da acupuntura explicitados anteriormente, há evidências de que a acupuntura e a eletroacupuntura são capazes de modificar o tipo de macrófagos presentes nos músculos, de um perfil inflamatório (M1) para um perfil anti-inflamatório (M2)[18,15] os macrófagos do tipo M2 reduzem a dor muscular e a inflamação principalmente pela secreção de grandes quantidades de interleucina 10 (IL), substância que tem um importante papel na redução da inflamação.[19]

Em estudo realizado pela Universidade de São Paulo de Ribeirão Preto,[20] em que ratos foram submetidos à contusão muscular bilateral do músculo gastrocnêmio, observou-se no grupo submetido ao tratamento com eletroacupuntura um processo de reparação celular muito mais rápido quando comparado ao grupo-controle (Figuras 55.3 e 55.4), como observa-se pelas imagens histológicas a seguir:

Além disso, a acupuntura e a eletroacupuntura aparecem em vários outros estudos como uma possibilidade de tratamento eficaz para a síndrome dolorosa miofascial aguda em atletas,[6,21-23] diminuindo a sensação subjetiva de dor, além de promover a diminuição de contraturas e uma melhora da função muscular,[6] tanto pelo mecanismo de atuação central da acupuntura quanto pelo próprio efeito do estímulo mecânico local da agulha.

Lesões tendíneas

A acupuntura tem se mostrado um tratamento efetivo tanto no tratamento de tendinopatias agudas quanto crônicas. Os prováveis mecanismos fisiológicos que embasam seu efeito reparador no tendão envolvem sobretudo o aumento do fluxo sanguíneo local e o estímulo à proliferação de colágeno, que ocorrem como resultado do aumento da liberação do neuropeptídeo CGRP pelas terminações nervosas sensoriais, e aumento da sinalização mecânica por meio da matriz extracelular.[24]

- **Tendinopatia do tendão calcâneo (Aquiles):** a acupuntura demonstrou redução de dor e melhora do desempenho comparado a exercícios excêntricos. Mesmo em casos de ruptura tendínea aguda, com necessidade de reparação cirúrgica, a realização de acupuntura contralateral no pós-operatório demonstrou melhora da função do flexor plantar do tornozelo.[25]
- **Epicondilite lateral:** Uma revisão sistemática[26] encontrou forte evidência sugerindo que a acupuntura é efetiva no alívio da dor em curto prazo para a epicondilite lateral. Alguns estudos mostram inclusive um maior efeito da acupuntura comparado aos tratamentos convencionais – frequentemente realizados com anti-inflamatórios e corticoides, medicações que não demonstraram evidência significativa de melhora quando comparadas à simples observação do quadro.[6]
- **Síndrome do manguito rotador:** apesar de não ser uma lesão aguda, essa é a causa mais comum de ombralgia (65% a 75%), e alguns estudos mostram evidências de melhora duas vezes maior da dor com o uso de acupuntura quando comparada ao placebo;[27] em se tratando de eletroacupuntura, estudos em ratos mostraram resultados positivos não apenas na analgesia e na redução de fatores inflamatórios mas também na reparação do tecido danificado, melhorando a biomecânica do ombro.[28]

Outras condições

- **Entorse lombar agudo:** Um estudo clínico randomizado realizado com 300 paciente comparou o efeito da eletroacupuntura no ponto SI3 ao tratamento convencional com medicações, e concluiu que tanto a curto prazo (após 7 dias) quanto no longo prazo (após 1 mês) o efeito no grupo que recebeu eletroacupuntura foi significativamente melhor do que no que recebeu apenas o tratamento convencional.[29]

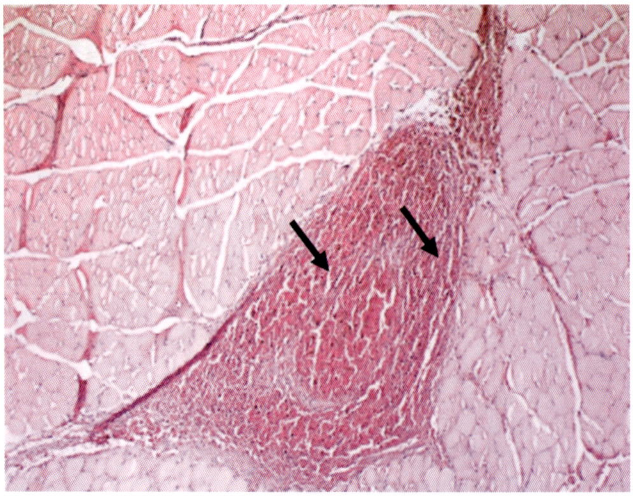

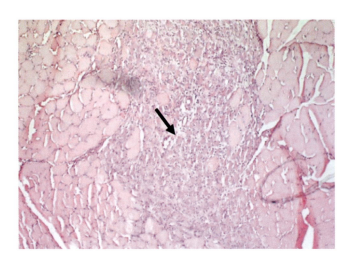

Figura 55.3 Secção transversal de fibras do músculo gastrocnêmio após 5 dias da lesão no grupo-controle. Observa-se a área de hematoma nas setas pretas.
Fonte: https://www.researchgate.net/publication/228634744.

Figura 55.4 Secção transversal de fibras do músculo gastrocnêmio após 5 dias da lesão no grupo submetido à eletroacupuntura – observamos a área de hematoma (seta) em um processo avançado de reparação.
Fonte: https://www.researchgate.net/publication/228634744.

CAPÍTULO 55 ACUPUNTURA E ELETROACUPUNTURA NAS LESÕES AGUDAS RELACIONADAS AO ESPORTE **481**

- **Fasceíte plantar:** Além dos mecanismos analgésicos e anti-inflamatórios já mencionados, um estudo clínico randomizado demonstrou a eficácia da acupuntura para redução da dor em pacientes com fasceíte plantar, sendo o efeito mais significativo quando utilizado o acuponto PC7 no tratamento.[30] Outro estudo randomizado demonstrou a superioridade da eletroacupuntura sobre os tratamentos convencionais (alongamentos, modificação de sapatos e analgésicos/anti-inflamatórios de resgate) para casos de fasceíte plantar crônica.[31]
- **Síndrome da dor patelofemoral:** Uma revisão sistemática realizada em 2003,[32] considerando apenas estudos com nível suficiente de qualidade, concluiu que a acupuntura se mostra eficaz tanto na diminuição da dor quanto na melhora da qualidade funcional em pacientes com dor patelofemoral (causada, por exemplo, pela condromalácia patelar). Outros estudos demonstram a eficácia da acupuntura – com superioridade da eletroacupuntura – na analgesia de gonalgias em geral.[17,33]

Pós-operatório

Mesmo para as lesões agudas que necessitam de conduta cirúrgica (p. ex, fraturas, rompimentos totais de ligamentos etc.), a acupuntura pode auxiliar como tratamento coadjuvante no pós-operatório. A analgesia pós cirúrgica promovida pela acupuntura já é bem reconhecida e confirmada através de vários estudos,[17] mas o que tem sido cada vez mais pesquisado, principalmente com relação à eletroacupuntura, é o seu benefício além da analgesia: um estudo mostrou que a eletroacupuntura combinada com exercícios funcionais melhoraram efetivamente não apenas a dor pós-operatória mas também a função da articulação do cotovelo em pacientes com fraturas cominutivas de olecrano.[34] Outro estudo demonstrou que a eletroacupuntura diminuiu o tempo de recuperação necessário após cirurgias de fraturas dos terços médio e distal da tíbia e da fíbula (Tabela 55.1).[35]

Tabela 55.1 Principais estudos a respeito da eficácia da acupuntura e eletroacupuntura nas lesões esportivas.	
Estudo	**Conclusão**
Revisões sistemáticas	
Trinh KV *et al.* Acupuncture for the alleviation of lateral epicondyle pain: a systematic review. Rheumatology 2004; 43: 1085-90.	Revisão sistemática sobre acupuntura para alívio da dor associada à epicondilite lateral- avaliaram-se seis estudos clínicos randomizados (sendo quatro deles com grupo sham controle): • todos demonstraram efeito positivo da acupuntura no alívio da dor em curto prazo; • cinco dos seis estudos indicaram que o tratamento com acupuntura foi mais efetivo do que o tratamento do grupo-controle; • conclusão: forte evidência sugerindo a eficácia da acupuntura para alívio da dor da epicondilite lateral a curto prazo.
Bizzini M *et al.* Systematic review of the quality of randomized controlled trials for patellofemoral pain syndrome. *Journal of Orthopaedic and Sports Physical Therapy* 2003; 33: 4-20.	Revisão sistemática de estudos clínicos randomizados já publicados sobre tratamentos não cirúrgicos para *síndrome de dor patelofemoral*: • Conclusão: baseado nos resultados de estudos que apresentaram nível suficiente de qualidade, a acupuntura encontra-se entre os tratamentos que se demonstraram efetivos na diminuição da dor e na melhora da função em pacientes com dor patelofemoral.
Use of Acupuncture for the Treatment of Sports-Related Injuries in Athletes: A Systematic Review of Case Reports Ji-Won Lee 1, Jun-Hwan Lee 2,3* and Song-Yi Kim 1*[36]	Revisão sistemática de relatos/séries de casos sobre o uso de acupuntura no tratamento de lesões associadas ao esporte em atletas: 22 artigos foram selecionados respeitando-se os critérios de qualidade: • 12 dos 22 estudos usaram acupuntura manual; • 4 estudos usaram eletroacupuntura isolada; • 3 estudos usaram acupuntura manual associada à eletroacupuntura; • 2 estudos utilizaram outras técnicas correlatas de acupuntura. Conclusão: • Demonstrou-se alívio de dor e recuperação da função após o tratamento com acupuntura nos diferentes tipos de condições avaliadas: *ruptura de menisco lateral, impacto femoroacetabular, cistos sinoviais, e hérnias esportivas*
Estudos clínicos randomizados	
Zhang SP *et al.* Acupuncture treatment for plantar fasciitis: A randomized controlled trial with six months follow-up. *Evidence-based Complementary and Alternative Medicine 2011:* 154108	Este estudo clínico randomizado avaliou a eficácia e especificidade da acupuntura para o tratamento de *fascite plantar* em 53 pacientes. • O grupo intervenção recebeu acupuntura no acuponto PC7 (partindo do pressuposto de seu efeito específico para calcanealgia); • O grupo controle recebeu acupuntura no acuponto IG4 (ponto com propriedades analgésicas gerais); • Conclusão: Houve reduções significativas nos escores de dor após o tratamento em ambos os grupos, mas principalmente no grupo intervenção, mantidas após 1 mês de acompanhamento; os pesquisadores concluíram que a acupuntura é efetiva na redução da dor de pacientes com fascite plantar, e que PC7 é um acuponto específico para esse tratamento.

(Continua)

Tabela 55.1 Principais estudos a respeito da eficácia da acupuntura e eletroacupuntura nas lesões esportivas.	*(Continuação)*
Estudo	**Conclusão**
Yao-chi W *et al.* Observation on short-term and long-term therapeutic effects of electroacupuncture at Houxi (SI3) on acute lumbar sprain. *Chinese acupuncture & moxibustion* 2007; 27: 3-5.	Este estudo clínico randomizado comparou os efeitos terapêuticos da eletroacupuntura (EA) no acuponto SI3 com medicações convencionais para o tratamento de entorse lombar agudo em 300 pacientes. Os resultados foram avaliados após 7 dias e 1 mês: • No curto prazo (7 dias), a taxa de sucesso do tratamento foi de 97,3% no grupo que recebeu EA e de 89,2% no grupo que recebeu medicação (p < 0,01); • Em longo prazo (após 1 mês), a eficácia do tratamento foi de 99,3% no grupo da EA contra 93,2% no grupo da medicação; • Conclusão: O tratamento com eletroacupuntura no acuponto SI3 mostrou-se efetivo tanto a curto prazo quanto a longo prazo no tratamento do entorse lombar agudo, além de apresentar resultados melhores que as medicações.
Qiu L *et al.* Combined therapy of acupuncture with warmed needle and muscle strength training in the treatment of 34 chondromalacia patellae patients: Randomized controlled observation on curative effect. *Chinese Journal of Clinical Rehabilitation* 2006; 10: 170-1	Estudo clínico randomizado que observou o efeito de acupuntura realizada com agulha aquecida em 64 pacientes com condromalácia patelar comparado ao uso de AINE via oral (meloxicam). Após o tratamento, os escores de dor dos dois grupos reduziram significativamente; Comparado com o grupo controle, a dor reduziu significativamente mais no grupo tratado com acupuntura (p < 0,05). • Conclusão: combinados com exercícios de fortalecimento muscular, tanto meloxicam via oral quanto acupuntura mostraram-se tratamentos efetivos para alívio da dor em pacientes com condromalácia patelar, no entanto a acupuntura com agulhas aquecidas mostrou-se superior no alívio da dor e recuperação.
Jensen R *et al.* Acupuncture treatment of patellofemoral pain syndrome. *Journal of Alternative & Complementary Medicine* 1999; 5: 521-7.	Estudo clínico randomizado que avaliou o efeito do tratamento com acupuntura comparado à ausência de tratamento em 75 pacientes com síndrome dolorosa patelofemoral. Aos 12 meses, houve uma diferença significativa no grupo que recebeu acupuntura no escore da Escala Cincinnati de Avaliação Funcional do Joelho (75,2 no grupo acupuntura e 61,7 sem tratamento, p = 0,005). • Conclusão: Os pesquisadores perceberam que a acupuntura pode ser um tratamento eficaz para síndrome dolorosa patelofemoral.

Fonte: Adaptada de *Acupuncture and Sports Injuries - British Acupuncture Council*.

CONCLUSÃO

A acupuntura e a eletroacupuntura são técnicas eficazes cada vez mais estudadas em relação aos benefícios que podem proporcionar na recuperação das lesões relacionadas ao esporte. Lesões musculares, tendíneas, entorses, e mesmo condições cirúrgicas podem se beneficiar com essas técnicas não somente no alívio da dor, como também na redução do processo inflamatório, recuperação celular e tecidual, assim como na melhora da função do membro ou articulação afetados.

Atualmente, a maioria das lesões esportivas agudas são tradicionalmente tratadas com o uso de medicamentos anti-inflamatórios não esteroides (AINEs), os quais estão associados a efeitos colaterais como sintomas gastrintestinais, risco de sangramento, e risco de lesão renal ou hepática aguda quando administradas em altas doses, ou se tomadas concomitantemente com outras situações clínicas predisponentes. Nesse contexto, o uso da acupuntura e sua consequente redução na necessidade de uso dessas medicações não se configura apenas como uma opção efetiva, mas também mais segura e viável para pacientes e atletas, mesmo considerando o rastreio antidoping realizado em atletas profissionais.

Cabe ressaltar que os desafios na elaboração de estudos clínicos padronizados são maiores no campo da acupuntura do que na medicina alopática convencional, uma vez que o tratamento ideal da acupuntura é individualizado e pode diferir em pacientes com um mesmo tipo de lesão ou afecção, além disso, há a dificuldade em se fazer a acupuntura placebo, pois mesmo a acupuntura *Sham* (realizada em pontos que não são os de acupuntura) podem desencadear estímulos analgésicos, apesar de menos precisos. Dessa forma, as revisões sistemáticas de alta qualidade ainda são encontradas em quantidade muito menor se comparadas aos tratamentos convencionais, apesar de cada vez mais numerosas e robustas. Mesmo assim, os estudos já desenvolvidos até o momento, alguns dos quais apresentados neste capítulo, permitem-nos recomendar a acupuntura e a eletroacupuntura como métodos seguramente eficazes no tratamento conjunto das lesões agudas relacionadas ao esporte, sendo as perspectivas futuras para essa área cada vez mais promissoras.

REFERÊNCIAS

1. Sociedade Brasileira para o Estudo da Dor (SBED). Ano Mundial Contra Dor Musculoesquelética. Outubro 2009 – outubro 2010. Acesso em: https://sbed.org.br/wp-content/uploads/2019/02/60.pdf.
2. Hauret KG, Bedno S, Loringer K. Epidemiology of exercise- and sports-related injuries in a population of young, physically active adults: a survey of military service members. Am J Sports Med. 2015 Nov;43(11):2645-53.
3. Chen Y, Bunman S, Prakobsrikul P. Management of acute sport injuries. BKK Med J [Internet]. 2020 Feb. 25;16(1):88.
4. Aman M, Forssblad M, Larsen KH. Incidence and severity of reported acute sports injuries in 35 sports using insurance registry data: incidence of acute sports injuries. Scandinavian J Med Sci Sports. 2015;26(4).

5. Acupuntura e Medicina Tradicional Chinesa – Série Manual do Residente do Hospital das Clínicas da Faculdade de Medicina da Universidade de São Paulo. p. 570.

6. Gentil LB. Tratamento das lesões do esporte com acupuntura: uma revisão da literatura. Systematic Review Article, Rehabilitation. Rev Bras Med Esporte. 2018;24(4).

7. Yamamura Y. Acupuntura tradicional: a arte de inserir. 2. ed. São Paulo: Roca; 2001.

8. Bahr R, Krosshaug T. Understanding injury mechanisms: a key component of preventing injuries in sport. Brit J Sports Med. 2005;39:324-9.

9. Rose EH. Referred use of medication and dietary supplements in athletes selected for doping control in the South-American Games. Rev Bras Med Esporte. 2006;12(5):239-42.

10. Laumonier T, Menetrey J. Muscle injuries and strategies for improving their repair. J Exp Orthop. 2016 Dec;3(1):15.

11. Taffarel MO, Manica J. Acupuntura no tratamento da dor. Anestesiologia - princípios e práticas. 3. ed. 2004.

12. Yang J. Effect of hypothalamic supraoptic nucleus on acupuncture analgesia in the rat. Brain Research Bulletin. 2008;75:681-6.

13. Eriksson SV, Lundeberg T, Lundeberg S. Interaction of diazepam and naloxone on azupuncture induced pain relief. Am J Chinese Med. 1991;19(1):1-7.

14. Schliessbach J, van der Klift E, Arendt-Nielsen L, Curatolo M, Streitberger K. The effect of brief electrical and manual acupuncture stimulation on mechanical experimental pain. Pain Med. 2011;12(2):268-75.

15. Han H, Li M, Liu H, Li H. Electroacupuncture regulates inflammation, collagen deposition and macrophage function in skeletal muscle through the TGF-β1/Smad3/p38/ERK1/2 pathway. Exp Ther Med. 2021 Dec;22(6):1457.

16. Conselho Federal de Medicina - Resolução CFM n. 1.455, de 11 de agosto de 1995. Diário Oficial da União; Poder Executivo, Brasília, DF, n. 159, 18 ago. 1995.

17. Laumonier T, Menetrey J. Acupuncture: review and analysis of reports on controlled clinical trials. Genebra: World Health Organization; 2002.

18. Da Silva M. IL-10 cytokine released from M2 macrophages is crucial for analgesic and anti-inflammatory effects of acupuncture in a model of inflammatory muscle pain. Mol Neurobiol. 2014 June.

19. Verri Jr WA. Interleukin-10 limits intense acute swimming-induced muscle mechanical hyperalgesia in mice. 2015 Feb.

20. Okubo R. Can Electroacupuncture enhance biomechanical and histological analysis after experimental muscular contusion? Advanced Studies Biol. 2009;1(3):105-18.

21. Verri Jr WA. Eficácia da eletroacupuntura para dor miofascial do músculo trapézio: uma série de casos. São Carlos: Rev Bras Fisioterapia. 2011;15(5):371-9.

22. Tough EA, White AR, Cummings TM. Acupuncture and dry needling in the management of myofascial trigger point pain: a systematic review and meta-analysis of randomized controlled trials. Eur J Pain. 2009;13:3-10.

23. Lee SH, Chen CC, Lee CS, Lin TC, Chan RC. Effects of needle electrical intramuscular stimulation on shoulder and cervical myofascial pain syndrome and microcirculation. J Chin Med Assoc. 2008 Apr;71(4):200-6.

24. Neal B, Longbottom J. Is there a role for acupuncture in the treatment of tendinopathy? Acupunct Med. 2012;30(4):346-9.

25. Eriksson SV, Lundeberg T, Lundeberg S. Effects of acupuncture, moxibustion, cupping, and massage on sports injuries: a narrative review. 2022.

26. Trinh KV. Acupuncture for the alleviation of lateral epicondyle pain: a systematic review. Rheumatol. 2004;43:1085-90.

27. Kleinhenz J. Randomised clinical trial comparing the effects of acupuncture and a newly designed placebo needle in rotator cuff tendinitis. Pain. 1999;83:235-41.

28. Song W, Han X, Li K, Chen C, Wang H, Zheng X. Electro-acupuncture promotes repair of rotator cuff injury in rats. Nan Fang Yi Ke Da Xue Xue Bao. 2020 Oct 30;40(10):1513-7.

29. Yao-chi W, Bi-meng Z, Chong-miao W, Jun-feng Z, Ping S, Liu GZ. Observation on short-term and long-term therapeutic effects of electroacupuncture at Houxi (SI 3) on acute lumbar sprain. Zhongguo Zhen Jiu. 2007 Jan;27(1):3-5.

30. Zhang SP. Acupuncture treatment for plantar fasciitis: a randomized controlled trial with six months follow-up. Evidence-based Complementary Alternative Med. 2011;154108.

31. Kumnerddee W, Pattapong N. Efficacy of electroacupuncture in chronic plantar fasciitis: a randomized controlled trial. Am J Chin Med. 2012;40:1167-76.

32. Bizzini M. Systematic review of the quality of randomized controlled trials for patellofemoral pain syndrome. J Orthop Sports Phys Ther. 2003;33:4-20.

33. Siqueira APR, Beraldo LM, Krueger E, Ulbricht L. Redução da sintomatologia dolorosa de joelho em atletas utilizando protocolo de acupuntura. Sports Med. 2018;26(6).

34. Shi C. A clinical study of electroacupuncture plus exercise for rehabilitation after surgery for olecranon comminuted fracture. Shanghai J Acupunct Moxib. 2017;215-7.

35. Bing ZHOU. Clinical research on treating fracture of middle and lower 1/3 of tibiofibula by electroacupuncture. World J Acupunct. 2014;24(2):6-9.

36. Lee JW, Lee JH, Kim SY. Use of acupuncture for the treatment of sports-related injuries in athletes: a systematic review of case reports. Int J Environ Res Public Health. 2020 Nov 6;17(21):8226.

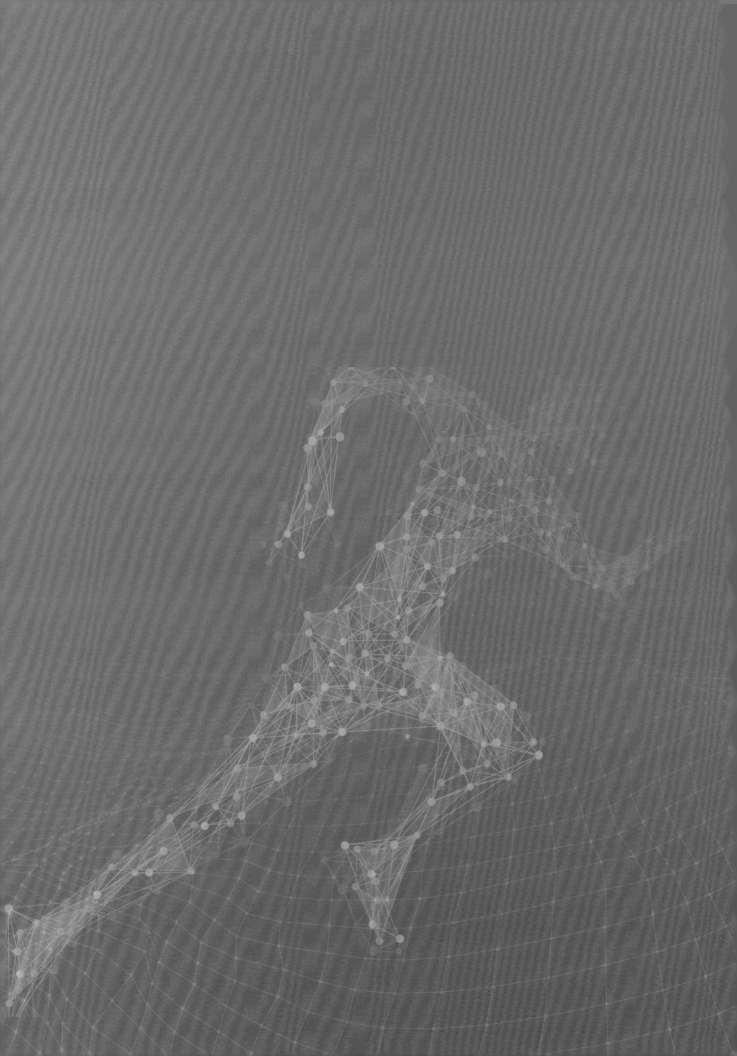

Acupuntura para lesões crônicas esportivas

56

▶ Beltrán Carrillo ▶ Marcus Yu Bin Pai

●INTRODUÇÃO

Nos últimos anos, o exercício físico tem sido reconhecido não apenas como um meio de promover a saúde, mas também como uma intervenção terapêutica para várias populações, incluindo indivíduos pediátricos e idosos, aqueles com doenças crônicas e pessoas com obesidade. Embora o exercício ofereça inúmeros benefícios, ele requer técnicas adequadas, força e frequência para ser eficaz. Com o crescente número de entusiastas de esportes, lesões esportivas tornaram-se cada vez mais comuns, especialmente distúrbios musculoesqueléticos que frequentemente se repetem.[1]

A medicina esportiva abrange uma ampla gama de condições que podem impedir as pessoas de participar de esportes, incluindo problemas psicológicos. Atletas de elite, em particular, enfrentam desafios únicos, pois suas lesões podem afetar diretamente suas carreiras e ganhos financeiros. Portanto, priorizar uma abordagem de recuperação e retorno às competições centrada no atleta, de longo prazo, é crucial. O objetivo do tratamento e reabilitação para atletas é minimizar a perda de desempenho e permitir que eles retornem aos seus respectivos esportes, enquanto os não atletas buscam retomar as atividades diárias normais. Essa distinção apresenta considerações complexas para os médicos ao tomarem decisões de tratamento para atletas.

Para abordar efetivamente as lesões esportivas, os profissionais de saúde devem considerar vários fatores, como o tipo de esporte, a natureza da lesão (aguda ou por uso excessivo), os horários de treinamento ou competição e se o indivíduo é profissional ou recreativo.

● LESÕES MUSCULOESQUELÉTICAS COMUNS EM ATLETAS

A dor musculoesquelética crônica é um problema comum entre atletas e indivíduos ativos. Pode resultar de uma variedade de causas, incluindo lesões agudas, crônicas e por uso excessivo.

Lesões agudas acontecem repentinamente e podem incluir entorses, luxações e golpes diretos em músculos, ossos ou articulações; lesões crônicas, por outro lado, geralmente resultam do uso excessivo de uma área do corpo e se desenvolvem gradualmente com o tempo. Exemplos de lesões crônicas incluem dores nas pernas e fraturas por estresse; lesões por uso excessivo são uma causa comum de dor musculoesquelética crônica em atletas. Essas lesões ocorrem quando forças repetitivas e cumulativas excedem a capacidade do tecido de suportar tais forças.[2] Isso pode acontecer devido a um macrotrauma isolado – como uma lesão rotacional em uma articulação, trauma contuso ou sobrecarga repentina causando uma ruptura – ou microtrauma repetitivo – como tendinite, compressão nervosa ou fraturas por estresse.

Vários fatores podem aumentar o risco de sofrer uma lesão esportiva que leva à dor musculoesquelética crônica. Esses fatores de risco incluem não usar as técnicas de exercício corretas, *overtraining* (por treinar com muita frequência ou por longos períodos), mudar a intensidade da atividade física muito rapidamente, praticar o mesmo esporte o ano todo, correr ou pular em superfícies, usar sapatos que não tenham suporte suficiente, não usar o equipamento adequado, ter sofrido uma lesão anterior, ter certas características anatômicas específicas de cada articulação ou pouca flexibilidade.[3]

Lesões no ombro

1. **Lesão no manguito rotador:** lesão mais comum no ombro. O manguito rotador é um grupo de quatro músculos e tendões que estabilizam a articulação do ombro. O uso excessivo ou uma lesão repentina pode causar inflamação nos tendões, ou bursas próximas à articulação, levando a lesões no manguito rotador. Profissões que envolvem movimentos acima da cabeça, como pintores, bem como atletas que estendem o braço repetidamente, como tenistas e nadadores, são mais propensos a essa lesão.[4]

Os principais locais de agulhamento periosteal no ombro são o processo coracoide e a tuberosidade menor do úmero, sendo que ambos são pelo menos pontos gatilho latentes. Estes são mais convenientemente agulhados com o paciente sentado.

Alguns pontos de acupuntura comumente usados para tratar lesões do manguito rotador incluem:

- Supraespinhal: TE15;
- Infraespinhal: SI10,11,12;
- redondo menor: SI9;
- subescapular: HT1.

Pontos distais:

- **He Gu (LI4):** localizado na mão, entre o primeiro e o segundo metacarpos, este ponto é conhecido por seus efeitos analgésicos e muitas vezes é combinado com outros pontos para aumentar a eficácia do tratamento;

486 TRATADO DE ACUPUNTURA E DOR NA MEDICINA ESPORTIVA

- **Qu Chi (LI11):** situado na extremidade lateral da dobra do cotovelo, este ponto tem sido usado para tratar vários problemas da extremidade superior, incluindo lesões do manguito rotador;
- **Waiguan (TE5):** localizado no antebraço, este ponto é frequentemente usado em combinação com outros pontos para tratar a dor e a disfunção da extremidade superior;
- outros pontos que podem ser usados no tratamento de lesões do manguito rotador incluem Jianyu (LI15), Jianliao (TE14), Jianzhen (SI9), Binao (LI14) e Tiaokou (ST38).

No caso de lesões do manguito rotador, os pontos de acupuntura são escolhidos com base em sua proximidade com os músculos do manguito rotador e sua capacidade de regular o fluxo de Qi e sangue na articulação do ombro.

Pontos locais como TE15, SI10, 11, 12, SI9 e HT1 estão localizados perto dos músculos do manguito rotador e podem ajudar a aliviar a dor e promover a cicatrização na área afetada. Pontos distais como ST38 também podem ser usados para dor e amplitude de movimento.

Um ponto de gatilho em TE15 nas fibras médias do trapézio causa dor em direção à linha média entre C7 e T4. Os pontos de gatilho do levantador da escápula nesta mesma zona enviam sinais de dor no ângulo entre o pescoço e o ombro, abaixo da borda medial da escápula e em direção à zona que vai de TE14 a SI10. Considere adicionar SI16, SI10, BL13 a BL17 e pontos de gatilho do músculo escaleno homolateral para dor referida.

2. **Síndrome do impacto:** ocorre quando a parte superior da escápula pressiona os tecidos moles abaixo dela durante os movimentos do braço. Isso pode levar à tendinite e bursite, restringindo o movimento e causando dor. Nadadores e indivíduos que realizam movimentos acima da cabeça estão em maior risco de desenvolver impacto.

Pontos locais:

- **Jian Yu (LI15):** localizado na parte superior do braço, na face anterior da articulação do ombro, este ponto é comumente usado para tratar dores no ombro e melhorar a mobilidade articular;
- **Jian Liao (TE14):** situado no aspecto posterolateral da articulação do ombro, este ponto é útil para aliviar a dor e reduzir a inflamação na região do ombro;
- **Jian Zhen (SI9):** localizado na face posterior do ombro, este ponto pode ser usado para lidar com dor e rigidez no ombro.

Pontos distais:

- **He Gu (LI4):** localizado na mão, entre o primeiro e o segundo metacarpo, este ponto é conhecido por seus efeitos analgésicos e muitas vezes é combinado com outros pontos para aumentar a eficácia do tratamento;
- **Qu Chi (LI11):** situado na extremidade lateral da dobra do cotovelo, este ponto tem sido usado para tratar vários problemas da extremidade superior, incluindo a síndrome do impacto no ombro.

Palpe e examine a musculatura regional para pontos de gatilho/acupuntura que referem dor no ombro, como aqueles em ou perto de SI9, SI10, SI11 e SI12.

LI15 (ponto de gatilho na região deltoide anterior). Palpar para outros pontos de gatilho locais; incluindo o músculo infraespinhoso, ao redor de SI11 e músculo supraespinal (SI12, SI13) que podem referir dor no ombro anterior. Limitação de amplitude de movimento e pontos de gatilho do coracobraquial também devem ser considerados e palpados.

Sobrecarga e tensão crônica no ombro e no braço proximal podem comprimir um ou mais nervos locais próximos ao SJ 14. Assim, a palpação cuidadosa de toda a região deve ajudar a identificar a origem da dor e da disfunção motora que se manifesta secundariamente. Inative os pontos de gatilho relevantes com acupuntura. Liberação miofascial e terapia a laser podem ajudar na restauração do fluxo sanguíneo e drenagem de fluidos adequados.

3. **Instabilidade:** A instabilidade do ombro surge quando a extremidade arredondada do osso do braço é forçada para fora de sua cavidade rasa, parcial ou completamente. Esta condição ocorre quando os tendões, ligamentos e músculos do ombro se esticam ou se rompem, resultando em um ombro "frouxo" propenso a deslocamentos repetidos.

Lesões no cotovelo

1. **Epicondilite lateral:** afeta os tendões do cotovelo e é comum em indivíduos que jogam tênis ou outros esportes de raquete. Movimentos repetitivos podem causar pequenas rupturas e inflamação nos tendões, levando a dor na parte externa do cotovelo. Profissões que envolvem uso repetitivo do antebraço, como pintores, encanadores e carpinteiros, também apresentam maior risco de desenvolver cotovelo de tenista.

Os músculos dessa região são um local importante de pontos de gatilho, que podem irradiar proximalmente sintomas para o cotovelo ou distalmente para punho e mão. Existem inúmeros músculos na região que podem ser relevantes.[5]

Os pontos clássicos de acupuntura na área incluem LU5, LU7, PC3, HT3; SI8, LI8 a LI12.

Pontos locais:

- **Qu Chi (LI11):** localizado na extremidade lateral da dobra do cotovelo, este ponto é frequentemente usado para tratar vários problemas da extremidade superior, incluindo epicondilite medial;
- **Shou San Li (LI10):** encontrado no antebraço cerca de dois dedos abaixo da dobra do cotovelo, é usado para dor no cotovelo e antebraço.

Pontos distais:

- **He Gu (LI4):** situado entre o primeiro e o segundo metacarpo, é conhecido por seus efeitos analgésicos sistêmicos;
- **Tai Chong (LR3):** localizado no pé, entre o primeiro e o segundo metatarso, é frequentemente usado por seus efeitos calmantes e analgésicos.

Agulhamento com eletroestimulação em LU5, TE5, LI10, LI11 e LI12 pode ser realizado para epicondilite lateral refratária.

2. **Epicondilite medial:** é caracterizada por tendinite e dor na parte interna do cotovelo, afeta principalmente indiví-

CAPÍTULO 56

duos que usam repetidamente os pulsos ou apertam os dedos. É comumente observado em golfistas e indivíduos que realizam atividades semelhantes.

- SI8, agulhado superficialmente. Examine proximal e distal ao cotovelo para pontos de gatilho e entesopatias dolorosas.
- GB34 (distal) com eletroestimulação pode ser utilizado.

Lesões no joelho

1. **Síndrome da dor patelofemoral:** causa dor ou sensibilidade próxima, ou abaixo da patela na parte frontal do joelho. É comum em corredores, mas também pode afetar indivíduos envolvidos em atividades como caminhadas ou ciclismo.

   Pontos locais:

- **Xiyan (EXLE5):** dois pontos localizados nas depressões formadas quando o joelho é flexionado, em ambos os lados do ligamento patelar. Eles são frequentemente usados para tratar dores e inflamações no joelho;
- **Dubi (ST35):** localizado na lateral de Xiyan, este ponto é comumente usado para problemas no joelho;
- **Neixiyan (EXLE4):** situado no lado medial de Xiyan, este ponto é usado para dor no joelho.

   Pontos distais:

- **Zusanli (ST36):** encontrado cerca de quatro dedos abaixo da patela, um dedo lateralmente à tíbia, este ponto é conhecido por seus efeitos analgésicos sistêmicos e é usado para tratar dor e desconforto nas extremidades inferiores;
- **Taichong (LR3):** localizado no pé, entre o primeiro e o segundo metatarso, é usado por seus efeitos calmantes e analgésicos.

   Para dor anterior do joelho, pontos incluem ST34, ST36, SP10, SP9. Avalie os pontos de gatilho miofasciais referentes ao joelho, especialmente do vasto lateral, o reto femoral, o vasto intermediário e o vasto medial.

   Os pontos de gatilho no músculo adutor magno no SP11 e SP10 referem dor proximal, em direção à virilha, bem como dor distal, em direção ao joelho, seguindo o meridiano do baço-pâncreas.

   A acupuntura unilateral para dor femoropatelar pode ser realizada com pontos locais e distais, como SP9, SP10, ST34, ST36 e LI4 na mão ipsilateral.

2. **Ligamento rompido:** Os ligamentos do joelho podem se romper quando o joelho é hiperestendido ou torcido. O ligamento cruzado anterior (LCA) é um exemplo comum de lesão ligamentar no joelho. Essas lesões podem ser causadas por movimentos bruscos ou impactos, e geralmente requerem tratamento médico e, em alguns casos, cirurgia. Essas lesões geralmente ocorrem quando uma pessoa muda de direção repentinamente ou aterrissa após um salto. O LCA, um dos principais ligamentos do joelho, é frequentemente afetado. Ligamentos rompidos podem resultar em instabilidade e dor significativa.

3. **Lesão meniscal:** A cartilagem meniscal no joelho atua como um amortecedor. Torções ou giros desajeitados po-

dem causar rasgos no menisco, comumente associados a entorses ou rompimentos completos dos ligamentos do joelho. Lesões meniscais podem levar a dor, inchaço e dificuldade no movimento do joelho.

4. **Lesão no tendão:** Lesões nos tendões do joelho são mais prevalentes entre indivíduos de meia-idade que participam de esportes envolvendo corrida e saltos. Essas lesões geralmente ocorrem devido a aterrissagens fortes ou saltos desajeitados, causando dor e podendo afetar a mobilidade.

O tratamento por acupuntura da dor da bursite infrapatelar pode envolver o ST35 devido à sua proximidade anatômica com as bursas infrapatelares.

ST35, ExLE5, ST34, ST36, SP9, SP10 podem ser utilizados para dor superficial e profunda.

Lesões na perna

1. **Distensão na virilha:** movimentos rápidos de um lado para o outro podem estirar os músculos da parte interna das coxas, resultando em uma distensão na virilha. Atletas envolvidos em esportes como hóquei, futebol, futebol americano e beisebol têm maior risco de sofrer essa lesão.

2. **Lesão nos isquiotibiais:** os músculos isquiotibiais, localizados na parte de trás da coxa, podem ser estirados durante atividades que envolvem uma quantidade significativa de corrida, saltos e inícios ou paradas repentinas. Comumente observado entre jogadores de basquete, futebol e futebol, as lesões nos isquiotibiais podem causar dor e prejudicar o desempenho.

3. **Canelite:** refere-se à dor causada pela inflamação dos músculos, tendões e tecido ósseo ao longo da parte interna do osso da perna (tíbia), que é o grande osso na frente da perna inferior. Essa condição é vista principalmente em corredores, especialmente aqueles novos na corrida ou que aumentaram recentemente a intensidade da corrida. A canelite causa desconforto ao longo do lado interno da perna inferior.

   Pontos locais:

- **Yang Ling Quan (GB34):** localizado na face lateral da perna, na depressão anterior e inferior à cabeça da fíbula, este ponto é frequentemente usado para tratar problemas na perna, incluindo dores nas canelas;
- **Zusanli (ST36):** encontrado cerca de quatro dedos abaixo da patela, um dedo lateralmente à tíbia, este ponto é conhecido por seus efeitos analgésicos sistêmicos e é usado para tratar dor e desconforto nas extremidades inferiores;
- **Jiexi (ST41):** localizado no ponto médio da prega transversal do tornozelo, na depressão entre os tendões do extensor longo dos dedos e do hálux longo, é usado para problemas na parte inferior da perna e tornozelo.

   Pontos distais:

- **Kunlun (BL60):** situado na depressão entre a ponta do maléolo lateral e o tendão de Aquiles, este ponto é frequentemente usado por seus efeitos analgésicos no tratamento da dor ao longo do canal da bexiga, que atravessa a face posterior da perna;

488 TRATADO DE ACUPUNTURA E DOR NA MEDICINA ESPORTIVA

- **Taixi (KI3):** localizado na depressão entre o maléolo medial e o tendão de Aquiles, pode ser usado por seus efeitos calmantes e analgésicos.
- ST36 associado a pontos-gatilho locais. Especificamente, os pontos de gatilho miofasciais no músculo tibial anterior referem dor ao tornozelo cranial (ST41) e ao hálux.

Lesões no tornozelo

1. **Entorse de tornozelo:** ocorre quando o tornozelo rola, torce ou vira de maneira indesejada, estirando ou rompendo os ligamentos da articulação. Essa lesão pode acontecer ao aterrissar de forma inadequada durante saltos ou giros, caminhar em superfícies irregulares ou quando alguém pisa no pé. Esportes que envolvem giros frequentes, como vôlei e basquete, apresentam maior risco de entorses de tornozelo.

   Pacientes com tendinopatia do calcâneo apresentam dor, inchaço e possivelmente crepitação no tendão. Os pontos associados ao tendão do calcâneo incluem KI4, KI3, KI7, BL59, BL60 e BL61. A acupuntura melhora a microcirculação sanguínea local, podendo auxiliar nos efeitos anti-inflamatórios locais no tendão.

2. **Tendinite de Aquiles:** resulta do alongamento, rasgo ou irritação do tendão de Aquiles, que conecta o músculo da panturrilha à parte de trás do calcanhar. Essa condição está comumente associada à dor e rigidez na parte de trás do calcanhar, especialmente pela manhã. A tendinite de Aquiles é frequentemente uma condição crônica causada pelo uso excessivo, mas casos graves podem levar a uma ruptura que pode exigir intervenção cirúrgica.
   - KI4, KI3, BL61, BL60, mais pontos de gatilho nos músculos contribuintes do tendão calcâneo: gastrocnêmio, sóleo e plantar (BL40). Adicione estimulação com laser e massagem para auxiliar na regeneração tecidual local.

A sobrecarga crônica pode resultar em ativação do ponto de gatilho do pé medial e resultam em dor medial do pé envolvendo o músculo abdutor do hálux. Os pontos de gatilho no músculo abdutor do hálux nas proximidades do KI6 referem dor fortemente no calcâneo caudal e se estendem até o pé medial em SP3.

Essas lesões esportivas comuns destacam a importância do condicionamento adequado, técnicas de treinamento e estratégias de prevenção de lesões para minimizar o risco de ocorrência e promover uma participação atlética segura. Buscar atendimento médico e reabilitação adequada é crucial para uma recuperação eficaz e para reduzir a probabilidade de complicações em longo prazo.

Lesões no pé

1. **Fascite plantar:** caracterizada pela inflamação da fáscia plantar, uma faixa espessa de tecido que atravessa a parte inferior do pé, conectando o osso do calcanhar aos dedos, causando dor e desconforto no calcanhar, principalmente nos primeiros passos pela manhã ou após períodos prolongados de inatividade. A fascite plantar é comumente causada por esforço repetitivo ou tensão excessiva na fáscia plantar, levando a microrrupturas e subsequente inflamação.[6]

- Para instabilidade do tornozelo associado, podem ser utilizados BL63, BL62, KI3, KI6, pontos de gatilho locais. Dor na lateral do tornozelo, com irradiação para o pé: BL63, BL62, BL60, BL65.

Disfunção sustentada do ponto de gatilho e a restrição miofascial encurtam as miofibrilas e aumentam a tensão nos tendões, impactando a biomecânica e sujeitando os *loci* que cruzam as proeminências ósseas a um desgaste extra. Para fascite plantar, palpe os pontos de gatilho miofasciais nos músculos adutor do hálux e flexor curto do hálux. Aplique acupressão ou laser em KI1 e nos pontos de gatilho miofasciais, se encontrados.

● USO DA ACUPUNTURA COMO TRATAMENTO COMPLEMENTAR

A acupuntura, uma terapia não farmacológica, é reconhecida por sua capacidade de controlar a dor, especialmente no sistema musculoesquelético. Os efeitos terapêuticos da acupuntura envolvem mecanismos centrais e sistêmicos, incluindo o cérebro e o sistema nervoso autônomo, bem como efeitos locais no local da acupuntura.

Estudos mostram que a acupuntura pode influenciar os níveis de neurotransmissores e hormônios, como beta-endorfina, dopamina, serotonina e cortisol. A acupuntura também tem efeitos específicos no sistema límbico e áreas emocionais do cérebro. Pesquisas sugerem que a acupuntura pode ser benéfica no tratamento da dor crônica com comorbidades de depressão, dependência de drogas e doenças degenerativas, como a doença de Alzheimer.

● LESÃO CEREBRAL TRAUMÁTICA NO ESPORTE

A lesão cerebral traumática (LCT) é uma das consequências negativas mais frequentes no esporte, que muitas vezes passa despercebido, mas cujas repercussões em longo prazo podem ser graves. Entre os diferentes tipos de traumatismo cranioencefálico, são os LCT leves, como concussão e subconcussão, que apresentam maior risco de sofrer consequências em longo prazo, principalmente quando são repetitivos no mundo esportivo.[7] Embora uma única concussão geralmente apresente uma série de sintomas físicos, psicológicos e cognitivos autolimitados ao longo do tempo, concussões e subconcussões repetitivas podem causar problemas neurológicos e psiquiátricos significativos em longo prazo.[8]

A acupuntura é uma ferramenta terapêutica que tem sido usada há séculos para tratar uma ampla variedade de condições de saúde, incluindo dor e inflamação. Nos últimos anos, tem havido um interesse crescente no uso da acupuntura para tratar o LCT, e alguns estudos mostraram que ela pode ser eficaz na redução dos sintomas e na melhora da função cognitiva após lesão cerebral.

Neste capítulo, serão discutidos os efeitos terapêuticos da acupuntura no LCT no esporte, com base em pesquisas recentes. Os mecanismos subjacentes da acupuntura no LCT serão explorados, bem como os protocolos de tratamento e os resultados do estudo. Além disso, as limitações da pesquisa existente serão discutidas e as áreas que requerem mais investigação serão apontadas.

No geral, espera-se que este capítulo forneça uma visão geral do papel da acupuntura no LCT no esporte e seu potencial como tratamento terapêutico para melhorar a recuperação dos atletas após lesão cerebral.

Há debates na comunidade científica sobre as consequências neurológicas em longo prazo do choque e da subconcussão. No entanto, há evidências suficientes para afirmar que essas lesões, principalmente quando são repetitivas ou em indivíduos de risco, aumentam o risco de apresentar déficits neurológicos em longo prazo.

Numerosos estudos mostram que esportes com alto risco de LCT, mesmo quando praticados em idade precoce, podem estar associados ao desenvolvimento de déficits neurológicos em médio e longo prazos.[9] Portanto, é cada vez mais importante prestar atenção ao LCT em atletas, principalmente quando são repetitivos.[10] Foi reconhecida a importância de uma avaliação clínica cognitiva precoce e inicial e o uso de exames de imagem quando se apresenta com LCT leve para identificar indivíduos mais suscetíveis a desenvolver déficits neurológicos de longo prazo.

É verdade que o manejo da fase aguda do LCT continua sendo um assunto controverso e em constante evolução. Em geral, o manejo do LCT na fase aguda concentra-se no repouso físico e mental, evitando atividades que possam piorar os sintomas, bem como no acompanhamento próximo do paciente quanto a quaisquer sinais de piora neurológica.[11] Quanto aos fármacos, até o momento, não há nenhum especificamente aprovado para o tratamento do LCT no esporte. No entanto, várias opções farmacológicas têm sido investigadas, incluindo anti-inflamatórios não esteroidais, analgésicos e fármacos que atuam no metabolismo cerebral, embora seus benefícios e riscos ainda não estejam totalmente esclarecidos. Mais pesquisas são necessárias para determinar a eficácia e segurança de diferentes abordagens terapêuticas para TCE no esporte. Até o momento, nenhum medicamento recebeu a aprovação da *US Federal Drug Administration* para o tratamento específico do LCT no esporte. A implementação de um plano de retorno gradual ao esporte e atividades diárias também é recomendada uma vez que o atleta tenha recuperado totalmente suas funções cognitivas e neurológicas.

Medidas de prevenção do TCE têm sido implementadas no esporte para reduzir o risco de lesões em esportes de contato e de alto risco, como o uso de equipamentos de proteção adequados e o ensino de técnicas de jogo seguras. Programas de conscientização e educação também foram promovidos para atletas, treinadores e pais sobre a importância de reconhecer os sintomas de TCE e procurar ajuda médica imediata.

É importante destacar que, embora a acupuntura tenha se mostrado útil no manejo de lesões traumáticas, incluindo o LCT, ainda existem questões não respondidas sobre sua eficácia e segurança no contexto específico do LCT no esporte. Além disso, mais pesquisas são necessárias para determinar a dose ideal, duração e frequência da acupuntura para o tratamento de LCTs. Existe a necessidade de conciliar a necessidade de um tratamento custo-efetivo para o LCT, com a realidade científica de que a acupuntura é uma opção terapêutica cientificamente comprovada para esta condição. É importante que os atletas que sofrem de TCE consultem um médico especialista em lesões cerebrais para avaliação e tratamento adequados.

O LCT é um distúrbio complexo que consiste em duas fases distintas: a inicial, que está relacionada aos efeitos mecânicos diretos do trauma, e a fase secundária, caracterizada por uma cascata bioquímica que se inicia nos primeiros minutos após a lesão e que pode durar meses ou até anos. A lesão secundária é mediada por várias vias, incluindo respostas neuroinflamatórias locais e sistêmicas, geração excessiva de radicais livres, excitotoxicidade, edema, hipóxia-isquemia, ruptura da barreira hematoencefálica, disfunção mitocondrial, apoptose, alteração dos circuitos neuronais, alteração da transmissão sináptica e plasticidade, bem como a alteração de neurotransmissores.[12]

Entre essas vias, a neuroinflamação é o processo patológico de maior relevância no LCT, tanta em sua fase inicial quanto secundária. Essa resposta inflamatória é caracterizada pela ativação de astrócitos e micróglia, células que liberam citocinas pró-inflamatórias que contribuem para a morte neuronal e degeneração tecidual crônica.[13]

O tratamento apropriado de TCE leve e subconcussão deve ter como objetivo minimizar o efeito da lesão aguda, a fim de limitar as sequelas de longo prazo. Portanto, é importante que os tratamentos sejam iniciados o mais rápido possível.[14] No entanto, é importante notar que uma grande proporção das pessoas que sofrem uma concussão, e muito mais aquelas que sofrem subconcussões, não procuram atendimento médico, impossibilitando qualquer tipo de intervenção.

Os modelos animais têm sido essenciais para o estudo da fisiopatologia do LCT e para a investigação de possíveis tratamentos. Estudos pré-clínicos demonstraram a plausibilidade biológica do efeito positivo da acupuntura no LCT, influenciando diferentes vias relacionadas aos mecanismos fisiopatológicos da lesão cerebral. Da mesma forma, estudos clínicos em humanas permitiram observar a eficácia clínica da acupuntura no manejo do LCT em diferentes contextos.

Os mecanismos de ação subjacentes pelos quais a acupuntura exerce um efeito restaurador no tecido nervoso danificado pelo LCT podem ser agrupados nas seguintes categorias:[15]

1. efeito na resposta inflamatória;
2. regulação da expressão de neurotransmissores;
3. promoção da reparação e regeneração nervosa;
4. potenciação da antioxidação;
5. regulação do metabolismo celular;
6. otimização da circulação cerebral e da barreira hematoencefálica;
7. inibição da apoptose celular.

Em suma, a acupuntura apresenta-se como uma opção terapêutica eficaz no manejo do LCT, e seus mecanismos de ação parecem estar relacionados com a regulação de diferentes processos fisiopatológicos envolvidos na lesão cerebral.

● ESTUDOS DO EFEITO DA ACUPUNTURA NO LCT EM MODELOS ANIMAIS

Estudos em modelos animais mostram que a acupuntura, tanto manual quanto eletroacupuntura, pode ter um efeito benéfico na recuperação neurológica e redução do dano patológico no LCT. Além disso, a acupuntura pode ter um efeito na regulação da resposta inflamatória, na expressão de neurotransmissores, na reparação e regeneração de nervos, na antioxidação, no metabolismo celular, na circulação cerebral e na barreira hematoencefálica, bem como na inibição de células em apoptose.

A eletroacupuntura promove a recuperação neurológica funcional e alivia o dano patológico em um modelo de TCE em ratos.[16] Ele foi tratado com eletroacupuntura por 15 minutos diários por 14 dias consecutivos após a produção do modelo TBI, usando o seguinte protocolo de Quchi (LI11), Hegu (LI4), Baihui (GV20), Guanyuna (CV4), Zusanli (ST36) e Yongquan (KI1). Análises bioquímicas justificam o efeito da eletroacupuntura devido à elevação dos níveis de interleucina 10, inibição da via de sinalização AMPK/mTOR, bem como inibição do excesso de autofagia.

O grupo de Gu, T et al. mostram como a acupuntura manual e a eletroacupuntura, usando a acupuntura manual em Baihui (GV20) e Shuigou (GV26), e a eletroacupuntura em Neiguan (PC6) e Zusanli (ST36) aplicadas no início de um modelo de LCT em ratos conseguem melhorar a função neurológica e significativamente reduzem a apoptose neuronal relacionada com a ativação da via de sinalização PI3K/Akt,[17] inibem a expressão de proteínas do citocromo C relacionadas com a apoptose (Cyt-C) e a cisteína ácido aspártico protease-9 (Caspase- 9) e regulação da expressão da proteína quinase ativada por 5'-monofosfato adenosina fosforilada (p-AMPK), alvo mamífero fosforilado da rapamicina (p -mTOR) e Ulk1 fosforilado (p-Ulk1). Resultados semelhantes na regulação da apoptose pela inibição da expressão das proteínas relacionadas à apoptose Fas e FasL.[18]

No trabalho de Zhao,[19] com acupuntura manual nos pontos bilaterais Baihui (GV20), Shuigou (GV26), Fengfu (GV16), Yamen (GV15) e Hegu (LI4) diariamente por 14 dias após a modelagem da lesão. Mostrando como a acupuntura é capaz de reduzir o dano morfológico aos neurônios e restaurar a incapacidade funcional em ratos pós-LCT por meio de uma regulação benigna da autofagia, especificamente por meio da via de sinalização mTOR/Ulk1. Assim, a acupuntura induz a autofagia nos períodos iniciais da lesão e inibe a autofagia nas fases posteriores para proteger os neurônios conforme as necessidades do organismo.

Em um estudo anterior usando o mesmo modelo,[19] eles observaram como a acupuntura induz a proliferação de células-tronco neurais e sua diferenciação em linhagens neurais e oligodendrócitos.

Em um modelo LCT em camundongos[20] mostra como a eletroacupuntura usando Zusanli (ST36) e Dazhui (GV40) por 35 dias consecutivos após a produção da lesão modelo, promove a neurogênese no nível do hipocampo e recupera a função neurológica funcional, em parte pela supressão da via de sinalização TLR4 e sua resposta pró-inflamatória.

A acupuntura pode inibir a neuroinflamação e promover o reparo neuronal no modelo animal de LCT, inibindo a polarização fenotípica (neurotóxica) M1 e promovendo a polarização fenotípica (neuroprotetora) M2 da microglia, inibindo a via de sinalização TLR4/TRIF/MyD88.[21]

Os mesmos resultados da redução da neuroinflamação em um modelo animal de LCT, pela inibição da polarização da microglia M1 pela inibição da via de sinalização Rho/ROCK2, usando Yamen (GV15), Fengfu (GV16), Baihui (GV20), Shuigo (GV26) e Hegu (LI4).[22]

A perda do nível de consciência após um LCT e sua duração estão fortemente associadas à recuperação de outras funções neurológicas. Nesse sentido, a recuperação do nível de consciência após um LCT é um fator vital para limitar as sequelas. Em um modelo animal de LCT, a eletroacupuntura em Shuigou (GV26) consegue reduzir o tempo de inconsciên-

cia. Esse efeito de recuperação da consciência está relacionado à ativação da expressão do receptor de orexina-1 e dos níveis de orexina-1. Os mesmos resultados de recuperação da consciência após TCE são obtidos em modelo animal, utilizando Shaoshang (LU11), Zhongchong (PC9), Guanchong (TE1), Shaochong (HT9) e Shaoze (SI1) bilateralmente. Relacionando o efeito da acupuntura com a ativação dos neurônios dopaminérgicos (P2RX7) no nível da área cinzenta periaquedutal ventral, com o aumento da produção e liberação de dopamina para potencializar a projeção neuronal no sistema de ativação reticular ascendente.[23]

Em resumo, estudos em modelos animais mostraram que a acupuntura e a eletroacupuntura podem melhorar a recuperação neurológica funcional e reduzir o dano patológico em lesões cerebrais traumáticas (LCT). Os pontos de acupuntura usados nesses estudos incluem Baihui (GV20), Zusanli (ST36), Hegu (LI4), Guanyuna (CV4), Quchi (LI11), Yongquan (KI1), Shuigou (GV26), Fengfu (GV16) e Yamen (GV15). Os mecanismos de ação da acupuntura nesses estudos incluem a regulação da apoptose neuronal, a promoção da neurogênese e a regulação da autofagia. Além disso, a acupuntura demonstrou ter efeitos anti-inflamatórios em modelos animais de LCT (Tabela 56.1), inibindo a polarização M1 da microglia e promovendo a polarização M2.

● ESTUDOS EM HUMANOS DO EFEITO DA ACUPUNTURA NO LCT

O LCT é uma lesão que pode ter graves consequências neurológicas e cognitivas de longo prazo. Embora existam diferentes abordagens terapêuticas para o seu tratamento, ainda não existe um procedimento terapêutico padrão que seja considerado eficaz para todos os casos. No entanto, nos últimos anos, o papel da acupuntura no manejo do LCT foi explorado e vários estudos produziram resultados positivos em diferentes contextos clínicos. Nesta seção, apresentaremos uma revisão de alguns desses estudos que sugerem a eficácia da acupuntura como ferramenta terapêutica para o manejo do LCT em diferentes situações clínicas.

No LCT grave em pacientes pediátricos, um protocolo de acupuntura precoce por 30 dias, 6 dias por semana[24] adicionado ao tratamento convencional alcança uma melhora estatisticamente significativa na pontuação na Escala de Glasgow, na escala de recuperação revisada de coma, no índice de Barthel modificado e no eletroencefalograma. A combinação de pontos usados incluiu, entre outros, Neiguan (PC6), Shoigou (GV26), Yintang (GV24), Baihui (GV20), Sanyinjiao (SP6), Zusanli (ST36), juntamente com pontos suplementares ou de acordo com aos sintomas clínicos.

A acupuntura tem demonstrado sua eficácia na fase aguda do LCT, alcançando uma recuperação mais rápida da consciência em pacientes com nível de consciência afetado após o LCT. Um estudo randomizado de 64 pacientes[25] mostra que adicionar acupuntura precocemente ao tratamento convencional em pacientes com comprometimento do nível de consciência, Escala de Glasgow entre 6 e 12, pode reduzir o edema cerebral e melhorar o prognóstico, com menor mortalidade, melhores resultados em atividades de vida diária e com diminuição significativa dos marcadores de inflamação sistêmica. O protocolo foi aplicado durante 4 semanas, com sessões de 6 dias intercaladas com um dia de descanso a cada 7 dias. Os pontos usados foram entre outros Xuehai (SP10), Taixi (KI3), Fenglong (ST40), Yinlingquan (SP9), Zusanli (ST36).

Tabela 56.1 Pontos de acupuntura utilizados em estudos de LCT em modelo animal.															
	LI11	LI4	GV20	GV26	GV16	GV15	GV40	CV4	PC6	PC9	ST36	KI1	LU11	TE 1	HT9	SI1
Zhao, 2023		AM	AM	AM	AM	AM										
Wu, 2022	EA	EA	EA					EA			EA	EA				
Hung, 2022	EA	EA														
Tan, 2021				EA												
Tang, 2021									AM				AM	AM	AM	AM
Jiang, 2021		AM	AM	AM	AM	AM										
Gu, 2020			AM	AM					EA		EA					
Zhu, 2020		AM	AM	AM	AM	AM										
Ye, 2017							EA				EA					

Siglas: EA: electroacupuntura. AM: acupuntura manual.

O efeito neuroprotetor da eletroacupuntura adicionada ao tratamento convencional em pacientes com LCT leve é demonstrado no estudo de Jia, H. *et al.*[26] Com um protocolo diário fixo por 2 semanas em Neiguan (PC6) e Shuigou (GV26), foi mostrada uma melhora significativa nos marcadores neurobiológicos de lesão cerebral, níveis de saturação de oxigênio cerebral e pontuações em escalas de avaliação cognitiva.

A aplicação de cranioacupuntura em pacientes com LCT, em protocolo prolongado de 3 meses de duração, com sessões 6 dias por semana nos pontos Baihui (GV20), Sishencong (EXHN1), Zhisanzhen e Niesanzhen obtém uma melhora significativa nos escores de escalas de avaliação cognitiva, bem como habilidades de autocuidado e medidas de independência pessoal.[27]

Em pacientes em coma por LCT, um protocolo de eletroacupuntura diária precoce por 14 dias em Neiguan (PC6) e Shuigou (GV26) consegue recuperar efetivamente o nível de consciência e apresentar uma melhora significativa no nível funcional em 3 meses em comparação a pacientes que não receberam o tratamento.[28]

No LCT grave podem ocorrer lesões motoras periféricas, a aplicação de acupuntura, Fenglong (ST40), Zusanli (ST36), Guanyuan (CV4), Baihui (GV20), Shuigou (GV26) e Fengchi (GB20), diariamente por 28 dias alcança uma melhora significativa na função motora e capacidade funcional, bem como uma redução significativa nos marcadores de inflamação e um aumento significativo nos níveis de BDNF e fator de crescimento neuronal (NGF).[29]

Nas revisões sistemáticas a seguir, serão examinados os resultados de ensaios clínicos randomizados que investigam o efeito da acupuntura na recuperação do nível de consciência em pacientes com lesão cerebral, usando a escala de Glasgow como medida de resultado. O objetivo é fornecer uma avaliação rigorosa e baseada em evidências do efeito da acupuntura na recuperação clínica de pacientes com lesão cerebral.

Em ambas revisões, descobriu-se que a acupuntura melhora significativamente a recuperação clínica em pessoas com lesões cerebrais. Os resultados indicaram que a acupuntura pode ser uma terapia complementar eficaz para melhorar o nível de consciência em pacientes com lesão cerebral, particularmente aqueles que não responderam bem a outros tratamentos convencionais. Portanto, é importante continuar investigando o papel da acupuntura na recuperação clínica de pacientes com lesões cerebrais e considerar sua inclusão em planos de tratamento multidisciplinares.

A revisão sistemática do efeito da acupuntura no coma induzido por LCT mostra, após a seleção de 24 ensaios clínicos randomizados, que o grupo que recebe a intervenção apresenta pontuações significativamente melhores no Glasgow Outcome Score e no Glasgow Coma Score, bem como nas taxas de promoção do despertar.[30]

Na avaliação sistemática de 49 ensaios sobre o efeito da acupuntura na recuperação da consciência após LCT, foram encontrados resultados significativamente favoráveis para a acupuntura. Especificamente, foi observada uma melhora significativa nas pontuações da Escala de Coma e Resultados de Glasgow, bem como na eficácia e no índice de melhora das atividades da vida diária, juntamente com uma diminuição na mortalidade.[31]

O LCT é uma lesão comum em esportes profissionais e amadores, podendo se apresentar em graus leves como concussão e subconcussão. Muitas vezes essas lesões não recebem atenção médica adequada, pois não são consideradas graves e não existe um procedimento terapêutico padrão. No entanto, sabe-se que essas lesões podem aumentar o risco de problemas neurológicos graves de longo prazo.

Uma revisão não exaustiva da literatura sugere que a acupuntura pode ser uma intervenção eficaz no tratamento inicial do LCT, o que pode reduzir as consequências neurológicas de longo prazo. No entanto, em muitos campos clínicos e de pesquisa, a acupuntura não é considerada uma opção terapêutica viável. Esse viés de opinião, de exclusão da acupuntura como opção terapêutica, não baseado em evidências publicadas, muito pelo contrário, diante das pesquisas avançadas sobre essa ferramenta terapêutica para esse tipo de lesão, é importante romper com essa tendência. E desta forma, proporcionar aos doentes uma oportunidade terapêutica numa área da saúde onde não existe intervenção com tantas evidências publicadas favoráveis.

É necessário estabelecer critérios de aplicabilidade, protocolos de pontos e tempos de tratamento para acupuntura no manejo de LCT leve e subconcussões em atletas com alta

TRATADO DE ACUPUNTURA E DOR NA MEDICINA ESPORTIVA

incidência desse tipo de lesão. Embora estudos adicionais sejam necessários para confirmar a eficácia da acupuntura no tratamento do LCT, a plausibilidade biológica da acupuntura nessa lesão e os resultados positivos de estudos anteriores sugerem que ela pode ser uma ferramenta terapêutica valiosa em esportes com alta incidência desses tipos de ferimentos. (Tabela 56.2)

● CONCLUSÃO

A acupuntura se mostra uma alternativa promissora e segura na medicina esportiva, oferecendo benefícios substanciais em diversas condições que afligem os atletas. Ela tem se destacado no tratamento de condições dolorosas, re-

duzindo significativamente o desconforto dos atletas e permitindo uma recuperação mais eficiente e rápida.

Para lesões cerebrais traumáticas, a acupuntura oferece uma nova perspectiva. Embora ainda seja necessário mais estudo nessa área, os resultados iniciais indicam que ela pode ter um papel fundamental na minimização das consequências dessas lesões, melhorando os sintomas cognitivos e físicos associados a tais traumas.

Em conclusão, a acupuntura é uma ferramenta valiosa na medicina esportiva por sua capacidade de reduzir a dor, promover a cura e melhorar o desempenho. Sua natureza não invasiva e baixo custo o tornam uma opção atraente para atletas que buscam otimizar sua saúde e desempenho.

Tabela 56.2 Pontos de acupuntura utilizados nos estudos de LCT em humanos.

	GV26	GV24	GV20	CV4	PC6	ST36	ST40	SP10	SP9	SP6	KI3	GB20	Zhi-san-zhen	EX – HN 1	Nie-san-zhen
Wu, 2023	AM	AM	AM		AM	AM				AM					
Jia, 2023	EA				EA										
Chen, 2021			AM										AM	AM	AM
Liu, 2020	EA				EA										
Gou, 2019	AM		AM	AM			AM	AM				AM			
Guo, 2018						AM	AM	AM	AM		AM				

Legenda: EA: electroacupuntura. AM: acupuntura manual

● REFERÊNCIAS

1. Scott A, Khan KM, Roberts CR, Cook JL, Duronio V. What do we mean by the term "inflammation"? A contemporary basic science update for sports medicine. Brit J Sports Med. 2004 Jun 1;38(3):372-80.
2. Mense S. The pathogenesis of muscle pain. Curr Pain Headache Reports. 2003 Nov;7:419-25.
3. Angeli A, Minetto M, Dovio A, Paccotti P. The overtraining syndrome in athletes: a stress-related disorder. J Endocrinol Investig. 2004 Jun;27(6):603-12.
4. Razavi M, Jansen GB. Effects of acupuncture and placebo TENS in addition to exercise in treatment of rotator cuff tendinitis. Clinical Rehab. 2004 Dec;18(8):872-8.
5. Zhou Y, Guo Y, Zhou R, Wu P, Liang F, Yang Z. Effectiveness of acupuncture for lateral epicondylitis: a systematic review and meta-analysis of randomized controlled trials. Pain Research Manag. 2020 Mar 20;2020.
6. Zhang SP, Yip TP, Li QS. Acupuncture treatment for plantar fasciitis: a randomized controlled trial with six months follow-up. Evidence-Based Complement Alternat Med. 2011 Nov;2011.
7. Dioso E, Cerillo J, Azab M, Foster D, Smith I, Leary O, et al. Subconcussion, concussion, and cognitive decline: the impact of sports related collisions. J Med Res Surg. 2022;3(4):54-63.

8. Howlett JR, Nelson LD, Stein MB. Mental health consequences of traumatic brain injury. Biol Psychiatry. 2022 Mar 1;91(5):413-20.
9. Hou X, Zhang Y, Fei X, Zhou Q, Li J. Sports-related concussion affects cognitive function in adolescents: a systematic review and meta-analysis. Am J Sports Med. 2023 Feb 17:3635465221142855.
10. Hoffman LJ, Mis RE, Brough C, Ramirez S, Langford D, Giovannetti T, et al. Concussions in young adult athletes: no effect on cerebral white matter. Front Hum Neurosci. 2023 Mar 1;17:1113971.
11. McCrory P, Meeuwisse W, Dvořák J, Aubry M, Bailes J, Broglio S, et al. Consensus statement on concussion in sport-the 5th international conference on concussion in sport held in Berlin, October 2016. Br J Sports Med. 2017 Jun;51(11):838-47.
12. Jassam YN, Izzy S, Whalen M, McGavern DB, El Khoury J. Neuroimmunology of traumatic brain injury: time for a paradigm shift. Neuron. 2017 Sep 13;95(6):1246-65.
13. Karve IP, Taylor JM, Crack PJ. The contribution of astrocytes and microglia to traumatic brain injury. Br J Pharmacol. 2016 Feb;173(4):692-702.
14. Mohamadpour M, Whitney K, Bergold PJ. The importance of therapeutic time window in the treatment of traumatic brain injury. Front Neurosci. 2019 Jan 23;13:07.

15. Guo YX, Du RS. Progress of researches on mechanism of acupuncture for traumatic brain injury. Zhen Ci Yan Jiu. 2020 Jul 25;45(7):587-91.
16. Wu T, Kou J, Li X, Diwu Y, Li Y, Cao DY, et al. Electroacupuncture alleviates traumatic brain injury by inhibiting autophagy via increasing IL-10 production and blocking the AMPK/mTOR signaling pathway in rats. Metab Brain Dis. 2022 Dec 15.
17. Gu T, Wang RH, Wu T, Wang D, Yang Q, Yang Q, Zhang RC. Effect of electroacupuncture on neuronal apoptosis in rats with traumatic brain injury based on PI3K/Akt signaling pathway. Zhongguo Zhen Jiu. 2020 Aug 12;40(8):851-6.
18. Yang Q, An PF, Wang RH, Wang D, Zhang RC. Effect of electroacupuncture at different stages on the expression of Fas and FasL in brain tissue of rats with traumatic brain injury. Zhen Ci Yan Jiu. 2020 Sep 25;45(9):714-9.
19. Jiang S, Chen W, Zhang Y, Zhang Y, Chen A, Dai Q, et al. Acupuncture induces the proliferation and differentiation of endogenous neural stem cells in rats with traumatic brain injury. Evid Based Complement Alternat Med. 2016;2016:2047412.
20. Ye Y, Yang Y, Chen C, Li Z, Jia Y, Su X, et al. Electroacupuncture improved hippocampal neurogenesis following traumatic brain injury in mice through inhibition of TLR4 signaling pathway. Stem Cells Int. 2017;2017:5841814.
21. Cao LX, Lin SJ, Zhao SS, Wang SQ, Zeng H, Chen WA, et al. Effects of acupuncture on microglial polarization and the TLR4/TRIF/MyD88 pathway in a rat model of traumatic brain injury. Acupunct Med. 2022 Aug 31:9645284221108214.
22. Zhu MM, Lin JH, Qing P, Pu L, Chen SL, Lin SJ, et al. Manual acupuncture relieves microglia-mediated neuroinflammation in a rat model of traumatic brain injury by inhibiting the RhoA/ROCK2 pathway. Acupunct Med. 2020 Dec;38(6):426-34.
23. Tang H, Qin S, Li W, Chen X, Ulloa L, Zhu Q, et al. P2RX7 in dopaminergic neurons of ventral periaqueductal gray mediates HTWP acupuncture-induced consciousness in traumatic brain injury. Front Cell Neurosci. 2021 Jan 13;14:598198.
24. Wu J, Wu LL, Wang YJ, Wang Y, Li Q. Xingnao kaiqiao acupuncture on promoting wake-up of consciousness disorder in children with early severe traumatic brain injury. Zhongguo Zhen Jiu. 2023 Mar 12;43(3):277-81.
25. Guo Z, Huang Y, Jiang H, Wang W. Early acupuncture for traumatic intracerebral hematoma: a randomized controlled trial. Zhongguo Zhen jiu Chin Acupunct Moxibustion. 2018 May;38(5):4933-8.
26. Jia H, Chen Y, Wang Y, Jia L, Tian Y, Jiang H. The neuroprotective effect of electro-acupuncture on cognitive recovery for patients with mild traumatic brain injury: a randomized controlled clinical trial. Medicine (Baltimore). 2023 Feb 10;102(6):e32885.
27. Chen JL, Leng W. Effect of scalp acupuncture on cognitive function and self-care ability of daily life in patients with traumatic brain injury. Zhongguo Zhen Jiu. 2021 Feb 12;41(2):127-30.
28. Liu J, Wang XL, Zi L, Yang CH, Li HP, Li N. Effect of early electroacupuncture intervention on conscious state of patients after traumatic brain injury surgery. Zhongguo Zhen Jiu. 2020 May 12;40(5):479-82.
29. Guo ZQ, Huang Y, Jiang H, Wang WB. Randomized clinical trials of early acupuncture treatment of limb paralysis in traumatic brain injury patients and its mechanism. Zhen Ci Yan Jiu. 2019 Aug 25;44(8):589-93.
30. Zhang Q, Liu J, Cao R, Jin Y. Acupuncture for patients in coma after traumatic brain injury: systematic review and meta-analysis. Altern Ther Health Med. 2020 Jul;26(4):50-7.
31. Tan L, Zeng L, Wang N, Deng M, Chen Y, Ma T, Zhang L, Xu Z. Acupuncture to promote recovery of disorder of consciousness after traumatic brain injury: a systematic review and meta-analysis. Evid Based Complement Alternat Med. 2019 Mar 19;2019:5190515.

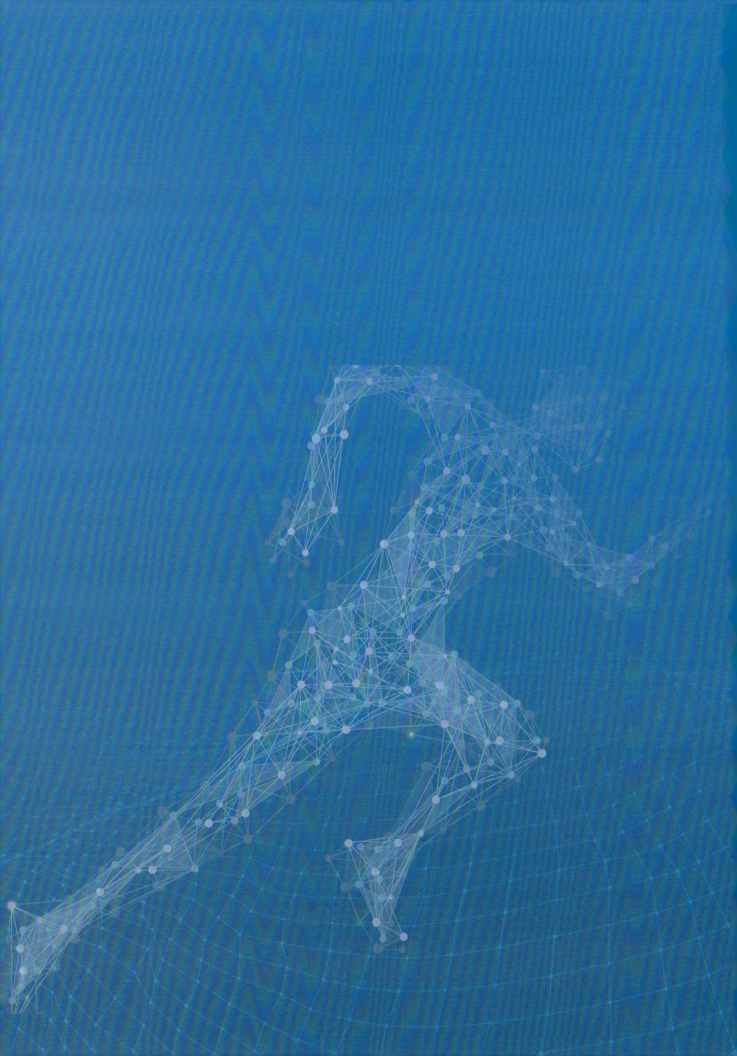

Dor miofascial no esporte

57

▶ Hugo Silva Pinto ▶ Mike Cummings

● INTRODUÇÃO

O termo dor miofascial pode ser usado de duas maneiras – para se referir a uma forma muito específica de dor muscular derivada de pontos de gatilho miofasciais ou, de maneira mais geral, como uma forma de se referir à dor nos tecidos moles regionais.[1] Neste capítulo, usamos a forma mais específica.

O termo ponto de gatilho foi introduzido por Steindler, em 1940, em um artigo sobre ciática e dor lombar.[2] Mais tarde, Janet Travell adicionou o descritor miofascial, dando-nos a designação de ponto de gatilho miofascial pela primeira vez.[3]

A dor referida de músculos e outros tecidos moles provocada pela injeção de solução salina hipertônica já havia sido descrita por Kellgren,[4] mas o trabalho de Travell estava estabelecido na prática clínica, e ela passou a documentar sua experiência no tratamento de dor e disfunção miofascial com David Simons em dois volumes intitulados *The Trigger Point Manual*. A 3ª edição foi editada em apenas um único volume.[5]

● DEFINIÇÃO

Na primeira edição do *The Trigger Point Manual*, Travell e Simons definem o ponto de gatilho miofascial da seguinte forma:

Um ponto hiperirritável dentro de uma banda tensa de músculo esquelético ou associado a sua fáscia. É doloroso na compressão e pode evocar um padrão característico de dor ou disfunção autonômica. Pode exibir um sinal de salto e resposta contrátil local.

Esta definição foi atualizada e debatida, mas achamos que ainda é a mais útil. Há toda uma variedade de diferentes subclassificações de pontos de gatilho, mas gostaríamos de nos concentrar principalmente no que foi chamado de ponto de gatilho central, que está intimamente associado a placas motoras disfuncionais, em oposição à variedade de pontos dolorosos incluídos na definição original de Travell e Simons.

Os pontos de gatilho podem ser ativos, o que significa que causam sintomas espontâneos (geralmente dor em uma distribuição característica) ou latentes, que não estão associados à dor, mas são palpáveis e podem provocar dor referida característica aquando da sua compressão.

Os pontos de gatilho são chamados de primários ou secundários. Os primários surgem de novo no músculo esquelético devido a alguma forma de trauma mecânico e os secundários se formam nos músculos associados a outras queixas de dor (somática ou visceral) ou disfunção musculoesquelética. Os pontos de gatilho satélites são um tipo particular de secundários que se desenvolvem na zona de dor referida do ponto de gatilho primário ou na distribuição da dor oriunda de outra condição.

Os médicos que usam a acupuntura geralmente veem uma sobreposição entre alguns dos locais mais comuns de pontos de gatilho e os pontos de acupuntura bem conhecidos. Isso foi estudado por Ron Melzack *et al.* na década de 1970 e, mais recentemente, por Peter Dorsher.[6-8] Correlações significativas foram encontradas, mas talvez o mais interessante aqui seja a sobreposição entre os padrões de dor referida do ponto de gatilho e os meridianos da medicina chinesa.

● PREVALÊNCIA

A dor miofascial provavelmente é uma das formas mais prevalentes de dor musculoesquelética encontrada na população em geral, bem como na população relativamente mais jovem e em boa forma física que é o foco deste texto. Uma população semelhante a atletas, militares jovens, apresentou pontos de gatilho latentes nos músculos posteriores da cintura escapular em quase 50% dos indivíduos.[9] Outro grupo de interesse são aqueles que se apresentam em uma população universitária de cuidados primários. Skootsky *et al.* descobriram que 30% das apresentações de dor eram miofasciais nesse cenário.[10]

● CARACTERÍSTICAS CLÍNICAS

História

Dor

Uma dor difusa e profunda é de longe a apresentação mais comum da dor miofascial do ponto de gatilho. É tipicamente unilateral e limitada a um único quadrante ou compartimento muscular.

A dor pode ser local e referida com a fusão dos dois fenômenos, ou o paciente pode apenas descrever a dor referida e não estar tão ciente dos sintomas nas proximidades do ponto de gatilho. Isso pode criar alguma dificuldade no diagnóstico, necessitando os médicos de estar familiarizados com os padrões típicos de dor referida de diferentes músculos esqueléticos (ver Figuras 57.1 a 57.5).

495

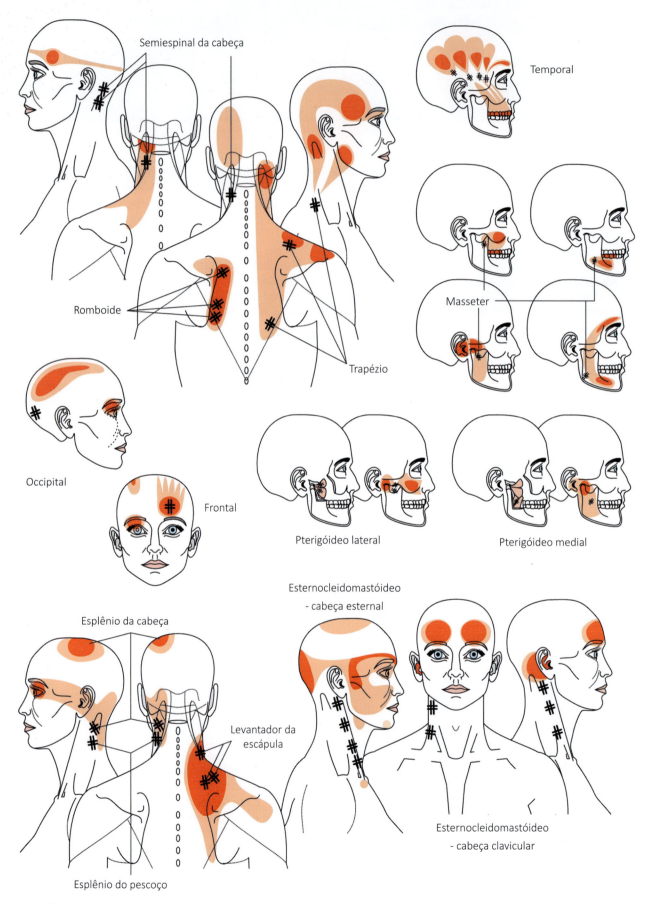

Figura 57.1 Pontos gatilho da cabeça e pescoço.
Fonte: Diagramas pelo autor (MC).

CAPÍTULO 57 DOR MIOFASCIAL NO ESPORTE 497

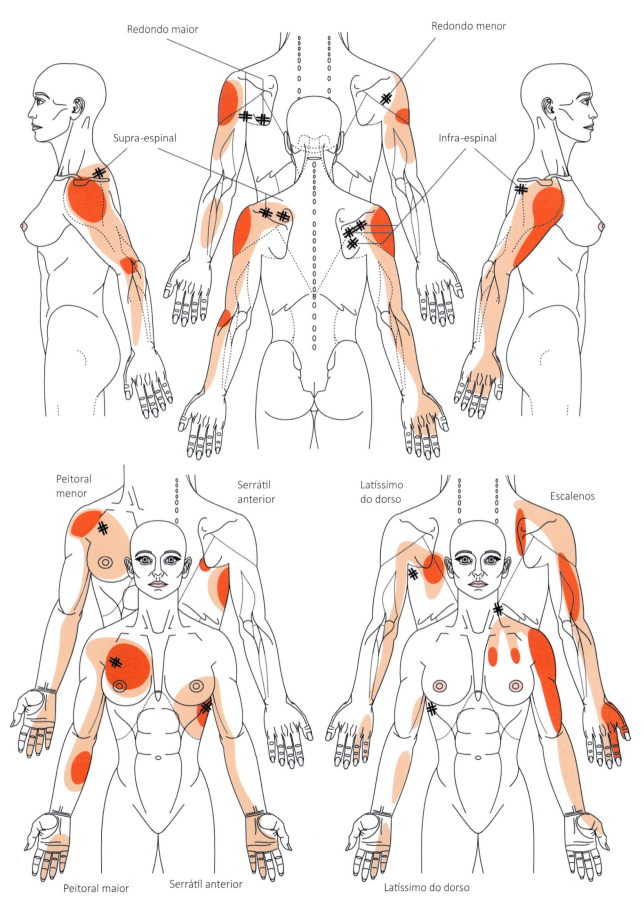

Figura 57.2 Pontos-gatilho do ombro e braço.
Fonte: Diagramas pelo autor (MC).

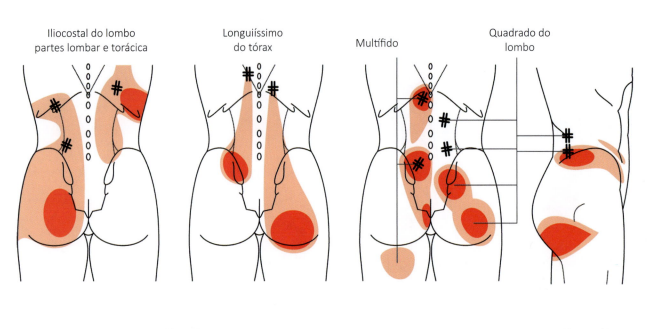
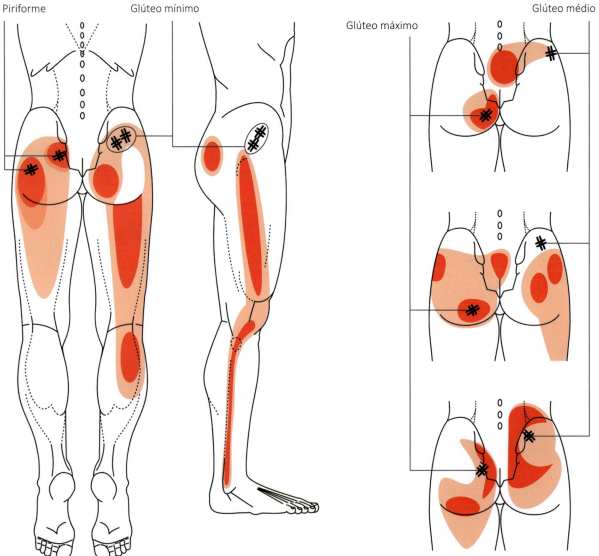

Figura 57.3 Pontos-gatilho da região lombar e quadril.
Fonte: Diagramas pelo autor (MC).

CAPÍTULO 57 DOR MIOFASCIAL NO ESPORTE 499

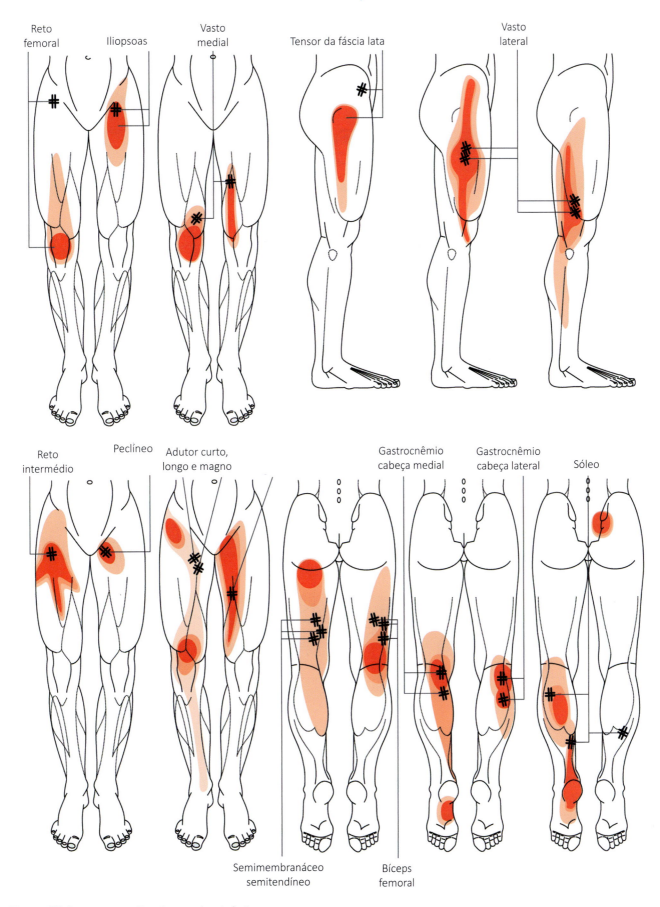

Figura 57.4 Pontos-gatilho do membro inferior.
Fonte: Diagramas pelo autor (MC).

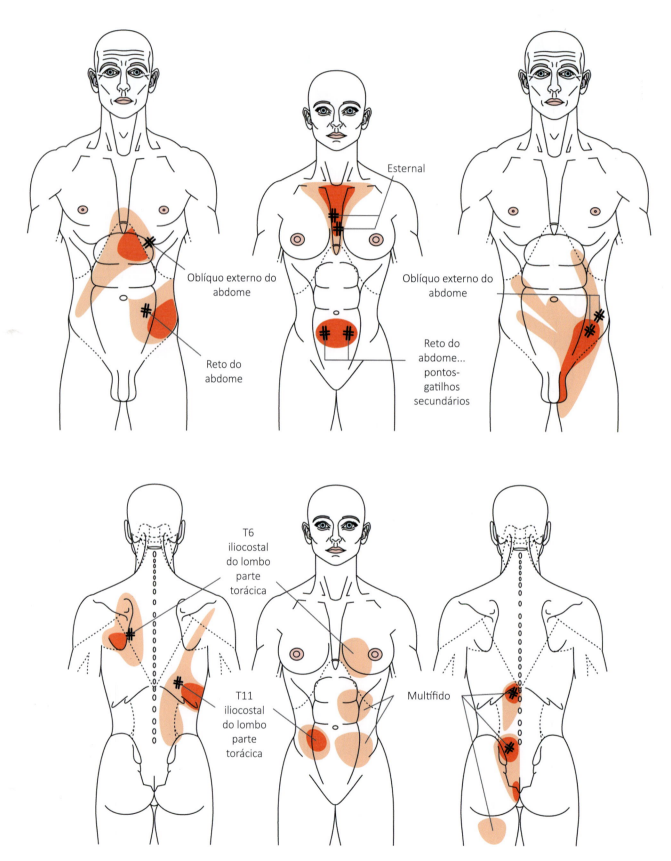

Figura 57.5 Pontos-gatilho do tórax e abdome.
Fonte: Diagramas pelo autor (MC).

A parestesia referida também pode ser uma característica dos pontos de gatilho miofasciais e isso pode dar ao paciente a ideia de que ele tem um "nervo preso".

A dor pode ser exacerbada por algumas atividades e aliviada por outras. Por exemplo, a tensão muscular sustentada com encurtamento provavelmente exacerba a dor do ponto de gatilho miofascial e a contração rítmica suave em toda a amplitude de movimento com alongamento, pode frequentemente ser aliviador.

Os pacientes geralmente encontram um ponto doloroso localizado se o ponto de gatilho estiver em um músculo acessível e eles podem descobrir que a pressão aplicada ao ponto proporciona algum alívio.

Disfunção

Os pontos de gatilho miofasciais podem levar à disfunção autonômica, incluindo lacrimejamento, atividade pilomotora regional ou redução da temperatura em uma extremidade. A tensão do ponto de gatilho parece afetar a função proprioceptiva, particularmente em músculos como o esternocleidomastoideo, onde pode resultar em desequilíbrios ou mesmo vertigem verdadeira.

Sono

A dor miofascial pode perturbar o sono devido à redução do suprimento sanguíneo ao se deitar sobre a área afetada ou devido ao encurtamento ou alongamento prolongado de um músculo afetado. Os pontos de gatilho nos músculos da cintura escapular ou do quadril são frequentemente afetados dessa maneira.

Idade

Os pontos de gatilho podem ocorrer em todas as faixas etárias, exceto nos muito jovens, mas eles se tornam mais problemáticos na meia-idade, quando os pacientes ainda estão bastante ativos, mas com cada vez menor elasticidade dos tecidos. Isso também ocorre com os atletas, mas com tendência a ocorrer mais cedo devido às atividades físicas relativamente maiores, mais intensas e maior carga aplicada ao corpo.

Sexo

A dor do ponto de gatilho miofascial afeta homens e mulheres, mas as mulheres parecem apresentar-se com mais frequência. Não está claro se a condição é mais prevalente em mulheres ou se elas são mais propensas a apresentar devido às diferenças na percepção da dor e no comportamento de busca de ajuda.

Diferenças físicas, particularmente na largura relativa da cintura pélvica e relação força/peso, provavelmente predispõem as mulheres a maior prevalência de dor miofascial. As diferenças socioeconômicas também podem desempenhar um papel com as mulheres sendo sub-representadas nos trabalhos fisicamente exigentes que tendem a ser menos propensos a causar pontos de gatilho ativos do que as ocupações alternativas e mais sedentárias.

Exame clínico

Ponto doloroso

Este é o achado chave no ponto de gatilho miofascial, seja ele ativo ou latente. Claro, a sensibilidade não é uma característica exclusiva dos pontos de gatilho e o tecido muscular tende a ser relativamente mais sensível do que outros tecidos na compressão.

Os pontos de gatilho são caracterizados por um ponto discreto de sensibilidade em comparação com o tecido circundante. Normalmente, esse ponto não é maior do que o tamanho da ponta do dedo do examinador.

No exame dos tecidos moles, a ponta do dedo geralmente comprime os tecidos no esqueleto subjacente, de modo que o examinador precisa estar ciente da consistência do contorno ósseo abaixo. Uma crista óssea, como a asa superior da escápula, criará sensibilidade artificial sobre a borda do osso se o músculo for comprimido sobre ele. Uma maneira de tentar permitir isso é comparar o lado afetado com o lado não afetado do corpo. Outra opção é trocar a palpação plana para palpação em pinça se uma dobra de tecido mole estiver disponível.

Às vezes, o alongamento ou a contração ativa do músculo podem aumentar a pressão aplicada ao ponto de gatilho e aumentar a discriminação entre locais dolorosos e não dolorosos. Isso é particularmente útil ao examinar a musculatura abdominal.

Na dor miofascial primária, os pontos de gatilho ativos raramente, ou nunca, são simétricos, enquanto os pontos dolorosos (*tender points*) encontrados em pacientes com fibromialgia são frequentemente generalizados e simétricos.

A dor miofascial secundária à ansiedade crônica ou a um período de estresse psicológico costuma ser simétrica, mas provavelmente menos disseminada do que os pontos dolorosos em pacientes com fibromialgia.

Banda tensa

Uma faixa tensa palpável de músculo esquelético é outro achado importante do ponto de gatilho miofascial; no entanto, se localizado profundamente no músculo ou coberto por músculos superficiais ou gordura subcutânea excessiva, pode não ser palpável.

É essencial realizar a palpação em uma direção perpendicular à orientação das fibras musculares. Isso pode ser feito com o músculo relaxado e em um leve alongamento ou, às vezes, uma dobra do músculo pode ser examinada por meio de uma palpação em pinça. A palpação plana é geralmente mais confortável para o paciente e envolve primeiro empurrar a pele em uma direção e, em seguida, pressionar a ponta de apenas um dedo no tecido muscular e puxá-lo de volta para o outro lado, enquanto os dedos vizinhos voltam a entrar em contato com o mesmo pedaço de pele. A banda tensa é mais facilmente sentida no ponto em que a pele não está mais sob tensão. Para conseguir isso, o ponto inicial da palpação é alterado até que a posição perfeita seja alcançada.

Dor

Durante a palpação com uma orientação dos dedos perpendicular às fibras musculares, a pressão é aplicada rapidamente na região mais sensível da banda do ponto de gatilho. Isso geralmente resulta na tentativa do paciente de se mover repentinamente (quase inadvertidamente) para longe do dedo palpável. Essa reação foi chamada de "sinal de salto" por Travell e Simons (veja a definição acima). Alguns pacientes também gritavam, o que levou Peter Baldry a se referir a isso como o "sinal de pular e gritar".

502 TRATADO DE ACUPUNTURA E DOR NA MEDICINA ESPORTIVA

Mais importante do que essa reação é a provocação da dor reconhecida. Uma pergunta útil após obter o sinal de salto é a seguinte: "É essa a dor que você está reclamando?"

Um de nós (MC) costumava fazer a pergunta mais curta: "Essa é a sua dor?" Na maioria das vezes, isso provocava a resposta necessária de "sim" ou "não". Mas, ocasionalmente, o paciente respondia com: "Claro que é minha dor! De quem você acha que é a dor?"

Resposta de contração local

A resposta de contração local (LTR, em inglês) é difícil de reproduzir à palpação e provavelmente mais frequentemente visto ao agulhar um ponto de gatilho. Ao agulhar, é útil manter a mão estabilizadora em contato com o músculo e a banda tensa. As LTRs podem ser sentidas por esta mão com mais frequência do que são vistos.

Outros

Outras características do exame de um paciente com um ponto de gatilho miofascial incluem uma restrição da amplitude de movimento (RoM) dos segmentos articulares ou espinhais relevantes. Isso talvez seja mais facilmente observado em uma restrição da rotação cervical ipsilateral na presença de um ponto de gatilho nas fibras superiores do trapézio. Uma restrição da rotação contralateral também pode ser vista em algumas circunstâncias.

A avaliação musculoesquelética geralmente envolve testes de força muscular por contração resistida. Isso pode resultar em dor (PoRC, em inglês – dor na contração resistida). Isso pode ser um sinal de um ponto de gatilho miofascial, principalmente quando o teste é realizado com o músculo testado em uma posição encurtada.

Confiabilidade do diagnóstico clínico

Houve uma série de estudos testando a confiabilidade das características de diagnóstico clínico dos pontos de gatilho miofasciais, mas poucos usaram examinadores experientes e apenas um ou dois envolveram o treinamento desses examinadores para que eles relatassem da mesma maneira.

Gerwin *et al.* em 1997 descobriram que os recursos mais confiáveis (em ordem de confiabilidade) eram:[11]

- reconhecimento da dor;
- banda tensa;
- ponto sensível/doloroso;
- dor referida;
- LTR.

Alguns anos depois, Sciotti *et al.* descobriram que ao testarem a confiabilidade de dois examinadores treinados e registrando o seu exame em duas vistas perpendiculares, descobriram que quando os examinadores concordaram no ponto de gatilho miofascial no trapézio superior, as pontas dos seus dedos estavam essencialmente numa área com as dimensões relativas da ponta de um dedo.[12]

As revisões sistemáticas subsequentes concluíram que o exame clínico não é confiável, mas continuam a incluir os artigos que usam médicos não especialistas.

Fisiopatologia

A fisiopatologia subjacente do ponto de gatilho tem sido debatida por quase dois séculos. O aumento da dureza nas bandas tensas foi inicialmente pensado serem calos, então coloide, e os tratamentos inicialmente usados eram destinados a quebrar e dispersar esses depósitos (p. ex., gelotripsia).

O primeiro grande passo na busca de uma anormalidade mensurável foi quando Hubbard e Berkoff encontraram um aumento na atividade elétrica espontânea usando agulha EMG dentro do ponto de gatilho.[13] Posteriormente, Hong realizou vários experimentos estudando a atividade sensorial e motora e os resumiu em um artigo em 1998.[14]

Vários mecanismos foram propostos, mas a teoria das placas motoras disfuncionais recebeu sempre o suporte mais consistente. À medida que mecanismos celulares cada vez mais sofisticados têm sido descobertos, os mecanismos teóricos foram sendo atualizados.[15]

Fenômenos sensoriais

A principal característica sensorial do ponto de gatilho é um ponto sensível discreto em uma banda tensa de músculo esquelético. Existem numerosos estudos sobre essa característica usando uma variedade de formas de algometria de pressão.[14]

O limiar de dor de pressão mais baixo (PPT) ocorre diretamente sobre o ponto de gatilho; no entanto, este limiar (PPT) também está diminuído sobre ambas as pontas da banda tensa estirada. A pressão sustentada sobre o ponto doloroso, se aplicada suficientemente firme e por tempo suficiente (normalmente 5 segundos), resultará na geração de uma dor referida.

As variações de temperatura também podem ser medidas nos tecidos em torno de um ponto de gatilho usando termografia. A pele sobre um ponto de gatilho pode parecer mais quente ou mais fria do que o tecido circundante e isso pode mudar após o tratamento. Essas alterações quase certamente estão relacionadas com as alterações no fluxo sanguíneo e podem ser influenciadas pela sensibilidade do paciente e pela intensidade do estímulo do tratamento. O tratamento excessivamente forte pode resultar em aumento do tônus simpático regional, o que pode reduzir o fluxo sanguíneo. Até agora, a imagem termográfica não provou ser uma técnica confiável, embora possa demonstrar mudanças interessantes em casos individuais.

Fenômenos motores

Os dois principais fenômenos motores relacionados aos pontos de gatilho são a banda tensa palpável e a resposta contrátil local (LTR).

A detecção de uma banda tensa mostrou confiabilidade entre os avaliadores, de tal modo que Gerwin *et al.* descobriram que era a característica mais confiável dos pontos de gatilho em seu artigo publicado em 1997.[11] Este foi o primeiro artigo a fornecer algumas evidências de que os pontos de gatilho podiam realmente existir.

A atividade EMG espontânea está presumivelmente relacionada com a presença de uma banda tensa e aos "nós" de contração muscular ainda teóricos que dizem estar no centro da banda do ponto de gatilho. Couppé *et al.* confirmaram em um estudo cego no músculo infraespinhoso que a atividade EMG espontânea era significativamente mais provável de ocorrer em pontos de gatilho que tinham sido identificados clinicamente.[16]

A LTR foi estudada com algum detalhe por Hong *et al.*[14] Suas descobertas sugeriram que a latência entre o estímulo e a LTR era consistente com um reflexo espinhal.[17] Parece razoável sugerir que as LTRs observadas na palpação rápida perpendicular das fibras musculares provavelmente sejam simples reflexos de estiramento exagerados; no entanto, as LTRs criadas pela inserção rápida de uma agulha em um ponto de gatilho são mais difíceis de explicar. A teoria favorita de um dos autores (MC) é que a agulha entra em contato com uma placa terminal disfuncional e a desgranula ao mesmo tempo em que lhe causa dano local. Essa única célula muscular se contrairia brevemente, mas essa contração não seria vista. Se o receptor de estiramento relacionado foi sensibilizado de alguma forma como parte do fenômeno do ponto de gatilho, essa contração de fibra única pode ser suficiente para gerar um reflexo de estiramento que resultaria na contração de toda a unidade motora. Este último seria visível.

Histologia

Houve muitas tentativas de encontrar uma aparência diagnóstica para o ponto de gatilho usando biópsia muscular; no entanto, a maioria não teve sucesso. Um fator que pode ser relevante é que o músculo é geralmente visualizado em corte transversal e estes "nós" de contração simplesmente apareceriam como fibras musculares maiores do que as normais se capturadas no corte, caso contrário, seriam invisíveis. Seções longitudinais de músculo ocasionalmente encontraram áreas contraídas, mas esses relatórios podem ser considerados apenas observacionais.

Imunofluorescência significativamente aumentada da substância P foi demonstrada em locais de pontos de gatilho em comparação com músculos de pacientes com fibromialgia ou músculos de pontos não gatilho, mas esta é uma exceção rara.[18]

Microdiálise

Em 2004, Shah *et al.* do Johns Hopkins em Baltimore conseguiram realizar a microdiálise na ponta de uma agulha fina enquanto executavam uma forma lenta de agulhamento seco em pontos de gatilho na parte superior do trapézio.[19] A amostra era pequena, mas os resultados sugeriram mudanças dramáticas em alguns dos constituintes do fluido tecidual recolhido, após o despoletar da LTR.

Pesquisas subsequentes do mesmo grupo usando o mesmo método de microdiálise *in vivo* demonstraram diferenças entre indivíduos com e sem pontos de gatilho ativos tanto nos locais dos pontos de gatilho quanto em locais remotos.[20]

Imagem

Uma variedade de técnicas de imagem foi aplicada aos pontos de gatilho na tentativa de investigá-los e, potencialmente, encontrar uma maneira de diagnosticá-los. A termografia não foi particularmente bem-sucedida, mas formas especializadas de ultrassom (US) e ressonância magnética (RM) provaram ser mais úteis.

Os pontos de gatilho aparecem como regiões hipoecoicas no US e as LTRs podem ser facilmente visualizadas. A elastografia por US demonstra regiões elípticas de aumento da rigidez e o doppler demonstra fluxo sanguíneo retrógrado nas arteríolas locais durante a diástole, indicando resistência aumentada ao fluxo sanguíneo.[21] O uso mais recente de imagens de ultrassom de alta resolução sugere que manchas hiperecoicas podem ser observadas na região hipoecoica do ponto de gatilho.[22]

A elastografia por RM tem sido usada com sucesso para quantificar a rigidez em bandas tensas miofasciais;[23] no entanto, esse método é consideravelmente mais caro e demorado do que as técnicas de imagem de US.

Etiologia

A etiologia da dor miofascial não é totalmente clara. Isso não é ajudado pelo fato de que a fisiopatologia não está totalmente estabelecida e a própria existência de pontos de gatilho miofasciais como fenômenos periféricos ainda é questionada.

Temos que confiar na experiência clínica do histórico do paciente e no exame de vários casos para tentar prever os fatores que podem desempenhar um papel na promoção do desenvolvimento da dor miofascial.

Parece provável que haja alguma predisposição genética subjacente ao desenvolvimento de dor miofascial, pois alguns indivíduos, apesar de passarem pelos fatores descritos a seguir, parecem nunca desenvolver pontos de gatilho, e outros parecem muito dispostos a desenvolvê-los com a mais leve provocação.

A atividade muscular parece ser protetora e provocativa. Parece lógico que a atividade muscular excessiva ou não habitual, seja tensão aguda ou sobrecarga crônica, provavelmente sejam fatores-chave no desenvolvimento de pontos de gatilho no músculo.

Sabe-se que a carga muscular excêntrica cria mais microtrauma no músculo do que a carga concêntrica, embora isso possa ser simplesmente um reflexo da capacidade de atingir uma carga maior por meio da atividade excêntrica. A atividade excêntrica também é frequentemente usada para desenvolver modelos de dor muscular, como de início tardio (DOMS) e dor miofascial.

Pontos de gatilho miofasciais também são frequentemente encontrados como fenômenos secundários em pacientes com dor de outra origem, como dor articular ou radiculopatia. Eles são encontrados na zona de referência da dor. Pontos de gatilho secundários também podem ser encontrados em pacientes que sofrem de estresse psicológico. Eles são frequentemente distribuídos simetricamente nos músculos posturais em tais circunstâncias. Foi demonstrado que a atividade elétrica em pontos de gatilho em músculos relaxados pode ser influenciada por estresse psicológico agudo em um ambiente de ensaio ou testes.

Finalmente, o trauma contuso no músculo parece ser um possível fator etiológico em alguns casos.

Portanto, em resumo, podemos listar nossas melhores suposições sobre os principais fatores etiológicos dos pontos de gatilho miofasciais primários no músculo esquelético como:

1. distensão muscular aguda;
2. sobrecarga muscular crônica (muitas vezes postural);
3. trauma contuso.

E, pontos de gatilho miofasciais secundários oriundos de excesso de tensão, inflamação ou dor resultante de:

1. ansiedade;
2. artrite;
3. radiculopatia;
4. patologia visceral;

504 TRATADO DE ACUPUNTURA E DOR NA MEDICINA ESPORTIVA

5. isquemia muscular;
6. perda de massa muscular.

● MODALIDADES ESPORTIVAS

Esta seção aborda diferentes categorias de esportes com base nas semelhanças nas atividades físicas que exigem do atleta com exemplos de nossa experiência clínica. As Figuras 57.1 a 57.5 ilustram a maioria dos músculos mencionados adiante.

Corrida e atletismo

Na corrida ou no atletismo, os músculos mais afetados pelos pontos de gatilho miofasciais podem variar dependendo do esporte específico, da biomecânica envolvida e dos padrões de movimento de cada atleta. No entanto, existem certos músculos que geralmente são mais propensos a desenvolver pontos de gatilho em atletas envolvidos em esportes de corrida ou atletismo. A seguir estão alguns dos músculos mais afetados desses esportes.

Complexo gastrocnêmio/sóleo

Os músculos da panturrilha, incluindo o gastrocnêmio e o sóleo, podem desenvolver pontos de gatilho devido ao esforço repetitivo e ao impacto das atividades de corrida. Esses músculos são importantes na fase de flexão plantar e propulsão da corrida. Porém, não só nesse movimento eles são importantes. O músculo gastrocnêmio também é um importante flexor do joelho, e os pontos de gatilho ativos presentes neste músculo causarão uma articulação do joelho instável devido ao encurtamento constante, não permitindo que o joelho se estenda adequadamente na biomecânica da corrida. Isso causará tensão acima e abaixo da articulação do joelho, estressando os músculos anteriores e posteriores da coxa, da perna e do pé. O agulhamento desses músculos é seguro, mas devemos ter cuidado ao agulhar o músculo sóleo entre as cabeças dos músculos gastrocnêmios devido à presença do feixe neurovascular tibial.

Isquiotibiais

Os músculos isquiotibiais, incluindo o bíceps femoral, semitendíneo e semimembranoso, são comumente envolvidos na corrida e podem desenvolver pontos de gatilho devido ao seu uso excessivo ou a desequilíbrios biomecânicos. Esses músculos, como sabemos, são os principais contribuintes para a estabilização do quadril e das articulações do joelho. Dependendo da técnica de corrida, eles podem estar envolvidos demais em seu movimento, sendo uma causa ou um contribuinte para dor posterior no quadril, na raiz da coxa ou dor posterior no joelho. O isquiotibial externo, o bíceps femoral, nomeadamente a sua cabeça curta, devido à sua inserção na articulação tibiofibular superior, pode contribuir para uma marcada diminuição da mobilidade do tornozelo. Isso é mais comum em certas circunstâncias, como entorse de tornozelo por eversão ou má técnica de corrida. A última situação pode ocorrer com o uso excessivo dos músculos da cadeia posterior ou como resultado de flexores da coxa relativamente fracos.

Quadríceps

Os músculos quadríceps, incluindo o reto femoral, vasto lateral, vasto medial e vasto intermediário, são amplamente usados na corrida e podem desenvolver pontos de gatilho devido ao esforço repetitivo. Um vasto medial fraco associado a um vasto lateral assim como um tensor da fáscia lata e glúteo máximo, excessivamente fortes e encurtados causarão carga anormal nas articulações patelofemorais porque as patelas estarão retraídas para cima e ligeiramente lateralmente. Se o atleta participa de um esporte de corrida ou salto, essa carga anormal pode, com o tempo, resultar em distúrbios degenerativos das articulações (femuropatelar e femurotibial) do joelho. Em curto prazo, isso pode ser um dos principais contribuintes para dor anterior no joelho, dor peripatelar e as famosas entesites que ocorrem na tuberosidade da tíbia e/ou na ponta inferior da patela. Pontos de gatilho no retofemoral e vasto intermediário ajudam a manter a patela elevada, contribuindo também para dor anterior no joelho e dor peripatelar em atletas de esportes de corrida e salto. O agulhamento desses músculos também é seguro porque podemos puncioná-los diretamente até o osso femoral sem nos preocuparmos com vasos ou nervos principais. O reto femoral é o único músculo biarticular do grupo do quadríceps e é importante porque pode ser fonte de dor e restrição de movimento do quadril. Isso pode causar ou ser um dos principais contribuintes para a dor anterior da coxa e, às vezes, até abdominal anterior. Também pode contribuir para o agravamento da dor lombar devido à restrição da extensão do quadril.

Glúteo máximo, médio e mínimo

Os músculos glúteos, particularmente o glúteo máximo e médio, desempenham um papel crucial no fornecimento de estabilidade e propulsão durante a corrida. Os pontos de gatilho nesses músculos podem se desenvolver devido ao seu uso excessivo ou devido a desequilíbrios. O glúteo máximo é um dos principais contribuintes para dor lombar e disfunção em corredores porque tem que complementar sua função como um poderoso extensor do quadril, mas também como um estabilizador lombar, especialmente, se os músculos abdominais não estiverem tonificados e funcionando, principalmente o transverso do abdome. Por outro lado, devido ao fato de cerca de dois terços desse músculo se inserir na fáscia lata, pontos de gatilho neste músculo podem levar ou contribuir para a dor lateral do joelho, queixa extremamente frequente em corredores e praticantes de esportes com componente de corrida. O músculo glúteo médio é um dos músculos mais importantes da extremidade inferior. Ele supostamente tem três funções, mas o mais importante é a rotação externa do quadril que é a ajuda mais importante que esse músculo tem para a extremidade inferior. Ao causar a rotação externa da articulação iliofemoral causará a rotação externa da articulação do joelho, ajudando o joelho a se tornar varo ou menos valgo, a prevenir a tremenda tensão interna e anterior na articulação, e assim a estabilizar a extremidade inferior. A agulhagem desses dois músculos e do músculo glúteo mínimo é segura e quase sem possíveis efeitos colaterais, porque agulhamos em direção ao osso ilíaco.

Iliopsoas

O iliopsoas, um grupo de músculos flexores do quadril que consiste no psoas maior e no ilíaco, pode ser suscetível a pontos de gatilho em atletas envolvidos em atividades de corrida e salto. Este é o músculo mais importante das extremidades inferiores porque conecta o esqueleto axial às

MÚSCULOS ADUTORES

Os músculos adutores do quadril, incluindo o adutor longo, curto e magno, podem desenvolver pontos de gatilho em atletas praticantes de atividades que requerem movimentos laterais ou mudanças de direção. Todos os três músculos que fazem parte desse grupo muscular estão envolvidos na adução e rotação interna do quadril e extremidade inferior. O agulhamento desses músculos é geralmente seguro, mas requer que o profissional conheça a sua relação com o feixe neurovascular femoral. De particular interesse é o adutor magno. Este músculo é especial porque tem duas funções e duas inervações. Está envolvido em grandes movimentos e na estabilização da extremidade inferior. Anteriormente, o adutor magno é inervado pelo nervo obturador e é um rotador interno e adutor, mas a bainha posterior desse músculo adutor é inervada pelo nervo ciático e é um extensor do quadril e flexor do joelho, sendo um grande contribuinte dos músculos posteriores da coxa juntamente com os isquiotibiais. Isso é importante porque podemos ter pontos de gatilho em ambas as lâminas do músculo adutor magno, causando diferentes queixas em diferentes áreas da coxa e extremidade inferior, pelo que devemos estar atentos quando da avaliação do atleta e consequente agulhamento.

Tensor fasciae lata

O Tensor fasciae lata (TFL) é um músculo localizado na lateral do quadril e que pode desenvolver pontos de gatilho devido ao seu envolvimento na mecânica de corrida e na estabilização da pelve. Esse músculo é especialmente importante na flexão do quadril, mas junto com o glúteo máximo eles se inserem na fáscia lata, sendo talvez os agentes causais mais frequentes da dor lateral do joelho. A agulhagem desse músculo em direção ao ílio é segura.

Tibial anterior e tibial posterior

Ambos os músculos tibiais são fundamentais em todos os esportes de corrida, porque são dos principais contribuintes para a estabilidade da articulação do tornozelo, não permitindo uma mudança no eixo ideal de movimento da articulação. Juntamente com a cabeça medial do gastrocnêmio, flexor longo dos dedos e abdutor do hálux, o tibial posterior é responsável pela estabilidade medial do tornozelo, não permitindo que essa articulação seja sobrecarregada pelo compartimento externo da perna e não permitindo que o tornozelo seja constantemente forçado a uma postura de pronação. Geralmente é fácil de agulhar a partir de seu aspecto medial, sobre o maléolo medial e posteriormente à tíbia. O músculo tibial anterior também é um músculo extremamente importante para a estabilidade anterior do tornozelo e do joelho. É um dos principais, senão o único, contribuidor para a dor anterior da perna abaixo da articulação do joelho, podendo causar dor desde a face anterior do joelho até o dorso do pé. É frequentemente afetado por pontos de gatilho ativos quando o atleta aumenta o volume da corrida, ou seja, a quantidade de dorsiflexões realizadas na duração do exercício, ou quando o atleta tem que correr em uma subida em uma competição. A agulhamento desse músculo é segura, desde que a agulha não seja direcionada à membrana interóssea onde se encontra o feixe neurovascular tibial anterior.

Músculos fibulares e extensor longo dos dedos do pé

Esses músculos são responsáveis pela estabilidade lateral e anterior do tornozelo, respectivamente. São lesionados maioritariamente por entorses de tornozelo por inversão e por esforço excessivo durante a corrida, quer seja em termos de duração ou de uma competição de alta intensidade. Os pontos de gatilho ativos nos músculos fibulares são fáceis de tratar e estão localizados abaixo da cabeça da fíbula e no terço superior do compartimento para o fibular longo, no terço médio para o fibular curto e no terço inferior para o fibular terceiro. Os pontos de gatilho do extensor longo dos dedos também estão localizados no terço médio desse compartimento e ficam ativos quando esse músculo é sobrecarregado. Isso acontece quando o tibial anterior está inibido, sendo o extensor longo dos dedos usado para dorsiflexionar o tornozelo junto com a extensão dos dedos do pé. Eles são responsáveis pela dor anterior no dorso do pé e também em direção aos dedos.

Esportes aéreos

Em esportes praticados acima da cabeça, como basquete, handebol, vôlei, tênis, lançamento do dardo, arremesso de peso, lançamento de disco, arremesso de martelo e levantamento de peso, os músculos mais afetados pelas síndromes de dor miofascial são tipicamente aqueles diretamente envolvidos no movimento acima da cabeça e no suporte da cintura escapular. A seguir estão alguns dos principais músculos comumente envolvidos.

Músculos do manguito rotador

Os músculos do manguito rotador, incluindo o supraespinhal, infraespinhal, redondo menor e subescapular, são frequentemente propensos a pontos de gatilho miofasciais devido ao seu envolvimento na estabilidade do ombro e no início e controle dos movimentos acima da cabeça. Neste grupo específico de músculos, os mais frequentemente envolvidos na disfunção do ombro e da extremidade superior em atletas são o subescapular e o redondo menor. O subescapular juntamente com o serrátil anterior são os músculos mais importantes no movimento/deslizamento da escápula sobre as costelas. O subescapular não participa diretamente do movimento, mas forma a superfície que desliza sobre a caixa torácica. Isso pode ser particularmente importante em todos os movimentos envolvendo abdução e rotação externa do ombro.

Trapézio

O trapézio superior, em particular, é frequentemente afetado em atletas de arremesso. No entanto, todo o músculo trapézio desempenha um papel crucial na estabilização e elevação da escápula durante atividades acima da cabeça, em especial o trapézio inferior, que precisa ser muito ativo em todos os movimentos que envolvem abdução e adução da escápula, para que esta não seja excessiva e anteriormente inclinada,

TRATADO DE ACUPUNTURA E DOR NA MEDICINA ESPORTIVA

o que exacerba em potencial o impacto do supraespinhal por meio de uma diminuição no espaço entre sua entese na tuberosidade maior do úmero e o acrômio e ligamento coracoacromial, ou seja, o que habitualmente é designado por *impingment* ou conflito subacromial. A punção do trapézio pode ser realizada com auxilio de palpação em pinça no caso da sua porção superior, e com palpação plana no caso das suas porções média e inferior. Deve ser sempre realizada com cuidado dada a proximidade com a grade costal.

Deltoide

O músculo deltoide, especialmente suas porções anterior e média, está envolvido na abdução do ombro e auxilia nos movimentos de elevação ou arremesso acima da cabeça. O deltoide posterior auxilia o infraespinhal e o redondo menor na rotação externa, mas ao contrário desses músculos do manguito rotador, não contribui para a estabilidade da articulação glenoumeral. Pode, no entanto, ajudar a compensar a inclinação anterior da cintura escapular de um músculo peitoral menor, coracobraquial e cabeça curta do bíceps excessivamente fortalecidos. A punção deste musculo é segura pois temos o úmero imediatamente abaixo.

Peitoral maior e menor

Os músculos peitorais maior e menor estão envolvidos durante atividades acima da cabeça e podem desenvolver pontos de gatilho miofasciais, particularmente em atletas que apresentam rigidez ou desequilíbrios nesses músculos. O peitoral menor já foi citado devido às suas relações com o processo coracoide e os demais músculos coracoides. O músculo peitoral maior é um importante motor anterior, músculo estabilizador da cintura escapular e da extremidade superior. Está envolvido em vários movimentos em vários graus de movimento e todas as suas três partes (clavicular, esternal e costal) podem desenvolver pontos de gatilho que causam disfunção na extremidade superior. A punção destes músculos deve ser realizada com auxilio de palpação plana ou em pinça mas sempre com extremo cuidado devido à proximidade da grade costal.

Grande dorsal/latíssimo do dorso

O músculo latíssimo do dorso costuma estar ativo durante a fase de puxada em esportes aéreos, como dardo, lançamento de disco e arremesso de peso. Pode desenvolver pontos de gatilho, causando padrões de dor referida no ombro ou na região lombar devido à sua origem e inserções e relações anatômicas. Além disso, esse músculo é extremamente importante nas atividades de remo e escalada.

Serrátil anterior

O músculo serrátil anterior desempenha um papel vital na estabilidade escapular junto com o músculo subescapular, e é frequentemente envolvido em esportes aéreos. Disfunção ou pontos de gatilho neste músculo podem contribuir para dor e disfunção no ombro, localizadas sobre a caixa torácica. Além disso, os pontos de gatilho ativos neste músculo não permitem um deslizamento suave da escápula sobre as costelas, o que é extremamente importante para todos os movimentos de abdução e adução da extremidade superior.

Bíceps braquial

A cabeça longa do músculo bíceps braquial está ativamente envolvida em atividades acima da cabeça e pode

desenvolver pontos de gatilho, devido à sua importância e contribuição na supinação do cotovelo e abdução do ombro. Esta pode ser uma das principais causas de dor e disfunção na região do ombro, especialmente dor no ombro anterior. Como mencionado anteriormente, a cabeça curta do bíceps braquial é importante devido à sua inserção no processo coracoide da escápula. Se houver pontos de gatilho nessa cabeça muscular, o encurtamento dela pode causar uma inclinação anterior da escápula (*Tilt* anterior). Se os rotadores externos e os músculos posteriores do ombro e trapézio inferior não se opuserem adequadamente a esse movimento da escápula, possivelmente levando a um impacto excessivo e desgaste da entese do supraespinhal (*Impingment*).

Nota adicional para esportes aéreos

É importante observar que os músculos específicos afetados podem variar dependendo do esporte e da biomecânica individual. Além disso, outros fatores como técnica, volume de treinamento, desequilíbrios musculares e variações anatômicas também podem contribuir para o desenvolvimento de síndromes dolorosas miofasciais em atletas de arremesso.

Esportes de contato

Em esportes de contato como rúgbi, futebol, handebol, basquete, taekwondo, judô, jiu-jitsu e caratê, os músculos mais frequentemente envolvidos em dores e lesões miofasciais podem variar dependendo do esporte específico e da natureza do contato envolvido. No entanto, existem certos grupos musculares que são comumente afetados devido ao seu papel na geração de força, estabilidade e absorção de impacto. As mais frequentes são as citadas anteriormente, mas com acréscimo dos músculos dos dedos das mãos e dos pés, principalmente nos esportes de luta, pois não há proteção nessas áreas, exceção feita para taekwondo e kumite karate.

Outras áreas também afetadas podem ser os músculos da face e do pescoço. Esses músculos em esportes coletivos não são afetados com tanta frequência, exceto no rugby, mas em esportes de luta são extremamente importantes e podem afastar o atleta por algum tempo se não forem adequadamente direcionados para o tratamento.

Nesse aspecto, adiante estão os músculos não discutidos anteriormente.

Músculos do pescoço

Os músculos do pescoço, incluindo o esternocleidomastoideo, escalenos e trapézio superior, são vulneráveis à dor miofascial e lesões em esportes de contato que envolvem colisões e agarramentos. Os músculos mais profundos do pescoço, ou seja, os envolvidos na articulação do osso occipital com as três primeiras vértebras cervicais, são geradores extremamente importantes de dor e disfunção no pescoço, cabeça e face. Esses músculos podem se tornar dolorosos com pontos de gatilho ativos não apenas após os socos e chutes na cabeça e pescoço nos esportes de luta, mas em esportes coletivos podem ser fontes de dor miofascial devido à colisão entre atletas, seja ela acidental, no caso de basquete e handebol, ou seja, propositalmente como no caso do rugby. Agulhando esses músculos precisamos ter uma noção anatômica muito boa das relações de todos esses músculos na região anterior, posterior e lateral do pescoço, a fim de praticar um agulhamento seguro e eficaz apenas dos múscu-

CAPÍTULO 57

los e de nenhuma outra estrutura de natureza neurovascular ou visceral (ou seja, cuidado com as carótidas e o ápice dos pulmões).

Músculos do antebraço e da mão

Os músculos extensores, flexores, pronadores e supinadores são todos extremamente vulneráveis nos desportos de luta que envolvem agarramento, como o judô e o jiu-jítsu, com e sem quimono, peça de roupa muitas vezes necessária à prática deste desporto. Nos esportes coletivos, como basquete, handebol e rúgbi, a principal fonte de trauma nos dedos é o contato não intencional com a bola quando os dedos estão em extensão, podendo causar subluxação articular ou deslocamento das falanges que afetarão os músculos extensores e/ou os músculos flexores. Isso é extremamente comum e, apesar de não ser um impedimento esportivo, tais lesões podem estar associadas a fraturas ósseas e, posteriormente, ser causa de afastamento prolongado da competição ou da participação do indivíduo afetado durante a disputa ou jogo. Às vezes, o agulhamento desses músculos pode ser difícil para o profissional de saúde porque os grupos extensor e flexor de músculos do antebraço podem precisar ser agulhados um de cada vez, e há muitos compartimentos musculares que podem abrigar pontos de gatilho.

Músculos do pé

Nos esportes de luta, poder avaliar e agulhar os músculos do pé é uma ferramenta valiosa, pois os dedos não estão protegidos e com seu papel na geração de força e impulsão, estabilidade e absorção do impacto, muitas vezes eles são feridos e podem ser causa de lesões e levar ao abandono do atleta aos seus treinos e competições. Esses músculos são fáceis de agulhar e há poucas estruturas vitais a serem evitadas ao agulhar os músculos do pé e dos dedos. No entanto, precisamos lembrar que a planta do pé tem uma grande representação cortical e a camada mais superficial da planta do pé tem uma densidade extremamente alta de nociceptores e outros receptores de nervos periféricos tornando-a uma das áreas mais sensíveis e dolorosas a tratar.

Músculos faciais e músculos mastigatórios

Estes músculos são importantes pela sua inervação, facial e trigêmeo, mas também porque podem ser lesados por impactos de alta velocidade e podem estar associados a fraturas ósseas, o que nos obrigará a ter um cuidado redobrado na agulhagem desta zona. O agulhamento dos músculos faciais pode ser feito com agulhas bem pequenas em torno de 10 a 20 mm, mas nos músculos mastigatórios podemos precisar de agulhas de até 50 mm de comprimento, principalmente se precisarmos tratar músculos mais profundos, como os pterigoides laterais.

Esportes de salto

Nos esportes de salto, vários músculos são comumente envolvidos com dores e lesões miofasciais devido aos movimentos repetitivos de salto, altas forças e impactos. Os músculos mais frequentemente envolvidos nas dores miofasciais desses esportes são os músculos glúteos, quadríceps, adutores, isquiotibiais, tríceps sural, e estes já foram discutidos anteriormente. Além destes, os seguintes músculos também são frequentemente afetados.

Flexores do quadril

Os músculos flexores do quadril, como o iliopsoas e o reto femoral, estão envolvidos no início do movimento de salto. O uso excessivo ou desequilíbrios nesses músculos podem contribuir para a dor miofascial e presença de pontos de gatilho ativos.

Músculos paravertebrais lombares

Os músculos da região lombar, incluindo o eretor da espinha e o quadrado lombar, fornecem estabilidade e contribuem para a transferência de força durante o salto. Eles podem ser suscetíveis a dor miofascial e pontos de gatilho, especialmente com carga excessiva ou padrões de movimento defeituosos.

Ginástica

Em todas as três categorias de ginástica, os seguintes músculos centrais e paravertebrais são comumente afetados por síndromes de dor miofascial.

Reto abdominal

O reto abdominal, comumente conhecido como abdome, é um importante músculo central que está fortemente envolvido na ginástica. Proporciona estabilidade e contribui para movimentos como flexão do tronco e estabilização durante vários exercícios. O uso excessivo e a tensão podem levar à dor miofascial neste músculo.

Transverso abdominal

O transverso abdominal é um músculo abdominal profundo que desempenha um papel crucial na estabilidade do core, embora esse conceito seja considerado controverso por alguns. Ajuda a manter o alinhamento adequado e a fornecer suporte indireto à coluna. Disfunções ou desequilíbrios neste músculo podem contribuir para dores miofasciais na região.

Oblíquos abdominais

Os músculos oblíquos interno e externo estão envolvidos nos movimentos de rotação do tronco. Eles ajudam a manter a estabilidade e gerar força durante as rotinas de ginástica. O uso excessivo ou tensão nesses músculos pode levar à dor miofascial.

Multífidos

Os músculos multífidos são pequenos músculos localizados ao longo da coluna vertebral. Eles desempenham um papel significativo no fornecimento de estabilidade e no controle do movimento segmentar na coluna vertebral. Disfunções ou desequilíbrios nos músculos multífidos podem contribuir para a dor miofascial e pontos de gatilho na região paraespinhal. Como um músculo profundo, às vezes pode apresentar dor abdominal anterior fora da linha média no mesmo nível físico do ponto de gatilho. Observe que este não é o mesmo segmento visto da inervação das estruturas anteriores.

Eretores da espinha

Os músculos eretores da espinha são um grupo de músculos que correm ao longo do comprimento da coluna vertebral. Eles ajudam a manter a postura, fornecem suporte

TRATADO DE ACUPUNTURA E DOR NA MEDICINA ESPORTIVA

e auxiliam em movimentos como extensão e flexão lateral. O uso excessivo, movimentos repetitivos ou má mecânica corporal podem resultar em dor miofascial e pontos de gatilho nesses músculos. Os músculos laterais (iliocostais) são os mais frequentemente afetados.

Quadrado lombar

O músculo quadrado lombar está localizado na parte inferior das costas e contribui para a flexão lateral e estabilização do tronco. Eles estão frequentemente envolvidos nos movimentos de ginástica que requerem flexão lateral ou estabilização. A dor miofascial pode ocorrer no quadrado lombar devido a tensão ou desequilíbrios.

Nota adicional para ginástica

É importante lembrar que os músculos específicos afetados podem variar dependendo da modalidade de ginástica, biomecânica individual, técnicas de treinamento e quaisquer condições preexistentes. Vale ressaltar também que os músculos do core trabalham sinergicamente, e desequilíbrios ou disfunções em um grupo muscular podem afetar outros deste grupo ou outros grupos musculares sinérgicos e/ou antagônicos, como o psoas lombar e os músculos glúteos, mencionados anteriormente.

Esportes multidirecionais

Com relação aos esportes multidirecionais, os músculos do core são alguns dos músculos mais importantes envolvidos nesses esportes e, especialmente, os atletas que praticam esportes que envolvem corrida e salto são extremamente importantes devido à conexão com as extremidades inferiores.

Tratamento com agulhamento seco ou acupuntura médica ocidental

Imaginamos que a dor miofascial tenha sido tratada com técnicas manuais por milênios e não é inconcebível que técnicas semelhantes à acupuntura tenham se desenvolvido a partir de uma progressão de técnicas nas quais a pressão foi aplicada aos pontos de gatilho. A evidência mais antiga para técnicas de acupuntura atualmente vem de Ötzi,[24-25] o homem do gelo tirolês. No entanto, a penetração cutânea das 63 tatuagens do Ötzi era relativamente superficial, dificilmente atingindo os pontos de gatilho miofasciais diretamente, e provavelmente eram mais uma forma de modulação da dor para dores articulares crônicas.

Na China, parece claro pelos pergaminhos de seda encontrados na tumba de Mawangdui que os meridianos são anteriores aos pontos de acupuntura,[26] então, a progressão teórica da pressão nos pontos de gatilho usando algumas ferramentas para perfurar a pele sobre eles e depois neles usando osso, bambu e, finalmente, agulhas de metal, parece improvável que tenha ocorrido lá.

De qualquer forma, a pressão aplicada com uma agulha filiforme fina parece funcionar muito bem no tratamento da dor miofascial primária. Em uma população militar de cuidados primários, o sucesso do agulhamento de pontos de gatilho miofasciais foi estimado em quase 90%.[27]

As abordagens de agulhamento úmido e seco favorecem a inserção rápida e a obtenção de LTRs;[28,29] no entanto, as técnicas de acupuntura que não necessariamente visam pontos de gatilho com precisão também funcionaram em algumas populações. Há algum suporte para a ideia de que a obtenção de uma LTR proporciona um alívio mais rápido da dor.[30]

A acupuntura na pele e nas camadas musculares pode aumentar o fluxo sanguíneo nesses tecidos, e esse pode ser um dos motivos pelos quais o agulhamento local pode influenciar a dor miofascial sem que a agulha precise atingir o local real do ponto de gatilho.[31] Também deve ser observado que essas alterações no fluxo sanguíneo podem ser diferentes em indivíduos altamente sensíveis, como aqueles com fibromialgia, e um agulhamento superficial suave pode resultar em uma grande alteração no fluxo sanguíneo muscular e, portanto, ser mais eficaz.[32,33] Claramente, a maioria dos atletas não se enquadraria neste grupo de pacientes.

As técnicas de agulhamento e injeção parecem ser altamente eficazes em ensaios controlados, embora os controles simulados ou placebo também pareçam ser altamente eficazes.[34] De fato, uma injeção de solução salina ocasionalmente se mostrou mais eficaz do que uma injeção de uma substância ativa. Os ensaios controlados são desafiadores neste campo; no entanto, agora estamos vendo eficácia para agulhamento seco na dor miofascial, particularmente quando o foco anatômico é restrito ao quadrante superior.[35,36]

Nós (os autores) preferimos o agulhamento seco direto dos principais pontos de gatilho centrais na dor miofascial primária e, às vezes, a eletroacupuntura na dor miofascial crônica ou secundária. Em uma pequena porcentagem de indivíduos, a apunctura local até que todas as LTRs sejam esgotadas é necessário, mas isso não deve ser realizado como a primeira intervenção de agulhamento, pois será muito forte para talvez 30% dos indivíduos.

Descobrimos que, em geral, uma proporção maior de atletas tolera as técnicas de agulhamento mais fortes em comparação com a população com dor em geral. Isso pode ser devido à influência de exercícios intensos regulares na percepção e tolerância à dor.

Os fatores psicológicos têm uma influência profunda no desempenho esportivo de elite e as técnicas de agulhamento estão associadas a efeitos contextuais marcantes (p. ex., os aspectos rituais de um tratamento esotérico).[37-39] O grau em que os indivíduos respondem ao tratamento pode ser influenciado por esses poderosos contextos,[39] mas também por influências genéticas e epigenéticas.[40]

● CONCLUSÃO

A dor miofascial é um achado frequente em atletas e as técnicas de agulhamento parecem ser altamente bem-sucedidas. É importante considerar os fatores biomecânicos mais amplos envolvidos em qualquer atividade esportiva específica para encontrar todos os pontos de gatilho latentes que podem estar contribuindo para a disfunção geral.

A agulhagem de pontos de gatilho é apenas um método de tratamento, mas parece ser muito eficaz e rápido nessa população, além de ser fundamentada por boa ciência básica e evidências clínicas importantes.

● REFERÊNCIAS

1. Cummings M. Myofascial pain syndromes. In: Hazleman B, Riley G, Speed C (eds.). Soft tissue rheumatology. Oxford University Press. 2004;509-22.

2. Steindler A. The interpretation of sciatic radiation and the syndrome of low-back pain. J Bone Jt Surg Am. 1940;22:28-34.

3. Travell J, Rinzler SH. The myofascial genesis of pain. Postgrad Med. 1952;11:425-34.

4. Kellgren JH. A preliminary account of referred pains arising from muscle. BMJ. 1938;1:325-7.

5. Donnelly JM, Simons DG (eds.). Travell, Simons & Simons' myofascial pain and dysfunction: the trigger point manual. 3rd ed. Philadelphia: Wolters Kluwer Health; 2019.

6. Melzack R, Stillwell DM, Fox EJ. Trigger points and acupuncture points for pain: correlations and implications. Pain. 1977;3:3-23.

7. Dorsher PT. Poster 196 myofascial pain: rediscovery of a 2000-year-old tradition? Arch Phys Med Rehabil. 2004;85.

8. Dorsher PT. Myofascial referred-pain data provide physiologic evidence of acupuncture meridians. J Pain. 2009;10:723-31.

9. Sola AE, Rodenberger ML, Gettys BB. Incidence of hypersensitive areas in posterior shoulder muscles; a survey of two hundred young adults. Am J Phys Med. 1955;34:585-90.

10. Skootsky SA, Jaeger B, Oye RK. Prevalence of myofascial pain in general internal medicine practice. West J Med. 1989;151:157-60.

11. Gerwin RD, Shannon S, Hong CZ. Interrater reliability in myofascial trigger point examination. Pain 1997;69:65-73.

12. Sciotti VM, Mittak VL, DiMarco L. Clinical precision of myofascial trigger point location in the trapezius muscle. Pain. 2001;93:259-66.

13. Hubbard DR, Berkoff GM. Myofascial trigger points show spontaneous needle EMG activity. Spine. 1993;18:1803-7.

14. Hong CZ, Simons DG. Pathophysiologic and electrophysiologic mechanisms of myofascial trigger points. Arch Phys Med Rehabil. 1998;79:863-72.

15. Gerwin RD. A new unified theory of trigger point formation: failure of pre- and post-synaptic feedback control mechanisms. Int J Mol Sci. 2023;24:8142.

16. Couppé C, Midttun A, Hilden J. Spontaneous needle electromyographic activity in myofascial trigger points in the infraspinatus muscle: a blinded assessment. J Musculoskelet Pain. 2001;9:7-16.

17. Hong C-Z, Torigoe Y, Yu J. The localized twitch responses in responsive taut bands of rabbit skeletal muscle fibers are related to the reflexes at spinal cord level. J Musculoskelet Pain. 1995;3:15-33.

18. De Stefano R, Selvi E, Villanova M. Image analysis quantification of substance P immunoreactivity in the trapezius muscle of patients with fibromyalgia and myofascial pain syndrome. J Rheumatol. 2000;27:2906-10.

19. Shah JP, Phillips TM, Danoff JV. An in vivo microanalytical technique for measuring the local biochemical milieu of human skeletal muscle. J Appl Physiol. 2005;99:1977-84.

20. Shah JP, Danoff JV, Desai MJ. Biochemicals associated with pain and inflammation are elevated in sites near to and remote from active myofascial trigger points. Arch Phys Med Rehabil. 2008;89:16-23.

21. Sikdar S, Shah JP, Gebreab T. Novel applications of ultrasound technology to visualize and characterize myofascial trigger points and surrounding soft tissue. Arch Phys Med Rehabil. 2009;90:1829-38.

22. Ball A, Perreault T, Fernández-de-Las-Peñas C. Ultrasound confirmation of the multiple loci hypothesis of the myofas-cial trigger point and the diagnostic importance of specificity in the elicitation of the local twitch response. Diagnostics. 2022;12:321.

23. Chen Q, Bensamoun S, Basford JR. Identification and quantification of myofascial taut bands with magnetic resonance elastography. Arch Phys Med Rehabil. 2007;88:1658-61.

24. Dorfer L. 5200-Year-Old Acupuncture in Central Europe? Science. 1998;282:242-3.

25. Dorfer L, Moser M, Bahr F. A medical report from the stone age? Lancet. 1999;354:1023-5.

26. Bai X, Baron RB. Acupuncture: visible holism. Butterworth-Heinemann. 2001.

27. Cummings TM. A computerised audit of acupuncture in two populations: civilian and forces. Acupunct Med. 1996;14:37-9.

28. Hong C-Z. Considerations and recommendations regarding myofascial trigger point injection. J Musculoskele Pain. 1994;2:29-59.

29. Hong C-Z. Lidocaine injection versus dry needling to myofascial trigger point. The importance of the local twitch response. Am J Phys Med Rehabil. 1994;73:256-63.

30. Fernández-de-Las-Peñas C, Plaza-Manzano G, Sanchez-Infante J. The importance of the local twitch response during needling interventions in spinal pain associated with myofascial trigger points: a systematic review and meta-analysis. Acupunct Med. 2021;9645284211056346.

31. Sandberg M, Lundeberg T, Lindberg L-G. Effects of acupuncture on skin and muscle blood flow in healthy subjects. Eur J Appl Physiol. 2003;90:114-9.

32. Sandberg M, Lindberg L-G, Gerdle B. Peripheral effects of needle stimulation (acupuncture) on skin and muscle blood flow in fibromyalgia. Eur J Pain. 2004;8:163-71.

33. Sandberg M, Larsson B, Lindberg L-G. Different patterns of blood flow response in the trapezius muscle following needle stimulation (acupuncture) between healthy subjects and patients with fibromyalgia and work-related trapezius myalgia. Eur J Pain. 2005;9:497-510.

34. Cummings TM, White AR. Needling therapies in the management of myofascial trigger point pain: a systematic review. Arch Phys Med Rehabil. 2001;82:986-92.

35. Kietrys DM, Palombaro KM, Azzaretto E. Effectiveness of dry needling for upper-quarter myofascial pain: a systematic review and meta-analysis. J Orthop Sports Phys Ther. 2013;43:620-34.

36. Fernández-De-Las-Peñas C, Plaza-Manzano G, Sanchez-Infante J. Is dry needling effective when combined with other therapies for myofascial trigger points associated with neck pain symptoms? A systematic review and meta-analysis. Pain Res Manag. 2021;2021:8836427.

37. Lundeberg T. Some of the effects of acupuncture in knee pain may be due to activation of the reward system. Acupunct Med. 2006;24:67-70.

38. Lundeberg T, Lund I. Acupuncture for preconditioning of expectancy and/or Pavlovian extinction. Acupunct Med. 2008;26:234-8.

39. Cummings M. Western medical acupuncture – the approach to treatment. In: Filshie J, White A, Cummings M (eds.). Medical acupuncture – a western scientific approach. Elsevier. 2016;100-24.

40. Yang M, Baser RE, Khanin R. COMT Val158Met affects the analgesic response to acupuncture among cancer survivors with chronic pain. J Pain. 2023;S1526-5900(23)00417-0.

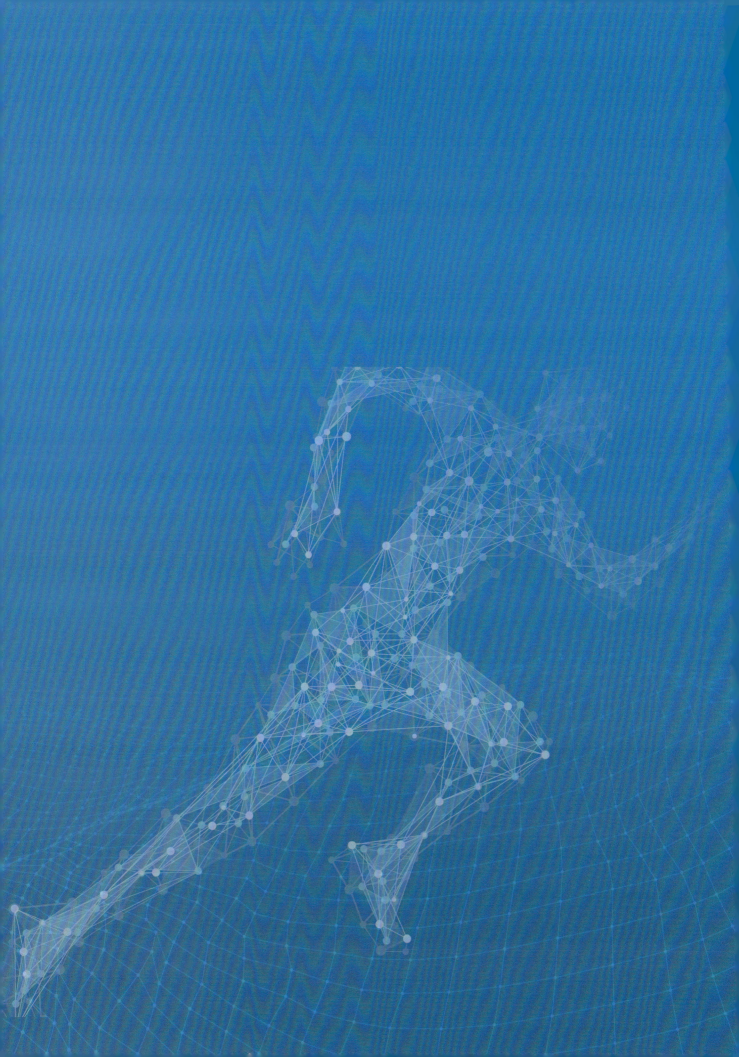

Lesões orofaciais e disfunção temporomandibular na prática esportiva

58

> Ellen Eduarda Fernandes ▸ Hong Jin Pai ▸ Wagner de Oliveira

● INTRODUÇÃO

Quase todas as modalidades esportivas podem provocar traumas, mas em esportes de contato há mais risco de desenvolver lesões faciais, mandibulares, dentárias e cranianas.

Vários estudos indicam um alto nível de trauma em atletas. Acidentes esportivos foram responsáveis por seis vezes mais lesões faciais em comparação com acidentes de trabalho e representaram três vezes mais lesões do que violência ou acidentes de trânsito.[1]

A principais lesões da cabeça incluem fraturas dos ossos faciais, traumas dentários com fratura, luxação e avulsão do dente, dano aos tecidos moles e concussão cerebral.

As taxas de lesões em atletas com menos de 15 anos são baixas, enquanto os adultos entre 20 e 24 anos apresentam os índices mais altos.[2]

● LESÕES NA CABEÇA MAIS COMUNS NA PRÁTICA ESPORTIVA

- **Lesões oculares:** esportes com alto risco de lesão ocular incluem beisebol, hóquei, futebol, basquete, esportes com raquete, esgrima, golfe e polo aquático.[3] Entre essas lesões, destacam-se:
  - laceração da pálpebra;
  - neuropatia óptica traumática;
  - lesões que ameaçam a visão;
  - ruptura do globo ocular.
- **Lesões faciais**: os esportes comuns que provocam lesões e fraturas faciais ósseas são o beisebol, futebol e hipismo.[4] As lesões podem ser:
  - laceração facial;
  - fratura dos ossos faciais, sendo os mais comuns os ossos nasais, orbitais e do crânio.
- **Lesões cranianas:** as lesões cranianas podem variar de leve a um nível de gravidade extremamente alto. A concussão é uma das lesões cranianas mais comuns quando a cabeça é atingida com força suficiente para fazer com que o cérebro se mova dentro do crânio. O trauma pode levar ao sangramento e ao surgimento de hematomas. Pode ocorrer fratura da calota craniana, mas o mais grave são os danos do tecido cerebral causado pelo choque do cérebro contra o crânio.[5] Tipos de lesões:
  - concussão;
  - hematoma;
  - fratura;
  - lesão cerebral traumática.
- **Lesões bucais e mandibulares**: lesões de lábios, língua e dentes: lesões nos lábios e língua são comuns e não se limitam aos esportes de contato.[6] Fraturas e lesões dentárias foram mais comuns no hóquei no gelo e no karatê e menos frequentes no vôlei.[2] Lesões dentoalveolares ocorrem em quase metade dos pacientes que sofrem uma lesão facial relacionada ao esqui. No manejo da avulsão dentária, que é uma das lesões dentoalveolares mais graves, é de suma importância tomar medidas adequadas de primeiros socorros imediatamente após um acidente.[7] Destacam-se as seguintes lesões:
  - lesão aos tecidos moles;
  - fratura, deslocamento e luxação de dentes;
  - avulsão dentária;
  - fratura da mandíbula.
- **Lesões da ATM**:
  - deslocamento de disco;
  - capsulite;
  - retrodiscite.

● AÇÃO DAS FORÇAS TRAUMÁTICAS SOBRE O SISTEMA ESTOMATOGNÁTICO

O trauma pode ter efeitos deletérios sobre diversos tecidos componentes do sistema mastigatório.

Trauma sobre os dentes

As lesões dentárias podem ocorrer por forças traumáticas direcionadas aos dentes ou, indiretamente, como resultado do contato dente a dente de forças direcionadas à mandíbula.

A fratura do dente pode envolver a coroa e afetar o esmalte, mas pode atingir a dentina e polpa. Fraturas envolvendo apenas o esmalte não são uma emergência e muitas vezes passam despercebidas pelo atleta, que tem consciência quando um dente lascado se torna áspero para a língua. As fraturas que se estendem até a dentina serão dolorosas à exposição ao ar, bebidas frias ou ao toque. As fraturas que se estendem até a polpa são mais graves sendo uma emergência odontológica.[8]

As fraturas que ocorrem na raiz são categorizadas com base em terços. As fraturas que ocorrem no terço apical têm o melhor prognóstico e muitas vezes passam até despercebidas. As fraturas que ocorrem no terço médio têm bom prognóstico para uma cicatrização adequada, mas o tratamento odontológico deve ser o mais rápido possível. As fraturas que ocorrem no terço cervical, na intersecção raiz e a coroa têm o pior prognóstico para a manutenção da vitalidade dentária.[8]

Quando um atleta sofre uma lesão dentária relacionada com o esporte, vários fatores requerem consideração antes do início das intervenções emergenciais. Esses fatores incluem uma avaliação do estado físico do atleta e um exame do estado oral e da extensão da lesão dentária (Figura 58.1).[8] As incidências e gravidade das lesões dentárias traumáticas variam com o tipo de esporte, sendo mais importantes nos de contato corporal de maior intensidade, como no boxe, karatê, futebol americano, rúgbi, basquete etc.[9] A dor imediata e o desconforto estético podem afetar o bem-estar e o estado psicológico do atleta, influenciando no seu desempenho.

larizadas, portanto, não doem e nem inflamam. Quando um trauma atinge apenas essa região o paciente não é sintomático, apesar de poder desenvolver uma osteoartrose, com crepitação. Um processo inflamatório (osteoartrite) necessita do envolvimento da estrutura óssea subjacente. O disco articular é formado por colágeno denso, também não inervado ou vascularizado. Essas estruturas são banhadas pelo líquido sinovial, responsável pela nutrição e lubrificação da articulação.[10] Veja a Figura 58.3.

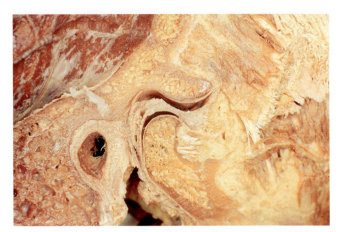

Figura 58.2 Corte sagital da ATM: cabeça da mandíbula, eminência, tubérculo e disco articular. Na região anterior, pode-se ver a inserção do músculo pterigoideo lateral inferior no colo do côndilo e do músculo pterigoideo lateral superior, no disco. Posteriormente, localiza-se a zona bilaminar, assim denominada por ser composta por duas lâminas: superior, essencialmente formada por tecido colágeno elástico, e a inferior, composta por tecido conjuntivo denso que atua como ligamento.
Fonte: Acervo particular do autor.

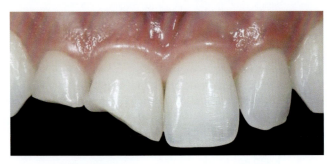

Figura 58.1 Fratura do esmalte de incisivos central e lateral, com exposição dentinária, durante prática esportiva.
Fonte: Cedido pela Dra. Andrea Maselli.

Trauma sobre a articulação temporomandibular

Os aspectos anatômicos e histológicos do trauma sobre a articulação temporomandibular (ATM) são fundamentais para a compreensão da ação do trauma.

1. **Anatomia da ATM:** é composta pela base do crânio, onde se encontra a fossa mandibular, pela cabeça da mandíbula e por tecidos moles fibrosos da cápsula, disco articular e dos ligamentos,[10] conforme a Figura 58.2. A abertura da boca é conseguida por intermédio de dois movimentos da cabeça da mandíbula: rotação e translação. O disco articular deve acompanhar o côndilo em todos os movimentos excursivos. O movimento de translação ocorre na cavidade supradiscal (entre o disco e a fossa). A rotação acontece na cavidade infradiscal (entre o disco e a cabeça da mandíbula). O trauma sobre a ATM pode interferir com a normofunção, levando a movimentos mandibulares restritos ou irregulares.
2. **Histologia da ATM:** a cabeça da mandíbula é a única articulação sinovial que é revestida por um tecido conjuntivo denso com fibras colágenas orientadas paralelamente à superfície. Abaixo encontra-se a zona proliferativa, composta por células mesenquimais, importantes nos processos regenerativos. Só então surge o osso. É importante ressaltar que as camadas superficiais não são inervadas nem vascu-

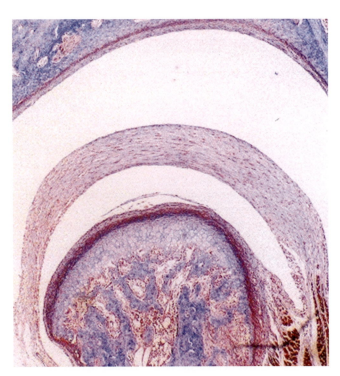

Figura 58.3 Aspectos histológicos da ATM (Mallory, gato).
Fonte: Cedido pela Dra. Andréia Maria M. Gonçalves.

O trauma sobre a ATM influencia os movimentos mandibulares em razão do envolvimento dos músculos mastigatórios. Os músculos, masseter, porção anterior do músculo temporal e pterigoideo medial elevam a mandíbula, fechando a boca. O músculo digástrico abaixa a mandíbula em um movimento de rotação e é auxiliado pelo músculo pterigoideo inferior que protrui a mandíbula (movimento de translação), assim proporcionando uma máxima abertura. O porção posterior do músculo temporal retrui a mandíbula e, associado aos elevadores, executam o fechamento da boca,[10] conforme Figura 58.4.

Lesões orofaciais são comuns em atividades esportivas e podem variar conforme o tipo do esporte praticado, dentre outros fatores. Lesões e distúrbios temporomandibulares foram encontrados em 2% a 6% de todos os casos de lesões orofaciais e são o resultado de macrotraumas e microtraumas da mandíbula, ATM e estruturas anatômicas adjacentes. As consequências desses traumas são de sintomatologia diversa e podem conduzir à cessação temporária ou definitiva da atividade desportiva.[11]

As lesões da ATM não são muito prevalentes no atletismo, uma vez que os eventos esportivos mais comuns ocorrem em esportes de contato ou de colisão, que incluem o futebol, rúgbi, luta livre, karatê, boxe e artes marciais. As lesões da ATM podem contribuir para o desenvolvimento de disfunções temporomandibulares (DTM), cujos sintomas são: dor pré-auricular, dor na ATM, dor nos músculos da mastigação, limitações ou desvios nos movimentos mandibulares e o aparecimento de ruídos articulares do tipo estalo e/ou crepitação durante as funções mandibulares.[1,12]

Existem múltiplas causas de lesões na ATM. As mais comuns são os traumas diretos na mandíbula que podem levar à luxação, deslocamento do disco da ATM, frouxidão ligamentar ou desarranjos internos da ATM,[12] além de processos inflamatórios agudos de capsulite e retrodiscite.[13,14]

As luxações da ATM envolvem um deslocamento não autolimitado do côndilo fora de sua posição funcional na fossa mandibular à frente da eminência articular, no entanto, há relatos de luxações medial e lateral. As luxações agudas são normalmente eventos isolados e, quando tomados os devidos cuidados, geralmente não têm implicações de longo prazo.[15]

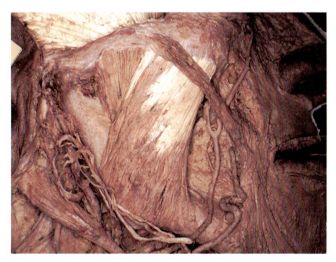

Figura 58.4 O músculo masseter é o principal elevador da mandíbula e frequentemente afetado nas disfunções temporomandibulares.

Fonte: Acervo do particular do autor.

A capsulite aguda é caracterizada por uma resposta inflamatória aguda resultante de trauma direto na mandíbula. Essa resposta inflamatória leva à irritação dos tecidos sinoviais que revestem a articulação e ao aumento do volume do líquido sinovial no espaço intra-articular. Essa lesão leva ao desenvolvimento imediato de inchaço dentro e ao redor da articulação, função dolorosa da mandíbula e alterações oclusais.[16]

Trauma direto pode causar deslocamento do disco da ATM. Esse deslocamento do disco pode resultar em redução significativa na amplitude de movimento da mandíbula e pode ser doloroso em alguns casos.[13]

As lesões da ATM relacionadas com o esporte podem não ser imediatamente aparentes, mas se apresentarem com o tempo, como dor, ruídos articulares, limitação nos movimentos máximos da mandíbula e abertura máxima da boca, dificuldade na mastigação etc.[1]

Alterações na posição da ATM podem modificar a sincronização dos músculos da cabeça e da mandíbula com os músculos de outros locais do corpo desencadeando alterações posturais, no equilíbrio corporal e no desempenho físico. Outros estudos relatam que, durante a prática de esportes radicais, há mais risco para o estabelecimento de alterações na ATM.[17]

3. Traumas na cabeça e pescoço

Existem dois mecanismos básicos de trauma no desenvolvimento de lesões e distúrbios esportivos: macrotraumas ou fatores extrínsecos (golpes agudos, contundentes, diretos) e microtraumas ou fatores intrínsecos (sobre-esforço crônico recorrente e sobrecarga), ambos podem resultar de golpes diretos ou indiretos.[11]

Embora a etiologia das disfunções temporomandibulares não tenha sido suficientemente esclarecida, é considerada multifatorial, enquanto o trauma, mesmo causado por atividade esportiva, é relatado como um dos muitos possíveis fatores predisponentes.[11]

Lesões e distúrbios temporomandibulares no esporte podem ser causados por golpes diretos na região temporomandibular e indiretamente por golpes no queixo ou lateralmente no maxilar inferior, onde a força é transferida para um ou ambos os maxilares. Ao mesmo tempo, o efeito patogênico da força pode ser dissipado e modificado pelos músculos circundantes, ligamentos articulares e extra-articulares, disco articular, cápsula e dentes. Os macrotraumas são a causa de fraturas de mandíbula, fraturas e luxações condilares, fraturas da base do crânio, concussões cerebrais, lesões e deslocamentos do disco articular, hemorragias intracapsulares e alterações edematosas. Os microtraumas podem causar tendinite, sinovite, capsulite, anquilose óssea ou fibrosa, deslocamento do disco articular, subluxação e deslocamento condilar. No entanto, os atletas geralmente não percebem ou se lembram de microtraumas de certos casos de lesões e distúrbios esportivos, para que possa incluir na história médica, o que pode resultar em um diagnóstico, tratamento e prognóstico incorretos.[11]

As fraturas mandibulares apresentam edema, má oclusão, dormência na distribuição do nervo alveolar inferior e nervo mentoniano (lábio inferior) e lacerações intraorais. Fraturas mandibulares do corpo, côndilo e ângulo ocorrem quase com a mesma frequência, enquanto fraturas do ramo e do processo coronoide são menos comuns.[4]

No trauma grave, mas também no leve, o côndilo mandibular pode ser forçado posteriormente, comprimindo os tecidos retrodiscais. Em alguns casos, o trauma na ATM pode causar sangramento intracapsular, o que é ainda pior, podendo levar à anquilose da articulação.[1]

Os esportes são uma fonte significativa de lesões faciais. A anatomia complexa da face torna o diagnóstico e o tratamento dessas lesões desafiadores. É importante para aqueles que participam do cuidado de atletas entender a grande variedade de lesões faciais que ocorrem durante os esportes.[4]

Tozoglu e Tozoglu[18] analisaram os traumas craniofaciais em 11 pacientes, jogadores amadores de futebol atendidos no período de um ano. A maioria deles apresentava fraturas dentoalveolares (36%), seguidas por distúrbios da ATM (27%), fraturas mandibulares (27%) e fraturas nasais (9%). A causa mais comum das fraturas foi o impacto contra outro jogador (63,6%), seguido do impacto contra equipamentos (18,2%) e impacto contra o solo (18,2%).

Por outro lado, Weller et al.[19] compararam 89 jogadores de basquete e handebol de 10 a 18 anos e 72 adolescentes não atletas de 10 a 19 anos e não encontraram diferença significativa entre atletas e não atletas em apresentar pelo menos um sinal ou sintoma de DTM, embora se saiba que os esportes de contato aumentem o risco de lesões na ATM.

Osteoartrite pós-trauma na ATM

No contexto de um desequilíbrio homeostático decorrente de fatores mecânicos, como o trauma, há o desencadeamento de um quadro de hipóxia na ATM e o desenvolvimento de processos degenerativos como um fator autócrino. Inicialmente há um aumento do fator de crescimento endotelial vascular (VEGF), que regula a produção de metaloproteinases e inibidores teciduais de metaloproteinases de matriz (TIMPs), responsáveis pela remodelação da matriz extracelular, e com a redução das TIMPs há um aumento da degradação dessa matriz, resultando na destruição da cartilagem. A expressão de VEGF também está associada ao desenvolvimento de alterações inflamatórias, e as citocinas pró-inflamatórias vão acelerar a progressão da degradação da cartilagem, visto que atuam sobre os osteoclastos, promovendo a reabsorção óssea. Associado a isso, há ainda o colapso da lubrificação articular, como resultado da degradação do ácido hialurônico (AH) pelos radicais oxidativos reativos e a desregulação da produção de AH controlado por essas citocinas, reduzindo a viscosidade do líquido sinovial, e assim, aumentando o coeficiente de atrito entre as superfícies da cartilagem,[20] conforme mostrado na Figura 58.5.

● DISFUNÇÕES TEMPOROMANDIBULARES

A disfunção temporomandibular (DTM) inclui problemas funcionais específicos que podem afetar os músculos mastigatórios, as articulações temporomandibulares e estruturas relacionadas.[21]

A etiologia das DTM é multifatorial e muitas vezes influenciada pela idade, sexo, desequilíbrios hormonais, lesões traumáticas, estresse e outras doenças sistêmicas. A idade desempenha um papel etiológico nas DTM: a prevalência é, geralmente, mais comum em adultos jovens e a faixa de 20 a 40 anos. O gênero também é um fator de risco significativo para o desenvolvimento de DTM, visto que o sexo feminino tem um risco de duas a sete vezes maior de desenvolver DTM do que o masculino. O aumento da prevalência em mulheres, provavelmente, se deve a diferenças nos níveis de estrogênio e mecanismos de sinalização correspondentes.[22]

O estresse emocional que os atletas profissionais de alta performance sofrem podem ser predisponentes ou exacerba-

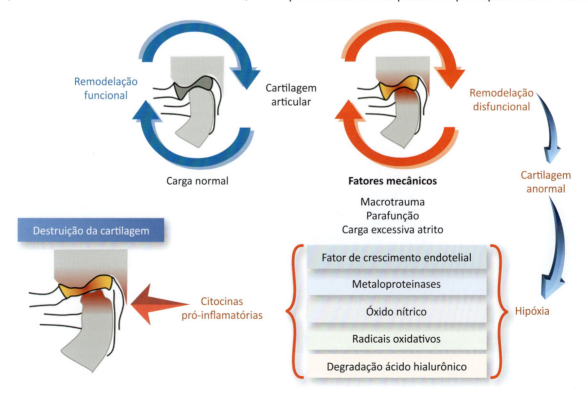

Figura 58.5 Esquema ilustrativo da fisiopatologia traumática da osteoartrite.
Fonte: Baseada em Tanaka et al.[20]

CAPÍTULO 58 — LESÕES OROFACIAIS E DISFUNÇÃO TEMPOROMANDIBULAR NA PRÁTICA ESPORTIVA

dores das DTM. O trauma costuma ser a principal causa de lesão, mas os sintomas são acentuados pelo estresse. Atletas competitivos, seja no nível recreativo, colegial, universitário ou profissional, estão constantemente sob estresse para melhorar seus próprios desempenhos, sem mencionar o estresse da vida cotidiana. A maioria dos atletas bem-sucedidos desenvolveu seus próprios métodos para lidar com o estresse, mas o aconselhamento sobre seu controle pode ser muito benéfico, especialmente para atletas mais jovens, tanto na cura quanto na prevenção da DTM relacionada com esse fator.[12]

Disfunções temporomandibulares musculares relacionadas com o esporte

Em uma revisão sistemática Freiwald et al.[23] concluíram que DTM foi detectada com prevalência entre 11,7% e 100% para atletas e entre 11,11% e 14,3% para não atletas, demonstrando que atletas profissionais sofrem de DTM com mais frequência do que não atletas.

Crincoli et al.[24] investigaram a prevalência de DTM em 100 atletas competitivos de esportes de contato (futebol, rúgbi, futebol americano, boxe e basquetebol) em comparação com um grupo de controle aleatório de 20 não atletas (NA). Artralgia apresentou diferenças significativas em relação aos NAs. Dor muscular mastigatória, dor no pescoço e ombro foram mais frequentes em NA, exceto para o boxe. Estalo articular foi significativamente mais presente nos grupos de estudo e crepitação foi significativamente maior apenas no grupo de rúgbi e futebol americano. Concluem que os dados parecem apoiar uma relação entre a prevalência de sintomas e sinais de DTM em atletas competitivos em esportes de contato.

Quanto aos atletas, a prevalência de DTM pode variar de acordo com o tipo de esporte praticado e a intensidade e frequência dos treinos. Especificamente no tocante às modalidades esportivas, sugere-se que os praticantes de boxe, por ser um esporte de alto nível de esforço físico e psicológico, são mais propensos a desenvolverem DTM devido aos inúmeros traumatismos na região da face.[17]

Partindo da premissa de que atletas são considerados um grupo populacional exposto a fatores de risco para DTM, Medeiros et al.[17] realizaram uma revisão integrativa para verificar a sua prevalência. Concluíram que a ocorrência de DTM é comum entre atletas. A prevalência de DTM é alta em determinadas práticas esportivas, principalmente naquelas que geram impactos na região da face e da ATM. A Tabela 58.1 classifica o nível de risco dos esportes de acordo com a World Dental Federation (WDF).

Após um trauma na ATM, pode ocorrer dor por um processo inflamatório nos tecidos vascularizados e inervados que provoca uma capsulite, sinovite e/ou retrodiscite. A consequente dor interage com o sistema motor, que leva informações eferentes aos músculos. Esta reação visa proteger o órgão afetado (ATM), naquilo que a literatura denomina como "contração protetora". Geralmente, os músculos mais afetados são os elevadores da mandíbula. Um primeiro sinal é uma limitação do grau de abertura. Se essa reação fisiológica persistir, formar-se-á uma isquemia localizada.[25] Como medida de proteção, o organismo reage liberando substâncias vasoativas, a exemplo da bradicinina, histamina e serotonina, que embora causem vasodilatação, são algógenas, estimulam nociceptores químicos que incrementam e perpetuam a dor. O estímulo constante das fibras C produzem reações do próprio neurônio, que passam a liberar de forma retrógrada substância

Tabela 58.1 Nível de risco dos esportes de acordo à *World Dental Federation*.	
Esportes de alto risco	**Esportes de risco médio**
Boxe	Basquete
Vale tudo	Mergulho
Futebol	Ginástica
Futebol americano	Paraquedismo
Hóquei no gelo	Hipismo
Hóquei em campo	Squash
Artes marciais	Polo aquático
Rúgbi	Handball
Patinação no gelo	Críquete
Asa delta	Baseball

Fonte: Adaptada por Jerolimov.[11]

P, neurocininas e peptídeo geneticamente relacionado com a calcitonina. Esses elementos, no tecido, atraem células inflamatórias causando uma miosite neurogênica. A contração de bandas musculares sustentadas interfere no metabolismo contrátil dos sarcômeros. Quando houver depleção de ATP, o Ca^{++} não pode ser removido do receptor de troponina da actina, perpetuando a contração dos sarcômeros, formando nodulações conhecidas como pontos de gatilho. A inervação aferente desses pontos por um processo fisiológico de convergência pode fazer com que um neurônio de primeira ordem estimule dois neurônios de segunda ordem, chegando a dois locais distintos do córtex somatossensitivo, um da origem da dor e outro que irá provocar os sintomas referidos, característicos da dor miofascial.[26]

● PREVENÇÃO DAS LESÕES CRANIOFACIAIS RELACIONADAS COM O ESPORTE

A maioria das lesões nos esportes é previsível e, portanto, evitável ou pode ser minimizada.

- **Lesões oculares**: os atletas de esportes de alto risco devem considerar o uso de óculos de proteção durante o jogo. Os óculos devem ser adaptados a cada esporte, mas sempre feitos de plástico resistente a alto impacto e com filtro à radiação ultravioleta.
- **Lesões faciais**: para ajudar a prevenir a ocorrência destas lesões, capacetes e óculos de proteção devem ser usados. As abrasões faciais são lesões superficiais não graves que envolvem as camadas epidérmica e dérmica da pele devido às forças de cisalhamento causadas por um atleta deslizando sobre uma superfície áspera.
- **Lesões cranianas**: a cabeça e a própria face são protegidas pelo uso de capacetes adequados, como no futebol americano, luta livre, hóquei etc. Apesar de a cabeça estar bem protegida por um capacete, a proteção da mandíbula pode ser inadequada.
- **Lesões do sistema estomatognático**: uso de protetores esportivos adequados.

Protetores bucais esportivos

O protetor bucal esportivo é um equipamento de proteção individual, de material resiliente, colocado dentro da boca com o intuito de mitigar a ocorrência de lesões orais.[27] Segundo a *American Dental Association* (ADA),[28] para que o protetor bucal forneça proteção apropriada, esse deve estar adequadamente ajustado à boca, de forma que fique adaptado às estruturas orais, deve cobrir todos os dentes em uma arcada, geralmente a maxilar, ser fisiologicamente compatível, permanecer no lugar com segurança e conforto, além de possibilitar fácil higienização e ser capaz de absorver energia para minimizar as forças transmitidas no impacto.

Há três tipos principais de protetores bucais comercialmente disponíveis: pré-fabricado, moldado na boca e personalizado.

Pré-fabricado

Corresponde ao modelo de estoque mais barato e disponível em vários pontos de venda. Esse tipo é apresentado em diferentes tamanhos e não é adaptável, dessa forma, o paciente precisará escolher o que apresente melhor ajuste às suas estruturas anatômicas. Os protetores pré-fabricados podem ser de maxilar único, bimaxilar ou do tipo *orthoguard*, com uma canaleta para acomodar os aparelhos ortodônticos fixos.[29]

Moldado na boca

Nesse modelo, o paciente realizará uma espécie de moldagem customizada. Seguindo as instruções do fabricante, o protetor bucal deverá ser colocado em água quente para que o plástico fique moldável e a na sequência, será posicionado na boca para adaptação, por meio da pressão da mordida e ajustada com o auxílio da língua, dos dedos e lábios.[29]

Personalizado

São fabricados a partir de impressões individuais, em um consultório odontológico e a fase laboratorial utiliza de técnicas de termo modelagem, por meio de métodos de formação à vácuo ou de pressão, ou mesmo por manufatura aditiva,[29,30] nesse último, a fabricação será a partir do escaneamento intraoral, conforme a Figura 58.6.

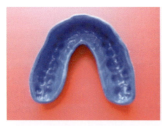
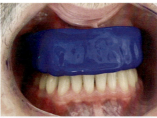

Figura 58.6 Protetor esportivo personalizado, fabricado em EVA de 3 mm.
Fonte: Acervo particular do autor.

Na Tabela 58.2 estão disponíveis as vantagens e desvantagens desses modelos.

A diferença na adaptabilidade dos protetores bucais reflete no conforto e segurança de uso. Protetores bucais pré-fabricados e moldados na boca pelo próprio indivíduo são menos retentivos, o que acarreta uma aplicação maior de forças oclusais para mantê-lo em posição,[29] e em consequência do apertamento, pode haver indução de dor na ATM ou nos músculos mastigatórios.[31] Ademais, protetores bucais personalizados, ao reposicionar a mandíbula, podem ter um efeito ergogênico no desempenho de atletas, possibilitando o aumento do volume das vias aéreas e consequentemente, aprimorando o desempenho aeróbico e anaeróbico.[32]

Prática esportiva e uso do protetor bucal

A prática de esportes aumenta o risco de lesões do complexo maxilofacial.[8,17,33] Muitas dessas lesões podem ser evitadas quando equipamentos de proteção são utilizados. Os protetores bucais esportivos contribuem para a prevenção e redução de lesões relacionadas com o esporte por meio de distintos mecanismos, tais como: separando os dentes superiores e inferiores, amortecendo ou redistribuindo o choque durante o impacto, estabilizando a mandíbula para evitar o fechamento traumático e posicionando a mandíbula de forma que absorva a força do impacto para minimizar a transmissão desta para a base do crânio.[34] Segundo Tribst et al.,[35] o protetor bucal é capaz de reduzir a magnitude do estresse causado por impacto sobre o côndilo e o disco articular, independente do tipo de oclusão.

A revisão sistemática realizada por Kanapik et al.[36] demonstrou que os protetores bucais esportivos oferecem significativa proteção contra lesões orofaciais, e a metanálise revelou ainda que o risco geral da ocorrência de uma lesão era mais do que o dobro quando o atleta não utilizava o dispositivo de proteção. De igual modo, Fernandes et al.[37] demonstraram a associação entre a prevalência de traumatismo dentário e o uso de protetor bucal, indicando menor prevalência de traumas dentoalveolares em esportes de contato com a contribuição desse equipamento de proteção.

A fim de reforçar essa importância, a ADA[28] endossa a utilização de protetores bucais esportivos devidamente ajustados para minimizar a gravidade de lesões dentárias relacionadas ao esporte e reduzir a sua incidência.

Andrade et al.[38] realizaram um estudo com 409 atletas dos Jogos Pan-americanos e revelaram que 203 desses já sofreram algum traumatismo dentário decorrente da prática esportiva, sendo que 79% relataram não estar utilizando protetor bucal no momento do ocorrido. Além disso, do número total de atletas, apenas 17% faziam uso de protetor bucal e a maioria (83%) relatou nunca ter utilizado.

Apesar das informações disponíveis e da experiência vivenciada por treinadores quanto a ocorrência de lesões

Tabela 58.2 Vantagens e desvantagens dos modelos de protetores bucais esportivos.

Tipo de protetor	Custo	Adaptabilidade	Proteção
Pré-fabricado	Baixo	Baixa	Baixa
Moldado em boca	Moderado	Moderada	Moderada
Personalizado	Alto	Alta	Alta

Fonte: Adaptada de Parker et al.[29]

CAPÍTULO 58

orofaciais em práticas esportivas, ainda há uma carência de profissionais que recomendam o uso do protetor bucal[39,40] ou mesmo que receberam algum treinamento quanto ao gerenciamento inicial de uma emergência relacionada com o traumatismo dentário.[40]

A falta de orientação, tanto de treinadores quanto de atletas, reduz a importância da utilização de protetores bucais. Sendo assim, cabe aos profissionais da saúde esclarecer a importância do uso desse equipamento de proteção, independente do tipo de esporte praticado,[33] além de instruir quanto a escolha do melhor modelo de protetor bucal.

A motivação por parte do dentista é fundamental para que o atleta, após ser conscientizado, se torne um adepto do uso do protetor bucal em treinos e jogos. Em situações em que há limitações para o investimento em um protetor bucal personalizado, considerado o padrão-ouro, o dentista deve esclarecer que a utilização de outro tipo dessa proteção é melhor do que não fazer nenhum uso. A orientação quanto ao processo de adaptação de uso do dispositivo também é necessária, para que o paciente se sinta motivado a superá-lo e não desista de o fazer, principalmente para esportes em que esse não é obrigatório.[41]

A higiene bucal e do protetor esportivo é outro ponto importante a ser abordado. Os pacientes precisam ser encorajados a trazerem seus protetores para avaliação e limpeza nas consultas de retorno, além de realizarem os cuidados em casa. Quanto a esses cuidados, o protetor deve ser lavado após cada uso com água e creme dental ou ainda com comprimidos efervescentes. A solução efervescente proporciona uma limpeza química e mecânica, e após a sua aplicação, o protetor deve ser escovado com uma escova de dentes debaixo d'água.[41]

Confecção do protetor bucal esportivo

A escolha do modelo a ser confeccionado dependerá das características de cada indivíduo. Geralmente é um modelo de maxilar único, feito para a arcada superior, entretanto, se o paciente apresentar uma má oclusão de Classe III (prognata), a mandíbula estará mais sujeita ao dano durante o impacto, sendo assim, é mister optar pela proteção da arcada mais propensa à injúria.

O protetor bucal esportivo precisa cobrir todos os dentes de uma arcada, estendendo-se até a distal do último molar, e apresentar espessura vestibular, palatina/lingual e oclusal suficiente para ser protetora e funcional. A determinação da espessura está intimamente relacionada com a capacidade de absorção de forças e com o conforto durante o uso, no que tange deslocamento dos tecidos moles orais, dificuldade na fala e restrições respiratórias.

A espessura ideal é de cerca de 3 a 4 mm.[41,42] Deve-se respeitar as áreas de alívio para a acomodação de freios e bridas. E para se obter maior retenção e evitar dilacerações de tecidos moles é indicado que o protetor bucal tenha a extensão além dos dentes, sendo favorável uma de 2 mm na superfície vestibular e de 6 a 10 mm na palatina.[41]

A lisura superficial deve ser avaliada, pois se estiver áspera pode causar irritação da mucosa e a proximidade com o plexo pterigoideo pode potencializar a entrada de bactérias no sistema circulatório, além disso, é necessário minimizar as texturas superficiais para reduzir a capacidade do dispositivo de atuar como um reservatório microbiano.

● TRATAMENTO PELA ACUPUNTURA DA DOR OROFACIAL E DTM PRODUZIDA PELO TRAUMA ESPORTIVO

A analgesia por acupuntura baseia-se em princípios da Medicina Tradicional Chinesa (MTC), especialmente nas teorias clássicas do Yin Yang, Cinco elementos, Zang Fu (órgão e vísceras) e dos meridianos. Todas elas trabalham de forma entrelaçada e indissociável. A compreensão de cada uma reflete na melhor escolha de pontos.

Outros métodos também são usados para estimular os pontos de acupuntura com fins terapêuticos: eletroacupuntura, auriculocupuntura, acupressão, acupuntura a laser e moxabustão.

É bem sabido que os conceitos básicos do MTC são derivados da antiga filosofia natural chinesa. A MTC presume que existem duas forças opostas e complementares que coexistem na natureza: Yin e Yang. Essas duas forças interagem para regular o fluxo de "energia vital", conhecida como "Qi". Quando uma pessoa está com "boa saúde", o Yin e o Yang estão em equilíbrio, o fluxo do Qi é suave e regular. Quando o Yin e o Yang ficam "desequilibrados", ocorrem distúrbios nesse fluxo, que levam a doenças e enfermidades.[43] Os antigos chineses acreditavam que o Qi flui por meio de uma rede de canais chamados meridianos e colaterais, que trazem o Qi dos órgãos internos para a superfície da pele. Ao longo desses meridianos, existem os pontos de acupuntura que podem ser estimulados para corrigir o desequilíbrio e restaurar o corpo à saúde normal.[44]

Os Cinco elementos não se referem a sua representação física, mas a uma ideia de geração e controle. Estão relacionados aos Órgãos e Vísceras (Zang Fu), quando um Órgão gera outro, mas tem um sistema de controle que mantém o que chamamos, na medicina ocidental, de homeostasia.[44]

Doze são os meridianos ordinários que numa analogia aos terrestres cobrem todo o corpo. São por eles que circula o Qi (palavra sem tradução, mas que se refere a uma forma de "energia", porém muito mais complexa do que o termo ocidental pode definir). Quando o Qi circulante se estagna em algum meridiano, o órgão relacionado a ele adoece ou a região anatômica correspondente sofre de dor.[45,46]

Assim, cada órgão ou víscera é Yin ou Yang, está relacionado com um elemento e tem um meridiano associado. A anamnese e o exame físico (que inclui palpação, cores, odores, emoções etc.) indica o desequilíbrio e o tratamento. Como as doenças são dinâmicas, assim também são os tratamentos. A cada sessão os pontos de acupuntura podem mudar para o mesmo paciente se adequando à nova condição. Para dor orofacial, de uma forma geral, associa-se o LI4 com o LU7 e o ST36 com o SP6.

Existe uma grande dificuldade metodológica em se realizar estudos randomizados triplo-cego em acupuntura. Por isso, apesar de a maioria dos estudos mostrar um efeito clínico favorável, não consegue embasar cientificamente. Estudos rigorosos são, no entanto, necessários para estabelecer, se a acupuntura tem valor terapêutico para a dor orofacial, conforme a Tabela 58.3 e a Figura 58.7.[47,48]

Os principais pontos de acupuntura na cabeça para o tratamento de dor orofacial estão descritos na Tabela 58.4.

Tabela 58.3 Pontos sistêmicos e locais para o tratamento da dor orofacial causada por traumas esportivos.[45]

	Pontos distais	Pontos locais
Região frontal da cabeça	LI4, LU7	EX HN3, EX HN5
Envolvendo olho	LR3	GB14
M. esternocleidomastoideo	TE8, GB34, GB39, GB20	SI16, SI17
M. masseter	LI4, ST36, ST44, GB34	ST6, ST7
Atm	LI4 (proximal), LI5	ST7, SI19
M. temporal e região retroauricular	TE3 ou TE8, GB34, BL39	TE17
Região dorsal-occipital	SI3, SI11, BL60, CV19 → LI20	BL2, GB20
M. trapézio superior	GB34, CV19 → CV20	SI11, GB21, GB20 transfixado a GB20

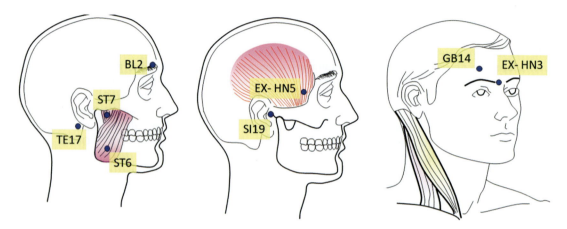

Figura 58.7 Localização dos principais pontos de acupuntura na face para o tratamento da dor orofacial.
Fonte: Produzido pelo autor.

Tabela 58.4 Descrição da localização, músculo, inervação e vascularização dos principais pontos de acupuntura.[45,49]

Ponto	Localização	Musculatura	Vascularização	Inervação
ST6	1 tsun anterior e superior ao ângulo da mandíbula	Masseter inferior onde se torna mais proeminente quando os dentes estão cerrados	Artéria e veia faciais	Ramo marginal da mandíbula do nervo facial, nervo auricular magno e nervo trigêmeo (V3)
ST7	Anterior à orelha, na depressão entre a margem inferior do arco zigomático e a incisura mandibular	Masseter profundo	Artéria e veia facial transversa e artéria e veia maxilar	Ramo temporofacial do nervo facial e nervo trigêmeo (V3)
BL2	Na extremidade medial da sobrancelha, na incisura supraorbital	Orbicular dos olhos	Artéria e veia supraorbitais	Nervo supraorbital
TE17	Posterior ao lóbulo da orelha, na depressão entre o processo mastoide e o ângulo da mandíbula	Esternocleidomastoideo	Artéria e veia auriculares posteriores	Nervo auricular magno e nervo acessório
EX-HN3	No ponto médio entre as extremidades mediais das duas sobrancelhas	Músculo prócero	Artéria e veia supratrocleares	Ramo temporal do nervo facial
EX-HN5	1 tsun posterior ao ponto médio entre a extremidade lateral da sobrancelha e o canto externo do olho	Músculo temporal – porção anterior	Artéria e veia temporal superficial	Ramo zigomáticofacial do nervo zigomático – nervo maxilar (V2) e nervo temporal profundo anterior
SI19	A meio caminho entre o trago e a ATM, na depressão formada quando a boca está ligeiramente aberta	Auricular anterior	Artéria e veia temporal superficial	Ramos temporais do nervo facial e nervo auriculotemporal
GB14	Diretamente acima da pupila, 1 tsun acima sobrancelha na linha pupilar	Ventre frontal do músculo occiptofrontal	Ramos laterais da artéria e veia supraorbital	Ramos temporais do nervo facial e nervos supraorbital e supratroclear

CONCLUSÃO

Profissionais da saúde relacionados com o esporte, treinadores, dirigentes esportivos, pais e os próprios atletas, devem ser educados sobre a excepcional importância das medidas de prevenção.[11] Todas as disciplinas esportivas em que um objeto ou o corpo de outro atleta pode atingir os dentes ou a mandíbula (intencionalmente ou não) devem se consideradas de risco e devem ser prevenidas para o bem-estar dos atletas e do esporte.

A acupuntura pode ser uma grande aliada no controle sintomático das lesões esportivas na região da cabeça, face e pescoço.

REFERÊNCIAS

1. Muhtarogullari M, Demiralp B, Ertan A. Non-surgical treatment of sports-related temporomandibular joint disorders in basketball players. Dental Traumatology. 2004 Dec;20(6):33843.
2. Kujala UM, Taimela S, Antti-Poika I, Orava S, Tuominen R, Myllynen P. Acute injuries in soccer, ice hockey, volleyball, basketball, judo, and karate: analysis of national registry data. BMJ. 1995 Dec;311(7018):14658.
3. Ohana O, Alabiad C. Ocular related sports injuries. J Craniofac Surg. 2021;32(4):160611.
4. Reehal P. Facial injury in sport. Curr Sports Med Rep. 2010 Jan;9(1):2734.
5. Rowson S, Bland ML, Campolettano ET, Press JN, Rowson B, Smith JA, et al. Biomechanical perspectives on concussion in sport. Sports Med Arthrosc Rev. 2016 Sep;24(3):1007.
6. Hill CM, Burford K, Thomas DW, Martin A. A one-year review of maxillofacial sports injuries treated at an accident and emergency department. Brit J Oral Maxillofacial Surg. 1998;36(1):447.
7. Unzeitig G, Eggmann F, Filippi A. Dental and general injuries among ski and snowboard instructors in Switzerland, Germany, and Austria- A questionnaire-based study. Clin Exp Dent Res. 2022 Feb;8(1):37-44.
8. Ranalli DN. Dental injuries in sports. Curr Sports Med Rep. 2005 Feb;4(1):12-7.
9. Tewari N, Johnson RM, Mathur VP, Rahul M, Goel S, Ritwik P, et al. Global status of knowledge for prevention and emergency management of traumatic dental injuries in sports persons and coaches: A systematic review. Dental Traumatology. 2021;37(2):196-207.
10. Oliveira W. Disfunções temporomandibulares. Vol. 1. São Paulo: Artes Médicas; 2002. 447 p.
11. Jerolimov V. Temporomandibular injuries and disorders in sport. Rad 507 Med Scis. 2010;34:149-65.
12. Sailors M. Evaluation of sports-related temporomandibular dysfunctions. J Athl Train. 1996 Oct;31(4):346-50.
13. Oliveira ML. Classificação, diagnóstico e tratamento das alterações musculares nas DTMs. In: Disfunções temporomandibulares: novas perspectivas. Ribeirão Preto: Tota; 2019. p. 190-236.
14. Oliveira W. Classificação, diagnóstico e tratamento das alterações musculares nas DTMs. In: Disfunções temporomandibulares: abordagem clínica. Nova Odessa: Napoleão Editora; 2015. p. 114-47.
15. Abrahamsson H, Eriksson L, Abrahamsson P, Häggman-Henrikson B. Treatment of temporomandibular joint luxation: a systematic literature review. Clin Oral Investig. 2020 Jan;24(1):61-70.
16. Hill CN, Coombs MC, Cisewski SE, Durham EL, Bonthius DJ, Gardner GM, et al. Structure-function relationships of TMJ lateral capsule-ligament complex. J Biomech. 2022 Jan;130:110889.
17. Medeiros BP, Grossmann E, Bavaresco CS. Prevalence of temporomandibular dysfunction in athletes: integrative review. Brazilian J Pain. 2021.
18. Tozoglu S, Tozoglu U. A one-year review of craniofacial injuries in amateur soccer players. J Craniofacial Surg. 2006;17(5):825-7.
19. Weiler RME, Vitalle MSS, Mori M, Kulik MA, Ide L, Pardini SRSV, et al. Prevalence of signs and symptoms of temporomandibular dysfunction in male adolescent athletes and non-athletes. Int J Pediatr Otorhinolaryngol. 2010;74(8):896-900.
20. Tanaka E, Detamore MS, Mercuri LG. Degenerative disorders of the temporomandibular joint: etiology, diagnosis, and treatment. J Dent Res. 2008;87(4):296-307.
21. Leeuw R, Klasser GD. Orofacial pain. Guidelines for assessment, diagnosis, and management. 6th ed. Vol. 1. Chicago: Quintessence Publishing Co; 2018. 327 p.
22. Maixner W, Diatchenko L, Dubner R, Fillingim RB, Greenspan JD, Knott C, et al. Orofacial pain prospective evaluation and risk assessment study - the OPPERA study. J Pain. 2011;12(11):T4-T11.e2.
23. Freiwald HC, Schwarzbach NP, Wolowski A. Effects of competitive sports on temporomandibular dysfunction: a literature review. Clin Oral Investig. 2021 Jan;25(1):55-65.
24. Crincoli V, De Biase C, Cazzolla AP, Campobasso A, Dioguardi M, Piancino MG, et al. Effects of contact sports on temporomandibular disorders: an observational study. Dent J (Basel). 2022;10(10):180.
25. Okeson JP. Management of temporomandibular disorders and occlusion. 8th ed. Vol. 1. Saint Louis: Mosby; 2020. 1064 p.
26. Oliveira W. Mecanismos neurofisiológicos da dor muscular orofacial por disfunção temporomandibular. Ribeirão Preto: Tota; 2022. 233 p.
27. Newsome PRH, Tran DC, Cooke MS. The role of the mouthguard in the prevention of sports-related dental injuries: a review. Int J Paediatr Dent. 2001 Nov;11(6):396-404.
28. Using mouthguards to reduce the incidence and severity of sports-related oral injuries. Journal Am Dental Assoc. 2006 Dec;137(12):1712-20.
29. Parker K, Marlow B, Patel N, Gill DS. A review of mouthguards: effectiveness, types, characteristics and indications for use. Br Dent J. 2017;222(8):629- 33.
30. Saunders J, Lißner M, Townsend D, Petrinic N, Bergmann J. Impact behaviour of 3D printed cellular structures for mouthguard applications. Sci Rep. 2022;12(1):4020.
31. Gawlak D, Mańka-Malara K, Kamiński T, Łuniewska M, Mierzwińska-Nastalska E. Comparative evaluation of custom and standard boil and bite (self-adapted) mouthguards and their effect on the functioning of the oral cavity. Dental Traumatol. 2016;32(5):416-20.
32. Schultz Martins R, Girouard P, Elliott E, Mekary S. Physiological responses of a jaw-repositioning custom-made mouthguard on airway and their effects on athletic performance. J Strength Cond Res. 2020 Feb;34(2):422-9.
33. Grillo R, da Silva YS, Tavares MG, Borba AM, Samieirad S, Naclério-Homem MG. Which sports have a higher risk of maxillofacial injuries? J Stomatol Oral Maxillofac Surg. 2023 Feb;124(1):101341.
34. Green JI. The role of mouthguards in preventing and reducing sports-related trauma. Prim Dent J. 2017 June;6(2):27-34.
35. Tribst JPM, Dal Piva AMO, Bottino MA, Kleverlaan CJ, Koolstra JH. Mouthguard use and TMJ injury prevention with different occlusions: a three-dimensional finite element analysis. Dental Traumatology. 2020;36(6):662- 9.
36. Knapik JJ, Hoedebecke BL, Rogers GG, Sharp MA, Marshall SW. Effectiveness of mouthguards for the prevention of orofacial injuries and concussions in sports: systematic review and meta-analysis. Sports Medicine. 2019 Aug;49(8):1217-32.
37. Fernandes LM, Neto JCL, Lima TFR, Magno MB, Santiago BM, Cavalcanti YW, et al. The use of mouthguards and prevalence of dento-alveolar trauma among athletes: a systematic review and meta-analysis. Dental Traumatology. 2019;35(1):54-72.

38. Andrade RA, Evans PLS, Almeida ALS, Silva JJR, Guedes AML, Guedes FR, et al. Prevalence of dental trauma in Pan American Games athletes. Dental Traumatology. 2010;26(3):248-53.

39. Tiryaki M, Saygi G, Yildiz SO, Yildirim Z, Erdemir U, Yucel T. Prevalence of dental injuries and awareness regarding mouthguards among basketball players and coaches. J Sports Med Phys Fitness. 2017;57(11).

40. Elareibi I, Fakron S, Gaber A, Lambert M, El Tantawi M, Arheiam A. Awareness of sports-related dental emergencies and prevention practices among Libyan contact sports coaches: a cross-sectional study. Health Sci Rep. 2023;6(1).

41. Sliwkanich L, Ouanounou A. Mouthguards in dentistry: current recommendations for dentists. Dental Traumatology. 2021;37(5):661-71.

42. Verissimo C, Costa PVM, Santos-Filho PCF, Tantbirojn D, Versluis A, Soares CJ. Custom-fitted EVA mouthguards: what is the ideal thickness? a dynamic finite element impact study. Dental Traumatology. 2016 Apr;32(2):95-102.

43. Legge D. Yin and yang surfaces: an evolutionary perspective. J Acupunct Meridian Stud. 2014;7(6):281-90.

44. Worsley JR, Worsley JB. Classical five-element acupuncture: The five elements and the officials. Vol. 1. New York: Worsley Inc; 2004. 223 p.

45. Wen TS. Manual terapêutico de acupuntura. Vol. 1. São Paulo: Manole; 2008. 410 p.

46. Zhou W, Benharash P. Effects and mechanisms of acupuncture based on the principle of meridians. J Acupunct Meridian Stud. 2014;7(4):190-3.

47. Liu GF, Gao Z, Liu ZN, Yang M, Zhang S, Tan TP. Effects of warm needle acupuncture on temporomandibular joint disorders: a systematic review and meta-analysis of randomized controlled trials. Evidence-Based Complementary Alternat Med. 2021 Nov;2021:1-10.

48. Jung A, Shin BC, Lee MS, Sim H, Ernst E. Acupuncture for treating temporomandibular joint disorders: a systematic review and meta-analysis of randomized, sham-controlled trials. J Dent. 2011 May;39(5):341-50.

49. Norton NS. Netter - Atlas de anatomia de cabeça e pescoço. Rio de Janeiro: Guanabara Koogan. 2018;1-704.

Lesões do ombro e cotovelo

59

▶ Frederico Rodrigues da Cunha Ferro ▶ Neivton Navega Lino ▶ Sandro da Silva Reginaldo

●INTRODUÇÃO

As lesões de ombro e cotovelo associadas ao esporte podem ser ocasionadas por traumas diretos ou indiretos, pelo gesto esportivo ou pela fadiga causada por excesso de atividade. Um fator importante que sempre deve ser considerado em pacientes atletas é a modalidade praticada e, por consequência, as particularidades ligadas a ela, como posição de jogo, nível recreacional ou profissional, lado dominante e lado acometido e a época da temporada esportiva. O entendimento dessas particularidades nesse paciente pode ser fundamental no planejamento do melhor tratamento a ser executado.

Um exame clínico minucioso representa um passo imprescindível para o correto diagnóstico e, na sequência, devem ser solicitados os exames complementares. Com relação aos exames de imagem, um estudo radiográfico bem feito fornece dados importantes e pode ser complementado pela ultrassonografia e pela ressonância nuclear magnética que conseguem detalhar melhor as alterações de tecidos moles, como os tendões, músculos e ligamentos. A tomografia computadorizada, de preferência com reconstrução em 3D, apresenta dados importantes quanto à parte óssea.

● LESÕES ESPORTIVAS

As principais lesões que iremos abordar neste capítulo são:

- luxações da articulação glenoumeral;
- luxações acromioclaviculares;
- tendinopatias do manguito;
- tenossinovite da cabeça longa do bíceps;
- ombro do arremessador;
- tendinopatia bicipital e tricipital;
- epicondilite medial;
- epicondilite lateral;
- neuropatia do interósseo posterior.

Luxações da articulação glenoumeral (ombro)

As luxações do ombro podem ser classificadas segundo vários parâmetros: tempo (aguda, que pode ser primária ou recidivante; e crônica); direção (anterior, posterior, inferior, multidirecional); etiologia (traumática, atraumática, microtraumática de repetição, volição (voluntária, involuntária).

A luxação mais frequente é a traumática anterior aguda, que geralmente tem como mecanismo de lesão um trauma com o ombro em posição de abdução associada à rotação externa dele.

O primeiro passo do tratamento clínico obviamente é a redução da luxação. Se ela for primária, deverá ser mantido o ombro imobilizado em uma tipoia simples em torno de 3 semanas. Itoi publicou um trabalho em que relata vantagens dessa imobilização ser feita em posição de rotação externa, porém, além da dificuldade de manter o paciente nessa desconfortável posição, vários outros trabalhos foram realizados posteriormente sem demonstrar essa vantagem nítida, portanto, a tendência atual é fazer a imobilização com tipoia simples em rotação interna. Quando se trata de uma recidiva de luxação, não há necessidade de imobilização por período prolongado e geralmente o ombro fica imobilizado por poucos dias após a redução, até que o atleta não apresente mais a sensação de insegurança.

No período pós-redução, é muito importante o controle da dor do atleta, até para que ele consiga realizar adequadamente a reabilitação funcional do membro acometido. Nesse sentido, a acupuntura pode ter um importante papel, conforme será descrito mais adiante neste capítulo.

Quando a luxação do ombro é primária e envolve atletas, existe uma tendência crescente de tratá-la cirurgicamente logo no primeiro episódio. Porém, quando se trata de uma recidiva, a decisão de realizar a cirurgia e a escolha do melhor momento depende de vários fatores associados, como: modalidade praticada, posição, época da temporada, lado dominante, se é atleta profissional ou recreacional e a vontade do paciente. Atualmente, a indicação cirúrgica clássica para os casos de luxação aguda primária é para pacientes atletas, abaixo de 20 anos, cujo lado dominante seja o acometido e que praticam esporte de arremesso ou de contato. Nas luxações recidivantes em atletas, o tratamento cirúrgico é a melhor opção para estabilização do ombro; porém, enquanto não se realiza a cirurgia, deve-se fazer o tratamento clínico-fisioterápico, visando o controle da dor. Assim, a acupuntura é uma opção a ser considerada, e a melhora da estabilidade por meio de reforço da musculatura de toda a cintura escapular com ênfase no manguito rotador, além de exercícios para melhora da propriocepção e do gesto esportivo.[1]

Luxações acromioclaviculares

As luxações acromioclaviculares têm como principal mecanismo de lesão um trauma direto na face lateral do ombro aduzido. A deformidade local é característica e pode ser acompanhada de uma lesão na pele do tipo escoriação, justamente em virtude do mecanismo de trauma envolvido.

A classificação mais utilizada é a descrita por Rockwood[2] e é importante para direcionarmos nosso tratamento. São seis tipos, sendo:

- **tipo I**: distensão dos ligamentos acromioclaviculares, sem ruptura dos ligamentos coracoclaviculares;
- **tipo II**: ruptura dos ligamentos acromioclaviculares, sem ruptura dos ligamentos coracoclaviculares;
- **tipo III**: ruptura dos ligamentos acromioclaviculares e coracoclaviculares. aumento do espaço coracoclavicular de 25% a 100%;
- **tipo IV**: lesão grave, onde não apenas os ligamentos acromioclaviculares e coracoclaviculares se rompem, mas também há um deslocamento posterior da extremidade distal da clavícula;
- **tipo v**: ruptura não apenas dos ligamentos acromioclaviculares e coracoclaviculares, mas também das inserções dos músculos trapézio e deltoide. Há um aumento do espaço coracoclavicular de 100% a 300%;
- **tipo VI**: deslocamento inferior da extremidade distal da clavícula para uma posição subcoracoide, causando uma ruptura dos ligamentos acromioclaviculares e coracoclaviculares.

Nos tipos I e II, geralmente o tratamento clínico é o indicado e, no caso dos atletas, é frequente o histórico de traumas prévios, logo já pode haver um certo grau de degeneração articular, o que gera maior predisposição à dor local. Podem ser instituídas algumas formas de tratamento clínico, como o uso de analgésicos e/ou anti-inflamatórios, fisioterapia, infiltração com corticoide e acupuntura.

Nas luxações tipo III, há muita controvérsia na literatura, com alguns autores preconizando a cirurgia como tratamento preferencial, enquanto outros consideram o tratamento clínico como opção para certos casos. Especificamente em atletas, muitas vezes opta-se pelo tratamento clínico conforme a modalidade praticada (em esportes com risco alto de novos traumas locais, por exemplo lutas, pode-se optar pelo tratamento clínico, em decorrência da probabilidade de relesão) e, se for profissional, da época da temporada esportiva (p. ex., se estiver próximo à final de um campeonato, a tendência é a indicação do tratamento clínico).

As luxações tipo IV, V e VI são tradicionalmente de indicação cirúrgica, porém no caso do tipo V, o tratamento clínico pode ser pensado pelos mesmos motivos expostos para o tipo III.[2]

Tendinopatias do manguito rotador

O manguito rotador do ombro é formado por um conjunto de quatro músculos listados a seguir com suas respectivas funções:

- **supraespinal**: principalmente elevador, mas também contribui para a rotação externa;
- **infraespinal**: rotador externo;
- **redondo menor**: rotador externo;
- **subescapular**: rotador interno.

Para o diagnóstico dessas tendinopatias, temos que fazer um minucioso exame clínico, seguido de exames de imagem. No exame clínico, é muito importante avaliar se a mobilidade articular está preservada, bem como se há sinais de atrofia e se o ritmo do escápulo torácico está simétrico. Na sequência, realizar os testes especiais para avaliação da presença de impacto subacromial e das tendinopatias, cujas principais descrevemos a seguir:

- *Teste de Neer*: com o membro superior partindo da posição em extensão e rotação neutra, o examinador realiza uma elevação passiva e rápida no plano da escápula; isso faz com que o tubérculo maior do úmero se projete contra a face anteroinferior do acrômio, provocando a compressão da bursa e do tendão supraespinhal caso haja impacto, o que provoca dor na manobra;
- *Teste de Jobe*: elevação ativa do membro superior em rotação interna no plano da escápula, contra resistência do examinador. Há dor e/ou diminuição da força em caso de tendinopatia ou de ruptura do tendão supraespinhal;
- *Teste de Patte*: o membro superior é posicionado em elevação de 90° com o cotovelo em 90° de flexão e o paciente deve fazer uma rotação externa ativa contra resistência do examinador. Há dor e/ou diminuição da força em caso de tendinopatia ou ruptura do tendão infraespinal e/ou redondo menor;
- *Teste de Gerber*: paciente coloca o dorso da mão no nível de L5 e tem que afastá-la ativamente das costas. A incapacidade de fazê-lo indica lesão do subescapular.

Na sequência do exame clínico, os exames de imagem devem ser solicitados para confirmação diagnóstica. As radiografias podem mostrar dados interessantes quanto a possíveis calcificações ou osteoartrite, por exemplo. A ultrassonografia faz um estudo adequado dos tendões, porém é examinador-dependente. A ressonância magnética é considerada o exame padrão-ouro para o diagnóstico das tendinopatias.

A gravidade da tendinopatia pode variar desde um processo inflamatório, passando por uma lesão parcial (que pode ser bursal, intratendínea ou articular) até chegar a uma lesão de toda a espessura do tendão.

As lesões totais em atletas geralmente são mais bem conduzidas por meio do tratamento cirúrgico, preferencialmente por via artroscópica, pois levam a um quadro de dor e limitação funcional, o que prejudica o desempenho esportivo.

Nas tendinites e nas lesões parciais, o tratamento inicial é clínico, objetivando o controle da dor e o restabelecimento da função articular, que envolve questões de reforço e reequilíbrio muscular da cintura escapular, propriocepção e treinamento do gesto esportivo específico da modalidade praticada pelo atleta/paciente. Para o controle da dor, a acupuntura é uma opção importante a ser considerada. Após três a quatro meses de tratamento clínico sem resposta satisfatória, o tratamento cirúrgico passa a ser considerado. Uma ressalva fundamental deve ser feita para os atletas arremessadores com lesão parcial do manguito rotador no membro superior dominante, nos quais o tratamento cirúrgico leva a altos índices de não retorno ao mesmo nível esportivo após a cirurgia, logo o tratamento clínico deve ser mais longo, evitando ao máximo a cirurgia.[3]

Tenossinovite da cabeça longa do bíceps

A cabeça longa do bíceps (CLB) do ponto de vista anatômico, não faz parte do manguito rotador, porém do ponto de vista fisiopatológico, as tendinopatias do manguito rotador muitas vezes estão associadas às tenossinovites da CLB. O Teste de Speed determina o diagnóstico clínico e é realizado com o cotovelo estendido e o braço em supinação e no plano da escápula; neste momento o examinador faz uma resistência contra a elevação do braço e, se o paciente queixar de dor na topografia do sulco intertubercular do úmero, suspeita-se de alteração da CLB.

Nos casos de tenossinovite isolada da CLB (sem ruptura total do manguito rotador associada), o tratamento clínico costuma ser eficaz e a acupuntura pode ser utilizada, como descrito mais adiante neste capítulo. Importante lembrar no paciente atleta, principalmente o de arremesso, a questão da correção do gesto esportivo e das possíveis alterações presentes no ombro do arremessador.[4]

Ombro do arremessador

O ombro do arremessador é uma condição clínica caracterizada por uma série de alterações ocasionadas em atletas que praticam esporte de arremesso. Para entender a patogênese dessas lesões é fundamental o conhecimento da cinemática do arremesso, que basicamente é dividida em seis fases: preparação, passada, elevação do braço, aceleração, desaceleração e execução/finalização.

A convergência de alguns fatores pode levar a maior suscetibilidade de lesões no ombro do arremessador, entre eles: atenuação dos constritores da cápsula anterior, contratura da cápsula posterior, desenvolvimento de discinesia escapular, quebra da cadeia cinética, contato repetitivo do tubérculo maior e do lábio posterossuperior.

Um trauma pode causar uma lesão, todavia é a sobrecarga repetitiva que mais comumente está envolvida na gênese da dor e da limitação funcional.

Para se obter sucesso com o tratamento clínico, é fundamental conhecer os conceitos citados anteriormente e atuar diretamente nas alterações apresentadas. Dentro de uma estratégia do tratamento, a acupuntura pode contribuir para melhora da dor, até para que se consiga realizar outras abordagens necessárias para o restabelecimento da função do ombro e retorno à prática esportiva.

Tendinopatia biciptal distal e triciptal (cotovelo)

As tendinopatias biciptal distal e triciptal em atletas muitas vezes estão associadas ao uso de anabolizantes para melhora do desempenho esportivo. Este uso causa uma rápida hipertrofia da musculatura, porém não há uma mudança estrutural proporcional nos tendões, o que pode desencadear ao aparecimento de tendinopatias.

Muitas vezes atletas com este perfil possuem um alto limiar de dor e a primeira manifestação clínica pode ser a ruptura tendinosa aguda. Nestes casos, a cirurgia costuma ser a melhor indicação, com reinserção do respectivo tendão. Nos casos crônicos, o uso de enxertos pode ser necessário para esta reinserção, pois há uma retração muscular significativa.

Quando o atleta procura atendimento ainda na fase de tendinopatia e dor, o tratamento clínico costuma ser a primeira opção. Nestes casos, a acupuntura pode ser utilizada para melhor controle da analgesia, contribuindo para a execução das outras intervenções necessárias.[5]

Epicondilite medial (cotovelo)

A epicondilite medial é uma afecção que acomete a origem dos tendões flexo-pronadores do cotovelo. Também é conhecida como "cotovelo do golfista", pois na prática do golfe pode haver uma sobrecarga e consequente fadiga na musculatura medial do cotovelo. No exame clínico, é observada uma dor à palpação direta do epicôndilo medial, que piora quando o paciente faz uma flexão associada à pronação do punho contra a resistência do examinador. As radiografias geralmente não apresentam alterações significativas e um estudo complementar com ultrassonografia e ressonância magnética ajuda a confirmar o diagnóstico. Muito importante fazer o diagnóstico diferencial com instabilidade medial do cotovelo e com a neurite ulnar, pois os tratamentos são bem distintos. Nesse sentido, a eletroneuromiografia pode ser necessária.

O tratamento clínico é eficaz em grande parte dos atletas, sempre lembrando de enfatizar a importância de corrigir os erros no gesto esportivo para aumentar a chance de sucesso sem necessidade da cirurgia. Entre as possibilidades terapêuticas, a acupuntura pode contribuir para a melhora do quadro álgico.[6]

Epicondilite lateral (cotovelo)

A epicondilite lateral é uma afecção na origem da musculatura extensora-supinadora junto ao epicôndilo lateral do úmero. Também conhecida como "cotovelo de tenista", porém a maioria dos pacientes acometidos é trabalhador manual que executa tarefas repetidamente. No caso dos tenistas, está mais frequentemente associado com o movimento de *backhand*. Outros fatores que também podem contribuir para a piora dos sintomas são as cordas da raquete muito tensas, empunhadura inadequada, bolas murchas e o gesto esportivo executado incorretamente. Caracteristicamente, o paciente apresenta dor na face lateral do cotovelo que se exacerba quando faz extensão do punho contra resistência (Teste de Cozen).

Importante realizar exames de imagem para a confirmação diagnóstica. As radiografias são normais na maioria das vezes, mas sua realização é importante, pois se trata de um exame de baixo custo e fácil acesso e a ausência de alterações também é importante para se fechar o diagnóstico. A ultrassonografia e a ressonância magnética são exames mais apropriados para avaliação de tecidos moles e sempre que possível devem ser solicitadas.

O tratamento clínico da epicondilite lateral costuma ser eficaz em mais de 80% dos casos e deve ser tentado por pelo menos de quatro a seis meses. São várias as possibilidades, como a fisioterapia, uso de anti-inflamatórios, infiltração com corticoide ou ácido hialurônico, terapia de ondas de choque. Nesse contexto, a acupuntura aparece como uma opção interessante de tratamento clínico, podendo inclusive ser associada com outros métodos. No caso específico dos atletas, para maior eficácia dos resultados, é importante entender o gesto esportivo da modalidade praticada e os fatores associados a ele, por exemplo, os descritos neste texto para os tenistas.[7]

Nos casos em que o tratamento clínico não é eficaz, está indicada a cirurgia, que pode ser realizada por via aberta ou artroscópica, de acordo com a preferência do cirurgião.[7]

Compressão do nervo interósseo posterior

Um diagnóstico diferencial importante da epicondilite lateral do cotovelo é a compressão do nervo interósseo posterior no terço proximal do antebraço, no nível do túnel radial, que é uma estrutura músculo-aponeurótica que se estende desde o epicôndilo lateral do úmero até a margem distal do músculo supinador.

Essa compressão pode evidenciar duas apresentações clínicas distintas: a síndrome do nervo interósseo posterior (que pode causar paralisia motora) e a síndrome do túnel radial, que gera dor na face lateral do cotovelo e antebraço e pode ser confundida com a epicondilite lateral. Um teste clínico interessante para diferenciar a epicondilite lateral da compressão do nervo interósseo posterior é a extensão do terceiro quirodáctilo com o cotovelo em extensão total e o punho em posição neutra, que provoca dor nos casos de compressão. A eletroneuromiografia é o exame indicado para o diagnóstico, porém deve-se ficar atento para um alto índice de falsos-negativos nos casos em que a compressão do nervo ocorre dinamicamente pelo músculo supinador durante o movimento de pronação do antebraço.

Quando há sinais clínicos de paralisia motora, o tratamento cirúrgico para descompressão do nervo está indicado até para evitar sequelas.

No caso de sintomas mais sensitivos, pode ser tentado o tratamento clínico, sendo a acupuntura uma das alternativas para controle da dor. Muitas vezes no início esses pacientes são tratados equivocadamente como epicondilite lateral e isto reforça a importância de realizar o diagnóstico diferencial de compressão do nervo interósseo posterior com a epicondilite lateral.[7]

TRATAMENTO DAS LESÕES ESPORTIVAS COM ACUPUNTURA

Os atletas frequentemente estão submetidos a intensa carga de treinos e por exigência física, estão mais propensos às lesões esportivas. Devido às necessidades técnicas e financeiras, é preciso que haja recuperação rápida e retorno precoce às atividades esportivas. Nesse aspecto, a acupuntura é uma importante ferramenta terapêutica dentro da reabilitação, auxiliando no controle da dor, restauração sensório-motora e melhora no tônus muscular.[8,9]

Ao abordarmos o atleta segundo a visão da Medicina Tradicional Chinesa (MTC), é necessária a construção de uma história clínica detalhada com avaliação de pulso, língua e sua correlação com as teorias clássicas do Yin / Yang, Zang-Fu (órgãos e vísceras) e a dos meridianos. O quadro doloroso segundo a MTC é desencadeada pela estagnação de energia ("qi") na região afetada e seu tratamento tem como objetivo melhorar o fluxo energético local por meio da inserção de agulhas em pontos de acupuntura (acupontos) adequados ao quadro clínico. Seguindo esta racionalidade, os quadros álgicos musculoesqueléticos são classificados como síndromes Bi com diferentes etiologias (calor, vento, frio, umidade).[10]

Sob a óptica da neurociência, a acupuntura possui ação periférica, segmentar (medula espinhal) e suprassegmentar (encéfalo). Na periferia, sua atuação se dá pela modulação do processo inflamatório local e otimização da reparação tecidual, por meio da diminuição das interleucinas pró-inflamatórias (IL-6 e TNF-alfa) e incremento das anti-inflamatórias como a interleucina 10 (IL-10). A ação segmentar ocorre com a ativação de interneurônios inibitórios encefalinérgicos no corno posterior da medula espinal, capazes de inibir a ascensão do estímulo doloroso pelo trato espinotalâmico ao encéfalo. E, a ação suprassegmentar que ocorre no tronco cerebral, tálamo e córtex por meio da ativação do sistema inibitório descendente de dor (SIDD) e das vias corticais supressoras de dor.[11]

O tratamento das patologias (não cirúrgicas) de ombro e cotovelo inicia-se com analgesia, seguida de ganho de amplitude de movimento (ADM) e, posteriormente, trabalho de fortalecimento e equilíbrio muscular. A acupuntura potencializa esses processos, acelerando a reabilitação.

OMBRO

Ao utilizar acupuntura como tratamento das lesões esportivas, é importante identificar os meridianos que perpassam a estrutura envolvida. O ombro, em sua porção anterior, tem a passagem do meridiano do pulmão e intestino grosso, e em sua porção posterior o meridiano do triplo aquecedor e intestino delgado. Os principais pontos de acupuntura indicados em lesões desta articulação, são: LI4, LI11, LI14; TE5, TE13, TE14, TE15, SI3, SI9, GB34, ST38, BL58 e pontos Ah Shi.[10] Pontos estes que podem ser utilizados no controle da dor nas luxações glenoumerais durante o tratamento fisioterápico. (Figura 59.1).

Nas luxações (não cirúrgicas) e na osteoartrite acromioclavicular podem ser utilizados os acupontos relacionados a essa estrutura, como TE14, LI15 e pontos Ashi locais, tendo como referência a nomenclatura internacional dos pontos de acupuntura definida pela Organização Mundial de Saúde (OMS).[12]

Com relação à síndrome do manguito rotador (SMR), os pontos associados à inervação e possíveis músculos acome-

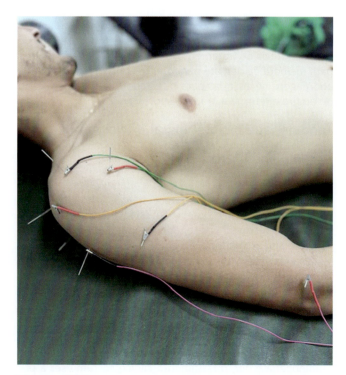

Figura 59.1 Acupontos utilizados para tratamento de ombralgias.
Fonte: Arquivo pessoal dos autores.

tidos, segundo a nomenclatura da OMS, são SI10, SI12, TE14, LI15, LI16.[12] Uma opção terapêutica é associar a eletroestimulação (EA) em baixa frequência (1 a 2 Hz) nos troncos nervosos e pontos motores relacionados às estruturas acometidas por aproximadamente 20 minutos. A tendinopatia do músculo supraespinhal é a lesão mais frequente na SMR. Em seu tratamento pode ser realizada estimulação do nervo supraescapular e de seu ponto motor. Sugere-se associar EA dos músculos estabilizadores da escápula por meio de seus respectivos nervos: acessório, escapulo dorsal, toracodorsal e torácico longo para otimizar o resultado da acupuntura.

Nas tenossinovites da cabeça longa do bíceps (CLB), utilizando o mesmo critério de inervação e músculo acometido pela nomenclatura da OMS, identifica-se os pontos Ex-EU (jianqian-jianneiling), LI15, TE14, LU2, LU3 e HT2.[12] Uma boa possibilidade terapêutica é associar a EA do ponto motor do músculo bíceps braquial e sua respectiva inervação, nervo musculocutâneo, utilizando baixas frequências (1 a 2 Hz) por 20 minutos. Recomenda-se que sua punção pela agulha de acupuntura seja guiada por ultrassonografia para tornar o procedimento mais assertivo e seguro.

COTOVELO

As principais lesões esportivas associadas ao cotovelo são as epicondilites (lateral e medial), sendo a primeira a mais frequente. O tratamento, assim como no ombro, segue as etapas de reabilitação: analgesia, ganho de ADM e fortalecimento e equilíbrio muscular.

Para realizar o tratamento das epicondilites com acupuntura, é importante identificar os meridianos que passam pelo cotovelo e correlacioná-los com local acometido.

Próximo ao epicôndilo lateral há passagem dos meridianos: triplo aquecedor, intestino grosso e pulmão. Para epicondilite lateral, a literatura médica sugere os seguintes pontos de acupuntura: LI11, LI10, LI4, TE5, LU5, LU6 e pontos Ashi.[10] Podem ser utilizados os pontos relacionados à inervação local e aos músculos envolvidos segundo a já citada nomenclatura da OMS, são eles: LI13, LI12, LI11, TE7, TE8, TE9 (próximos ao nervo radial e músculos extensores do punho).[12] Pode ser associada a eletroestimulação do tronco de nervo radial e ponto motor dos músculos envolvidos na epicondilite lateral, sendo o estímulo em baixa frequência por aproximadamente 20 minutos (Figuras 59.2 e 59.3).

No epicôndilo medial, há passagem dos meridianos do pericárdio, coração e intestino delgado. Para epicondilite medial, sugere-se os seguintes pontos: PC3, HT2, HT3, HT4, SI7, SI8, TE9, TE10 e pontos Ashi.[10] Seguindo o raciocínio já citado, também pode ser realizada a eletroestimulação em baixa frequência do nervo mediano (no nível do cotovelo) e pontos motores dos músculos flexores e pronadores do punho (Figura 59.3).

A tendinopatia do músculo bíceps braquial é a principal causa de dor na região anterior do cotovelo, geralmente associada a flexão e supinação. O tratamento com acupuntu-

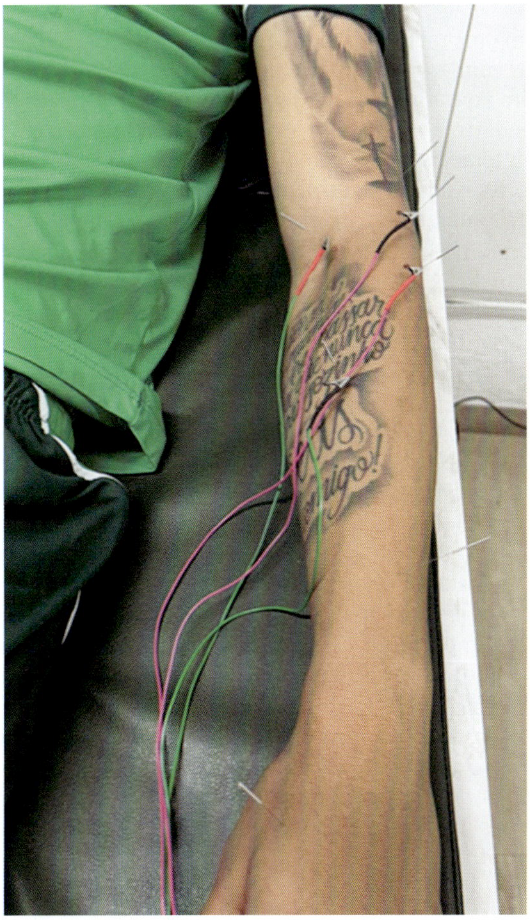

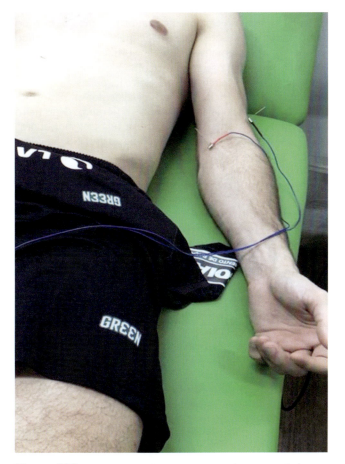

Figura 59.2 Pontos de acupuntura utilizados para tratamento de epicondilite lateral.
Fonte: Arquivo pessoal dos autores.

Figura 59.3 Eletroestimulação nervo mediano e radial para tratamento de dor em região medial e lateral de cotovelo.
Fonte: Arquivo pessoal dos autores.

526 TRATADO DE ACUPUNTURA E DOR NA MEDICINA ESPORTIVA

ra consiste nos pontos: LU3, LU4, LU5, PC2, LI11, LI12, LI13, LI14.[10] Pode estar associado a eletroestimulação em baixa frequência por 20 minutos do nervo musculocutâneo e ponto motor deste músculo.

Tendinopatia do músculo tríceps também é comum em atletas, podem ser utilizados os seguintes pontos de acupuntura em associação com eletroestimulação: TE9, TE10, TE11, TE12, SI8 e LI12.[10,12]

A neuropatia do nervo interósseo posterior ocorre por compressão deste seu ramo do nervo radial pelo musculo supinador na arcada de Frohse. Podem ser utilizados os pontos clássicos de acupuntura: LI9, LI10, LI11, LI12 e TE9.[21] Associados a eletroestimulação em baixa frequência do nervo radial (nível do cotovelo) e ponto motor deste músculo por aproximadamente 20 minutos.

● EVIDÊNCIAS CIENTÍFICAS

Ombro

Sabemos que ainda há dificuldades metodológicas com relação aos ensaios clínicos randomizados controlados (ECRC) e com a acupuntura, mas podemos observar que novos estudos de boa qualidade têm sido desenvolvidos e, gradualmente, demostrado a sua ação benéfica em diferentes síndromes dolorosas.

Em um estudo alemão ECRC multicêntrico, 424 pacientes com dor crônica de ombro foram divididos em três grupos. Os tratados com acupuntura apresentaram resultados melhores no controle da dor e melhora na amplitude de movimento ao final do tratamento e após três meses, quando comparados aos grupos controle: acupuntura Sham e grupo submetido ao tratamento ortopédico tradicional.[13]

Em outro ECRC, pacientes com ombralgia foram divididos em dois grupos, os submetidos a eletroacupuntura e outro a acupuntura Sham. Foram avaliados nível de dor, amplitude de movimento e funcionalidade articular do ombro. O primeiro grupo apresentou melhora significativa nos três indicadores (dor, ADM e função) quando comparada ao grupo Sham.[14]

Em um interessante ECRC utilizando acupuntura e ressonância magnética funcional (RMF), pacientes com dor crônica em ombro foram submetidos a tratamento com acupuntura no ponto E36 (zusanli) e divididos em dois grupos: agulhamento deste acuponto ipsilateral (grupo IPSI) a dor e o agulhamento contralateral (grupo CONTRA). Foram submetidos a RMF antes e após o tratamento. Ambos os grupos apresentaram melhora na dor. Porém, pacientes do grupo CONTRA obtiveram maior ganho de função quando comparados ao grupo IPSI. O grupo CONTRA apresentou pela RMF ativação do córtex cingular anterior (área relacionada ao processamento afetivo da dor) e grupo IPSI houve ativação do tronco cerebral-tálamo-córtex (ativação do SIDD, Figura 59.1). Portanto, o artigo sugere a utilização bilateral deste acuponto para tratamento das ombralgias por apresentarem diferentes áreas de ação[15] (Figura 59.4).

Em outro estudo, pacientes com síndrome do manguito rotador e osteoartrite de ombro foram divididos em três grupos de tratamento: acupuntura, em que os acupontos foram selecionados a partir de seu diagnóstico pela MTC; segundo grupo, em que pontos de acupuntura foram pré-definidos e padronizados; e terceiro grupo, recebeu acupuntura Sham. Os dois primeiros apresentaram o mesmo nível de melhora na dor e na função articular. Portanto, a definição de acupontos padrão para ombralgias pode facilitar a metodologia de futuros ensaios clínicos.[16]

Em um ensaio clínico foi avaliada a utilização de acupontos (locais ou distantes) para pacientes com ombralgia, e os resultados sugerem que pontos distantes apresentaram melhores respostas no controle da dor quando comparados aos locais.[17]

A auriculoterapia é uma técnica que pode ser associada ao tratamento das síndromes dolorosas no ombro com bons resultados. Em um ECRC utilizando agulhas semipermanentes auriculares durante pós-operatório (PO) de cirurgia de ombro, os pacientes submetidos ao agulhamento apresentaram menor dor no PO, quando comparados ao grupo controle.[18]

Ao fazermos o levantamento bibliográfico, observamos que os estudos reforçam a utilização de pontos de acupuntura: locais e distantes; se possível utilizar, bilateral; e a utilização da auriculoterapia se mostrou eficaz como técnica complementar no controle da dor. Interessante que são técnicas de acupuntura já preconizadas há milênios pela Medicina Tradicional Chinesa. Mas somente nos últimos anos a ciência tem conseguido evidenciar sua ação terapêutica.

Cotovelo

Em uma revisão sistemática de 2022 com 10 ECRC, em pacientes com epicondilite lateral, foi comparada a ação da acupuntura ao tratamento medicamentoso, terapia com bloqueio peritendíneo e acupuntura Sham. A acupuntura foi superior às demais terapias para controle da dor. Porém, os autores ressaltam a necessidade de estudos mais robustos para definir esta técnica como tratamento efetivo para epicondilite lateral.[19]

Em outra revisão sistemática de 2021, a acupuntura demostrou ter ação positiva na melhora da dor, força muscular e capacidade funcional em pacientes com epicondilite lateral, apesar de evidências ainda fracas.[20]

Em um interessante ensaio clínico, pacientes com epicondilite lateral foram submetidos a punção do nervo radial guiada por ultrassom. Em seguida, realizada eletroestimulação percutânea em baixa frequência em sua proximidade. Foram avaliados nível de dor, capacidade funcional e padrão eletrofisiológico do nervo radial. Em seguida, comparados com grupo controle (não recebeu tratamento). Os pacientes submetidos a eletroestimulação obtiveram importante melhora nos três parâmetros avaliados ao final do estudo, com melhora importante na dor e na função articular, quando comparados ao grupo controle[21] (Figuras 59.5 e 59.6).

Em patologias do cotovelo, podemos associar pontos ligados à racionalidade da Medicina Tradicional Chinesa em associação com eletroestimulação ecoguiada do nervo radial em casos de epicondilite lateral e nervo mediano nas epicondilites mediais e seus respectivos músculos acometidos. (Tabela 59.1)

CAPÍTULO 59

LESÕES DO OMBRO E COTOVELO

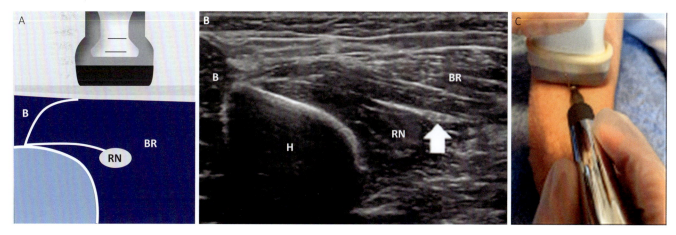

Figura 59.5 PNM guiado por US: (**A**) intervenção do SFE no nervo radial; (**B**) Imagem ultrassonográfica da intervenção e (**C**) abordagem invasiva guiada por ultrassom do nervo radial.
Siglas: B: músculo braquial; BR: músculo braquiorradial; RN: nervo radial; H: úmero.
Fonte: De-la-Cruz-Torres B, Abuín-Porras V, Navarro-Flores E; et al. 2021.[21]

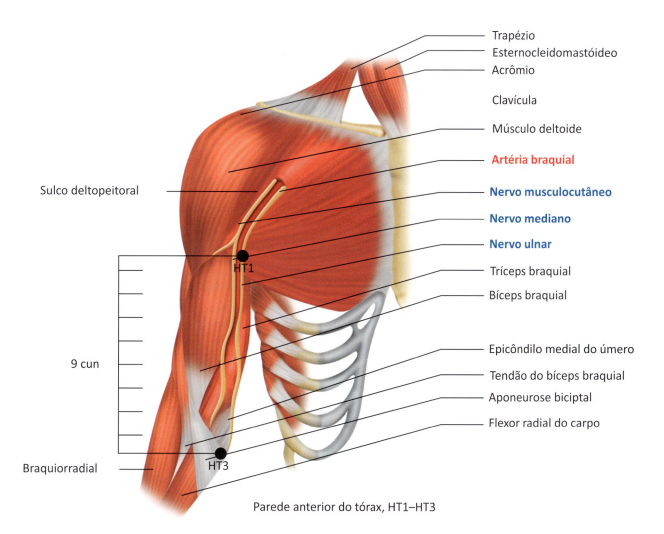

Figura 59.6 Localização dos pontos da região anterior do ombro e cotovelo.

528 TRATADO DE ACUPUNTURA E DOR NA MEDICINA ESPORTIVA

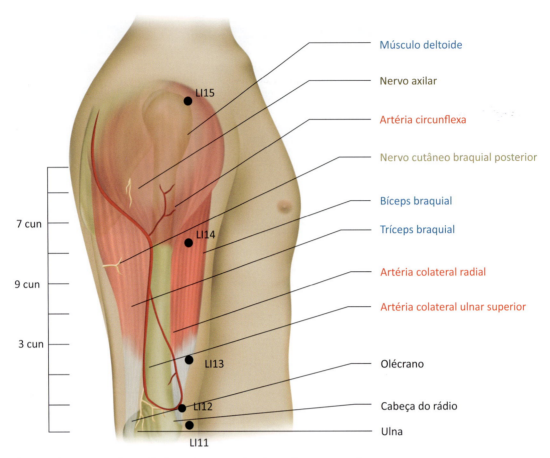

Figura 59.7 Localização dos pontos da região lateral e posterior do ombro e cotovelo.

● CONCLUSÃO

As lesões musculoesqueléticas são muito comuns dentro do ambiente esportivo, em especial as patologias de ombro e cotovelo. A acupuntura por meio de seu mecanismo de ação e com efeitos colaterais praticamente inexistentes atua otimizando a reabilitação do atleta ou esportista, permitindo o seu retorno mais precoce à sua prática esportiva.

Tabela 59.1 Pontos de acupuntura indicados no tratamento das lesões do ombro e cotovelo- relações anatômicas.

Pontos	Localização	Musculatura	Vascularização	Inervação
LI4	Situa-se na metade do 2º metacarpo, entre o 1º e 2º ossos metacarpos, sobre a saliência muscular quando se faz a abdução do polegar	Músculo adutor do polegar e músculo interósseo dorsal da mão	Plexo venoso dorsal que drena a veia cefálica	Nervos digitais palmares próprios do nervo mediano superficialmente
LI10	No lado radial da superfície dorsal do antebraço e na linha que conecta LI5 (yang xi) e LI11 (qu chi), 2 cun distal à prega cubital do cotovelo	Músculo extensor radial longo do carpo; Músculo extensor radial curto do carpo; Músculo supinador	Artéria Radial recorrente	Nervo cutâneo lateral do Antebraço; Nervo Radial
LI11	Na extremidade lateral da prega do cotovelo em uma depressão entre a extremidade da prega e o epicôndilo lateral, na régia do músculo extensor radial longo do carpo	Músculo extensor radial longo do carpo	Artéria radial e ulnar	Nervo ulnar, ramo dorsal
LI12	Quando o cotovelo é flexionado, este ponto é superior ao lateral epicôndilo do úmero, cerca de 1 cun superolateral a LI11 (qu chi), na crista supracondilar lateral do úmero.	Músculo-Braquioradial; Cabeça lateral do Músculo Tríceps braquial	Artéria radial colateral	Nervo cutâneo lateral do antebraço; Nervo radial

(*Continua*)

CAPÍTULO 59

LESÕES DO OMBRO E COTOVELO **529**

Tabela 59.1 Pontos de acupuntura indicados no tratamento das lesões do ombro e cotovelo- relações anatômicas. *(Continuação)*

Pontos	Localização	Musculatura	Vascularização	Inervação
LI13	Superior ao epicôndilo lateral do úmero, 3 cun proximal a LI11 (qu chi), na linha que conecta LI11 (qu chi) e LI15 (jian yu).	Cabeça lateral do Músculo tríceps braquial Músculo braquial Cabeça longa do bíceps	Artéria radial colateral	Nervo cutâneo lateral do antebraço Nervo musculo cutâneo
LI14	No lado lateral do braço, 7 cun proximal a LI11 (qu chi), o ponto está localizado na inserção do deltoide músculo, na linha que conecta LI11 (qu chi) e LI15 (jian yu).	Cabeça lateral do Músculo tríceps braquial Músculo deltoide Cabeça longa do bíceps	Artéria circunflexa umeral posterior Artéria circunflexa umeral anterior	Nervo cutâneo superolateral do braço – ramo do nervo axilar
TE5	Situa-se a dois tsun proximal ao ponto médio da prega dorsal do pulso, entre o rádio e a ulna	Músculo extensor comum dos dedos adutor longo do polegar, flexor radial do carpo	Artéria radial e ulnar	Nervo radial
TE7	A 3 tsun proximais a "prega dorsal do punho", e 0,5 tsun ulnar ao meio do antebraço	Musculo extensor ulnar do carpo	Artéria ulnar	Nervo radial
TE8	A 4 tsun proximais á prega dorsal do punho, entre a ulna e o rádio	Músculo extensor dos dedos	Artéria radial e ulnar	Nervo ulnar e radial
TE9	7 tsun proximais à "prega dorsal do punho", entre rádio e ulna.	Músculo extensor ulnar do carpo e abdutor longo do polegar	Artéria ulnar	Nervo radial
TE10	Na parte lateral do braço, 1 tsun proximal ao olécrano com o cotovelo flexionado	Tendão do músculo tríceps	Artéria ulnar	Nervo radial
TE14	Abaixo da parte dorsal do acrômio entre as partes acromial e espinhal do músculo deltoide	Músculo deltoide	Artéria axilar	Nervo supraclavicular
TE12	Com cotovelo flexionado, 4 tsun proximal a TE10.	Músculo tríceps (cabeça medial)	Artéria braquial	Nervo radial
LU3	No lado interno do braço, 3 tsun distais à extremidade da prega axilar anterior, no sulco bicipital lateral.	Músculo bíceps braquial	Artéria braquial	Nervo musculocutâneo
LU4	No lado medial do braço 4 tsun distais à extremidade anterior da prega axilar, no sulco bicipital lateral	Músculo bíceps braquial	Artéria axilar	Nervo musculocutâneo
LU5	Com o cotovelo ligeiramente flexionado, na prega de flexão do cotovelo, radialmente ao tendão do músculo bíceps braquial	Músculo bíceps braquial	Artéria radial	Nervo radial
LU6	A 5 tsuns distais a LU5 e 7 tsuns proximais a LU9.	Músculo abdutor longo do polegar	Artéria radial	Nervo radial
PC2	2 cun distal ao final da prega axilar anterior, entre as duas cabeças do músculo bíceps braquial	Músculo bíceps braquial Tendão do músculo coracobraquiaal Músculo braquial Músculo deltoide	Ramo muscular da artéria braquial	Nervo cutâneo braquial medial Nervo músculo cutâneo (ramo)
PC3	Na prega do cotovelo, ulnar ao tendão do músculo bíceps braquial	Músculo bíceps braquial	Artéria braquial	Nervo ulnar

(Continua)

Tabela 59.1 Pontos de acupuntura indicados no tratamento das lesões do ombro e cotovelo- relações anatômicas. *(Continuação)*

Pontos	Localização	Musculatura	Vascularização	Inervação
HT2	Quando o cotovelo é flexionado, o ponto é 3 cun proximal ao aspecto medial da prega cubital transversa em HT3 (shao hai), no sulco medial ao músculo bíceps braquial.	Músculo braquial Cabeça curta do bíceps Cabeça média do tríceps	Artéria braquial	Nervo ulnar Nervo músculo cutâneo
HT3	Com o cotovelo flexionado, logo abaixo da extremidade ulnar da prega do cotovelo, na direção do epicôndilo medial, em uma depressão	Tendão do tríceps, músculos flexores de punho e dedos	Artéria ulnar	Nervo ulnar
HT4	Com a palma voltada para cima, o ponto está localizado a 1,5 cun proximal à prega transversa do punho, no lado radial lateral do tendão do músculo flexor ulnar do carpo.	Tendão flexor ulnar do carpo Músculo pronador quadrado Músculo flexor superficial dos dedos Tendão Músculo Flexor digital profundo dos dedos	Artéria ulnar	Ramo palmar do nervo ulnar
SI7	5 tsun proximais à prega dorsal do punho sobre a linha entre SI5 E SI8	Músculo extensor ulnar do carpo, músculo flexor ulnar do carpo, músculo flexor profundo dos dedos	Artéria ulnar	Nervo ulnar
SI8	Na depressão entre o olécrano e o epicôndilo medial do úmero (flexionar o cotovelo)	Músculo tríceps (tendão)	Artéria ulnar	Nervo ulnar

Fonte: Acervo do autor.

● REFERÊNCIAS

1. Matsen FA, Harryman DT, Sidles JA. Mechanics of glenohumeral instability. Clin Sports Med. 1991;10:783-8.

2. Rockwood CA Jr. Injuries to the acromioclavicular joint. In: Rockwood CA Jr, Green DP. Fractures in adults. 2nd ed. Vol. 1. Philadelphia: JB Lippincott; 1984. p. 860-910.

3. Weber S, Chal J. Managementof rotator cuff injurie. J Am Acad Orthop Surg. 2020;28(5):e193-201.

4. Iannotti JP, Know YW. Management of persistent shoulder pain. Am J Orthop. 2005;34(12 Suppl):16-23.

5. Johnson DC, Allen AA. Biceps and triceps tendo injury. In: Altchek DW, Andrews JR, editors. The athletes' elbow. Hagerstown (MD): Lippincott Williams and Wilkins; 2001. p. 105-20.

6. Veltman ES, Doornberg JN, Eygendaal D. Static progressive versus dynamic splinting for posttraumatic elbow stiffness: review of 232 patients. Arch Orthop Trauma Surg. 2015;135:613-7.

7. Evans PJ, Nandi S, Maschke S, Hoyen HA, Lawton JN. Prevention and treatment of elbow stiffness. J Hand Surg Am. 2009 Apr;34(4):769-78.

8. Pitcher JB, Ridding MC, Miles TS. Frequency-dependent, bi-directional plasticity in motor cortex of human adults. Clin Neurophysiol. 2003;114:1265-71.

9. Huang LP, Zhou S, Lu Z. Bilateral effect of unilateral electroacupuncture on muscle strength. J Alter Complement Med. 2007;13(5):539-46.

10. Hsing WT, Tsai AWW, Rohde CBS. Acupuntura e medicina tradicional chinesa. Rio de Janeiro: Atheneu; 2019.

11. Zhao ZQ. Neural mechanism underlying acupuncture analgesia. Prog Neurobiol. 2008 Aug;85(4):355-75.

12. WHO Scientific Group on International Acupuncture Nomenclature & World Health Organization. A proposed standard international acupuncture nomenclature: report of a WHO scientific group. World Health Organization. 1991.

13. Molsberger AF, Schneider T, Gotthardt H, Drabik A. German randomized acupuncture trial for chronic shoulder pain (GRASP) - a pragmatic, controlled, patient-blinded, multi-centre trial in an outpatient care environment. Pain. 2010 Oct;151(1):146-54.

14. Guerra de Hoyos JA, Martín MDCA, Leon EBYB, Lopez MV, López TM, Morilla FAV, et al. Randomised trial of long term effect of acupuncture for shoulder pain. Pain. 2004 Dec;112(3):289-98.

15. Zhang S, Wang X, Yan CQ, Hu SQ, Huo JW, Wang ZY, et al. Different mechanisms of contralateral- or ipsilateral-acupuncture to modulate the brain activity in patients with unilateral chronic shoulder pain: a pilot fMRI study. J Pain Res. 2018 Mar 7;11:505-14.

16. Lathia AT, Jung SM, Chen LX. Efficacy of acupuncture as a treatment for chronic shoulder pain. J Altern Complement Med. 2009 Jun;15(6):613-8.

17. Chandran KP, Chandran PP, Arumugam N, Muthappan S. Effect of remote and local acupuncture points on periarthritis of shoulder: a comparative study. J Acupunct Meridian Stud. 2021 Feb 28;14(1):13-20.

18. Hou X, Xiong W, Lin X, Zhu Y, Yang R, Huang J, et al. Auricular acupuncture for shoulder pain: a protocol for systematic review and meta-analysis. Medicine (Baltimore). 2021 Apr 30;100(17):e25666.

19. Zhou Y, Guo Y, Zhou R, Wu P, Liang F, Yang Z. Effectiveness of acupuncture for lateral epicondylitis: a systematic review and meta-analysis of randomized controlled trials. Pain Res Manag. 2020 Mar 20;2020:8506591.

20. Navarro-Santana MJ, Sanchez-Infante J, Gómez-Chiguano GF, Cummings M, Fernández-de-Las-Peñas C, Plaza-Manzano G. Effects of manual acupuncture and electroacupuncture for lateral epicondylalgia of musculoskeletal origin: a systematic review and meta-analysis. Acupunct Med. 2021 Oct;39(5):405-22.

21. De-la-Cruz-Torres B, Abuín-Porras V, Navarro-Flores E, Calvo-Lobo C, Romero-Morales C. Ultrasound-guided percutaneous neuromodulation in patients with chronic lateral epicondylalgia: a pilot randomized clinical trial. Int J Environ Res Public Health. 2021 May 3;18(9):4877.

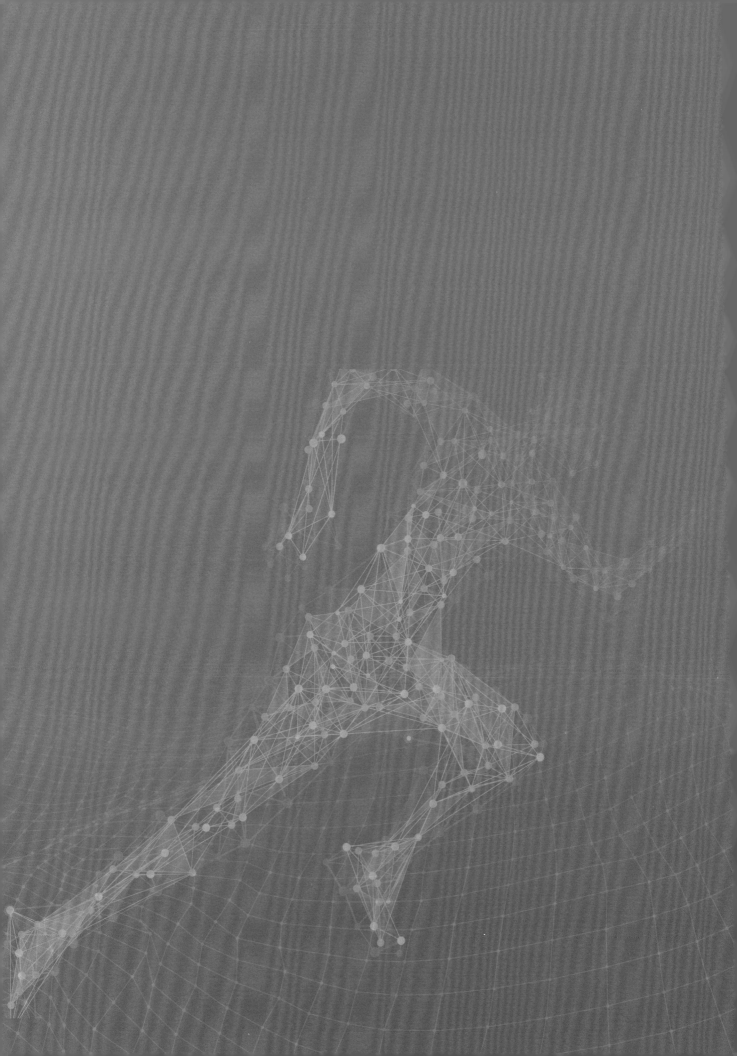

Lesões do mão e punho

60

▶ Flora Hanako Kirino Vicentini ▶ João Carlos Nakamoto ▶ Patrícia Cláudia Benatti Spengler

●INTRODUÇÃO

As lesões na mão e no punho são extremamente comuns entre os atletas e correspondem a cerca de 3% a 9% de todas as lesões esportivas.[1] E essa incidência só tende ao crescimento com o aumento da prática esportiva da população geral e o nível de competitividade entre os atletas de alto desempenho.

Para os praticantes de atividade esportiva, seja em âmbito competitivo ou recreacional, as limitações decorrentes de uma lesão podem impactar tanto nas aspirações profissionais quanto na qualidade de vida desses indivíduos, sendo necessário um tratamento personalizado para que o retorno às atividades seja o mais breve possível.

Para isso, é fundamental que o profissional de saúde reconheça precocemente uma lesão e as principais medidas no seu tratamento, sejam elas conservadoras ou cirúrgicas. É importante também conhecer a modalidade esportiva praticada pelo atleta, entendendo sua biomecânica, os equipamentos utilizados, além da periodicidade e intensidade da prática.

Podemos dividir as lesões esportivas em duas categorias: as lesões traumáticas agudas e as lesões crônicas por sobrecarga mecânica e movimentos de repetição.

As lesões traumáticas como fraturas, contusões, entorses, lesões ligamentares e lesões tendíneas são mais frequentes em esportes de contato e em esportes com grande risco de quedas, como lutas, skate, basquete, futebol, ski.

Já as lesões crônicas decorrentes de "*overuse*", como tendinopatias, síndromes compressivas e dores articulares, são vistas mais comumente em esportes com raquetes, como tênis, golf, polo (a cavalo), ou em atividades de impactos de repetição, como ginástica e *crossfit*.

Neste capítulo, discutiremos um pouco a respeito do exame físico para reconhecimento das principais lesões na mão e no punho e seu tratamento, além de discutirmos como a acupuntura pode ajudar na recuperação mais rápida do paciente esportista.

● SEMIOLOGIA

Assim como em todas as especialidades médicas, é fundamental uma anamnese adequada, a fim de identificar dados epidemiológicos da prática esportiva, como modalidade, equipamentos utilizados, mudança da carga, frequência ou técnica do gesto esportivo. Identificar em qual posição ou exercício os sintomas aparecem, bem como um eventual mecanismo de trauma, nos dão indícios dos eventuais diagnósticos.

O exame físico deve ser organizado de forma sistemática e prática.

Inspeção estática e dinâmica

Avaliar a atitude da mão em repouso em busca de assimetrias, desalinhamentos ou deformidades. Buscar por edemas, equimoses, escoriações, calosidades, cicatrizes e alterações tróficas.

Utilizar o efeito tenodese em busca de deformidades angulares e desvios rotacionais dos dedos.

Avaliar amplitude de movimento passiva e ativa (flexão, extensão, pronossupinação, desvio radial e ulnar, sempre em comparação com o lado contralateral.

Palpação

A palpação de proeminências ósseas e partes moles buscará presença de massas, tumorações e áreas de edema, além de presença de dor, crepitações, ressaltos, inflamações articulares e variações de temperatura

Avaliação da estabilidade articular

Usualmente, é feita utilizando as duas mãos, segurando tanto proximal quanto distalmente a articulação a ser estudada movendo passivamente a articulação estressando os ligamentos que a estabilizam. Tanto a perda, quando o excesso de mobilidade são achados relevantes e sempre comparando com o lado contralateral. Muitas vezes a estabilidade articular é testada tanto em extensão quanto em flexão.

Exame neurológico

O exame neurológico avalia tanto a parte motora quanto a sensitiva.

A parte motora pode ser graduada de acordo com a Muscle Grading System of the British Medical Research Council (Tabela 60.1).

A sensibilidade pode ser graduada em ausente, presente ou alterada (anestesia, normal e hipoestesia). Deve-se utilizar o tato grosseiro e fino para a avaliação tátil. A avaliação de pressão e sensibilidade pode ser realizada através do uso de diapasão em proeminências ósseas, uso de monofilamentos de Semmes-Weinstein e discriminação entre dois pontos.

Tabela 60.1 Escala de graduação da potência muscular.

Grau	Descrição
0	Sem contração
1	Fibrilações ou contração muscular palpável
2	Movimento ativo, não vence a gravidade
3	Movimento ativo, vence a gravidade
4	Movimento ativo contra resistência
5	Força normal

Fonte: British Medical Research Council.

Exame vascular

Avaliar tempo de enchimento capilar, presença de congestão venosa e patência dos grandes vasos que irrigam a mão (artéria radial e ulnar) e dedos (artérias digitais).

● LESÕES TRAUMÁTICAS

Fraturas do rádio distal

As fraturas do rádio distal ocorrem como resultado de uma queda sobre a mão com o punho estendido. São comuns em esportes de contato (futebol, basquete, *rugby*, lutas etc.), esportes de aventura (*skate*, *parkour*, patinação) ou esportes com risco de quedas ou trauma direto em alta velocidade (ciclismo, *mountain bike*, automobilismo etc.).

Além de um bom exame físico da extremidade, a avaliação inicial sempre inclui radiografias ortogonais do punho para avaliar altura radial, inclinação radial, inclinação volar e envolvimento intra-articular. As indicações para uma tomografia computadorizada (TC) variam entre os cirurgiões, mas o paciente certamente deve ser considerado para fraturas com envolvimento intra-articular.

A redução fechada inicial é realizada para restaurar comprimento anatômico, alinhamento e rotação, seguida de imobilização gessada ou uma órtese com bloqueio de pronossupinação (Figura 60.1). As radiografias pós-redução são avaliadas antes de determinar as recomendações finais do tratamento. Parâmetros radiográficos que sugerem tratamento cirúrgico incluem encurtamento radial maior que 5 mm, angulação dorsal maior que 5º ou degrau articular maior que 2 mm.[2] Para fraturas inicialmente bem reduzidas, vários investigadores postularam fatores associado à perda de redução, incluindo deslocamento inicial da fratura, idade, cominuição metafisária e variação ulnar.[3,4]

Devido ao alto nível de demanda física para a função, os atletas representam um subconjunto único da população. O tempo de lesão pode ter um impacto significativo nas oportunidades ou comprometer as aspirações profissionais com impacto financeiro direto.[5] O uso de imobilizações menores ou intervenções cirúrgicas permite, muitas vezes, treinos de manutenção do condicionamento físico, uma menor restrição articular e uma mais rápida recuperação funcional.

As fixações com placas de estabilidade angular tornaram-se um dos tratamentos mais versáteis nas fixações das fraturas do rádio distal. Este método diminui muitas das preocupações que as estratégias de fixação cirúrgica anteriores implicavam, incluindo irritação dos tendões extensores das placas dorsais, infecções associadas aos locais de inserção de fios percutâneos e insatisfação do paciente com fixadores externos,[6] além de permitir uma osteossíntese mais estável, o que favorece uma mobilização precoce (Figura 60.2).

Uma abordagem volar de Henry no punho modificada com uma incisão sobre o flexor radial do carpo (FCR) é usada com mais frequência, e deve-se tomar cuidado para evitar lesões no ramo cutâneo palmar do nervo mediano. Em casos mais difíceis, a abordagem FCR estendida libera o septo radial, permitindo ampla exposição das superfícies de fratura por meio da pronação do fragmento radial proximal.

A artroscopia pode ser uma ferramenta útil na avaliação da redução dos fragmentos articulares e avaliações de lesões associadas.

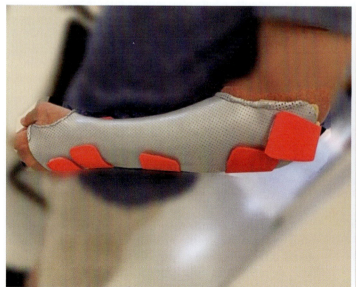
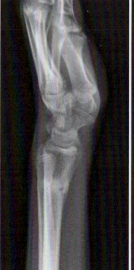
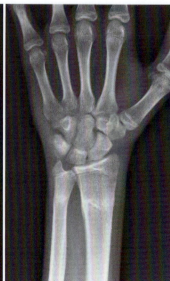

Figura 60.1 Paciente de 16 anos praticante de motociclismo de velocidade com fratura do terço distal do antebraço tratado com órtese de bloqueio de prossupinação.
Fonte: Arquivo pessoal.

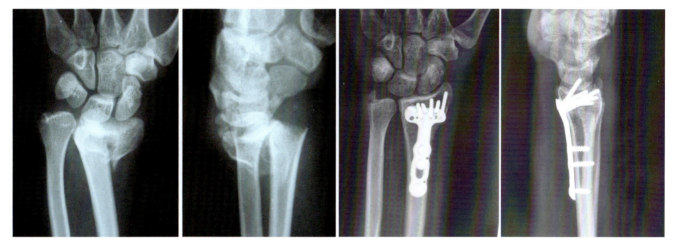

Figura 60.2 Paciente de 17 anos com fratura do terço distal do rádio após queda do *skate* fixada com placa de estabilidade angular.
Fonte: Arquivo pessoal.

Complicações como roturas tendíneas como do extensor longo do polegar no tratamento conservador, lesões do flexor longo do polegar por mal posicionamento da placa, consolidações viciosas, dores articulares e rigidez são descritas como consequências das fraturas do rádio distal.

Fraturas do escafoide

As fraturas de escafoide são as mais comuns dentre as fraturas dos ossos do carpo e, assim como as fraturas do rádio distal, são resultados de uma queda sobre a mão com o punho estendido. Também são comuns em esportes de contato ou esportes com risco de quedas ou trauma direto em alta velocidade, e atingem com mais frequência a população masculina adulta jovem.

Os pacientes com fratura de escafoide apresentarão edema e dor no bordo radial do punho, dor na região da tabaqueira anatômica, dor na base da região tenar e dor na compressão do escafoide. Apesar das fraturas com desvio serem identificadas em radiografias (AP, perfil e incidências para escafoide), as fraturas sem desvio podem não ser identificadas nas radiografias iniciais, e a falha na sua identificação pode levar a um retardo de consolidação, a uma má consolidação ou até mesmo à pseudoartrose. O exame de tomografia computadorizada pode ser usado no diagnóstico, mas a ressonância magnética deve ser o exame de escolha, já que apresenta uma sensibilidade e especificidade de 100% na sua identificação.

Em uma população ativa, demonstrou-se que a fixação percutânea com parafusos canulados para fixação de uma fratura da cintura do escafoide apresentou sinais de consolidação e retorno à atividade mais rápidos em comparação com o tratamento conservador com imobilização gessada,[8] tornando-se assim o tratamento de escolha para os atletas de alto desempenho.[9]

As fraturas do escafoide com deslocamento mínimo podem ser fixadas percutaneamente ou com uma mini-incisão por meio de uma abordagem dorsal ou volar (Figura 60.3). A abordagem anterógrada dorsal é indicada para fraturas do polo proximal. A fixação assistida por artroscopia permite não apenas a avaliação da fratura e o desbridamento necessário, mas também a colocação precisa ao longo do eixo central do escafoide.[10] A colocação do parafuso no eixo central do escafoide maximiza o comprimento do parafuso, o que demonstrou ser biomecanicamente superior à fixação com parafusos mais curtos.[11]

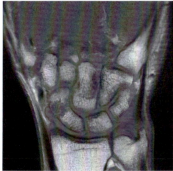 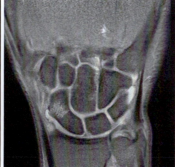 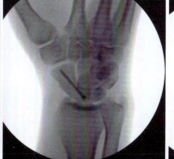 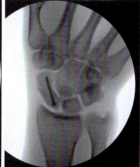

Figura 60.3 Praticante de *crossfit* com fratura de escafoide sem desvio (sequência em T1 e T1 com supressão de gordura) fixada com parafuso percutâneo anterógrado.
Fonte: Arquivo pessoal.

Embora as taxas de consolidação da fratura do escafoide após a fixação cirúrgica se aproximarem de 100%,[12] as não consolidações continuam a ser problemáticas. Os fatores de risco para não união incluem: deslocamento maior que 1 mm, fraturas do polo proximal e uma fratura oculta não diagnosticada.[13] Fatores com técnica inadequada, má vascularização ou mal alinhamento também contribuem para a não união.

Fraturas do hâmulo do hamato e pisiforme

Embora menos comuns que as fraturas do escafoide, as fraturas do hamato e do pisiforme são observadas em atletas que manuseiam tacos, raquetes ou bastões, como golf, tênis, beisebol, polo (a cavalo). As fraturas do gancho do hamato podem ocorrer tanto com a atividade repetitiva quanto com compressão súbita, e o paciente apresenta-se com dor sobre a eminência hipotenar. Ocorre quase exclusivamente na mão principal,[14] com o atleta tendo dificuldade em segurar o taco, ou com dor no impacto. Os pacientes apresentam dor sobre o gancho do hamato, que pode ser palpado colocando a articulação interfalângica do polegar no pisiforme e apontando 45º em direção à articulação metacarpofalângica (MCP) do dedo indicador.

Com o punho do paciente em desvio ulnar completo, a flexão resistida do 4º e do 5º dedos provoca dor na eminência hipotenar quando os tendões do flexor profundo dos dedos (FDP) são puxados através do gancho do hamato, como uma polia.[15] Radiografias AP e perfil padrão muitas vezes não mostram a fratura, mas uma visão do túnel do carpo deve ser realizada se houver suspeita. Uma tomografia computadorizada aumenta a sensibilidade para 100% e a especificidade para 94,4%.[16] Há pouca evidência para orientar o tratamento em atletas de elite; O tratamento conservador com uma órtese de punho é recomendada nas fraturas sem desvio, porém, nas fraturas com desvio, importante a excisão tornou-se o padrão-ouro devido às complicações associadas à redução aberta e fixação interna, incluindo pseudoartrose e síntese sintomática.

A tendinopatia ou ruptura dos flexores profundos do 4º e 5º dedos pode ser observada em 15% a 25% dos pacientes com não união do gancho do hamato[17] (Figura 60.4).

As fraturas pisiformes são menos frequentes que as fraturas do gancho do hamato, mas apresentam-se de forma semelhante com dor na região hipotenar como resultado de um trauma local. A fratura frequentemente não é diagnosticada, e uma tomografia ou ressonância magnética pode ser útil. Embora o tratamento inicial geralmente envolva imobilização, a excisão completa do pisiforme foi descrita para pacientes com fraturas com desvio, consolidações viciosas ou não consolidações.[18]

A neuropatia ulnar pode estar presente em fraturas do gancho de hamato ou do pisiforme.[19] Ao contrário da compressão no cotovelo (síndrome do túnel cubital), a compressão distal poupará a inervação sensorial do dorso da mão, bem como os músculos extrínsecos inervados pelo nervo ulnar.

Fraturas de metacarpos e falanges

As fraturas de metacarpos e falanges correspondem a 10% de todas as fraturas que passam por atendimento em prontos-socorros, sendo extremamente comuns. Essas lesões acontecem por quedas, traumas diretos e traumas torcionais durante práticas esportivas, sendo mais frequente em esportes de contato, como futebol, basquete e lutas.[20] Apesar de incomum, é descrita a presença de fraturas por estresse em esportes com raquetes.[21]

Apesar de o edema e deformidades serem frequentemente presentes, um exame físico cuidadoso de ser realizado, inspecionando a atitude em repouso da mão, a amplitude de movimento passiva utilizando efeito tenodese e a mobilidade ativa, tudo isso em busca de encurtamentos, deformidades e desalinhamentos, que são sugestivos de desvios rotacionais. Na suspeita de fraturas, radiografias nas incidências anteroposterior (AP), oblíqua e lateral devem ser feitas. Na suspeita de uma fratura de falange, a radiografia em perfil isolado do dedo soma-se às incidências anteroposterior e oblíqua.

Muitas dessas fraturas sem desvio ou com um desvio aceitável são tratadas conservadoramente com órteses, talas metálicas e até esparadrapagem (buddy tapping). No atleta, o tratamento cirúrgico pode ser uma conveniência para um mais rápido retorno à atividade esportiva.

Nas fraturas de metacarpo, a angulação aceitável depende do metacarpo envolvido com tolerância não superior a 10° no segundo dedo e até 30° no dedo mínimo. O encurtamento maior que 2 mm geralmente não é bem tolerado, pois leva a uma incompetência do mecanismo extensor que pode, eventualmente, não ser compensado por uma articulação metacarpofalangeana hipermóvel (Figura 60.5).

As fraturas diafisárias de falange se apresentam em uma grande variedade de padrões, mas esparadrapagens ou órteses de proteção são suficientes no tratamento de fraturas sem desvio rotacional ou angulação menor que 15º. As fixações, quando necessário, podem ser feitas com fios de Kirschner, parafusos ou placas. Nas fraturas articulares, busca-se uma redução anatômica ou com um desvio menor que 1 mm. A mobilidade precoce diminui o risco de rigidez articular ou aderências cicatriciais.

Lesões do ligamento escafossemilunar

O ligamento interósseo escafossemilunar interósseo é composto por três estruturas histologicamente distintas, sendo o componente dorsal o mais espesso e forte.[49] Um mecanismo comum de lesão é uma queda sobre o punho em extensão e o desvio ulnar com supinação intercarpal.[6] Nesta lesão, a dor mostra-se dorsorradial e o atleta pode se queixar de incapacidade de suportar peso com o punho estendido, como na posição padrão de flexão, ou fraqueza e dor

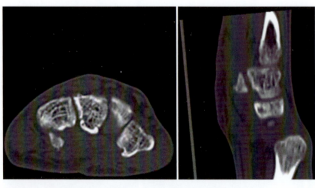

Figura 60.4 Tomografia de jogador de polo (a cavalo) com pseudoartrose do gancho do hamato. O paciente evoluiu com rotura dos flexores profundos do 4º e 5º dedos.

Fonte: Arquivo pessoal.

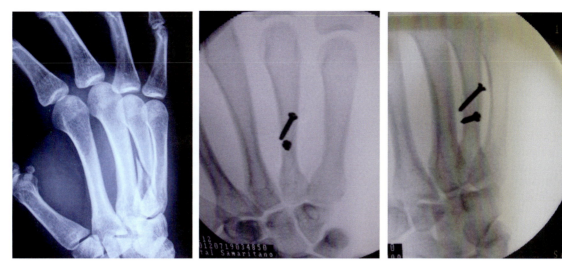

Figura 60.5 Ginasta com trauma da mão nas barras assimétricas. Fratura fixada com dois parafusos de compressão.
Fonte: Arquivo pessoal.

ao segurar objetos. Pode apresentar dor sobre o ligamaneto escafossemilunar, que é palpado distalmente ao tubérculo de Lister no dorso do punho. O teste de deslocamento do escafoide, conforme descrito por Watson,[22] deve ser realizado para avaliar a instabilidade do carpo. Com o polegar do examinador mantendo pressão constante no polo distal do escafoide, o punho é levado de uma posição ligeiramente estendida com desvio ulnar para um desvio radial com leve flexão. Em pacientes com lesão ligamentar, a pressão do polegar irá subluxar o escafoide para fora da fossa radial dorsalmente com desvio radial. Embora as radiografias simples possam ser normais, a imagem dinâmica com uma visão do punho cerrado, bem como as visualizações do punho contralateral, geralmente são úteis. Sinais de instabilidade incluem alargamento do intervalo escafoluescafo semilunar maior que 3 mm (sinal de Terry Thomas) e o sinal de anel de sinete, observado com a flexão do escafoide. A ressonância magnética pode ser útil na identificação de uma lesão do ligamento quando as radiografias são normais.

O diagnóstico precoce serve para definir seu tratamento, mas é importante considerar algumas variáveis, como integridade do componente dorsal, potencial de cicatrização ligamentar, associação de lesão dos estabilizadores secundários, alinhamento do carpo e lesão de cartilagem.

- Lesões parciais e completas agudas podem de desbridamento artroscópico ou reparo primário aberto ou artroscópico. Lesões completas são passíveis de reparo direto do ligamento com capsulodese dorsal associada
- Lesões crônicas ou graves exigem reconstrução, das quais várias técnicas foram descritas. Técnicas de reconstrução osso-ligamento-osso, tenodeses e reconstruções com enxerto de tendão. Nos pacientes atletas, técnicas com reforços de fita não biológicas (*internal brace*) podem ser usadas, permitindo uma recuperação funcional mais rápida.

As lesões do não tratadas podem desenvolver um padrão típico de artrite degenerativa chamada *scapholunate advanced colapse* (SLAC). Pacientes com carpo mal alinhado ou artrítico podem necessitar de artrodeses intercarpais ou totais do punho.

LESÕES LIGAMENTARES DA MÃO

Polegar

A lesão do ligamento colateral ulnar do polegar é provocada pela abdução forçada e hiperextensão do dedo, levando a ruptura ou avulsão, geralmente em sua inserção na falange proximal. O quadro clínico mostra-se com dor e inchaço na face ulnar da articulação metacarpofalangeana, que pode ser exacerbada ao segurar um bastão ou raquete. É uma lesão frequente nos goleiros de futebol e esquiadores.

Na suspeita de lesão, o ligamento deve ser testado em extensão e flexão para avaliar tanto o ligamento colateral quanto o ligamento acessório, e sempre deve ser comparado ao polegar contralateral.

Exames complementares como radiografias com estresse, ultrassonografia e ressonância magnética confirmam o diagnóstico clínico e contribuem com a avaliação da interposição da aponeurose do músculo adutor do polegar (lesão de Stener).

Na lesão sem interposição, o tratamento pode ser feito com imobilizações gessadas ou órteses. Caso exista interposição, o tratamento cirúrgico está indicado.

Várias opções cirúrgicas foram descritas. Aqueles que permitem o movimento precoce, como com âncoras de sutura ou órtese interna, levam a uma melhor função manual precoce e ao retorno ao trabalho. O objetivo de todas as operações é realizar uma reinserção anatômica do ligamento junto ao osso para não alterar a mecânica normal da articulação.

As lesões crônicas são geralmente definidas como tendo mais de seis semanas de lesão, mas a ênfase nessa classificação deve ser se o ligamento pode ou não ser reparado ou se precisa de uma reconstrução.

Luxações da articulação interfalangeana proximal

As luxações articulares podem ser puramente ligamentares ou associadas a fratura, geralmente da falange média. Elas abrangem pelo menos um dos ligamentos colaterais e podem envolver a placa volar ou a banda central do meca-

538 TRATADO DE ACUPUNTURA E DOR NA MEDICINA ESPORTIVA

nismo extensor, dependendo da direção do deslocamento. O tratamento é baseado na estabilidade da articulação.

As luxações dorsais são as mais comuns e os estudos biomecânicos mostraram que a placa palmar é o principal estabilizador da articulação IFP palmar. Normalmente, a deformidade é facilmente reconhecida e a redução é feita logo após o trauma. Após a redução, não é incomum que esses pacientes sejam tratados por seu provedor inicial com imobilização da articulação interfalangeana proximal (IFP). Isso pode levar a rigidez permanente e o movimento protegido precocemente (com bandagem dupla) é necessário para otimizar os resultados. A redução aberta de lesões ligamentares puras pode ser necessária nos casos em que a placa volar está interposta, proibindo a redução da articulação.

Para fraturas-luxações da articulação IFP, o principal objetivo do tratamento no atleta é a restauração da rotação da falange média ao redor da cabeça da falange proximal. A redução anatômica da superfície articular é uma preocupação secundária.[23] Tração dinâmica, redução fechada e fixação percutânea, redução aberta, fixação interna, artroplastia com placa volar, artroplastia de interposição e até mesmo artrodese têm sido defendidas para certos deslocamentos de fratura. A falta de avaliação da gravidade das lesões da articulação IFP e o tratamento excessivo por meio de imobilização prolongada são as complicações comuns dessa lesão.

● LESÕES TENDÍNEAS

Tendões flexores

As lesões dos tendões flexores são uma das lesões mais desafiadoras da cirurgia da mão. São decorrentes de ferimentos incisos ou cortocontusos, e o quadro clínico é feito pela incapacidade de flexão das interfalangeanas proximal e distal na lesão do flexor profundo e na incapacidade de flexão da interfalangeana proximal com a hiperextensão da interfalangeana distal dos outros dedos para a inibição do flexor profundo. A suspeita diagnóstica também pode ser feita pela atitude em extensão do dedo no repouso da mão ou pela falta de flexão do dedo com a extensão do punho (efeito tenodese).

As lesões fechadas mais comuns são as distais à inserção do flexor superficial dos dedos. O dedo anular é mais comumente lesionado e isso acontece quando a interfalangeana distal é estendida à força contra um tendão contraído ao máximo (quando um atleta pode sofrer tentando agarrar a camisa de um oponente em fuga, por exemplo), resultando em avulsão da inserção do flexor profundo. O tendão flexor retraído pode ser palpável na bainha proximal do tendão. Recomendam-se radiografias para identificar qualquer fratura por avulsão.

O tratamento dessas lesões é cirúrgico com reparo direto do tendão ou reduzido com o uso de âncoras de sutura ou um botão.

● LESÕES DE POLIA

Polias são túneis osteofibrosos (5 anulares e 3 cruciformes) que se encontram em face volar dos dedos e contribuem para um melhor deslizamento tendíneo e uma maior eficácia de força, mantendo os tendões flexores mais próximos ao osso.

As lesões das polias são raras na população geral, mas é observada com frequência em escaladores e alpinistas, em particular no dedo anular. Mais comumente, a polia A2 está envolvida.[24] Rupturas da polia no dedo longo do braço de arremesso em arremessadores de beisebol também foram descritas, sendo a polia A4 a mais comumente lesada.[25] Devido à raridade desse diagnóstico, o médico esportivo deve manter um alto índice de suspeita dessas lesões, que podem se semelhantes à tenossinovite flexora ao exame com dor e edema. No entanto, a lesão é aguda e muitas vezes os pacientes sentem um estalo e uma dor repentina. O diagnóstico pode ser feito através de ultrassom ou ressonância magnética, nos quais é visto o distanciamento da estrutura tendínea da falange. O tratamento geralmente é não operatório com imobilização e medicamentos anti-inflamatórios não esteroides. A reconstrução cirúrgica da polia raramente é indicada isoladamente, mas rupturas múltiplas da polia requerem reconstrução para evitar déficits funcionais.

Dedo em martelo

O conhecimento da anatomia do mecanismo extensor é fundamental para diagnosticar adequadamente as lesões do mecanismo extensor, incluindo as lesões de banda central na interfalangiana proximal e lesões em martelo. As lesões da zona 1 envolvem a porção terminal do tendão na articulação interfalangeana distal (IFD) e podem resultar em um dedo em martelo quando a articulação é forçada à flexão durante a extensão ativa. Lesões fechadas com nenhum ou pequeno fragmento ósseo podem ser tratadas com tala de extensão da IFD estrita por seis semanas, seguida por tala de extensão noturna por quatro a seis semanas.

A tala também pode ser eficaz no cenário tardio (> 4 semanas após a lesão). O objetivo do tratamento é atingir a extensão ativa máxima da articulação (minimizando "lag" do tendão extensor). Existem muitas opções de talas e órteses, mas a chave para o sucesso do tratamento é a adesão do paciente e a educação sobre a importância de manter a extensão da articulação IFD o tempo todo. Pode ser prudente ver esses pacientes em acompanhamento antes de seis semanas para garantir a adesão estrita ao protocolo, bem como para monitorar quaisquer alterações cutâneas de uma tala mal ajustada.

Algumas lesões podem exigir tratamento cirúrgico, incluindo lesões abertas ou aquelas com fraturas-luxações associadas da articulação IFD. Reparação primária do tendão terminal ou o reparo com uma sutura de arrancamento, botão ou âncora de sutura, geralmente é complementado com fixação de fio K para proteger o reparo. A falha em abordar adequadamente o tendão terminal pode deixar o paciente com um "lag" extensor e queda da falange distal. Uma deformidade em pescoço de cisne pode se desenvolver quando o desequilíbrio das forças de extensão IFP e IFD causa hiperextensão da articulação IFP e flexão da articulação IFD (Figura 60.6).

● LESÕES NÃO TRAUMÁTICAS

Impacto ulnocarpal

São inúmeras as causas de dor no bordo ulnar do punho no praticante de atividade física, muitas delas acometendo a articulação radioulnar distal (ARUD). Durante o processo de investigação deve-se avaliar presença de deformidade óssea, lesões condrais, instabilidade do extensor ulnar e lesões

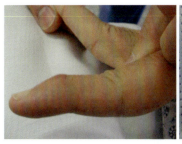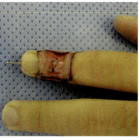

Figura 60.6 Dedo em martelo crônico com "lag" de tendão extensor e deformidade em pescoço de cisne corrigida com o reparo da porção terminal do tendão extensor.

Fonte: Arquivo pessoal.

ligamentares ou do complexo da fibrocartilagem triangular (CFCT).[26] O impacto crônico e repetitivo do bordo ulnar sobre o complexo da fibrocartilagem triangular nos esportes com movimentos torcionais e de desvio ulnar como tênis, polo (a cavalo), tênis de praia, golf, tornam essa região suscetível a lesões traumáticas agudas e a alterações degenerativas.

Além de estabilizar a articulação radioulnar distal, o complexo da fibrocartilagem triangular funciona como um amortecedor entre a cabeça da ulna e os ossos do carpo (piramidal e semilunar), absorvendo, assim, a carga que passa pelo bordo ulnar. No exame físico, a dor pode ser provocada com a palpação da fóvea entre o estiloide ulnar e o tendão flexor ulnar do carpo. O desvio ulnar ou radial do punho pode provocar dor quando o CFCT é comprimido ou tensionado, respectivamente. Pacientes sem instabilidade na ARUD ou na articulação ulnocarpal levantam a suspeita de lesão ulnotriquetral. A ressonância magnética é o exame o diagnóstico de lesões do CFCT com 100% de sensibilidade e 90% de especificidade. No entanto, o padrão-ouro para diagnosticar distúrbios do CFCT é a artroscopia do punho. Portanto, a artroscopia do punho deve ser fortemente considerada em atletas com uma lesão suspeita, pois permite não só o diagnóstico, mas também o possível tratamento.[27]

Para lesões da porção central do disco articular resistentes ao tratamento conservador, o desbridamento artroscópico pode permitir que o atleta retorne a um alto nível mais cedo[28] (Figura 60.7). No entanto, rupturas periféricas passíveis de fixação cirúrgica podem requerer três meses antes do retorno ao esporte, e isso deve ser discutido com o atleta antes de iniciar o tratamento.

Para atletas com variância ulnar positiva, um "*wafer*" artroscópico ou osteotomia de encurtamento ulnar pode ser indicado.

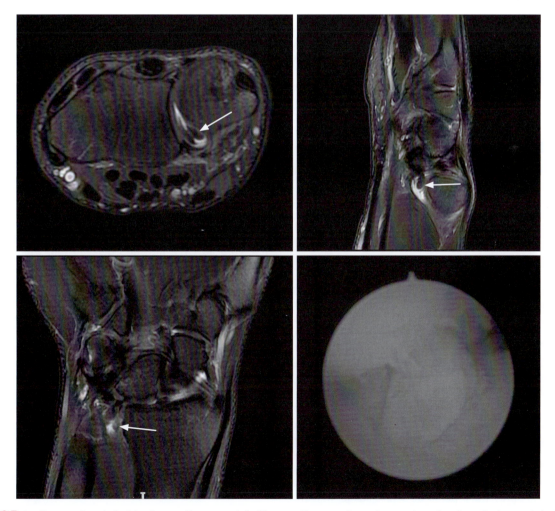

Figura 60.7 Lesão em alça de balde da porção central da fibrocartilagem triangular em jogador de polo (a cavalo). A imagem artroscópica mostra a lesão evertida após manipulação com probe e antes do desbridamento.

Fonte: Arquivo pessoal.

Tendinopatias

Tenossinovite de De Quervain e dedo em gatilho

A tendinopatia mais comum no atleta é a tenossinovite de De Quervain.[29] A extensão e abdução repetitivas do polegar podem levar a um espessamento dos tendões do abdutor longo do polegar e do extensor curto do polegar à medida que passam sob o retináculo do primeiro compartimento extensor. A sensibilidade à palpação é de aproximadamente 2 cm proximal ao estiloide radial e exacerbado por dobrar o polegar sob os outros dedos enquanto desvia-se ulnarmente o punho (sinal de Finkelstein positivo).

O dedo em gatilho normalmente está associado a um sinal de travamento ou ressalto do dedo durante o movimento de flexo extensão. É a tenossinovite estenosante dos flexores dos dedos na primeira polia. O quadro clínico pode variar de dor a um bloqueio persistente do dedo. Esportes que utilizam tacos, raquetes ou que exigem grande força de preensão podem ser fatores de predisposição.

Em ambas as tendinopatias, o diagnóstico é clínico, porém, exames como a ultrassonografia ou ressonância magnética contribuem para quantificação da atividade inflamatória e lesões associadas.

O tratamento conservador inicia-se com o repouso. Órteses de posicionamento, exercícios de deslizamento tendíneo, gelo e medicamentos anti-inflamatórios podem, efetivamente, diminuir os sintomas. Reabilitação e mudança na técnica desportiva ajudam na preservação de energia e no ganho de competência. Caso os sintomas persistirem, as injeções de anestésico/corticosteroide nas bainhas do tendão responsável apresentam grande benefício terapêutico. Quando resistentes a medidas conservadoras, a liberação cirúrgica do respectivo túnel osteofibroso ou compartimento pode ser justificada.

● LESÕES NERVOSAS

As lesões nervosas podem ser consequências de traumas agudos como ferimentos cortocontusos ou neuropraxias provocadas por traumas fechados. Cronicamente, as lesões nervosas se manifestam com sintomas compressivos como parestesia, dor e perda de força. Esportes como ciclismo e motociclismo predispõem a compressão tanto do nervo mediano, no túnel do carpo e do nervo ulnal junto ao canal de Guyon.

Uma postura incorreta das mãos no guidão aumenta a pressão sobre os nervos no punho. Esta compressão, em combinação com as vibrações decorrentes da irregularidade do terreno e força persistente de preensão pode danificar o nervo. Em declives, esse cenário é ainda mais evidente, porque as mãos no atleta apoiam grande parte do peso corporal sobre os punhos. Além disso, a posição hiperestendida das mãos no guidão alonga as estruturas nervosas do punho.[30]

O quadro clínico é dependente do ponto de compressão.

No nervo ulnar, há perda alteração de sensibilidade no quanto e quinto dedos da mão e fraqueza de toda musculatura intrínseca ulnar se a compressão for do tronco principal, antes da entrada do nervo no canal de Guyon. A compressão do ramo terminal profundo, antes do ramo da musculatura hipotenar, não apresentará perda de sensibilidade, mas fraqueza de todos os músculos intrínsecos ulnares. A lesão do ramo terminal profundo distalmente ao ramo da musculatura hipotenar apresentará o mesmo quadro clínico, preservando a região hipotenar. E, por fim, a lesão do ramo terminal superficial do nervo ulnar só apresentará alteração de sensibilidade.

O nervo mediano se divide em dois ramos terminais: o lateral, emite o ramo motor tenar que passa lateralmente para suprir os músculos da eminência tenar. A compressão do ramo motor pode causar enfraquecimento dos músculos tenares sem anormalidades sensoriais, enquanto uma compressão do ramo cutâneo palmar pode produzir dormência e parestesias sobre a eminência tenar. A compressão no nervo sob o túnel do carpo, antes da saída do ramo motor, trará alterações na região palmar do 1º, 2º,3º dedos e na face radial do 4º dedo, além de alterações dos músculos da região tenar.

O tratamento das síndromes compressivas é feito com o uso de órteses de posicionamento, uso de anti-inflamatórios e reabilitação com controle inflamatório e exercícios de mobilização neural. Orientações posturais e mudança da técnica também fazem parte do tratamento.

Nos casos resistentes ao tratamento conservador ou naqueles casos com acometimento motor importante, a descompressão do túnel do carpo e canal de Guyon estão indicadas.

● TRATAMENTO DAS LESÕES DE PUNHO E MÃO PELA ACUPUNTURA

A acupuntura pode ser uma opção de tratamento complementar para as lesões da mão e do punho, traumáticas ou não, podendo ser realizada de maneira isolada ou associada a outras intervenções, como fisioterapia e uso de medicamentos para maximizar os resultados e proporcionar um retorno mais rápido às atividades esportivas. Além disso, a acupuntura pode ajudar na qualidade de vida dos atletas, melhorando tanto o condicionamento físico quanto o emocional, como ansiedade, irritabilidade, insônia, depressão e outros.

Uma grande vantagem da acupuntura, é o fato de que tem raros efeitos colaterais e não se utiliza de substâncias ilícitas, sendo, portanto, uma forma de tratamento bastante adequada para a prática esportiva.

Na acupuntura, utilizam-se pontos dos meridianos que percorrem os sítios das lesões, podendo ser pontos locais ou à distância.

No caso das lesões da mão e do punho, os meridianos envolvidos são: meridiano do pulmão (LU), intestino grosso (LI), coração (HT), intestino delgado (SI), triplo aquecedor (TE) e pericárdio (PC). Além desses meridianos, podem-se associar pontos em outros meridianos localizados fora do sítio da lesão, que serão citados no texto.[31,32]

● LESÕES TRAUMÁTICAS DE MÃO E PUNHO EM MEDICINA ESPORTIVA

As lesões traumáticas em medicina esportiva podem ser divididas em:

1. **Fraturas:** radiodistal, escafoide, hâmulo do hamato e pisiforme, metacarpos e falanges
2. **Lesões ligamentares:** complexo da fibrocartilagem triangular, escafossemilunar, Stenner, luxações de interfalangianas
3. **Lesões tendíneas:** flexores, mecanismo extensor (dedo em martelo) e lesões de polia

Independentemente do tipo de lesão, na acupuntura serão utilizados pontos de meridianos que percorrem o local da lesão, podendo ser no local ou à distância.

CAPÍTULO 60

LESÕES DO MÃO E PUNHO **541**

Nos casos de pacientes cirúrgicos, em pós-operatório recente (duas a três semanas), evitamos inserir agulhas nas proximidades da incisão cirúrgica para evitar possíveis complicações locais. Nesses casos, aplicam-se outras técnicas :

- Pontos à distância no meridiano em questão, longe do foco cirúrgico. No caso do meridiano envolvido ser o intestino delgado, pode-se utilizar o SI7; coração, HT3; triplo aquecedor, TE8; pericárdio, PC3; intestino grosso, LI11; pulmão, LU5
- Acupuntura escalpeana de Wen (área sensitiva e motor de membros superiores).[33] Ver capítulo correspondente
- Técnica punho/tornozelo (áreas 1, 2, 3, 4, 5, 6 dependendo do local da lesão).[33] Ver capítulo correspondente
- Auriculoterapia (mão e punho).[33] Ver capítulo correspondente
- Meridiano correspondente ao meridiano em questão. Para casos em que o meridiano envolvido é o intestino delgado, pode-se utilizar pontos do seu correspondente bexiga, como BL40; Coração, baço pâncreas, SP9; pericárdio, fígado, LR8; tripo aquecedor, vesícula biliar, GB34; intestino grosso, estômago, ST36; pulmão, rim, KI10[33]
- Técnica do espelho (lado direito trata o esquerdo e vice-versa). Agulham-se os pontos em questão no lado contralateral à lesão
- Laserterapia, desde que se atente para o tipo de material metálico (quando utilizado), pois existem metais que podem absorver a energia do *laser*. Ver capítulo correspondente

Em pacientes no pós-cirúrgico tardio, além das técnicas anteriormente citadas, podemos usar os pontos locais, de acordo com o local da lesão. Nesses casos, a inserção de agulhas auxilia na anti-inflamação, melhorando o edema da região, além de proporcionar analgesia e, consequentemente, uma recuperação mais rápida.

Em pacientes submetidos a imobilização, o tratamento pode iniciar concomitantemente a ela:

- Acupuntura escalpeana de Wen (membros superiores sensitivo e motor).[33] Ver capítulo correspondente
- Auriculoterapia (mão e punho).[33] Ver capítulo correspondente
- Técnica de punho/tornozelo (áreas 1, 2, 3, 4, 5, 6 de acordo com o local da lesão) contralateral.[33] Ver capítulo correspondente
- Pontos contralaterais (técnica do espelho)
- Meridianos correspondentes (já citados anteriormente)
- E posteriormente à imobilização, utilizar também os pontos locais com inserção de agulhas, caso não haja contraindicações (infecção, edema importante, dor intensa, por exemplo)

● LESÕES NÃO TRAUMÁTICAS DE MÃO E PUNHO EM MEDICINA ESPORTIVA

Nesta sessão, iremos abordar as lesões não traumáticas mais frequentes nas práticas esportivas já citadas anteriormente:

Tabela 60.2 Pontos da acupuntura com as correspondências muscular, vascular e nervosa.[31,32,38,39]

Ponto	Localização	Músculos	Vascularização	Nervos
LI4	Situa-se na metade do 2º metacarpo, entre o 1º e 2º ossos metacarpos, sobre a saliência muscular quando se faz a abdução do polegar	Músculo adutor do polegar e músculo interósseo dorsal da mão	Plexo venoso dorsal que drena a veia cefálica	Nervos digitais palmares próprios do nervo mediano superficialmente
LI5	Situa-se no centro da tabaqueira anatômica, no lado radial do punho, onde há depressão entre os tendões dos músculos extensor curto e longo polegar	Músculos extensor longo e curto do polegar	Artéria radial	Nervo radial
ST36	A 3 tsun abaixo do ponto ST35 (olho lateral do joelho) e a uma largura do polegar ou uma largura do dedo médio, lateral à margem anterior da tíbia, no músculo tibial anterior, na altura da margem inferior da tuberosidade da tíbia	Músculo tibial anterior	Artéria tibial	Nervo tibial
LR3	Situa-se no dorso do pé, entre o primeiro e segundo ossos do metatarso, de um a 1,5 tsun proximal à prega interdigital	Músculos dorsais do pé, músculo extensor curto dos dedos e músculo extensor curto do hálux	Artéria dorsal do pé, arco plantar	Nervo fibular profundo
LR8	Depressão acima da extremidade medial da prega poplítea, entre o epicôndilo medial do fêmur e os tendões semimembranáceo e semitendíneo (joelho fletido)	Músculo semimembranáceo e semitendíneo	Artéria inferior medial do joelho	Nervo tibial
TE3	No dorso da mão, em uma depressão entre o 4º e o 5º osso metacarpal, proximal à articulação matacarpofalângica, na altura da transição entre a cabeça e o corpo desses dois ossos metacarpais	Músculos interósseos dorsais	Artéria ulnar	Nervo ulnar

(Continua)

542 TRATADO DE ACUPUNTURA E DOR NA MEDICINA ESPORTIVA

Tabela 60.2 Pontos da acupuntura com as correspondências muscular, vascular e nervosa.[31,32,38,39]				*(Continuação)*
Ponto	**Localização**	**Músculos**	**Vascularização**	**Nervos**
TE4	Na prega posterior do punho (entre a ulna e o carpo) e entre os tendões do músculo extensor comum dos dedos e músculo extensor do dedo mínimo	Músculo extensor comum dos dedos e músculo extensor do dedo mínimo	Artéria ulnar	Nervo ulnar
TE5	Situa-se a 2 tsun proximal ao ponto médio da prega dorsal do punho, entre o rádio e a ulna	Músculo extensor comum dos dedos adutor longo do polegar, flexor radial do carpo	Artérias radial e ulnar	Nervo radial
TE8	Situa-se a 4 tsun proximais à prega dorsal do punho, entre a ulna e o rádio	Músculo extensor dos dedos	Artérias radial e ulnar	Nervos ulnar e radial
PC3	Na prega do cotovelo, ulnar ao tendão do músculo bíceps braquial	Músculo bíceps braquial	Artéria braquial	Nervo ulnar
PC4	Situa-se a 5 tsun proximais à prega de flexão do punho, entre os tendões dos músculos palmar longo e flexor radial do carpo, ou a 1 tsun distal do ponto médio da linha de união dos pontos CS 3 e CS 7	Músculo flexor radial do carpo e músculo palmar longo	Artéria interóssea	Nervo mediano
PC6	Situa-se a 2 tsun próximo da prega de flexão do punho, entre os tendões dos músculos palmar longo e flexor radial do carpo	Músculo palmar longo e músculo flexor radial do carpo	Artéria radial	Nervo mediano
PC7	No ponto médio da prega de flexão do punho, entre os tendões dos músculos palmar longo e músculo flexor radial do carpo	Músculo palmar longo, músculo flexor radial do carpo	Artéria radial e ulnar	Nervo ulnar e radial
SI3	Com a mão fechada, na depressão ulnar proximal à articulação metacarpofalângica do dedo mínimo, na linha de transição entre a palma e o dorso da mão (mão semicerrada, transição entre o corpo e a cabeça do 5º metacarpo)	Músculo abdutor do dedo mínimo, músculo extensor ulnar do carpo, músculo flexor ulnar do carpo	Artéria ulnar	Nervo ulnar
SI5	Na região ulnar do punho, numa depressão entre o processo estiloide da ulna e o carpo	Músculo extensor ulnar do carpo	Artéria ulnar	Nervo ulnar
SI7	5 tsun proximais à prega dorsal do punho sobre a linha entre SI5 E SI8	Músculo extensor ulnar do carpo, músculo flexor ulnar do carpo, músculo flexor profundo dos dedos	Artéria ulnar	Nervo ulnar
SI8	Na depressão entre o olécrano e o epicôndilo medial do úmero (flexionar o cotovelo)	Músculo tríceps (tendão)	Artéria ulnar	Nervo ulnar
LI11	Na extremidade lateral da prega do cotovelo em uma depressão entre a extremidade da prega e o epicôndilo lateral, na região do músculo extensor radial longo do carpo	Músculo extensor radial longo do carpo	Artéria radial e ulnar	Nervo ulnar, ramo dorsal
BL60	Ponto médio entre o tendão do calcâneo e o ponto mais saliente do maléolo lateral	Tendão do músculo fibular curto, tendão do calcâneo	Ramo posterolateral maleolar da artéria fibular	Nervo fibular superficial, nervo sural
HT3	Com o cotovelo flexionado, logo abaixo da extremidade ulnar da prega do cotovelo, na direção do epicôndilo medial, em uma depressão	Tendão do tríceps, músculos flexores de punho e dedos	Artéria ulnar	Nervo ulnar
HT5	A 1 tsun (1 largura do polegar) proximal à prega de flexão do punho, radial ao tendão do músculo flexor ulnar do carpo	Músculo flexor ulnar do carpo	Artéria ulnar	Nervo ulnar

(Continua)

CAPÍTULO 60

LESÕES DO MÃO E PUNHO **543**

Tabela 60.2 Pontos da acupuntura com as correspondências muscular, vascular e nervosa.[31,32,38,39]   *(Continuação)*

Ponto	Localização	Músculos	Vascularização	Nervos
HT7	Proximal ao osso pisiforme, na depressão lateral, (radial), ao tendão do músculo flexor ulnar do carpo, na prega de flexão do punho	Músculo flexor ulnar do carpo, músculo flexor profundo dos dedos, músculo flexor superficial dos dedos	Artéria ulnar	Ramos do nervo cutâneo medial do antebraço e nervo ulnar
EX-UE9 (BAXIE)	Na mão, nas extremidades proximais das 4 pregas interdigitais (punho cerrado)	Músculos interósseos dorsais	Artérias radial e ulnar, emitindo o ramo do arco palmar superficial	Nervo ulnar (ramo profundo)
LU1	A 6 tsun laterais à linha mediana, a 1 tsun abaixo da clavícula, medialmente à ponta inferior do processo coracoide	Músculo peitoral maior, mais profundamente no músculo peitoral menor, músculos intercostais interno e externo	Ramos peitorais da artéria toracoacromial, ramos perfurantes da artéria torácica interna	Nervos peitorais lateral e medial
LU5	Com o cotovelo ligeiramente flexionado, na prega de flexão do cotovelo, radialmente ao tendão do músculo bíceps braquial	Músculo bíceps braquial	Artéria radial	Nervo radial
LU7	Situa-se de 1 a 1,5 tsun próximo à prega ventral do punho, lateralmente à artéria radial, entre os tendões dos músculos braquiorradial e abdutor longo do polegar	Músculo braquiorradial e músculo abdutor longo do polegar	Artéria radial	Nervo radial
BL40	No ponto médio da prega poplítea, entre os tendões dos músculos bíceps femoral e semitendinoso	Músculo bíceps femoral e músculo semitendíneo	Artéria poplítea	Nervo tibial
KI3	Em uma depressão entre o ponto mais saliente do maléolo medial e o tendão calcâneo	Músculo tibial posterior, flexor longo do hálux e flexor longo dos dedos	Artéria tibial posterior	Nervo tibial
KI10	No aspecto medial da fossa poplítea, entre os tendões dos músculos semitendíneo e semimembranáceo (joelho fletido)	Músculos semitendíneo e semimembranáceo	Artéria poplítea	Nervo tibial
SP9	Cerca de 2 tsun abaixo da interlinha articular do joelho, entre a tíbia e o músculo gastrocnêmio	Músculo fibular curto	Artéria fibular	Nervo fibular
GB34	Em uma depressão à frente e abaixo da cabeça da fíbula, entre os músculos fibular longo e extensor longo dos dedos	Músculo fibular longo	Artérias tibiais	Nervo peroneal comum e peroneal superficial
GB39	A 3 tsun acima do ponto mais saliente do maléolo lateral, em uma depressão na margem anterior da fíbula	Músculo tibial anterior, músculo extensor longo dos dedos	Artéria tibial posterior	Nervo peroneal profundo

1. **Síndrome do túnel do carpo:** TE5, TE4, PC7, PC6, BAXIE (EX-UE9)[34,35]
2. **Tendinite de De Quervain:** LI4, LI5, LU7, ponto A shi, LR3 e Yin tang[36,37]
3. **Tendinite do extensor ulnar do carpo:** SI8, SI7, SI3, SI5, HT7, HT5, TE5, TE3, LI5, GB34
4. **Síndrome do canal de Guyon:** HT7, SI5, LU1, SI7, SP6, BL60
5. **Dedo em gatilho:** BAXIE (EX-UE9), LR3, LR8, GB34, GB39, KI3

Além disso, a eletroacupuntura também pode ser utilizada para o tratamento das lesões não traumáticas (ver capítulo correspondente).

544 TRATADO DE ACUPUNTURA E DOR NA MEDICINA ESPORTIVA

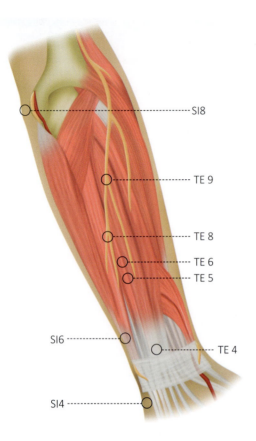

Figura 60.8 Pontos dos meridiano do triplo aquecedor e intestino delgado.[40]

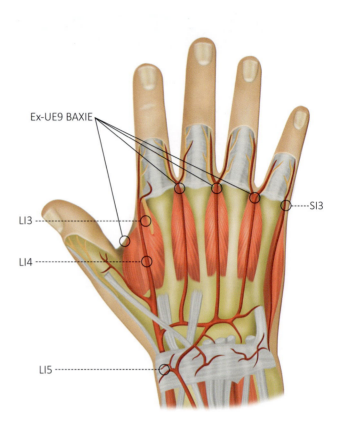

Figura 60.9 Pontos do meridiano do intestino grosso e ponto ExUE9.[38]

● CONCLUSÃO

As dores decorrentes da prática esportiva que aparecem na região da mão e punho podem ser classificadas em traumáticas e não traumáticas. O diagnóstico é essencial para o tratamento correto e para a boa evolução. A acupuntura é uma opção eficaz e segura para aliviar a dor e o edema das diversas condições supracitadas nos atletas.

● REFERÊNCIAS

1. Rettig AC. Athletic injuries of the wrist and hand. Part I: traumatic injuries of the wrist. Am J Sports Med. 2003;31(6):1038-48.
2. Medoff RJ. Essential radiographic evaluation for distal radius fractures. Hand Clin. 2005;21(3):279-88.
3. Mackenney PJ, McQueen MM, Elton R. Prediction of instability in distal radial fractures. J Bone Joint Surg Am. 2006;88(9):1944-51.
4. Lafontaine M, Hardy D, Delince P. Stability assessment of distal radius fractures. Injury. 1989;20(4):208-10.
5. Avery DM, Rodner CM, Edgar CM. Sports-related wrist and hand injuries: a review. J Orthop Surg Research. 2016;11(1):99.
6. Pulos N, Kakar S. Hand and wrist injuries: common problems and solutions. Clin Sports Med. 2018 Apr;37(2):217-43.
7. Gaebler C, Kukla C, Breitenseher M. Magnetic resonance imaging of occult scaphoid fractures. J Trauma Acute Care Surg. 1996;41(1):73-6.
8. Bond CD, Shin AY, McBride MT. Percutaneous screw fixation or cast immo- bilization for nondisplaced scaphoid fractures. J Bone Joint Surg Am. 2001;83(4):483-8.
9. Belsky MR, Leibman MI, Ruchelsman DE. Scaphoid fracture in the elite athlete. Hand Clin. 2012;28(3):269-78.

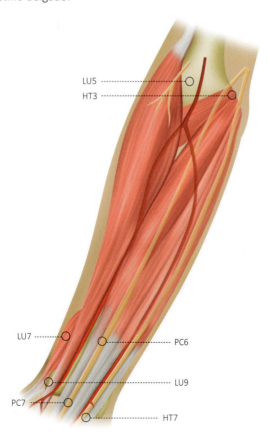

Figura 60.10 Pontos dos Meridianos do pulmão, pericárdio e coração.[38]

10. Slade JF 3rd, Grauer JN, Mahoney JD. Arthroscopic reduction and percutaneous fixation of scaphoid fractures with a novel dorsal technique. Orthop Clin North Am. 2001;32(2):247-61.
11. Dodds SD, Panjabi MM, Slade JF 3rd. Screw fixation of scaphoid fractures: a biomechanical assessment of screw length and screw augmentation. J Hand Surg. 2006;31(3):405-13.
12. Suh N, Benson EC, Faber KJ. Treatment of acute scaphoid fractures: a sys- tematic review and meta-analysis. Hand (NY). 2010;5(4):345-53.
13. Buijze GA, Ochtman L, Ring D. Management of scaphoid nonunion. J Hand Surg Am. 2012;37(5):1095-100.
14. Woo S-H, Lee Y-K, Kim J-M. Hand and wrist injuries in Golfers and their treatment. Hand Clin. 2017;33(1):81-96.
15. Wright TW, Moser MW, Sahajpal DT. Hook of hamate pull test. J Hand Surg. 2010;35(11):1887-9.
16. Andresen R, Radmer S, Sparmann M. Imaging of hamate bone fractures in conventional x-rays and high-resolution computed tomography: an in vitro study. Invest Radiol. 1999;34(1):46-50.
17. Yamazaki H, Kato H, Nakatsuchi Y. Closed rupture of the flexor tendons of the little finger secondary to non-union of fractures of the hook of the hamate. J Hand Surg Br. 2006;31(3):337-41.
18. Palmieri TJ. Pisiform area pain treatment by pisiform excision. J Hand Surg. 1982;7(5):477-80.
19. Matsunaga D, Uchiyama S, Nakagawa H. Lower ulnar nerve palsy related to fracture of the pisiform bone in patients with multiple injuries. J Trauma Acute Care Surg. 2002;53(2):364-8.
20. Avery DM, Rodner CM, Edgar CM. Sports-related wrist and hand injuries: a review. J Orthop Surg Research. 2016;11(1):99.
21. Waninger KN, Lombardo J. Stress fracture of index metacarpal in an adolescent tennis player. Clin J Sport Med. 1995;5:63-6.
22. Watson HK, Ashmead D, Makhlouf MV. Examination of the scaphoid. J Hand Surg. 1988;13(5):657-60.
23. Kiefhaber TR, Stern PJ. Fracture dislocations of the proximal interphalangeal joint. J Hand Surg. 1998;23(3):368-80.
24. Schoffl V, Hochholzer T, Winkelmann HP. Pulley injuries in rock climbers. Wilderness Environ Med. 2003;14(2):94-100.
25. Lourie GM, Hamby Z, Raasch WG. Annular flexor pulley injuries in profes- sional baseball pitchers: a case series. Am J Sports Med. 2011;39(2):421-4.

26. Kakar S, Garcia-Elias M. The "four-leaf clover" treatment algorithm: a practical approach to manage disorders of the distal radioulnar joint. J Hand Surg. 2016;41(4):551-64.
27. Ko JH, Wiedrich TA. Triangular fibrocartilage complex injuries in the elite athlete. Hand Clin. 2012;28(3):307-21.
28. Nakamoto JC, Martins MS, Pires AG. Arthroscopic treatment of bucket-handle triangular fibrocartilage complex injury. J Hand Surg Global Online. 2021.
29. Rumball JS, Lebrun CM, Di Ciacca SR, Orlando K. Rowing injuries. Sports Med. 2005;35(6):537-55.
30. Chiaramonte R, Pavone P, Vecchio MJ. Diagnosis, rehabilitation and preventive strategies for pudendal neuropathy in cyclists, a systematic review. J Funct Morphol Kinesiol. 2021 May 10;6(2):42.
31. Maciocia G. A prática da medicina chinesa: tratamento das doenças com acupuntura e ervas chinesas. São Paulo: Roca; 2010.
32. Lima PR. Manual de acupuntura direto ao ponto. 3. ed. Porto Alegre: Zen; 2016.
33. Wen TS. Manual terapêutico de acupuntura. Manole; 2008.
34. Yang CP, Hsieh CL, Wang NH, Li TC, Hwang KL, Yu SC, et al. Acupuncture in patients with carpal tunnel syndrome: a randomized controlled trial. Clin J Pain. 2009;25(4):327-33.
35. Hadianfard M. Efficacies of acupuncture and anti-inflammatory treatment for carpal tunnel syndrome. J Acupunct Meridian Studies. 2014.
36. Sant'Anna FM, Rangel VM, Mota DDS. Tratamento da tenossinovite de Quervain por acupuntura - Relato de caso. Vittalle Rev Ciências Saúde. 2018;30(1):130-6.
37. da Silva JB, Batigália F. Acupuncture in De Quervain's disease: a treatment proposal. Acupunct Med. 2014;32(1):70-2.
38. Focks C. E-book-atlas of acupuncture. Elsevier Health Sciences; 2008.
39. Frank H, Netter MD. Atlas de anatomia humana. 2011.
40. Hecker HU, Steveling A, Peuker E, Kastner J, Liebchen K. Atlas colorido de acupuntura: pontos sistêmicos-pontos auriculares--pontos gatilho. 2010.

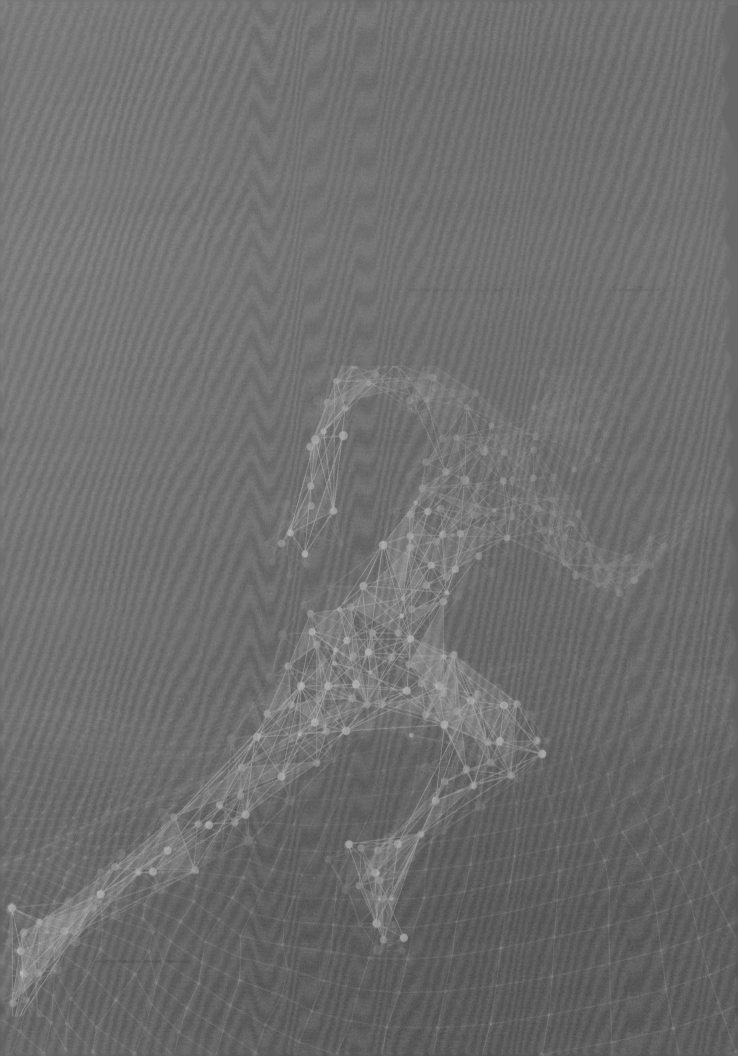

Lesões do quadril

61

> Henrique Berwanger Cabrita > Janete Shatkoski Bandeira > Rodrigo de Paula Alvarez Suarez

● INTRODUÇÃO

O quadril é a articulação hialina mais estável do corpo humano, formado pela junção do acetábulo na bacia com o terço proximal do fêmur. A articulação coxofemoral faz parte indissociável da cintura pélvica, e seu estudo deve ser realizado em conjunto com a transição da região lombar com os membros inferiores. Desta maneira, coluna lombossacra, articulação sacroilíaca, joelhos, tornozelos, pernas e pés devem também ser examinados, podendo ser alvos de dor referida ou serem eles próprios os inicialmente lesionados.

As lesões do esporte podem ser por impacto (direto ou indireto), por uso excessivo ou por sobrecarga de peso, levando a danos nos ligamentos, músculos, tendões, superfícies articulares e ósseas, além de lesões vasculares e nervosas.

A origem da dor no quadril merece atenção especial, uma vez que causas musculares, articulares e clínicas (como doenças reumatológicas, infiltrações por neoplasias e tromboflebites pélvicas sépticas) têm investigação, terapêutica e prognósticos totalmente diversos. Como exemplo, a dor de origem articular é referida na região inguinal, piora nos movimentos rotacionais, ao ficar longos períodos na mesma posição e ao sofrer sobrecarga mecânica da região.

A prevalência de lesões do quadril é por volta de 6% em atletas e vem aumentando. Historicamente eram diagnosticadas como dores inguinais recalcitrantes ou distensões de virilha, comumente levando ao encerramento precoce de carreiras esportivas. Com o desenvolvimento da imagenologia, de avaliações cinemáticas e de estudos básicos de anatomia e fisiologia, foi possível uma maior compreensão das patologias da cintura pélvica, especialmente o envolvimento de variações morfológicas como impacto femoroacetabular, displasia e microinstabilidade do quadril, levando ao desenvolvimento de modalidades de tratamento específicas para as disfunções deste segmento.

● ANATOMIA E BIOMECÂNICA DO SEGMENTO

Compreender a anatomia e a biomecânica do quadril é fundamental para o tratamento das principais patologias relacionadas ao esporte (Figura 61.1). O sistema locomotor está intimamente interligado ao sistema nervoso e ocorre interação imediata entre as diversas partes do próprio sistema musculo esquelético. No caso do quadril, um exemplo comum frequentemente esquecido é a diferença de comprimento dos membros inferiores, causando desequilíbrio estrutural e funcional do quadril e também da coluna espinal e junção craniocervical.[2] Vários músculos cruzam a articulação do quadril e a do joelho, e essas estruturas que cruzam duas articulações geralmente são as mais propensas à lesão, como por exemplo o retofemoral, os isquiotibiais e a banda iliotibial (BIT).[3] Em estudo realizado em cadáveres, observou-se que a redução da extensão isquiotibial apresentou interferência nas pressões sobre facetas lombares, demonstrando, dessa maneira, algumas das interações possíveis entre as estruturas musculoesqueléticas.[4] Assim, uma abordagem integral do paciente faz-se sempre necessária. Geralmente as

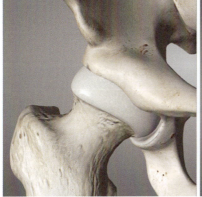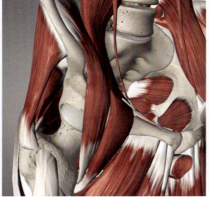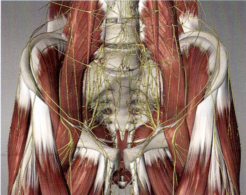

Figura 61.1 Anatomia esquemática da articulação do quadril, seus músculos e nervos.[1]

lesões primárias do quadril refletem-se na marcha, que pode ser de grande valia para o diagnóstico diferencial.

O quadril é uma articulação esferoidal na qual a cabeça femoral se assemelha a uma bola, e o acetábulo, a um soquete. O *labrum* acetabular e ligamentos capsulares estabilizam fortemente a articulação, e vários grupos musculares realizam os movimentos multiaxiais. Além de ligamentos, tendões e superfícies articulares, as bursas servem para diminuir o atrito entre os tendões e as demais estruturas. Algumas das mais importantes são a trocantérica maior, a isquiática e a do iliopsoas, que são os locais mais comuns de irritação e dor com o uso excessivo.[3]

Os principais ligamentos são o iliofemoral, o isquiofemoral e o pubofemoral. As amplitudes de movimento (ADM) esperadas são extensão (10 a 15º), flexão (110 a 120º), rotação medial (30 a 40º), rotação lateral (40 a 60º), adução (30º) e abdução (30 a 50º), em graus variados, pois as características anatômicas impedem graus máximos de movimento, como acontece no ombro.[5] Os principais músculos que movem essa articulação e sua inervação estão descritos na Tabela 61.1, de forma simplificada e prática.

● PRINCIPAIS LESÕES DO SEGMENTO

As disfunções do quadril relacionadas ao esporte mais frequentes na prática clínica são:

- **Síndrome do impacto femoroacetabular (SIFA):** esta condição ocorre devido à alteração da forma ou função da articulação do quadril, causando impacto anormal entre a cabeça do fêmur e a cavidade do acetábulo. Pode resultar em dor, limitação de movimento e predisposição a lesões labrais e condrais.[6] Apresenta-se como dor no quadril, que pode ser descrita como uma sensação de dor profunda e/ou pontada. A dor pode ser sentida nas regiões anterior, lateral ou posterior do quadril, e pode se estender para a virilha, a coxa ou até o joelho. Dor durante a atividade física, limitação de movimento, crepitação e sensação de travamento são características frequentes

- **Tendinopatia do glúteo médio:** o glúteo médio é um músculo importante para a estabilidade do quadril durante a prática esportiva. Lesões ou degenerações nesse tendão podem levar a dor no quadril e a dificuldade de movimentação

- **Síndrome do piriforme:** o músculo piriforme está localizado na região profunda do glúteo e pode causar compressão do nervo ciático quando está inflamado ou tenso, resultando em dor irradiada para a região glútea e perna

- **Bursites trocantéricas:** a bursa trocantérica, localizada na região lateral do quadril, pode inflamar devido ao uso excessivo ou traumatismo. Essa inflamação causa dor na região lateral do quadril e pode ser agravada com atividades esportivas

- **Lesões labrais do quadril:** o *labrum* do quadril é uma estrutura fibrocartilaginosa que reveste a borda do acetábulo. Lesões labrais podem ocorrer devido a traumas agudos, movimentos repetitivos ou por causa da síndrome do impacto femoroacetabular. Essas lesões podem causar dor e limitação de movimento

É importante ressaltar que cada atleta pode apresentar condições específicas relacionadas ao quadril dependendo do esporte praticado, da biomecânica individual e de outros fatores. O diagnóstico e tratamento adequados devem ser realizados por profissionais especializados, como médicos do esporte e fisioterapeutas, para melhor compreensão e abordagem das disfunções de quadril relacionadas ao esporte. Alguns fatores podem aumentar o risco de lesões em membros inferiores, como a falta de condicionamento físico, uso de equipamentos inadequados, técnica incorreta e desequilíbrios musculares. A prevenção dessas lesões envolve medidas como aquecimento e alongamento adequados antes e após a prática esportiva, fortalecimento e equilíbrio dos músculos e articulações, uso de calçados e equipamentos adequados e incorporação de descanso e recuperação nos planos de treinamento.

● SEMIOLOGIA

Ao realizar o raciocínio clínico diferencial de dor na região da cintura pélvica, levamos em conta quatro camadas anatômicas:

1. **Camada óssea:** ossos do sacro, da bacia (acetábulo, asa do ilíaco, ramos públicos), terço proximal do fêmur. As anormalidades nesta camada são divididas em sobrecarga estática, instabilidade dinâmica e conflito dinâmico. Trata-se de uma camada profunda, geralmente não palpável, com dor característica mesmo em repouso com piora à carga:
   a) Fraturas de estresse (mais comuns no colo femoral, ramo isquiopúbico e sacro)
   b) Avulsões ósseas (mais comum em adolescentes, na espinha ilíaca anteroinferior, crista ilíaca e tuberosidade isquiática)
   c) Traumas diretos (fraturas do trocanter maior ou do colo femoral, ramos públicos e asa sacral)

Tabela 61.1 Músculos do quadril, movimentos e inervação.		
Músculos	**Ação**	**Inervação**
Iliopsoas, retofemoral, sartório e pectíneo	Flexão	Nervo femoral e ramos de L1-L3
Adutor longo, adutor curto, grácil e adutor magno (parte)	Flexão, adução e rotação medial	Nervo obturador (L2-L4)
Bíceps femoral, semimembranoso, semitendinoso	Extensão	Nervo isquiático (L5-S2)
Glúteo médio, glúteo mínimo, tensor da fáscia lata, glúteo máximo	Extensão e abdução (porção anterior: rotação medial)	Nervo glúteo superior e inferior (L5-S2)
Piriforme, obturador interno e externo, quadrado femoral, gêmeo superior e inferior	Rotação lateral	Nervo obturador e ramos de L5-S2

Fonte: Adaptada de Magee.[5]

CAPÍTULO 61

LESÕES DO QUADRIL 549

d) Impacto femoroacetabular (IFA), que pode predispor a lesões da camada capsuloligamentar e displasia de quadril

2. **Camada capsuloligamentar:** envolvendo *labrum*, cápsula articular, cartilagem acetabular. Dor ao movimento passivo e ativo, não palpável e associada à diminuição do arco de movimento, por consequência, por exemplo, do IFA.

   a) Lesão do *labrum* acetabular ou da transição condrolabral, associada ou não a alterações estruturais como impacto femoroacetabular/displasia, frouxidão ligamentar

   b) Lesões da cartilagem (focais ou difusas, artroses e doenças reumáticas)

   c) Lesões do ligamento redondo (mais comuns em hiperelasticidade, displasia e perimenopausa ou alterações hormonais da mulher)

   d) Pubalgia (entesite dinâmica do púbis – apesar de desencadeada por lesões musculares e alterações dinâmicas da pelve, é uma doença articular e óssea)

3. **Camada miotendinosa:** lesões mais comuns, associadas a traumas diretos ou indiretos e práticas esportivas. Dor palpável e desencadeada por testes específicos da musculatura envolvida:

   a) Os músculos mais envolvidos em lesões agudas são os biarticulares (retofemoral, isquiotibiais, adutor longo)

   b) Tendinopatias dos músculos glúteos

   c) Tendinite da banda iliotibial

4. Camada neurocinética: plexo toracolombar, tecidos lombopélvicos e estruturas dos membros inferiores que controlam a cadeia cinética e o movimento da cintura pélvica ao deslocar-se. Nervos ilioinguinal, ilio-hipogástrico, genitofemorais e mecano-nociceptores ao redor da pelve. Trata-se da camada responsável pela postura e propriocepção; manobras específicas como Lasègue, teste do piriforme, avaliação da marcha avaliam as seguintes patologias:

   a) Dores referidas do plexo lombossacral, síndrome *"hip-spine"* e doenças do disco intervertebral

   b) Dor glútea profunda (antigamente denominada síndrome do piriforme)

Na avaliação prática, é importante diferenciar as fontes de dor intra-articulares e extra-articulares:

   a) Dor intra-articular: não palpável, desencadeada por movimentos passivos de amplitude de movimento

   b) Dor extra-articular: palpável, desencadeada aos movimentos ativos resistidos

Na avaliação específica sugerimos a seguinte ordem de exame:

1. Avaliação da marcha
2. Avaliação em ortostatismo: avaliação da coluna lombar e obliquidade pélvica, teste de Trendelemburg (ortostatismo unipodal – avaliação da força dos músculos glúteos)

Tabela 61.2 Principais manobras de exame físico do quadril.[7]

Manobras e testes	Valores de referência	Patologias possíveis
ADM flexão, rotação interna e externa em DDH	135 graus 45 graus 45 graus	Impacto femoroacetabular (IFA), artrose, desvios rotacionais
Flexão, adução e rotação interna (FADIR)	Negativo, sem dor	IFA, lesão labral, fratura de estresse de colo femoral, artrose
Flexão, abdução, rotação externa	Negativo, sem dor, medir distância da borda da mesa de exame	Lesão do ligamento redondo, artrose central e posterior, derrame articular
Elevação do membro inferior contra resistência (SLR)	Boa força de flexão sem dor	Qualquer patologia articular, psoíte e lesões de músculos psoas e retofemoral
Teste de movimento resistido de abdução e adução em neutro e com 45 graus de flexão de quadril e joelhos	Comparar a força dos dois lados	Lesão de glúteos médio/mínimo (abdução), lesão de adutores e pubalgia (adução)
Teste de piriforme (Hicks BL 2023) (flexão, rotação interna, adução com membro inferior contralateral em conjunto	Negativo, sem dor, positivo se dor na região do piriforme (entre trocanter maior e tuberosidade isquiática) ou irradiada para MI	Dor glútea profunda
Palpação de púbis, trocanter maior, crista ilíaca	Não devem ser doloridos, realizar manobra de valsava também	Pubalgia, hérnia esportiva, tendinites glúteas, lesões por avulsão
Manobra de Grava (SOUSA JPG 2005) (abdominal ativa contra membro inferior em Fabere)	Dor = sinal positivo	Pubalgia
Manobra de ressalto externo (G. H. Cabrita HABA 2014) (membro aduzido, flexionar o quadril e rodar interno e externo)	Dor ou ressalto externo visíveis	Ressalto externo
Manobra de ressalto interno (Musick SR 2023) (em Fabere, flexionar e estender o quadril)	Dor e estalo audível e sensível em região inguinal	Ressalto interno

Fonte: Cabrita HABA, Trindade CAC, Gurgel HMC; *et al*. 2015.[7]

3. Medida dos membros inferiores real e relativa
4. Posição sentada: teste de força de quadríceps e psoas isolados. Teste de H Martin (para dor glútea profunda, rotação externa do quadril resistida com quadrilha a 90 graus e joelho estendido)
5. Decúbito dorsal: amplitude de movimento passiva – arco de movimento de flexão, rotação interna e externa com 90 graus de flexão, teste de impacto anterior (flexão, adução e rotação internas), flexão abdução e rotação externas (Fabere) e abdução. Teste de ressalto externo (perna aduzida com contralateral abduzida, rotação externa e interna consecutivas)
6. Testes ativos resistidos de força de flexão (SLR, *straight leg raising*), extensão, abdução e adução com joelhos estendidos, e testes de abdução e adução resistidos com quadris e joelhos fletidos 45 graus
7. Palpação de cristas ilíacas, púbis, ligamento inguinal e manobra de Valsalva, com palpação de eventuais hérnias inguinais e crurais
8. Teste de Lasègue (SLR passivo para avaliar irritação do nervo ciático)
9. Teste de piriforme (flexão de ambos os membros, cruzados com joelhos fletidos e adução do membro avaliado)
10. Decúbito lateral: teste de abdução ativa resistida com joelho e quadril fletidos 45 graus (ostra), palpação de crista ilíaca, banda iliotibial, trocanter maior, musculatura glútea, músculo piriforme, forame isquiático maior
11. Decúbito ventral: avaliação da extensão passiva, rotação interna e externa passivas em extensão do quadril, palpação da articulação sacroilíaca e tuberosidade isquiática (que pode ser palpada também em decúbito dorsal, com flexão de quadril e joelho a 90 graus), teste de Lasègue reverso para avaliar irritação do nervo femoral

● CORRELAÇÃO DA ANATOMIA DA REGIÃO COM OS PONTOS E MERIDIANOS

Do ponto de vista anatômico, várias estruturas podem ser moduladas através da correlação anatômica com os meridianos e pontos clássicos da Medicina Tradicional Chinesa (MTC). Todas as abordagens podem ser feitas dentro do paradigma da MTC ou utilizando o paradigma contemporâneo, usando apenas agulhas ou estímulo elétrico rápido ou de demora. Várias técnicas podem ser utilizadas dentro do escopo do tratamento com acupuntura, com resultados diversos para cada condição.

Os principais pontos de meridianos utilizados no tratamento das condições do quadril são os do meridiano da bexiga (BL) e da vesícula biliar (GB). Além deles, estômago (ST), baço-pâncreas (SP), fígado (LV), pontos extra e *ashi*, que se localizam nas regiões lombar, glútea e inguinal podem ser utilizados. Pontos sistêmicos como KI3, ST36 e LV3 são muito utilizados na prática clínica por suas ações anti-inflamatória, analgésica e de regulação autonômica.[8-10]

Pensando no trajeto neuroanatômico periférico e seguindo a nomenclatura internacional da OMS, os pontos que podem servir como referência para modular os músculos sartório, pectíneo e iliopsoas através da estimulação do nervo femoral são SP12 e SP13. Para modular o nervo safenoso, usamos como referência o ponto SP10. Os pontos GB27 e GB28 são os que mais se aproximam anatomicamente ao trajeto do nervo cutâneo lateral femoral no músculo tensor da fáscia lata, que também pode ser modulado diretamente em seu ventre ou na modulação do nervo glúteo superior. Para modular o nervo obturador, podemos utilizar os pontos LR10 e LR11, que são os que mais se aproximam anatomicamente com o trajeto do nervo.[8-10]

Para a modulação do nervo isquiático na região glútea, os pontos GB30 e BL54 podem servir como referência ou entrar na prescrição de pontos para tratar síndrome do piriforme e dor miofascial glútea, por exemplo. Para tratar patologias referentes aos músculos glúteo médio, glúteo mínimo e tensor da fáscia lata, podemos utilizar o ponto BL53, que mais se aproxima anatomicamente com o trajeto do nervo glúteo superior. Já para o acometimento do músculo glúteo máximo, o ponto BL54 é o que mais se aproxima anatomicamente com o trajeto do nervo glúteo inferior.[8-10] A Tabela 61.3 sistematiza de forma simplificada essas informações.

● TRATAMENTO DAS DISFUNÇÕES DO QUADRIL

Técnicas não cirúrgicas

As alternativas não cirúrgicas (conservadoras) no tratamento de patologias de quadril são:

- Controle de peso e reeducação alimentar e esportiva
- Medicamentos: anti-inflamatórios, analgésicos, relaxantes musculares. Suplementos para cartilagem podem ser utilizados com parcimônia
- Fisioterapia convencional: para tratamento de lesões musculares, tendinites glúteas e do músculo psoas, bursites traumáticas e pubalgia. Os métodos de analgesia, solturas miofasciais, liberação de pontos-gatilho e estabilização muscular, com trabalho de mobilidade passiva e ativa resistida e reeducação de gestos esportivos são a base do tratamento fisioterápico
- Terapia por ondas de choque extracorpórea: boa indicação para tendinopatias, tendinites calcáreas e lesões tendíneas crônicas
- Infiltrações: os corticoides podem ser usados com cuidado para não piorar a qualidade do tendão infiltrado ou da cartilagem, que pode ser diretamente afetada; o ácido hialurônico, apesar de apresentar resultados promissores em joelho, ainda tem baixa aplicação e previsibilidade de resultados em quadril;[12] plasma rico em plaquetas (PRP) tem bons resultados em lesões tendíneas crônicas;[13] a glicose hipertônica aplicada como proloterapia é indicada em lesões tendíneas; quanto ao concentrado de medula óssea, os resultados ainda estão em estudos preliminares

Acupuntura

A acupuntura pode ser utilizada como método auxiliar no tratamento conservador e no tratamento pós-cirúrgico do quadril. A terapia neuromodulatória periférica com acupuntura manual ou elétrica é uma ferramenta de grande ajuda no controle de sintomas, correção de compressões por fáscias e músculos e normalização da atividade neural. A resposta varia conforme a evolução do quadro, fator etiológico e características clínicas do paciente.

CAPÍTULO 61

LESÕES DO QUADRIL **551**

Tabela 61.3 Principais pontos de acupuntura no tratamento das afecções do quadril.

Ponto	Localização	Músculo	Vascularização	Inervação
BL31	Primeiro forame sacral	—	Artéria sacral lateral	S1
BL32	Segundo forame sacral	—	Artéria sacral lateral	S2
BL33	Terceiro forame sacral	—	Artéria sacral lateral	S3
BL34	Quarto forame sacral	—	Artéria sacral lateral	S4
BL53	A 3 cun lateral da linha média, ao nível do segundo forame sacral	Glúteo máximo e glúteo médio	Artéria glútea inferior	Nervo glúteo superior (L4-S1) e inferior (L5-S2)
BL54	A 3 *cun* lateral da linha média, ao nível do quarto forame sacral	Glúteo máximo e piriforme (profundo)	Artéria glútea inferior	Nervo glúteo inferior e ramos para piriforme (L5-S2)
GB27	Medial à espinha ilíaca anterossuperior (EIAS)	Tensor da fáscia lata (TFL)	Artéria ilíaca circunflexa superficial	Nervo glúteo superior (L4-S1)
GB28	0,5 *cun* inferior ao GB27	TFL e glúteo médio anterior	Artéria ilíaca circunflexa superficial	Nervo glúteo superior (L4-S1)
GB29	Meia distância entre a EIAS e o trocanter maior	Glúteo médio e glúteo mínimo (profundo)	Artéria ilíaca circunflexa superficial	Nervo glúteo superior (L4-S1)
GB30	Um terço da distância entre o trocanter maior e o hiato sacral	Glúteo máximo e margem inferior do piriforme (profundo)	Artéria glútea inferior	Nervo glúteo inferior e ramos para piriforme (L5-S2)
ST31	Abaixo da espinha ilíaca anterossuperior, entre sartório e TFL	Sartório e TFL	Artéria ilíaca circunflexa superficial	Nervo femoral (L2-L4)
SP12	Inferior ao ligamento inguinal, lateral à artéria femoral	Sartório e iliopsoas	Artéria ilíaca circunflexa superficial	Nervo femoral (L2-L4)
SP13	1 *cun* superior ao SP12	Ligamento inguinal	Artéria ilíaca circunflexa superficial	Nervo femoral (L2-L4)
LR10	2 *cun* da sínfise púbica, lateral ao adutor longo	Adutor longo e pectíneo	Ramos da artéria femoral	Nervo obturador (L2-L4)
LR11	1 *cun* da sínfise púbica, lateral ao adutor longo	Adutor longo e pectíneo	Ramos da artéria femoral	Nervo obturador (L2-L4)

Fonte: Adaptada de Wong[10] e Suh.[11]

A acupuntura, como parte do arsenal terapêutico, contribui com a redução da disfunção de músculos facilitados e inibidos, produção de analgesia segmentar e suprassegmentar e redução da inflamação. Habitualmente, os músculos facilitados produzem dor durante manobras provocativas ocorrendo frequentemente a irradiação para áreas distantes, como bem descrito por Travel.[2] Após a identificação do(s) agrupamento(s) envolvido(s), o agulhamento deve ser realizado, podendo ou não ser utilizados equipamentos de eletroestimulação. A melhora terapêutica é esperada quando a acupuntura produz a sensação que os chineses denominaram *Deqi*, geralmente desconfortável para o paciente. A eletroacupuntura pode utilizar técnicas de estimulação elétrica rápida (habitualmente tempo ON, de aproximadamente 3 segundos, e tempo OFF, de aproximadamente 3 segundos, com frequências entre 8 e 10 Hz por 1 minuto) ou de estimulação lenta (habitualmente estímulos de baixa frequência 1 a 2 Hz, contínua ou em *burst*, por 20 a 30 minutos).

A síndrome do impacto femoroacetabular (SIFA) é uma condição em que ocorre um impacto anormal entre a cabeça do fêmur e o acetábulo durante o movimento do quadril. Os principais mecanismos implicados são a forma anormal do acetábulo ou da cabeça do fêmur, a relação anormal entre elas, movimentos repetitivos ou intensos durante a prática esportiva, além de fatores genéticos. O aparecimento da SIFA pode ser favorecido por esportes que envolvem movimentos repetitivos, impacto e carga excessiva sobre a articulação do quadril, como futebol, atletismo, dança, hóquei no gelo e artes marciais. Fatores individuais, como a anatomia do quadril e a técnica de movimento, também desempenham um papel na ocorrência da SIFA. É fundamental adotar medidas preventivas, como o fortalecimento muscular adequado, o uso de técnicas de movimento corretas e o acompanhamento médico adequado. O tratamento inclui medicamentos, fisioterapia, repouso e acupuntura, podendo ser necessários bloqueios, infiltrações e cirurgias. A estimulação dos pontos motores pela abordagem neurofuncional visa melhorar a função muscular, aliviar a dor e promover o equilíbrio da biomecânica do quadril.[14]

Conhecer com detalhes a inervação articular para melhorar as técnicas analgésicas também se aplica à acupuntura. Segundo a Lei de Hilton, a inervação de uma articulação é dada por um ramo de um nervo motor que inerva um músculo que atua nessa articulação, bem como nervos cutâneos do território articular. Sendo assim, os estudos que investigaram a inervação da articulação do quadril apontaram que ramos do nervo femoral, obturador, obturador acessório e isquiático são os responsáveis pela sinalização dolorosa da articulação.[15] Num estudo com dissecção de pelve observou-se que a cápsula anterior da articulação coxofemoral recebe ramos do nervo femoral, nervo obturador e, quando presente, do obturador acessório. Nas peças anatômicas houve recorrência da passagem desses nervos por reparos anatômicos que são facilmente detectados por ultrassonografia, já sendo realizados estudos em cadáveres para atestar tal condição.[16] Por esse motivo, a modulação periférica destes nervos através da eletroacupuntura pode ser de grande valia no tratamento de condições crônicas.

Conhecer os territórios cutâneos dos nervos periféricos e as raízes responsáveis através dos dermátomos também pode nos orientar a uma escolha de pontos e áreas de agulhamento que possam realizar modulação *bottom-up* segmentar central. Segundo Gunn, o agulhamento periférico no alvo terapêutico deve ser complementado com o agulhamento paravertebral respeitando territórios dermatômicos, miotômicos e esclerotômicos.[17] A Figura 61.2 lembra os dermátomos da região do quadril.

Causas comuns de dor em região posterior do quadril são os *entrapments* do nervo isquiático pelo músculo piriforme e por sua relação com a origem do semimembranoso e trocanter menor, bem como o *entrapment* do nervo pudendo pelo piriforme, canal de Arcook, e pela fáscia que une o ligamento sacrotuberal com os músculos semitendinoso e bíceps femoral.[18] O músculo piriforme é um dos mais conhecidos casos de *entrapment* neural, pois sua facilitação provoca diversos sintomas de dor local e irradiada e causa grande impacto na vida do paciente. Após anamnese e exame físico cuidadosos, iniciamos com estímulos diretamente no piriforme, associados com fortalecimento dos glúteos médios, alongamento dos rotadores externos, orientação ergonômica, agulhamento e estimulação paravertebral (L5-S2 e T12-L2).

A terapia física para pacientes com síndrome dos isquiotibiais, encarceramento isquiofemoral e síndrome do piriforme envolve o alinhamento e estabilização espinal lombossacral, bem como estabilidade do assoalho pélvico. A redistribuição de forças é alcançada por estratégia de fortalecimento, alongamento, mobilização articular e neural, condicionamento aeróbico e terapia de assoalho pélvico, quando indicado. Infiltração ou agulhamento dos músculos envolvidos, bem como analgesia segmentar, auxilia no processo de tratamento.[19]

A associação de agulhamento segmentar paravertebral auxilia bastante na resposta analgésica. As regiões a serem agulhadas seriam aquelas envolvidas na inervação tanto autonômica quanto mioesclerotômica. A associação de exercícios de alongamentos para músculos facilitados, fortalecimento de músculos inibidos (com ou sem auxílio da estimulação elétrica funcional [FES]) sempre devem fazer parte da estratégia terapêutica.

Utilizando a abordagem neurofuncional, a eletroestimulação dos principais nervos do quadril pode ser realizada com segurança, mesmo sem a ajuda de ultrassom. Por exemplo, a modulação do nervo obturador pode ser feita inserindo a agulha a aproximadamente 8 cm do ligamento inguinal pela parte posterior do grácil, direcionando a agulha para a articulação coxofemoral. A eletroestimulação suave com aparelho monopolar à medida que a agulha vai sendo inserida garante destreza e segurança à técnica. Após o correto posicionamento da agulha, ela pode ser estimulada em baixa frequência (1 a 2 Hz) por cerca de 20 a 30 minutos. Nos casos de síndrome do piriforme, podemos encontrar o ponto motor do músculo marcando uma linha entre o forame isquiático e o trocanter maior. No segundo terço dessa linha é feita a inserção cuidadosa da agulha de acupuntura perpendicularmente, objetivando provocar o movimento típico de rotação lateral da coxa como resposta, utilizando um estimulador monopolar em baixa frequência (entre 5 e 10 Hz). Para essa abordagem nessa região anatômica, é necessário utilizar agulhas de cerca de 7 cm de comprimento.[20]

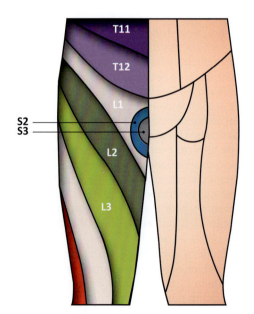 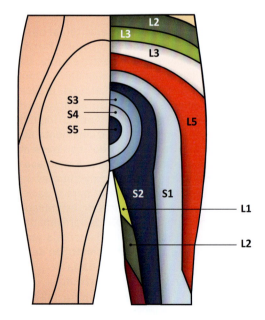

Figura 61.2 Inervação por dermátomos e nervos cutâneos da região da cintura pélvica.
Fonte: Adaptada de Lundy-Ekman.[18]

CAPÍTULO 61 LESÕES DO QUADRIL 553

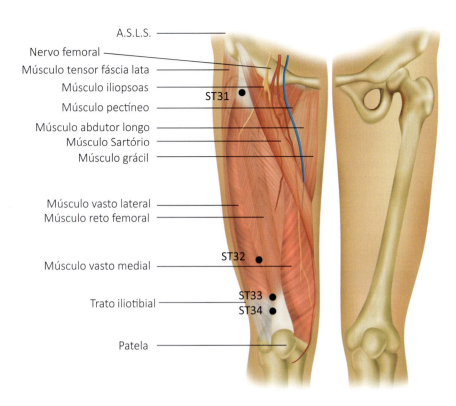

Figura 61.3 Imagem com a localização dos pontos na face anterior e medial do quadril e coxa.

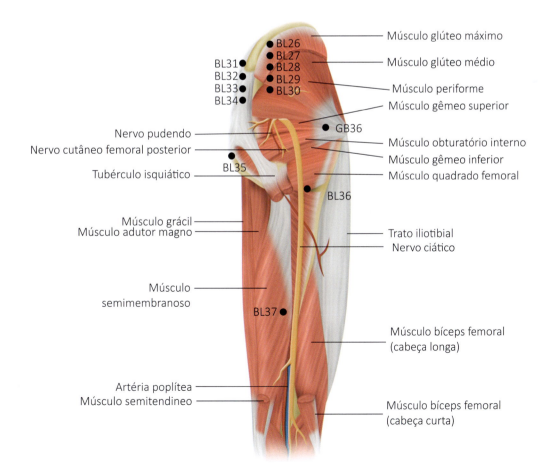

Figura 61.4 Imagem com a localização dos pontos na face posterior e lataral do quadril e coxa.

CONCLUSÃO

Para o tratamento das patologias do quadril relacionadas ao esporte com acupuntura, devemos realizar anamnese e exame físico detalhados, apontar diagnósticos e traçar condutas terapêuticas para a recuperação do paciente e retorno às atividades esportivas quando possível. A modulação periférica com acupuntura ou eletroacupuntura deve respeitar condições individuais, devendo incluir modulação de músculos e nervos do segmento, principalmente músculos glúteos médio e mínimo, piriforme, tensor da fáscia lata e grupo adutor, e nervos glúteos, femoral e isquiático. Agulhamentos dermatômico e paravertebral, bem como sistêmico, podem ser incluídos na prescrição. Sugerimos a eletroestimulação de baixa frequência por ser mais cômoda e com efeito analgésico mais duradouro para o paciente.

REFERÊNCIAS

1. Essential Anatomy 5 - version 5.0.9 https://3d4medical.com/apps/essential-anatomy-5
2. Travell JG Simons DG. Dor e disfunção miofascial: manual dos pontos-gatilho. Porto Alegre: Artmed; 2006.
3. McMahon PJ. Current - diagnóstico e tratamento em medicina do esporte. Rio de Janeiro: McGraw-Hill; 2011.
4. Gomez-Hoyos J. The hip-spine effect: a biomechanical study of ischiofemoral impingement effect on lumbar facet joints. Arthroscopy. 2017 Jan;33(1):101-7.
5. Magee D. Avaliação musculoesquelética. 5. ed. Barueri: Manole; 2010.
6. Trigg SD, Schroeder JD, Hulsopple C. Femoroacetabular impingement syndrome. Curr Sports Med Rep. 2020 Sep;19(9):360-6.
7. Cabrita HABA, Trindade CAC, Gurgel HMC, Leal RD, Marques RFS. Artroscopia de quadril. Rev Bras Ortop. 2015:245-53.
8. WHO Scientific Group on International Acupuncture Nomenclature & World Health Organization. A proposed standard international acupuncture nomenclature: report of a WHO scientific group. World Health Organization. 1991.
9. Chen E. Anatomia topográfica dos pontos de acupuntura. São Paulo: Roca; 1997.
10. Wong JY. A manual of neuro anatomical acupuncture. Toronto Pain Stress Clin. 1999.
11. Suh CS. Acupuncture anatomy: regional micro-anatomy and systemic acupuncture networks. 2021.
12. Wu B, Li YM, Liu YC. Efficacy of intra-articular hyaluronic acid injections in hip osteoarthritis: a meta-analysis of randomized controlled trials. Oncotarget. 2017;8(49).
13. Kraeutler MJ, Tigrn Garabekyan T, Mei-Dan O. The use of platelet-rich plasma to augment conservative and surgical treatment of hip and pelvic disorders. Ligaments Tendons J. 2016;410.
14. Amanatullah DF, Antkowiak T, Pillay K, Patel J, Refaat M, Toupadakis CA, et al. Femoroacetabular impingement: current concepts in diagnosis and treatment. Orthopedics. 2015 Mar;38(3):185-99.
15. Barnett JJG, Shakeri S, Agur MR. Overview of the innervation of the hip joint. Phys Med Rehabil Clin N Am. 2021 Nov;32(4):745-55.
16. Short AM. Anatomic study of innervation of the anterior hip capsule. implication for image-guided intervention. Reg Anesth Pain Med. 2018;43:100.
17. Gunn CC. The gunn approach to the treatment of chronic pain. 2nd ed. Elsevier; 1996.
18. Lundy-Ekman L. Neurociência: fundamentos para reabilitação. 3. ed. Rio de Janeiro: Elsevier; 2008.
19. Martin HD. Ischiofemoral impingement and hamstring syndrome as causes of posterior hip pain. Where Do We Go Next? Clin Sports Med. 2016;35:469-86.
20. Alves ASS. Acupuntura na dor neuropática. Rio de Janeiro: Atheneu; 2023.

Lesões de joelho

62

▸ Adriano Höhl ▸ Gabriel Andrade Macedo ▸ Guilherme Venturi Pinheiro de Abreu

INTRODUÇÃO

O joelho é uma articulação complexa suscetível a muitos tipos de lesões, especialmente para atletas. Esportes como corrida, futebol, basquete, lacrosse ou esqui aumentam o risco de lesões na articulação do joelho devido aos movimentos bruscos inerentes ao esporte. Paradas repentinas, torções e giros, ou a pressão exercida na articulação do joelho durante a corrida podem causar dor ou lesão no joelho. O uso excessivo do joelho em razão do treinamento intenso ou de jogo frequente, ou ainda trauma de força contundente também podem ferir o joelho do atleta.

ANATOMIA

O estudo da anatomia do joelho é de grande importância por ser a maior articulação sinovial do corpo. O joelho consiste de uma complexa articulação em "dobradiça" subdividida em patelofemoral e a tibiofemoral, com um arranjo ligamentar intra e extracapsular rodeado de músculos flexores e extensores que agem na estabilização e propulsão do membro inferior.[1]

A parte óssea é composta pelo fêmur, osso mais longo e forte do corpo humano, associado à tíbia, segundo maior, e à fíbula, que juntas sustentam a perna e se articulam com os ossos do calcâneo, dando sustentação e mobilidade à perna e ao pé, e é completada pela patela, o maior osso sesamoide, incrustada no ventre mais profundo do músculo quadríceps femoral, anterior aos côndilos femorais.[1]

Ao estudo das partes moles temos anterossuperiormente o músculo quadríceps femoral, com sete discretas cabeças, sendo a mais profunda inserida na placa sinovial para proteger a patela do impacto com o fêmur. Superficialmente a esta camada, inserindo-se na borda superior da patela, temos os tendões dos músculos reto femoral e vasto intermédio, separados por uma discreta bolsa de gordura. Os músculos vasto lateral e vasto medial se inserem, de forma angular, junto aos ligamentos patelofemoral lateral e medial.[2]

São de importante referência anatômica e funcional da articulação o tendão patelar e a estrutura sinovial intra-articular. O tendão patelar estende-se do polo inferior da patela inserindo-se no tubérculo tibial em duas camadas: uma superficial, que continua como camada reticular, e outra mais profunda, que se adere à estrutura óssea, ancorando-se na tíbia. A estrutura sinovial é formada pelas plicas supra e infrapatelar medial e lateral, além da gordura infrapatelar.

A cápsula articular, que envolve o joelho, é fibrosa e tem a espessura variável. Anteriormente, continua até o ligamento da patela. Caminha sob as expansões dos músculos vastos medial e lateral, presa às margens e ao ligamento da patela, estendendo-se para trás dos ligamentos colaterais correspondentes aos côndilos da tíbia, onde são formados os retináculos medial e lateral da patela, sendo o lateral reforçado pelo trato iliotibial. Posteriormente dirige-se das margens articulares dos côndilos do fêmur e da linha intercondilar à parte proximal da tíbia, onde segue para caudal e medial espessando-se como ligamento poplíteo oblíquo uma extensão do tendão de inserção do músculo semimembranáceo.[1]

Os meniscos são fibrocartilagens semilunares e intracapsulares que ampliam e aprofundam as superfícies articulares da tíbia, que recebe os côndilos do fêmur. São estruturas altamente inervadas em sua parte periférica e desprovidas de inervação em sua parte central, cujos terços internos consistem em feixes de colágeno dispostos de forma radial e o terço periférico consiste de feixes dispostos circunferencialmente.

Destacam-se os ligamentos transverso do joelho, que conectam os meniscos medial e lateral e os ligamentos meniscofemorais, que conectam o menisco lateral à face lateral do côndilo femoral.[1]

Os ligamentos extracapsulares da articulação do joelho estão integrados, por um lado, à membrana fibrosa da cápsula articular, e aqueles que se situam entre a membrana fibrosa e a membrana sinovial, por outro.[3]

O ligamento colateral lateral fixa-se proximalmente acima e atrás do epicôndilo lateral do fêmur, progredindo para inferior, onde abrange o sulco poplíteo, no qual o tendão do músculo poplíteo se encaixa inserindo-se na superfície externa da ponta do ápice da cabeça da fíbula, envolto pelo tendão de inserção do músculo bíceps femoral.[3]

O ligamento colateral medial se origina no epicôndilo medial do fêmur. Está totalmente integrado à membrana fibrosa da cápsula articular e suas porções anteriores alcançam a periferia do côndilo medial da tíbia, inserindo-se logo abaixo da borda da cobertura cartilaginosa. Abrange livremente o menisco medial em sua parte anterior, sendo separado deste por tecido gorduroso, que é firmemente preso ao menisco em sua parte posterior e se conecta aqui com a parte ascendente do tendão final do músculo semimembranáceo.

Partindo da fossa intercondilar para a tíbia temos os ligamentos cruzados. O cruzado anterior (LCA) origina-se na face lateral da fossa intercondilar dirigindo-se medialmente em direção à tíbia. O cruzado posterior (LCP) origina-se na face medial em direção oposta, passando posterior ao LCA para o plano poplíteo ao redor da tíbia. Ambos são apenas cobertos na frente pela membrana sinovial, sendo o LCA um pouco mais exposto do que o posterior.[3]

O ligamento patelofemoral medial (LPFM) é um ligamento em forma de ampulheta, feito de bandas de tecido retinacular. Origina-se entre o epicôndilo femoral medial, o tubérculo adutor e o tubérculo gastrocnêmio, e se insere no aspecto superomedial da patela.[4]

Envolvendo o joelho temos os grupos musculares com seus tendões, na maioria biarticulares, das regiões do quadril, da coxa e da perna.

Anteriormente, foi encontrado o quadríceps em sua porção inferior, formado pelo vasto medial, vasto intermédio, vasto lateral e reto femoral, quando se unem formando o tendão patela, que se insere na tuberosidade tibial.

Medialmente temos a porção inferior do músculo sartório, que cobre os tendões dos músculos grácil e semitendinoso, com inserção na superfície medial da tuberosidade da tíbia.[1]

Na face lateral temos o trato iliotibial, proveniente do quadril, o qual se estende superficialmente da coxa à perna, fixando-se em uma suave faceta triangular (tubérculo de Gerdy) na face anterolateral do côndilo lateral da tíbia e em todos os pontos ósseos expostos ao redor da articulação do joelho, tais como os côndilos do fêmur e da tíbia e a cabeça da fíbula. Ao longo de seu trajeto, o trato iliotibial emite septos intermusculares que se relacionam principalmente com os músculos pectíneo, vasto medial e, inferiormente, vasto lateral.[1]

Posteriormente, formando a moldura superior da fossa poplítea tem-se a cabeça longa do bíceps femoral, o músculo semitendinoso e o semimembranoso, e formando a moldura inferior, as duas cabeças do músculo gastrocnêmio e, profundamente, os músculos sóleo e poplíteo.[1]

A vascularização se faz por uma rede arterial ao redor da patela e dos côndilos do fêmur e da tíbia, é formada pelas artérias superior, média e inferior do joelho, pelos ramos da artéria poplítea, pela artéria descendente do joelho, pelo ramo da artéria femoral, pelo ramo descendente da artéria circunflexa femoral lateral, pelo ramo circunflexo fibular e pelas artérias recorrentes tibiais anterior. Os vasos superficiais correm entre a fáscia e a pele ao redor da patela, e na gordura abaixo do ligamento da patela, e aprofunda-se próximo às faces articulares, suprindo o tecido ósseo, a medula óssea, a cápsula articular, a membrana sinovial e os ligamentos cruzados.[1]

A drenagem venosa se faz através das veias que possuem o mesmo nome das artérias correspondentes; drenando para as veias poplítea e femoral. As superficiais, para a veia safena parva.[1]

A inervação do joelho é realizada por ramos derivados dos nervos obturatório, femoral, tibial e fibular comum. Para uma exposição didática, pode-se estudá-la em quatro quadrantes na parte anterior, e ao todo na parte posterior.

O quadrante superomedial é inervado pelo nervo para o vasto medial; pelo nervo para o vasto intermediário e o nervo genicular medial superior (ordenado de anterior para posterior).[5]

O quadrante inferomedial é inervado pelo ramo infrapatelar do nervo safeno e pelo nervo genicular medial inferior (ordenado de superior para inferior).[5]

O quadrante superolateral é inervado pelo nervo para o vasto lateral e para o vasto intermediário, pelo ramo articular do nervo fibular comum e pelo nervo genicular lateral superior (ordenado de anterior para posterior).[5]

O quadrante inferolateral é inervado pelo nervo genicular lateral inferior epelo nervo fibular recorrente (ordenado de superior para inferior).[5]

A parte posterior do joelho é inervada pelo plexo poplíteo, formado por ramos articulares do nervo tibial, e pelo ramo posterior do nervo obturador.[5]

● CORRELAÇÃO DA ANATOMIA COM OS MERIDIANOS E PONTOS DA MEDICINA TRADICIONAL CHINESA (MTC)

A anatomia da acupuntura se baseia no conhecimento do trajeto dos meridianos e da localização dos pontos de acupuntura distribuídos ao longo da superfície corporal, como rotas de passagens para o fluxo de Qi e Sangue, fluidos corporais básicos, que se distribuem no corpo nos sentidos vertical e horizontal, do superficial ao profundo, voltando ao superficial, integrando o interior com o exterior.[6]

Na descrição anatômica dos pontos e meridianos no joelho, foram observados os meridianos Yin e Yang do Pé, em número de seis. Nesta região foram encontrados apenas os Meridianos divergentes do Rim, Bexiga e do Fígado. Também nesta região tem-se a representação dos canais tendinomusculares correspondentes aos Meridianos do Pé.

Estudando a distribuição topográfica dos meridianos na região do joelho, tem-se na parte anterior passando parte lateral da patela o meridiano do Estômago (ST), com seus pontos locais ST34, ST35 e ST36. Na parte lateral, o meridiano da Vesícula Biliar (GB), com seus pontos locais GB32, GB33 e GB34. Na parte posterior, tem-se a união dos dois ramos do Meridiano da Bexiga (BL), com seus pontos locais BL38, BL39, BL40 e BL55. Na parte medial, o Meridiano do Fígado (LR), com seus pontos locais LR7 e LT8; o Meridiano Baço-Pâncreas (SP), com seus pontos locais SP9 e SP10, e o Meridiano do Rim (KI), com seu ponto KI10.

A medicina chinesa além dos pontos tradicionais, relacionados por meridianos, são utilizados ainda os pontos Ashi, que são pontos locais de dor, que quando palpados, desencadeiam a dor referida pelo paciente, ou seja, assemelha-se ao conceito de ponto-gatilho miofascial (*trigger point*). Mas pode-se estender sua utilização para dolorosos musculares que não irradiam (*tender points*).

Para o tratamento das patologias dolorosas e musculares do joelho, é possível abdicar destes pontos motores estimulando-os com agulha, mas também podem ser usados eletrodos em suas localizações.

De interesse ao tratamento das patologias geniculares, maior importância será dada aos pontos motores distais do músculo quadríceps e serão descritos por aproximação com os pontos dos meridianos da medicina chinesa: o ponto motor distal do vasto lateral nas proximidades da topografia de ST33 e ST34; o ponto motor do vasto medial nas proximidades entre SP9 e SP10, e do reto femoral, em um ponto intermediário entre ST31 e a média de uma linha entre SP9 e ST33.[7]

Estes pontos motores poderão ser ativados também mediante estímulo elétrico por baixa frequência do nervo femoral, servindo como referência de modulação os pontos SP12 e SP13.[8]

CAPÍTULO 62

LESÕES DE JOELHO **557**

A abordagem do nervo safeno pode ser feita tendo como referência o ponto SP10 com agulha, com ou sem eletroestimulação.[8]

Na Tabela 62.1 foram resumidas, as relações anatômicas dos pontos encontrados na face, anteromedial e posterolateral do joelho, e também pontos à distância.

Tabela 62.1 Relações anatômicas dos acupontos mais utilizados nas patologias do joelho.

Pontos	Localização	Musculatura	Vascularização	Inervação
LI11	Na extremidade lateral da prega do cotovelo em uma depressão entre a extremidade da prega e o epicôndilo lateral, na régia do músculo extensor radial longo do carpo	Músculo extensor radial longo do carpo	Artéria radial e ulnar	Nervo ulnar, ramo dorsal
ST34	Localizado 2 cun acima da margem superolateral da patela, na linha que liga a EIAS e a margem superolateral da patela, quando o joelho é flexionado	Músculo Vasto Lateral Tendão do musculo vasto intermédio Tendão do músuclo reto femoral	Artéria Circunflexa Femoral lateral	Superficial: nervo cutâneo Femoral Muscular Nervo cutâneo femoral lateral Ramo muscular nervo Femoral.
ST36	Na altura da Tuberosidade anterior da tíbia, 1 tsun lateral à crista da tíbia e 3 tsuns abaixo de ST35.	-m. tibial anterior e membrana interóssea.	Veias Tibial anterior e Safena Magna. Artéria Tibial Anterior.	Nervo fibular profundo, ramo do fibular comum.
GB34	Na depressão ântero-inferior à cabeça da fíbula.	Mm. Fibular longo e curto, m. extensor longo dos dedos.	Art. Tibial ant. recorrente, veia genicular lateral inferior, veia fibular circunflexa.	n. cutâneo sural lateral; N. fibular profundo.
BL40	Na face post. do joelho, na metade da prega transversa da fossa poplítea.	Tendão da cabeça longa do bíceps. M. gastrocnêmio.	Art. e veia Poplítea. Artéria Fibular.	Ramos do n.cutâneo femoral posterior. Nervo Tibial (ramo do n. ciático)
BL60	Na depressão entre o maléolo lateral e a borda do tendão de Aquiles (1/2 da distância).	Tendão de Aquiles	Ramo posterolateral da a. tibial posterior.	Nervo sural
		Tendão do m. fibular curto	Ramo posterolateral da veia fibular.	Nervo fibular superficial
SP9	Na depressão na borda inferior do côndilo medial da tíbia.	Tendões dos músculos sartório, grácil e gastrocnêmio (pata de ganso)	Veia safena magna e veia genicular medial inferior.	Nervo safeno (ramo do n. femoral);
			Artéria genicular medial inferior (ramo da art. poplítea).	Nervo tibial.
SP10	Com o paciente sentado com o joelho flexionado, o ponto pode ser localizado na face anteromedial da coxa, na a protuberância do músculo vasto medial, 2 cun superior à extremidade medial da base da patela.	Músculo Vasto Medial	Ramo descendente da Arteria cirucunflexa Femoral lateral	Superficial: Ramo Medial do Nervo cutâneo Femoral anterior Profundo: Ramo profundo do Nervo Femoral
LR8	Depressão acima da extremidade medial da prega poplítea ,entre o epicôndilo medial do fêmur e os tendões semimembranáceo e semitendíneo (joelho fletido)	Músculo semimembranáceo e semitendíneo	Artéria inferior medial do joelho	Nervo tibial

(Continua)

Tabela 62.1 Relações anatômicas dos acupontos mais utilizados nas patologias do joelho.				*(Continuação)*
Pontos	**Localização**	**Musculatura**	**Vascularização**	**Inervação**
KI10	Lado medial da fossa poplítea, entre os tendões dos músculos semitendinoso e semimembranoso.	Superficialmente: Tendão do m. semimembranoso.	Ramos da veia Safena Magna; Veia genicular superior.	Nervo cutâneo femoral posterior;
		Profundamente: músculo gastrocnêmio.	Artéria genicular superior medial.	Nervo tibial
ExLE2 (Heding	No meio da margem superior da Patela	Tendão patelar	Ramo descendente da Arteria cirucunflexa Femoral lateral	Superficial: Ramo terminal do Cutaneo Femoral medial. Profunda: Ramo articular para o Músculo Vassto intermédio
ExLE5(XiYan)	Quando o joelho é flexionado, o ponto está nas duas depressões abaixo, medial e lateral ao ligamento patelar (também conhecido como o "olhos" do joelho)	Trato Iliotibial, Ligamento patelar medial	Artéria Genicular Ramo da Artéria genicular laterla anterior Arteria Tibial Recorrente	Nervo cutâneo femoral anterior; Ramo infrapatelar do Nervo Safeno; Ramo articular do Nervo Fibular; Ramo Nervo Tibial

Fonte: Autoria própria.

BIOMECÂNICA DO JOELHO

A biomecânica do movimento é uma importante área que estuda a coordenação dos ossos, músculos, ligamentos e tendões em vários movimentos humanos.[9]

A articulação do joelho é considerada por muitos a principal articulação do membro inferior, e é uma articulação vulnerável,[10] considerada uma articulação sinovial do tipo gínglimo (dobradiça).[11,12]

A falta de conformidade entre as superfícies ósseas permite que o movimento no joelho possa ocorrer dentro de seis graus de liberdade, e eles podem ser descritos em torno de três eixos principais nos quais a tíbia pode transladar ou girar. O eixo anteroposterior permite translação anteroposterior e rotação valgo-varo. O eixo vertical permite translação superior-inferior e rotação interna-externa. O eixo mediolateral permite translação mediolateral e flexão e extensão do joelho. A amplitude de movimento para cada um desses movimentos é limitada por vários fatores estruturais associados à articulação do joelho, incluindo a forma do osso e várias estruturas de tecidos moles (ou seja, ligamento, cartilagem e músculo/tendão).[13]

Durante a execução de várias tarefas ocupacionais e recreativas, a articulação do joelho flexiona-se e estende-se para acomodar os movimentos necessários. Em contraste com a hiperextensão, em que ambos os ligamentos colaterais e cruzados estão tensos e as faces anteriores de ambos os meniscos estão confortavelmente mantidas entre os côndilos da tíbia e do fêmur, o joelho se torna mais instável a partir de 90° de flexão.[14,15]

Em 1941, Brantigan e Voshell[16] relataram que "o côndilo femoral medial atua como o eixo de rotação da articulação do joelho" o que se tornou o conceito utilizado atualmente.

Durante os movimentos passivos de extensão e flexão, a articulação exibe rotações internas e externas acopladas.[17]

No início da flexão ocorre o "desbloqueio" do joelho e ocorre a rotação externa do fêmur sobre a tíbia, que, segundo Last, é provocada pela contração do músculo poplíteo.[15]

Durante os primeiros 30 graus de flexão, o *rollback* do fêmur na tíbia ocorre e é mais pronunciado lateralmente. Após 30 graus, os côndilos femorais giram em um ponto nos côndilos tibiais.[16]

Freeman e colaboradores, em estudos dinâmicos de ressonância magnética, demonstram que o côndilo medial permanece essencialmente estático na tíbia quando ocorre a flexão, com reversão basicamente limitada ao côndilo lateral.[18]

A extensão terminal é alcançada e o joelho é "travado" pela rotação interna do fêmur na tíbia, chamado mecanismo de *screw home* — até que o compartimento medial também atinja os limites de extensão.

O LCM superficial funciona como o principal contribuinte na prevenção do deslocamento em valgo do joelho e trabalha em conjunto com o LCA na prevenção da translação anterior e rotação interna. O LCM profundo funciona como um estabilizador de menisco e ajuda a estabilizar a rotação interna do joelho de extensão total até 90 graus de flexão.[19]

O LCM superficial está tenso durante a flexão, enquanto o LCL fica tenso apenas em extensão,[12-14] e relaxa assim que o joelho é flexionado, permitindo uma maior excursão do côndilo lateral da tíbia.[20-22]

O LCM superficial é o estabilizador medial mais importante.[22] As fibras paralelas do LCM superficial também servem como estabilizador de rotação externa e para rotação interna.[23]

CAPÍTULO 62

Seccionar essas fibras não apenas aumenta a quantidade de abertura medial ao estresse em valgo, mas também causa um aumento significativo na rotação externa.[23]

A estabilidade lateral é fornecida por várias estruturas, entre elas: ligamento colateral lateral, ligamento poplíteo fibular e tendão do poplíteo.

O LCL funciona como estabilizador primário para prevenir a angulação em varo do joelho. Ele é sobrecarregado por forças direcionadas em varo e torques rotacionais internos e externos, da tíbia no fêmur, enquanto as forças da gaveta posterior, anterior e o estresse em valgo não sobrecarregam o LCL.[21] As maiores forças exercidas no LCL ocorrem com o joelho em extensão total associado à rotação externa e está relaxado na flexão.[21]

Desta forma, durante a flexão, um maior grau de rotação é possível lateralmente do que medialmente. Esta rotação é permitida pelas inserções do menisco lateral e pelo relaxamento dos ligamentos de sustentação em flexão. Verifica-se um maior grau de rolamento do fêmur na tíbia, enquanto medialmente esse movimento é apenas leve.

A fixação do tendão poplíteo ao menisco lateral puxa o menisco posteriormente e evita o aprisionamento quando o joelho é flexionado.[15]

Conhecendo a anatomia do LCA, sabe-se que ele apresenta dois feixes: um anteromedial e um posterolateral. Existem vários graus de tensão nesses feixes com base no ângulo de flexão, com o feixe anteromedial sendo mais rígido em extensão e o feixe posterolateral sendo mais rígido em flexão.[8,16]

Além dessa função, o LCA é considerado restritor primário à translação anterior da tíbia, embora seja biomecanicamente mais bem posicionado para fazê-lo em aproximadamente 20 graus de flexão. Atua também como um estabilizador secundário contra a rotação interna da tíbia e a angulação em valgo do joelho.[24-26]

Em extensão total, o LCA absorve 75% da carga de translação anterior e 85% entre 30 e 90 graus de flexão.[27]

A avaliação da cinemática do joelho é tipicamente realizada pelo exame clínico; isso envolve o exame de todos os seis graus de liberdade do joelho, por meio da avaliação da amplitude de movimento e uma variedade de testes especializados projetados para medir frouxidões sagital, coronal e rotatória.[28]

A função primária do LCP é resistir à translação posterior da tíbia sobre o fêmur em todas as posições de flexão do joelho. Além disso, atua também como um estabilizador secundário contra a rotação externa da tíbia e angulação excessiva em varo ou valgo no joelho.[19,24,29]

Embora não confira a mesma quantidade de estabilidade rotatória que o LCA, ele atua como um estabilizador secundário para forças rotacionais, particularmente quando outros ligamentos são danificados ou rompidos.[29]

A banda anterolateral fica tensa em flexão e é mais importante na resistência ao deslocamento posterior da tíbia em 70 a 90 graus de flexão. A porção posteromedial está tensa em extensão; assim, resiste ao deslocamento posterior da tíbia nessa posição. Embora o LCP seja um restritor primário para a translação posterior da tíbia, essa função é bastante aprimorada por outras estruturas.[19,24,29]

Dessa forma, deve-se entender que o LCA exerce bom controle contra a hiperextensão e as rotações interna e externa, já o LCP exerce bom controle contra a instabilidade posterior no joelho flexionado, mas apenas quando em hiperextensão. De acordo com Palmer[30], a tensão do cruzado anterior em extensão fixa o côndilo femoral lateral anteriormente; assim, a continuação do movimento em hiperextensão só é possível quando ocorre rotação interna simultânea do fêmur.[30]

A rotação ocorre em torno de um eixo através do centro do côndilo femoral medial, como resultado da ancoragem mais firme desse côndilo pelo LCM superficial. Se esse ligamento for rompido, o eixo se desloca lateralmente. De acordo com Palmer, por causa do eixo de rotação deslocado medialmente, a rotação externa da tíbia relaxa o LCA por meio do deslocamento anterior do côndilo femoral lateral, ao mesmo tempo em que alonga o LCP.[30]

Ação dos músculos

Os movimentos do joelho são: flexão, extensão e rotação. A flexão é realizada pelos isquiotibiais e bíceps femoral e, em menor extensão, pelo gastrocnêmio e poplíteo.[31]

A extensão é realizada pelo quadríceps e, devido ao formato da articulação e às inserções do ligamento, o fêmur gira medialmente na tíbia em extensão terminal; este é o mecanismo de *screw home*, que trava a articulação.[32]

Devido à geometria articular e aos estabilizadores estáticos, este movimento é puramente passivo, assim como outros movimentos rotatórios que ocorrem durante a atividade, conforme descrito anteriormente. A exceção é a rotação lateral do fêmur, que precede a flexão destravando a articulação. Este movimento é realizado pelo poplíteo.

O sartório, o grácil e os isquiotibiais são rotadores fracos do joelho, mas provavelmente não agem como tal. O sartório, o grácil e o semitendinoso medialmente e o trato iliotibial lateralmente na maioria das vezes atuam como "cordas de sustentação" para estabilizar a pelve.

Em particular, os músculos isquiotibiais, sóleo e glúteo médio parecem ter a maior capacidade de se opor aos principais fatores de sobrecarga do LCA, enquanto o quadríceps e o gastrocnêmio parecem ter a maior capacidade de induzir a sobrecarga do LCA (ou marcadores substitutos dela). A capacidade dos isquiotibiais de gerar força de cisalhamento posterior na tíbia (protegendo assim o LCA) excede todos os outros músculos durante o movimento de sustentação de peso, mas parece ser menos eficaz quando os ângulos de flexão do joelho são menores que ~ 20° a 30°.[5]

● PRINCIPAIS LESÕES DO JOELHO NO ESPORTE

As lesões no joelho são muito prevalentes em atletas de várias modalidades e em todas as idades. A lesão de estruturas pode resultar em tempo significativo perdido no esporte e em risco de nova lesão. A duração média da lesão pode chegar a seis meses de tratamento, sendo sua incidência maior em jogos do que em treinos, numa proporção de 3:1.[33]

Estudos demonstram a incidência de até 15% das lesões esportivas com alto risco de reincidência e de evolução para tratamento cirúrgico.[34]

Quando não tratadas adequadamente, podem evoluir para a cronificação com complicações, principalmente a degeneração cartilaginosa e a osteoartrite pós-traumática.[35]

São considerados fatores desencadeantes os movimentos com paradas repentinas, torções e giros, ou a pressão exercida na articulação do joelho durante a corrida. Também se relacionam o uso excessivo por meio de treinamento intenso ou jogo frequente, ou o trauma de força contundente na região.

O aquecimento inadequado e a avaliação inadequada da capacidade do atleta, associados a um treinamento mais intenso e a um maior nível de desempenho, levam a uma maior frequência de lesões.[36]

Swenson e colaboradores, estudando a epidemiologia de lesões no joelho entre atletas do ensino médio nos EUA, relatam que a estrutura mais comumente envolvida foi o ligamento colateral medial [LCM] (envolvido em 36,1% das lesões do joelho, 0,80 lesões por 10.000 EAs), seguido pela patela/tendão patelar (29,5%, 0,65), ligamento cruzado anterior [LCA] (25,4%, 0,56), menisco (23,0%, 0,51), ligamento colateral lateral [LCL] (7,9%, 0,17) e ligamento cruzado posterior [LCP] (2,4%, 0,05). Os padrões de lesão mais comuns foram envolvimento patelar/tendão patelar isolado (26,3%), LCM (25,1%), LCA (12,2%), menisco (10,7%), LCL (5,1%) e LCA + menisco (4,7%). A maioria das lesões isoladas de patela/tendão patelar foram luxações/subluxações (32,7% das lesões de patela/tendão patelar), contusões (24,2%) e tendinites (16,5%).[37]

Stanley e colaboradores, estudando este mesmo tipo de população, afirma que a taxa de lesão do LCA foi maior para atletas femininos do que masculinos nos níveis universitários (IRR, 2,49; 95% CI, 1,81-3,41) e HS (IRR, 2,30; 95% CI, 1,67-3,18). No nível ensino médio, o maior ACL IRR comparando atletas femininos a masculinos foi relatado em *softball*/beisebol (IRR, 6,61; IC 95%, 1,48-29,55). No nível HS, o maior ACL IRR foi relatado no basquete (IRR, 3,68; IC 95%, 1,91-7,10). A taxa de lesão do ligamento colateral medial foi maior para atletas do sexo feminino do que para do sexo masculino no nível HS (IRR, 2,11; IC 95%, 1,25-3,56), mas menor para atletas do sexo feminino do que masculino no nível ensino médio (IRR, 0,73; IC 95%, 0,59-0,92). A taxa de lesão meniscal foi menor para atletas femininos do que masculinos no nível HS (IRR, 0,47; IC 95%, 0,31-0,71), enquanto nenhuma diferença por sexo foi observada no nível universitário (IRR, 1,35; IC 95%, 0,90-2,02.)[34]

Em um estudo transversal realizado na clínica de lesões esportivas, Instituto de Pós-graduação de Educação e Pesquisa Médica em Chandigarh, na Índia, foram analisados os casos de 465 atletas que apresentaram lesões esportivas no joelho durante um período de cinco anos, dos quais 363 atletas (de 24 esportes) com registros completos foram identificados. A lesão do ligamento cruzado anterior foi a lesão mais comum, seguida pela lesão meniscal com predomínio do medial sobre o lateral. O ligamento colateral medial, que é um dos ligamentos mais lesados nos esportes, ficou terceiro lugar de incidência, seguido pelo ligamento colateral lateral e pelo ligamento cruzado posterior, conforme a Figura 62.1.[33]

Quanto à abordagem precoce, a indicação de tratamento adequada, a fidelidade e o respeito ao tempo de reabilitação, somando-se o esporte amador, R. John e coaboradorades encontraram incidência de 39,8% de lesões ao retorno às suas atividades esportivas, conforme Figura 62.2.[33]

As taxas e os padrões de lesões no joelho diferiram por esporte com as taxas mais altas entre aqueles com contato jogador-jogador significativo, quando incluídos giro, salto e aterrissagem, com movimentos bruscos inerentes a cada esporte. O futebol apresenta as maiores estatísticas, seguido pelo esqui ou lacrosse, corrida, basquete, voleibol, *cricket*, beisebol, *softball* e artes marciais.[33,37]

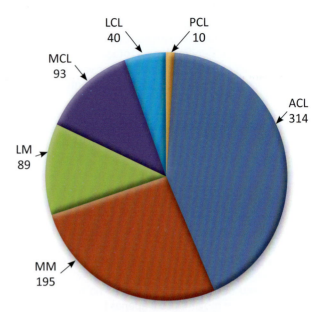

Figura 62.1 Gráfico de pizza representando a distribuição de vários joelhos com lesões observadas nos atletas.[33]

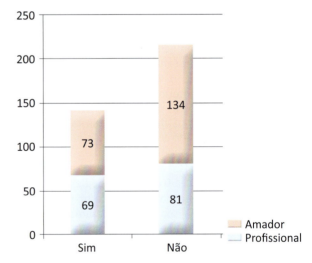

Figura 62.2 Gráfico de barras representando o número de atletas que retornam às atividades esportivas em grupos de atletas amadores e profissionais.[33]

● SEMIOLOGIA DO JOELHO

A semiologia do joelho deve ser iniciada com uma anamnese completa do quadro atual e de doenças associadas.

Antecedentes patológicos como doenças reumatológicas ou autoimunes devem sempre ser questionados, uma vez que comumente apresentam sintomas articulares.

Outro fator muito importante é determinar se os sintomas surgiram de maneira aguda após um trauma direto ou indireto no joelho, ou de forma insidiosa, geralmente associados a patologias degenerativas.

Queixas mecânicas como instabilidade durante mudança de direção, bloqueios articulares, crepitações, flogose local, dor ao subir ou descer escadas são queixas comuns que auxiliam nos direcionamentos dos testes específicos para cada patologia.

Inspeção

A inspeção de inicia durante a marcha do paciente ao entrar no consultório. O alinhamento do membro deve ser avaliado para checar possíveis desvios em varo (o que gera uma sobrecarga no compartimento medial) e valgo (sobrecarga no compartimento lateral).

Palpação

Devem ser palpadas todas as proeminências ósseas da articulação. Pontos como polo inferior e superior de patela, interlinha articular medial e lateral, epicôndilo medial e lateral e pata de ganso podem sugerir processos inflamatórios locais.

Derrames articulares podem ser palpados através da manobra da tecla em que a patela é comprimida deslocando o líquido intra-articular.

Articulação patelofemoral

A síndrome patelofemoral é a patologia atraumática mais frequente no joelho.[16] Esta patologia acomete 22 a cada 1.000 pessoas por ano, tendo as mulheres como grupo de risco com acometimento até duas vezes maior que homens. Sua etiologia é multifatorial e tem como causas sobrecargas por *overuse,* instabilidade patelofemoral e defeitos osteocondrais.

Deve-se observar a excursão da patela sobre a tróclea durante a flexoextensão do joelho com o objetivo de detectar crepitações grosseiras, bem como movimentos anômalos. A palpação dolorosa dos polos inferior e superior da patela, assim como do tendão patelar e do quadríceps, podem sugerir processos inflamatórios locais como tendinopatias.

A inclinação patelar (*tilt patelar)* deve ser avaliada observando alguma assimetria entre os lados medial e lateral. Na maioria das vezes ocorre um aumento da inclinação lateral da patela, gerando uma área de hiperpressão lateral e acelerando o processo de desgaste articular.

O deslocamento lateral aumentado sugere uma maior instabilidade patelofemoral. Muitas vezes essa frouxidão pode predispor uma instabilidade ligamentar resultando em episódios de luxação patelar.

Articulação femorotibial

O exame da desta região de joelho deve ser iniciado com a inspeção local, com o objetivo de localizar áreas de deformidade ou crepitações, bem como hematomas e escoriações. As fraturas do planalto tibial são lesões frequentes geralmente associadas a traumas com mecanismo axial de força ou com estresse em varo/valgo.

A palpação dolorosa da interlinha medial/lateral sugere patologia meniscal/osteocondral do compartimento analisado.

Testes específicos para avaliação meniscal

- **Mc Murray:** este teste descreve um estalo sensível no dedo do examinador durante a palpação da interlinha articular. Na avaliação do menisco medial, é realizado através da rotação externa, pertinho da flexão para a extensão. Lateralmente, ele é descrito como rotação interna e movimento passivo de flexão para extensão.[16]
- **Bragard:** aumento da dor à palpação da interlinha medial durante manobra de rotação externa e extensão do membro. Durante esta manobra, o menisco medial é anteriorizado e vai ao encontro do dedo do examinador, provocando aumento do quadro álgido. Para avaliação do menisco lateral, a palpação deve ser feita da interlinha lateral seguida de rotação interna e extensão.[16]
- **Appley:** esta manobra avalia a lesão meniscal através de um mecanismo de compressão axial associado a rotação interna e externa. É realizada com o paciente em decúbito ventral e flexão de 90 graus do joelho, com uma força de compressão associada à rotação da perna. Em seguida, é realizada uma força de distração associada à rotação. O achado será sugestivo de lesão meniscal quando houver piora da dor referida durante a manobra de compressão e alívio após as distrações. Se houver piora referida, tanto na compressão quanto na distração, a associação de lesões osteoatríticas deve ser considerada[16] (Figura 62.3).

Instabilidade ligamentar

As lesões ligamentares são muito frequentes. L. Zhang e colaboradores[9] referem que a incidência dobrou nos últimos 20 anos. As lesões do ligamento cruzado anterior (LCA), por exemplo, apresentam uma incidência de aproximadamente 200.000 a 250.000 casos por ano nos Estados Unidos, causando grande impacto econômico e social.

As lesões têm mecanismos de trauma e consequências distintas, de acordo com a estrutura lesada.

Ligamento cruzado anterior

É o principal restritor da translação anterior da tíbia. A maioria das lesões é causada por mecanismos de trauma indireto, combinando movimentos torcionais em valgo associado à rotação interna da perna.

O tratamento da lesão do LCA deve levar em consideração não somente a presença de instabilidade sintomática, mas também o estilo de vida e o nível de atividade física do paciente.[16]

Teste de Lachman

Neste teste, o joelho é posicionado em cerca de 20 graus de flexão e uma força de translação anterior é aplicada sobre a tíbia. O aumento do deslocamento anterior, comparado ao lado contralateral, é considerado teste positivo para a lesão de LCA.

Teste da gaveta anterior

O paciente é posicionado em decúbito dorsal com o quadril fletido 45 graus e o joelho fletido 90 graus apoiado sobre a mesa. É realizada pelo examinador uma força de tração sobre a tíbia no sentido anterior. O aumento desta excursão, em comparação ao lado contralateral, é sugestivo de lesão do LCA.

Ligamento cruzado posterior

O ligamento cruzado posterior (LCP) é o principal restrito da translação posterior da tíbia. Frequentemente associado a lesões ligamentares associadas, seu principal mecanismo é o trauma direto, classicamente descrito como "trauma contra o painel do carro", em que uma força direta é aplicada posteriormente à tíbia com o joelho fletido em 90 graus. Seu tratamento deve levar em consideração a associação com outras lesões, sendo que sua lesão isolada apresenta alto índice de sucesso.[25]

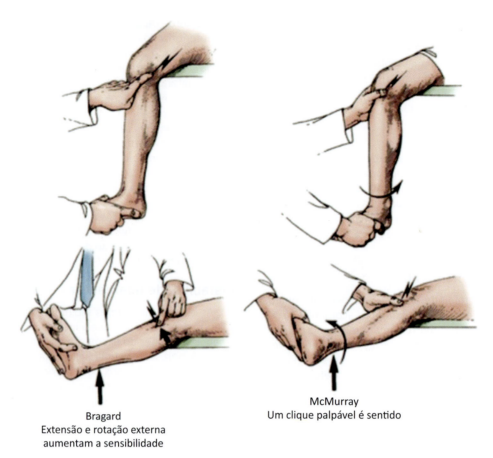

Figura 62.3 Testes de meniscos necessitando de palpação incluem os testes secundários de Bragard, Mcmurray e Steinmann.

Teste da gaveta posterior

O principal teste para avaliação do LCP é o teste da gaveta posterior. O joelho deve ser posicionado de forma semelhante ao teste da gaveta anterior, porém, a força exercida pelo examinador dobre a tíbia deve ser feita no sentido posterior. É importante que o examinado avalie se a tíbia está reduzida antes de iniciar o exame para que não haja falso-negativo.

Lesões periféricas

As estruturas periféricas do joelho compreendem os lados medial e lateral. Lateralmente, além do ligamento colateral lateral, existem os ligamentos poplíteo e poplíteo fibular, que juntos compõem o canto posterolateral. Frequentemente estão associados à lesão do LCA, provocando um aumento do estresse em varo e da instabilidade rotacional.

Medialmente está o ligamento colateral medial, dividido em seus folhetos superficial e profundo, além do ligamento oblíquo posterior. A maioria das lesões isoladas do ligamento colateral medial apresenta ótimos resultados ao tratamento conservador, sendo o tratamento cirúrgico reservado para uma pequena parte dos casos onde houver uma instabilidade exuberante.[26]

● TRATAMENTO PELA ACUPUNTURA

Inicialmente, é necessária uma semiologia completa, como já citado em seção anterior deste capítulo, no estabelecimento das possíveis hipóteses diagnósticas, com uma triagem inicial dos casos de tratamento clínico e cirúrgico.

Na abordagem do paciente esportista, deve-se primeiramente classificar as lesões pela história clínica: lesão traumática ou atraumática.

Nas lesões traumáticas, observam-se luxações, fraturas ósseas, lesões ligamentares e de meniscos. Estes casos poderão se beneficiar da acupuntura nos períodos pré e pós-operatórios, sempre mediante o consentimento do médico assistente, com o objetivo de diminuir a dor e o edema.[38]

Na abordagem das lesões atraumáticas encontram-se as lesões por repetição, pelo desequilíbrio biomecânico ou pelo desgaste.

Entre as lesões por repetição devido à sobrecarga mecânica pode-se fazer uma triagem inicial pela história do exercício e pela localização da dor, conforme a Tabela 62.2.

De acordo com as teorias da medicina tradicional chinesa, a dor se manifesta quando há alguma dificuldade da passagem do Qi e do Sangue por meio dos meridianos, conhecida como estagnação. Nos casos decorrentes de traumas, os principais diagnóstico sindrômico são estagnação de Qi e/ou estagnação de Xue (Sangue). Neste último, o que chama a atenção é a presença de hematomas ou equimoses locais, e a língua pode estar arroxeada, com pulso geralmente em corda. Já nos casos decorrentes de *overuse*, foi encontrada basicamente estagnação de Qi.

Para os quadros anteriormente descritos, basta localizar a topografia onde a dor se manifesta e abordar o meridiano onde existe a estagnação. Portanto, seguindo a Tabela 62.2, podem ser usados os seguintes pontos descritos na Tabela 62.3.

Tabela 62.2 Diagnóstico conforme topografia da dor.[38]

Dor no joelho – localização da dor			
Anterior	Medial	Posterolateral	Posterior
• Bursite infrapatelar • Bursite pré-patelar • Tendinite patelar • Síndrome femoropatelar • Osteoartrite	Tendinite anserina ou pata de ganso	Tendinite dos músculos isquiotibiais	Cisto de Backer

Tabela 62.3 Pontos de acupuntura.[38]

Pontos de Acupuntura			
Anterior	Medial	Posterolateral	Posterior
LI11 ST34, ST36 EX-LE2 (Heding), EX-LE5 (XiYan)	LI11, SP9, SP10, KI10, LR8	LI11, GB34, BL40, BL60	LI11, BL40, BL60

● EVIDÊNCIAS NA LITERATURA

A acupuntura atua na analgesia através do estímulo das vias aferentes nervosas, especialmente as fibras do tipo A delta, levando as informações até o corno posterior da medula espinal (CPME),[38] onde ocorre a inibição das fibras tipo "C" pelos interneurônios que liberam metencefalina e pela transmissão do trato espinorreticular; ascende pelo funículo anterolateral da medula espinal (trato espinotalâmico) até o tálamo posterior lateral e dali até o córtex cerebral, ativando o sistema supressora da dor liberando opioides endógenos (beta-endorfina, dinorfina) e neurotransmissores (serotonina, norepinefrina), tanto ao nível central como nas vias eferentes, produzindo analgesia.[38]

YuJuan Zhang, examinando 16 artigos de revisão e 11 ensaios clínicos randomizados sobre a eficácia clínica da acupuntura em adultos, encontrou evidências disponíveis sugerindo que a acupuntura oferece benefícios de alívio da dor a curto prazo para pacientes com osteoartrite sintomática do joelho e dor lombar crônica, e é uma opção de encaminhamento segura e razoável.[39]

Jian-Feng Tu e colaboradores, estudando o efeito da acupuntura na osteoartrite de joelho, concluiu que entre os pacientes com osteoartrite de joelho, eletroacupuntura (EA) intensiva resultou em menos dor e melhor função na semana 8 em comparação com acupuntura sham (AS), e esses efeitos persistiram até a semana 26. A acupuntura manual (MA) não teve benefício para osteoartrite de joelho na semana 8, apresentou benefícios durante o seguimento de longo prazo.[40]

Xiaochao Luo, em metanálise, incluíram 9.422 pacientes com osteoartrite de joelho. Os resultados foram de que a acupuntura reduz a dor, a rigidez e a disfunção em pacientes com osteoartrite de joelho, melhorando, em última análise, o estado de saúde do paciente. A acupuntura pode ser utilizada como terapia alternativa quando os cuidados usuais são ineficazes ou há reações adversas que impedem o paciente de continuar o tratamento.[41]

A acupuntura, associada a outros métodos, tem se mostrado eficaz no tratamento clínico das dores no joelho. Ensaios clínicos têm demonstrado o benefício da acupuntura em pacientes com osteoartrose avançada que aguardam a artroplastia.[42]

Embora o efeito da acupuntura não seja duradouro (até 12 semanas)[43] para casos cirúrgicos, ainda assim considera-se uma grande vantagem a prática da acupuntura, pois muitos pacientes têm restrição ao uso de medicamentos como os anti-inflamatórios. Além disso, levando em consideração que as próteses apresentam uma meia-vida útil limitada, é vantajoso que se retarde ao máximo possível a realização da cirurgia, principalmente em pacientes mais jovens.

● CONCLUSÃO

O joelho é uma articulação suscetível a muitos tipos de lesões, especialmente para atletas, sendo a lesão de ligamento cruzado anterior a mais frequente. Dentre as modalidades com estatísticas maiores para lesões estão o futebol, seguido pelo esqui ou lacrosse, corrida, basquete, voleibol, *cricket*, beisebol, *softball* e artes marciais. Dentre os fatores causais estão paradas repentinas, torções e giros, ou a pressão exercida na articulação do joelho durante a corrida, além do uso excessivo por meio de treinamento intenso ou jogo frequente; trauma de força contundente também pode ferir o joelho do atleta.

A acupuntura tem se mostrado um tratamento eficaz no tratamento das lesões esportivas de joelho, associada ou não a outros tipos de tratamento, por seu efeito analgésico e anti-inflamatório, tendo sido cada vez mais indicada, especialmente quando há restrição medicamentosa do atleta, bem como pelas mudanças cada vez mais rigorosas das regas de *doping*.

● REFERÊNCIAS

1. Standring S (ed.). Gray's anatomy: the anatomical basis of clinical practice. 42th ed. Londres: Churchill Livingstone; 2021.
2. Flandry F, Hommel G. Normal anatomy and biomechanics of the knee. Sports Med Arthrosc Rev. 2011 Jun;19(2):82-92.
3. Putz R, Mühlhofer H, Ercan Y. Bänder des kniegelenks [ligaments of the knee]. Orthopade. 2007 Jul;36(7):612:614-9. German.

4. Aframian A, Smith TO, Tennent TD, Cobb JP, Hing CB. Origem e inserção do ligamento patelofemoral medial: uma revisão sistemática da anatomia. Knee Surg Sports Traumatol Arthrosc. 2017;25(12):3755-72.

5. Roberts SL, Stout A, Dreyfuss P. Review of knee joint innervation: implications for diagnostic blocks and radiofrequency ablation. Pain Med. 2020 May 1;21(5):922-38.

6. Wang GJ, Ayati MH, Zhang WB. Meridian studies in China: a systematic review. J Acupunct Meridian Stud. 2010 Mar;3(1):1-9.

7. Botter A, Oprandi G, Lanfranco F, Allasia S, Maffiuletti NA, Minetto MA. Atlas of the muscle motor points for the lower limb: implications for electrical stimulation procedures and electrode positioning. Eur J Appl Physiol. 2011 Oct;111(10):2461-71.

8. Alves ASS, Höhl A, Tsai AWW, Barbosa ERF, Souza LRC, Maeda LH, et al. Acupuntura na dor neuropática. Rio de Janeiro: Atheneu; 2022.

9. Zhang L, Liu G, Han B, Wang Z, Yan Y, Ma J, Wei P. Knee joint biomechanics in physiological conditions and how pathologies can affect it: a systematic review. Appl Bionics Biomech. 2020 Apr 3;2020.

10. Chhabra A, Elliott CC, Miller MD. Normal anatomy and biomechanics of the knee. Sports Med Arthrosc Rev. 2001;9(3):166-77.

11. Markolf KL, Mensch JS, Amstutz HC. Stiffness and laxity of the knee: the contributions of the supporting structures: a quantitative in vitro study. J Bone Joint Surg Am. 1976;58:583.

12. Welsh PR. Knee joint structure and function. Clin Orthop. 1980;147:7.

13. Maniar N, Cole MH, Bryant AL, Opar DA. Muscle force contributions to anterior cruciate ligament loading. Sports Med. 2022 Aug;52(8):1737-50.

14. Moglo KE, Shirazi-Adl A. Cruciate coupling and screw-home mechanism in passive knee joint during extension–flexion. 2005;38(5):1075-83.

15. Last RJ. The popliteus muscle and the lateral meniscus. J Bone Joint Surg Br. 1950;32:93.

16. Brantigan OC, Voshell AF. The mechanics of the ligaments and menisci of the knee joint. J Bone Joint Surg. 1941;23:44.

17. Blankevoort et al., 1988; Hsieh and Draganich, 1997; Kurosawa et al., 1985; Markolf et al., 1976; Shoemaker and Markolf, 1986; Tent et al., 1976; Wilson et al., 1998, 2000.

18. Freeman MA, Pinskerova V. The movement of the knee studied by magnetic resonance imaging. Clin Orthop. 2003;410:35.

19. Hassebrock JD, Gulbrandsen MT, Asprey WL, Makovicka JL, Chhabra A. Knee ligament anatomy and biomechanics. Sports Med Arthrosc Rev. 2020;28(3):80-6.

20. LaPrade MD, Kennedy MI, Wijdicks CA, LaPrade RF. Anatomy and biomechanics of the medial side of the knee and their surgical implications. Sports Med Arthrosc Rev. 2015;23(2):63-70.

21. James EW, LaPrade CM, LaPrade RF. Anatomy and biomechanics of the lateral side of the knee and surgical implications. Sports Med Arthrosc Rev. 2015;23(1):2-9.

22. Warren LF, Marshall JL, Girgis FG. The prime static stabilizer of the medial side of the knee. J Bone Joint Surg Am. 1974;56:665.

23. Hughston JC, Andrews JR, Cross MJ. Classification of knee ligament instabilities: Part II. The lateral compartment. J Bone Joint Surg Am. 1976;58:173.

24. Flandry F, Hommel G. Normal anatomy and biomechanics of the knee. Sports Med Arthrosc Rev. 2011 Jun;19(2):82-92.

25. Wang D, Graziano J. Nonoperative treatment of PCL injuries: goals of rehabilitation and the natural history of conservative care. 2020.

26. Phisitkul P, James SL, Wolf BR, Amendola A. Injuries of the Knee. Curr Concepts Rev Iowa Orthop J. 2006;26:77-90.

27. Butler DL, Noyes FR, Grood ES. Ligamentous restraints to anterior-posterior drawer in the human knee. A biomechanical study. J Bone Joint Surg Am. 1980;62:259-70.

28. Devitt BM, Neri T, Fritsch BA. Combined anterolateral complex and anterior cruciate ligament injury: Anatomy, biomechanics, and management-State-of-the-art. J ISAKOS. 2023 Feb;8(1):37-46.

29. Lynch TB, Chahla J, Nuelle CW. Anatomy and biomechanics of the posterior cruciate ligament. J Knee Surg. 2021.

30. Palmer I. On the injuries to the ligaments of the knee joint: a clinical study. Acta Chir Scand. 1938;53(Suppl).

31. Shelburne KB, Torry MR, Pandy MG. Muscle, ligament, and joint-contact forces at the knee during walking. Med Sci Sports Exerc. 2005;37(11):1948-56.

32. Markolf KL, O'Neill G, Jackson SR, McAllister DR. Effects of applied quadriceps and hamstrings muscle loads on forces in the anterior and posterior cruciate ligaments. Am J Sports Med. 2004;32(5):1144-9.

33. John R, Dhillon MS, Syam K, Prabhakar S, Behera P, Singh H. Epidemiological profile of sports-related knee injuries in northern India: an observational study at a tertiary care centre. J Clin Orthop Trauma. 2016 Jul-Sep;7(3):207-11.

34. Stanley LE, Kerr ZY, Dompier TP, Padua DA. Sex differences in the incidence of anterior cruciate ligament, medial collateral ligament, and meniscal injuries in collegiate and high school sports: 2009-2010 through 2013-2014. Am J Sports Med. 2016 Jun;44(6):1565-72.

35. Roth TS, Osbahr DC. Knee injuries in elite level soccer players. Am J Orthop (Belle Mead NJ). 2018 Oct;47(10).

36. Majewski M, Susanne H, Klaus S. Epidemiology of athletic knee injuries: a 10-year study. Knee. 2006 Jun;13(3):184-8.

37. Swenson DM, Collins CL, Best TM, Flanigan DC, Fields SK, Comstock RD. Epidemiology of knee injuries among U.S. high school athletes, 2005/2006-2010/2011. Med Sci Sports Exerc. 2013 Mar;45(3):462-9.

38. Hsing W, Tsai AWW, Rohde CBS, (eds.). Acupuntura e medicina tradicional chinesa. Rio de Janeiro: Atheneu; 2019;291-302.

39. Zhang Y, Wang C. Acupuncture and chronic musculoskeletal pain. Curr Rheumatol Rep. 2020 Sep 25;22(11):80.

40. Tu JF, Yang JW, Shi GX, Yu ZS, Li JL, Lin LL, et al. Efficacy of intensive acupuncture versus sham acupuncture in knee osteoarthritis: a randomized controlled trial. Arthritis Rheumatol. 2021 Mar;73(3):448-58.

41. Luo X, Liu J, Li Q, Zhao J, Hao Q, Zhao L, et al. Acupuncture for treatment of knee osteoarthritis: a clinical practice guideline. J Evid Based Med. 2023 Mar 31.

42. Williamson L, Wyatt MR, Yein K, Melton JT. Severe knee osteoarthritis: a randomized controlled trial of acupuncture, physiotherapy (supervised exercise) and standard management for patients awaiting knee replacement. Rheumatol. 2007:1445-9.

43. Tillu A, Tillu S, Vowler S. Effect of acupuncture on knee function in advanced osteoarthritis of the knee: a prospective, non-randomised controlled study. Acupuncture Med. 2002:19-2.

Lesões do tornozelo e pé

63

▸ Adriana Sabbatini da Silva Alves ▸ Armando Oscar de Freitas ▸ Mauro Cesar Mattos e Dinato

● INTRODUÇÃO

Nas últimas décadas tem sido cada vez maior o nível de conscientização da população mundial a respeito da importância da prática de atividades físicas e esportivas. Pode-se constatar um número cada vez maior de pessoas se exercitando, seja em parques, clubes ou academias, nas mais diversas modalidades.

Estas atividades podem ser de esportes de contato, como futebol, basquete, handebol e judô, por exemplo, mas também outras atividades não consideradas de contato, como corrida, *skate*, ginástica artística ou tênis.

Em todas elas há possibilidade de ocorrer lesões de tornozelo e pé ocasionadas pela prática desportiva. Elas podem ser divididas em dois grandes grupos: as lesões ocasionadas por sobrecarga (*overuse*), ou seja, por excesso de treinamento, e as lesões traumáticas, de causa acidental. As primeiras são comuns entre os atletas de nível profissional.

O tratamento destas lesões pode envolver desde medidas mais simples, como afastamento da atividade esportiva e repouso, uso de métodos físicos e medicamentos (geralmente anti-inflamatórios não hormonais) até outras medidas conservadoras, como imobilização por períodos variáveis a depender do tipo de lesão. Dentro das possibilidades de recursos para tratamento conservador, a acupuntura mostra-se uma excelente opção. Ela pode reduzir o quadro álgico e tem papel relevante no controle do processo inflamatório ocasionado pelo trauma, reduzindo o edema e o tempo de recuperação.[1] Porém, em alguns casos, o tratamento destas lesões envolverá também medidas cirúrgicas para a sua devida reparação.

● CORRELAÇÃO DA ANATOMIA DA REGIÃO COM OS MERIDIANOS E PONTOS DE ACUPUNTURA

Dentro de toda a racionalidade sistematizada pela medicina tradicional chinesa, a teoria dos meridianos e colaterais desempenha papel preponderante guiando a prática clínica e o tratamento pela acupuntura. Mesmo quando raciocina-se dentro do sistema de anatomia e fisiologia que a medicina ocidental oferece, estes conhecimentos estão intimamente relacionados.

Falando sobre os Meridianos Principais, na região do tornozelo e pé, tem-se do lado lateral os três Meridianos Yang do Pé – Estômago, Vesícula Biliar e Bexiga, e do lado medial os três Meridianos Yin do Pé – Baço-Pâncreas, Rim e Fígado. Neste capítulo, serão analisados apenas o trajeto e as correlações anatômicas destes meridianos somente a nível distal à articulação do joelho.

Meridiano do Estômago (ST)

O Meridiano do Estômago inicia-se na face, descendo pelo pescoço e pela porção anterior do tórax e abdome, cruza a região inguinal, seguindo pela face anterolateral da coxa e da perna, pelo dorso do pé, terminando na margem ungueal lateral do segundo dedo do pé. O ponto ST35 está localizado exatamente na borda inferior e lateral da patela. Serão especificadas aqui a correlação anatômica dos pontos localizados distalmente a este, ou seja, de ST36 até ST45 (Figuras 63.1 e 63.2):[2]

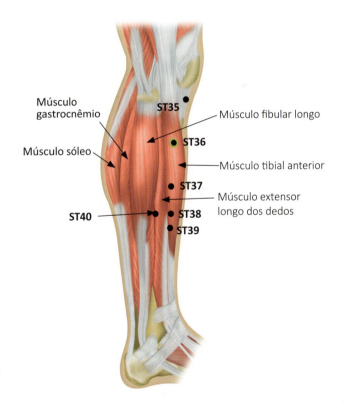

Figura 63.1 Visão dos pontos ST36 a ST40 na face lateral da perna.

Ponto	Localização	Musculatura	Vascularização	Inervação
ST36	Na altura da tuberosidade anterior da tíbia, 1 tsun lateral à crista da tíbia e 3 tsuns abaixo de ST35	Músculo tibial anterior e membrana interóssea; lateralmente, músculo fibular longo	Veias tibial anterior e safena magna; artéria tibial anterior	Nervo fibular profundo, ramo do fibular comum
ST38	8 tsuns abaixo de ST35 e 1 tsun lateral à crista anterior da tíbia	Músculo tibial anterior, músculo extensor longo do hálux e músculo extensor longo dos dedos	Veia e artéria tibial anterior	Ramos do nervo cutâneo lateral da coxa; nervo fibular profundo. Ramos do nervo fibular superficial
ST40	Na mesma altura de ST38, 1,5 tsun lateral a este	Músculo extensor longo dos dedos; Medial a este: músculo tibial anterior; lateral ao ELD: músculo fibular curto e fibular longo	Veia e artéria tibial anterior	Nervos fibular profundo e fibular superficial, ambos ramos do nervo fibular comum

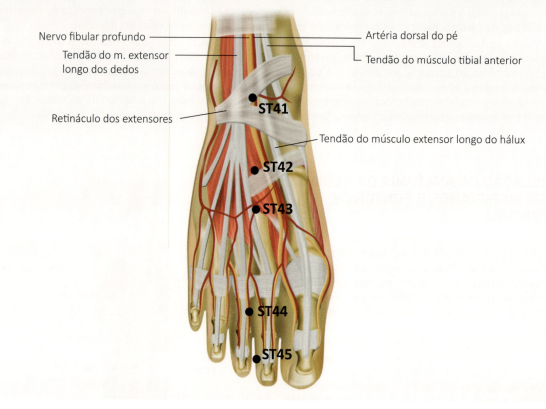

Figura 63.2 Visão dos pontos ST41 a ST45 no dorso do pé.

Ponto	Localização	Musculatura	Vascularização	Inervação
ST41	A nível da extremidade do maléolo lateral, entre os Músculos extensor longo do hálux e extensor longo dos dedos, na prega anterior da articulação do tornozelo	Retináculo dos extensores; tendões do extensor longo do hálux e extensor longo dos dedos	Arco venoso dorsal do pé; artéria e veia tibial anterior	Superficial: nervo cutâneo medial dorsal; profunda: ramo medial do nervo fibular profundo
ST43	Na depressão logo distal à articulação entre o 1º e 2º metatarseanos	Tendão do extensor longo dos dedos e musculatura interóssea dorsal	Arco venoso dorsal do pé; arco arterial: artéria dorsal do pé	Nervo digital dorsal, ramo do nervo fibular superficial

CAPÍTULO 63 — LESÕES DO TORNOZELO E PÉ

Meridiano da Vesícula Biliar (GB)

O Meridiano da Vesícula Biliar inicia-se no canto externo do olho, com várias ramificações pela região lateral da cabeça, descendo pela nuca até o ombro, e tem seu trajeto pela porção lateral de tórax e abdome até chegar à face lateral da coxa e da perna. Serão especificados alguns dos pontos importantes distais à articulação do joelho (Figuras 63.3 e 63.4):

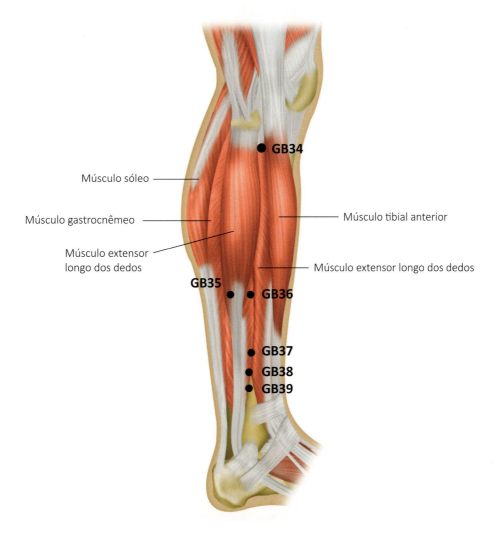

Figura 63.3 Visão dos pontos GB34 a GB39.

Ponto	Localização	Musculatura	Vascularização	Inervação
GB34	Na depressão anteroinferior à cabeça da fíbula	Músculos Fibular longo e curto, m. extensor longo dos dedos	Artéria tibial anterior recorrente, veia genicular lateral inferior, veia fibular circunflexa	Nervo cutâneo sural lateral; nervo fibular profundo
GB39	Face lateral da perna, 3 tsuns acima da extremidade do maléolo lateral, na borda anterior da fíbula	Retináculo dos extensores; músculo extensor longo dos dedos e músculo fibular longo	Artéria e veia fibular, ramos das artérias e veia tibial posterior	Nervos fibular superficial e profundo, ramos cutâneos do nervo sural lateral
GB40	Anteroinferiormente ao maléolo lateral, na depressão no lado lateral do tendão do músculo extensor longo dos dedos	Borda inferior do retináculo dos extensores tendão do músculo extensor curto dos dedos tendão do músculo fibular curto	Artéria maleolar lateral inferior, ramo da artéria tibial anterior; veia maleolar lateral anterior, tributária da veia safena magna	Nervo fibular superficial nervo cutâneo lateral dorsal, ramo do nervo sural; nervo cutâneo dorsal intermediário, ramo do nervo fibular comum

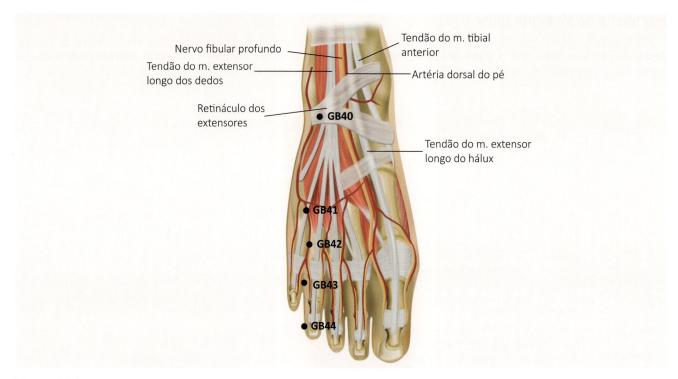

Figura 63.4 Visão dos pontos GB40 a GB44.

Meridiano da Bexiga (BL)

No membro inferior, o Meridiano da Bexiga tem relação com o aspecto posterior da articulação do joelho e desce pela região da panturrilha, passando pelo aspecto lateral do tornozelo e borda lateral do pé. Serão destacados os seguintes pontos (Figuras 63.5 e 63.6):

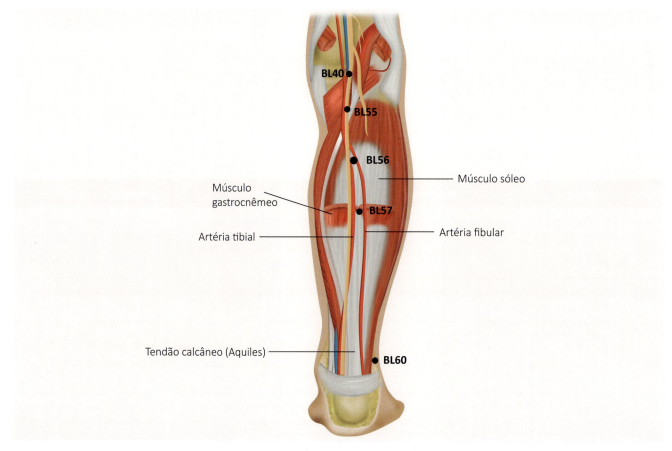

Figura 63.5 Visão dos pontos BL40 a BL60.

CAPÍTULO 63 — LESÕES DO TORNOZELO E PÉ

Ponto	Localização	Musculatura	Vascularização	Inervação
BL40	Na face posterior do joelho, na metade da prega transversa da fossa poplítea	Tendão da cabeça longa do bíceps; músculo gastrocnêmio	Artéria e veia poplítea; artéria fibular	Ramos do nervo cutâneo femoral posterior; nervo tibial (ramo do nervo ciático)
BL57	Diretamente abaixo da borda do músculo gastrocnêmio, na metade da distância entre UB40 e UB60	Músculos sóleo e gastrocnêmio	Artéria e veias tibial posterior	Nervo cutâneo sural medial; nervo tibial; nervo fibular superficial
BL60	Na depressão entre o maléolo lateral e a borda do tendão calcâneo (1/2 da distância)	Tendão calcâneo; tendão do músculo fibular curto	Ramo posterolateral da artéria tibial posterior; ramo posterolateral da veia fibular	Nervo sural; nervo fibular superficial
BL62	Diretamente abaixo da extremidade do maléolo lateral	Borda inferior do retináculo fibular; tendão do músculo fibular longo; ligamento talocalcâneo lateral	Artéria e veia maleolar anterolateral	Nervo sural; nervo fibular superficial

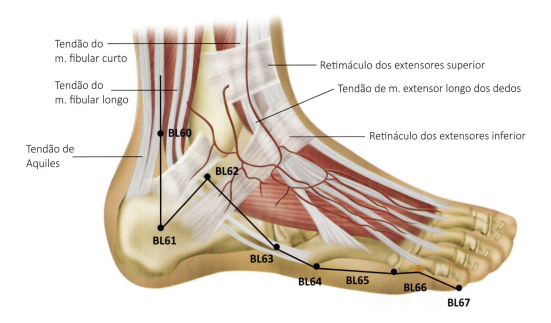

Figura 63.6 Visão dos pontos UB60 a UB67.

Serão ressaltados os principais pontos dos três meridianos cujos trajetos percorrem pelo lado medial do pé e tornozelo, os três Meridianos Yin do pé. São eles:

Meridiano do Fígado (LR)

Inicia-se no hálux, percorre o dorso do pé e sobe proximalmente, cruzando o Meridiano do Baço-Pâncreas até a face medial do joelho (Figuras 63.7 e 63.8).

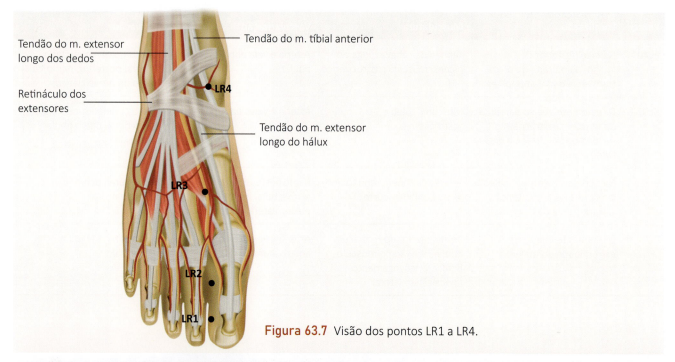

Figura 63.7 Visão dos pontos LR1 a LR4.

Ponto	Localização	Musculatura	Vascularização	Inervação
LR3	No dorso do pé, na depressão distal à junção do 1º e 2º MTT	Tendão do músculo extensor longo dos dedos; musculatura interóssea dorsal	Veia e artéria metatarseana dorsal	Ramos do nervo cutâneo medial dorsal; nervo safeno
LR4	Anterior ao maléolo medial, na depressão medial ao tendão do tibial anterior	Tendão do músculo tibial anterior; ligamento deltoide	Veia e artéria tibial anterior	Ramos do nervo cutâneo medial dorsal; nervo safeno

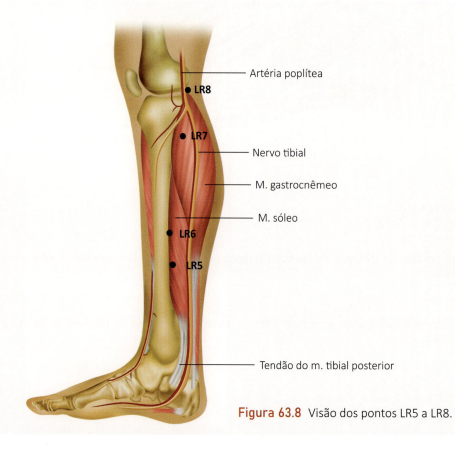

Figura 63.8 Visão dos pontos LR5 a LR8.

CAPÍTULO 63

Meridiano do Rim (KI)

Inicia-se na planta do pé, emergindo inferiormente à tuberosidade do navicular e sobe proximalmente, passando posteriormente ao maléolo medial e ascendendo pela face posteromedial da perna (Figuras 63.9 e 63.10).

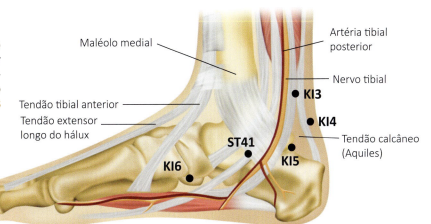

Figura 63.9 Visão dos pontos KI2 a KI6.

Ponto	Localização	Musculatura	Vascularização	Inervação
KI3	Na metade da distância entre a borda posterior do maléolo medial e a borda medial do tendão calcâneo	Tendões dos músculos: tibial posterior, flexor longo dos dedos e flexor longo do hálux	Artéria e veia tibial posterior	Nervo cutâneo medial sural; nervo tibial (ramo do nervo ciático)
KI6	1 tsun inferiormente à proeminência distal do maléolo medial	Superficialmente: retináculo dos flexores; profundamente: tendão do músculo tibial posterior	Artéria e veia tibial anterior: artéria dorsal do pé; artérias maleolar medial anterior e posterior; artéria e veia tibial posterior: artéria plantar medial	Nervo cutâneo medial sural; nervo tibial (ramo do nervo ciático)
KI10	Lado medial da fossa poplítea, entre os tendões dos músculos semitendinoso e semimembranoso	Superficialmente: tendão do músculo semimembranoso; profundamente: músculo gastrocnêmio	Ramos da veia safena magna; veia genicular superior; artéria genicular superior medial	Nervo cutâneo femoral posterior; nervo tibial

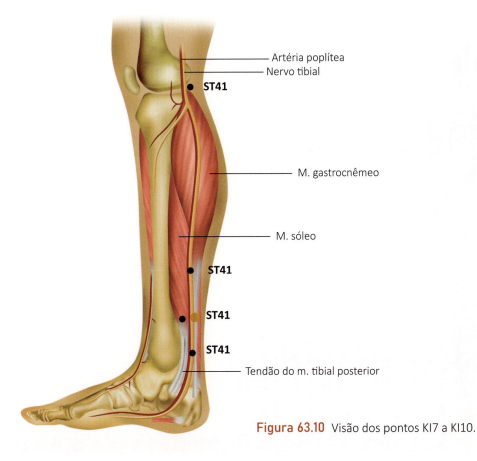

Figura 63.10 Visão dos pontos KI7 a KI10.

Meridiano do Baço-Pâncreas (SP)

Inicia-se ao longo da borda medial do pé e ascende anteriormente ao maléolo medial e cruza o Meridiano do Fígado, passando a ascender proximalmente ao longo do aspecto anteromedial da perna até o joelho (Figuras 63.11 e 63.12).

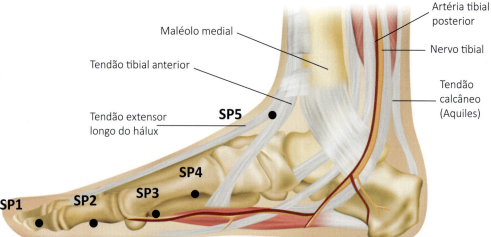

Figura 63.11 Visão dos pontos SP1 a SP5.

Pontos	Localização	Musculatura	Vascularização	Inervação
SP3	Na borda medial do pé, proximal e inferiormente à cabeça do 1º metatarseano	Tendão do músculo abdutor do hálux; tendão do músculo flexor longo do hálux	Artéria e veia plantar medial do hálux	Ramo plantar medial do nervo tibial
SP6	Na borda medial e posterior da tíbia, 3 tsuns acima do topo do maléolo medial	Músculos sóleo, flexor longo dos dedos e tibial posterior	Veia safena magna; artéria e veia tibial posterior	Nervo safeno (ramo do nervo femoral); nervo tibial
SP9	Na depressão na borda inferior do côndilo medial da tíbia	Tendões dos músculos sartório, grácil e gastrocnêmio (pata de ganso)	Veia safena magna e veia genicular medial inferior; artéria genicular medial inferior (ramo da artéria poplítea)	Nervo safeno (ramo do nervo femoral); nervo tibial

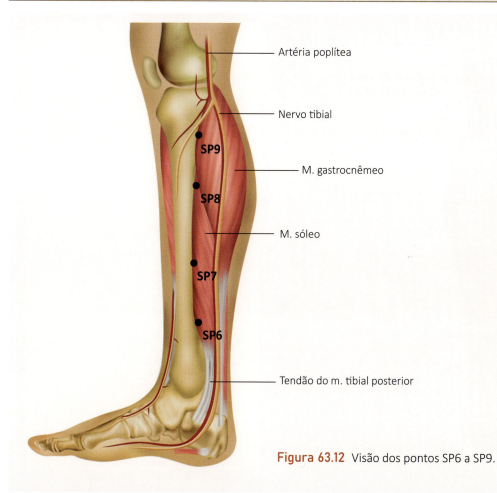

Figura 63.12 Visão dos pontos SP6 a SP9.

CAPÍTULO 63

● BIOMECÂNICA DO TORNOZELO

Os movimentos-chave do complexo da articulação do tornozelo são a flexão plantar e dorsal, ocorrendo no plano sagital; abdução/adução, ocorrendo no plano transversal; e inversão/eversão, ocorrendo no plano frontal. Combinações desses movimentos através das articulações subtalar e tibiotalar criam movimentos tridimensionais chamados de supinação e pronação. Ambos os termos definem a posição da superfície plantar do pé (sola). Durante a supinação, uma combinação de flexão plantar, inversão e adução faz com que a sola do pé fique voltada medialmente. Na pronação, dorsiflexão, eversão e abdução atuam para posicionar a sola voltada lateralmente.[3]

O complexo da articulação do tornozelo suporta uma força de aproximadamente cinco vezes o peso corporal durante a marcha normal, e até 13 vezes o peso corporal durante atividades como corrida. Aproximadamente 83% da carga é transmitida através da articulação tibiotalar, com os restantes 17% transmitidos através da fíbula. A quantidade de carga transferida através da fíbula varia, com um aumento da carga ocorrendo durante a dorsiflexão. Da carga transportada através da articulação tibiotalar, entre 77% e 90% é aplicada à cúpula talar, com a carga restante distribuída nas superfícies medial e lateral.[3]

O ciclo de marcha normal é dividido em fases de suporte e balanço. A fase de suporte pode ser dividida em três subfases com base no movimento sagital do tornozelo:

1. O *rocker* do calcanhar
2. O *rocker* do tornozelo e
3. O *rocker* do antepé

A fase do *rocker* do calcanhar começa no contato inicial com o solo, quando o tornozelo está em uma posição ligeiramente flexionada plantarmente, pivotando em torno do calcâneo (continuação da flexão plantar) até o final da fase do *rocker* do calcanhar, quando o pé está completamente apoiado no chão. Durante esta subfase, os dorsiflexores se contraem excentricamente para baixar o pé ao chão. A fase do *rocker* do tornozelo é quando o tornozelo se move da flexão plantar para a dorsiflexão, durante a qual a tíbia e a fíbula giram para frente ao redor do tornozelo permitindo a progressão do corpo. Durante a fase do *rocker* do antepé, o pé gira ao redor do antepé, começando quando o calcâneo se eleva do solo, evidenciado pelo início da flexão plantar do tornozelo, continuando até a máxima flexão plantar (aproximadamente 14º) ser alcançada no desprendimento do pé do solo, quando a geração de energia é alcançada para a perna começar a fase de balanço.[3]

Durante a fase de balanço, o tornozelo dorsiflexiona, permitindo que o pé se afaste do chão e evitando tropeços e quedas, antes de retornar à leve flexão plantar no contato inicial com o solo. Esse movimento de flexão é complementado pelo movimento na articulação subtalar, com aproximadamente 15º de eversão/inversão. Para a maioria das pessoas, a inversão ocorre no contato inicial com o solo e progride para a eversão durante a fase de suporte médio, permitindo que o calcanhar se eleve e empurre na fase de balanço.[3]

● PRINCIPAIS LESÕES DO SEGMENTO E SUA PREVALÊNCIA

Entorses

As entorses de tornozelo estão entre as lesões mais comuns que ocorrem nos atletas, contabilizando cerca de 20% das lesões esportivas ocorridas nos Estados Unidos.[4]

No Brasil, Luciano e Lara, em 2012, avaliaram em estudo retrospectivo as lesões ocorridas no pé e no tornozelo e evidenciaram que a entorse do tornozelo principalmente dos graus I e II foi o tipo de lesão mais frequentemente encontrada, sendo o futebol o esporte responsável pela maior incidência das lesões.[5]

O mecanismo em inversão e adução com o pé em flexão plantar (supinação) é a principal causa, levando a possível dano dos ligamentos laterais do tornozelo.[4]

Existem fatores predisponentes que aumentam a chance de uma entorse do tornozelo, e são classificados entre intrínsecos e extrínsecos. Os fatores intrínsecos incluem limitada dorsiflexão, propriocepção, controle postural, força, coordenação, capacidade cardiorrespiratória e tempo de reação dos fibulares, além de mau alinhamento e maior massa corpórea.[4]

Os fatores extrínsecos são os quais os esportes podem atuar e podem ser modificados para contribuir tanto para o tratamento quanto para a prevenção.

A maior incidência da entorse lateral foi encontrada no basquete, no vôlei, nos esportes de campo e escalada. No vôlei, a aterrisagem após um salto é o maior fator de risco. Jogar futebol na grama natural e como defensor também parece aumentar o risco de torção. O único fator não passível de modificação foi o sexo, em que apesar das mulheres terem maior risco para entorse, em competições os homens acabam torcendo mais.[4]

O tempo de retorno à atividade é baseado no nível de desconforto e na capacidade de desempenhar atividades específicas a um determinado esporte. Na média esse tempo varia entre 16 e 24 dias, mas grande parte dos atletas pode ter recidivas ou sequelas.[6]

As entorses dos ligamentos laterais do tornozelo têm alta taxa de incidência, o que pode levar à instabilidade crônica do tornozelo em atletas não adequadamente tratados.[7]

Instabilidade crônica do tornozelo

A instabilidade crônica do tornozelo é caracterizada por entorses de repetição, sensações de falseios e insegurança. É estimado que até 40% das pessoas possam desenvolver tais sintomas, que podem levar no futuro à osteoartrite pós-traumática. Entorses recorrentes em atletas podem variar entre 12% e 47%, sendo que as maiores taxas ocorrem no basquete juvenil (47%), vôlei (46%) e futebol americano (43%).[4,8]

Nos casos de indivíduos que não ficam assintomáticos após medidas conservadoras, o tratamento cirúrgico é considerado, em particular para aqueles em que ocorrem repetição das lesões, dor e limitação para sua atividade profissional. O objetivo da cirurgia é reestabelecer a estabilidade, reduzindo os episódios e, assim, diminuindo o dano à cartilagem articular. As técnicas cirúrgicas dependem da extensão e do padrão da instabilidade, variando entre o procedimento clássico de Brostrom, reconstruções com enxertos até técnicas artroscópicas.[8]

A instabilidade lateral crônica também contribui para o desenvolvimento de lesões de partes moles e ósseas, que podem estar correlacionadas aos chamados impactos de tornozelo. Artroscopias de tornozelo realizadas em indivíduos com instabilidade de tornozelo mostraram 63% de sinovites em compartimento anterior, 17% de lesões osteocondrais e 12% de impactos anteriores ósseos.[4]

574 TRATADO DE ACUPUNTURA E DOR NA MEDICINA ESPORTIVA

A instabilidade crônica medial também pode ocorrer mais raramente e está relacionada à incompetência do ligamento deltoide na parte medial do tornozelo e a seus componentes superficiais e profundos, também tratada cirurgicamente na falha do tratamento conservador, com recuperação mais lenta.[8]

High ankle sprain

A entorse alta do tornozelo tem uma incidência maior na população atleta. Lesões da sindesmose ocorrem em até 12% das entorses, porém, nos esportes, pode chegar em até 25% delas. O reconhecimento precoce e tratamento dessas lesões é muito importante, pois geralmente sua recuperação e retorno ao esporte são bem mais demorados, em média de 13,9 dias contra 8,1 dias das entorses dos ligamentos laterais.[4,9] No entanto, uma revisão sistemática recente encontrou tempo de retorno ao esporte de 41,7 dias em tratamento conservador e 55,2 dias em tratamento cirúrgico.[4]

Em estudo realizado na National Collegiate Athletic Association (NCAA), foram relatadas 480 entorses do tipo em seis anos, sendo a maioria durante competições e em ocasiões de contato entre jogadores. A rotação externa é o mecanismo de trauma mais comum.[4,9]

Tendões fibulares

Pacientes com queixa nos fibulares geralmente contam história de entorse ou instabilidade e dor posterolateral no tornozelo, além de inchaço durante a atividade física, podendo mostrar subluxação dos tendões. Inversão e flexão plantar passivas ou eversão e dorsiflexão resistidas do pé podem reproduzir a dor, com rupturas intratendíneas podendo ser demonstradas.[10]

O tratamento conservador em casos poucos sintomáticos inclui fisioterapia com exercícios proprioceptivos e de estabilização, medicamentos anti-inflamatórios e uso temporário de bota ortopédica. O alinhamento deve ser avaliado, pois o pé cavo pode afetar o resultado, devendo ser considerado o uso de palmilhas.[11]

Na falha do tratamento conservador, quando cirurgia é necessária, o reparo direto com debridamento tendíneo deve sempre ser tentado nos atletas. No caso de lesões muito extensas, a tenodese com o fibular saudável adjacente pode ser a solução. Em pés cavos, osteotomias devem ser consideradas.

Embora várias séries de casos mostrem excelentes resultados no retorno ao esporte,[12] isso pode não ser uma certeza, existindo trabalhos falando em sucesso de apenas 46% dos atletas.[11]

Tendinopatia do calcâneo

As patologias crônicas do tendão calcâneo podem ser divididas em: tendinopatia do corpo, paratendinopatias, tendinopatias insercionais, bursite retrocalcaneana (Haglund) e bursite calcânea superficial. São lesões por sobrecarga que podem ser insercionais ou não insercionais.[13]

As tendinopatias do calcâneo são causa comum de afastamento de atletas em virtude de demanda funcional intensa e prolongada imposta a esse tendão. Nas últimas três décadas, sua incidência tem aumentado em razão da maior participação em esportes recreacionais e de competição. Em corredores de elite, entre 7% e 9% apresentarão tal problema ao longo de suas vidas. Também é muito comum em atletas de vôlei, futebol, esportes de raquete e atletismo.[14]

O diagnóstico é clínico, sendo que a ressonância magnética e o ultrassom podem ser úteis nos diferenciais. Além disso, tratamento conservador, cirurgia aberta ou minimamente invasiva são opções, e fisioterapia através do fortalecimento excêntrico, terapia de ondas de choque, adesivos de oxido nítrico são ferramentas úteis. Infiltrações peritendíneas ou na interface entre tendão e gordura de Kager podem também ser utilizadas em casos específicos. Cirurgias devem ser consideradas após seis meses de falha do tratamento não cirúrgico.[15]

Ruptura aguda do tendão calcâneo

A causa da ruptura aguda do tendão calcâneo é multifatorial, sendo os fatores relacionados ao esporte os predominantes. Com o aumento da prática esportiva recreacional e competitiva, a incidência dessa lesão também aumentou, ocorrendo mais comumente na região a cerca de 2 a 6 cm proximal a inserção no calcâneo, embora uma aguda análise histológica tenha demonstrado alterações degenerativas típicas da tendinose em tendões rompidos.[16]

A história do paciente em geral remete à sensação de ter sido atingido por trás seguido por fraqueza e alteração da marcha. Teste de Thompson, observação de falha no tendão e assimetria da leve flexão plantar, em geral verificada dos tornozelos com o paciente em decúbito ventral e joelho fletidos a 90°, são maneiras de se tentar fazer um diagnóstico no exame físico. Ultrassom e ressonância magnética são bons métodos diagnósticos por imagem.[17]

O grande desafio desta lesão em atletas de elite é justamente o retorno ao esporte e o desempenho alcançados após o tratamento cirúrgico. Em revisão realizada em 2.402 estudos, LaPrade e colaboradores encontraram 13 trabalhos que preenchiam critério para este tipo de população. Um total de 709 atletas da NBA (National Basketball Association), NFL (National Football League), MLB (Major League Baseball) e de ligas de futebol profissional foram incluídos. Foi evidenciada grande perda de desempenho em esportes com demanda de flexão plantar explosiva, com o basquete, principalmente na NBA. Na MLB, os estudos não mostraram diminuição significativa de desempenho, enquanto no futebol universitário e profissional e na NFL, vários trabalhos mostraram resultados conflitantes.[18]

Fraturas do tornozelo

O manejo de fraturas de tornozelo é algo bem definido, sendo a cirurgia através da redução aberta e fixação interna uma excelente opção, especialmente nos atletas que necessitam mobilização e retorno ao esporte de maneira precoce.[19]

Em revisão sistemática, sete estudos retrospectivos (entre 1976 e 2009) incluíram 793 pacientes, mostrando controvérsia quanto ao retorno ao esporte após uma fratura aguda, devido à grande heterogeneidade dos padrões e resultados, podendo variar entre 3 e 51 semanas. As chamadas lesões associadas devem ser muito bem avaliadas e tratadas, pois podem comprometer o retorno e mesmo as expectativas futuras na carreira. Os esportes em que essas fraturas mais ocorreram foram: futebol americano, basquete, futebol, beisebol, corrida, handebol e softbol.[20]

CAPÍTULO 63

Fraturas de estresse

Ciclos repetidos de carga resultam em lesões microscópicas que, com o tempo, podem ocasionar falências estruturais do osso gerando uma franca fratura. Pensar na possibilidade desse diagnóstico é importante, pois a não identificação e o tratamento tardio podem acarretar não união e necessidade de cirurgia. As fraturas encontradas são: metatarso, tíbia, calcâneo, navicular, fíbula, tálus, maléolo medial sesamoide, cuneiforme e cuboide.[21]

As fraturas dos metatarsos incluem as do segundo metatarso, comuns em bailarinas, e as do quinto metatarso.[21] Esta última, quando localizadas nas zonas 2 e 3, muitas vezes acabam sendo de indicação cirúrgica para propiciar fusão mais rápida e acelerar o retorno ao esporte. A associação com pé cavo varo e esportes como futebol americano, basquete e futebol são bastante prevalentes.[22]

Cintilografia óssea e ressonância magnética são altamente sensíveis. Estimuladores ósseos, terapia de ondas de choque e reposição de cálcio e vitamina D podem ter algum papel no tratamento.[23]

Fasceíte plantar

A fasceíte plantar é relatada em diferentes esportes, principalmente na corrida e no futebol. A incidência em corredores varia entre 4,5% e 10%, sendo a terceira lesão musculoesquelética mais comum nessa população. Em ultramaratonistas, chega a 11%. Não é uma surpresa, em virtude da biomecânica da corrida, na qual a força de reação ao solo no pé pode dobrar ou triplicar o peso do corpo do atleta. O diagnóstico é clínico, complementado pela ultrassonografia e ressonância magnética. Um algoritmo específico para diagnóstico e tratamento em atletas não é encontrado na literatura, pois não há diferentes estratégias utilizadas para não atletas e atletas.[24]

Impactos ósseos

Os impactos do tornozelo podem ser ósseos ou de partes moles, da região anterior ou posterior da articulação. O diagnóstico pode ser realizado através de radiografias, tomografia e ressonância magnética, e o tratamento inclui infiltrações articulares e artroscopia para resolução mais definitiva e rápida para retorno precoce ao esporte.

O impacto anterior do tornozelo é uma causa comum de dor crônica desta articulação nos atletas. Prova disso é a denominação inicial em que se chamava de *tornozelo do atleta* ou *tornozelo do futebolista*, descrito como dor com restrição da dorsiflexão como resultado de osteófitos tibiotalares ou de hipertrofia de tecidos moles.

Diferentes teorias etiológicas são baseadas em fatores mecânicos incluindo tração, trauma, microtraumas de repetição e instabilidade crônica. Em jogadores de futebol, o trauma da bola contra o pé pode ser a explicação plausível, enquanto num ginasta ou corredor, a hiperdorsiflexão da articulação pode ser a justificativa.[25]

No impacto posterior do tornozelo, a dor é exacerbada durante a flexão plantar do tornozelo. A razão é explicada de maneira simples biomecanicamente, como na postura da ponta ou meia-ponta adotada por bailarinas na fase terminal de apoio da marcha, também num golpe de um carateca, na corrida com mudança de direções súbitas e também ao chutar uma bola.[26] Estudos com atletas profissionais e amadores revelam realmente uma grande predisposição por bailarinas (11), futebolistas (8) e corredores (6) num grupo total de 32 esportistas.[27]

Lesões osteocondrais

Os pacientes com lesões osteocondrais do tálus tipicamente reclamam de dor profunda provocada durante atividades de carga na articulação. O tratamento conservador através da redução de atividades de impacto é a primeira medida; no entanto, além de ter menor efetividade, pode levar a um atraso no retorno ao esporte, o que em geral acaba sendo impraticável para um atleta.[28]

Lesões da Lisfranc

O diagnóstico correto em atletas é essencial para prevenir um possível final da carreira de um atleta. Lesões com desvio significativo necessitam redução aberta e fixação com parafusos, e podem ter prognóstico reservado. Dois mecanismos de trauma têm sido descritos: o primeiro em atletas que têm o pé preso por algum aparato (tira), como no hipismo e windsurfe, levando a um fulcro numa queda; o segundo, visto no futebol americano, em que o jogador com o tornozelo em flexão plantar, primeira metatarso-falangiana em dorsiflexão, sofre uma compressão axial no calcanhar pela queda de um companheiro por cima. Em outros esportes, como futebol e basquete, tal fulcro no mediopé pode ocorrer com o pé fixo ao solo.[29]

● SEMIOLOGIA DO TORNOZELO E PÉ

A semiologia do tornozelo e pé deve ser feita de forma sistematizada com observação do paciente quando da entrada no consultório, procurando-se alterações de marcha, deformidades, claudicações, encurtamentos.

As queixas mais comuns de pacientes que procuram um ortopedista especialista em pé são deformidades congênitas ou adquiridas, alterações no suporte corporal durante a marcha ou a ortostase; com maior intensidade os quadros dolorosos ocasionados por patologias crônicas ou agudas, e com muita frequência os traumas no esporte.[30]

História clínica

É necessária uma identificação detalhada com os dados sobre idade, sexo, atividades rotineiras como prática de esportes e profissão. É importante a averiguação de qual tipo de calçado tanto para atividades esportivas quanto para atividades laborativas. O uso de calçados inadequados pode restringir o movimento das articulações por desestruturarem a base para distribuição da pressão corporal, sendo uma das principais causas de deformidades do antepé, como hálux valgo, sobreposição de falanges, entre outras alterações de alinhamento.

Quanto à patologia, deve-se pesquisar a forma e o tempo de aparecimento da queixa, se existe relação com doenças prévias como diabetes, neuropatias, infecções, obesidade, traumatismos, alterações da parte circulatória etc.

Desta forma, deve-se efetuar de forma criteriosa a avaliação, dividindo-se o exame em inspeção estática e dinâmica, palpação, integridade neurológica e vascular, associados a manobras especiais e com exames subsidiários, de modo a alcançar um diagnóstico preciso.[31]

Inspeção estática

A face superior do pé é denominada "dorso", enquanto sua face inferior é conhecida como "planta". Essas denominações dão origem aos termos utilizados para identificar o posicionamento de estruturas, bem como as direções de movimentação nos diversos planos anatômicos (Figura 63.13).

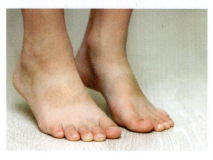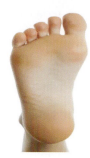

Figura 63.13 Dorso do pé e planta do pé.
Fonte: Acervo dos autores.

Deve-se avaliar o membro descoberto, de preferência com o paciente em decúbito dorsal, e o membro pendente, a fim de facilitar sua visualização e manipulação, quando necessário.

Inspecione o formato do pé, sua curvatura plantar, suas deformidades.

Inspecione o formato do desgaste do sapato: isso pode determinar o tipo de pé.

Devem ser avaliadas as relações dos vários segmentos do pé entre si e do conjunto com a perna (especialmente o joelho e o tornozelo). A rotina de exame deve ser sistemática e sempre comparando os dois lados, a cada achado.

Exame das estruturas de superfície:

- Tegumento (dorsal e plantar): inclui a pele, o tecido celular subcutâneo e as fáscias profundas subjacentes. A pele deve ser examinada com especial atenção para espessamentos, umidade normal, coloração geral, pigmentações e eixos das pregas cutâneas
- Alterações das condições vasculares (varicosidades e telangiectasias) e tróficas como úlceras varicosas, úlceras perfurantes, edemas e inflamações, alterações da temperatura local, hiperidroses e anidroses devem ser notadas

Inspeção dinâmica

O aspecto fundamental dessa avaliação é a marcha; a observação dos movimentos executados para tal ação é indispensável para relacionar o quadro clínico apresentado e sua base funcional.

A maioria das enfermidades do sistema muscular é exercida sobre a capacidade de deambulação. Em um exame clínico, o examinador deve avaliar essa capacidade, assim como mobilidade articular, estados muscular e neurológico.

Durante a marcha, observa-se o modo com que o calcanhar toca o solo, as reações do médio e antepé quando o passo se desenvolve, bem como a relação dos dedos com o solo durante os últimos estágios do passo. A comparação dos dados assim obtidos com aqueles do exame sem a carga corporal pode indicar como a dor pode produzir alterações e se as deformidades são ou não dependentes da função dos pés.

Quatro dados básicos acerca da marcha devem ser colhidos após observação minuciosa e atenta do paciente enquanto caminha:[32]

1. O eixo da marcha
2. O ângulo do passo
3. A amplitude do passo e
4. O apoio

Palpação

Palpação óssea:

- Face medial:
    - Cabeça do 1º metatarso e articulação metatarsofalangeana
    - 1ª cunha ou cuneiforme
    - Tubérculo do navicular
    - Cabeça do tálus
    - Maléolo medial
    - Sustentáculo do tálus
- Face lateral:
    - 5º metatarso e 5ª articulação metatarsofalangeana
    - Calcâneo
    - Maléolo lateral
    - Seio do tarso
    - Articulação tibiofibular inferior
- Região posterior:
    - Sustentáculo do tálus
    - Tubérculo medial do calcâneo
    - Tuberosidade lateral do calcâneo
- Superfície plantar:
    - Ossos sesamoides
    - Cabeça dos metatarsos

Manobras especiais

Manobra da "ponta dos pés"

O examinador solicita ao paciente que se erga sobre as cabeças dos metatarsos elevando os calcanhares, fornece informações sobre o grau de mobilidade da articulação subtalar, a potência muscular e a integridade de alguns tendões, tais como o tricipital e o tibial posterior. Considera-se a prova positiva e normal quando, ao se elevar nas pontas dos pés, observa-se a varização progressiva do retropé, que logo dá lugar ao valgismo fisiológico quando se solicita o retorno à condição de apoio plantígrado.

Prova de Jack

Caracterizada pela hiperextensão passiva da articulação metatarsofalângica do hálux, promove a elevação do arco longitudinal medial. A positividade da prova indica a integração entre as musculaturas intrínseca e extrínseca do pé e a liberdade de movimentação da articulação subtalar. Nos casos de pés planos valgos, demonstra um bom prognóstico e classifica o paciente como pé plano flexível e de boa resolução.

Teste de Thompson ou teste de Simmonds

Usado para a avaliação da integridade do tendão calcâneo. Com o paciente em decúbito ventral e com os joelhos fletidos a 90° ou com a face anterior da perna a ser examinada, apoiada em uma cadeira com o pé pendente, aplica-se

CAPÍTULO 63

compressão manual vigorosa na massa muscular da panturrilha onde se situam os ventres dos gêmeos e o músculo solear. Essa compressão produz encurtamento da massa muscular, que se transmite pelo tendão calcâneo até o pé, o qual sofre flexão plantar quando todas as estruturas estão íntegras. Quando, em função da ruptura completa do tendão calcâneo, a mobilização da massa muscular tricipital não pode ser transmitida até o pé, não sendo observado nenhum movimento daquele segmento apesar da força exercida sobre a panturrilha, o teste de Thompson é positivo.

Teste da gaveta anterior do tornozelo

Testa a integridade do ligamento fibulotalar anterior e da porção anterolateral da cápsula articular. O examinador apoia uma das mãos sobre a face anterior da tíbia, logo acima do tornozelo e, com a outra, envolve o calcanhar do membro a ser examinado. Nessa posição, aplica força para deslocar anteriormente o pé, enquanto a perna permanece fixa.

Na eventualidade de lesão das estruturas mencionadas, ocorre o deslocamento anterior do talo no interior da pinça bimaleolar, e surge uma zona de depressão na face anterolateral do tornozelo − sinal do vácuo resultante da pressão negativa que se forma no interior da articulação em função da subluxação que acabou de ser produzida com o teste.

Teste do estresse em varo do tornozelo

Testa a integridade do ligamento fibulocalcâneo e da cápsula lateral do tornozelo. O examinador aplica, com uma das mãos, força varizante da região do calcanhar do paciente, mantendo a extremidade distal da perna fixa com a outra mão.

Teste do estresse em valgo do tornozelo

Testa a integridade do ligamento deltoide nas raras ocasiões em que se suspeita de sua ruptura por movimento de alta energia em valgo que não tenha produzido fraturas. Sua positividade é bastante difícil de ser comprovada. O examinador aplica, com uma das mãos, força valgizante na região do calcanhar, enquanto mantém fixa a extremidade inferior da perna com a outra mão. A comparação dos lados pode evidenciar, no lado lesado, exagero de excursão em valgo do pé.

Teste para luxação dos tendões fibulares

O paciente é posicionado em decúbito ventral com os joelhos fletidos em 90°. A região posterolateral do tornozelo é examinada à procura de edema. O paciente é então solicitado a realizar flexão plantar e dorsal do tornozelo com eversão e contra a resistência do examinador. Se os tendões subluxarem de sua posição, o teste é considerado positivo.

Teste da mobilidade da articulação subtalar

Realizado para determinar os graus de movimentação em inversão e eversão da articulação talocalcânea. Enquanto uma das mãos mantém a relação original entre o médio e antepé com o retropé, a outra aplica forças varizantes e valgizantes no calcanhar, percebendo a movimentação entre o talo e o calcâneo.

● TRATAMENTO DAS LESÕES DO ESPORTE NO TORNOZELO E PÉ

O tratamento das lesões do esporte no tornozelo e pé consiste em expelir os fatores patogênicos, eliminar a estag-

nação de Qi e/ou Xue, tonificar Qi e Yin e eliminar as dores localizadas. Dependendo área afetada os meridianos correspondentes serão tratados.

O princípio do tratamento é escolha de pontos a partir de quatro grupos:[33,34,35]

1. Pontos distais
2. Pontos locais, incluindo pontos Ashi
3. Pontos adjacentes
4. Pontos gerais

1. Pontos distais

Os pontos distais se localizam abaixo do cotovelo e joelhos, abrem o meridiano e eliminam a estagnação de Qi e Xue.

Principais pontos distais relacionados aos Meridianos: ST40, SP5, BL60, KI4, LR5, GB41.

2. Pontos locais de acordo com a área
   - Tornozelo: SP5, GB40, ST41, BL60
   - Dedos do pé: EXLE10 (Bafeng), SP3

   Em todos os locais podem e devem ser usados os pontos Ashi.
3. Pontos adjacentes de acordo com a área
   - Tornozelo: LU7, GB34, ST36
   - Dedos do pé: SP4, ST41, GB34, BP9
4. Pontos gerais
   - Estase de Xue: SP10, BL17, PC6, SP6, LI11
   - Frio: tonificar o Yang com GV14, BL23
   - Deficiência de Qi e Xue: ST36, SP6, CV4, LR8, BL20, BL23

Tratamento de lesões específicas

Entorse de tornozelo e pé

A entorse é a patologia mais frequente nas lesões esportivas na região do pé e tornozelo. Seu tratamento baseia-se em imobilização adequada, repouso e fisioterapia. A acupuntura tem a função de coadjuvante nessa lesão para melhora da dor e do edema local.

Nas lesões ligamentares laterais serão utilizados os Meridianos da Bexiga e Vesícula Biliar com os pontos BL60, BL61, BL62, BL63 e GB38, GB39, GB40.

Nas lesões ligamentares mediais serão utilizados os Meridianos Baço-Pâncreas e Rim com os pontos SP5, KI2, KI6, KI3.

Tendinite de tendão calcâneo

A prevenção é, sem dúvida, a atitude mais racional. Como regra geral deve-se ter em mente que, quanto mais agudo os sintomas, maior a chance de tratar com êxito.

O tratamento da tendinite crônica e recidivante é mais difícil e o prognóstico é geralmente relacionado com o longo tempo da existência dos sintomas.

Tratamento com acupuntura

A acupuntura traz melhores resultados nas tendinites classificadas como não insercionais e nos casos agudos.

Pontos usados:

- BL58, BL59, BL60, BL61, KI3, KI4, KI5, KI7

As agulhas são transfixadas de BL60 até KI3 usando-se eletroestimulação com frequência densodispersa.

Tendinite de tendões fibulares

Tendinites ou rupturas dos tendões fibulares podem ocorrer como consequência de trauma direto, torções, instabilidades ligamentares crônicas, luxação dos tendões e associadas à artrite reumatoide.

O tratamento clínico inclui imobilização, fisioterapia e anti-inflamatórios. Se necessário, utilizar palmilhas ortopédicas.

O tratamento cirúrgico está indicado em casos resistentes ao tratamento clínico.

Tratamento com acupuntura:

- Pontos: GB39, BL60, BL62, BL63
- Utiliza-se eletroestimulação com frequência densodispersa
- Técnica Punho-Tornozelo: área 5

● EVIDÊNCIAS NA LITERATURA

Não foi encontrado vasto conhecimento sobre o uso da acupuntura no pé e no tornozelo na literatura científica. Porém, quatro artigos chamaram a atenção e devem ser ressaltados: dois protocolos randomizados e duas revisões sistemáticas.

Karagounis e colaboradores,[36] em 2011, dividiram randomicamente 38 atletas recreacionais com fasceíte plantar em um grupo tratado através de gelo, medicação anti-inflamatória não esteroidal, alongamentos e fortalecimentos, e outro grupo que, além dessas intervenções, foi submetido à acupuntura. Neste segundo grupo houve um maior decréscimo da dor na medição após a oitava semana de tratamento do que no primeiro.

Zhang e colaboradores,[37] em 2013, avaliaram em estudo clínico randomizado controlado se a acupuntura poderia melhorar as tendinopatias crônicas do tendão calcâneo. Sessenta e quatro pacientes foram divididos em dois grupos, sendo um deles tratado com um protocolo de exercícios excêntricos (tratamento convencional para essa condição), e o outro, através da acupuntura. Foram avaliados através da escala visual da dor (VAS) e do questionário VISA-A (Victorian Institute of Sports Assessment-Achilles). Embora tenha ocorrido melhora em ambos os grupos, houve um melhor resultado para a acupuntura.

Park e colaboradores,[38] em 2013, realizaram uma revisão sistemática para o uso de acupuntura na entorse do tornozelo. A qualidade dos trabalhos foi em geral ruim, com apenas três com métodos de randomização adequados. De modo geral, nos grupos tratados com acupuntura, em relação a dor, retorno à atividade habitual e promoção de qualidade de vida, os resultados foram melhores do que nos grupos-controle. A acupuntura não teve efeitos adversos. Conclui-se, porém, que pela metodologia ruim e pelo pequeno número de trabalhos não é possível indicar este tratamento baseado em evidências.

Trinh e colaboradores,[39] em 2021, também em revisão sistemática, encontraram apenas quatro estudos controlados randomizados de baixa qualidade. Para fasceíte plantar e tendinopatia do calcâneo, a acupuntura foi eficaz na melhora da dor e função no seguimento de curto e médio prazos. Sem efeitos adversos.

● CONCLUSÃO

O uso da acupuntura no tratamento das lesões esportivas do tornozelo e pé introduziu um novo recurso terapêutico na tratativa dessas lesões, com a perspectiva de melhora mais eficiente dos quadros traumáticos. Essa metodologia terapêutica oferece benefícios como analgesia, relaxamento muscular e ação anti-inflamatória, colaborando também com a ansiedade pós-traumática, principalmente em atletas de esportes profissionais que têm a necessidade de retorno rápido às suas atividades esportivas.[40]

É importante ressaltar que o tratamento com acupuntura não substitui o tratamento ortopédico na maioria das vezes, e sim funciona como um tratamento coadjuvante para que o atleta tenha uma recuperação mais rápida das suas lesões.

● REFERÊNCIAS

1. Guo S, Zhao G, Chen XM, Xue Y, OuYang XL, Liu JY, et al. Effect of transcutaneous electrical acupoint stimulation on bone metabolism in patients with immobilisation after foot and ankle fracture surgery: a randomised controlled trial study protocol. BMJ Open. 2022 Sep 8;12(9):e056691.
2. Suh CS. Acupuncture anatomy – regional micro-anatomy and systemic acupuncture networks. CRC Press; 2016.
3. Brockett CL, Chapman GJ. Biomechan Ankle Orthopaed Trauma. 2016;30(3):232-8.
4. Kramer Z, Lee YW, Sherick RM. acute ankle sprains. Clin Podiatric Med Surg. 2023;40(1):117-38.
5. Luciano ADP, Lara LCR. Estudo epidemiológico das lesões do pé e tornozelo na prática desportiva recreacional. Acta Ortopédica Bras. 2012;20:339-42.
6. Prado MP, Mendes AA, Amodio DT. A comparative, prospective, and randomized study of two conservative treatment protocols for first-episode lateral ankle ligament injuries. Foot Ankle Int. 2014;35(3):201-6.
7. Roos KG, Kerr ZY, Mauntel TC. The epidemiology of lateral ligament complex ankle sprains in national collegiate athletic association sports. Am J Sports Med. 2017;45(1):201-9.
8. Knupp M, Lang TH, Zwicky L, Lötscher P, Hintermann B. Chronic ankle instability (medial and lateral). Clin Sports Med. 2015 Oct;34(4):679-88.
9. Mauntel TC, Wikstrom EA, Roos KG. The epidemiology of high ankle sprains in national collegiate athletic association sports. Am J Sports Med. 2017;45(9):2156-63.
10. Ballal MS, Pearce CJ, Calder JDF. Management of sports injuries of the foot and ankle: an update. Bone Joint J. 2016;98(7):874-83.
11. Steel MW, DeOrio JK. Peroneal tendon tears: return to sports after operative treat- ment. Foot Ankle Int. 2007;28:49-54.
12. Porter D, McCarroll J, Knapp E, Torma J. Peroneal tendon subluxation in athletes: fibular groove deepening and retinacular reconstruction. Foot Ankle Int. 2005 Jun;26(6):436-41.
13. van Dijk CN, van Sterkenburg MN, Wiegerinck JI, Karlsson J, Maffulli N. Terminology for Achilles tendon related disorders. Knee Surg Sports Traumatol Arthrosc. 2011 May;19(5):835-41.
14. Longo UG, Ronga M, Maffulli N. Achilles tendinopathy. Sports Med Arthrosc Rev. 2018 Mar;26(1):16-30.
15. Maffulli N, Longo UG, Kadakia A, Spiezia F. Achilles tendinopathy. Foot Ankle Surg. 2020;26(3):240-9.
16. Park YH, Kim TJ, Choi GW. Achilles tendinosis does not always precede Achilles tendon rupture. Knee Surg Sports Traumatol Arthrosc. 2018;27(10):3297-303.
17. Okewunmi J, Guzman J, Vulcano E. Achilles tendinosis injuries-tendinosis to rupture (getting the athlete back to play). Clin Sports Med. 2020 Oct;39(4):877-91.
18. LaPrade CM, Chona DV, Cinque ME, Freehill MT, McAdams TR, Abrams GD, et al. Return-to-play and performance after operative treatment of Achilles tendon rupture in elite male athletes: a scoping review. Brit J Sports Med. 2022;56(9):515-20.
19. Porter DA, May BD, Berney T. Functional outcome after operative treatment for ankle fractures in young athletes: a retrospective case series. Foot Ankle Internat. 2008;29(9):887-94.

20. Del Buono A, Smith R, Coco M, Woolley L, Denaro V, Maffulli N. Return to sports after ankle fractures: a systematic review. Brit Med Bulletin. 2013;106(1).
21. Welck MJ, Hayes T, Pastides P, Khan W, Rudge B. Stress fractures of the foot and ankle. Injury. 2017;48(8):1722-6.
22. Thevendran G, Deol RS, Calder JD. Fifth metatarsal fractures in the athlete: evidence for management. Foot Ankle Clin. 2013;18(2):237-54.
23. Greaser MC. Foot and ankle stress fractures in athletes. Orthopedic Clin. 2016;47(4):809-22.
24. Petraglia F, Ramazzina I, Costantino C. Plantar fasciitis in athletes: diagnostic and treatment strategies. A systematic review. Muscles Ligaments Tendons J. 2017;7(1):107.
25. Ross KA, Murawski CD, Smyth NA, Zwiers R, Wiegerinck JI, van Bergen C. et al. Current concepts review: arthroscopic treatment of anterior ankle impingement. Foot Ankle Surg. 2017;23(1):1-8.
26. Roche AJ, Calder JD, Williams RL. Posterior ankle impingement in dancers and athletes. Foot Ankle Clin. 2013;18(2):301-18.
27. Dinato MCME, Luques IU, Freitas MDF, Pereira Filho MV, Ninomiya AF, Pagnano RG, et al. Endoscopic treatment of the posterior ankle impingement syndrome on amateur and professional athletes. Knee Surg Sports Traumatol Arthroscopy. 2016;24:1396-401.
28. Rikken QG, Kerkhoffs GM. Osteochondral lesions of the talus: an individualized treatment paradigm from the Amsterdam perspective. Foot Ankle Clin. 2021;26(1):121-36.
29. Eleftheriou KI, Rosenfeld PF. Lisfranc injury in the athlete: evidence supporting management from sprain to fracture dislocation. Foot Ankle Clin. 2013;18(2):219-36.
30. Barros Filho TEP, Lech O. Exame físico em ortopedia. 2. ed. São Paulo: Sarvier; 2002.
31. Evans RC. Exame físico ortopédico: ilustrado. 2. ed. Barueri: Manole, 2003.
32. Faloppa F, Leite NM. Propedêutica ortopédica e traumatologia. Porto Alegre: Artmed; 2013.
33. Macioccia G. Os fundamentos da medicina chinesa: um texto abrangente para acupunturistas e fisioterapeutas. São Paulo: Roca; 1996.
34. Min LS Curso básico de acupuntura e medicina tradicional chinesa – Florianópolis: Instituto de Pesquisa e Ensino de Medicina Tradicional Chinesa- IPE/MTC, 2000.
35. Yamamura Y. Acupuntura tradicional: a arte de inserir. 2. ed. rev. ampl. São Paulo: Roca; 2001. p. 555-80.
36. Karagounis P, Tsironi M, Prionas G, Tsiganos G, Baltopoulos P. Treatment of plantar fasciitis in recreational athletes: two different therapeutic protocols. Foot Ankle Specialist. 2011;4(4):226-34.
37. Zhang BM, Zhong LW, Xu SW, Jiang HR, Shen J. Acupuncture for chronic Achilles tendnopathy: a randomized controlled study. Chinese J Integrat Med. 2013;19:900-4.
38. Park J, Hahn S, Park JY, Park HJ, Lee H. Acupuncture for ankle sprain: systematic review and meta-analysis. BMC Complement Alternat Med. 2013;13(1):1-16.
39. Trinh K, Belski N, Zhou F, Kuhad A, Luk D, Youn E. The efficacy of acupuncture on foot and ankle for pain intensity, functional status, and general quality of life in adults: a systematic review. Med Acupunct. 2021;33(6):386-95.
40. Has JS. Acupunture and endorphins. Neurosci Letts. 2004 May 6;361(1-3):258-61.

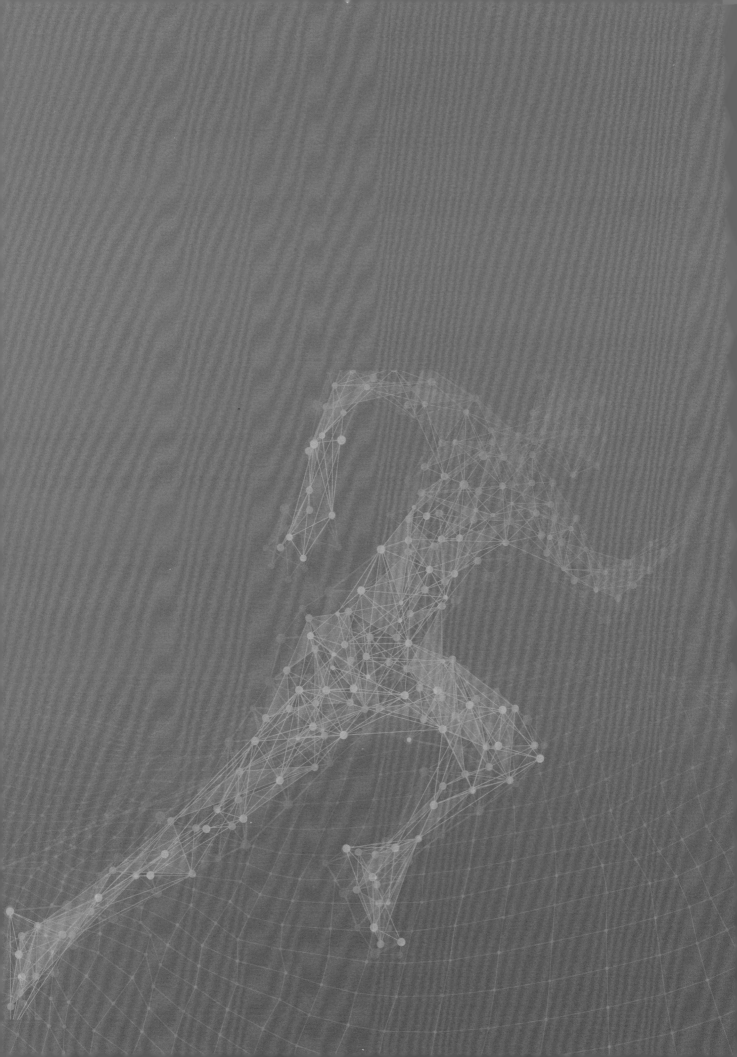

Cefaleia no esportista

64

▶ Luciano Ricardo Curuci de Souza ▶ Mara Valéria Pereira Mendes ▶ Mauricio Hoshino

● INTRODUÇÃO

A cefaleia é a situação de sintomas álgicos na região da cabeça ou face. Existem vários tipos de cefaleias, sendo as dores de cabeça tensionais as mais comuns e mais relatadas no cotidiano de ambulatórios e pronto atendimentos.

Segundo a Organização Mundial de Saúde (OMS), os distúrbios de dores de cabeça estão entre os mais comuns do sistema nervoso, tendo sido relatados em pelo menos um episódio anual por quase metade da população mundial. Na maioria dos casos, a dor de cabeça não existe diagnóstico clínico de exatidão, sendo subestimada, sub-reconhecida e consequentemente, subtratada.[1]

Nos últimos anos, a preocupação e os estudos com referência às lesões do esporte e seus padrões vêm se tornando mais evidentes, tanto em questões laborais e profissionais, nas quais o paciente tem uma assistência à saúde mais próxima, quanto nos praticantes de exercícios ou competições não profissionais, em que muitas vezes a lesão passa sem diagnóstico.[2]

As lesões relacionadas ao esporte criam um fardo significativo para a saúde, com uma estimativa de 4,3 milhões de visitas anuais aos departamentos de emergência (DE) nos EUA. Alguns esportes individuais e principalmente os esportes coletivos apresentam uma alta incidência de lesões cervicais e cefálicas. Estudando o público não profissional, Scheffler e colaboradores destacaram que as lesões esportivas são a segunda principal causa de traumatismo craniano pediátrico em adolescentes, sendo seguidas das agressões físicas.[2]

Serão abordados neste capítulo alguns tipos de cefaleia relacionada ao esporte e que possam aparecer no dia a dia dos profissionais médicos ao atenderem qualquer que seja o público de pacientes, sejam esportistas profissionais, amadores ou apenas pessoas que fazem atividade física para benefício de sua saúde. Os casos de traumatismos cranioencefálicos, com provável comprometimento neurológico, fogem do objetivo e não serão citados neste momento.

● CORRELAÇÃO ANATÔMICA COM PONTOS E MERIDIANOS

A cabeça é o segmento mais cranial do corpo e constitui a sua parte nobre. Em seu interior tem-se toda a parte superior do sistema nervoso central (SNC), protegida pela caixa óssea craniana, circundada por uma fáscia e por músculos intrínsecos delicados, cuja função é produzir os movimentos dos tecidos moles faciais que animam várias expressões da comunicação. A musculatura da articulação temporomandibular é importante na mastigação e na fala, e trata-se de uma musculatura estriada extrínseca mais robusta, que passa entre o esqueleto axial e o membro superior, atuando sobre a escápula e o úmero, de importância fundamental para a sustentação e os movimentos do complexo da cabeça e da região cervical.[3]

A inervação da cabeça e pescoço se dá pelos nervos cranianos (NC) e pelas três primeiras raízes cervicais. A fonte primária de inervação cutânea da face é o nervo trigêmeo (NC V), o maior dos nervos cranianos, com suas três divisões: nervo oftálmico (V1), nervo maxilar (V2) e nervo mandibular (V3), sendo os dois primeiros puramente sensoriais, **e o último, um nervo misto (sensorial e motor).**[4]

O nervo facial (NC VII), apresenta dois componentes: uma raiz motora, o nervo facial propriamente dito, e uma raiz sensitiva e visceral, o nervo intermédio. Fibras aferentes somáticas gerais conduzem impulsos relacionados à sensibilidade profunda por meio de prolongamentos centrais, constituintes do nervo intermediário e da parte do trato solitário.

O nervo glossofaríngeo (NC IX), distribui-se principalmente para a língua e faringe. Leva fibras aferentes somáticas gerais (ASG) e aferentes viscerais gustativas (AVE) ao terço posterior da língua, e fornece inervação sensorial geral à faringe, à área da amígdala, à superfície interna da membrana timpânica e à pele do ouvido externo. Seus neurônios motores esqueléticos inervam o músculo estilo faríngeo e seu componente parassimpático inerva a glândula parótida.

O nervo vago (NC X) desempenha inúmeras funções importantes, com suas fibras sensoriais somáticas, sensoriais viscerais e fibras motoras branquiais. Possui ainda um ramo cervical e outro auricular, sendo o último de grande importância clínica nas estimulações transcutâneas vagais.

Os nervos cervicais superiores C1, C2 e C3 dão origem à inervação da parte posterior do pescoço, regiões occipital e suboccipital, inervando a pele e o couro cabeludo, além dos platôs vertebrais, através dos nervos auricular magno e occipitais, nervos suboccipitais (primeiro ramo dorsal cervical), segundo ramo dorsal cervical e nervo occipital maior.

A cabeça, na filosofia chinesa, é o local para o qual os Meridianos Yang da mão e do pé se dirigem, contemplando mais de 100 pontos localizados ao longo da face e do crânio, relacionados com todo o sistema nervoso motor e sensitivo da região.[4,5]

581

Na região da cabeça e pescoço, a conectividade funcional entre os aferentes trigêmeos e cervicais se dá em uma rede local, principalmente no tronco encefálico, onde as fibras aferentes das três raízes nervosas cervicais mais craniais convergem para os neurônios no núcleo espinal do nervo trigêmeo.

Por correlação anatômica, o Meridiano Vaso Governador (GV) está associado ao ramo oftálmico do nervo trigêmeo (NC V1), aos ramos espinais cervicais pelo nervo occipital maior (C3) e pelo ramo espinal (C3, C4) ao nervo acessório (NC XI). No trajeto de GV23 a GV20 destaca-se a relação com a aponeurose pericranial, cuja tração pode levar ao aprisionamento de nervos. No ponto GV15 evidencia-se a relação com os músculos cervicais (trapézio, semiespinais e retos posteriores da cabeça), dando destaque ao ligamento nucal e ao músculo reto posterior menor da cabeça, por sua relação anatômica histologicamente comprovada com a dura-máter, origem de cervicalgias crônicas.

O Meridiano da Bexiga (BL) surge na face acompanhando a topografia do nervo supratroclear até o ponto BL3, limite entre a gálea aponeurótica e o músculo frontal, desvia-se para lateral no BL4, neste trajeto, devido à topografia, existe a possibilidade de aprisionamento de nervos. A partir de BL4, acompanha paralelamente o GV na área de inervação citada anteriormente, sofrendo ainda intersecção de terminações do nervo auriculotemporal (NC V3) e do ramo temporal do nervo facial. Destaca-se, ainda, neste meridiano o ponto de acupuntura BL10, por sua relação anatômica com os músculos cervicais.

Os Meridianos do Estômago (ST) e Intestino Grosso (LI), bem como o Vaso Concepção (CV), em suas porções infraorbitais, coincidem com a área de inervação dos ramos zigomático (NC V2) e mandibular (NC V3) do nervo trigêmeo e com os ramos bucais do nervo facial, além da presença do nervo auricular magno (C1, C2). No Meridiano do Estômago destaca-se o ponto ST7 por sua correlação com o ligamento temporomandibular.

Os Meridianos GB e TE, localizados na região temporal da cabeça, ocupam as áreas de inervação do ramo mandibular (NC V3), com o nervo auriculotemporal (NC V3), ramo temporal do nervo facial, bem como do nervo occipital menor. Ênfase ao ponto GB10, por sua relação com os nervos occipitais, e ao ponto GB12, por sua relação com a inserção do músculo esternocleidomastóideo (ECM), e ainda o ponto TE17, por sua relação com o tronco motor do nervo facial e, ao mesmo tempo, com o ramo mandibular do nervo trigêmeo (NC V3).[4]

• CLASSIFICAÇÃO DAS CEFALEIAS

Existem muitos tipos de dor de cabeça, e fazer um diagnóstico das causas e do tipo é fundamental para o tratamento adequado e sucesso na terapia contra a cefaleia. Atualmente utiliza-se a Classificação Internacional de Cefaleias (ICHD-3-beta) da International Headache Society (IHS). Esta classificação é baseada em uma distinção entre dores de cabeça primárias e secundárias. Os tipos de cefaleia primária mais comuns são a cefaleia do tipo tensional, a migrânea e a cefaleia em salvas. A aplicação de conceitos diagnósticos uniformes é essencial para chegar ao tratamento mais adequado dos vários tipos de cefaleia (Headache Classification Committee of the International Headache Society (IHS).[6]

Afastado o diagnóstico das cefaleias primárias, deve-se ater às prováveis causas de cefaleia no paciente esportista, seja ele profissional, amador ou praticante esporádico.

Segundo Willians e colaboradores, em estudo realizado com 129 pacientes, identificou-se que 92 casos (71%) não estavam associados a traumas, e foram classificados em sua maioria como enxaquecas de esforço e cefaleia de esforço. O restante dos pacientes foi classificado como cefaleia como resultado de evento pós-traumático.

Assim, após o primeiro contato com o paciente com o histórico de cefaleia, deve-se seguir investigando pela história clínica e pelos antecedentes de cefaleia prévia os sintomas e o histórico de trauma na região cervicocefálica. Na ausência de trauma, deve-se separar as cefaleias migranosas das não migranosas. As com quadro clínico de migrânea poderão se diagnosticadas ainda como migrânea do esforço e cefaleia do

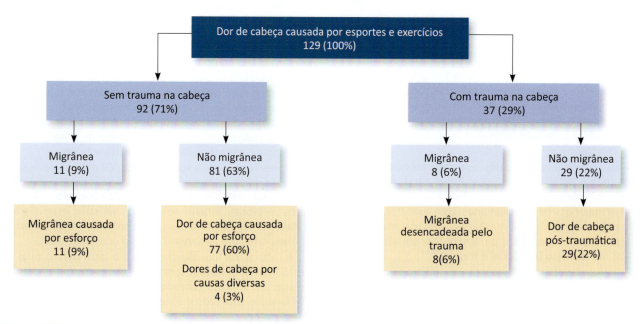

Figura 64.1 Classificação de 129 casos de dor de cabeça causada por esportes.
Fonte: S. J. Williams e H. Nukada.

esforço físico. Para os casos pós-traumáticos, deve-se separar as migrâneas pós-traumas das não migranosas[7] (Figura 64.1).

RELAÇÃO DAS CEFALEIAS COM O TIPO DE ATIVIDADE

Acredita-se que haja uma incidência de aproximadamente 35% de cefaleia relacionada ao esporte. Dentre os esportistas, os que apresentam uma maior frequência de casos de cefaleia são os corredores, seguidos pelos que praticam musculação. Segundo Wiliams e Nukada, as dores de cabeça por esforço não traumático **são o tipo mais** comum, afetando 60% dos atletas sintomáticos. A seguir, a enxaqueca induzida por esforço foi a segunda cefaleia **não traumática mais comum entre os relatos.**[7,8]

Inicialmente, é importante esclarecer que o termo cefaleia do esporte ou associada ao esforço físico não é o mesmo que a cefaleia primária do exercício. O primeiro é mais abrangente e induzido por manobras de Valsalva (como tosse, exercício prolongado e orgasmo). Qualquer cefaleia que piora aos esforços pode causar uma etiologia grave e assim deve ser encarada até prova em contrário.[9]

Em 1932, foram descritos por Tinel pacientes com cefaleia paroxística associada a esforços e aumento da pressão intratorácica. Sir Charles Putnam Symonds, renomado neurologista inglês, além de suas contribuições no entendimento da hemorragia subaracnóidea, foi o primeiro a descrever a "cefaleia da tosse" como não correlacionada necessariamente com uma lesão primária do sistema nervoso central.[10,11]

Em 1968, Rooke propôs o termo "cefaleia benigna do esforço" para todas as cefaleias precipitadas por esforço, entre elas as relacionadas com manobras de Valsalva, atividade física prolongada ou sobrecarga cervical.[12]

Em 1996, Pascual e colaboradores conseguiram distinguir clinicamente as cefaleias da tosse, do exercício e as associadas à atividade sexual como entidades distintas e com características para diferenciá-las entre etiologia primária e secundária, culminando com uma classificação diferenciada a partir de 2004 na Classificação pela International Headache Society (IHS).[13]

EPIDEMIOLOGIA E QUADRO CLÍNICO

Estima-se que a cefaleia por exercício seja responsável por 1 a 2% das consultas em neurologia clínica geral e 5,3% das consultas em centros especializados em cefaleia.[9]

Critérios diagnósticos pela International Headache Society, em 2018 (ICHD-3)[14]

A. Ao menos dois episódios de cefaleia preenchendo os critérios B e C
B. Provocada por e ocorrendo apenas durante ou após o exercício físico extenuante
C. Durando < 48 horas
D. Não explicada por outro diagnóstico da ICHD-3

ETIOLOGIA

Cerca de 80% dos casos são de etiologia primária, sendo mais comuns em jovens e aproximadamente quatro vezes mais frequentes no sexo masculino. A melhor adaptação aeróbica com repetição dos exercícios não leva **à** melhora do quadro.

Há maior sensibilidade em situação de alta temperatura ou altas altitudes. Sintomas migranosos são comuns, tipo dor latejante, fono/fotofobia, náuseas, vômitos, porém sem sinais disautonômicos e dor usualmente bilateral.

Considerar fortemente possibilidade de lesão estrutural em situações do tipo dor única, sexo feminino, sintomas do tipo sonolência, confusão mental, sinais de rigidez nucal ou duração maior do que 24 horas. Investigação inclui tomografia de crânio/ressonância magnética de urgência e complementação com angioTC ou angioRM.

FISIOPATOLOGIA

A fisiopatologia da cefaleia primária do exercício é desconhecida; há hipótese vascular com vasodilatação inadequada induzida pela atividade física, incompetência valvular venosa jugular ou até estenose venosa intracraniana.[9]

TRATAMENTO

- **Não medicamentoso:** aquecimento prévio aos exercícios, hidratação prévia e treino regular com aumento da capacidade aeróbica
- **Medicamentoso:** medicações a serem usadas antes da exposição ao exercício: indometacina (embora com evidências anedóticas de eficácia).[15]

A dose terapêutica oscila entre 25 e 150 mg/dia; sugestão de uso: 30 a 60 minutos antes da atividade. Mecanismo de ação desconhecido, talvez por efeito na pressão induzida pelo líquido cefalorraquidiano. Sugere-se a utilização de triptanos ou ergotamínicos para situações de dor esporádica. Em caso de dores frequentes, uso profilático de betabloqueadores ou indometacina por meses pode ser eficaz.[16]

Cefaleias pós-traumáticas

A concussão é uma lesão que ocorre em uma variedade de esportes, sendo mais comum nos esportes de contato, combate e colisão, a exemplo de futebol e basquete. O mecanismo da concussão associado a outros fatores pré e pós-lesão pode influenciar tanto o quadro clínico quanto o resultado pós-lesão. Apresenta-se como lesão traumática complexa induzida por forças biomecânicas.[17]

Existem poucos estudos descrevendo tipos de cefaleia entre atletas. Em um estudo com 296 estudantes atletas com idade entre 12 e 25 anos que sofreram concussões relacionadas ao esporte, ocorreu enxaqueca em 52 casos, cefaleia em 176 e nenhuma dor em 68 casos.[18]

As mulheres tiveram 2,13 vezes mais incidências do que os homens em relatar enxaqueca pós-traumática, e aqueles com características de enxaqueca tiveram recuperação prolongada dos sintomas cognitivos, neurocomportamentais e somáticos.

A concussão pode exacerbar a frequência da enxaqueca preexistente.

De acordo com os critérios da International Headache Society (IHS), o início da cefaleia deve ocorrer antes de sete dias após a lesão para ser considerada pós-traumática.

A cefaleia do tipo tensional ocorre em uma variedade de distribuições, incluindo generalizada, nuco-occipital, frontal, temporal ou em faixa na cabeça. A dor normalmente é tipo pressão ou aperto, podendo ser constante ou intermitente e com duração variável. A lesão da articulação temporomandibular pode ser causada por trauma direto ou traumatismo craniano, e a neuralgia occipital maior é uma cefaleia pós-traumática comum.[19]

A cefaleia também pode ser resultado do aprisionamento do nervo occipital maior na aponeurose do músculo trapézio superior ou semiespinal da cabeça, ou ser dor referida de pontos-gatilhos nesses ou em outros músculos suboccipitais.

A cefaleia cervicogênica pós-traumática pode ocorrer devido a lesão no pescoço no momento de uma concussão, incluindo articulação atlantoaxial lateral e articulações facetárias de C1-C2 e C2-C3, levando ao aumento da intensidade da dor com a hiperextensão do pescoço.[20]

A neuralgia supraorbitária pode ocorrer devido à lesão do ramo supraorbital da primeira divisão do nervo trigêmeo, e a infraorbitária pode ser resultado de trauma na órbita inferior. Raramente o traumatismo cranioencefálico leve pode causar um hematoma subdural ou epidural.

Em esportes de alto impacto como automobilismo, esqui, *snowboard* e *hockey* no gelo, as concussões podem levar a hematoma subdurais devido a rompimento das veias pontoparassagitais, apresentando cefaleia inespecífica que varia de leve a intensa, paroxística e constante.[21]

Existe uma escassez de ensaios clínicos randomizados e controlados por placebo de medicamentos para cefaleia pós-traumática. Alguns medicamentos utilizados como preventivos de enxaqueca podem ter efeitos colaterais significativos nos atletas; os betabloqueadores podem causar intolerância ao exercício, o topiramato leva a efeitos colaterais cognitivos, perda de peso, e raramente também podem ser a causa de cálculo renal. A neuralgia occipital pós-traumática pode melhorar com bloqueios anestésicos locais.[22,23]

A injeção de toxina botulínica também pode ser eficaz em alguns casos.[24]

Vários tratamentos têm sido propostos para cefaleia cervicogênica. A fisioterapia pode ser útil, e o uso da pregabalina apresentou diminuição da cefaleia.[25]

Os bloqueios anestésicos podem levar a alívio temporário, assim como, bloqueios dos ramos C2 e C3.[26]

● TRATAMENTO PELA ACUPUNTURA NA CEFALEIA DO ESPORTE

Quando é indicado o tratamento por acupuntura nas cefaleias, deve-se basear nas abordagens da medicina tradicional chinesa, seja no trajeto do meridiano acometido conforme a localização da dor ou no padrão sindrômico de acordo com o diagnóstico auxiliar através dos oito princípios (Ba Gang).[27]

No caso específico de cefaleias associadas ao esporte, normalmente tem-se um o aparecimento destas dores de cabeça após um esforço aumentado, causado pela atividade física em excesso ou também agravadas conforme padrões climáticos adversos, causando invasão externa de fatores patogênicos, como excesso de calor ou invasão de frio.

As síndromes do interior estão associadas ao consumo excessivo pelo desgaste físico e podem se caracterizar pelo padrão de deficiência de Qi, deficiência de Sangue (Xue) ou deficiência de rim (Shen). Já as síndromes do exterior estão associadas, principalmente, à invasão de vento-calor, vento-frio ou vento-umidade.[28,29]

A localização topográfica da dor de cabeça pode estar relacionada com o meridiano ou Zang Fu acometido conforme o tipo patogênico envolvido de acordo com os parâmetros a seguir:[30]

- Dor na região da nuca – cefaleia padrão Tai Yang – relacionada com invasão de vento-frio ou deficiência de Qi
- Dor frontal e na região da glabela – cefaleia padrão Yang Ming – relacionada com invasão de vento-umidade, deficiência de sangue (Xue) ou calor no estômago
- Dor temporal – cefaleia padrão Shao Yang – relacionada com invasão de vento frio ou vento-calor, estagnação de Qi do fígado (Gan)
- Dor com irradiação aos dentes – padrão Shao Yin – relacionada com deficiência de Yin do rim (Shen)
- Dor na região da calota craniana (ápice) – padrão Jue Yin – relacionada com deficiência de sangue (Xue)

O tipo de dor que o paciente refere também é importante para um diagnóstico correto e consequentemente um maior sucesso no tratamento das cefaleias pela acupuntura. No caso de referir sensação de peso, tem-se normalmente uma característica de invasão de umidade. Quando o paciente refere uma dor "interna", no "cérebro", pode-se estar frente um padrão de vazio, de deficiência do rim (Shen). Dores fixas ou em pontadas podem representar padrões de estagnação de sangue (Xue).[28-30]

Por se tratar de uma entidade nosológica recente e ainda pouco estudada, não existe literatura com comprovação científica de eficácia específica para a cefaleia do esporte, portanto, uma anamnese inicial e um exame clínico completo do paciente ajuda a ter uma melhor avaliação diagnóstica, além de suporte medicamentoso e tratamento pela acupuntura de forma individualizada.

Sempre, na intervenção pela acupuntura nos casos de cefaleia, busca-se utilizar pontos locais próximos ao trajeto doloroso, e também pontos à distância.[30]

Nos casos de deficiência de Qi, sangue (Xue) e rim (Shen), sugere-se a utilização dos pontos GV20 (Baihui), GV23 (Shangxing), SP10 (Xuehai), SP6 (Sanyinjiao), ST36 (Zusanli), LR13 (Zhangmen), LR14 (Qimen), GB25 (Jingmen), CV4 (Guanyuan), CV6 (Qihai), KI3 (Taixi), KI7 (Fuliu), EXHN3 (Yintang) e EXHN5 (Taiyang).[5,31]

Nos casos de invasão por vento-frio, sugerem-se os pontos GB8 (Shuaigu), GB20 (Fengchi), BL12 (Fengmen), BL60 (Kunlun), ST8 (Touwei), EXHN5 (Taiyang). Frente a casos de invasão por vento-calor, é possível associar os pontos GB20 (Fengchi), ST8 (Touwei), GV14 (Dazhui), TE5 (Waiguan) e EXHN5 (Taiyang), e em síndromes de invasão de vento-umidade, sugerem-se os pontos GB20 (Fengchi), ST8 (Touwei), ST40 (Fenglong), SP6 (Sanyinjiao), CV12 (Zhongwan) e EXHN5 (Taiyang).

Em situações de estagnação de Qi do fígado e sangue (Xue), é possível associar e utilizar os pontos LR3 (Taichong), GB34 (Yanglingquan), SP6 (Sanyinjiao), SP10 (Xuehai), GB8 (Shuaigu) e GB20 (Fengchi).[30,31]

Ao levar em consideração os meridianos acometidos e classificar as cefaleias dessa forma, será possível utilizar os seguintes pontos em cada caso conforme descrição nas Tabelas 64.1 e 64.2, a seguir.

CAPÍTULO 64

CEFALEIA NO ESPORTISTA **585**

Tabela 64.1 Meridianos e pontos e acupuntura.

Meridianos	Pontos de acupuntura
YANGMING	ST44 (Neiting), LI4 (Hegu), ST8 (Touwei), ST34 (Liangqiu), EXHN3 (Yintang).
TAIYANG	SI3 (Houxi), BL60 (Kunlun), GV19 (Houding), GV20 (Bahui), GV21 (Qianding), BL2 (Zanzhu), BL7 (Tongtian), BL10 (Tianzhu), GB20 (Fengchi), LR3 (Taichong), TE3 (Zongzhu), KI7 (Fuliu), CV4 (Guanyuan).
SHAOYANG	GB34 (Yanglingqiao), BL60 (Kunlun), SI3 (Houxi), GB20 (Fengchi), TE17 (Yifen), GV20 (Baihui), LR3 (Taichong), LI4 (Hegu), TE5 (Waiguan), GV16 (Fengfu), BL10 (Tianzu), LU7 (Lieque), EXHN5 (Taiyang).
TAIYN	GB20 (Fengchi), BL2 (Zanzhu), LU7 (Lieque), ST36 (Zusanli), SP6 (Sanyinjiao), CV12 (Zhongwan), ST40 (Fenglong), ST32 (Futu), GV20 (Bahui), ST9 (Renying), ST43 (Xiangu), ST30 (Qichong), EXHN3 (Yintang) e EXHN5 (Taiyang).
JUEYIN	LR3 (Taichong), GB40 (Qiuxu), GV23 (Shangling), GB20 (Fengchi), GB14 (Yangbai), BL2 (Zanzhu), LI4 (Hegu), ST36 (Zusanli), BL10 (Tianzhu), GV16 (Fengfu), LU7 (Lieque), TE5 (Waiguan), BL60 (Kunlun), BL18 (Ganshu), EXHN5 (Taiyang).[4,5]

Tabela 64.2 Quadro de pontos de acupuntura e inervação.

Ponto	Localização	Musculatura	Vascularização	Inervação
GV15	Na nuca, 0,5 cun acima da linha do cabelo, na linha mediana posterior	Trapézio, ligamento nucal, oblíquo inferior da cabeça, semiespinal da cabeça	Plexo venoso externo Vasos occipitais	Ramos dorsais de C2 a C4 Nervo occipital (C2) Raiz espinal do nervo acessório (C3-C4)
GV16	Na nuca, 1 cun acima do ponto médio da linha posterior do cabelo, abaixo da protuberância occipital externa	Trapézio, reto posterior maior e menor da cabeça, 1/3 médio do semiespinal da cabeca	Vasos suboccipitais Vasos vertebrais	
GV20	Na cabeça, a 5 cun acima do ponto médio da linha anterior ao cabelo ou no ponto médio Da linha que conecta os ápices auriculares com orelhas dobradas	Aponeurose epicrânica que conecta os músculos frontal e occipital	Ramos parietais da veia temporal Ramos parietais da artéria temporal	Nervo occipital maior (C2-C3) Ramos dorsais de C2 a C3 Terceiro nervo occipital (C3) Nervo auriculotemporal (NCV3) **Nervo supraorbital (NC V1)**
GV22	Na cabeça, 2 cun acima do ponto médio da linha anterior do cabelo e 3 cun anterior ao GV20	Aponeurose epicrânica que conecta os músculos frontal e occipital	Ramos frontais da veia temporal superficial Ramos frontais da artéria temporal superficial	Nervo auriculotemporal (NCV3) **Nervo supraorbital (NCV1)**
GV23	Na cabeça, 4 cun anterior ao GV20	Aponeurose epicrânica, que conecta os músculos frontal e occipital, conectam-se profundamente ao pericrânio	Ramos frontais da veia temporal superficial Ramos frontais da artéria temporal superficial	Nervo supratroclear (NCV1) Nervo supraorbital (NCV1)
BL2	Na face, diretamente acima da extremidade medial da sobrancelha, a 0,5 cun acima da linha anterior do cabelo	Porção orbital do músculo orbicular, músculo corrugador do supercílio, ventre frontal do músculo occipitofrontal	Veia supra orbitária, artéria supraorbitária, veia nasofrontal e artéria frontal	Nervo supratroclear (NCV1)
BL7	Na cabeça 4 cun diretamente posterior à linha anterior do cabelo e 1,5 cun lateral à linha média anterior	Galea aponeurótica (aponeurose epicraniana)	Ramo parietal da veia temporal superficial ramo parietal da artéria temporal superficial que deriva da carótida externa, e ramo parietal da artéria occipital e da veia occipital	Nervo occipital maior (fibras sensoriais que se originam nos segmentos C2 e C3)
BL10	Atrás do pescoço na depressão da borda lateral do músculo trapézio, 1,3 cun lateral à linha posterior do cabelo	Músculo posterior maior do reto da cabeça músculo reto posterior menor da cabeça	Veia occipital artéria occipital, veia e artéria vertebral	Nervo supratroclear (NCV1) Nervo supraorbital (NCV1)

(*Continua*)

586 TRATADO DE ACUPUNTURA E DOR NA MEDICINA ESPORTIVA

Tabela 64.2 Quadro de pontos de acupuntura e inervação. *(Continuação)*

Ponto	Localização	Musculatura	Vascularização	Inervação
SI16	Face lateral do pescoço, a nível da proeminência laríngea na região posterior do músculo esternocleidomastóideo	Fáscia sobre o peitoral maior e músculo deltoide, esternocleidomastóideo e trapézio	Veia jugular externa	Ramos cutâneos se originam de ramos de C2 a C4: Nervo occipital menors, Nervo auricular magno, Nervo transverso do pescoço, Nervos upraclaviculares
SI17	Na face lateral do pescoço, na borda posterior do músculo esternocleidomastóideo	Ventre posterior do músculo digástrico masseter e esternocleidomastóideo	Veia e artéria facial Veia e artéria lingual, veia retromandibular e artéria carótida externa	Ramo anterior do nervo auricular magno Ramo cervical do nervo facial Tronco simpático
SI18	Na face, diretamente abaixo do canto externo do olho, na depressão da borda inferior do osso zigomático	Zigomático maior, músculo bucinador	Veia facial transversa Artéria facial transversa	Nervo facial **Nervo infraorbital**
SI19	Localizado ao meio caminho entre o trago e articulação temporomandibular, na depressão formada quando a boca está ligeiramente aberta	Auricular anterior e disco articular da articulação temporomandibular	Veia temporal superficial, artéria temporal superficial	Ramos do nervo facial **Nervo auriculotemporal (NCV3)**
LI17	Face anterior do pescoço na depressão do bordo anterior do músculo esternocleidomastóideo	Músculo platisma Margem posterior do músculo esternocleidomastóideo músculo esterno-hioide músculo escaleno	Artéria carótida externa, veia jugular externa, artéria tireoidiana inferior, veia jugular anterior e artéria carótida comum	O nervo supraclavicular medial origina-se dos nervos cervicais (C3-C4) do plexo cervical
LI18	Lado lateral de pescoço, 3 cun a partir da proeminência laríngea	Músculo platisma, músculo esternocleidomastóideo	Artéria carótida interna, veia jugular interna, veia jugular externa e artéria tireoidiana superior	O nervo supraclavicular medial origina-se dos nervos cervicais (C3-C4) do plexo cervical
LI20	No sulco nasolabial na borda lateral da asa do nariz	Músculo levantador do lábio superior Músculo nasal	Veia infraorbitária, artéria infraorbitária, ramos da veia e artéria facial	**Nervo facial** **Nervo infraorbital** (NCV2)
ST2	Na depressão do forame infraorbital	Músculo zigomático menor Músculo levantador do ângulo da boca Músculo levantador do lábio superior	Veia infraorbitária Artéria infraorbitária Veia facial Artéria facial	**Nervo infraorbital** (NCV2) **Ramos do nervo facial**
ST3	Na linha da pupila ao lado do sulco nasolabial	Músculo zigomático menor Músculo levantador do ângulo da boca Músculo levantador do lábio superior	Veia infraorbitária Artéria infraorbitária Veia facial Artéria facial	**Nervo infraorbital** (NCV2) **Ramos do nervo facial**
ST4	Na linha da pupila ao lado da comissura labial	Músculo orbicular, músculo bucinador Músculo depressor do ângulo da boca	Veia e artéria facial Ponto de anastomose da veia labial superior e da artéria labial superior	**Ramos do nervo facial** **Nervo infraorbital** (superficialmente) Ramos do nervo bucal (NCV3) (profundamente)
ST5	Anterior ao ângulo da mandíbula na borda anterior do músculo masseter onde se palpa a artéria mandibular	Músculo platisma Músculo masseter	Veia facial Artéria facial	**Nervo facial** **Nervo bucal** (NCV3)

(Continua)

CAPÍTULO 64

CEFALEIA NO ESPORTISTA **587**

Tabela 64.2 Quadro de pontos de acupuntura e inervação. *(Continuação)*

Ponto	Localização	Musculatura	Vascularização	Inervação
ST6	Na região da bochecha, 1 cun anterior e superior ao ângulo da mandíbula onde o músculo masseter é proeminente	Músculo platisma, Músculo masseter	Veia facial Artéria facial	Nervo auricular (ramo do nervo facial) Nervo facial Nervo massetérico (NCV3)
ST7	Na face anterior da orelha, na depressão entre o arco zigomático e o processo condilomandibular	Músculo auricular anterior Músculo pterigoide lateral Músculo masseter	Veia facial transversa Artéria transversa Veia maxilar Artéria maxilar	Ramo zigomático do nervo facial **Ramos do nervo auriculotemporal (NCV3)** **Nervo glossofaríngeo**
ST8	Na face lateral da cabeça, 0,5 cun acima da linha anterior do cabelo, no ângulo lateral da região frontal	Músculo occipital frontal	Ramos da veia supraorbital e da artéria supraorbitária Ramos frontais da veia temporal superficial e da artéria temporal superficial	Nervo auriculotemporal (NCV3) Ramo temporal do nervo facial
ST16	Na face lateral do pescoço, abaixo do bordo posterior do processo mastoide e no bordo posterior do esternocleidomastóideo	Músculo esplênio da cabeça, músculo esternocleidomastóideo e músculo trapézio	Ramos da veia jugular externa, artéria auricular posterior, ramo esternocleidomastóideo da artéria occipital Ramos ascendentes da veia cervical profunda e artéria cervical profunda	Nervo occipital maior (fibras sensoriais que se originam nos segmentos C2 e C3)
ST17	Posterior ao lóbulo da orelha na depressão entre o processo mastoide e o ângulo mandibular	Músculo esternocleidomastóideo	Ramos da veia jugular externa, artéria auricular posterior, ramo esternocleidomastóideo da artéria occipital Ramos ascendentes da veia cervical profunda e artéria cervical profunda	Nervo occipital maior (fibras sensoriais que se originam nos segmentos C2 e C3) Nervo facial
ST21	O ponto situa-se na face, na frente da orelha	Músculo auricular anterior	Ramos auriculares anteriores da veia temporal superficial Artéria auricular profunda	Nervo auriculotemporal (NCV3) Nervo facial
ST23	Na face, na depressão da extremidade lateral da orelha	Músculo temporal	Ramos da veia temporal superficial e Ramos da artéria temporal superficial	Ramo zigomático do nervo facial **Nervo auriculotemporal (NCV3)**
GB1	Na face, na depressão ao lado da comissura lateral da pálpebra, 0,5 cun da margem lateral da órbita	Porção orbitária do músculo orbicular dos olhos, Músculo temporal	Artéria braquiocefálica Veia zigomaticofacial Veias temporais profundas anterior e posterior	Nervo zgomaticofacial (NCV1 e NCV2) Nervo zigomaticotemporal (NCV1 e NCV2)
GB14	Na região frontal, 1 cun acima do ponto médio da sobrancelha	Ventre frontal do músculo occipitofrontal	Veias temporais profundas anterior e posterior Ramos laterais da veia orbitária e da artéria orbitária	**Nervo frontal (NCV1)**
GB20	No pescoço, abaixo do osso occipital, na depressão entre as inserções superiores dos músculos esternocleidomastóideo e trapézio	Tendão do músculo trapézio, músculo esplênio da cabeça, tendão do músculo esterncleidomastóideo		Nervo occipital menor (ramo anterior de C_2, contorna a margem posterior do músculo esternocleidomastóideo)

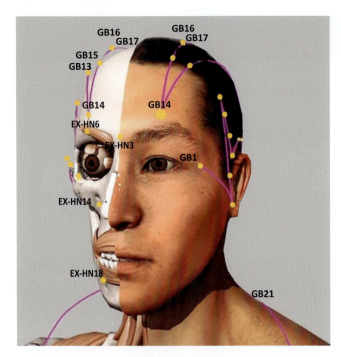

Figura 64.2 Pontos do meridiano da vesícula biliar.
Fonte: Autoria própria.

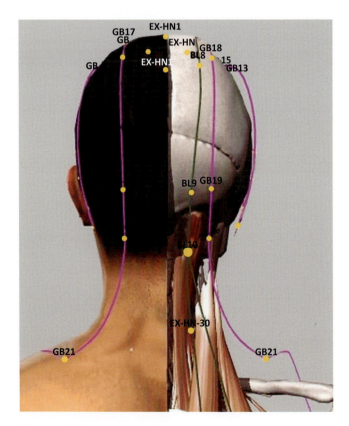

Figura 64.3 Pontos localizados na região posterior cefálica e cervical.
Fonte: Autoria própria.

CONCLUSÃO

Os quadros clínicos mais prevalentes de cefaleia relacionados ao ambiente esportivo, na sua maioria, as cefaleias primárias, seguidas das cefaleias pós-traumáticas. Por serem entidades normalmente subdiagnosticadas e consequentemente subtratadas, faz-se necessário a realização de um diagnóstico clínico adequado e individualizado para que o tratamento instituído seja otimizado e eficaz.

A acupuntura tem se mostrado uma opção terapêutica eficaz e segura, sem efeitos colaterais e sem riscos de *doping* esportivo, seja como terapia isolada ou quando em conjunto com outras modalidades de tratamento.

Além disso, a acupuntura, ao reduzir os sintomas da cefaleia no esporte, diminui o tempo de recuperação e auxilia no retorno do atleta aos treinos e competições.

REFERÊNCIAS

1. World Health Organization. Headache disorders. https://www.who.int/news-room/fact-sheets/detail/headache-disorders.
2. Scheffler P, Wolter NE, Namavarian A, Propst EJ, Chan Y. Contact sport related head and neck injuries in pediatric athletes. Int J Pediatr Otorhinolaryngol. 2019 Jun;121:6-9.
3. Standring S. Gray's anatomy: the anatomical basis of clinical practice. Elsevier; 2022.
4. Alves ASS, Hohl A, Tsai AWW, Barbosa ERF, Souza LRC, Maeda LH, et al. Acupuntura na dor neuropática. Rio de Janeiro: Atheneu; 2023.
5. Hohl A, Tsai AWW, Henriques LT, Souza LRC. Manual clínico e de acupuntura médica para tratamento da síndrome pós-Covid-19. Rio de Janeiro: Atheneu; 2021.
6. Headache Classification Committee of the International Headache Society (IHS). The International Classification of Headache Disorders, 3rd edition (beta version). Cephalalgia. 2013 Jul;33(9):629-808.
7. Williams SJ, Nukada H. Sport and exercise headache: Part 1. Prevalence among university students. Br J Sports Med. 1994 Jun;28(2):90-5.
8. Al Khalili Y, Ly N, Murphy PB. Cervicogenic headache. 2022 Oct 3. In: StatPearls Treasure.
9. González-Quintanilla V, Madera J, Pascual J. Update on headaches associated with physical exertion. Cephalalgia. 2023 Mar;43(3):1-10.
10. Tinel J. La cephalee a l'effort. Syndrome de distension douloureuse des veines intracraniennes. Medecine (Paris). 1932;13:113-8.
11. Symonds C. Cough headache. Brain. 1956;79:557-68.
12. Rooke ED. Benign exertional headache. Med Clin North Am. 1968;52:801-8.
13. Pascual J, Gonzalez-Mandly A, Martin R. Headaches precipitated by cough, prolonged exercise or sexual activity: a prospective etiological and clinical study. J Headache Pain. 2008;9:259-66.
14. Kowacs F. ICHD3: The international Classification of Headache Disorders. 2023.
15. Diamond S, Medina JL. Benign exertional headache: successful treatment with indomethacin. Headache. 1979;19:249.
16. Slavik RS, Rhoney DH. Indomethacin: a review of its cerebral blood flow effects and potential use for controlling intracranial pressure in traumatic brain injury patients. Neurol Res. 1999;21(5):491.
17. Kontos AP, Elbin RJ, Lau B, Simensky S, Freund B, French J, et al. Posttraumatic migraine as a predictor of recovery and cognitive impairment after sport-related concussion. 2022;9:259-66.

18. Mihailik JP, Mihailik JR, Kerr ZY, Marshall SW, McCrea MC, Guskiewicz KM. Normal anatomy and biomechanics of the knee. Am J Sports Med. 2103 Jul;41(7):1490-6.

19. Hecht JS. Occipital nerve blocks in postconcussive headaches: a retrospective review and report of ten patients. J Head Trauma Rehabil. 2004 Jan-Feb;19(1):58-71.

20. Bogduk N. The neck and headaches. Neurol Clin. 2014 May;32(2):471-87.

21. Randolph W, Evans MD. Sports and headaches. First published: 05 February 2018.

22. Lucas S, Blume HK. Sport Related Headache. Neurol Clin. 2017 Aug;35(3):501-21.

23. Seeger TA, Orr S, Bodell L, Lockyer L, Rajapakse T, Barlow KM. Occipital nerve blocks for pediatric posttaumatic headache: a case series. 2015 Aug;30(9):1142-6.

24. Finiels PJ, Batifol D. The treatment of occipital neuralgia: review of 111 cases. 2016 Oct;62(5):233-40.

25. Boudreau GP, Marchand L. Pregabalin for the management of cervicogenic headache: a double-blind study. Can J Neurol Sci. 2014 Sep;41(5):603-10.

26. Zhou L,Hud-Shakoor Z, Hennessey C, Ashkenazi A. Upper cervical facet joint and spinal rami blocks for treatment of cervicogenic headache. Headache. 2010 Apr;50(4):657-63.

27. Auteroche B, Navailh P. Le Diagnostic em Médicine Chinoise. Maloine, Paris: 1983.

28. Lufen W. Diagnostics of traditional chinese medicine. A newly complied pratical English-Chinese library of traditional chinese medicine. Shangai: Shangai University of TCM Press; 2002.

29. Wang LG. Tratado contemporâneo de acupuntura e moxibustão. São Paulo: CEIMEC; 2005.

30. Hsing WT, Tsai AWW, Rhode CBS. Acupuntura e medicina tradicional chinesa – série manual do médico-residente do Hospital das Clínicas da Faculdade de Medicina da Universidade de São Paulo. Rio de Janeiro: Atheneu; 2019.

31. Hayhoe S. Acupuncture for episodic cluster headache: a trigeminal approach. BMJ Case Rep. 2015 Sep 10; 2015:bcr2015211985.

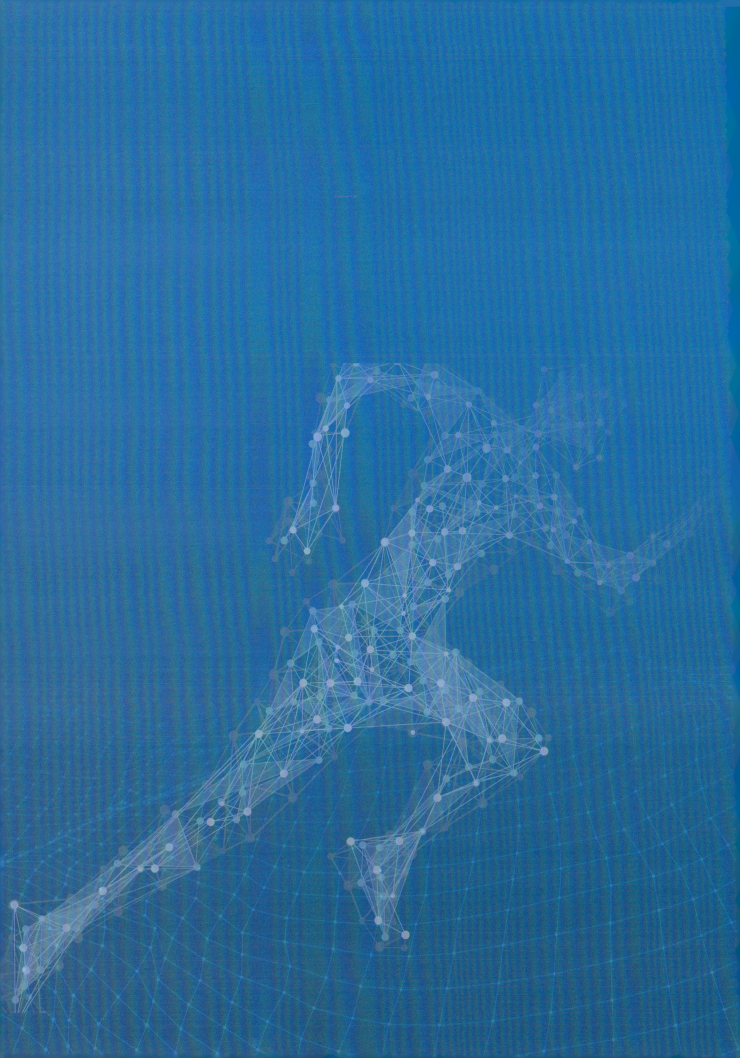

Cervicalgia

65

▶ Adriano Höhl ▶ Aline Assaf Branco ▶ Lucilene Hiroko Maeda

● INTRODUÇÃO

A dor no pescoço é uma queixa comum na medicina ambulatorial, especialmente em clínicas de cuidados primários, ortopedia, neurologia, neurocirurgia e acupuntura. Na medicina do esporte, presume-se que a existência de lesões venha acompanhada de dor, o que pode afetar diretamente o atleta, diminuindo seu rendimento e, em casos extremos, levá-lo a um estado de incapacidade em retornar ao esporte.

A avaliação diagnóstica deve incluir a investigação de antecedentes traumáticos, e o paciente deve ser submetido a terapia multidisciplinar e tratamento multimodal. Nesse contexto, a acupuntura, por suas propriedades analgésicas e anti-inflamatórias, potencializa a ação de outros tratamentos, diminuindo o tempo de recuperação e possibilitando um retorno mais rápido aos treinos e às competições.

● ANATOMIA DA REGIÃO CERVICAL

O pescoço é a região que se estende desde a base do crânio e da margem inferior da mandíbula até a abertura superior do tórax.[1] Posteriormente, tem como referência anatômica e estrutura de sustentação a coluna vertebral, desde sua articulação atlanto-occipital até a proeminência do processo espinoso de C7.

Sua anatomia superficial tem como referências principais: superior – a mandíbula e o osso occipital: inferior, o manúbrio esternal e os ossos claviculares; posterior – os processos espinais da coluna vertebral de C2 a C7; e anterior – a cartilagem tireoide da laringe e lateral, as porções dos músculos esternocleidomastóideo e superior do músculo trapézio.

Ao observar em uma visão anterior tem-se um plano muscular superficial representado pelo platisma e pelas duas porções inferiores do músculo esternocleidomastóideo (ECM), os músculos escalenos e os músculos que se ligam ao osso hioide, classificados topograficamente em supra e infra-hioides.

Envoltos e cobertos por músculos e fáscias, é possível identificar as glândulas tireoide e paratireoide, a artéria carótida comum, a veia jugular e a laringofaringe continuada, como traqueia e esôfago.

A coluna vertebral sustenta em um plano posterior a musculatura extensora e de sustentação do pescoço, composta superficialmente pelo trapézio e pela porção superior do ECM, tendo mais profundamente os músculos reto posterior maior e menor da cabeça, oblíquo superior e inferior da cabeça, esplênio da cabeça, esplênio do pescoço, longuíssimo da cabeça, semiespinais da cabeça, semiespinais do pescoço e o levantador da escápula. Para o acupunturista, sempre é importante a relação anatômica da artéria vertebral entre os músculos oblíquo superior e inferior da cabeça.[1]

A inervação é variada com ramos dos nervos cranianos IX, X e XI, bem como dos nervos espinais e do tronco simpático cervical. Na região cervical, encontram-se troncos nervosos agrupados nos plexos cervical (C1 a C4) e braquial (C5 a T1). As fibras aferentes cervicais de C1 a C3 se dirigem junto com as trigeminais ao núcleo espinal do nervo trigêmeo, no tronco encefálico.

● RELAÇÕES ANATÔMICAS DA ACUPUNTURA CERVICAL

A anatomia da acupuntura se baseia no conhecimento do trajeto dos meridianos e da localização dos pontos de acupuntura distribuídos ao longo da superfície corporal, como rotas de passagens para o fluxo de Qi e Sangue, fluidos corporais básicos, que se distribuem no corpo nos sentidos vertical e horizontal, do superficial ao profundo, voltando ao superficial, integrando o interior com o exterior.[2]

Nas últimas décadas, com a propagação da medicina chinesa para o mundo ocidental, desenvolveram-se teorias para a correlação do sistema chinês com a anatomia moderna ocidental. A anatomia segmentar complementa certos aspectos da teoria do meridiano clássico, que orientou a prática da acupuntura tradicional nos últimos 2000 anos.[3]

Estudos caminham na direção da semelhança da circulação do Qi e Xuê com o tecido conjuntivo e sua fáscia, acompanhando a distribuição dos sistemas nervoso e vascular, coincidente com as teorias de microcirculação moderna, no espaço intersticial, onde existe um intervalo minúsculo entre os vasos capilares terminais e as células do líquido intersticial.[2]

A riqueza de mastócitos no conjuntivo movendo-se no espaço intersticial poderia estar relacionada à função defensiva dos meridianos contra os invasores externos, atribuída milenarmente pelos chineses.

A presença de íons no trajeto dos meridianos, com concentração maior nos pontos da acupuntura, sugere tratar-se de uma rede bioelétrica de canais iônicos do corpo, onde os pontos de acupuntura, os meridianos, têm propriedades de baixa impedância e alta condutividade elétrica. Como resul-

591

tado, o transporte de nutrientes, a troca de informações, bem como a remoção de resíduos metabólicos, não dependem apenas do gradiente de difusão, mas também da convecção do líquido intersticial.[2]

Os tecidos do corpo, tendo a pele como revestimento, são equipados com um sistema complexo e interativo de fibras nervosas para detectar agentes irritantes e manter a homeostase, formando uma rede de fibras que se estendem como terminações nervosas livres. A partir desse conceito os estudos progrediram para uma divisão anatômica em padrões distintos, tendo por base a distribuição específica das fibras nervosas sensoriais originadas de um único nervo espinal ou craniano, conhecido como dermátomo. Essa é a base neurofisiológica para a eficácia da acupuntura, que é aplicada a estruturas inervadas de maneira segmentada pelo sistema nervoso, pois os acupontos relacionam-se com essas terminações provindas de vários troncos diferentes, a depender da posição anatômica onde se encontram.[3]

Comparando a trama neurovascular, a acupuntura atuaria pelo estímulo de seis (aproximadamente 361) acupontos e dos pontos Ashi, ativando os receptores periféricos da pele, do músculo, da fáscia e seus axônios, os quais transmitem os sinais sensoriais para os neurônios de primeira e segunda ordem localizados nos níveis espinal e supraespinal. Estes acupontos localizam-se sobre ou adjacentes a troncos ou ramos de nervos periféricos, vasos capilares, vasos sanguíneos, vasos linfáticos, receptores nervosos, terminações nervosas, sendo a topografia dos meridianos correspondente à trajetória de nervos periféricos profundos relevantes.

Recentemente, o aumento do conhecimento da rica inervação da fáscia profunda e sua organização anatômica indica a necessidade de reavaliar os mapas de dermátomos, à luz dos novos achados, com sua importância para a exterocepção, no contexto de área de projeção cutânea da fáscia (fasciatome), importante para a propriocepção e para o entendimento da irradiação da dor.[3]

O estudo das linhas de força e dos grupamentos musculares para movimentos específicos, dos chamados trilhos anatômicos, vem ao encontro da medicina tradicional chinesa (MTC) com o Jing-Jin, que são vias tendinomusculares ou canais musculares descritos como as rotas musculares dos meridianos Yin e Yang da MTC.(Ling Shu Ming). Os canais musculares se inter-relacionam podendo ser agrupados em grupos Yin e Yang do braço e da perna. Correlacionando com a musculatura, temos oposição existente entre o Yin e Yang, o sinergismo e o antagonismo dos canais musculares.

Na descrição anatômica dos pontos e meridianos no pescoço, foram observados ao todo, nos planos superficiais os meridianos yang, em número de seis. Também nesta região, os meridianos divergentes yin e yang saem da profundidade e se superficializam para a conexão com o meridiano yang correspondente, além da representação dos canais dos canais tendinomusculares, sendo que alguns se interconectam nesta topografia antes de ascenderem à cabeça.

Nesta topografia encontram-se quatro dos sete pontos de reunião dos meridianos divergentes, que são ST9, BL10, TE16 e LI18. Na região cervical passam todos os canais extraordinários, os quais de dirigem à cabeça com exceção do canal Dai Mai, cuja localização se restringe ao tronco, mas se conecta com a cabeça através de comunicação do canal divergente do rim.

Estudando a distribuição topográfica dos meridianos na região cervical, observa-se na parte anterior, na linha média, o Vaso da Concepção (CV), e paramedial, o Meridiano do Estômago e do Intestino Grosso (LI). Posteriormente à coluna cervical, o Vaso Governador(GV), e paramedialmente até a região lateral do pescoço, os Meridianos da Bexiga (BL) e da Vesícula Biliar (GB). Posterolateralmente, os Meridianos do Intestino Delgado (SI) e Triplo Aquecedor (TE). Os demais canais extraordinários, por não possuírem pontos próprios, não são descritos neste capítulo.

Na Tabela 65.1 foram resumidas, respectivamente, as relações anatômicas dos pontos encontrados na face posterior, anterolateral da região cervical.

● BIOMECÂNICA DA COLUNA CERVICAL

É possível dividir a coluna cervical em duas porções: a porção superior, composta pelo Atlas (C1) e o pelo Áxis (C2), e a porção inferior, que vai de C3 a C7. Cada vértebra tem sua particularidade anatômica e articular, o que proporciona os movimentos de rotação, inclinação e flexo/extensão da coluna cervical.

A coluna cervical apresenta grande mobilidade e uma lordose fisiológica que a mantém em extensão.

O equilíbrio da cabeça é feito na articulação atlanto-occipital (osso occipital-atlas). O centro de massa da cabeça está à frente do meato acústico, e o eixo articular que está em C1 está mais posterior. Com isso, o peso da cabeça tende a fazer uma força flexora (anterior), gerando um torque flexor de pescoço. Para que se mantenha uma posição de olhar para o horizonte, precisa-se de uma força extensora constante e potente, feita principalmente pelas musculaturas da região cervical superior (musculaturas suboccipitais).[5]

Para que os movimentos aconteçam, é fundamental entendermos a anatomia e o processo articular entre cada estrutura.

Na região cervical superior existem três articulações; atlanto-occipital, atlantoaxial e atlanto-odontoidiana. Já na região cervical inferior tem-se as articulações entre C3-C4, C4-C5, C5-C6, C6-C7, C7-T1.

A vértebra C1, ou atlas, tem formato de anel, não possui corpo nem processo espinoso. O arco anterior se articula com o dente do áxis, e o arco posterior apresenta o tubérculo posterior. As massas laterais se articulam com o osso occipital e o áxis. Diferentemente de outras vértebras que possuem quatro facetas, o atlas possui cinco facetas articulares, sendo duas superiores côncavas, duas inferiores convexas e uma interna anterior, que faz a articulação com o dente do áxis.

A vértebra C2, ou áxis, é mais próxima do que se vê no restante da coluna. Seu corpo vertebral contém um dente, que faz a articulação com o arco anterior do atlas, duas faces articulares superiores e duas inferiores, com inclinação em relação ao plano frontal, plano transverso e plano sagital. O processo transverso é curto, e o processo espinoso, bifurcado (Figura 65.1).

As demais vértebras, de C3 a C7, têm um corpo vertebral pequeno, não plano, com uncos em suas laterais (para proteção das raízes nervosas) e articulações zigoapofisárias, ou facetas articulares (Figura 65.2).

CAPÍTULO 65

CERVICALGIA **593**

Tabela 65.1 Relações anatômicas dos pontos de acupuntura para tratamento a região cervical.

Pontos	Localização	Musculatura	Vascularização	Inervação
Posterior				
CV22	Linha média – Fossa Supra-esternal	Platisma, ECM, Fascia Pré-traqueal	Veia Jugular Externa	Nervos Supraclaviculares (C3-C4) Área com ramos conjunto para o Timo N. Frênico (C3-C5) N. Vago, N. Hipoglosso, N. Laríngeo Recorrente (alguns casos)
CV23	Acima da cartilagem Tireoide e Osso Hioide	Platisma, Genohióideo, Genioglosso	Ramos Artéria Carótida Externa e da Veia Jugular Externa	Plexo Cervical (C2 e C3) Nervos Cranianos: NC VII (Facial-Ramo facial) NC IX(Glossofaríngeo) NC X (Vago-Ramo Laríngeo Superior) NC XII (Hipoglosso)
ST9	Paramediano, Linha no nível superior cartilagem Tireoide, Borda anterior ECM	Platisma, Omo-Hioideo, Esternocleidomastóideo	Artéria Cartótida comum, Artéria Tireoidea superior, Ramos Veia Jugular externa	Plexo Cervical (C2 e C3), Plexo Cervical (C2 e C3), NCX (Vago), Ramo Nervo Laríngeo Recorrente
ST10	Paramediano, Linha no nível da cartilagem Cricoide, Borda anterior ECM	Platimas, Esternocleidomastoide, Esterno-Hioideo, Esterno-Tireoideo	Artéria Cartótida comum, Artéria Tireoidea inferio e, Ramos Veia Jugular externa	Ramo Nervo Cervical Transverso (C2 e C3), Nervo frênico (C3-C5), NCX (Vago), Ramo Nervo Laríngeo Recorrente
ST11	Acima extremidade medial Clavícula, entre a divisão esternocleidomastoide	Platisma, ECM (Medial e lateral)	Veia Jugular Interna, Veia Subclávia, Tronco Braquiocefálico	Nervos supraclaviculares (C3-C4), Nervo Vago, Nervo Laringeo Recorrente
LI18	Paramediano Linha no nível superior cartilagem Tireoide Borda posteiror ECM	Platisma, Esterno-Hioideo ECM, Escaleno Posterior	Artéria Cartótida comum Artéria Tireoidea supeior Ramos Veia Jugular externa	Nervos supraclaviculares (C3-C4) Nervo Vago
LI17	Linha média Fossa Supraclavidular Borda Posterior do ECM	Platimas, ECM, Esterno-Hioideo Escaleno Médio e Anterior	Artéria Cartótida comum Artéria Tireoidea inferior Ramos Veia Jugular externa	Nervos supraclaviculares (C3-C4) Nervo Frênico
LI16	Depresão: entre Extremidade acromial clavícula e a espinha escapular parte superior	Trapézio-Porção superior Supra-espinhal Deltoide	Ramos vasos supra-escapulares Ramos vasos axilares Tamos vasos subclávios	Ramo Nervo supracalvicular) C3-C4) Ramo nervo Supraescupular (C5-C6) Ramo Nervo cutâneo Supra-lateal Braço (C5-C6)
Anterior				
GV16	Linha Média Depressão abaixo Protuberância Occipital Encontro superior Trapézios Bilaterais	Trapézios Reto Posterior Menor da cabeça Reto Posterior Maior da Cabeça 1/3 médio Semiespinhal da cabeça	Vasos suboccipitais Vasos suboccipitais	Occipital menor (C2-C3) Occiptal Maior(C1-C2) Nervo suboccipital(C1)
GV15	0,5cun acima da borda inferior couro cabeludo linha média, entre C1 e C2	Trapézio Ligamento Nucal Oblíquo inferior da cabeça Semiespinhal da cabeça	Plexo venoso externo Vasos Occipitais	NCXI (Acessório) Nervo Occipital menor (C3)

(Continua)

TRATADO DE ACUPUNTURA E DOR NA MEDICINA ESPORTIVA

Tabela 65.1 Relações anatômicas dos pontos de acupuntura para tratamento a região cervical. *(Continuação)*

Pontos	Localização	Musculatura	Vascularização	Inervação
GV14	Depressão abaixo processo espinhoso C7	Trapézio, Espinhal do Tórax Semiespinhal do tórax	Ramos dos Vasos Cervicais transversos Ramos vasos Vertebrais	Ramos Dorsais C7 e C8
BL10	0,5cun acima da borda inferior couro cabeludo Borda lateral do Músculo Trapézio	Trapézio Esplenio da Cabeça Semiespinhal da cabeça Reto posterior da cabeça Maior Reto posterior da cabeça Menor	Vasos occipitais Vasos Vertebrais	Occipital menor (C2-C3) Occiptal Maior(C1-C2) Ramos Dorsais C1,C3 e C4 NCXI (Acessório)
GB20	Nível de GV16 Depressão abaixo Protuberância Occipital Encontro superior Trapézio e ECM	Trapézio Esplenio da Cabeça Reto Posterior Maior da Cabeça Esternocleidomastoideo	Suboccipitais Auriculares posteriores	Occipital menor (C2-C3)
GB21	Ponto médio entre C7 e Acrômio Ponto Médio entre Clavícula e Borda Escápula	Trapézio Elevador da Escápula Esplenio Cervical	Vasos cervicais transversos	Escapula Dorsal C5 Ramo Supra-escapular (C3-C4) NCXI (Acessório)
SI16	Paramediano Linha no nível superior cartilagem Tireoide Borda posteiror posteiror LI18	Platisma, Trapézio Esternocleidomastoideo	Artéria Cartótida externa (ramos) Artéria Cervical ascendente Veia Jugular externa (ramos)	Transverso do Pescoço(C2-C3) Occipital menor (C2-C3) NCXI (Acessório) Auricular Magno(C2-C3)
SI17	lateral Linha nível ângulo Mandíbula Depressão anterior à Borda do ECM	Platisma, Digástrico(ventre posterior) Esternocleidomastoideo	Artéria Cartótida comum Vasos faciais Vasos linguais	Auricular Magnos(C2-C3) Ramo cervical do NCVII-Facial NCXII- Hipoglosso NCX- Vago NCIX- Glossofaríngeo
TE16	lateral Linha nível ângulo Mandíbula Depressão posterior à Borda do ECM	Esplenio da cabeça Semi-espinhal da Cabeça Trapézio Esternocleidomastoideo	Artéria Cartótida externa (ramos) Veia Jugular (ramos)	Occipital menor (C2-C3) Occiptal Maior(C1-C2
TE17	Posterior lobo da orelha Entre processo mastoide e o ângulo da Mandíbula	Esternocleidomastoideo	Artéria Cartótida externa (ramos) Veia Jugular (ramos)	NCVII(facial) Occipital menor (C2-C3) Auricular Magnos (C2-C3)

Fonte: Autoria própria.

A vértebra C7 (vértebra proeminente), em especial, tem o processo espinoso mais longo e não apresenta o forame do processo transverso (Figura 65.3). Suas facetas superiores voltam-se superior e medialmente, e suas facetas inferiores voltam-se inferior e lateralmente, encaixando-a perfeitamente entre as articulações inferior e superior.

O plano de inclinação do atlas apresenta uma angulação menor que 20 graus em relação ao processo transverso. Já em nível de C3 a C6, apresenta-se uma angulação de 45 graus, chegando-se próximo a 60 graus na região da coluna torácica. Isso caracteriza uma menor rotação funcional à medida que o ângulo de inclinação aumenta.

Quanto mais vertical é a inclinação das facetas, menor a rotação funcional e maior a inclinação com as superiores, e quanto mais horizontalizada (mais próxima do processo transverso), maior a rotação e menor a inclinação.

Na articulação atlanto-occipital, as facetas occipitais apresentam um formato convexo, e as facetas do atlas, um formato côncavo, formando um encaixe perfeito para a melhor movimentação rotacional. A cápsula é mais frouxa, possibilitando maior rotação, mas os ligamentos e pregas sinoviais garantem a estabilidade articular. Na flexão e extensão, são permitidos 5° de flexão e 10° de extensão no plano sagital; 5° de flexão e 0° de extensão no plano frontal. A rotação axial no plano horizontal é desprezível.[5]

CAPÍTULO 65 — CERVICALGIA

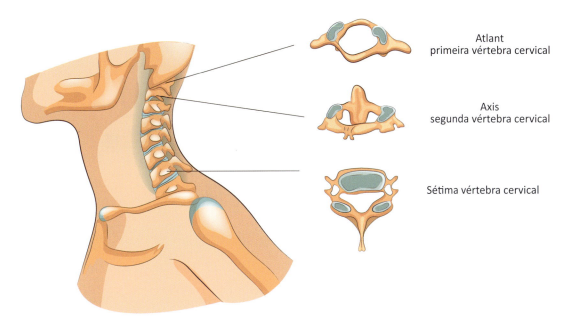

Figura 65.1 Anatomia de C1 e C2.
Fonte: depositphotos

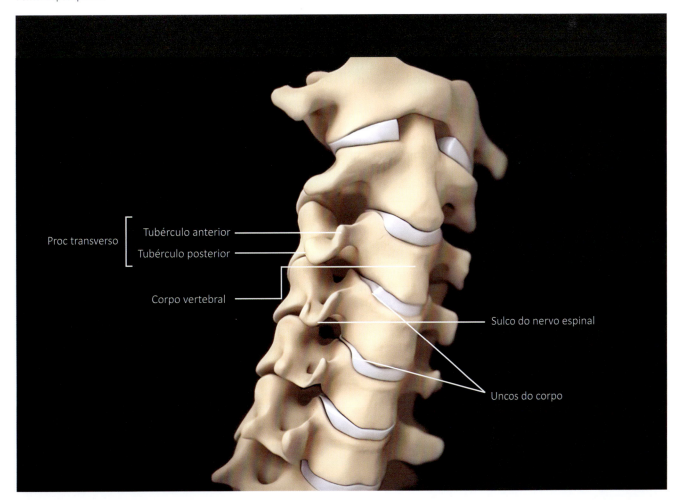

Figura 65.2 Anatomia de C1 a C7 (vista posterior).
Fonte: depositphotos

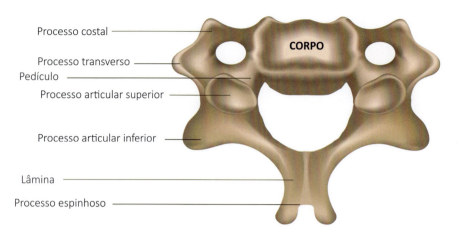

Figura 65.3 Vista superior de C4 e C7.
Fonte: depositphotos

Já na articulação atlantoaxial, a face inferior do atlas se articula com o processo articular superior do áxis, e o dente do áxis se articula com o arco anterior do atlas. As superfícies são convexas, permitindo maior mobilidade, mas menor estabilidade e, por isso, há mais ligamentos e pregas sinoviais. A flexão é de 5°, e a extensão, de 10°. A rotação axial, que combina rotação e deslizamento para o mesmo lado, alcança de 35 a 40° e há pouco movimento de flexão lateral.[5]

Na articulação atlanto-odontoidiana, o dente do áxis se articula com o arco anterior do atlas, em uma articulação sinovial. Na flexão e extensão, são permitidos 5° de flexão e 10° de extensão no plano sagital, 5° de flexão e 0° de extensão no plano frontal, e a rotação axial no plano horizontal é desprezível.[5]

Na coluna cervical inferior, a articulação entre os corpos vertebrais e os discos intervertebrais têm em torno de 3 mm de altura, com uma proporção corpo/disco de 2/5, dando maior mobilidade intercorpovertebral. Há, ainda, as articulações uncovertebrais, que protegem as raízes nervosas durante os movimentos de flexão e extensão.

As articulações entre as facetas dos processos articulares inferior e superior das vértebras adjacentes são chamadas zigoapofisárias. A cada nível apresentam angulações diferentes, e o deslizamento entre elas permite maior ou menor movimento de flexoextensão. Na articulação atlanto-occipital, há pouco movimento de flexoextensão. A massa inferior do atlas e superior do áxis são dois planos convexos. Nas articulações mais planas, há deslizamento anterior (flexão) e deslizamento posterior (extensão); de C2-C7, a flexão é de 40°, extensão de 60°, rotação axial e flexão lateral de 35°.[5]

Na flexão e extensão da articulação atlanto-occipital ocorre uma combinação de rolamento no mesmo sentido do movimento e deslizamento para o sentido oposto. Na articulação atlantoaxial ocorre uma inclinação para o mesmo sentido do movimento, enquanto nas articulações de C2-C7 ocorre somente o deslizamento no mesmo sentido do movimento. Não ocorre movimento de rotação na articulação atlanto-occipital, enquanto na articulação atlantoaxial, ocorre uma rotação do áxis com um deslizamento no mesmo sentido da vértebra acima, o atlas. Nas vértebras C2-C7, ocorre uma combinação de deslizamento no mesmo sentido da rotação. Na flexão lateral da articulação atlanto-occipital ocorre um movimento de rolagem e deslizamento do crânio sobre o atlas, afastando o processo mastoide contralateral. Na região de C2-C7 ocorre o deslizamento das vértebras no mesmo sentido da flexão lateral e o afastamento dos processos transversos contralaterais. A presença de ligamentos posicionados nessas estruturas ósseas impede a movimentação excessiva da articulação.[4,5]

A articulação C1-C2 é responsável por grande parte da rotação total realizada pela coluna cervical. A estabilidade dessa articulação depende da integridade do ligamento transverso que mantém o processo odontoide em contato com o arco anterior do atlas.

As inclinações laterais ocorrem entre as articulações atlanto-occipital (5 a 8°) e intercervicais (30 a 40°). Na atlantoaxial não ocorre este movimento (Tabela 65.2). Na inclinação atlantoaxial, observa-se um deslizamento dos côndilos occipitais para esquerda durante a inclinação para direita, e vice-versa. O côndilo se aproxima do processo odontoide, aumentando a tensão da cápsula articular e do ligamento alar contralateral.

Os ligamentos da coluna cervical auxiliam na estabilidade articular durante o repouso e o movimento prevenindo lesões por movimentos excessivos. São eles:

Tabela 65.2 Movimentos das articulações da coluna cervical.			
Articulação	Flexão/extensão	Rotação	Inclinação
Atlanto-occipital	5-10°	-	5-8°
Atlantoaxial	5-10°	40-45°	-
Intercervical	35-70°	45°	35-40°
Total	45°/90°	90°	45°

Fonte: Acervo do autor.

- **Ligamento longitudinal:**
  - **Anterior:** estende-se sobre os aspectos anteriores e laterais dos corpos vertebrais e discos intervertebrais, inserindo-se nestes locais ao longo de seu trajeto. Esses são os únicos ligamentos espinais que limitam a hiperextensão da coluna vertebral (Figura 65.4).
  - **Posterior:** é um ligamento muito mais estreito, que cursa ao longo do aspecto posterior dos corpos vertebrais, o que corresponde ao aspecto anterior do canal vertebral. A partir de C2, o ligamento longitudinal posterior se torna mais forte, passando a ser conhecido como membrana tectória. Resiste fracamente à hiperflexão da coluna vertebral e ajuda a impedir herniações posteriores do núcleo pulposo (Figura 65.5).
- **Ligamento amarelo:** cursa entre as lâminas das vértebras adjacentes. Devido à sua localização, além de limitar a hiperflexão, os ligamentos amarelos ajudam a fechar o aspecto posterior do canal vertebral, bem como auxiliam na retificação da coluna vertebral após a flexão. Essas membranas limitam a movimentação excessiva das articulações atlanto-occipitais (Figura 65.6).
- **Ligamento intertransversário:** cursa entre os processos transversos das vértebras adjacentes. Limita os movimentos de inclinação e rotação
- **Ligamento interespinal:** é um ligamento fraco que cursa entre os processos espinosos das vértebras adjacentes. Restringe flexão e rotação
- **Ligamento nucal:** é a continuação do ligamento supraespinal na coluna cervical (acima de C7). Assim como o ligamento supraespinal do restante da coluna vertebral, o ligamento nucal é um forte ligamento que cursa ao longo das extremidades dos processos espinoso. Na região cervical, entretanto, ele difere no sentido de se estender posteriormente para longe dos processos. Essa extensão posterior acomoda inserções musculares, além de resistir à hiperflexão.

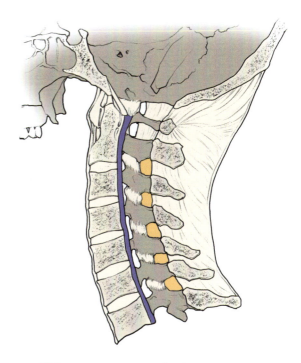

Figura 65.5 Ligamento longitudinal posterior.

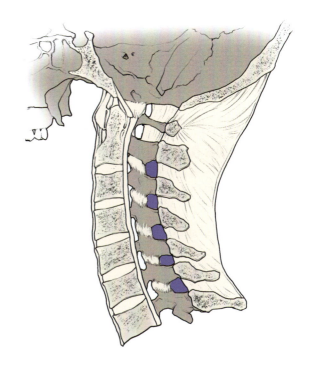

Figura 65.6 Ligamento Amarelo (em verde).

Existem, ainda, ligamentos específicos da coluna cervical superior:

- **Posteriores:**
  - **Planos profundo e médio:** ligamento cruciforme, ligamentos alares
  - Plano superficial ligamento occipitoaxoidiano mediano
- **Anteriores:**
  - Ligamento occipitoatloidiano anterior

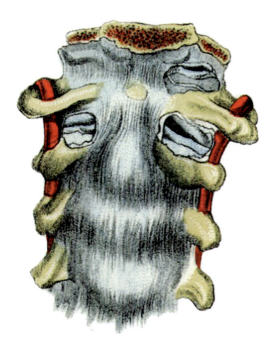

Figura 65.4 Ligamento longitudinal anterior.
Fonte: Istock

TRATADO DE ACUPUNTURA E DOR NA MEDICINA ESPORTIVA

- Ligamento occipitoatloidiano anterolateral
- Ligamento atlantoaxoidiano anterior

Os músculos cervicais podem ser separados em músculos anteriores, que promovem a flexão, e músculos posteriores, que promovem a extensão, quando ativados bilateralmente (Figura 65.7). Quando ativados unilateralmente, promovem a inclinação e, se a contração é ipsilateral ou contralateral, promovem a inclinação e rotação.

Os músculos pré-vertebrais (anteriores), quando acionados bilateralmente, promovem a flexão da coluna cervical. Se a contração for unilateral, promovem:

- **Músculos longos da cabeça:** inclinação ipsilateral
- **Músculos longos do pescoço:** inclinação ipsilateral
- **Músculos retos anteriores:** inclinação e rotação ipsilateral
- **Músculos retos laterais da cabeça:** inclinação ipsilateral
- **Músculos escalenos:** inclinação ipsilateral e rotação contralateral
- **Músculo esternocleidomastoideo:** inclinação e extensão ipsilateral e rotação contralateral

Os músculos pós-vertebrais (posteriores), quando acionados bilateralmente, promovem a extensão cervical. Se a contração for unilateral, promovem:

- **Profundos (mais próximos das vértebras):** sub-occipitais, interespinais e intertransversais. Na contração bilateral, promovem a extensão da cabeça
- **Intermédios:** semiespinais (tórax, pescoço e cabeça), multífidos. Na contração bilateral, fazem extensão. Se a contração for unilateral, promovem rotação e inclinação ipsilaterais
- **Superficiais:** iliocostal cervical, dorsal longo, esplênio (cabeça e pescoço), elevadores da escápula e trapézio superior

● SEMIOLOGIA DA COLUNA CERVICAL

A coluna cervical suporta o peso da cabeça e promove uma via protegida para medula espinal, artérias vertebrais, veias jugulares internas e cadeia simpática do sistema nervoso autônomo. Uma vez que é bastante flexível, está exposta a uma variedade de estresses que podem gerar síndromes agudas e crônicas.

O exame da região inicia-se com a anamnese completa, a partir da qual surge uma hipótese diagnóstica e orientam o exame clínico e a conduta a ser seguida.

Dor e incapacidade funcional estão entre as queixas mais frequentes.

A dor deve ser avaliada quanto a localização, intensidade, distribuição e fatores de melhora e piora. A presença de sintomas constitucionais, como febre e emagrecimento, sugere processo infeccioso ou neoplásico; rigidez matinal pode ocorrer nas espondiloartrites; dor que piora com o aumento da pressão intra-abdominal sugere lesão expansiva intrarraquidiana. A dor de origem discogênica é limitada a um dermátomo, ocasionalmente combinada a disfunção sensitiva e perda de força no músculo suprido pela raiz nervosa, e a de origem artroligamentar é mais difusa, não limitada a um dermátomo e raramente se estende além do cotovelo. Já a dor miofascial, uma das mais prevalentes causas de cervicalgia crônica, deve ser reconhecida pela presença de pontos-gatilho e outras características, como rigidez, fadiga, presença de distúrbios do sono e humor associados.

A anamnese também deve incluir atividades ocupacionais, esportivas e de lazer, além da história de trauma, inclusive de trânsito (síndrome do chicote). Cargas assimétricas, altas forças axiais, estresses torcionais ou vibracionais repetitivos e por longo período podem ser prejudiciais.

O exame físico inicia-se com a inspeção, de frente, de perfil e por trás, com o paciente despido. Assim, pode ser observada a postura da cabeça, do pescoço e da cintura escapular, a simetria das estruturas ósseas, a presença de atitudes antálgicas e desvios de nível, além de alterações das curvaturas fisiológicas da coluna.

A palpação das estruturas ósseas da região cervical é realizada nas regiões anterior e posterior. Algumas estruturas da região anterior são referências para a localização das vértebras cervicais. O osso hioide está situado ao nível do corpo vertebral de C3, a cartilagem tireoide entre C4 e C5, e o primeiro anel cricoide ao nível de C6. Na região posterior, a protuberância occipital e os processos espinosos das vértebras, principalmente o de C7, podem ser palpados.

A palpação das estruturas posteriores é realizada com o paciente em posição supina e o examinador sentado atrás da cabeça do paciente. Com os dedos entre os processos mastoides e o ângulo da mandíbula, encontra-se a projeção dos processos transversos de C1, mais profundamente. Com os dedos deslizando inferiormente através da protuberância occipital externa, chega-se a uma indentação (arco posterior de C1) e, mais inferiormente, a uma proeminência arredondada, o processo espinoso de C2. Com os dedos médios na porção superior da linha média da região posterior do pescoço, podem ser sentidas proeminências rombas sob os dedos (processos espinosos), além da lordose cervical. Os processos espinosos de C3, C4, C5 e C6 são mais profundos e unidos, o que dificulta sua diferenciação individual. O processo espinoso de C7 é o mais proeminente e, para diferenciá-lo de T1, peça ao paciente para estender levemente a cabeça durante a palpação, enquanto o examinador posiciona os dedos sobre os processos que julga serem de C6, C7 e T1. A vértebra C6 irá mover-se levemente no início do movimento, seguida por C7, com um aumento leve na extensão. O processo espinoso de T1 estará imobilizado pelas primeiras costelas e não irá se mover.

A palpação de partes moles pode revelar o estado contrátil e a presença de pontos dolorosos e pontos-gatilho na musculatura da região cervical.

O músculo trapézio é um dos mais acometidos em caso de síndrome dolorosa miofascial (SDM), podendo ocorrer limitação da movimentação da coluna cervical, principalmente para a rotação lateral do pescoço para o lado oposto ao acometido. Para a palpação da porção superior do trapézio, deve-se deslizar os dedos lateral e inferiormente à protuberância occipital externa até o terço lateral da clavícula. O músculo comumente é doloroso e endurecido à palpação, devido a tensões ou traumas. As fibras médias são palpadas a partir do acrômio até os processos espinosos de C7 e das vértebras torácicas superiores. As fibras inferiores são palpadas a partir da porção medial da espinha da escápula até os processos espinosos das vértebras torácicas inferiores, e tornam-se mais proeminentes quando é solicitado ao paciente que abaixe a escápula. Pelo menos seis pontos-gatilho (PG) são identificados nesse músculo. Nas fibras superiores, há dois pontos-gatilho; um está localizado na face anterior

CAPÍTULO 65 — CERVICALGIA

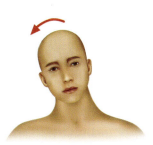 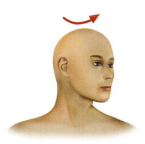 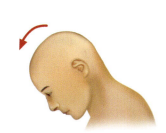 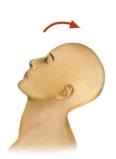

Laterocolo	Torticolo	Anterocolo	Retrocolo
Ipsilateral	Ipsilateral	Bilateral	Bilateral
M. Levantador da escápula (P)	M. Semiespinal cervical (P)	M. escaleno médio (P)	M. Semiespinal cervical
M. Semiespinal da coluna (P)	M. Levantador da escápula (P)	M. Levantador da escápula (P)	
M. Escaleno médio (S)	M. Esplênio cervical (S)	M. Longo cervical (S)	
M. Longo do Pescoço (S)	M. Longíssimo cervical (S)		

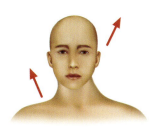 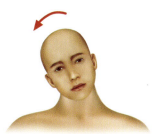 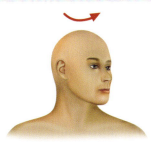 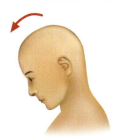

Deslocamento lateral	Lateralização da cabeça	Rotação da cabeça	Anteriorização da cabeça
Combinação entre laterocolo de um lado e laterocaput (lateralização da cabeça) oposto	Ipsilateral	Contralateral	Bilateral
Músculos correspondentes	M. Esternocleidomastóideo (P)	M. Trapézio superior (P)	M. Longo da cabeça (M)
	M. Trapézio superior (P)	M. Esternocleidomastóideo (P)	M. Levantador da escápula (P)
	M. Esplênio da cabeça (P)	M. Semiespinal da cabeça (S)	M. esternocleidomastóriode (S)
	M. Semiespinal da cabeça (S)	Ipsilateral	
	M. Longíssiomo da cabeça(S)	M. Obliquo inferior da cabeça (P)	
	M levantador da cabeça (S)	M. longíssimo da cabeça (S)	
		M. esplênio da cabeça (S)	

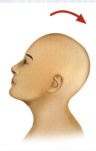 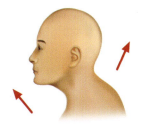

Retrocaput	Deslocamento sagital
Bilateral	Combinação entre o anterocolo e retrocapitus
M. Obliquo inferior da cabeça (P)	Músculos correspondentes
M. Semiespinal da cabeça (P)	
M. trapézio superior (P)	
M. Esplênio da cabeça (S)	

Figura 65.7 Músculos cervicais.

Fonte: Modificada de https://movementdisorders.onlinelibrary.wiley.com/doi/full/10.1002/mdc3.12172

do trapézio, próximo à sua inserção na clavícula (gera dor na região posterolateral do pescoço, ângulo da mandíbula, mastoide e, às vezes, região supraorbitária), sendo associado a cefaleia cervicogênica ou tensional. O segundo PG situa-se posterior e caudal à borda livre do trapézio e gera dor irradiada na região occipital. Nas fibras caudais há mais dois PG; um na região paravertebral e borda inferior da escápula, e origina dor irradiada na região cervical posterior, supraescapular, mastoidea e acromial; o outro situa-se lateral e posteriormente ao primeiro e gera dor ao longo da borda medial da escápula e na região da musculatura paravertebral. Nas fibras médias, há mais dois PG; um no ângulo superior médio da escápula, na região supraescapular, e gera dor na região paravertebral (entre C7 e T1) e região interescapular, e o mais lateral, próximo ao acrômio, que gera dor no ombro (Figura 65.8).

O músculo estenocleidomastoideo (ECM) pode ser palpado solicitando ao paciente que incline o pescoço na direção que esteja sendo palpada e, então, faça uma rotação para o outro lado. As inserções distais são palpadas no manúbrio esternal e na parte medial da clavícula e, seguindo o músculo superior e lateralmente, encontra-se sua inserção no processo mastoide. O ECM constitui a borda anterior do triângulo anterior do pescoço, sendo a parte superior do trapézio a borda posterior e, a clavícula, a borda inferior. Os PG do ECM geram dor irradiada para face e crânio (Figura 65.9). Em destros, o ECM esquerdo é ativado durante o saque do tênis, o *swing* do golf e o salto com queda em um pé só do vôlei.[6]

Os músculos escalenos podem ser palpados com os dedos na parte lateral do pescoço, no triângulo anterior, pedindo-se para o paciente realizar a flexão lateral em direção oposta à da palpação. Os escalenos anteriores trabalham bilateralmente para a flexão do pescoço e, unilateralmente, para a flexão lateral do pescoço. A SDM dos músculos escalenos gera dor no ombro e na metade proximal do membro superior ipsilateral, e sensação de adormecimento nas regiões torácica anterior e posterior e na face radial do membro superior homolateral (Figura 65.10). A compressão do plexo braquial pelo segmento anterior do músculo escaleno anterior pode gerar engurgitamento da veia subclávia e do ducto linfático, ocasionando edema, principalmente no dorso da mão, além de síndrome do desfiladeiro torácico. A compressão do plexo braquial entre os músculos escaleno anterior e médio causa sintomas em território do nervo ulnar. Através da manobra de Adson, em que o paciente sentado realiza uma inspiração profunda com elevação do queixo e rotação

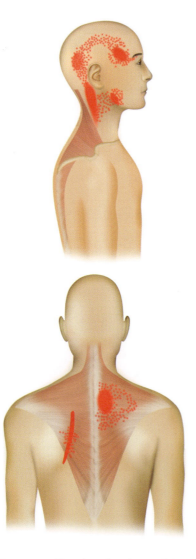
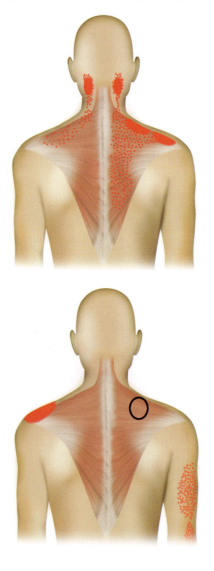

Figura 65.8 Pontos-gatilho do músculo trapézio.

da cabeça para o lado acometido, causando elevação máxima da primeira costela, pode-se reproduzir uma compressão do plexo braquial contra os músculos escalenos tensos e os sintomas neurológicos. Os PG podem ser ativados durante o movimento de tracionar e elevar objetos com os braços ao nível da cintura, como ao puxar cordas ao velejar, puxar as rédeas de um cavalo ou carregar objetos volumosos e pesados ou quando há recrutamento exagerado de sua ação ou acometimento concomitante dos músculos ECM e levantador da escápula.

O músculo levantador da escápula também é sede comum de SDM e gera dor referida na região do ângulo do pescoço, da borda medial da escápula e ombro, além de limitação da rotação lateral. Em situações de tensão emocional e posturas inadequadas, pode estar sobrecarregado, e seu envolvimento bilateral é frequente. Os PG mais comuns situam-se próximo à sua inserção e no ângulo do pescoço, e podem ser ativados por atividades de rotação e flexão unilateral prolongadas da cabeça, jogar tênis ou praticar natação no estilo *crawl* sem condicionamento adequado, por exemplo.[6]

OS PG dos músculos esplênios da cabeça geram dor no vértice ipsilateral da cabeça, e os PG dos músculos esplênios do pescoço geram dor na região retro-orbitária e, às vezes, na região occipital. Atividades que exijam extensão prolon-

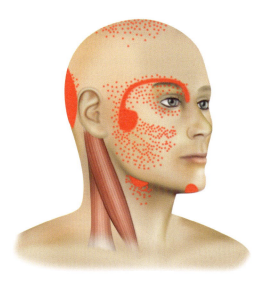
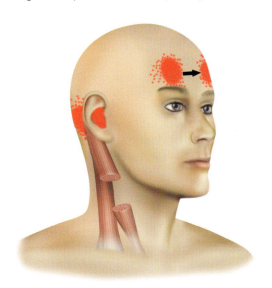

Figura 65.9 Pontos-gatilho do músculo esternocleidomastóideo.

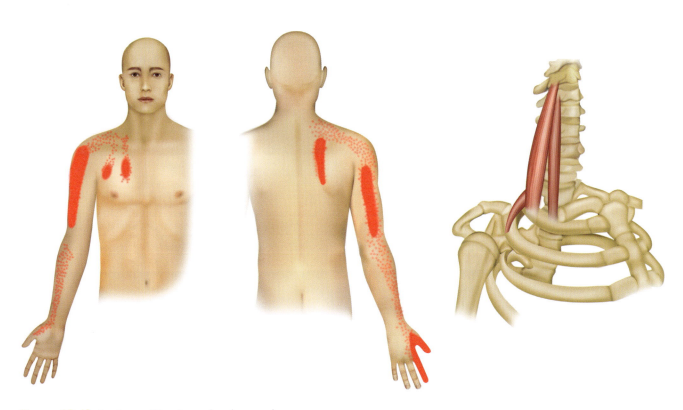

Figura 65.10 Pontos-gatilho dos músculos escalenos.

TRATADO DE ACUPUNTURA E DOR NA MEDICINA ESPORTIVA

gada do pescoço (como dormir no braço do sofá, por exemplo), podem ativar os PG na região.[6]

Os músculos suboccipitais (músculos reto posterior maior e menor, oblíquo superior e inferior) podem ser palpados com as pontas dos dedos na base do occipital, com o paciente em posição supina. São estruturas muito profundas e, portanto, serão palpadas simultaneamente à fáscia e à musculatura mais superficial. Estão frequentemente em espasmo e são dolorosos à palpação. Os PG dessa musculatura são ativados quando há uma flexão sustentada da região cervical.

O exame dos movimentos deve ser realizado nas formas ativa e passiva, em três eixos (flexo-extensão, inclinação lateral direita e esquerda e rotação direita e esquerda), observando-se a presença de limitações e o aparecimento de dor ou sintomas neurológicos.

O exame neurológico pode indicar compressão medular ou radicular, e é realizado através da avaliação de sensibilidade, motricidade e reflexos.

A sensibilidade (térmica, tátil e dolorosa) é investigada a partir do exame dos dermátomos (áreas de sensibilidade cutânea inervadas por um determinado segmento medular).

A motricidade é avaliada pelo exame da força muscular nos diferentes miótomos (grupos musculares inervados por um mesmo segmento da medula) e é classificada em graus, de 0 a 5 (Tabela 65.3).

A flexão do cotovelo contra a resistência testa os segmentos C5 e C6 e a extensão do cotovelo testa os segmentos C7 e C8. Os reflexos musculares intrínsecos da extremidade superior incluem os reflexos do bíceps e do braquiorradial (C5/C6), o reflexo do tríceps (C7/C8) e o reflexo de Trömner (C8), que envolve a percussão nas pontas dos dedos do paciente para obter a flexão reflexa das falanges distais (Tabela 65.4).

Alguns testes especiais podem ser realizados para reproduzir sintomas radiculares. São eles:

1. **Compressão cervical:** o examinador realiza uma pressão axial sobre a cabeça do paciente, que pode apresentar dor cervical com irradiação de padrão radicular para membros superiores

2. **Distração cervical:** manobra oposta à da compressão cervical, em que o examinador realiza uma distração gradual da cabeça do paciente (e consequente descompressão da raiz nervosa e alargamento do forame), aliviando sintomas de compressão radicular

3. **Teste de Spurling:** compressão da cabeça do paciente com a coluna cervical em extensão e rotação para o lado acometido, reproduzindo sintomas de compressão radicular

Lesões cervicais relacionadas ao esporte

O estudo da epidemiologia das lesões do esporte possibilita a criação de programas de proteção, diagnóstico precoce e tratamento, com menor tempo de recuperação e menor número de sequelas de longo prazo. Nos Estados Unidos, as lesões esportivas são a segunda principal causa de traumatismo craniano pediátrico em adolescentes, depois das agressões. A história de surgimento da lesão deve ser sempre investigada sob o ponto de vista epidemiológico. É importante observar que tanto a energia transmitida como o vetor de carregamento influenciam o tipo e o grau de lesão, e é possível que as taxas de desempenho de determinados exercícios com diferentes vetores de carga afetem as taxas de lesão. O futebol é a principal causa de entorses cervicais nos Estados Unidos. As lesões na cabeça/coluna/tronco ocorrem com mais frequência do que as lesões nos membros superiores (64-86,8%).[7]

Geralmente, a cervicalgia tende a ter uma etiologia musculoesquelética e responde melhor ao tratamento clínico. É necessário primeiramente a investigação de trauma e a forma. Diante de um quadro traumático deve-se verificar se há lesões tipo fratura, e afastar um componente neurológico, além da dor no pescoço do paciente.

Dentre as lesões traumáticas que resultam em fratura tem-se uma incidência maior de fratura cervical em homens ao andar de bicicleta, e em mulheres ao andar a cavalo. As lesões traumáticas podem ser das mais variadas formas e

Tabela 65.3 Avaliação da força muscular.

Raiz nervosa	Reflexo muscular intrínseco	Músculo envolvido
C5	Bicipital	Deltoide, bíceps
C6	Braquiorradial	Bíceps, braquiorradial
C7	Tricipital	Tríceps, eminência tenar
C8	Trömner	Flexores dos dedos, eminência hipotenar

Fonte: CASTRO, William H. M. e JEROSH, Jörg. Exame e Diagnóstico dos distúrbios Musculoesqueléticos. Porto Alegre, Artmed, 2005

Tabela 65.4 Exame dos níveis neurológicos da coluna cervical.

Raiz nervosa	Reflexo muscular intrínseco	Músculo envolvido
C5	Bicipital	Deltoide, bíceps
C6	Braquiorradial	Bíceps, braquiorradial
C7	Tricipital	Tríceps, eminência tenar
C8	Trömner	Flexores dos dedos, eminência hipotenar

Fonte: CASTRO, William H. M. e JEROSH, Jörg. Exame e Diagnóstico dos distúrbios Musculoesqueléticos. Porto Alegre, Artmed, 2005

dos mais variados níveis de gravidade, variando de pequenas entorses musculares a catastróficas lesões vertebrais, fraturas com lesões na medula espinal.

As lesões da coluna cervical associadas a atividades esportivas são mais comuns em atletas com menos de 30 anos de idade; a atividade associada varia de acordo com a região. Tem-se uma maior incidência de lesões no hóquei no gelo, na Europa com o rúgbi.

As lesões no hóquei no gelo são comuns no Canadá, enquanto as lesões no rúgbi são comuns na Europa, África do Sul e Austrália. Na Europa, a epidemiologia é variável.

O futebol e o levantamento de peso foram as principais causa de lesões cervicais relacionadas ao esporte. A incidência de entorses no esporte tem diminuído, tendo sido registrada uma queda de 33% entre os anos de 2000 a 2015, em contraste com um aumento de 66% entre as atividades de levantamento de peso e exercícios aeróbicos. Atribui-se em parte essa redução às regras de segurança no esporte, com o uso de melhores equipamentos de proteção. O aumento da incidência no levantamento de peso e nos esportes aeróbicos pode ser devido a um conjunto de fatores, como maior adesão a este tipo de treinamento, chamando a atenção ao *crossfit*, e ao maior emprego de recursos diagnósticos como o uso de rotina de tomografia computadorizada.[8]

CERVICALGIAS PELA VISÃO DA MEDICINA TRADICIONAL CHINESA

De acordo com a medicina tradicional chinesa (MTC), as cervicalgias podem ocorrer por invasão de vento frio, como no caso das dores agudas, a exemplo do torcicolo e/ou umidade nos Meridianos Tai Yang e Shao Yang, levando a um bloqueio da circulação de Qi e Xue e, consequente, a espasmo muscular. Também podem ocorrer por trauma local ou esforço repetitivo, que levam à estagnação de Qi e Xue, promovendo dor. A deficiência de Qi nos canais de energia principais também pode levar à cervicalgia crônica. Lesões repetidas dos tendões e músculos provocam o consumo de Qi e Xue ou a lentidão da circulação destes e, consequentemente, diminuição da nutrição dos meridianos e colaterais, desencadeando dor. Por fim, a ascensão do Yang do Fígado pode ocasionar distúrbios da cabeça e do pescoço.

TRATAMENTO

A acupuntura é indicada tanto nas fases agudas como na fase crônica das lesões da região cervical, associada aos métodos tradicionais da racionalidade ocidental, a depender do tipo de lesão, em conjunto com o uso de analgésicos, anti-inflamatórios (ver restrições no capítulo *antidoping*) e associação com métodos físicos de tratamento, como a fisioterapia.

Tratamento pela síndrome da MTC

As cervicalgias por invasão de vento frio e umidade nos Meridianos Tai Yang e Shao Yang, e também aquelas causadas por estagnação de Qi e Xue, são geralmente unilaterais e agudas, com limitação dos movimentos da coluna cervical e irradiação para o dorso e os membros superiores. O tratamento visa a eliminar o frio, dispersar o vento, restabelecer a circulação nos meridianos e relaxar a musculatura (Tabela 65.5).

Tabela 65.5 Pontos de acupuntura no tratamento da cervicalgia.

	Pontos	Indicação
Pontos locais	BL10 (Tian Zhu)	Cervicalgias
	BL11 (Da Shu)	
	GB20 (Feng Shi)	
	GB21 (Jian Jing)	
	GV14 (Da Zhui)	
	GV16 (Feng Fu)	
Pontos à distância	SI3 (Hou Xi)	Dificuldade de rotação do pescoço
	SI7 (Xuan Zheng)	
	GB39 (Zuran Zhong)	Dificuldade de flexoextensão do pescoço
	BL60	
	P7	
	TA10 (Tian Jing)	
	TA5 (Wai Guan)	
	M-MS-24 (Luozhen)	
	LI4 (He Gu)	

Fonte: Autoria própria.

O tratamento poderá ser realizado também através da abordagem do Meridiano acometido Yangming, Taiyang, Shaoyang, Taiyin e Jueyin.

Nos casos de radiculopatia cervical, podem ser utilizados os pontos Jiaji ao nível da lesão e 1 nível acima e outro abaixo, com pontos à distância usando como referência os meridianos das áreas de irradiação dos sintomas ou mesmo a referência de dermátomos da raiz afetada.[9]

Nos casos das dores miofasciais, é preciso identificar as áreas mais dolorosas desativando o ponto-gatilho com o uso de pontos Ashi, conforme sua localização.

É válido lembrar a importância da abordagem pela acupuntura com pontos nas regiões vizinhas, como o ombro e a cabeça, associada a pontos à distância com ação nestas regiões, como GB34, ST38 e LI4.

Eletroacupuntura

A eletroacupuntura (EA) originou-se da vontade de gerar um estímulo mais intenso e continuado do que aquele conseguido pela manipulação das agulhas, em que o aparelho consegue, de forma mais constante, manter estímulos de variadas frequências, diversificando o perfil de opioides endógenos liberados.[10]

Estudos demonstram por meio da transferência do líquor cefalorraquidiano (LCR) um aumento da concentração de diferentes opiáceos para diferentes frequências de EA. Com o aparelho de EA obtém-se uma padronização do estímulo, podendo-se ter um acompanhamento mais fidedigno da evolução do paciente, frente à sua tolerância à intensidade e resposta a diferentes frequências.

A estimulação elétrica de baixa frequência usando agulhas de acupuntura, quando combinada com a terapia de exercícios, demonstrou exercer efeitos terapêuticos na dor lombar devido à entorse lombar aguda, o que pode ser estendido às outras regiões do corpo.[11]

A EA pode inibir a deposição de colágeno no músculo esquelético, aliviando as respostas inflamatórias pós-lesão, através da regulação da via de sinalização TGF-β1/Smad3/p38/ERK1/2.[12] Está também associada à diminuição da citocina IFN-γ e aumento de IL-4, IL-13 e IFN-α, contribuindo para a regeneração do músculo esquelético contuso.[13] Pode favorecer a recuperação das propriedades eletrofisiológicas do músculo após a contusão, pela regeneração de miofibrilas e fibras nervosas, e reconstrução da junção neuromuscular pela regulação positiva da expressão de AChE e Agrin na área da placa motora.[14]

Os estímulos musculares poderão ser realizados através de agulhamento ou uso de eletrodos. Seu uso é indicado em frequências variadas de acordo com a situação individual do paciente, em baixa e alta frequência alternadas ou na forma randômica.

Ventosaterapia

A ventosaterapia é método originário na China que envolve a aplicação de sucção por meio da criação de vácuo. Na Antiguidade era feito utilizando fogo em um copo ou jarro, e atualmente, por instrumentos de sucção na derme da parte afetada. Pode ser indicada nos casos de dores cervicais e ombro associadas. Estudos demonstram que o método pode causar vasodilatação e estimular a circulação sanguínea para aumentar o metabolismo e acelerar a eliminação de resíduos e toxinas do corpo. Este efeito atua para melhorar a função física e reduzir também a pressão arterial sistêmica, além de promover mudanças na temperatura da pele na área da ventosa comparada às anteriores.[15]

A ventosaterapia está indicada para o tratamento das lesões agudas, deficiência crônica e convalescença, sendo crescente o número de evidências de sua eficácia na melhora de várias condições de dor.

A partir das Olimpíadas de 2016 tem crescido a sua indicação para lesões esportivas, como congestão, inchaço e espasmos, e desempenha um papel importante na analgesia e eliminação da causa.[16] Em grandes eventos esportivos, a ventosaterapia é usada como resposta de emergência a lesões esportivas agudas. No tratamento de lesões, a ventosaterapia acelera a excreção muscular, o que é benéfico para o tratamento de emergência de lesões agudas.

Moxabustão

A moxabustão é um método tradicional chinês que utiliza o calor gerado pela queima de moxa para estimular pontos de acupuntura, por meio da utilização de um bastão de moxa, cuja aproximação e exposição de pele devem ser abaixo do limiar de tolerabilidade. Se bem aplicada, não promove queimaduras, e seus efeitos colaterais são raros. Tem como efeitos a melhora do quadro de dor, o aumento da temperatura no local aplicado, que é conduzido da pele aos tecidos mais profundos. A técnica consiste em acender um bastão de moxa e aproximá-lo da pele.[17]

Do ponto de vista da MTC, acredita-se que a moxabustão regula o Qi e o Sangue, tonificando o Qi saudável para eliminar a patogênese por meio do aquecimento, podendo também dissipar o vento e o frio, ativar os meridianos e aliviar o inchaço e a dor.[17]

Do ponto de vista da medicina moderna, a moxabustão produz um efeito de aquecimento. O óleo volátil produzido após a ignição combinado com a radiação infravermelha fornece energia para a regeneração celular, acelera a cicatrização e o reparo de feridas e promove a proliferação de vasos sanguíneos e células endoteliais vasculares nos tecidos.[18]

Estudos mostram que o espectro de energia de radiação produzido pela moxabustão durante a combustão é infravermelho, enquanto o infravermelho próximo é o principal componente. A profundidade de penetração dos raios infravermelhos próximos através da pele é mais profunda que a dos raios infravermelhos distantes, até 10 mm, e é absorvida pelo corpo.

Os raios infravermelhos próximos podem estimular ligações de hidrogênio em pontos de acupuntura humanos, produzir efeitos de absorção de ressonância coerente estimulados e transmitir a energia exigida pelas células humanas através do sistema neuro-humoral. A radiação infravermelha gerada durante a moxabustão pode fornecer a energia necessária para as atividades metabólicas celulares e função imunológica, e também pode fornecer energia de ativação para células lesadas.[19]

CONCLUSÃO

As lesões na região do pescoço são muito frequentes na prática do esporte e do exercício, podendo ser de origem traumática e não traumática. O entendimento da biomecânica da região e suas relações com cada modalidade permitem a prevenção de lesões. A semiologia precoce, tentando identificar a causa e a localização, são fundamentais na diminuição do tempo de recuperação do paciente. Os estudos evidenciam que a acupuntura e outras técnicas de medicina tradicional chinesa tendem a contribuir de maneira positiva na melhora dos resultados.

REFERÊNCIAS

1. Standring S (ed.). Gray's anatomy: the anatomical basis of clinical practice. 42th ed. Londres: Churchill Livingstone; 2021.
2. Wang GJ, Ayati MH, Zhang WB. Meridian studies in China: a systematic review. J Acupunct Meridian Stud. 2010 Mar;3(1):1-9.
3. Castro A, Fonseca, Palladini M, Pelloso L. Tratado de dor neuropática. Rio de Janeiro: Atheneu; 2021.
4. Sacco ICN, Tanaka C. Cinesiologia e biomecânica dos complexos articulares. Rio de Janeiro: Guanabara Koogan; 2008.
5. Silva VR. Cinesiologia e biomecânica. Rio de Janeiro: 2015
6. Teixeira MJ, Yeng LT, Kaziyama HHSK. Dor, síndrome dolorosa miofascial e dor musculoesquelética. São Paulo: Roca; 2006, p. 245-57.
7. Clarke KS. Epidemiology of athletic neck injury. Clin Sports Med. 1998 Jan;17(1):83-97.
8. DePasse JM, Durand W, Palumbo MA, Daniels AH. Sex- and sport-specific epidemiology of cervical spine injuries sustained during sporting activities. World Neurosurg. 2019 Feb;122:e540-e545.
9. Hsing W, Tsai AWW, Rohde CBS, (eds.). Acupuntura e medicina tradicional chinesa. Rio de Janeiro: Atheneu; 2019, p. 291-302.
10. Alves ASS, Höhl A, Tsai AWW, Barbosa ERF, Souza LRC, Maeda LH, et al. Acupuntura na dor neuropática. Rio de Janeiro: Atheneu; 2022.
11. Han H, Li M. Clinical observation of acupuncture combined with exercise therapy for acute lumbar sprain. Lishizhen Med Mater Med Res. 2012;23:244-5.
12. Han H, Li M, Liu H, Li H. Electroacupuncture regulates inflammation, collagen deposition and macrophage function in skeletal

muscle through the TGF-β1/Smad3/p38/ERK1/2 pathway. Exp Ther Med. 2021 Dec;22(6):1457.

13. Yan M, Wang R, Liu S, Chen Y, Lin P, Li T, et al. The mechanism of electroacupuncture at zusanli promotes macrophage polarization during the fibrotic process in contused skeletal muscle. Eur Surg Res. 2019;60(5-6):196-207.

14. Liu S, Wang R, Luo D, Xu Q, Xiao C, Lin P, et al. Effects of electroacupuncture on recovery of the electrophysiological properties of the rabbit gastrocnemius after contusion: an in vivo animal study. BMC Complement Altern Med. 2015 Mar 19;15:69.

15. Chi LM, Lin LM, Chen CL, Wang SF, Lai HL, Peng TC. The effectiveness of cupping therapy on relieving chronic neck and shoulder pain: a randomized controlled trial. Evid Based Complement Alternat Med. 2016;2016:7358918.

16. G. Lin, L. Li. Research progress of cupping therapy for myofascial trigger points. Chinese J Ethnomed Ethnopharmacy. 2019;28(22):835.

17. Zhang H, Zhao M, Wu Z, Wang X, Jiang Y, Liang J, et al. Effects of acupuncture, moxibustion, cupping, and massage on sports injuries: a narrative review. Evid Based Complement Alternat Med. 2022 May 28;2022:9467002.

18. Chen S, Ge J. Research on moxibustion for sports injuries. Science & Technol Information. 2019;17(18):255-6.

19. Jiang G, Liu P, Peng A. Application of traditional Chinese medicine health care technology in sports rehabilitation. Contemporary Sports Technology. 2017; 7(11):17-9.

20. Castro WHM, Jerosh J. Exame e diagnóstico dos distúrbios musculoesqueléticos. Porto Alegre: Artmed; 2005, p 397-487.

21. Gross J, Fetto J, Rosen E. Exame musculoesquelético. Porto Alegre: Artmed; 2005, 2 edição, p 47-92.

22. Travell, Simons & Simons. Myofascial pain and disfunction. The Trigger Point Manual. Volume 1, 2nd ed. LWW; 2018, p 310, 433, 447, 473, 506.

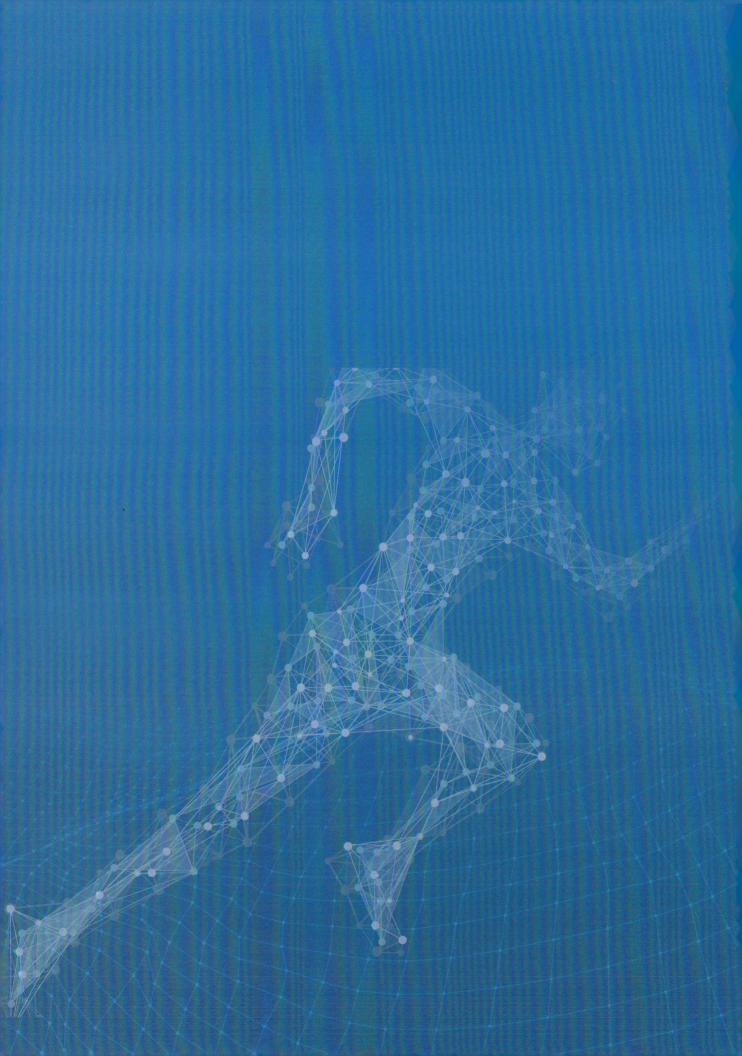

Dorsalgia no atleta

Gustavo Ryo Morioka ▸ Marcelo Poderoso de Araújo ▸ Satiko Tomikawa Imamura

INTRODUÇÃO

A coluna torácica desempenha um importante papel em otimizar a biomecânica de uma variedade de esportes, especialmente àqueles que envolvem o uso dos membros superiores. Dor na região torácica dorsal, incluindo não apenas a coluna vertebral, mas também estruturas viscerais ou mesmo componentes da parede torácica, apresenta causas variadas e multifatoriais.

Como foco deste capítulo, as estruturas musculoesqueléticas dessa região são particularmente vulneráveis a lesões durante a prática esportiva. Músculos, costelas e articulações costovertebrais são ainda mais suscetíveis a danos por traumas agudos, *overuse* ou a erros de técnicas de treino. Por outro lado, a coluna torácica, estando mecanicamente suportada pela conexão com o arcabouço costoesternal e complexos capsuloligamentares associados, é um sítio incomum de lesões em atletas.[1,2] Apresenta, entretanto, o risco potencial e temido de lesões neurológicas catastróficas. Ainda assim, essa vantagem biomecânica da coluna torácica faz com que lesões nessa região sejam particularmente raras quando comparadas à cervical e à lombar. Em contrapartida, sua lesão é facilmente despercebida, difícil de diagnosticar e, por vezes, problemática para tratar.

EPIDEMIOLOGIA

Aproximadamente 15% de todas as lesões da coluna vertebral ocorrem em atividades esportivas, fazendo dos esportes a quarta causa mais comum, ficando atrás apenas de acidentes automobilísticos, violência e quedas.[3] Alguns padrões específicos de lesões podem ser vistos em determinadas modalidades, como é o caso das lesões cervicais em mergulhos. O conhecimento dessas associações ajuda no diagnóstico mais precoce pelo socorrista, bem como numa maior suspeita frente à possibilidade de lesões instáveis. Apesar de esportes de contato mais intenso, como rúgbi ou do futebol americano receberem mais atenção, várias outras modalidades com sobrecarga repetitiva da coluna podem causar inúmeras lesões, tais quais o golf, a ginástica artística e o remo. Esportes radicais que vêm ganhando maior popularidade nos últimos anos e que envolvem saltos, a exemplo do *snowboarding* e do *skate*, costumam causar lesões mais frequentemente à junção toracolombar. Em relação a fraturas na coluna torácica, os padrões em compressão perfazem 52%, seguidas das fraturas dos processos transversos, com 37%.[4]

ANATOMIA E BIOMECÂNICA

A região torácica da coluna consiste em 12 vértebras que se articulam com costelas bilateralmente em todos os níveis. As cabeças das costelas de T2 a T10 se articulam com duas hemifacetas dos corpos vertebrais adjacentes, uma hemifaceta superior da vértebra de mesmo número e uma inferior da vértebra abaixo. O tubérculo da costela, imediatamente distal à sua cabeça, se articula com o processo transverso da sua respectiva vértebra. As costelas de T1, T11 e T12 articulam-se apenas com as vértebras correspondentes. Adicionalmente às cápsulas das articulações costovertebrais, há vários ligamentos associados que fixam o gradeado costal à coluna torácica, conferindo-lhe estabilidade adicional (Figura 66.1).

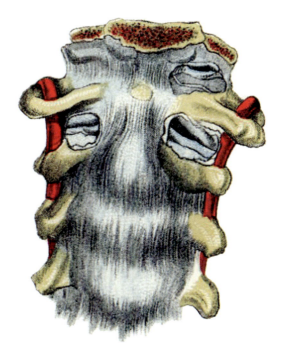

Figura 66.1 Estruturas capsuloligamentares costovertebrais que atuam na estabilidade torácica.
Fonte: https://www.kenhub.com/pt/library/anatomia/coluna-cervical

As articulações zigoapofisárias, ou facetárias, perfazem as juntas posteriores em cada segmento. Na região torácica, essas articulações sinoviais encapsuladas são orientadas verticalmente no plano coronal, com leve angulação medial (Figura 66.2). Essa diferença limita os movimentos de flexão e extensão, mas permite inclinação lateral e, especialmente, rotação. E, seguindo a estrutura da coluna vertebral, temos os discos intervertebrais entre os corpos vertebrais, constituindo o segmento funcional. Dada essa disposição anatomicofuncional, a coluna torácica pode potencializar manobras torcionais através da cintura escapular durante, por exemplo, movimentos executados na prática do tênis ou do arremesso.

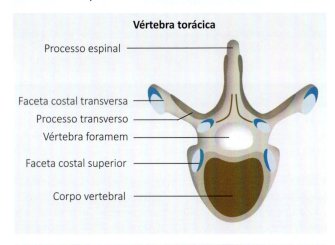

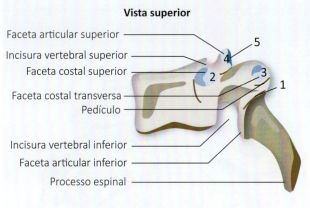

Figura 66.2 Segmentos torácicos: 1, cabeça da costela; 2, faceta articular vertebral para a cabeça da costela; 3, faceta articular no processo transverso para o tubérculo da costela; 4, faceta articular superior (articulação zigoapofisária); 5, articulação zigoapofisária, orientação vertical.

● AVALIAÇÃO CLÍNICA

Há uma variedade de cenários nos quais podemos encontrar um atleta com lesão na coluna torácica, desde um trauma agudo de alta energia nos esportes motorizados, como o motociclismo ou corridas de carros, até uma lesão torácica alta crônica, debilitante, associada a *overuse*, como em esportes que envolvem movimento do membro superior acima do polo cefálico, como no caso do tênis, voleibol, lançamento de peso.

Acidentes de alta energia sempre vão requerer a aplicação inicial do protocolo de ATLS (Advanced Trauma Life Suport). Traumatismos à coluna torácica podem ser concomitantes a pneumotórax, ruptura diafragmática ou fraturas costais que afetam a ventilação, os quais devem ser abordados com prioridade.

Via de regra, uma história completa deve incluir detalhes sobre mecanismo de trauma, localização e características da dor, fatores desencadeantes, de piora ou melhora, presença ou não de sintomas neurológicos, função esfincteriana, progressão da dor desde o início e sintomas preexistentes. O exame físico compreende a sequência preconizada de inspeção, palpação, percussão, manobras especiais e avaliação neurológica, objetivando localizar o sítio da dor e caracterizar aspectos causais e consequentes à lesão. Alterações cutâneas, deformidades, limites de amplitude de movimentos, dor à palpação ou mobilização das diversas estruturas musculares, articulares, alterações neurológicas, centrais ou periféricas são documentados. Afecções da coluna cervical muito frequentemente se manifestam na região torácica, seja de forma referida, irradiada ou por consequência a compensações mecânicas. Dessa forma, uma avaliação detalhada do pescoço e da coluna cervical é mandatória.

A avaliação complementar, quando indicada, deve ser iniciada por radiografia simples em dois planos. A tomografia computadorizada é aplicada para avaliar uma possível fratura oculta ou quando há evidência de lesão óssea significante à radiografia simples. Imagens de ressonância nuclear magnética são recomendadas na vigência de alterações neurológicas, a fim de avaliar uma lesão mais severa e potencialmente instável ou mesmo danos a partes moles.

● LESÕES MAIS COMUNS

Musculoligamentares

As lesões musculoligamentares torácicas agudas são causadas por forças rotacionais ou de inclinação, semelhante ao mecanismo de "chicote" da cervical, frequentemente associadas a trauma de mais alta energia. O início dos sintomas costuma surgir de 12 a 24 horas após o acidente devido à evolução da cascata inflamatória, e podem ser acompanhados de espasmos musculares paravertebrais, com dor e aumento da sensibilidade álgica ao toque localmente. Uma curiosidade acontece em atletas de modalidade de arremesso, que envolvem estresse torcional do tronco: as lesões ocorrem mais comumente no lado contralateral ao dominante na execução do lançamento, o que pode sugerir a topografia da origem dos sintomas.[5]

Lesões crônicas por *overuse* decorrentes de atividades com alta frequência repetitiva podem ser extremamente debilitantes, como se observa no remo. Nessa modalidade, a incidência de dorsalgia pode chegar a 22%, e as lesões de músculos como os romboides ou mesmo o grande dorsal, contribuem para essa estatística.[5]

O tratamento de lesões musculoligamentares envolve repouso, alongamento, fisioterapia, uso de drogas sintomáticas e relaxantes musculares. A depender da causa, a revisão da técnica envolvendo a prática esportiva é o fator preventivo prioritário.

Hérnia de disco

Danos ao disco intervertebral geralmente resultam de uma carga axial e rotação sobre uma coluna fletida.[6] A incidência de hérnia de disco torácica sintomática na população geral varia de 1/1.000 a 1/1.000.000,[7,8] sendo mais comum nas quarta e quinta décadas de vida, discretamente mais prevalente em indivíduos do sexo masculino.[7,9] Hérnias de disco não se devem exclusivamente à prática esportiva. Quando diagnosticadas, afetam mais frequentemente as regiões cervical e lombar. Por outro lado, quando presentes na coluna torácica, costumam cursar com mais longo período de afastamento do esporte.[10]

Hérnias de disco podem ocorrer em qualquer segmento da coluna torácica, mas aproximadamente 75% são reportadas caudal ao nível T8.[7,9] Sintomas podem incluir dor axial, radiculopatia e/ou manifestações mielopáticas, sendo o primeiro o mais comum, por vezes referida na região torácica média ou baixa, próxima ao nível do disco envolvido.[7] No caso de comprometimento radicular, parestesias e disestesia são repostadas na distribuição do respectivo dermátomo.

Pacientes com mielopatia são mais preocupantes, pois podem apresentar fraqueza e dor muscular nos membros inferiores, espasticidade, alterações da marcha, reflexos patológicos e clônus inesgotável. Sintomas presentes nos membros superiores também podem ser presenciados em hérnias torácicas altas, mimetizando afecções cervicais.

Radiografias simples não ajudam na avaliação das hérnias de disco, mas devem ser solicitadas para afastar outras anomalias, como fraturas, infecções ou processos patológicos que possam afetar a anatomia óssea. Ressonância nuclear magnética é o exame de escolha para o diagnóstico (Figura 66.3). É imprescindível correlacionar os achados de imagem com a apresentação clínica, não apenas relativa a uma herniação discal, mas também às demais possíveis alterações estruturais presentes na ressonância.

Assim como nas hérnias cervicais e lombares, a hérnia de disco torácica é de tratamento eminentemente conservador, não cirúrgico, sendo que os sintomas costumam regredir dentro de algumas semanas ou mesmo meses. A abordagem cirúrgica tem indicação absoluta na vigência de déficits neurológicos progressivos ou de mielopatia. Caso os sintomas sejam persistentemente debilitantes e refratários ao tratamento conservador, a cirurgia também pode ser considerada.

Fraturas

Atividades esportivas podem causar uma variedade de fraturas na região torácica, tanto nas costelas quanto na coluna torácica. Desde lesões menores, como uma fratura isolada de costela (Figura 66.4), de processo transverso ou espinoso, até uma fratura-luxação instável de um segmento vertebral.

Fraturas de estresse nas costelas, ou mesmo de vértebras, resultam de atividades com movimentos repetitivos em maior intensidade. Alguns esportes são mais propensos a fratura de estresse na região torácica, como o remo, o golfe, o beisebol, a escalada em rocha e o *wrestling*, entre outros.[11-13] Já fraturas mais graves e instáveis costumam estar relacionadas a atividades de mais alta energia, como esqui, rúgbi e futebol americano. Fraturas vertebrais em compressão são geralmente estáveis e não cursam com comprometimento neurológico na maioria dos casos. Dada a estabilidade inerente conferida pelo Esterno e gradeado costal, raramente esse padrão de fratura requer tratamento cirúrgico. Analgesia, imobilização com órteses, afastamento das atividades até a cicatrização tecidual completa e reabilitação física são as medidas necessárias. Fraturas mais complexas devem ser avaliadas caso a caso.

Fratura de estresse das costelas

Como entidade específica, merece atenção especial a fratura de estresse da quarta até a oitava costela, cuja documentação em esportes como o golfe,[14-16] o remo,[17] a natação[18] e a canoagem tem sido feita na literatura.

Os sintomas são vagos, inicialmente, com dor inespecífica na caixa torácica, muitas vezes de difícil localização e até referida no esterno ou na coluna vertebral. Com o passar dos dias, a dor progride para um ponto sobre a costela fraturada, acompanhada por dor à respiração profunda e ao rolar na cama deitado. Remar é doloroso em vários momentos do movimento, mas tipicamente no início e no final do arco da

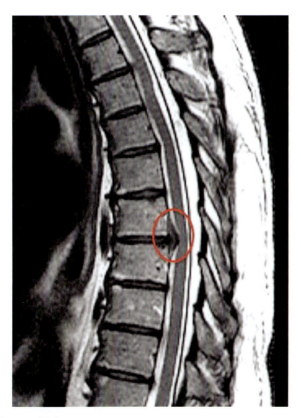

Figura 66.3 Exame de ressonância nuclear magnética da coluna torácica: hérnia de disco intervertebral.
Fonte: Acervo pessoal do autor.

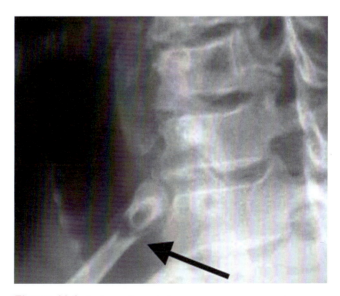

Figura 66.4 Fratura de costela.
Fonte: http://www.rbo.org.br/detalhes/2452/pt-BR/fratura-bilateral-de-primeira-costela-em-mergulho-com-colete-salva-vidas.[19]

remada. Um calo palpável pode se desenvolver no curso da evolução de uma fratura de estresse.

A avaliação complementar é feita com radiografia simples, exames de tomografia computadorizada (Figura 66.5) e de ressonância nuclear magnética, sendo o exame de cintilografia óssea tido como *Gold standard* pela literatura clássica, hoje pouco realizado com esse objetivo.

O tratamento segue as mesmas diretrizes de uma fratura de ossos de carga, com medidas sintomáticas para analgesia e afastamento de atividades físicas. A consolidação óssea pode levar até seis semanas antes que atleta retorne à prática esportiva. Aqui, novamente, deve-se ter cuidado especial em relação à execução perfeita dos movimentos relacionados à modalidade.

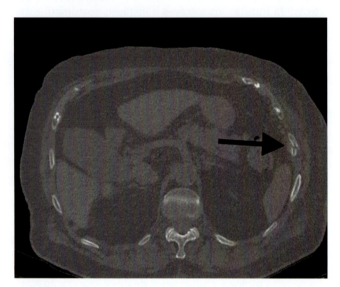

Figura 66.5 Exame de tomografia computadorizada: fratura de estresse de costela.
Fonte: Imagem do site medinicanet.

Subluxação costal

Como citado na sessão Anatomia e biomecânica, as costelas se articulam posteriormente com os processos transversos. Como elas são relativamente móveis, há esportes que causam maior estresse mecânico nessa articulação e podem promover perda parcial da sua congruência. Remo e nado estilo borboleta são as modalidades mais suscetíveis a essa lesão,[20] mais frequentemente envolvendo a sexta e a sétima costelas. Atletas com subluxação costal apresentam sintomas que simulam fraturas de estresse: dor à respiração profunda e ao tossir, e à mobilização do tronco. A dor é primariamente dorsal, podendo irradiar ao longo da costela em questão.[21] Avaliação complementar e confirmação diagnóstica são feitas com exames de imagem, tomografia computadorizada e ressonância nuclear magnética.

O tratamento consiste em reposicionamento da cabeça da costela com manipulação. O êxito na redução da costela costuma causar um alívio quase que imediato da dor no atleta.

● RETORNO À PRÁTICA ESPORTIVA

Há poucos subsídios na literatura para guiar a decisão de quando o atleta pode retornar à prática esportiva após sofrer uma lesão na coluna vertebral. Particularmente nos casos de danos torácicos, as recomendações mais consensuais são de que o atleta seja capaz de retornar ao nível de jogo pré-lesão assim que apresente força e mobilidade completas e indolores, na ausência de qualquer alteração neurológica. Na maior parte dos casos, lesões na região torácica média causam limitações menores e retorno mais precoce ao esporte quando comparadas a lesões transicionais (cervicotorácica e toracolombar). Isso se deve ao acréscimo de 40% em estabilidade biomecânica pelo gradeado costal, esterno e músculos paravertebrais.[2] Na prática, o retorno deve ser gradativo e individualizado, com especial atenção à prevenção de novas lesões e à execução perfeita de técnicas de movimento para cada modalidade esportiva.[22]

● TRATAMENTO PELA ACUPUNTURA

Os tratamentos com acupuntura para dores nesta localização podem ser realizados utilizando-se de técnicas que afetem pontos locais, como os meridianos, os *triggers points* e *os Ashi points;* e/ou técnicas que afetem pontos em outras regiões do corpo, mas que têm como base os meridianos que passam na região do dorso, como os microssistemas.

Esses tratamentos sempre são orientados com base na musculatura local ou pela topografia dos pontos da acupuntura. Para o primeiro caso, são mais comumente abordadas as musculaturas paravertebral, infraescapular, trapézio e supraespinal; enquanto para os pontos de acupuntura os meridianos correspondentes à Bexiga (BL), ao Du (GV) e ao Intestino Delgado (SI) são os mais comumente utilizados.

Ressalta-se que é de extrema importância ter domínio sobre a anatomia local para evitar possíveis acidentes durante a aplicação, como a perfuração da pleura do pulmão, que pode levar a pneumotórax, por exemplo. Apesar de não haver um padrão de medida exato devido à variação corporal de cada pessoa, no decorrer desse capítulo será descrita a localização aproximada de cada ponto de acupuntura utilizado no tratamento da dorsalgia.

Iniciando o raciocínio de tratamento pela acupuntura é possível levantar sugestões de tratamentos para a região com base em cada uma das técnicas citadas anteriormente:

Pontos dos meridianos locais

Uma forma de raciocinar sobre a escolha dos pontos para o tratamento seria realizar o agulhamento seguindo o trajeto do meridiano que passa sobre a área com dor. Por exemplo, sabe-se que o trajeto de Du-Mai (GV) passa sobre a linha mediana da coluna vertebral. Pela teoria dos meridianos, qualquer ponto ao longo dele pode tratar o meridiano como um todo.

Trigger point

Trigger points, ou pontos-gatilho, foram estudados por Travell e Simons, que definiram que a presença de pontos de contratura em alguns músculos pode gerar dor referida em certas outras áreas do músculo ou do corpo.[23] Quando localizados os pontos, é possível realizar o procedimento de agulhamento a seco ou com anestésico para inativá-los e gerar o alívio parcial ou total das dores, bem como o retorno da amplitude de movimento, que pode estar prejudicada devido à presença do ponto de contratura.

CAPÍTULO 66

DORSALGIA NO ATLETA **611**

Ashi point

São descritos como pontos dolorosos à palpação, geralmente encontrados ao realizar o exame físico na topografia da dor. Depois de localizados, pode ser feito o agulhamento local para promover a melhora das dores na região afetada.

Pontos à distância

Existem pontos que não necessariamente se localizam na musculatura local da dor, mas que podem ter um efeito analgésico sobre a região dorsal e da coluna, como por exemplo o ponto SI3, que corresponde a um ponto localizado em região de punho e tem como efeito realizar a abertura do meridiano de Du-Mai, podendo gerar melhora das dores sobre a coluna.

Microssistema

Apresenta-se em um conjunto de técnicas como a escalpeana de Wen, a auriculoterapia (chinesa ou francesa) e a punho-tornozelo. Estas técnicas podem gerar analgesia nas diversas regiões do corpo que elas englobam.

A seguir, na Tabela 66.1, são listados alguns pontos que podem ser utilizados no tratamento da dorsalgia,[24] juntamente com a descrição e ilustrações de suas localizações, além de listar músculos, inervação e vascularizações locais:[25]

Tabela 66.1 Pontos utilizados no tratamento da dorsalgia, descrição e ilustrações de suas localizações.

Ponto	Localização	Músculos	Vascularização	Nevos
BL11	1,5 cun lateral à linha mediana posterior, no nível da borda inferior do processo espinoso de T1	Trapézio, romboide menor, serrátil posterior, eretor da espinha	Ramo cutâneo medial dorsal da 1ª veia intercostal posterior, ramo cutâneo dorsal medial da 1ª artéria intercostal posterior	Ramo cutâneo medial do 1º e 2º nervo toracoespinal, nervo acessório, nervo lateral supraclavicular, ramo dorsal do primeiro nervo toracoespinal, nervo escapular dorsal, ramo superior do nervo torácico
BL12	1,5 cun lateral à linha mediana posterior, no nível da borda inferior do processo espinoso de T2	Trapézio, romboide menor, serrátil posterior, serrátil posterior, eretor da espinha	Ramo cutâneo medial dorsal da 2ª veia intercostal posterior, ramo cutâneo dorsal medial da 2ª artéria intercostal posterior	Ramo cutâneo medial do 2º e 3º nervo toracoespial, nervo acessório, nervo escapular dorsal, ramo anterior superior do nervo toráxico
BL15	1,5 cun lateral à linha mediana posterior, no nível da borda inferior do processo inferior de T5	Trapézio, romboide menor, eretor da espinha	Ramo cutâneo medial dorsal da 5ª veia intercostal posterior, ramo cutâneo dorsal medial da 5ª artéria intercostal posterior	Ramo cutâneo medial do 5º nervo toracoespinal, nervo acessório, nervo escapular dorsal
BL16	1,5 cun lateral à linha mediana posterior, no nível da borda inferior do processo espinoso de T6	Trapézio, latíssimo do dorso, eretor da espinha	Ramo cutâneo dorsal medial da 6ª veia intercostal posterior, ramo cutâneo dorsal medial da 6ª artéria intercostal posterior	Ramo cutâneo medial do 6o nervo espinal torácico, nervo acessório
BL17	1,5 cun lateral à linha mediana posterior, no nível da borda inferior do processo espinoso de T7	Trapézio, latíssimo do dorso, eretor da espinha	Ramo cutâneo dorsal medial da 7ª veia intercostal posterior, ramo cutâneo dorsal medial da 7ª artéria intercostal posterior	Ramo cutâneo medial do 7º nervo espinal torácico, nervo acessório, nervo toracodorsal
BL19 (Figura 66.6)	1,5 cun lateral à linha mediana posterior, no nível da borda inferior do processo espinoso de T10	Trapézio, latíssimo do dorso, serrátil posterior superior, eretor da espinha	Ramo cutâneo dorsal medial da 10ª veia intercostal posterior, ramo cutâneo dorsal medial da 10ª artéria intercostal posterior	Ramo cutâneo lateral do 10º nervo espinal torácico, nervo toracodorsal, nervo acessório
SI3	Com a mão fechada, o ponto fica localizado na porção proximal da cabeça do 5º metacarpo, na face ulnar da mão, em uma depressão na transição da coloração da pele	Tendão do músculo abdutor do dedo mínimo, flexor curto do dedo mínimo, tendão do extensor do dedo mínimo	Veia digital palmar do 5º metacarpo, artéria digital palmar do 5º metacarpo, veia digital dorsal do 5º metacarpo, veia digital dorsal do 5º metacarpo e artéria metacarpal palmar	Nervo digital palmar do 5º metacarpo
SI11	Localizado no nível do processo espinoso de T4, em uma depressão no centro da fossa do músculo infraespinal	Infraespinal	Ramo da veia circunflexa escapular, ramo da artéria circunflexa escapular, ramo da veia dorsal, ramo da artéria dorsal, ramo infraespinal da veia supraescapular	Ramo cutâneo posterior medial do nervo espinal de T1, nervo supraescapular
SI13 (Figura 66.7)	Localizado na porção medial final da fossa do músculo supraespinal	Trapézio, supraespinal	Veria supraescapular, artéria supraescapular	Ramo cutâneo posterior medial do nervo de C7, nervo supraescapular

Fonte: Acervo dos autores.

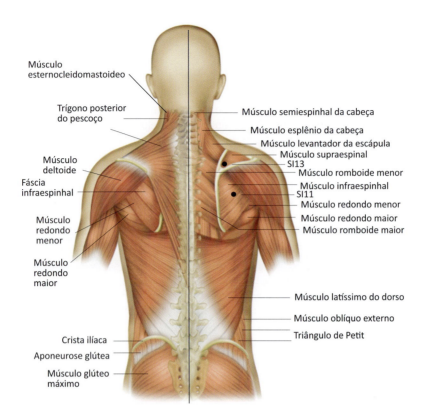

Figura 66.6 Vista posterior da musculatura do tronco, SI11; SI13.

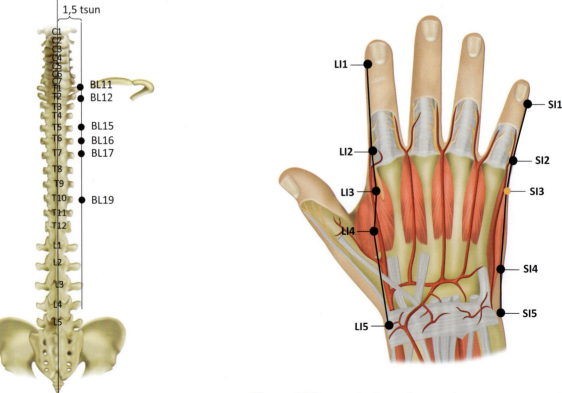

Figura 66.7 Vista posterior do tronco, BL11; BL12; BL15; BL16; BL17; BL19.

Figura 66.8 Vista do dorso da mão direita, esquematizado meridiano do intestino grosso e intestino delgado, em destaque o ponto SI3.

EVIDÊNCIAS NA LITERATURA

Alguns poucos estudos do uso da acupuntura em dorsalgia mostram um efeito positivo, no entanto, somente para curto prazo. Um estudo realizado no Hospital Geral de Veteranos na clínica de acupuntura em Taipei, Taiwan, em 2002, demonstrou que a utilização de pontos que correspondem ao meridiano apresentou resultado significativo para o tratamento de dores miofasciais em região de cervical e dorsal alta. Os pontos utilizados nesse estudo foram os seguintes: GB20, GB21, TE15, SI11, SI12, SI13, LI11, GB34. Porém, com a ressalva de que o efeito pode ser limitado caso não sejam realizados exercícios para a correção dos fatores externos que geram o surgimento das dores.[26] Yamamura e colaboradores, num estudo com 93 casos, obteve melhora total em 40,9% dos pacientes, enquanto o restante (59,1%) tiveram mais de 50% de melhor de suas dores.[27]

Algumas revisões relacionadas à inativação de pontos-gatilho (acupuntura ou agulhamento seco) ou envolvendo *tender points* de pacientes fibromiálgicos concluíram melhora em até 12 semanas se comparadas ao grupo placebo ou à não intervenção, bem como ao aumento do limiar de dor dos pontos musculares dolorosos.[28-30]

CONCLUSÃO

Apesar da incidência de lesões na coluna torácica ser inferior às das regiões cervical e lombar, ainda é um local vulnerável. O adequado conhecimento da anatomia, da biomecânica e dos diversos mecanismos de lesão permite um tratamento mais racional e consistente, otimizando tanto os resultados clínicos quanto o retorno o mais precoce possível do atleta à prática esportiva. Certamente a acupuntura clássica, aliada às diferentes técnicas e microssistemas irá auxiliar no manejo de sintomas, o que proporcionará maior conforto para o atleta para realizar os exercícios necessários para sua reabilitação.

REFERÊNCIAS

1. Horton WC, Kraiwattanapong C. The role of the sternum, costosternal articulations, intervertebral disc and facets in thoracic sagittal plane biomechanics: a comparision of three different sequences of Surgical release. Spine. 2005;30:2014-23.
2. Watkins R 4th, Watkins R 3rd, Williams L. Stability provided by the sternum and rib cage in the thoracic spine. Spine. 2005;30:1283-6.
3. Clarke KS. Epidemiology of athletic neck injury. Clin Sports Med. 1998;17:83-97.
4. Zigler JE, American Academy of Orthopaedic Surgeons. Spine Trauma. 2nd ed. Rosemont (IL): American Academy of Orthopaedic Surgeons; 2011. p. 792.
5. Watkins R. The spine in sports. St Louis (MO): Mosby; 1996. p. 657.
6. Hochschuler S. The spine in sports. Philadelphia (PA): Hanley & Belfus; 1990. p. 342.
7. Vamichkachorn JS, Vaccaro AR. Thoracic disk disease: diagnosis and treatment. J Am Acad Orthop Surg. 2000;8:159-69.
8. Yoshihara KT Jr., Myung KS, Alonso MA. Clay-shoveler's fracture equivalent in children. Spine. 2012;37:E1672-5.
9. Stillerman CB, Chen TC. Experience in the surgical management of 82 symptomatic herniated thoracic disc and review of the literature. J Neurosurg. 1998;88:623-33.
10. Gray BL, Buchowski JM, Bumpass DB. Disc herniations in the national football league. Spine. 2013;38:1934-8.
11. Cantu RC, Mueller FO. Catastrophic football injuries: 1977-1998. Neurosurgery. 2000;47:673-5; discussion, 5-7.
12. kang DH, Lee SH. Multiple spinous process fractures of the thoracic vertebrae (Clay-shoveler's Fracture) in a beginning golfer: a case report. Spine. 2009;34:E534-7.
13. Yamaguchi KT Jr., Myung KS. Clay-shoveler's fracture equivalent in children. Spine. 2012;37:E1672-5.
14. Sinha AK, Kaedlng CC, Waldyr FM. Upper extremity stress fractures in athletes: clinical features of 44 cases. Clin J Sport Med. 1999,9:199-202.
15. Lord MJ, Ha KI, Song KS. Stress fractures of the ribs in golfers. Am J Sports Med. 1996,24:118-22.
16. Read MT. Case report-stress fracture of the rib in a golfer. Br J Sp Med. 1994,28:206-7.
17. Karlson KA. Rib stress fracture in elite rowers: a case series and proposed mechanism. Am J Sports Med. 1998;26:516-9.
18. Taimela S, Kujala UM, Orava S. Two consecutive rib stress fractures in a female competitive swimmer. Clin J Sport Med. 1995;5:254-7.
19. Sandri PA, Almeida JC, Sandri JL. Fratura bilateral de primeira costela em mergulho com colete salva-vidas. Rev Bras Ortop. 2010;45(3):302-5.
20. Mintz AC, Albano A, Reisdorff EJ. Stress fracture of the first rib feom serraria anterior tension: an unusual mechanism of injury. Ann Emerg Med. 1990;19:411-4.
21. Ruiz J, Feigenbaum L. The thoracic spine in the overhead athlete. Curr Sports Med Reports. 2020;19(1):11-6.
22. Karlson KA. Thoracic region pain in athletes. Curr Sports Med Reports. 2004;3:53-7.
23. Travel JG, Simons DG, Simons LS. Myofascial pain and dysfunction: the trigger point manual-upper half of body. Baltimore, Md: Wiliams & Wilkins; 1999.
24. Wen TS. Manual terapêutico de acupuntura. Barueri: Manole; 2008.
25. Chang SS. Acupuncture anatomy: regional micro-anatomy and systemic acupuncture networks. CRC Press, Taylor & Francis Group; 2016.
26. Kung YY, Chen FP, Chaung HL, Chou CT, Tsai YY, Hwang SJ. Evaluation of acupuncture effect to chronic myofascial pain syndrome in the cervical and upper back regions by the concept of Meridians. Acupunct Electrother Res. 2001;26(3):195-202.
27. Ysao Y, Tsai S. Treatment of cervicalgia, cervicobrachiaalgia and dorsalgia by the distinct energy channel of Xin Bao Luo (circulation-sex) and Sanjiao (triple heater) in acupuncture emergency service. Rev Paul Acupunt. 2000;6(2):69-72.
28. Deare JC, Zheng Z, Xue CCL, Liu JP, Shang J, Scott SW, et al. Acupuncture for treating fibromyalgia. Cochrane Database System Reviews. 2013;5.
29. Furlan AD, van Tulder MW, Cherkin D, Tsukayama H, Lao L, Koes BW, et al. Acupuncture and dry-needling for low back pain. Cochrane Database System Reviews. 2005;1.
30. Gattie E, Cleland JA, Snodgrass S. The effectiveness of trigger point dry needling for musculoskeletal conditions by physical therapists: a systematic review and meta-analysis. J Orthop Sports Phys Ther. 2017 Mar;47(3):133-49.

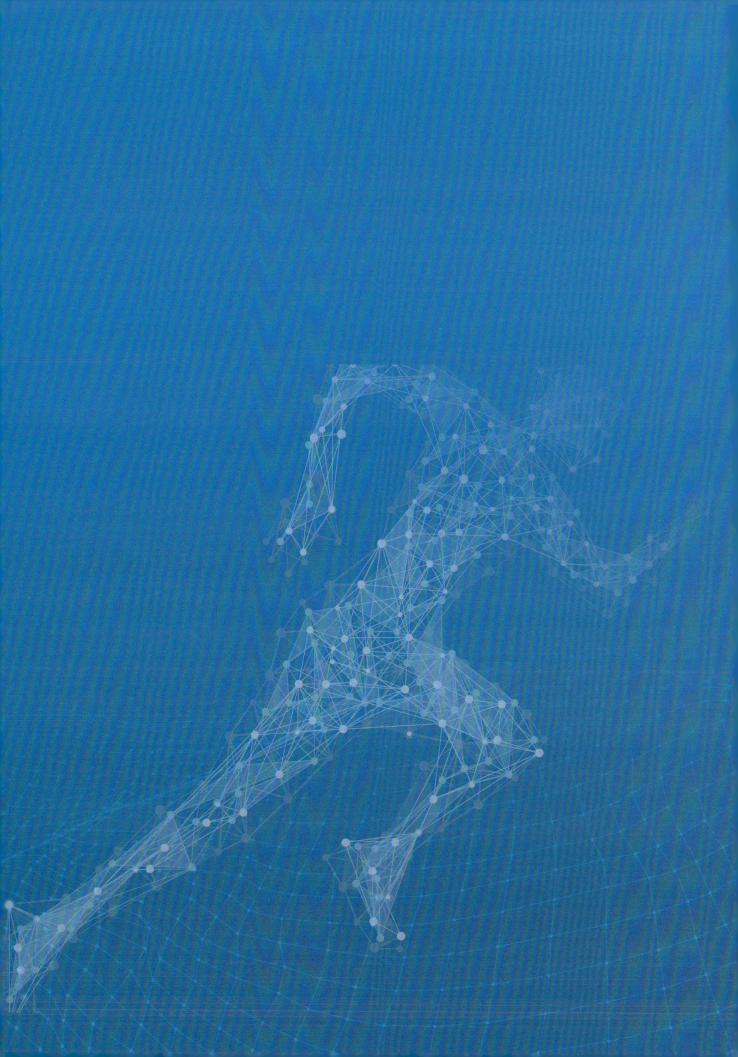

Lombalgia no esporte

67

▶ Andrea Furlan ▶ Demetrio Lorenzo Rodrigues ▶ Marcelo Poderoso de Araújo

● INTRODUÇÃO

Estudos epidemiológicos sugerem que dor lombar, independentemente da natureza, será referida por 60 a 80% da população geral em algum momento da vida. Ou seja, é um sintoma quase que onipresente! Em comparação com a população geral, atletas são tipicamente bem condicionados, com melhor flexibilidade e maior limiar de dor. Essas características servem como fatores protetivos. Por outro lado, atletas expõem a região lombar a um estresse mecânico mais elevado e, frequentemente, não respeitam limites na sua prática esportiva.

Apesar de não tão frequente quanto na população geral, dor lombar é referida por aproximadamente 30% dos atletas.[1,2] Essa taxa varia com a modalidade praticada. Por exemplo, cerca de 11% dos ginastas e 50% dos jogadores de futebol americano queixam-se de dor lombar. Além disso, mesmo as lesões que causam dor lombar são específicas de cada esporte. Por exemplo, hérnias de disco lombar são mais comumente vistas em levantadores de peso, enquanto espondilólise ou doença degenerativa discal, em ginastas.

Dor lombar pode ser decorrente de um evento agudo traumático ou, mais frequentemente, de microtraumatismos de repetição, típicas lesões por *overuse*. No curso de treinamento para competições, a coluna do atleta se sujeita a demandas extremas. Fadiga é comum e pode resultar em distensões musculares ou lesões ligamentares. Hérnia de disco é uma ocorrência frequente, e alterações degenerativas podem ser desencadeadas ou agravadas.

Tal qual na população geral, a evolução da dor lombar nos atletas pode não ser tão aparente. Uma anamnese minuciosa e um exame físico cauteloso, incluindo avaliação neurológica, bem como realização de exames complementares pertinentes, devem ser realizados da forma a mais precisa possível. As potenciais origens orgânicas da dor lombar são inúmeras: vísceras, articulações (disco, facetas), músculos, ligamentos, fáscias e nervos.

De um modo geral, a população pediátrica apresenta, mais comumente, uma causa orgânica da dor lombar quando comparada à população adulta, o que deve estimular sua pesquisa com mais afinco.

Há alguns fatores de risco para o desenvolvimento da dor lombar em atletas. Entre eles: lesão lombar prévia, relativa inflexibilidade lombo-pelve-femoral, condicionamento físico inadequado, carga excessiva e repetitiva, técnica inadequada na prática esportiva e aumentos abruptos na intensidade e/ou volume de treino. A presença de lesão lombar prévia é considerada o fator preditivo mais importante para o surgimento de lesão e dor lombar futura. Atletas que reportaram lesões lombares anteriores chegavam a ter um risco três vezes maior de desenvolver dor lombar quando comparados a atletas sem esse histórico.[3] Todos esses fatores, entretanto, são ainda discutíveis quanto à sua real participação na predisposição à dor lombar. Por outro lado, a ciência que envolve o tema lombalgia é, por si só, extremamente polêmica. Lacunas no conhecimento definitivo desse sintoma são ainda uma constante.

À parte das considerações biológicas, a dor lombar, enquanto compreendida como manifestação de etiologia complexa, pode tanto desenvolver quanto estar associada a sintomas comportamentais, afetivos e cognitivos, para os quais há diversas modalidades de tratamento. É aceito que esses sintomas apenas possam ser compreendidos numa perspectiva biopsicossocial, resultado de fatores não exclusivamente orgânicos, mas também sociais e psicológicos.

Na maioria dos pacientes, atletas ou não, a evolução da dor lombar é autolimitada, inclusive respondendo bem ao tratamento conservador, com medidas para analgesia, repouso relativo e reabilitação física.

● CORRELAÇÕES ANATÔMICAS

Os pontos clássicos da acupuntura organizam-se em meridianos, conjuntos de pontos que se agrupam formando linhas que percorrem trajetos específicos nos organismos, através dos quais circulam as substâncias fundamentais. Segundo a medicina tradicional chinesa (MTC), a cada meridiano clássico associa-se um sistema que inclui órgãos da anatomia humana e conjuntos de funções fisiológicas que, por vezes, coincidem com as funções conhecidamente desempenhadas pelos respectivos órgãos, segundo a medicina ocidental. Por vezes, porém, não há tal correspondência.

Cabe salientar que existem meridianos aos quais não se associam órgãos, e também pontos extras, que não integram nenhum meridiano. Este sucinto conjunto de conhecimentos é crucial para qualquer tentativa de correlação anatômica entre os sintomas apresentados por um paciente e o tratamento proposto pela MTC através do agulhamento de um dado conjunto de pontos de acupuntura.

A região lombar traduz a importância que recebe da MTC no grande número de pontos de acupuntura que apresenta, conforme pode ser observado na Figura 67.1. Estes podem ser estrategicamente subdivididos em três tipos: pertencentes ao Du Mai, pertencentes ao Meridiano da Bexiga e pontos extras. Esta característica mostrará grande importância no momento de selecionar e aplicar distintas técnicas terapêuticas baseadas em acupuntura.

O Du Mai (*Governor Vase*, GV) é um meridiano extraordinário (não se relaciona especificamente a nenhum órgão) cujo percurso coincide, em parte, com a linha média dorsal. Tem seu primeiro ponto localizado na região perineal, e seu último ponto, abaixo do nariz. Consequentemente, seu trajeto compreende toda a porção medial da região lombar.

De interesse local, é possível citar os pontos GV3, GV4 e GV5 (localizados em L4-L5, L2-L3 e L1-L2, respectivamente). Características como inervação e vascularização das regiões onde situam-se estes e os demais pontos nesta seção descritos podem ser encontradas na Tabela 67.1.

O Meridiano da Bexiga (*Bladder*, BL) apresenta um trajeto peculiar. Inicia-se próximo ao canto interno do olho, ascende pela cabeça e percorre a região dorsal paralelamente ao eixo da coluna (e, consequentemente, ao Du Mai), distando 1,5 tsun da linha média. Assim, segue até o nível do quarto forame sacral. Então, ascende e medializa-se, coincidindo com o primeiro forame sacral, de onde prossegue até o nível do joelho. Dali, ascende até o ombro, de onde retoma ao sentido caudal distando 3 tsun da linha média até chegar novamente ao nível do quarto forame sacral e segue para os membros inferiores até seu último ponto, na face lateral do V pododáctilo.

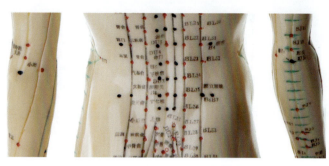

Figura 67.1 Pontos de acupuntura na região lombar.
Fonte: Depositphotos.

Este "zigue-zague" realizado pelo meridiano na região dorsal torna-o de especial interesse no tratamento das dorsalgias, com lombalgias incluídas, principalmente aquelas relacionadas à musculatura paravertebral, devido à clara coincidência entre as topografias. Na primeira "passagem" do meridiano pela região lombar, os pontos de interesse local são BL22, 23, 24, 25 e 26 (nos níveis das bordas inferiores dos processos espinosos de L1, L2, L3, L4 e L5, respectivamente). Já na segunda, os pontos são BL51 e 52, situados nos níveis das bordas inferiores dos processos espinosos de L1, L2, porém 3 tsun distantes da linha média.

EXB2, também conhecido como Jia ji, é um conjunto de 17 pares de pontos considerados, em sua totalidade, como um ponto extra (não integra nenhum meridiano). Localizam-

Tabela 67.1 Pontos citados, localização, inervação e vascularização.

Ponto	Localização[40]	Musculatura subjacente[40]	Vascularização[40]	Inervação[40]
GV3	Depressão inferior ao processo espinoso de L4	Fáscia toracolombar	Plexo venoso externo posterior	Ramo medial posterior do IV nervo lombar
GV4	Depressão inferior ao processo espinoso de L2	Fáscia toracolombar	Plexo venoso externo posterior	Ramo medial posterior do II nervo lombar
GV5	Depressão inferior ao processo espinoso de L1	Fáscia toracolombar	Plexo venoso externo posterior	Ramo medial posterior do I nervo lombar
GV20	Na linha média, 5 cun posterior à linha de implantação do cabelo.	Aponeurose epicraniana	Ramos parietais da artéria e veia superficial temporal	Ramos do nervo occipital maior
BL2	Medial à sobrancelha, na incisura supraorbital	Músculo orbicular do olho	Veia e artéria supraorbitais	Nervo supraorbital e ramo temporal do nervo facial
BL22	1,5 cun lateral à borda inferior do processo espinoso de L1	Fáscia toracolombar e músculo latíssimo do dorso	Ramo cutâneo medial dorsal da I artéria lombar	Ramo lateral cutâneo do 12º nervo espinal
BL23	1,5 cun lateral à borda inferior do processo espinoso de L2	Fáscia toracolombar e músculo latíssimo do dorso	Ramo cutâneo medial dorsal da II artéria lombar	I e II nervos cluneais superiores
BL24	1,5 cun lateral à borda inferior do processo espinoso de L3	Fáscia toracolombar e músculo latíssimo do dorso	Ramo cutâneo medial dorsal da III artéria lombar	II e III nervos cluneais superiores
BL25	1,5 cun lateral à borda inferior do processo espinoso de L4	Fáscia toracolombar e músculos latíssimo do dorso e psoas maior	Ramo cutâneo medial dorsal da IV artéria lombar	Ramos cutâneos do IV e V nervos lombares

(*Continuação*)

Tabela 67.1 Pontos citados, localização, inervação e vascularização. *(Continuação)*

Ponto	Localização[40]	Musculatura subjacente[40]	Vascularização[40]	Inervação[40]
BL26	1,5 cun lateral à borda inferior do processo espinoso de L5	Músculos eretores da espinha e psoas maior	Ramo cutâneo medial dorsal da V artéria lombar	Ramos cutâneos do IV e V nervos lombares
BL51	3 cun lateral à borda inferior do processo espinoso de L1	Músculo latíssimo do dorso	Ramo cutâneo medial dorsal da I artéria e I veia lombar	Nervo toracodorsal e ramos cutâneos mediais posteriores dos nervos lombares L1 e L2
BL52	3 cun lateral à borda inferior do processo espinoso de L2	Músculo latíssimo do dorso	Ramo cutâneo medial dorsal da I artéria e I veia lombar	Nervo toracodorsal e ramos cutâneos mediais posteriores dos nervos lombares L1 e L2
BL60	Ponto médio entre ápice do maléolo lateral e a borda do tendão calcâneo	Tendão calcâneo	Ramo maleolar posterolateral da artéria e veia fibular	Nervos sural e fibular superficial
GB30	Limite do terço lateral da linha entre trocanter maior e início da prega interglútea	Músculos glúteo máximo e obturador interno	Ramos da veia e da artéria circunflexa ilíaca superficial	Nervos cluneal superior e cutâneo femoral lateral
SI3	Proximal à cabeça do V metacarpo, na junção das peles clara e escura	Músculo abdutor digital mínimo e músculo flexor digital mínimo	Veias digital palmar e digital dorsal Artéria digital palmar própria	Nervo digital palmar próprio
SI5	Face ulnar do punho, entre o processo estiloide e o osso piramidal.	Retináculo dos extensores do carpo	Ramos carpal dorsal da veia ulnar e carpal dorsal da artéria ulnar	Ramo dorsal do nervo ulnar
EXB2	0,5 cun lateral à borda inferior dos processos espinosos de T1 a L5	Fáscia toracolombar, músculo trapézio	Veia e artéria toracodorsais	Ramos cutâneos mediais posteriores de T1 a T12 e ramos cutâneos laterais de L1 a L5
EXUE7	2 pontos no dorso da mão, nas junções do I e II e do III e IV metacarpos	Fáscia dorsal da mão, tendão do extensor dos dedos	Ramos dorsais superficiais dos nervos radial e ulnar	Rede venosa dorsal da mão, veias metacarpais dorsais

Fonte: Acervo do autor.

-se 0,5 tsun lateralmente à borda inferior do processo espinoso das vértebras T1 a L5. Qualquer subconjunto destes pontos pode ser usado à medida da intenção terapêutica. Logicamente, em um contexto de tratamento da lombalgia, deve-se abdicar do uso de um ou mais dos pontos localizados ao nível das vértebras lombares.

Cabe aqui uma breve constatação capaz de sumarizar as possibilidades terapêuticas já apresentadas: todos os pontos e meridianos até aqui descritos formam linhas longitudinais paralelas à linha medial na região lombar: Du Mai que coincide com esta, EXB2 (0,5 cun lateral), e Meridiano da Bexiga (1,5 e 3 cun lateral).

Sintomas externos a estas regiões anteriormente descritas, mas ainda classificados como lombalgias, podem ser causados por patologias musculares como contraturas, que geram o que se define em acupuntura como pontos ah shi, locais de palpação consideravelmente mais dolorosa onde podem ser inseridas agulhas, ainda que não sejam pontos descritos.

A despeito de que os pontos e estruturas já discutidos e apresentados são de caráter local, na acupuntura existem opções de tratamento baseadas no uso de pontos distantes da área de interesse. Estes podem ser pontos de um meridiano que atravessa tal área (como Du Mai e Bexiga, no caso das lombalgias), porém, externos a esta. Há também pontos de outros meridianos com aplicações específicas, como o Intestino Delgado (*Small Intestine*) SI5, pontos extras (como o Ex UE7), e microssistemas, que são representações de todo o corpo em pequenas regiões que podem proporcionar analgesia a determinadas áreas e estruturas quando seus respectivos pontos nesta representação são estimulados. Técnicas escalpeanas e auriculoterapia são exemplos de microssistemas. Todas estas alternativas serão discutidas em seções subsequentes deste capítulo.

● CONSIDERAÇÕES ANATÔMICAS E BIOMECÂNICAS

A vértebra lombar típica é constituída de um corpo vertebral anteriormente, e pedículos, lâminas, facetas articulares, processos transversos e espinosos posteriormente. Cada vértebra tem um processo articular superior na porção cefálica do arco posterior, e um processo articular inferior na porção caudal desse arco. Esses processos articulares são conectados por uma região chamada "pars interarticularis"

(Figura 67.2). O disco intervertebral está localizado entre dois corpos vertebrais adjacentes. O disco apresenta dois componentes básicos, o núcleo pulposo e ânulo fibroso, contido pelo anulofibroso multilaminar periférico. O terço externo do ânulo fibroso é inervado, sendo potencial fonte de dor. Essa inervação vem primariamente do nervo sinovertebral, formado por extensões do ramo ventral somático e ramos autonômicos comunicantes. Com terminações encapsuladas e não encapsuladas, tanto estímulos nociceptivos quanto proprioceptivos podem ser deflagrados.

As articulações facetárias diartrodiais se localizam entre os arcos posteriores de vértebras adjacentes. Elas facilitam o movimento intervertebral, bem como resistem a forças de cisalhamento, torcionais e de compressão. A inervação dessas articulações vem dos ramos mediais do ramo dorsal primário, que também é capaz de conduzir estímulos nociceptivos e proprioceptivos.

A unidade funcional lombar é constituída por duas vértebras adjacentes, o disco intervertebral interposto e as facetas articulares associadas. A boa inter-relação dessas partes é necessária para o funcionamento normal da coluna lombar. A disfunção dessas estruturas pode ocasionar problemas lombares agudos ou crônicos.

A movimentação lombar ocorre em vários planos: flexão, extensão, inclinação lateral e rotação axial. A hiperflexão é geralmente associada a lesão por distração dos elementos posteriores (p. ex., ligamentos interespinosos) ou lesão compressiva de elementos anteriores (p. ex., encunhamento do corpo vertebral). O oposto é considerado nos mecanismos de hiperextensão. Cargas compressivas imprimem estresse mecânico ao disco intervertebral e às facetas articulares. As facetas, que normalmente suportam 10-15% da carga axial, são ainda mais sobrecarregadas mediante hiperextensão.

AVALIAÇÃO CLÍNICA

Há uma variedade de cenários nos quais pode-se encontrar um atleta com lesão na coluna lombar. Desde um trauma agudo de alta energia nos esportes motorizados, como o motociclismo ou corridas de carros, até uma lesão lombar crônica, debilitante, associada a *overuse*, como em esportes que envolvem movimento repetitivo de flexoextensão do tronco, com é o caso da ginástica artística, *surf*, vôlei e remo.

Acidentes de alta energia sempre vão requerer a aplicação inicial do protocolo de ATLS (*Advanced trauma life suport*). Traumatismos na coluna lombar podem ser concomitantes a lesões de vísceras abdominais, vasculares ou raquimedulares, às quais devem ser abordadas com prioridade. Geralmente, uma história completa deve incluir detalhes sobre mecanismo de trauma, localização e características da dor, fatores desencadeantes, de piora ou melhora, presença ou não de sintomas neurológicos, função esfincteriana, progressão da dor desde o início e sintomas preexistentes. O exame físico compreende a sequência preconizada de inspeção, palpação, percussão, manobras especiais e avaliação neurológica, objetivando localizar o sítio da dor e caracterizar aspectos causais e consequentes à lesão. Alterações cutâneas, deformidades, limites de amplitude de movimentos, dor à palpação ou mobilização das diversas estruturas musculares, articulares, alterações neurológicas, centrais ou periféricas são documentados. Afecções da coluna lombar muito frequentemente se manifestam na região glútea e nos membros inferiores, seja de forma referida, irradiada ou por consequência a compensações mecânicas. Dessa forma, uma avaliação detalhada da pelve e dos membros inferiores é mandatória. A avaliação complementar, quando indicada, deve ser iniciada por radiografia simples em dois planos. A tomografia computadorizada é aplicada para avaliar uma possível fratura oculta ou quando há evidência de lesão óssea significante a radiografia simples. Imagens de ressonância nuclear magnética são recomendadas na vigência de alterações neurológicas, a fim de avaliar uma lesão mais severa e potencialmente instável, ou mesmo danos a partes moles.

Considerando as peculiaridades etiopatogênicas da dor lombar no atleta jovem e no adulto, esses grupos serão abordados separadamente.

DOR LOMBAR NO ATLETA JOVEM

Atletas jovens que se queixam de dor lombar estão mais propensos a apresentar patologias associadas. Em populações com idade inferior a 12 anos, afecções orgânicas relacionadas à dor lombar são identificadas em 45 a 50% dos casos.[4] A incidência de dor lombar na idade de 12 anos é de 11%, aumentando para até 30% na idade de 15 anos, sendo ainda maior em alguns esportes, como ginástica artística, futebol e tênis.[4] As condições que mais comumente causam dor lombar no atleta serão descritas na sequência.

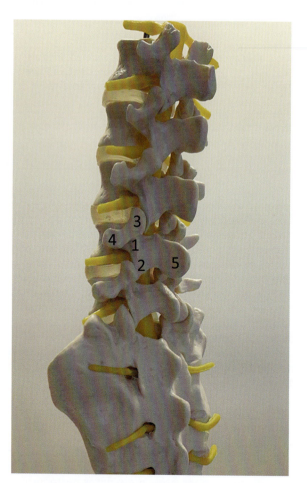

Figura 67.2 Anatomia da coluna lombar: 1, "pars interarticularis"; 2, processo articular inferior; 3, processo articular superior; 4, processo transverso; 5, processo espinoso.

Fonte: Acervo do autor.

Espondilólise

Anatomicamente, a lesão espondilolítica ocorre numa área do arco neural chamada "pars interarticularis" (Figura 67.3).

A espondilólise pode ser classificada de acordo com a fisiopatologia em cinco tipos básicos:

- **Tipo I:** displásico, com alongamento da "pars", porém sem falha
- **Tipo II:** ístmico, cuja lesão ocorre ao longo da "pars"
- **Tipo III:** degenerativo, associado a alterações crônicas dos processos articulares
- **Tipo IV:** traumático, com fratura aguda da "pars"
- **Tipo V:** patológico, associado a doenças ósseas de base[5]

O mecanismo comum associado à espondilólise no esporte é a sobrecarga da "pars interarticularis", causada por movimentos de extensão ou hiperextensão do tronco.

Quando associados a deslocamentos torcionais, tais quais em esportes de arremesso, é adicionado estresse de cisalhamento, podendo gerar lesões em outras estruturas, como os discos intervertebrais.

Na população geral, a incidência de espondilólise é de aproximadamente 4,5% na idade de 6 anos, sendo a maioria assintomática.[6] Apenas 1 a 2% dos atletas adolescentes desenvolvem espondilólise sintomática.[5] Entretanto, espondilólise corresponde a 47% das causas de dor lombar em adolescentes, comparados a apenas 5% nos adultos.[1] A incidência é três vezes mais comum em brancos, e duas a três vezes mais comum em homens,[5] sendo mais elevadas em certas modalidades: esportes de arremesso (27%), mergulho (43%), dança (43%), ginástica artística (17%) e remo (17%).[1,5,7] Todos os atletas praticantes de modalidades que envolvem movimentos repetitivos em hiperextensão estão sob risco. Já a prevalência da espondilólise em atletas não é muito maior que na população geral.

Clinicamente, a dor lombar associada a espondilólise é deflagrada mediante movimento de hiperextensão. Ao exame físico, a dor pode ser exacerbada ao forçar a coluna do atleta em hiperextensão na posição ortostática com apoio monopodálico.[8-11] Apesar desses sinais e sintomas serem unilaterais, nos raros casos de falha bilateral, o atleta pode referir dor lombar em ambos os lados. Comumente encontra-se retração de isquiotibiais e hiperlordose,[8-11] além de eventual dor referida nos glúteos e nas coxas. Alterações neurológicas são raras.

A pesquisa diagnóstica deve seguir com radiografias simples da coluna lombar. Ocasionalmente, a falha aguda pode ser identificada nas incidências em perfil ou oblíquas, visualizadas através de uma linha radiolucente na coleira do "*Scotty dog*".[9,10,12] Mas o mais comum é o defeito da "pars" ser observado no estado cicatricial, quando se tem foco local de esclerose. Exames de tomografia computadorizada ou SPECT também auxiliam nos diagnósticos e planejamentos terapêuticos.[12-14]

Os objetivos gerais do tratamento da espondilólise são: 1, obter cicatrização óssea, se possível; 2, aliviar a dor; 3, restaurar e otimizar a função física.[5]

Dentre as modalidades terapêuticas incluem-se: medicações analgésicas, acupuntura, eletroestimulação óssea, cinesioterapia e terapia manual, entre outras, havendo também necessidade de repouso relativo pelo atleta. Caso essas medidas sejam inefetivas, tipos específicos de órteses são indicados por períodos de 4 a 12 mses,[12,13,15] visando a consolidação da lesão óssea.[1] Mesmo após esses longos períodos de tratamento, cicatrização completa pode não ser obtida. Nesta situação, cada caso deve ser avaliado individualmente quanto à necessidade de abordagem cirúrgica.

Uma vez atingido um resultado satisfatório, o trabalho preventivo está baseado não apenas na manutenção dos exercícios de estabilização lombo-pelve-femoral,[9,12,15] mas também na modificação da técnica de execução de movimentos que sobrecarreguem os elementos posteriores da coluna lombar.

Por fim, atletas assintomáticos não requerem tratamento específico![16]

Espondilolistese

Corresponde ao deslizamento de uma vértebra sobre seu segmento adjacente, podendo ser anterior, posterior ou lateral, com ou sem rotação. Considerando o atleta jovem, o mecanismo pode ser de sobrecarga dos elementos posteriores, com fratura bilateral da "pars interarticularis" e progressão sequencial para um deslizamento.[13,17] Atletas jovens apresentaram, numa série, 38% de taxa de deslizamento, o que não foi significativamente superior à da população geral.[1] O atleta que apresenta espondilólise pode passar a ser sintomático após um deslizamento,[8,12,13] o que deve chamar atenção para essa possibilidade diagnóstica. Dor lombar é o sintoma mais comum, sendo que achados neurológicos são mais comuns na listese que na espondilólise. Ao exame físico, pode-se observar retificação da curvatura lombar à

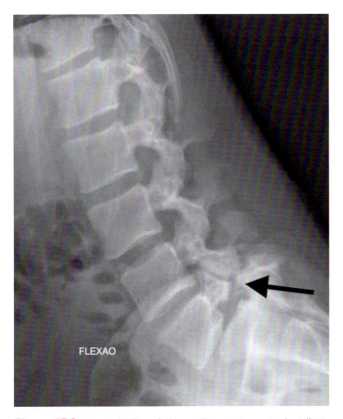

Figura 67.3 Espondilólise: falha na "pars interarticularis" L5.
Fonte: Acervo do autor.

inspeção, além de um degrau entre os processos espinosos adjacentes no nível do deslizamento e retração da musculatura posterior da coxa.[12,13,18]

Avaliação complementar é iniciada com radiografias simples da coluna lombar em ortostase. A espondilolistese pode ser graduada radiograficamente em graus, numa escala de I a V de acordo com a porcentagem do corpo vertebral desviado em relação ao adjacente. Grau I, escorregamento de 0-25%; grau II: 25-50%; grau III: 50-75%; grau IV: 75-100%; grau V: espondiloptose (>100%) (Figura 67.4).[8,10] Na vigência de alterações neurológicas, imagens de ressonância nuclear magnética da coluna lombar são indicadas. Atletas jovens, ainda em curso de crescimento, devem ser monitorizados para risco de progressão do deslizamento.

O tratamento depende tanto da apresentação clínica do atleta quanto do grau do escorregamento. Se de baixo grau (graus I e II) e sem alterações neurológicas progressivas, aconselha-se tratamento eminentemente conservador. Graus mais elevados de deslizamento, falha no tratamento conservador ou alterações motoras periféricas são indicações convencionais de tratamento cirúrgico.

Doença de Scheuermann lombar

A doença de Scheuermann clássica é descrita na região torácica, com hipercifose rígida, encunhamento de pelo menos três corpos vertebrais adjacentes em ao menos 5 graus cada, irregularidades de placas terminais vertebrais e nódulos de Schmorl,[8,12] frequentemente acompanhada de dorsalgia. Atletas em esportes de contato ou com movimentos repetitivos de extensão, como levantamento de peso e ginástica artística, podem desenvolver a doença de Scheuermann lombar,[8,12,19] variante da forma torácica, aqui, cursando com lombalgia e, raramente, alterações neurológicas periféricas.

O tratamento inicial é sempre conservador, com medidas analgésicas (medicações, meios físicos, acupuntura) e cinesioterapia. O uso de órteses pode ser considerado na refratariedade das medidas iniciais, com extrema atenção para o risco de atrofia muscular decorrente da imobilização. Tratamento cirúrgico muito raramente é indicado na doença de Scheuermann lombar.

Distensão muscular

A partir da idade de 16 anos, a incidência de dor lombar se aproxima à dos adultos. Apesar de comum em atletas jovens, a lesão muscular ainda deve ser um diagnóstico de exclusão.[1]

Dor lombar decorrente de distensão muscular ocorre em 6% dos atletas adolescentes.[1] Fatores extrínsecos, como: trauma, técnica inadequada de movimento, *overtreaning*, desbalanço muscular, obesidade e material de treino inadequado, e fatores intrínsecos, como estirão do crescimento e crescimento assimétrico, podem contribuir para essa incidência.[13]

Tipicamente, o atleta referirá dor lombar. Ao exame físico, há achados inespecíficos, como dor local, espasmo muscular, limitação da mobilidade do tronco. Exames complementares são comumente negativos.

O tratamento é voltado para o controle da dor e a recuperação da mobilidade regional. Por outro lado, não há evidências, até o momento, de que reabilitação física interfira no tempo de retorno do atleta à prática esportiva.

Por fim, avaliação e correção dos fatores extrínsecos são essenciais para prevenir recorrências.

Hérnia de disco

Lesões discais em atletas jovens são raras. Crianças raramente sofrem lesões traumáticas discais na prática esportiva. Para título de estatística, apenas 1% de todas as hérnias de disco acontecem na segunda década de vida.[2] Aproximadamente 11% dos atletas adolescentes experimentam hérnia discal sintomática, comparados com 48% dos atletas adultos.[12]

Clinicamente, o atleta se apresenta com dor e certa rigidez lombar,[13] além de sintomas neurológicos na presença de

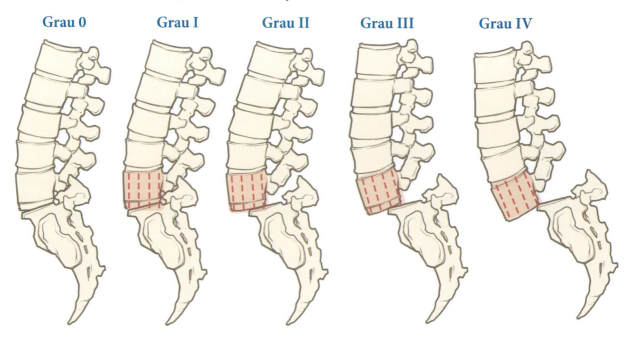

Figura 67.4 Classificação da espondilolistese segundo o grau de escorregamento.

CAPÍTULO 67

compressão radicular pelo material discal herniado. Nesta situação, ressonância nuclear magnética está indicada.[12]

O tratamento deve ser prioritariamente conservador, sendo a cirurgia reservada para falha no tratamento conservador, previamente citado, presença de cauda equina aguda ou déficit neurológico progressivo.[12] Métodos para controle da dor (medicações analgésicas, anti-inflamatórios não hormonais, corticoesteroides, termoterapia, terapia manual, acupuntura) e cinesioterapia são as medidas básicas a serem adotadas. O prognóstico é muito bom, com retorno à prática esportiva pela maioria dos atletas.

Fraturas

Atividades esportivas podem causar uma variedade de fraturas na região lombar.

Fraturas do corpo vertebral podem ocorrer em traumas de mais alta energia, como futebol americano ou rúgbi. O mecanismo usual é carga axial em alta energia, com o tronco na posição fletida.[12] Ao exame físico, tem-se dor e rigidez do tronco, possível desnivelamento e dor à palpação das apófises espinosas. Uma avaliação neurológica é mandatória. O diagnóstico complementar é firmado com a radiografia simples, nas incidências anteroposterior e de perfil. A morfologia da fratura, inclusive com evidências de instabilidade, é mais bem estudada ao exame de tomografia computadorizada.

O tratamento depende de vários fatores, tais quais padrão e localização da fratura, presença de instabilidade e de dano neurológico. Fraturas estáveis e sem comprometimento neurológico são candidatas a tratamento conservador, com repouso relativo e controle da dor. O uso de órteses com finalidade analgésica pode ser indicado. Quando o atleta estiver sem dor, os exercícios de alongamento e fortalecimento são indicados. O retorno à prática esportiva só deve ser permitido após a consolidação da fratura, que leva em média oito semanas.

Fraturas dos processos espinosos ocorrem em atletas jovens por trauma direto ou via avulsão apofisária.[12] Ao exame físico, tem-se dor local e, eventualmente, crepitação à palpação. O diagnóstico é confirmado por radiografia simples. O tratamento segue as mesmas diretrizes, sendo o retorno à prática esportiva reservado para quando o atleta apresentar mobilidade e força completas.

● DOR LOMBAR NO ATLETA ADULTO

A maioria da população geral (60-80%) apresentará pelo menos um episódio de dor lombar na vida. Dor lombar ocorre mais comumente entre as idades de 35 e 55 anos.[20-22] Há muita discussão se atletas realmente estão sob maior risco de apresentarem dor lombar.[1] A prevalência aparenta ser maior em certas modalidades, como *wrestling* e levantamento de peso. Ginastas de elite também apresentaram maior prevalência quando comparados aos controles em algumas séries.[23] Por outro lado, corredores tiveram a mais baixa prevalência, 1 a 9%. Entretanto, a prevalência de lombalgia entre atletas de elite de todos os esportes foi 29% num estudo, comparado com 44% em não atletas.[1] Prevalência de lombalgia em outras modalidades: futebol 37%, tênis 32-38%, remo masculino 15%, remo feminino 25%.[1,24]

Na população praticante de atividade física regular, a maioria dos casos de lombalgia tem origem mecânica, geralmente creditada a distensão muscular ou lesão ligamentar. Hérnia de disco lombar, fraturas e doença degenerativa podem acometer o atleta adulto e serem responsáveis teóricas pela dor lombar por ela referida.

Lesão muscular

Diferentemente dos atletas jovens, apenas 15% dos adultos apresentarão um substrato estrutural diagnosticado como causa da dor lombar.[25] Por outro lado, a despeito da dificuldade diagnóstica, o prognóstico é muito bom. Dentro de duas semanas, até 90% dos pacientes terão a resolução completa dos sintomas.

Vários fatores podem participar na etiologia dessas lesões: desbalanço muscular, biomecânica inadequada dos membros inferiores ou relativa inflexibilidade lombo-pelve-femoral. Clinicamente, o atleta com lesão muscular refere dor e dificuldade de movimentação. É ainda possível palpar um músculo paravertebral mais tenso que o habitual.[22] Quando há história de trauma direto, uma radiografia simples está indicada.

O tratamento segue linhas gerais para controle da dor, repouso relativo por um curto período e recuperação progressiva da mobilidade e força muscular. Exercícios de estabilização lombar e manutenção da flexibilidade do tronco são indicados como fatores preventivos de novas lesões.

Hérnia de disco lombar

Como citado previamente, o disco intervertebral é composto de um núcleo pulposo, com aspecto gelatinoso, e de camadas circulares periféricas concêntricas, o ânulo fibroso. Anteriormente, o disco é suportado pelo ligamento longitudinal anterior. Posteriormente, pelo ligamento longitudinal posterior, com áreas de relativa fraqueza nas porções posterolaterais. Pelo fato de as fibras do ânulo fibroso terem distribuição tridimensional trançada, a rotação causa o afrouxamento dessa estrutura, deixando o disco suscetível à herniação. O mecanismo típico da herniação discal é rotação, associada a flexão e a compressão.[26] Essas forças podem ser reproduzidas em esportes como tênis, ginástica artística, golfe e futebol americano, entre outros, e[26] quando repetidas ao longo do tempo, podem ocasionar degeneração discal. Em levantadores de peso por volta dos 40 anos, 80% dos homens e 65% das mulheres apresentam doença degenerativa discal lombar à ressonância nuclear magnética.[2] O movimento repetido de flexão pode causar abaulamento discal gradual na direção posterior. Estresse repetitivo pode causar fissuras radiais ao longo do tempo.[1,24] Perda do componente nuclear, seja por desidratação ou por extravasamento, acarreta diminuição da altura discal e, consequentemente, uma certa incompetência mecânica em absorver choques. Com isso, tem-se maior estresse transferido às facetas e sua degeneração.[1] Entretanto, surgem as controvérsias! Apesar dos achados compatíveis com doença degenerativa lombar serem mais comuns em algumas modalidades, tal o caso dos levantadores de peso, eles não tiveram maior incidência de dor lombar que a população geral.[1] É muito comum, na clínica de coluna vertebral, encontrar uma dissociação clínico-radiográfica em pacientes com dor lombar, porém sem alterações degenerativas que justifiquem os sintomas de forma clara, bem como pacientes sem dor lombar, mas com comprometimento estrutural degenerativo importante.

Atletas entre 20 e 35 anos apresentam maior risco de lesão discal.[25] A transição lombossacral (L5-S1) é o segmento mais comumente afetado, seguido do nível L4-L5. À anamnese, o atleta refere dor e dificuldade de movimentação axial, sintomas agravados mediante flexão do tronco, que causa aumento da pressão no disco. A posição de conforto tende a ser em decúbito supino ou em extensão do tronco. Na presença de compressão radicular, sintomas neuropáticos podem ser presenciados. A avaliação complementar começa com uma radiografia simples da coluna lombar, que, provavelmente, só mostrará uma diminuição da altura discal. O diagnóstico é concluído com exame de ressonância nuclear magnética da coluna lombar (Figura 67.5), que avaliará tanto o disco quanto possível compressão de raízes neurais.

O tratamento, tal qual no atleta jovem é, por excelência, conservador. Como sequência elementar, inicia-se com controle da dor e com mobilização articular supervisionada pelo terapeuta físico. Com a evolução, exercícios de estabilização do tronco, em baixas amplitude e intensidade, são iniciados. Progride-se com a intensidade conforme tolerância pelo atleta, objetivando fortalecimento da musculatura lombar. No estágio seguinte, exercícios específicos para a modalidade do atleta são iniciados, inclusive pliometria. Por fim, orientações para manutenção desses exercícios são feitas visando à prevenção de novas lesões.[1,17]

Fraturas da coluna lombar

Fraturas de compressão do corpo vertebral

Fraturas da coluna vertebral no atleta adulto geralmente seguem traumas de mais alta energia. Compressão da coluna anterior pode ocasionar encunhamento (Figura 67.6) ou mesmo explosão do corpo vertebral. Carga axial, adicionada à flexão anterior, corresponde ao mecanismo habitual dessa lesão, sendo a primeira vértebra lombar a mais acometida. Acidentes automobilísticos ou motociclísticos em esportes motorizados são responsáveis por 50% de todas as fraturas vertebrais em compressão.

O atendimento inicial envolve a execução do protocolo de suporte avançado de vida (ATLS), considerando a energia envolvida no trauma e a possibilidade de lesões concomitantes a estruturas e órgãos nobres, os quais devem ser abordadas com prioridade. Normalmente, uma história completa deve incluir detalhes sobre mecanismo de trauma, localização e características da dor, fatores desencadeantes, de piora ou melhora, presença ou não de sintomas neurológicos, função esfincteriana, progressão da dor desde o início e sintomas preexistentes. O exame físico compreende a sequência preconizada de inspeção, palpação, percussão, manobras especiais e avaliação neurológica, objetivando localizar o sítio da dor e caracterizar aspectos causais e consequentes à lesão. Alterações cutâneas, deformidades, limites de amplitude de movimentos, dor à palpação ou mobilização das diversas estruturas musculares, articulares, alterações neurológicas, centrais ou periféricas, são documentados. Traumatismos lombares muito frequentemente se associam a lesões da bacia. Dessa forma, uma avaliação detalhada do anel pélvico é mandatória. A avaliação complementar, quando indicada, deve ser iniciada por radiografia simples em duas incidências. A tomografia computadorizada é aplicada para avaliar uma possível fratura oculta ou quando há evidência de lesão óssea significante à radiografia simples (Figura 67.7). Imagens de ressonância nuclear magnética são recomendadas na vigência de alterações neurológicas, para avaliar uma lesão mais severa e potencialmente instável ou mesmo danos a partes moles.

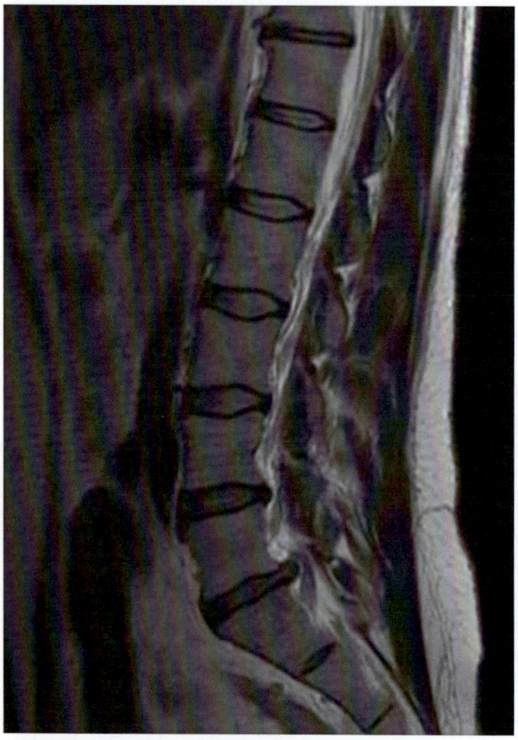

Figura 67.5 Hérnia de disco lombar (imagem de ressonância nuclear magnética da coluna lombar).

Fonte: Acervo do autor.

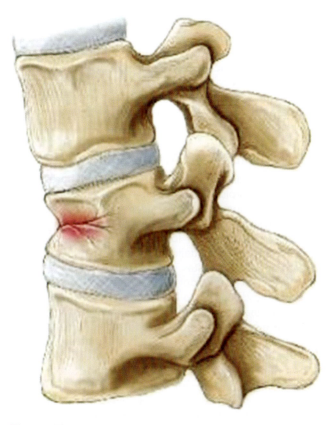

Figura 67.6 Fratura de encunhamento de vértebra lombar.

Seguindo os mesmos princípios gerais de traumatologia da coluna vertebral, o tratamento final depende de vários fatores, tais quais o estado geral do paciente, o padrão e a localização da fratura, a presença de instabilidade e de dano neurológico. Fraturas estáveis e sem comprometimento neurológico são candidatas a tratamento conservador, com repouso relativo e controle da dor. O uso de órteses com finalidade analgésica pode ser indicado. Quando o atleta estiver sem dor, os exercícios de alongamento e fortalecimento são iniciados. O retorno à prática esportiva só deve ser permitido após a consolidação da fratura, que leva em média 8 a 12 semanas no adulto.

Fratura de estresse do sacro

A fratura de estresse do sacro é uma causa incomum de dor lombar no atleta.[1] Diagnosticada mais frequentemente em atletas do sexo feminino, a evolução é insidiosa ao longo de algumas semanas. Ao exame físico, o atleta apresenta dor ao teste de Patrick e à manobra de pistonagem axial do quadril do lado acometido.

O tratamento é conservador com analgesia, repouso relativo e descarga dos membros com muletas. A atleta também deve ser investigada quanto à possibilidade de osteoporose, a qual deve seguir tratamento específico.

● TRATAMENTO PELA ACUPUNTURA

Segundo a MTC, existem três etiologias principais para os quadros de lombalgia: exposição ao frio ou vento (principalmente quando paciente estava suado, após prática esportiva), deficiências dos rins, e estase de sangue secundária a trauma.[27] Todas devem ser investigadas no contexto da MTC e serão (ainda que brevemente) abordadas. Porém, a etiologia de maior interesse no contexto desta obra é a última.

Pontos locais

O tratamento via acupuntura tem um caráter eminentemente topográfico. Seja devido ao uso de pontos locais, ao uso de pontos cujos meridianos atravessam a região de interesse, ou mesmo baseando-se nas regiões às que se dirigem os efeitos de pontos extras. Considerando-se este fato, pode-se conceber como heurístico o uso de técnicas relacionadas mais a regiões que a causas dos sintomas.

Como exemplo, é possível citar o uso do Du Mai (com os já citados pontos GV3, 4 e 5) nas lombalgias que pioram à extensão do tronco. Ora: ao impor estresse mecânico a estruturas sob processo inflamatório ou sensibilização de terminações nervosas nociceptivas (o que ocorre com a linha média dorsal quando da hiperextensão da coluna), seria esperado que técnicas que induzem analgesia nesta região aliviassem a dor com maior efetividade.

Seguindo o raciocínio loco-regional, nos movimentos de flexão e em algumas lateralizações do tronco, o estresse mecânico é imposto sobre a musculatura paravertebral. Nestes casos, um meridiano que seja composto por pontos nesta região seria uma útil ferramenta terapêutica e é o que oferece o Meridiano da Bexiga, com suas duas passagens pela região, conforme já descrito anteriormente.

Este "duplo-percurso" permite uma escolha de pontos diferente segundo a distância dos sintomas à linha média. Sintomas mediais (com lateralização de aproximadamente 1,5 cun) mais relacionados à topografia do músculo longuíssimo dorsal podem ser tratados com os já descritos pontos BL22, 23, 24, 25 e 26. Já as queixas em porções mais laterais, situadas em regiões mais relacionadas ao músculo iliocostal, receberiam indicação dos pontos no segundo trajeto do meridiano, mais lateralizados, como BL51 e 52.

Dores ditas radiculares, cujas apresentações sugerem distribuição dermatomérica ou mostram algum tipo de reação neurovegetativa em território tipicamente relacionado a alguma raiz dorsal, seriam potencialmente tratáveis a partir de pontos próximos aos gânglios dorsais. Os 17 pares de pontos que integram o Ex B 2, ao estimular terminações nervosas do ramo posterior do nervo espinal de seus respectivos níveis, proporcionam as ações desejadas nos contextos radiculares. Tais efeitos práticos corroboram o arcabouço teórico que defende os efeitos de pontos locais, ainda que no alívio de sintomas à distância.

Causa comum de lombalgias, as síndromes dolorosas miofasciais (SDM) devem ser investigadas e tratadas. Existe uma evidente semelhança entre os pontos ah shi e os pontos-gatilho. Como exemplos importantes, quando houver dores laterais ao Meridiano da Bexiga, o músculo quadrado lombar deve ser investigado, e eventuais pontos ah shi de-

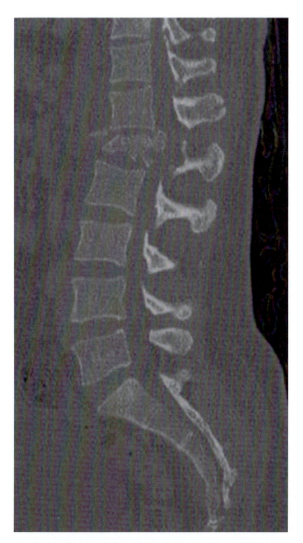

Figura 67.7 Exame de tomografia computadorizada: fratura da primeira vértebra lombar (L1).

Fonte: Acervo do autor.

vem ser agulhados. Em casos de sintomas mais caudais, o mesmo procedimento pode ser aplicado a contraturas nos músculos piriforme e glúteo médio, que podem ser a etiologia de quadros de lombociatalgia. Vale lembrar a recorrente localização de pontos-gatilho muito próximos ou até mesmo coincidentes com o ponto GB30.

Pontos à distância

Um dos microssistemas comumente aplicados ao tratamento das lombalgias é o escalpeano. Existem diversas técnicas que defendem pontos distintos em diferentes localidades. A acupuntura escalpeana de Wen é a aplicada no Centro de Acupuntura do IOT-HC-FMUSP e será usada para ilustrar tal conjunto de ferramentas. Nesta técnica, tem-se a banda occipital, que se estende do ponto GV20 até a protuberância do osso occipital. Esta faixa divide-se em quatro partes que, craniocaudalmente, representam coluna cervical, torácica, lombar e sacral. Assim, o agulhamento do terceiro quarto da banda occipital consiste em uma técnica de tratamento de lombalgias com pontos à distância.

Outra técnica semelhante, também incluída no conjunto da acupuntura escalpeana de Wen, se dá pelo agulhamento das áreas sensitivomotoras dos membros inferiores,[28] que se situam na vizinhança de GV20, 1 cm lateralmente à linha sagital. Neste caso, o agulhamento deve ser feito contralateralmente à dor (caso seja unilateral). Lembrando que trata-se de um área de representação cortical, que tem associação contralateral com os hemicorpos.

Pode-se também utilizar técnicas à distância a partir de meridianos que cruzam a região que se quer abordar. No caso das lombalgias, existe uma técnica conhecida como "fechar o Meridiano da Bexiga". Nestes contextos, são agulhados dois pontos de um mesmo meridiano de forma que região a ser tratada fique entre os pontos, potencializando o efeito do agulhamento e permitindo tratamentos menos desconfortáveis aos pacientes, visto que não é necessário agulhamento em regiões dolorosas. Técnica muito comumente utilizada é o agulhamento concomitante dos pontos BL2 e 60.

Porém, existem também pontos que pertencem a meridianos que não passam pela região de interesse e que podem ser ferramentas úteis. Lombalgias causadas por inflamações e contraturas nos músculos glúteo médio e piriforme mostram boa resposta ao agulhamento do ponto SI5, localizado na face medial dos punhos (entre o osso piramidal e o processo estiloide da ulna).

De forma semelhante, existem pontos à distância que podem ser bastante eficazes no tratamento das lombalgias, mas que, enquanto pontos extras, não pertencem a nenhum meridiano. Um exemplo é o EXUE 7, composto por dois diferentes pontos, um entre o I e o II, e outro entre o III e o IV metacarpos. Cabe aqui reiterar que uma importante vantagem deste tipo de técnica é o maior conforto do paciente, pois não haverá agulhamento em regiões dolorosas.

Por fim, existe a possibilidade de utilizar pontos de acupuntura que interferem no funcionamento de um meridiano distinto ao que estão inseridos, como é o caso dos pontos de abertura. No caso das lombalgias, aplicando-se esta técnica ao Du Mai, pode-se ter alívio das dores locais próximas à linha média a partir do estímulo do ponto SI3, localizado proximalmente à cabeça do V metacarpo, na face ulnar.

Uma observação interessante no âmbito das lombalgias é que, a depender de outros sintomas (como gonalgia associada e piora em climas frios), pode-se inserir tal queixa em um contexto típico da MTC, uma deficiência dos rins. Embora não exatamente alinhado ao contexto desta obra, este tipo de diagnóstico, quando tratado com os devidos pontos e técnicas, mostra resultados que uma simples abordagem, visando exclusivamente à dor, não atingiria.

● EVIDÊNCIAS NA ACUPUNTURA

Tanto a filosofia quanto o arcabouço teórico em se apoiaram a acupuntura e a MTC como um todo são amplamente baseados na observação. Seria inevitável que, após a entrada destas técnicas em sociedades ocidentais, testes de validação típicos da medicina ocidental fossem aplicados a fim de determinar a magnitude e até mesmo a existência do efeito destas terapias.

Uma fonte de validação e credibilidade, e que se baseia indiretamente no corpo de evidências científicas existentes, é a aceitação de uma ferramenta terapêutica por sociedades acadêmicas da área. Neste sentido, a acupuntura é recomendada para o tratamento das lombalgias por entidades como o American College of Physicians, American Pain Society e o North American Spine Society.[29]

Existem diversas bases fisiológicas, em diversos níveis, que explicam mecanismos de ação da acupuntura e respaldam sua efetividade. No nível local, há liberação de histamina, CGRP, interleucinas e outros mediadores inflamatórios que modulam a inflação local e podem proporcionar analgesia. A agulha de acupuntura estimula terminações nervosas do tipo A-delta, que inibem a propagação de estímulos dolorosos (transportados por fibras do tipo C) no corno dorsal da medula. Dali, vias ascendentes chegam ao tálamo, de onde será coordenada uma mudança nos padrões de percepção da dor.[30] Existem também evidências de ação no padrão de expressão gênica, podendo modular certas respostas do organismo a estímulos externos.[31]

Diante destas múltiplas frentes fisiológicas de funcionamento e da própria característica-chave da acupuntura, existe uma dificuldade significativa em realizar-se cegamento em estudos, porque o paciente sabe quando foi introduzida uma agulha. Mesmo em casos de uso da acupuntura sham, pode-se argumentar que o placebo não é inócuo,[32] pois há acupressão dos pontos, o que pode desencadear qualquer subconjunto dos mecanismos de ação anteriormente descritos.

Apesar destes percalços, existe um corpo de evidências respaldado por revisões sistemáticas, e até mesmo algumas metanálises, que mostram eficácia da acupuntura no tratamento da dor lombar. Uma pesquisa na base de dados Medline mostrou mais de 100 metanálises que investigaram a ação da acupuntura no tratamento de lombalgias nos últimos cinco anos (2018-2023) com algumas dezenas apenas no último ano, mostrando não haver tendência de que a discussão sobre o tema se esgote em breve.

Retomando o tema anterior, uma metanálise onde foram avaliados 44 estudos controlados e randomizados (RCTs) mostrou superioridade da acupuntura sobre técnicas sham[33] no tratamento da lombalgia. A mesma evidência foi obtida ao avaliar a eficácia da acupuntura no tratamento desta patologia durante a gestação.[34] Um estudo menor, com 5 RCTs, investigou a eficácia da acupuntura como tratamento auxiliar na lombalgia, e também encontrou diferença estatisticamente significativa em relação ao grupo controle.[35]

É comum haver diferenças entre os pontos usados nos grupos de tratamento dos RCTs. Isto também pode gerar dúvidas, visto que é possível uma técnica ser superior a outra para determinados tipos de causa ou sintomas associados. Esta hipótese foi testada e houve diferença estatística mostrando superioridade terapêutica quando alguns conjuntos de pontos eram usados, destacadamente BL23, 24 e 25.[36]

Em uma metanálise que integra a base de dados da Fundação Cochrane, constatou-se superioridade da acupuntura no tratamento das lombalgias crônicas em comparação à acupuntura sham. Porém, não houve diferença estatisticamente significativa nos contextos de dor aguda.[37] O estudo ressaltou a baixa qualidade metodológica dos RCTs avaliados e sugeriu mais e melhores estudos para obter-se conclusões mais robustas no futuro. Em abordagem posterior, quando o estudo anterior foi atualizado e dividido para estudo apenas das lombalgias de caráter crônico,[38] a acupuntura não se mostrou superior a nenhum tipo de tratamento, porém, não houve diferença em relação à acupuntura sham.

A conclusão que pode ser inferida da discussão anterior é que existe evidência para o uso da acupuntura nos contextos das lombalgias quando comparado com grupos que não receberam acupuntura, mas não há diferença entre acupuntura real e sham. Porém, faltam RCTs com qualidade satisfatória para que se possa pormenorizar quais grupos e em quais fases da patologia a técnica deve ser usada, seja em monoterapia, seja com um tratamento auxiliar. Cabe salientar que a associação do custo-efetividade[39] à alta segurança deve ser considerada como um diferencial em relação a ferramentas com potencial deletério como os AINEs, amplamente utilizados com vistas a reduzir o desconforto oriundo desta patologia tão comum na população.

CONCLUSÃO

Dor lombar no atleta pode representar uma grande variedade de fenômenos, desde a comum e transitória contratura muscular até a infrequente espondilolistese. Conhecer perfeitamente a anatomia, focando na idade do atleta, na história e no exame físico, além de solicitar exames complementares pertinentes e entender a biomecânica específica da modalidade praticada pelo atleta são variáveis que permitirão um diagnóstico mais preciso, bem como uma estratégia para retorno ao esporte mais precoce.

Por fim, muitos aspectos da dor lombar no atleta ainda permanecem pouco entendidos, como qual o papel da atividade física na degeneração discal, ou ainda qual a implicação futura da cirurgia para tratamento da hérnia de disco lombar na atividade atlética. São questionamentos que ainda requerem estudos mais minuciosos, com metodologia e seguimento mais criteriosos.

A contextualização da dor lombar e suas possíveis causas orgânicas deve, entretanto, ser enquadrada no ambiente psicossocial do atleta. Distúrbios do humor, como ansiedade e depressão, sejam eles primários ou mesmo associados à dor lombar, são preditores do retardo à retomada da prática esportiva.

REFERÊNCIAS

1. Bono CM. Current concepts review: low-back pain in athletes. J Bone Joint Surg. 2004;86-A(2):382-96.
2. Tall RL, DeVault W. Spinal injury in sport: epidemiologic considerations. Clin Sports Med. 1993;12(3):441-7.
3. Greene HS, Cholewicki J, Galloway MT. A history of low back injury is a risk factor for recurrent back injuries in varsity athletes. Am J Sports Med. 2001;29(6):795-800.
4. Burton AK, Clarke RD. The natural history of low back pain in adolescents. Spine. 1996;21(20):2323-8.
5. Standaert CJ, Herring SA, Helpern B. Spondylolysis. Phys Med Rehabil Clin N Am. 2000;11(4):785-803.
6. Fredrikson BE, Baker D, McHolick WJ. The natural history of spondylolysis and spondylolisthesis. J Bone Joint Surg. 1984;66-A:699-707.
7. Soler T, Calderon C. The prevalence of spondylolisthesis in the Spanish elite athlete. Am J Sports Med. 2000;28(1):57-62.
8. Lonstein JE, Spondylolysis and spondylolisthesis. In: Morrissy RT, Weinstein SL (eds.). Pediatric orthopaedics. 5th edition. Philadelphia: Lippincott, Williams & Wilkins; 2001. p. 777-97.
9. Standaert CJ, Herring SA. Spondylolysis: a critical review. Br J Sports Med. 2000;34:415-22.
10. Monteleone G. Spondylolysis and spondylolisthesis. In: Bracker MD (ed.). The 5-minute sports medicine consult. Philadelphia: Lippincott, Williams & Wilkins; 2001. p. 292-3.
11. Smith JA, Hu SS. Management of spondylolysis and spondylolisthesis in the pediatric and adolescent population. Orthop Clin North Am. 1999;30(3):487-99.
12. Waicus KM, Smith BW. Back injuries in the pediatric athlete. Curr Sports Med Rep. 2002;1(1):52-8.
13. Greydanus DE, Patel DR. Back pain in the adolescent athlete. Asian J Paediatr Pract. 2000;3(4):83-94.
14. Garry JP, McShane J. Lumbar spondylolysis in adolescent athletes. J Fam Pract. 1998;46:145-9.
15. Stinson JT. Spondylolysis and spondylolisthesis in the athlete. Clin Sports Med. 1993;12(3):517-27.
16. Omey ML, Micheli LJ, Gerbino PG. Idiopathic scoliosis and spondylolysis in the female athlete. Clin Orthop. 2000;372:74-84.
17. Cooke PM, Lutz GE. Internal disc disruptionand axial back pain in the athlete. Phys Med Rehabil Clin N Am. 200;11(4):837-65.
18. Herman MJ, Pizzutillo PD, Cavalier R. Spondylolysis and spondylolisthesis in the child and adolescent athlete. Orthop Clin North Am. 2003;34:461-7.
19. Swain A, Koberna T, Dall BE. A protocol for conservative treatment in athletes with lumbar Scheuermann's disease. In: Decarlo M, Oneacre K (eds.). Current topics in musculoskeletal medicine. Thorofare (NJ): Slack; 2001. p. 23-33.
20. American Academy of Orthopaedic Surgery. North American Spine Society clinical guideline in low back pain. Chicago: AAOS; 1996.
21. Department of Veterans Affairs. Low back pain sciatica in the primary care setting. Washington (DC): Department of Veteran's Affairs, Veteran's Health Administration, Office of Quality and Performance; 1999.
22. Grambell RC, Copeland LR, Hubbell D. Low back pain reference guide. 7th ed. Lexington (KY): American Board of Family Practice; 2001.
23. Mundt DJ, Kelsey JL. An epidemiological study of sports and weight lifting as possible risk factors for herniated lumbar and cervical disc: the Northeast Collaborative Group on Low Back Pain. Am J Sports Med. 2001;344(5):363-70.
24. Deyo RA, Weinstein JN. Low back pain. N Engl J Med. 2001;344(5):363-70.
25. O'Conner R, Andary MT. Herniated nucleus pulposis. In: Bracker MD (ed.). The 5-minute sports medicine consult. Philadelfia: Lippincott Williams & Wilkins; 2001. p. 190-1.

26. Watkins RG. Lumbar spine injuries. In: Watkins R (ed.).The spine in sports. St. Louis (MO): Mosby; 1996. p. 137-45.

27. Wang LG. Tratado contemporâneo de acupuntura e moxibustão. São Paulo: Ceimec; 2005.

28. Wen TS. Manual terapêutico de acupuntura. Barueri: Manole; 2008.

29. Tsai AWW. Síndromes dolorosas da região lombar. In: Hsing WT, Tsai AWW, Rohde CBS. Acupuntura e medicina tradicional chinesa. Rio de Janeiro: Atheneu; 2019. p. 211-8.

30. Chen T. Acupuncture for pain management: molecular mechanisms of action. Am J Chinese Med. 2020;48(4):793-811.

31. Yuan Y. Study on the mechanism of action of different acupuncture regimens on premature ovarian failure model rats. Computational Math Method Med. 2022;1-10.

32. Xiong Z. Placebo response among different types of sham acupuncture: a meta-analysis of randomized controlled trials for low back pain. SSRN Electr J.

33. Baroncini A. Acupuncture in chronic aspecific low back pain: a Bayesian network meta-analysis. J Orthopaed Surg Research. 2022;17(1):1-15.

34. Yang J. Acupuncture for low back and/or pelvic pain during pregnancy: a systematic review and meta-analysis of randomised controlled trials. BMJ Open. 2022;12(12):e056878.

35. Asano H, Plonka D, Weeger J. Effectiveness of acupuncture for nonspecific chronic low back pain: a systematic review and meta-analysis. Medical Acupunct. 2022;34(2):96-106.

36. Kim G. Acupuncture and acupoints for low back pain: systematic review and meta-analysis. Am J Chinese Med. 2023;51(2):223-47.

37. Furlan AD. Acupuncture and dry-needling for low back pain: an updated systematic review within the framework of the Cochrane collaboration. Spine. 2005;30(8):944-63.

38. Mu J. Acupuncture for chronic nonspecific low back pain. Cochrane Database System Rev. 2020;12: CD013814.

39. Taylor P, Pezzullo L, Grant SJ, Bensoussan A. Cost-effectiveness of acupuncture for chronic nonspecific low back pain. Pain Pract. 2014;14(7):599-606.

40. Suh CS. Acupuncture anatomy. Boca Raton: CRC Press; 2016.

Overtraining, overreaching e RED-S segundo a medicina tradicional chinesa

68

> Breno Milbratz de Castro > Jung-Peng, Chiu > Leandro Ryuchi Iuamoto

●INTRODUÇÃO

O Qi é considerado a microssubstância vital que constitui o corpo humano e é responsável por exercer as funções fisiológicas do organismo.[1] Sua origem se dá em três locais distintos, a saber:

1. Jing do Shen (que constitui a essência inata herdada dos pais)
2. Jing do Alimento (essência adquirida dos alimentos)
3. Ar (obtido através da respiração)

Órgãos como Pi (Baço) e Wei (Estômago) são essenciais para a formação do Qi, pois são responsáveis pela digestão e transporte da essência obtida através dos alimentos. Já o Fei (Pulmão) é um órgão essencial para a respiração, garantindo uma adequada troca gasosa, contribuindo para a formação final do Qi. Além de um bom funcionamento desses órgãos citados, é muito importante que a qualidade da dieta e também do ar inalado sejam bons.

É preciso entender que há quatro tipos de Qi, classificados de acordo com a sua localização, origem e função:

1. *Yuan Qi (Qi inato)*
   O Yuan Qi ou Qi inato vem do somatório de duas essências: congênita (Jing congênito) e adquirida (Jing dos alimentos). Este tipo de Qi circula por todo o corpo internamente pelos Zang Fu e externamente pela pele e pelos músculos. O Yuan Qi é o responsável pela atividade vital do corpo humano, portanto, quanto maior o Yuan Qi, maior é a resistência do organismo a doenças. De forma inversa, quanto menor o Yuan Qi, menor a resistência a doenças. O Yuan Qi pode ser diminuído através de uma deficiência congênita ou pelo consumo de Yuan Qi.
2. *Zong Qi (Qi torácico)*
   O Zong Qi ou Qi torácico tem sua origem no ar inalado pelo pulmão juntamente com o Jing dos alimentos (essência) digeridos e transportados pelo baço e estômago. O Zong Qi é armazenado no tórax e tem a função de auxiliar na respiração e circulação do sangue do coração. Quanto menor o Zong Qi, nota-se que o paciente apresenta voz fraca, respiração curta e fadiga.
3. *Ying Qi (Qi nutritivo)*
   O Ying Qi ou Qi nutritivo tem sua origem no Jing dos alimentos e apresenta uma função nutritiva. O Ying Qi circula dentro dos vasos sanguíneos e meridianos do corpo, sendo um dos componentes do sangue. Assim, o Ying Qi está intimamente relacionado à nutrição do organismo.
4. *Wei Qi (Qi de defesa)*
   O Wei Qi, também conhecido como Qi de defesa, tem sua origem no Jing dos alimentos e apresenta a função de proteção contra fatores patogênicos externos. Além disso, é responsável pela regulação da temperatura corporal (por exemplo, gerando febre para combater um patógeno) e umedecimento da pele e dos pelos. O Wei Qi é um dos componentes do Yang Qi. É importante lembrar que Yin e Yang são opostos, mas interdependentes para o equilíbrio. Quando o Yang Qi é deficiente, o Yin Qi é excessivo.

Assim, saber da origem e formação do Qi é uma base importante para entendermos que conforme o Qi é consumido de forma excessiva, ocorrem as síndromes de deficiência do Qi, que serão discutidas neste capítulo (Quadro 68.1).

● EVIDÊNCIAS DO USO DA ACUPUNTURA NA MEDICINA ESPORTIVA

Para uma pessoa ser considerada saudável, ela deve ter um equilíbrio entre Yin e Yang em seu organismo. Qualquer quebra desse equilíbrio pode gerar doenças e afetar negativamente o funcionamento do corpo. Dessa forma, uma das alternativas desenvolvidas ao longo dos anos foi o uso da acupuntura para o retomar o equilíbrio Yin e Yang de modo a contribuir para o bom funcionamento do organismo.[2]

A acupuntura tem sido recentemente utilizada como recurso ergogênico, ou seja, uma técnica que pode melhorar o desempenho dos atletas durante as atividades físicas. Esse fato chamou a atenção de muitos cientistas que evidenciaram em estudos animais que músculos esqueléticos desnervados foram capazes de se regenerar após sessões de acupuntura.[3]

Quadro 68.1 Resumo dos diferentes tipos de Qi e sua formação.

Qi: Microssubstância vital que constitui o corpo humano + funções fisiológicas

Três locais principais de origem de Qi

1. Jing do Shen (essência inata herdada dos pais)
2. Jing do Alimento (essência adquirida dos alimentos)
3. Ar (respiração)

Pré requisitos para formação do Qi:

1. Jing Shen suficiente
2. Nutrientes adequados e qualidade do ar
3. Fei, Pi, e Wei funcionais

Qi é nomeado de acordo com a sua localização, origem e características funcionais:

1. Yuan Qi (Qi Inato ou Fonte)
- Origem: Jing congênito + Jing dos alimentos (essência adquirida)
- Circula por todo o corpo (internamente: Zang Fu; externamente: pele e músculos) —> motivador da atividade vital do corpo humano
- ↑ Yuan Qi: ↑ Resistência a doenças
- Deficiência congênita ou consumo de Yuan Qi: ↓ Yuan Qi:↓ resistência a doenças
2. Zong Qi (Qi torácico)
- Origem: ar inalado (pulmão) + Jing alimentos (baço e estômago)
- Armazenado: tórax
- Função: respiração e circulação do sangue do coração
- ↓ Zong Qi: ↓ Voz fraca, respiração curta, fadiga
3. Ying Qi (Qi nutritivo)
- Origem: Jing dos alimentos
- Função: Nutritiva
- Circula dentro dos vasos sanguíneos e meridianos do corpo
- Componente do sangue (nutrição)
4. Wei Qi (Qi de defesa)
- Origem: Jing dos alimentos
- Função: proteger contra fatores patogênicos externos + regular a temperatura corporal + umedecer a pele e os pelos
- Componente do Yang Qi

Fonte: Wang LG, Pai HJ. 2005.[1]

Normalmente, a acupuntura não é usada para aumentar a força muscular diretamente, mas pode ser útil em algumas situações para melhorar a recuperação de lesões musculares e melhorar a circulação sanguínea para os músculos. Desse modo, o alívio da dor muscular nem sempre foi associado com a melhora da função muscular. É importante lembrar que o uso da acupuntura em atividades de resistência nos experimentos foi associado a melhora da frequência cardíaca e pressão arterial dos participantes, mas não com seu desempenho aeróbico.

Muitos experimentos utilizaram a acupuntura para fins ergogênicos em atividades anaeróbicas, com resultados que demonstraram melhora dos parâmetros hemodinâmicos,

porém, nenhum estudo conseguiu verificar melhora no desempenho aeróbico dos pacientes que foram submetidos à acupuntura. Além disso, foi observado um efeito positivo da acupuntura para melhorar os níveis hormonais de estresse e humor dos participantes durante as competições.[4]

O uso da acupuntura pode auxiliar no aumento de força e potência musculares, porém são necessárias várias sessões para verificar melhor os efeitos da acupuntura. O ponto mais referido na literatura foi o Zusanli (ST36), frequentemente usado para aumentar a força muscular.[4]

Apesar das evidências atuais, ainda são necessários mais estudos com desenhos e metodologias mais adequadas para se mensurar o efeito da acupuntura, unindo a teoria da medicina tradicional chinesa com a teoria biomédica.

● SÍNDROMES DE DEFICIÊNCIA DO QI

Overtraining

A síndrome do *overtraining* é uma condição caracterizada pela perda do desempenho a longo prazo, que ocorre por conta de um desequilíbrio entre a recuperação e a carga de treino realizada.[5] Segundo a medicina tradicional chinesa, este conceito pode ser entendido como um excesso do uso da capacidade física para se praticar um esporte, que de certa forma esvazia o Qi do corpo do atleta, gerando sintomas como fadiga e fraqueza.

Overreaching

Normalmente, ocorre uma perda pontual de desempenho durante o período de treinamento intensivo, porém, essa perda normalmente tem duração de curto prazo. Nesta situação, diz-se que ocorreu o *overreaching* funcional, que se trata da perda de energia e desempenho durante o treino, com duração de até duas semanas. No entanto, caso ocorra um desbalanço entre a recuperação pós-treino (adquirida por meio do descanso) e a carga de treino excessiva, pode-se gerar no organismo diversas condições deletérias, chamadas de *overreaching* não funcional, com sintomas semelhantes de esvaziamento do Qi.[6,7] O *overreaching* não funcional pode ter duração de semanas e até meses.

RED-S

Para que se tenha um equilíbrio no organismo, é necessário balancear a disponibilidade energética com o gasto metabólico incluindo as práticas esportivas. Quando ocorre um desbalanço nestes fatores por conta de dieta restritiva, com gastos energéticos altos, levando à baixa disponibilidade energética, tem-se a ocorrência de uma desregulação metabólica, levando a uma síndrome conhecida como *relative energy deficit in sport* (ou RED-S).[8,9] No início, os estudos observaram alteração do ciclo menstrual, diminuição da densidade mineral óssea e baixa disponibilidade energética, chamando esta síndrome de "tríade da mulher atleta". No entanto, observou-se que o RED-S, como é conhecido atualmente, pode ocorrer com atletas de ambos os sexos, e também amadores ou profissionais.

Após a deficiência de Qi, ocorre o consumo do sangue (Xue) com palidez, tontura e formigamento. Em mulheres, ocorre alteração do ciclo menstrual (amenorreia). Como o sangue nutre a mente (Shen), em um terceiro momento ocorre insônia, ansiedade, depressão, sono não reparador e sonhos excessivos.

SINAIS CLÍNICOS

As síndromes de *overtraining*, *overreaching* e RED-S levam a uma deficiência de Qi, que por consequência gera uma deficiência da função dos órgãos e vísceras (Zang Fu). O atleta, então, se apresenta com uma respiração curta e fraca, voz mais fraca, indisposição para falar, pulso fraco e com baixa energia. Dessa forma, ocorre um impedimento da ascensão do Yang para a cabeça e os olhos, gerando vertigem, visão borrada ou embaçada.

Há também a ocorrência da diminuição do Wei Qi (Qi de defesa), com manifestações como transpiração espontânea ou em excesso, em algumas situações um aumento dos episódios de resfriados decorrentes da imunidade comprometida.

Caso o consumo do Qi pela atividade física extenuante continue, os sintomas podem ser agravados em um quadro de paciente deficiente crônico de Qi com consumo de Qi sobreposto (agudamente).

É importante lembrar que o pulso fraco pode ocorrer por conta da diminuição do movimento do sangue dentro dos vasos por deficiência de Qi. Assim, a diminuição de Xue (sangue) dificulta a nutrição geral, gerando o sinal de palidez na face, nos lábios, na língua e na pele. Nas mulheres, observa-se um fluxo menstrual diminuído ou até mesmo ausente.[10-15]

Ansiedade

A Medicina Tradicional Chinesa (MTC) considera a ansiedade uma manifestação de um desequilíbrio energético no corpo e na mente. Segundo a MTC, a ansiedade está relacionada a um desequilíbrio entre os aspectos Yin e Yang do corpo e a um bloqueio no fluxo de energia (Qi) pelos meridianos.

A ansiedade pode ser causada por vários fatores nos atletas, como estresse emocional, excesso de trabalho mental, distúrbios do sono, entre outros. Quando esses fatores afetam o equilíbrio energético do corpo, pode ocorrer um acúmulo de calor, umidade ou estagnação de Qi, que resulta em sintomas como ansiedade, irritabilidade, insônia, entre outros.

Na MTC, o tratamento da ansiedade visa equilibrar o fluxo de energia no corpo, nutrir o Yin e o Yang e harmonizar as emoções. As técnicas utilizadas incluem acupuntura, fitoterapia chinesa, massagem terapêutica, meditação, entre outras.

A acupuntura, por exemplo, pode ser usada para equilibrar o fluxo de energia nos meridianos e promover a circulação sanguínea adequada, ajudando a aliviar a ansiedade, sendo uma possibilidade de tratamento adjuvante dos pacientes com ansiedade.[16,17]

Distúrbios do sono

Segundo a MTC, o sono é visto como um processo importante para a recuperação e o equilíbrio do corpo, e o distúrbio do sono é visto como um sinal de desequilíbrio ou desarmonia em algum aspecto do corpo ou da mente. Em épocas de competição e até devido a transtornos de ansiedade, os atletas podem apresentar sintomas de distúrbios do sono.

De acordo com a MTC, o distúrbio do sono pode ser causado por vários fatores, como excesso de trabalho mental, ansiedade, estresse emocional, desequilíbrios hormonais e disfunções orgânicas. Para tratar o distúrbio do sono, a MTC se concentra em identificar a causa subjacente e corrigir o desequilíbrio.

A acupuntura, por exemplo, é frequentemente usada para equilibrar o fluxo de energia (Qi) do corpo e promover a circulação sanguínea adequada, e muitos estudos evidenciaram seus benefícios no tratamento de insônia.[18-20] A fitoterapia chinesa pode ser usada para nutrir o Yin e o Yang do corpo e fortalecer os órgãos internos. Além disso, a MTC também enfatiza a importância de adotar um estilo de vida saudável para melhorar o sono, incluindo uma dieta equilibrada, exercícios regulares e a prática de técnicas de relaxamento, como a meditação (Quadro 68.2).

Quadro 68.2 Resumo da fisiopatogenia da síndrome da deficiência do Qi.

Mecanismo da síndrome de deficiência do Qi

↓ Qi / ↓ funcional dos Zang Fu → Respiração curta e fraca, indisposição para falar ou voz mais fraca, ↓ "energia", pulso ↓

Impedimento da ascensão do Yang para cabeça e olhos → vertigem, visão borrada

↓ Wei Qi → Transpiração espontânea, propensão a resfriados

Atividade física → Consumo de Qi agudo → Agravamento dos sintomas (atleta deficiente crônico de Qi + consumo agudo sobreposto)

↓ Qi → Não promove o movimento do Xue dentro dos vasos → → Pulso deficiente e fraco

↓ Xue → ↓ Nutrição do organismo → Língua pálida e menstruação escassa

Fonte: Wang LG, Pai HJ. 2005.[1]

ABORDAGEM E TRATAMENTO

O tratamento das síndromes *overtraining*, *overreaching* e RED-S são semelhantes: deve-se reforçar o Qi circulante no paciente. Dessa forma, alguns meridianos se tornam importantes para tratar, como o Meridiano do Estômago (ST) e Ren Mai (CV).[1]

Frente ao gasto energético a reposição dos nutrientes deve ser acompanhada por profissional da área, bem como a hidratação durante os treinos e jogos.

A técnica com acupuntura e/ou moxabustão pode ser utilizada nos pontos:

- CV4 (ponto de cruzamento dos três Meridianos Yin com o ponto Mu do Intestino Delgado (SI), que gera um aumento de Yuan Qi, dessa forma melhorando a nutrição dos Rins (Shen), gerando Xue (Sangue) e Yin
- CV6 que fortalece o corpo, sendo a fonte de Qi
- ST36 (ponto He do ST) que gera o aumento de Qi e Xue (Sangue) do corpo, tonificando os Zang Fu e melhorando a nutrição dos tendões e músculos

Ao mesmo tempo que os pontos relativos aos sistemas Zang Fu são estimulados, é necessário também que o sono deste atleta seja adequado e reparador. De acordo com a MTC, o descanso é fundamental para o restabelecimento do Qi gasto nos treinos e nas competições.

Frente à cobrança por resultados, muitas vezes a ansiedade se torna um componente que precisa ser controlado, e

630 TRATADO DE ACUPUNTURA E DOR NA MEDICINA ESPORTIVA

para isso existem vários pontos de acupuntura que podem ser utilizados para tratar a ansiedade e o sono.[1,21-25] Aqui estão alguns exemplos:

1. **Yintang (EXHN3):** localizado entre as sobrancelhas, este ponto é usado para acalmar e aliviar a ansiedade
2. **Baihui (GV20):** localizado no topo da cabeça, este ponto pode ajudar a acalmar a mente e a promover o sono
3. **Shenmen (HT7):** localizado na parte interna do punho, este ponto é utilizado para aliviar a ansiedade e a insônia
4. **Neiguan (PC6):** localizado no antebraço, cerca de 3 cun abaixo do pulso, este ponto é frequentemente usado para aliviar a ansiedade e a tensão no peito
5. **Zusanli (ST36):** este ponto também é frequentemente utilizado para melhorar o sono e reduzir o estresse

O tratamento por meio da acupuntura deve ser personalizado de acordo com a condição e as características individuais de cada paciente (Quadro 68.3 e Tabela 68.1).

Quadro 68.3 Resumo do tratamento para suplementar o Qi.

Tratamento: Reforçar o Qi

- Meridianos: Wei (Estômago - ST) e Ren Mai (CV)
- Acupuntura/Moxa: CV4 (ponto de cruzamento dos três Meridianos Yin com o ponto Mu frontal do SI, ↑ o Yuan Qi ↑ nutre rins, sangue e yin), CV6 (fonte do Qi, fortalece o corpo), ST36 (ponto He do ST → ↑ Qi + Xue do corpo, tonifica os Zang Fu, ↑ Nutrição dos músculos e tendões
- Equilíbrio fisiológico por meio de alimentação balanceada e sono reparador

Fonte: Wang LG, Pai HJ. 2005.[1]

Tabela 68.1 Principais pontos utilizados nas síndromes da MTC mais comuns encontradas no *overtrainning*, *overreaching* e REDS.

Ponto	Localização	Músculos envolvidos	Vascularização	Nervos
Yintang (EXHN3)	Entre as sobrancelhas	–	Artéria supraorbital, ramo da artéria oftálmica	Ramo supraorbitário do nervo trigêmeo (V1)
Baihui (GV20)	Ponto mais alto da cabeça, cruzamento do Du Mai com a linha que une o ápice das orelhas	–	Artérias meníngeas médias, ramos da artéria maxilar interna	Nervo trigêmeo (V1) e nervo supraorbital maior (C2)
Shenmen (HT7)	Face ventral e medial do antebraço, radialmente ao músculo flexor ulnar do carpo	Flexor ulnar do carpo	Artéria ulnar	Nervo ulnar
Neiguan (PC6)	2 cun acima da prega do punho entre os tendões dos músculos palmar longo e flexor radial do carpo	Palmar longo e flexor radial do carpo	Artéria ulnar	Nervo mediano
Zusanli (ST36)	3 cun abaixo e 1 cun lateral a patela, entre o músculo tibial anterior e o músculo extensor longo dos dedos	Tibial anterior e extensor longo dos dedos	Artéria tibial anterior (ramo da artéria poplítea)	Nervo fibular profundo
Guanyuan (CV4)	3 cun abaixo do umbigo	Reto abdominal	Ramos da artéria epigástrica superior e inferior	Nervo intercostal ilio-hipogástrico
Qihai (CV6)	1,5 cun abaixo do umbigo	Reto abdominal	Ramos da artéria epigástrica superior e inferior	Nervo intercostal ilio-hipogástrico

Fonte: Wang LG, Pai HJ. 2005.[1]

● CONCLUSÃO

A acupuntura mostra-se como uma terapia adjuvante de grande interesse no meio esportivo para prevenção e tratamento de lesões, bem como na regulação metabólica das síndromes *overtraining*, *overreaching* e RED-S, proporcionando a melhora na qualidade de vida dos atletas. São necessários mais estudos com metodologias adequadas para que se possa avaliar os efeitos da acupuntura no tratamento das síndromes.

Por fim, é importante lembrar que o sedentarismo leva à estagnação do Qi, porém, a atividade física excessiva depaupera a quantidade do Qi. Dessa forma, o esporte de alto desempenho competitivo leva a um consumo de Qi acima da média, com consequências a longo prazo como osteoartrite precoce e lesões crônicas.

REFERÊNCIAS

1. Wang LG, Pai HJ. Tratado contemporâneo de acupuntura e moxibustão. 2. ed. São Paulo: Ceimec; 2005.
2. Tang JL, Liu BY, Ma KW. Traditional chinese medicine. Lancet. 2008;372:1938-40.
3. Samoilov NG. Structure of skeletal muscles in combined conditions of denervation, physical load and laser acupuncture (Russian). Arkh Anat Gistol Embriol. 1991;100:81-5.
4. Ahmedov S. Ergogenic effect of acupuncture in sport and exercise: a brief review. J Strength Cond Res. 2010 May;24(5):1421-7.
5. Carrard J, Rigort AC, Appenzeller-Herzog C, Colledge F, Königstein K, Hinrichs T, et al. Diagnosing overtraining syndrome: a scoping review. Sports Health. 2022 Sep-Oct;14(5):665-73.
6. Kellmann M, Bertollo M, Bosquet L, Brink M, Coutts AJ, Duffield R, et al. Recovery and performance in sport: consensus statement. Int J Sports Physiol Perform. 2018 Feb 1;13(2):240-5.
7. Bell L, Ruddock A, Maden-Wilkinson T, Rogerson D. Overreaching and overtraining in strength sports and resistance training: a scoping review. J Sports Sci. 2020 Aug;38(16):1897-912.
8. Stellingwerff T, Heikura IA, Meeusen R, Bermon S, Seiler S, Mountjoy ML, et al. Overtraining syndrome (OTS) and relative energy deficiency in sport (RED-S): shared pathways, symptoms and complexities. Sports Med. 2021 Nov;51(11):2251-80.
9. Coelho AR, Cardoso G, Brito ME, Gomes IN, Cascais MJ. The female athlete triad/relative energy deficiency in sports (RED-S). Rev Bras Ginecol Obstet. 2021 May;43(5):395-402.
10. Fullagar HH, Duffield R, Skorski S, Coutts AJ, Julian R, Meyer T. Sleep and athletic performance: the effects of sleep loss on exercise performance, and physiological and cognitive responses to exercise. Sports Med. 2015;45(2):161-86.
11. Gerber M, Brand S, Elliot C, Holsboer-Trachsler E, Pühse U. Beck Depression Inventory predicts exercise outcome in depressed patients treated in exercise and pharmacotherapy. Depression Anx. 2013;30(8):767-72.
12. Halson SL. Sleep in elite athletes and nutritional interventions to enhance sleep. Sports Med. 2014;44(Suppl 1):S13-S23.
13. Mah CD, Mah KE, Kezirian EJ, Dement WC. The effects of sleep extension on the athletic performance of collegiate basketball players. Sleep. 2011;34(7):943-50.
14. Lastella M, Lovell GP, Sargent C. Athletes' precompetitive sleep behavior and its relationship with subsequent precompetitive mood and performance. Eur J Sport Sci. 2014;14(Suppl 1):S123--S130.
15. Kumar S, Singh A. Stress and anxiety among athletes: a systematic review. J Educat Health Sport. 2021;11(2):346-52.
16. Pilkington K, Kirkwood G, Rampes H, Cummings M, Richardson J. Acupuncture for anxiety and anxiety disorders–a systematic literature review. Acupunct Med. 2007 Jun;25(1-2):1-10.
17. Li M, Liu X, Ye X, Zhuang L. Efficacy of acupuncture for generalized anxiety disorder: a PRISMA-compliant systematic review and meta-analysis. Med (Baltimore). 2022 Dec 9;101(49):e30076.
18. Cao H, Pan X, Li H, Liu J. Acupuncture for treatment of insomnia: a systematic review of randomized controlled trials. J Altern Complement Med. 2009 Nov;15(11):1171-86.
19. Spence DW, Kayumov L, Chen A, Lowe A, Jain U, Katzman MA, et al. Acupuncture increases nocturnal melatonin secretion and reduces insomnia and anxiety: a preliminary report. J Neuropsychiatry Clin Neurosci. 2004 Winter;16(1):19-28.
20. Cao HJ, Yu ML, Wang LQ, Fei YT, Xu H, Liu JP. Acupuncture for primary insomnia: an updated systematic review of randomized controlled trials. J Altern Complement Med. 2019 May;25(5):451-74.
21. Yeung WF, Chung KF, Zhang SP, Yap TG, Law AC, Chung JW. Acupuncture for insomnia: a systematic review and meta-analysis. Ann Intern Med. 2015;163(8):559-68.
22. Zhang J, Liang X, Li X, Sun Y, Li Y, Huang Y, et al. Efficacy of acupuncture for chronic insomnia: a randomized controlled trial. Ann Intern Med. 2019;171(6):359-68.
23. Zheng Y, Huang W, Zhang L, Tian X, Peng J. (2021). Acupuncture for anxiety: A systematic review and meta-analysis of randomized controlled trials. J Affec Disorders. 2021;281:392-9.
24. Li X, Liang Y, Li H, Tian X. Acupuncture for anxiety disorder: a systematic review and meta-analysis. Evidence-Based Complement Alternat Med. 2019.
25. Amorim D, Amado J, Brito I, Fiuza SM, Amorim N, Costeira C. Acupuncture and electroacupuncture for anxiety disorders: A systematic review of the clinical research. Complement Ther Clin Pract. 2018;31:31-7.

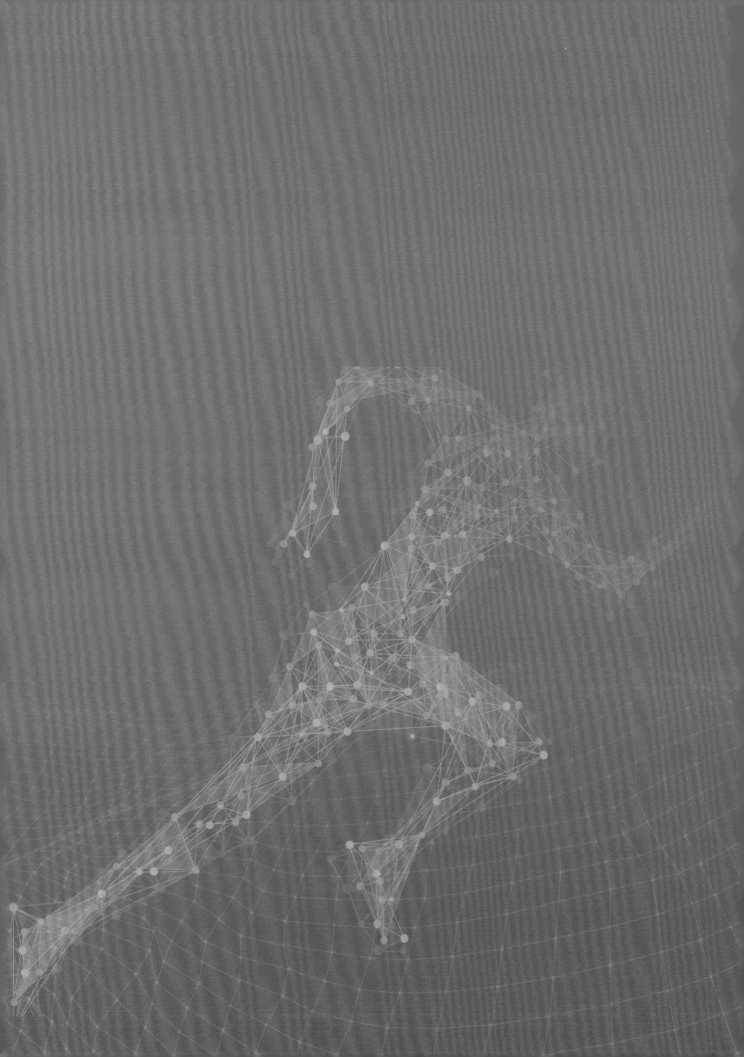

Ansiedade e insônia no atleta

69

Claudia Misorelli ▸ Eduardo Guilherme D'Alessandro ▸ Julia Hatagami Marques

INTRODUÇÃO

A ansiedade é uma emoção natural e importante que faz parte da experiência humana. No entanto, quando ela se torna excessiva e desproporcional em relação à situação em questão, pode se tornar um problema e afetar negativamente a vida de uma pessoa. Isso é especialmente verdadeiro para atletas, cujo desempenho depende de um equilíbrio delicado de fatores físicos e mentais.

A ansiedade de *performance*, ou ansiedade competitiva, ocorre em atletas de todos os níveis, e é definida como "um estado psicológico desagradável em resposta à ameaça percebida em relação ao desempenho de uma tarefa sob pressão".[1] Ela tem um efeito direto sobre o desempenho, podendo este ser positivo ou negativo, dependendo das respostas físicas, cognitivas e comportamentais que cada indivíduo apresenta frente a uma situação potencialmente estressante em seu esporte.[2]

Quando a ansiedade em atletas tem um efeito negativo, ela pode levar a um desempenho pior em treinamentos e competições, devido a problemas como diminuição da concentração, tensão muscular excessiva, medo de falhar, entre outros. Além disso, ela parece estar associada a um maior risco de lesões esportivas e pode prejudicar atividades relacionadas à prevenção ou recuperação de lesões, retardar o retorno às atividades esportivas e afetar negativamente a motivação e a confiança dos atletas.[2]

Também é frequente que atletas profissionais apresentem variados distúrbios de sono, como *jet lag*, privação de sono e transtorno de insônia. Esses distúrbios, além de afetar o desempenho, podem favorecer ansiedade, aumentar o risco de lesões e prejudicar a recuperação pós-lesões.[3]

Distúrbios do sono estão bastante associados a situações de ansiedade e estresse, e podem contribuir para uma piora no desempenho e na qualidade de vida dos atletas, uma vez que o sono de boa qualidade é fundamental para desempenhar diversas atividades motoras e cognitivas com precisão.

PREVALÊNCIA DE ANSIEDADE EM ATLETAS

A ansiedade é um problema comum entre os atletas, tanto profissionais quanto amadores. No entanto, a prevalência exata da ansiedade em atletas não é bem conhecida em razão da escassez de estudos epidemiológicos nessa população.

A ansiedade pode variar de acordo com o tipo de esporte praticado. Atletas de esportes individuais, como ginástica, luta livre e natação, podem ter maior risco de desenvolver ansiedade do que atletas de esportes coletivos, como futebol e basquete.

Aparentemente, o exercício físico é uma prática associada a menores taxas de sofrimento psíquico. O artigo "Physical activity in European adolescents and associations with anxiety, depression and well-being" investigou a relação entre a atividade física em adolescentes europeus e sua associação com ansiedade, depressão e bem-estar.[4]

Os resultados do estudo mostraram que a atividade física moderada e intensa estava associada a uma menor prevalência de ansiedade e depressão em adolescentes europeus. Além disso, a atividade física foi positivamente associada ao bem-estar, tanto emocional quanto social.

Os pesquisadores também observaram que as associações entre atividade física e saúde mental variam entre os países e os sexos. As meninas tiveram maior prevalência de ansiedade e depressão em comparação com os meninos, independentemente do nível de atividade física. Além disso, em alguns países, a atividade física moderada foi mais fortemente associada ao bem-estar do que a atividade física intensa.

Estudos voltados para população de atletas identificam características específicas desse grupo. O artigo "Determinants of anxiety in elite athletes: a systematic review and meta-analysis" realizou uma revisão sistemática e metanálise dos fatores que contribuem para a ansiedade em atletas de elite. O estudo incluiu 15 estudos com um total de 12.703 participantes.[5]

Os resultados da metanálise indicaram que a prevalência de ansiedade em atletas de elite é alta, com uma taxa de 19,8%. Além disso, os fatores de risco mais comuns associados à ansiedade em atletas de elite incluem: lesões, pressão para performar em alto nível, conflitos com treinadores ou companheiros de equipe, falta de apoio social e eventos estressantes da vida.

O estudo também destacou a importância do suporte social e da intervenção psicológica no tratamento da ansiedade em atletas de elite. A metanálise mostrou que intervenções psicológicas baseadas em terapia cognitivo-comportamental (TCC) foram eficazes na redução da ansiedade em atletas de elite, com uma redução média de 3,55 pontos na escala de ansiedade.

O artigo "Disordered Eating Attitudes, Anxiety, Self-Esteem and Perfectionism in Young Athletes and Non-Athletes" investigou a relação entre atitudes de alimentação desordenada, ansiedade, autoestima e perfeccionismo em jovens atletas e não atletas.[6]

Os resultados do estudo mostraram que os atletas jovens apresentaram maior incidência de atitudes de alimentação desordenada, ansiedade e perfeccionismo do que os não atletas. No entanto, a autoestima foi semelhante em ambos os grupos.

Os pesquisadores também observaram que a prática esportiva em níveis competitivos pode aumentar a pressão social e os padrões de desempenho, o que pode contribuir para a manifestação de atitudes de alimentação desordenada, ansiedade e perfeccionismo em jovens atletas.

O artigo "Sport-related Performance Anxiety in Young Female Athletes" investigou a prevalência e os fatores associados à ansiedade relacionada ao desempenho esportivo em jovens atletas do sexo feminino.[7]

Os resultados mostraram que a ansiedade relacionada ao desempenho esportivo é comum em jovens atletas do sexo feminino e pode ser influenciada por fatores como pressão dos pais e treinadores, medo de falhar e expectativas de sucesso. Além disso, a ansiedade relacionada ao desempenho esportivo pode levar a problemas psicológicos e físicos, como diminuição da autoestima, problemas de sono e fadiga.

Os autores destacam a importância de identificar e tratar a ansiedade relacionada ao desempenho esportivo em jovens atletas do sexo feminino, a fim de melhorar seu bem-estar psicológico e desempenho esportivo. Eles também enfatizam a necessidade de intervenções que envolvam pais, treinadores e outros membros da equipe para ajudar a reduzir a pressão e as expectativas excessivas colocadas nas jovens atletas.

● PREVALÊNCIA DE INSÔNIA EM ATLETAS

O transtorno de insônia é definido pela Classificação Internacional de Distúrbios do Sono como a dificuldade de iniciar ou manter o sono, apesar de oportunidades adequadas para tal; o sono não reparador está associado a prejuízo no funcionamento durante o dia.

A prevalência exata da insônia em atletas também não é bem conhecida, devido à escassez de estudos epidemiológicos nessa população. Sabe-se que os atletas profissionais estão mais sujeitos à insônia devido ao estresse inerente à atividade, principalmente a relacionada à ansiedade prévia a uma competição.[3]

Uma pesquisa detectou que mais de 60% dos atletas entrevistados apresentaram piora no sono na noite anterior a uma competição importante, sendo que 80% relataram insônia inicial, ou seja, dificuldade para iniciar o sono como a principal causa dessa piora.[8] Outros motivos específicos que causam piora do sono em atletas são viagens frequentes e dores. Causas gerais de distúrbios do sono como má higiene do sono, jet lag, síndrome das pernas inquietas e insônia secundária à depressão ou ansiedade também podem acometer atletas.[3]

Uma revisão sistemática avaliou a relação entre esporte de elite e sintomatologia de insônia. Foram selecionados diversos estudos envolvendo atletas de elite entre 18 e 30 anos a fim de avaliar a qualidade de sono ou os sintomas de insônia através da escala autorreferida Pittsburgh Sleep Quality Index (PSQI). Apesar de não ser um instrumento diagnóstico, a pontuação global na PSQI > 5 identifica "maus dormidores", sendo um indicativo de pior qualidade de sono e de sintomas de insônia. A revisão indica que atletas de elite apresentam níveis altos de distúrbios subjetivos de sono, caracterizados por sintomas como maiores latências para o sono, maior fragmentação do sono, sono não reparador e fadiga diurna em excesso. Além disso, ela também mostra evidências de que períodos de competição, viagens e treinos estão associados à piora subjetiva na qualidade do sono.[9]

● ATLETAS E O *JET LAG*

O *jet lag*, também conhecido como descompensação horária, é um fenômeno que ocorre quando há uma mudança brusca de fuso horário, afetando o relógio biológico e causando sintomas como fadiga, sonolência, irritabilidade, insônia, entre outros.[10] Esses sintomas podem prejudicar o desempenho físico e mental de atletas, especialmente aqueles que competem em eventos internacionais.

O impacto do *jet lag* pode variar dependendo do número de fusos horários atravessados e do sentido da viagem (leste-oeste ou oeste-leste). Estudos indicam que os atletas que viajam para o leste (e perdem horas de sono) têm maior dificuldade de adaptação ao novo horário em comparação aos que viajam para o oeste (e ganham horas de sono).

Para minimizar os impactos do *jet lag*, é importante adotar algumas estratégias. Antes da viagem, é recomendado que o atleta comece a ajustar sua rotina de sono e alimentação gradualmente, de acordo com o fuso horário do destino. Durante o voo, é importante manter-se hidratado e realizar exercícios físicos leves para ajudar na circulação sanguínea. Ao chegar ao destino, o atleta deve se expor à luz solar para ajudar a regular o relógio biológico e evitar a exposição à luz artificial durante a noite, que pode afetar o sono.[11]

Além disso, alguns estudos indicam que a melatonina, um hormônio naturalmente produzido pelo corpo que ajuda a regular o sono, pode ser útil no tratamento do *jet lag* em atletas. No entanto, é importante ressaltar que a administração de melatonina deve ser feita sob supervisão médica.

Em resumo, o *jet lag* pode ter um impacto significativo no desempenho físico e mental de atletas, especialmente para aqueles que competem em eventos internacionais. Para minimizar esses impactos, é importante adotar estratégias de ajuste gradual do sono e alimentação antes da viagem, manter-se hidratado e realizar exercícios físicos leves durante o voo, além de se expor à luz solar e evitar a exposição à luz artificial durante a noite ao chegar ao destino. A administração de melatonina também pode ser útil, mas deve ser feita sob supervisão médica.

● TRATAMENTO DA ANSIEDADE

Existem várias formas de tratar a ansiedade em atletas, sendo algumas das abordagens mais comuns:

1. **Terapia cognitivo-comportamental (TCC):** a TCC é uma forma de terapia que ajuda as pessoas a identificar e modificar os pensamentos e comportamentos que estão contribuindo para a ansiedade. Isso pode incluir técnicas como a reestruturação cognitiva, que envolve questionar e reavaliar os pensamentos negativos, e a dessensibiliza-

ção sistemática, que envolve a exposição gradual a situações ansiosas

2. **Relaxamento:** o relaxamento pode ser uma técnica útil para reduzir a ansiedade em atletas. Isso pode incluir técnicas como a respiração profunda, a meditação, a visualização guiada e o relaxamento muscular progressivo

3. **Treinamento mental:** o treinamento mental pode ajudar os atletas a desenvolver habilidades de autocontrole, visualização positiva e pensamento positivo. Isso pode ajudá-los a lidar melhor com situações estressantes e a manter a concentração em momentos críticos

4. **Medicamentos:** em alguns casos, os medicamentos podem ser prescritos para ajudar a controlar os sintomas da ansiedade. No entanto, esses medicamentos devem ser usados com cautela e sob supervisão médica, devido aos seus possíveis efeitos colaterais e potencial para dependência de algumas classes medicamentosas

● TRATAMENTO DA INSÔNIA

O primeiro passo para o tratamento da insônia é realizar uma boa anamnese e uma história do sono bem detalhada, focando e em possíveis causas de insônia ou piora da qualidade de sono. É necessário primeiro excluir condições que interferem no sono, como síndrome das pernas inquietas, distúrbios respiratórios, distúrbios do ritmo circadiano, síndrome da apneia obstrutiva do sono, abuso de substâncias e transtornos de humor ou de ansiedade que cursam secundariamente com a insônia.

Após exclusão de outras causas, as seguintes abordagens podem ser usadas no tratamento da insônia primária:

1. **Terapia cognitivo comportamental para insônia (TCC-I):** é a terapêutica mais segura e eficaz a longo prazo. A TCC-I consiste numa terapia focal e diretiva, bem estruturada e com tempo limitado em geral entre quatro a oito sessões, podendo ser realizada individualmente ou em grupo. Ela promove uma reeducação de hábitos de sono, com técnicas como restrição de tempo de cama e de sono, controle de estímulos, técnicas de relaxamento e promoção da higiene do sono, ajudando o atleta a adotar comportamentos que favoreçam o sono e a desenvolver uma melhor percepção do próprio sono, associada a técnicas cognitivas para modificação de pensamentos que prejudicam o sono

2. **Medidas não farmacológicas:** orientações em relação ao ambiente de sono e hábitos diurnos e noturnos, além de modificação de comportamentos para se obter uma melhor higiene do sono

3. **Medicamentos hipnóticos, sedativos ou agonistas melatoninérgicos:** em alguns casos, medicamentos podem ser prescritos para induzir ou manter o sono. Deve-se orientar o uso correto das medicações, bem como atentar para o potencial de abuso de algumas classes medicamentosas e para os possíveis efeitos colaterais, como sonolência diurna pela manhã, que podem afetar o desempenho do atleta durante o dia

● EVIDÊNCIAS DO EFEITO DA ACUPUNTURA E O TRATAMENTO DA ANSIEDADE

A acupuntura é uma técnica terapêutica chinesa que utiliza agulhas finas para estimular pontos específicos do corpo. Acredita-se que ela possa ser eficaz no tratamento da ansiedade, pois pode ajudar a regular a atividade do sistema nervoso autônomo e aumentar a produção de neurotransmissores, como a serotonina e a dopamina. Em geral, a acupuntura é considerada uma terapia segura e com poucos efeitos colaterais, quando bem indicada e realizada por profissionais qualificados e experientes.

Embora haja algumas evidências positivas de que a acupuntura possa ser eficaz no tratamento da ansiedade, os estudos são limitados e muitos deles apresentam baixa qualidade metodológica. Por isso, é importante ressaltar que a acupuntura não deve ser utilizada como uma única forma de tratamento para a ansiedade, mas pode ser combinada com outras terapias, como a terapia cognitivo-comportamental.

Os autores do artigo "Acupuncture and electroacupuncture for anxiety disorders: A systematic review of the clinical research" realizaram uma revisão sistemática dos estudos clínicos disponíveis sobre o uso da acupuntura e eletroacupuntura no tratamento de transtornos de ansiedade e concluíram que os resultados foram encorajadores, sugerindo que a acupuntura e a eletroacupuntura podem ser abordagens eficazes no tratamento de transtornos de ansiedade.[12] No entanto, os autores observam que são necessários mais estudos clínicos de alta qualidade para confirmar esses resultados.

Evidências dos efeitos da acupuntura no tratamento de ansiedade em atletas

A acupuntura tem sido estudada como uma terapia complementar para ajudar no tratamento da ansiedade em atletas, mas ainda há poucas evidências científicas sobre sua eficácia nesse contexto específico. Foi encontrado na literatura apenas um artigo relatando um ensaio clínico controlado randomizado simples-cego para avaliar efeitos da acupuntura na ansiedade nessa população específica.

O estudo "Acupuncture Anxiolytic Effects on Physiological and Psychological Assessments for a Clinical Trial", examinou os efeitos da acupuntura na ansiedade competitiva de um grupo de 45 jogadores de futebol de clubes de elite de Teerã, no Irã, com idade entre 16 e 18 anos.[13] Os participantes foram designados aleatoriamente para três grupos: um grupo de acupuntura, um grupo de acupuntura *sham*, que recebeu um tratamento placebo, e um último grupo de espera controle sem tratamento algum. Todos os grupos tinham o mesmo número de 15 participantes, os quais foram avaliados usando medidas fisiológicas e psicológicas antes e depois do tratamento.

Para examinar os resultados psicológicos, foi utilizado o Competitive State Anxiety Inventory-2 (CSAI-2), um questionário de 27 itens que inclui três subescalas de ansiedade cognitiva, ansiedade somática e autoconfiança. As respostas fisiológicas também foram avaliadas através de registros da frequência cardíaca e condutância elétrica da pele (avaliação indireta da sudorese induzida por ansiedade), antes e depois do tratamento.

Além disso, os autores usaram um método de acupuntura padronizado e bem definido para garantir que todos os participantes do grupo de acupuntura recebessem o mesmo tratamento. Os pontos de acupuntura selecionados foram escolhidos com base na teoria da medicina tradicional chinesa, porém, os autores não especificam os pontos escolhidos além do HT7 (Shenmen).

TRATADO DE ACUPUNTURA E DOR NA MEDICINA ESPORTIVA

Os resultados mostraram que a acupuntura reduziu significativamente os níveis de ansiedade cognitiva e somática, mas não foi capaz de aumentar a autoconfiança em comparação com os grupos *sham* e controle. Além disso, os participantes do grupo de acupuntura apresentaram diminuição significativa da condutância elétrica da pele em comparação com o grupo controle e diminuição significativa da frequência cardíaca em relação ao grupo *sham*.

Os autores concluíram que a acupuntura tem efeitos ansiolíticos significativos e pode ser uma opção de tratamento eficaz para atletas antes de competições. Eles sugerem que mais estudos sejam realizados para confirmar esses resultados e explorar os mecanismos biológicos subjacentes aos efeitos da acupuntura na ansiedade.

● EVIDÊNCIAS DOS EFEITOS DA ACUPUNTURA NO TRATAMENTO DA INSÔNIA

Uma metanálise incluiu 15 ensaios clínicos randomizados para avaliar os efeitos da acupuntura em sintomas de insônia comparados à terapia farmacológica.[14] Ela demonstrou que a acupuntura teve um efeito significativo nos sintomas de insônia avaliados pela PSQI quando comparados à terapia farmacológica, sendo que, na análise por semana de tratamento, observou-se que não houve diferenças nas primeiras duas semanas, mas que a diferença acontecia a partir da terceira semana de tratamento e aumentava na quarta.

Outra metanálise avaliou a eficácia da acupuntura escalpeana em sintomas de insônia.[15] Com base na pontuação da escala PQSI, demonstrou-se que a acupuntura escalpeana foi capaz de melhorar significativamente sintomas de insônia quando comparada ao tratamento farmacológico e ao controle sem intervenção, e foi estatisticamente igual em eficácia quando comparada a outros tipos de acupuntura. A heterogeneidade, a qualidade e as medidas dos estudos incluídos podem ter provocado vieses nessa metanálise.

A maioria dos estudos se baseia em escalas autorreferidas de sintomas de sono, que podem ser bastante enviesadas. Dessa forma, uma metanálise buscou avaliar o efeito da acupuntura em parâmetros objetivos de sono, em pessoas com insônia primária.[16] Vale ressaltar que a maioria dos estudos incluídos eram heterogêneos e tinham risco de viés por questões metodológicas. A metanálise encontrou evidências significativas de que a acupuntura foi capaz de aumentar o tempo total de sono, aumentar a eficiência do sono, diminuir despertar após início do sono e diminuir o número de despertares noturnos quando comparada à acupuntura placebo/*sham* ou a controles (nenhuma intervenção). O efeito da acupuntura foi superior quando o número mínimo de 12 sessões foi atingido.

Evidências dos efeitos da acupuntura no tratamento da insônia em atletas

Não foram encontrados estudos avaliando o efeito de acupuntura para insônia em atletas especificamente. Há a necessidade de ensaios clínicos nesta área, e como sugestão de pontos de acupuntura, segue a Tabela 69.1.

Tabela 69.1 Sugestão de pontos para ansiedade e insônia em atletas.

Ponto	Localização	Músculos	Vascularização	Nervos
HT7	Proximal ao osso pisiforme, na depressão lateral (radial) ao tendão do músculo flexor ulnar do carpo, na prega da flexão ulnar do punho	Músculos flexor ulnar do carpo, flexor profundo dos dedos e flexor superficial dos dedos	Artéria ulnar	Ramos no nervo cutâneo medial do antebraço e nervo ulnar
SP6	Situa-se na porção anteromedial da perna, posterior à borda medial da tíbia, 3 tsun acima do maléolo medial	Músculo sóleo	Veia safena magna, veia tibial posterior e artéria tibial posterior	Nervo safeno e nervo tibial
LR3	No dorso do pé, na depressão entre o primeiro e o segundo ossos metatarsos, a 1,5 tsun da membrana interdigital	Tendão dosmúsculos extensores longos dos dedos e dorsal interósseo	Ramos do arco venosos dorsal, veia e artéria dorsais do primeiro metatarso	Nervo cutâneo dorsal medial e nervo fibular profundo
KI3	Na face medial da perna, na altura do maléolo medial, no ponto médio entre a borda posterior do maléolo e o tendão calcâneo	Tendão do músculo tibial posterior, tendão do músculo flexor digital longo e tendão do músculo flexor longo do hálux	Veia tibial posterior e artéria tibial posterior	Nervo tibial

(Continua)

CAPÍTULO 69

Tabela 69.1 Sugestão de pontos para ansiedade e insônia em atletas. *(Continuação)*

Ponto	Localização	Músculos	Vascularização	Nervos
KI6	Na face medial do pé, 1 tsun inferior à proeminência do maléolo medial, numa depressão entre o tendão tibial posterior e o tendão do flexor digital longo	Tendão do músculo tibial posterior e o tendão do músculo flexor digital longo	A. tarsal medial e artérias e veias maleolares mediais anteriores e posteriores	Nervo tibial
GB20	Na parte posterior do pescoço, abaixo do osso occipital, na depressão entre a porção superior do trapézio e o esternocleidomastóideo, 1 tsun acima da linha posterior do cabelo	Tendão do músculo trapézio e tendão do músculo esternocleidomastóideo	Ramos da veia e da artéria occipital	Nervo occipital menor
PC6	Na parte anterior do antebraço, 2 tsun proximal à prega do punho, entre os tendões dos músculos palmar longo e flexor radial do carpo	Músculos flexor digital superficial, flexor digital profundo, pronador quadrado e tendão do músculo flexor radial do carpo	Veia mediana e artéria mediana (presente em 8% dos indivíduos)	Nervo mediano
EXHN3	Na testa, o ponto médio entre as bordas mediais das sobrancelhas	Músculo frontal, músculo prócero e músculo corrugador do supercílio	Artéria e veia supratrocleares e artéria e veia supraorbitais	Ramo temporal do nervo facial
5 agulhas frontais pela técnica escalpeana de Wen	Agulhamento escalpeano Na parte frontal do escalpo, 2 cm acima da linha do cabelo. Colocar 5 agulhas, 1 no ponto central dessa área, 2 agulhas mais laterais na direção de ST8 e as 2 agulhas restantes no ponto médio entre a agulha central e as laterais. Todas as agulhas devem apontar na direção de GV20	Músculo occipitofrontal		Nervo supraorbital

Os pontos foram indicados com base na prática clínica dos autores e na teoria da medicina chinesa. Não achamos literatura que recomendasse pontos específicos para essas patologias.

CONCLUSÃO

Ansiedade e insônia são condições clínicas muito prevalentes entre os atletas, especialmente quando associadas aos momentos de competições importantes ou durante uma recuperação de lesão. A acupuntura é uma opção terapêutica indicada em associação com as outras medidas como TCC. Existem poucos trabalhos na literatura, no entanto, esses mostram um resultado positivo a partir da terceira para a quarta sessões.

REFERÊNCIAS

1. Cheng WNK, Hardy L, Markland D. Toward a three-dimensional conceptualization of performance anxiety: rationale and initial measurement development. Psychol Sport Exerc. 2009 Feb;10(2):271-8.
2. Ford JL, Ildefonso K, Jones ML, Arvinen-Barrow M. Sport-related anxiety: current insights. Open Access J Sports Med. 2017 Oct;8:205-12.
3. Malhotra RK. Sleep, recovery, and performance in sports. Neurol Clin. 2017 Aug;35(3):547-57.
4. McMahon EM, Corcoran P, O'Regan G, Keeley H, Cannon M, Carli V, et al. Physical activity in European adolescents and associations with anxiety, depression and well-being. Eur Child Adolesc Psychiatry. 2017 Jan;26(1):111-22.
5. Rice SM, Gwyther K, Santesteban-Echarri O, Baron D, Gorczynski P, Gouttebarge V, et al. Determinants of anxiety in elite athletes: a systematic review and meta-analysis. Br J Sports Med 2019 June;53(11):722-30.
6. Petisco-Rodríguez C, Sánchez-Sánchez LC, Fernández-García R, Sánchez-Sánchez J, García-Montes JM. Disordered eating attitudes, anxiety, self-esteem and perfectionism in young athletes and non-athletes. Int J Environ Res Public Health. 2020 Sep;17(18):6754.
7. Patel DR, Omar H, Terry M. Sport-related performance anxiety in young female athletes. J Pediatr Adolesc Gynecol. 2010 Dec;23(6):325-35.
8. Juliff LE, Halson SL, Peiffer JJ. Understanding sleep disturbance in athletes prior to important competitions. J Sci Med Sport. 2015 Jan;18(1):13-8.

9. Gupta L, Morgan K, Gilchrist S. Does elite sport degrade sleep quality? A systematic review. Sports Med Auckl Nz. 2017;47(7):1317-33.

10. Amorim D, Amado J, Brito I, Fiuza SM, Amorim N, Costeira C, et al. Acupuncture and electroacupuncture for anxiety disorders: a systematic review of the clinical research. Complement Ther Clin Pract. 2018 May;31:31-7.

11. Shayestehfar M, Seif-Barghi T, Zarei S, Mehran A. Acupuncture anxiolytic effects on physiological and psychological assessments for a clinical trial. Scientifica. 2016;2016:4016952.

12. Kim SA, Lee SH, Kim JH, van den Noort M, Bosch P, Won T, et al. Efficacy of acupuncture for insomnia: a systematic review and meta-analysis. Am J Chin Med. 2021;49(5):1135-50.

13. Liu FG, Tan AH, Peng CQ, Tan YX, Yao MC. Efficacy and safety of scalp acupuncture for insomnia: a systematic review and meta--analysis. Evid-Based Complement Altern Med ECAM. 2021 May;2021:6621993.

14. Zhao FY, Fu QQ, Kennedy GA, Conduit R, Zhang WJ, Wu WZ, et al. Can acupuncture improve objective sleep indices in patients with primary insomnia? A systematic review and meta-analysis. Sleep Med. 2021 Apr;80:244-59.

15. Reilly T, Edwards B. Altered sleep-wake cycles and physical performance in athletes. Physiol Behav. 2007 Feb;90(2-3):274-84.

16. Waterhouse J, Reilly T, Atkinson G, Edwards B. Jet lag: trends and coping strategies. Lancet Lond Engl. 2007 Mar;369(9567):1117-29.

SEÇÃO 4 • Métodos associados

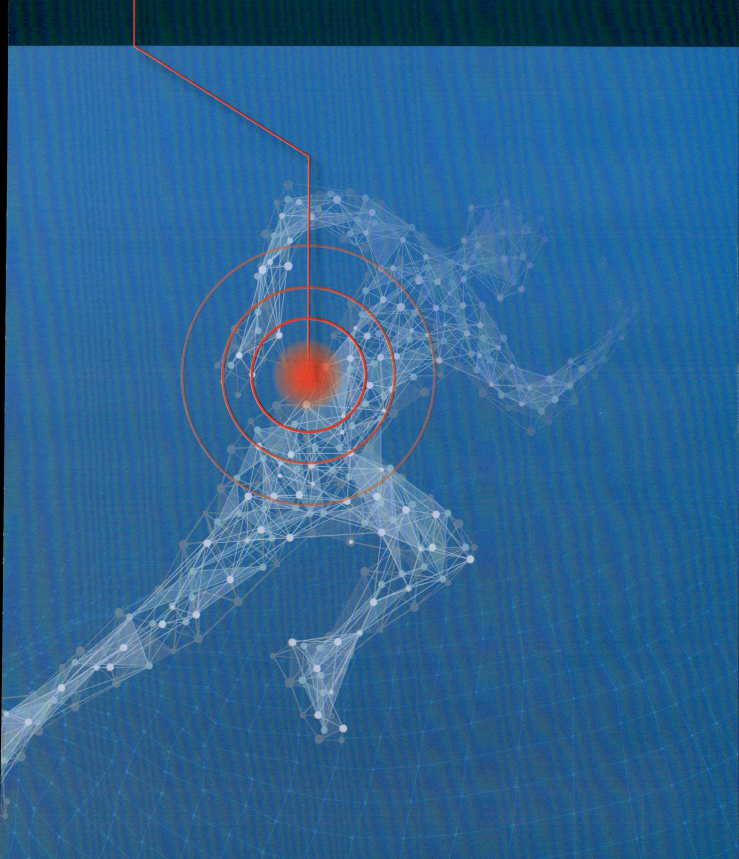

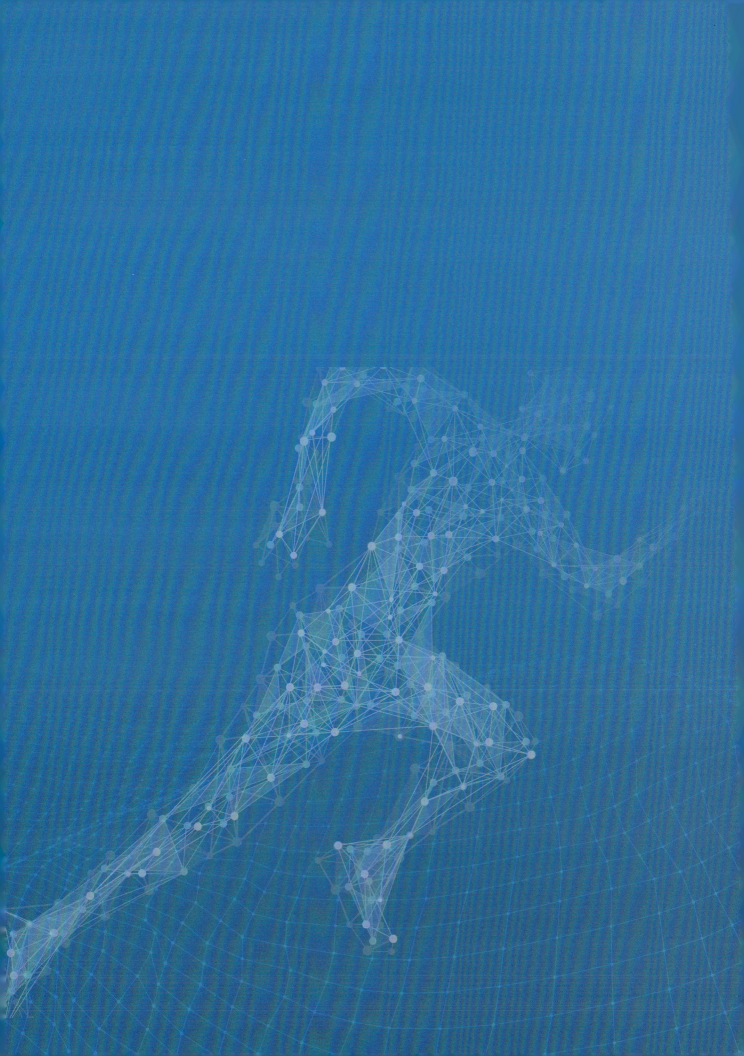

Analgesia multimodal na medicina do esporte 70

› Antônio Sergio Barata Cavalcante › Gabriel Taricani Kubota › Hazem Adel Ashmawi

●INTRODUÇÃO

Distinguir inicialmente a dor. Controlar a dor, por que e como? O que é a dor? Quando usar analgésicos?

Ao apresentar a analgesia multimodal, como padrão-ouro para atenção inicial à dor, com um olhar específico para o médico de esportistas, sejam competitivos, de alto rendimento (níveis nacional e internacional) ou não competitivo, ou ainda visando chegar aos níveis competitivos, ou de elite, há de se distinguir inicialmente as nuances de tratar a dor aguda e a dor crônica. E ainda as diferenças entre dor neuropática e dor nociceptiva.

A dor aguda decorre de lesões dos tecidos que contenham terminais nociceptivos ativáveis por estímulos (químicos, físicos ou mecânicos), que atinjam a faixa "nóxica", de ativação destes terminais – periféricos. Em conformidade aos capítulos deste livro que tratam da fisiopatologia da dor, para o correto entendimento da escolha dos analgésicos será sempre útil referir-se a esses capítulos.

A dor crônica decorre de ativação mantida destes terminais, sendo entendida de forma genérica pela falta de modulação e por um pobre sistema supressor de dor. Ou seja, apresentação frequente e intensa do sinal ao sistema nervoso central (SNC) associada a reduzido controle, a ser exercido pelos sistemas supressores de dor como opioide endógeno, por exemplo. As alterações plásticas na rede química e da circuitaria elétrica que compõem a distribuição da sensibilidade, sua interpretação, geração de memória pelo SNC, ativação e modulação de circuitos ligados a geração de resposta motora, afetiva e emocional, condizentes com aprendizados prévios e possíveis condicionamentos dos indivíduos, vão compor o quadro da dor crônica.

Dor aguda seria a grande patrocinadora da dor crônica, conquanto seja o início de toda a cadeia, e seu não controle pode levar ao desencadear da dor crônica. A analgesia multimodal, como será vista, é recurso importante para controle precoce de síndromes dolorosas agudas, mormente no âmbito do esporte em que predominam causas nociceptivas e miofasciais de dor.

Em se tratando do médico prescritor para atletas de alto rendimento, as prescrições médicas devem seguir as recomendações da WADA para as prescrições de analgésicos, sob pena de se confundir tratamento analgésico com *doping*, ou ainda ante à possibilidade de medicações como Tramadol serem associadas a supressão de dor "natural" do treino e levar a melhoras de *performance*, que podem ser associadas a riscos de saúde real aos atletas.

● ANALGESIA MULTIMODAL

O conceito de analgesia multimodal foi definido pelo cirurgião Hendrik Kehlet e o anestesista Jørgen Dahl, médicos dinamarqueses, que cunharam o termo analgesia multimodal ou analgesia balanceada, inicialmente, utilizada no tratamento da dor pós-operatória e que se expandiu para o tratamento de dor, de forma geral.

A analgesia multimodal consiste no uso de vários fármacos com diferentes mecanismos de ação eventualmente administrados por diferentes vias, objetivando melhor qualidade de analgesia com uso de doses menores de cada fármaco e menos efeitos adversos relacionados aos fármacos. A analgesia multimodal veio como contraponto ao uso frequente da analgesia unimodal.[1]

A base para o uso da analgesia multimodal vem da complexidade das vias de processamento da dor, sendo possível atuar, de forma simultânea, em diferentes pontos deste sistema, nas vias excitatórias, na transdução do estímulo nociceptivos, na sensibilização periférica, na transmissão do estímulo ao longo do aferente primário, em sua modulação no corno dorsal da medula, na primeira sinapse entre o aferente primário e neurônio de segunda ordem, na sensibilização central, no componente afetivo da dor, na ação em receptores opioides; e também nas vias inibitórias dos sistemas descendentes inibitórios, como tratos noradrenérgicos e serotoninérgicos.

O conceito de analgesia multimodal foi cunhado para tratamentos farmacológicos, entretanto, a analgesia pode ser feita de diferentes formas: farmacológica, técnicas de neuromodulação, bloqueios de nervo, exercícios, medidas físicas, ou também através de tratamentos que abordam elementos psicossociais. Este capítulo se aterá aos tratamentos farmacológicos, pela sua frequência de uso e pelo conceito inicial de analgesia multimodal.

As principais classes farmacológicas utilizadas no tratamento da dor e que apresentam atividade analgésica são:

- Analgésicos simples
- Anti-inflamatórios não esteroides

TRATADO DE ACUPUNTURA E DOR NA MEDICINA ESPORTIVA

- Anti-inflamatórios esteroides
- Analgésicos opioides
- Anestésicos locais

Também existem as classes farmacológicas de fármacos chamados de adjuvantes, que não são analgésicos per si, mas que auxiliam modulando vias ligadas ao processamento da dor ou potencializando efeitos de fármacos analgésicos. Os principais adjuvantes são:

- Antidepressivos
- Anticonvulsivantes
- Neurolépticos
- Alfa 2-agonistas
- Canabinoides

A aplicação das propostas multimodais de analgesia, no contexto da prática do esporte competitivo em atletas de elite corresponde a pensar uma organização da atenção ao atleta que seja multidisciplinar, e ao mesmo tempo que venha contemplar órgãos reguladores *antidoping*, considerando que certas medicações e práticas podem incrementar de modo artificial a *performance*, por um lado, e por outro lado podem até representar riscos à saúde ou sobrevida dos atletas.

A medicina do esporte tem a particularidade, principalmente quando colocada no contexto de atletas de alto rendimento, do uso de fármacos que possam ser caracterizados como *doping*. A principal agência mundial de controle de *doping*, a World Anti-Doping Agency (WADA), divide as substâncias de forma geral, e o fármacos, de maneira particular em: substâncias que nunca podem ser usadas, substâncias que não podem ser usadas durante competições e substâncias que não podem ser usadas em alguns esportes em particular.[2]

A Tabela 70.1 mostra fármacos em uso no Brasil que são usados no tratamento da dor e presentes na lista de substâncias da WADA para não uso durante competições.

Associações comuns no tratamento das dores agudas compreendem, normalmente, o uso de analgésicos simples, anti-inflamatórios não esteroides, anti-inflamatórios esteroides, opioides e anestésicos locais. São utilizados no tratamento das dores nociceptivas, e nociceptivas com componente inflamatório.

Os analgésicos simples presentes no mercado brasileiro são a dipirona e o paracetamol, ambos utilizados sem a necessidade de prescrição médica. Entre os analgésicos opioides, o Tramadol sempre esteve na prescrição de analgesia multimodal. Porém, como se verá adiante, entrará na lista de substâncias restritas. Seguem descritivos das principais substâncias em uso na analgesia multimodal. Outros capítulos tratarão de outras substâncias igualmente importantes e disponíveis para o médico do esporte obter sucesso no controle da dor em atletas.

DIPIRONA

A dipirona é o analgésico mais utilizado no Brasil, com mecanismo de ação complexo, efeito anti-inflamatório (inibidor da COX), porém, tido como fraco neste mister se comparado ao seu potente efeito analgésico que envolve mecanismos periféricos e centrais, a saber: inibição de ciclo-oxigenase medular (COX-3), ação opioidérgica, ação em receptores canabinoides e em canais de potássio.[3-7]

Uma constante preocupação junto aos prescritores de dipirona são as possibilidades de desenvolvimento de anemia aplástica. Diversos estudos relatam diferenças no risco de eventos adversos associados ao uso de dipirona, e muitas vezes tamanhos de amostra pequenos e outras limitações es-

Tabela 70.1 Fármacos que não podem ser usados em competições.		
Opioides	Uso restringido	• Buprenorfina • Fentanila e derivados • Metadona • Morfina • Oxicodona • Petidina
Canabinoides	Uso restringido	Naturais e sintéticos que tenham tetrahidrocanabinol
	Uso aceito	Canabidiol
Glicocorticoides	Uso restringido	• Betametasona • Cortisol • Deflazacort • Dexametasona • Hidrocortisona • Metilprednisolona • Prednisolona • Prednisona • Triancinolona
	Uso aceito	De acordo com a via de uso

Fonte: Adaptada de World Anti-doping Code International Standard Prohibited List 2023 (https://www.wada-ama.org/sites/default/files/2022-09/2023list_en_final_9_september_2022.pdf

tatísticas com influência nos resultados mantêm a polêmica. Mais pesquisas são necessárias, no entanto, para quantificar os riscos potenciais associados à dipirona em comparação com outros medicamentos não narcóticos analgésicos. Revisões sistemáticas da literatura apontam para certa segurança ou falta de evidência de risco para a substância.[8]

Em estudo polonês prospectivo envolvendo seis centros hematológicos que atenderam cerca de 40% da população (15.000.000 pessoas), em um ano encontrou associado ao metamizol (dipirona) uma incidência de 0,25 casos de anemia aplástica por milhão de pessoas por dia de tratamento (sendo este valor inferior ao de outros anti-inflamatórios não esteroides). A Polônia é país que permite compra da substância sem receita médica, o que gera o consumo de cerca de 112.300.094 comprimidos de metamizol por ano. Ainda assim, recomenda-se cautela no uso por longos períodos e em grandes doses. E ainda cita no artigo a análise de um grande estudo internacional sobre anemia aplástica.[9-10]

Um outro artigo brasileiro comenta a possível polêmica entre as indústrias americana e alemã nas questões pertinentes à dipirona. Outrossim, cita artigo e tese em que, na pesquisa de etiologia de anemia aplástica não foram encontradas evidência da associação entre a substância e a anemia aplástica.[11,12]

Em resumo, dentro de décadas de uso de metamizol em humanos, muitos dados de segurança estão disponíveis, a análise dos dados farmacológicos e toxicológicos pré-clínicos disponíveis na literatura mostra que a dipirona tem um bom perfil de segurança. Não obstante, devido a controvérsias que frequentemente são levantadas na literatura, atenção e cuidados são recomendados para uso crônico, bem como doses altas de dipirona como droga única para controle da dor inflamação e febre. Dessa forma, recomenda-se, então, a analgesia multimodal.[13-15]

As doses utilizadas variam entre 20 e 30 mg/kg/dose a cada seis horas. A dipirona pode ser usada em todas as faixas etárias, por via oral ou intravenosa. O efeito adverso mais comum é o de reação de hipersensibilidade não alérgica ou não imune. A bula acessada para indivíduos residentes no Brasil indica: "Adultos e adolescentes acima de 15 anos → Dose individual de 500 a 1.000 mg, sendo a dose máxima diária de 4.000 mg (1.000 mg 4 vezes por dia)".[16]

● ACETAMINOFENO

O paracetamol tem como mecanismo de ação a inibição de ciclo-oxigenase medular, ação em canais de potássio e receptores canabinoides. O efeito adverso mais temido é de lesão hepática aguda, geralmente, ligado a doses mais altas que as recomendadas, conforme se verá adiante.[17]

O acetaminofeno tem sido considerado de risco hepático, uma vez que tem sido associado a insuficiência hepática em um crescente número de transplantes de fígado. Metade dos casos ocorrem por uso abusivo não intencional, sendo 63% desses casos ocorrendo com associações de acetaminofeno com opioides. Assim, recomenda-se cuidado na dose elevada e especialmente na associação aos opioides.[18-20]

Seu metabólito ativo (NAPQI), produto da degradação do acetaminofeno, vai induzir, em circunstâncias adequadas, à quebra da membrana das mitocôndrias hepáticas com consequente morte celular por estresse oxidativo. Em grandes séries de casos nos Estados Unidos foram descritos os principais fatores de risco como desnutrição, jejum e doença hepática crônica, drogas que induzem o sistema CYP 450 incluídas. Drogas indutoras de CYP 450 comumente usadas incluem: isoniazida, rifampicina e fenobarbital. Uso crônico de álcool também induz o sistema CYP 450 levando ao aumento da produção de NAPQI. Em um estudo com mais de 6.000 pacientes com lesão hepática associada ao acetaminofeno, fibratos, anti-inflamatórios não esteroides (AINEs) e álcool foram associados a uma maior incidência de morte.[21-23]

Os sintomas iniciais da hepatopatia são geralmente inespecíficos e incluem dor abdominal, fadiga, anorexia e febre. O quadro pode evoluir para coagulopatia, icterícia e encefalopatia. É reconhecida a eficácia de N-acetilcisteína, que pode ser administrada em doses acima de 100 mcg/L do sangue em intoxicações agudas como tratamento desta condição, e em fases precoces da insuficiência hepática pelo acetaminofeno.[24]

Como pode-se ver, a população de risco para doença hepática por acetaminofeno não é absolutamente comum ao meio esportivo, porém, as exceções à regra especialmente as possibilidades de alterações genéticas que podem expor as pessoas com altas doses de acetaminofeno a risco não deveriam serem desprezadas pelos prescritores. Tem-se, então, ainda mais argumentos para a prática multimodal da analgesia: doses moderadas de medicamentos comuns em doses balanceadas, seguras e ajustadas para cada paciente segundo sua realidade e momento.

Qual a dose segura? O acetaminofeno pode ser usado em todas as faixas etárias, e pode ser administrado pelas vias oral e intravenosa. A regra, então, seria inicialmente investigar a possibilidade de risco hepático para o paciente candidato ao uso de acetaminofeno, evitar associações com outros fármacos, e utilizar inicialmente entre 1,0 g/dia e 1,5 g/dia, considerando que fabricante refere dose teto de 4 g/dia.[25]

● TRAMADOL – ARGUMENTOS DA WADA SOBRE O TRAMADOL 2022-2023

O Tramadol é um potente analgésico narcótico que atua no sistema opioide. Em geral, presente nas prescrições que envolvem programas de analgesia multimodal. No entanto, para atletas de alto rendimento há de se atentar para o fato de esta substância estar desde 2021 na lista de substâncias em "monitoramento". As conclusões dos Dados do Programa de Monitoramento da WADA e de depoimentos de atletas sugerem que essa droga é usada em vários esportes para reduzir a dor causada pelo esforço e permitir que o atleta trabalhe ainda mais. Ao fazer isso, é provável que o Tramadol esteja sendo usado para fornecer ao atleta uma vantagem de desempenho. No entanto, atualmente não haveria evidências de pesquisa convincentes para apoiar ou rejeitar se o Tramadol melhora o desempenho em atletas saudáveis e altamente treinados.

A partir disso, num estudo iniciado em março de 2020, interrompido pela pandemia de COVID-19 retomado em seguida, envolvendo 27 ciclistas de alta *performance*, concluiu-se que uso de Tramadol nos treinos conferiu vantagem de *performance* a ponto de impactar no quadro de medalhas do grupo. Como este estudo foi compatível com observações descritas anteriormente de que haveria uso da substância para melhora de resultados em competições, o Tramadol, será incluído na Lista de Substâncias Proibidas da WADA a partir de janeiro de 2024, ficando o arsenal de tratamento

644 TRATADO DE ACUPUNTURA E DOR NA MEDICINA ESPORTIVA

multimodal reduzido para atletas profissionais, sujeito à análise pela entidade.[26-29]

● GLICOCORTICOIDES – COMO E QUANDO USAR, ATLETAS DE ELITE

Glicocorticoides podem se presentar como bons analgésicos (ou adjuvantes) nos esquemas de analgesia multimodal. A Tabela 70.1 apresenta estas substâncias e seus critérios de uso limitados pela WADA. Porém, o atleta pode requerer um termo de uso de exceção de corticoides a ser deferido pela agência WADA, chamado TUE (Therapeutic Use Exemptions).

As recomendações especiais para atletas de alto rendimento são discutidas em outros capítulos deste livro, mas seguem resumidas a seguir. Todas as substâncias listadas a seguir são especificadas. Todos os glicocorticoides são proibidos quando administrados por qualquer via injetável, oral [incluindo oral (por exemplo, bucal, gengival, sublingual)] ou retal.

As substâncias são:

- Beclometasona
- Betametasona
- Budesonida
- Ciclesonida
- Cortisona
- Deflazacorte
- Dexametasona
- Fluocortolona
- Flunisolida
- Fluticasona
- Hidrocortisona
- Metilprednisolona
- Mometasona
- Prednisolona
- Prednisona
- Acetonida de triancinolona

Observação: outras vias de administração (incluindo inalatória e tópica: odontointracanal, dérmica, intracanal, oftalmológica, ótica e perianal) não são proibidas quando usadas dentro das doses licenciadas e indicações terapêuticas do fabricante. TUE – exceções à regra criada para o atleta.

● ANTI-INFLAMATÓRIOS NÃO ESTEROIDAIS

Os anti-inflamatórios não esteroidais (AINEs) são particularmente úteis para o tratamento de dores agudas musculoesqueléticas, e representam 5 a 10% de todos os medicamentos prescritos anualmente.[30] Além de suas propriedades anti-inflamatórias, eles também apresentam ação antipirética e analgésica.[31] No entanto, seu uso requer consideração adequada quanto a potenciais riscos de eventos adversos, especialmente os de natureza gastrointestinal, cardiovascular e renal.[30] O conhecimento de suas características farmacológicas e a prescrição consciente, por outro lado, permite que eles sejam aliados valiosos na prática clínica.

Mecanismos de ação e classificação

Os AINEs exercem suas funções ao inibir a biossíntese de protanoides a partir do ácido araquidônico.[32] Esta via metabólica depende da atividade das isoenzimas ciclo-oxigenase (COX) 1 e 2, e resulta na produção de PGD_2, PGE_2, $PGF_{2\alpha}$, PGI_2 e TxA_2. Estas substâncias, por sua vez, apresentam diversas funções fisiológicas, e participam da homeostase da mucosa gastrointestinal, angiogênese e tônus vascular, coagulação e agregação plaquetária, balanço hídrico e pressão arterial, e excreção renal de eletrólitos.[31,32] Elas também têm papel na promoção e manutenção de processos inflamatórios, os quais ocorrem após uma lesão tecidual.[31] Ademais, as PGI_2 e PGE_2 mediam respostas nociceptivas periféricas e centrais, e níveis séricos elevados de PGE_2 resultam em modulação da termorregulação por neurônios hipotalâmicos, levando à febre.[31] Tradicionalmente, considera-se que as funções homeostáticas desta via dependem principalmente da COX-1, que é expressa de forma constitucional na maior parte dos tecidos do corpo, enquanto processos inflamatórios estariam associados à atividade da COX-2, cuja expressão é altamente induzida em resposta a citocinas inflamatórias (p. ex., interferon-δ, TNF-α e interleucina-1).[31] No entanto, sabe-se que a atividade da COX-1 também tem papel nas fases iniciais da inflamação, e que a COX-2 é expressa de forma constitucional em alguns tecidos (p. ex., cérebro, medula espinal e rins), exercendo funções homeostáticas importantes.[31]

O mecanismo de ação dos AINEs fundamenta-se na inibição das isoenzimas COX-1 e 2, o que justifica tanto seus efeitos terapêuticos quanto deletérios. Apesar de todos os AINEs apresentarem efeito inibitório sobre a COX-2, eles diferem quanto à sua afinidade sobre a COX-1.[32] A partir desta seletividade por uma ou outra das isoformas COX é que os AINEs são tipicamente classificados (Tabela 70.2).[33] Entretanto, deve-se notar que, mesmo dentro dessas categorias, a seletividade pela COX-2 pode variar entre as medicações.[33] Dentre os AINEs não seletivos, por exemplo, o diclofenaco tem maior seletividade pela COX-2, enquanto ibuprofeno, indometacina e principalmente o naproxeno favorecem a COX-1. Esta afinidade também pode ser dose-dependente e, no caso do meloxican, doses menores (5-7,5 mg/dia) favorecem a COX-2 (numa razão 10:1), enquanto em doses maiores (7,5-15 mg/dia) há preferência pela COX-1.[33]

Outras propriedades farmacológicas

De forma geral, os AINEs apresentam muitas características farmacológicas similares, como: alta biodisponibilidade, metabolismo de primeira passagem negligenciável, alta ligação proteica e baixos volumes de distribuição.[31] No entanto, existem heterogeneidades que podem ser clinicamente relevantes. A velocidade de absorção do celecoxibe, por exemplo, é relativamente baixa, o que é uma limitação no tratamento de dores agudas, e requer uma dose de ataque para que produza analgesia clinicamente significativa neste contexto.[32] O diclofenaco apresenta metabolismo hepático de primeira passagem significativo, o que reduz sua biodisponibilidade oral (55%).[30] Já o parecoxibe é um pró-fármaco, e necessita ser metabolizado pelo fígado em valdecoxibe, seu metabólito ativo e que produz suas ações farmacológicas.[30] Estes medicamentos também variam de forma importante quanto à sua meia-vida (Tabela 70.2). Apesar daqueles com maior meia-vida (> 6 horas) apresentarem posologia mais confortável, eles também estão associados a maior risco de eventos adversos cardiovasculares e gastrointestinais devido ao maior tempo de exposição tecidual à medicação circulante no sangue.[32]

Tabela 70.2 Principais anti-inflamatórios não esteroidais classificados conforme sua afinidade pelas isoenzimas COX.

Medicamentos	Dose usual diária (mg)	Dose máxima diária (mg)	Posologia	Meia-vida (h)
Inibidores não seletivos das COX-1 e COX-2				
Ibuprofeno	600-2.400	3.200	8/8h	1-2,5
Cetoprofeno	75-300	300	8/8h	1,5-4
Indometacina	75-150	200	8/8h	4-5
Naproxeno	250-1.100	1.375	12/12h	12-15
Diclofenaco	50-150	150	6/6h-12/12h	1-2
Inibidores preferenciais da COX-2				
Meloxicam	7,5-15	15	1xd	15-22
Etodolaco	400-1.200	1200	12/12h	6-7
Inibidores seletivos da COX-2 ("coxibes")				
Celecoxibe	200-400	400	12/12h	11
Etoricoxibe	30-90	120	1xd	22

Fonte: Adaptada de Hatt e colaboradores,[33] Lynch & Watson[34] e Ziltener e colaboradores.[35]

Interações farmacológicas

Os AINEs apresentam potencial de interações farmacodinâmicas e farmacocinéticas significativas (Tabela 70.3). Em particular, eles podem reduzir o efeito terapêutico de anti-hipertensivos e aumentar o risco de sangramentos (especialmente de sítio gastrointestinal) de anticoagulantes e antiagregantes.[30] Além disso, é importante destacar que, devido à forte ligação dos AINEs com proteínas séricas, o uso concomitante com outras medicações com grande ligação a estas proteínas (p. ex., cumarínicos) pode levar ao deslocamento destes últimos, aumento da sua fração livre e risco de seus efeitos colaterais.[32] Além disso, os AINEs com maior afinidade pela COX-1 (em particular naproxeno, indometacina e ibuprofeno) podem atuar como antagonistas competitivos do AAS, reduzindo seu efeito antiagregante e, portanto, cardioprotetor.[33] Esta interação deletéria aparentemente não ocorre com uso de celecoxibe ou de diclofenaco tópico.[33]

Tabela 70.3 Interações farmacológicas potenciais relacionadas aos anti-inflamatórios não esteroidais.

Medicamentos	Resultado da interação
Antiagregantes (AAS, clopidogrel)	Aumenta risco de sangramento gastrointestinal
Inibidores seletivos de recaptação de serotonina	
Varfarina e outros anticoagulantes	
Glicocorticoides	
Betabloqueadores	Aumenta a pressão arterial ao atenuar efeitos anti-hipertensivos
Bloqueadores de canal de cálcio	
Diurético	
Digitálicos	Aumenta nível sérico de digoxina
Metotrexato	AINEs reduzes a exceção de metotrexato, podendo resultar em toxicidade moderada

Fonte: Wongrakpanich S, Wongrakpanich A, Melhado K, Rangaswami J. 2018.[30]

Principais efeitos adversos

Risco cardiovascular

Há consistentes evidências que relacionam o uso de AINEs com infarto agudo do miocárdio, acidente vascular cerebral isquêmico e descompensação de insuficiência cardíaca. Desta forma, os AINEs seletivos e não seletivos são contraindicados em pacientes recentemente submetidos à cirurgia de revascularização miocárdica, e devem ser evitados em doentes com insuficiência cardíaca.[33]

Na homeostase da microcirculação cardíaca, a COX-1 resulta na produção de TxA_2, o qual favorece a agregação plaquetária; enquanto a COX-2 promove a produção de PGI_2, que leva à vasodilatação e inibe processos de ativação plaquetária e de adesão celular.[32] Por um lado, o uso de doses baixas de AAS leva à inibição irreversível da COX-1 plaquetária e, consequentemente, à redução da produção de TxA_2. No entanto, o uso de inibidores seletivos da COX-2 resulta na redução da produção de PGI_2, sem interferir na produção de TxA_2, favorecendo, assim, eventos trombóticos cardiovasculares.[32] Em metanálise clássica conduzida pela Coxib and traditional NSAID Trialist's Collaboration, o risco de eventos vasculares maiores aumentou em cerca de um terço com uso de coxibe, o que foi comparável a doses altas de diclofenaco (150 mg/dia), principalmente devido a um aumento de eventos coronarianos.[36] O uso de ibuprofeno também foi as-

646 TRATADO DE ACUPUNTURA E DOR NA MEDICINA ESPORTIVA

sociado a um aumento de eventos coronarianos, porém, não de eventos vasculares maiores.[36] Já o uso de doses altas de naproxeno (1.000 mg/dia) não foi associado a um aumento de eventos vasculares maiores.[36] Por outro lado, o corpo de evidência atual aponta que, dentre os COX-2 seletivos, doses baixas de celecoxibe (200 mg/dia) podem ser aceitáveis em pacientes com risco cardiovascular.[37,38]

Os AINEs também são associados a um risco maior de insuficiência cardíaca, e na metanálise supracitada, este risco aproximadamente dobrou para todos AINEs estudados.[36] Esta classe de medicações também está associada a um risco maior de acidentes vasculares cerebrais, sendo o naproxeno aquela à qual se atribui um menor risco, e o valdecoxibe o maior risco destes eventos.[30]

Risco gastrointestinal

A homeostase da mucosa gastrointestinal depende da atividade de ambas as isoformas da COX, que são expressas de forma constitutiva nesse tecido.[31] Desta forma, o uso de AINEs não seletivos, ao interferir na atividade das COX-1 e 2, pode resultar em uma série de eventos adversos gastrointestinais, incluindo: dispepsia, úlceras, perfurações e sangramentos.[31] Coxibes, por outro lado, preservam a atividade da COX-1 e, portanto, estão associados a um risco menor, ainda que presente, destes eventos.[33] No entanto, quando há associação de AAS (um inibidor não reversível da COX-1) com um coxibe, e consequentemente inibição de ambas isoenzimas COX, este benefício é neutralizado.[33] Por outro lado, o uso de inibidores da bomba de prótons em conjunto com AINEs demonstrou reduzir o risco de complicações gastrointestinais, no entanto, este benefício estende-se somente até o duodeno.[33] Evitar a administração destes medicamentos em jejum também pode contribuir para a redução deste risco.[33] Fatores de risco para a ocorrência de eventos adversos gastrointestinais relacionados ao uso de AINEs são: > 60 anos, doses altas e/ou uso prolongado de AINE, história de doença ulcerosa péptica, consumo excessivo de álcool, e uso concomitante de corticosteroides, aspirina ou anticoagulantes.[33]

Risco renal

Quando comparado aos riscos de eventos adversos cardiovasculares e gastrointestinais, aqueles de natureza renal são menos comuns. No entanto, o uso de AINEs, especialmente entre idosos e/ou em doses elevadas e por tempo prolongado pode resultar em: distúrbios hidroeletrolíticos, insuficiência renal, síndrome nefrótica, nefrite intersticial aguda e necrose papilar renal.[30] De fato, a COX-1 é expressa de forma constitucional no endotélio vascular, em ductos coletores e na alça de Henle, e tem papel dominante na regulação hemodinâmica renal. Sua inibição promove o aumento da resistência do leito vascular renal e a redução da perfusão tecidual local.[31] Por outro lado, a COX-2 é expressa na mácula densa, alça ascendente de Henle, e nas células intersticiais das papilas renais, e tem papel na regulação das trocas hidroeletrolíticas. A redução da sua atividade resulta em diminuição da diurese e da natriurese.[31] Em metanálise por Ungprasert e colaboradores,[39] o uso de AINEs não seletivos foi associado a um risco 1,58 a 2,11 vezes maior de lesão renal aguda.[39] Um risco aumentado também foi observado para rofecoxibe, celecoxibe, meloxican e diclofenaco (estes dois últimos são AINEs não seletivos com preferência pela COX-2), porém, sem atingir significância estatística.[39]

Ademais, os coxibes, ao promover a retenção hídrica e de sódio, são relacionados à ocorrência de edema e a aumento de níveis pressóricos.[33] Eles também são associados a um risco de ocorrência de hipercalemia.[31] Dessa forma, o uso de AINEs deve ser evitado em pacientes com doença renal crônica de forma geral, e em especial entre aqueles com *clearance* de creatinina < 30 mL/min.[30]

Uso de AINEs tópicos

Frente aos diversos efeitos adversos relacionados à exposição sistêmica aos AINEs, uma alternativa eficaz e frequentemente subutilizada para administração destes medicamentos é por via tópica. Esta estratégia é particularmente útil para dores musculoesqueléticas agudas localizadas, associadas a lesão de estruturas não profundas. Em metanálise da Cochrane, Derry e colaboradores observaram que o uso de AINEs tópicos neste contexto produz resultados bons ou excelentes sob um risco baixo de eventos adversos sistêmicos e de desistência devido a efeitos colaterais.[40] Em particular, os medicamentos associados a melhor eficácia em reduzir a intensidade de dor em > 50% foram: diclofenaco (NNT 1,8 a 3,2, a depender da apresentação), cetoprofeno (NNT 2,5) e ibuprofeno (NNT 3,9).[40]

Seleção individualizada de AINEs

Os AINEs representam uma classe heterogênea de fármacos com propriedades farmacológicas variadas e associada a riscos inerentes de eventos adversos significativos. No entanto, quando utilizados de forma adequada, tendo em consideração o contexto clínico individual de cada paciente, eles podem ser fortes aliados para o tratamento da dor. Uma sugestão para seleção destes fármacos, proposta por Hatt e colaboradores,[33] é apresentada na Figura 70.1.

● CLONIDINA – COMO E QUANDO USAR

Referente à lista de substâncias publicada em 2023 pela World Anti-Doping Agency, a clonidina alfa2-agonista, usada como anti-hipertensivo, sedativo ou adjuvante em analgesia, pode ser utilizada a qualquer momento para controle da dor pelos atletas. Não sendo considerada *doping*.

● CONCLUSÃO

A medicina do esporte, dentro do seu capítulo de controle da dor, virá a ser mais um braço ativo e importante da clínica multidisciplinar de dor crônica: mais medicina, mais multidisciplinaridade e mais interprofissionalidade, porém, sujeita à orquestração centralizada na responsabilização do médico, que deverá ponderar os diagnósticos (corretos? completos?), as terapias de dor (oportunas? seguras?) adequadas ao esporte em si (ao momento pré-competitivo ou competitivo?), terapias multidisciplinares, contempladas pelos órgãos reguladores internacionais focando no atleta de alto rendimento – que deverá ser enquadrado às equipes de elite, portanto, com excessiva visibilidade internacional no que diz respeito a representar seus países – social e politicamente. Em relação aos medicamentos adjuvantes, esses são mais bem relatados no capítulo 71 – Dor neuropática.

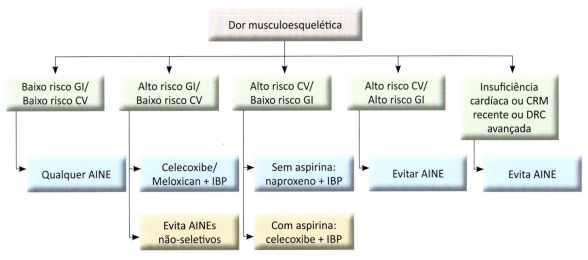

Figura 70.1 Seleção individualiza de anti-inflamatórios não esteroidais sistêmicos.

AINEs: anti-inflamatórios não esteroidais; GI: gastrointestinal; CV: cardiovascular; IBP: inibidor da bomba de prótons; CRM: cirurgia de revascularização miocárdica; DRC: doença renal crônica
Fonte: adaptada de Hatt e colaboradores.[33]

REFERÊNCIAS

1. Kehlet H, Dahl JB. The value of "multimodal" or "balanced analgesia" in postoperative pain treatment. Anesth Analg. 1993;77(5):1048-56.
2. https://www.wada-ama.org/sites/default/files/2022--09/2023list_en_final_9_september_2022.pdf. Acesso em: 13 dez 2023.
3. Lorenzetti BB, Ferreira SH. Mode of analgesic action of dipyrone: direct antagonism of inflammatory hyperalgesia. Eur J Pharmacol. 1985;114(3):375-81.
4. Ali KA, Maity A, Roy SD, Pramanik S, Das PP, Shaharyar A. How synthetic drugs work. Chapter 4 Insight into the mechanism of steroidal and non-steroidal anti-inflammatory drugs. 2023.
5. Alves D, Duarte I. Involvement of ATP-sensitive K(+) channels in the peripheral antinociceptive effect induced by dipyrone. Eur J Pharmacol. 2002;444(1-2):47-52.
6. Vazquez E, Hernandez N, Escobar W, Vanegas H. Antinociception induced by intravenous dipyrone (metamizol) upon dorsal horn neurons: involvement of endogenous opioids at the periaqueductal gray matter, the nucleus raphe magnus, and the spinal cord in rats. Brain Res. 2005;1048(1-2):211-7.
7. Santos G, Vieira WF, Vendramini PH, Silva B, Magalhães SF, Tambeli CH. Dipyrone is locally hydrolyzed to 4-methylaminoantipyrine and its antihyperalgesic effect depends on CB2 and kappa-opioid receptors activation. Eur J Pharmacol. 2020;874:173005.
8. Andrade S, Bartels DB, Lange R, Sandford L, Gurwitz J. Safety of metamizole: a systematic review of the literature. J Clin Pharm Ther. 2016;41:459-77.
9. Maj S, Centkowski P. A prospective study of the incidence of agranulocytosis and aplastic anemia associated with the oral use of metamizole sodium in Poland. Medical Science Monitor. Int Med J Experiment Clin Research. 2004 Sep;10(9):PI93-5.
10. Kramer MS, Lane DA. Analgesic use, blood dyscrasias, and case--control pharmacoepidemiology. Int Agranulocyt Aplastic Anem Study. 1987;40(12):1073-81.
11. To use or not to use dipyrone? Or maybe, Central Station versus ER? That is the question.
12. Maluf EP. Epidemiologia da anemia aplástica no Brasil. Doctorate thesis. Universidade de São Paulo; 1999.
13. Nikolova I, Tencheva J, Voinikov J, Petkova V, Benbasat N, Danchev N. (2012) Metamizole: a review profile of a well-known "forgotten" drug. part i: pharmaceutical and nonclinical profile. Biotechnol Biotechnol Equipment. 2012;26:6:3329-37.
14. Hedenmalm K. Agranulocytosis and other blood dyscrasias associated with dipyrone (metamizole). Spigset O Eur J Clin Pharmacol. 2002;58:265-74.
15. Edwards JE, McQuay HJ. Dipyrone and agranulocytosis: what is the risk? Lancet. 2002;360:9344.
16. Bula de Dipirona acessada em Internet em 18 junho 2023.
17. Przybyła GW, Szychowski KA, Gmiński J. Paracetamol - an old drug with new mechanisms of action. Clin Exp Pharmacol Physiol. 2020 Aug 7.
18. Larson AM, Polson J, Fontana RJ. Acetaminopheninduced acute liver failure: results of a United States multicenter, prospective study. Hepatology. 2005;42:1364-72.
19. Lancaster EM, Hiatt JR, Zarrinpar A. Acetaminophen hepatotoxicity: an updated review. Arch Toxicol. 2015;89:193-9.
20. Blieden M, Paramore LC, Shah D, Ben-Joseph R. A perspective on the epidemiology of acetaminophen exposure and toxicity in the United States. Expert Rev Clin Pharmacol. 2014;7:341-8.
21. Jaeschke H, Williams CD, Ramachandran A, Bajt ML. Acetaminophen hepatotoxicity and repair: the role of sterile inflammation and innate immunity. Liver Int. 2012;32:8-20.
22. Myers RP, Shaheen AA, Li B. Impact of liver disease, alcohol abuse, and unintentional ingestions on the outcomes of acetaminophen overdose. Clin Gastroenterol Hepatol. 2008;6:918-25.
23. Suzuki A, Yuen N, Walsh J. Co-medications that modulate liver injury and repair influence clinical outcome of acetaminophen--associated liver injury. Clin Gastroenterol Hepatol. 2009;7:882-8.
24. Craig DG, Lee A, Hayes PC, Simpson KJ. Review article: the current management of acute liver failure. Aliment Pharmacol Ther. 2010;31:345-58.
25. Bula de Tylenol, por Janssen-Cilag Farmacêutica - Brasil. Acesso em: 18 junho 2023.
26. WADA: Data from the interim analysis of this study (n=21) was presented at the British Association of Sport and Exercise Medicine (BASEM) Conference in May 2022. Acesso em: 13 junho 2023.
27. https://basem.co.uk/wp-content/uploads/2022/08/Mauger_BASEM-Abstract.pdf.
28. The conference abstract will be published in the British Journal of Sports Medicine. 2023.

29. Mauger AR, Thomas T, Smith S, Fennell C. Is tramadol a performance enhancing drug? A randomised controlled trial. Brit Assoc Sport Exerc Med Conference. Brighton, UK. 2022.
30. Wongrakpanich S, Wongrakpanich A, Melhado K, Rangaswami J. A comprehensive review of non-steroidal anti-inflammatory drug use in the elderly. Aging Dis. 2018 Feb 1;9(1):143-50.
31. Bacchi S, Palumbo P, Sponta A, Coppolino MF. Clinical pharmacology of non-steroidal anti-inflammatory drugs: a review. Antiinflamm Antiallergy Agents Med Chem. 2012;11(1):52-64.
32. Brune K, Patrignani P. New insights into the use of currently available non-steroidal anti-inflammatory drugs. J Pain Res. 2015 Feb 20;8:105-18.
33. Hatt KM, Vijapura A, Maitin IB, Cruz E. Safety considerations in prescription of NSAIDs for musculoskeletal pain: a narrative review. PM R. 2018 Dec;10(12):1404-11.
34. Lynch ME, Watson CPN. The pharmacotherapy of chronic pain: a review. Pain Res Manag. 2006;11(1):11-38.
35. Ziltener JL, Leal S, Fournier PE. Non-steroidal anti-inflammatory drugs for athletes: an update. Annals of Physical and Rehabilitation Medicine. 2010 May 1;53(4):278-88.
36. Bhala N, Emberson J, Merhi A, Abramson S, Arber N, et al. Coxib and traditional NSAID trialists' (CNT) collaboration, vascular and upper gastrointestinal effects of non-steroidal anti-inflammatory drugs: meta-analyses of individual participant data from randomised trials. Lancet. 2013 Aug 31;382(9894):769-79.
37. Nissen SE, Yeomans ND, Solomon DH, Lüscher TF, Libby P, Husni ME, et al. Cardiovascular safety of celecoxib, naproxen, or ibuprofen for arthritis. New Engl J Med. 2016 Dec 29;375(26):2519-29.
38. Solomon SD, Wittes J, Finn PV, Fowler R, Viner J, Bertagnolli MM, et al. Cardiovascular risk of celecoxib in 6 randomized placebo-controlled trials: the cross trial safety analysis. Circulation. 2008 Apr 22;117(16):2104-13.
39. Ungprasert P, Cheungpasitporn W, Crowson CS, Matteson EL. Individual non-steroidal anti-inflammatory drugs and risk of acute kidney injury: a systematic review and meta-analysis of observational studies. Eur J Intern Med. 2015 May;26(4):285-91.
40. Derry S, Moore RA, Gaskell H, McIntyre M, Wiffen PJ. Topical NSAIDs for acute musculoskeletal pain in adults. Cochrane Database Syst Rev. 2015 Jun 11;2015(6):CD007402.

Dor neuropática

71

▸ André Wan Wen Tsai ▸ Márcio Fim ▸ Sérgio Mendonça Melo Júnior

● INTRODUÇÃO

Dor neuropática, que se refere à dor causada por uma lesão ou doença do sistema somatossensorial, representa uma ampla categoria de síndromes dolorosas que abrangem uma variedade de mecanismos periféricos e centrais.[1]

Estudos epidemiológicos demonstraram que sua prevalência na população em geral pode ser tão alto quanto 7% a 8%, respondendo por 20% a 25% dos indivíduos com dor crônica. Clinicamente, as síndromes de dor neuropática são caracterizadas pela combinação de fenômenos positivos e negativos. Os fenômenos positivos incluem vários sintomas dolorosos, parestesia e/ou disestesia, que, por definição, são sensações anormais não dolorosas (por exemplo, formigamento, dormência, comichão). Fenômenos negativos geralmente incluem déficits sensoriais neurológicos na área dolorosa, juntamente com outros déficits (motores, cognitivos etc.), dependendo da localização da lesão. As etiologias clássicas da dor neuropática periférica incluem neuropatias periféricas dolorosas, neuralgia pós-herpética e lesão nervosa traumática. No entanto, muitos outros grupos de pacientes apresentam síndromes de dor mista envolvendo ambos os mecanismos neuropáticos e não neuropáticos, como radiculopatias lombares ou cervicais, que estão entre as causas mais causas frequentes de dor neuropática na população geral.[2]

Para os médicos do esporte, o desafio é suspeitar e identificar o tipo de dor relatada pelo paciente atleta em termos de cronicidade e tipo suspeito (nociceptiva, neuropática ou mista quando ambas coexistem) e identificar o processo fisiopatológico que causou o sintoma. Nos atletas, a avaliação da dor em geral, e da dor neuropática em particular, é mais complexa devido ao impacto de fatores fisiológicos, psicológicos e motivacionais e de mecanismos fisiopatológicos específicos no limiar e na tolerância à dor. A dor neuropática não é incomum em atletas, e muitas vezes não é reconhecida.[3]

● DEFINIÇÕES E TERMINOLOGIA

Para tornar o estudo e compreensão do binômio dor-sintoma/doença mais bem interpretado pelo meio acadêmico e científico, a International Association for the Study of Pain (IASP) padronizou termos envolvendo a dor. Assim é possível organizar os fluxos de diagnóstico e tratamento com maior efetividade e desempenho. Toda dor tem sua fase inicial, dor aguda, chamada fisiológica, com função protetiva e de alerta ao indivíduo. Caso os sintomas perdurem além do tempo estimado de cura das lesões ao como mais padronizado além de três meses, a dor se apresenta na fase crônica.[4] Outra característica da dor refere-se ao seu curso temporal, que pode ser codificado como "contínuo" (a dor está sempre presente), "recorrente episódica" (há ataques de dor recorrente com intervalos sem dor) e "contínua com ataques de dor" (há ataques de dor recorrentes como exacerbações de dor contínua subjacente).[5]

Além da temporalidade, outra importante distinção na avaliação e mensuração da dor é quanto às suas características nociceptivas e neuropáticas. Conceitua-se dor nociceptiva aquela que é originada da estimação periférica dos nociceptores por agentes físicos, térmicos e ou químicos. Quanto à dor neuropática (DN), esta advém de doenças e ou lesões que afetem o sistema somatossensorial.[6] Pode-se classificar a dor crônica em vários subgrupos de acordo com a classificação recente da IASP (Figura 71.1).

Além de classificar as síndromes dolorosas neuropáticas, é importante ter os conceitos básicos referentes às queixas dos pacientes e achados do exame físico. São conceitos referentes à dor neuropática:[5]

- **Dor:** uma experiência sensorial e emocional desagradável associada, ou semelhante à associada, a um dano tecidual real ou potencial
- **Dor neuropática central:** dor causada por uma lesão ou doença do sistema nervoso somatossensorial central
- **Dor neuropática periférica:** dor causada por uma lesão ou doença do sistema nervoso somatossensorial periférico
- **Alodinia:** dor devido a um estímulo que normalmente não provoca dor
- **Anestesia dolorosa:** dor em uma área ou região que está anestesiada
- **Causalgia:** uma síndrome de dor persistente em queimação, alodinia e hiperpatia após uma lesão nervosa traumática, frequentemente combinada com disfunção vasomotora e sudomotora e alterações tróficas posteriores
- **Disestesia:** sensação anormal desagradável, seja espontânea ou evocada
- **Hiperalgesia:** aumento da dor por um estímulo que normalmente provoca dor
- **Hiperestesia:** sensibilidade aumentada à estimulação, excluindo os sentidos especiais
- **Hiperpatia:** uma síndrome dolorosa caracterizada por uma reação anormalmente dolorosa a um estímulo, especialmente um estímulo repetitivo

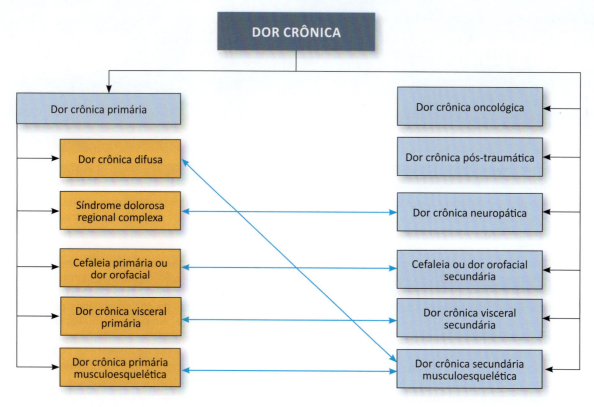

Figura 71.1 Classificação internacional de doenças atualizada (CID-11).
Fonte: Treede RD, Rief W, Barke A. 2019.[4]

- **Hipoalgesia:** dor diminuída em resposta a um estímulo normalmente doloroso
- **Hipoestesia:** diminuição da sensibilidade à estimulação, excluindo os sentidos especiais
- **Neuralgia:** dor na distribuição de um nervo ou nervos
- **Neurite:** inflamação de um nervo ou nervos
- **Neuropatia:** distúrbio da função ou alteração patológica em um nervo: em um nervo, mononeuropatia; em vários nervos, mononeuropatia múltipla; se difusa e bilateral, polineuropatia
- **Nocicepção:** o processo neural de codificação de estímulos nocivos
- **Neurônio nociceptivo:** um neurônio central ou periférico do sistema nervoso somatossensorial que é capaz de codificar estímulos nocivos
- **Parestesia:** uma sensação anormal, não desagradável, espontânea ou evocada
- **Sensibilização:** aumento da capacidade de resposta dos neurônios nociceptivos aos estímulos de entrada normais e/ou recrutamento de uma resposta aumentada aos estímulos de entradas normalmente abaixo do limiar, causados pela constante estimulação dos nociceptores periféricos
- **Sensibilização central:** aumento da capacidade de resposta dos neurônios nociceptivos no sistema nervoso central à sua entrada aferente normal ou subliminar
- **Sensibilização periférica:** resposta aumentada e limiar reduzido de neurônios nociceptivos na periferia à estimulação de seus campos receptivos

Esses conceitos se aplicam a qualquer evento doloroso em avaliação independentemente de suas características físicas inespecíficas, esportivas ou laborais. A dor em atletas tem sido tradicionalmente equiparada a dano tecidual (uma lesão aguda traumática ou uso excessivo). No entanto, a dor crônica apresenta um desafio para os profissionais envolvidos com o esporte, uma vez que não é totalmente explicada pelo estresse biomecânico contínuo ou lesão por uso excessivo. Embora os fatores biomecânicos possam de fato ser um estímulo nociceptivo relevante para alguns indivíduos, eles não podem ser o principal fator para explicar a dor em atletas.[7] A dor é intrínseca a todos os indivíduos, não excluindo os praticantes de atividades físicas. Descrever os atletas apenas como profissionais competitivos de elite não é plenamente aceito com uma definição de atleta baseada na intenção de competir, no nível de competição e no volume de treinamento semanal praticado. O uso de um montante de treinamento semanal específico também tem sido debatido devido à possibilidade de excluir atletas com menor volume de treinamento e incluir exercícios recreativos com volumes altos. Em resumo, um atleta é qualquer pessoa envolvida em um esporte, treinando regularmente semanalmente, com a intenção de melhorar o desempenho e competir contra outros indivíduos ou como parte de uma equipe.[8]

Outro importante impasse na avaliação dor/lesão do atleta está baseado em conceitos envolvendo as lesões e doenças. Num estado de prejuízo da saúde do profissional esportivo, a tríade profissional-equipe da saúde-entidades pode se confrontar em momentos de interrelação frente às condutas. Assim, alguns parâmetros conceituais auxiliam na tomada de decisões e seguimento dos casos (Tabela 71.1).[9]

CAPÍTULO 71

Tabela 71.1 Conceitos utilizados na avaliação do padrão de dor do atleta.

Exame clínico	Auto relato do atleta	Desempenho esportivo
Lesão esportiva: Perda ou anormalidade da estrutura corporal ou funcionamento resultante de uma exposição isolada à energia física durante o treinamento ou competição esportiva que, após exame, é diagnosticada por um profissional clínico como uma lesão clinicamente reconhecida.	**Trauma esportivo:** Uma sensação imediata de dor, desconforto ou perda de funcionamento associada, por um atleta, a uma exposição isolada à energia física durante o treinamento ou competição esportiva, com intensidade e qualidade que fazem com que a sensação seja interpretada pelo atleta como discordante do normal funcionamento corporal.	**Incapacidade desportiva:** Afastamento do atleta por uma autoridade desportiva (o próprio atleta, treinador, dirigente, comissão desportiva) devido à redução da capacidade de realizar uma atividade desportiva planeada após uma exposição isolada à energia física durante o treino ou competição desportiva.
Doença esportiva (síndrome de uso excessivo): Perda ou anormalidade da estrutura ou funcionamento corporal resultante de repetidas sessões de carga física sem períodos de recuperação adequados em associação com treinamento ou competição esportiva que, após exame, é diagnosticada por um profissional clínico como uma doença ou síndrome clinicamente reconhecida.	**Doença desportiva:** Sensação de dor, desconforto ou perda de funcionalidade que se desenvolve progressivamente, associada, por um atleta, a repetidos esforços físicos durante treinos ou competições desportivas sem períodos de recuperação adequados que atingem uma intensidade e qualidade que tornam a sensação interpretada pelo atleta como discordante do funcionamento normal do corpo.	**Doença esportiva:** Afastamento do atleta por uma autoridade esportiva (o próprio atleta, técnico, gerente, comitê esportivo) devido à capacidade reduzida de realizar uma atividade esportiva planejada após repetidas sessões de carga física sem períodos de recuperação adequados em associação com treinamento esportivo ou concorrência.

Fonte: Timpka T, Jacobsson J, Bickenbach J; *et al.* 2014.[9]

ETIOLOGIA

Dor neuropática surge de uma atividade espontânea ou de uma resposta aberrante à estimulação normal. Ocorre na presença de anormalidades do funcionamento do sistema somatossensorial e pode estar presente na ausência de lesão tecidual óbvia.[6]

Várias são as possíveis etiologias para o aparecimento da dor neuropática, como exemplos os fatores metabólicos, degenerativos, isquêmicos, traumáticos, compressivos, inflamatórios, de neurotoxicidade e os paraneoplásicos. As causas de dor neuropática mais comum na população geral incluem neuralgia pós-herpética, neuropatia pós-cirúrgica, neuropatia diabética, neuropatias periféricas e a síndrome de dor complexa regional.[10]

Em atletas, pouca literatura existe sobre a prevalência de componente neuropático nas síndromes dolorosas. Ocorre na maioria das vezes associados a compressões periféricas, como a neuropatia do nervo supraescapular no ombro, síndrome de dor glútea profunda, radiculopatias cervicais e lombares, bem como nos quadros de dor neuropática específicos em atletas paraolímpicos, como os usuários de cadeira de rodas. A prevalência da síndrome de dor complexa regional em atletas também é tema de poucos estudos, em geral associados a fraturas, entorses, pós-operatórios e traumas repetitivos, com grande prejuízo em termos de desempenho esportivo.[3,11]

FISIOPATOLOGIA

Diversos mecanismos fisiopatológicos diferentes estão presentes na gênese e prevalência do componente neuropático de dor. Descargas ectópicas neuronais, perda da inibição das vias inibitórias e aumento de atividade de vias excitatórias são mecanismos que respondem pela manutenção do quadro neuropático.[6]

A sensibilização central pode se desenvolver como consequência da atividade ectópica nas fibras aferentes noci-

ceptivas primárias, onde o dano estrutural dentro do próprio sistema nervoso central pode não estar necessariamente envolvido. Descargas contínuas de fibras aferentes periféricas, que liberam aminoácidos excitatórios e neuropeptídeos no corno dorsal da medula espinal, levam a alterações pós-sinápticas de neurônios nociceptivos de segunda ordem, como fosforilação de receptores NMDA e AMPA ou expressão de canais de sódio dependentes de voltagem. Essas alterações induzem hiperexcitabilidade neuronal, que permite que fibras aferentes Aβ e Aδ mecanossensíveis de baixo limiar ativem neurônios nociceptivos de segunda ordem. Isso significa que estímulos táteis normalmente inócuos, como escovar levemente ou picar a pele, tornam-se dolorosos. Mecanismos semelhantes podem ocorrer não apenas na medula espinal, mas também nos níveis supraespinais, conforme relatado em pacientes com dor central.[12,13]

Mecanismos que contribuem para a atividade nervosa ectópica e sensibilização central

Outros mecanismos fisiopatológicos envolvidos na dor neuropática contribuem para a atividade ectópica e sensibilização central. O processo de neuroinflamação após uma lesão nervosa induz ativação da micróglia e migração de macrófagos para o nervo e gânglio da raiz dorsal, que contribuem para o aumento de sensibilidade dolorosa, por meio da liberação de citocinas pró-inflamatórias, incluindo o fator de necrose tumoral alfa.[12,13]

Uma vez que a lesão ocorre, o processo inflamatório leva a um estado hiperexcitável. Na maioria dos pacientes, esse estado desaparece à medida que o quadro tende à resolução. No entanto, quando a nocicepção persiste devido à estimulação repetitiva, as alterações nos neurônios aferentes primários podem persistir. Vários fatores podem contribuir para a sensibilização periférica. Mediadores inflamatórios, como o peptídeo relacionado ao gene da calcitonina e a substância P, que são liberados dos terminais nociceptivos, aumentam a permeabilidade vascular, levando ao edema localizado e ao escape dos subprodutos da lesão, como prostaglandinas, bradicinina, fatores de crescimento e citocinas. Essas substâncias podem sensibilizar e excitar os nociceptores, resultando em limiares de disparo reduzidos e descargas ectópicas. Na dor neuropática, o dano tecidual afeta diretamente o sistema nervoso, resultando na geração de descargas ectópicas que contornam a transdução, ocorrendo muitas vezes na ausência desta.[14]

● EPIDEMIOLOGIA

Os dados sobre a incidência e gravidade da dor musculoesquelética, lesões e traumas em atletas com ou sem deficiência são limitados em vários dos seus aspectos, com frequência referenciando a necessidade de melhora dos dados e de pesquisas mais específicas. Condições dolorosas relacionadas às articulações e coluna são comuns entre atletas. A frequência de lombalgia tem sido estudada com mais detalhes, sendo estimada nos profissionais de alto nível em diferentes esportes de alta carga em até 89%. Dor em articulações nas extremidades relacionada ao esporte é raramente relatada na literatura.[15] A prevalência em um ano de dor lombar em atletas é estimada entre 17% e 94% em uma gama de esportes individuais e coletivos. Da mesma forma, foram relatadas taxas de prevalência de dor em membros; dor no quadril e na virilha em jogadores de futebol (49%), dor no joelho em jogadores de vôlei (44,6%) e dor no ombro em nadadores (38% a 39,6%). O início insidioso e a dor recorrente são comuns e geralmente persistem por mais de seis semanas, impedindo o desempenho e afetando negativamente a função e a qualidade de vida.[16] Em estudo avaliando 75 atletas masculinos como mergulhadores, levantadores de peso, lutadores, orientistas e jogadores de hóquei no gelo, a lombalgia foi a queixa mais comum, afetando 68% (Figura 71.2). Na correlação com grupo controle não atleta, somente a dor no joelho teve relevância estatística. A lombalgia não somente é a queixa mais prevalente entre os atletas como também é o sintoma mais comum de várias modalidades atléticas (Figura 71.3).[15]

Estima-se que a dor neuropática na população geral tenha prevalência entre 3% e 17%, variando em incidência de acordo com os grupos estudados. É mais comum nas mulheres de 50 a 64 anos numa proporção de 60,5% do total.[17] Utilizando questionários de rastreio, observa-se uma incidência de 15,8% nos casos de lesão do manguito rotador, 33,3% na osteoartrite de joelho, 28% nas tendinopatias do calcâneo, 29% das fascites plantares, 31% das síndromes trocantéricas, 11,3% após artroplastia de joelho e de 13% em artroplastia do ombro.[18-22]

Não há literatura específica disponível para avaliar DN em atletas. Em uma série com 20 atletas de 10 a 46 anos e média de 18, diagnosticados com algoneurodistrofia (síndrome de dor regional complexa tipo 1), as mulheres corresponderam a 75% dos casos. Os esportes e sítios anatômicos descritos estão na Figura 71.4. Somente um paciente teve envolvimento do membro superior.[11]

● ASPECTOS CLÍNICOS E EXAME FÍSICO

A apresentação clínica da dor neuropática é bastante variável. Em geral, podem estar presentes sintomas negativos e positivos, a depender da origem do quadro neuropático. Sua etiologia determina, muitas vezes, as características próprias de sua apresentação.[2]

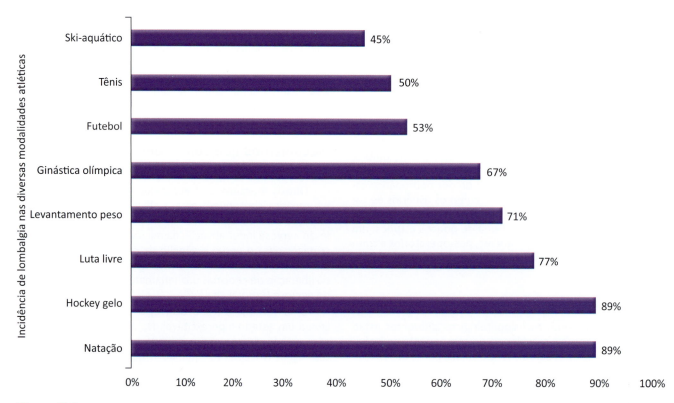

Figura 71.2 Incidência de lombalgia em diversas modalidades esportivas.
Fonte: Jonasson P, Halldin K, Karlsson J; et al. 2011.[15]

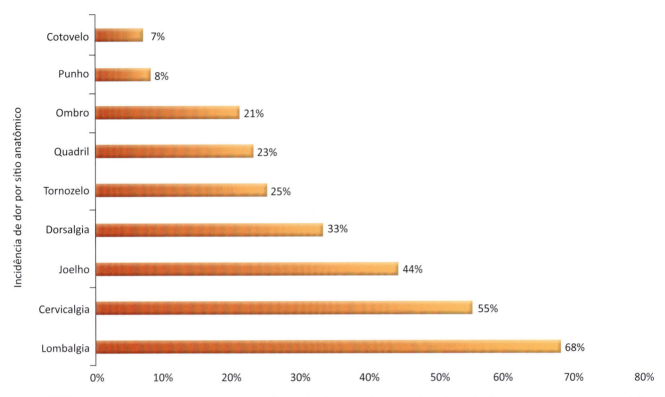

Figura 71.3 Principais sítios anatômicos em prevalência de dor em atletas. As dorsalgias de destacam nas primeiras posições.
Fonte: Jonasson P, Halldin K, Karlsson J; et al. 2011.[15]

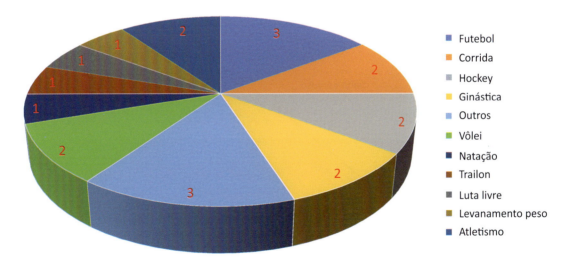

Figura 71.4 Algoneurodistrofia em atletas de acordo com a modalidade em levantamento de relatos de casos.
Fonte: Moretti A, Palomba A, Paoletta M; et al. 2021.[11]

Os sintomas negativos são aqueles descritos como redução ou perda da sensibilidade. Aqui, podem ser observados fenômenos como a hipoalgesia, hipoestesia, a palhipoestesia (relacionada à perda da sensibilidade vibratória) e a anestesia propriamente dita. Os sintomas positivos, por sua vez, podem ser tanto espontâneos quanto evocados. Os sintomas espontâneos podem ser contínuos ou intermitentes, e os sintomas evocados são aqueles decorrentes da estimulação tátil ou dolorosa, e referem-se à alodinia e à hiperalgesia (Tabela 71.2).[23]

Os sintomas positivos espontâneos apresentam uma lista de apresentações, com vários descritores clínicos possíveis, como queimação, formigamento, frio doloroso, choque, pontada e coceira. A depender da etiologia e localização da lesão no sistema somatossensitivo, o paciente pode apresentar diferentes padrões de descritores clínicos, com maior predominância de sintomas contínuos (queimação, por exemplo) ou paroxísticos (choque ou pontada).[23,24]

Os sintomas positivos evocados são particularmente relevantes em diferentes tipos de dor neuropática. Esse grupo

Tabela 71.2 Sinais e sintomas sensitivos associados à dor neuropática.				
Aspectos	**Sensibilidade**		**Aspectos clínicos**	
Negativos	Diminuição ou perda de sensibilidade	• Hipoalgesia • Anestesia • Hipoestesia	Podem afetar: • Tato • Vibração • Temperatura • Dor	
Positivos	Aumento da sensibilidade	Espontâneos	Contínuos	• Dolorosos • Não dolorosos
			Intermitentes	Dolorosos
		Evocados	• Alodinia • Hiperalgesia	

Fonte: Baron, R., Binder, A., & Wasner, G. 2010.[23]

é representado pela alodinia (dor provocada por um estímulo que normalmente não causa dor) e pela hiperalgesia (uma resposta de dor aumentada produzida por um estímulo que normalmente causa dor). Alodinia e hiperalgesia são sintomas e sinais importantes que podem servir como indicadores de dor e, assim, contribuir para melhorar o diagnóstico da dor neuropática (Figura 71.5).[25]

Em atletas, a avaliação da dor é sempre um trabalho desafiador, pois envolve, além dos aspectos relacionados ao desempenho em geral, aspectos de tolerância individual. Isso é particularmente mais relevante na avaliação do componente neuropático.[3,26]

Nesse perfil de pacientes, o componente neuropático de dor pode estar associado ao processo de sensibilização periférica em uma lesão crônica tipicamente nociceptiva em sua gênese. Estudos mostram um predomínio de mais de 30% de dor neuropática em algum grau nas tendinopatias, comumente encontradas em atletas. Muitas vezes a refratariedade do tratamento na dor do atleta está na falta de diagnóstico do componente neuropático da dor.[20,27]

Na avaliação da dor do paciente atleta, o médico deve sempre suspeitar da presença do componente neuropático de dor.[27]

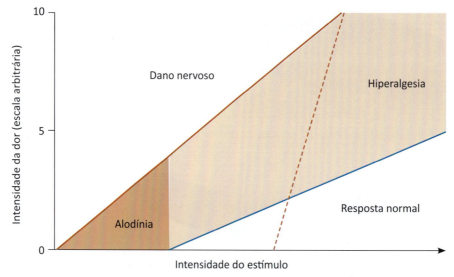

Figura 71.5 Relação entre Intensidade dolorosa e Intensidade do estímulo decorrente de lesão neural. A linha azul ilustra a relação estímulo-dor na pele normal, enquanto as linhas vermelhas representam a relação na pele após o dano neural. Padrões de anormalidades sensoriais podem diferir com vários graus de alodinia e hiperalgesia presente em diferentes locais de teste dentro de uma mesma região afetada em um paciente com dor neuropática. A função estímulo-resposta depende do grau de dano do nervo e localização da estimulação. Em alguns locais, o estímulo resposta é deslocado para a esquerda do gráfico, resultando em uma menor intensidade de estímulo necessária para evocar resposta dolorosa, com aclive acentuado, resultando em alto ganho no sistema (linha sólida vermelha). Em outras áreas dominadas pela perda de sensibilidade, a função estímulo-resposta pode ser deslocada para a direita (linha tracejada vermelha). Devido uma inclinação íngreme, o resultado em estímulos supralimiares podem ainda gerar padrão de respostas hiperalgésicas. Há uma sobreposição entre alodinia e hiperalgesia, onde ambos fazem parte de uma hipersensibilidade geral a um estímulo sensorial particular, mas a experiência sensorial evocada pode mudar para que uma modalidade sensorial seja percebida de forma diferente – por exemplo, toque como dor ardente, calor como dor fria.

Fonte: International Association for the Study of Pain Taxonomy. 2011.[25] Jensen, T. S., & Finnerup, N. B. (2014).[28]

Essa suspeição pode ser evidente em casos típicos de lesões neurológicas específicas, como neuropatias compressivas e lesões traumáticas, bem como na avaliação do atleta paraolímpico.[29]

Entretanto, qualquer quadro crônico, mesmo em lesões com substrato fenotípico tipicamente inflamatórios ou nociceptivo, o componente neuropático pode estar presente por mecanismos de sensibilização central e/ou periférica.[30]

A aplicação de questionários para avaliação da dor neuropática, como o DN4, é, como visto a seguir, uma importante estratégia, através da simples avaliação dos sintomas referidos e do exame sensitivo sumário da área de dor.[2]

CLASSIFICAÇÃO DA DOR NEUROPÁTICA

Classicamente, a DN foi dividida entre localiza ou não, mas recentemente a IASP realizou uma subdivisão dessas grandes entidades para atender de forma melhor as necessidades das várias síndromes dolorosas que estavam agrupada em um mesmo bloco, mas apresentam particularidades nas condutas diagnóstica e terapêutica (Figura 71.6).[6]

Dor neuropática localizada (DNL) é um tipo de DN caracterizada por áreas consistentes e circunscritas de dor máxima, associadas a sinais sensoriais negativos ou positivos e/ou sintomas espontâneos característicos de DN, sendo responsável por 60% de todos os casos de DN. A sua característica de restringibilidade anatômica refere-se ao acometimento localizado a uma área menor que o tamanho de uma folha de papel A4. Qualquer envolvimento maior que anteriormente citado é considerado uma DN difusa, que pode ser periférica ou central.[31]

MÉTODOS DIAGNÓSTICOS

Na ausência de biomarcadores de dor, a dor neuropática é identificada apenas com base em critérios clínicos. O desafio é diferenciar a dor neuropática de outros tipos de dor e diagnosticar a lesão ou doença potencialmente causadora da dor.[32]

Apesar de suas múltiplas causas, a dor neuropática é caracterizada pela combinação de um número relativamente pequeno de descritores de dor (queimação, formigamento, choque etc.), o que a distingue de outros tipos de dor crônica. Essa observação levou ao desenvolvimento e validação de uma série de ferramentas clínicas na forma de questionários simples baseados em sintomas para a triagem e identificação de dor neuropática na prática clínica.[33,34]

A identificação da lesão ou doença neurológica depende principalmente da anamnese e do exame físico do paciente. O exame visa detectar possíveis anormalidades sugestivas de lesão do sistema somatossensorial. Dispositivos simples como uma escova, um diapasão vibratório, algodão, metal frio e quente ou um alfinete são usados para testar diferentes modalidades sensoriais. Os pacientes apresentam várias combinações de características quantitativas (hiperestesia e hipoestesia), qualitativas (queimação, formigamento, frio

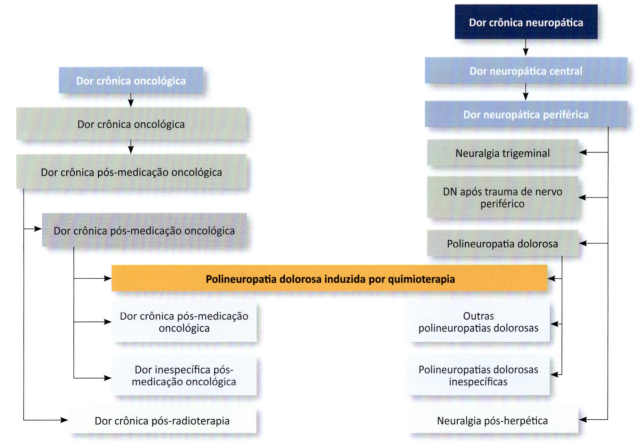

Figura 71.6 Subclassificação da dor neuropática e da dor crônica oncológica na nova classificação internacional de doenças (CID-11).
Fonte: Scholz J, Finnerup NB, Attal N. 2019.[6]

doloroso, dormência, choques, pontadas, alodinia), espaciais (localizada ou difusa).[23]

Vários testes, como eletromiografia, teste sensorial quantitativo, exames de neuroimagem funcional, bioquímica, biópsias de nervo ou pele, podem ser usados, dependendo do contexto clínico, para identificar e caracterizar lesão neurológica potencialmente subjacente à dor. No entanto, esses testes não medem a dor por si e não necessariamente confirmar a relação causal entre a lesão identificada e a dor. O diagnóstico de dor neuropática é, portanto, ainda dependente do julgamento do clínico e da interpretação dos resultados dos testes e questionários em um contexto clínico específico.[33]

Nos últimos 15 anos, várias ferramentas clínicas na forma de questionários fazendo uso de descritores verbais comuns de dor foram desenvolvidos e validados. Essas ferramentas foram projetadas especificamente para serem simples e de fácil aplicabilidade para identificação da dor neuropática, mesmo em condições complexas. Cinco questionários foram validados: a avaliação Leeds de sintomas e sinais neuropáticos (LANSS), o questionário de dor (NPQ), o Douleur Neuropathique (DN4), o PainDetect e o ID Pain, mas apenas três deles (LANSS, DN4 e PainDetect) são amplamente utilizados.[35]

O DN4 baseia-se essencialmente no relato de sintomas do paciente e nos achados do exame físico simples que podem identificar uma resposta anormal a estímulos por transmissão ou percepção prejudicada. A sensibilidade e a especificidade do DN4 são relatadas entre 72% e 97%, dependendo da população avaliada, do idioma e da condição patológica testada. O DN4 é baseado na pontuação 0 ou 1 para cada um dos 10 itens de DN4. A pontuação total varia, portanto, de 0 a 10. Uma pontuação > 3 pode indicar a presença de dor neuropática.[36] A Tabela 71.3 mostra os itens dos critérios de pontuação do DN4.[37]

O sistema de pontuação Leeds Assessment of Neuropathic Symptoms and Signs (LANSS) baseia-se em sintomas relatados e provocados de transmissão anormal e/ou percepção de neuroestímulos (Tabela 71.4). Como o próprio nome sugere, o LANSS não se concentra exclusivamente na dor, mas também nos "sintomas neuropáticos". O valor de corte da pontuação é 12, com uma sensibilidade frequentemente relatada entre 70% e 80% e uma especificidade relatada por alguns autores chegando a 100%.[38]

Embora o LANSS possa ser considerado uma ferramenta eficaz para uso no contexto da triagem da dor neuropática, ele pode ser visto como mais complexo e pode exigir um tempo um pouco mais longo para ser concluído em comparação com o DN4.[39]

Outras ferramentas de triagem, como o questionário de dor neuropática (NPQ) e os escores PainDetect, também estão disponíveis para triagem de dor neuropática. Estes são menos utilizados na prática clínica. O leitor é aconselhado a consultar literatura adicional, como os artigos de Wheeler, Vaegter e Krauz para mais detalhes.[20,40,41]

Como qualquer ferramenta clínica, os questionários de triagem de dor neuropática têm várias limitações. As informações sobre a história da dor não são contempladas nos questionários e o exame sensorial é bastante sucinto. Os questionários devem ser usados apenas como um primeiro passo na investigação diagnóstica para a identificação de dor neuropática. Como exposto anteriormente, um exame geral do paciente para identificar a causa potencial da dor neuropática continua essencial.[35]

Tabela 71.3 Questionário de dor neuropática DN4.

Questionário para diagnóstico de dor neuropática

Por favor, nas quatro perguntas abaixo, complete o questionário marcando uma resposta para cada número.

Entrevista do Paciene

Questão 1: A sua dor tem uma ou mais das seguintes características?

1)	Queimação _____	SIM ( )	NÃO ( )
2)	Sensação dolorosa de rio _____	SIM ( )	NÃO ( )
3)	Choque elétrico _____	SIM ( )	NÃO ( )

Questão 2: Há presença de um ou mais dos seguintes sintomas na mesma área da sua dor?

4)	Formigamento _____	SIM ( )	NÃO ( )
5)	Alfinetada e agulhada _____	SIM ( )	NÃO ( )
6)	Adormecimento _____	SIM ( )	NÃO ( )
7)	Coceira _____	SIM ( )	NÃO ( )

Exame do paciente

Questão 3: A dor está localizada numa área onde o exame físico pode revelar uma ou mais das seguinrtes características?

8)	Hipoestesia ao toque _____	SIM ( )	NÃO ( )
9)	Hipoestesia à picada de agulha _____	SIM ( )	NÃO ( )

Questão 4: Na área dolorosa, a dor pode ser causada ou aumentada por:

10)	Escovação _____	SIM ( )	NÃO ( )

Fonte: Santos JG; *et al*. 2010.[37]

CAPÍTULO 71

DOR NEUROPÁTICA **657**

Tabela 71.4 Escala LANSS para avaliação de dor neuropática.

ESCALA DE DOR LANNS

A. **QUESTIONÁRIO DE DOR** - Pense na dor que você vem sentindo na última semana. Por favor, diga se qualquer uma das características a seguir se aplica à sua dor. Responda apenas SIM ou NÃO.

1) A sua dor se parece com uma sensação estranha e desagradável na pele? Palavras como "agulhadas", "choques elétricos" e "formigamento" são as que melhor descrevem estas sensações.

a) NÃO – Minha dor não se parece com isso [0]

b) SIM – Eu tenho este tipo de sensação com frequência [5]

2) A sua dor faz com que a cor da pele dolorida mude de cor? Palavras como "manchada" ou "avermelhada ou rosada" descrevem a aparência da sua pele?

a) NÃO – Minha dor não afeta a cor da minha pele [0]

b) SIM – Eu percebi que a dor faz com que minha pele mude de cor [5]

3) A sua dor faz com a pele afetada fique sensível ao toque? A ocorrência de sensações desagradáveis ou dolorosas ao toque leve ou mesmo ao toque da roupa ao vestir-se descrevem esta sensibilidade anormal.

a) NÃO – Minha dor não faz com que minha pele fique mais sensível [0]

b) SIM – Minha pele é mais sensível ao toque nesta área [3]

4) A sua dor inicia de repente ou em crises, sem nenhuma razão aparente, quando você está parado, sem fazer nenhum movimento? Palavras como "choques elétricos", "dor em pontada" ou "dor explosiva" descrevem estas sensações.

a) NÃO – Minha dor não se comporta desta forma [0]

b) SIM – Eu tenho estas sensações com muita frequência [2]

5) A sua dor faz com que a temperatura da sua pele na área dolorida mude? Palavras como "calor" e "queimação" descrevem estas sensações.

a) NÃO – Eu não tenho este tipo de sensação [0]

b) SIM – Eu tenho estas sensações com frequência [1]

B. **EXAME DA SENSIBILIDADE** (preenchido pelo médico)

A sensibilidade da pele pode ser examinada comparando-se a área dolorida com a área contralateral, ou nas áreas adjacentes não doloridas avaliando a presença de alodinia e alteração do limiar de sensação ao estímulo da agulha (LSA).

6) ALODINIA. Examine a resposta ao toque leve com algodão sobre a área não dolorida e, a seguir, ao toque da área dolorida. Caso sensações normais forem percebidas no lado não dolorido e, ao contrário, se dor ou sensações desagradáveis (sensação tipo "picada" ou "latejante") forem percebidas na área afetada, então a alodinia está presente.

a) NÃO – Sensação normal em ambas as áreas [0]

b) SIM – Alodinia somente na área dolorida [5]

7) ALTERAÇÃO DO LIMIAR POR ESTÍMULO DE AGULHA a) Determine o limiar por estímulo de agulha pela comparação da resposta a uma agulha de espessura 23 (cor azul) conectada a uma seringa de 2 mL – sem a parte interna – suavemente colocada nas áreas doloridas da pele, e depois nas não doloridas. b) Caso uma sensação de agulhada normal for sentida na área da pele não dolorida, mas uma sensação diferente for sentida na área dolorida como, por exemplo, "nenhuma sensação" ou "somente sensação de toque" (LSA aumentado) ou "dor muito intensa" (LSA diminuído), isso significa que há um LSA Alterado. c) Caso a sensação de agulhada não for percebida em nenhuma área, conecte a parte interna da seringa à agulha para aumentar o peso e repita a manobra.

a) NÃO – Sensação igual em ambas as áreas [0]

b) SIM – Limiar por estímulo de agulha alterado no lado dolorido [3]

ESCORE: Some os valores entre parênteses nos achados descritivos e de exame da sensibilidade para obter um score global. ESCORE TOTAL (máximo 24)

Se o escore for menor que 12, mecanismos neuropáticos são improváveis de estarem contribuindo para a dor do paciente. Se escore igual ou maior que 12, mecanismos neuropáticos provavelmente estão contribuindo para a dor do paciente.

Fonte: Schestatsky P, Torres VF, Chaves MLF, *et al.* 2011.[42]

TRATAMENTO

A abordagem do paciente/atleta com dor é invariavelmente complexa. Embora tenha havido avanços substanciais no conhecimento e nos mecanismos fisiopatológicos da dor, ainda existem alguns desafios a serem superados para aplicar adequadamente esses conceitos no cuidado do esportista:

- A experiência de dor deve ser considerada com base em abordagens de sistemas complexos, o que significa que a experiência de dor resulta das interações dinâmicas e geralmente não lineares, entre muitos fatores. Esportes coletivos também devem estar atentos para evitar que o pêndulo oscile muito de uma perspectiva biofísica para uma perspectiva psicossocial estrita. Assim, é importante não desconsiderar o "biológico" na abordagem multidimensional, uma vez que parâmetros de treinamento e fatores biomecânicos podem ser associados a algumas condições clínicas (por exemplo, tendinopatia do membro inferior). Também é importante reconhecer as limitações do modelo biopsicossocial em que vários fatores (como saúde mental, culpa, estigma, apoio emocional, sentimentos de vergonha, percepção de injustiça, relações interpessoais, cultura, socioeconômico, contexto político, religiosidade, espiritualidade, acesso a cuidados de saúde, sono e qualidade nutricional) raramente são investigados, e sua influência sobre a experiência de dor do atleta permanece desconhecida.
- A implementação da classificação atual para dor crônica no esporte pode contribuir para melhores dados epidemiológicos, uma vez que definições e estilos de notificação em estudos apresentam uma ampla variação.
- O foco nos fatores biofísicos (exames e testes) pode deixar de lado a perspectiva do paciente sobre experiências de bem-estar e cuidados. Nesse aspecto, os esportes coletivos devem implementar medidas de resultados relatados pelo paciente em sua avaliação clínica da dor para estabelecer evidências orientadas ao atleta para informá-lo de maneira adequada sobre as decisões de atendimento. Vários instrumentos de medida foram desenvolvidos e testados em não atletas. Assim, esforços para desenvolver instrumentos de avaliação específicos para atletas ou esportes devem ser feitos.
- O currículo e o treinamento em dor nos programas de graduação em saúde são insuficientes em diferentes disciplinas e países. Deve-se considerar aprofundar a discussão sobre a necessidade e implementação de um curso específico em dor e esportes nos programas de educação profissionalizante.[7]

O tratamento da DN deve seguir a metodologia do tratamento da dor crônica. Na abordagem da dor total, a avaliação deve contemplar não somente o aspecto biofísico da dor, mas considerar seus aspectos, emocionais, sociais, religiosos etc. Para isso, um programa deve contemplar inicialmente não somente meios farmacológicos, mas sim, objetivar um projeto multimodal, que atenda às necessidades individuais de cada paciente. Na abordagem medicamentosa, o atleta tem as limitações, não encontradas na população geral, das restrições impostas pela agência mundial *antidoping* (WADA). O tramadol, segunda linha de tratamento da DN, será incluído na lista de substâncias proibidas pela WADA a partir de 2024.[43]

Tratamento farmacológico

A consideração mais importante no manejo da dor subaguda e crônica em atletas de elite é mudar a abordagem de tratamento do alívio da dor para melhora da função e prevenção da dor crônica e a incapacidade associada. O tratamento deve envolver uma abordagem multidisciplinar. Medicamentos analgésicos usados para tratar dor aguda em atletas de elite raramente devem ser usados para dor subaguda e crônica. Os atletas devem ser informados de que os medicamentos analgésicos apresentam riscos, especialmente quando usados a longo prazo. A dor crônica pode estar associada a fatores psicossociais, incluindo distúrbios do humor e do sono, medo da dor e de novas lesões, evitação de atividades que aumentam a dor ou causam danos físicos, preocupação em não atingir o nível de proficiência pré-lesão e percepção de estar desconectado dos treinadores e companheiros de equipe. É especialmente importante abordar as comorbidades comuns de depressão, ansiedade e distúrbios do sono.[44]

O tratamento farmacológico da DN envolve uma série de medicamentos analgésicos que podem diminuir a intensidade e o tempo da dor, além de melhorar a qualidade de vida dos pacientes. Em recente diretriz de 2020, o tratamento da DN foi reformulado. A DN foi dividida, já seguindo ideias da nova classificação da IASP da dor crônica, entre os tipos localizada ou não. Mantendo protocolos anteriores, de acordo com a literatura disponível, tem-se opções de primeira, segunda e terceira linhas (Figura 71.7). Baseando-se no guia após diagnóstico de DNL, a primeira terapêutica deve basear-se no tratamento localizado, emplastro de lidocaína 5% e estimulação elétrica transcutânea (TENS). Se no seguimento o controle de dor for ineficaz, será realizada a associação de drogas do tratamento sistêmico como auxiliares ou em substituição às anteriores. Na DN não localizada, o tratamento farmacológico inicial deve ser com uso de medicações sistêmicas. As opções de medicamentos de primeira linha são os antidepressivos duais e tricíclicos e a gabapentina. Na segunda linha emprega-se o emplastro de capsaicina a 8% e toxina botulínica para a DNL, e pregabalina, tramadol e associações para a DN difusa. Outras terapêuticas com medicação e técnicas intervencionistas estão alocadas na terceira linha do tratamento.[45]

Os principais princípios farmacológicos do controle da dor em atletas de elite incluem:[44]

- A prescrição de medicamentos deve ser apenas um componente do controle da dor. Combinar o uso de medicamentos com medidas não farmacológicas limitam a incapacidade e otimizam probabilidade de melhora
- Os medicamentos devem ser prescritos na menor dose eficaz pelo menor período. Eles devem ser descontinuados se eles são ineficazes ou não tolerados, e caso a dor se resolva
- Os medicamentos devem ser prescritos de forma consistente com os princípios farmacodinâmicos, incluindo via de administração, tempo de início de ação, eficácia para alívio da dor e possíveis efeitos colaterais e complicações. Considerar o histórico médico e medicamentoso de um atleta é essencial
- Médicos que prescrevem medicamentos analgésicos para atletas devem possuir uma compreensão completa das regras e regulamentos sobre substâncias proibidas pela WADA

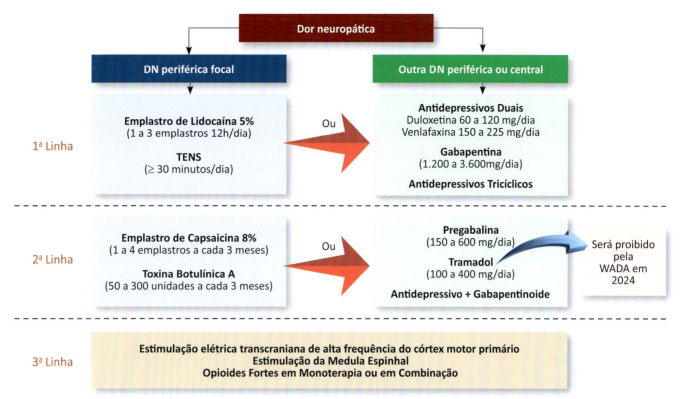

Figura 71.7 Guia francês, 2020, para tratamento de dor neuropática, discriminando as linhas de prioridade de tratamento de acordo com o tipo de dor localizada periférica ou não. Em destaque o tramadol que a partir de 2024 estará na lista de drogas proibidas pela WADA durante competições.
Fonte: www.wada-ama.org/en/resources/funded-scientific-research/tramadol-performance-enhancing-drug.[43] Moisset X *et al*. 2020.[45]

- Registrar a gravidade da dor relatada pelo atleta pode ser útil para monitorar a eficácia de um medicamento
- Os medicamentos prescritos só devem ser fornecidos a atletas por profissionais de saúde licenciados que entendam de possíveis efeitos colaterais ou uso indevido de medicamentos, e cujo licenciamento inclui este escopo de prática
- O consentimento informado é fundamental na assistência médica, incluindo aquelas situações em que a medicação é prescrita. Isso também vale para o cuidar do atleta de elite; no entanto, obtendo tal consentimento, pode ser desafiador em situações competitivas quando um atleta procura retornar ao esporte no mesmo dia. No mínimo, qualquer risco substancial de agravamento a curto ou longo prazo de uma lesão deve ser discutido e documentado
- Medicamentos não devem ser prescritos a atletas para prevenção de lesões
- Ressalta-se que a infusão intravenosa e/ou injeção de mais de 100 mL num período de 12 horas de qualquer substância é um método proibido durante as competições, mesmo que a substância em si não seja proibida, a menos que seja recebida durante o tratamento no hospital, durante cirurgia ou durante investigações diagnósticas clínicas. Em algumas situações, um atleta pode ter uma doença ou condição que exija o uso de medicamentos listados na lista de proibidos da WADA, que pode conceder uma Isenção de Uso Terapêutico (TUE) nessas situações. O processo de solicitação de uma TUE é minucioso e programado para equilibrar a necessidade de fornecer aos atletas acesso a medicamentos críticos, protegendo os direitos dos atletas limpos de competir em igualdade de condições.

Quando uma infusão IV é administrada a um atleta, os seguintes critérios devem ser atendidos:

- Condição médica e diagnóstico bem descritos
- Não era razoável tentar um tratamento alternativo permitido
- O tratamento foi prescrito por um médico e administrado por pessoal médico qualificado em um ambiente médico apropriado
- Registros médicos adequados do tratamento[40]

Opioides

Vale lembrar que os opioides usados em caso de DN devem apresentar características atípicas, com atuação em outros neurotransmissores além de receptores opioides clássicos. Por isso deve-se preferir o tramadol, o tapentadol, a buprenorfina ou a metadona. Com evidência mais robusta na literatura, o tramadol é o único pontuado isoladamente nas primeiras linhas das diretrizes.[45]

Os opioides e narcóticos a seguir, incluindo todos os seus isômeros óticos, *d*- e *l*- são proibidos pela WADA durante a competição, mas liberados fora do período de competição: buprenorfina, dextromoramida, diamorfina, fentanil e os seus derivados, hidromorfona, metadona, morfina, nicomorfina, oxicodona, oximorfona, pentazocina e petidina.[46]

O tramadol está no Programa de Monitoramento da WADA há alguns anos. Os dados de monitoramento indicaram um uso significativo em esportes como ciclismo, rúgbi e futebol. O abuso de tramadol, com seus riscos dependentes da dose, dependência de opiáceos e *overdoses* na população em geral, é motivo de preocupação e o tornou uma droga controlada em muitos países. Estudos de pesquisa financiados pela WADA confirmaram o potencial do tramadol para melhorar o desempenho físico nos esportes. Consequentemente, conforme proposto na minuta da lista proibida de 2023, o Comitê Executivo da WADA aprovou em 2022, a proibição do tramadol durante o período de competição a partir de 01/01/2024. No entanto, para comunicar completa e amplamente as mudanças nas regras e permitir tempo suficiente para informações e educação, esse prazo de um ano na implementação permitirá que os atletas e os médicos se preparem melhor para a mudança, os laboratórios atualizem seus procedimentos e as autoridades esportivas desenvolvam ferramentas educacionais.

Assim o tapentadol, ainda sem restrição independente no momento competitivo, um opioide atípico forte com propriedades similares ao tramadol, com exceção de não inibir a recaptação de serotonina, poderá ser um substituto do tramadol na analgesia durante os campeonatos.

Anticonvulsivantes

A lamotrigina é um anticonvulsivante que também pode ser usado em caso de falha terapêutica com os gabapentinoides, sendo mais indicada no tratamento da DN central. A carbamazepina e oxicarbamazepina tem ação preferencial na neuralgia do trigêmeo, sendo primeira escolha nessa doença, mas pouca evidência nos demais tipos de DN.[47]

Os anticonvulsivantes não estão na lista de substâncias proibidas da WADA e podem ser usados livremente dentro ou fora de competição.[46]

Medicações de uso tópico ou local

Na dor neuropática localizada (DNL) podem ser usados os emplastros de lidocaína a 5%, primeira linha, e a capsaicina 8%, segunda linha, como opções. Também tem-se outras linhas de tratamento medicamentoso que podem ajudar no tratamento da DNL, como a toxina botulínica, juntamente com métodos não farmacológicos.[45]

Estas medicações não estão na lista de substâncias proibidas da WADA e podem ser usadas livremente dentro ou fora de competição.[46]

Canabinoides

Existem ainda algumas evidências utilizando tratamentos farmacológicos com a *cannabis* medicinal para dor neuropática de forma geral, mas principalmente na de origem central. Alguns estudos demonstraram a eficácia da *cannabis* medicinal no tratamento da dor neuropática, com valores de número necessário para tratar (NNT) semelhantes às farmacoterapias atuais, todavia, limitados por pequenos tamanhos de amostra e curta duração. Os resultados sugerem que a *cannabis* medicinal pode ser tão tolerável e eficaz quanto os agentes neuropáticos atuais, no entanto, mais estudos são necessários para determinar os efeitos a longo prazo do uso de *cannabis* medicinal. Na atualizada os derivados da *cannabis* não estão nos fluxogramas de tratamento vigentes.[48] Todos os canabinoides (naturais ou sintéticos) são proibidos pela WADA durante as competições, tendo seu uso permitido fora do período competitivo, por exemplo: (1) *cannabis* (haxixe e maconha) e produtos da *cannabis*; (2) tetraidrocanabinóis naturais ou sintéticos (THCs); (3) canabinoides sintéticos que mimetizam o efeito do THC. É exceção o canabidiol (CBD), que não é proibido. No entanto, os produtos CBD extraídos de plantas de *cannabis* contêm concentrações variadas de THC, que continua sendo uma substância proibida e pode causar um teste *antidoping* positivo. Como tal, o uso de qualquer produto CBD é por conta e risco do atleta.[49,50]

Antidepressivos

Antidepressivos tricíclicos (ATCs), particularmente a amitriptilina e inibidores da recaptação de serotonina-norepinefrina (IRSNs), especialmente a duloxetina além da venlafaxina, têm eficácia confirmada em várias condições de DN e são recomendados como primeira linha do tratamento nas várias diretrizes atuais. ATCs e IRSNs agem inibindo a recaptação de serotonina e noradrenalina, aumentando o efeito inibitório da via descendente modulatória da dor. Os ATCs também atuam nos canais de sódio, receptores beta-adrenérgicos e opioides, e têm efeito antagonista do receptor N-metil-D-aspartato (NMDA), além de efeitos anticolinérgicos e anti-histamínicos.[51]

As alterações psicológicas desempenham um papel importante na dor crônica (nociceptiva/neuropática/mista). A dor prolongada causa alterações do humor (ansiedade/depressão) progressivamente levando a sensações de intensificação da dor. Assim, os medicamentos antidepressivos podem ser eficazes contra a dor crônica por seus efeitos, tanto atuando na via modulatória descendente quanto na melhora do estado depressivo. Os antidepressivos atuam na DN mesmo quando o paciente não apresenta alterações de humor. Além disso, os efeitos dessas drogas na depressão geralmente levam cerca de duas a quatro semanas para serem observados a partir do início do tratamento, enquanto os efeitos analgésicos na dor crônica se manifestam em apenas alguns dias a uma semana. Portanto, os efeitos analgésicos dos antidepressivos na dor crônica provavelmente envolvem um mecanismo diferente daquele que media seus efeitos exclusivamente antidepressivos.[52]

Estas medicações não estão na lista de substâncias proibidas da WADA.[46]

Gabapentinoides

Correspondem a uma classe de fármacos com ação anticonvulsivante, mas com propriedades específicas, com ampla atuação no tratamento da dor crônica, principalmente de característica neuropática (Figura 71.8). São ligantes da subunidade α2-δ1 do canal de cálcio tipo N, com atuação na diminuição da liberação dos neurotransmissores pró-nociceptivos dependentes do cálcio, como o glutamato, a substância P e a noradrenalina. Existe evidência de atuação em outros mecanismos neurológicos, ainda não bem estabelecidos. Apresentam excelente perfil de ação para pacientes com componente de sensibilização central.[53]

A tontura é o efeito adverso mais comumente relatado com o uso da pregabalina, seguido de sonolência, responsável por 4% dos abandonos de tratamento. Outros efeitos adversos incluem boca seca, edema e visão turva. Tonturas e sonolência também são os sintomas adversos mais incidentes do uso da gabapentina, ocorrendo em mais de 20% dos pacientes. Confusão e edema periférico também foram relatados. Os efeitos adversos de ambas são dependentes da

	Gabapentina	Pregabalina
Absorção	Variável Não linear Menos previsível Dependente de saturação	Mais rápida Linear
Concentração plasmática	Aumento não proporcional à dose	Aumento proporcional à dose
Biodisponibilidade	Decrescente com aumento da dose > 60% com 600mg → 33% com 3600mg	≥ 90% independente da dose
Dose máxima/dia	3600 mg	600 mg
Posologia	8/8 horas	12/12 horas
Potência	Menor	Maior

Figura 71.8 Diferenças entre os gabapentinoides disponíveis no Brasil para tratamento da dor neuropática.

Fonte: Taylor, C. P. (2009).[53] Bockbrader HN, Wesche D, Miller R; et al. 2010.[54]

dose e reversíveis com os ajustes, tempo de uso e suspensão das medicações.[55]

Estas medicações não estão na lista de substâncias proibidas da WADA.[46]

Gabapentina

A gabapentina é a primeira droga da classe dos gabapentinoides. Aprovada incialmente nos Estados Unidos para crises epilépticas parciais, foi posteriormente aprovada para neuropatia diabética e neuralgia pós-herpética. Apresenta bom perfil de ação, com boa tolerabilidade, mas com perfil farmacocinético não linear, muitas vezes com necessidade de ajustes crescentes nas dosagens ao longo do tratamento, e com necessidade de administração de várias doses ao longo do dia: doses iniciais entre 600 a 900 mg, com dose máxima de 3.600 mg/dia.[56]

Pregabalina

É a segunda geração dos fármacos dessa classe, com aprimoramento das características farmacocinéticas e de biodisponibilidade, ação mais previsível que a gabapentina, necessitando, portanto, de doses menores e ajustes mais gradativos, sobretudo em idosos e paciente com maior risco de tonturas e quedas. Pode ser utilizada em pacientes com transtorno do sono, muitas vezes com apenas uma dose por dia no período noturno. Pode-se iniciar com doses baixas de 25 a 50 mg com teto de 600 mg/dia.[54]

Na Figura 71.9 estão listadas as drogas mais comuns, de primeira e segunda linha, no tratamento da DN localizada e sistêmica, suas dosagens terapêuticas, seus efeitos colaterais, o número necessário para tratar (NNT) e o número necessário para causar dano (NNH). A abordagem "começar baixo e ir devagar" é essencial para todos os medicamentos para minimizar os efeitos adversos e aumentar aceitação e adesão ao tratamento, sempre alertando os pacientes sobre o risco dos efeitos colaterais mais importantes, principalmente no início da administração. A maioria das drogas para tratamento da DN tem efeitos no sistema nervo central, consequentemente ocasionando eventos adversos em especial nas fases iniciais de titulação. Associação de drogas e classes de medicações é destinada à segunda linha dos tratamentos, caso a monoterapia não seja resolutiva. Na escolha deve-se levar em consideração as principais ações terapêuticas de cada medicamento bem como seus efeitos colaterais.[45]

Outras medicações

As medicações antineuríticas, como os derivados do complexo B, nucleotídeos, ácido tiócito e ácido palmítico têm uma ação prolongada de neuroproteção, melhora de sintomas parestésicos e sinergismo com os outros analgésicos anteriormente descritos, mas não apresentam eficácia significativa no alívio da DN quando usadas isoladamente.

Estas medicações não estão na lista de substâncias proibidas da WADA.

Tratamentos não farmacológicos

As abordagens não farmacológicas são estratégias na medicina esportiva e para os atletas por vários motivos: (1) é provável que ofereçam benefícios de longo prazo que podem ser considerados "linha de frente" neste população; (2) há evidências limitadas sobre efeitos farmacológicos e estratégias de intervenção em atletas; (3) as diretrizes farmacológicas para dor neuropática se concentram em não atletas; e (4) as abordagens medicamentosa têm implicações mais amplas em relação à melhora ou interrupção do desempenho.[57]

Acupuntura

A acupuntura tem sido utilizada nas mais diversas condições dolorosas, como as dores neuropáticas, sejam elas agudas ou crônicas. Inúmeros mecanismos de ação estão envolvidos e comprovados por modelos experimentais e clínicos, com auxílio da exames laboratoriais e de ressonância magnética funcional. Há alguma evidência na literatura sobre sua eficácia e seu efeito neuromodulatório da dor, no entanto, ainda são necessários estudos de melhor qualidade, e especialmente não se deve esquecer da necessidade da combinação dos tratamentos diante de uma condição tão desafiadora.[57-59]

O conceito de neuromodulação baseia-se em evidências crescentes das quais:

- O sistema neural humano pode sofrer alterações neuroplásticas que podem estar associadas a desfechos funcionais alterados e a sintomas ou condições patológicas
- Várias abordagens neuromodulatórias podem induzir neuroplasticidade e modificações na conectividade e, portanto, podem ser usadas para se tentar uma reversão (ou prevenção) de alterações neuroplásticas mal

Medicação	Iniciar	Alvo	Máximo	NNT[a]	NNH	Contraindicações e precauções	Efeitos colaterais
Antidepressivos tricíclicos							
Amitriptilina Nortriptilina	10- 25 mg	50- 100 mg	150 mg	3,6 (3-4,4)	13,4 (9,3-24,4)	Doença cardíaca Glaucoma Convulsões	Sonolência Ganho de peso Boca seca Anticolinérgicos
Antidepressivos Duais							
Duloxetina	30 mg	60 mg	120 mg	6,4 (5,2-8,4)	11,8 (9,5–15,2)	Hepatopatia Uso de Tramadol	Náusea/vômito Dor abdominal
Venlafaxina	37,5 mg	150 mg	225 mg			Hipertensão arterial grave ou não controlada	Hipertensão Disfunção sexual
Gabapentinoides							
Gabapentina	300 mg	900 mg	3600 mg	6,3 (5-8,4)	25,6 (15,3–78,6)	Reduzir doses na insuficiência renal	Edema periférico Sedação
Pregabalina	75 mg	150 mg	600 mg	7,7 (6,5-9,4)	13,9 (11,6–17,4)		Tonteira Confusão mental
Opioides							
Tramadol		50-100 mg 6/6h	400 mg	4,7 (3,6-6,7)	12·6 (8,4–25,3)	Risco de adição Convulsão	Náusea/vômito Constipação Tonteira
Medicações para uso local na dor neuropática localizada							
Emplastro Lidocaína 5%		1-3 unidades por 12h/dia		2	Insignificante	Lesões de pele	Reação de pele Coceira
Emplastro Capsaicina 8%		1 unidade aplicada por 30-60 minutos		10,6 (7,4-19)	16 (11-31)	Cuidado em neuropatias progressivas	Dor Eritema Coceira
Toxina Botulínica A		50-200 unidades no local da dor		1,9 (1,5-2,4)	Insignificante	Infecção no local da dor	Dor no local da aplicação

Figura 71.9 Notas técnicas das principais medicações utilizadas nas primeiras linhas de tratamento da dor neuropática localiza e não localizada.

[a] Número de tratamentos para conseguir 50% de alívio da dor com intervalo de confiança de 95%.

Fonte: Attal N. Pharmacological treatments of neuropathic pain.[51] Derry S, Wiffen PJ, Kalso EA, *et al*. 2017.[61] Finnerup NB, *et al*. 2015.[62] Meier T, Wasner G, Faust M, *et al*. 2003.[63] Murphy D, Lester D, Clay Smither F, *et al*. 2020.[64] Dubinsky RM, Kabbani H, El-Chami Z, *et al*. 2004.[65]

adaptivas ou para facilitar a neuroplasticidade adaptativa, a qual se correlaciona com melhora funcional

- A acupuntura, tanto manual quanto eletroacupuntura (EA) produz efeitos protetores sobre o nervo periférico através da expressão de fatores neurotróficos cerebrais (FNTs), e também pode ter efeitos na sinalização e neurogênese, potencializando intervenções farmacológicas. Além disso, a acupuntura pode contribuir para a recuperação de déficits funcionais após danos cerebrais, incentivando a proliferação de células-tronco neurais, que está ativa nos estágios iniciais de lesões no sistema nervoso central.[66,67]

Estudos de neuroimagem em pacientes com dor crônica, têm mostrado sinais de reorganização cortical, incluindo hiperexcitabilidade cortical e alterações na organização somatotópica de dígitos, em comparação com indivíduos saudáveis. Essas alterações desadaptativas inverteram-se para o normal após o tratamento da acupuntura e foram paralelas à melhora funcional e ao alívio da dor.[68]

Dentro da própria acupuntura, existem diferentes técnicas, como punho-tornozelo, escalpeana de Wen, auricular, eletroacupuntura, que devem ser utilizadas em combinação com a acupuntura clássica. Sempre que possível, deve-se levar em consideração o diagnóstico sindrômico da medicina chinesa, que possibilita uma abordagem mais holística do atleta.

Movimento, alongamento e condicionamento

Movimento e exercício podem ter efeitos de alívio da dor. O treinamento de força e o condicionamento são eficazes como ferramentas de reabilitação após uma lesão. Eles também podem ser úteis no controle da dor e na reversão da perda de condicionamento em indivíduos com condições dolorosas crônicas, como osteoartrite, fibromialgia e dor musculoesquelética crônica. O exercício pode ativar os sistemas endógenos de opioides e canabinoides, induzir um estado anti-inflamatório e ativar vias antinociceptivas.[44]

Terapia psicológica

Intervenções psicossociais com possível eficácia na reabilitação incluem treinamento de habilidades em estabelecimento de metas, imaginação, relaxamento e autoafirmações positivas. Outras intervenções relevantes para os atletas incluem a reestruturação cognitiva e o desenvolvimento de planos para manter os ganhos do tratamento e lidar com contratempos e surtos de dor.[44]

Sono

A insônia é comum entre os atletas, tanto na recuperação de lesões quanto durante as temporadas de competição e treinamento. O sono e a dor têm uma relação recíproca: a dor perturba o sono, e a má qualidade ou duração do sono aumenta os níveis de dor nos indivíduos e diminui os limiares de dor em pessoas saudáveis. Abordar os distúrbios do sono pode melhorar o desempenho e a saúde geral do atleta. Estratégias psicológicas, terapia cognitivo-comportamental, hipnose e redução do estresse baseada em atenção plena mostram um potencial significativo para melhorar o sono em não atletas.[44]

Eletroterapia

Em modelos animais, a eletroterapia (TENS) pode aliviar a dor modulando neurotransmissores e receptores no local de estimulação e seus níveis superiores, incluindo a medula espinal, o tronco cerebral e o cérebro. Além disso, muitos estudos clínicos investigaram a eficácia do TENS em DN por lesão medular, acidente vascular cerebral ou esclerose múltipla, diabetes, câncer e herpes-zóster. A maioria dos ensaios clínicos demonstrou a eficácia do TENS na atenuação da DN e sugeriu que os parâmetros de estimulação apropriados (por exemplo, frequência e intensidade da estimulação) eram críticos para melhorar os efeitos analgésicos do TENS. No entanto, existem alguns resultados conflitantes relacionados à eficácia do TENS no alívio da DN. Com parâmetros de estimulação otimizados, o TENS seria eficaz na atenuação da DN.[69]

Medicina integrativa

Modalidades de tratamento complementares e alternativas são comumente utilizadas por pacientes para neuropatia e dor neuropática devido à percepção de falta de benefício do tratamento médico convencional. Como a associação entre síndrome metabólica e neuropatia é cada vez mais reconhecida, as intervenções na dieta e no estilo de vida estão se tornando componentes importantes no tratamento da neuropatia. O progresso na compreensão da interação intestino-imune destaca o papel que o microbioma intestinal e a inflamação desempenham na modulação da neuropatia e da dor neuropática. As evidências de intervenções nutricionais, exercícios, suplementos, acupuntura e práticas baseadas em *mindfulness* no tratamento da dor neuropática são encorajadoras.

A má qualidade da dieta e a falta de exercícios físicos contribuem para o desenvolvimento de disbiose e inflamação, e há evidências crescentes de que esses fatores contribuem para o desenvolvimento de neuropatias pré-diabéticas, diabéticas e associadas à síndrome metabólica. Uma abordagem de medicina integrativa, incluindo dieta, exercícios, acupuntura, suplementação (cúrcuma, vitaminas B1, B6, B12 e D) e terapias baseadas em movimento (yoga e *tai chi chuan*) oferecem modalidades de tratamento adicionais que podem levar a uma melhor recuperação do paciente e a resultados na neuropatia e DN. Estas abordagens ainda não estão presentes nos fluxogramas de indicação com alto grau de evidência, mas são auxiliares importantes no manejo da dor.[70]

● CONCLUSÃO

O desportista de elite, mesmo sendo biologicamente um indivíduo padrão, apresenta suas particularidades tanto fisiológicas como físicas. Ao promover um padrão de exigência das funções corporais além do extremo tolerado pelos órgãos e tecidos, rompendo barreiras de proteção do corpo, está exposto a inúmeros processos agressivos geradores e mantenedores de dor. A avaliação do componente neuropático da dor deve ser constantemente lembrada e, quando identificada, tratada adequadamente.

Processos patológicos frequentes na vida do desportista, como as tendinopatias, enfermidades reconhecidamente de padrão nociceptivo, trazem muitas vezes um componente de dor neuropática que é subdiagnosticado, que atrasa e compromete o tratamento, com prejuízo do desempenho.

Conhecer os critérios diagnósticos e os escores de avaliação é de fundamental importância na prática clínica. O atleta e os profissionais de saúde envolvidos no seu tratamento devem estar sempre atentos às classes de medicações em uso para evitarem infringir as regras da WADA e, dessa forma, não sofrer penalizações com grandes prejuízos profissionais, algumas vezes irreversíveis. O tratamento deve ser individualizado, buscando a multimodalidade, nunca excluindo terapias não farmacológicas e baseado no conceito da dor total. O tratamento da DN deve seguir os protocolos validados na literatura, com suas linhas de prioridade.[71] A DNL representa o grande grupo das DNs e pode ter sua abordagem baseada na terapêutica tópica e/ou sistêmica, sendo ambas equivalentes nos resultados e sinérgicas na interação, mas com a primeira apresentando menores efeitos colaterais e maior aderência ao tratamento e minimizando medições não permitidas nas modalidades esportivas de elite.

Não obstante devemos ter atenção as regras das substâncias não permitidas pela WADA dentro e fora das competições. Tratar o indivíduo atleta está além de tratar somente a pessoa má também o profissional do esporte em questão.

● REFERÊNCIAS

1. Torrance N, Smith BH, Bennett MI, Lee AJ. The epidemiology of chronic pain of predominantly neuropathic origin. Results from a general population survey. J Pain 2006;7:281–9.
2. Bouhassira D. Neuropathic pain: Definition, assessment and epidemiology. Rev Neurol (Paris). 2019 Jan-Feb;175(1-2):16-25. doi: 10.1016/j.neurol.2018.09.016. Epub 2018 Oct 29.
3. AlMakadma Y, Eirale C, Chamari K. Neuropathic pain in athletes: basics of diagnosis and monitoring of a hidden threat. Biol Sport. 2022 Oct;39(4):943-949. doi: 10.5114/biolsport.2022.110744. Epub 2021 Nov 25.
4. Treede RD, Rief W, Barke A. Chronic pain as a symptom or a disease: the IASP Classification of Chronic Pain for the International Classification of Diseases (ICD-11). Pain. 2019 Jan;160(1):19-27. doi: 10.1097/j.pain.0000000000001384.
5. International Association for the Study of Pain (IASP). Pain Terms. https//www.iasp-pain.org/ terminology.
6. Scholz J, Finnerup NB, Attal N. Classification Committee of the Neuropathic Pain Special Interest Group (NeuPSIG). The IASP classification of chronic pain for ICD-11: chronic neu-

ropathic pain. Pain. 2019 Jan;160(1):53-59. doi: 10.1097/j. pain.0000000000001365.

7. Alaiti RK, Reis FJJ. Pain in Athletes: Current Knowledge and Challenges. Int J Sports Phys Ther. 2022 Oct 1;17(6):981-983. doi: 10.26603/001c.37675.

8. Purcell C, Duignan C, Fullen B, et al. Assessment and classification of peripheral pain in athletes: a scoping review protocol. BMJ Open Sport & Exercise Medicine 2021;7:e001215. doi:10.1136/ bmjsem-2021-001215.

9. Timpka T, Jacobsson J, Bickenbach J, Finch CF, Ekberg J, Nordenfelt L. What is a sports injury? Sports Med. 2014 Apr;44(4):423-8. doi: 10.1007/s40279-014-0143-4.

10. Lee GI, Neumeister MW. Pain: Pathways and Physiology. Clin Plast Surg. 2020 Apr;47(2):173-180. doi: 10.1016/j. cps.2019.11.001. Epub 2020 Jan 7.

11. Moretti A, Palomba A, Paoletta M, Liguori S, Toro G, Iolascon G. Complex Regional Pain Syndrome in Athletes: Scoping Review. Medicina (Kaunas). 2021 Nov 17;57(11):1262. doi: 10.3390/ medicina57111262.

12. Scholz J, Woolf CJ. The neuropathic pain triad: neurons, immune cells and glia. Nat Neurosci. 2007 Nov;10(11):1361-8. doi: 10.1038/nn1992.

13. Baron, R., Binder, A., & Wasner, G. (2010). Neuropathic pain: diagnosis, pathophysiological mechanisms, and treatment. The Lancet Neurology, 9(8), 807–819. doi:10.1016/s1474-4422(10)70143-5.

14. Cohen, S. P., & Mao, J. (2014). Neuropathic pain: mechanisms and their clinical implications. BMJ, 348(feb05 6), f7656–f7656. doi:10.1136/bmj.f7656 .

15. Jonasson P, Halldin K, Karlsson J, Thoreson O, Hvannberg J, Swärd L, Baranto A. Prevalence of joint-related pain in the extremities and spine in five groups of top athletes. Knee Surg Sports Traumatol Arthrosc. 2011 Sep;19(9):1540-6.

16. Purcell C, Duignan C, Fullen B, et al. Assessment and classification of peripheral pain in athletes: a scoping review protocol. BMJ Open Sport & Exercise Medicine 2021;7:e001215. doi:10.1136/ bmjsem-2021-001215.

17. Cavalli E, Mammana S, Nicoletti F, Bramanti P, Mazzon E. The neuropathic pain: An overview of the current treatment and future therapeutic approaches. Int J Immunopathol Pharmacol. 2019 Jan-Dec; 33:2058738419838383. doi: 10.1177/2058738419838383.

18. Ko S et al. Prevalence and Risk Factors of Neuropathic Pain in Patients with a Rotator Cuff Tear. Pain Physician. 2018;21(2):E173-E180.

19. Oteo-Álvaro Á et al. High Prevalence of Neuropathic Pain Features in Patients with Knee Osteoarthritis: A Cross-Sectional Study. Pain Pract. 2015;15(7):618-626.

20. Wheeler PC. Neuropathic pain may be common in chronic lower limb tendinopathy: a prospective cohort study. Br J Pain. 2017;11(1):16-22.

21. Fitzsimmons M et al. Development and Persistence of Suspected Neuropathic Pain After Total Knee Arthroplasty in Individuals With Osteoarthritis. PM R. 2018;10(9):903-909.

22. Bjørnholdt KT et al. Persistent pain is common 1-2 years after shoulder replacement. Acta Orthop. 2015 Feb;86(1):71-7.

23. Baron, R., Binder, A., & Wasner, G. (2010). Neuropathic pain: diagnosis, pathophysiological mechanisms, and treatment. The Lancet Neurology, 9(8), 807–819. doi:10.1016/s1474-4422(10)70143-5.

24. Gilron I, Watson CP, Cahill CM, Moulin DE. Neuropathic pain: a practical guide for the clinician. CMAJ. 2006 Aug 1;175(3):265-75. doi: 10.1503/cmaj.060146.

25. International Association for the Study of Pain Taxonomy. 2011. http://www.iasp-pain.org/Education/Content.aspx?ItemNumber=16 98&navItemNumber=576 2011 (accessed Jan 15, 2014).

26. Leźnicka K, Starkowska A, Tomczak M, Cięszczyk P, Białecka M, Ligocka M, et al.. Temperament as a modulating factor of pain sensitivity in combat sport athletes. Physiol Behav. 2017;180:131–136.

27. van Wilgen CP, Keizer D. Neuropathic pain mechanisms in patients with chronic sports injuries: a diagnostic model useful in sports medicine? Pain Med. 2011;12:110–7.

28. Jensen, T. S., & Finnerup, N. B. (2014). Allodynia and hyperalgesia in neuropathic pain: clinical manifestations and mechanisms. The Lancet Neurology, 13(9), 924–935. doi:10.1016/s1474-4422(14)70102-4.

29. Cruz S, Blauwet CA. Implications of altered autonomic control on sports performance in athletes with spinal cord injury. Auton Neurosci. 2018. Jan;209:100–104.

30. Yamanaka H, Noguchi K. Pathophysiology of neuropathic pain: molecular mechanisms underlying central sensitization in the dorsal horn in neuropathic pain. Brain Nerve. 2012;64(11):1255–65.

31. Mick G et al. What is localized neuropathic pain? A first proposal to characterize and define a widely used term. Pain Manag. 2012;2(1):71–7.

32. Attal N, Fermanian C, Fermanian J, Lanteri-Minet M, Alchaar H, Bouhassira D. Neuropathic pain: are there distinct subtypes depending on the aetiology or anatomical lesion? Pain 2008;138(2):343–53.

33. Bouhassira D, Attal N. Diagnosis and assessment of neuropathic pain: the saga of clinical tools. Pain 2011;152(3 Suppl):S74–83.

34. Attal N, Bouhassira D, Baron R. Diagnosis and assessment of neuropathic pain through questionnaires. Lancet Neurol 2018;17(5):456–66.

35. Bouhassira, D. (2018). Neuropathic pain: Definition, assessment and epidemiology. Revue Neurologique. doi:10.1016/j.neurol.2018.09.016.

36. van Seventer R, Vos C, Giezeman M, Meerding W-J, Arnould B, Regnault A, et al.. Validation of the Dutch version of the DN4 diagnostic questionnaire for neuropathic pain. Pain Pract. 2013;13:390–8.

37. Santos JG et al. Translation to Portuguese and validation of the Douleur Neuropathique 4 questionnaire. J Pain. 2010;11(5):484-490.

38. Bennett M. The LANSS Pain Scale: the Leeds assessment of neuropathic symptoms and signs. Pain. 2001;92:147–57.

39. Spallone V, Morganti R, D'Amato C, Greco C, Cacciotti L, Marfia GA. Validation of DN4 as a screening tool for neuropathic pain in painful diabetic polyneuropathy. Diabet Med. 2012;29:578–85.

40. Vaegter HB, Andersen PG, Madsen MF, Handberg G, Enggaard TP. Prevalence of neuropathic pain according to the IASP grading system in patients with chronic non-malignant pain. Pain Med. 2014;15(1):120–7.

41. Krause SJ, Backonja M-M. Development of a neuropathic pain questionnaire. Clin J Pain. 2003; 19:306–14.

42. Schestatsky P, MD, PhD; Torres VF, MD; Chaves MLF, MD, PhD; Ehlers BC, MD; Mucenic T, MD; Caumo W, MD, PhD; Nascimento O, MD, PhD; Bennett MI, MD. Brazilian Portuguese Validation of the Leeds Assessment of Neuropathic Symptoms and Signs for Patients with Chronic Pain. Pain Medicine, Volume 12, Issue 10, October 2011, Pages 1544–1550, https://doi.org/10.1111/j.1526-4637.2011.01221.x.

43. www.wada-ama.org/en/resources/funded-scientific-research/tramadol-performance-enhancing-drug.

44. Hainline B, Derman W, Vernec A. International Olympic Committee consensus statement on pain management in elite athletes. Br J Sports Med. 2017 Sep;51(17):1245-1258. doi: 10.1136/bjsports-2017-097884.

45. Moisset X et al. Pharmacological and non-pharmacological treatments for neuropathic pain: Systematic review and French recommendations. Rev Neurol (Paris). 2020 May;176(5):325-352.

46. www. https://www.wada-ama.org/en/prohibited-list.

47. Lambru G, Zakrzewska J, Matharu M. Trigeminal neuralgia: a practical guide. Pract Neurol. 2021 Oct;21(5):392-402. doi: 10.1136/practneurol-2020-002782.
48. Lee G, Grovey B, Furnish T, Wallace M. Medical Cannabis for Neuropathic Pain. Curr Pain Headache Rep. 2018 Feb 1;22(1):8. doi: 10.1007/s11916-018-0658-8.
49. Didangelos T, Karlafti E, Kotzakioulafi E, Margariti E, Giannoulaki P, Batanis G, Tesfaye S, Kantartzis K. Vitamin B12 Supplementation in Diabetic Neuropathy: A 1-Year, Randomized, Double-Blind, Placebo-Controlled Trial. Nutrients. 2021 Jan 27;13(2):395. doi: 10.3390/nu13020395.
50. Salehi B, Berkay Yılmaz Y, Antika G, Boyunegmez Tumer T, Fawzi Mahomoodally M, Lobine D, Akram M, Riaz M, Capanoglu E, Sharopov F, Martins N, Cho WC, Sharifi-Rad J. Insights on the Use of α-Lipoic Acid for Therapeutic Purposes. Biomolecules. 2019 Aug 9;9(8):356. doi: 10.3390/biom9080356.
51. Attal N. Pharmacological treatments of neuropathic pain: The latest recommendations. Rev Neurol (Paris). 2019 Jan-Feb;175(1-2):46-50. doi: 10.1016/j.neurol.2018.08.005.
52. Obata H. Analgesic Mechanisms of Antidepressants for Neuropathic Pain. Int J Mol Sci. 2017 Nov 21;18(11):2483. doi: 10.3390/ijms18112483.
53. Taylor, C. P. (2009). Mechanisms of analgesia by gabapentin and pregabalin: calcium channel α2-δ [Cavα2-δ] ligands. Pain 142.
54. Bockbrader HN, Wesche D, Miller R, Chapel S, Janiczek N, Burger P. A comparison of the pharmacokinetics and pharmacodynamics of pregabalina and gabapentin. Clin Pharmacokinet. 2010 Oct;49(10):661-9. doi: 10.2165/11536200-000000000-00000.
55. Bockbrader HN, Wesche D, Miller R, Chapel S, Janiczek N, Burger P. A comparison of the pharmacokinetics and pharmacodynamics of pregabalina and gabapentin. Clin Pharmacokinet. 2010 Oct;49(10):661-9. doi: 10.2165/11536200-000000000-00000.
56. Field MJ, Oles RJ, Lewis AS, McCleary S, Hughes J, Singh L. Gabapentin (neurontin) and S-(+)-3-isobutylgaba represent a novel class of selective antihyperalgesic agents. Br J Pharmacol. 1997 Aug;121(8):1513-22. doi: 10.1038/sj.bjp.0701320.
57. Moseley GL, Baranoff J, Rio E, Stewart M, Derman W, Hainline B. Nonpharmacological Management of Persistent Pain in Elite Athletes: Rationale and Recommendations. Clin J Sport Med. 2018 Sep;28(5):472-479. doi: 10.1097/JSM.0000000000000601.
58. Jang JH, Song EM, Do YH, Ahn S, Oh JY, Hwang TY, Ryu Y, Jeon S, Song MY, Park HJ. Acupuncture alleviates chronic pain and comorbid conditions in a mouse model of neuropathic pain: the involvement of DNA methylation in the prefrontal cortex. Pain. 2021 Feb 1;162(2):514-530. doi: 10.1097/j.pain.0000000000002031.
59. Macone A, Otis JAD. Neuropathic Pain. Semin Neurol. 2018 Dec;38(6):644-653. doi: 10.1055/s-0038-1673679. Epub 2018 Dec 6.
60. Dimitrova A, Murchison C, Oken B. Acupuncture for the Treatment of Peripheral Neuropathy: A Systematic Review and Meta-Analysis. J Altern Complement Med. 2017 Mar;23(3):164-179. doi: 10.1089/acm.2016.0155. Epub 2017 Jan 23.
61. Derry S, Wiffen PJ, Kalso EA, Bell RF, Aldington D, Phillips T, Gaskell H, Moore RA. Topical analgesics for acute and chronic pain in adults - an overview of Cochrane Reviews. Cochrane Database Syst Rev. 2017 May 12;5(5):CD008609. doi: 10.1002/14651858.CD008609.pub2.
62. Finnerup NB et al. Pharmacotherapy for neuropathic pain in adults: a systematic review and meta-analysis. Lancet Neurol. 2015;14(2):162-173
63. Meier T, Wasner G, Faust M, Kuntzer T, Ochsner F, Hueppe M, Bogousslavsky J, Baron R. Efficacy of lidocaine patch 5% in the treatment of focal peripheral neuropathic pain syndromes: a randomized, double-blind, placebo-controlled study. Pain. 2003 Nov;106(1-2):151-8.
64. Murphy D, Lester D, Clay Smither F, Balakhanlou E. Peripheral neuropathic pain. NeuroRehabilitation. 2020;47(3):265-283. doi: 10.3233/NRE-208002.
65. Dubinsky RM, Kabbani H, El-Chami Z, Boutwell C, Ali H; Quality Standards Subcommittee of the American Academy of Neurology. Practice parameter: treatment of postherpetic neuralgia: an evidence-based report of the Quality Standards Subcommittee of the American Academy of Neurology. Neurology. 2004 Sep 28;63(6):959-65. doi: 10.1212/01.wnl.0000140708.62856.72. PMID: 15452284.
66. Shin HK, Lee SW, Choi BT. Modulationofneurogenesis via neurotrophicfactors in acupuncturetreatments for neurologicaldiseases. BiochemPharmacol. 2017 Oct1;141:132-142. doi: 10.1016/j.bcp.2017.04.029. Epub 2017 Apr 29. PMID: 28461125.
67. Zhang ZJ, Wang XM, McAlonan GM. Neural acupunctureunit: a new concept for interpreting effects and mechanisms of acupuncture. Evid Based Complement Alternat Med. 2012;2012:429412.
68. Napadow V, Maeda Y, Audette J, Kettner N. Chapter IX. Neuroplasticity in carpal tunnel syndrome. In: Knotkova, Cruciani, Merrick, editors. Neural plasticity in chronic pain. New York, USA: Nova Science Publishers, Inc.; 2012, p. 153-184.
69. Mokhtari T, Ren Q, Li N, Wang F, Bi Y, Hu L. Transcutaneous Electrical Nerve Stimulation in Relieving Neuropathic Pain: Basic Mechanisms and Clinical Applications. Curr Pain Headache Rep. 2020 Feb 18;24(4):14. doi: 10.1007/s11916-020-0846-1
70. Rowin J. Integrative neuromuscular medicine: Neuropathy and neuropathic pain: Consider the alternatives. Muscle Nerve. 2019 Aug;60(2):124-136. doi: 10.1002/mus.26510. Epub 2019 May 30. PMID: 31074875.
71. Silva JS, Filho JPGA, Forni JEN, Luzo MVM, Cohen M, Kobayashi R. Tratado de dor musculoesquelética. 2ª ed. 2022. p. 39-46.

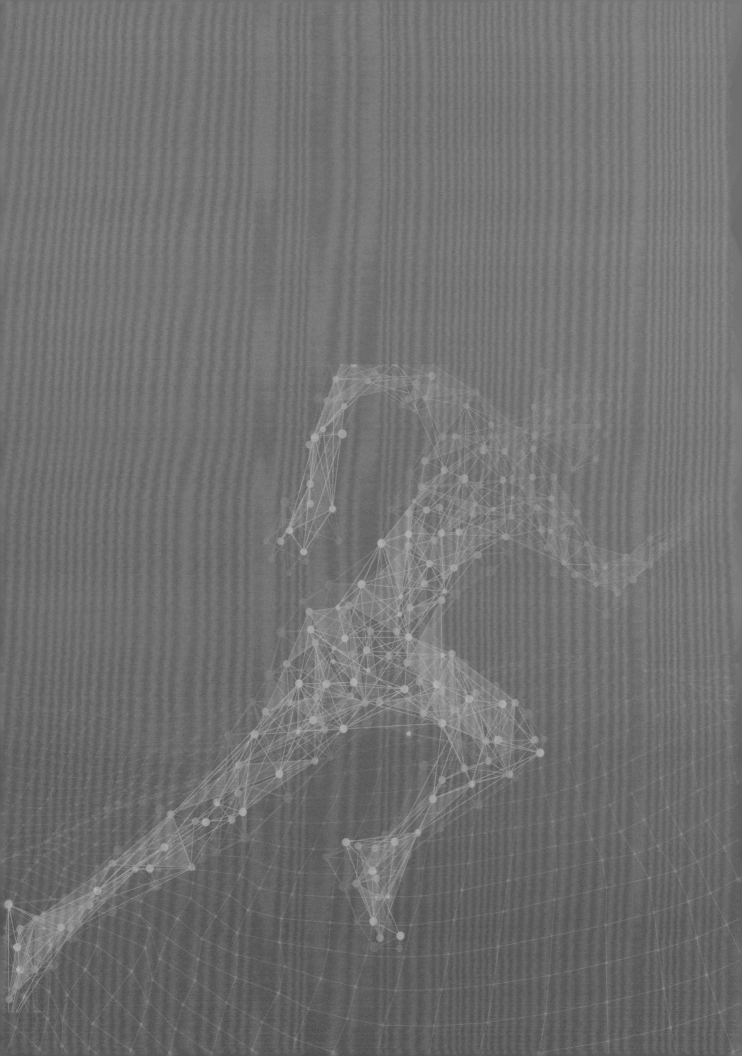

Tratamento tópico da dor 72

André Cicone Liggieri ▸ André Wan Wen Tsai ▸ Ricardo Kobayashi

INTRODUÇÃO

O tratamento tópico muitas vezes é menosprezado pelos pacientes e profissionais de saúde, e em grande parte dos casos ocorre a autoprescrição. Contudo, esta modalidade de tratamento é uma opção mais segura e com forte evidência na literatura.[1,2]

Os analgésicos tópicos oferecem múltiplos benefícios, incluindo interações medicamentosas reduzidas, efeitos colaterais reduzidos, metabolismo de primeira passagem reduzido ou ausente, melhor adesão do paciente, e permite a aplicação diretamente sobre o local doloroso. Estudos mostraram redução no uso de opioides em usuários crônicos, além da melhora da dor após tratamento com analgésico tópico. Os analgésicos tópicos são geralmente bem tolerados com irritação da pele, eritema ou erupção cutânea como efeitos colaterais comumente relatados. Existem vários estudos sobre a eficácia de anti-inflamatórios não esteroidais (AINEs) tópicos, capsaicina e lidocaína com resultados variáveis. Os dados sobre gabapentina, clonidina, cetamina, ciclobenzaprina, baclofeno e amitriptilina são limitados.[2]

TRATAMENTO TÓPICO

Definição

Os medicamentos tópicos são aplicados externamente e absorvidos pela pele. Eles exercem seus efeitos próximo ao local de aplicação e há mínima absorção ou distribuição sistêmica.[3]

Apesar da semelhança com as medicações transdérmicas pela absorção através da pele, o mecanismo de ação transdérmico é o oposto, visto que este depende da distribuição sistêmica para seu efeito.[3]

Existe um número muito grande de tratamentos tópicos à disposição para uso de maneira tópica. Nas condições neuropáticas, as possibilidades são inúmeras e estão representadas nas Figuras 72.1 a 72.3.[4,5]

Mecanismo de ação

Para que uma formulação tópica seja eficaz, ela deve primeiro penetrar na pele. Somente quando a droga penetrou nas camadas inferiores da pele ela pode ser absorvida pelo sangue ou penetrar mais profundamente nas áreas onde ocorre a inflamação. Drogas individuais têm diferentes graus

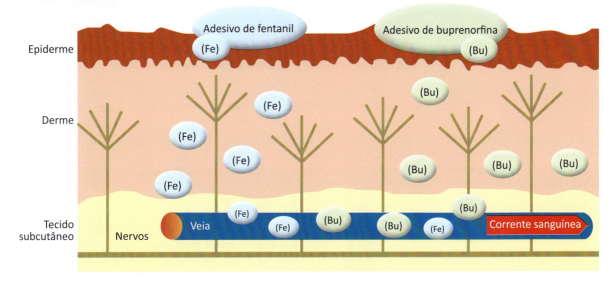

Figura 72.1 Modelo para explanação da ação dos fármacos de administração transdérmica, com ação sistêmica.
Fonte: Kocot-Kępska M, Zajączkowska R, Mika J, Kopsky DJ; et al. 2021.[4] Leppert W, Malec-Milewska M, Zajaczkowska R; et al. 2018.[5]

667

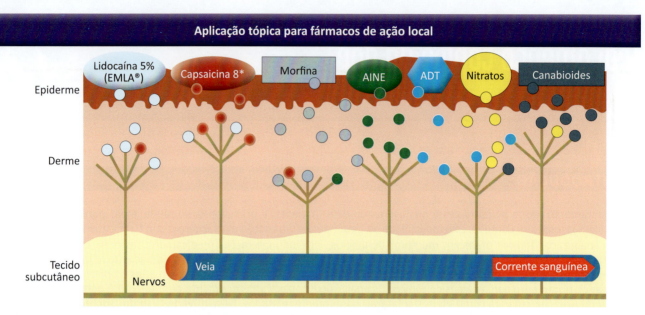

Figura 72.2 Modelo para explanação da ação dos fármacos de administração tópicos, com ação local.
Fonte: Kocot-Kępska M, Zajączkowska R, Mika J, Kopsky DJ; et al. 2021.[4] Leppert W, Malec-Milewska M, Zajaczkowska R; et al. 2018.[5]

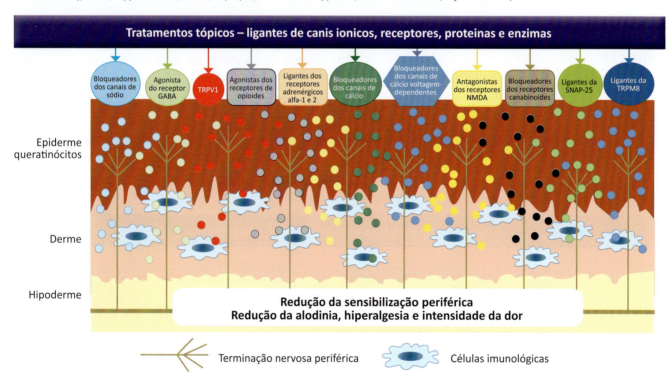

Figura 72.3 Esquema representativo da gama de agentes tópicos para manejo das dores neuropáticas e as possíveis interações com as terminações nervosas livres e as células imunológicas.
Fonte: Kocot-Kępska M, Zajączkowska R, Mika J, Kopsky DJ; et al. 2021.[4] Leppert W, Malec-Milewska M, Zajaczkowska R; et al. 2018.[5]

de penetração. Um equilíbrio entre a solubilidade lipídica e aquosa é necessário para otimizar a penetração, e o uso de ésteres de pró-drogas têm sido sugeridos como forma de aumentar a permeabilidade. A formulação e a concentração do fármaco, bem como o veículo utilizado, podem modificar a absorção do produto. Experimentos com membranas artificiais ou epiderme humana sugerem que cremes geralmente são menos eficazes que géis ou *sprays*, mas formulações mais recentes, como microemulsões, podem ter maior potencial.[6]

Evidências

Derry e colaboradores publicaram uma revisão sobre a eficácia de AINEs tópicos em pacientes ambulatoriais com dor musculoesquelética aguda, principalmente entorses, distensões e contusões não complicadas. Foram avaliados 8.644 pacientes de 14 países, e o objetivo primário foi melhora ≥ 50% na intensidade da dor. Os AINEs tópicos demonstraram um maior alívio da dor, mas sem aumentar os eventos adversos em comparação com placebo (Tabela 72.1).[7]

TRATAMENTO TÓPICO DA DOR

Tabela 72.1 Sucesso clínico (melhora ≥ 50% na intensidade da dor) para o uso dos AINEs tópicos em comparação com o placebo (utilização entre três e sete dias).[7]

Tipo de AINE	Número de ensaios clínicos randomizados	Número de participantes	Número de sucessos clínicos alcançados/Número total de participantes		RR (95% CI)	NNT (95% CI)
			AINE	Placebo		
Diclofenaco	10	2050	800/1074	461/976	1.6 (1.5-1.7)	3.7 (3.2-4.3)
• Emplastro	7	1504	537/760	344/744	1.5 (1.4-1.7)	4.1 (3.4-5.1)
• Pomada	3	546	263/314	117/232	1.8 (1.6-2.1)	3.0 (2.4-3.9)
Ibuprofeno	5	436	120/218	73/218	1.6 (1.3-2.0)	4.6 (3.3-8.0)
• Gel	2	241	50/120	19/121	2.7 (1.7-4.2)	3.9 (2.7-6.7)
• Pomada	3	195	70/98	54/97	1.30 (1.03-1.60)	6.4 (3.4-41.0)
Cetoprofeno	7	683	251/346	157/337	1.6 (1.4-1.8)	3.9 (3.0-5.3)
• Emplastro	2	335	122/168	101/167	1.20 (1.04-1.40)	8.2 (4.5-47.0)
• Gel	5	348	129/178	56/170	2.2 (1.7-2.8)	2.5 (2.0-3.4)
Piroxicam	3	504	179/255	118/249	1.5 (1.3-1.7)	4.4 (3.2-6.9)
Indometacina	3	341	97/168	79/173	1.30 (1.03-1.60)	8.3 (4.4-65.)
Benzidamina	3	193	74/96	65/97	1.20 (0.96-1.40)	NA

Abreviações: NNT = número necessário para tratar; NSAID = anti-inflamatório não esteroidal; RCT = ensaio clínico randomizado; RR (95% CI) = Risco relativo com intervalo de confiança no nível de 95%.
Fonte: Derry S, Wiffen P, Moore A. 2016.[7]

Derry e colaboradores publicaram uma revisão de 13 revisões Cochrane sobre o uso de analgésicos tópicos para dor aguda e crônica em adultos. Os autores avaliaram 206 estudos com o total de 30.700 pacientes. Na dor aguda, os resultados demonstraram que há evidências positivas para AINEs tópicos para entorses, contraturas e distensões. Na dor crônica, os resultados positivos foram identificados para o uso AINEs tópicos em osteoartrite (OA) de mão e joelho. Além disso, a capsaicina tópica com alta concentração teve resultado positivo para neuralgia pós-herpética.[1]

Maloney e colaboradores realizaram uma revisão sobre a utilização de medicações tópicas para o tratamento das dores crônicas. As evidências mostraram resultados positivos para o uso de AINEs tópicos para o tratamento da OA (mãos e joelhos), capsaicina 8% para o tratamento da dor neuropática e o emplastro de lidocaína 5% para o tratamento da dor neuropática localizada.[2]

As recomendações do Neuropathic Pain Special Interest Group (NeuPSIG) de 2015 consideram os emplastros de lidocaína e de capsaicina de alta concentração como segunda linha para o tratamento da dor neuropática. Em circunstâncias selecionadas, por exemplo, quando há preocupações devido a efeitos colaterais ou segurança de tratamentos de primeira linha, particularmente em pacientes frágeis e idosos, os emplastros de lidocaína podem ser considerados como de primeira linha.[8]

● EMPLASTRO DE LIDOCAÍNA 5%

O emplastro de lidocaína 5% foi aprovado pela Food and Drug Administration (FDA) para o tratamento da neuralgia pós-herpética em 1990. Considerando a farmacocinética do emplastro de lidocaína a 5%, cada emplastro contém 700 mg de lidocaína, apenas 3% ± 2% desta dose máxima recomendada é absorvida sistemicamente, e mais de 95% (665 mg) permanecem no emplastro medicamentoso aplicado.[9]

Mecanismo de ação

O mecanismo analgésico do emplastro de lidocaína 5% é provavelmente mediado pela ação de dois componentes: um é derivado da lidocaína absorvida diretamente direcionada aos canais de sódio de aferentes sensibilizados na pele afetada, e o segundo é o efeito de barreira mecânica do emplastro, protegendo a pele de estímulos mecânicos que podem gerar alodinia.[10]

Posologia

O emplastro pode ser cortado para se ajustar ao tamanho das áreas dolorosas, e até três emplastros podem ser usados por até 12 horas para cobrir um período de 24 horas de tratamento analgésico. Habitualmente a resposta terapêutica é obtida após 3 a 4 semanas de uso.[10]

Evidências

A lidocaína tópica é amplamente utilizada na prática atual para uma variedade de condições de dor. Voute e colaboradores realizaram revisão da literatura e mostraram que sua absorção limitada e relativa ausência de eventos adversos sistêmicos tornam o emplastro de lidocaína como uma opção analgésica atraente para vários pacientes vulneráveis. A lidocaína tópica foi aprovada pelas autoridades de saúde para o tratamento da neuralgia pós-herpética em vários países, e estudos apresentam algum grau de evidência de sua eficácia e segurança na dor pós-cirúrgica, neuropatia periférica diabética, síndrome do túnel do carpo, dor lombar crônica e osteoartrite, especialmente quando há componente neuropático da dor. A lidocaína tópica pode ser uma ótima alternativa isoladamente ou em conjunto com medicamentos sistêmicos e abordagens não farmacológicas para um manejo otimizado da dor e na analgesia multimodal.[9]

Segurança

Wilhelm e colaboradores mostraram que o emplastro de lidocaína a 5% proporciona alívio sustentado da dor durante o tratamento em longo prazo em pacientes com dor neuropática de várias causas, além de ser bem tolerado. Depois de três anos, 50% respondedores iniciais ainda estavam usando os emplastros sem declínio na eficácia analgésica. Depois de cinco anos, 40% dos respondedores originais mantiveram o tratamento e continuaram a sentir alívio eficaz da dor.[11]

Cuidados

Os agentes tópicos têm algumas desvantagens, incluindo baixa adesão do produto e aplicação em área com boa integridade da pele para evitar risco de toxicidade. Somado a isso, alguns cuidados devem ser tomados:

- O emplastro deve ser aplicado apenas na pele intacta, não deve ser usado em feridas abertas, queimaduras ou pele com lesões ou inflamada
- Evitar o contato com os olhos
- Qualquer sensação de queimação ou irritação local requer a remoção do adesivo até que a irritação desapareça
- Deve ser usado com cautela em doenças hepáticas ou cardíacas graves[9]

● CAPSAICINA TÓPICA COM ALTA CONCENTRAÇÃO (8%)

Mecanismo de ação

A capsaicina ativa inicialmente os canais ativados por ligantes do potencial do receptor transitório vaniloide 1 (TRPV1) nas fibras nociceptivas, levando à dessensibilização do TRPV1 e à desfuncionalização das fibras nervosas epidérmicas. A eficácia sustentada (até três meses) de uma única aplicação de adesivo de capsaicina de alta concentração (8%) foi relatada em neuropatias dolorosas diabéticas e não diabéticas, e este tratamento pode ser custo-efetivo em comparação com pregabalina.[12]

Posologia

Os adesivos de capsaicina devem ser aplicados por um profissional de saúde. Até quatro adesivos podem ser usados ao mesmo tempo e permanecem aplicados por 30 a 60 minutos. Há absorção sistêmica mínima e os efeitos colaterais durante a aplicação são principalmente reações cutâneas transitórias com vermelhidão, dor e coceira. O tratamento pode proporcionar até três meses de redução da dor, após os quais o tratamento pode ser repetido.[12]

Segurança

A segurança a longo prazo de aplicações repetidas parece favorável com base em estudos prospectivos abertos, mas não há dados de longo prazo sobre os efeitos nas fibras nervosas epidérmicas em pacientes.[12]

Evidências

Derry e colaboradores publicaram uma revisão Cochrane concluindo que a capsaicina tópica de alta concentração usada para tratar neuralgia pós-herpética, neuropatia por HIV e neuropatia diabética dolorosa gerou mais participantes com alívio moderado a substancial da dor do que o tratamento com controle usando uma concentração muito menor de capsaicina. A proporção adicional que se beneficiou do controle não foi grande, mas para aqueles que obtiveram altos níveis de alívio da dor, geralmente houve melhoras adicionais no sono, fadiga, depressão e qualidade de vida. A capsaicina tópica de alta concentração é semelhante em seus efeitos a outras terapias para dor crônica.[3]

Cuidados

Os adesivos de capsaicina com alta concentração (8%) ainda não estão disponíveis no Brasil, e conforme a revisão de Derry e colaboradores as outras formulações de capsaicina com concentração menores apresentam resultados inferiores.[3]

● AINES TÓPICOS

Os AINEs tópicos estão entre as opções mais utilizadas pelos prescritores e pelos pacientes, todavia não há evidências que eles podem ser úteis no tratamento da dor neuropática. Apesar disso, podem ser indicados para casos de agudização, quando há processo inflamatório, e é importante frisar que grande parte das dores apresenta um padrão misto com associação da dor neuropática com dor nociceptiva, sendo que a síndrome dolorosa miofascial está presente na maioria dos casos de dor crônica. Assim, os AINEs tópicos poderiam ser utilizados dentro do contexto de tratamento multimodal para tratar o padrão nociceptivo/inflamatório comumente associado à dor neuropática.[6,13]

Mecanismo de ação

Uma vez que o fármaco tenha penetrado pela pele e tenha atingido o local de ação, ele deve estar presente em uma concentração suficientemente alta para inibir as enzimas ciclooxigenase e produzir alívio da dor. É provável que os AINEs tópicos exerçam sua ação tanto pela redução local dos sintomas oriundos das estruturas periarticulares quanto pela entrega sistêmica às estruturas intracapsulares. Os níveis teciduais de AINEs aplicados topicamente atingem níveis altos o suficiente para inibir a ciclooxigenase-2. As concentrações plasmáticas encontradas após a administração tópica, no entanto, são apenas uma fração (geralmente muito menos de 5%) dos níveis encontrados no plasma após a administração oral. Uma vantagem dos tópicos é a capacidade de entregar uma concentração elevada do fármaco no local-alvo, evitando exposição do fármaco na circulação sistêmica.[6]

Segurança

A aplicação tópica pode limitar potencialmente os eventos adversos sistêmicos, aumentando os efeitos locais e minimizando as concentrações sistêmicas do medicamento. Sabe-se que o sangramento gastrointestinal superior é baixo

CAPÍTULO 72

com o uso crônico de AINEs tópicos, mas não há certeza de efeitos menores na insuficiência cardíaca ou na insuficiência renal, ambas associadas ao uso de AINEs orais.[6]

Evidências

O diclofenaco tópico e o cetoprofeno tópico podem fornecer bons níveis de alívio da dor além do portador na osteoartrite para uma minoria de pessoas, mas não há evidências de outras condições dolorosas crônicas.[6]

● SEGURANÇA AOS ATLETAS

Seguindo as recomendações da WADA (World Anti-Doping Agency), organização mundial de controle *antidoping*, divulgadas em 2023. Os corticoides tópicos e os AINES são permitidos dentro e fora do período competitivo. Estas são as substâncias mais comumente utilizadas.[14]

De qualquer forma, antes de utilizar qualquer medicação em um atleta, vale pesquisar se a substância e a via a ser utilizada estão em conformidades com as recomendações das agencias *antidoping* para evitar exposição do atleta a situações indesejadas.[14]

● ACUPUNTURA

Levando em consideração o conceito do tratamento tópico que está focado em alcançar objetivos locais, pode-se associar técnicas dentro da acupuntura para obter analgesia e até relaxamento muscular da região tratada. Dentre as possibilidades, destacam-se a abordagem dos pontos Ashi, o "cercamento o dragão", o uso da ventosa e a aplicação do microssistema punho-tornozelo, essas duas últimas com capítulos próprios.[15]

A associação do tratamento tópico e acupuntura no mesmo momento é interessante, no entanto, recomenda-se não colocar as agulhas ou as ventosas nos locais onde serão aplicados os medicamentos tópicos, uma vez que o orifício criado pela agulha, ou até mesmo a equimose deixada pela ventosa podem interferir de alguma maneira na farmacodinâmica do princípio ativo.

A técnica punho-tornozelo tem a grande vantagem de ser utilizada sem a necessidade de um diagnóstico sindrômico apurado da MTC, e sua execução é indolor. Uma outra vantagem desta técnica é a possibilidade de deixar as agulhas por mais tempo (até 8 horas, caso não haja comorbidades clínicas), e dependendo da modalidade esportiva não há qualquer interferência durante sua prática.[16,17,18]

A observação clínica mostra resultados interessantes quando associamos os analgésicos tópicos à acupuntura, devido à provável ação sinérgica entre os métodos. Embora haja na literatura evidências da analgesia pela acupuntura, não há até o presente momento, nas bases Lilacs, Medline ou Embase, ensaios clínicos comparando o uso concomitante da acupuntura e medicamentos tópicos em relação ao uso isolado.

● CONCLUSÃO

As medicações tópicas apresentam evidência na literatura para o tratamento de dores neuropáticas e dores musculoesqueléticas, mas apesar disso, muitos prescritores deixam de indicar esta opção por falta de conhecimento dos estudos que respaldam o seu uso. Trata-se de uma modalidade de tratamento com melhor perfil de efeitos colaterais que as medicações orais, e que pode ser usado como opção para dores neuropáticas como monoterapia, ou mesmo dentro do conceito de tratamento multimodal,[1-10] podendo atuar conjuntamente a algumas técnicas da acupuntura.

● REFERÊNCIAS

1. Derry S, Wiffen PJ, Kalso EA. Topical analgesics for acute and chronic pain in adults - an overview of Cochrane Reviews. Cochrane Database of Systematic Reviews. 2017;5.
2. Maloney J, Pew S, Wie C, Gupta R, Freeman J, Strand N. Comprehensive review of topical analgesics for chronic pain. Curr Pain Headache Rep. 2021 Feb 3;25(2):7.
3. Derry S, Rice AS, Cole P, Tan T, Moore RA. Topical capsaicin (high concentration) for chronic neuropathic pain in adults. Cochrane Database Syst Rev. 2017 Jan 13;1(1):CD007393.
4. Kocot-Kępska M, Zajączkowska R, Mika J, Kopsky DJ, Wordliczek J, Dobrogowski J, et al. Topical treatments and their molecular/cellular mechanisms in patients with peripheral neuropathic pain–narrative review. Pharmaceutics; 2021;13:450.
5. Leppert W, Malec-Milewska M, Zajaczkowska R, Wordliczek J. Transdermal and topical drug administration in the treatment of pain. Molecules. 2018;23:681.
6. Derry S, Conaghan P, Da Silva JAP, Wiffen PJ, Moore RA. Topical NSAIDs for chronic musculoskeletal pain in adults. Cochrane Database Systematic Reviews. 2016;4:CD007400.
7. Derry S, Wiffen P, Moore A. Topical nonsteroidal anti-inflammatory drugs for acute musculoskeletal pain. JAMA. 2016 Feb 23;315(8):813-4.
8. Finnerup NB, Attal N, Haroutounian S. Pharmacotherapy for neuropathic pain in adults a systematic review and meta-analysis. Lancet Neurol. 2015 Feb 1;14(2):162-73.
9. Voute M, Morel V, Pickering G. Topical lidocaine for chronic pain treatment. Drug Des Devel Ther. 2021;15:4091-103.
10. Binder A, Bruxelle J, Rogers P, Hans G, Bösl I, Baron R. Topical 5% lidocaine (lignocaine) medicated plaster treatment for post-herpetic neuralgia: results of a double-blind, placebo-controlled, multinational efficacy and safety trial. Clin Drug Investig. 2009;29(6):393-408.
11. Wilhelm IR, Tzabazis A, Likar R, Sittl R, Griessinger N. Long-term treatment of neuropathic pain with a 5% lidocaine medicated plaster. Eur J Anaesthesiol. 2010 Feb;27(2):169-73.
12. Attal N. Pharmacological treatments of neuropathic pain: the latest recommendations. Rev Neurol (Paris). 2019 Jan-Feb;175(1-2):46-50.
13. Kobayashi R. Estudo prospectivo, comparativo, randomizado, duplamente coberto, controlado com placebo sobre a eficácia das ondas de choque no tratamento da síndrome dolorosa miofascial das regiões lombar e glútea. Tese de doutorado. Universidade de São Paulo. 2018.
14. https://www.wada-ama.org/sites/default/files/2022-09/2023list_en_final_9_september_2022.pdf
15. Wen TS. Acupuntura clássica chinesa. Cultrix; 1985.
16. Zhang X. Wrist-ankle acupuncture, people's military medical press. Beijing, China; 1997.
17. Zhu LB. Wrist-ankle acupuncture for the treatment of pain symptoms: a systematic review and meta-analysis. Evidence-Based Complement Alternat Med. 2014.
18. Ma L, Zhou Q. Clinical application and mechanism analysis of wrist-ankle acupuncture against pain. World Chin Med. 2017;12:2847-50.

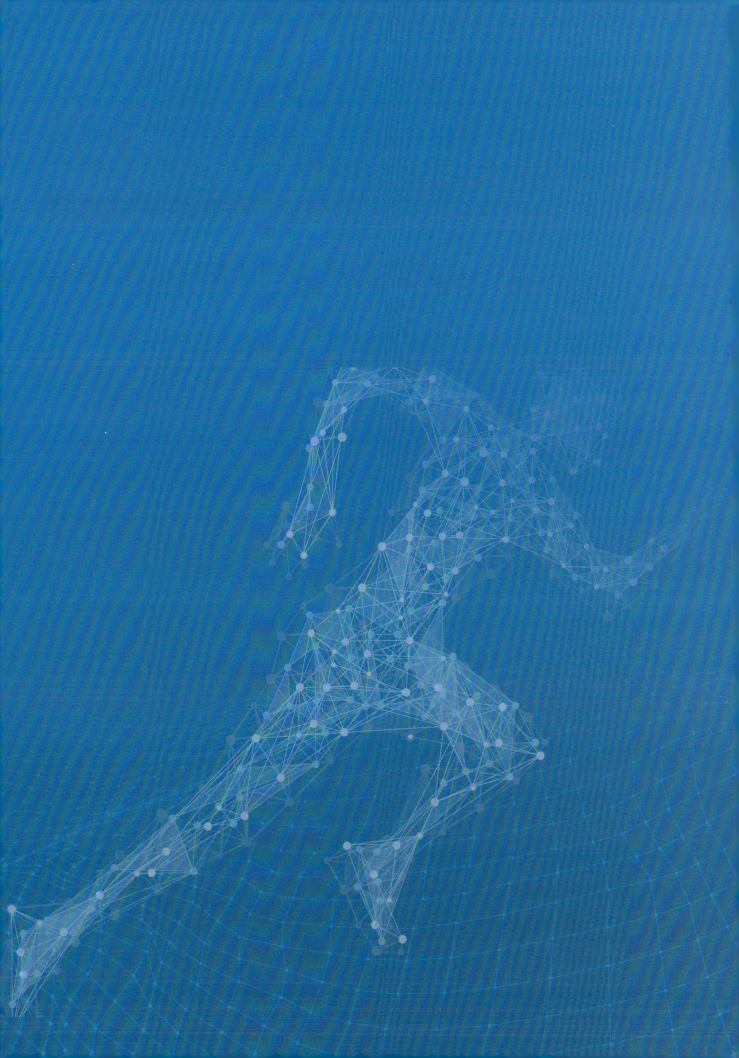

Canabinoides no esporte

73

▶ Patricia Evelyne Alves ▶ Rosana Fontana

●INTRODUÇÃO

A *cannabis* medicinal tem sido utilizada há séculos como um recurso terapêutico para tratar diversos problemas de saúde, desde dor crônica até depressão e epilepsia. Nos últimos anos, a utilização da *cannabis* medicinal no mundo dos esportes vem ganhando destaque, seja como um recurso para recuperação ou como forma de melhorar o desempenho dos atletas. Os canabinoides presentes na *cannabis* apresentam propriedades analgésicas, anti-inflamatórias e ansiolíticas, podendo auxiliar na redução da dor, da inflamação e da ansiedade. No entanto, o uso de *cannabis* medicinal no esporte ainda enfrenta desafios legais e éticos, já que a *cannabis* é proibida em muitos países e diversas organizações esportivas, podendo resultar em sanções para os atletas que a utilizam. Neste capítulo, serão examinadas as evidências científicas sobre o uso de *cannabis* medicinal no mundo dos esportes, discutindo suas indicações para lesões e recuperação, seu potencial para melhorar o desempenho atlético, além das questões legais e éticas que cercam seu uso no esporte. Também serão discutidos o papel que a *cannabis* medicinal pode desempenhar no mundo dos esportes e as possibilidades futuras.

● SISTEMA ENDOCANABINOIDE

O sistema endocanabinoide (SEC) é um sistema de comunicação da regulação homeostática encontrado no corpo humano e em muitos outros animais, com um papel significativo na modulação da dor e da inflamação, que tem sido classicamente considerado como o sistema que contribui para a capacidade do corpo de "relaxar, comer, dormir, esquecer e proteger".[1] Ele é composto por receptores canabinoides, endocanabinoides e enzimas que estão envolvidos em uma variedade de processos fisiológicos.

O sistema endocanabinoide está envolvido na regulação de muitos processos fisiológicos, incluindo a resposta imunológica, a inflamação, o apetite, o metabolismo, o sono e o humor. Ele age para equilibrar esses processos, ajudando a manter a homeostasia do organismo. Por exemplo, o sistema endocanabinoide regula a ingestão de alimentos e o metabolismo energético, ajudando a manter o equilíbrio energético do corpo; desempenha um papel importante na regulação do sono, ajudando a manter um ritmo circadiano; modula a resposta imunológica do organismo, ajudando a combater a inflamação e a proteger contra doenças, e modula a percepção da dor. Além disso, ele está envolvido na regulação do humor e pode ser um alvo terapêutico importante para o tratamento de transtornos de ansiedade e depressão.

O sistema endocanabinoide foi descoberto pela primeira vez na década de 1990, quando pesquisadores descobriram receptores canabinoides no cérebro humano. Comumente, três tipos de canabinoides são identificados:

1. Fitocanabinoides observados distintamente na planta *Cannabis sativa*
2. Canabinoides endógenos encontrados em mamíferos (ou seja, humanos e animais)
3. Canabinoides de laboratório (ou seja, sintéticos)[2]

Os dois principais tipos de receptores canabinoides são CB1 e CB2. O CB1 é encontrado principalmente no sistema nervoso central, enquanto o CB2 é encontrado principalmente no sistema imunológico e em outras células periféricas.[3] Esses receptores são ativados pelos endocanabinoides produzidos pelo corpo, como a anandamida e o 2-araquidonilglicerol (2-AG), que são produzidos sob demanda em resposta a certos estímulos.[3] Portanto, um receptor pré-sináptico (receptor CB1), quando ativado de forma dependente da dose, leva à liberação de neurotransmissores.[2]

Embora o sistema endocanabinoide seja um alvo promissor para o desenvolvimento de novos tratamentos médicos, ainda existem muitas questões a serem respondidas sobre como ele funciona e como pode ser modulado com segurança e eficácia para o tratamento de diferentes condições médicas. As enzimas de degradação do sistema endocanabinoide são responsáveis por quebrar os endocanabinoides após sua utilização. Existem duas principais enzimas envolvidas nesse processo:[4]

1. **Hidrolase de amida de ácido graxo (FAAH):** esta enzima é responsável pela quebra do endocanabinoide anandamida, um dos principais endocanabinoides encontrados no organismo humano
2. **Monoacilglicerol lipase (MAGL):** esta enzima é responsável pela quebra do endocanabinoide 2-AG (2-araquidonilglicerol), outro endocanabinoide importante encontrado no organismo humano

A atividade dessas enzimas é importante para controlar a duração e a intensidade dos efeitos dos endocanabinoides no organismo. Alterações na atividade dessas enzimas podem estar relacionadas a diversas condições de saúde, como transtornos do humor, dor crônica e distúrbios alimentares. Como os endocanabonoides são produzidos sob demanda, estas enzimas são importantes para destruí-los após o uso.

Os receptores canabinoides CB1 e CB2 são os principais tipos de receptores presentes no sistema endocanabinoide. Esses receptores estão localizados em diferentes áreas do corpo e são responsáveis por diferentes efeitos fisiológicos.

O receptor CB1 é encontrado principalmente no sistema nervoso central, incluindo o cérebro, a medula espinal e os nervos periféricos. Ele é ativado pelo endocanabinoide anandamida[5] e pelo composto psicoativo THC encontrado na *cannabis*. Já o receptor CB2 é encontrado principalmente no sistema imunológico, incluindo células imunes e tecidos linfoides. Além disso, o receptor CB2 também é encontrado em outros tecidos, incluindo o sistema nervoso central e o sistema cardiovascular. Quando ativado, o receptor CB1 pode ter efeitos analgésicos, anti-inflamatórios, ansiolíticos e sedativos.

O receptor CB2, por outro lado, é encontrado principalmente no sistema imunológico, incluindo células imunes e tecidos linfoides. Ele é ativado pelo endocanabinoide 2-araquidonilglicerol (2-AG) e tem efeitos principalmente anti-inflamatórios e imunomoduladores.

O receptor CB1 é o responsável pelos efeitos psicoativos da *cannabis*, o receptor CB2 é menos associado a esses efeitos e é mais frequentemente associado aos efeitos terapêuticos da *cannabis*, incluindo a modulação da inflamação e a redução da dor. Os endocanabinoides, quando liberados no corpo, se ligam aos receptores canabinoides para regular a atividade neuronal e a liberação de neurotransmissores, incluindo dopamina,[3] serotonina e noradrenalina. Isso pode afetar vários processos fisiológicos, como a modulação da dor, do humor, da memória e do sono.

Além disso, o sistema endocanabinoide tem sido implicado na regulação de outros processos fisiológicos, incluindo a regulação do apetite, da termorregulação, da reprodução e da função cardiovascular.

Os canabinoides exógenos, como a *cannabis* medicinal, podem afetar esses processos fisiológicos de maneira semelhante aos endocanabinoides, através da ativação dos receptores canabinoides no corpo humano. No entanto, o uso de canabinoides exógenos pode ter efeitos colaterais e riscos associados, incluindo dependência, efeitos psicoativos e interação com medicamentos, principalmente com anticonvulsivantes e outros medicamentos que usam a via de metabolização através interação do CBD com as enzimas metabolizadoras pertencentes à família do citocromo P450, que são responsáveis pela metabolização de várias drogas, incluindo o CBD. O CBD é metabolizado pela enzima CYP3A4 e, algumas drogas, como cetoconazol, itraconazol, ritonavir e claritromicina, inibem essa enzima, o que pode levar a uma degradação mais lenta do CBD e, consequentemente, doses mais altas de CBD que são mais ativas farmaceuticamente. Por outro lado, drogas como fenobarbital, rifampicina, carbamazepina e fenitoína induzem o CYP3A4, causando uma redução da biodisponibilidade do CBD[6] e problemas de saúde a longo prazo.

Recentemente, houve um aumento significativo no interesse em como o sistema endocanabinoide pode ser modulado por compostos de *cannabis*, como o THC e o CBD, para tratar uma variedade de condições médicas. Estudos mostram que a ativação do sistema endocanabinoide pode ter efeitos terapêuticos.

Além disso, estudos recentes também mostram que o sistema endocanabinoide pode desempenhar um papel importante no exercício físico e na recuperação pós-exercício. Durante a atividade física, o corpo humano produz naturalmente endocanabinoides, como a anandamida e o 2-araquidonilglicerol, que se ligam aos receptores canabinoides no cérebro e no corpo. Essa interação ajuda a regular a dor, a inflamação e a fadiga muscular durante e após o exercício. Os estudos sugerem, ainda, que a ativação do sistema endocanabinoide pode melhorar a recuperação pós-exercício, reduzindo a dor e a inflamação, tendo também implicações na regulação do humor. Estudos sugerem que a ativação do sistema endocanabinoide pode ter efeitos antidepressivos, possivelmente através da regulação da liberação de neurotransmissores como a serotonina e a dopamina.

No que diz respeito à dor, o sistema endocanabinoide está envolvido na modulação da dor crônica, através da regulação da resposta inflamatória e da sinalização da dor,[7] sugerindo que os compostos de *cannabis* que atuam no sistema endocanabinoide podem ser eficazes no tratamento da dor crônica.

No entanto, é importante lembrar que o uso de *cannabis* para fins terapêuticos deve ser realizado com cautela e sob a supervisão de um médico ou profissional de saúde qualificado. Em 2019, a Anvisa aprovou a regulamentação de produtos à base de *cannabis* no Brasil, permitindo o registro de medicamentos com a planta para uso humano. Essa medida foi vista como um grande avanço para a *cannabis* medicinal no país, pois permite a produção e comercialização de medicamentos à base da planta. Antes dessa regulamentação, o uso da *cannabis* medicinal no Brasil era permitido apenas em casos excepcionais, mediante autorização da Anvisa.[8] O uso excessivo ou prolongado de *cannabis* pode levar a efeitos colaterais negativos, como alterações no humor, problemas de memória e de atenção, além de problemas respiratórios e cardiovasculares. Além disso, a regulamentação do uso medicinal de *cannabis* varia em todo o mundo, com muitos países ainda proibindo seu uso.

Quando a *cannabis* é consumida, os canabinoides entram na corrente sanguínea e se ligam aos receptores canabinoides no cérebro e em outras partes do corpo. Isso pode levar a uma variedade de efeitos, incluindo alteração do humor, redução da dor, redução da inflamação e modulação do apetite. O sistema endocanabinoide é um sistema complexo e importante que desempenha um papel fundamental em muitos processos fisiológicos no corpo humano e em outros animais (Tabela 73.1).

Embora a pesquisa em torno dos compostos de *cannabis* e de seu impacto no sistema endocanabinoide ainda esteja em desenvolvimento, as evidências sugerem que a ativação desse sistema pode ter efeitos terapêuticos significativos em uma variedade de condições médicas. Além de seu papel na regulação da dor e da inflamação, o sistema endocanabinoide também pode ter implicações importantes para a atividade física e o desempenho esportivo. O sistema endocanabinoide está envolvido na modulação da dor crônica, que pode ser um fator limitante para muitas pessoas que desejam praticar exercícios físicos. Isso sugere que os compostos de *cannabis* que atuam no sistema endocanabinoide podem ser eficazes no tratamento da dor crônica, permitindo que as pessoas se exercitem com mais conforto.

Além disso, estudos mostram que o sistema endocanabinoide é ativado durante o exercício físico, levando à produção natural de endocanabinoides pelo corpo humano. Esses

Tabela 73.1 A tabela mostra as funções do sistema endocanabinoide.

O sistema endocanabinoide:	Controla e regula funções:
É responsável por equilibrar os processos metabólicos e otimizar as atividades do corpo	• Relaxamento, ânimo, sono • Equilíbrio energético e metabólico • Sistema reprodutivo feminino • Sistema nervoso autônomo • Analgesia e resposta a dor • Regulação da temperatura • Sistema imune • Cognição, memória e apetite
Tem papel crucial na regulação fisiológica, no estado de ânimo e nas experiências diárias	Funciona através dos receptores CB1 e CB2 sob demanda

Fonte: Acervo pessoal dos autores.

endocanabinoides se ligam aos receptores canabinoides no cérebro e no corpo, ajudando a regular a dor, a inflamação e a fadiga muscular durante e após o exercício, o que pode ter implicações significativas para atletas que procuram maneiras de melhorar sua recuperação e desempenho.

De fato, a ativação do sistema endocanabinoide pode melhorar a recuperação pós-exercício, reduzindo a dor e a inflamação associadas ao exercício, podendo ajudar os atletas a se recuperarem mais rapidamente de lesões e a alcançarem melhores resultados em competições.

Porém, é importante lembrar que o uso de compostos de *cannabis* no esporte é atualmente proibido pela Agência Mundial Antidoping e por muitas organizações esportivas nacionais e internacionais. Embora o uso de compostos de *cannabis* para fins terapêuticos seja permitido em alguns países, os atletas devem ter cuidado ao usar esses compostos para evitar testes positivos para substâncias proibidas.

Embora a pesquisa em torno dos compostos de *cannabis* e de seu impacto no sistema endocanabinoide ainda esteja em desenvolvimento, as evidências sugerem que a ativação desse sistema pode ter implicações significativas para atletas que procuram melhorar sua recuperação e desempenho.

● O SISTEMA ENDOCANABINOIDE E OS ESPORTES

É possível que durante o exercício, o aumento nos níveis de anandamida possa estar relacionado com a ativação do sistema endocanabinoide no cérebro, o que pode explicar as contrapartes psicológicas da analgesia do exercício. Esta descoberta abre novas perspectivas na fisiologia do exercício.[5]

O uso de *cannabis* medicinal nos esportes é um tema controverso e ainda não é amplamente aceito pelas organizações esportivas, ainda que a *cannabis* medicinal seja legalizada em muitos países.

No entanto, algumas organizações esportivas estão começando a reconsiderar sua posição em relação à *cannabis* medicinal. Por exemplo, a Liga Nacional de Futebol America-

no (NFL) reduziu as penalidades para jogadores que testam positivo para *cannabis*.

Há evidências de que a *cannabis* medicinal pode ajudar atletas a lidar com a dor crônica, a inflamação e o estresse pós-traumático, além de melhorar o sono[7] e o apetite. A produção de endocanabinoides pelo corpo humano durante a atividade física é conhecida como a "resposta canabinoide do exercício". Essa resposta é desencadeada em parte pelo aumento da atividade do sistema nervoso simpático durante o exercício e é responsável por regular a dor, a inflamação e a fadiga muscular durante e após o exercício.

Estudos têm mostrado que a ativação do sistema endocanabinoide pode melhorar a recuperação pós-exercício, reduzindo a dor e a inflamação. Além disso, a quebra da barreira hematoencefálica facilita a infiltração cerebral de células imunes periféricas e centrais, o que leva ao dano dos neurônios. Os canabinoides podem influenciar positivamente a resposta imune do cérebro, desempenhando um papel na prevenção de danos através da barreira hematoencefálica. Em relação a isso, conjecturou-se que a ativação do sistema endocanabinoide poderia desempenhar um papel fundamental na prevenção de interações entre células imunes e endoteliais e na neuroproteção cerebral.[9]

Pesquisas sugerem que a ativação do sistema endocanabinoide pode ter efeitos benéficos na recuperação muscular após o exercício e trauma esportivos. No entanto, o uso de *cannabis* medicinal pode ter efeitos colaterais e prejudicar o desempenho físico e cognitivo em algumas pessoas. Os endocanabinoides são produzidos naturalmente pelo corpo humano e regulam a atividade neuronal e a liberação de neurotransmissores, incluindo dopamina,[3] serotonina e noradrenalina. Esses neurotransmissores têm um papel importante na modulação do humor, da motivação, do prazer e da dor associados ao exercício físico.

A dopamina, por exemplo, é especialmente importante para motivação, recompensa e prazer associados à atividade física. Alguns estudos sugerem que a ativação do sistema endocanabinoide pode aumentar a liberação de dopamina no cérebro, contribuindo para a motivação e o prazer associados ao exercício físico.

Além disso, a serotonina e a endorfina estão envolvidas na regulação do humor, da ansiedade e do estresse. Em um estudo, os autores apresentam evidências de que a ativação do sistema endocanabinoide pode ter efeitos ansiolíticos e antidepressivos, sugerindo que a modulação farmacológica deste sistema pode ser uma abordagem terapêutica eficaz para o tratamento de determinados transtornos mentais.[10]

A atividade física pode aumentar a liberação de serotonina e endorfina no cérebro, o que pode melhorar o humor e reduzir a ansiedade e o estresse.

A eletroacupuntura é uma técnica que aplica corrente elétrica leve em pontos de acupuntura do corpo. Estudos mostram que ela também pode ativar o sistema endocanabinoide (SEC), aumentando a liberação de endocanabinoides no cérebro e na medula espinal. Esses endocanabinoides se ligam a receptores canabinoides, reduzindo a sensação de dor e melhorando a resposta do corpo ao estímulo doloroso. Além disso, a ativação do SEC pela eletroacupuntura também pode ter efeitos anti-inflamatórios e neuroprotetores, melhorando a saúde geral do paciente.[8] Compreender esses mecanismos pode ajudar a explicar a eficácia da eletroacupuntura no tratamento da dor e de outras condições médicas, sendo uma via segura de tratamento para esportistas obterem os benefícios da estimulação do sistema endocanabinoides.

A modulação do sistema endocanabinoide através de várias formas diferentes pode, portanto, afetar positivamente a motivação, o prazer e o humor, além de contribuir para a redução da dor e da inflamação.

Os autores sugerem que o sistema endocanabinoide está envolvido na modulação da resposta ao estresse, e que a ativação desse sistema pode reduzir os sintomas de ansiedade e estresse em pacientes com transtornos de ansiedade.

Quando a *cannabis* medicinal é consumida, os canabinoides se ligam aos receptores canabinoides no cérebro e no corpo, ativando esses receptores e afetando as funções corporais e cerebrais reguladas pelo sistema endocanabinoide.

Em relação aos benefícios da *cannabis* medicinal para atletas, há evidências de que ela pode ajudar a aliviar a dor crônica e a inflamação, diminuir uso de opioides,[11] reduzir o estresse pós-traumático, melhorar o sono e o apetite e aumentar a motivação e o desempenho cognitivo. Esses benefícios podem ser especialmente relevantes para atletas que sofrem de lesões ou dores crônicas, além de processos inflamatórios.[12]

No entanto, o uso de *cannabis* medicinal também pode ter efeitos colaterais e malefícios para a saúde dos atletas, incluindo a redução da capacidade de concentração, coordenação motora e tempo de reação, além de prejuízos na memória e na cognição. O uso crônico de *cannabis* medicinal também pode levar a problemas respiratórios e cardíacos, além de efeitos negativos no desenvolvimento cerebral em jovens.

Portanto, mais pesquisas são necessárias para entender completamente os efeitos do sistema endocanabinoide na atividade física, bem como a *cannabis* medicinal pode ser usada de forma segura e eficaz para melhorar a recuperação pós-exercício e reduzir a dor e a inflamação relacionadas ao exercício.

● UMA PLANTA, UMA FARMÁCIA

Cannabis é uma planta originária da Ásia Central e do Sul da Ásia, que tem sido cultivada por suas fibras e sementes desde a pré-história. Há evidências arqueológicas de que a planta já era usada há mais de 5.000 anos na China, para produção de papel, tecidos, cordas e outros produtos.

O uso da planta como analgésico foi descrito em textos médicos chineses de mais de 2.000 anos. Nos últimos séculos, a *cannabis* passou a ser utilizada também como medicamento, sendo descrita desde a Antiguidade (Figura 73.1).

A *cannabis* contém mais de 100 canabinoides[13,14] conhecidos até o momento, sendo o tetraidrocanabinol (THC) e o canabidiol (CBD) os mais estudados e conhecidos.[15] Em geral, podem ser classificadas de acordo com o canabinoide produzido como quimiotipo I (rico em THC), II (equilíbrio de THC/CBD), III (rico em CBD), IV (rico em cannabigerol) ou V (livre de canabinoides).[16]

O THC é o principal composto psicoativo da planta, que atua no sistema nervoso central, produzindo efeitos como alteração da percepção sensorial, relaxamentos, sonolência e ansiedade em algumas pessoas. O CBD, por sua vez, não é psicoativo e tem sido associado a uma série de efeitos terapêuticos, como analgesia,[17] redução da inflamação, redução

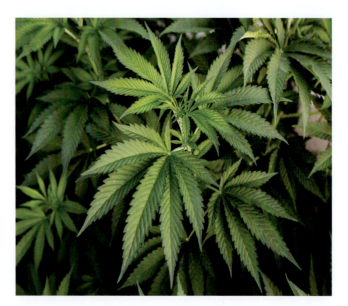

Figura 73.1 A planta *Cannabis sativa*.
Fonte: Depositphotos.

da ansiedade e até mesmo tratamento de alguns transtornos psiquiátricos. Alguns estudos sugerem que a administração de CBD pode reduzir a dor muscular e melhorar a recuperação muscular após exercícios intensos ou de alta carga.[14] Estudos mostram que os canabinoides podem interagir com regiões específicas do cérebro. A interação com o receptor CB1 influencia a transmissão GABAérgica e glutamatérgica, o eixo adrenal hipotalâmico (HPA), a ativação do sistema imunológico e os mecanismos neuroplásticos, e estes incluem os receptores canabinoides (CB1, CB2), TRPV1 e receptores PPAR.[11]

O CBD tem efeitos ansiolíticos e antidepressivos, em parte, por meio da ativação do receptor 5-HT1A e do THC por meio do agonismo do receptor CB1.[18] Além disso, estudos mostram que o CBD pode inibir parcialmente os efeitos psicoativos do THC. No entanto, evidências epidemiológicas indicam uma relação entre o uso de *cannabis* e os níveis de sintomas de ansiedade. Esta associação ainda é considerada fraca e pode ser explicada pelo fato de que pessoas com ansiedade podem estar buscando tratamento com *cannabis*, em vez de um efeito causal que ocorra com o uso de *cannabis*.

Para os atletas, isso pode ser particularmente importante, já que a dor muscular e a fadiga são uma parte comum da atividade física e podem limitar o desempenho esportivo. O uso de CBD para reduzir a dor muscular e melhorar a recuperação pode ajudar os atletas a treinar mais intensamente e a se recuperar mais rapidamente após o exercício.

É importante lembrar que a *cannabis* e os compostos canabinoides ainda são substâncias controladas em muitos países, e que o uso de *cannabis* medicinal nos esportes ainda é controverso.[14] Além disso, é necessário avaliar a segurança e os possíveis efeitos colaterais de qualquer substância utilizada para melhorar a recuperação muscular e o desempenho esportivo.

Apesar dos potenciais benefícios terapêuticos da *cannabis*, seu uso ainda é controverso,[14] pois a *cannabis* demonstra um potencial claro para perturbar as funções cardiovascular, respiratória e cognitiva. Em uma era de tomada de decisão baseada em evidências, uma escassez de ensaios que examinam explicitamente os efeitos da *cannabis* inteira, no desempenho variado de exercícios e resultados específicos de recuperação, deixa um vácuo significativo em como as decisões devem ser tomadas. Em muitos países, devido aos efeitos psicoativos do THC e à falta de evidências científicas consistentes para alguns de seus usos medicinais, o uso da *cannabis* como medicamento é visto com desconfiança. No entanto, a planta tem sido cada vez mais estudada em todo o mundo, especialmente nos últimos anos, à medida que mais países legalizaram seu uso medicinal e/ou recreativo.

Além do THC e do CBD, outros canabinoides são importantes. Os fitocanabinoides parcialmente abundantes são: cannabinol (CBN), cannabichromene (CBC), cannabidivarina (CBDV), delta-9-tetrahidrocannabivarina (THCV), cannabigerol (CBG),[9] tetra-hidrocannabivarina (THCV) e o ácido tetra-hidrocannabinólico (THCA). A *cannabis* também contém outros compostos ativos biológicos, como ácidos graxos ômega-3, vitaminas.[19] Cada canabinoide pode ter efeitos específicos no organismo humano, e alguns estudos sugerem que a combinação de diferentes canabinoides com outros elementos encontrados na planta podem potencializar os efeitos terapêuticos da *cannabis* (efeito Entourage).[18,20]

Outros compostos presentes na *cannabis* incluem os terpenos, que são responsáveis pelo aroma característico da planta e podem ter efeitos terapêuticos próprios. Os terpenos incluem compostos como o limoneno, pineno, mirceno, linalol, beta cariofileno, beta pineno[21] humoneno, entre outros.

Os terpenos são compostos orgânicos aromáticos que são encontrados em muitas plantas, incluindo a *cannabis*. Por exemplo, o limoneno, que é encontrado em algumas variedades de *cannabis*, tem um aroma cítrico e é conhecido por suas propriedades antidepressivas e ansiolíticas. Já o mirceno, que é encontrado em muitas variedades de *cannabis*, tem um aroma de cravo e é conhecido por suas propriedades sedativas e analgésicas.

Os flavonoides,[22] por sua vez, são compostos químicos que são responsáveis pelas cores vibrantes de frutas, legumes e flores. A *cannabis* contém vários flavonoides, incluindo a canflavina A e B, a quercetina, o canferol e a apigenina. Alguns estudos sugerem que os flavonoides da *cannabis* podem ter propriedades antioxidantes e anti-inflamatórias, além de contribuir para os efeitos terapêuticos da planta.

No entanto, é importante destacar que os terpenos e flavonoides da *cannabis* ainda são pouco compreendidos, e mais pesquisas são necessárias para entender seus efeitos específicos no organismo humano. Além disso, a concentração e a composição desses compostos podem variar entre diferentes espécies de *cannabis* e produtos, o que pode afetar seus efeitos terapêuticos. Os canabinoides são oferecidos em três tipos de apresentações: o *full spectrum*, que tem todos os componentes da planta (terpenos, canabonoides com THC) e é classificado como fitoterápico pela legislação; o *broad spectrum*, que inclui todas as substâncias com exceção do THC e também é classificado como fitoterápico, e o CBD isolado, que é classificado como fitofármaco (Figura 73.2).

Nas farmácias, os produtos podem ser obtidos através de importação com receituário simples ou tipo C, em duas vias, dispensados sob prescrição médica; com receita tipo B, azul, para os compostos com menos de 0,2% de THC, e tipo A, ou amarela, para os com quantidades acima de 0,2% de THC. Ainda através de associações de pacientes, com receita simples ou controle especial.

Na prescrição, é importante constar dados precisos de quantidade de canabinoides por frasco, por mL e, se possí-

Tabela 73.2 A tabela mostra a necessidade de descrição mínima nas receitas e o tipo de receita necessária para cada dose.

Dados mínimos na receita:	Tipo de receita:
• Quantidade de canabinoide no frasco	• tipo B: azul para < 0,2% de THC
• Dose em mg/mL, se possível por gota	• tipo A: amarela para > 0,2% de THC
• Dose prescrita	
• Modo de uso	
• Não é permitida troca de marca, mesmo com mesma dosagem	

Fonte: Acervo pessoal dos autores.

vel, por gota, dose prescrita e modo de uso. Como cada laboratório tem suas particularidades, não é permitida troca de marca da prescrição mesmo que tenha a mesma dose na descrição do frasco (Tabela 73.2).

Como as doses e respostas são bem personalizadas e variam com características individuais, a prescrição deve ser iniciada com doses baixas e tituladas lentamente, observando resposta terapêutica e efeitos colaterais possíveis.

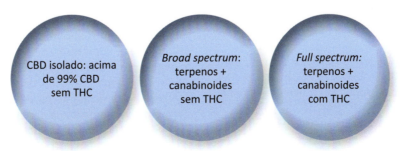

Figura 73.2 Apresentações da *cannabis* medicinal.

Fonte: Acervo pessoal dos autores.

CANNABIS E REGRAS ESPORTIVAS

A World Anti-Doping Agency (WADA) é uma agência internacional independente que promove e coordena a luta contra o *doping* no esporte.

"Substância de Abuso nesta seção: tetrahidrocanabinol (THC).

Todos os canabinoides naturais e sintéticos são proibidos, por exemplo:

- Em *cannabis* (haxixe, maconha) e produtos de *cannabis*
- Canabinoides sintéticos que imitam os efeitos do THC
- Tetrahidrocanabinóis naturais e sintéticos (THCs)
- Exceção: canabidiol."[23]

O canabidiol (CBD) é um derivado não psicoativo da *cannabis*, e os efeitos colaterais mais comuns do CBD incluem fadiga, diarreia, mudanças de apetite e peso, e interações com outros medicamentos.[6] A partir de 2018, a WADA não lista mais o CBD como uma substância proibida.

É importante lembrar[24] aos atletas que o óleo CBD muitas vezes ainda contém alguma concentração da substância proibida, como o tetrahidrocanabinol (THC). Portanto, a utilização do óleo CBD se dá por conta e risco do atleta.

O Comitê Olímpico Internacional (COI) é o órgão responsável por estabelecer as regras para as competições olímpicas, incluindo as substâncias proibidas. No entanto, o COI tem um posicionamento rígido em relação ao uso de *cannabis* em atletas, mesmo para fins medicinais.

Embora alguns países tenham legalizado o uso medicinal da *cannabis*, o COI considera a substância uma droga proibida e não permite seu uso durante as competições. Isso se deve ao fato de que a *cannabis* pode afetar o desempenho dos atletas, além de representar um risco à sua saúde e segurança.

No entanto, o COI tem permitido o uso de outros medicamentos que contenham canabinoides, desde que sejam prescritos por um médico e que o atleta passe por uma avaliação médica para determinar se o tratamento é necessário e seguro, respeitando um limite máximo da substância no organismo.

O COI também tem trabalhado para fornecer informações e recursos aos atletas sobre as substâncias proibidas e suas implicações para a saúde e a segurança.[25] Além disso, o COI tem incentivado o diálogo e a colaboração com as agências *antidoping*, organizações médicas e outras partes interessadas para manter as regras atualizadas e garantir a integridade das competições.

Alguns questionamentos respondidos[24]

a) Por que os canabinoides são proibidos?

Todas as substâncias proibidas são adicionadas à Lista Proibida porque atendem a dois dos três critérios a seguir:

- O uso da substância tem o potencial de melhorar o desempenho
- O uso da substância pode causar danos à saúde do atleta
- O uso da substância viola o espírito do esporte

Quando o atleta faz uso recreativo de *cannabis*, deve lembrar que o THC é solúvel em gordura, o que significa que pode ser armazenado no corpo por um longo período e liberado lentamente, embora não de forma consistente, dependendo do metabolismo do indivíduo.

Finalmente, a frequência de uso é outro fator. Os usuários regulares terão tempos de liberação mais longos do que os usuários casuais ou pouco frequentes.

b) Como os atletas podem minimizar o risco de uma violação de *doping*?

Como com todas as substâncias proibidas, os atletas podem evitar violações abstendo-se do uso de *cannabis* durante suas carreiras atléticas.

Além da abstinência, não há como evitar totalmente a possibilidade de uma violação; no entanto, os atletas podem ser capazes de reduzir seu risco com as seguintes ações:

- Considere alternativas médicas à *cannabis* medicinal
- Se a *cannabis* medicinal for uma terapia necessária, solicite uma isenção médica conforme necessário
- Garantir que o consumo não médico não seja habitual ou abusivo
- Garantir que o consumo esteja fora de um período de competição
- Certifique-se de que o consumo seja de no mínimo 30 dias antes do início de um período de competição

Os tempos de depuração individuais e a concentração de THC podem variar, portanto, essa abordagem para prevenir uma violação da regra *antidoping* não é uma certeza.

Lembre-se: os atletas são estritamente responsáveis por qualquer substância proibida encontrada em sua amostra.

PRESCRIÇÃO

A prescrição de *cannabis* medicinal deve ser realizada por um médico capacitado. O profissional deve avaliar o paciente, escolher o quimiotipo adequado para cada patologia e a concentração adequada, determinar a dosagem e via de administração adequadas e monitorar o tratamento de perto. A prescrição deve estar em conformidade com as leis, e a *cannabis* medicinal deve ser usada com cuidado e somente quando outras opções de tratamento foram insuficientes ou inapropriadas. A via de administração da *cannabis* medicinal pode afetar a rapidez e a intensidade dos efeitos da *cannabis* no corpo. Algumas das vias de administração mais comuns incluem:

1. **Inalação:** os efeitos da inalação são geralmente sentidos rapidamente, dentro de minutos após a inalação, e duram de 2 a 4 horas
2. **Ingestão:** a ingestão pode ser feita por meio de alimentos, cápsulas ou tinturas de *cannabis*. Os efeitos da ingestão podem demorar de 30 minutos a duas horas para aparecer e durar de 4 a 8 horas
3. **Aplicação tópica:** a aplicação tópica envolve a aplicação de um creme, loção ou bálsamo contendo extrato de *cannabis* diretamente na pele. A aplicação tópica é comum no tratamento de dores musculares e articulares, e os efeitos podem ser sentidos rapidamente
4. **Sublingual:** a administração sublingual envolve a colocação de um óleo de *cannabis* sob a língua, permitindo que o óleo seja absorvido rapidamente pela corrente sanguínea.

Os efeitos da administração sublingual podem ser sentidos dentro de minutos e durar de 4 a 6 horas.

A prescrição de *cannabis* medicinal para atletas deve ser feita com cuidado e somente em circunstâncias específicas. A *cannabis* medicinal pode ajudar a aliviar a dor e a inflamação associadas a lesões esportivas, bem como ajudar a reduzir o estresse e a ansiedade. No entanto, a *cannabis* também pode afetar a coordenação, a cognição e o tempo de reação, o que pode afetar a *performance* atlética e aumentar o risco de lesões (Figura 73.3).

Antes de prescrever *cannabis* medicinal para um atleta, o profissional de saúde deve avaliar cuidadosamente o paciente e sua condição médica, bem como considerar a natureza do esporte praticado. É importante levar em conta o tempo de recuperação necessário após o uso da *cannabis* medicinal e se é seguro para o atleta retornar à prática esportiva.

Além disso, é importante lembrar que a *cannabis* medicinal é proibida pela Agência Mundial Antidoping (WADA), sendo liberado somente o CBD, e embora o CBD tenha sido removido da lista de substâncias proibidas pela WADA em 2018, seu uso no esporte ainda é controverso e representa um risco para os atletas. Muitos órgãos esportivos aconselham contra o uso de CBD por atletas, mas relatos sugerem que alguns ainda usam para melhorar a recuperação. Portanto, é importante estudar a prevalência e justificativa do uso de CBD pelos atletas para orientar estratégias de educação e pesquisa futura,[17] pois uma medicação rica em CBD pode conter THC não especificado sendo detectado no teste *antidoping* e resultar em sanções para os atletas que a usam durante a competição. Os atletas também devem verificar as políticas *antidoping* de sua federação esportiva antes de usar *cannabis* medicinal.

• POSOLOGIA

O uso da *cannabis* como tratamento pode ser feito de diferentes maneiras, como vaporizar, ingerir por via oral, entre outras, e cada uma dessas formas pode afetar a absorção e a toxicidade dos compostos presentes na planta. Para condições crônicas, o uso de preparações orais de ação prolongada é a melhor opção, enquanto a vaporização pode ser utilizada para aliviar sintomas agudos. É importante limitar a quantidade diária de THC a 30 mg ou menos, e combiná-lo

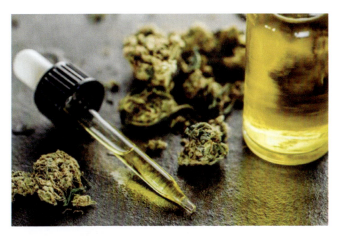

Figura 73.3 Óleo de *cannabis*.

Fonte: VistaCreate Design.

com CBD para reduzir os efeitos adversos, como fadiga, taquicardia e tontura. A estratégia mais recomendada é começar com doses baixas e aumentá-la gradualmente para evitar efeitos colaterais.[26] Os canabinoides controlam a dor agindo em vários receptores por diferentes mecanismos; por exemplo, o THC tem a capacidade de[1] inibir a síntese de prostaglandina E-2 e estimular a lipoxigenase,[3] diminuir a liberação de 5-hidroxitriptamina (5-HT) das plaquetas e sua captação sintap sômica enquanto aumenta sua produção cerebral. Por outro lado, o CBD é um potencial receptor transiente vaniloide-1 (TRPV-1) ou agonista do receptor de capsaicina, que é capaz de inibir a enzima hidrolase amida de ácido graxo (FAAH), que é responsável pela hidrólise da anandamida e inibe sua recaptação. Além disso, o CBD tem a capacidade de inibir o metabolismo hepático do THC em 11-hidroxi-THC, um composto mais psicoativo, e aumenta sua meia-vida; como resultado, reduz seus efeitos colaterais. O CBD pode melhorar os efeitos anti-inflamatórios:

1. Diminuindo as espécies reativas de oxigênio (ROS), os níveis de fator de necrose tumoral (TNF-α) e as citocinas pró-inflamatórias
2. Induzindo a apoptose de células T
3. Inibindo a proliferação de células T

A supressão inflamatória mediada por CBD é atribuída aos receptores CB1 ou CB2. Embora o CBD tenha uma afinidade fraca com CB1 e CB2, o CBD inibe a FAAH e eleva a anandamida, um canabinoide endógeno que exibe afinidade pelos receptores CB1 e CB2. Além disso, o CBD tem efeitos imunológicos mediados por meio de um bloqueio dos receptores GPR55 e da ativação dos receptores TRPV1, adenosina A2A e PPAR-c. Esses e muitos outros mecanismos levaram a considerar o CBD como um modulador endocanabinoide, o que fez com que as empresas farmacêuticas desenvolvessem novas entidades químicas (NCEs) que imitam sua ação. Além disso, o canabicromeno (CBC) também tem efeitos anti-inflamatórios e analgésicos, mas seus efeitos são mais fracos do que os efeitos do THC. O canabigerol (CBG) inibe a absorção de GABA e é considerado um analgésico mais potente do que o THC. Portanto, o CBG pode ser usado como relaxante muscular na espasticidade. Outros canabinoides também são usados como analgésicos para tratar a dor,[26] sendo necessárias mais pesquisas que comprovem o efeito analgésico da *cannabis* na dor crônica.[27]

Os produtos de *cannabis* podem ser fumados, vaporizados, ingeridos (comendo ou bebendo) ou absorvidos pela pele e superfícies mucosas através de hidratantes, adesivos ou *sprays*.[28]

• *CANNABIS* MEDICINAL E SEU FUTURO NOS ESPORTES

Uma das principais considerações futuras em relação ao uso da *cannabis* medicinal no esporte é a necessidade de pesquisas adicionais para entender melhor os efeitos da *cannabis* medicinal no desempenho atlético e na recuperação. Atualmente, há poucos estudos que investigam especificamente os efeitos da *cannabis* medicinal em atletas, e a maioria das informações existentes baseia-se em relatos de usuários individuais.

Outra consideração importante é a necessidade de estabelecer padrões claros para dosagem e administração de *cannabis* medicinal no esporte. Isso pode incluir a determinação de limites de dosagem seguros, bem como diretrizes para a administração de *cannabis* medicinal antes ou depois das competições.

Por fim, é importante considerar as implicações éticas e legais do uso da *cannabis* medicinal no esporte, o que pode incluir questões relacionadas à segurança dos atletas, equidade e justiça em competições esportivas, bem como as leis e regulamentações locais em relação ao uso de *cannabis* medicinal.

É importante também considerar o papel dos comitês olímpicos e *antidoping* na regulamentação do uso da *cannabis* medicinal. Algumas organizações esportivas como a NFL (National Football League) e a NBA (National Basketball Association) que são duas das principais ligas esportivas nos Estados Unidos, têm políticas em relação ao uso da *cannabis* pelos atletas.

Até recentemente, a NFL tinha uma política rígida em relação à *cannabis*, com suspensões de jogadores que testavam positivo para a substância. Em 2020, a NFL e a Associação de Jogadores da NFL (NFLPA) anunciaram que estavam criando um comitê conjunto de dor e gerenciamento terapêutico para explorar opções não viciantes para o controle da dor, incluindo a *cannabis* medicinal. Embora a NFL não tenha alterado sua política de drogas em relação à maconha, a criação deste comitê indica que a liga está disposta a discutir o uso de *cannabis* medicinal para ajudar a tratar a dor crônica em jogadores.

Além disso, em março de 2021, a NFL e a NFLPA concordaram em fornecer US$ 1 milhão em financiamento para uma pesquisa sobre o uso de *cannabis* medicinal para tratar a dor em jogadores de futebol americano. No entanto, até que a política de drogas da NFL seja alterada, os jogadores ainda enfrentarão penalidades por testar positivo para maconha, mesmo que seja para fins medicinais. É importante ressaltar que a legalização da *cannabis* medicinal varia de estado para estado nos Estados Unidos, e os jogadores devem estar cientes das leis em seus respectivos estados antes de considerar o uso de *cannabis* para fins medicinais.

Já a NBA tem uma política mais rígida em relação à *cannabis*, e os jogadores que testam positivo para a substância podem ser multados ou suspensos. Entretanto, já existe uma disposição a mudanças.

Em geral, a mudança nas políticas da NFL e a possível mudança na NBA refletem uma tendência crescente em relação à *cannabis* medicinal no esporte. À medida que mais pesquisas são realizadas sobre os benefícios da *cannabis* medicinal no tratamento de lesões e dores crônicas, é possível que mais ligas esportivas adotem políticas mais flexíveis em relação ao uso da substância pelos atletas.

No entanto, é importante lembrar que o uso da *cannabis* ainda é ilegal em muitos países e estados, e as políticas em relação à substância podem variar de acordo com a jurisdição. É necessário que os atletas sigam as políticas e regulamentações locais em relação ao uso da cannabis no esporte para evitar penalidades e sanções.

Uma consideração importante para o futuro é a necessidade de educação e conscientização sobre os efeitos da *cannabis* medicinal na saúde dos atletas. A *cannabis* medicinal pode ter efeitos positivos na redução da dor, inflamação, melhora do sono, e ansiedade em atletas,[15] e pode ser benéfica para atletas que sofrem de lesões ou dor crônica, insônia e ansiedade. No entanto, é importante entender que a *cannabis* medicinal também pode ter efeitos colaterais,[29] como sonolência, boca seca, alteração cognitiva e diminuição da coordenação, que podem afetar negativamente o desempenho atlético.

Outra consideração importante é a necessidade de estabelecer políticas claras para o uso da *cannabis* medicinal no esporte, incluindo padrões de dosagem e administração seguros. Isso pode envolver a determinação de limites de THC seguros, bem como diretrizes para a administração de *cannabis* medicinal antes ou depois das competições.

No futuro próximo, a *cannabis* medicinal pode desempenhar um papel importante na melhoria da saúde e bem-estar dos atletas, especialmente no que se refere ao gerenciamento da dor e inflamação. À medida que as políticas em relação à *cannabis* medicinal evoluirem é importante que programas educacionais sejam criados para conscientizar a população em geral, para que a opinião sobre seu uso possa ser mais clara entre pacientes,[30] jovens atletas e treinadores[31] sobre riscos do uso, promovendo estratégias alternativas para melhora do desempenho esportivo. É possível que mais atletas usem a *cannabis* medicinal como parte de seus regimes de tratamento. No futuro, a *cannabis* medicinal pode ser alvo de pesquisas adicionais para se entender melhor seus efeitos na saúde dos atletas, bem como para desenvolver tratamentos mais eficazes para lesões e doenças relacionadas ao esporte. A *cannabis* medicinal também pode ser um tópico de discussão para regulamentações e políticas de *doping* esportivo em todo o mundo.

REFERÊNCIAS

1. Maurer GE, Mathews NM, Marcussen BL. Understanding cannabis-based therapeutics in sports medicine. PM&R. 2018;10(8):910-9.
2. Laksmidewi AAAP, Soejitno A. Endocannabinoid and dopaminergic system: the pas de deux underlying human motivation and behaviors. Rev Neurosci. 2021;32(1):119-32.
3. Lu HC, Mackie K. Review of the endocannabinoid system. Biol Psych. 2016;79(7):516-25.
4. Ware MA, Jensen D, Barrette A, Vernec A, Derman W. Cannabis and the health and performance of the elite athlete. Clin J Sport Med. 2018 Sep;28(5):480-4.
5. Finlay David B, Sircombe Kathleen J, Mhairi N. Terpenoids from cannabis do not mediate an entourage effect by acting at cannabinoid receptors. Front Pharmacol. 2020;11:359.
6. Russo EB. Taming THC: potential cannabis synergy and phytocannabinoid-terpenoid entourage effects. Br J Pharmacol. 2011;163(7):1344-64.
7. Burr JF, Cheung CP, Kasper AM, Gillham SH, Close GL. Cannabis and athletic performance. Sports Med. 2020 Jul;50(7):1339-54.
8. LaVigne JE, Hecksel R, Keresztes A. Cannabis sativa terpenes are cannabimimetic and selectively enhance cannabinoid activity. Sci Rep. 2021;11(1):1-15.
9. Testai FD. Use of marijuana: effect on brain health: a scientific statement from the american heart association. Stroke. 2022 Apr.
10. https://www.wada-ama.org/en/prohibited-list?item-id=5038
11. https://cces.ca/
12. Calapai F. Cannabinoids, blood-brain barrier, and brain disposition. Pharmaceutics. 2020;12:265.
13. Wang F, Yin A, Zhang X. Integrating endocannabinoid signaling in the regulation of anxiety and depression. 2022.
14. Ahmed I. Therapeutic attributes of endocannabinoid system against neuro-inflammatory autoimmune disorders. Molecules. 2021.

15. Rea KA, Casaretto JA, Al-Abdu SM. Biosynthesis of cannflavins A and B from Cannabis sativa. 2021.
16. Breijyeh Z, Jubeh B, Bufo SA, Karaman R, Scrano L.Cannabis: A toxin-producing plant with potential therapeutic uses. 2021.
17. Jett J, Stone E, Warren G, Cummings M. Cannabis use, lung cancer, and related issues. 2022.
18. World Drug Report—booklet 2: drug use and health consequences. United Nations Publ. 2020.
19. Docter S, Khan M, Gohal C, Ravi B, Bhandari M, Gandhi R, et al. Cannabis use and sport: a systematic review. Sports Health. 2020;12:189-99.
20. Sparling PB, Giufrida A, Piomelli D, Rosskopf L, Dietrich A. Exercise activates the endocannabinoid system. Neuro Report. 2003;14:256-77.
21. Lorente FO, Peretti-Watel P, Grelot L. Cannabis use to enhance sportive and non-sportive performances among French sport students. Addict Behav. 2005;30.
22. Kasper AM, Sparks SA, Hooks M, Skeer M, Webb B, Nia H, et al. High prevalence of cannabidiol use within male professional rugby union and league player: a quest for pain relief and enhanced recovery. Int J Sport Nutr Exerc Metab. 2020;30:315-22.
23. Wang T, Collet JP, Shapiro S, Ware MA. Adverse effects of medical cannabinoids: a systematic review. CMAJ. 2008 Jun 17;178(13):1669-78.
24. Pavlovic R, Nenna G, Calvi L, Panseri S, Borgonovo G, Giupponi L, et al. Quality traits of "cannabidiol oils": cannabinoids content, terpene fingerprint and oxidation stability of European commercially available preparations. Molecules. 2018 May 20;23(5):1230.
25. Iffland K, Grotenhermen F. An update on safety and side effects of cannabidiol: a review of clinical data and relevant animal studies. Cannabis Cannabinoid Res. 2017 Jun 1;2(1):139-54.
26. Blasco-Benito S, Seijo-Vila M, Caro-Villalobos M, Tundidor I, Andradas C, García-Taboada E, et al. Appraising the "entourage effect": antitumor action of a pure cannabinoid versus a botanical drug preparation in preclinical models of breast cancer. Biochem Pharmacol. 2018 Nov;157:285-93.
27. Sarris J, Sinclair J, Karamacoska D, Davidson M, Firth J. Medicinal cannabis for psychiatric disorders: a clinically-focused systematic review. BMC Psychiatry. 2020 Jan 16;20(1):24.
28. Jastrząb A, Jarocka-Karpowicz I, Skrzydlewska E. The origin and biomedical relevance of cannabigerol. Int J Mol Sci. 2022 Jul 19;23(14):7929.
29. Ahmed I, Rehman SU, Shahmohamadnejad S, Zia MA, Ahmad M, Saeed MM, et al. Therapeutic attributes of endocannabinoid system against neuro-inflammatory autoimmune disorders. Molecules. 2021 Jun 3;26(11):3389.
30. Noori A, Miroshnychenko A, Shergill Y, Ashoorion V, Rehman Y, Couban RJ, et al. Opioid-sparing effects of medical cannabis or cannabinoids for chronic pain: a systematic review and meta-analysis of randomised and observational studies. BMJ Open. 2021 Jul 28;11(7):e047717.
31. Townsend CB, Liss F, Langman C, Mazur D, Stache SA, Sharma S, et al. Perspectives of orthopedic patients on medical cannabis: a survey of more than 2500 patients. Orthopedics. 2022 Nov-Dec;45(6):e309-e314.
32. Greis A, Larsen E, Liu C, Renslo B, Radakrishnan A, Wilson-Poe AR. Perceived efficacy, reduced prescription drug use, and minimal side effects of cannabis in patients with chronic orthopedic pain. Cannabis Cannabinoid Res. 2022 Dec;7(6):865-75.
33. ANVISA. Resolução da Diretoria Colegiada (RDC) n. 327, de 17 de dezembro de 2019. Disponível em: https://www.gov.br/anvisa/pt-br/assuntos/noticias-anvisa/2019/anvisa-regulamenta-registro-de-produtos-a-base-de-cannabis. Acesso em: 17 abr. 2023.
34. MacDonald IJ, Chen YH. The endocannabinoid system contributes to electroacupuncture analgesia. Front Neurosci. 2021;15:702978.

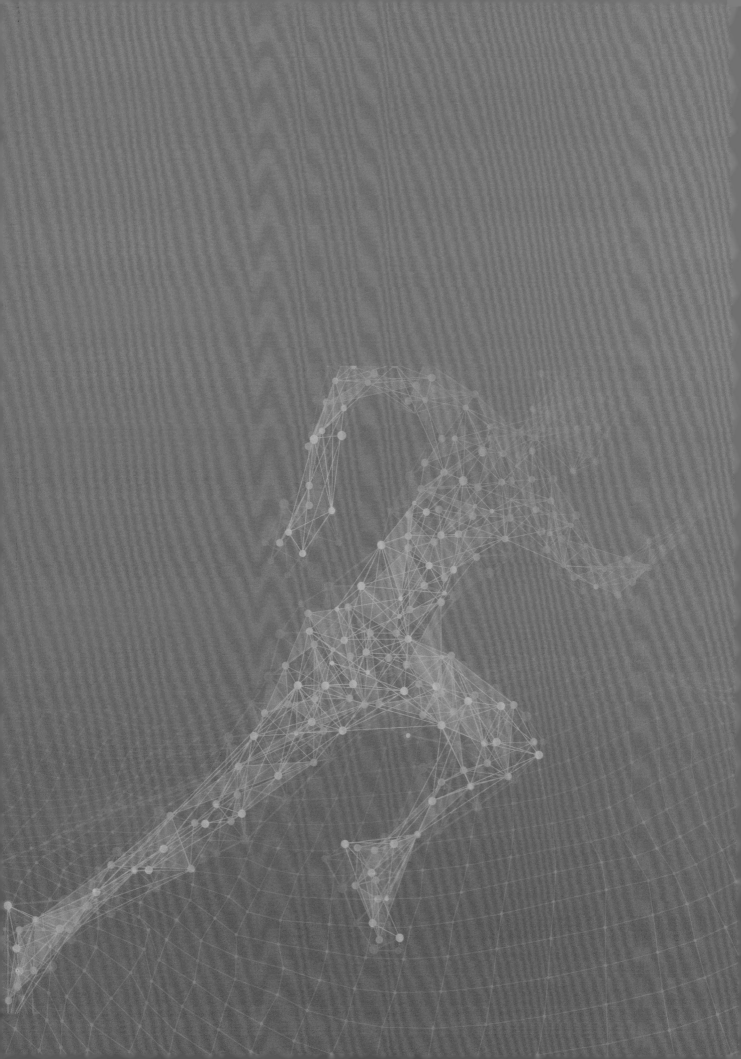

Fraturas por estresse e metabolismo ósseo

74

▶ Frederico Barra de Moraes ▶ Lúcio Gusmão Rocha ▶ Rafael Vieira Rocha

●INTRODUÇÃO

Lesões por estresse ósseo são tipicamente associadas à sobrecarga atlética ou ocupacional do esqueleto. A fratura por estresse é uma lesão que ocorre em decorrência da sobrecarga repetitiva sobre o osso, que ultrapassa a capacidade de reparo da estrutura óssea, causando microfraturas e, em casos mais graves, fraturas completas. Essa lesão é bastante comum em atletas e militares, mas também pode acometer a população em geral, principalmente indivíduos que realizam atividades físicas intensas sem o devido cuidado e orientação.

O termo lesão por estresse ósseo engloba uma variedade de distúrbios no tecido ósseo resultante de carregamentos repetitivos prolongados, que vão desde periostite até edema dos tecidos ósseos periosteais, endosteais e ósseos, até fratura por estresse parcial ou completa. Todos podem ser chamados de reações de estresse ósseo ou lesões por estresse ósseo; no entanto, a reação de estresse geralmente denota uma fase menos grave do que a fratura por estresse.

A incidência de fraturas por estresse tem aumentado nos últimos anos, principalmente em esportes de alta *performance* que envolvem saltos, corridas e impactos. Um estudo realizado em atletas olímpicos mostrou que a fratura por estresse é a terceira causa mais comum de lesão musculoesquelética, ficando atrás apenas das tendinopatias e entorses.[1] Além disso, a fratura por estresse pode levar à interrupção temporária ou definitiva da carreira esportiva, prejudicando o desempenho e a saúde do atleta.

O diagnóstico da fratura por estresse pode ser bastante desafiador, uma vez que os sintomas iniciais são vagos e inespecíficos, como dor e edema localizado. Além disso, outras lesões musculoesqueléticas podem apresentar sintomas semelhantes, o que dificulta ainda mais o diagnóstico precoce e preciso. Portanto, é essencial estar familiarizado com as principais características clínicas e diagnósticas.

Diversos fatores podem influenciar o metabolismo ósseo e, consequentemente, aumentar o risco de fratura por estresse. Dentre eles, destacam-se as doenças osteometabólicas, como a osteoporose e a osteomalácia, e os distúrbios do metabolismo mineral, como a deficiência de vitamina D e o hipoparatireoidismo. Além disso, o uso de medicamentos, como os bisfosfonatos, também pode afetar a saúde óssea e influenciar o risco de fratura por estresse.

● EPIDEMIOLOGIA DAS PRINCIPAIS LESÕES

A prevalência ao longo da vida de fratura por estresse atlética é relatada como de 10%.[2] No entanto, os relatos de incidência na adolescência variam entre 0,8% e 19%.[3] Os adolescentes podem estar mais em risco de lesão por estresse ósseo do que os adultos jovens, e aqueles com idades entre 15 e 19 anos representam a maior proporção afetada em uma população atlética (42,6%).[4] Além disso, as taxas de recorrência podem chegar a 21% no esporte universitário, indicando a necessidade de atenção à gestão dos fatores de risco nesse grupo etário.[4]

As fraturas por estresse são comuns em atletas, militares e em outras populações que realizam atividades físicas intensas e repetitivas. Essas fraturas são causadas pelo aumento da carga mecânica no osso, o que leva à fadiga óssea e, eventualmente, à fratura. Essas lesões são mais comuns em mulheres, principalmente em esportes como corrida de longa distância, ginástica e dança. Estima-se que cerca de 50% das fraturas por estresse ocorrem na tíbia, seguidas pelo metatarso e fíbula.[5]

A fadiga óssea é uma condição precursora da fratura por estresse, e é mais comumente observada em atletas. Uma pesquisa realizada com jogadores de futebol americano da NFL mostrou que 12% dos jogadores tiveram pelo menos uma fratura por estresse durante sua carreira.[6] Outro estudo, realizado com atletas olímpicos, relatou que 3% dos atletas tiveram uma fratura por estresse em algum momento de sua carreira.[2] É importante ressaltar que, embora as fraturas por estresse sejam mais comuns em atletas, elas também podem ocorrer em pessoas que não praticam atividades físicas intensas, como idosos e pacientes com osteoporose. Um exemplo é a síndrome da sobrecarga patelar, que é caracterizada pela dor na região anterior do joelho e pode levar a uma fratura por estresse da patela em casos mais graves.

Os atletas que participam de esportes que exigem saltos frequentes, como o basquete e o vôlei, estão em maior risco de desenvolver fraturas por estresse no membro inferior, especialmente nos pés e tornozelos. Em um estudo retrospectivo com atletas de basquete universitário, foi relatado que as fraturas por estresse do pé e tornozelo ocorreram em 32% dos casos, com 56% das lesões ocorrendo no terço médio do quinto metatarso.[7]

As fraturas por estresse também são comuns em militares, com taxas de incidência variando de 1,5 a 31% dependendo do país e do ramo militar em questão.[8] Essas lesões são frequentemente observadas em soldados em treina-

684 TRATADO DE ACUPUNTURA E DOR NA MEDICINA ESPORTIVA

mento e podem ocorrer em vários locais, incluindo tíbia, fíbula, pelve e coluna vertebral.

Embora as fraturas por estresse possam ocorrer em qualquer osso do corpo, elas são mais comuns em ossos com carga axial, como tíbia, metatarso e fíbula. Essas lesões geralmente ocorrem em áreas de alta tensão ou onde a força é transmitida ao osso em um ângulo agudo.[9]

É importante ressaltar que as fraturas por estresse podem ocorrer em qualquer faixa etária, mas são mais comuns em indivíduos jovens e saudáveis. Além disso, indivíduos com histórico de lesões anteriores, baixa densidade mineral óssea e distúrbios hormonais, como a amenorreia em mulheres, também estão em maior risco.[9]

● FISIOLOGIA DO METABOLISMO ÓSSEO

O metabolismo ósseo é um processo dinâmico e complexo que envolve a remodelação óssea constante, influenciada por diversos fatores, como hormônios, citocinas e fatores de crescimento. A remodelação óssea é um processo de formação e reabsorção óssea, coordenado por células específicas do osso, como os osteoblastos e os osteoclastos.

Os osteoblastos são células responsáveis pela formação de novo osso, enquanto os osteoclastos são responsáveis pela reabsorção óssea. Essas células trabalham em conjunto para manter a homeostase óssea, e qualquer desequilíbrio nesse processo pode levar a doenças ósseas, como a osteoporose.

A formação óssea ocorre por meio de um processo chamado ossificação, que é dividido em duas etapas: ossificação intramembranosa e ossificação endocondral. A ossificação intramembranosa ocorre quando células mesenquimais se diferenciam em osteoblastos e formam osso diretamente, sem a formação prévia de cartilagem. Já a ossificação endocondral ocorre quando células mesenquimais formam cartilagem, que é então substituída por osso. O processo de formação óssea é controlado por vários fatores, incluindo fatores de crescimento ósseo, como o fator de crescimento derivado das plaquetas (PDGF), o fator de crescimento transformador beta (TGF-β), o hormônio do crescimento (GH) e a insulina, que regulam a atividade dos osteoblastos.[10]

Outra importante citocina envolvida no metabolismo ósseo é o receptor ativador do fator nuclear kappa-B ligante (RANKL). O RANKL é produzido por células estromais e osteoblásticas e é um regulador chave da formação e reabsorção óssea. Ele se liga ao seu receptor, o RANK, presente em células pré-osteoclastos e células osteoclastos maduros, estimulando sua diferenciação e atividade, resultando em reabsorção óssea. O antagonista do RANKL, a osteoprotegerina (OPG), é um importante regulador da atividade osteoclástica. A ligação do RANKL a OPG impede a ligação do RANKL ao RANK, inibindo assim a reabsorção óssea.

A relação entre o RANKL e a OPG é crucial na homeostase óssea e é influenciada por várias citocinas, incluindo o PTH e o 1,25(OH)2D3. O PTH aumenta a produção de RANKL e reduz a produção de OPG, aumentando assim a reabsorção óssea. O 1,25(OH)2D3, por outro lado, aumenta a produção de OPG e reduz a produção de RANKL, inibindo assim a reabsorção óssea.

Além disso, existem outras citocinas e fatores de crescimento que desempenham um papel importante na regulação do metabolismo ósseo. A interleucina-1 (IL-1), a interleucina-6 (IL-6), o fator de crescimento semelhante à insulina-1 (IGF-1) e o fator de crescimento transformador-β (TGF-β) são exemplos de citocinas que desempenham papéis na regulação da formação e reabsorção óssea.

O cálcio é um mineral fundamental para a saúde óssea e está diretamente envolvido na regulação do metabolismo ósseo. Na fratura por estresse, o cálcio é essencial para a formação de novo tecido ósseo, uma vez que é um componente importante da matriz óssea. Durante a fase inflamatória da fratura por estresse, ocorre um influxo de cálcio para o local da lesão, ativando células inflamatórias, como neutrófilos e macrófagos, que desempenham um papel importante na remoção de tecido necrótico e na liberação de fatores de crescimento que promovem a regeneração óssea. Além disso, o cálcio também é essencial para a atividade dos osteoblastos, células responsáveis pela síntese e mineralização da matriz óssea.

Durante a fase de reparação da fratura por estresse, o cálcio é depositado na matriz óssea recém-formada, garantindo a sua mineralização e resistência mecânica. O processo de mineralização óssea é complexo e envolve uma série de proteínas e enzimas reguladoras, como a osteocalcina e a fosfatase alcalina. Essas proteínas ajudam a regular a concentração de cálcio e fosfato no ambiente ósseo e promovem a sua deposição na matriz óssea.

Claramente, o cálcio é um mineral fundamental na fisiologia óssea e a sua homeostase é controlada por diversos hormônios e mecanismos regulatórios. Na fratura por estresse, a sobrecarga repetitiva nas estruturas ósseas pode levar a um desequilíbrio na homeostase do cálcio, resultando em uma redução da atividade osteoblástica e aumento da atividade osteoclástica, o que pode levar a uma redução na densidade óssea e ao risco aumentado de fraturas. Além disso, a diminuição da densidade óssea pode reduzir a resistência do osso às tensões repetitivas, aumentando assim o risco de fratura por estresse.

É importante ressaltar que o metabolismo ósseo é regulado por uma complexa rede de hormônios e fatores de crescimento, como o hormônio paratireóideo (PTH), a vitamina D, o fator de crescimento semelhante à insulina (IGF-1), entre outros. Alterações no equilíbrio desses hormônios e fatores de crescimento podem levar a alterações no metabolismo ósseo e, consequentemente, aumentar o risco de fraturas por estresse.

Em alguns casos, o processo adaptativo é insuficientemente rápido para substituir a microlesão localizada que, com mais carga, pode coalescer em uma ou mais fraturas por estresse. Além disso, o processo de remodelação e reparo de microlesões envolve uma etapa inicial de reabsorção antes que o novo osso seja formado.[11]

Foi hipotetizado que esse período transitório de porosidade aumentada coloca temporariamente o osso em maior risco de danos ao tecido sob carga contínua, criando assim um ciclo de *feedback* positivo que culmina em um risco ainda maior de fratura por estresse.[12]

Microlesões e reparo podem se manifestar com graus de metabolismo aumentado (como periostite) e/ou inflamação dentro ou ao redor do tecido ósseo (edema), que podem ou não ser sintomáticos ou evidentes radiologicamente.[13]

● FATORES DE RISCO

Mudanças repentinas no treinamento, baixa disponibilidade de energia, raça, fratura de estresse anterior, densidade mineral óssea (DMO), genética, sexo, biomecânica, interrupção hormonal, medicamentos e histórico de exercícios são amplamente considerados como fatores de risco para fratura por estresse em qualquer idade.[14] Entender completamente o quanto cada fator contribui para o desenvolvimento de fraturas por estresse em atletas ainda não foi totalmente compreendido e provavelmente difere de indivíduo para indivíduo.

Carga de treinamento e especialização precoce

Uma mudança (tipo, intensidade, superfície, vestuário) no treinamento é a precursora mais comum de fraturas por estresse. Teoricamente, uma função da resposta adaptativa à carga mecânica alterada. Um período particularmente intenso de aumento ou alteração da carga ou repouso inadequado predispõe à lesão durante a janela mencionada entre as fases de reabsorção e formação óssea da remodelação óssea.[15] Um alto número de horas de treinamento semanal também pode colocar o atleta em risco aumentado de lesões por estresse ósseo devido à acumulação de microdanos relacionados com a carga.[4]

O termo *training load* descreve a relação entre o volume de treinamento (tempo) e a intensidade do treinamento (demanda fisiológica). Um aumento em qualquer um desses fatores pode afetar o risco de fraturas por estresse.[16]

Como todos os atletas e esportes são diferentes, não há um limite de treinamento conhecido em que as fraturas por estresse possam ocorrer. Entre as atletas adolescentes do sexo feminino do Instituto Japonês do Esporte, aquelas que completaram um número maior de horas de treinamento por semana tiveram maior probabilidade de sofrer uma fratura por estresse.[4]

Algumas pesquisas mostraram que atletas do sexo feminino que praticam exercícios de 12 a 16 horas ou mais por semana têm um risco aumentado de fratura por estresse. Em um estudo prospectivo, 90% das fraturas por estresse registradas ocorreram em adolescentes do sexo feminino que treinavam por 1 hora por dia, e dançarinas que treinavam mais de cinco horas por dia parecem ter um risco aumentado.[17]

Adolescentes do sexo masculino com uma quilometragem de corrida superior a 50 quilômetros por semana estão em maior risco de fratura por estresse do que atletas não corredores ou aqueles com uma quilometragem semanal mais baixa. Embora não seja baseado em evidências, uma métrica nova proposta para adolescentes é que o risco de lesão geral aumenta quando o número de horas de treinamento semanais excede a idade do atleta.[18]

A relação exata entre o número de horas de treinamento semanal e o risco de fratura por estresse será altamente individual, dependendo de características antropométricas pessoais e condicionamento físico, bem como da natureza do carregamento e intensidade do treinamento. Sem dúvida, é uma área que precisa urgentemente de pesquisas de qualidade, o que será desafiador devido à complexidade das considerações individuais.

A especialização precoce (comum na ginástica, mergulho, natação, patinação artística e balé) e o engajamento em treinamento específico de esportes durante todo o ano ou jogar em múltiplas equipes do mesmo esporte podem predispor a lesões, com outros resultados de saúde adversos,

incluindo *burnout* e descontinuação esportiva. O risco de lesões também é maior para aqueles envolvidos em esportes individuais.[17]

O envolvimento em uma variedade de esportes, atividades físicas livres e/ou atividades de treinamento cruzado aumenta a variedade de estímulos osteogênicos multidirecionais e o desenvolvimento de uma ampla gama de habilidades motoras.[18] Isso teoricamente pode proteger contra fraturas por estresse; no entanto, ainda não há evidências diretas relatadas.

Densidade mineral óssea

Os corredores adolescentes do sexo masculino foram observados com menor densidade mineral óssea (DMO) na coluna vertebral se eles também tiverem histórico de fratura por estresse, especialmente em locais de osso trabecular.[19] Foi encontrada baixa DMO (Z-escore: -1,0) na coluna vertebral e no corpo inteiro em 40% (p = 0,232) e 75% (p = 0,006) das atletas adolescentes do sexo feminino com fraturas por estresse, respectivamente.[4]

Atletas femininas com histórico de fraturas por estresse podem ter menor DMO no pé do que atletas sem fratura; no entanto, a coexistência de menor massa magra, discrepância de comprimento das pernas e distúrbios menstruais dificultou a conexão direta entre massa óssea e fratura por estresse. Há algumas evidências sugerindo que para atletas com fratura por estresse, o membro afetado pode ter menor DMO do que o membro não afetado.[20] A relação entre baixa densidade mineral óssea e fratura como um fator de risco isolado em atletas ainda não é totalmente compreendida.

A atleta feminina, ciclo menstrual e hormônios

Estudos longitudinais que investigam atletas do ensino médio relatam que a maioria das fraturas por estresse (63%) ocorrem em meninas e que as atletas do sexo feminino sofrem fraturas por estresse de grau mais elevado do que os do sexo masculino.[21] A incidência mais elevada de fratura por estresse em mulheres do que em homens é prevalente em uma ampla variedade de esportes. O sexo feminino em si provavelmente está relacionado secundariamente, em vez de primariamente, ao risco de fratura, devido ao tamanho ósseo menos robusto e menor massa muscular e força.

Atletas eumenorreicas têm um ciclo menstrual normal, definido por 12 períodos menstruais por ano. Oligomenorreia indica menstruação irregular, ou 6 a 9 períodos menstruais por ano. Amenorreia é definida como falta de menstruação por três meses ou mais ou alternativamente < 6 períodos menstruais por ano.[22] A amenorreia secundária ocorre depois que pelo menos um ciclo menstrual ocorreu (menarca), enquanto a amenorreia primária é definida como nunca ter menstruado. Para adolescentes do sexo feminino que iniciaram recentemente a menstruação (menarca), pode ser difícil determinar a disfunção menstrual até que alguns meses tenham se passado. Maiores proporções de atletas amenorreicas do que de atletas e não atletas eumenorreicas relatam histórico de fratura (47%, 25,7% e 12,5%, respectivamente).[23]

A diminuição do estrogênio em atletas do sexo feminino com distúrbios menstruais parece afetar a densidade do osso trabecular antes do osso cortical e, assim, a suscetibilidade

686 TRATADO DE ACUPUNTURA E DOR NA MEDICINA ESPORTIVA

ao estresse ósseo do local trabecular pode ser aumentada. Além de distúrbios hormonais sexuais, o cortisol também pode estar elevado em jovens mulheres adultas que estão engajadas na restrição dietética cognitiva; no entanto, níveis elevados de cortisol provavelmente são uma função secundária da baixa disponibilidade de energia e não um fator de risco direto para o estresse ósseo e não tem sido amplamente estudado em atletas adolescentes. Pode ser desafiador para as atletas do sexo feminino alcançar ingestão suficiente de energia para estabelecer e manter ciclos menstruais regulares quando treinando em cargas muito altas. Embora a idade média da menarca seja de 12,5 a 12,7 anos.[23]

O atraso da menarca é comum em atletas com idade superior a 15 anos, especialmente em esportes de classe de peso, como ginástica, remo e dança.[24] Conforme a densidade mineral óssea (DMO) aumenta com a idade ginecológica (meses desde a idade da menarca) em não atletas, uma menarca tardia pode fazer com que as atletas atinjam o pico de massa óssea em uma idade cronológica posterior, aumentando assim o risco de fratura por estresse nos anos intermediários.

A Tríade da Atleta Feminina (Tríade) é reconhecida há várias décadas e é atualmente definida como a inter-relação de baixa disponibilidade energética com ou sem transtornos alimentares, disfunção menstrual e baixa DMO, e existe em um espectro que vai da saúde à doença.[22] O Déficit Relativo de Energia no Esporte (RED-S) é um termo mais recente que inclui a Tríade da atleta feminina e descreve de forma mais abrangente os efeitos da baixa disponibilidade de energia na saúde e no desempenho potencial. Para as mulheres, foi estabelecido que a baixa disponibilidade de energia é uma ingestão dietética de < 30 kcal/kg de massa livre de gordura/dia. Evidências emergentes sugerem que isso pode ser menor para os homens (< 29,5 kcal/kg de massa livre de gordura/dia).[25] Reconhecer os sinais da Tríade do Atleta Feminina/RED-S pode ser útil ao considerar o risco de fraturas por estresse.

Considerações dietéticas

A concentração sérica de 25(OH)D3 em 1.200 recrutas femininas da Marinha com idade entre 16 e 20 anos (600 que desenvolveram fratura por estresse nos ossos da tíbia ou fíbula nos primeiros 180 dias de serviço e 600 que não desenvolveram) revelou uma chance reduzida de desenvolver fraturas por estresse da tíbia ou fíbula com níveis mais elevados de 25(OH)D3 sérico; no entanto, isso foi consistente apenas em participantes caucasianas.[26]

Um suplemento diário combinado (cálcio e vitamina D em doses de 2.000 mg e 800 UI, respectivamente) resultou em uma redução de 20% no número de fraturas por estresse em 3.700 recrutas da Marinha.[9] A suplementação diária de cálcio (2.000 mg) e vitamina D (1.000 UI) durante um período de 12 semanas em novos recrutas do Corpo de Fuzileiros Navais (faixa etária de 16 a 21 anos) melhorou o status de vitamina D e reduziu os marcadores de renovação óssea, embora os efeitos da suplementação em fraturas por estresse fossem significativos apenas no verão, sugerindo que a exposição à luz solar é talvez uma fonte mais potente e eficaz de vitamina D.[27]

Medicações

Existem evidências consideráveis de que certos medicamentos têm efeitos adversos nos ossos e, portanto, devem ser considerados como apresentando um grau de risco para fraturas por estresse. Os medicamentos ou tratamentos que podem ter efeitos adversos na DMO incluem glicocorticoides, anticonvulsivantes, antidepressivos, metotrexato, antirretrovirais e radioterapia.

● DIAGNÓSTICO

História e sintomas

O quadro clínico típico do paciente revela uma história de dor de início gradual em uma região óssea, com sintomas iniciais durante atividades de impacto. A maioria relata algum tipo de mudança no treinamento nas semanas imediatamente anteriores ao desenvolvimento do desconforto. A dor é geralmente sentida durante a atividade física, particularmente na fase inicial de carga de impacto (corrida, salto, arremesso, compressão na sustentação de peso dos carpos, arqueamento da coluna em extensão).

A dor pode ser difusa para lesões de menor gravidade, mas tende a se tornar altamente focalizada quando uma fratura por estresse se desenvolve. Mais de uma fratura pode estar presente em um único osso. A palpação superficial será dolorosa, assim como um teste de percussão com o dedo ou com um martelo de reflexo no local afetado. Para fraturas por estresse no membro inferior, saltar, pular ou ficar na ponta dos pés pode reproduzir a dor; no entanto, é recomendada cautela ao tentar atividades de impacto para evitar piorar a lesão.

Uma vez avançada, a dor pode estar presente ao caminhar, ficar em pé ou até mesmo em repouso (dor noturna). A dor lombar não muscular que esteve presente por mais de sete dias em atletas de esportes de alto risco (críquete, ginástica) deve ser investigada quanto a uma reação de estresse ósseo da pars lombar, especialmente se a dor for unilateral e piorar com a extensão da coluna vertebral. A tolerância à dor é altamente variável e é um mau índice de gravidade da fratura por estresse e tempo de cicatrização fisiológica.[28]

Sinais clínicos

Em locais superficiais, como tíbia anterior, tarsos ou metatarsos, a área provavelmente será sensível, potencialmente inflamada, vermelha e/ou quente ao toque. Um nódulo doloroso sobre a tíbia anterior pode estar presente.

Certos testes podem ser realizados para sinais positivos. A dor da fratura de estresse no colo do fêmur pode ser sentida no quadril ou referida para o joelho. Os sinais clínicos incluem um teste de fulcro positivo (onde o fêmur do paciente é posicionado na metade da beira da cama e estabilizado proximalmente enquanto pressão é aplicada distalmente) ou salto.[15]

Diagnóstico diferencial importante para uma população pediátrica ou adolescente pode incluir epifisiólise femoral proximal, osteoma osteoide, osteossarcoma ou lesões de células redondas, que geralmente requerem tratamento cirúrgico

As reações de estresse da pars lombar serão dolorosas durante a extensão lombar ativa ou uma combinação de extensão lombar e rotação da coluna vertebral em direção ao lado da patologia. Fraturas por estresse pélvicas (osteíte púbica) serão dolorosas com a ativação dos adutores no "teste de compressão" ou flexão resistida, abdução e rotação externa (FABERE). No caso de suspeita de fratura de costela, a compressão da parede torácica ou o teste de percussão podem reproduzir dor durante o exame físico.

Imagem

A imagem é frequentemente necessária para confirmar o diagnóstico de uma fratura por estresse e pode ser indicada após sinais clínicos positivos. A escolha da imagem pode ser baseada no custo e na disponibilidade para o atleta. Vários tipos de imagem podem ser necessários para confirmar ou negar o diagnóstico; no entanto, a exposição à radiação deve ser particularmente minimizada em atletas adolescentes. É importante destacar que a determinação da gravidade pode ser altamente inconsistente entre diferentes modalidades de imagem (radiografias simples, TC, RM e cintilografia óssea).[28]

Ressonância magnética

A identificação precoce de edema e a falta de radiação tornam a RM a modalidade de imagem favorável para o diagnóstico, mas é cara em comparação com a cintilografia óssea. A RM é atraente para o diagnóstico precoce de fraturas por estresse devido às altas sensibilidade e especificidade, e diferenciação de outras patologias teciduais. Em termos de precisão diagnóstica, a sensibilidade da RM foi registrada em 71,4% a 88%, especificidade em 85,7% a 100%, precisão em 78,6% a 90% com valores mais elevados para a tíbia em um mês de início dos sintomas.

A triagem progressiva por RM pode ser limitada devido ao tempo e custo na prática (particularmente em países em desenvolvimento), elas podem ser úteis para prevenção quando as circunstâncias permitirem (Figura 74.1).

Cintilografia óssea

A cintilografia óssea (Figura 74.2) ou varredura óssea de medicina nuclear envolve a injeção de um material radioativo na corrente sanguínea para detectar raios gama emitidos pelas áreas de alta captação que ocorrem em locais de aumento do metabolismo ósseo.[29] A cintilografia óssea é reconhecida como uma modalidade altamente sensível para o diagnóstico. A acurácia diagnóstica foi relatada como 74% a 92,9% de sensibilidade, 73,8% de especificidade e 83,3% de acurácia.[29]

No entanto, o uso de um radioisótopo e níveis relativamente altos de radiação ionizante são considerações ao escolher uma modalidade de imagem para atletas adolescentes, e isso caiu em desuso, preferindo o uso de fontes de radiação não ionizante de imagem por ressonância magnética (MRI).

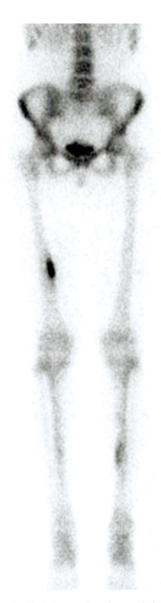

Figura 74.2 Captação intensa, focal e oval de radiotraçador no córtex diafisário medial distal do fêmur direito. Captação leve, focal e oval de radiotraçador na cortical diafisária média posterior, medial da tíbia esquerda maior que a direita.

Fonte: Acervo dos autores.

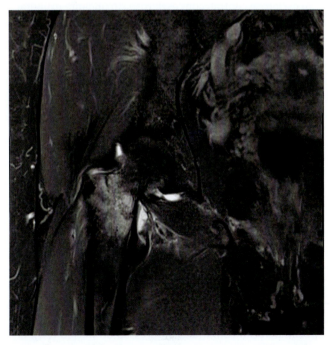

Figura 74.1 Fratura basicervical não deslocada com edema de medula óssea circundante e edema nos músculos adjacentes. Pequena efusão articular.

Fonte: Acervo dos autores.

Raio X Simples

A radiografia simples (Figura 74.3) não é uma modalidade de imagem de diagnóstico sensível na fase aguda de uma fratura por estresse. Dentro de três semanas após a lesão, uma reação periosteal pode ser evidente no raio X, mas uma fratura por estresse pode nunca ser detectada além da presença de um calo ósseo.[30]

Tomografia computadorizada

A tomografia computadorizada (TC) (Figura 74.4) tem alta especificidade para fratura por estresse, mas sensibilidade (42%) e acurácia (52%) relativamente baixas, além de radiação ionizante relativamente alta. A TC é frequentemente considerada para detectar espondilólise ou fratura de pars; no entanto, a ressonância magnética com protocolo de corte fino pode ser eficaz para detectar essa lesão sem envolver a aplicação de radiação ionizante elevada na região pélvica.

Ultrassonografia

O ultrassom diagnóstico, sendo econômico, portátil e livre de radiação, foi investigado preliminarmente como meio de diagnóstico de lesões de estresse metatarsal, tibial e costal. O ultrassom diagnóstico produz uma imagem dos tecidos internos que pode indicar hipervasculatura nas fases agudas ou formação de calo nas fases subagudas de estresse ósseo.[31] Como este método ainda não pode determinar a classificação da gravidade, nem determinar a presença de lesões de estresse em áreas trabeculares, mais pesquisas são

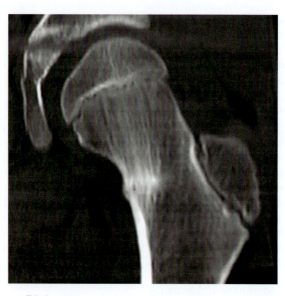

Figura 74.4 Fissura cortical na face medial do colo femoral, cercada por uma banda esclerótica e edema.

Fonte: Acervo dos autores.

necessárias em relação a esse potencial da modalidade de imagem para diagnóstico.[31]

● DIAGNÓSTICOS DIFERENCIAIS

O diagnóstico diferencial por imagem de fraturas por estresse inclui osteoma osteoide, osteomielite crônica e malignidades que produzem matriz óssea ou reação periosteal, como osteossarcoma, tumor de Ewing ou metástase. O osteoma osteoide é caracterizado por dor noturna aliviada por anti-inflamatórios, apresentando uma lesão radiolúcida com esclerose central, com esclerose circundante exuberante muito mais pronunciada do que na fratura por estresse. Já a osteomielite crônica apresenta esclerose circunferencial difusa de toda a circunferência do osso, com extensão geralmente maior do que na fratura por estresse. As malignidades ósseas agressivas, como o osteossarcoma e o tumor de Ewing, podem ser confundidas com lesões de estresse, especialmente na população pediátrica. A ressonância magnética é altamente precisa para diferenciar entre fratura por estresse e fratura patológica, demonstrando uma anormalidade de sinal T1 bem definida nos casos de malignidade.

Síndrome do edema ósseo

A síndrome do edema da medula óssea (BMES) é uma condição clínica relativamente incomum. É pouco reportada na literatura, e, por isso, os médicos não estão suficientemente cientes da doença e são propensos a erros de diagnóstico e tratamento inadequado, o que pode prolongar o curso da doença, reduzir a qualidade de vida dos pacientes e até mesmo afetar sua função. Um estudo mostrou que no tratamento do edema ósseo os bisfosfonatos apresentaram maior eficiência em resolução da dor em menos de um mês em comparação com a descompressão do núcleo (CD), enquanto o iloprost (análogo da prostaciclina) foi mais eficiente de 1 a 3 meses em comparação com bisfosfonatos e a CD.[32]

Não há evidências de que a síndrome da medula óssea esteja associada a uma redução na densidade mineral óssea

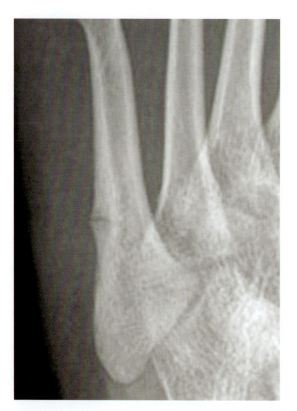

Figura 74.3 Reação periosteal focal com linha de fratura na lateral do terço proximal do quinto metatarso consistente com uma fratura por estresse.

Fonte: Acervo dos autores.

CAPÍTULO 74

sistêmica. No entanto, a administração de agentes antirreabsortivos no tratamento da síndrome parece ser conclusiva, uma vez que na síndrome, também chamada de osteoporose transitória, a reabsorção óssea local é aumentada. Como há uma noção comum de que o edema ósseo é um estágio preliminar da osteonecrose, o tratamento antirrreabsortivo com denosumabe pode prevenir a progressão da síndrome da medula óssea para a osteonecrose.[33] Um estudo sugere que o ácido zoledrônico e o denosumabe podem melhorar a dor lombar e reduzir as alterações de Modic I em pacientes com essa condição. A dor diminuiu em um período inferior a seis meses no grupo que utilizou ácido zoledrônico, já no grupo que utilizou o denosumabe a dor diminuiu após os seis meses. Diferentemente do grupo que utilizou o ácido zoledrônico, a área do Modic I reduziu nesse período de seis meses no grupo que utilizou o denosumabe.[34]

● GERENCIAMENTO CONSERVADOR E PROGNÓSTICO

A participação total ou mesmo parcial em esportes com uma lesão por estresse ósseo é difícil, especialmente porque a causa usual da lesão é um mecanismo repetitivo associado ao esporte. A cura óssea e a reabilitação podem levar várias semanas ou meses de repouso total ou modificado. Por esse motivo, as fraturas por estresse podem estar associadas a grandes perdas de tempo de participação. A atenção deve ser voltada para identificar e modificar fatores de risco físicos ou relacionados com o estilo de vida que predispõem à fratura para evitar recaídas após o retorno à participação total. Em geral, o tratamento das lesões mais graves no membro inferior pode envolver ausência de carga, muletas, talas, botas de ar ou *moonboots* (botas CAM *walker*). Para a coluna lombar, um suporte pode reduzir a dor durante as atividades da vida diária; no entanto, a eficácia ainda não foi confirmada.[35] O tempo para o retorno ao esporte sem restrições para qualquer fratura no nível atlético é relatado em média de 12 a 13 semanas, dependendo do grau e gravidade, mas pode variar de 6 a 30 semanas,[36] e depende muito da localização da lesão. Fornecer um prognóstico para atletas, suas famílias e treinadores é um desafio clínico contínuo.

Os sintomas do paciente, o exame clínico e a função são indicadores-chave que determinam o tempo de retorno ao jogo. Sistemas de classificação de imagens, como o sistema de classificação de fraturas por estresse de Kaeding-Miller, podem ser úteis para educação do paciente e prognóstico com base nos resultados de imagem, ou o sistema de Fredericson pode ser usado para classificar a gravidade da fratura por estresse tibial por MRI em quatro subcategorias (Tabela 74.1).[39] O sistema Torg (1, 2 e 3) de classificação é usado para fraturas por estresse proximal do quinto metatarso. As lesões de estresse pars lombar são classificadas com base na gravidade, desde a reação de estresse ósseo até o defeito de pars e o deslizamento para a frente das vértebras.[35] É importante considerar o tempo que o atleta levou para relatar dor e buscar tratamento, pois isso pode afetar significativamente o tempo de cicatrização.[36] Muitas fraturas por estresse pars resolvem-se de forma conservadora (81%); no entanto, se os sintomas persistirem por mais de seis meses, a cirurgia deve ser considerada para grau 2 ou superior devido ao risco ou presença de deslizamento para a frente das vértebras (espondilolistese).[35]

Tabela 74.1 Classificação de Fredericson para as fraturas por estresse. (Levar em consideração a radiografia, tomografia, ressonância magnética e cintilografia.)

Achados RNM por Fredericson	
Estágio da lesão	
0	Normal
1	Edema periosteal
2	Edema periostal e medular em imagens ponderadas T2
3	Edema periostal e medular em imagens ponderadas em T1 e T2
4	Edema periostal e medular com linha de fratura visível

Fonte: Fredericson M, Bergman AG, Hoffman KL. *et al*. 1995.

Enquanto um atleta lesionado é obrigado a descansar dos esportes, ciclismo estacionário, hidroterapia, natação, esteiras antigravidade, pilates (como reformadores e mesas de trapézio/Cadillac) e exercícios sentados podem ser tolerados sem dor. Tais programas são frequentemente empregados clinicamente[36,38] para manter a forma física, mas é improvável que melhorem a cura da fratura. Proporcionar um meio de exercício alternativo com carga inferior minimizará a perda muscular induzida pela imobilização e reduzirá o desafio físico da transição para o retorno aos esportes.

Algumas reações de estresse de baixo grau (grau 1) podem ser gerenciadas com repouso de atividade agravante e suporte profilático (aparelhos ortopédicos). Graus mais elevados de fraturas por estresse ou aquelas que envolvem a placa de crescimento podem exigir imobilização e repouso do esporte provocador por quatro a seis meses. Um retorno modesto ao treinamento normal deve ser guiado com a introdução gradual da atividade agravante (p. ex., corrida, arremesso, extensão da coluna) e fortalecimento muscular simultâneo ao longo de várias semanas. Qualquer dor óssea recorrente deve ser gerenciada com 1 a 2 dias de descanso.

Ultrassom pulsado de baixa intensidade

Há evidências limitadas que suportem o uso de ultrassom pulsado de baixa intensidade (LIPUS) na aceleração da cura de fraturas por estresse em atletas. Revisões têm encontrado que o LIPUS não reduz significativamente o tempo de carga de peso, dor em 4 a 6 semanas ou cura radiológica para fraturas por estresse nos membros inferiores.[38]

Por outro lado, o retorno mais precoce ao esporte foi demonstrado com reação de estresse nas pars lombares usando LIPUS, apesar de não terem alcançado a dosagem diária recomendada de 20 minutos.[37]

Um ensaio clínico randomizado de um estimulador de campo elétrico portátil observou tempos de cicatrização reduzidos apenas no grupo de tratamento de participantes adultos com lesões por estresse tibial mais graves (graus 3 e 4 de Fredericson).[39] Pesquisas adicionais investigando os efeitos do tratamento de estimulação de campo elétrico em adolescentes são justificadas.

Em alguns casos, como união atrasada ou não união, ou alargamento da linha de fratura, é necessária a enxertia ou fixação cirúrgica de fraturas por estresse de alto risco (p. ex.,

690 TRATADO DE ACUPUNTURA E DOR NA MEDICINA ESPORTIVA

tíbia anterior) para progredir a cicatrização.[14] A cirurgia também é frequentemente indicada para fraturas por estresse de sesamoides, que podem envolver fixação ou sesamoidectomia; no entanto, poucos dados estão disponíveis para crianças e adolescentes.[14] A cirurgia para fratura por estresse na região do cotovelo de esportes de arremesso pode envolver a inserção de parafusos canulados ou bandas de tensão. Em adolescentes que ainda devem crescer, a cirurgia pode envolver pinos deslizantes, parafusos canulados modificados ou revisão cirúrgica planejada.

Dieta

A disponibilidade energética, o triângulo da atleta feminina e o déficit energético relativo no esporte (RED-S) podem influenciar negativamente os ciclos hormonais e perturbar vários outros processos fisiológicos, como função imunológica, humor e psique, síntese de proteínas e saúde cardiovascular.[22] Treinadores e preparadores físicos que trabalham com atletas universitários podem estar cientes do Triângulo da Atleta Feminina e do RED-S, mas nem sempre têm uma compreensão completa da disponibilidade energética.[40] Além disso, alguns treinadores do sexo masculino podem não estar cientes do Triângulo da Atleta Feminina.[40] A educação para treinadores e aqueles que trabalham com jovens atletas em níveis de elite e recreativos pode levar à identificação mais precoce de atletas em risco de fratura por estresse e a uma gestão mais coesa a longo prazo.[40] Atletas de ambos os sexos com suspeita de transtornos alimentares requerem diagnóstico clínico formal e planejamento de gestão multidisciplinar, incluindo um nutricionista, psicólogo e médico esportivo/médico. A participação em esportes pode exigir restrição se o IMC cair abaixo de 16,5.[22]

Prevenção

Suplementação de cálcio e vitamina D. A vitamina D é necessária para absorver o cálcio do intestino e também é ativa no rim para reabsorver o cálcio. Quando os níveis séricos de cálcio caem devido à ingestão insuficiente ou perda excessiva de cálcio, a produção de 1,25(OH)2D3 (vitamina D) e hormônio da paratireoide são aumentados para estimular a reabsorção óssea, liberando cálcio do esqueleto para restaurar a concentração sérica de cálcio. A longo prazo, essa forma de depleção de cálcio reduzirá a massa e a força óssea; portanto, garantir uma ingestão adequada de cálcio dietético é uma estratégia intuitiva para prevenir fratura por estresse. A eficácia da ingestão e suplementação de cálcio e vitamina D para reduzir a fratura por estresse não foi estabelecida além de estudos observacionais que determinaram associações em vez de causalidade.[21] A insuficiência de vitamina D varia de 20 a 30 ng/mL, a deficiência é < 20 ng/mL e atletas podem se beneficiar de 40 ng/mL.[26] A exposição ao sol pode ajudar a produzir a produção endógena de vitamina D, mas uma exposição solar segura para otimizar o nível de vitamina D enquanto reduz o risco de câncer de pele não foi estabelecida.

Medicação

Para uma atleta do sexo feminino propensa a lesões por estresse ósseo com baixa DMO e amenorreia ou oligomenorreia para quem as demandas de treinamento levando à *performance* e competição não podem ser modificadas, os adesivos de estradiol são uma terapia emergente.[41] O objetivo dessa intervenção é melhorar a DMO por meio da reposição de estrogênio; no entanto, mais pesquisas são necessárias. Anticoncepcionais orais não restauram a DMO em atletas e, em alguns casos, são prejudiciais à DMO.[41] Independentemente da suplementação de estrogênio na atleta feminina, as possíveis causas subjacentes de amenorreia (disponibilidade de energia, problemas pituitários, problemas ovarianos, tireoidianos) devem ser abordadas.[41]

Medicamentos normalmente administrados a pessoas mais velhas com osteopenia ou osteoporose (bisfosfonatos) na maioria dos casos não são apropriados para atletas adolescentes, especialmente mulheres, devido aos seus potenciais efeitos teratogênicos e longa meia-vida no osso. Embora estudos de caso tenham avaliado bisfosfonatos intravenosos para jovens adultos atletas propensos a fraturas por estresse, faltam ensaios clínicos randomizados que investiguem a eficácia e segurança desse método de tratamento em atletas adolescentes ou na Tríade da Atleta Feminina.[42]

Os bisfosfonatos têm sido utilizados em alguns estudos para a prevenção e tratamento de fraturas por estresse. Em um estudo retrospectivo, a segurança e a eficácia do ibandronato intravenoso e as altas doses de vitamina D foram avaliadas para a síndrome do edema medular ósseo (uma condição que não é necessariamente precursora da fratura por estresse) e fratura por estresse em 25 atletas de alto rendimento. O edema medular ósseo é um aumento reversível, mas doloroso, de líquido intersticial dentro da medula óssea. Os processos patogenéticos exatos são desconhecidos. Após a administração de ibandronato, houve redução da dor em repouso e sob esforço, juntamente com uma melhora na mobilidade de 64% dos indivíduos dentro de duas semanas após a administração de ibandronato, juntamente com uma redução da dor em repouso e sob esforço. Para aqueles que tiveram um diagnóstico precoce e início rápido do tratamento, o tempo necessário antes de retornar às atividades foi reduzido. Por outro lado, um estudo com recrutas militares mostrou que o risedronato por 12 semanas não foi eficaz na redução da incidência de fraturas por estresse, no atraso do tempo até o início ou na diminuição da gravidade das fraturas. Os bisfosfonatos não são aprovados para essa indicação pela Food and Drug Administration (FDA) dos Estados Unidos.

O uso de teriparatida para acelerar a cicatrização de fraturas tem sido estendido para atletas que sofrem grandes fraturas traumáticas. A evidência de que a teriparatida é benéfica nesse aspecto ainda é anedótica neste momento. Relatos de casos clínicos de pacientes com cicatrização comprometida de fraturas metatarsais mostram união óssea bem-sucedida da fratura após o uso de teriparatida. Nas fases iniciais da cicatrização de fraturas, durante as quais é necessário um aumento na formação óssea, a teriparatida aumenta a formação óssea por meio da estimulação de osteoblastos e, consequentemente, otimiza o processo natural de cicatrização de fraturas.

O estudo RETURN, que tinha como objetivo avaliar a eficácia e a segurança do tratamento com teriparatida para acelerar a cicatrização de fraturas de estresse, foi pausado em decorrência da pandemia de Covid-19. O estudo recrutou 51 participantes, mas apenas 25 receberam teriparatida e o restante recebeu placebo.

Os resultados preliminares do estudo mostraram que o tratamento com teriparatida reduziu significativamente o tempo necessário para a cicatrização completa da fratura em comparação com o grupo placebo. Além disso, o tratamento com teriparatida também melhorou significativamente a dor, a função física e a qualidade de vida relacionada com a saúde.

Apesar da falta de consistência entre as publicações, um fenótipo surge, ou seja, de indivíduos cuja densidade mineral óssea é reduzida juntamente com baixa ingestão de cálcio na dieta e baixos níveis circulantes de vitamina D-25 hidroxila. A experiência limitada sugere que a suplementação de cálcio e vitamina D pode ser útil. Os bisfosfonatos ou a teriparatida podem acelerar a cicatrização de fraturas em circunstâncias especiais.[43]

Além disso, novos medicamentos osteoanabólicos em investigação, como abaloparatida, um análogo da proteína relacionada com o hormônio da paratireoide e romosozumabe, um anticorpo contra a esclerostina, podem apresentar expectativas. Maior compreensão da fisiopatologia das fraturas por estresse e mais atenção à utilidade potencial das terapias ósseas atuais e futuras podem levar a abordagens que lidem de forma mais eficaz com o problema das fraturas por estresse.

CONCLUSÃO

Lesões por sobrecarga são frequentes em atletas e recrutas militares, mas ainda falta um protocolo para investigação e acompanhamento desses casos. Além disso, os regimes de tratamento ainda não são bem estabelecidos. Recentemente, com o avanço em nossa compreensão da fisiologia e da biologia celular óssea, novos fatores que não foram estudados anteriormente em lesões por sobrecarga podem desempenhar um papel em sua fisiopatologia. Por exemplo, a esclerostina, que é um regulador importante da remodelação óssea, pode ter um impacto significativo. Aumentos nos níveis de esclerostina podem prejudicar a reparação óssea e, por consequência, levar a lesões por sobrecarga ou prejudicar a cicatrização de lesões existentes. No entanto, se os níveis de esclerostina forem reduzidos por meio de um agente antiesclerostina, como um análogo do hormônio da paratireoide, como teriparatida, a cicatrização de lesões ósseas pode ser acelerada. Além disso, novos medicamentos usados para tratar a osteoporose pós-menopáusica podem ser promissores para tratar lesões por sobrecarga. O inibidor de RANKL denosumabe, por exemplo, é um candidato notável devido ao seu efeito positivo no osso cortical.

REFERÊNCIAS

1. Kibler WB, Chandler TJ, Stracener ES. Musculoskeletal injuries in high school athletes: a review of injury-risk and injury-prevention research. Clin J Sport Med. 1995;5(3):167-76.
2. Bennell KL, Malcolm SA, Thomas SA, Reid SJ, Brukner PD, Ebeling PR, et al. Risk factors for stress fractures in track and field athletes. A twelve-month prospective study. Am. J. Sports Med. 1996;24:810-8.
3. Rizzone KH, Ackerman KE, Roos KG, Dompier TP, Kerr ZY. The epidemiology of stress fractures in collegiate student-athletes, 2004–2005 through 2013–2014 academic years. J Athl Train. 2017;52:966-75
4. Nose-Ogura S, Yoshino O, Dohi M, Kigawa M, Harada M, Hiraike O, et al. Risk factors of stress fractures due to the female athlete triad: Differences in teens and twenties. Scand J Med Sci Sports. 2019.

5. Fredericson M, Bergman AG, Hoffman KL. Differences in incidence and severity of self-reported musculoskeletal symptoms among marathon runners before and after a competition in 2000 and 2002. Br J Sports Med. 2006;40(11):987-90.
6. Arendt E, Agel J, Heikes C, Griffiths H. Stress injuries to bone in college athletes: a retrospective review of experience at a single institution. Am J Sports Med. 2003;31(6):959-68.
7. Jones BH, Thacker SB, Gilchrist J. Preventing lower extremity stress fractures in soldiers: a systematic review. Am J Prev Med. 2010;38(1 Suppl):S147-S155.
8. Balazs GC, Pavey GJ, Brelin AM, Stuhlman CR, Sennett BJ. Patellar stress fracture in a patient with symptomatic patellar maltracking. Orthopedics. 2012;35(9):e1438-e1441.
9. Lappe J, Cullen D, Haynatzki G, Recker R, Ahlf R, Thompson K. Calcium and vitamin D supplementation decreases incidence of stress fractures in female Navy recruits. J Bone Mineral Research. 2008;23(5):741-9.
10. Compston JE, McClung MR, Leslie WD. Osteoporosis. Lancet. 2017;390:10102.
11. Eriksen EF, Melsen F, Mosekilde L. Reconstruction of the resorptive site in iliac trabecular bone: a kinetic model for bone resorption in 20 normal individuals. Metab Bone Dis Relat Res. 1984;5:235-42.
12. Burr DB. Remodeling and the repair of fatigue damage. Calcif Tissue Int. 1993;53 (Suppl. 1):S75-S81.
13. Groshar D, Lam M, Even-Sapir E, Israel O.; Front D. Stress fractures and bone pain: are they closely associated? Injury. 1985;16:526-8.
14. Welck MJ, Hayes T, Pastides P, Khan W.; Rudge B. Stress fractures of the foot and ankle. Injury 2017, 48, 1722–1726.
15. McInnis KC, Ramey LN. High-risk stress fractures: diagnosis and management. PM&R. 2016;8:S113-S124.
16. Barrack MT, Gibbs JC, De Souza MJ, Williams NI, Nichols JF, Rauh MJ, et al. Higher incidence of bone stress injuries with increasing female athlete triad-related risk factors: a prospective multisite study of exercising girls and women. Am J Sports Med. 2014;42:949-58.
17. Sonneville KR, Gordon CM, Kocher MS, Pierce LM, Ramappa A, Field AE. Vitamin d, calcium, and dairy intakes and stress fractures among female adolescents. Arch Pediatr Adolesc Med. 2012;166:595-600.
18. Myer GD, Jayanthi N, DiFiori JP, Faigenbaum AD, Kiefer AW, Logerstedt D, et al. Sports specialization, Part II: alternative solutions to early sport specialization in youth athletes. Sports Health. 2016;8:65-73.
19. Barrack MT, Fredericson M, Tenforde AS, Nattiv A. Evidence of a cumulative effect for risk factors predicting low bone mass among male adolescent athletes. Br J Sports Med. 2017;51:200-5.
20. Duckham RL, Bialo SR, Machan J, Kriz P, Gordon CM. A case-control pilot study of stress fracture in adolescent girls: the discriminative ability of two imaging technologies to classify at-risk athletes. Osteoporos Int. 2019;30:1573-80.
21. Nussbaum ED, Bjornaraa J, Gatt CJ. Identifying factors that contribute to adolescent bony stress injury in secondary school athletes: a comparative analysis with a healthy athletic control group. Sports Health. 2019;11:1941738118824293.
22. De Souza MJ, Nattiv A, Joy E, Misra M, Williams NI, Mallinson RJ, et al. 2014 female athlete triad coalition consensus statement on treatment and return to play of the female athlete triad: 1st International Conference held in San Francisco, CA, May 2012, and 2nd International Conference held in Indianapolis, IN, May 2013. Clin J Sport Med. 2014;24:96-119.
23. Ackerman KE, Cano Sokoloff N, De Nardo Maffazioli G, Clarke HM, Lee H, Misra M. Fractures in relation to menstrual status and bone parameters in young athletes. Med Sci Sports Exerc. 2015;47:1577-86.
24. Tenforde AS, Carlson JL, Chang A, Sainani KL, Shultz R, Kim JH, et al. Association of the female athlete triad risk assessment strati-

fication to the development of bone stress injuries in collegiate athletes. Am J Sports Med. 2017;45:302-10.

25. Jurov I, Keay N, Hadži´c V, Spudi´c D, Rauter S. Relationship between energy availability, energy conservation and cognitive restraint with performance measures in male endurance athletes. J Int Soc Sports Nutr. 2021;18:24.

26. Burgi AA, Gorham ED, Garland CF, Mohr SB, Garland FC, Zeng K, e al. High serum 25-hydroxyvitamin D is associated with a low incidence of stress fractures. J Bone Miner Res. 2011;26:2371-7.

27. Gaffney-Stomberg E, Nakayama AT, Guerriere KI, Lutz LJ, Walker LA, Staab JS, et al. Calcium and vitamin D supplementation and bone health in Marine recruits: effect of season. Bone. 2019;123:224-33.

28. Beck BR, Bergman AG, Miner M, Arendt EA, Klevansky AB, Matheson GO, et al. Tibial stress injury: relationship of radiographic, nuclear medicine bone scanning, MR imaging, and CT Severity grades to clinical severity and time to healing. Radiology. 2012;263:811-8.

29. Dobrindt O, Hoffmeyer B, Ruf J, Seidensticker M, Steffen IG, Zarva A, et al. MRI versus bone scintigraphy. Evaluation for diagnosis and grading of stress injuries. Nuklearmedizin. 2012;51:88-94.

30. Savoca CJ. Stress fractures. A classification of the earliest radiographic signs. Radiology. 1971;100:519-24.

31. Beck B. Can therapeutic ultrasound accurately detect bone stress injuries in athletes? Clin J Sport Med. 2013;23:241-2.

32. Paraskevopoulos K, Keskinis A, Vasios IS, Makiev KG, Tilkeridis K, Drosos GI, et al. Comparison of various treatment modalities for the management of bone marrow edema syndrome/transient osteoporosis in men and non-pregnant women: a systematic review. Osteoporos Int. 2023 Feb;34(2):269-90.

33. Rolvien T, Schmidt T, Butscheidt S, Amling M, Barvencik F. Denosumab is effective in the treatment of bone marrow oedema syndrome. Injury. 2017 Apr;48(4):874-9.

34. Cai G, Laslett LL, Aitken D, Halliday A, Pan F, Otahal P, et al. Effect of zoledronic acid and denosumab in patients with low back pain and modic change: a proof-of-principle trial. J Bone Miner Res. 2018 May;33(5):773-82.

35. Debnath UK, Freeman BJ, Grevitt MP, Sithole J, Scammell BE, Webb JK. Clinical outcome of symptomatic unilateral stress injuries of the lumbar pars interarticularis. Spine. 2007;32:995-1000.

36. Nattiv A, Kennedy G, Barrack MT, Abdelkerim A, Goolsby MA, Arends JC, et al. Correlation of MRI grading of bone stress injuries with clinical risk factors and return to play: a 5-year prospective study in collegiate track and field athletes. Am J Sports Med. 2013;41:1930-41.

37. Tsukada M, Takiuchi T, Watanabe K. Low-intensity pulsed ultrasound for early-stage lumbar spondylolysis in young athletes. Clin. J. Sport Med. 2019;29:262-6.

38. Schandelmaier S, Kaushal A, Lytvyn L, Heels-Ansdell D, Siemieniuk RA, Agoritsas T, et al. Low intensity pulsed ultrasound for bone healing: systematic review of randomized controlled trials. BMJ 2017;356:j656.

39. Beck BR, Matheson GO, Bergman G, Norling T, Fredericson M, Hoffman AR, et al. Do capacitively coupled electric fields accelerate tibial stress fracture healing? A randomized controlled trial. Am J Sports Med. 2008;36:545-53.

40. Kroshus E, DeFreese JD, Kerr ZY. Collegiate athletic trainers' knowledge of the female athlete triad and relative energy deficiency in sport. J Athl Train. 2018;53:51-9.

41. Singhal V, Ackerman KE, Bose A, Torre Flores LP, Lee H, Misra M. Impact of route of estrogen administration on bone turnover markers in oligoamenorrheic athletes and its mediators. J Clin Endocrinol Metab. 2018;104:1449-58.

42. Altayar O, Al Nofal A, Carranza Leon BG, Prokop LJ, Wang Z, Murad MH. Treatments to prevent bone loss in functional hypothalamic amenorrhea: a systematic review and meta-analysis. J Endocr Soc. 2017;1:500-11.

43. Moreira CA, Bilezikian JP. Stress fractures: concepts and therapeutics. J Clin Endocrinol Metab. 2017 Feb 1;102(2):525-34.

Intervenção em dor

75

▶ Alexandre Mio Pos ▶ Jose Eduardo Nogueira Forni ▶ José Luiz de Campos

● INTRODUÇÃO

Os atletas podem ser classificados de forma geral em atletas eventuais, aqueles que, sem uma frequência periódica, realizam algum tipo de esporte; atletas de finais de semana, que semanalmente praticam algum tipo de esporte, e que no Brasil pode ser futebol, futevôlei, *beach tennis* entre outros; atletas amadores os que praticam algum esporte competitivo, porém sem depender financeiramente deste, e os esportistas profissionais, também conhecidos como atletas de alta *performance*.[1,2] Neste capítulo iremos focar nos últimos, visto que os outros podem ser tratados convencionalmente, com todos os tipos de analgésicos ou anti-inflamatórios e não necessitam de recuperação da lesão em tempo curtíssimo.

Os atletas de alta *performance* dependem de sua participação em competições e de seus patrocinadores, fatos que os fazem necessitar de reabilitação em tempo recorde, além do que, devem respeitar as normas da Agência Mundial de Antidopagem (AMA – Agence Mondiale Antidopage ou WADA – World Anti-Doping Agency), que restringe a aplicação de vários analgésicos opioides e outras formas de tratamento.[3,4] Assim, os bloqueios analgésicos podem ser uma solução adequada no tratamento da dor aguda e crônica associada a medidas não farmacológicas, como acupuntura, fisioterapia, nutrição, reabilitação física, psicoterapia, dentre outras.

Nos atletas de competição o risco de lesões desportivas é maior decorrente da necessidade de sempre ultrapassar seus limites físicos, como também devido aos meios de comunicação que levaram as competições desportivas à categoria de entretenimento global, tornando as competições rentáveis e com patrocínios milionários; desta maneira, todos os esportes tiveram seu nível de exigência aumentado, como também o número de lesões, como no futebol, triátlon etc.[4,5]

A definição de lesão esportiva pode ser interpretada de diversas formas, como uma lesão ou outra condição médica que impeça um jogador de estar disponível para ser selecionado para um jogo, ou durante o jogo, que para nós pode ser devido à presença de dor.[5]

O atleta de competição necessita, portanto, de duas condições básicas para o retorno ao esporte após uma lesão que o afastou da competição. A primeira que seja o método mais eficiente e de recuperação mais rápida possível e a segunda que respeite as normas da WADA, portanto os bloqueios de nervos ou raízes nervosas podem ser determinantes na recuperação, mesmo que cada modalidade esportista tenha suas características.

O futebol é a modalidade esportiva mais praticada no mundo com aproximadamente 400 milhões de adeptos de diversos países e nas diversas faixas etárias. As lesões neste tipo de esporte envolvem mais as contusões e contraturas de membros inferiores.[6] Outro esporte muito praticado no mundo é o vôlei e a maior frequência de lesões ocorrem no joelho, seguida de tornozelo em virtude do alto impacto exercido durante a prática esportiva.[7] Dentre as artes marciais, o jiu-jítsu que teve sua criação no Japão no ano de 1880 e difundido no Brasil pelo lutador Gastão Gracie, que deu a início ao jiu-jítsu brasileiro também tem no joelho o principal local de lesões.[7]

Mesmo entre as outras modalidades esportivas, coletiva ou individual, as lesões articulares e musculoesqueléticas representam a maior incidência, portanto um tratamento que tenha o objetivo de bloquear as vias aferentes de dor, sem a utilização de opioides ou anti-inflamatórios esteroides, é muito importante na reabilitação dos atletas.

Este capítulo, tem por objetivo demonstrar algumas técnicas de intervenção como complemento ao tratamento da dor aguda e crônica, dentro de um tratamento multimodal que envolva acupuntura, reabilitação física, psicológica e nutrição.

● PROLOTERAPIA

O termo "Prolothery" foi usado pela primeira vez na década de 1950 pelo Dr. George Hackett, como uma simplificação do título "terapia fibroproliferativa" ou "terapia de injeção de proliferante". É apropriado que o nome tenha sido criado pelo Dr. Hackett, uma vez que ele foi um dos pioneiros em seu uso, desenvolveu a base prática e fez as maiores contribuições para a pesquisa e o desenvolvimento desta técnica.[8]

A proloterapia é uma técnica regenerativa não cirúrgica que introduz pequenas quantidades de uma solução irritante no local da dor em tendões degenerados (ênteses), articulações, ligamentos e nos espaços articulares adjacentes, durante várias sessões de tratamento para promover o crescimento de células e tecidos normais. As soluções irritantes, em geral, contêm dextrose, mas a solução também pode conter combinações de polidocanol, manganês, zinco, hormônio do crescimento, ozônio, glicerina e/ou fenol. Em alguns casos, soluções celulares autólogas também podem ser usadas, como plasma rico em plaquetas (PRP), medula óssea ou tecido adiposo. Um dos principais objetivos da proloterapia em condições musculoesqueléticas crônicas é a estimulação de processos regenerativos que irão facilitar a restauração da estabilidade articular, aumentando a resis-

693

tência à tração das estruturas estabilizadoras da articulação, como ligamentos, tendões, cápsulas articulares, meniscos e tecido labral.[9]

O agente de proloterapia mais comumente usado na prática clínica é a dextrose, com concentrações variando de 12,5% a 25%. A dextrose é considerada um proliferante ideal porque é solúvel em água, um constituinte normal da química do sangue e pode ser injetado com segurança em várias áreas e em grande quantidade. As soluções hipertônicas de dextrose agem desidratando as células no local da injeção, levando a um trauma tecidual local, que por sua vez atrai granulócitos e macrófagos e promove a cicatrização. O proliferante de dextrose foi aprovado pela FDA (Food and Drug Administration) dos Estados Unidos, mas não para proloterapia; assim, é atualmente usado como uma substância off-label. O mecanismo de ação por trás da proloterapia não é completamente compreendido. No entanto, a teoria atual sustenta que o proliferante injetado imita o processo de cicatrização natural do corpo, iniciando uma cascata inflamatória local, que desencadeia a liberação de fatores de crescimento e a deposição de colágeno. Isso é conseguido quando as citocinas induzidas medeiam a quimiomodulação, o que leva à proliferação e fortalecimento de novo tecido conjuntivo, estabilidade articular e redução da dor e disfunção.[10]

Estudos in vitro sobre a exposição de fibroblastos e condrócitos humanos a concentrações extracelulares de dextrose de apenas 0,5% resultaram na proliferação e produção de muitos fatores de crescimento, vários dos quais são essenciais para o reparo, integridade estrutural e funcional e, também, para o crescimento de tendões, ligamentos e outros tecidos moles. Estes incluem fator de crescimento derivado de plaquetas,[11] fator de crescimento epidérmico,[12] fator básico de crescimento de fibroblastos,[13] fator de crescimento semelhante à insulina[14] e fator de crescimento tecidual.[15] Descobriu-se que os fatores de crescimento in vitro promovem a expressão dos colágenos tipos 1 e 3 em tenócitos e são pertinentes ao crescimento de tendões, ligamentos e cartilagens. Quando injetado no tecido exógeno a dextrose foi encontrada em estudos com animais e humanos para estimular a resposta inflamatória, tamanho do ligamento, hipertrofia do tendão, matriz extracelular, proliferação fibroblástica e reparo de defeitos da cartilagem articular.[16] Quando usadas clinicamente, concentrações de dextrose superiores a 10% operam em parte por meio de mecanismos inflamatórios, enquanto concentrações inferiores a 10% são consideradas não inflamatórias.

A ultrassonografia pode ser utilizada para guiar os procedimentos de punção para infiltração de anestésicos locais nos pontos de gatilho, ou mesmo nas infiltrações de microdoses de corticoide, ou também na execução da proloterapia em zonas de lesões crônicas com dor persistente, ou mesmo para guiar infiltrações de PRP. Khan e colaboradores aplicaram dextrose guiada por US em 37 pacientes com coccidinia crônica não responsiva. A EVA média antes da proloterapia foi de 8,5. Após a primeira injeção foi de 3,4 e após a segunda injeção de 2,5 em 30 pacientes, com bom alívio da dor. Entretanto ainda são necessários estudos randomizados para comparar proloterapia com injeções locais de esteroides ou coccigectomias.[17]

Infelizmente, a pesquisa translacional ainda não se converteu à prática e a proloterapia sofre de uma escassez de estudos baseados em evidências. Publicações como relatos de casos, séries de casos e ensaios não randomizados sugerem que a proloterapia é útil para uma variedade de distúrbios musculoesqueléticos, porém a evidência mais forte, vinda de estudos controlados e randomizados (RCT), no entanto, ainda é conflitante e estudos com revisões sistemáticas associadas à metanálise vêm tentando trazer maiores evidências.[18]

Assim, uma revisão da Cochrane de 2007 concluiu que "se usadas sozinhas, as injeções de proloterapia não têm um papel no tratamento da dor lombar crônica". Entretanto, quando combinadas com outros tratamentos, podem proporcionar um alívio parcial prolongado da dor e da incapacidade funcional. Uma revisão crítica de proloterapia de 2005 recuperou mais de 30 estudos para dor na coluna. Os autores refletiram sobre a grande variação nos protocolos de tratamento e concluíram que "estudos clínicos publicados até o momento indicam que a terapia pode ser eficaz na redução da dor na coluna".[19]

Coombe e colaboradores em sua revisão sistemática de 2010 compararam o efeito do corticosteroide com a infiltração de placebo, AINES, não tratamento, aparelho ortopédico e fisioterapia no tratamento da epicondilite lateral do cotovelo. A revisão incluiu 12 ECR com n = 1.171 participantes, sendo encontrada uma redução significativa da dor a favor das diferentes infiltrações (hialuronato de sódio, toxina botulínica e proloterapia) comparadas ao placebo, mas com pior desempenho que o corticoide. Ela concluiu que a curto prazo, as infiltrações de corticoides são efetivas na melhora da dor, melhora global e função. No entanto, não aconteceram diferenças entre o corticoide versus as outras intervenções a longo prazo na força de preensão e melhora geral.[20]

Embora haja uma escassez de estudos sobre o tratamento com proloterapia para essas duas condições, há fortes evidências de Nível 1 de que a proloterapia com dextrose resulta em níveis substancialmente reduzidos de dor e retomada sem dor de atividades esportivas na doença de Osgood-Schlatter[21] e melhora funcional e redução da dor na ATM,[22] as injeções de dextrose apresentam uma alternativa de tratamento segura e de baixo custo, com boas evidências de longo prazo para redução significativa da dor da patologia na inserção ou na porção média do tendão de Aquiles, em repouso e durante atividades de carga do tendão. Existe forte evidência de que há uma redução estatística e clinicamente significativa na dor, durante o acompanhamento na tendinose de Aquiles,[23] e comparável evidência de redução substancial da dor em pacientes com tendinopatia da porção média ou no local de inserção na tendinose de Aquiles, com cicatrização um pouco maior do tendão em pacientes com tendinopatia da porção média versus tendinopatia do local de inserção.[24] Há forte evidência de redução estatística e clinicamente significativa na dor em tratamentos de proloterapia com dextrose também para epicondilite lateral,[25] tendinopatia patelar,[26] dor crônica na virilha,[27] e dores traumáticas e não traumáticas no ombro.[28] A proloterapia também demonstrou uma boa resposta em pacientes com fascite plantar crônica, reduzindo a dor durante o repouso e a atividade;[29] no entanto, mais estudos incluindo um grupo-controle são necessários para validar esses resultados.

● USO DE SUBSTÂNCIAS PROIBIDAS

A WADA mantém uma lista atualizada de substâncias proibidas para o uso em atletas. A principal mudança nesta lista foi a inclusão de todas as vias injetáveis de glicocorticoi-

CAPÍTULO 75

des, inclusive as vias peritendíneas ou intra-articulares (categoria S9), como proibidas a partir de janeiro de 2022. As vias de administração oral, bucal, gengival, sublingual, retal, intravenosa e intramuscular já eram proibidas. Portanto, citamos como exemplos de vias de administração injetáveis, para que fique clara a posição da comissão, que as vias intravenosa, intramuscular, periarticular, intra-articular, peritendínea, intratendínea, epidural, intratecal, intrabúrsica, intralesional (p. ex., intraqueloide), intradérmica e subcutânea são proibidas. Todas as outras rotas de administração, incluindo inalação, *spray* intranasal, gotas oftalmológicas, perianal, dérmica, aplicação dentária intracanal e aplicações tópicas são permitidas em todos os momentos, quando utilizadas nas doses indicadas pelos fabricantes e com indicações terapêuticas.[30]

Se houver a necessidade de administrar um glicocorticoide e ocorrer uma competição durante o período de eliminação do fármaco, uma Autorização de Uso Terapêutico (AUT) deve ser solicitada, desde que seja seguido o padrão internacional da WADA, que inclui:

a) Que haja indicação clínica, com base em evidências científicas, para a utilização da substância proibida;
b) Que o objetivo seja, de fato, terapêutico;
c) Que não haja alternativas terapêuticas válidas com substâncias ou vias de administração permitidas, para se considerar o uso da substância proibida.

A Autoridade Brasileira de Controle de Dopagem (ABCD) é um órgão federal que faz o controle antidoping dos atletas brasileiros e possui uma comissão de avaliação para análise de casos excepcionais. Para solicitar uma AUT, deve ser preenchido um formulário específico disponibilizado no site da ABCD e a concessão pode demorar até 21 dias, de acordo com o padrão internacional.[31]

Após a administração de glicocorticoides, o nível mínimo específico de detecção urinária por substância (chamado de Minimal Risk Level – MRL) que pode resultar em um Resultado Analítico Adverso pode ser atingido em diferentes períodos de tempo (variando de dias a semanas) e dependendo da dose e via de administração utilizada. Para reduzir o risco de um Resultado Analítico Adverso, deve ser respeitado o período mínimo de eliminação do fármaco utilizado, representado pelo tempo decorrido entre a administração até o início do período em Competição (ou seja, iniciando às 23h59min do dia anterior à Competição em que o atle-

ta irá participar, salvo nos casos em que o período distinto foi aprovado pela WADA, para determinado esporte). Este período de eliminação é baseado no uso dessas medicações de acordo com a dose máxima recomendada pelo fabricante em bula.[32] Consultar a Tabela 75.1.

Como o uso de opioides é essencial no tratamento da dor e no controle do processo de cicatrização de lesões do atleta, optamos por esclarecer que a partir de 2024 o tramadol será incluído na lista de medicamentos proibidos para o uso durante competições pelos atletas. Assim, todos os narcóticos a seguir, incluindo os seus isômeros óticos, por exemplo, dextrógiro e levógiro são proibidos, como a Buprenorfina, Dextromoramida, Diamorfina (heroína), Fentanil e os seus derivados, Hidromorfona, Metadona, Morfina, Nicomorfina, Oxicodona, Oximorfona, Pentazocina e Petidina.

O tramadol está no Programa de Monitoramento da WADA há alguns anos já que dados de monitoramento têm indicado um uso significativo do fármaco em esportes. Estudos de pesquisa financiados pela WADA confirmaram o potencial do tramadol para melhorar o desempenho físico nos esportes.[33,34] Consequentemente, foi proposto na Lista Proibida de 2023 e aprovado pelo Comitê Executivo da WADA, a proibição do tramadol durante o período de competição. No entanto, a fim de comunicar amplamente as mudanças de regras e permitir tempo suficiente para informações e educação, o Comitê Executivo decidiu introduzir a proibição de tramadol em 1º de janeiro de 2024. Assim, os atletas devem se preparar melhor para as mudanças ocorridas, enquanto as equipes médicas e os laboratórios atualizam seus procedimentos e as autoridades esportivas desenvolvam novas ferramentas educacionais.

Todos os canabinoides (naturais ou sintéticos) são considerados substâncias de abuso e proibidos em competições, por exemplo, a Cannabis (haxixe e maconha) e produtos da cannabis como os Tetraidrocanabinóis naturais ou sintéticos (THCs) e Canabinoides sintéticos que mimetizam o efeito do THC. O canabidiol (CBD) é a única exceção à regra, tendo uso livre a qualquer momento.

● TÉCNICAS INTERVENCIONISTAS FÍSICAS

A radiofrequência (RF) é uma terapia intervencionista aplicada através de uma cânula com uma ponta metálica livre. Uma corrente elétrica, produzida em um gerador específico, é aplicada através desta cânula que forma um cam-

Tabela 75.1 Tempo de eliminação conforme o tipo de corticoide e via de administração.[32]		
Glicocorticoide	**Via de administração**	**Tempo de eliminação**
Triancinolona acetonida	Oral	30 dias
Todos os demais		3 dias
Betametasona, metilprednisolona, dexametasona	Intramuscular	5 dias
Prednisolona, prednisona		10 dias
Triancinolona acetonida		60 dias
Triancinolona, prednisolona e prednisona	Intra-articular, periarticular, peritendínea, intratendínea	10 dias
Todos os demais		3 dias

Fonte: Acervo dos autores.

po eletromagnético ao redor da ponta metálica exposta. O campo formado sobre os tecidos pode ter duas ações: térmica e eletromagnética. Estes diferentes campos, são responsáveis pela ação tecidual dos dois tipos de RF aplicados clinicamente, a RF ablativa (RFA) e a RF pulsátil ou pulsada (RFP), respectivamente.[35] A RFA deve ser aplicada em nervos sensitivos e tem como objetivo, realizar lesões térmicas promovendo assim, as "denervações articulares" (Figuras 75.1 e 75.2). A RFP promove a modulação de fibras finas em nervos mistos e atua em funções histoquímicas teciduais com consequência neuromodulatória em nervos mistos e centrais, possuindo ainda, caráter anti-inflamatório local.

A crioablação para o controle da dor é também uma técnica minimamente invasiva, onde por meio de uma cânula se promove o congelamento de uma região de um nervo, impedindo assim a transmissão da dor para as áreas cerebrais específicas da dor. A lesão causada nesta modalidade de crioablação é do tipo walleriana, ou seja, mantém-se o estroma celular íntegro, e desta maneira há regeneração tecidual na área tratada depois de alguns meses.[38] As temperaturas normalmente utilizadas são na faixa de -50 a –60°C, produzida pela passagem de um gás, normalmente o dióxido de carbono (CO_2), nitrogênio (N) ou óxido nitroso (N_2O), sob pressão através do orifício na extremidade da cânula (Efeito Joule-Thompson).

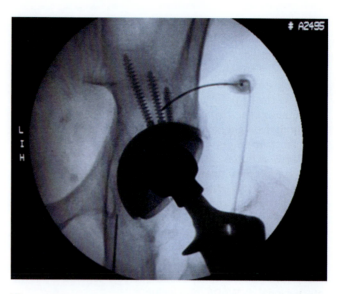

Figura 75.1 Pontos de posicionamento das agulhas de radiofrequência para denervação de quadril com a radiofrequência ablativa.[36]

Fonte: Acervo dos autores.

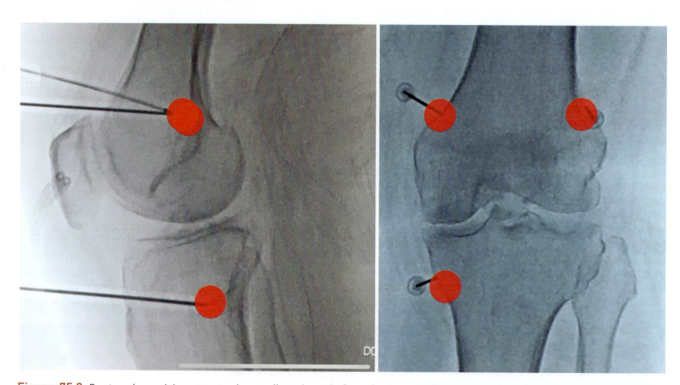

Figura 75.2 Pontos de posicionamento das agulhas de radiofrequência para denervação de joelho com a radiofrequência ablativa.[37]

Fonte: Acervo dos autores.

CONCLUSÃO

A necessidade de se reabilitar o atleta profissional de alta performance em menor tempo possível respeitando-se as normas da autoridade brasileira de controle de dopagem fez com que métodos minimamente invasivos como bloqueios anestésicos de nervos articulares, assim como a radiofrequência ablativa ou pulsada de um nervo responsável pela dor da lesão pode facilitar a reabilitação mais precoce destes atletas conforme as técnicas descritas neste capítulo.

REFERÊNCIAS

1. TimpkaT, Ekstrand J, Svanström L. From sports injury prevention to safety promotion in sports. Sports Med. 2006;36(9):733-45.

2. Orchard J, Newman D, Stretch R, Frost W, Mansingh A, Leipus A. Methods for injury surveillance in international cricket. Br J Sports Med. 2005;39:e22.

3. Gosling C, Gabbe B, Forbes A. Triathlon related musculoskeletal injuries: the status of injury prevention knowledge. J Sci Med Sport. 2007.

4. Hägglund M, Walden M, Ekstrand J. Injury incidence and distribution in elite football - a prospective study of the Danish and the Swedish top divisions. Scandinavian J Med Sci Sports. 2005;15(1):21-8.

5. Cohen M, Abdalla R, Ejnisman B, Amaro JT. Lesões ortopédicas no futebol. Rev Bras Ortop. 1997;32(12):940-4.

6. Silva TS, Guimarães SZB, Pinto LJ, Cesar E. Prevalência de lesões musculoesqueléticas em atletas adolescentes. ConScientiae Saúde. 2011;10(1):122-8.

7. Faria AMPM, Santos FNA, Lagares LS, Pina SMS, Macedo RC, Santos SEM, et al. Prevalência de lesões musculoesqueléticas em lutadores de jiu-jítsu: uma revisão sistemática. Research Soc Develop. 2022;11(3):e17111326345.

8. Hauser R. Prolo your pain away! 3rd ed. Oak Park, IL: Beulah Land Press; 2007.

9. DeChellis DM, Cortazzo MH. Regenerative medicine in the field of pain medicine: prolotherapy, platelet-rich plasma therapy, and stem cell therapy-theory and evidence. Tech Reg Anesth Pain Manag. 2011;15(2):74-80.

10. Distel LM, Best TM. Prolotherapy: a clinical review of its role in treating chronic musculoskeletal pain. PM R. 2011;3(6 Suppl 1):S78-81.

11. Martinez-Zapata MJ, Marti-Carvajal A, Sola I. Efficacy and safety of autologous plasma rich in platelets for tissue regeneration: a systematic review. Transfusion. 2009;49:44-56.

12. Woo SL, Hildebrand K, Watanabe N. Tissue engineering of ligament and tendon healing. Clin Orthop Relat Res. 1999;367S:312-4.

13. Tang JB, Xu Y, Ding F, Wang XT. Tendon healing in vitro: promotion of collagen gene expression by bFGF with NF-kB gene activation. J Hand Surg Am. 2003;28:215-20.

14. Pugliese G, Pricci F, Locuratolo N. Increased activity of the insulin-like growth factor system in mesangial cells cultured in high glucose conditions: relation to glucose-enhanced extracellular matrix production. Diabetologia. 1996;39:775-84.

15. Creaney L, Hamilton B. Growth factor delivery methods of sports injuries: the state of play. Br J Sports Med. 2008;42:314-20.

16. Kim HS, Jeong TS, Wim WS. Comparison of histological changes in accordance with the level of dextrose-concentration in experimental prolotherapy model. J Korean Acad Rehabil Med. 2003;27:935-40.

17. Khan SA, Kumar A, Varshney MK. Dextrose prolotherapy for recalcitrant coccygodynia. J Orthop Surg (Hong Kong). 2008;16:27-9.

18. Hauser RA, Lackner JB, Steilen-Matias D, Harris DK. A systematic review of dextrose prolotherapy for chronic musculoskeletal pain. Clin Med Insights Arthritis Musculoskelet Disord. 2016 Jul 7;9:139-59.

19. Dagenais S, Yelland MJ, Del Mar C. Prolotherapy injections for chronic low-back pain. Cochrane Database Syst Rev. 2007;(2):CD004059.

20. Coombes BK, Bisset L, Vicenzino B. Efficacy and safety of corticosteroid injections and other injections for management of tendinopathy: a systematic review of randomised controlled trials. Lancet. 2010 Nov 20;376(9754):1751-67.

21. Topol GA, Podesta LA, Reeves KD, Raya MF, Fullerton BD, Yeh HW. Hyper-osmolar dextrose injection for recalcitrant Osgood-Schlatter disease. Pediatrics. 2011;128(5):e1121-8.

22. Comert Lilic S, Gungormus M. Is dextrose prolotherapy superior to placebo for the treatment of temporomandibular joint hypermobility? A randomized control trial. Int J Oral Maxillofac Surg. 2016 Feb.

23. Yelland MJ, Sweeting KR, Lyftogt JA, Ng SK, Scuffham PA, Evans KA. Prolo- therapy injections and eccentric loading exercises for painful Achilles tendinosis: a randomised trial. Br J Sports Med. 2011;45(5):421-8.

24. Ryan M, Wong A, Taunton J. Favorable outcomes after sonographically guided intratendinous injection of hyperosmolar dextrose for chronic insertional and midportion achilles tendinosis. AJR Am J Roentgenol. 2010;194(4):1047-53.

25. Scarpone M, Rabago DP, Zgierska A, Arbogast G, Snell E. The efficacy of prolotherapy for lateral epicondylosis: a pilot study. Clin J Sport Med. 2008;18(3):248-54.

26. Ryan M, Wong A, Rabago D, Lee K, Taunton J. Ultrasound-guided injections of hyperosmolar dextrose for overuse patellar tendinopathy: a pilot study. Br J Sports Med. 2011;45(12):972-7.

27. Topol GA, Reeves KD. Regenerative injection of elite athletes with career-alter- ing chronic groin pain who fail conservative treatment: a consecutive case series. Am J Phys Med Rehabil. 2008;87(11):890-902.

28. Lee DH, Kwack KS, Rah UW, Yoon SH. Prolotherapy for refractory rotator cuff disease: retrospective case-control study of 1-year follow-up. Arch Phys Med Rehabil. 2015;96(11): 2027-32.

29. Ryan MB, Wong AD, Gillies JH, Wong J, Traunton JE. Sonographically guided intratendinous injections of hyperosmolar dextrose/lidocaine: a pilot study for the treatment of chronic plantar fasciitis. Br J Sports Med. 2009;43:303-6.

30. Comite Olimpico Brasileiro. WADA publica a atualização da Lista de Substâncias Proibidas para 2022. [Acesso em: 28/06/2023]. Disponível em: https://www.cob.org.br/pt/galerias/noticias/wada-publica-a-atualizacao-da-lista-de-substancias-proibidas-para-2022/

31. Comitê Olímpico Brasileiro. Anti-doping. [Acesso em: 28/06/2023]. Disponível em: http://www.cob.org.br/pt/cob/antidoping#

32. Ventura R, Daley-Yates P, Mazzoni I, Collomp K, Saugy M. A novel approach to improve detection of glucocorticoid doping in sport with new guidance for physicians prescribing for athletes. Br J Sports Med. 2021 Apr 20:bjsports-2020-103512.

33. Holgado D, Zandonai T, Zabala M, Hopker J, Perakakis P. Tramadol effects on physical performance and sustained attention during a 20-min indoor cycling time-trial: A randomised controlled trial. J Sci Med Sport. 2018 Jul;21(7):654-60.

34. Mauger AR, Thomas T, Smith S, Fennell C. Is tramadol a performance enhancing drug? A randomised controlled trial. British Association of Sport and Exercise Medicine Conference, Brighton, UK. 2022. Disponível em: https://www.wada-ama.org/en/resources/funded-scientific-research/tramadol-performance-enhancing-drug

35. Wright RE. Discogenc pain. In: Sluijter ME. Radiofrequency: Pan 1. Meggen, Switzerland: Flivo Press; 2001:149-69.

36. Cortiñas-Sáenz M, Salmerón-Velez G, Holgado-Macho IA. Joint and sensory branch block of the obturator and femoral nerves in a case of femoral head osteonecrosis and arthritis. Rev Esp Cir Ortop Traumatol. 2014;58:319-24.

37. Choi WJ, Hwang SJ, Song JG. Radiofrequency treatment relieves chronic knee osteoarthritis pain: a double-blind randomized controlled trial. Pain. 2011;152:481-7.

38. Choi WJ, Hwang SJ, Song JG. Radiofrequency treatment relieves chronic knee osteoarthritis pain: a double-blind randomized controlled trial. Pain. 2011;152:481-7.

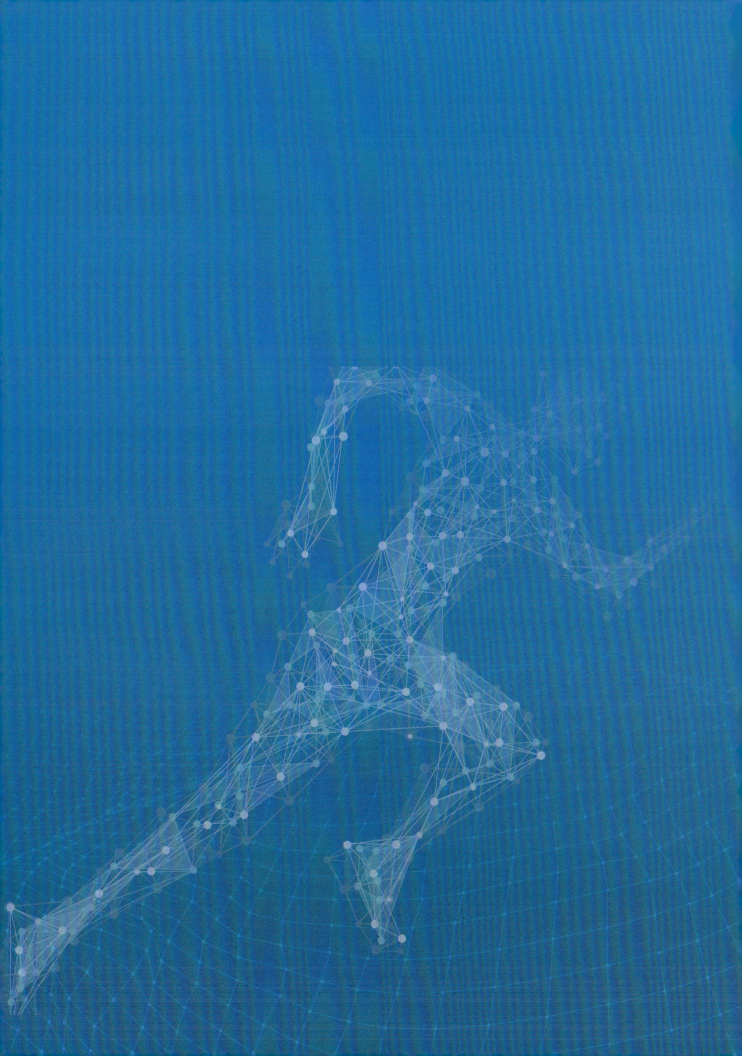

Ortobiológicos nas lesões musculoesqueléticas 76

Chilan Bou Ghosson Leite ▶ Marco K. Demange

● INTRODUÇÃO

Ortobiológicos são produtos obtidos a partir de fontes biológicas que ajudam no reparo tecidual. De acordo com a Academia Americana de Cirurgiões Ortopédicos (AAOS), ortobiológicos são substâncias naturalmente encontradas no corpo humano capazes de acelerar o processo de cicatrização. Diferentes componentes se enquadram na definição de ortobiológicos, incluindo células-tronco mesenquimais, fatores de crescimento e proteínas/citocinas de origem autóloga e alógena.[1]

Em particular, o plasma rico em plaquetas (PRP) e as células-tronco mesenquimais provenientes de diferentes fontes, principalmente da medula óssea (*bone marrow aspirate* [BMA] ou *bone marrow aspirate concentrate* [BMAC]) e do tecido adiposo autólogo têm ganhado destaque na área da medicina esportiva e ortopedia graças a seus resultados promissores.[2] Usados primariamente para estimular a cicatrização e a regeneração de tecidos danificados ou lesionados, os ortobiológicos também são capazes de reduzir a dor e a inflamação local.[1]

O PRP tem seu mecanismo de ação baseado na concentração de plaquetas presentes no plasma sanguíneo do próprio paciente. Dessa forma, após a retirada do sangue, o material é processado de maneira que a solução remanescente fique enriquecida em plaquetas. As plaquetas, por sua vez, são responsáveis por liberar uma série de substâncias, incluindo fatores de crescimento e citocinas, que estimulam a proliferação e a diferenciação celular, a angiogênese, e modulam a inflamação.[3] Ao se aumentar a concentração de plaquetas, naturalmente aumenta-se a quantidade dessas substâncias fornecidas diretamente ao local da lesão, o que estimula a regeneração tecidual. Além disso, essas substâncias também possuem propriedades anti-inflamatórias, que ajudam a reduzir a dor e o inchaço associados às lesões.[3]

Outras células, particularmente os leucócitos, também fazem parte da solução do PRP, e podem influenciar seu efeito final.[4] Nesse sentido, o PRP rico em leucócitos contém uma quantidade significativa não só de plaquetas e fatores de crescimento, mas também de leucócitos. O PRP pobre em leucócitos, por outro lado, utiliza-se de filtros específicos capazes de remover a maioria dos leucócitos presentes na amostra de plasma.[4] Do ponto de vista biológico, essa diferença na composição de leucócitos presentes na amostra pode gerar efeitos diferentes nos tecidos. Assim, o PRP rico em leucócitos parece ter um efeito mais pronunciado na modulação da inflamação, uma vez que os leucócitos são importantes células do sistema imune e estão diretamente envolvidos na resposta inflamatória.[5] Já o PRP pobre em leucócitos parece ter um efeito mais específico na regeneração tecidual, visto o papel das plaquetas no processo cicatricial e de regeneração. Dessa forma, a escolha do tipo de PRP a ser utilizado pode variar de acordo com as necessidades de cada paciente.[5]

O BMA (aspirado de medula óssea) e o BMAC (concentrado de aspirado de medula óssea) são outras modalidades de ortobiológicos, que se utilizam de componentes da medula óssea do paciente para promover a regeneração tecidual e o tratamento das lesões.[6] A medula óssea é uma fonte rica em células-tronco mesenquimais, que tem a capacidade de se diferenciar em diferentes tipos celulares, incluindo células ósseas, da cartilagem e musculares. Além disso, na medula óssea há também uma série de fatores de crescimento e citocinas com importante papel no reparo tecidual.[6]

Em ambos os procedimentos, a medula óssea é geralmente aspirada da crista ilíaca anterior ou posterior, ou menos comumente da região metafisária da tíbia proximal. No BMA, o aspirado é centrifugado de maneira que o produto resultante seja uma fração líquida contendo células mesenquimais, fatores de crescimento e citocinas. O BMAC, por sua vez, é uma forma mais refinada e concentrada do BMA. Nesse caso, o aspirado de medula óssea é retirado de maneira semelhante; porém, é submetido a uma série de etapas de processamento. Esse processo envolve a utilização de dispositivos de filtração e centrifugação, resultando em um produto com uma concentração mais elevada de células e fatores de crescimento em relação ao BMA. Isso faz com que o BMAC tenha um potencial maior de estimular o processo regenerativo.

Assim como o aspirado de medula óssea, o tecido adiposo autólogo é outro tecido rico em células-tronco mesenquimais capazes de se diferenciarem em outros tipos celulares. Essa característica faz do aspirado uma estratégia promissora para uso em diferentes patologias, incluindo as lesões osteomusculares.[7] Particularmente, essas células mesenquimais podem ser obtidas do tecido adiposo de forma acessível por meio da lipoaspiração. Após a obtenção, as células são isoladas, purificadas e processadas utilizando-se da digestão, centrifugação e cultura.[8] Como mencionado, essas células possuem propriedades anti-inflamatórias e potencial para regeneração tecidual.[9] Estudos têm mostrado que as células-tronco derivadas do tecido adiposo parecem ter, inclusive, maior quantidade de células-tronco por unidade de volume do que as células obtidas com o BMAC.[9]

Diversos estudos têm investigado o efeito dessas substâncias em diferentes tecidos e lesões. Nesse sentido, lesões tendíneas, ligamentares e da cartilagem articular se destacam entre as principais patologias estudadas, e oferecem resultados promissores do ponto de vista do sucesso terapêutico. O presente capítulo visa apresentar o que existe de mais atual na literatura científica em relação ao uso de ortobiológicos no tratamento dessas lesões, com enfoque principal no uso do PRP, BMAC e tecido adiposo autólogo.

ORTOBIOLÓGICOS NAS LESÕES TENDÍNEAS

As lesões tendíneas são um problema comum na prática clínica, e acometem desde pessoas jovens e atletas até pessoas idosas e sedentários. O tratamento dessas lesões pode ser difícil, com um risco alto de recorrência e eventuais complicações pós-operatórias. Nos últimos anos, observa-se um aumento no interesse dos ortobiológicos como opção terapêutica para lesões tendíneas, visto seu potencial em acelerar e otimizar a cicatrização.[7] Um exemplo disso é o crescimento recente no número de publicações explorando esse tópico em diferentes tipos de tendinopatias.[10-12] Nesse sentido, o uso de PRP tem sido explorado em ensaios pré-clínicos e clínicos, que mostram, de maneira geral, melhora na cicatrização tendínea, bem como melhora na inflamação local e redução da dor.[11] Estudos pré-clínicos in vitro e em animais sugerem que o PRP, particularmente o PRP rico em leucócitos, parece acelerar o processo cicatricial inicial por reduzir a inflamação e melhorar a estrutura histológica tendínea.[12]

Do ponto de vista clínico, uma revisão sistemática e metanálise publicada recentemente avaliando o efeito do PRP no controle da dor pós-lesões tendíneas, encontrou que o uso de PRP foi capaz de diminuir a dor em casos de epicondilite lateral e lesões do manguito rotador.[11] No caso de lesões do tendão patelar, também parece existir evidência favorável para melhora sintomática da dor e função do joelho.[13] Entretanto, para outras patologias, resultados controversos impedem conclusões mais assertivas.[11] Por exemplo, em roturas agudas do tendão de Aquiles, embora o uso de PRP tenha beneficiado a amplitude e a força de dorsiflexão, não foram encontradas melhoras significativas na flexão plantar.[14,15] Além disso, não houve melhora significativa da dor local para esse tipo de lesão.[15]

Além do PRP, o uso células-tronco também tem ganhado cada vez mais atenção no tratamento de lesões tendíneas, visto sua capacidade de diferenciação inclusive em células do tendão. De fato, estudos prévios mostram que a terapia com células-tronco mesenquimais pode ser eficaz na regeneração de tecidos do tendão danificado. Nesse sentido, estudos avaliando o uso do BMAC no tratamento dessas lesões mostram resultados promissores, apesar de ainda haver controvérsias, assim como para o uso do PRP.

Um estudo de revisão sistemática publicado em 2017 investigando o uso de BMAC no tratamento de tendinopatias concluiu que o BMAC parece ser uma opção terapêutica segura e promissora para o tratamento de tendinites no geral, com relação a melhora da cicatrização e melhora funcional dos pacientes em um período de curto e médio prazo. No entanto, os resultados foram heterogêneos, e são necessários mais estudos bem desenhados para confirmar esses achados.[16] Outra revisão sistemática publicada no mesmo ano mostrou que o uso do BMAC foi associado a bons resultados funcionais e ausência de rerrupturas no tendão de Aquiles e no tendão do manguito rotador.[17] Além disso, a associação do BMAC com o PRP também foi estudada. Nesse caso, para lesões parciais do manguito rotador, o tratamento combinado levou à melhora da dor e da função três meses após tratamento.[18]

Como relação ao uso de tecido adiposo autólogo, embora pesquisas nesta área ainda sejam bastante limitadas, alguns estudos têm sugerido que a gordura autóloga pode ter efeitos benéficos nas lesões tendíneas. Estudos pré-clínicos têm demonstrado que a gordura autóloga possui propriedades regenerativas no tendão, como melhora no aspecto morfológico tendíneo, aumento da produção de matriz extracelular e redução da inflamação, e melhora das propriedades biomecânicas do tecido cicatrizado.[10] Em estudos clínicos, resultados promissores também têm sido relatados. Um estudos avaliando pacientes com tendinopatias do tendão de Aquiles mostrou que a injeção de tecido adiposo autólogo levou à melhora mais rápida da dor e dos escores funcionais em comparação com o uso PRP, o que poderia ser favorável para pacientes que necessitam de um retorno mais rápido as atividades.[19]

Embora os resultados da literatura científica sejam encorajadores, é importante destacar que mais pesquisas são necessárias para confirmar a eficácia do uso de ortobiológicos no tratamento de lesões tendíneas.

ORTOBIOLÓGICOS NAS LESÕES LIGAMENTARES

Lesões ligamentares são uma das lesões mais comuns no sistema musculoesquelético, ocorrendo especialmente em atletas e indivíduos fisicamente ativos. Nos últimos anos, a utilização de ortobiológicos tem sido investigada como uma opção terapêutica adicional para as lesões ligamentares.

Sobre o uso do PRP em lesões ligamentares, os resultados ainda são conflitantes, e falta padronização nas técnicas de aplicação. Nesse sentido, o ensaio clínico controlado e randomizado de Walters e colaboradores não encontrou diferenças entre o grupo que recebeu PRP após reconstrução do ligamento cruzado anterior (LCA) com enxerto autólogo do tendão patelar, tanto com relação a dor quanto em diferenças no processo de cicatrização no local da retirada do enxerto.[20] Em concordância, uma metanálise recente não encontrou evidências que suportam o uso do PRP para melhorar a cicatrização do enxerto, a morbidade do local doador, a dor ou os resultados funcionais após a reconstrução do LCA.[21] Por outro lado, o estudo de Laver e colaboradores mostrou que atletas com lesão aguda do ligamento talofibular anterior do tornozelo que receberam PRP tiveram retorno mais rápido à pratica esportiva e menos dor articular em comparação com o grupo de controle em casos.[22] Além disso, Zou e colaboradores avaliando pacientes com dor crônica após lesões de baixo grau do ligamento colateral medial demonstraram que o tratamento com PRP trouxe melhorias na dor e função do joelho, inclusive com melhores sinais de cicatrização do ligamento quando avaliados pela ressonância magnética.[23] Dessa forma, resultados positivos do uso PRP parecem depender do local e do tipo da lesão ligamentar; mais pesquisas clínicas de qualidade são necessárias antes que o uso de PRP possa ser amplamente recomendado na prática clínica.

A terapia com células mesenquimais também tem sido estudada para o tratamento de lesões ligamentares. Nesse sentido, pacientes que receberam BMAC durante a reconstrução do LCA com aloenxerto de tendão patelar apresentaram maior atividade metabólica e remodelação do neoligamento, sugerindo um processo acelerado de cicatrização. Além disso, esses pacientes tiveram melhores resultados clínicos nove meses após a cirurgia, quando comparados a pacientes do grupo controle que não receberam BMAC. No entanto,

CAPÍTULO 76

não houve diferença significativa na proporção de pacientes que atingiram a mínima diferença clínica importante entre os grupos BMAC e controle aos nove meses, sugerindo que o significado clínico desse achado pode ser limitado.[24]

Com relação ao tecido adiposo autólogo, a literatura ainda é restrita, porém sugere-se que as células provenientes desse tecido podem ter efeitos anti-inflamatórios, regenerativos e de melhora da vascularização em lesões ligamentares.[25] No entanto, mais pesquisas são necessárias para avaliar sua eficácia e segurança. Um estudo recente com jogadores de futebol demonstrou que a adição de células mesenquimais derivadas de tecido adiposo durante a reconstrução do LCA com enxerto autólogo do tendão patelar resultou em melhora na função. Porém, essa melhora não foi estatisticamente diferente em relação ao grupo de controle que não recebeu essas células.[25]

● ORTOBIOLÓGICOS NAS LESÕES DA CARTILAGEM ARTICULAR

Lesões focais da cartilagem

As lesões da cartilagem articular são comuns, e geralmente ocorrem devido a trauma agudo, sobrecarga crônica ou degeneração. Seu tratamento pode ser desafiador, visto que a cartilagem articular tem uma capacidade limitada de cicatrização. Nos últimos anos, a utilização de ortobiológicos tem sido investigada como uma opção terapêutica para as lesões condrais, visando otimizar esse processo limitado de cicatrização.[2,7]

Um dos ortobiológicos mais estudados nessas lesões é o PRP. Estudos laboratoriais, ensaios clínicos e revisões sistemáticas têm mostrado resultados promissores com o uso de PRP no tratamento de lesões focais da cartilagem articular, trazendo melhora na dor, função articular e qualidade de vida dos pacientes.[26-28] No entanto, assim como para outras lesões e outros compostos biológicos, esses estudos têm limitações e resultados mistos. Um estudo prospectivo avaliando pacientes com lesões focais e de espessura total da cartilagem submetidos a condroplastia artroscópica mostrou que a associação com PRP levou a melhores resultados clínicos em comparação com o grupo que não recebeu PRP.[26]

Com relação ao uso do BMAC para lesões da cartilagem articular, estudos prévios têm mostrado resultados promissores, apesar das controvérsias. Nesse sentido, estudos clínicos mostram que o uso de BMAC aplicado a membranas de colágeno parece ser eficaz no tratamento de lesões condrais focais do joelho, levando à melhora significativa funcional dos pacientes tratados com BMAC.[27,28] Nesse caso, o resultado foi mais significativo para pacientes mais jovens e com lesões menores. Além disso, exames de ressonância magnética confirmaram o melhor aspecto da lesão no uso do BMAC quando associado ao acido hialurônico (HA), evidenciado pelo preenchimento completo do defeito em mais de 80% dos pacientes submetidos ao tratamento. Isso foi posteriormente confirmado pelos achados histológicos favoráveis.[27,29] De maneira interessante, a combinação entre BMAC e PRP em membranas de colágeno mostrou resultados superiores com relação aos exames de imagem, histologia, escores clínicos e melhora da dor dois anos após a cirurgia.[30]

Da mesma maneira, o uso de tecido adiposo parece ser promissor no tratamento de lesões da cartilagem articular, devido à presença de células-tronco mesenquimais e suas propriedades anti-inflamatórias e antioxidantes. Estudos pré-clínicos mostram que as células-tronco derivadas do tecido adiposo têm propriedades condroindutivas, induzindo a proliferação de condroblastos e a produção de matriz extracelular. Além disso, a utilização de aglomerados de lipoaspirado microfragmentado pode estimular o crescimento celular em condições de cultura flutuante e em matriz de colágeno tridimensional.[31] No entanto, estudos clínicos bem desenhados e consenso sobre a melhor forma de utilizar o tecido adiposo ainda são necessários para avaliar a eficácia, segurança e padronização das técnicas envolvendo o uso desse tecido para lesões da cartilagem articular.

Osteoartrite

A osteoartrite (OA) é uma doença articular degenerativa que afeta milhões de pessoas em todo o mundo. Entre as populações afetadas pela OA estão os atletas, que frequentemente sofrem lesões articulares devido à atividade física intensa e repetitiva. O tratamento da OA em atletas é difícil, uma vez que muitos dos tratamentos convencionais, como anti-inflamatórios não esteroides (AINEs) e injeções de corticosteroides, têm efeitos colaterais significativos e podem afetar negativamente o desempenho esportivo. Nos últimos anos, os ortobiológicos têm sido investigados como uma opção terapêutica promissora para a OA.[32-36]

O estudo de Tucker e colaboradores mostrou que a injeção intra-articular do PRP leva a melhores escores funcionais do joelho, com efeitos duradouros aos 6 e 12 meses, enquanto a injeção de salina não apresentou mudanças consideráveis ao longo de um ano.[36] Por outro lado, Dorio e colaboradores não encontraram diferenças significativas entre o uso do PRP e o placebo em termos de melhoria da dor e função nas primeiras 24 semanas após tratamento; o grupo de PRP inclusive apresentou maior frequência de dor transitória.[32] Por outro lado, Ngarmukos e colaboradores demonstraram que, apesar de não haver mudanças nos níveis de citocinas e fatores de crescimento sinoviais, o uso do PRR trouxe melhora clínica por até um ano após a infecção.[35]

Outros estudos indicam que o PRP parece ter um papel importante na proteção da cartilagem a médio prazo, com melhora dos sintomas por ao menos 12 meses.[33] Em adição, a combinação do PRP com ácido hialurônico (HA) parece ser mais eficaz do que o uso isolado de PRP ou do HA na redução da inflamação sinovial, alívio da dor e melhora da função.[34]

O uso do BMAC, PRP e HA no tratamento da osteoartrite do joelho também foi avaliado.[37] Os resultados sugerem que o BMAC pode ser mais eficaz em termos de melhorias clínicas, com efeitos positivos observados por até um ano. Ademais, houve melhora significativa nos escores funcionais dos pacientes que receberam PRP. Além disso, o uso do PRP teve resultados superiores ao HA, apesar de não haver diferença estatística.[37]

Em um estudo de coorte prospectivo, pacientes receberem injeções de tecido adiposo autólogo, salina e PRP. Todos os tratamentos foram eficazes na melhora da função do joelho e na redução dos sintomas aos seis meses.[38] Três meses depois da injeção, os pacientes que receberam células do tecido adiposo em combinação com o PRP com altas doses de plaquetas apresentaram resultados superiores em relação aos pacientes que receberam as células mesenquimais; porém, com PRP com baixas doses de plaquetas. Esses resultados sugerem que a injeção de tecido autólogo é segura e que concentrações elevadas de plaquetas no PRP são mais eficazes na melhora da função da cartilagem articular.[38] Por outro lado, outras investigações mostraram que concentrações médias de plaquetas no PRP foram mais eficazes na melhora da função do joelho dois meses após o tratamento do que concentrações altas ou baixas.[39] Dessa forma, a concentração ideal de PRP para o tratamento da OA ainda precisa ser mais bem investigada. Por fim, ensaios clínicos randomizados controlados sugerem que injeções intra-articulares de células mesenquimais provenientes do tecido adiposo autólogo são associadas a melhorias significativas nos escores funcionais do joelho, diminuição no tamanho do defeito condral e aumento da quantidade de cartilagem em pacientes com OA do joelho.[40]

ORTOBIOLÓGICOS NO BRASIL

O interesse em ortobiológicos vem crescendo rapidamente nos últimos anos no Brasil. Isso se deve ao grande potencial para o desenvolvimento dessas terapias, relacionado com a grande variedade de recursos biológicos e um sistema de saúde em constante evolução. Apesar dos avanços recentes, ainda existem muitos desafios a serem superados na utilização de ortobiológicos no Brasil. Questões regulatórias, financeiras e técnicas podem limitar a disponibilidade desses produtos em certas regiões do país e em certos hospitais e clínicas. No entanto, a perspectiva é promissora. À medida que mais pesquisas são realizadas e mais profissionais de saúde são treinados em técnicas de ortobiologia, espera-se que o uso dessas terapias se torne mais comum e acessível em todo o país.

Do ponto de vista regulatório, os ortobiológicos são produtos biológicos que contêm células, fatores de crescimento e proteínas. No Brasil, a regulação desses produtos é realizada pela Agência Nacional de Vigilância Sanitária (ANVISA), que estabelece regras específicas para a importação, produção, distribuição e uso desses produtos. De acordo com a Resolução da Diretoria Colegiada (RDC) n. 55/2010 da ANVISA, os ortobiológicos são considerados produtos para saúde e, portanto, devem atender aos requisitos de segurança, eficácia e qualidade estabelecidos pela agência. Além disso, esses produtos devem ser registrados na ANVISA antes de serem comercializados no país. Para obter esse registro, as empresas produtoras desses biológicos devem apresentar dados comprovem a segurança e a eficácia dos produtos. Esses dados devem ser obtidos por meio de estudos clínicos, em conformidade com as Boas Práticas Clínicas estabelecidas pela ANVISA.

No Brasil, os produtos de terapia celular ou ortobiológicos podem ser separados a partir de dois tipos de classificação: manipulação mínima e manipulação extensa, de acordo com a Resolução (RDC) n. 508 da ANVISA, em vigor desde 27/05/2021. Produtos de manipulação mínima são aqueles em que o processamento das células ou tecidos não altera significativamente suas características biológicas, como estado de diferenciação, ativação, proliferação e metabolismo. Isso inclui procedimentos simples como corte, separação, centrifugação, concentração, purificação, filtragem, irradiação, congelamento ou criopreservação, entre outros. Por outro lado, manipulação extensa se refere ao processamento de células e tecidos que tem suas características biológicas alteradas, sendo considerado para esse quesito qualquer processamento que não se enquadre na definição de manipulação mínima. Isso inclui o cultivo celular em geral. Procedimentos que envolvem a coleta ou transplante de células de um mesmo paciente, ou infusão ou implante no mesmo indivíduo, realizados durante o mesmo ato cirúrgico ou procedimento terapêutico, e que envolvam manipulação mínima, exigem que o sistema de preparo utilizado, inclusive centrífugas, sistemas de filtragem, entre outros, seja registrado na ANVISA. Já os produtos de terapia celular avançada precisam ser registrados de acordo com a resolução n. 508.

Outra questão importante relacionada com a legislação de ortobiológicos no Brasil é a proibição da comercialização de produtos não registrados na ANVISA. Essa prática é considerada ilegal e pode representar um risco à saúde dos pacientes, uma vez que esses produtos não passaram pelo processo de avaliação da ANVISA quanto à sua segurança e eficácia.

Em resumo, a legislação brasileira sobre ortobiológicos estabelece requisitos rigorosos para a importação, produção, distribuição e uso desses produtos. A ANVISA exige que esses produtos atendam a requisitos de segurança, eficácia e qualidade, e devem ser registrados na agência antes de serem comercializados no país. Além disso, a ANVISA também estabelece requisitos específicos para a importação e distribuição desses produtos e proíbe a comercialização de produtos não registrados na agência. Essas medidas visam garantir a segurança e a eficácia dos ortobiológicos utilizados em procedimentos ortopédicos no Brasil.

CONCLUSÃO

O uso de ortobiológicos em lesões ortopédicas parece ser uma abordagem segura e eficaz para a regeneração tecidual; porém, mais estudos são necessários para confirmar sua eficácia e determinar os melhores protocolos de tratamento, incluindo número de injeções e momento ideal de tratamento. A variedade nos métodos de preparo e a heterogeneidade dos estudos dificultam conclusões definitivas. É importante considerar outros tratamentos e as características individuais dos pacientes, e mais pesquisas são necessárias para determinar a segurança e a eficácia a longo prazo, assim como identificar os pacientes mais beneficiados. Por fim, é fundamental que o uso dessas terapias seja realizado por profissionais qualificados e em conformidade com as regulamentações de saúde. Apesar dos desafios, as terapias celulares e ortobiológicas têm potencial significativo na medicina regenerativa e provavelmente desempenharão um papel crescente na recuperação de lesões musculoesqueléticas.

REFERÊNCIAS

1. Lattermann C, Leite CBG, Frisbie DD, Schlegel TS, Bramlage LR, Koch T, et al. Orthobiologics in orthopedic applications: a report from the TMI Havemeyer meeting on orthobiologics. J Cartilage Joint Preserv. 2022 Sep;2(3):100055.
2. Cole BJ, Gilat R, DiFiori J, Rodeo SA, Bedi A. The 2020 NBA orthobiologics consensus statement. Orthop J Sports Med. 2021 May;9(5):23259671211002296.
3. Foster TE, Puskas BL, Mandelbaum BR, Gerhardt MB, Rodeo SA. Platelet-rich plasma: from basic science to clinical applications. Am J Sports Med. 2009 Nov;37(11):2259-72.
4. Le ADK, Enweze L, DeBaun MR, Dragoo JL. Current clinical recommendations for use of platelet-rich plasma. Curr Rev Musculoskelet Med. 2018 Dec;11(4):624-34.

5. Leite CBG, Merkely G, Lattermann C, Görtz S. ICRS virtual convention 2021: orthoregenerative therapy from basic science to clinical application. J Cartilage Joint Preserv. 2021 Aug;(100024):100024.

6. Chahla J, Dean CS, Moatshe G, Pascual-Garrido C, Serra Cruz R, LaPrade RF. Concentrated bone marrow aspirate for the treatment of chondral injuries and osteoarthritis of the knee: a systematic review of outcomes. Orthop J Sports Med. 2016 Jan;4(1):2325967115625481.

7. Noback PC, Donnelley CA, Yeatts NC, Parisien RL, Fleischli JE, Ahmad CS, et al. Utilization of orthobiologics by Sports Medicine physicians: a survey-based study. J Am Acad Orthop Surg Glob Res Rev. 2021 Jan 6;5(1):e20.00185.

8. Van Genechten W, Vuylsteke K, Martinez PR, Swinnen L, Sas K, Verdonk P. Autologous micro-fragmented adipose tissue (MFAT) to treat symptomatic knee osteoarthritis: early outcomes of a consecutive case series. J Clin Med. 2021 May 21;10(11):2231.

9. Kasir R, Vernekar VN, Laurencin CT. Regenerative engineering of cartilage using adipose-derived stem cells. Regen Eng Transl Med. 2015 Dec 1;1(1):42-9.

10. Viganò M, Ragni E, Marmotti A, de Girolamo L. The effects of orthobiologics in the treatment of tendon pathologies: a systematic review of preclinical evidence. J Exp Orthop. 2022 Apr 8;9(1):31.

11. Chen X, Jones IA, Park C, Vangsness CT Jr. The efficacy of platelet-rich plasma on tendon and ligament healing: a systematic review and meta-analysis with bias assessment. Am J Sports Med. 2018 Jul;46(8):2020-32.

12. Liu X, Li Y, Shen L, Yan M. Leukocyte and platelet-rich plasma (L-PRP) in tendon models: a systematic review and meta-analysis of in vivo/in vitro studies. Evid Based Complement Alternat Med. 2022 Dec 15;2022:5289145.

13. Filardo G, Di Matteo B, Kon E, Merli G, Marcacci M. Platelet-rich plasma in tendon-related disorders: results and indications. Knee Surg Sports Traumatol Arthrosc. 2018 Jul;26(7):1984-99.

14. Schepull T, Kvist J, Norrman H, Trinks M, Berlin G, Aspenberg P. Autologous platelets have no effect on the healing of human achilles tendon ruptures: a randomized single-blind study. Am J Sports Med. 2011 Jan;39(1):38-47.

15. Wang C, Fan H, Li Y, Yun Z, Zhang Z, Zhu Q. Effectiveness of platelet-rich plasma injections for the treatment of acute Achilles tendon rupture: a systematic review and meta-analysis. Medicine (Baltimore). 2021 Oct 15;100(41):e27526.

16. Imam MA, Holton J, Horriat S, Negida AS, Grubhofer F, Gupta R, et al. A systematic review of the concept and clinical applications of bone marrow aspirate concentrate in tendon pathology. SICOT J. 2017 Oct 9;3:58.

17. Gianakos AL, Sun L, Patel JN, Adams DM, Liporace FA. Clinical application of concentrated bone marrow aspirate in orthopaedics: a systematic review. World J Orthop. 2017 Jun 18;8(6):491-506.

18. Kim SJ, Kim EK, Kim SJ, Song DH. Effects of bone marrow aspirate concentrate and platelet-rich plasma on patients with partial tear of the rotator cuff tendon. J Orthop Surg Res. 2018 Jan 3;13(1):1.

19. Usuelli FG, Grassi M, Maccario C, Vigano' M, Lanfranchi L, Alfieri Montrasio U, et al. Intratendinous adipose-derived stromal vascular fraction (SVF) injection provides a safe, efficacious treatment for Achilles tendinopathy: results of a randomized controlled clinical trial at a 6-month follow-up. Knee Surg Sports Traumatol Arthrosc. 2018 Jul;26(7):2000-10.

20. Walters BL, Porter DA, Hobart SJ, Bedford BB, Hogan DE, McHugh MM, et al. Effect of intraoperative platelet-rich plasma treatment on postoperative donor site knee pain in patellar tendon autograft anterior cruciate ligament reconstruction: a double-blind randomized controlled trial. Am J Sports Med. 2018 Jul;46(8):1827-35.

21. Davey MS, Hurley ET, Withers D, Moran R, Moran CJ. Anterior cruciate ligament reconstruction with platelet-rich plasma: a systematic review of randomized control trials. Arthroscopy. 2020 Apr;36(4):1204-10.

22. Laver L, Carmont MR, McConkey MO, Palmanovich E, Yaacobi E, Mann G, et al. Plasma rich in growth factors (PRGF) as a treatment for high ankle sprain in elite athletes: a randomized control trial. Knee Surg Sports Traumatol Arthrosc. 2015 Nov;23(11):3383-92.

23. Zou G, Zheng M, Chen W, He X, Cang D. Autologous platelet-rich plasma therapy for refractory pain after low-grade medial collateral ligament injury. J Int Med Res. 2020 Feb;48(2):300060520903636.

24. Forsythe B, Chahla J, Korrapati A, Lavoie-Gagne O, Forlenza E, Diaz CC, et al. Bone marrow aspirate concentrate augmentation may accelerate allograft ligamentization in anterior cruciate ligament reconstruction: a double-blinded randomized controlled trial. Arthroscopy. 2022 Jul;38(7):2255-64.

25. Alentorn-Geli E, Seijas R, Martínez-De la Torre A, Cuscó X, Steinbacher G, Álvarez-Díaz P, et al. Effects of autologous adipose-derived regenerative stem cells administered at the time of anterior cruciate ligament reconstruction on knee function and graft healing. J Orthop Surg (Hong Kong). 2019 Sep;27(3):2309499019867580.

26. Danieli MV, Guerreiro JPF, Queiroz AO, da Rosa Pereira H, Cataneo DC. Leucocyte-poor-platelet-rich plasma intra-operative injection in chondral knee injuries improve patients outcomes. A prospective randomized trial. Int Orthop. 2021 Feb;45(2):463-71.

27. Gobbi A, Karnatzikos G, Scotti C, Mahajan V, Mazzucco L, Grigolo B. One-step cartilage repair with bone marrow aspirate concentrated cells and collagen matrix in full-thickness knee cartilage lesions: results at 2-year follow-up. Cartilage. 2011 Jul;2(3):286-99.

28. Gobbi A, Karnatzikos G, Sankineani SR. One-step surgery with multipotent stem cells for the treatment of large full-thickness chondral defects of the knee. Am J Sports Med. 2014 Mar;42(3):648-57.

29. Gobbi A, Scotti C, Karnatzikos G, Mudhigere A, Castro M, Peretti GM. One-step surgery with multipotent stem cells and hyaluronan-based scaffold for the treatment of full-thickness chondral defects of the knee in patients older than 45 years. Knee Surg Sports Traumatol Arthrosc. 2017 Aug;25(8):2494-501.

30. Hede K, Christensen BB, Jensen J, Foldager CB, Lind M. Combined bone marrow aspirate and platelet-rich plasma for cartilage repair: two-year clinical results. Cartilage. 2021 Dec;13(1 Suppl):937S-947S.

31. Bosetti M, Borrone A, Follenzi A, Messaggio F, Tremolada C, Cannas M. Human lipoaspirate as autologous injectable active scaffold for one-step repair of cartilage defects. Cell Transplant. 2016;25(6):1043-56.

32. Dório M, Pereira RMR, Luz AGB, Deveza LA, de Oliveira RM, Fuller R. Efficacy of platelet-rich plasma and plasma for symptomatic treatment of knee osteoarthritis: a double-blinded placebo-controlled randomized clinical trial. BMC Musculoskelet Disord. 2021 Sep 24;22(1):822.

33. Raeissadat SA, Ghazi Hosseini P, Bahrami MH, Salman Roghani R, Fathi M, Gharooee Ahangar A, et al. The comparison effects of intra-articular injection of platelet rich plasma (PRP), plasma rich in growth Factor (PRGF), hyaluronic acid (HA), and ozone in knee osteoarthritis; a one year randomized clinical trial. BMC Musculoskelet Disord. 2021 Feb 3;22(1):134.

34. Xu Z, He Z, Shu L, Li X, Ma M, Ye C. Intra-articular platelet-rich plasma combined with hyaluronic acid injection for knee osteoarthritis is superior to platelet-rich plasma or hyaluronic acid alone in inhibiting inflammation and improving pain and function. Arthroscopy. 2021 Mar;37(3):903-15.

35. Ngarmukos S, Tanavalee C, Amarase C, Phakham S, Mingsiritham W, Reantragoon R, et al. Two or four injections of platelet-rich plasma for osteoarthritic knee did not change synovial biomarkers but similarly improved clinical outcomes. Sci Rep. 2021 Dec 8;11(1):23603.

36. Tucker JD, Goetz LL, Duncan MB, Gilman JB, Elmore LW, Sell SA, et al. Randomized, placebo-controlled analysis of the knee synovial environment following platelet-rich plasma treatment for knee osteoarthritis. PM R. 2021 Jul;13(7):707-19.

37. Dulic O, Rasovic P, Lalic I, Kecojevic V, Gavrilovic G, Abazovic D, et al. Bone marrow aspirate concentrate versus platelet rich plasma or hyaluronic acid for the treatment of knee osteoarthritis. Medicina (Kaunas). 2021 Nov 2;57(11):1193.

38. Louis ML, Dumonceau RG, Jouve E, Cohen M, Djouri R, Richardet N, et al. Intra-articular injection of autologous microfat and platelet-rich plasma in the treatment of knee osteoarthritis: a double-blind randomized comparative study. Arthroscopy. 2021 Oct;37(10):3125-3137.e3.

39. Wu Z, Yin J, Yue Y, Zhang Y. Application effect of different concentrations of platelet-rich plasma combined with quadriceps training on cartilage repair of knee osteoarthritis. J Healthc Eng. 2022 Jan 10;2022:7878064.

40. Jo CH, Lee YG, Shin WH, Kim H, Chai JW, Jeong EC, et al. Intra-articular injection of mesenchymal stem cells for the treatment of osteoarthritis of the knee: a proof-of-concept clinical trial. Stem Cells. 2014 May;32(5):1254-66.

Laser

77

▶ Roberto Lohn Nahon

●INTRODUÇÃO

O corpo naturalmente reage com a luz. Diversos processos biológicos são conhecidos desde os mais remotos tempos, com tal interação. Desde a simples percepção luminosa da visão, a qual muda sua capacidade de ver cores de acordo com a quantidade de luz no ambiente passando pela reação da pele em contato com o sol e a mudança da cor, até o papel da luz da conversão da forma ativa de vitamina D, o papel da luz e a interação com a biologia já é conhecido há muito tempo. Assim, desde a helioterapia passando pelos primeiros usos sistematizados e publicados do *laser*, como o trabalho feito por Endre Mester desde sua pesquisa em 1967 de possíveis efeitos deletérios causados pela radiação do *laser* em ratos com os segmentos dos efeitos terapêuticos e de estimulação, publicados na década seguinte, até os diversos usos nos dias de hoje, muitos caminhos e estudos foram e continuam sendo feitos.[1]

Um *laser* não deixa de ser um tipo de luz, luz esta, monocromática e coerente por meio de um processo de emissão estimulada de radiação. De fato, *laser* é um acrônimo para "*l*ight *a*mplification by *s*timulated *e*mission of *r*adiation", que em português significa "amplificação da luz por emissão estimulada de radiação". Isso significa que a luz é emitida em uma única cor e em fase, ou seja, todas as ondas de luz estão sincronizadas e se propagam em conjunto, o que resulta em um feixe de luz altamente direcional e concentrado, que tem inúmeras aplicações na indústria, na medicina, nas telecomunicações e em outras áreas.[2] Essa correlação já poderia ser prevista desde o trabalho clássico de Einstein de 1905, com o entendimento do que é o fóton, sua capacidade, dualidade como partícula e onda e a propriedade de transportar energia.[3]

O *laser* pode ser entendido como um dispositivo que produz luz por meio da emissão estimulada de radiação eletromagnética. Uma das principais características dos *lasers* é a luz monocromática, ou seja, a luz emitida tem apenas uma cor ou comprimento de onda específico. Em contraste com a luz que vemos no dia a dia. Outra característica importante dos *lasers* é a luz polarizada, que significa que as ondas de luz estão todas vibrando na mesma direção. Outra característica é a luz coerente, o que significa que todas as ondas de luz estão em fase, produzindo um feixe de luz altamente direcional e de maior energia. Os *lasers* podem ser classificados de acordo com o espectro eletromagnético em que operam e, consequentemente, por seu respectivo comprimento de onda. Existem diversos tipos de *laser*, sendo os mais comuns: infravermelho, visível e ultravioleta. O *laser* infravermelho, por exemplo, é amplamente utilizado em procedimentos de corte e ressecção em cirurgias. O *laser* visível pode ser dividido em dois subgrupos: *laser* vermelho e *laser* azul. O *laser* vermelho opera em comprimentos de onda de 630 a 670 nm e é utilizado em tratamentos de dermatologia, como na remoção de tatuagens. Já o *laser* azul opera em comprimentos de onda de 405 a 450 nm e é utilizado em tratamentos de acne. O *laser* ultravioleta é dividido em três subgrupos: UV-A, UV-B e UV-C. O *laser* UV-C, com comprimento de onda de 254 nm, é utilizado em esterilização de ambientes e superfícies, enquanto o UV-B é aplicado em tratamentos de fototerapia em doenças de pele e o UV-A em tratamentos de psoríase e outras condições dermatológicas. Cada tipo de *laser* possui características específicas e aplicações distintas, tornando-se uma ferramenta importante em diversas áreas da ciência e da tecnologia.[4,5]

Outra classificação está de acordo com a potência máxima de saída e comprimento de onda. Essa classificação começa pelas classes I a III.R. Seu uso é eminentemente não médico. Podemos usar como exemplo da utilização o *laser* para apresentações que, normalmente é da classe III.R. Para uso médico, as classes de *laser* comuns são as III.B e IV. A classe III.B é usada para tratamentos convencionais de baixa potência, com uma potência máxima de até 500 mW, enquanto a classe IV é usada para terapia de alta intensidade, com potências acima de 5 W, sendo aplicada desde cirurgias até no tratamento de tendinopatias e dor.

O uso do *laser* na medicina tem sido explorado há várias décadas. Na verdade, o *laser* é usado desde a década de 1960 como um instrumento para tratamentos médicos, por exemplo, o tratamento de problemas oculares, tais como glaucoma e catarata. Ao longo dos anos, a terapia a *laser* evoluiu e se tornou uma opção de tratamento popular em várias especialidades da saúde. De acordo com a sociedade brasileira de *laser* em medicina e cirurgia (SBLMC) temos exemplos nas seguintes especialidades médicas: otorrinolaringologia, oftalmologia, nutrologia, neurologia, medicina estética, ginecologia, endocrinologia, dermatologia, clínica médica, cirurgia vascular, cirurgia plástica, cirurgia geral, anestesiologia, acupuntura, proctologia, pediatria, patologia, ortopedia, neurologia, entre outras. Além das áreas não médicas, onde podemos destacar o exemplo mais comum com o uso pela fisioterapia.

Os *lasers* de classe IV (acima de 5 W) possuem aplicações tanto terapêuticas quanto cirúrgicas. O uso terapêutico é capaz de promover estimulação no tecido por meio da dispersão da energia, por exemplo, a redução da inflamação, melhora a cicatrização e o alívio da dor. Por isso, o *laser* de classe IV tem sido amplamente utilizado em tratamentos médicos, podendo ser uma alternativa não invasiva e eficaz para diversas condições de saúde, como lesões musculares, tendinites, artrites e outras afecções. Seus efeitos dependem da energia dispensada ao tecido. São variáveis importantes tanto o comprimento de onda quanto o tempo, a área e a penetração no tecido. Por outro lado, o *laser* cirúrgico possui energia colimada em um fino feixe cuja principal função se assemelha ao corte ou à queima em um tecido-alvo.

Outra forma de diferencias os tipos de *laser* utilizados da prática médica, tem a ver com a sua fonte. Assim, vale lembrar que existem diferentes tipos de *laser*, cada um com suas especificidades e aplicações. Podemos citar como exemplo o *laser* de dióxido de carbono (CO_2) muito comum em cirurgias dermatológicas para remoção de lesões. Já o *laser* de neodímio (Nd:YAG) é utilizado com frequência em procedimentos de cirurgias vascular e oftalmológica, bem como para tratamento de verrugas e lesões vasculares. O *laser* de argônio, em geral, é utilizado em procedimentos oftalmológicos para tratamento de glaucoma e retinopatia diabética. Outros tipos de *laser*, como o *laser* de diodo e o *laser* de hélio-neônio (He-Ne), são utilizados em tratamentos estéticos, como remoção de pelos indesejados e rejuvenescimento facial. Todavia, para a prática clínica e durante a utilização com os pacientes, o parâmetro mais importante é aquele relacionado com a energia, sendo este o *laser* de baixa intensidade e o *laser* de alta intensidade, visto que estas são frequentemente as únicas diferenciações utilizadas para tratamento de lesões musculoesqueléticas.

● DA RESPOSTA FISIOLÓGICA ÀS FORMAS DE UTILIZAÇÃO

Antes de analisarmos sobre as formas específicas de uso do *laser*, alguns parâmetros devem ser levados em consideração quando pensamos na sua utilização como forma de tratamento.

Iniciaremos analisando a história clínica, passaremos para a avaliação por exame físico e seguiremos para a interpretação dos exames complementares. Essa rotina, já consagrada, também é fundamental quando o médico faz a aplicação do tratamento com *laser*. Dentre os diversos motivos, é fundamental o entendimento das variáveis encontradas na história e no exame físico que podem mudar as abordagens geral e específica no tratamento com *laser*. Como exemplo, podemos mencionar desde o tempo de evolução da doença, como a presença ou não de comorbidades. Casos que modificam significativamente a dose e prognóstico e que, em alguns casos, podem contraindicar a utilização da técnica. Na mesma linha, exames complementares podem evidenciar a presença de outras lesões associadas, ou de variações anatômicas nos sítios de aplicação. Nestes casos necessitando da modificação da forma, ou local de aplicação do *laser*. Por vezes, esses achados também podem contraindicar a utilização de alguns tipos de *laser*.

Quanto aos protocolos de tratamento, todos vão se basear em alguns parâmetros físicos. Começando pelo comprimento de onda, passando pela quantidade de energia no tecido-alvo, chegando até a forma desta liberação, sendo ela contínua ou não. E, também, vão se basear em características do paciente (Figura 77.1). Destas características, a cor da pele deve ser avaliada, classicamente com a utilização da escala de Fitzpatrick, e considerada como uma variável quando o protocolo for definido (Figura 77.2).

A maneira mais frequente de exibir os aparelhos é em watt (W) e a forma mais comum de indicar o tratamento é em Joule (J). A fórmula que correlaciona essas variáveis é: 1 watt = 1 Joule/1 segundo (60 J/min). Assim, um watt pode ser definido como um Joule de energia por segundo, o que equivale a 60 joules por minuto. Ou seja, quando um *laser* emite uma potência de 1 watt, significa que ele está produzindo 1 Joule de energia a cada segundo. Essa é uma medida importante para entender e prescrever o tratamento por *laser*.

No entendimento do efeito biológico causado pela energia liberada no tecido pelo *laser*, podemos entender que existem efeitos específicos já conhecidos comuns a todos os tipos de laserterapia. Esses efeitos de bioestimulação ou biomodulação (ou ainda fotobioestimulação ou fotobiomodulação) podem começar a ser entendidos como partes específicas das mitocôndrias celulares que têm a capacidade de absorver a energia da radiação a *laser*, que resultam no aumento da formação de ATP, aumentando o nível de metabolismo celular. Também observamos a modulação de outras moléculas sinalizadoras como o óxido nítrico (NO), citocinas, prostaglandinas (p. ex., PGE_2), prostaciclina sintetase (PCI_2) e fatores de crescimento, resultando em regeneração e cicatrização de tecidos, assim como em seus efeitos sobre interleucinas, agindo na resposta inflamatória.[7,8]

Outra ação comum está relacionada com a resposta celular e tecidual, desde o efeito de inibição da dor, causado diretamente sobre os neurônios, como efeitos observados diretamente sobre a cinética dos fibroblastos, em células endoteliais, até os efeitos de angiogênese e reparo tecidual em diversos tecidos.[9]

No entendimento da energia e de seus efeitos na biologia celular e tecidual, podemos separar o *laser* como de alta ou de baixa energia, ou intensidade. Entendendo que, independentemente da intensidade e da penetração no *laser* o que estamos observando no tecido é a modificação deste pelo efeito da radiação *laser* fornecida. Ainda cabe lembrar que existem outras formas de transmissão de energia, causando efeito de reação tecidual após a transmissão de energia (conhecido como mecanobiologia ou mecanofisiologia), inclusive com a utilização de luz, todavia essas formas não serão discutidas neste capítulo.

O *laser* de baixa energia é a nomenclatura para aqueles que emitem luz com potência óptica entre 5 e 500 mW, segundo a norma técnica ABNT NBR IEC 60601-2-22, analogamente à norma internacional: IEC 60601-2-22.[10-12] Como a emissão de energia é menor, o *laser* de baixa energia é considerado com menor capacidade de causar dano. Todavia, antes mesmo de pensarmos na discussão sobre as formas terapêuticas, é fundamental que fique claro o conceito de que mesmo o *laser* de baixa energia é capaz de causar dano tecidual. Danos demonstrados antes mesmo do conhecimento sobre os benefícios e da utilização médica do *laser*, já descritos anteriormente neste capítulo.

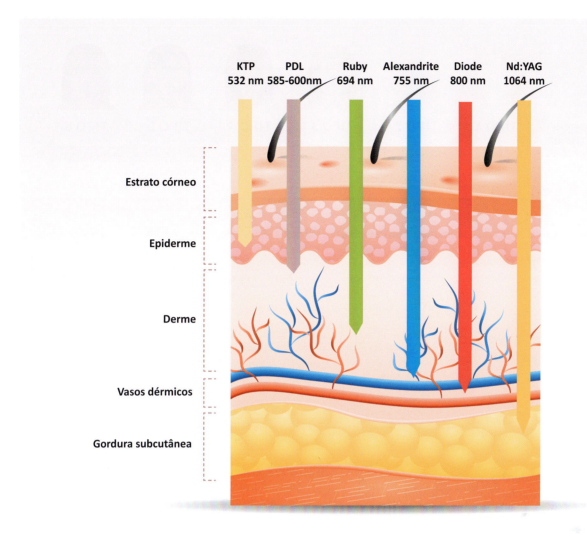

Figura 77.1 Características físicas e diferentes penetrações teciduais de diferentes comprimentos de onda e diferentes tipos de *laser*.
Fonte: Meesters, A. A., et al., 2013.[6]

Sobre as formas de utilização terapêutica do *laser* de baixa energia, destacamos que muitos trabalhos mais antigos traziam deferentes metodologias, com fatores de confundimento. Certos fatores, somados à grande parte da energia ficar nas camadas mais superiores do tecido, causaram um entendimento errôneo de que tal forma de utilização de *laser* não possuía boas evidências.

Sob à luz da medicina baseada em evidências, já encontramos um grande número de estudos demonstrando a eficácia do *laser* de baixa intensidade no tratamento de diversas condições. Em particular, a terapia com *laser* de baixa intensidade tem sido documentada como eficaz no tratamento de distúrbios articulares crônicos, como a osteoartrite, bem como em doenças reumáticas, tendinopatias, radiculopatias, dores na coluna, fibromialgia, dores miofasciais, dor tardia, assim como em cicatrização de feridas e cicatrizes. Revisões de estudos randomizados e controlados com qualidade metodológica aceitável, de acordo com a escala PEDro, foram realizadas para avaliar o impacto do *laser* de baixa intensidade nesses distúrbios, evidenciando a eficácia da terapia em melhorar a dor, a amplitude de movimento e a função geral do paciente. O resultado destas revisões e metanálises destacam, assim, o potencial da utilização do *laser* de baixa intensidade como uma opção de tratamento eficaz e segura para uma ampla variedade de condições médicas.[13-15]

Outra modalidade de apresentação do tratamento médico com *laser* é o *laser* de alta intensidade, ou alta energia. Essa nomenclatura é dada para a utilização de aparelhos de *laser* classe 4 com mais de 5 W. O efeito mais simples e, quase óbvio, quando comparado ao *laser* de baixa intensidade, é que o tempo necessário para a entrega da mesma quantidade de energia seja significativamente menor. Todavia, outras características surgem com a utilização do *laser* de alta intensidade que não estão presentes no *laser* de baixa intensidade.

Das características mais significativas, destaca-se a possibilidade de lesão tecidual, a qual é muito mais presente no *laser* de alta intensidade e pode ocorrer tanto de forma mais profunda como de forma mais rápida. A outra característica marcante está relacionada com a profundidade alcançada, que chega a uma ordem de grandeza superior.

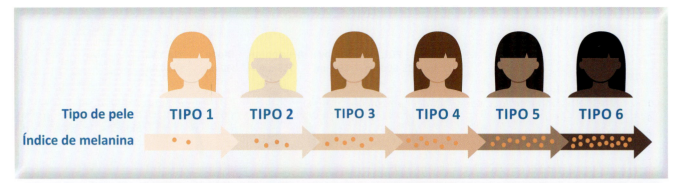

		DEFINIÇÃO		
TIPO 1	Pele muito clara, cabelos ruivos ou loiros, olhos calros	Queima-se sempre	Nunca bronzeia-se	Bastante sensibilidade ao sol
TIPO 2	Pele clara, cabelos loiros ou castanhos claros	Queima-se sempre	Bronzeia-se com dificuldade (muito pouco)	Sensível ao sol
TIPO 3	Pele clara ou ligeiramente morena, cabelos castanhos	Queima-se (moderadamente)	Bronzeia-se progressivamente (moderadamente)	Sensível ao sol
TIPO 4	Pele morena moderada cabemos castanhos ou pretos	Queima-se (pouco)	Sempre bronzeia-se e com facilidade	Sensibilidade normal ao sol
TIPO 5	Pele morena escura, cabelos e olhos pretos	Queima-se (raramente)	Sempre bronzeia-se e com facilidade	Pouca sensibilidade normal ao sol
TIPO 6	Pele negra, cabelos e olhos pretos	Nunca queima-se	Pele totalmente pigmentada, bronzeia-se profundamente.	Sem sensibilidade normal ao sol

Figura 77.2 Escala de Fitzpatrick.

Fonte: Adaptada de Fritzpetrick.

A terapia de *laser* de alta intensidade tem sido amplamente estudada, principalmente nas duas últimas décadas. Estudos clínicos recentes têm confirmado os efeitos benéficos da terapia de *laser* de alta intensidade no alívio sintomático de várias condições, como dor, dor lombar, alterações da microcirculação muscular, além dos efeitos já descritos com a utilização do *laser* de baixa intensidade. Embora os tecidos sejam diferentes entre si, é importante notar que a resposta tem relação com o mecanismo de ação. Mecanismo este que é análogo quando comparamos o *laser* de alta intensidade com o *laser* de baixa intensidade. Nesta sentido, é coerente que os fenômenos fotobiológicos observados com a utilização do *laser* de baixa intensidade sejam observados no *laser* de alta intensidade. Todavia, alguns efeitos são achados característicos do *laser* de alta intensidade, como a ação em tecidos profundos, em ossos e cartilagem articular. Os primeiros resultados de estudos clínicos extensos foram obtidos comparando o uso de *lasers* de diodo de alta intensidade com *lasers* de baixa intensidade em vários distúrbios crônicos do aparelho musculoesquelético. Os resultados foram indiscutivelmente melhores com *lasers* de intensidade acima de 1 W, além de ter ocorrido redução significativa no período de tratamento. Essas afirmações são confirmadas por Prochazka 2006. Além disso, estudos clínicos adicionais têm confirmado o potencial de utilização de *lasers* de alta intensidade como a melhor opção em algumas doenças dermatológicas.

A duração do pulso é outro parâmetro importante na utilização do *laser*. Fisicamente a opção se faz sobre as possíveis escolhas de contínuo ou intermitente. A vantagem de se utilizar uma forma intermitente, comumente chamada de pulsátil, é que existe um intervalo de esfriamento do tecido entre os pulsos, permitindo assim que maiores descargas de energia sejam liberadas sem que, necessariamente, haja tanta perda por calor. Os intervalos podem ser calculados a partir da característica do tecido conhecida como relaxamento térmico, é basicamente o tempo necessário para que o tecido aquecido perca cerca da metade do seu calor. Em resumo, quando os pulsos são significantemente mais longos do que o tempo de relaxamento térmico, ocorre transferência de energia para estruturas não vasculares circundantes, causando danos térmicos não específicos. Por outro lado, quando se utilizam pulsos muito curtos, a energia é entregue à estrutura-alvo mais rapidamente do que ela pode se difundir, o que pode levar à lesão tecidual. Todavia, na prática os aparelhos para uso clínico de laserterapia já vem com os módulos contínuo e pulsátil regulados de fábrica com a correção necessária para a aplicação de cada módulo com a energia por área desejada.[6]

Por fim, mesmo que inicialmente as utilizações da terapia de *laser* de baixa intensidade e da terapia de *laser* de alta intensidade sejam semelhantes, é importante destacar algumas diferenças relevantes entre elas. Uma delas está relacionada com as dosagens aplicadas. Enquanto a dose de tratamento na terapia de baixa intensidade tende a não ultrapassar os 16 J/cm^2, na terapia de alta intensidade seus níveis costumam ser entre 80 e 20 J/cm^2. Essa diferença, somada à diferença do tempo de tratamento e com a profundidade alcançada entre as duas terapias de *laser* são importantes para a compreensão de sua aplicação na medicina e traumatologia do esporte. Com a terapia a *laser* de alta intensidade, é possível atingir regiões mais profundas do tecido, o que pode ser útil para o tratamento de lesões com maior profundidade, como lesões musculares ou tendíneas profundas, típicas em alguns esportes. Já a laserterapia de baixa intensidade pode ser mais indicada para o tratamento de lesões superficiais ou em estágios iniciais com a vantagem de ser mais portátil, de utilização mais fácil e segura, e mais acessível, incluindo os custos envolvidos.

O Uso Terapêutico Específico na Traumatologia e na Medicina do Esporte

Ao contrário do que muitos pensam, não é esperado que um dado tratamento seja diferente em sua indicação quando nos referimos a atletas e não atletas. De forma geral, a medicina evolui baseada em evidências, e essas evidências, normalmente, são estudadas na população geral. Assim, torna-se coerente que o conhecimento adquirido na população de não atletas seja o melhor do conhecimento médico e, assim, se a opção para atletas é feita de forma diferente da literatura, abre-se o espaço para uma maior chance de insucesso terapêutico.

Porém, é importante destacar que existem algumas diferenças entre atletas e não atletas que podem influenciar no tratamento. Talvez a maior diferença esteja na disponibilidade de tempo que os atletas possuem dispensados ao tratamento, que costuma ser maior do que a da população em geral. Além disso, os atletas também costumam ter maior disponibilidade de recursos para investir em tratamentos e acompanhamento médico e multidisciplinar. Outra diferença relevante é o suporte fisiológico dos atletas, que pode ser diferente em alguns aspectos e beneficiar o tratamento e o prognóstico. Também é importante lembrar que, não raramente, os atletas possuem maior chance de lesões prévias e menor chance de algumas comorbidades. Todas essas diferenças devem ser consideradas na abordagem médica e multidisciplinar de atletas.

A utilização do laser é presente em estudos relacionados com a prática esportiva, como tendinoses e tendinites, como dores musculares com ou sem lesão tecidual até na abordagem de feridas com níveis de evidência para este tipo de opção terapêutica. Por outro lado, em doenças comuns como a fratura por estrese da tíbia, ainda não há evidência para a escolha desta terapêutica como forma de tratamento.[16,17]

No que diz respeito à laserterapia, o emprego de técnicas diferentes, por exemplo, com a utilização de diferentes comprimentos de onda, ou com a utilização de alta e de baixa energia, ou ainda, com o uso do *laser* contínuo e pulsátil. Essa propedêutica pode ser feita com aparelhos que possuem essa característica, ou com o uso de mais de um aparelho aplicador de *laser*. Aqui é importante lembrar que a dose máxima para o tecido deve obedecer a soma dos usos.

Outra indicação muito utilizada na prática com atletas é a laserterapia associada ao tratamento por ondas de choque (TOC). Essa associação apresenta benefícios já estabelecidos na literatura que vão desde uma menor dor no pré e no pós-tratamento por TOC, assim como os afeitos sinérgicos de ambos os tratamentos. Dentre as características específicas de dosimetria, não existem evidências até o momento que justifiquem a diminuição ou a mudança do protocolo, seja de *laser* ou de TOC, quando utilizados em um mesmo tratamento, de forma que, à luz de evidências atuais, o que se preconiza é a utilização do tratamento conjunto como se a doença ou a lesão estivesse sendo tratada por cada uma das técnicas isoladamente. Discute-se ainda sobre a ordem, com protocolos que fazem sequencialmente uma forma após a outra e com protocolos que fazem TOC entre duas aplicações de *laser*.

Outros tratamentos combinados descritos são a combinação da laserterapia com outras medidas gerais de reabilitação, por exemplo, a recuperação ativa, especialmente importante no manejo da dor tardia (DOMS).[12]

Sobre as contraindicações, elas não diferem das contraindicações em não atletas, visto que *laser* não é considerado violação às regras atuais de controle de dopagem. Somente deve ser importante a atenção aos atletas que praticam atividade ao ar livre, lembrando da possibilidade de pele queimada pelo sol e a interferência no tratamento.[18-20]

● CONCLUSÃO

Neste capítulo exploramos as diferentes aplicações da laserterapia, e mais ainda a fotobiomodulação utilizada como terapia. Abordamos suas diferentes aplicações e suas variações, tanto em termos de potência quanto de comprimento de onda. No entanto, apesar das diferenças entre esses tipos, o princípio da terapia pode ser aplicado de várias formas, desde o atendimento eletivo ao atleta e ao praticante de atividade física até o alívio da dor minimizando ou, até, excluindo a necessidade de medicamentos.[19]

As evidências atuais robustecem a utilização da laserterapia para tratar algumas das queixas mais comuns em atletas, principalmente no que diz respeito a lesões musculares, tendíneas e articulares. Estudos recentes demonstram que a laserterapia pode ser eficaz no alívio da dor e na aceleração do processo de recuperação, permitindo que os atletas voltem às atividades de forma mais eficiente e, por vezes, mais rapidamente.

Além disso, o uso da laserterapia tem se expandido para a prevenção de lesões. Por exemplo, em algumas modalidades esportivas que envolvem sobrecarga nas articulações, a laserterapia tem sido empregada tanto isoladamente como em combinação com outras abordagens terapêuticas. Essa abordagem preventiva tem se mostrado promissora na redução do risco de degeneração articular e na sustentação do desempenho atlético a longo prazo.[20]

À medida que os estudos e pesquisas em laserterapia e fotobiomodulação continuam a crescer, novas aplicações e benefícios são descobertos. Assim como surgem à luz das evidências os casos que essas terapias não apresentam utilização baseada em evidência. É fundamental que os profissionais da área da saúde estejam atualizados e capacitados para aproveitar todo o potencial dessa terapia inovadora. A utilização da laserterapia no atendimento ao atleta abre portas para um tratamento mais eficiente e individualizado, contribuindo para o sucesso esportivo e para o bem-estar dos praticantes de atividades físicas.[21]

REFERÊNCIAS

1. Mester E, Nagylucskay S, Döklen A, Tisza S. Laser stimulation of wound healing. Acta Chir Acad Sci Hung. 1976;17:49-55.
2. Svelto O. Principles of lasers. 5th ed. New York: Springer; 2010.
3. Einstein,A. Über einen die erzeugung und verwandlung des lichtes betreffenden heuristischen gesichtspunkt. Annalen der Physik. 1905;17(6):132-48.
4. Aguilar E, Mohseni K. A review of infrared laser sources for medical applications. IEEE J Selected Topics Quantum Electr. 2021;27(4):1-12.
5. Sampaio MV. The potential of lasers in the treatment of acne vulgaris: a review. J Cosmet Laser Ther. 2018;20(4):217-23.
6. Meesters AA, Pitassi LHU, Campos V, Wolkerstorfer A, Dierickx CC. Transcutaneous laser treatment of leg veins. Lasers Med Sci. 2013;29(2):481-92.
7. Fitzpatrick TB. The validity and practicality of sun-reactive skin types I through VI. Arch Dermatol. 1988;124(6):869-71.
8. Silva LCC. Low-level laser therapy in tissue repair and regeneration: a literature review. Braz J Med Biol Research. 2021;54(6):e11117.
9. Almeida-Lopes L, Rigau J, Zângaro RA, Guidugli-Neto J, Jaeger MM. Comparison of the low level laser therapy effects on cultured human gingival fibroblasts proliferation using different irradiance and same fluence. Lasers Surg Med. 2001;29(2):179-84.
10. ABNT NBR IEC 60601-2-22: Equipamentos eletromédicos - Parte 2-22: Requisitos particulares para segurança básica e desempenho essencial de equipamentos de terapia a laser. Rio de Janeiro; 2011.
11. Winters M, Eskes M, Weir A, Moen MH, Backx FJ, Bakker EW. Treatment of medial tibial stress syndrome: a systematic review. Sports Med. 2013 Dec;43(12):1315-33.
12. Nahon R, Delanchy M, Genevay S, Marty M. Physical therapy interventions for the treatment of delayed onset muscle soreness (DOMS): systematic review and meta-analysis. Phys Ther Sport. 2021;50:143-55.
13. Ferraresi C, Kaippert B, Avci P, Huang YY, de Sousa MV, Bagnato VS, et al. Low-level laser (light) therapy increases mitochondrial membrane potential and ATP synthesis in C2C12 myotubes with a peak response at 3-6 h. Photochemistry and Photobiology. 2015;91(2):411-6.
14. Huang Z, Chen J, Ma J, Shen B, Pei F, Kraus VB, et al. The effectiveness of low-level laser therapy for nonspecific chronic low back pain: a systematic review and meta-analysis. Arthritis Research Ther. 2015;17(1):360.
15. Bjordal JM, Couppé C, Chow RT, Tunér J, Ljunggren EA, Smith TL. A systematic review of low-level laser therapy with location-specific doses for pain from chronic joint disorders. Austr J Physiother. 2003;49(2):107-16.
16. WANG, Y.; LI, S.; ZHANG, Y. et al. Heat and cold therapy reduce pain in patients with delayed onset muscle soreness: A systematic review and meta-analysis of 32 randomized controlled trials. Physical Therapy in Sport, v. 48, p. 177-187, 2021. doi: 10.1016/j.ptsp.2021.01.004.
17. WANG, Y.; LU, H.; LI, S.; ZHANG, Y.; YAN, F.; HUANG, Y.; CHEN, X.; YANG, A.; HAN, L.; MA, Y. Effect of cold and heat therapies on pain relief in patients with delayed onset muscle soreness: A network meta-analysis. Journal of Rehabilitation Medicine, v. 54, p. jrm00258, 2022. DOI: 10.2340/jrm.v53.331. PMID: 34636405; PMCID: PMC8862647.
18. Winters M, Eskes M, Weir A, Moen MH, Backx FJG, Bakker EWP. Treatment of medial tibial stress syndrome: a systematic review. Sports Med Auck. 2013;43(12):1315-33.
19. Leal Junior EC, Lopes-Martins RA, Baroni BM. Comparison between single-diode low-level laser therapy (LLLT) and LED multi-diode (cluster) therapy (LEDT) applications before high-intensity exercise. Photomed Laser Surg. 2009;27(4):617-23.
20. Ferraresi C, Huang YY, Hamblin MR. Photobiomodulation in human muscle tissue: an advantage in sports performance? J Biophotonics. 2016;9(11-12):1273-99.
21. Dutra YM, Malta ES, Elias AS, Broatch JR, Zagatto AM. Deconstructing the ergogenic effects of photobiomodulation: a systematic review and meta-analysis of its efficacy in improving mode-specific exercise performance in humans. Sports Med. 2022;52(11):2733-57.

Laser-acupuntura e fotobiomodulação no esporte

78

> Marcelo Neubauer de Paula

INTRODUÇÃO

O termo *LASER* significa *light amplification by stimulated emission of radiation*. Para que um feixe de luz seja considerado *laser* são necessárias três características:[1]

1. *Monocromacidade*: o feixe possui uma única cor, isto é um único comprimento de onda.
2. *Colimação*: todos os raios de luz são paralelos, por isso o feixe não se dispersa permanecendo concentrado em um único ponto (Figura 78.1).
3. *Coerência*: as ondas oscilam todas juntas (Figura 78.2).

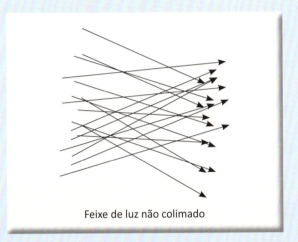
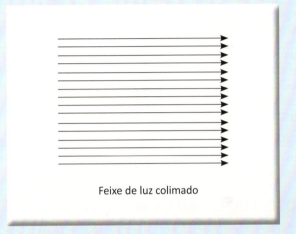

Figura 78.1 Feixe de luz não colimado e feixe de luz colimado.
Fonte: Acervo do autor.

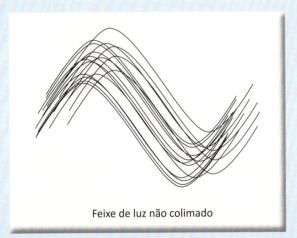
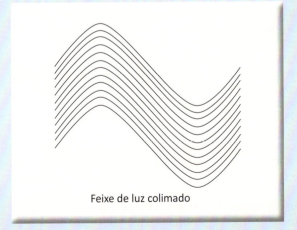

Figura 78.2 Feixe de luz não coerente e feixe de luz coerente.
Fonte: Acervo do autor.

ACUPUNTURA NA ATIVIDADE FÍSICA E NO ESPORTE

Em medicina há diversas aplicações para o *laser*, sendo as mais conhecidas as que utilizam *laser* de alta potência que são capazes de lesar o tecido (*Laser* classe 4). Assim, o *laser* de alta potência tem aplicações em oftalmologia, ginecologia, dermatologia e cirurgia. O princípio deste tipo de tratamento é promover uma lesão térmica para que ocorra um processo inflamatório levando à cicatrização e proliferação de colágeno.[1] Não havia uma definição comumente aceita do termo acupuntura a *laser* até que em 5 de outubro de 2018, a seguinte definição geral de acupuntura a *laser* foi discutida durante uma sessão de consenso na 12th International World Association for photobiomoduLation Therapy (WALT) em Nice, França. Nessa sessão, o presidente, todos os palestrantes convidados e 28 especialistas de todo o mundo concordaram com a definição proposta de acupuntura a *laser*. No dia seguinte (6 de outubro de 2018), a proposta foi apresentada pelo Presidente no contexto de outra sessão de consenso e toda a diretoria executiva do WALT (Arany, Presidente do WALT) também aprovou a seguinte proposta de definição de acupuntura a *laser* e todos os tipos de fotoacupuntura: "estimulação fotônica de pontos e áreas de acupuntura para iniciar efeitos terapêuticos semelhantes aos da acupuntura com agulha e terapias relacionadas, juntamente com os benefícios da FotoBioModulação (PBM)".[2]

Em acupuntura utilizamos *laser* de potência intermediária (Classe 3), que não tem a capacidade de lesar tecidos. O efeito deste tipo de *laser* é bioquímico por meio de mecanismos que serão descritos mais à frente.[1]

O comprimento de onda, isto é a cor do *laser*, é importante para que ele tenha maior ou menor penetração no organismo. Assim, o *laser* violeta penetra aproximadamente 1 cm, enquanto o azul penetra 2 cm, o verde 3 cm, o vermelho 4 cm[2] e o infravermelho (que é invisível) pode penetrar até 8 cm, inclusive através de estruturas ósseas. Na verdade, os tecidos humanos são praticamente transparentes para a luz infravermelha.[3]

Na acupuntura utiliza-se o *laser* vermelho para pontos na orelha (auriculoterapia) e o infravermelho para os demais pontos.[4] A acupuntura tradicional com agulhas utiliza estímulo de fibras A-delta e fibras C para obter seus efeitos. A acupuntura a *laser* utiliza vias bioquímicas. Por conta disso o efeito terapêutico do *laser* pode não ser imediato, ao contrário do agulhamento, mas normalmente é percebido após 24 horas.

Simplificadamente o mecanismo de ação da acupuntura a *laser* ocorre por três vias:[5,6]

1. Aumento da atividade da enzima citocromo oxidase o que leva a aumento da produção de ATP e aumento da produção de cAMP e do cálcio intracelular, importantes mediadores para o metabolismo.
2. Redução da apoptose (morte programada) das células, mecanismo este ainda pouco compreendido.
3. Aumento das espécies reativas de oxigênio e redução das espécies reativas de nitrogênio, o que leva a aumento da síntese de DNA, ativações enzimáticas e progressão do ciclo celular.

Estes três mecanismos levam a mudanças celulares a longo prazo, cicatrização de feridas, regeneração nervosa e redução da inflamação além de efeitos a distância utilizando pontos de acupuntura como seus principais efeitos.

● O USO DO *LASER* NA ACUPUNTURA

Os primeiros trabalhos com acupuntura a *laser* (AL) no Ocidente foram escritos por Plog e colaboradores, que descreveram em detalhes alguns procedimentos de acupuntura a *laser*.[7] Eles também detalharam 17 indicações de AL para dor lombar, insônia, dor de cabeça, dor cervical etc.[7] Embora a maioria desses estudos não sejam randomizados nem controlados, tais trabalhos originaram o primeiro sistema comercial de acupuntura a *laser*.[8]

Parâmetros técnicos são cruciais na obtenção dos melhores efeitos da AL. O primeiro seria o comprimento de onda utilizado. A luz *laser* vermelha tem uma profundidade de penetração mais profunda do que a violeta, azul, verde ou amarela. A luz infravermelha não é visível, mas alguns autores demonstraram que ela penetra no tecido humano pelo menos tão profundamente quanto a luz vermelha visível, ou seja, cerca de 40 mm.[2] A seguir é importante a avaliação da potência de saída. *Lasers* de alta potência (Classe 4), que promovem dano tecidual por calor, não são adequados para acupuntura a *laser*, sendo reservados para procedimentos cirúrgicos ou dermatológicos. Para uso em acupuntura a *laser* são indicados equipamentos de Classe 3b que promovem discreto aquecimento tecidual (igual ou inferior a 1°C).[9]

A AL pode ser a modalidade de acupuntura preferida para populações específicas de pacientes – como pacientes geriátricos e pediátricos – porque não é invasivo, é indolor e possivelmente associado a menos efeitos adversos. A duração do tratamento de uma sessão individual de AL (10 a 60 segundos por local de acupuntura) é menor do que com agulhas de metal (tempo de retenção de 10 a 30 minutos), o que pode reduzir significativamente o tempo de tratamento que se torna eficiente e de baixo custo. A aplicação do AL envolve muitas considerações, incluindo dados existentes, parâmetros técnicos, indicações clínicas, segurança e pesquisas futuras para promover práticas clínicas baseadas em evidências.[5]

Em vez de agulhas, o AL usa luz vermelha ou infravermelha próxima com comprimento de onda entre 600 e 1000 nm e potência entre 5 e 500 mW. Também chamada de terapia por *laser* de baixa intensidade (LLLT), com 0,1 a 0,5 J/cm[2]. São aplicados de 1 a 4 J por ponto de acupuntura ou 1 a 4 J/cm[2] por ponto Ashi.[10] Embora a maioria dos tecidos biológicos sejam opacos à luz visível, os espectros vermelho e infravermelho (comprimentos de onda entre 650 a 925 nm) possuem relativa transparência nos tecidos biológicos (incluindo o osso).[3]

A aplicação da radiação pode ser contínua ou intermitente. Por meio de técnicas de pulsologia, Manfred Reininger e colaboradores estimaram que a aplicação do *laser* de forma pulsada teria maior efeito terapêutico, além de determinarem a frequência de pulso ótima para cada meridiano. Assim chamadas "Frequências de Reininger" foram então adotadas pela maior parte dos equipamentos de AL (Tabela 78.1).[10]

Tabela 78.1 Frequências de Reininger para cada meridiano regular.

Meridiano	Frequência de pulso (Hz)
Pulmão	824
Intestino grosso	553
Estômago	471
Baço/pâncreas	702
Coração	497
Intestino delgado	791
Bexiga	667
Rim	611
Pericárdio	530
Triplo aquecedor	732
Vesícula biliar	583
Fígado	442

Fonte: Hu WL, Hung YC, Hung IL. 2013.[10]

Tabela 78.2 Frequências de Nogier.

Zona	Frequência (Hertz)
A	2,28
B	4,56
C	9,12
D	18,25
E	36,5
F	73
G	146
H	276

Fonte: Nogier R, Boucinhas JC. .2017.[11]

Da mesma maneira que Reininger desenvolveu as frequências ótimas para cada meridiano, o auriculoterapêuta francês Paul Nogier desenvolveu frequências ótimas para cada seguimento da orelha (Figura 78.3 e Tabela 78.2).[11]

Evidências mais recentes suportam os efeitos fisiológicos da AL, incluindo efeitos anti-inflamatórios[12] e antinociceptivos.[11] Tais estudos destacam o efeito potencial da AL em condições bem controladas; no entanto, ainda não está claro se esses resultados podem ou não ser extrapolados para o cenário clínico. É extremamente importante entender a relevância dos parâmetros de irradiação do laser, juntamente com a seleção apropriada de pontos de acupuntura, para a eficácia da AL para condições musculoesqueléticas.[5]

Além dos efeitos do Laser em pontos de acupuntura, o laser também pode ser utilizado em técnicas de fotobiomodulação local e sistêmica. Em estudo experimental em modelo animal de osteoartrite de joelho, a irradiação com laser demonstrou que a cartilagem artrítica induzida nos animais melhorou significativamente após o tratamento a laser combinado com comprimentos de onda de 650 nm e 10.600 nm. Possivelmente, esse efeito pode estar relacionado com a indução de proteína de choque térmico 70 (HSP 70) nos condrócitos artríticos.[14]

A terapia a laser de baixa intensidade, ou fotobiomodulação (PBM), é capaz de induzir uma resposta fotobiológica no interior das células; ativação da produção de adenosina trifosfato (ATP), NO e espécies reativas de oxigênio e alterar bombas de sódio-potássio e canais de cálcio nas membranas celulares, além de se mostrar uma ferramenta eficiente, não invasiva, de baixo custo e segura.[6]

Foi demonstrado que entre os diferentes métodos de fotobiomodulação, a irradiação de sangue intravascular com laser (ILIB), provoca efeitos sistêmicos. A ILIB é estudada desde 1981 por cientistas soviéticos. Foi desenvolvida para o tratamento de doenças cardiovasculares com evidência de melhora das propriedades reológicas do sangue e da microcirculação, bem como redução da área de infarto, arritmias cardíacas e morte súbita.[15] Além disso, demonstra eficácia na lesão renal aguda.[16] Autores brasileiros descreveram seus benefícios no tratamento da mucosite relacionada com o câncer.[17]

A técnica da ILIB consiste na aplicação de laser vermelho em uma artéria, normalmente a artéria radial. A técnica mais difundida preconiza laser vermelho com comprimento de onda de 660 nm por um período de 30 minutos totalizando 60 joules de energia e potência de 100 mW.[15] Por se tratar de uma irradiação do sangue, não há concentração dessa energia em um único ponto, ao contrário da acupuntura a laser.

Acupuntura a laser, fotobiomodulação e a prática do esporte

Acupuntura a laser e fotobiomodulação podem ser utilizadas antes da prática esportiva, com melhora do desempenho, não sendo considerado doping. Podem ser utilizadas logo após o exercício com o objetivo acelerar a recuperação

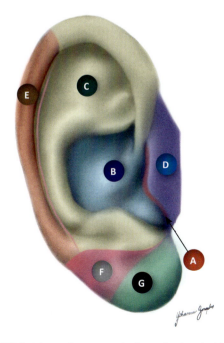

Figura 78.3 Mapa das zonas de frequências de Nogier.
Fonte: Yohanna Gonçalves, 2008.[13]

e podem ser utilizadas no tratamento das lesões adquiridas com a prática esportiva.

Acupuntura a laser, fotobiomodulação: efeitos antes do exercício

Um estudo prospectivo controlado a placebo *cross over*, com 12 mulheres não praticantes de exercícios físicos, feita PBM local em quatro pontos do Bíceps Braquial, testando o tempo e o número de flexões do cotovelo demonstrou redução com significância estatística no realizar a série de exercícios; entretanto, não houve diferença estatisticamente significativa na dor muscular tardia e na percepção subjetiva de esforço. Contudo, os próprios autores enfatizam que esse estudo tem algumas limitações, por exemplo, que foram analisados os efeitos agudos do *laser* PBM no desempenho muscular e, portanto, não se pode descartar a possibilidade de um efeito positivo se o *laser* for aplicado cronicamente ou em combinação com um programa de exercícios resistidos além do número limitado de participantes.[18]

Um estudo triplo cego, randomizado, controlado a placebo, de seis braços incluindo 60 pacientes, desenhado para avaliar quanto tempo antes da atividade física a PBM associada a campos magnéticos estáticos tem maior eficácia no desempenho esportivo, e concluiu que a terapia pode ser usada de 5 minutos a 6 horas antes do exercício, e os efeitos podem durar até 54 horas depois do tratamento. O desfecho primário foi o pico de torque obtido da contração voluntária máxima. Os desfechos secundários foram creatina quinase (CK) e dor muscular tardia. Os resultados primários e secundários foram medidos no início, imediatamente após, 1 , 24 e 48 horas após o protocolo de exercício excêntrico.[19]

Um artigo de revisão de três estudos, LLLT pré-desempenho, pós-desempenho ou pré-desempenho e pós--desempenho, em jogadores profissionais de futebol, foi realizado e avaliado lactato sérico (BL) e CK. Em cada artigo, BL e CK mostraram uma diminuição significativa (P < 0,05) quando realizados antes ou depois do jogo *versus* o grupo controle. A maior diminuição desses mediadores foi observada quando a laserterapia pós-performance foi realizada. Conclusão clínica: LLLT a 10, 30 ou 50 J realizada em um mínimo de dois locais no reto femoral, vasto lateral e vasto medial bilateralmente por 10 segundos cada é significativa na diminuição dos níveis séricos de BL e CK quando realizada após o exercício.[20]

Acupuntura a laser, fotobiomodulação: efeitos após o exercício

Em uma revisão sistemática e metanálise contendo 24 estudos avaliando a terapia com LLLT demonstrou que a sua aplicação antes do exercício melhorou significativamente a força muscular dos membros inferiores nos grupos de acompanhamento de 24 horas, 48 horas, 96 horas e 8 semanas. Além disso, foram observadas diminuição do índice de dor, concentrações séricas de CK, interleucina-6 e concentrações de substâncias reativas ao ácido tiobarbitúrico e uma tendência de melhora no número de repetições de contração e nos resultados da cinética do oxigênio.[21]

Vinte e quatro homens moderadamente ativos e saudáveis, com idades entre 21 e 22 anos, receberam 45 contrações isométricas tetânicas eletricamente evocadas do quadríceps femoral, precedidas por LLLT ou sham-LLLT. Torques musculares voluntários isométricos máximos, dor percebida e amostras de sangue foram analisados desde o início até 96 horas depois da intervenção. Mediu-se marcadores plasmáticos de dano muscular (a atividade da CK) e inflamação (proteína C-reativa) e parâmetros do estado redox. As contrações evocadas por estimulação elétrica neuromuscular isométrica induziram estresse oxidativo, demonstrado por um aumento na peroxidação lipídica e prejuízos no sistema antioxidante enzimático. As irradiações de LLLT tiveram um efeito protetor na diminuição induzida por NMES na defesa antioxidante enzimática e encurtaram a duração da inflamação. Esse efeito das irradiações no estado redox e na inflamação não afetou a peroxidação lipídica, o dano muscular e o torque muscular. Os autores concluem que LLLT pode proteger de deficiências no sistema antioxidante enzimático e pode encurtar a inflamação induzida por uma única sessão de EENM em homens moderadamente ativos e saudáveis. No entanto, os efeitos da LLLT no estado redox e nos processos inflamatórios não parecem afetar o dano muscular e a recuperação da função muscular após a EENM.[22]

Em um estudo randomizado, triplo cego (participantes, terapeutas e avaliadores), controlado por placebo, incluindo 30 voluntários saudáveis do sexo masculino, aleatoriamente designados para os grupos placebo, tratamento local e tratamento não local com aplicação de terapia a *laser* de baixa intensidade (LLLT) e diodos emissores de luz (LEDs) combinados com um campo magnético estático (PBM-sMF). Um protocolo de exercício excêntrico foi usado para induzir a fadiga. O desfecho primário foi o pico de torque avaliado pela contração voluntária máxima (CVM). Os desfechos secundários foram dor muscular tardia (DOMS) medida pela escala visual analógica (VAS), lesão muscular avaliada pela atividade sérica da CK e níveis de lactato no sangue. As avaliações foram realizadas antes do protocolo de exercício excêntrico (basal), bem como imediatamente após e 1, 24, 48 e 72 horas após o término do protocolo. Dez voluntários foram randomizados por grupo e analisados para todos os resultados. Em comparação com os grupos placebo e não local, a irradiação com PBM-SMF levou a uma melhora estatisticamente significativa (p < 0,05) em relação a todas as variáveis do grupo local. Os desfechos observados no grupo não local foram semelhantes aos do grupo placebo em todas as variáveis. Não houve relato de efeito adverso.[23]

Os benefícios da fotobiomodulação (PBM) são conhecidos há várias décadas. Mais recentemente, o PBM aplicado no esporte oferece uma chance especial de apoiar a modelagem do desempenho e recuperação. As atividades físicas cada vez mais complexas e a competição acirrada no mundo dos esportes geram um estado de estresse psicoemocional e físico que pode induzir à síndrome da fadiga crônica, falha no treinamento físico, predisposição a lesões musculares, esgotamento físico e emocional etc., para os quais o PBM poderia ser uma excelente solução. PBM demonstrou ter efeitos protetores e ergogênicos valiosos em 25 estudos em humanos, sendo a chave para o sucesso de alto desempenho e recuperação, fatos apoiados também por 22 estudos em animais. O PBM aplicado de forma criativa e direcionada dependendo do esporte e tamanho do nível de esforço físico poderia modular perfeitamente a atividade mitocondrial e, assim, levar a melhorias notáveis no desempenho.[24]

Acupuntura a laser, fotobiomodulação no tratamento das lesões do esporte

Uma revisão sistemática que incluiu três estudos *in vitro* e 30 estudos *in vivo* concluiu que a terapia com *laser* resultou em efeitos positivos no reparo da cartilagem e pode ser uma terapia adequada para o tratamento de osteoartrite.[25]

Em decorrência das características de cada esporte, algumas lesões são mais comuns em determinados esportes. Uma revisão sistemática com 17 trabalhos incluindo 835 participantes concluiu que há evidências de qualidade muito baixa a moderada demonstrando que a PBM tem utilidade como terapia isolada e/ou adjuvante para tratamento de tendinopatias.[26]

Uma parte dos mecanismos de ação do *laser* na lesão induzida pelo exercício pode ser explicada por melhoria nos processos de regeneração celular e reparação tecidual. Uma revisão sistemática de seis artigos que avaliaram os efeitos *in vitro* da estimulação de tenócitos com luz. Quatro estudos usaram *lasers* e os outros dois usaram diodo emissor de luz ou luz intensa pulsada, em comprimentos de onda variando entre 530 a 1100 nm. A aplicação de luz aos tenócitos resultou em efeitos positivos relatados por todos os estudos, incluindo aumento da proliferação e migração celular e maior expressão de proteínas e genes de biomarcadores tendinosos. Os autores concluem que todos os estudos mostraram efeitos positivos após estimulação luminosa em tenócitos, independentemente da fonte de luz utilizada. No entanto, a falta de dados padronizados sobre os parâmetros de estimulação luminosa, configuração experimental e as principais limitações dos estudos impediram conclusões representativas e comparações entre os principais resultados dos estudos.[27] Em um artigo de revisão, os autores descrevem que os mecanismos de ação do LLLT são diferentes nas três fases do reparo do tendão. Na fase inflamatória, a LLLT ativa principalmente um grande número de fator de crescimento endotelial vascular (VEGF) e promove a angiogênese sob hipóxia. Durante a fase de proliferação, a LLLT aumenta a quantidade de colágeno tipo III por promover a proliferação de fibroblastos. Durante a fase de remodelação, a LLLT ativa principalmente os macrófagos M2 e diminui os fatores inflamatórios, reduzindo assim as respostas inflamatórias. No entanto, também deve ser observado que, na fase final do reparo do tendão, o uso de LLLT causa regulação excessiva de alguns fatores de crescimento, o que levará à fibrose do tendão.[28]

Em um estudo cruzado randomizado, triplo cego e controlado por placebo, 22 jogadores de futebol masculino de alto nível do mesmo time foram recrutados e tratados com PBM ativo e placebo. A ordem das intervenções foi randomizada. Imediatamente após a aplicação de PBM ativo ou placebo, os voluntários realizaram um teste padronizado de corrida progressiva de alta intensidade (teste de ergoespirometria) até a exaustão. Analisou-se as taxas de consumo de oxigênio (VO$_2$ máx), tempo até a exaustão e limiares aeróbicos e anaeróbicos durante o teste de corrida progressiva intensa. Atividades de CK e lactato desidrogenase (LDH), níveis de interleucina-1β (IL-1-β), interleucina-6 (IL-6) e fator de necrose tumoral alfa (TNF-α), níveis de ácido tiobarbitúrico (TBARS) e proteínas carboniladas, e catalase (CAT) e superóxido dismutase (SOD) foram medidas antes e cinco minutos após o término do teste. PBM aumentou o VO$_2$ máx (valores relativos e absolutos-p < 0,0467 e p < 0,0013, respectivamente), tempo até a exaustão (p < 0,0043), tempo (p < 0,0007) e volume (p < 0,0355) em que o limiar anaeróbico aconteceu, e volume em que ocorreu o limiar aeróbico (p < 0,0068). Além disso, PBM diminuiu as atividades de CK (p < 0,0001) e LDH (p < 0,0001). Em relação às citocinas, PBM diminuiu apenas IL-6 (p < 0,0001). Por fim, PBM diminuiu os níveis de TBARS (p < 0,0001) e proteína carbonilada (p < 0,01) e aumentou as atividades de SOD (p < 0,0001) e CAT (p < 0,0001). Os achados desse estudo demonstram que o PBM pré-exercício atua em diferentes aspectos funcionais e marcadores bioquímicos. Além disso, o PBM pré-exercício parece desempenhar um importante efeito antioxidante, diminuindo o estresse oxidativo induzido pelo exercício e, consequentemente, melhorando o desempenho atlético e a recuperação pós-exercício.[29]

CONCLUSÃO

Embora as evidências do uso do LLT e da PBM cada vez mais sejam consistentes, ainda há muitos estudos mal desenhados ou com número pequeno de participantes. Em um futuro próximo, experimentos dose-resposta em atividade física devem ser desenhados e correlacionados com estudos dose-resposta do LLT e da PBM, de forma que a quantificação desses parâmetros permita a modulação energética, metabólica, imunológica e neuroendócrina, perfeitamente acoplada ao nível de treinamento. Há uma necessidade urgente de melhorar continuamente os dispositivos, métodos de entrega e protocolos para provas esportivas futuras. As últimas inovações e nanotecnologias aplicadas para realizar análises de sinalização intracelular, ao examinar alvos extracelulares, juntamente com análises de movimento esportivo 3D e 4D e outros dispositivos de alta tecnologia, podem ser um desafio para aprender como maximizar a eficiência do PBM enquanto alcança desempenho esportivo sem precedentes e, assim, cumprir o sonho de milhões de atletas de elite.[1]

REFERÊNCIAS

1. Donnabella, CL. Laser acupuntura. A utilização do laser terapia na acupuntura tradicional. In: de Paula, MN; Tsai, AWW; Reguera, MMO; et al. Monografias turma 2019/2020: Curso de Especialização em Acupuntura Instituto de Ortopedia e Traumatologia do Hospital das Clínicas da Faculdade de Medicina. Especialização em Acupuntura: Monografias. [s.l.]: Independente; 2021.

2. Litscher G, Opitz G. Technical parameters for laser acupuncture to elicit peripheral and central effects: state-of-the-art and short guidelines based on results from the medical university of graz, the german academy of acupuncture, and the scientific literature. Evid Based Complement Alternat Med. 2012;2012:697096.

3. Chen WL, Wagner J, Heugel N, Sugar J, Lee YW, Conant L, et al. Functional near-infrared spectroscopy and its clinical application in the field of neuroscience: advances and future directions. Front Neurosci. 2020;14:724.

4. Jang I, Sun S, Jeong M. Early history of laser acupuncture: who used it first? Integr Med Res. 2019 June;8(2):129-30.

5. Chon TY, Mallory MJ, Yang J, Bublitz SE, Do A, Dorsher PT. Laser acupuncture: a concise review. Med Acupunct. 2019 June;31(3):164-8.

6. Karu TI. Molecular mechanism of the therapeutic effect of low-intensity laser irradiation. Dokl Akad Nauk SSSR. 1986;291(5):1245-9.

7. Plog F. Biophysical application of the laser beam. In: Koebner HK, ed. Lasers in medicine. New York: John Wiley & Sons; 1980:21-37.

8. Whittaker P. Laser acupuncture: past, present, and future. Lasers Med Sci. 2004;19(2):69-80.

9. Ribeiro, MS; Zezel, DM. Laser em baixa intensidade. A odontologia e o laser. Quintessence; 2004;217.

10. Hu WL, Hung YC, Hung IL. Explore laser acupuncture's role [Internet]. IntechOpen; 2013 [citado 11 de abril de 2023]. Disponível em: https://www.intechopen.com/chapters/43315.

11. Nogier R, Boucinhas JC. Prática fácil de auriculoterapia e auriculomedicina. 2. ed. [s.l.]: Ícone, 2017.

12. Lorenzini L, Giuliani A, Giardino L, Calzà L. Laser acupuncture for acute inflammatory, visceral and neuropathic pain relief: An experimental study in the laboratory rat. Res Vet Sci. 2010 Feb;88(1):159-65.

13. Yohanna Gonçalves, baseada em NOGIER, Raphael; HELMS, Joseph. Auriculotherapy. Illustrated edição. Stuttgart ; New York: Thieme Medical Publishers, 2008.

14. Zhao L, Shen XY, Cao YL, Wang LZ, Deng HP, Zhang HM. Effects of laser irradiation on arthritic histopathology and heat shock protein 70 expression in C57 black mice with osteoarthritis. Zhong Xi Yi Jie He Xue Bao. 2011 July;9(7):761-7.

15. Isabella APJ, Silva JTC, da Silva T, Rodrigues MFSD, Horliana ACRT, Motta LJ, et al. Effect of irradiation with intravascular laser on the hemodynamic variables of hypertensive patients: study protocol for prospective blinded randomized clinical trial. Medicine (Baltimore). 2019 Apr;98(14):e15111.

16. Razzaghi MR, Ghanei E, Malekian S, Mazloomfard MM. Intravenous laser therapy in patients with acute kidney injury: a randomized clinical trial. J Lasers Med Sci. 2021;12:e49.

17. Silva LA, Pinheiro SL. Clinical evaluation of intravascular blood irradiation with laser, photobiomodulation, and photodynamic therapy in cancer patients with mucositis. Photobiomodul Photomed Laser Surg. 2021 Nov;39(11):687-95.

18. Azuma RHE, Merlo JK, Jacinto JL, Borim JM, da Silva RA, Pacagnelli FL, et al. Photobiomodulation therapy at 808 nm does not improve biceps brachii performance to exhaustion and delayed-onset muscle soreness in young adult women: a randomized, controlled, crossover trial. Front Physiol. 2021;12:664582.

19. Leal-Junior ECP, de Oliveira MFD, Joensen J, Stausholm MB, Bjordal JM, Tomazoni SS. What is the optimal time-response window for the use of photobiomodulation therapy combined with static magnetic field (PBMT-sMF) for the improvement of exercise performance and recovery, and for how long the ef-

fects last? A randomized, triple-blinded, placebo-controlled trial. BMC Sports Sci Med Rehabil. 2020;12:64.

20. Bettleyon J, Kaminski TW. Does low-level laser therapy decrease muscle-damaging mediators after performance in soccer athletes versus sham laser treatment? A critically appraised topic. J Sport Rehabil. 2020 Nov;29(8):1210-3.

21. Luo WT, Lee CJ, Tam KW, Huang TW. Effects of low-level laser therapy on muscular performance and soreness recovery in athletes: a meta-analysis of randomized controlled trials. Sports Health. 2022;14(5):687-93.

22. Jówko E, Płaszewski M, Cieśliński M, Sacewicz T, Cieśliński I, Jarocka M. The effect of low level laser irradiation on oxidative stress, muscle damage and function following neuromuscular electrical stimulation. A double blind, randomised, crossover trial. BMC Sports Sci Med Rehabil. 2019;11:38.

23. Machado CDSM, Casalechi HL, Vanin AA, de Azevedo JB, de Carvalho PTC, Leal-Junior ECP. Does photobiomodulation therapy combined to static magnetic field (PBMT-sMF) promote ergogenic effects even when the exercised muscle group is not irradiated? A randomized, triple-blind, placebo-controlled trial. BMC Sports Sci Med Rehabil. 2020;12:49.

24. Ailioaie LM, Litscher G. Photobiomodulation and sports: results of a narrative review. Life (Basel). 2021 Dec;11(12):1339.

25. Oliveira S, Andrade R, Hinckel BB, Silva F, Espregueira-Mendes J, Carvalho Ó, et al. In vitro and in vivo effects of light therapy on cartilage regeneration for knee osteoarthritis: a systematic review. Cartilage. 2021 Dec;13(2 Suppl):1700S-1719S.

26. Tripodi N, Feehan J, Husaric M, Sidiroglou F, Apostolopoulos V. The effect of low-level red and near-infrared photobiomodulation on pain and function in tendinopathy: a systematic review and meta-analysis of randomized control trials. BMC Sports Sci Med Rehabil. 2021 Aug;13(1):91.

27. da Silva MR, Andrade R, Cardoso FS, Oliveira S, Catarino SO, Carvalho Ó, et al. Light stimulation on tenocytes: a systematic review of in vitro studies. Porto Biomed J. 2022;7(4):e176.

28. Lyu K, Liu X, Jiang L, Chen Y, Lu J, Zhu B, et al. The functions and mechanisms of low-level laser therapy in tendon repair (Review). Front Physiol. 2022;13:808374.

29. Tomazoni SS, Machado CDSM, De Marchi T, Casalechi HL, Bjordal JM, de Carvalho PTC, et al. Infrared low-level laser therapy (photobiomodulation therapy) before intense progressive running test of high-level soccer players: effects on functional, muscle damage, inflammatory, and oxidative stress markers-a randomized controlled trial. Oxid Med Cell Longev. 2019;2019:6239058.

Ventosaterapia no esporte   79

> André Wan Wen Tsai ▸ Chin An Lin ▸ Daniela Terumi Yoshida Tsai

● INTRODUÇÃO

A ventosa é um método terapêutico que faz parte do tratamento da medicina chinesa, descrita e utilizada há milênios,[1] e é considerada um dos tratamentos mais antigos no mundo ocidental (Egito/Grécia).[2] Consiste na colocação de copos sobre a superfície corporal, produzindo uma pressão negativa em seu interior com o intuito de estimular a área a ser tratada.[3] Dentro desse contexto, a ventosa é frequentemente aplicada na mesma sessão de acupuntura, a fim de potencializar o efeito analgésico e/ou de relaxamento muscular,[3] no entanto, o uso separadamente das sessões de acupuntura tem sido cada vez mais frequente.

Os copos de ventosas podem ser de materiais como, bambu, vidro ou acrílico, e dependendo como são aplicados, podem ser classificadas como "secas" ou "úmidas" (quando se realiza sangria na mesma sessão), e em estática ou dinâmica (deslizante).[4]

Tem sido usada no meio esportivo para o tratamento de dores, desequilíbrios musculoesqueléticos e para reabilitação em esportes como futebol, basquete, natação e artes marciais, tanto a nível profissional quanto amador.[5]

● MECANISMO DE AÇÃO

Os mecanismos de ação envolvidos no tratamento com a ventosa ainda não estão totalmente esclarecidos.[4] Inicialmente, a aplicação da pressão negativa por meio do copo produz uma estase sanguínea durante o processo, mas após a retirada da ventosa, estudos tem demonstrado uma melhora da microcirculação local tanto da pele quanto dos músculos da região.[4,6,7,8] Com 5 minutos de estímulo, há um aumento dos índices de oxihemoglobina, correspondendo a uma melhora na saturação sanguínea e consequentemente na oxigenação dos tecidos ao redor.[6]

Um outro achado importante em pacientes submetidos ao tratamento com ventosa é o aumento do limiar de dor.[9,10] As principais hipóteses para este efeito baseiam-se pela ativação dos mecanismos de contrairritação, semelhantes aos da analgesia pela acupuntura,[11] e por mecanismos metabólicos, interferindo na relação dos níveis de lactato/piruvato associado possivelmente ao nível de oferta de glicose ao tecido muscular.[9,12]

Há ainda os efeitos anti-inflamatórios, tanto local quanto sistêmico, descritos na terapia com ventosa, com a diminuição do estresse oxidativo e de substâncias pró-inflamatórias como a substância P, TNF-α e IL-6.[13,14,15]

Algumas revisões mostram o aumento do arco de movimento das articulações após o tratamento com ventosa, por propiciar um aumento da complacência dos tecidos, ao mesmo tempo que ocorre também a diminuição da intensidade da dor.[15]

● ASPECTOS PRÁTICOS

Embora as ventosas feitas de bambu e vidro sejam as mais tradicionais, atualmente é mais comum o uso das ventosas de acrílico. Esta tem grande vantagem na sua aplicação, pois são fabricados com um pino superior central por onde aplicamos pressão negativa com auxílio de uma pistola de sucção (Figura 79.1). Após o tempo de tratamento, basta puxar esse pistão para a retirada da pressão negativa e a soltura da ventosa. Esses copos são produzidos com tamanhos diferentes (Figura 79.2), e algumas possuem aletas que aumentam a superfície de contato, oferecendo mais estabilidade quando a superfície for irregular.

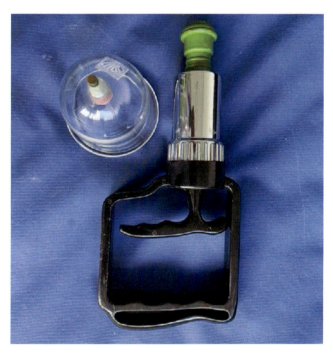

Figura 79.1 Representação de um copo de acrílico com pistão superior ao lado do revólver de pressão.
Fonte: Acervo do autor.

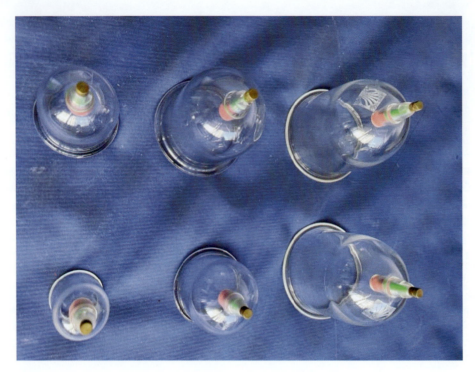

Figura 79.2 Ventosas de acrílico de tamanhos e bordas diferentes.
Fonte: Acervo do autor.

O tempo de permanência dos copos varia entre 5 a 15 minutos. Isso depende especialmente do tamanho da boca da ventosa, pressão negativa aplicada, local da superfície do corpo e conforme a tolerância do paciente.[16] A borda do copo e o centro são os locais com as maiores pressões quando se aplica a ventosa, portanto é muito importante a observação da mudança da coloração no início e durante o transcorrer do tempo.[17] Caso haja um escurecimento de modo muito rápido, a pressão negativa deve ser diminuída ou até mesmo deve-se retirar a ventosa, a fim de evitarmos complicações locais (Figuras 79.3 e 79.4).

As principais complicações são equimoses no local da aplicação (Figura 79.5), flictenas e infecção. Em peles mais sensíveis como a dos idosos, o índice dessas complicações aumenta, bem como nos indivíduos portadores de discrasias sanguíneas ou em uso de antiagregante plaquetário ou anticoagulante. É muito importante advertir sobre essas marcas típicas da ventosa, especialmente nas pessoas que se incomodam pelo aspecto estético. De acordo com as teorias da medicina chinesa, quanto mais escuro ficar a pele após a aplicação, pior era o estado de Estagnação de Qi e/ou sangue. À medida que o quadro doloroso for melhorando, naturalmente o aspecto pós aplicação também vai clareando.

A forma estática é a mais comum, na qual aplicam-se os copos e após algum tempo retiram-se os mesmos. No entanto, há outras formas de aplicação das ventosas e, dentre elas, a realização de um deslizamento do copo sobre a superfície do indivíduo. Isso é necessário para potencializar o feito de relaxamento muscular, promovendo uma manipulação com liberação miofascial. Para isso, aplica-se um óleo ou creme para facilitar tal deslizamento. Também é possível aplicar agentes tópicos analgésicos ou anti-inflamatórios (vide capítulo específico) e realizar a manipulação sobre o tecido a ser liberado.

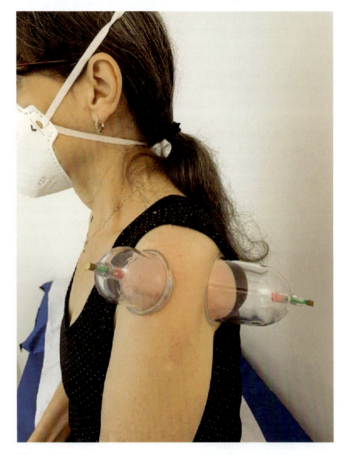

Figura 79.3 Aplicação da ventosa nas regiões anterior e posterior de uma paciente portadora de ombro congelado.
Fonte: Acervo do autor.

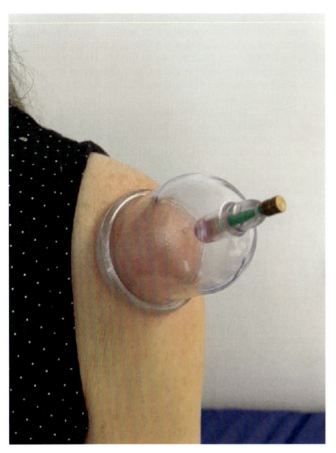

Figura 79.4 Observem a hiperemia que ocorre na pele onde é aplicada a pressão negativa. Essa coloração não deve ser muito escura para evitar complicações.
Fonte: Acervo do autor.

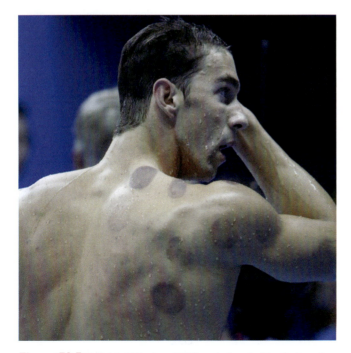

Figura 79.5 Michael Phelps na Olimpíadas do Rio de Janeiro, 2016. Presença de equimoses onde foram aplicadas as ventosas.
Fonte: https://www.newsweek.com/michael-phelps-cupping-science-rio--olympics-alex-naddour-sports-swimming-488910.

A ventosa pode ser usada na mesma sessão de Acupuntura, seja de modo consecutivo (primeiro a agulha e depois a ventosa), ou simultâneo (ventosa aplicada no local do agulhamento). É também uma opção terapêutica isolada especialmente para aqueles com certa aversão às agulhas. A aplicação da ventosa de modo simultâneo às agulhas é prática comum na China e Taiwan, porém é necessário um cuidado maior, principalmente na região torácica, onde o risco de pneumotórax aumenta. Isso ocorre devido à tendência da agulha aprofundar à medida que se aplicar a ventosa.

Também se observou o uso das ventosas no tratamento de outras condições clínicas, onde é realizada uma sangria inicial seguida pela aplicação das vacinas do copo, bem como na drenagem de acúmulos e abscessos em tecidos moles. Essas abordagens são específicas, e cada vez mais abandonadas, pois tais práticas requerem um rigor sanitário maior. Por exemplo, a cada contato do copo de ventosa com secreções ou sangue é necessário a esterilização. Sendo assim, copos de vidro são usados para poderem ser submetidos depois a uma autoclave, situação impraticável com os copos de acrílico.

O uso de copos de vidro é bem tradicional, no entanto, a produção da pressão negativa é feita com chumaço de algodão e fogo, o que expõe o atleta ao risco de queimadura. Outros materiais também se encontram disponíveis, como o silicone, facilitando a fixação em superfícies mais acidentados ou irregulares como articulações, e ventosas com dispositivos elétricos atrelados que permitem tanto a aplicação da pressão negativa quanto a aplicação de estimulação elétrica transcutânea ao mesmo tempo.

EVIDÊNCIAS NA LITERATURA

Revisões sistemáticas demonstram que a ventosa melhora a dor e o arco de movimento das articulações, cujos mecanismos de ações já foram apresentados acima.[18,19] Em um estudo recente, com 120 pacientes portadores de osteoartrite de joelho avançado, a ventosa associada às sessões de acupuntura melhorou os parâmetros de dor e diminuiu o consumo de medicamentos analgésicos nos pacientes do grupo intervenção.[20]

Chiu e colaboradores[21] evidenciaram uma melhora da condição dolorosa em atletas de beisebol com síndrome miofascial em trapézio, que comprometia a função dos ombros. Após duas aplicações semanais de ventosa (seis copos) por 15 minutos sob uma pressão de 400 mmHg, evidenciou melhora em 88,9% dos casos. Além disso, observou-se uma melhora da complacência das partes moles quando comparado ao grupo controle após quatro semanas de tratamento.

Ekrami e colaboradores[22] detectaram a diminuição de marcadores inflamatórios, como a IL-6 e TNF-α, em atletas de karatê após atividade física e que se submeteram ao tratamento com ventosa e sangria. A coleta das citocinas ocorreu antes do treino, logo após o término da atividade física, 30 minutos depois e 24 horas após o exercício. Esses achados sugerem que a ventosa possa ajudar na recuperação da fadiga muscular após treino ou competição, no entanto, mais estudos precisam ser realizados.

CONCLUSÃO

O uso da ventosa entre os esportistas amadores e profissionais tem sido cada vez mais frequente. Estudos apontam uma melhora da intensidade da dor, aumento do limiar de dor e melhora da amplitude de movimento. Seus mecanismos ainda não estão bem esclarecidos, mas sabe-se que promove a microcirculação local, deflagra o mecanismo contra-irritativo e diminui os níveis locais de citocinas pró-inflamatórias.

Mostra-se com poucos efeitos adversos, sendo o mais notável o eventual hematoma que pode se formar devido ao rompimento dos vasos da microcirculação. Portanto, é um método terapêutico seguro.

● REFERÊNCIAS

1. Chen B, Li MY, Liu PD, Guo Y, Chen ZL. Alternative medicine: an update on cupping therapy. QJM. 2015;108.
2. Christopoulou-Aletra H, Papavramidou N. Cupping: an alternative surgical procedure used by Hippocratic physicians. J Altern Complement Med. 2008;14(8):899-902.
3. Cao H, Li X, Liu J. An updated review of the efficacy of cupping therapy. PLoS One. 2012;7(2):e31793.
4. Wang SZ, Lu YH, Wu M, Chen KJ, Liu Y, Liu LT. Cupping therapy for diseases: an overview of scientific evidence from 2009 to 2019. Chin J Integr Med. 2021;27:394-400.
5. Almusleh Z. Complementary medicine use in sports medicine. J Emerg Med Trauma Acute Care. 2022;2022(Suppl 1).
6. Li T, Li Y, Lin Y, Li K. Significant and sustaining elevation of blood oxygen induced by Chinese cupping therapy as assessed by near-infrared spectroscopy. Biomed Opt Express. 2017;8(1):223-9.
7. Hou X, He X, Zhang X, Liao F, Hung YJ, Jan YK. Using laser Doppler flowmetry with wavelet analysis to study skin blood flow regulations after cupping therapy. Skin Res Technol. 2021;27(3):393-9.
8. Xu PC, Cui SL, Wee DAC, Xu S, Leang LT. Preliminary observation on effect of cupping on the skin surface temperature of patients with back pain. World J Acupunct - Moxib. 2014;24(4):59-61.
9. Emerich M, Braeunig M, Clement HW, Lüdtke R, Huber R. Mode of action of cupping--local metabolism and pain thresholds in neck pain patients and healthy subjects. Complement Ther Med. 2014;148-58.
10. Lauche R, Materdey S, Cramer H, Haller H, Stange R, Dobos G, et al. Effectiveness of home-based cupping massage compared to progressive muscle relaxation in patients with chronic neck pain--a randomized controlled trial. PLoS One. 2013;8(6):e65378.
11. Guo Y, Chen B, Wang DQ, Li MY, Lim CH, Chen Z. Cupping regulates local immunomodulation to activate neural-endocrine-immune worknet. Complement Ther Clin Pract. 2017;1-3.
12. Tao J, Zhao P, Mo T, Zhao R, Yang N, Lee MS, et al. Key elements that determine the efficacy of cupping therapy: A bibliometric analysis and review of clinical studies. J Trad Chinese Med Sci. 2020;7(4):345-54.
13. Tagil SM, Celik HT, Ciftci S, Kazanci FH, Arslan M, Erdamar N, et al. Wet-cupping removes oxidants and decreases oxidative stress. Complement Ther Med. 2014;1032-6.
14. Lin ML, Wu HC, Hsieh YH, Su CT, Shih YS, Lin CW, et al. Evaluation of the effect of laser acupuncture and cupping with ryodoraku and visual analog scale on low back pain. Evid Based Complement Alternat Med. 2012;2012:521612.
15. Kang L, Liu P, Peng A, Sun B, He Y, Huang Z, et al. Application of traditional Chinese therapy in sports medicine. Sports Med Health Science. 2021;3(1):11-20.
16. Hsing, WT, Tsai, AWW, Rohde, CBDS, Auler Junior JOC, Yu L. Acupuntura e medicina tradicional chinesa. 2019.
17. Tham LM, Lee HP, Lu C. Cupping: from a biomechanical perspective J. Biomech. 2006;39(12):2183-93.
18. Bridgett R, Klose P, Duffield R, Mydock S, Lauche R. Effects of cupping therapy in amateur and professional athletes: systematic review of randomized controlled trials. J Altern Complement Med. 2018 Mar;24(3):208-19.
19. Yang C, Lee E, Hwang EH, Kwon O, Lee JH. Management of sport injuries with korean medicine: a survey of Korean national volleyball team. Evid Based Complement Alternat Med. 2016;2016:8639492.
20. Tsai AWW. Ensaio clínico controlado aleatorizado do uso da acupuntura e ventosa em pacientes aguardando artroplastia total de joelho (ATJ) devido à osteoartrite de joelho. (Doctoral dissertation.) Universidade de São Paulo. 2020.
21. Chiu YC, Manousakas I, Kuo SM, Shiao JW, Chen CL. Influence of quantified dry cupping on soft tissue compliance in athletes with myofascial pain syndrome. PLoS One. 2020 Nov 19;15(11):e0242371.
22. Ekrami N, Ahmadian M, Nourshahi M, Shakouri GH. Wet-cupping induces anti-inflammatory action in response to vigorous exercise among martial arts athletes: a pilot study. Complement Ther Med. 2021 Jan;56:102611.

Auriculoterapia Chinesa no esporte

80

▶ Dai Ling ▶ Marcia Maria Ozaki Reguera

●INTRODUÇÃO

A acupuntura auricular vem sendo utilizada há mais de 2 mil anos no diagnóstico, tratamento e prevenção de doenças, sendo considerado um patrimônio valioso da Medicina Tradicional Chinesa (MTC).[1]

De acordo com Li Chun Huang, os pontos auriculares podem ser definidos como:

a) Locais de conexão da orelha com os órgãos internos, meridianos e seus canais colaterais, os tecidos, os quatro membros e os ossos;

b) Ponto na superfície auricular por onde emerge o "Qi", refletindo as funções fisiológicas e as mudanças patológicas do corpo;

c) Área com alta densidade de receptores que apresenta maior sensibilidade e boa resposta ao agulhamento;

d) Região de baixa resistência elétrica e alta condutibilidade ou que apresentam sintomas clínicos como congestão vascular, alteração de cor, textura ou volume.

Os pontos relacionados aos cinco *Zang* (órgãos) e seis *Fu* (vísceras) também podem ser utilizados como pontos correspondentes ou escolhidos de acordo com o diagnóstico sindrômico, utilizando tanto na teoria dos *Zangfu* como na teoria dos meridianos e colaterais. Também podemos utilizar os pontos correspondentes às partes afetadas do corpo, pontos específicos para determinadas patologias, pontos com ação no sistema nervoso, pontos com ação nas glândulas endócrinas, pontos da região posterior da orelha, pontos e áreas relacionadas aos nervos que inervam a orelha (divisão mandibular do nervo trigêmeo V, nervo facial VII, nervo glossofaríngeo XI, nervo vago X), experiência clínica ou utilizando teorias modernas.[1]

Encontramos descrições sobre tratamento auricular em várias partes da Europa, Asia e Oriente médio há pelo menos 2.500 anos, relatando a evolução das técnicas de aplicação como sopro de ervas por meio de canudos, moxabustão (calor), cauterizações de vasos ou pontos, perfurações, injeções, sangrias, utilização de "agulhas pequenas", pressão local (sementes, cristais, metais eletromagnéticos), eletroterapia, *laser*, ultrassom e vibração.[2]

Os pontos de tratamento podem ser localizados a partir da utilização de mapas auriculares, que, dependendo da fonte, podem apresentar pequenas variações. Neste capítulo utilizaremos um mapa auricular simplificado baseado nos livros da Dra. Li Chun Huang, Dr. Tom Sin Tan Wen e Dr. Wang Huai Chang.

Para aumentar a precisão do tratamento podemos utilizar localizador de ponto manual, que pode ser um objeto rígido de ponta arredondada que localiza áreas e pontos mais sensíveis a pressão quando o aparelho desliza sobre a orelha, ou localizador elétrico de pontos que identifica os locais de baixa resistência elétrica.[3]

Abordaremos de forma breve, a descrição dos principais pontos auriculares, técnicas básicas e sugestões de tratamento para algumas patologias que podem afetar o desempenho do atleta, baseados nos conhecimentos adquiridos pela experiência clínica ao longo do desenvolvimento da MTC.

● ANATOMIA DA ORELHA E AS SUAS CORRELAÇÕES COM O MAPA AURICULAR[1-4]

A orelha externa se origina do primeiro sulco faríngeo primitivo e se desenvolve a partir dos seis tubérculos da orelha (Figura 80.1). É composta por cartilagem e músculos rudimentares intra-auriculares que ajudam na sustentação com os tecidos fibrosos, uma rica rede nervosa, vascular sanguínea e linfática, recoberta por pele e anexos cutâneos. Vale observar que a orelha não tem tecido gorduroso e apresenta três faces: anterior, posterior e lateral, onde a pele se adere firmemente ao pericôndrio. Essas faces podem ser divididas em várias regiões e traçar correlações paralelas com partes do corpo utilizando mapas de auriculoterapia.[4]

A **hélice** é o aro lateral que delimita a borda externa da orelha, e pode ser dividida em três partes: **corpo da hélice**, onde encontramos o tubérculo da orelha, também conhecido como **tubérculo de Darwin** (proeminência nodular supralateral da hélice); **raiz da hélice** é a parte que penetra no conduto auditivo externo e corresponde ao diafragma; e **cauda da hélice** que fica na junção entre a hélice inferior e o lóbulo da orelha.[1-4]

A **antélice** é uma elevação paralela à hélice que corresponde a coluna espinhal, podendo ser dividida em cinco partes (1 – cervical, 2 – torácica, 3 – torácica, 4 – lombar, 5 – sacral). A parte superior se bifurca em ramo superior, formando a **cruz superior**, que corresponde aos membros inferiores, e o ramo inferior ou **cruz inferior**, que corresponde ao quadril. Os ramos da antélice delimitam a **fossa triangular**, correspondendo a pel-

721

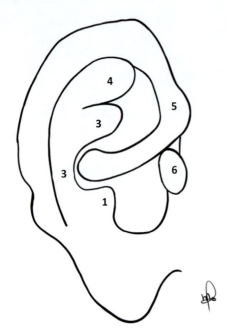
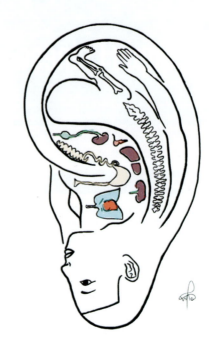

Figura 80.1 (A) Desenvolvimento embrionário do pavilhão auricular externo a partir dos seis tubérculos da orelha.[4] **(B)** Representação do feto invertido baseado na auriculoterapia chinesa.[6]

ve, órgãos genitais internos e o ponto *shenmen*.[1-4] Além disso, a depressão alongada entre a hélice e a antélice é a **escafa** ou fossa escafoide, que representa os membros superiores.[1-4]

Trago é uma protuberância cartilaginosa que se encontra na frente do conduto auditivo, correspondendo a garganta e a área nasal. A protuberância cartilaginosa oposta ao trago e acima do lóbulo da orelha é o **antítrago**, que corresponde a cabeça e o tronco cerebral. A depressão superior entre o trago e a raiz da hélice é a **incisura superior do trago**, onde encontramos a boca e a orelha externa. A depressão inferior entre o trago e o antítrago é a **incisura intertrágica**, que corresponde a região endócrina. Já a **incisura da hélice** é um curto espaço entre o antítrago e a antélice que corresponde ao tronco cerebral.[1-4]

As conchas são as depressões localizadas no lado interno da antélice e dividida pela raiz da antélice em **concha superior ou concha cimba**, correspondendo a região abdominal, pélvica e retroperitoneal; e **concha inferior ou concha cava** são os órgãos e tecidos da cavidade torácica.[1-4]

O **lóbulo** da orelha é a região da pele sem cartilagem que fica abaixo da margem inferior da incisura intertrágica, representando a cabeça e face, além de ser dividida em nove partes. No seu centro encontra-se o ponto do olho.[1-4]

A **superfície posterior da orelha** é composta por **proeminências** relacionadas à fossa escafoide, fossa triangular, concha superior e concha inferior. Os **sulcos** posteriores estão relacionados à antélice, à cruz inferior da antélice, à raiz da hélice e ao antítrago. Já as **superfícies planas** são relacionadas à hélice e ao lóbulo da orelha.[1-4]

INERVAÇÃO DA ORELHA E SISTEMA NERVOSO AUTONÔMICO

A inervação sensorial da região anterior superior e medial da orelha é suprida pelo nervo auriculotemporal, ramo mandibular do nervo trigêmeo (V par craniano). A região anteroinferior e inferoposterior são inervadas por ramos do nervo auricular magno (plexo cervical C2-C3); a região superoposterior é inervada por ramos do nervo occipital menor (plexo cervical C2); a região lateral da orelha é suprida por ramos não muito bem conhecidos do nervo facial (VII par craniano); a região do meato acústico externo e concha é suprida pelo ramo auricular do nervo vago (X par craniano). Essas inervações sensoriais se sobrepõem em muitas regiões da orelha, como na área do triplo aquecedor, onde podemos encontrar ramos do nervo glossofaríngeo, nervo facial e nervo vago (Figura 80.2).[4-5]

Por ser uma área exposta, o pavilhão auricular externo é ricamente vascularizado por ramos da artéria carótida externa e inervada por ramos do sistema nervoso autônomo, que seguem ao redor dos vasos e controlam a tensão e o relaxamento da parede vascular, conferindo maior proteção ao frio e facilitando a liberação de calor.[4]

O sistema nervoso autônomo é composto pelo sistema nervoso simpático e parassimpático, responsável por manter a homeostase do corpo.[4]

De acordo com Wei He e colaboradores, o nervo vago tem ampla distribuição no corpo, controlando atividades dos sistemas cardiovascular, respiratório e gastrointestinal, agindo na musculatura lisa, nos vasos sanguíneos, glândulas sudoríparas e sistema endócrino. Eles citam estudos que associam o estímulo vagal provocado pela acupuntura auricular ou acupressão auricular nas zonas específicas da orelha e o tratamento dessas disfunções que podem ser físicas, emocionais ou neurológicas. Também propõe que na "via aferente auriculovagal" tanto o sistema nervoso autônomo quanto o sistema nervoso central podem ser modificados pela estimulação vagal auricular por meio de projeções do ramo auricular do nervo vago para o núcleo do trato solitário.[5]

CAPÍTULO 80

AURICULOTERAPIA CHINESA NO ESPORTE 723

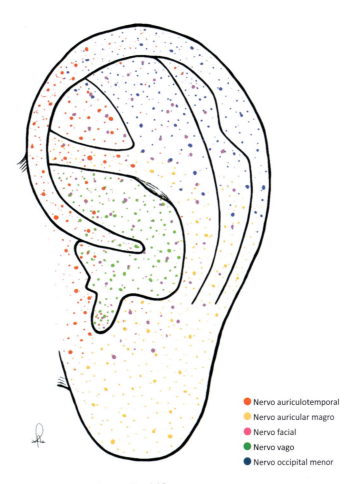

- Nervo auriculotemporal
- Nervo auricular magro
- Nervo facial
- Nervo vago
- Nervo occipital menor

Figura 80.2 Representação da área de inervação da orelha.[1-4-5]

● MAPA AURICULAR

Baseado nos livros clássicos de acupuntura e auriculoterapia da Dra. Li Chun Huang, Dr. Tom Sin Tan Wen, nos pontos discordantes, utilizamos o livro em chinês do Dr. Wang Huai Chang.[1-3-6] (Figuras 80.3 a 80.6)

● TÉCNICAS BÁSICAS DE ESTÍMULO AURICULAR

Iniciamos com limpeza local utilizando álcool a 70% para realizar a assepsia e desengordurar a pele, facilitando a fixação das sementes ou cristais. Além disso, realizamos a antissepsia quando utilizamos agulhas de acupuntura cutâneas ou agulhas subcutâneas semipermanentes.[3]

A escolha dos pontos e a técnica utilizada varia de acordo com os sinais e sintomas presentes no paciente. Para localizar esses pontos, podemos utilizar mapas auriculares, localizador de ponto manual ou elétrico.[1]

Métodos de palpação: Examina a orelha palpando as áreas correspondentes à patologia com a polpa digital ou com a ajuda de um pequeno instrumento de ponta arredondada, deslizando sobre a pele de forma leve, suave e intensidade constante.[1]

No "ponto reflexo", ou ponto de acupuntura, podemos observar sensações ou mudanças locais como dor a pressão, elevação, depressão ou alteração de coloração local. Se ele não for encontrado, podemos massagear a orelha e reexaminar, e, se mesmo assim não for encontrado, podemos utilizar o mapa auricular como guia.[3]

● CONTRAINDICAÇÕES[1-3]

Contraindicado se apresentar lesão cutânea ativa no local de aplicação ou lesões provocadas por frio "*chilblain*".

Evitar estímulo intenso, sangria, agulhas, eletroacupuntura auricular em pacientes de estrutura física frágil, gestantes, crianças, idosos, pessoas com doenças e patologias cardíacas graves, leucemias e hemofilia.

Gestantes entre 40 dias e 3 meses apenas estímulo bem leve, e evitar pontos como útero, abdome, ovário e endócrino. No caso de antecedentes de abortos recorrentes, é proibido o uso de auriculoterapia durante toda a gestação.

● TÉCNICA DE PRESSÃO COM SEMENTES, CRISTAIS OU METAIS (QUALQUER OBJETO RÍGIDO, LISO, DE TAMANHO ADEQUADO E NÃO TÓXICO)[1]

Utilizado pela facilidade de uso, rapidez na aplicação, pouco risco de complicação, estímulo intermitente e prolongado. Indicado para uso em pessoas de constituição fraca, crianças, idosos, grávidas, pessoas ansiosas ou com fobia de agulhas.

Pontos auriculares podem ser bilaterais e homolaterais quando a patologia é unilateral. Após a seleção dos pontos e boa assepsia da orelha com álcool 70%, utilizamos placas montadas com sementes ou cristais e adesivos que podem ser manipulados com pinça para fixar as bolinhas/sementes na orelha.

Após a fixação, dependendo das condições individuais, pressionamos de forma intermitente com aumento gradual da intensidade. Estímulo leve nas crianças, gestantes, idosos, pessoas de constituição fraca e ansiosos; estímulo intenso nas doenças agudas, inflamação, patologias dolorosas, febre,

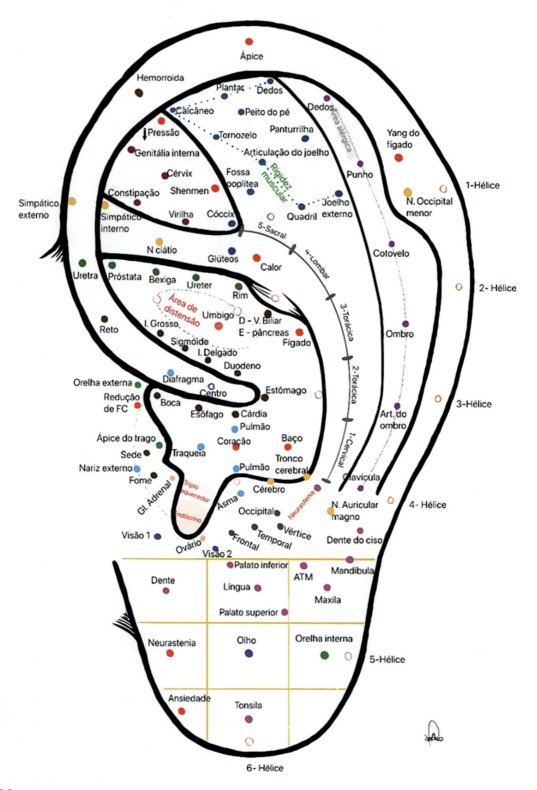

Figura 80.3 Pontos e áreas da face anterolateral da orelha.[1-2-4]

pessoas de constituição forte, pele da orelha espessada e dura devido ao longo tempo de exposição ao sol; estímulo moderado para a maioria das pessoas. O efeito terapêutico é melhor quando sentimos aquecimento, distensão ou choque elétrico no local da pressão.

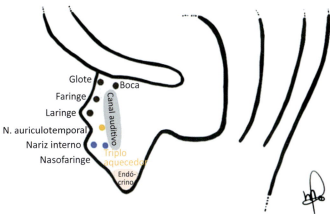

Figura 80.6 Pontos e áreas da face interna do trago.[1-2-4]

O direcionando da pressão pode melhorar o efeito terapêutico. Pressionar os pontos relacionados ao trato digestivo em direção a hélice, o tronco e o sistema motor em direção a antélice, e os pontos localizados em áreas de depressão da orelha em direção ao centro da depressão. Nos casos de pontos da região posterior da orelha selecionados para tratar patologias motoras, e, nos sulcos posteriores, direcione a pressão para o ponto escolhido na região anterior.

Os adesivos com as "bolinhas/sementes" costumam ser mantidos por três a sete dias, mas no verão esse tempo pode ser menor devido à sudorese. O paciente é orientado a fazer pressão leve e intermitente com a polpa digital de duas a três vezes ao dia, evitando produzir trauma local, e, em seguida, movimentar a região afetada do corpo com movimentos circulares suaves para melhorar a circulação e a flexibilidade. Se algum ponto incomodar, ficar sensível ou dolorido quando não estiver fazendo pressão deve ser retirado para evitar trauma local, inflamação ou infecção. Orientar o paciente para retirar os adesivos antes de deitar-se sobre a orelha ou mudar a posição de dormir.

O tratamento pode ser repetido uma vez por semana, mas, nos quadros de dor, o tempo pode ser reduzido para três a quatro dias. Assim, os adesivos devem ser retirados no dia anterior da sessão.

● TÉCNICA DE VIBRAÇÃO[1]

Aplica uma pequena sonda de vibrador em cima dos pontos de acupuntura por um período de 10 segundos a 1 minuto de duração. Também pode ser aplicada sobre as sementes ou sobre "agulhas subcutâneas" (semipermanentes).

● TÉCNICA DE APLICAÇÃO DE AGULHAS[3]

Após antissepsia cuidadosa com álcool 70% na parte anterioposterior da orelha, utilizamos agulhas estéreis. O ângulo de inserção da agulha pode ser perpendicular ou oblíquo, evitando penetrar na cartilagem para diminuir o risco de infecção ou condrictes. O tempo de permanência das agulhas depende do quadro clínico e varia de 10 a 30 minutos, podendo fazer estimulação manual, girando as agulhas ou utilizando aparelhos de estimulação elétrica específica. O intervalo entre as sessões pode ser diário ou duas vezes ao dia nos quadros agudos. Será diário ou em dias alternados apenas nos quadros crônicos, geralmente realizadas de 7 a 10 sessões.

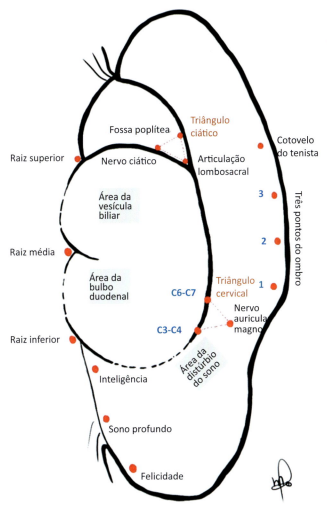

Figura 80.4 Pontos e áreas da face posterior da orelha.[1-2-4]

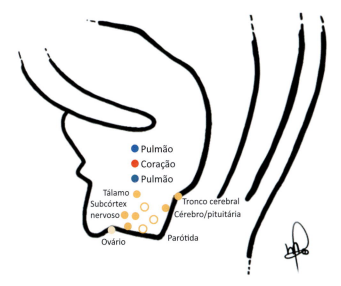

Figura 80.5 Pontos da face interna do antitrago.[1-2-4]

O paciente deve ser orientado quanto a ocorrência de possíveis sensações físicas locais como dor, calor, pressão ou formigamento não muito intensos, sobre a importância de movimentar o local afetado do corpo nesse período para obter melhor resultado. Após a remoção das agulhas, pressione com algodão esterilizado e mantém a pressão até parar o sangramento.

O tratamento deve ser interrompido caso o paciente apresente tontura, indisposição, membros frios e sudorese. Grávidas devem evitar o tratamento entre o segundo e o sétimo mês de gestação, principalmente nos pontos correspondentes ao útero, ovário, sistema endócrino e subcórtex, para evitar riscos de complicações na gestação. Paciente nervoso, fadigado ou com fraqueza deve permanecer deitado durante o tratamento.

● TÉCNICA DE SANGRIA[1]

Agulhamento do ponto auricular selecionado com agulhas filiformes, intradérmicas ou triangulares, perfuração de veias ou pontos auriculares com lâminas cirúrgicas para causar sangramento.

Sangria de pontos auriculares é utilizado para drenar os meridianos e os colaterais, promover a circulação de sangue, remover a estase sanguínea, tranquilizar a mente, eliminar o calor, aliviar a dor e a inflamação. Indicado no tratamento de febre, convulsão clônica causada pelo calor, dor relacionada à estagnação de sangue, cefaleia, tontura/vertigem relacionadas à hiperatividade do *yang* do fígado, dor e edema conjuntival, obstipação, lesões cutâneas causadas por excesso de calor no pulmão e intestino grosso.

Faça massagem auricular durante a antissepsia com álcool 70% para aumentar a circulação sanguínea dos capilares no ponto ou na área selecionada. Segure e fixe o local escolhido para o tratamento com a mão esquerda, e, com a mão direita, insere e retira uma agulha no ponto escolhido com profundidade de 1 a 3 mm. Cada sangria deve sair de 3 a 5 gotas de sangue e deve ser limpado com algodão seco e estéril, e o procedimento pode ser realizado em dias alternados.

● MASSAGEM AURICULAR[1]

Método externo utilizado para prevenir e tratar doenças por meio da manipulação da orelha, pressionando com a polpa digital, com as unhas, friccionando, amassando, torcendo, beliscando ou puxando. Pode ser utilizado como terapia adjuvante para cefaleia, neurastenia, hipertensão, melhora das condições clínicas, promovendo a circulação do "Qi" e do sangue, drena os meridianos e seus colaterais, regula as funções dos órgãos internos e melhora a audição.

- **Automassagem com a palma das mãos:** Aqueça as mãos esfregando uma mão na outra antes de iniciar a massagem auricular, massageie a região anterior da orelha em direção a região posterior e vice-versa por cinco a seis vezes. Também pode massagear 18 a 27 vezes a região anteroposterior da orelha com a palma da mão, utilizando o ponto central da mão conhecido como "*Laogong*" ou CS-8, indicado nas patologias do *Zangfu*" (órgãos e vísceras), meridianos e seus colaterais.
- **Automassagem da hélice ou "reforçando a muralha da cidade":** É utilizada para tonificar o "Qi" dos rins, prevenir a surdez, melhorar a acuidade visual e tratar insônia.

Belisca a hélice com o polegar e o indicador, vai subindo e descendo até a hélice se tornar congestionada e aquecida. Também é adequado para o tratamento de impotência, aumento da frequência ou urgência miccional, hemorroida, diarreia, dor lombar, cervicalgia, angústia no peito, tontura e cefaleia.

- **Automassagem do lóbulo ou "duas fênix abrindo suas asas":** Belisca e puxa o lóbulo da orelha com o polegar e o indicador, de dentro para fora por 3 a 5 minutos, diariamente pela manhã e à noite, pode ser utilizado no tratamento de resfriados, cefaleia, tontura, convulsão febril infantil e doenças oculares.
- **Massagem nos pontos auriculares:** Podem ser realizados com a polpa digital, bastão de pesquisa de pontos ou bastão de pressão flexível. Pressiona o ponto escolhido por um a dois minutos de forma intermitente e com força progressiva até o paciente sentir uma sensação de distensão, calor ou dor na área. É indicado para aliviar dores, prevenir doenças e preservar a saúde.
- **Pressão com as unhas:** Utiliza a unha do polegar na parte anterior da orelha e do indicador na parte posterior da orelha, aumentando gradualmente a intensidade da pressão dependendo da constituição física. Se frágil, a pressão é leve, e, se robusto, a pressão é forte. Utiliza apenas de um a três pontos em cada sessão, indicado para sintomas dolorosos como dor de dente, cefaleia, epigastralgia e resfriado.

Amassando e pressionando o ponto ou a área selecionada no sentido horário com um bastão macio ou a ponta do dedo indicador, aumentando gradualmente a pressão até apresentar sensação de calor, distensão e conforto. Esse método é indicado para crianças, pessoas de constituição frágil, patologias dolorosas ou indigestão.

- **Massagem na região do trago:** Amassa e pressiona a região anteroposterior do trago para cima e para baixo, por uns 20 minutos, indicado nos quadros de resfriado, rinites, laringites, faringites, tosse, asma, palpitação, cefaleia e tonturas.
- **Massagem na região do antitrago:** Belisca e puxa o antitrago com o polegar e o indicador, e empurra a área lateral da antélice da parte anteroinferior para a região anterosuperior por 10 a 20 vezes. Regula a função excitatória e inibitória do córtex cerebral, as funções do *Zangfu*, contração e relaxamento cardíaco.
- **Massagem na fossa triangular:** Amassa e pressiona a fossa triangular com a ponta do dedo indicador, inicia na região medial em direção à lateral e retorna para a região medial. Utilizado nas patologias ginecológicas, impotência por "deficiência de rim", prostatite, abaixar a pressão, "suavizar o fígado", tranquilizar a mente, aliviar a dor e melhorar o sono.
- **Massagem na concha auricular superior:** Pressiona e esfrega a concha auricular da região medial para lateral e retorna para a região medial. Trata patologias do sistema digestório, urinário, hepatobiliar, dor e cólica abdominal, dor periumbilical, utilizado para regular a digestão, absorção de líquidos e nutrientes e a diurese.
- **Massagem na concha auricular inferior:** Pressiona e amassa a concha auricular com a polpa digital do dedo indicador. É utilizado na prevenção e tratamento de dor no peito, palpitação, tosse e asma.

Massagem é contraindicada se a orelha apresentar lesão causada por frio ou inflamações.

● POSSÍVEIS INDICAÇÕES PARA O USO DE TERAPIA AURICULAR

Inconsciência ou perda de consciência

Além dos cuidados relativos aos primeiros socorros, encontramos na literatura a descrição do uso de sopro de ar contínuo com um "tubo de palheta" para tratar paciente inconsciente, inicialmente descrito no "Livro de Medicina Interna do Imperador Amarelo" de Huangdi Neijing e, posteriormente, no livro Elbow Reserve Emergency.[7]

Seu efeito pode ser explicado pela vibração do tímpano provocada pelo ar soprado no canal auditivo externo, desencadeando um impulso nervoso na cóclea e ativando o reflexo de Arnold, que, foi descrito pelo anatomista alemão Friedrich Arnold em 1832, observou a semelhança entre o reflexo de tosse induzido pela estimulação física do canal auditivo externo e outros reflexos de tosse induzidos pelo nervo vago. De acordo com Yu Meng, a resposta produzida pela estimulação auricular é semelhante à estimulação vagal e à estimulação física do ar soprado no canal auditivo, podendo modular tanto o sistema nervoso autonômico como o sistema nervoso central.[8]

Controle da ansiedade e tratamento da insônia antes das competições: subcórtex, frontal, cérebro, *shenmen*, coração, rins e outros[1]

Antes ou durante uma competição ou teste de avaliação, algumas pessoas podem apresentar sintomas que atrapalham o rendimento como insônia, cefaleia, tontura, palpitação, cansaço, secura na boca, inapetência, náuseas, vômitos, diarreia, obstipação, desordens menstruais, tremor nas mãos e eventualmente desmaios.

De acordo com a MTC, esses sintomas surgem devido à quebra da coordenação da função fisiológica normal entre o coração e os rins ou um desbalanço entre o *Yin* e o *Yang*. É possível empregar os pontos associados ao coração e aos rins para reestabelecer a coordenação normal entre o coração e o rim.

Subcórtex, frontal e cérebro podem ser utilizados para regular a função cerebral, balanceando os sinais de excitação e inibição e melhorando a consciência, clareando os pensamentos, ativando a memória e normalizando o estado mental. *Shenmen* pode ser associado à tranquilidade da mente.

O tratamento deve ser iniciado dois a três dias antes da competição. O objetivo não é aliviar a ansiedade, mas amenizar os sintomas, clarear a mente e melhorar a memória.

O estímulo deve ser forte e devemos evitar o excesso de inibição e relaxamento que também pode afetar o rendimento do atleta. Outros pontos podem ser associados de acordo com os sintomas:

- **Cefaleia e tontura:** pontos e área da neurastenia;
- **Diminuição do apetite:** boca e baço;
- **Náuseas e vômitos:** cárdia, estômago e occipital;
- **Diarreia ou constipação:** intestino grosso e baço;
- **Tremor nos dedos ou câimbras:** fígado, baço e pontos correspondentes da área afetada como por exemplo o ponto do musculo gastrocnêmio;

- **Insônia:** ponto e área da neurastenia na face anterior da orelha e ponto e área do sono na face posterior da orelha.

Aliviar dor: pontos correspondentes, *shenmen*, nervo simpático, subcórtex, área de distensão abdominal, baço, fígado, rins[1]

A primeira escolha de tratamento são os pontos correspondentes relacionados a área da dor, e associar alguns pontos específicos.

- **Shenmen:** Ponto de escolha para abaixar a pressão arterial, acalmar a mente, aliviar a dor e resolver inflamações, e pode ser utilizado nas patologias do sistema nervoso, cardiovascular, respiratório e digestivo.
- **Nervo simpático:** Ponto específico para o alívio da dor relacionada aos órgãos internos, além de ajudar a aliviar espasmos da musculatura lisa. É utilizado no tratamento de dores abdominais e viscerais, não deve ser utilizado nos casos de distensão abdominal.
- **Subcórtex:** Acalma a mente e regula a função cerebral do córtex.
- **Área de distensão abdominal:** Utilizado para regular o fluxo de Qi, tratar distensão abdominal e aliviar a flatulência.
- **Baço e fígado:** De acordo com a MTC, podem ser utilizados para tratar patologias dos músculos e dos tendões suavizando o fluxo de Qi e sangue, alivia a rigidez muscular, a dor e a distensão abdominal.
- **Rim:** Pela MTC, os rins comandam os ossos e pode ser utilizado para tratar dores ósseas e dores de dente.

Dor relacionada com o sistema motor[1]

Associar sangria do ápice da orelha, nervo occipital menor, nervo auricular magno e ponto posterior do nervo auricular.

Pontos para tratamento de cefaleias[1]

- **Frontal:** fronte + estômago e occipital;
- **Temporal:** temporal + vesícula biliar, nervo simpático e orelha externa;
- **Occipital:** occipital + bexiga;
- **Vértice:** vértice + fígado;
- **Holocraniana:** fronte, temporal, occipital, vértice e orelha externa.

Neuralgia trigeminal: nervo auriculotemporal, tronco cerebral, subcórtex, *shenmen*, occipital, intestino grosso, triplo aquecedor, intestino grosso, nariz externo e orelha externa[1]

- Nervo auriculotemporal, ramo mandibular do nervo trigêmeo, fortalece a função do córtex e alivia a dor;
- Tronco cerebral, subcórtex, *shenmen* e occipital: tranquiliza a mente e alivia a dor;
- Triplo aquecedor é uma área que mistura ramos do nervo glossofaríngeo, nervo facial e nervo vago, inibe o córtex e alivia a dor;

- Intestino grosso, nariz externo e orelha externa estão na região de distribuição do nervo auriculotemporal, pode aliviar a dor no trigêmeo;
- Tratamento deve ser realizado com estimulação intensa ou eletroacupuntura.

Dor em membro fantasma: pontos correspondentes, *shenmen*, subcórtex, nervo occipital, nervo auricular magno[1]

Pontos correspondentes do corpo que apresentam sensação de dor, incluem *shenmen*, que é um ponto chave para tratar este tipo de desconforto. Além disso, o subcórtex, nervo occipital e nervo auricular magno são utilizados para inibir informações aferentes produzidas por estímulos nocivos do foco. Também é possível associar pontos para ajudar no sono, como ponto e área da neurastenia, juntamente com a sangria do ápice da orelha.

Diminuir inflamação: pontos correspondentes da inflamação, sangria do ápice da orelha e pontos da hélice, glândula adrenal, área endócrina, *shenmen*[1]

- **Sangria:** é utilizada para diminuir inflamação;
- **Glândula adrenal:** tem efeito anti-inflamatório, antirreumático, antialérgico, reduz a febre, alivia espasmo brônquico, para o sangramento e aumenta a pressão;
- **Área endócrina:** regula o funcionamento das glândulas endócrinas, tem efeito anti-inflamatório, antirreumático, antialérgico, remove edema e umidade, trata distúrbios na absorção.

Entorse aguda e contusão: pontos correspondentes, *shenmen*, fígado e baço[1]

Na MTC, entorse ou contusão é resultado de um movimento brusco ou violento como esmagamento, queda ou torção que pode causar estagnação de Qi ou de sangue.

Para abordar essa condição, pontos correspondentes da dor podem ser escolhidos para promover a circulação de Qi e sangue e aliviar a dor.

O ponto de *Shenmen* pode ser usado para aliviar a dor, enquanto pontos do fígado e do baço para remover a estagnação de sangue nos meridianos, tendões e músculos.

No caso da entorse ou dor lombar, podemos associar o ponto da bexiga, pois o seu meridiano passa pela região e pontos do fígado e do baço, que relaxam tendões e músculos.

Nos quadros dolorosos agudos, a estimulação deve ser forte, e, após o agulhamento ou a fixação e pressão das sementes, é importante orientar o paciente para movimentar e girar a articulação afetada.

Torcicolo: região cervical, *shenmen*, baço, fígado e bexiga[1]

Na MTC, o torcicolo é causado por invasão de vento frio nos meridianos e nos seus colaterais, levando a estagnação de Qi. O sangue na região cervical pode envolver meridianos do vaso governador, bexiga, intestino grosso, intestino delgado e triplo aquecedor.

Pontos correspondentes à região cervical com estimulação Intensa na parte anteroposterior da orelha para expelir o vento, dispersar o frio, relaxar os tendões e ativar a circulação do Qi e sangue, aliviando a dor.

Shenmen alivia dor e inflamação. O baço alivia dor nos meridianos, fígado, relaxa os tendões e promove a circulação de Qi e sangue nos meridianos. O meridiano da bexiga, que atravessa a região cervical e occipital, também pode ser associado para atenuar desconfortos nessa área.

Dor no ombro, periartrites, ombro congelado: articulação do ombro, clavícula e os três pontos posteriores do ombro[1]

De acordo com a MTC, é uma "síndrome Bi", síndrome de impedimento e ocorre por obstrução de Qi e sangue nos meridianos e colaterais, devido à invasão de frio e umidade patogênicos.

- **Pontos correspondentes:** articulação do ombro, clavícula e os três pontos posteriores do ombro. Elimina fatores patogênicos como vento, frio e umidade, promove a circulação do Qi e do sangue, alivia a dor e melhora as funções do ombro.
  - Levantar os braços: clavícula e ombro;
  - Abdução e rotação do ombro: clavícula e articulação do ombro;
  - Pronação: clavícula e a área posterior da articulação do ombro.

Shenmen alivia inflamação e dor. Já fígado e baço relaxam os músculos e os tendões e promovem a circulação de sangue aliviando dor.

É importante fazer estímulo intenso nesses pontos e, em seguida, fazer movimentos circulares suaves com o ombro para ajudar a relaxar.

● DOR NO NERVO CIÁTICO[1]

Ocorre por obstrução da circulação do Qi, que pode ser ocasionado pela invasão de vento ou estagnação de Qi e sangue resultante de trauma, deficiência do Qi do rim ou doenças prolongadas. Esses fatores podem ser divididas em três tipos:

1. **Desordem ciática do meridiano da bexiga:** sintomas de dor paroxística ou contínua, lancinante nos glúteos e membros inferiores, piora com movimento, caminhada e flexão do dorso, apresenta sensibilidade nos acupontos BL54 e BL40;
2. **Desordem ciática do meridiano da vesícula biliar:** dor paroxística ou contínua em queimação ou lancinante na região lateral dos glúteos e membros inferiores, apresenta sensibilidade nos pontos GB30 e GB34;
3. **Desordem ciática:** acometendo os dois meridianos, bexiga e vesícula biliar.

O nervo ciático é ponto correspondente, e a estimulação do glúteo melhora a circulação de Qi e sangue. O ponto de *shenmen* diminui a inflamação e alivia a dor, já a bexiga suaviza o fluxo de Qi na região. Os pontos do relacionados ao fígado relaxa músculos e tendões, melhorando a circulação sanguínea. A aplicação no triângulo ciático posterior pode ajudar a aliviar a dor e melhorar o efeito.

CAPÍTULO 80

Epicondilite lateral do úmero ou cotovelo do tenista: cotovelo anterior e posterior e *shenmen*[1]

Patologia ocupacional relacionado à pronação do antebraço e movimentos de flexão e extensão na articulação do cotovelo. Podemos utilizar o ponto do cotovelo da região anterior e da região posterior da orelha com estímulo forte, e, em seguida, fazer movimentar suavemente a articulação do cotovelo e do antebraço. Além disso, pode-se associar o ponto *shenmen* para diminuir inflamação e a dor.

Contusão do cóccix: cóccix e ponto posterior do cóccix[1]

A dor costuma ocorrer após trauma local prévio, e pode piorar sentado, de pé, caminhando ou evacuando. Podemos utilizar o ponto do cóccix para aumentar o limiar de dor. O efeito melhora com a associação do ponto do cóccix na região posterior da orelha com estímulo forte.

Condrite costal ou síndrome de Tietze[1]

Tratamento por meio dos pontos correspondentes à área da dor associado ao *shenmen*.

Dor no calcâneo: rim, calcâneo, fígado[1]

- **Calcâneo:** Ponto correspondente da dor;
- **Rim:** domina os ossos, pode ser usado para tonificar o Qi do rim, trata dor no calcâneo por deficiência do rim ou esporão de calcâneo;
- **Fígado:** Trata dor relacionada ao coxim gorduroso do calcâneo, bursites e deficiência de rim, relaxando os tendões e ativando o fluxo de Qi e sangue;
- **Shenmen:** Tranquiliza a mente, reduz inflamação e alivia a dor.

Dor na articulação temporomandibular[1]

Tratada como patologia dos dentes, utilizamos pontos correspondentes da boca e dente para aliviar a dor.

A área do triplo aquecedor é conhecido como "ponto mágico" para o tratamento de odontalgia. Nesse ponto, encontramos os ramos do nervo glossofaríngeo, facial e vago, sendo capaz de regular a função da articulação temporomandibular, promover o equilíbrio da mente e alivia a dor.

Os pontos do Intestino grosso e do estômago podem ser usados para o tratamento de dor de dente. Além disso, o *shenmen* e occipital são dois pontos utilizados para acalmar a mente e aliviar a dor.

Espasmos musculares: pontos correspondentes, nervo simpático, subcórtex, *shenmen*[1]

- **Subcórtex:** Utilizado para regular a função excitatória e inibitória do córtex cerebral nas patologias do sistema nervoso, cardiovascular e digestivo, tratando distúrbios neurovegetativos, neurastenia e neuroses, quadros gástricos e intestinais, como diarreia e obstipação, hipertensão, doenças vasculares inflamatórias, obstrutivas, alterações cardíacas.

Regular a função neurovegetativa: nervo simpático, tálamo, córtex, coração, rim, *shenmen* e occipital[1]

Nervo simpático, tálamo e córtex são utilizados para equilibrar o corpo, regulando a função do sistema nervoso central, sistema nervoso simpático e parassimpático.

Coração e rim são utilizados para coordenar os elementos "fogo e água", controlando as atividades mentais e as funções dos órgãos internos. Já o *Shenmen* e occipital tranquilizam a mente.

Tosse: pontos correspondentes ao sistema respiratório, stop asma, boca, tronco cerebral, *shenmen*, occipital e baço[1]

- **Asma:** Ponto de escolha para aliviar a tosse, se asma pode associar área da alergia e brônquios;
- **Boca:** Alivia a tosse, trata patologias da cavidade oral, articulação temporomandibular, faringe e traqueia. Utilizado como sedativo, trata insônia e melhora o efeito do ponto do sono. Conhecida por ajudar na recuperação da fadiga, aliviando o cansaço e dor da região lombar e membros inferiores por excesso de trabalho ou esforço;
- **Tronco cerebral:** tranquiliza o vento interno, controla a convulsão, tonifica o cérebro, acalma a excitação, alivia a tosse e diminui a febre;
- **Occipital:** Tranquiliza a mente, diminui a dor, utilizado para aliviar tosse, falta de ar, prurido, vômitos, diarreia e cefaleia occipital. Ponto chave para tratamento de vertigem e tontura de origem vestibular, vascular, sistema neurovegetativo, causados por balanço carro ou barco, hipertensão. Alivia convulsões e é utilizado na epilepsia e nos espasmos faciais, além de melhorar a acuidade visual;
- **Baço:** Trata tosse com catarro, fortalecendo o baço e reduzindo mucosidade e umidade;
- **Glândula drenal:** Quando a tosse está associada ao quadro de asma, tem efeito anti-inflamatório.

Vômito: cárdia, estômago, occipital, subcórtex e *shenmen*[1]

- **Cárdia:** Ponto chave para aliviar náuseas e vômitos, trata a região da cárdia e sensação de desconforto no peito;
- **Estômago:** Fortalece o baço, o estômago e o Qi do aquecedor médio, indicado nos sintomas de inversão do fluxo do Qi do estômago, como náuseas, vômicos, soluços, arrotos, regurgitação azeda. Trata patologias gastrointestinais, dor de dente, cefaleia frontal, histeria e melancolia.
- **Occipital, subcórtes e shenmen:** aliviar a dor, ver descrição acima

Reduzir a secreção gástrica: nervo simpático, estômago e fígado[1]

Fígado e rins, tonifica o fígado, promove a circulação do Qi e do sangue, relaxa os músculos e os tendões, ajuda a dispersar o vento interno e a mucosidade, trata cefaleia de vértice e patologias oculares.

Reduzir a temperatura corporal: pontos correspondentes, sangria do ápice da orelha e do ápice do trago, glândula adrenal, nervo simpático, tálamo, pulmão, occipital, área endócrina[1]

- **Tálamo:** regula o sistema neurovegetativo, os orgãos internos e suas funções fisiológicas, inclusive o controle da termparatura corporal
- **Pulmão:** ação no sistema respiratório, ajuda no metabolismo da água, controla os poros e as glandulas sudoríparas
- **Glandula adrenal e area endócrina:** diminuir inflamação, descrito acima
- **Nervo simpático e occipital:** aliviar dor, descrito acima
- **Ápice do trago:** Ponto para resistir a inflamação, reduz a temperatura do corpo, seda e alivia a dor.

Tranquilizar a mente[1]

Sangria do ápice da orelha, *shenmen*, occipital, subcórtex, tronco cerebral e coração. Pode ser utilizado como sedativo, para aliviar a agitação, ansiedade, inquietação e irritabilidade.

Excitar a mente[1]

- **Pontos:** Frontal, endócrino, ponto da excitação, tálamo, cérebro e glândula adrenal. Pode ser utilizado para tratamento de excesso de sono e obesidade;
- **Frontal:** Ponto chave para tonificar o cérebro, alivia tontura e torpor, melhora a visão, alivia dor e a cefaleia frontal, sensação de peso na cabeça, distração, letargia e depressão.
- **Ponto da excitação:** Efeito de excitar o córtex cerebral, usado nos quadros de letargia, obesidade, noctúria, disfunção sexual e endócrina.
- **Cérebro:** Indicado nas doenças cerebrais, deficiência de irrigação sanguínea, ataxia cerebelar, epilepsia, hiperatividade e falta de inteligência.
- **Tálamo:** Corresponde ao centro do sistema neurovegetativo, utilizado para regular os órgãos internos e suas funções fisiológicas.

Abaixar a pressão sanguínea[1]

Na região do ápice da orelha, identificamos pontos de redução da pressão arterial, fígado, rim, coração, *shenmen*, occipital e subcórtex. A prática de sangria no ápice da orelha e no ponto de redução da pressão tem efeito rápido na redução da pressão.

O ponto do fígado clareia o fogo patogênico, enquanto o do rim nutre o *Yin* e suprime a hiperatividade do *Yang*. Já o ponto do coração governa o sangue.

Shenmen acalma a mente, reduz a pressão arterial e alivia dor. Nos casos em que a hipertensão se manifesta acompanhada de cefaleia, tontura e sensação de pressão na cabeça, é recomendada a associação dos pontos occipitais e subcórtex.

Aumentar a pressão sanguínea[1]

Ponto de aumento da pressão arterial, fígado, rim, coração, simpático, glândula adrenal, subcórtex.

O coração controla a circulação sanguínea, o fígado estoca o sangue e regula a pressão e o rim retém a água. E o subcórtex regula a função cardiovascular, contraindo e dilatando os vasos e equilibrando a pressão arterial.

Reduzir a frequência cardíaca[1]

Ponto para reduzir a frequência cardíaca, subcórtex, coração, *shenmen*, occipital. São utilizados para regular e estabilizar a frequência cardíaca, indicado para taquicardia paroxística, extrassístoles ventriculares, extrassístoles auriculares e arritmia.

Tonificar a função do coração: nervo simpático, glândula adrenal, ponto do cérebro, subcórtex, coração[1]

O nervo simpático, glândula adrenal e cérebro são utilizados para fortalecer e acelerar a frequência cardíaca nos casos de bradicardia sinusal, e bloqueios de condução.

O ponto do coração possui diversas funções benéficas: tonifica o próprio órgão, alivia ansiedade e inquietação mental, dispersa o calor presente no coração e no sangue, possui um efeito de regulação da língua e é eficaz no tratamento de patologias bucais. Ele também lida com a hiperidrose, visto que o suor é considerado o fluido do coração. Além disso, alguns pontos associados a ele têm propriedades refrigerantes e aliviam sintomas cutâneos como prurido e sensações de queimadura. O ponto do coração é frequentemente aplicado para tratar uma variedade de condições, incluindo problemas cardíacos, cerebrais, mentais, vasculares e distúrbios do sono. Ademais, a combinação do subcórtex e coração exerce um papel regulador sobre o coração.

Sangramento[1]

Glândula adrenal, cérebro, diafragma e baço são os quatro pontos chaves para o controle do sangramento, e podemos associar os pontos correspondentes ao local de sangramento.

Induzir a diurese: rim, baço, pulmão, triplo aquecedor, área endócrina, área de ascite e pontos correspondente dos órgãos para tratar edemas[1]

Rim, baço e pulmão estão relacionados ao metabolismo da água, sendo o triplo aquecedor a via por onde passa as águas. Para tratar a retenção de líquidos no corpo, é indicado o ponto da ascite, que é um ponto específico utilizado para aliviar essa condição.

Diminuir a diurese: bexiga, centro da orelha, uretra, cérebro[1]

Bexiga é responsável pelo armazenamento da urina. O ponto central da orelha e da uretra melhoram a percepção e estimulam o reflexo urinário. O cérebro tem efeito antidiurético e corresponde à glândula pituitária ou hipófise.

Dismenorreia[1]

Cérebro, ovário e endócrino regulam a função dos ovários e outras gandulas endócrinas, além de produzir endorfinas.

O útero, abdome e centro da concha cimba regulam o fluxo suave de Qi e alivia a dor. Já o rim tonifica a função do rim do "*Chong mai*" e do "*Ren mai*", enquanto o meridiano do fígado atrevessa pela região. A ativação do nervo simpático alivia espasmos musculares e *shenmen* tranquiliza a mente e alivia a dor.

Obstipação[1]

Intestino grosso, baço, triplo aquecedor, abdome, pulmão, subcortex, centro da concha cimba ou concha superior e o ponto da constipação que é um ponto específico.

O intestino grosso pode ser usado para expelir calor patogênico dos intestinos e ajuda na eliminação dos resíduos. O baço alivia a constipação e a distensão abdominal, enquanto o triplo aquecedor ajuda no transporte de água e nutrientes. Em seguida, o centro da concha superior aumenta a peristalse e o subcórtex regula a função digestiva.

Diarreia: ápice da orelha, endócrino, intestino grosso, baço, *shenmen*, occipital área da alergia, subcórtex, glândula adrenal[1]

Sangria do ápice da orelha e área endócrina diminuem inflamação e aliviar a dor. Para diminuir a peristalse, os pontos relacionados ao reto e intestino são usados, enquanto o baço fortalece o Qi do baço. Além disso, a aplicação dos pontos *shenmen* e occipital acalmam a mente e inibem a peristalse.

Na colite alérgica associa área da alergia e subcórtex. Na diarreia crônica associa glândula adrenal e sangria do ápice da orelha, que melhora inflamação e excreção de toxinas.

Soluços: diafragma, estômago, *shenmen*, subcórtex, nervo simpatico[1]

Diafragma alivia espasmos do diafragma. O estômago trata o fluxo reverso do Qi, o *shenmen* acalma a mente e os espasmos, o subcórtex limpa o foco de excitação no córtex cerebral e regula a função do estomago e intestino, enquanto o nervo simpático alivia espasmos de músculo liso.

Doenças auriculares[1]

Podem ser tratadas com agulhamento nos pontos da orelha externa, adrenal e sangria do ápice da orelha.

● REVISÃO SISTEMÁTICA DE AURICULOTERAPIA NO ESPORTE

Esta revisão sistemática foi feita em maio de 2023 no portal bibliográfico da National Library of Medicine, mantida pelo governo dos Estados Unidos da América (https://pubmed.ncbi.nlm.nih.gov/) com o seguinte booleano: (auriculotherapy[MeSH Terms]) AND (((((((((((sports[MeSH Terms]) OR exercise[MeSH Terms]) OR physical fitness[MeSH Terms]) OR psychomotorperformance[MeSH Terms]) OR motor skills[MeSH Terms]) OR athletic performance[MeSH Terms]) OR strength training[MeSH Terms]) OR resistance training[MeSH Terms]))))

Como resultado foram recuperados apenas seis artigos publicados entre os anos de 2009 e 2020. Desses, somente dois eram pertinentes ao tema medicina esportiva e um artigo de revisão sistemática sobre este mesmo tema.[9-10-11]

● CONCLUSÃO

Embora seja difícil encontrar estudos científicos sobre auriculoterapia no esporte, é uma técnica milenar de fácil execução, baixo custo, poucas complicações, efeitos colaterais leves, sem risco de *dopping* e pode ser utilizado como tratamento coadjuvante para acelerar a recuperação do atleta, trazendo melhor equilíbrio físico e emocional, além de melhorar o seu rendimento.

● REFERÊNCIAS

1. Li-Chun H. Auricular medicine, the new era of medicine & health. Auricular Med Int Research Training Center. 2005.
2. Hou PW, Hsu HC, Lin YW, Tang NY, Cheng CY, Hsieh CL. The history, mechanism, and clinical application of auricular therapy in traditional chinese medicine. Evid Based Complement Alternat Med. 2015;2015:495684.
3. Wen TS. Manual terapêutico de acupuntura. Manole; 2008.
4. Paulsen F, WashkeJ. Sobotta atlas de anatomia humana, cabeça, pescoço e neuroanatomia. 23. ed. Rio de Janeiro: Guanabara Koogan; 2010.
5. He W, Wang X, Shi H, Shang H, Li L, Jing X, et al. Auricular acupuncture and vagal regulation. Evid Based Complement Alternat Med. 2012; 2012:786839.
6. 王槐昌 (Wang Huai Chang). Auriculoterapia para promoção de saúde. 1988.
7. Ge H, Tao H, Yang Y. Supplementary elbow reserve emergency. Anhui Sci Technol. 1996;12.
8. Meng Y, Michelena TM, Cai F, Lou X, Li S, Zhang R. Traditional chinese medicine in emergency treatment mechanism and application. Open Access Emerg Med. 2020;12:111-9.
9. Zen-Pin L, Chung-Yuan W, Tsong-Rong J, Tso-chiang M, Fan C, Jaung-Geng L, et al. Effect of auricular acupuncture on oxygen consumption of boxing athletes. Chinese Med J. 2009;122(13):1587-90.
10. Lin ZP, Chen YH, Fan C, Wu HJ, Lawrence W. Effects of auricular acupuncture on heart rate, oxygen consumption and blood lactic acid for elite basketball athletes. Am J Chinese Med. 2011;39(6):1131-8.
11. Noll M, Noll PRES, Mendonça CR, Silveira EA. Influence of auriculotherapy on athletic performance and sports: review and perspectives. Acupunct Med. 2020;38(3):203-4.

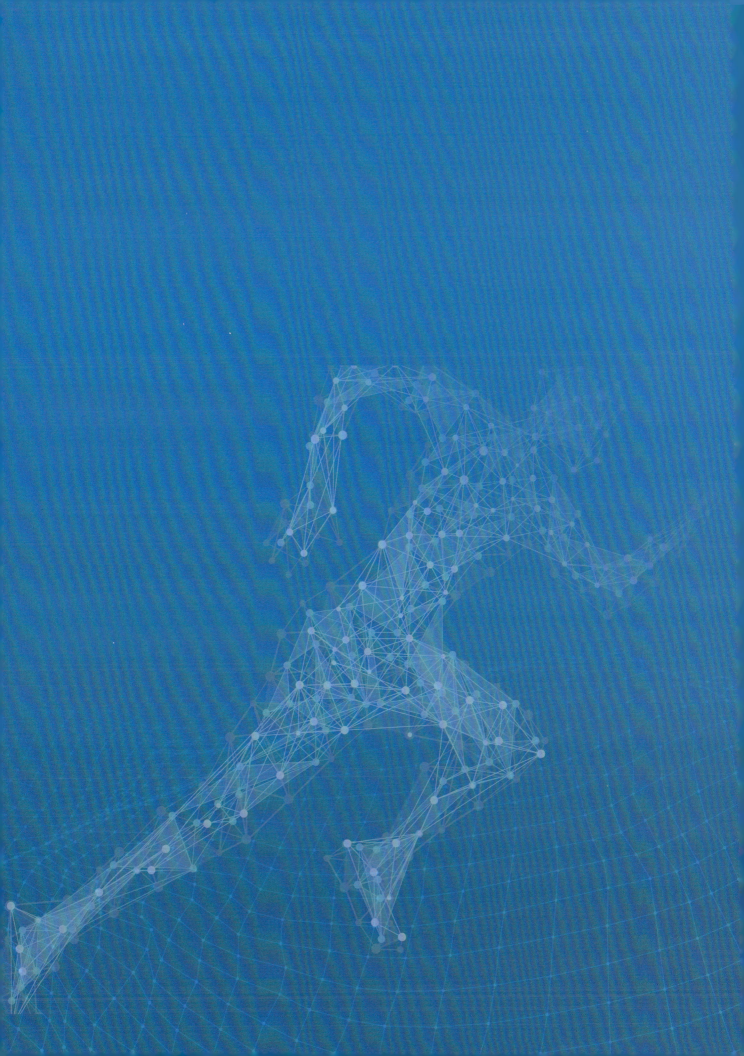

Auriculoterapia francesa em lesões do esporte 81

Fernando Mendes Sant'Anna   **Yves Rouxeville**

INTRODUÇÃO

Atletas de bom nível não são pacientes como os outros. As palavras esforço, competição e elitismo resumem bem o que move suas vidas. Quando precisam ser reparados, são mais sensíveis ao tratamento e mais exigentes (não perdendo muito treino, podendo estar presente na competição e lá conseguir a melhor pontuação). A auriculoterapia, nas suas diversas abordagens, é uma opção terapêutica de eleição (eficácia sem efeitos nocivos) na traumatologia desportiva.

Nesse capítulo, discorreremos sobre as principais aplicações da Auriculoterapia Francesa/Auriculomedicina nos principais traumas do esporte.

● COLOCANDO EM PERSPECTIVA

A mitologia antiga

Na mitologia grega, Euphron, o deus do esporte, não deve ser confundido com Vulcano, o ferreiro mais musculoso. Num poema de Sir William Jones, publicado em 1763: *"Caissa rejeitou os avanços de Marte, o deus da guerra. Ferido por essa rejeição, Marte procurou a ajuda do deus dos esportes, Euphron, que criou o jogo de xadrez como um presente para Marte. Esse presente tinha a finalidade de ajudar Marte a conquistar o afeto de Caissa, que então havia se metamorfoseado na deusa do xadrez"*. Segundo outra fonte, a ninfa grega *Caissa* inventou o jogo de xadrez. Isso mostra que, por muito tempo, o homem encontrou uma ligação entre o esporte (mais físico) e o jogo de xadrez (mais mental), enquanto a arte da guerra se interessa por ambos os conceitos.

O esporte, os esportes e a atividade física

Definições de esporte (segundo alguns dicionários)

1. *Le petit Littré* (escrito no final do século XIX): Palavra inglesa retirada do antigo *desport* francês: diversão. Qualquer exercício ao ar livre como corridas de cavalos, canoagem, caça, tiro, pesca, esgrima etc.;
2. *Le Robert de poche* **(1995):** Atividade física de jogo e esforço em conformidade com regras. Palavras com grande relação de significado: atividade física, atletismo, ginástica;
3. *Le petit Larousse illustré* **(2014):** Palavra inglesa do francês antigo *disport*: passatempo. Conjunto de exercícios físicos sob a forma de jogos individuais ou coletivos, que podem dar origem à competição e praticados com observância de determinadas regras.

Educação física e desportiva (EFD)

O *Larousse* indica: todos os exercícios corporais praticados em escolas e universidades destinados à manutenção e melhoria das qualidades físicas.

Esportes de alto nível

Atualmente, os melhores atletas são considerados atletas de ponta. Vamos reter o significado do *Larousse*: escalão em um todo organizado; posição em uma hierarquia.

Esporte e fisiologia

O esporte visa desenvolver habilidades fisiológicas

Os Jogos Olímpicos (JO) podem ser considerados como o mais belo evento do esporte em nível mundial. O lema olímpico é *Citius, Altius, Fortius* (*mais rápido, mais alto, mais forte*). Os três valores das Olimpíadas são *excelência, amizade e respeito* e são enquadrados em regras vinculativas de arbitragem, controle de vídeo, controle antidoping etc. Isso confere aos Jogos Olímpicos o status de padrão máximo do que pode ser realizado pela habilidade humana, sem truques ou fraudes.

Um ranking permite estabelecer uma hierarquia: as medalhas que todos sonham em obter. Isso resulta em um espírito fortemente elitista, com seleções pré-olímpicas. A busca pelo pódio exige que os atletas desenvolvam o máximo das suas capacidades fisiológicas, e, muitas vezes, resultando em margens mínimas de diferença entre o primeiro e o segundo, ou mesmo entre o terceiro e o quarto colocados.

Como a menor fraqueza pode custar meses ou anos de treinamento, os atletas estão acostumados a se submeter a um certo ascetismo para esperar ser o melhor e, principalmente, não o último!

Em 1965, há cerca de 60 anos, os médicos do I.N.S, que em 1975 passou a Instituto Nacional do Desporto, Perícia e Rendimento, mais conhecido por INSEP, escreveram um pequeno livro onde sintetizam os pontos importantes: o treino, o sistema cardiovascular, o sistema respiratório, o sistema neuromuscular, o ambiente humoral (sangue, urina, suor), dieta, controle médico do treinamento, fadiga e *overtraining* e traumatologia esportiva.[1]

A prática do esporte consiste em desenvolver ao máximo as possibilidades físicas, com o objetivo de ser o melhor. Isso é fisiologia sendo levada ao limite, não fisiopatologia.

Treinamento e prevenção

1. **Acompanhamento cardiológico** (cardiologia do esporte). Os Jogos Olímpicos da Cidade do México, em outubro de 1968, permitiram que médicos do I.N.S. observassem e codificassem o efeito de vários tipos de treinamento (resistência, *endurance*, intervalado) no *eletrocardiograma*. Com efeito, os vários esforços, em aerobiose ou anaerobiose, têm efeitos em particular no metabolismo láctico;
2. **Alongamento e relaxamento muscular**. A sua utilidade é realmente crucial *antes e depois do esforço físico*. O estresse repetido e intenso nos músculos e tendões pode causar pequenas rupturas musculares ou tendinite. Os praticantes de esportes de combate, atletismo ou esportes coletivos não o esquecem![2]
3. **Acompanhamento mental.** É importante, mas pode estar sujeito a desvios quando o treinador vai além de sua missão ao colocar os atletas sob controle. Diferentes técnicas têm mostrado seu interesse. Resumidamente, o objetivo é tanto *relaxar* quanto trazer *objetivo* e *confiança*;
4. **Rastreamento alimentar.** A *qualidade da alimentação* importa tanto quanto sua quantidade e diversidade. A máxima de um colega falecido: "O carro é um objeto industrial que funciona com gasolina; se você colocar sopa de legumes no tanque, não funcionará. O homem, um ser vivo, alimenta-se de sopa de legumes, mas se você der gasolina, ele ficará doente." *Como comer* é tão importante quanto o que comer: é melhor mastigar os alimentos por muito tempo, em vez da gula, engolindo tudo rápido. Uma alimentação desequilibrada gera cãibras! O professor Michel Massol defendeu uma *dieta diversificada*, tomando emprestado da dieta chinesa diversificada: comer um pouco um bom número de alimentos em vez de bater em um único prato. Ele estava vivendo uma dieta mediterrânea ao estilo gascão.[3]

A fisiologia: uma chave para praticar melhor a auriculoterapia

Os tratados de fisiologia podem ser simples, destinados a todas as áreas biológicas[4] ou mais elaborados, podendo ou não ser atualizados. No âmbito da formação universitária na Tunísia (Pós-Graduação de Auriculoterapia, Faculdade de Medicina de Sfax), há dez anos, um livro foi produzido por médicos praticantes de auriculoterapia, correspondendo ao primeiro módulo do nosso curso.[5]

Os capítulos sobre funções, reação inflamatória, pele, sistema nervoso, neurotransmissão, vias da dor, estresse e adaptação, sono, noções de cronobiologia, sistema imunológico, síndromes posturais, dor operatória e sistema nervoso autônomo foram escritos por dez professores de medicina e três médicos. Esses textos incluem tudo o que pode ser de interesse para um médico praticante de Auriculoterapia. Para os complementos, algumas referências completam cada capítulo.

Para os entusiastas, recomendamos o livro do Prof. Henri Laborit, aquele que descobriu, entendeu e depois classificou as reações comportamentais ao estresse.[6] Ele também mostrou que a homeostase, esse equilíbrio do meio interno, não é um estado estável e fixo, mas um eterno desequilíbrio que se reajusta. É um vetor, orientado e ativo, e não uma linha inerte. Os conceitos desenvolvidos por Laborit, se-

guindo suas observações, são plásticos. Eles trazem fluidez e compreensão, além de não nos ensinar a não ser robôs que prescrevem a felicidade. Contudo, Laborit não foi reconhecido oficialmente pelo seu justo valor.

A fisiologia também é a interação entre os sistemas

Em um nível básico, estamos interessados em um órgão (a articulação do joelho, o intestino delgado etc.) para fornecer tratamento sintomático (uma agulha no ponto do joelho ou do intestino delgado), o que é lógico do ponto de vista *anatomoclínico*. Este conceito elementar não deve ser cientificista, mas, sim, levar em conta os dados atuais da ciência. É assim que deve ser entendido a intervenção do Prof. Jean Bossy na reunião da OMS em 1990: "*Em Lyon, você representa o joelho no centro da fossa triangular, e, em Pequim, você representa o joelho no ramo superior da anti-hélice. Ambas as escolas estão certas, pois os dois pontos têm a mesma inervação (V3)*". A referida explicação de Bossy foi apresentada sem discussão no 10° Simpósio Internacional de Auriculoterapia em Lyon, em 2021.[6] Paul Nogier estabeleceu as localizações de membros em pessoas saudáveis, enquanto os chineses têm a experiência de milhões de pessoas com doenças crônicas. A *plasticidade auricular*, ecoando a plasticidade cerebral, é uma adaptação do corpo que se manifesta após vários meses ou anos de estresse![7]

A nível funcional, que é a realidade e a fisiologia, raciocinamos por grupos de órgãos conexos (o membro inferior, os órgãos abdominais) todos com ligações entre si. Isso nos conduz a situações em que precisamos inserir uma agulha no ponto do tornozelo e/ou joelho (Figura 81.1). Nesse contexto, estamos lidando num nível *funcional elementar*.

Os sistemas funcionais elementares são *subconjuntos* dentro de conjuntos funcionais, *dispositivos* para uma ligação anatômica, como o sistema musculoesquelético, ou *sistemas* para uma ligação funcional, como o sistema digestivo.[8] No entanto, está bem estabelecido que os sistemas possuem *interações* entre si, com interfaces. Essa é a fisiologia contemporânea: o sistema digestivo, por meio da microbiota dos intestinos, atua no cérebro. A imagem que simboliza esse conhecimento aberto, não restrito, pode ser encontrada na página 124 de um livro médico e técnico sobre Auriculoterapia (Figura 81.2).[8]

Os conhecimentos atuais em fisiologia do esporte

Uma obra coroada pela Academia Nacional de Medicina da França (1ª edição: 1984, 3ª edição: 1994), com o subtítulo "*Bases fisiológicas das atividades físicas e esportivas*", traz uma perspectiva contemporânea esclarecedora. Seus vários capítulos abordam os seguintes tópicos: a energia das atividades físicas; adaptação respiratória e circulatória ao exercício; constituição e propriedades das fibras musculares estriadas esqueléticas; aspectos mecânicos, térmicos e elétricos da contração muscular; contração muscular em humanos; alimentação e atividades físicas; papel das secreções hormonais durante as atividades físicas; atividades físicas e esportivas em altitude; atividades físicas durante o mergulho; termorregulação durante o exercício e aptidão física.[9]

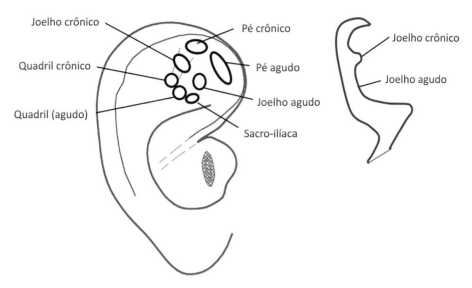

Figura 81.1 Ossos e articulações dos membros inferiores.

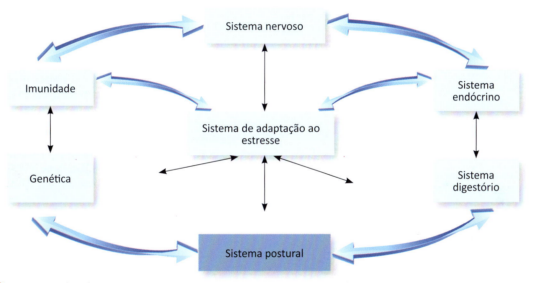

Figura 81.2 O sistema de adaptação ao estresse e outros sistemas.
Fonte: Acervo dos autores.

Outra obra clássica e bem completa foi escrita em 1997 pelo Prof. Pierre Magnin e Jean-Yves Cornu, em um estilo diferente de uma clássica apresentação em anfiteatro.[10] Pierre Magnin foi Professor de Medicina, Pneumologista e Farmacologista. Ele também foi Presidente Honorário da Comissão Médica do Comitê Olímpico e Esportivo Nacional da França.

Os atletas de alto nível

Serão aos atletas de elite a quem iremos impor um acompanhamento médico mais intenso e frequente. Isso envolverá tanto o acompanhamento médico clássico quanto o acompanhamento psicológico, pois uma mente muito boa servindo a um corpo fraco não levará à vitória. A dúvida, a ansiedade e a ruminação também levarão ao fracasso.

Por serem muito sensíveis e menos rústicos, serão privilegiados cuidados e tratamentos de qualidade, precisos, eficazes e com o mínimo de efeitos colaterais, tanto para o corpo físico quanto para a psique. Eles não podem e não querem perder tempo, o que prejudicaria seu treinamento e seu desempenho.

É assim que médicos e fisioterapeutas muitas vezes serão praticantes do mesmo esporte que seus atletas. Existe uma verdadeira fraternidade entre os atletas de topo e os seus mecânicos ou reparadores. É o mesmo para *os soldados de elite* que treinam constantemente para estar no topo em sua missão, que é perfeitamente perceptível no livro do médico militar Nicolas Zeller, com o subtítulo "Um médico das forças especiais testemunha", dedicado "Aos meus irmãos de alma sempre de pé e aos que sempre os tomarão como modelos".[11]

Na atual organização assistencial, *o paciente-perito* é considerado um novo tipo de ator no sistema de saúde. "Um paciente especialista, ou parceiro do paciente, é um indivíduo que se preocupa como paciente ou parente atingido por uma doença crônica e desenvolve, ao longo do tempo, um conhecimento detalhado da doença".* Um livro revolucionário foi escrito por médicos com formação militar de Metz, especialistas em medicina de emergência e situações de desastre, em conjunto com um ex-diretor de atendimento de Lille, focado no raciocínio clínico compartilhado e é enriquecido por um excelente prefácio do Dr. Gérard Chaput.[12]

● PATOLOGIAS TRAUMÁTICAS E SEU TRATAMENTO POR AURICULOTERAPIA

Podemos resumi-las em: traumas diretos, patologias dos membros, patologias da coluna vertebral. Os tratamentos, ou ausência de tratamentos, serão realizados de acordo com a hipótese fisiopatológica, de acordo com o entendimento.

Traumatismos diretos

Hematomas

Choques e hematomas são o pão de cada dia na traumatologia esportiva. Suas sequelas são geralmente mínimas. Uma técnica pouco conhecida se provou eficaz: *ímãs polarizados*.

- **Auriculomedicina:** Paul Nogier formou-se em engenharia, *École Centrale de Lyon*, antes de fazer Medicina. Foi ele que descobriu o RAC, reflexo autonômico circulatório, percebido na prática clínica como uma mudança na intensidade do pulso radial.[1] Então, de 1965 a 1992, ele não parou de pesquisar e analisar todos os estímulos que poderiam influenciar o RAC. As diferentes abordagens deste trabalho experimental (erroneamente denominado Auriculomedicina) foram verificadas e depois codificadas. Eles representam a parte mais original, fina e útil da Auriculoterapia Francesa.
- **A noção de rede:** Todos sabem que a luz está amplamente ligada a uma determinada agitação de fótons. O filtro Polaroide filtra a luz (polarização óptica), ou seja, o movimento dos fótons é orientado. A colocação de um filtro Polaroid na pele da orelha ou dos membros modifica o pulso e cria um RAC.[13] Esse RAC será positivo se o eixo do filtro Polaroid for apresentado no longo eixo dos membros, na pele que pende sobre uma área saudável (Figura 81.3).[14] Por outro lado, na pele que cobre uma zona anormal, o RAC é positivo se o eixo do filtro Polaroid for colocado aproximadamente perpendicular ao longo eixo dos membros. Temos assim o princípio de uma ferramenta muito simples que pode permitir detectar uma disfunção funcional ou orgânica subjacente à pele examinada.
- **Dispositivos Polartrons®:**[15] Seis tipos de Polartrons foram comercializados pela empresa SEDATELEC. A seguir, apresentamos uma síntese da dissertação de Yves Rouxeville, apresentada para a obtenção do diploma em traumatologia esportiva na Faculdade de Medicina de Rennes em 1980.

Outras utilizações de campos magnéticos polarizados

Rouxeville usou o *Théramagnétic*®[15] polarizado (emitindo um campo eletromagnético) em ambas as orelhas, para o estado geral, assim como no ombro ou joelho dos pacientes, pois essa aplicação potencializa o efeito da auriculoterapia em patologias traumáticas ou membros reumáticos.

Os Polartrons foram reservados para uso nômade. A codificação dos cuidados (a determinação pelo RAC dos cuidados a realizar) foi explicada em *workshop* durante o V° Simpósio Internacional de Auriculoterapia, realizando em Lyon, 2006. Poste-

---

* Essa é uma frase de Marguerite Friconneau, médica, membro do Board of Directors of the AFM-Téléthon.

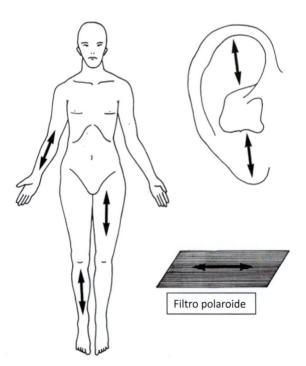

Figura 81.3 As redes do corpo, destacadas com o filtro Polaroide simples.
Fonte: Acervo dos autores.

riormente, essa abordagem foi então revisitada em um artigo "A avaliação de 20.000 a 25.000 casos tratados".[16] Esse teste é rápido e não complicado, mas, por exigir a prática do RAC, não apresenta receitas de bolo e, sim, um tratamento personalizado.

A Dra. Chantal Vulliez relatou esse uso em estomatologia no IXº Simpósio Internacional de Auriculoterapia, em Cingapura, em 2017.[17] Por outro lado, para todas as outras patologias, exceto alguns casos isolados de cistos ovarianos, não temos nenhum caso clínico relatado em trinta anos, o que sugere que os resultados são potencialmente prejudiciais ou realmente ineficazes. É preciso ser prudente e saber dominar nossas ferramentas.

Estudo clínico do Polartron Sul® em traumatologia esportiva* (trechos)

- **Generalidades**: A lesão constante em traumatologia é a saída de sangue para fora dos vasos e capilares. Em contusões, choques, entorses, lesões musculares há sempre um hematoma macroscópico, que às vezes é apenas um pequeno hematoma.

    O Polartron Sul é um gerador de energia magnética polarizada Sul, ou seja, de um fluxo magnético Sul que passa por uma dúzia de filtros Polaroid (Figura 81.4). Essa energia magnética polarizada, destacada pelo Dr. Paul Nogier, tem certos efeitos clínicos nos tecidos vivos. Hematomas, dor e sequelas de traumas parecem ser uma indicação de escolha para esta terapia.

- **Utilização**: Retirada a tampa cônica que permite uma ação pontual, aperta-se o gatilho e dirige-se para *loco-dolenti*. Não é necessário tocar na pele. Dois a cinco minutos são suficientes. A ação sobre a dor é rápida e muitas vezes notada em dez minutos. Uma única sessão pode ser suficiente. Em geral, depois de dois a cinco dias, é necessária uma nova sessão.

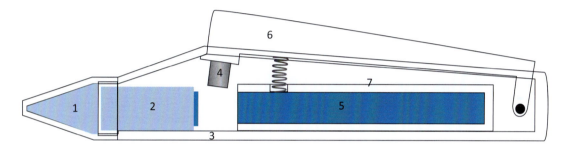

Figura 81.4 Diagrama do Polartron: ímã em 5, dispositivo de polarização em 4.
Fonte: Acervo dos autores.

Os pacientes notam um efeito benéfico na dor, no edema e uma reabsorção muito acelerada do hematoma sem o aparecimento de um hematoma à jusante. Até o momento, nenhum efeito colateral ou agravamento foi observado.

O estudo clínico em traumatologia esportiva abrangeu 71 aplicações, em prática privada. Em 70 casos, apenas a ação do Polartron foi mantida. Onze casos não foram revistos, seis casos foram anotados com resultado zero (incluindo três epicondilites). Foram recolhidas 53 observações com efeito positivo, ou seja, uma percentagem de 75%, tendo em conta os casos não revistos, de resultados efetivos.

A eficácia pareceu-nos particularmente consistente em casos de: hematomas, entorses tibiotársicas, distensões musculares, hematomas sob o periósteo, sequelas de fraturas, periostose tibial. Também observamos resultados positivos em alguns casos de perda de pele, otite serosa, zumbido e dor de artrite.

O Polartron Sul parece-nos uma solução elegante, específica, rápida, sem inconvenientes até hoje assinalados, ou seja, um tratamento de eleição no contexto das sequelas de trauma.

- **Discussão**: Essa ação sobre fenômenos dolorosos e vasomotores é uma ação local direta e não uma ação reflexa. Parece que a energia magnética polarizada permite selar rupturas vasculares ao nível dos capilares danificados e atuar nas membranas celulares dos tecidos musculares ou conjuntivos nos quais o sangue teria se espalhado.

    Este tipo de fisioterapia com resultados brilhantes oferece boas perspectivas na cirurgia geral, ortopédica e plástica, nas perdas de substância cutânea, na angiologia, na ORL (otite serosa e barotraumática) etc.

    Não notamos nenhuma toxicidade ou incidentes em quatro meses de uso, nesta curta série. A aplicação *loco-dolenti* por três a cinco minutos possivelmente pode ser renovada após dois a sete dias, dependendo da profundidade, da importância do hematoma ou da dor e do tempo da lesão. O Polartron Sul permite acalmar a dor, reduzir edemas e hematomas, retomar a função mais rapidamente.

    O estudo descrito acima (70 casos tratados em uma ou duas sessões, para um resultado de 75% positivo) foi realizado com um protótipo de Polartron Sul unidirecional.

- **Aplicações**: Em 25 anos de prática de medicina esportiva, o Polartron Sul é, na experiência de Yves Rouxeville, a terapia regularmente mais eficaz e confiável em suas indicações**.

---

* Rouxeville Y (1980) *Utilisation du Polartron Sud en traumatologie sportive*. Revue Auriculomédecine n°19.
** O protótipo testado foi comercializado sob o nome *Polartron Sul unidirecional*.

Patologias de membros

Os músculos e tendões são representados no lado mastoide (não visível) da orelha. Os ossos e articulações são representados no lado externo (visível) do pavilhão auricular (Figura 81.5).

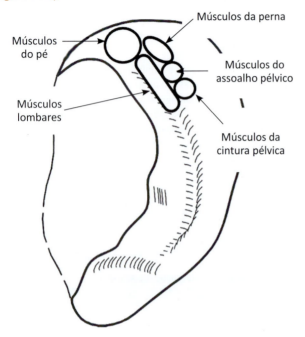

Figura 81.5 Músculos do membro inferior.
Fonte: Acervo dos autores.

Lesões musculares

Os vários movimentos são de dois tipos: rápidos (arremesso, explosão) ou lentos (manutenção, postura). Músculos com predominância de fibras de contração rápida (fibras brancas) são especializados em velocidade. Músculos com predominância de fibras de contração lenta (fibras vermelhas) são especializados em postura. Por meio do treinamento, é possível modificar sua distribuição. Na região da panturrilha, encontramos o grupo muscular conhecido como tríceps sural, formado por dois músculos rápidos (os gastrocnêmios) usados na corrida, e um músculo lento (o sóleo), mais usado para se manter de pé.

- **Fisiopatologia:** Músculos de contração rápida tendem a se romper (distensão muscular) com sangramento. Já os músculos de contração lenta tendem a se contrair por um longo tempo (contratura).
- **Prevenção:** Alongar e flexionar pode aumentar a resistência à corrida, por exemplo. São períodos de aquecimento (antes do esforço) e de normalização (depois do esforço) cuja prática permite evitar avarias e contraturas, desde que haja uma alimentação equilibrada e hidratação suficiente.
- **Rastreamento auricular:** Dor à palpação. Filtro Polaroide simples perpendicular ao longo eixo da orelha. Quando o RAC positivo, evidência à parte preta do bastonete preto e branco indica uma condição de quebra; ocorrência à parte branca indica uma contratura. No caso da panturrilha, é necessário examinar toda a representação dos membros inferiores em ambas as orelhas, a fim de identificar as áreas correspondentes a uma lesão e as de compensação (Figura 81.1).
- **Tratamento por auriculoterapia:** Agulhas em apneia inspiratória em áreas específicas reagindo ao preto. Em áreas específicas que reagem ao branco, agulha simples colocada por 15 minutos ou agulha semipermanente (ASP). Agulha ou a ASP podem ser potencializadas pelos *Polartrons* ou pelas frequências emitidas por *laser* ou infravermelho.
- **Cuidados locais:** As contraturas são aliviadas pelo calor. As distensões são tratadas com frio. Os ímãs polarizados (Polartrons®) são particularmente eficazes, as frequências emitidas por *laser* e/ou infravermelho são também muito eficazes.

NOTA: O aconselhamento terapêutico é geral e não exclusivo. O médico decide cada caso.

Lesões de tendão: caso de tendinite do calcâneo (Figura 81.6)

- **Fisiopatologia:** A contratura do músculo solear induz tração persistente no tendão de Aquiles. Essa tensão anterior ao esforço modificará o equilíbrio!
- **Prevenção, identificação auricular, auriculoterapia e cuidados locais:** Idêntico ao item (Lesões musculares), exceto para quente e frio. Deixar o local sem apoio no solo também é aconselhável.

Lesões nas aponeuroses (síndrome compartimental na panturrilha)

- **Fisiopatologia:** É o aumento da pressão na área ao redor de certos músculos. Ocorre quando os músculos

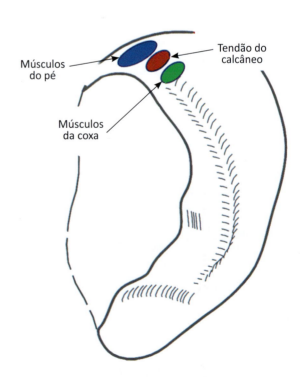

Figura 81.6 Músculos e tendões do membro inferior.
Fonte: Acervo dos autores.

lesionados incham tanto que cortam o suprimento de sangue. A dor é permanente. É uma emergência, geralmente relacionada à prática intensiva. Repouso é necessário, assim como aconselhamento cirúrgico, podendo levar a uma fasciectomia.
- **Auriculoterapia:** Agulhas em apneia inspiratória em áreas específicas reagindo ao preto.
- **Cuidados locais:** Frio. Campos magnéticos polarizados (Polartrons).

Cicatrizes secundárias a uma ferida ou procedimento cirúrgico

- **Fisiopatologia:** Colocar suturas em um músculo diminuirá sua elasticidade. Essa contratura muscular e aponeurótica da panturrilha, por exemplo, pode levar à tendinite de Aquiles, ou mesmo a distúrbios ou dores à distância por efeito em cadeia (já que os músculos se ligam uns aos outros).
- **Rastreamento auricular:** Dor à palpação. Filtro Polaroide simples perpendicular ao longo eixo da orelha. Quando o Reflexo de Arco Cortical (RAC) é positivo: uma resposta à parte branca indica uma contratura. No caso da panturrilha, deve-se examinar toda a representação dos membros inferiores em ambas as orelhas.
- **Auriculoterapia:** Agulha simples colocada por 15 minutos ou agulha semipermanente (ASP). A agulha ou a ASP podem ser potencializadas pelos Polartrons ou pelas frequências emitidas por *laser* ou infravermelho, frequentemente realizando uma varredura de frequências.
- **Cuidados locais:** Polartrons ou frequências emitidas por *laser* ou infravermelho.

Lesões articulares

- **Fisiopatologia:** Durante um chute, uma recepção no solo ou um impacto direto com outro jogador, uma articulação pode ser danificada, tais como entorse (estiramento ou ruptura do ligamento) com sangramento, luxação, lesão da cartilagem e/ou *lesão óssea* (fissura, fratura).
- **Rastreamento auricular:** Dor à palpação. Filtro Polaroide simples perpendicular ao longo eixo da orelha. Com RAC positivo: reação à haste preta do bastonete preto-branco indica perda de sangue; uma reação à parte branca que indica uma lesão (Figura 81.7).
- **Auriculoterapia:** Agulhas em apneia inspiratória em áreas específicas reagindo ao preto. Em áreas específicas com reação ao branco: agulha simples colocada por 15 minutos, ou agulha semipermanente (ASP). A agulha ou a ASP podem ser potencializados pelos Polartrons ou pelas frequências emitidas por *laser* ou infravermelho.
- **Cuidados locais:** Imobilização e ausência de apoio no solo são imprescindíveis, assim como aplicação de frio, o mais rápido possível. Os ímãs polarizados (Polartrons®) são particularmente eficazes, as frequências emitidas por *laser* e/ou infravermelho são muito eficazes.

Noções técnicas

Em um ciclista com queixas de joelho, os eixos dos pedais devem ser verificados. Em um tenista que sofre de epicondilite, checar as raquetes.

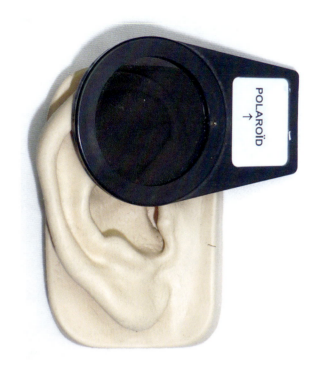

Figura 81.7 Busca (RAC) de áreas anormais em toda a fossa triangular, com auxílio do filtro Polaroide simples perpendicular ao eixo da orelha.
RAC: reflexo autonômico circulatório.
Fonte: Acervo dos autores.

Patologias da coluna

Convenhamos que a coluna vertebral é um conjunto de ossos destinados a manter o corpo em posição antigravitacional. Essa capacidade de ficar de pé sobre duas pernas é resultado de uma adaptação multimilenar. Além disso, a ponta do membro superior (a mão) é um verdadeiro canivete suíço com múltiplas possibilidades. Enquanto a extremidade do membro inferior (o pé) permite uma regulação postural muito fina.

Para ficar o mais vertical possível, é como numa casa: as fundações devem ser sólidas e aceitar um certo número de restrições. A dobradiça lombossacral e, mais amplamente, o complexo lombopélvico são a base, controlada por uma elaborada órtese muscular.

Músculos da coluna vertebral

Alguns músculos são especializados em manter a posição ereta, enquanto outros iniciam o movimento. As contraturas dos músculos psoas ou quadrado lombar (lombopélvica) serão compensadas pelos músculos torácicos, que por sua vez são compensados pelos músculos cervicais. Entendemos que essa contratura baixa causa dores que aparecem ao longo do dia.

- Além do exame clássico, podemos especificar as áreas de sofrimento usando o RAC: aplicando o RAC com o filtro Polaroide simples perpendicular ao longo eixo, com apoio sucessivo nos processos espinhosos e ausência de RAC com iluminação de luz branca (LEP). Esse método é comprovado, confiável e rápido (Figura 81.8).

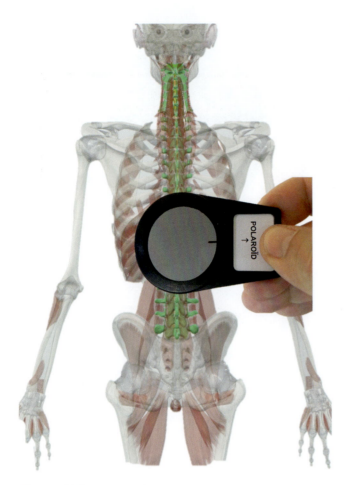

Figura 81.8 Pesquisa (RAC) de áreas vertebrais anormais usando o filtro Polaroide simples perpendicular ao eixo da coluna.
RAC: reflexo autonômico circulatório.
Fonte: Acervo dos autores.

- **Rastreamento auricular**: Dor à palpação. Filtro Polaroide simples perpendicular ao longo eixo da orelha. Com RAC positivo: reação ao branco indicando contratura. É bom examinar toda a representação da calha atrás da anti-hélice (parte mastoide da orelha, não visível).

    Observação: Na representação dos músculos lombares, pode identificar-se informação ao branco (contratura). Isso pode ocorrer devido a mecanismos de compensação ou devido a uma interligação em cadeia, que pode ser resultado, por exemplo, de uma torção no tornozelo. A lógica por trás disso é bastante consistente!

- **Auriculoterapia:** Agulha simples colocada por 15 minutos, ou agulha semipermanente (ASP). A agulha ou a ASP podem ser potencializadas pelos Polartrons ou pelas frequências emitidas por *laser* ou infravermelho.

    Observação: O mais importante é a identificação e cuidado das dobradiças (ou charneiras) entre os vários subconjuntos: são as dobradiças lombossacrais, toracolombares, cervicotorácicas e occipito-C1.

- **Cuidados locais:** Polartrons ou frequências (varredura) emitidas por *laser* ou infravermelho.

Vértebras

Podemos observar entorse (alongamento ou ruptura do ligamento), lesão óssea (fratura, compressão), subluxação ou protrusão discal. Tudo isso pode ocorrer em um paciente com osteoartrite, osteoporose ou até mesmo câncer conhecido ou desconhecido, com atletas de todas as idades.

- **Rastreamento auricular:** Dor à palpação. Filtro Polaroide simples perpendicular ao longo eixo da orelha. Com RAC positivo: reação ao *branco* indica contratura; reação ao preto (uma nota parassimpática local). É bom examinar toda a anti-hélice.
- **Auriculoterapia:** Agulhas em apneia inspiratória em áreas específicas reagindo ao preto. Em áreas específicas com reação *ao branco*: agulha simples colocada por 15 minutos, ou agulha semipermanente (ASP). A agulha ou a ASP podem ser potencializadas pelos Polartrons ou pelas frequências emitidas por *laser* ou infravermelho.
- **Cuidados locais:** Pode ser necessária imobilização e colocação em posição de segurança, principalmente no caso de parestesias de membros inferiores. Em casos simples, ímãs polarizados (Polartrons®) são particularmente eficazes assim como as frequências emitidas por *laser* ou infravermelho.

    As lombalgias ocupam grande parte das consultas, na prática da Auriculoterapia!

- **Outros tratamentos eficazes**: As reflexoterapias,[18] posturologia, medicina manual/osteopatia. E técnicas preventivas e/ou educativas (Escola de Postura, Pilates).

O papel amplificador do estresse

A vida é feita de ataques e constrangimentos físicos ou mentais, aos quais teremos de nos adaptar. Agentes estressantes (frio, calor, esforço físico violento, traumas, intervenções cirúrgicas, infecções e intoxicações agudas ou crônicas) são os constrangimentos de todos os seres vivos, aos quais estendemos as influências psíquicas. O estresse afeta todos os órgãos (Figura 81.2).

A adaptação ao estresse é um conjunto de fenômenos fisiológicos vitais, principalmente devido ao potencial letal do estresse. O comportamento em situações estressantes em animais e humanos foi estudado, compreendido e codificado (luta, fuga, inibição da ação) pelo Prof. Henri Laborit.[5]

O transtorno de estresse pós-traumático (TEPT ou PTSD, do inglês), que muitas vezes se expressa na forma de ansiedade e insônia, costuma ser tratado com drogas psicotrópicas. O TEPT pode afetar atletas de alto nível, geralmente perfeccionistas, com forte carga mental e que desejam superar seus limites. É mais documentado entre os militares. Ouvimos dizer que um verdadeiro comando sempre mantém uma adaga consigo para se livrar de problemas, e que um armeiro consertará facilmente a adaga com uma lima. Por outro lado, para reparar um ser humano excepcional, com toda a sua complexidade, é preciso um canivete suíço bem manejado!

Os cuidados com o TEPT são cuidados médicos e suporte ao bem-estar: meditação (*mindfulness*), atividade física e estilo de vida saudável são valores seguros e complementares.

CAPÍTULO 81

Os protocolos de auriculoterapia permitem tratar casos simples com agulhas, *laser,* eletricidade transdérmica e até acupressão auricular.[8]

Proporcionar aos atletas um atendimento de qualidade, de acordo com suas habilidades

Atletas de bom nível estão muito atentos à sua saúde. Em todas as circunstâncias, os cuidados prestados devem ser da mais alta qualidade possível. A frase latina *Sutor, ne supra crepidam* (literalmente: *"Sapateiro, não [vá] além do sapato"*) é usada para alertar o interlocutor para evitar julgamentos além de sua competência.

Assim como uma mulher não pode ser reduzida a um útero, um atleta de competição não pode ser reduzido a um conjunto de músculos! O ser humano é um todo, um corpo físico com uma mente, uma alma.

● TÉCNICAS QUE PODEM SER UTILIZADAS NA AURICULOTERAPIA FRANCESA

Na França, apenas membros da profissão médica (médicos, enfermeiros-obstetras e dentistas) podem praticar Acupuntura e Auriculoterapia. Auxiliares médicos (enfermeiros, fisioterapeutas, fonoaudiólogos etc.) podem realizar atendimentos na pele do corpo ou da orelha, exceto para colocação de agulhas, sem fazer diagnóstico. Os reflexologistas fornecem cuidados de bem-estar e prevenção por meio de acupressão auricular e/ou fisioterapia.

O treinamento básico permite o uso de agulhas e eletricidade transdérmica para tratar casos simples: dor, ansiedade, distúrbios do sono, tabagismo leve, distúrbios funcionais. Os pontos a serem tratados são detectados clinicamente por detecção dolorosa ou simplesmente pela tomada do RAC, e controlados por detecção elétrica diferencial.[8]

Os aperfeiçoamentos exigem um domínio especializado do RAC para tratar casos mais complexos, usando frequências eletromagnéticas, *laser* ou campos magnéticos polarizados.[19]

● O EXCESSO DE ATIVIDADES ESPORTIVAS PODE SER PREJUDICIAL

Em 6 de março de 2023, o *Le Figaro* (jornal diário nacional da França) publicou um artigo mostrando os efeitos ambivalentes da atividade física excessiva em certas pessoas. *"Mas isso não deve nos fazer esquecer que o verdadeiro problema de saúde pública atual é a pouca atividade da maior parte da população"*.

Este parecer emitido por profissionais e pesquisadores de qualidade corrobora um escrito póstumo a ser publicado, no qual o Prof. Pierre Magnin fornece explicações e dita as soluções a serem adotadas:

"O esforço ou a doença podem indiscutivelmente ser responsáveis por grandes perturbações, tanto rítmicas como homeostáticas, para o organismo que as sofre e as assume."

"Por outro lado, se for adaptado às possibilidades de evolução dos tecidos, qualquer exercício muscular, mesmo intenso, pode se tornar um fator de vitalidade. Assim, o esforço físico decifra-

do, coordenado, dirigido, tem a notável virtude de poder reforçar as funções homeostáticas e rítmicas do organismo."

"Esse esforço se perde se for ultrapassado. Se a fadiga e o esgotamento se tornam sua manifestação concreta, esse esforço é perigoso e destrutivo."

● CONCLUSÃO

A prática esportiva permite atingir os limites fisiológicos. A experiência da Auriculoterapia em traumatologia mostra boa eficácia nas dores de coluna e tendinites dos membros. Campos magnéticos polarizados demonstram utilidade no manejo de hematomas. Além disso, é fundamental que os pontos tratados na orelha tenham sido detectados, seja pela palpação dolorosa ou pelo pulso, (RAC) e confirmados por detecção elétrica diferencial.

Os autores agradecem ao Dr. Raphael Nogier por sua autorização para usar extratos da revista Auriculomedicina.

● REFERÊNCIAS

1. Andrivet R, Chignon J-C, Leclercq J. Physiologie du sport. Que sais-je? 1965;133.
2. Méas Y. Auto-étirements. Les gestes de la souplesse. Josette Lyon. 2004.
3. Massol M. La nutrimédecine. PUF. 1998.
4. Schläffer A, Schmidt S (coord.). Anatomie, physiologie, biologie. A l'usage des professions de santé. Maloine. 2001.
5. Rouxeville Y (coord.). Abrégé de physiologie à l'usage des acupuncteurs et des réflexothérapeutes. France: Springer-Verlag; 2013.
6. Laborit H. Physiologie humaine, cellulaire et organique. 1961.
7. Trabelsi-Zeghal D, Rouxeville Y, Sant'Anna F. Les localisations auriculaires des membres. Actes du X° Symposium International D'auriculothérapie. Lyon: GLEM. 2021 Juin;1032-107.
8. Rouxeville Y. Les clés de l'auriculothérapie. Clinique et Pratique. SATAS, Bruxelles.
9. Monod H, Flandrois R. Physiologie du sport. 3. éd. Masson. 1994.
10. Magnin P, Cornu J-Y. Médecine du sport. Pratiques du sport et accompagnements médicaux. Ellipses éd. 1997.
11. Zeller N. Corps et Âme. Livre grand public. Taillandier. 2021.
12. Lefort H, Psiuk Th. Patient partenaire, patient expert. Vuibert. 2019.
13. Nogier P. Une nouvelle hypothèse sur la structure des êtres vivants: la notion de réseau. Revue auriculo-médecine. 1979;15:7-10.
14. Nogier PFM. De l'auriculothérapie à l'auriculomédecine. Maisonneuve. 1981.
15. Rouxeville Y. Étude clinique du Polartron Sud en traumatologie sportive. Panorama de l'auriculothérapie et de l'auriculomédecine. Sauramps-Verlag France. 2011;285-7.
16. Rouxeville Y. Utilisation corporelle des champs magnétiques et électromagnétiques polarisés. Annales du GLEM. GLEM. 1998;16-8.
17. Vulliez Ch. Pulsed magnetic field on the Auricular zones. A preliminary study for the choice of pulsed frequencies through auricular medicine/a potentially useful complementary auricular therapeutic option. IX° International Symposium of Auriculotherapy. Singapour. 2017.
18. Malafosse Ph. Grand manuel de Réflexothérapie. Dunod. 2020.
19. Nogier R, de Sousa A. Le RAC. Réflexe Autonome Circulatoire. Sauramps médical. 2022.

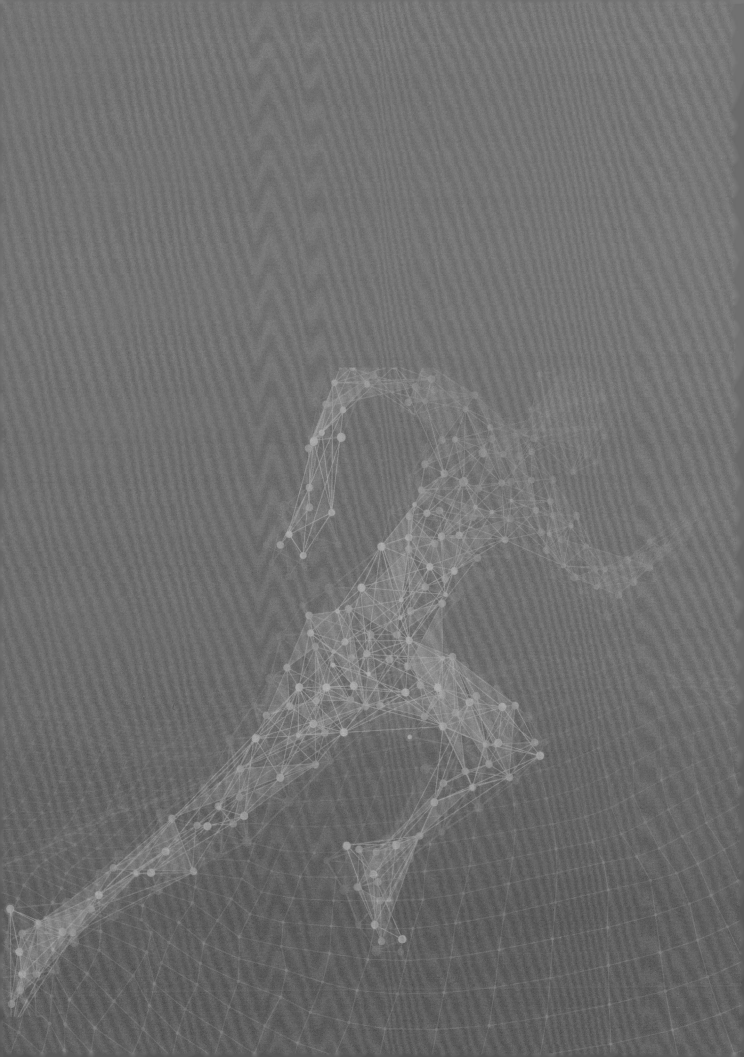

Acupuntura escalpeana de Wen

82

› Leandro Iuamoto › Tom Sintan Wen › Wu Tu Hsing

● INTRODUÇÃO

Atletas têm à disposição uma equipe multidisciplinar composta por profissionais em medicina esportiva, nutrição, preparador físico, fisioterapeuta entre outros, para a melhora de sua *performance*. Além destes componentes importantes da equipe multidisciplinar, podemos acrescentar o médico especialista em acupuntura, uma técnica com benefícios na recuperação e tratamento dos pacientes.[1]

A acupuntura pode ser, por exemplo, utilizada para tratamento de patologias neuromusculares, pois aumenta a circulação sanguínea periférica, aliviando a dor e diminuindo inflamação das partes moles. Entre as diversas técnicas de acupuntura, a acupuntura do couro cabeludo (escalpeana) pode ser uma alternativa terapêutica importante para abordar a *performance* dos atletas. Essa técnica, conhecida como Acupuntura Escalpeana de Wen, conta com a aplicação de agulhas no tecido subcutâneo do couro cabeludo em áreas funcionais correspondentes ao córtex cerebral,[2-4] baseando-se em parâmetro de neuroanatomia. A grande particularidade desse microssistema, diferentemente da Acupuntura clássica, é a troca da referência de "*cun*" para centímetros, adotando uma abordagem baseada em "áreas" e não "pontos".

A acupuntura escalpeana é uma técnica praticada por milhares de anos e que se desenvolveu muito nas últimas décadas.[5-7] Essa técnica, durante a década de 1970, foi desenvolvida com base na ciência da acupuntura tradicional, anatomia moderna e neurofisiologia. A partir de 1984, esse procedimento foi dividido em 14 linhas ou zonas terapêuticas de diferentes técnicas de acupuntura escalpeana, com uma proposta para ser aplicada no tratamento de distúrbios do sistema nervoso central e dores agudas/crônicas.[8,9] A Técnica Escalpeana de Wen foi desenvolvida por Tom Sintan Wen, M.D., Ph.D., e reuniu todas as técnicas/linhas de tratamento propostas em 1991 pela Organização Mundial da Saúde (OMS).[8]

● PARÂMETROS ANATÔMICOS PARA A APLICAÇÃO DA TÉCNICA ESCALPEANA DE WEN E SUA CORRESPONDÊNCIA FUNCIONAL AO CÓRTEX CEREBRAL[10,11]

A acupuntura escalpeana utiliza pontos que correspondem à distribuição funcional no córtex cerebral:

1. **Linha mediana longitudinal Anteroposterior:** do ponto médio entre as sobrancelhas, na região frontal até a margem inferior da protuberância occipital;
2. **Protuberância parietal:** Encontra-se ao marcar um ponto localizado a cerca de 6 cm acima e 1,5 cm a 2 cm posteriormente ao ápice das orelhas. Nesta localização há uma proeminência óssea em ambos os lados do crânio;
3. **Tuberosidade occipital:** Área projetada na região posterior do crânio, na proeminência óssea do osso occipital, na linha mediana;
4. **Fissura de Sylvius:** Esta fissura se encontra a partir de um ponto localizado a uma polegada e meia posterior e 5/8 polegadas rostralmente (acima) do canto do olho até a protuberância parietal;
5. **Sulco central:** Estabelece-se o ponto médio na linha Mediana Longitudinal Anteroposterior. O ponto rostral do sulco central deve localizar-se exatamente no ponto médio (correspondente à GV20). O sulco pode ser localizado traçando uma linha do GV20 até o aspecto anterolateral do crânio, obliquamente, formando um ângulo de 67,5º com a linha mediana Anteroposterior. A extremidade inferior do sulco central é encontrada quando se encontra com a fissura de Sylvius (Figura 82.1).

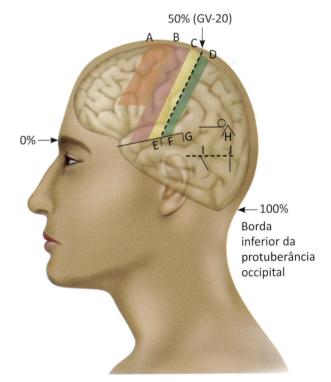

Figura 82.1 Vista lateral dos parâmetros anatômicos para a Acupuntura Escalpeana de Wen.
Fonte: Imagem originalmente cedida da Tese apresentada à Faculdade de Medicina da Universidade de São Paulo para obtenção do título de Doutor em Medicina - São Paulo, 2001.

744 ACUPUNTURA NA ATIVIDADE FÍSICA E NO ESPORTE

● MÉTODO DE AGULHAMENTO

1. **Inserção das agulhas:** Introduz-se a agulha formando um ângulo de 15º com a pele. A introdução da agulha é feita com um movimento de rotação e pressão, atravessando a camada subcutânea;
2. **Estimulação e manipulação das Agulhas:** Introduz-se a agulha em rotação, de 2 cm a 4 cm ao longo do subcutâneo.

● PROPOSTA DE TRATAMENTO DE ACORDO COM AS ÁREAS DE AGULHAMENTO MAIS IMPORTANTES

De acordo com as queixas físicas e psicológicas mais comuns dos atletas, listamos algumas das áreas de aplicação da Escalpeana de Wen mais importantes:

1. **Área sensitiva:** Está localizada a 1 cm posterior e ao longo do sulco central. Inicia-se na linha mediana longitudinal anteroposterior até o sulco cerebral lateral (Fissura de Sylvius). Utiliza-se essa área para o tratamento de distúrbios sensitivos do lado contralateral do corpo. O 1/5 superior é utilizado no tratamento da área cervical, tronco e extremidades inferiores, o 2/5 a seguir, para o tratamento do membro superior e o 2/5 inferior, para a face e a língua;
2. **Área motora:** Está localizada a 1 cm anterior e ao longo do sulco central. A extremidade superior está na linha mediana longitudinal anteroposterior e a inferior quando se encontra com a Fissura de Sylvius. Essa área é utilizada no tratamento de distúrbios motores do lado contralateral do corpo. O 1/5 superior é utilizado para o tratamento do tronco e extremidades inferiores; o 2/5 do meio para o segmento cervical e membro superior; e o 2/5 inferior, para os distúrbios na face, faringe e língua;
3. **Área do controle do tremor e do tônus muscular:** Localizada a 3 cm do ponto médio da linha mediana longitudinal anteroposterior, anterior e paralela à área motora, que é correspondente ao córtex pré-motor (giro seis). É utilizada para o tratamento de espasticidade, movimentos involuntários, tremor dos membros, mão em garra, entre outros;
4. **Área sensitiva e fortalecimento das pernas:** Localizada bilateralmente, a 3 cm frontal ao GV20 e 1 cm de distância e paralela à linha mediana longitudinal anteroposterior, sentido anteroposterior, atravessando as áreas motoras e sensitivas. Estas linhas (bandas) são utilizadas para lombalgia, ciatalgia contralateral, distúrbios do *Jiao* inferior, englobando distúrbios da micção, impotência, ptoses do útero, colo irritável e neurodermatite (líquen simples crônico) entre outros;
5. **Área do controle dos vasos sanguíneos:** Está a 2 cm anterior e paralela à área do controle do tremor e do tônus muscular. A estimulação dessa área é utilizada no tratamento de hipertensão arterial essencial e na promoção da circulação sanguínea periférica;
6. **Área Frontal:** É uma grande área localizada na região anterior à área do controle vascular. Pode também ser denominada de área das 5 agulhas frontais:
   - Insere-se uma agulha na linha mediana longitudinal anteroposterior, cerca de 2 cm posterior à linha de inserção do cabelo, prolongando cerca de 3 cm em direção à parte posterior e apontando para o GV20;
   - Inserem-se duas agulhas nos aspectos laterais do osso frontal, cerca de 2 cm posterior aos pontos ST8 (*Tou-Wei* 頭維) em sentido à parte posterior e apontando para o GV20;
   - As últimas duas agulhas são inseridas entre as duas áreas descritas anteriormente, em sentido posterior, apontando para GV20. Essa área pode ser também chamada de Área da sedação, utilizada no tratamento de estresse, ansiedade, baixa concentração, insônia, dor refratária ao tratamento e outros problemas psíquicos.

7. **Área pré-frontal:** Há sete linhas (bandas) na área pré-frontal cujos limites se localizam a 2 cm anterior e 2 cm posterior à linha de inserção do cabelo frontal (totalizando 4 cm de extensão). O agulhamento deve ser realizado no sentido frontal, iniciando 2 cm posterior à linha de inserção do cabelo frontal. As bandas são:
   a) **Banda Central:** Localizada na linha mediana longitudinal anteroposterior. É utilizada no tratamento de distúrbios nasais, da boca, da língua e da região faríngea. Essa linha é útil também para a sedação (diminuição da ansiedade) e aumento da imunidade;
   b) *Jiao* **Superior ou área pulmonar (primeira banda lateral à banda central):** Está cerca de 1 cm a 2 cm lateral e paralelamente à linha mediana longitudinal anteroposterior. Utilizada no tratamento de patologias pulmonares, brônquicas e cardíacas;
   c) *Jiao* **Médio ou área do estômago e vesícula biliar (segunda banda lateral):** Esta banda está em cima da linha pupilar, paralela à linha mediana longitudinal anteroposterior. É utilizada nos distúrbios gástricos, pancreáticos, hepáticos e da vesícula biliar, além de desconfortos do abdome em geral;
   d) *Jiao* **Inferior ou área genital e do intestino (terceira banda lateral):** Está localizada no ângulo frontal do cabelo ou protuberância frontal ou ST8 (*Tou-Wei* 頭維), paralela à linha mediana longitudinal anteroposterior. A área posterior à linha de inserção do cabelo é utilizada no tratamento de patologias vesicais e genitais externas. É sempre associada à estimulação da área sensitivo-motora dos membros inferiores. A região anterior à linha de inserção do cabelo é utilizada no tratamento de distúrbios intestinais e do baixo ventre.

● LINHA MEDIANA LONGITUDINAL ANTEROPOSTERIOR (BANDA):

a) **Banda frontoparietal:** Localizada na linha mediana, tem cerca de 1,5 cm a 2 cm de largura em ambos os lados (ou seja, 3 cm a 4cm de largura no total). Inicia-se na linha frontal de inserção do cabelo e segue-se posteriormente até o ponto GV20. Pode ser dividida em quatro porções: o primeiro ¼ anterior é utilizado para aliviar tensões, aumentar a imunidade em geral e tratar as inflamações nasofaríngeas. O segundo ¼ é utilizado para o tratamento de problemas do *Jiao* superior e no tratamento de patologias pulmonares (inclui as patologias dos seios da face). O terceiro ¼ é útil no tratamento de patologias do *Jiao* Médio (inclui as disfunções dos órgãos abdominais superiores). O último ¼ posterior é utilizado no tratamento de problemas do *Jiao* inferior (inclui as disfunções dós órgãos abdominais inferiores e da genitália externa). O agulhamento deve ser realizado em sentido posteroanterior na linha mediana e se necessário 1 cm bilateral como reforço (totalizando 3 agulhas);

b) **Banda parieto-occipital:** Localizada na linha mediana, tem cerca de 1,5 cm a 2cm de largura. Inicia-se no ponto GV20 e estende-se posteriormente até a altura da tuberosidade occipital. Divide-se em quatro porções: a porção do ¼ anterior é utilizada no tratamento de acometimentos no segmento craniano e cervical. O segundo ¼ é utilizado para tratar região dorsal. O terceiro ¼ para acometimentos lombares e o último ¼ inferior para acometimentos sacrococcígeos (Figura 82.2 e 82.3).

CAPÍTULO 82

ACUPUNTURA ESCALPEANA DE WEN

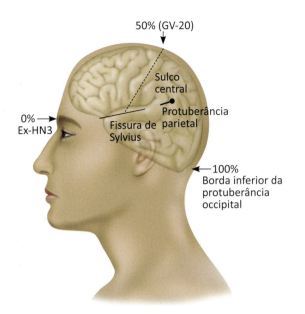
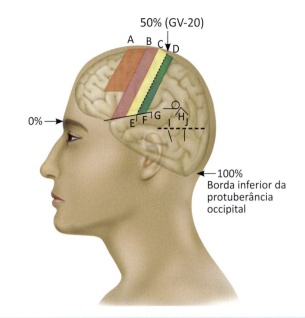

1. Linha Mediana Longitudinal Anteroposterior.
2. Protuberância Parietal: 6cm acima e 2cm posterior ao ápice das orelhas.
3. Tuberosidade Occipital
4. Fissura de Sylvius
5. Sulco Central

A. Área Vasomotora
B. Área de Tremor e Coreia
C. Área Motora
D. Área Sensitiva
E. Área de Zumbido
F. Área Auditiva e Vertigem
G. Área de Vertigem
H. Área de Linguagem
I. Área de Formação da Linguagem
J. Área de Associação da Visão

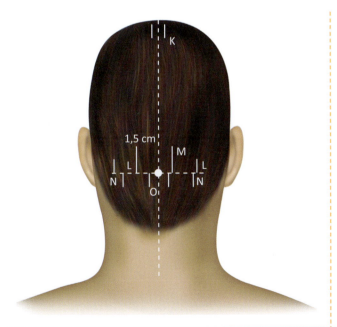
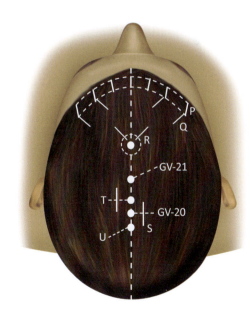

K. Área Sensitivo-Motora dos MMII
L. Área de Associação da Visão
M. Área Visual
N. Área do Balanço ou Cerebelar
O. Área de úvula cerebelar

P. Sete agulhas pré-frontais
Q. Cinco agulhas frontais
R. Área Motora Suplementar
S. Área Sensitivo-Motora dos MMII
T. Ponto Superior da Área Motora
U. Ponto Superior da Área Sensitiva

Figura 82.2 Áreas no couro cabeludo da Técnica Escalpeana de Wen.
Fonte: Imagens originalmente cedidas da Disciplina de Telemedicina do Departamento de Patologia da Faculdade de Medicina da Universidade de São Paulo (FMUSP).

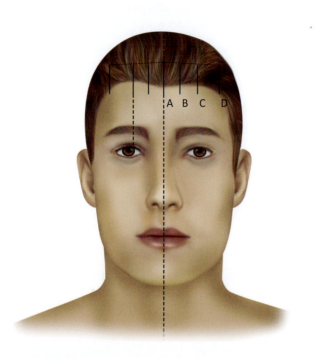
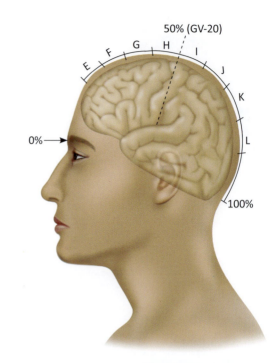

A. Área Olfativa (linha central)
B. *Jiao* Superior (no meio entre A e C)
C. *Jiao* Médio (linha pupilar)
D. *Jiao* Inferior (ST8)

Banda Frontoparietal:
E. 1º¼ F. 2º¼ G. 3º¼ H. 4º¼
Banda Parieto-Occipital:
I. 1º¼ J. 2º¼ K. 3º¼ L. 4º¼

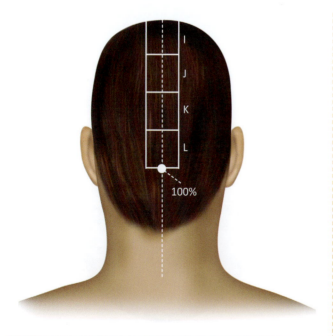
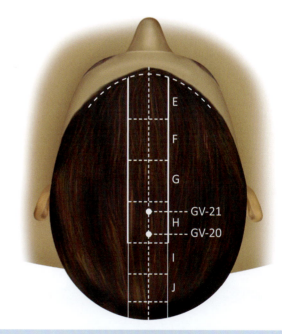

Banda Frontoparietal:
E. 1º¼ F. 2º¼ G. 3º¼ H. 4º¼
Banda Parieto-Occipital:
I. 1º¼ J. 2º¼ K. 3º¼ L. 4º¼

Banda Parieto-Occipital:
I. 1º¼ J. 2º¼ K. 3º¼ L. 4º¼

Figura 82.3 Áreas no couro cabeludo da Técnica Escalpeana de Wen.
Fonte: Imagens originalmente cedidas da Disciplina de Telemedicina do Departamento de Patologia da Faculdade de Medicina da Universidade de São Paulo (FMUSP).

CAPÍTULO 82

● APLICAÇÕES EM ATLETAS

A Acupuntura Escalpeana de Wen pode ser utilizada conjuntamente com a acupuntura clássica ou isolada para as manifestações abaixo descritas. As principais manifestações que podem ocorrer em atletas são lesões físicas, distúrbios relacionados ao *overtraining*, *overreaching* e RED-S e, devido a pressão por resultados em atletas, sintomas como ansiedade e distúrbios do sono podem se manifestar.

Manifestações neurológicas e psiquiátricas: ansiedade, depressão e distúrbios do sono

O quadro clínico pode envolver fadiga, mialgia, cefaleia,[12] distúrbios cognitivos, ansiedade, depressão, distúrbios do sono. Para o tratamento da ansiedade, depressão e insônia e manifestações psiquiátricas, podemos utilizar:

- Cinco agulhas frontais (Q), (Figura 82.4).

Uma das possíveis consequências da ansiedade e depressão, bem como distúrbios do sono, é a dificuldade de raciocínio, com dificuldade na interpretação, que pode ser intermitente. Para esse caso podemos utilizar o ponto EXHN1 (*Sìshéncōng* 四神聰) agulhando de uma forma centrífuga, afastando-se do ponto GV20 (DU20 *Bǎihuì* 百會).

Manifestações osteomioarticulares: dores, lesões e mialgia

Em casos de dores osteomioarticulares, as áreas mais utilizadas são: área motora (Figura 82.2C e Figura 82.5), área sensitiva (Figura 82.2D e Figura 82.5), banda frontoparietal (Figuras 82.2, 82.3 e 82.6), e banda parieto-occipital (Figura 82.6). Além disso, podem ser realizados os agulhamentos nos pontos-gatilho (*Ah-Shi points*).

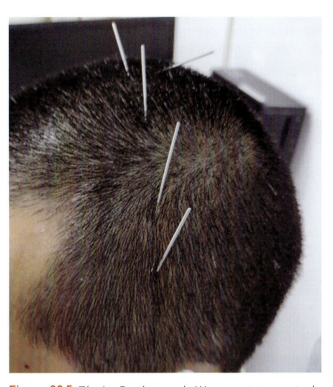

Figura 82.5 Técnica Escalpeana de Wen para tratamento de dores osteomioarticulares: área sensitivo-motora
Fonte: Imagem dos autores.

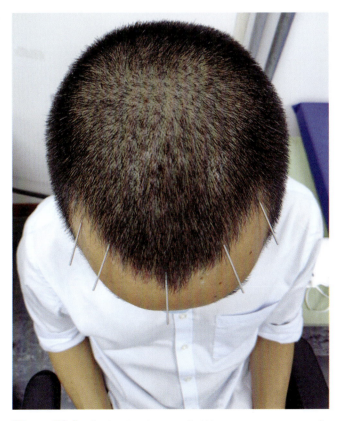

Figura 82.4 Técnica Escalpeana de Wen para tratamento de ansiedade, com aplicação das 5 agulhas frontais.
Fonte: Imagem dos autores.

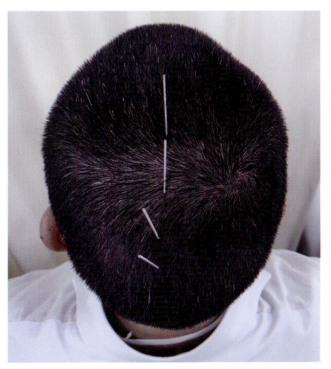

Figura 82.6 Técnica Escalpeana de Wen para tratamento de dores em região cervical, dorsal, lombar e sacrococcígea: banda parieto-occipital
Fonte: Imagem dos autores.

Gastrintestinal: decorrente da manifestação da ansiedade

Distúrbios de motilidade do trato gastrintestinal podem ser abordados pelo *Jiao* Inferior (Área Genital e do Intestino).

Manifestações dermatológicas: decorrente da manifestação da ansiedade

Quedas de cabelo por conta de reações de estresse estão presentes. É importante realizar acupuntura utilizando as cinco agulhas frontais (Q) (Figura 82.2).

CONCLUSÃO

Os atletas enfrentam consequências físicas por conta de sua rotina de treinos e competições. Além disso, lidam com pressão psicológica por conta da necessidade de obtenção de resultados em competições. Por conta disso, muitos métodos para aliviar seus sintomas e tratar as consequências físicas e mentais são pesquisadas de modo a evitar efeitos colaterais que não impactam negativamente em seus treinos.

A acupuntura Escalpeana de Wen é uma opção segura que pode complementar a rotina de preparação dos atletas para o tratamento das lesões físicas, bem como o controle da ansiedade e outros sintomas descritos no capítulo. Além disso, a acupuntura fornece a possibilidade de melhora da qualidade de vida e *performance* sem os efeitos colaterais das medicações.

REFERÊNCIAS

1. Moreau WJ, Nabhan D. Organization and multidisciplinary work in an olympic high performance centers in USA. Revista Médica Clínica Las Condes. 2012;23(3):337-42.
2. Hsing WT, Imamura M, Weaver K, Fregni F, Azevedo Neto RS. Clinical effects of scalp electrical acupuncture in stroke: a sham--controlled randomized clinical trial. J Altern Complement Med. 2012 Apr;18(4):341-6.
3. Escalpeana de Wen na síndrome pós-Covid-19. In: Hsing WT; Iuamoto LR. Manual clínico e de acupuntura médica para tratamento da síndrome pós-Covid-19. São Paulo: Atheneu; 2021. p. 327-35.
4. Acupuntura na neuropatia pós-AVC. In: Hsing WT; Iuamoto LR. Acupuntura na dor neuropática. São Paulo: Atheneu; 2022. p. 227-33.
5. Wang Y, Shen J, Wang XM, Fu DL, Chen CY, Lu LY, et al. Scalp acupuncture for acute ischemic stroke: a meta-analysis of randomized controlled trials. Evid Based Complement Alternat Med. 2012;2012:480950.
6. Xiong J, Zhang Z, Ma Y, Li Z, Zhou F, Qiao N, et al. The effect of combined scalp acupuncture and cognitive training in patients with stroke on cognitive and motor functions. Neuro Rehabilitation. 2020;46(1):75-82.
7. Liu Z, Guan L, Wang Y, Xie CL, Lin XM, Zheng GQ. History and mechanism for treatment of intracerebral hemorrhage with scalp acupuncture. Evid Based Complement Alternat Med. 2012;2012:895032.
8. WHO Scientific Group on International Acupuncture Nomenclature. A proposed standard international acupuncture nomenclature. Report of a WHO Scientific Group, World Health Organization, Geneva, Switzerland, 1991.
9. Lu S. Scalp acupuncture therapy and its clinical application. J Tradit Chin Med. 1991 Dec;11(4):272-80.
10. Wen TS, Hsing WT. Manual terapêutico de acupuntura. São Paulo: Manole; 2008.
11. Wen TS. Acupuntura clássica chinesa. São Paulo: Cultrix; 1996.
12. Li YX, Xiao XL, Zhong DL, Luo LJ, Yang H, Zhou J, et al. Effectiveness and safety of acupuncture for migraine: an overview of systematic reviews. Pain Res Manag. 2020 Mar 23;2020:3825617.

Técnica punho-tornozelo no esporte

83

▶ Leandro Iuamoto ▶ Tom Sintan Wen ▶ Wu Tu Hsing

●INTRODUÇÃO

A acupuntura é muito utilizada por atletas profissionais e amadores para o tratamento de enfermidade e para alcançar um nível superior de *performance* competitiva especialmente em países asiáticos.[1,2]

Diversos estudos demonstraram os benefícios da acupuntura como o alívio da tensão muscular, a melhora do fluxo sanguíneo local, o aumento do limiar da dor e a modulação do sistema nervoso autônomo. A acupuntura tem sido muito utilizada na realidade no tratamento de lesões, redução da fadiga e gerenciamento da condição física e mental dos atletas.[3-6] Dentro do campo da medicina esportiva, a acupuntura tem sido aplicada para aumentar a força muscular e tratar lesões ao aumentar o fluxo sanguíneo e a oxigenação.[7]

A saúde física dos atletas é considerada uma condição crítica e essencial para o desempenho, e ela é regulada pelos sistemas nervoso, endócrino e imunológico do corpo humano.[8]

Os exercícios intensos, treinos prolongados e *overtraining* podem impactar negativamente o sistema imunológico e endocrinológico, deixando os atletas mais suscetíveis a infecções de vias aéreas superiores com a supressão dos níveis de imunoglobulina A secretora salivar.[9,10]

Além disso, níveis de cortisol podem apresentar irregularidades por conta do estresse físico e mental, e de acordo também com o tipo, intensidade e duração do exercício.[11]

Atletas profissionais e amadores enfrentam além das lesões físicas, sintomas como ansiedade e distúrbios do sono, principalmente em épocas competitivas. Essas últimas podem gerar desde alterações psicológicas como também manifestações gastrintestinais (diarreia ou constipação) entre outros sintomas.[12-15] Caso haja um aumento desproporcional na carga de treinamento, podem ocorrer síndromes também abordadas neste livro, como *overtraining*, *overreaching* e RED-S que, resumidamente, geram a piora da *performance* dos atletas, com sintomas característicos: indisposição, fraqueza, diminuição da imunidade, fadiga, fraqueza, alterações nos níveis hormonais e alterações endocrinológicas.[16-18]

Neste capítulo, será apresentada uma técnica de acupuntura para uma abordagem mais completa dos problemas enfrentados pelos atletas profissionais e amadores: Técnica de Punho-Tornozelo.

● TÉCNICA DE PUNHO-TORNOZELO[19,20]

Os textos antigos da Medicina Tradicional Chinesa (MTC) descreviam o uso dos Meridianos Cutâneos (Pi Bu) no tratamento da dor e outros problemas neurológicos. A partir de 1966, o Dr. Xin Shu Chang desenvolveu a Técnica de Punho-Tornozelo, que consiste na introdução da agulha no subcutâneo no local correto, mesmo sem a sensação de penetração da agulha (De Qi), com resultados positivos no tratamento de doenças.

Os Meridianos Cutâneos estão distribuídos superficialmente e estão intimamente relacionados aos Meridianos Principais, pois há uma correlação entre a pele e o sistema nervoso central, devido a sua origem embriológica comum.

A técnica foi sendo desenvolvida, até que em 1972 o Dr. Xin Shu Chang determinou que a parte superior do corpo, acima do diafragma, seria melhor abordada pelo agulhamento do punho e que a parte abaixo do diafragma seria melhor abordada pelo agulhamento do tornozelo (Figuras 83.1 e 83.2). O punho e o tornozelo apresentam áreas de tratamento correspondentes a certas áreas do corpo e aos órgãos internos.

Acometimentos neurológicos e psiquiátricos

- **Psiquiátricos:** Delírio, histeria, psicoses, fobias, ansiedade, depressão, distúrbios do sono;
- Síndrome do climatério;
- **Cefaleia:** Enxaqueca, cefaleia tensional, occipital ou temporal, cefaleia pós-traumática;
- Tontura ou vertigem;
- **Condições dolorosas periféricas:** Síndrome cervicobraquial, lombalgia, artrite, distensão muscular, lesões traumáticas etc;
- **Distúrbios dermatológicos:** Prurido generalizado, urticária, dermatites alérgicas etc.

Distribuição no corpo e áreas correspondentes na Técnica de Punho-Tornozelo

Este método requer a localização da área corporal superficial correspondente à doença e meridiano acometido (Tabela 83.1). Cada uma das porções superior e inferior do corpo pode ser dividida em seis zonas, três zonas *Yin* e três zonas *Yang*. A linha média do tronco divide o corpo em direi-

749

to e esquerdo, incluindo os quatro membros, e o diafragma divide o corpo em áreas superior e inferior (Figura 83.3).

Método de agulhamento

- Aplicar a agulha formando um ângulo de 30º com a pele;
- Direcionar proximalmente a agulha e inserir de forma rápida para minimizar a dor na região subcutânea;
- Inserir vagarosamente a agulha na derme, com palpação da agulha sob a pele e pouca rotação;
- A inserção da agulha deve ser indolor.

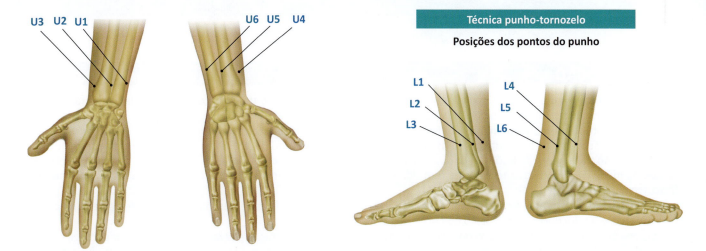

Figura 83.1 Pontos a serem agulhados na Técnica de Punho-Tornozelo
Fonte: Imagens originalmente cedidas da Disciplina de Telemedicina do Departamento de Patologia da Faculdade de Medicina da Universidade de São Paulo (FMUSP).

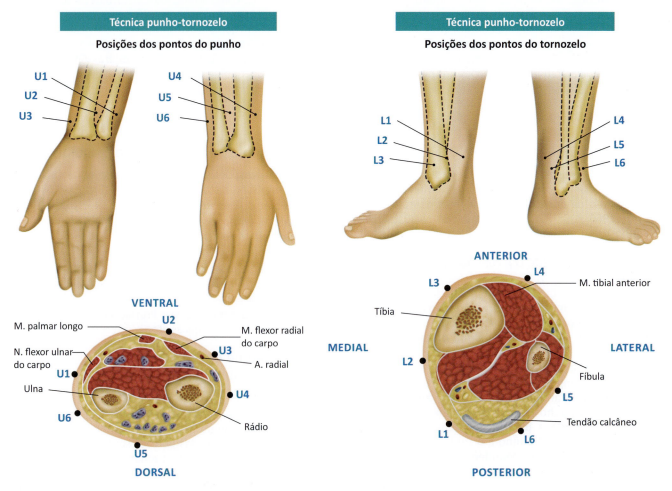

Figura 83.2 Visão topográfica dos pontos a serem agulhados na Técnica de Punho-Tornozelo.

CAPÍTULO 83

TÉCNICA PUNHO-TORNOZELO NO ESPORTE

Tabela 83.1 Áreas da técnica punho-tornozelo correspondentes aos meridianos abordados.

Área correspondente	Membro superior	Membro inferior
1	Coração	Rim
2	Pericárdio	Baço-Pâncreas
3	Pulmão	Fígado
4	Intestino Grosso	Estômago
5	San Jiao	Vesícula Biliar
6	Intestino Delgado	Bexiga

Fonte: Wen TS, Hsing WT, 2018.[20]

Tabela 83.2 Parâmetros anatômicos da Técnica de Punho-Tornozelo.

Ponto	Localização das zonas cutâneas
U1	De 2 cun a 3 cun acima do punho, entre a extremidade medial da ulna e o tendão flexor ulnar do carpo
U2	De 2 cun a 3 cun acima do punho entre o tendão do músculo palmar longo e músculo flexor radial do carpo
U3	De 2 cun a 3 cun acima do punho entre a artéria radial e o tendão do músculo braquiorradial
U4	De 2 cun a 3 cun acima do punho, na face lateral do rádio e na face dorsal do antebraço
U5	De 2 cun a 3 cun acima do punho, no dorso do antebraço entre rádio e ulna
U6	De 2 cun a 3 cun acima do punho entre ulna e tendão do músculo extensor ulnar do carpo
L1	De 3 cun a 4 cun acima do maléolo medial, medial ao tendão calcâneo
L2	De 3 cun a 4 cun acima do maléolo medial, na região central medial da perna
L3	De 3 cun a 4 cun acima do maléolo medial à crista anterior da tíbia
L4	De 3 cun a 4 cun acima do maléolo lateral, lateral à crista da tíbia na projeção do músculo tibial anterior
L5	De 3 cun a 4 cun acima do maléolo lateral, na região central da sua face lateral
L6	De cun 3 a 4 cun acima do maléolo lateral, lateral ao tendão calcâneo

Fonte: Wen TS, Hsing WT, 2018.[20]

● TRATAMENTO POR MEIO DA LOCALIZAÇÃO DAS ÁREAS DE AGULHAMENTO

A pele e o sistema nervoso central têm origem embriológica comum e os meridianos cutâneos são usados para o tratamento da dor e outros acometimentos neurológicos. A Técnica de Punho-Tornozelo pode ser utilizada para tratar o membro acometido em sua respectiva região dolorosa, de acordo com a Figura 83.1, seguindo o direcionamento das linhas definidas pelos meridianos.

Para facilitar a localização dos pontos da Técnica de Punho-Tornozelo, devemos atentar para alguns parâmetros anatômicos (Tabela 83.2).

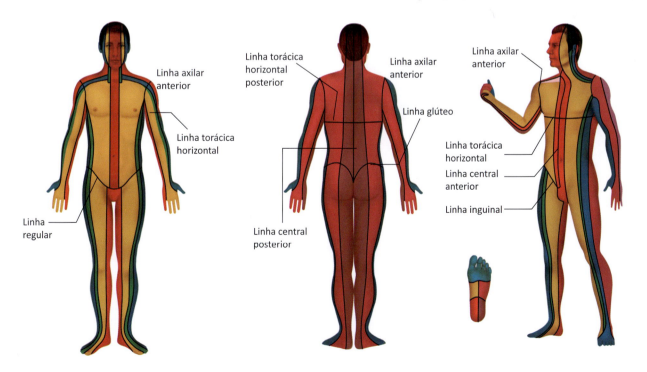

Figura 83.3 Distribuição dos meridianos cutâneos para tratamento pela Técnica Punho-Tornozelo.
Fonte: Imagens originalmente cedidas da Disciplina de Telemedicina do Departamento de Patologia da Faculdade de Medicina da Universidade de São Paulo (FMUSP).

É importante notar que o tratamento pela Técnica de Punho-Tornozelo requer a localização da área corporal correspondente à patologia ou sintomatologia. Por exemplo, na Figura 83.4, podemos observar o tratamento de tendinite patelar que corresponde às áreas L3 e L4. De maneira semelhante, na Figura 83.5, o tratamento de epicondilite lateral foi realizado pelo agulhamento das áreas U4 e U5. Algumas alterações como dor e parestesia podem ser localizadas no meridiano cutâneo correspondente no mapa, porém, alterações em órgãos e vísceras (*Zhang Fu*) devem ser correlacionadas ao meridiano correspondente para o tratamento. Para facilitar o tratamento das sintomatologias, descrevemos as indicações gerais para o tratamento pela aplicação da Técnica de Punho-Tornozelo (Tabela 83.3).

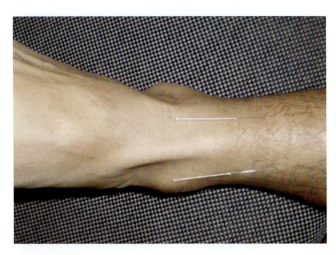

Figura 83.4 Agulhas inseridas nas áreas L3 e L4 para o tratamento de tendinite patelar.
Fonte: Acervo do dr. André Tsai.

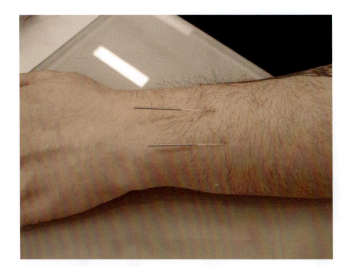

Figura 83.5 Agulhas inseridas nas áreas U4 e U5 para o tratamento de epicondilite lateral.
Fonte: Acervo do dr. André Tsai.

Tabela 83.3 Indicações gerais para aplicação da Técnica de Punho-Tornozelo.

Pontos	Indicações
U1	Cefaleia frontal, espasmos palpebrais, conjuntivite, dor e edema ocular, embaçamento visual, congestão nasal, rinorreia, neuralgia do trigêmeo, paralisia facial, odontalgia anterior, dor de garganta, amigdalite, náuseas e vômitos, inapetência, afonia, *angina pectoris*, dor esternal, hipertensão arterial, prurido, urticária, sudorese noturna, insônia, psicoses etc.
U2	Cefaleia temporal, odontalgia dos molares, dor torácica, desconforto torácico, bronquite, asma, mastalgia, hiperestesia dos dedos etc.
U3	Cefaleia temporal, dor axilar
U4	Cefaleia parietal, zumbido, distúrbios auditivos, dor na articulação temporomandibular, dor na região anterior do ombro, dor no cotovelo e dedos etc.
U5	Tontura, vertigem, cefaleia occipital, resfriado comum, cervicalgia, dorsalgia, lombalgia, dor na face lateral do ombro, distúrbios sensitivos ou motores dos braços, dor no punho e nos dedos
U6	Dor na coluna cervical e torácica, cefaleia occipital, dor na face posterior do ombro, limitação de abertura de boca
L1	Epigastralgia, dor periumbilical, enurese, dismenorreia, leucorreia, dor ou espasmos na panturrilha, dores no calcâneo etc.
L2	Dor no hipocôndrio, nos flancos, dor na região inguinal, dor na face medial do joelho e tornozelo
L3	Dor na face anteromedial do joelho
L4	Dor no quadril, joelhos, distúrbios sensitivos e/ou motores (paralisias, tremores etc.) nos membros inferiores, dor na face dorsal do pé
L5	Lombalgia (por exemplo: síndrome do processo transverso de L3), dor nos glúteos e quadris, dor na face lateral da coxa, perna e tornozelo (face lateral) etc.
L6	Lombalgia, ciatalgia, metatarsalgia etc.

Fonte: Acervo do autor.

CONCLUSÃO

Por conta da rotina de treinos, cobranças por resultados, os atletas enfrentam lesões físicas e sofrem por pressão psicológica. Para realizar o tratamento das lesões e aliviar sintomas psicológicos, principalmente em momentos competitivos, a Técnica de Punho-Tornozelo pode ser uma alternativa segura, indolor e eficaz que permite uma melhora da qualidade de vida e *performance* dos atletas.

REFERÊNCIAS

1. Akimoto T, Nakahori C, Aizawa K, Kimura F, Fukubayashi T, Kono I. Acupuncture and responses of immunologic and endocrine markers during competition. Med Sci Sports Exerc. 2003 Aug;35(8):1296-302.
2. Peltham TW, Holt LE, Stalker R. Acupuncture in human performance. J Strength Cond Res. 2001;15:266-71.
3. Barlas P, Robinson J, Allen J, Baxter GD. Lack of effect of acupuncture upon signs and symptoms of delayed onset muscle soreness. Clin Physiol. 2000;20:449-56.
4. Knardahl S, Elam M, Olausson B, Wallin BG. Sympathetic nerve activity after acupuncture in humans. Pain. 1998;75:19-25.
5. Karvelas BR, Hoffman MD, Zeni AI. Acute effects of acupuncture on physiological and psychological responses to cycle ergometry. Arch Phys Med Rehabil. 1996;77:1256-9.
6. Urroz P, Colagiuri B, Smith CA, Cheema BS. Effect of acute acupuncture treatment on exercise performance and postexercise recovery: a systematic review. J Altern Complement Med. 2013 Jan;19(1):9-16.
7. Bailey SD, Liddington B. Effect of acupuncture on physiological response to exercise: a systematic review. Int J Sports Exerc Med. 2021;7:210.
8. Pedersen BK, Nieman DC. Exercise immunology: integration and regulation. Immunol. Today. 1998;19:204-6.
9. Fry AC, Kraemer WJ. Resistance exercise overtraining and overreaching: neuroendocrine responses. Sports Med. 1997;23:106-29.
10. Mackinnon LT, Jenkins DG. Decreased salivary immunoglobulins after intense interval exercise before and after training. Med Sci Sports Exerc. 1993;25:678-83.
11. O'Connor PJ, Morgan WP, Raglin JS, Barksdale CM, Kalin NH. Mood state and salivary cortisol levels following overtraining in female swimmers. Psychoneuroendocrinology. 1989;14:303-10.
12. Fullagar HH, Duffield R, Skorski S, Coutts AJ, Julian R, Meyer T. Sleep and athletic performance: the effects of sleep loss on exercise performance, and physiological and cognitive responses to exercise. Sports Med. 2015;45(2):161-86.
13. Gerber M, Brand S, Elliot C, Holsboer-Trachsler E, Pühse U. Beck Depression Inventory predicts exercise outcome in depressed patients treated in exercise and pharmacotherapy. Depression Anxiety. 2013;30(8):767-72.
14. Halson SL. (2014). Sleep in elite athletes and nutritional interventions to enhance sleep. Sports Med. 2014;44(Suppl 1):S13-S23.
15. Mah CD, Mah KE, Kezirian EJ, Dement WC. The effects of sleep extension on the athletic performance of collegiate basketball players. Sleep. 2011;34(7):943-50.
16. Carrard J, Rigort AC, Appenzeller-Herzog C, Colledge F, Königstein K, Hinrichs T, et al. Diagnosing overtraining syndrome: a scoping review. Sports Health. 2022 Sep-Oct;14(5):665-73.
17. Kellmann M, Bertollo M, Bosquet L, Brink M, Coutts AJ, Duffield R, et al. Recovery and performance in sport: consensus statement. Int J Sports Physiol Perform. 2018 Feb 1;13(2):240-5.
18. Stellingwerff T, Heikura IA, Meeusen R, Bermon S, Seiler S, Mountjoy ML, et al. Overtraining syndrome (OTS) and relative energy deficiency in sport (RED-S): shared pathways, symptoms and complexities. Sports Med. 2021 Nov;51(11):2251-80.
19. Acupuntura na neuropatia pós-AVC. In: Hsing WT, Iuamoto LR. Acupuntura na dor neuropática. São Paulo: Atheneu; 2022. p. 227-33.
20. Wen TS, Hsing WT. Manual terapêutico de acupuntura. São Paulo: Manole; 2008.

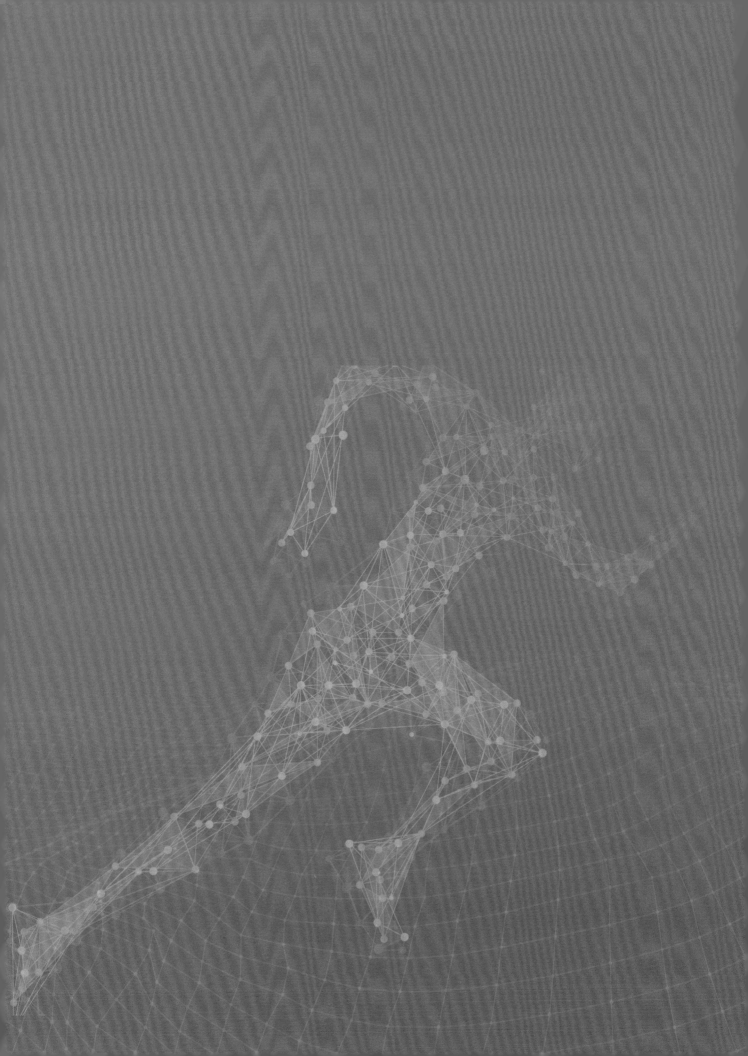

Técnicas de estimulação trascraniana não invasiva na medicina esportiva

84

▶ Felipe Fregni ▶ Leandro da Costa Lane Valiengo ▶ Rodrigo de Paula Alvarez Suarez

●INTRODUÇÃO

A estimulação transcraniana não invasiva é uma técnica de neuromodulação que envolve a aplicação de corrente elétrica ou magnética no cérebro para modificar sua atividade. No esporte, a estimulação transcraniana tem sido explorada como uma ferramenta para melhorar o desempenho e a aprendizagem.

Um exemplo é a estimulação transcraniana por corrente contínua (ETCC), que envolve a aplicação de uma corrente elétrica por meio de eletrodos colocados no couro cabeludo. A ETCC tem sido usada para modificar a excitabilidade do córtex motor cerebral, o que pode melhorar a força e a velocidade muscular em atletas. Além disso, a ETCC também tem sido explorada como uma ferramenta para melhorar a aprendizagem motora. Por exemplo, um estudo mostrou que sua aplicação ao córtex motor primário melhorou a aprendizagem de uma nova habilidade motora em jogadores de tênis.

Outra técnica é a estimulação magnética transcraniana (EMT), que envolve a aplicação de um campo magnético variável capaz de gerar uma corrente elétrica no cérebro para modular sua atividade. A EMT tem sido usada para melhorar a percepção visual em jogadores de golfe e para melhorar a tomada de decisão em jogadores de futebol.

No entanto, apesar de promissora, a estimulação transcraniana no esporte ainda é uma área de pesquisa em desenvolvimento e os resultados são mistos. Alguns estudos mostram melhorias no desempenho esportivo, enquanto outros não encontram efeitos significativos. Além disso, a estimulação transcraniana pode ter efeitos colaterais e deve ser realizada por profissionais treinados.

Em resumo, a estimulação transcraniana é uma técnica promissora que pode ter aplicações no esporte, mas ainda é uma área de pesquisa em desenvolvimento e deve ser usada com cautela.

● CONCEITOS BÁSICOS DE NEUROMODULAÇÃO CENTRAL

Nessa seção, vamos discutir princípios básicos e alguns marcadores de neuroplasticidade. Entender melhor neuroplasticidade, incluindo como medi-la, torna-se essencial para desenvolver e testar técnicas de neuromodulação no esporte.

Neuroplasticidade

Neuroplasticidade é a capacidade do cérebro de mudar e se adaptar em resposta a experiências e estímulos do ambiente. Refere-se à habilidade do sistema nervoso de modificar a organização e as conexões entre os neurônios, resultando em mudanças funcionais e estruturais no cérebro.

Essas mudanças podem ocorrer em diferentes níveis, incluindo a nível celular, molecular, sináptico e até mesmo na organização de redes neurais mais complexas. A neuroplasticidade é um processo dinâmico e contínuo, que pode ocorrer durante toda a vida, sendo mais expressiva em períodos de desenvolvimento, como a infância e a adolescência.

A neuroplasticidade permite ao cérebro adaptar-se a diferentes situações, permitindo a aprendizagem e a memória, a recuperação de lesões, e a adaptação a mudanças em nossos ambientes internos e externos. Ela pode ser mediada por diferentes fatores, incluindo a atividade neuronal, a expressão de genes, os fatores neurotróficos (como o BDNF) e a modificação das sinapses, que são as conexões entre os neurônios.

Ela pode ser induzida por diferentes estímulos, como o aprendizado de novas habilidades, a prática de exercícios físicos, a estimulação cognitiva, a terapia comportamental e a terapia de estimulação cerebral, entre outras intervenções. A compreensão da neuroplasticidade tem implicações significativas para a compreensão da cognição, comportamento e transtornos neurológicos e psiquiátricos, e tem sido alvo de pesquisa em diferentes áreas, incluindo a neurociência, psicologia e reabilitação.

BDNF

O BDNF, fator neurotrófico derivado do cérebro, é uma proteína que desempenha um papel crucial no crescimento, desenvolvimento e manutenção de neurônios no cérebro. O BDNF é uma proteína neurotrófica que é secretada por células nervosas (neurônios) e atua como um fator de crescimento para as células nervosas, promovendo a sobrevivência, o crescimento e a plasticidade sináptica.

A plasticidade sináptica é a capacidade do cérebro de mudar a força e a eficácia das conexões entre os neurônios, em resposta a estímulos externos e internos. A plasticidade sináptica é fundamental para a aprendizagem, memória e adaptação do cérebro a novas experiências.

O BDNF é encontrado em todo o cérebro, com concentrações particularmente elevadas em áreas importantes para o aprendizado e a memória, como o hipocampo e o córtex pré-frontal. Além de seu papel na plasticidade sináptica, o BDNF também está envolvido na sobrevivência e diferenciação de neurônios, na regeneração neuronal e na modulação da neurotransmissão.

Estudos têm sugerido que níveis reduzidos de BDNF estão associados a transtornos neuropsiquiátricos, como a depressão, a doença de Alzheimer e o Parkinson, bem como o envelhecimento cerebral. Por outro lado, o aumento dos níveis de BDNF está correlacionado a melhorias na aprendizagem e memória, humor e função cognitiva em geral. Por isso, o BDNF tem sido um alvo importante para pesquisas em neurociência, com o objetivo de desenvolver intervenções para melhorar a função cerebral e prevenir ou tratar transtornos neuropsiquiátricos.

O BDNF pode ser a útil para avaliação *antidoping* nas aplicações de diferentes técnicas transcranianas,[1] bem como para mensurar os efeitos da neuromodulação na melhoria do desempenho de atletas, porém esse marcador ainda apresenta resultados inconsistentes.

Oscilações cerebrais medidas pelo EEG

As oscilações cerebrais são padrões de atividade elétrica que ocorrem no cérebro em diferentes frequências e que estão associadas a distintas funções cognitivas e comportamentais. A sincronização e dessincronização dessas oscilações se referem à maneira como as atividades neurais se organizam e se comunicam entre as diferentes áreas do cérebro.

A sincronização das oscilações cerebrais ocorre quando as atividades neurais em diferentes áreas do cérebro estão em fase, ou seja, estão ocorrendo em um ritmo semelhante. Isso significa que as diferentes áreas do cérebro estão se comunicando e trabalhando juntas de forma mais eficiente. Isso pode ocorrer em diferentes frequências de oscilação, e é importante para processos como a atenção, a memória de curto prazo e a integração sensorial.

Por outro lado, a dessincronização das oscilações cerebrais ocorre quando as atividades neurais em diferentes áreas do cérebro estão fora de fase, ou seja, ocorrendo em ritmos diferentes. Isso pode significar que as diferentes áreas do cérebro não estão engajadas de uma forma mais intensa. A dessincronização pode se manifestar em diferentes frequências de oscilação, sendo benéfica em tarefas que exigem menor atividade em uma determinada área do cérebro, por exemplo, quando se deseja desligar a mente para relaxar.

A sincronização e dessincronização das oscilações cerebrais são processos complexos que envolvem a interação entre diferentes áreas do cérebro. A estimulação transcraniana por corrente alternada (ETCA) é uma técnica que pode ser usada para modular a sincronização e dessincronização das oscilações cerebrais em áreas específicas do cérebro, com o objetivo de melhorar o desempenho em tarefas cognitivas e comportamentais. Além disso, ETCC e EMT também induzem modificações significativas nas oscilações cerebrais e podem ser marcadores dessas técnicas no esporte.

Coerência intramuscular

Coerência corticomuscular e coerência intramuscular são medidas que descrevem a sincronização entre a atividade cerebral e a atividade muscular durante a execução de uma tarefa.

A coerência corticomuscular refere-se à medida da sincronização entre a atividade cerebral e a atividade mus-

cular em diferentes áreas do cérebro e músculos, respectivamente. É uma medida da interação entre a atividade cerebral e a atividade muscular durante a realização de uma tarefa, indicando a força e a precisão da conexão entre o cérebro e os músculos. A coerência corticomuscular é medida utilizando técnicas como eletroencefalografia (EEG) e eletromiografia (EMG).

A coerência intramuscular refere-se à medida da sincronização entre diferentes músculos durante a execução de uma tarefa. É uma medida da coordenação entre diferentes músculos que trabalham harmoniosamente para realizar uma tarefa, indicando a força e a precisão da conexão entre eles. A coerência intramuscular é medida utilizando técnicas de eletromiografia (EMG) e é uma medida importante para entender a coordenação motora em tarefas complexas.

Essas medidas de coerência corticomuscular e coerência intramuscular são importantes na compreensão da relação entre atividade cerebral e atividade muscular durante a execução de uma tarefa, fornecendo informações sobre a eficiência da conexão entre o cérebro e os músculos, bem como a coordenação entre diferentes músculos. Essas medidas podem ser utilizadas em diversas áreas, como em treinamentos esportivos e na reabilitação neuromuscular.

● DIFERENTES TIPOS DE ESTIMULAÇÃO CEREBRAL NÃO INVASIVA

Estimulação magnética transcraniana repetitiva

A EMT é uma técnica de estimulação cerebral não invasiva que tem sido estudada em diversas áreas da saúde, incluindo no esporte. Uma das principais aplicações no esporte é no treinamento da coordenação motora. Estudos mostram que a EMT pode melhorar a capacidade de coordenação de movimentos em atletas, como jogadores de golfe e tênis, por exemplo. A técnica pode ser usada para estimular áreas específicas do cérebro responsáveis pela coordenação e aprimorar o desempenho do atleta.

Outra aplicação da EMT no esporte é no tratamento de lesões cerebrais, como concussões. A técnica pode ajudar a acelerar a recuperação de lesões cerebrais, melhorando a plasticidade cerebral e a regeneração de neurônios.

Mecanismos de ação

A estimulação magnética transcraniana (EMT) é uma técnica não invasiva que utiliza campos magnéticos para gerar correntes em áreas específicas do cérebro. A EMT funciona por meio da colocação de uma bobina magnética sobre o couro cabeludo, gerando um campo magnético que atravessa o couro cabeludo, calota craniana e penetra no tecido cerebral. Essa estimulação magnética pode alterar a atividade e plasticidade neuronal o que pode ter efeitos terapêuticos em determinadas condições.[2,3]

A intensidade, a frequência e a duração da estimulação podem ser ajustadas para atender às necessidades do paciente e ao tipo de condição que está sendo tratada. Pulsos com frequência baixa (até 1 Hz) levam a uma redução da excitabilidade cortical, enquanto frequências acima de 1 Hz tem de aumentar a excitabilidade cortical. Isso faz com que altas frequências levem a um aumento da atividade cerebral daquela região, deixando-a mais excitável, enquanto

CAPÍTULO 84 — TÉCNICAS DE ESTIMULAÇÃO TRASCRANIANA NÃO INVASIVA NA MEDICINA ESPORTIVA

baixas frequências inibem a região cerebral estimulada.[3] Os pulsos da EMT levam à indução de potenciais de ação nos neurônios estimulados se a intensidade de estimulação for supraliminar.[2]

A EMT é geralmente considerada uma técnica segura, mas, como qualquer procedimento médico, os efeitos colaterais mais comuns consistem em: dor de cabeça, desconforto no local da aplicação e tontura.[4] A indução de crises convulsivas é um efeito mais raro (taxa de 0,31 a cada 10.000 aplicações), mas com potencial grave.[5] A EMT é frequentemente utilizada para tratar transtornos psiquiátricos, como a depressão, e transtornos neurológicos, como a doença de Parkinson, dor crônica e o acidente vascular cerebral.

Estimulação transcraniana por corrente contínua (ETCC)

A ETCC é uma técnica não invasiva que envolve a aplicação de uma corrente elétrica usando eletrodos colocados no couro cabeludo. Essa corrente penetra através do crânio e teria a função de modular a atividade cerebral. A ETCC tem sido amplamente estudada como uma ferramenta para melhorar o desempenho e a aprendizagem em diversas áreas, incluindo o esporte.

A ETCC pode ser usada para aumentar a excitabilidade do córtex motor, o que pode melhorar a força e a velocidade muscular em atletas. Isso ocorre porque a ETCC modula a atividade elétrica do córtex motor, que é a área do cérebro responsável pelo controle dos movimentos voluntários. A ETCC aplicada ao córtex motor primário demonstrou aprimoramento da capacidade muscular em atletas de levantamento de peso e esportes de força em geral. Além disso, a ETCC também pode melhorar a resistência muscular em atletas de *endurance*.

Outro benefício potencial da ETCC no esporte é a otimização da aprendizagem motora, que engloba, por exemplo, habilidades de adquirir e aprimorar habilidades motoras complexas, como um golfe *swing* ou um saque no tênis. Estudos mostraram que a ETCC aplicada ao córtex motor primário pode melhorar também a aprendizagem de uma nova habilidade motora, como em jogadores de tênis e de outras modalidades.

Além disso, a ETCC também está sendo explorada como uma ferramenta para melhorar a atenção e a tomada de decisão em atletas. Aplicada ao córtex pré-frontal dorsolateral, a ETCC demonstrou aprimorar a tomada de decisão em jogadores de futebol e de outros esportes que exigem decisões rápidas e precisas.

Contudo, apesar desses benefícios potenciais, a ETCC no esporte ainda é uma área de pesquisa em desenvolvimento e os resultados são mistos. Alguns estudos mostram melhorias no desempenho esportivo, enquanto outros não encontram efeitos significativos. Além disso, a ETCC pode ter efeitos colaterais, como dores de cabeça, coceira e irritação no couro cabeludo. É importante lembrar que a ETCC deve ser realizada por profissionais treinados e em um ambiente controlado.

Mecanismos de ação

A ETCC envolve a colocação de dois eletrodos na cabeça, um anodo e um catodo, que são conectados a um dispositivo gerador de corrente elétrica. Tanto o ânodo como o cátodo modifica o potencial de membrana neuronal, o que facilita a despolarização daquela região (ânodo) ou a dificulta (cátodo).[6] Assim, o ânodo leva a um aumento da excitabilidade cortical da região estimulada, enquanto o cátodo inibiria essa região.[6] A intensidade e a duração da corrente elétrica são controladas pelo operador do dispositivo, sendo que as sessões ocorrem em torno de 20 a 30 minutos, com intensidade, geralmente, entre 1 mA a 2 mA.

A hiperpolarização cortical ocorre mediante o polo catodal da ETCC, fazendo com que a membrana das células cerebrais se torne mais negativa do que o normal, tornando-as menos propensas a disparar sinais elétricos.[6] A hiperpolarização cortical é um dos mecanismos pelos quais a ETCC pode modular a atividade neuronal e levar a alterações na função cerebral. Em algumas condições neurológicas e psiquiátricas, como a epilepsia, a hiperpolarização cortical pode ter efeitos benéficos, reduzindo a excitabilidade neural excessiva e a dor.

No entanto, a hiperpolarização cortical também pode levar a efeitos colaterais indesejados, como a supressão da atividade neuronal normal em áreas não alvo da estimulação. A despolarização cortical ocorre quando utilizamos o polo anodal da ETCC, fazendo com que a membrana das células cerebrais se torne menos negativa do que o normal, deixando-as mais propensas a disparar sinais elétricos.[6]

A despolarização cortical é outro mecanismo pelos quais a ETCC pode modular a atividade neuronal e levar a alterações na função cerebral. Em algumas condições neurológicas e psiquiátricas, como a depressão e a dor crônica, a despolarização cortical pode ter efeitos benéficos, aumentando a excitabilidade neural e melhorando os sintomas.

Estimulação transcraniana por corrente alternada (ETCA)

A ETCA foi a primeira forma descrita de estimulação transcraniana, datando relatos desde o início do século XX.[7] Essa técnica de neuromodulação não invasiva consiste em aplicar corrente elétrica alternada de baixa frequência no cérebro por meio de eletrodos posicionados no couro cabeludo. A corrente elétrica atravessa os tecidos cerebrais e modula a atividade elétrica neuronal.[8] Também conhecida por *Cranial Electric Stimulation* (CES), essa técnica se utiliza de uma corrente farádica, diferentemente da corrente contínua, que utiliza uma abordagem galvânica. Logo, na ETCA não existe polaridade específica como catodos e anodos da ETCC.

A ETCA funciona aplicando uma corrente elétrica oscilatória de frequência específica e ajustável no cérebro, que é transmitida por meio de dois eletrodos colocados no couro cabeludo. A corrente elétrica oscilatória é aplicada de forma a gerar um campo elétrico que interage com as atividades neurais em determinadas áreas do cérebro. A frequência e a intensidade da corrente elétrica podem ser ajustadas para modular a atividade neuronal.

Por exemplo, se a ETCA for aplicada em uma frequência específica, ela pode sincronizar as atividades neurais em uma determinada área do cérebro,[9] o que pode levar a uma melhora no desempenho em tarefas que requerem essa área. Por outro lado, se a ETCA for aplicada em uma frequência diferente, ela pode dessincronizar as atividades neurais em outra área do cérebro, o que pode ser útil em tarefas que requerem menos atividade nessa área.

Supõe-se que essa melhoria nas oscilações corticais seja devido à proximidade das frequências de estimulação do ETCA, criando um fenômeno de arraste entre essas frequências cerebrais, e, consequentemente, sincronizando as redes neuronais.[10,11]

A ETCA é uma técnica relativamente nova e ainda está sendo explorada para entender melhor seus efeitos no cérebro e como pode ser usada para tratar doenças neurológicas e psiquiátricas. A aplicação da ETCA é segura quando realizada por profissionais treinados e em um ambiente controlado. No entanto, é importante lembrar que a ETCA não é recomendada para todas as condições neurológicas e deve ser usada com cautela (Figura 84.1).

OS CONCEITOS DE NEURODOPING, NEUROPRIMING E NEUROENHANCEMENT

Neurodoping

Esse conceito surgiu na literatura com Davis[12] e consiste no uso de substâncias ou técnicas para melhorar o desempenho cognitivo ou mental de uma pessoa. Isso pode incluir o uso de medicamentos prescritos, como estimulantes para o TDAH, ou substâncias ilícitas, como anfetaminas ou modafinil.

Entre as tecnologias e métodos que podem exercer um efeito potencial no desempenho atlético, a estimulação cerebral não invasiva já foi alvo de extensas discussões.

Embora a prática do *neurodoping* seja mais comum entre atletas profissionais ou estudantes que desejam melhorar seu desempenho acadêmico, ela também pode ser utilizada por pessoas comuns em seu cotidiano. No entanto, o uso de substâncias ilícitas para melhorar o desempenho mental pode ter efeitos colaterais perigosos e prejudicar a saúde a longo prazo.

Além disso, a prática do *neurodoping* também levanta questões éticas e de justiça no esporte, já que pode conferir uma vantagem injusta a certos competidores. Portanto, é importante que as pessoas estejam cientes dos riscos envolvidos no uso de substâncias para melhorar o desempenho cognitivo e busquem abordagens mais seguras e saudáveis para melhorar seu desempenho mental.

As técnicas de estimulação transcraniana, como a estimulação magnética transcraniana (EMT) e a estimulação transcraniana por corrente contínua (ETCC), são frequentemente mencionadas em discussões sobre *neurodoping*. Essas técnicas podem ser usadas para melhorar a função cognitiva e física, mas também apresentam riscos potenciais e podem ser consideradas uma forma de *doping* cerebral. Segundo Rian Au, (2022) o lançamento do ETCC em todas as modalidades esportivas, tanto físicas quanto mentais, pela Agência Mundial Antidoping (WADA – sigla em inglês) é percebido como uma falha ética. O autor acredita que essa abordagem, inclusive em atividades como o xadrez, pode resultar em um efeito de *neurodoping* induzido pela técnica.[13]

Neuropriming

Neuropriming é uma técnica que usa estimulação cerebral para melhorar a plasticidade e a excitabilidade neuronal

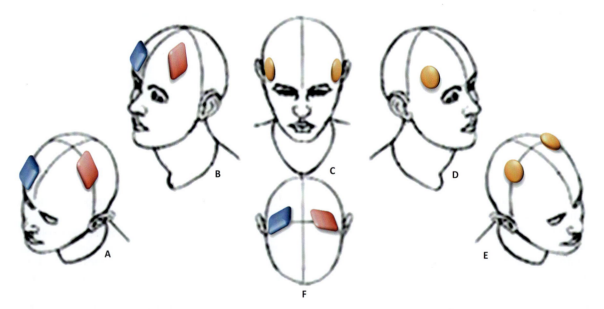

Figura 84.1. Diferentes padrões de posicionamento dos eletrodos de ETCC e ETCA. **(A)** Eletrodo em vermelho refere-se à estimulação anodal do ETCC, localizado em região de C3 no posicionamento 10-20 do EEG. O eletrodo em azul refere-se à estimulação catodal do ETCC, localizado na região fronto-polar 2 (FP2) do EEG. Esse padrão geralmente está associado ao tratamento da dor do dimídio direito e citado em alguns artigos para *neuropriming* de membro superior direito. **(B)** Eletrodo anodal localizado em região F3 (córtex pré-frontal dorso lateral esquerdo), citado em alguns artigos relacionando a melhora da fadiga central. **(C)** e **(D)** Eletrodos amarelos representam os posicionamentos mais comuns da ETCA para estímulo do córtex frontal e em **(E)** para o estímulo do córtex motor sobre C3 e C4 do EEG. Em **(F)** temos um exemplo de posicionamento dos eletrodos anodal em C3 (vermelho) e o catodal em C4 (azul), citados em artigos que associaram o ganho de *performance* motora em pacientes pós-AVC do dimídio direito, por exemplo.

Fonte: Desenho esquemático do autor Rodrigo P. A. Suarez.

antes de uma atividade específica, como um treino esportivo ou uma sessão de estudo.

Essa técnica pode ser realizada por meio de técnicas de estimulação cerebral não invasivas, como a estimulação transcraniana por corrente contínua (ETCC) ou a estimulação magnética transcraniana (EMT).

A ideia por trás do *neuropriming* é que a estimulação cerebral pode preparar o cérebro para um melhor desempenho durante a atividade que segue. Por exemplo, a ETCC pode ser usada para aumentar a excitabilidade neuronal em áreas do cérebro responsáveis pela aprendizagem, o que pode melhorar o desempenho nesse tipo de atividade.

Neuroenhancement

Em português, o termo neuroaperfeiçoamento refere-se à utilização de técnicas ou substâncias para melhorar a função cerebral e cognitiva em pessoas saudáveis. Essas abordagens incluem estimulação cerebral, meditação, nutrição adequada, exercícios físicos e o uso de drogas psicoativas, como estimulantes, nootrópicos e outros medicamentos.

O objetivo do *neuroenhancement* é melhorar a memória, a concentração, a criatividade e a produtividade, bem como diminuir a fadiga mental e aumentar a capacidade de aprendizado. No entanto, os efeitos e riscos do *neuroenhancement* ainda são desconhecidos, já que a maioria das substâncias e técnicas ainda não foram completamente estudadas em termos de segurança e eficácia a longo prazo.

Além disso, há preocupações éticas e morais em relação ao uso do *neuroenhancement*, uma vez que pode haver uma pressão para que as pessoas usem essas técnicas para competir em um ambiente de trabalho cada vez mais competitivo e exigente, criando uma desigualdade entre aqueles que têm acesso e aqueles que não têm a essas técnicas e substâncias.

Há um interesse crescente no uso de dispositivos de neuroestimulação para alcançar um efeito ergogênico em atletas de elite. Embora a WADA não proíba atualmente técnicas de neuroestimulação, vários pesquisadores pediram à agência que considerasse sua posição sobre essa questão. Concentrando-se na ETCC como um estudo de caso de uma intervenção iminente chamada *neuro-doping* as evidências emergentes sugerem que a ETCC pode atender aos próprios critérios da WADA.[14]

Uma metanálise procurou sintetizar resultados nos domínios de resistência, força e habilidades visuomotoras, com o objetivo de investigar se o tDCS (x i) melhora qualquer aspecto do desempenho esportivo. Esse estudo examinou 43 pesquisas que exploram os efeitos agudos do tDCS, comparando-os com condições simuladas/controle, em relação à resistência física, força muscular e habilidades visuomotoras em adultos saudáveis.[15] Os resultados sugerem que o tDCS tem o potencial de ser usado como um auxiliar ergogênico, em conjunto com um regime de treinamento especificado.

Sivaramakrishnan e Madhavan (2021) sugeriram que uma combinação de exercício e tDCS resulta em um incremento na excitabilidade do hemisfério ipsilesional de pacientes após um AVC, em comparação apenas com o exercício. Entretanto, esses efeitos serão específicos para as vias corticomotoras descendentes. Não foi constatado nenhum efeito adicional de *priming* do tDCS em conjunto com o exercício.[16]

O movimento voluntário exige integração entre funções cognitivas e motoras. Durante os estágios iniciais do aprendizado motor até o domínio de uma nova tarefa motora, e durante uma tarefa exigente que não é automática, as funções cognitivas e motoras podem ser percebidas como independentes umas das outras. O principal objetivo desse estudo foi investigar os efeitos da inibição nas funções cognitivas das habilidades motoras induzidas pela Estimulação Magnética Transcraniana Repetitiva (rTMS) de baixa frequência (1 Hz) no local de integração sensorial-motora (Cz). Em particular, o objetivo era examinar as mudanças absolutas de potência alfa e beta em regiões frontais durante a Execução, Observação de Ação e Imagens Motoras das tarefas de movimento dos dedos. Os resultados demonstraram uma interação significativa entre o rTMS e as três tarefas em quase todas as regiões analisadas, mostrando que o rTMS pode afetar a região frontal em relação às tarefas de Execução, Observação de Ação e Imagem Motora.[17]

● O CHAMANDO *FLOW STATE*

O estado de fluxo, também conhecido como *flow state*, é um estado mental em que uma pessoa está completamente imersa e envolvida em uma atividade, sentindo um alto nível de concentração e envolvimento. Durante esse estado, a pessoa pode sentir uma sensação de felicidade e realização, e pode perder a noção do tempo e do espaço. Esse estado geralmente ocorre quando a pessoa está fazendo algo que é desafiador, mas ainda assim está dentro de suas habilidades e capacidades, proporcionando uma sensação de realização pessoal. O estado de fluxo pode ocorrer em diversas atividades, como música, esportes, jogos, trabalho criativo, entre outros.

O *flow state* é um estado de alta *performance* em que a pessoa está totalmente imersa e engajada em uma tarefa, levando ao aumento da criatividade, produtividade e qualidade do trabalho realizado. É comum que artistas, atletas e músicos atinjam esse estado de fluxo durante suas apresentações, e é também um objetivo desejado por muitas pessoas em suas atividades cotidianas.

Durante o *flow state*, a pessoa experimenta uma sensação de controle total sobre a atividade que está realizando, além de um alto nível de satisfação e realização pessoal. Esse estado mental é frequentemente descrito como uma sensação de fluidez, em que a ação e a consciência se unem em um processo harmonioso.

Katahira e colaboradores (2018) usaram múltiplas atividades de EEG para distinguir o *flow state* e mostraram que esse estado pode estar relacionado a altos níveis de controle cognitivo sem sobrecarga da memória de trabalho. Isso particularmente pode ser de grande valia para os atletas.[18]

● APLICAÇÃO DA NEUROMODULAÇÃO NÃO INVASIVA CENTRAL NA PRÁTICA ESPORTIVA

Diante das crescentes evidências clínicas das diferentes técnicas de modulação central não invasiva, torna-se invariavelmente atrativo a aplicação da neuromodulação não invasiva nas mais variáveis práticas esportivas. Indicações como melhora do aprendizado motor, ambidestria, ergogênese, controle do tremor, resistência ao exercício, *flow state* dentre diversas outras possibilidades na prática esportiva, seriam efeitos especialmente desejados por vários atletas.

Angius e colaboradores (2016) constataram que a montagem do eletrodo catodal extracefálico (ombro) resultou em um aumento significantemente no desempenho da resistência isométrica, com o ânodo foi colocado sobre o M1. A estimulação anódica sobre M1 facilitou a movimentação descendente para o músculo, reduzindo assim a atividade das áreas pré-motoras.[19]

No campo do ciclismo, a estimulação anódica aumentou a tolerância ao exercício, mesmo na ausência de alterações das variáveis fisiológicas e perceptivas como na eletromiografia ou frequência cardíaca, demonstrado por Vitor-Costa e colaboradores.[20]

Borducchi e sua equipe (2016) mostraram que em atletas profissionais do judô, natação e ginástica rítmica, o uso da ETCC anodal em córtex pré-frontal dorso lateral esquerdo, por 20 minutos, em 10 semanas de sessões, puderam traduzir em vantagens competitivas para atletas profissionais (cognitivas, de memória e humor).[21]

Estudos de atividade ergogênica como de Hikosaka & Aramaki (2021) demonstram que o ETCC leva à neuromodulação, produzindo maior força de preensão manual (handgrip) unimanual e bimanual. Além disso, outros efeitos ergogênicos da estimulação transcraniana por corrente contínua foram citados por Angius e colaboradores, podendo alterar o desempenho do exercício.[22]

A plasticidade sináptica no córtex motor (M1) está associada ao treinamento de força e pode ser modificada pela ETCC. As respostas M1 ao treino de força aumentam quando a ETCC anódico é aplicada durante o treinamento devido ao gating. O efeito gating na neuromodulação central refere-se à capacidade de modular ou controlar o fluxo de informações neurais em determinadas vias ou circuitos cerebrais. Esse termo vem da ideia de uma porta que pode abrir ou fechar, permitindo ou impedindo a transmissão de sinais neurais. Priming anodal tDCS teve um efeito limitado em facilitar a excitabilidade corticospinal após um treino agudo de força. O ETCC anódico no treino de força parece afetar a excitabilidade dos circuitos inibitórios intracorticais de M1 por meio de mecanismos não homeostáticos.[23]

Acredita-se que o treinamento de força não afeta apenas o tecido muscular, mas também leva a mudanças adaptativas no sistema nervoso central. Carrol e colaboradores constataram que tais adaptações neurais ao treinamento de força são inconsistentes e incompletas nos estudos com EMT.[24] Já Giustiniani e associados demonstraram que a sincronização gama-ETCA aplicado antes que o desempenho físico não melhorou a força explosiva nos participantes.[25]

Já existem várias revisões sistemáticas e metanálises que avaliam o tema da neuromodulação não invasiva na prática esportiva. Em uma delas, de 2022, os autores verificaram os efeitos da ETCC na resistência física, força muscular e habilidades visuoespacial nos esportes em adultos saudáveis.[15] Eles encontraram 43 ensaios-clínicos sobre tema e demonstraram um pequeno efeito geral que favorece a estimulação ativa sobre o placebo (sham) com diferença de média de 0,25. Os efeitos nas tarefas de força e visuomotoras (diferenças de média de 0,31 e 0,29, respectivamente) foram maiores do que no desempenho de resistência (0,18). As meta-regressões indicaram que os tamanhos de efeito não estavam relacionados aos parâmetros de estimulação,

mas outros fatores, como genética, gênero e experiência, podem modular os efeitos da ETCC. Outra metanálise de 2022, demostrou que uma única sessão de ETCC anódica em M1 pode levar à melhora do desempenho em atletas em tarefas motoras específicas do esporte.[24] Nesse estudo, foram reunidos 19 pesquisas, com 258 atletas no total. Foi identificado um efeito médio de 0,31 ao considerar as três variações científicas conjuntamente (resistência física, força muscular e habilidades visuoespacial). No entanto, ao conduzirem análises de subgrupos, os pesquisadores encontraram significância apenas para as habilidades visuoespaciais. Os dados significativos foram apenas para estimulação em M1 e não em outras áreas.

Holgado e pesquisadores (2019) fizeram uma revisão da ETCC no esporte e seus resultados sugeriram um impacto positivo no desempenho do exercício, embora esse efeito tenha sido modesto em estudos de qualidade inferior.[26] O tamanho do efeito geral foi de g = 0,34. Este resultado sugere que a ETCC anódica possa ter um impacto pequeno, mas positivo, sobre os resultados objetivos e subjetivos medidos nesses estudos. A metanálise também revelou uma heterogeneidade substancial entre os tamanhos de efeito, Q (35) = 81, 30, p < 0,001, sugerindo que as diferenças entre os tamanhos de efeito não podem ser atribuídas apenas ao erro de amostragem.

Uma última metanálise de 2019, demonstrou que o uso de ETCC anodal sobre M1, mostrou-se positivo no desempenho do ciclismo. Contudo, apenas um dos estudos promoveu o efeito considerado positivo.[27]

Não encontramos ensaios clínicos com o uso de EMT em melhora de performance esportiva.

CONCLUSÃO

Existem vários ensaios-clínicos e revisões sistemáticas envolvendo o tema da neuromodulação não invasiva no esporte. O que se pode concluir é que muitos desses estudos demonstraram uma possível aplicabilidade do uso do ETCC, mas com medidas de efeitos pequenas. O uso da ETCA precisa de mais estudo e o uso da EMT ainda não foi explorado. Novos estudos são necessários para a aplicabilidade clínica dessas técnicas no esporte e existe as questões éticas e de doping que precisam ser melhor discutidas.

REFERÊNCIAS

1. Quarta E, Cohen EJ, Bravi R, Minciacchi D. Future portrait of the athletic brain: mechanistic understanding of human sport performance via animal neurophysiology of motor behavior. Front Syst Neurosci. 2020;14:596200.
2. Siebner HR, Funke K, Aberra AS, Antal A, Bestmann S, Chen R, et al. Transcranial magnetic stimulation of the brain: what is stimulated? A consensus and critical position paper. Clin Neurophysiol. 2022;140:59-97.
3. Li J, Meng X-M, Li R-Y, Zhang R, Zhang Z, Du Y-F. Effects of different frequencies of repetitive transcranial magnetic stimulation on the recovery of upper limb motor dysfunction in patients with subacute cerebral infarction. Neural Regeneration Res. 2016;11:1584-90.
4. Overvliet GM, Jansen RAC, van Balkom AJLM, van Campen DC, Oudega ML, van der Werf YD, et al. Adverse events of repetitive transcranial magnetic stimulation in older adults with depression, a systematic review of the literature. Int J Geriatr Psychiatry. 2021;36:383-92.

5. Taylor JJ, Newberger NG, Stern AP, Phillips A, Feifel D, Betensky RA, et al. Seizure risk with repetitive TMS: survey results from over a half-million treatment sessions. Brain Stimul. 2021;14:965-73.

6. Nitsche MA, Cohen LG, Wassermann EM, Priori A, Lang N, Antal A, et al. Transcranial direct current stimulation: state of the art 2008. Brain Stimul. 2008;1:206-23.

7. Ali MM, Sellers KK, Fröhlich F. Transcranial alternating current stimulation modulates large-scale cortical network activity by network resonance. J Neurosci. 2013;33:11262-75.

8. Guleyupoglu B, Schestatsky P, Edwards D, Fregni F, Bikson M. Classification of methods in transcranial electrical stimulation (tES) and evolving strategy from historical approaches to contemporary innovations. J Neurosci Methods. 2013;219:297-311.

9. Colzato LS, Nitsche MA, Kibele A. Noninvasive brain stimulation and neural entrainment enhance athletic performance–a review. J Cognit Enhanc. 2017;1:73-9.

10. Reato D, Rahman A, Bikson M, Parra L. Effects of weak transcranial alternating current stimulation on brain activity–a review of known mechanisms from animal studies. Front Hum Neurosci. 2013;7.

11. Reed T, Cohen Kadosh R. Transcranial electrical stimulation (tES) mechanisms and its effects on cortical excitability and connectivity. J Inherit Metab Dis. 2018;41:1123-30.

12. Davis NJ. Neurodoping: brain stimulation as a performance-enhancing measure. Sports Med. 2013;43:649-53.

13. Au R. Neuro-doping, tDCS and Chess–are WADA's Regulations under Threat? LSE Law Review. 2022.

14. Pugh J, Pugh C. Neurostimulation, doping, and the spirit of sport. Neuroethics. 2021;14:141-58.

15. Chinzara TT, Buckingham G, Harris DJ. Transcranial direct current stimulation and sporting performance: a systematic review and meta-analysis of transcranial direct current stimulation effects on physical endurance, muscular strength and visuomotor skills. Eur J Neurosci. 2022;55:468-86.

16. Sivaramakrishnan A, Madhavan S. Combining transcranial direct current stimulation with aerobic exercise to optimize cortical priming in stroke. Appl Physiol Nutr Metab. 2021 May;46(5):426-435.

17. Giacomo JD, Gongora M, Silva F, Nicoliche E, Bittencourt J, Marinho V, et al. Repetitive transcranial magnetic stimulation changes cognitive/motor tasks performance: An absolute alpha and beta power study. Neurosci Lett. 2021 May 14;753:135866.

18. Katahira K, Yamazaki Y, Yamaoka C, Ozaki H, Nakagawa S, Nagata N. EEG correlates of the flow state: a combination of increased frontal theta and moderate frontocentral alpha rhythm in the mental arithmetic task. Front Psychol. 2018;9:300.

19. Angius L, Pageaux B, Hopker J, Marcora SM, Mauger AR. Transcranial direct current stimulation improves isometric time to exhaustion of the knee extensors. Neuroscience. 2016;339:363-75.

20. Vitor-Costa M, Okuno NM, Bortolotti H, Bertollo M, Boggio PS, Fregni F, et al. Improving cycling performance: transcranial direct current stimulation increases time to exhaustion in cycling. PLoS One. 2015;10:e0144916.

21. Borducchi DMM, Gomes JS, Akiba H, Cordeiro Q, Borducchi JHM, Valentin LSS, et al. Transcranial direct current stimulation effects on athletes' cognitive performance: an exploratory proof of concept trial. Front Psychiatry. 2016;7:183.

22. Angius L, Hopker J, Mauger AR. The ergogenic effects of transcranial direct current stimulation on exercise performance. Front Physiol. 2017;8:90.

23. Carroll TJ, Selvanayagam VS, Riek S, Semmler JG. Neural adaptations to strength training: moving beyond transcranial magnetic stimulation and reflex studies. Acta Physiol. 2011;202:119-40.

24. Frazer AK, Howatson G, Ahtiainen JP, Avela J, Rantalainen T, Kidgell DJ. Priming the motor cortex with anodal transcranial direct current stimulation affects the acute inhibitory corticospinal responses to strength training. J Strength Cond Res. 2019 Feb;33(2):307-17.

25. Giustiniani A, Battaglia G, Messina G, Morello H, Guastella S, Iovane A, et al. Transcranial alternating current stimulation (tACS) does not affect sports people's explosive power: a pilot study. Front Hum Neurosci. 2021;15:640609.

26. Maudrich T, Ragert P, Perrey S, Kenville R. Single-session anodal transcranial direct current stimulation to enhance sport-specific performance in athletes: a systematic review and meta-analysis. Brain Stimul. 2022;15:1517-29.

27. Holgado D, Vadillo MA, Sanabria D. The effects of transcranial direct current stimulation on objective and subjective indexes of exercise performance: a systematic review and meta-analysis. Brain Stimul. 2019;12:242-50.

28. Machado DGS, Unal G, Andrade SM, Moreira A, Altimari LR, Brunoni AR, et al. Effect of transcranial direct current stimulation on exercise performance: a systematic review and meta-analysis. Brain Stimul. 2019;12:593-605.

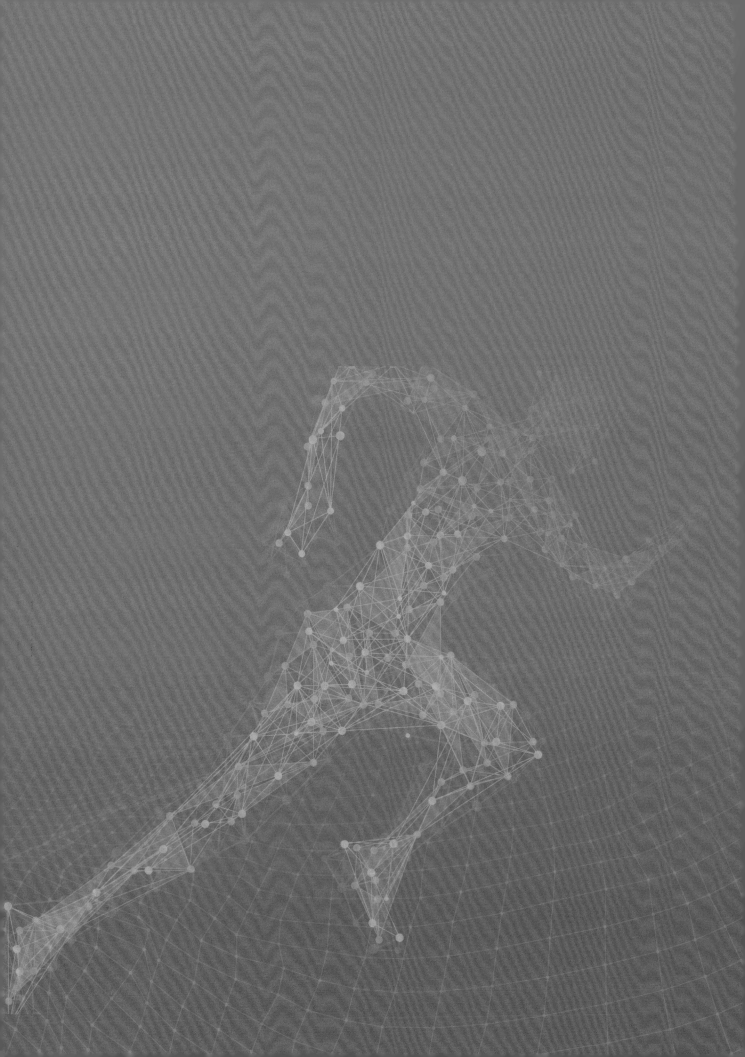

Tratamento por ondas de choque

85

André Wan Wen Tsai ▸ Ibrahim Afrânio Willi Liu ▸ Lauro Schledorn de Camargo

●INTRODUÇÃO

O tratamento por ondas de choque e o tratamento por ondas de pressão radiais são dois tipos de mecanoterapias usadas para o tratamento de algumas patologias musculoesqueléticas. Esses tratamentos são baseados em um pulso mecânico-acústico externo que, ao interagir com o tecido, desencadeia reações biológicas capazes de estimular o processo de cicatrização, regeneração e modular vias de sinalização álgicas.[1]

O tratamento por ondas de choque teve origem a partir da litotripsia, onde foram relatadas alterações no processo inflamatório renal e reação periostal em crista ilíaca de pacientes tratados.[2] A partir desses achados, foi idealizado o uso para tratamento de algumas patologias ortopédicas. Hoje, depois de mais de 30 anos de uso da tecnologia, a gama de patologias musculoesqueléticas que podem ser tratadas com as ondas de choque estão muito maiores e com evidências mais robustas.[1]

Na tentativa de se produzirem máquinas mais portáteis e de uso em consultório, as ondas de pressão radiais foram introduzidas para o tratamento de doenças musculoesqueléticas e isso gerou uma confusão de termos por algum tempo, uma vez que foi usado o nome de ondas de choque radial. Atualmente se considera haver dois tipos de tratamento: as ondas de choque focais e as ondas radiais de pressão.[3]

Essas duas tecnologias se diferenciam em relação ao perfil físico da onda mecânica produzida, mas também, em relação à característica de propagação nos tecidos. Apesar de as tecnologias compartilharem algumas indicações, essas diferenças fazem com que, em algumas situações, a evidência demonstre resposta biológica diferente e melhor resultado com uma tecnologia. Por isso, a importância de serem estudadas separadamente e cada tecnologia demonstrar sua evidência de forma independente para cada tipo de patologia.[3]

● MECANISMO FÍSICO DAS ONDAS DE CHOQUE

A estimulação com as ondas de choque focais consiste na geração de uma onda supersônica de alta pressão, com rápido aumento da pressão e curta duração, seguida de uma diminuição da pressão até uma pressão abaixo da basal do tecido. Além da energia liberada pela passagem dessa onda de alta pressão, existe também formação de bolhas de cavitação pela fase de baixa pressão da onda. Com a eclosão dessas bolhas existe uma liberação secundária de energia. A soma dessas duas transferências de energia é responsável por iniciar uma cascata de reações biológicas nos tecidos.[4]

Os aparelhos de ondas de choque focais convergem a energia para um ponto profundo criando um ponto focal onde a pressão é máxima (Figura 85.1).[5] Essas ondas de choque focais podem ser geradas por três diferentes tipos de aparelhos: eletro-hidráulicos, eletromagnéticos e piezoelétricos. Todos podem produzir a concentração da variação de pressão e, consequentemente, da transferência de energia para um ponto profundo.[4]

Os aparelhos de ondas de pressão radiais consistem em um projétil dentro de um cilindro, que é acelerado por mecanismo pneumático com ar comprimido ou eletromagnético. Esse projétil colide com o aplicador fazendo a transmissão dessa onda de pressão para o tecido.[4] Essa onda tem características subsônicas e com menor pico de pressão em relação às ondas focais; porém, assim como as ondas focais, também existe a geração de bolhas de cavitação. Cleveland

e colaboradores[6] demonstraram que a maior energia das ondas de pressão radiais é dissipada nos primeiros 40 mm de profundidade, sendo maior mais próximo à superfície.

● MECANISMO BIOLÓGICO DAS ONDAS DE CHOQUE

O mecanismo de mecanotransdução é definido como a forma com que as células transmitem os estímulos mecânicos externos para a região interna ativando algumas vias de sinalização intracelular e alterando a permeabilidade de membranas.[7]

Diversas vias de sinalização intracelular já foram descritas como moduláveis pela estimulação mecânica. Também foram demonstrados a liberação no tecido de inúmeras substâncias bioativas que atuam na modulação da inflamação, neoangiogênese, proliferação e diferenciação celular, além de migração de células mesenquimais. As principais consequências dessas reações celulares e teciduais são a neoangiogênese, o aumento da capacidade de reparação e a regeneração tecidual.[3]

O outro efeito clínico após a aplicação das ondas de choque focal e ondas de pressão radiais é o efeito analgésico. Depois das aplicações seriadas ocorre uma denervação seletiva das fibras tipo C não mielinizadas.[8] Há também uma redução da produção de neurotransmissores como a substância P e outros neurotransmissores produzidos no gânglio da raiz dorsal.[9] Dessa forma, acontece uma diminuição de substância P nos tecidos reduzindo a inflamação neurogênica. Além desses mecanismos, é descrito o bloqueio de vias de sinalização álgica (gate control).[10]

763

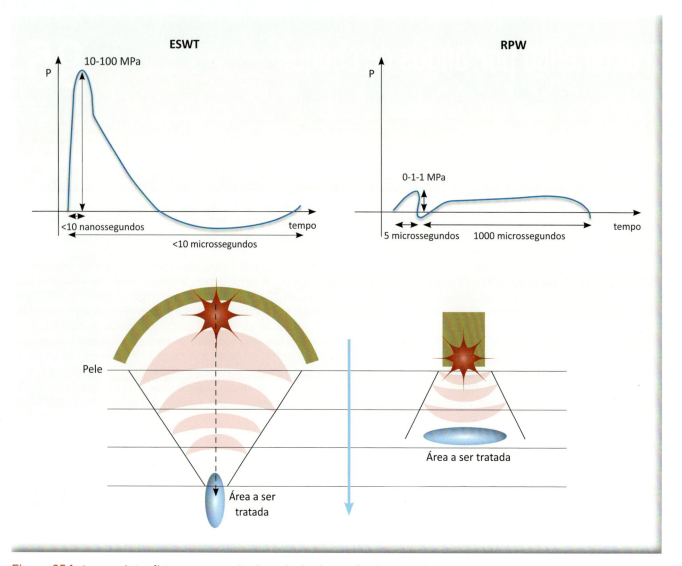

Figura 85.1 Característica física e propagação da onda de choque focal e onda de pressão radial.
ESWT: ondas de choque focais; RPW: ondas de pressão radiais; P: pressão; MPa: megapascal.
Fonte: Elaboração do autor.

● INDICAÇÕES DO TRATAMENTO POR ONDAS DE CHOQUE NA MEDICINA DO ESPORTE

A atividade esportiva apresenta impacto positivo significativo para a saúde pública, sendo incorporado como estilo de vida saudável para todas as populações. Entretanto, os riscos e consequências das lesões musculoesqueléticas relacionadas com o esporte não podem ser menosprezados. Existem custos diretos importantes, desde a procura ao atendimento médico, seguido pelo absenteísmo escolar e laboral relacionados com essas lesões. As lesões em membros inferiores são as mais comuns, representando 60% dos casos em geral.[11] Dependendo da modalidade esportiva – seja recreativa ou profissional, de contato ou sem contato – as lesões musculoesqueléticas associadas ao esporte podem ser separadas em agudas, normalmente associadas ao trauma, ou por sobrecarga, de evolução mais insidiosa por uso excessivo. Lesões em tornozelo, joelho e ombro são as lesões mais comuns sofridas por jogadores de voleibol.[12]

Tendinopatias e entesopatias

Em princípio, o tratamento por ondas de choque era indicado para casos de lesões musculoesqueléticas crônicas, em que havia refratariedade do quadro clínico após o tratamento conservador, antes de se propor um tratamento cirúrgico.[13]

Encontramos as melhores evidências no tratamento de entesopatias e tendinopatias crônicas como fascite plantar, tendinopatia calcânea e insercional, síndrome dolorosa do grande trocânter, tendinopatia patelar (Figura 85.2) e epicondilite lateral. As lesões não calcificadas do manguito rotador apresentam um grau de recomendação menor, devido as evidências com resposta negativa para o tratamento por ondas de choque, diferentemente das calcificadas, com forte evidência utilizando-se as tecnologias focais de alta energia.[3] Patologias em outras localidades, como epicondilite medial, tendinopatia adutora, dos isquiotibiais, anserina, dos fibulares, entre outros, apresentam poucos trabalhos positivos na literatura, mas podem ser aplicadas seguindo a experiência adquirida nas localidades de melhor evidência.

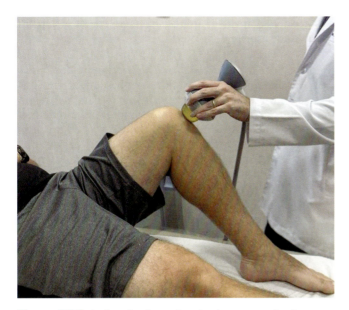

Figura 85.2 Aplicação de ondas de choque em joelho para tratamento de tendinopatia patelar.
Fonte: Acervo do autor.

A tendinopatia pode surgir em qualquer tendão, seja próximo a inserção ou na êntese, sendo um local de concentração da tensão. Assim está relacionada diretamente com o volume de exposição da carga de repetição. As células no tendão doente são mais numerosas, com sinais de dano oxidativo e apoptose, e produzem uma matriz extracelular mais desorganizada, espessada, semelhante a cartilagem e com mais água e proteínas imaturas. As estratégias de seu tratamento podem englobar substâncias ou técnicas que estimulem a proliferação de células-tronco do tendão com restauração das propriedades da matriz.[14] Dessa forma, o tratamento por ondas de choque pode ser uma forma de induzir esse reparo devido aos seus mecanismos de ação biológicos.

Patologias ósseas

O tratamento por ondas de choque também estimula a remodelação óssea com neovascularização local, sendo indicado em pacientes com retardo de consolidação e pseudoartroses, apresentando forte evidência.[3]

As fraturas por estresse de baixo risco normalmente apresentam um bom resultado aos tratamentos conservadores. Diferentemente, as fraturas por estresse de alto risco, em que até um terço dos atletas podem progredir, a estabilização cirúrgica pode ser necessária para evitar uma fratura completa. O uso de ondas de choque focais com média e alta energias forneceu excelentes resultados no tratamento de fraturas por estresse, possibilitando rápido retorno às atividades atlética e competitiva. Entretanto, não existem trabalhos randomizados cegos que demonstrem com alta evidência de nível para recomendar o tratamento de ondas de choque como a primeira escolha de tratamento.[15]

O edema ósseo pode ocorrer devido ao processo inflamatório do compartimento medular ósseo, decorrente de um trauma agudo ou por fadiga devido ao exercício contínuo e cíclico. É uma doença autolimitada, e os sintomas podem ser aliviados sem tratamento. No entanto, o edema ósseo costuma cursar com limitações por um período prolongado, e vários métodos têm sido estudados para diminuir o tempo de recuperação dessa lesão. O tratamento por ondas de choque auxilia na redução do edema, adiantando o retorno dos atletas para a competição. Atua na normalização de vasos sanguíneos danificados, com efeitos de reparação tecidual, vasodilatação, neoangiogênese, analgesia e anti-inflamatório. Alguns trabalhos clínicos para o edema ósseo em quadril têm demonstrado que o uso de ondas de choque focais de alta energia contribuem positivamente no alívio da dor e na melhora funcional, com redução da área de edema, acelerando a recuperação desses pacientes.[16]

A síndrome do estresse tibial medial também conhecida como canelite ou periostite tibial, é uma lesão frequente em atletas de salto e corrida, sendo definida como uma dor ao longo da borda posteromedial distal da tíbia causada por exercícios. Em geral, apresenta uma evolução benigna; porém, pode evoluir para cronificação e até desenvolver uma fratura por estresse. Alguns poucos trabalhos clínicos não randomizados demonstraram que tanto o uso de ondas de pressão radiais como focais possibilitaram uma recuperação mais rápida que os controles.[17]

Na literatura, ainda há um número baixo de publicações avaliando o uso das ondas de choque no tratamento das fases iniciais da osteocondrite dissecante no joelho e tálus. O objetivo seria conseguir revitalizar a região afetada e prevenir a progressão para uma osteoartrite da articulação acometida pelo mecanismo de mecanotransdução fornecido pelas ondas de choque.[18]

A osteíte púbica, também conhecida como pubalgia atlética, é geralmente causada por desequilíbrios biomecânicos que envolvem toda a pelve, levando a um edema ósseo na região púbica. Schöberl e colaboradores[19] avaliaram o tratamento de jogadores de futebol apresentando dor na região da virilha devido à osteíte púbica, randomizando em um grupo que foi submetido a três sessões de ondas de choque focais com intervalos semanais, um segundo grupo com ondas de choque placebo e um terceiro como controle. O tratamento por ondas de choque reduziu significativamente a dor local, permitindo assim o retorno ao futebol dentro de três meses após o trauma.

Patologias musculares

As lesões musculares são consideradas as mais prevalentes no sistema musculoesquelético entre as diversas categorias esportivas. A lesão muscular na coxa é a lesão mais comum no atletismo. Astur e colaboradores[20] avaliaram o uso das ondas de choque associado a fisioterapia nas lesões musculares com mais de três semanas em atletas e observaram que todos os pacientes tratados no grupo da associação apresentaram melhora na dor e na força muscular. No entanto, o trabalho não faz uma comparação com um grupo mantendo o tratamento convencional.

As ondas de choque promovem a regeneração do tecido muscular esquelético e aceleram os processos de reparo com regulação positiva de uma diversidade de sinais, como óxido nítrico e fatores de crescimento. Células são recrutadas para a região da lesão com proliferação e diferenciação, promovendo crescimento e amadurecimento mais rápido das novas fibras musculares. Desse modo, consegue-se uma recuperação funcional completa em menor espaço de tempo.[21]

Com base na classificação de Munique[22] para lesões musculares, é sugerido o tratamento por ondas de choque em lesões do tipo 1A (dor muscular fadiga induzida), 1B (dor muscular tardia induzida pelo exercício), até lesões parciais como as do tipo 3A (lesão muscular parcial menor) e 3B (lesão muscular parcial moderada). Não há na literatura embasamento para a utilização das ondas de choque em lesões musculares completas.[13] Morgan e colaboradores[23] aplicaram um protocolo de tratamento por ondas de choque em dias consecutivos para lesões musculares em jogadores de futebol de elite. Os tempos medianos e médios de suspensão encontrados foram até 50% mais curtos do que os dados correspondentes relatados na literatura. Esse estudo demonstrou que a introdução de ondas de pressão radiais em um protocolo de terapia multimodal para o tratamento de lesões e contusões musculares agudas do tipo 1A, 2B, 3A foi segura e promoveu tempos de descanso e taxas de reincidência reduzidos nos atletas.

A dor muscular tardia induzida pelo exercício é um sintoma comum em indivíduos praticantes de esportes e atividades físicas, seja por medida protetiva ou sobrecarga, em que as microlesões musculares acarretam irritação mecânica e respostas inflamatórias, gerando sensibilização dos nociceptores musculares. A dor não ocorre imediatamente, mas progride gradualmente nas 48 a 72 horas seguintes. Avaliando as repostas de uma sessão única de tratamento por ondas de choque focais na dor muscular tardia, Fleckenstein e colaboradores[24] não observaram uma melhora da dor e aumento de força significativa comparado ao controle, apesar da descrição clínica de benefício. É um trabalho piloto ainda. As aplicações de ondas de choque ainda podem ter um papel promissor atuando na analgesia em atletas durante a competição permitindo seu melhor desempenho.

A aplicação de ondas de choque em pontos-gatilho no tratamento da síndrome dolorosa miofascial pode ser usada em combinação no tratamento das tendinopatias e entesopatia levando a melhor resposta terapêutica.[25] Existem evidências de que as ondas de choque atuam positivamente na dor miofascial, seja aumentando a vascularização local com resolução da crise energética, fazendo uma denervação seletiva reduzindo a excitabilidade na junção neuromuscular ou quebrando as pontes de actina-miosina.[26]

Protocolos ideais para as indicações do tratamento por ondas de choque ainda necessitam ser mais bem determinados devido a metodologia heterogênea dos estudos clínicos. O atleta profissional exige um retorno ao treino de forma mais acelerada. Muitas vezes, é necessário ajustar os protocolos de aplicação usados no tratamento de síndromes dolorosas crônicas, adaptando a realidade desses atletas. Pode ser utilizado durante a temporada, uma vez que não necessitam normalmente de nenhum repouso prolongado ou tempo longe do esporte, tomando o cuidado de não gerar uma nova sobrecarga ou lesão devido ao alívio temporário do quadro álgico protetor. Não é considerado *dopping*. As ondas de choque podem ser aplicadas com segurança para abordagem de diversas condições musculoesqueléticas nos atletas. Lembramos que é importante o tratamento em conjunto com a fisioterapia para uma reabilitação adequada para ganhos funcionais de longo prazo buscando, dessa forma, otimizar a cicatrização das estruturas lesadas. O sucesso do tratamento é dependente da correção biomecânica, metabólica, nutricional com adaptação de treinamentos específicos. É primordial que o atleta seja abordado de maneira interdisciplinar, para que os resultados conquistados sejam duradouros, sem risco de recidiva ou recorrência das lesões.[13,27]

O uso das ondas de choque esteve presente nos principais eventos esportivos do mundo, como os Jogos Olímpicos, a Copa do Mundo FIFA de futebol, os Jogos Panamericanos, entre outros. O objetivo principal durante tais eventos esportivos é o alívio imediato da dor com melhora do processo inflamatório e liberação de pontos-gatilho miofasciais, permitindo assim com que o atleta exerça seu melhor desempenho durante sua modalidade esportiva.[13]

● COMPARAÇÕES E ASSOCIAÇÕES DOS EFEITOS DO TRATAMENTO POR ONDAS DE CHOQUE E ACUPUNTURA NAS LESÕES MUSCULOESQUELÉTICAS ASSOCIADAS AO ESPORTE

São raros os trabalhos demonstrando os efeitos do tratamento por ondas de choque e acupuntura no tratamento da dor de origem musculoesquelética associado a prática esportiva, seja comparando as respostas isoladamente, assim como os resultados de forma associada. Alguns trabalhos buscam expor o efeito sinérgico desses dois tratamentos associados, avaliando com um grupo-controle ou mesmo um outro tratamento convencional. Outros estudos buscam uma comparação direta desses dois métodos. A maioria desses trabalhos não são homogêneos com metodologias e evidências limitadas, não possibilitando confirmar os efeitos positivos.[28]

Metanálises tentam comparar o tratamento por ondas de choque com o uso do agulhamento seco para inativação dos pontos-gatilho miofasciais. Tais procedimentos são semelhantes a técnica da acupuntura de estímulo dos pontos dolorosos representativos das queixas dos pacientes, chamados de pontos *Ashi*.[29-33] Na síndrome dolorosa miofascial, o agulhamento dos pontos-gatilho alivia os espasmos musculares e aumenta a vascularização, como também o metabolismo local, permitindo assim, a remoção regional das substâncias algogênicas e inflamatórias.[33]

Everke[34] faz um relato com 10 anos de experiência sobre uma variação da técnica de acupuntura utilizando um aparelho de ondas de pressão radiais para aplicação direta nos pontos. Foi utilizada uma baixa pressão (1,0 a 1,4 bar) com cerca de 100 a 200 pulsos por ponto. A percepção do autor é a potencialização dos efeitos da acupuntura semelhante a uma acupressão mais profunda.

Por meio de um estudo em andamento, Fan e colaboradores[35] procuram avaliar o efeito do uso de ondas de pressão radiais em pontos de acupuntura comparado aos pontos-gatilho no tratamento da dor lombar crônica. O protocolo do grupo experimental engloba aplicação de ondas de choque em pontos locais de acupuntura na região lombossacra em quatro sessões no decorrer de duas semanas.

Síndrome dolorosa miofascial

Manafnezhad e colaboradores[29] compararam dois grupos com dor cervical inespecífica: um com agulhamento dos pontos-gatilho no músculo trapézio e o outro com aplicação de ondas de pressão radial nesse músculo em três sessões com intervalo semanal. Notou-se que os dois métodos de tratamento são comparáveis entre si, sem diferença esta-

CAPÍTULO 85

TRATAMENTO POR ONDAS DE CHOQUE

tística, tanto na redução da intensidade da dor, quanto ao aumento do limiar doloroso por pressão e ganho de função.

Para analisar os efeitos sinérgicos do tratamento por ondas de choque e eletroacupuntura na abordagem da síndrome dolorosa miofascial, Huang e colaboradores[33] observaram que a associação dos métodos apresentou uma resposta significativamente melhor na redução da dor, no aumento do limiar de pressão da dor e na eficácia terapêutica do que atuando de forma isolada até três meses após as aplicações.

Nessa revisão sistemática e metanálise, comparando o tratamento por ondas de choque com outros métodos como injeção de pontos-gatilho, agulhamento seco, radiofrequência pulsada guiada no tratamento da síndrome dolorosa miofascial, principalmente da região cervical e dorsal, Wu e colaboradores[36] concluíram que o uso das ondas de choque foi significativo na redução da intensidade dolorosa com aumento do limiar de dor e redução da incapacidade funcional com menos eventos adversos que os outros métodos mais invasivos avaliados.

Epicondilite lateral

Fazendo a comparação dos efeitos do tratamento por ondas de choque e acupuntura de modo isolado na abordagem da epicondilite lateral, Wong e colaboradores[37] demonstraram que os dois tratamentos obtiveram respostas parecidas, diminuindo a intensidade da dor entre o momento antes da aplicação e até duas semanas após o tratamento com significância estatística. A força de preensão, juntamente com os parâmetros funcionais, não apresentou diferença. Foram feitas três aplicações com aparelho focal em intervalos semanais. Pontos distais e locais de acupuntura foram agulhados em duas sessões semanais por três semanas, completando seis aplicações.

Bagcier e colaboradores[30] compararam o uso das ondas de choque associado ao agulhamento seco de pontos-gatilho dos músculos extensores do punho com o uso isolado das ondas na abordagem da epicondilite lateral. Por meio de um equipamento gerador de pressão radial com aplicações a cada semana em um total de três e uso de agulhas de acupuntura no agulhamento, demonstrou-se melhora na intensidade dolorosa e na redução da sensibilidade local no epicôndilo, com melhora funcional e aumento significativo da força de preensão em ambos os grupos. Houve melhores respostas clínicas na associação dos métodos em até um mês após o tratamento.

Nessa revisão sistemática, Dingemanse e colaboradores[38] avaliaram métodos eletrofísicos (ultrassom, fotobiomodulação com *laser*, eletroterapia, tratamento por ondas de choque, estimulação elétrica transcutânea e terapia de campo eletromagnético pulsado no tratamento de epicondilite lateral) e concluíram que a maioria deles em geral apresentam resultados de curto prazo e apenas 30% relataram resultados no seguimento a médio e longo prazos. Existe uma evidência moderada favorecendo o uso do ultrassom no curto e médio prazo em relação ao placebo; porém, grande parte dos métodos avaliados apresentaram evidências limitadas no curto prazo. Não foram encontrados trabalhos para epicondilite medial.

Tendinopatia patelar

Chen e colaboradores,[31] em revisão sistemática e metanálise, compararam as várias formas de tratamento não

cirúrgico na tendinopatia patelar com o grupo-controle. Concluíram que o agulhamento seco dos pontos-gatilho e o tratamento por ondas de choque isoladamente atingiram respostas positivas no tratamento da tendinopatia patelar quando comparados com o grupo-controle. Entretanto, foram encontrados poucos trabalhos limitados, não havendo comparação direta entre os dois tratamentos ou atuação de forma associada.

Em outra metanálise, Liao e colaboradores[39] selecionaram estudos para comprovar a eficácia das aplicações de ondas de choque no tratamento das tendinopatias do joelho. Geng e colaboradores[40] relataram a combinação das ondas de pressão radiais com a acupuntura comparada com o tratamento conservador na tendinopatia patelar crônica e Liu e colaboradores[41] avaliaram essa combinação comparada com a iontoforese. Observamos que esses trabalhos não nos dizem se há vantagem da associação, mas quando comparados com os grupos-controle, tiveram resultado favoráveis.

Por fim, Zhou e colaboradores[42] compararam o uso das ondas de pressão radiais com a acupuntura na abordagem da lesão da gordura infrapatelar, com resultado favorecendo a acupuntura.

Fascite plantar

Para avaliar o tratamento por ondas de choque na fascite plantar associado ao agulhamento seco de pontos-gatilho do músculo gastrocnêmio comparado a uso de ondas de choque isoladamente, Bagcier e colaboradores[32] utilizaram um equipamento de tecnologia radial com três sessões de intervalo semanal e agulhas de acupuntura para agulhamento, obtendo melhora significativa nos dois grupos. O grupo da associação do tratamento por ondas de pressão com agulhamento apresentou superioridade estatística no alívio da intensidade da dor, maior tempo em pé e distância de caminhada sem dor e os aspectos de dor do Índice Funcional do Pé (*Foot Function Index*) até um mês após o tratamento.

Evidências que mostram o benefício da associação entre tratamento por ondas de choque e acupuntura no tratamento das lesões esportivas são escassas. De modo isolado, são métodos de tratamento comparáveis entre si. A combinação desses métodos de tratamento pode impactar positivamente em pacientes com dor crônica devido a ação sinérgica dos seus mecanismos de ação. A acupuntura busca uma visão integral do ser humano e aborda um estilo de vida saudável e equilibrado. Pode atuar localmente na dor e, do mesmo modo, nos patamares segmentar e suprassegmentar do sistema nervoso central, por meio de uma neuromodulação periférica e central. Dessa forma, há ativação do sistema inibitório descendente do dor, simulando a ação dos antidepressivos na dor, podendo atuar em aspectos como o sono não reparador e transtornos de humor, frequentemente presentes nos quadros álgicos crônicos.

● CONCLUSÃO

O tratamento por ondas de choque e o tratamento por ondas de pressão radiais representam mecanoterapias utilizadas no tratamento de patologias musculoesqueléticas por meio do mecanismo de mecanotransdução, em que há transmissão de energia por estímulos mecânicos ao tecido e células, ativando vias de sinalização intracelular, com a liberação de substâncias bioativas que vão atuar na modulação da inflamação, neoangiogênese, proliferação e diferenciação celular com migração de células mesenquimais, objetivando aumento da capacidade de reparação e regeneração tecidual. Existe um efeito analgésico devido a uma denervação seletiva de fibras do tipo C não mielinizadas com depleção de substância P, reduzindo a persistência da inflamação neurogênica. Na prática esportiva, podemos ter lesões tendinosas, ósseas e musculares. O tratamento por ondas de choque apresenta evidências mais robustas para certas tendinopatias e entesopatias, como fascite plantar, tendinopatia patelar, entre outros. Existem evidências menos robustas e positivas para o tratamento de patologias ósseas, como fratura por estresse e edema medular ósseo, e musculares, como lesões musculares e síndrome dolorosa miofascial, buscando recuperação estrutural e funcional e retorno mais precoce ao esporte. Pode ser aplicado com segurança conjuntamente com a acupuntura, apresentando alguns efeitos sinérgicos e complementares devido aos seus mecanismos de ação, sobretudo na dor crônica, apesar das escassas evidências na literatura. O tratamento por ondas de choque na medicina esportiva pode ter um papel promissor atuando na analgesia em atletas durante a competição permitindo seu melhor desempenho e aceleração na recuperação naqueles que tiverem alguma lesão.

REFERÊNCIAS

1. Romeo P, Lavanga V, Pagani D, Sansone V. Extracorporeal shock wave therapy in musculoskeletal disorders: a review. Med Princ Pract. 2014;23(1):7-13.
2. Chaussy C, Eisenberger F, Forssmann B. Extracorporeal shockwave lithotripsy (ESWL): a chronology. J Endourol. 2007 Nov;21(11):1249-53.
3. Moya D, Ramón S, Schaden W, Wang CJ, Guiloff L, Cheng JH. The role of extracorporeal shockwave treatment in musculoskeletal disorders. J Bone Joint Surg Am. 2018 Feb 7;100(3):251-63.
4. Auersperg V, Trieb K. Extracorporeal shock wave therapy: an update. EFORT Open Rev. 2020 Oct 26;5(10):584-92.
5. Gleitz M. Myofascial syndromes & trigger points. Heilbronn: Level 10; 2011.
6. Cleveland RO, Chitnis PV, McClure SR. Acoustic field of a ballistic shock wave therapy device. Ultrasound Med Biol. 2007 Aug;33(8):1327-35.
7. Huang C, Holfeld J, Schaden W, Orgill D, Ogawa R. Mechanotherapy: revisiting physical therapy and recruiting mechanobiology for a new era in medicine. Trends Mol Med. 2013 Sep;19(9):555-64.
8. Hausdorf J, Lemmens MA, Heck KD, Grolms N, Korr H, Kertschanska S, et al. Selective loss of unmyelinated nerve fibers after extracorporeal shockwave application to the musculoskeletal system. Neuroscience. 2008 Jul 31;155(1):138-44.
9. Maier M, Averbeck B, Milz S, Refior HJ, Schmitz C. Substance P and prostaglandin E2 release after shock wave application to the rabbit femur. Clin Orthop Relat Res. 2003 Jan;(406):237-45.
10. Saggini R, Di Stefano A, Saggini A, Bellomo RG. Clinical application of shock wave therapy in musculoskeletal disorders: part i. J Biol Regul Homeost Agents. 2015 Jul-Sep;29(3):533-45.
11. Emery CA, Pasanen K. Current trends in sport injury prevention. Best Pract Res Clin Rheumatol. 2019 Feb;33(1):3-15.
12. Kilic O, Maas M, Verhagen E, Zwerver J, Gouttebarge V. Incidence, aetiology and prevention of musculoskeletal injuries in volleyball: a systematic review of the literature. Eur J Sport Sci. 2017 Jul;17(6):765-93.
13. Simplício C. (coord.). Tratado de ondas de choque SMBTOC. São Paulo: Alef Editora; 2022.

14. Xu Y, Murrell GA. The basic science of tendinopathy. Clin Orthop Relat Res. 2008 Jul;466(7):1528-38.
15. Leal C, D'Agostino C, Gomez Garcia S, Fernandez A. Current concepts of shockwave therapy in stress fractures. Int J Surg. 2015 Dec;24(Pt B):195-200.
16. Li S, Yu H, Long S, Li J, He Y, Zheng X, et al. Research advances in the treatment of bone marrow edema syndrome. J Clin Densitom. 2023 Mar 18:S1094-6950(23)00016-1.
17. Gomez Garcia S, Ramon Rona S, Gomez Tinoco MC, Benet Rodriguez M, Chaustre Ruiz DM, Cardenas Letrado FP, et al. Shockwave treatment for medial tibial stress syndrome in military cadets: a single-blind randomized controlled trial. Int J Surg. 2017 Oct;46:102-9.
18. Thiele S, Thiele R, Gerdesmeyer L. Adult osteochondritis dissecans and focussed ESWT: a successful treatment option. Int J Surg. 2015 Dec;24(Pt B):191-4.
19. Schöberl M, Prantl L, Loose O, Zellner J, Angele P, Zeman F, et al. Non-surgical treatment of pubic overload and groin pain in amateur football players: a prospective double-blinded randomised controlled study. Knee Surg Sports Traumatol Arthrosc. 2017 Jun;25(6):1958-66.
20. Astur DC, Santos B, de Moraes ER, Arliani GG, Dos Santos PR, Pochini Ade C. Extracorporeal shockwave therapy to treat chronic muscle injury. Acta Ortop Bras. 2015 Sep-Oct;23(5):247-50.
21. Zissler A, Steinbacher P, Zimmermann R, Pittner S, Stoiber W, Bathke AC, et al. Extracorporeal shock wave therapy accelerates regeneration after acute skeletal muscle injury. Am J Sports Med. 2017 Mar;45(3):676-84.
22. Mueller-Wohlfahrt HW, Haensel L, Mithoefer K, Ekstrand J, English B, McNally S, et al. Terminology and classification of muscle injuries in sport: the Munich consensus statement. Br J Sports Med. 2013 Apr;47(6):342-50.
23. Morgan JPM, Hamm M, Schmitz C, Brem MH. Return to play after treating acute muscle injuries in elite football players with radial extracorporeal shock wave therapy. J Orthop Surg Res. 2021 Dec 7;16(1):708.
24. Fleckenstein J, Friton M, Himmelreich H, Banzer W. Effect of a single administration of focused extracorporeal shock wave in the relief of delayed-onset muscle soreness: results of a partially blinded randomized controlled trial. Arch Phys Med Rehabil. 2017 May;98(5):923-30.
25. Moghtaderi A, Khosrawi S, Dehghan F. Extracorporeal shock wave therapy of gastroc-soleus trigger points in patients with plantar fasciitis: a randomized, placebo-controlled trial. Adv Biomed Res. 2014 Mar 25;3:99.
26. Ramon S, Gleitz M, Hernandez L, Romero LD. Update on the efficacy of extracorporeal shockwave treatment for myofascial pain syndrome and fibromyalgia. Int J Surg. 2015 Dec;24(Pt B):201-6.
27. Schroeder AN, Tenforde AS, Jelsing EJ. Extracorporeal shockwave therapy in the management of sports medicine injuries. Curr Sports Med Rep. 2021 Jun 1;20(6):298-305.
28. Olmez N, Memis A. Evidence based data for management of lateral epicondylitis: review. Turkiye Klinikleri J Med Sci. 2010;30:303-11.
29. Manafnezhad J, Salahzadeh Z, Salimi M, Ghaderi F, Ghojazadeh M. The effects of shock wave and dry needling on active trigger points of upper trapezius muscle in patients with non-specific neck pain: a randomized clinical trial. J Back Musculoskelet Rehabil. 2019;32(5):811-8.
30. Bagcier F, Yilmaz N. The impact of extracorporeal shock wave therapy and dry needling combination on the pain, grip strength and functionality in patients diagnosed with lateral epicondylitis. Turk Osteoporoz Dergisi [Turkish J Osteoporosis]. 2019;25(2):65-71.
31. Chen PC, Wu KT, Chou WY, Huang YC, Wang LY, Yang TH, et al. Comparative effectiveness of different nonsurgical treatments for patellar tendinopathy: a systematic review and network meta-analysis. Arthroscopy. 2019 Nov;35(11):3117-3131.e2.

32. Bagcier F, Yilmaz N. The impact of extracorporeal shock wave therapy and dry needling combination on pain and functionality in the patients diagnosed with plantar fasciitis. J Foot Ankle Surg. 2020 Jul-Aug;59(4):689-93.

33. Huang F, Chen X, Mu JP. Clinical study on extracorporeal shock wave therapy plus electroacupuncture for myofascial pain syndrome. J Acupunct Tuina Sci. 2014;12:55-9.

34. Everke H. 10 years experience of acupuncture with shock waves. Deutsche Zeitschrift für Akupunktur. 2012 Oct;55:12-5.

35. Fan Y, Liu F, Li M, Ruan X, Wu M, Su K, et al. Observation of curative effect on meridian theory-based extracorporeal shock wave therapy for non-specific low back pain: study protocol for a randomized controlled trial. J Orthop Surg Res. 2022 May 13;17(1):265.

36. Wu T, Li S, Ren J, Wang D, Ai Y. Efficacy of extracorporeal shock waves in the treatment of myofascial pain syndrome: a systematic review and meta-analysis of controlled clinical studies. Ann Transl Med. 2022 Feb;10(4):165.

37. Wong CW, Ng EY, Fung PW, Mok KM, Yung PS, Chan KM. Comparison of treatment effects on lateral epicondylitis between acupuncture and extracorporeal shockwave therapy. Asia Pac J Sports Med Arthrosc Rehabil Technol. 2016;7:21-6.

38. Dingemanse R, Randsdorp M, Koes BW, Huisstede BM. Evidence for the effectiveness of electrophysical modalities for treatment of medial and lateral epicondylitis: a systematic review. Br J Sports Med. 2014 Jun;48(12):957-65.

39. Liao CD, Xie GM, Tsauo JY, Chen HC, Liou TH. Efficacy of extracorporeal shock wave therapy for knee tendinopathies and other soft tissue disorders: a meta-analysis of randomized controlled trials. BMC Musculoskelet Disord. 2018;19(1):278.

40. Geng JB, Li MG, Peng QJ. Efficacy analysis of needle knife combined extracorporeal shock wave therapy in the treatment of patellar tendinitis. World Chinese Med. 2017;12:2172-5.

41. Liu YB, Zhang ZH, Zhou JR, Li QH. Effect of shockwave therapy on patellar tendon injury after sport fatigue. Sci Technol Vision. 2016;25:45-6.

42. Zhou K, Li XJ. The comparison of acupuncture and shock wave therapeutics for the injury of infrapatellar fat pad. China J Modern Med. 2015;25:91-4.

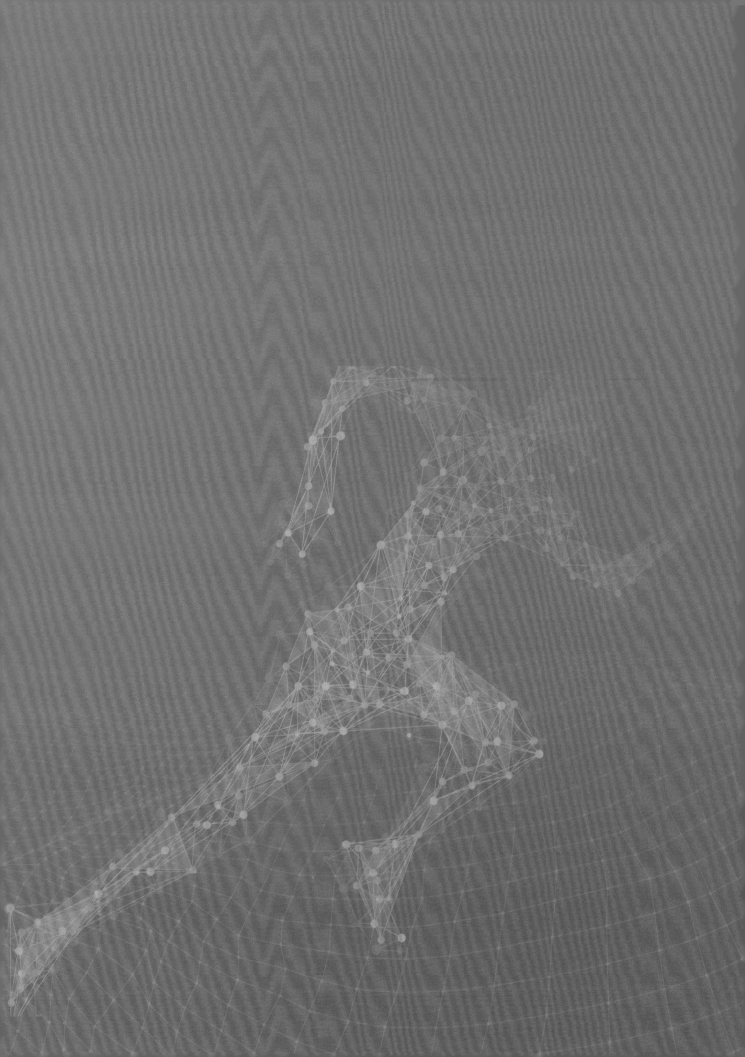

Avaliação nutricional no esporte

86

Adriano Höhl ▸ Ana Lúcia Munaro Tacca Höhl ▸ Luisa Teixeira Höhl

●INTRODUÇÃO

A ciência do esporte caminha a passos largos no estudo da saúde do atleta com foco no aumento do desempenho, sempre em busca de melhores resultados. A alimentação é um dos pilares básicos para a manutenção do equilíbrio físico, em todos os períodos como treinamento (pré-competição, competição, pós-competição), sendo fundamental para a recuperação de lesões.

A nutrição esportiva deve abordar os campos da medicina esportiva, ciência do esporte, dietética, influências culturais envolvendo atletas, nutricionistas, cientistas esportivos, médicos e outros profissionais de saúde, sempre em busca da dieta ideal.[1]

A Organização Mundial da Saúde (OMS) definiu o "estado nutricional" como a condição do corpo, resultante do equilíbrio da ingestão, absorção, utilização de nutrientes e a influência de estados fisiológicos e patológicos particulares.[2] O conhecimento nutricional está sujeito a novas descobertas, desde as propriedades do nutriente até a individualidade de aproveitamento do nutriente pelo atleta, pelas técnicas de exames genéticos e o desenvolvimento da nutrigenômica.

O exercício físico contínuo leva o atleta a manter um equilíbrio instável entre a ingestão alimentar, o gasto energético e as demandas adicionais de um grande volume de atividade física. Assim, uma avaliação precisa do estado nutricional é essencial para otimizar o desempenho, pois afeta a saúde, a composição corporal e a recuperação do atleta.[3]

A avaliação do estado nutricional consiste na mensuração da ingestão alimentar, variáveis antropométricas, parâmetros bioquímicos, avaliação subjetiva global e medidas da composição corporal.[4] No atleta, a avaliação do estado nutricional deve estar presente não somente na avaliação inicial, mas ser contínua ao longo de sua história profissional e de vida, pois suas informações se tornam um recurso para sua posterior educação nutricional, promovendo melhora dos hábitos alimentares, mudança na composição corporal específica para cada esporte e adaptação às competições, além do monitoramento de fatores de risco de doenças e lesões e potencialização do desempenho físico, tendo sempre como prioridade a proteção à saúde.

Atualmente, não se pode mais limitar-se ao cálculo do percentual de gordura por meio das medições anteriores da composição corporal, e sim oferecer a informação das características do todo e de partes do corpo relacionadas com o desempenho no esporte, os resultados desejados, o aumento no risco de lesões, o monitoramento da recuperação e do retorno ao treinamento e à competição, o que é avaliado em conjunto com as medições de força e aperfeiçoamento da técnica de cada movimento.[5]

● ÍNDICE DE MASSA CORPORAL E SEU VALOR HISTÓRICO

O índice de massa corporal (IMC) é um método classificatório populacional do nível de nutrição. Popularmente conhecido como IMC é calculado dividindo-se o peso (em kg) pela altura ao quadrado (em metro), de acordo com a seguinte fórmula: IMC = peso (altura × altura). O resultado de IMC é dado em kg/m^2. A partir de seus dados, o paciente adulto é classificado em grupos que vão de baixo peso até a obesidade, como na Tabela 86.1.

Tabela 86.1 Classificação do Índice de Massa Corporal.

IMC (kg/m^2)	Classificação
< 18,5	Baixo peso
18,5 a 24,9	Eutrofia
25 a 29,9	Sobrepeso
30 a 34,9	Obesidade grau I
35 a 39,9	Obesidade grau II
≥ 40	Obesidade grau III

Fonte: World Health Organization.

Para o idoso (definido no Brasil como a pessoa com 60 anos ou mais), o intervalo aceito pelo Ministério da Saúde para IMC normal varia de > 22 a < 27 kg/m^2 devido à diminuição de massa magra e maior risco de sarcopenia.

O matemático belga Adolphe Quetelet (1796-1874), conhecido como o fundador da Estatística, autor do *Tratado Sobre o Homem*, em 1832, foi o primeiro a elaborar a equação que relaciona peso e altura (com peso em quilogramas e altura em metros quadrados).[6,7]

A relação entre peso corporal, desenvolvimento de doenças crônicas e mortalidade tornou-se gradualmente uma preocupação médica, especialmente após a Segunda Guerra Mundial, e a busca por um índice confiável e prático de peso relativo começou a assumir uma importância crescente nos estudos epidemiológicos e clínicos que foram desenvolvidos.[7]

Ao explorar vários índices combinando peso e altura, ficou evidente a relação direta entre o aumento da mortalidade com o cálculo estatístico de Adolphe Quetelet. Em 1972, Ancel Keys confirmou a validade do Índice de Quetelet e o denominou Índice de Massa Corporal (IMC).[8]

Nos últimos 50 anos, o IMC passou a ser usado como uma expressão para relacionar o excesso de peso relativo com a morbimortalidade. Entretanto, uma análise crítica surgiu com o tempo com relação a sua precisão na aferição da gordura corporal, porque os dados foram obtidos em populações anglo-saxônicas e, de forma generalizada, levou ao questionamento de sua sensibilidade, já que não considerava a composição corporal de fato.

Utilizado mundialmente pelas seguradoras e como método de rastreamento de alterações nutricionais ao longo do mundo, tem sido substituído na prática clínica por métodos mais precisos de avaliação da composição corporal.

● MÉTODOS PARA AVALIAÇÃO DA COMPOSIÇÃO CORPORAL

De grande valor na medicina esportiva, a composição corporal é subdividida em categorias de massa gorda e massa isenta de gordura. A massa gorda é todo o material adiposo do corpo, e a massa isenta de gordura é composta por todos os outros tecidos do corpo que não são gordos, sendo o músculo esquelético o tecido não gorduroso mais proeminente.

O estudo da composição corporal é fundamental para a análise dos componentes corporais, quantificando-os pelo uso de técnicas diversas, e comparando-os com os padrões de referência para a saúde, modalidade esportiva e para a segurança do atleta. A estimativa da composição corporal é feita por equações e tem como principal objetivo avaliar a porcentagem de gordura corporal.

A gordura corporal é o componente mais avaliado na composição do atleta, pois o excesso de gordura corporal aumenta os fatores de risco para lesões, doenças crônicas e, principalmente, diminui o desempenho esportivo.[9]

O termo composição corporal refere-se a todos os componentes que compõem o corpo. Devido às dificuldades de contabilizar com precisão todo o tecido adiposo do corpo, as medidas de gordura corporal são estimativas.

A avaliação da composição corporal, amplamente utilizada nos últimos anos, desempenha um papel importante na avaliação nutricional em contexto clínico, para a medição quantitativa das características dos tecidos ao longo do tempo, entre flutuações nas equivalências da composição corporal em relação à taxa de sobrevivência, condições clínicas, doenças e qualidade de vida. Uma vez que o IMC tem se mostrado uma medida imprecisa da massa livre de gordura, massa de gordura, massa celular corporal e fluidos, não fornece informações no caso de ocorrer alteração de peso. Métodos de composição corporal não invasivos podem ser usados para monitorar massa livre de gordura e gordura corporal em situações de ganho e perda de peso e também durante o envelhecimento, tornando-as indispensáveis para as condutas médicas e nutricionais, inclusive no esporte.[4]

Antropometria

A antropometria é uma ferramenta muito utilizada em situações clínicas e de campo, usando-se medidas simples para estimar a composição corporal. Consiste no conjunto de medidas antropométricas como o peso em kg, a altura, a envergadura dos braços, os perímetros e comprimentos em centímetros, as dobras cutâneas e diâmetros ósseos medidos em milímetros.[10]

A antropometria é um método pouco influenciado pelo paciente avaliado, mas é um método que depende do examinador, sobretudo quando é feita a aferição das medidas das dobras cutâneas. É fundamental a experiência do examinador ao seguir os padrões de medidas, sem comprometer o resultado da avaliação.[11]

São instrumentos de medida, a balança, o estadiômetro, a fita métrica e o adipômetro ou plicômetro utilizado para a mensuração da espessura das dobras cutâneas. A aferição das dobras cutâneas pode ser realizada nas regiões tricipital, subescapular, axilar média, suprailíaca, bicipital, torácica, abdominal, supraespinal, femoral e na parte média da panturrilha. Os resultados permitem mensurar a quantidade de gordura encontrada no atleta avaliado.

Bioimpedanciometria

A bioimpedância (BIA) é um método não invasivo, de baixo custo e que tem sido cada vez mais utilizada para avaliar a composição corporal para fins epidemiológicos e clínicos, podendo ser usada em qualquer ambiente.

O princípio básico dessa técnica se baseia no tempo de trânsito de uma corrente elétrica de baixa voltagem através do corpo, medindo as propriedades elétricas do tecido corporal e estimando os parâmetros da composição corporal, como água corporal total e massa muscular esquelética.[12]

A determinação do ângulo de fase, calculado com base nos índices de resistência e reatância, permite a avaliação da proporção entre a água intra e extracelular, variando de 6° a 7° em indivíduos saudáveis,[13] podendo chegar a 8,5 em atletas.[14] Valores menores do que 5° são considerados indicativos de perda da integridade celular.[15]

A frequência aplicada é de suma importância no quesito a ser avaliado. Quando se utilizam frequências baixas (1 a 5 kHz), a corrente elétrica não penetra na membrana celular, passando pelo líquido extracelular. Frequências mais altas (> 50 kHz) possibilitam a passagem da corrente elétrica através das membranas celulares e estão associadas à avaliação dos compartimentos de fluidos intra e extracelular.[12]

O aprimoramento dos aparelhos permitiu o uso simultâneo de mais de uma frequência que pode variar de 1 a 500 Hz. Entretanto, os trabalhos ainda não demonstram melhoras de precisão em frequências acima de 100 kHz.[12]

Os resultados podem apresentar variações pela composição química da massa livre de gordura (MLG), (água, proteínas, glicogênio e minerais), sendo sugerida a padronização de preparo do paciente a fim de evitar tais alterações, pois a desidratação por perda de suor, a redução das reservas de glicogênio e a perda de água ligada ao glicogênio depletado por exercício prévio aumentam a resistência corporal ao fluxo da corrente elétrica, tendendo a superestimar a gordura corporal (Tabela 86.2).[16]

Tabela 86.2 Sugestão de protocolo a ser seguido pelo paciente para realização do exame de bioimpedanciometria.
1. Hidratar-se bem no dia anterior, preferencialmente água;
2. Não praticar exercícios físico fora da sua rotina ou frequentar sauna, 24 horas antes do exame;
3. De preferência, não ingerir café, chá mate, chocolate, refrigerante, 12 horas antes do exame;
4. De preferência, evitar tomar medicamentos diuréticos, sete dias antes da realização do exame;
5. Manter jejum de 4 horas, antes do exame;
6. De preferência, não beber bebida alcoólica 48 horas antes da realização do exame;
7. Para mulheres, não realizar o exame no período menstrual, pela possibilidade de desequilíbrio hídrico;
8. Ir ao banheiro urinar, 30 minutos antes do exame.

Fonte: Adaptada de Heyward VH, Gibson AL. Advanced fitness assessment and exercise prescription. 7th ed. Human Kinetics; 2014.[17]

Análise Vetorial de Impedância Bioelétrica Específica

O uso cada vez mais comum da bioimpedância na prática clínica, comparado aos métodos padrão-ouro de avaliação da composição corporal, mostrou a presença de erros quando aplicada a amostras com características diferentes daquelas utilizadas para a validação da equação do aparelho utilizado.[18]

Os erros de mensuração são relatados ao estudo do tronco. De comprimento semelhante aos membros, este segmento apresenta uma grande área transversal além de uma heterogeneidade de estruturas com órgãos internos, gordura visceral e subcutânea com densidade e distribuição variáveis e espaços vazios, como o volume de ar contido nos pulmões (que supervaloriza o volume do tronco), em cerca de 45% da massa corporal.[18]

Estudos mostram a subestimação da massa gorda nesse segmento anatômico com a análise simplista da resistência e reatância, a qual mostra uma impedância de apenas 10% do total corporal. Essa deficiência na avaliação, baseada apenas em equações de regressão específicas para a bioimpedância clássica, pode ser corrigida usando abordagens alternativas para analisar dados bioelétricos brutos, resistência, reatância, ou seus derivados, além do ângulo de fase e comprimento do vetor, também propostos para estimativa da composição corporal.

Stagi e colaboradores, ao analisarem uma amostra de 50 estudantes ativos que praticavam diferentes esportes (25 homens, idade: 24,37 ± 4,79 anos; 25 mulheres, idade: 24,32 ± 4,43 anos) do Instituto Nacional de Educação Física da Catalunha (INEFC), compararam a associação entre a análise vetorial de impedância bioelétrica específica (BIVA) e a absorciometria de raios X de dupla energia (DEXA), para avaliar a composição corporal segmentar usando DEXA como técnica de referência. Em seu estudo, verificaram que o problema do efeito de volume é superado pela abordagem específica da BIVA, onde os valores bioelétricos são ajustados por A/L, ou seja, por uma estimativa das áreas e comprimentos transversais do corpo, obtendo informações mais alinhadas com a abordagem de corpo inteiro, na qual a soma dos valores bioelétricos brutos no nível segmentar correspondiam aos de todo o corpo, o que confirma a correção do procedimento analítico e maior precisão na avaliação.[18]

Pesagem hidrostática

A pesagem hidrostática é um dos métodos de avaliação da composição corporal mais antigos da história. Sua descoberta é creditada ao matemático e inventor grego Arquimedes (287 a.C.-212 a.C.), pela avaliação comparativa da gravidade específica de uma coroa real, da época, comparada com a gravidade específica do ouro e da prata.

A partir desse pensamento matemático grego, desenvolveram-se equações que incorporaram a densidade corporal total para calcular o percentual de gordura corporal sendo os valores generalizados de densidade para tecidos isentos de gordura (1,10 g/cm²) e para a gordura (0,90 g/cm²) para adultos jovens de meia-idade.

Entre as limitações do método cita-se a diferença de densidade corporal entre as diferentes etnias, brancos, negros e hispânicos. Desenvolveram-se então equações específicas por etnias para tentar diminuir as chances de erros de resultados.

Posteriormente, os trabalhos mostraram diferenças significativas nos resultados, nos grupos de crianças pequenas, idosos e pessoas com grande desenvolvimento musculoesquelético, superestimando o percentual de gordura deles.

As variações de metodologia continuam em estudos. Um estudo recente avaliou o uso da pesagem hidrostática com a cabeça de fora da água, em atletas em um grupo de 90 indivíduos (44 homens, 46 mulheres) que compuseram os grupos experimentais e 45 indivíduos adicionais (21 homens e 24 mulheres) que compuseram os grupos de validação. Ao final do estudo concluíram que aliviando as dificuldades relacionadas com o método tradicional, tornou-o uma experiência mais agradável, abrindo possibilidade para mais estudos que aprofundem e desenvolvam melhor o método pelo estudo em populações maiores (Figura 86.1).[19]

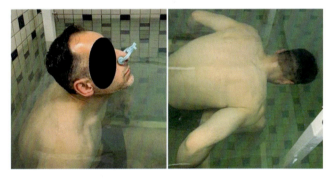

Figura 86.1 Métodos de pesagem hidrostática com a cabeça dentro e fora da água.
Fonte: Imagem obtida de Tesch JC, Papadopoulos P, Dolgener F, et al. 2022.[19]

Pletismografia

A pletismografia de deslocamento de ar usada para medir a composição do corpo humano foi descrita em 1950; entretanto, só em 1990 foi desenvolvido um sistema viável para uso rotineiro na medição da composição corporal por meio de um sistema comercialmente disponível para pletismografia por deslocamento de ar, conhecido pelo nome comercial de BOD POD (Life Measurement, Inc., Concord, CA).

A pletismografia oferece várias vantagens em relação aos métodos de referência estabelecidos, incluindo um processo de medição rápido, confortável, automatizado, não invasivo e seguro e acomodação de vários tipos de sujeitos, desde as idades extremas de crianças e idosos até a avaliação dos obesos e, nos últimos tempos, para a avaliação de esportistas paralímpicos.[20]

O aparelho (BOD POD) é funcionalmente dividido em duas câmaras, sendo uma câmara teste e outra de referência, com volumes de 450 e 300 L, respectivamente. As duas câmaras possuem transdutores e um diafragma que possibilita a sua comunicação. O exame se dá pela medida da diferença de volume e pressão das duas câmaras, antes e após o exame, sob uma frequência de oscilação de 3HZ. O volume do paciente examinado é igual ao volume da câmara de teste antes de sua entrada, menos o volume da câmara de teste obtido durante o exame.

Comparada com sistema semelhante, que é a pesagem hidrostática, este método apresenta a vantagem de ausência de submersão em água, reduzindo erros, e menor tempo de realização. Para maior precisão, os participantes devem usar roupas justas e uma touca de natação (para comprimir bolsas de ar no cabelo).

Entre as desvantagens incluem o alto custo do dispositivo, portabilidade limitada, tamanho finito da área de assentos (p. ex., atletas maiores, como alguns jogadores de basquete ou atacantes de futebol, podem não caber) e claustrofobia (Figura 86.2).[16]

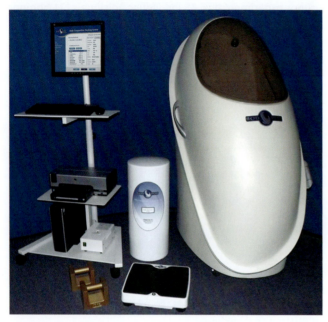

Figura 86.2 Aparelho de pletismografia.
Fonte: https://www.fef.unicamp.br/fef/laboratorios/labfef/equipamentos/bodpod

Infravermelho

A reatância do infravermelho próximo (NIR) baseia-se na capacidade de diferentes tecidos em absorver ou refletir a luz. A partir da exposição de partes diferentes do corpo ao feixe de luz, parte é absorvida e outra parte é refletida de volta e medida por espectroscopia. Os tecidos menos densos absorvem mais luz infravermelha próxima e os tecidos mais densos refletem mais luz de volta ao sensor. A partir de equações, estima-se o percentual de gordura corporal. Entre as vantagens, ela pode ser executada em diversos locais pelo fato de o aparelho ser portátil, de fácil uso e o método não ser exposto a erros substanciais de técnicos ou sujeitos, se as informações fornecidas pelo paciente sobre peso e atividade física forem confiáveis. Estudos sobre a precisão da composição corporal estimada por NIR mostram um erro de aproximadamente 4 a 5 pontos percentuais,[21] tornando esse método menos preciso em comparação com os métodos discutidos anteriormente (Figura 86.3).[16]

Absortometria de raio X de dupla energia – DEXA

A avaliação da composição corporal por DEXA produz estimativa do conteúdo mineral ósseo, de massa magra e de gordura. O princípio da técnica é baseado na atenuação de raios X, uma vez que essa atenuação varia de acordo com a densidade e a composição química do tecido avaliado (tecido magro, gordura e ossos).[22] O exame é realizado com o

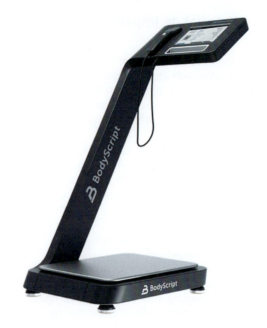

Figura 86.3 Aparelho de avaliação da composição corporal por infravermelho.
Fonte: https://myeinc.com/specialized-oem-odm-services/

paciente deitado em decúbito dorsal (Figura 86.1), em equipamento de densitometria convencional (o mesmo utilizado para exame de densitometria óssea) e tem duração de 2 a 10 minutos, a depender do modelo do equipamento utilizado e do tamanho do paciente.[23]

O exame é seguro, usa dose muito baixa de radiação ionizante (0,001 mSv), cerca de 10 vezes inferior à radiação de uma radiografia de tórax simples e não há necessidade de preparo específico para realizar a avaliação por DEXA, mas deve-se evitar a realização do exame depois de algum outro exame de imagem com utilização de contraste, principalmente contraste oral. As contraindicações para o exame incluem gestação e indivíduos com peso acima do limite do equipamento (varia de 160 a 225 kg de acordo com fornecedor e modelo).[24]

A avaliação da composição corporal por DEXA pode ser indicada para atletas ou qualquer indivíduo como parte da avaliação do estado nutricional ou para monitorar as mudanças de composição corporal de acordo com a dieta, atividade física ou tratamento medicamentoso; entretanto, a disponibilidade do equipamento, o custo e a exposição à radiação, mesmo que baixa, podem ser dificultadores da avaliação regular da composição corporal por esse método.[16,22]

Ultrassom

O ultrassom (US) é um método de avaliação da composição corporal que associa a precisão dos aparelhos de medição com a portabilidade dos instrumentos de campo, podendo ser utilizado desde ambientes clínicos convencionais até no campo de trabalho, com o uso de aparelhos portáteis e cada vez com valores mais acessíveis.[25] Os protocolos baseiam-se na medição do tecido adiposo, semelhante ao método de medidas das pregas cutâneas.[26]

Pode-se utilizar dois modos de varredura. O modo A ou de amplitude no qual a varredura é unidimensional, medindo-se apenas o tecido adiposo e o modo B, ou de modulação de brilho, no qual a digitalização usa uma matriz linear para produzir uma imagem bidimensional combinando sinais do modo A de várias direções, formando imagens 2D com a identificação dos limites do tecido adiposo-músculo e músculo-ósseo para determinar o tecido celular subcutâneo e a espessura muscular.

Quando comparados os modos A e B, os resultados apontam o modo B como método válido e confiável para determinar a espessura do tecido adiposo subcutâneo quanto a espessura muscular em adultos saudáveis, mas da mesma forma que acontece com a medida de pregas cutâneas, a avaliação é examinador dependente para que se tenha resultados confiáveis.[25]

São critérios que devem ser observados para melhorar a confiabilidade da avaliação:

a) Uso correto e adequado do transdutor;
b) Minimizar a compressão do tecido celular subcutâneo;
c) Aplicar quantidades adequadas de gel, com boa qualidade de imagem, sem reverberações;
d) Identificação precisa dos limites entre os planos anatômicos, principalmente entre músculo e gordura.

Com relação à confiabilidade do método, Chandler e colaboradores compararam o uso de ultrassom em modo B e pletismografia de deslocamento de ar em um grupo de 26 bailarinos, vocacionais adolescentes e adultos jovens. O estudo mostrou que a ultrassonografia se enquadrou nos critérios de confiabilidade, ao mesmo tempo em que forneceu informações adicionais importantes, especialmente para atletas jovens em fase de crescimento e maturação, o que muitas vezes não é considerado pelas equações de %G.[25]

Ao contrário da bioimpedanciometria, a fase do ciclo menstrual não interfere nas medidas ultrassonográficas. Ong e colaboradores avaliaram em um estudo transversal trinta mulheres (27 ± 5 anos) com ciclos menstruais regulares, as quais foram avaliadas em quatro momentos do ciclo menstrual, sendo: (1) fase folicular precoce; (2) fase folicular intermediária a tardia; (3) fase lútea intermediária; e (4) segunda fase folicular precoce. Elas foram submetidas ao DEXA, a medida da espessura do tecido adiposo subcutâneo em oito locais usando ultrassom de modo de brilho padronizado e avaliação por dobras cutâneas. Não foram observadas diferenças significativas entre os métodos de avaliação utilizados, concluindo, portanto, que a fase do ciclo menstrual não interferiu na avaliação da composição corporal por esses métodos.[27]

Outro facilitador para o método em questão é que a relação com o estado de jejum ou alimentação parece não interferir nos resultados. Ong e colaboradores avaliaram o impacto da ingestão aguda de alimentos e líquidos ou do estado de hidratação na medição padronizada por ultrassom. Em seu estudo, observaram que a soma das espessuras de tecido adiposo subcutâneo medidas por ultrassom não foi afetada pelo consumo agudo de alimentos e líquidos, ao contrário do que foi observado quando a composição corporal foi feita pelo DEXA, o qual demonstrou alterações nos resultados, especialmente dos componentes da massa magra.[27]

Composição corporal no esporte

Apesar de o peso do corpo ainda ser o parâmetro para a classificação em categorias, a sua baixa sensibilidade nos conduz ao atual interesse pelo acompanhamento do percentual de gordura corporal, calculado a partir da relação entre massa gorda e massa corporal total, que pode ser expressa como percentual de gordura corporal. Essa avaliação fornece informações tanto ao treinador quanto ao atleta que estão focados no estado do corpo ideal para a melhor *performance*. Para os profissionais de saúde vai mais além, pois reflete o estado de equilíbrio do corpo e o relaciona com riscos de lesões e patologias que possam advir.[16]

Existe uma conscientização de toda a equipe no detalhamento da composição corporal, pela relação do desempenho competitivo estar relacionado com a massa muscular (MM) esquelética e com a gordura corporal (GC).[28]

A necessidade de equilíbrio desses dois componentes MM e GC é fundamental para a manutenção da saúde. No esporte, pode-se extrapolar esse conceito para obter uma modificação dentro dos limites de segurança para cada modalidade. A massa muscular esquelética representa a massa funcional e contribui positivamente para a produção de força, melhorando assim o desempenho esportivo.[29] Em contrapartida, o aumento do percentual de gordura prejudica a parte mecânica, com maior risco de lesões, a parte metabólica, a termorregulação e o desempenho esportivo.[5]

● ATLETAS PARALÍMPICOS

O movimento de inclusão social de pessoas com deficiência tem no esporte uma de suas possibilidades, melhorando, além do processo de socialização, a saúde orgânica e mental dessa população, que segundo a WHO (World Health Organization – Organização Mundial de Saúde), pode chegar a 15% da população mundial.[30]

A história dos Jogos Paralímpicos iniciados na década de 1960 veio fortalecer o esporte como grande ferramenta de inclusão e promoção dessa população. O estudo de técnicas para melhor desempenho e superação cresceu muito desde então.

A avaliação da composição corporal no atleta paralímpico é um meio útil de avaliar a eficácia de estratégias nutricionais e intervenções de treinamento projetadas para impactar a massa gorda e a massa livre de gordura. No atleta paralímpico ainda é um grande desafio pela diversidade de alterações anatômicas e funcionais. Destaca-se aqui o caso de pessoas com graus de deficiência física como resultado direto de uma lesão/acidente, onde ocorrem alterações fisiológicas e metabólicas que afetam direta ou indiretamente a composição corporal. O desuso muscular resulta em um estado de perda de massa muscular ou atrofia muscular com redução da carga gravitacional e tração muscular, além da perda de massa óssea e aumento das gorduras subcutânea e muscular.

A absorciometria de raios X de dupla energia (DXA) provou ser uma técnica altamente reprodutível quando avalia-se a composição corporal total e regional da elite dos atletas com lesão medular em cadeira de rodas. Keil e colaboradores, em um estudo com 12 atletas de basquete, concluíram que o DXA fornece boa precisão de curto prazo em todo o corpo e análise segmentar do corpo em atletas de elite com deficiência. Os erros de medida foram devido a problemas de posicionamento, por dificuldades de mobilidade do joelho, que podem ser contornados com o uso de espumas transparentes e a realização de mais de uma varredura, com o reposicionamento do paciente.[31]

AVALIAÇÃO BIOQUÍMICA EM ATLETAS

Os exames laboratoriais são usados para monitorizar a saúde e detectar estados subclínicos de deficiências nutricionais e fazem parte da avaliação nutricional, correlacionando com informações antropométricas, clínicas e dietéticas.[11]

O exercício físico regular e, especialmente o treinamento profissional, induzem adaptações fisiológicas e metabólicas, influenciando no desempenho esportivo. Para treinadores, médicos do esporte e atletas é importante monitorizar essas adaptações, visando avaliar o efeito do treinamento a curto e longo prazos, mas também para assegurar a manutenção da saúde do atleta, identificando possíveis alterações que possam indicar estresse crônico, inflamação, fadiga ou ainda como estratégia para prevenir lesões.[32]

Os valores de referência para exames laboratoriais são estimados a partir de estudos populacionais realizados em não atletas e, por isso, é difícil estabelecer verdadeiros valores a serem aplicados em atletas de elite que treinam por várias horas, todos os dias. Valores de exames laboratoriais fora dos limites de referência convencionais observados em exames de atletas podem refletir adaptações fisiológicas à atividade física intensa e regular, e não devem ser interpretados apenas como decorrentes de patologias.[32]

Dentre as alterações mais conhecidas estão as observadas no metabolismo hepático, muscular, cardíaco, renal e glicídico, conforme Tabela 86.3.

Assim, como não há valores de referência dos exames laboratoriais específicos para atletas, a interpretação dos resultados deve levar em consideração situações como nível de repouso ou atividade física recente, intensidade da atividade realizada e modalidade esportiva. O próprio atleta deve ser seu próprio controle, comparando seus resultados laboratoriais em diversas situações.[11]

Tabela 86.3 Principais alterações laboratoriais observadas em atletas.

Metabolismo hepático	Deve considerar a liberação de aspartato aminotransferase (AST) do músculo e de alanina aminotransferase (ALT) principalmente do fígado. A bilirrubina pode estar elevada devido à hemólise contínua, que é típica de exercício.
Metabolismo muscular esquelético e cardíaco	A creatina quinase (CK) está normalmente aumentada após o exercício. Este parâmetro pode ser usado para interpretar a liberação fisiológica de CK do músculo. Valores elevados podem ser atribuídos à rabdomiólise ou recuperação incompleta devido à sobrecarga ou trauma. Marcadores cardíacos como CK-MB, mioglobina e troponina são liberados durante o exercício, especialmente no treinamento de resistência.
Função renal	Pode ser acompanhada em atletas pela medida da concentração de creatinina sérica, mas deve ser interpretada considerando o IMC do atleta e a fase da temporada competitiva.
Metabolismo da glicose	Exercício e treinamento melhoram a utilização do metabolismo em atletas e são benéficos para reduzir a resistência à insulina em não atletas. Pode diferir para diferentes modalidades esportivas.

Fonte: Adaptado de Banfi G, Colombini A, Lombardi G, Lubkowska A. 2012.[33]

CONCLUSÃO

O conhecimento do estado nutricional no atleta deve estar presente desde a avaliação inicial, mantendo-se como rotina ao longo de sua história profissional, pois sua avaliação é ao mesmo tempo uma ferramenta educativa, preventiva, de monitoramento e promotora da melhora de desempenho esportivo. Nos últimos anos, os estudos têm se aprofundado em busca do melhor e mais completo método que possibilite a avaliação clínica em consultório e em campo, durante as diferentes fases de treinamento, competições e recuperação. A escolha da metodologia a ser aplicada deve levar em consideração a modalidade esportiva, as condições do atleta, as tecnologias disponíveis, além do preparo e experiência do avaliador com os diferentes métodos.

REFERÊNCIAS

1. Vitale K, Getzin A. Nutrition and supplement update for the endurance athlete: review and recommendations. Nutrients. 2019 Jun 7;11(6):1289.
2. WHO. Diet, nutrition and the prevention of chronic diseases. Report of a Joint WHO/FAO Expert Consultation. WHO Technical Report Series n. 916 World Health Organization: Geneva; 2003.
3. Mielgo-Ayuso J, Maroto-Sánchez B, Luzardo-Socorro R, Palacios G, Palacios Gil-Antuñano N, González-Gross M. Evaluation of nutritional status and energy expenditure in athletes. Nutr Hosp. 2015 Feb 26;31(Suppl 3):227-36.
4. Andreoli A, Garaci F, Cafarelli FP, Guglielmi G. Body composition in clinical practice. Eur J Radiol. 2016 Aug;85(8):1461-8.
5. Lukaski H, Raymond-Pope CJ. New frontiers of body composition in sport. Int J Sports Med. 2021 Jun;42(7):588-601.
6. Eknoyan G. A history of obesity, or how what was good became ugly and then bad. Adv Chronic Kidney Dis. 2006;13:421-7.
7. Eknoyan G. Adolphe Quetelet (1796-1874)-the average man and indices of obesity. Nephrol Dial Transplant. 2008 Jan;23(1):47-51.
8. Keys A, Fidanza F, Karvonen MJ, Kimura N, Taylor HL. Indices of relative weight and adiposity. J Chronic Dis. 1972;25:329-43.
9. Wilder RP, Cicchetti M. Common injuries in athletes with obesity and diabetes. Clin Sports Med. 2009 Jul;28(3):441-53.
10. Menargues-Ramirez R, Sospedra I, Holway F, Hurtado-Sánchez JA, Martínez-Sanz JM. Evaluation of body composition in Cross-Fit athletes and the relationship with their results in official training. Int J Environ Res Public Health. 2022 Sep 2;19(17):11003.
11. Biesek S, Alves LA, Guerra I. Estratégias de nutrição e suplementação no esporte. 2. ed. Barueri, SP: Manole; 2010.
12. Marra M, Sammarco R, De Lorenzo A, Iellamo F, Siervo M, Pietrobelli A, et al. Assessment of body composition in health and disease using bioelectrical impedance analysis (BIA) and dual energy x-ray absorptiometry (DXA): a critical overview. Contrast Media Mol Imaging. 2019 May 29;2019:3548284.
13. Barbosa-Silva MC, Barros AJ, Wang J, Heymsfield SB, Pierson RN Jr. Bioelectrical impedance analysis: population reference values for phase angle by age and sex. Am J Clin Nutr. 2005 Jul;82(1):49-52.
14. Marra M, Da Prat B, Montagnese C. Body composition changes in professional cyclists during the 2011 Giro d'Italia, a 3-week stage race. Nutrit Ther Metabolism. 2014;32:31-4.
15. Selberg O, Selberg D. Norms and correlates of bioimpedance phase angle in healthy human subjects, hospitalized patients, and patients with liver cirrhosis. Eur J Appl Physiol. 2002;86(6):509-16.
16. McArdle WD, Katch FI, Katch VL. Nutrição para o esporte e o exercício. 3. ed. Rio de Janeiro: Guanabara Koogan; 2011.
17. Heyward VH. Advanced fitness assessment and exercise. 7. ed. Human Kinetics. 2012.

18. Stagi S, Irurtia A, Rosales Rafel J, Cabras S, Buffa R, Carrasco-Marginet M, et al. Segmental body composition estimated by specific BIVA and dual-energy X-ray absorptiometry. Clin Nutr. 2021 Apr;40(4):1621-7.

19. Tesch JC, Papadopoulos P, Dolgener F, Tinsley GM. New equations for hydrostatic weighing without head submersion. J Funct Morphol Kinesiol. 2022 Sep 16;7(3):70.

20. Fields DA, Goran MI, McCrory MA. Body-composition assessment via air-displacement plethysmography in adults and children: a review. Am J Clin Nutr. 2002 Mar;75(3):453-67.

21. Heyward V. Avaliação física e prescrição de exercício: técnicas avançadas. 6. ed. Porto Alegre: Artmed; 2013.

22. Chaves LGCM, Gonçalves TJM, Bitencourt AGV, Rstom RA, Pereira TR, Velludo SF. Avaliação da composição corporal pela densitometria de corpo inteiro: o que os radiologistas precisam saber. Radiol Bras. 2022 Set/Out;55(5):305-11.

23. Bitencourt AGV, Rstom RA, Pereira TR, Velludo SF. Avaliação da composição corporal pela densitometria de corpo inteiro: o que os radiologistas precisam saber. Radiol Bras. 2022 Set/Out;55(5):305-11.

24. Chandler AJ. Intra-and inter-rater reliability of assessing body composition using B-mode ultrasound in conjunction with artificial intelligence software. J Exerc Nutrit. 2020;3.2.

25. Wagner DR, Cain DL, Clark NW. Validity and reliability of A-mode ultrasound for body composition assessment of NCAA Division I athletes. PLoS One. 2016;11(4):e0153146.

26. Ong JN. Medidas da composição corporal por meio de absorciometria de raios X de dupla energia, ultrassom e dobras cutâneas não são afetadas pelo ciclo menstrual em mulheres eumenorreicas ativas. J Sci Med Sport. 2022;25(2):115-21.

27. Meyer NL, Sundgot-Borgen J, Lohman TG. Body composition for health and performance: A survey of body composition assessment practice carried out by the Ad Hoc Research Working Group on body composition, health and performance under the auspices of the IOC Medical Commission. Br J Sports Med. 2013;47:1044-53.

28. Bosch TA, Burruss TP, Weir NL. Abdominal body composition differences in NFL football players. J Strength Cond Res. 2014;28:3313-9.

29. Kostanjsek N, Good A, Madden RH, Üstün TB, Chatterji S, Mathers CD, et al. Counting disability: global and national estimation. Disabil Rehabil. 2013 Jun;35(13):1065-9.

30. Keil M, Totosy de Zepetnek JO, Brooke-Wavell K, Goosey-Tolfrey VL. Measurement precision of body composition variables in elite wheelchair athletes, using dual-energy X-ray absorptiometry. Eur J Sport Sci. 2016;16(1):65-71.

31. Díaz Martínez AE, Alcaide Martín MJ, González-Gross M. Basal values of biochemical and hematological parameters in elite athletes. Int J Environ Res Public Health. 2022 Mar 5;19(5):3059.

32. Banfi G, Colombini A, Lombardi G, Lubkowska A. Metabolic markers in sports medicine. Adv Clin Chem. 2012;56:1-54.

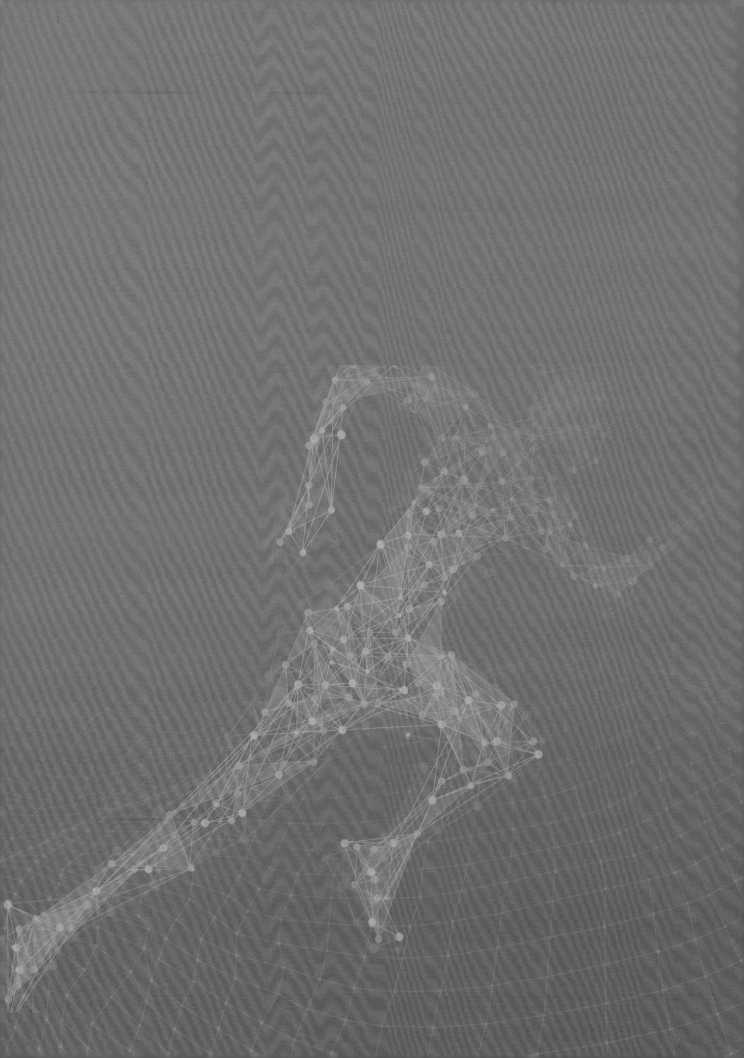

Nutrição esportiva e hidratação

87

▸ Alessandra Favano

● INTRODUÇÃO

A nutrição é uma ciência que vem ganhando cada vez mais espaço em nosso cenário atual. Podemos citar alguns motivos para isso: uma preocupação cada vez maior em se ter um "corpo perfeito", aquele moldado pelos veículos de comunicação; prevenção de problemas de saúde, especialmente de doenças crônico degenerativas e retardo do envelhecimento.

Na busca desse "corpo perfeito" as pessoas passam a modificar alguns aspectos em sua alimentação, pretendendo redução de gordura. Ainda é muito comum (ainda que menos do que há alguns anos) encontrarmos, por exemplo, casos de pessoas que eliminam refeições ou determinado grupo de alimentos para emagrecer.

A eliminação de refeições, assim como de determinado grupo de alimentos, pode, na maioria dos casos, promover uma redução do consumo energético, o que resulta em redução da massa corporal. Porém, muitas vezes, essa redução de peso não corresponde a eliminação de gordura e sim de grande quantidade de massa magra, o que faz com que o indivíduo passe a ter uma necessidade calórica menor e que, portanto, tenha cada vez mais dificuldade para emagrecer, já que a necessidade de calorias é calculada em função da massa magra (massa muscular, massa óssea, água, órgãos) e, sendo assim, será reduzida.

Outro ponto importante é a redução no consumo de açúcar simples e sal. O açúcar simples, assim como os alimentos de alto índice glicêmico, se transformam mais fácil e rapidamente em glicose e, portanto, se acumulam mais facilmente na forma de gordura, ao contrário do que acontece com os carboidratos de moderado e baixo índice glicêmico. Segundo Jenkins,[1] índice glicêmico é um parâmetro quantitativo que verifica quanto um determinado alimento é capaz de elevar a glicose no sangue no período pós-prandial (após a refeição). Ele é a relação entre dois parâmetros A/B, onde A é o nível glicêmico provocado pela quantidade fixa de um determinado alimento teste; e B é o nível glicêmico provocado pela mesma quantidade de um alimento padrão, glicose ou pão branco, na mesma pessoa.

Sendo assim, temos os alimentos classificados segundo o índice glicêmico:

- Alimentos de índice glicêmico alto/elevado (Tabela 87.1)
- Alimentos de índice glicêmico moderado (Tabela 87.2)
- Alimentos de índice glicêmico baixo (Tabela 87.3)

Tabela 87.1 Alimentos de índice glicêmico alto/elevado.

	Porção (g ou mL) por 50 g de CHO	Conteúdo de gordura
Pão francês	201 g	2 g
Pão integral	120 g	3 g
Bagel	89 g	2 g
Arroz integral	196 g	1 g
Arroz branco	169 g	0,5 g
Müsli	76 g	6 g
Batata cozida	254 g	—
Uva-passa	78 g	—
Banana	260 g	1 g
Mel	67 g	3 g
Açúcar	50 g	0
Xarope de milho	63 g	0
Sol. Sacarose 6%	833 mL	0
Sol. Maltose-dextrina 7,5%	666 mL	0
Maltose-dextrina 20%	250 mL	0

CHO: carboidrato.
Fonte: Lancha Jr., 2004.[2]

Tabela 87.2 Alimentos de índice glicêmico moderado.

	Porção (g ou mL) por 50 g de CHO	Conteúdo de gordura
Espaguete	198 g	1 g
Pão integral	232 g	13 g
Biscoito de aveia	79 g	15 g
Batata frita	100 g	40 g
Uva preta	323 g	—
Uva verde	310 g	—
Laranja	420 a 600 g	—

CHO: carboidrato.
Fonte: Lancha Jr., 2004.[2]

Tabela 87.3 Alimentos de índice glicêmico baixo.

	Porção (g ou mL) por 50 g de CHO	Conteúdo de gordura
Maçã	400 g	—
Suco de maçã	290 g	—
Cerejas	420 g	—
Pêssegos	450 a 500 g	—
Feijão	485 g	2 g
Lentilhas	294 g	2 g
Frutose	50 g	0 g
Sorvete (cremoso)	202 g	13 g
Leite integral	1.100 mL	40 mL
Leite magro	1.000 mL	1 mL
Iogurte (diet)	800 g	8 g
Sopa de tomate	734 mL	6 mL

CHO: carboidrato.
Fonte: Lancha Jr., 2004.[2]

Segundo Clark, 2015,[3] é de extrema importância se observar o que se come. Fundamental na elaboração de uma dieta desportiva saudável é consumir uma variedade de alimentos densamente nutritivos, dos cinco grupos básicos de alimentos: frutas, verduras, grãos, fonte de proteína magra e derivados do leite com pouco gordura e ricos em cálcio. Para isso existem algumas diretrizes que podem ser usadas:

- Consuma mais verduras e frutas;
- Consuma uma variedade de verduras e legumes coloridos, em especial os verde-escuros, vermelhos e alaranjados;
- Substitua grão refinados por integrais, até que atinja pelo menos metade do consumo de grãos;
- Aumente a ingestão de leite sem gordura ou com pouca gordura e derivados do leite da mesma forma;
- Escolha uma variedade de alimentos fonte de proteínas, inclusive frutos do mar, carne magra, frango, ovos, legumes, frutos secos, sementes sem sal;
- Substitua alimentos proteicos com muita gordura sólida (como hambúrguer, embutidos, carnes com gordura) por opções com menor teor dessas gorduras e menos calorias, como frango, ovos, peixe, frutos secos;
- Use azeites em lugar de margarina, por exemplo.

CAPÍTULO 87

NUTRIÇÃO ESPORTIVA E HIDRATAÇÃO **781**

● RECOMENDAÇÕES NUTRICIONAIS

Os profissionais de saúde costumam usar as Recomendações Nutricionais (RDAs) para dimensionar as dietas de pacientes ou clientes. Do ponto de vista estatístico, as RDAs conseguiriam prevenir as doenças decorrentes de deficiência em 97% dos indivíduos de uma população, mas não havia base científica que demonstrasse que as RDAs atenderiam às necessidades de uma única pessoa. O Food and Nutrition Board buscou redefinir as necessidades nutricionais específicas para indivíduos e grupos. Aliados a essas alterações, emergiram conceitos como "ingestões máximas toleráveis" e "ingestões adequadas" para atender as necessidades dos indivíduos.[4]

Para um bom domínio de informações de como trabalhar e atuar com nutrição esportiva é necessário que se tenha conhecimento sobre bioquímica, que é o estudo dos eventos que ocorrem no organismo, como as reações, a transferência de energia e o transporte, que concorre nos níveis subcelular e molecular.

Em nutrição, é de suma importância o conhecimento do consumo de calorias, nutrientes e o gasto energético do indivíduo. Há vários métodos para obtenção dos valores de consumo de calorias e de gasto energético. Embora o corpo humano tenha algumas reservas de energia, a maior parte dela deve ser obtida por meio da nutrição. Durante o exercício, as necessidades energéticas aumentam e a provisão de energia pode se tronar crítica. Em atletas, a provisão de energia pode ser decisiva, e a depleção de energia (não maioria das vezes, de carboidrato) é um dos contribuidores mais comuns para a fadiga. Os diferentes tipos de exercício e esporte têm necessidades diferentes; portanto, os atletas devem ajustar adequadamente o seu consumo alimentar.

O gasto energético (GE) refere-se a energia consumida por unidade de tempo para produzir potência. O corpo humano é ineficiente quanto ao uso da energia proveniente da quebra de carboidrato e gordura. Durante o ciclismo, por exemplo, apenas 20% da energia é convertida em potência, o restante se converte em calor. Um pouco deste é usado para manutenção da temperatura corporal em 37°C, mas a produção de calor pode ser excessiva durante o exercício. Para evitar que a temperatura corporal aumente demais, ativa-se vários mecanismos dissipadores de calor.[4]

Os seres humanos são cerca de 20% eficientes, embora isso dependa do tipo de atividade e do quão acostumado o indivíduo está à atividade. Por exemplo, um ciclista que está iniciando os treinos não será tão eficiente quanto um ciclista experiente e bem treinado, tendo eficiências por volta de 16% e 22% respectivamente. Existem hoje vários métodos para medir o gasto energético em humanos: calorimetria direta, calorimetria indireta, espirometria de circuito fechado, espirometria de circuito aberto, técnica da bolsa (ou saco) de Douglas, técnica de respiração por respiração, espirometria portátil, água duplamente marcada, bicarbonato marcado, monitoramento da frequência cardíaca, acelerometria, observações, registros de atividade física, diários de atividade e memória. A escolha do método a usar dependerá da viabilidade e adequação à realidade do profissional que irá utilizá-lo. Os métodos mais comuns em campo são o uso de tabelas, observações e registros de atividade física, diários de atividade, fator atividade, e, quando possível e houver o equipamento, monitoramento de frequência cardíaca, acelerometria e calorimetria.[4]

A nutrição esportiva é a área que abrange os conhecimentos científicos de nutrição, fisiologia, bioquímica e exercício físico, a fim de promover a saúde e obter o resultado desejado depois da realização da atividade.

Está relacionada com uma dieta balanceada e diversificada que supra o gasto elevado de energia com o objetivo de evitar deficiência de micronutrientes eliminados durante o exercício físico, para que este traga benefícios saudáveis à saúde e manutenção do organismo.[3]

O suplemento alimentar não pode ser considerado um alimento, mas uma complementação para a dieta, pois se trata de um composto que contém alguns desses ingredientes: vitaminas, minerais, aminoácidos, metabólitos, ervas, extratos ou até mesmo uma combinação deles. Por outro lado, existe um mercado amplo no que diz respeito ao uso de anabolizantes e medicamentos à base de hormônios que proporcionam o desenvolvimento da musculatura esquelética com maior rapidez, mas não são indicados para a saúde.[5]

● CARBOIDRATO

O carboidrato exerce muitos papéis no corpo humano, mas uma das funções mais importantes é fornecer energia para o músculo em contração. O glicogênio, forma de armazenamento de carboidrato, é encontrado sobretudo no músculo e no fígado.

O glicogênio muscular é uma fonte de energia prontamente disponível para o músculo funcional.

Segundo o Guia Prático de Nutrição da FIFA,[6] o conteúdo de glicogênio no músculo esquelético em repouso é de cerca de 300 a 400 g de carboidrato e pode chegar até a 900 g em casos de atletas de elite com muita massa muscular. A taxa de oxidação do glicogênio muscular depende da intensidade do exercício. Exercício de intensidade baixa a moderada, a maior parte da energia pode ser obtida por fosforilação oxidativa da Acetil CoA, derivada de carboidratos e gorduras. À medida que o exercício vai ficando mais intenso e atinge níveis altos, a oxidação de carboidrato e gordura não consegue por si só atender as necessidades de energia, então o glicogênio muscular passa a ser o substrato mais importante, porque a distribuição de energia anaeróbia (ressíntese de ATP a partir da glicose) deriva principalmente da quebra do glicogênio. Para manter a glicemia e ser combustível para o cérebro o nosso organismo possui o glicogênio hepático. Ele é quebrado em glicose no fígado e esta é então liberada para o aparelho circulatório.

O glicogênio quebrado no músculo não é liberado como glicose na circulação porque o músculo não tem a enzima glicose 6-fosfato (G6P) que faz essa conversão.

O carboidrato é um combustível importante para o exercício, mas o corpo pode estocar por apenas um dia de treino intenso. No futebol, as metas de consumo de carboidratos são:

- Recuperação imediata após o exercício (até 4 horas); cerca de 1 g/kg por hora consumidos em intervalos frequentes;
- **Recuperação diária de uma sessão de treinamento de duração moderada e baixa intensidade:** 5 a 7 g de carboidrato/kg de peso corporal/dia;
- **Recuperação de moderada e alta intensidades (como pré-temporada) ou abastecendo após um jogo:** 7 a 10 g de carboidrato/kg/dia.

Pode-se utilizar como estratégia para otimizar a recuperação dos estoques de glicogênio a escolha de alimentos com carboidratos.

Quando o período de intervalo entre as sessões de treinamento é de cerca de 8 horas (como em período de pré--temporada) deve-se consumir carboidratos na forma líquida ou sólida assim que for possível após primeira sessão para maximizar o tempo de recuperação e quanto mais próximo ao final da sessão.

É importante escolher alimentos ricos em carboidratos e adicionar outros alimentos a refeições e lanches de recuperação que forneçam proteína e outros nutrientes e que podem promover recuperação de glicogênio adicional.

Alimentos e bebidas ricos em carboidratos com índice glicêmico moderado a elevado fornecem uma fonte de carboidrato prontamente disponível para síntese de glicogênio. Os alimentos devem formar a maior parte das refeições de recuperação.

O consumo de calorias adequado deve fazer parte do processo de recuperação ótima de glicogênio. Fazer restrição de calorias, o que é muito comum em atletas do gênero feminino, torna difícil atingir a meta de consumo de carboidrato e de otimizar o armazenamento do glicogênio.

Estratégias semelhantes devem ser utilizadas após um jogo ou competição que termine muito tarde, inclusive se for seguido de viagem. Se houver negligência ao consumo de carboidratos o processo de recuperação será prejudicado e atrasado. E é importante que o carboidrato seja consumido a todo momento que seja possível durante a viagem e antes que o atleta vá dormir.[6]

Exemplos de alimentos com carboidrato de índice glicêmico moderado a elevado:

- Maioria dos cereais matinais;
- Maioria das formas de arroz;
- Pão branco e integral;
- Bebidas esportivas;
- Açúcar, geleia e mel;
- Batatas;
- Frutas e sucos tropicais.

Exemplos de alimentos nutritivos com carboidratos e combinações de refeições:

- Cereal matinal com leite;
- Iogurte com frutas;
- *Smoothie* de frutas ou suplemento líquido com frutas;
- Sanduíche com carne e salada;
- Frango em iscas ou filé (empanado ou não) com arroz ou macarrão.

● PROTEÍNA

As proteínas têm como função fornecer os aminoácidos essenciais para manutenção da estrutura muscular do organismo. Além disso, são necessárias para síntese proteica muscular pós exercício. A perda proteica ocasiona queda de força muscular (importante no exercício).

A proteína tem mostrado ser um nutriente chave para o sucesso no esporte. Os atletas olímpicos da antiguidade relatavam comer quantidade muito elevadas de carne para competir. Mas hoje os atletas têm acesso a uma grande variedade de suplementos de proteína e aminoácidos para ajudá-los a aumentar seu consumo de proteínas. A proteína desempenha um papel nas adaptações que ocorrem em resposta ao treinamento. Os aminoácidos das proteínas formam blocos de construção para a produção (manufatura) de tecidos novos, incluindo músculo e reparo de tecidos velhos ou danificados. Também são blocos de construção para hormônios e enzimas que regulam o metabolismo e outras funções do organismo. A proteína fornece uma pequena porção de energia para o músculo em exercício.[7]

As recomendações de proteínas são: indivíduos sedentários: 0,8 a 1 g/kg/ dia; atividade física de resistência: 1,2 a 1,6 g/kg (fonte energia); exercício de força – 1,4 a 1,8 g/kg (quantidade que estimula a síntese de tecido após o exercício); esportes intermitentes com duração de cerca de 90 minutos e intensidade de moderada/alta: 1,4 a 1,7 g/kg.[7]

Existe muita discussão sobre as necessidades de proteínas de atletas; porém, o que se observa é que quando se atende as necessidades de calorias a quantidade de proteína fica acima da recomendação para atletas que seria de 1,2 a 1,6 g de proteína/kg.[6]

Atletas sujeitos a não atingir suas necessidades de proteínas são aqueles que fazem restrição calórica por grandes períodos ou que têm uma dieta muito pobre, por exemplo, um padrão alimentar infantil.

Alimentos ricos em proteínas – porções que fornecem 10 g de proteínas:

- **Proteína de origem animal – de alto valor biológico:**
  - 2 ovos pequenos;
  - 300 mL de leite de vaca;
  - 20 g de leite em pó desnatado;
  - 30 g de queijo;
  - 200 g de iogurte;
  - 35 a 50 g de carne bovina, ave ou peixe;
  - 150 mL de *smoothie* de frutas ou suplemento líquido de refeição.
- **Proteína de origem vegetal:**
  - 4 fatias de pão;
  - 90 g de cereal matinal;
  - 2 xícaras de massa cozida ou 3 xícaras de arroz;
  - 400 mL de leite de soja;
  - 60 g de castanhas ou sementes;
  - 120 g de tofu ou carne de soja;
  - 150 g de legumes ou lentilhas.
- **Situações em que se pode suplementar com hiperproteico:**
  - Para completar necessidade nutricional (p. ex., alimentação insuficiente, opção alimentar – vegetariano);
  - Em fase de reabilitação (onde é difícil aumentar a massa muscular apenas com a alimentação e deve-se otimizar o processo);
  - Para recuperação e aumento da reposição de glicogênio muscular depois de atividade em uma proporção de 3 a 4 partes de carboidrato para a de proteína.

Alimentos esportivos como barras esportivas e suplementos líquidos que substituem refeições podem ser uma forma compacta e conveniente de se consumir carboidrato e proteína quando os alimentos do dia a dia não estão disponíveis ou são muito volumosos ou o consumo fica difícil.

Deve-se levar em conta o custo desses produtos e o fato de conterem apenas uma porção limitada de nutrientes. Os alimentos são mais eficientes e melhores.[6]

● VITAMINAS, MINERAIS E ANTIOXIDANTES PARA TREINAMENTO E SAÚDE

O treinamento intenso e pesado e os jogos podem causar um estresse pesado no corpo do atleta, mas boas escolhas alimentares podem reduzir o risco de danos. Um consumo adequado de energia, proteína, ferro, cobre, manganês, magnésio, selênio, sódio, zinco e vitaminas A, C, E, B_6 e B_{12} são extremamente importantes para saúde e desempenho. Para se obter esses nutrientes, bem como outros, é importante uma dieta variada com base em alimentos nutritivos, como vegetais, frutas, feijões, legumes, grãos, carnes magras, peixes, leite e derivados e gorduras insaturadas. As pesquisas sobre alimentação mostram que a maioria dos jogadores atingem a recomendação desses nutrientes quando consomem alimentos do dia a dia.

Aqueles que têm um consumo abaixo do ideal são:

- Jogadores que restringem o consumo de calorias, principalmente por longos períodos para emagrecer;
- Jogadores com alimentação pouco variada ou com alimentos com densidade nutricional pobre.

No caso de atletas em viagem a um país com suprimento insuficiente de alimentos ou se o indivíduo está sofrendo de deficiência de alguma vitamina ou mineral, então deve-se suplementar.[6]

● ANTIOXIDANTES

Os antioxidantes são importantes para ajudar a proteger os tecidos corpóreos contra o estresse do exercício pesado e intenso. O treino do atleta de elite aumenta a necessidade de antioxidantes, mas o corpo desenvolve naturalmente uma defesa eficiente com uma dieta balanceada.

Algumas sugestões para promover uma alimentação rica em nutrientes:

- Estar aberto para tentar novos alimentos e receitas;
- Escolher a maior parte dos alimentos da estação;
- Explorar todas variedades de diferentes comidas;
- Misturar e combinar alimentos nas refeições;
- Pensar cuidadosamente antes de tirar um alimento ou grupo de alimentos do plano alimentar;
- Incluir frutas e vegetais em todas as refeições. As cores fortes são um sinal de alta concentração de várias vitaminas e outros alimentos antioxidantes e que fornecem compostos nutritivos que promovem a saúde;
- Importante consumir ao menos três cores diferentes de vegetais e de frutas a cada refeição.[6]

Cores dos vegetais e frutas e exemplos

- Branca – couve-flor, banana, cebola, batata
- Verde – brócolis, alface, maçã verde e uva verde
- Azul/roxo – mirtilo, ameixa, uva roxa, uva-passa
- Laranja/amarela – cenoura, damasco, pêssego, laranja, melão, manga
- Vermelho – tomate, melancia, cereja, frutas vermelhas, maçã vermelha, pimenta vermelha (ver Figura 87.1)

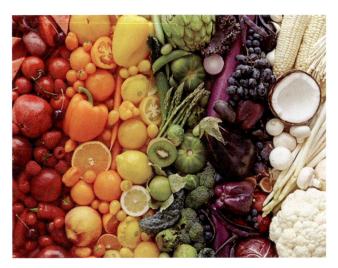

Figura 87.1 Cores dos alimentos indicam nutrientes presentes na comida.[8]

A deficiência de ferro é a deficiência mais comum no mundo e pode ocorrer em atletas, prejudicando desempenho em treinos e jogos e um dos sintomas pode ser um cansaço sem explicação. Não é indicado usar suplemento de ferro como rotina e não deve haver automedicação. É importante investigar o que está causando uma diminuição nos níveis de ferro.

O cálcio é importante para ossos saudáveis e para a contração muscular. As melhores fontes são o leite e derivados, incluindo as versões reduzidas em gordura. Alimentos fortificados de soja ou outras leguminosas podem ser bons substitutos para os lácteos. A indicação de consumo é de três porções ao dia para adultos, e para crianças e adolescentes em fase de crescimento a necessidade é aumentada.[6]

● PREPARAÇÃO PARA A COMPETIÇÃO

A maioria dos atletas se preocupa em se alimentar bem nos dias anteriores a competição; porém, nem todos sabem o que é melhor comer e em que horários. O carboidrato é o nutriente chave para fornecer energia, e deve ter seu consumo otimizado nesses dias, incluindo o dia da competição.

Carga de carboidrato

Deve-se consumir 8 a 10 g de carboidrato por kg de peso ao mesmo tempo em que se reduz a intensidade e a duração de treinos.

Exemplo de plano alimentar de carga de carboidrato de 1 dia que fornece 630 g de carboidrato (p. ex., para fornecer 9 g de carboidrato/kg para um atleta de 70 kg):[6]

- Café da manhã:
  - 150 g = 2 xícaras de cereal matinal com leite + 250 mL de suco de frutas + 1 banana + 2 fatias de pão + geleia
- Lanche da manhã
  - 50 g = 500 mL de isotônico
- Meio dia
  - 150 g = 1 pão grande + 1 muffin médio + 1 *smoothie* de frutas

- Lanche
  - 50 g = 200 g de iogurte de frutas + 250 mL de suco de frutas
- Jantar
  - 200 g = 3 xícaras de massa cozida + 2 xícaras de salada de frutas + 500 mL de isotônico
- Lanche da noite
  - 30 g = 50 g de chocolate

Carboidrato no período de seis horas antes do jogo

Normalmente os atletas têm uma refeição preferida que forneça energia para a competição, reduza a fome, acalme o estomago e que seja conveniente e prática. Deve-se estimular o atleta a buscar o que funciona e então aderir a isso, desde que não seja prejudicial ao desempenho. Para eventos amistosos e para atletas que não se deslocam tanto não há necessidade que a refeição anterior seja predominantemente de carboidrato. Em competições intensas, deve-se orientar os atletas a se concentrarem em alimentos ricos em carboidratos para fornecer um total de 1 a 4 g de carboidrato por kg de peso nas 6 horas antes da competição.[6]

O principal erro que atletas podem cometer é

Comer pouco carboidrato (menos de 1 g/kg) nesse período e depois não consumir nenhum alimento com carboidrato durante a competição. Essa pequena refeição de carboidrato prepara o corpo para depender mais da glicose do sangue, mas não fornece carboidrato suficiente para o atleta suportar a competição.

Cinco exemplos de alimentos que fornecem 140 g de carboidrato (2 g por kg para um atleta de 70 kg):[6]

- 2,5 xícaras de cereal matinal + leite + 1 banana grande;
- Pão grande ou 3 fatias grossas de pão + mel bem espesso para passar;
- 2 xícaras de arroz cozido + 2 fatias de pão;
- 4 panquecas + ½ xícara de geleia ou mel ou *maple syrup*;
- 60 g de barra esportiva + 500 mL de suplemento líquido ou *smoothie* de frutas

(pode acrescentar outros alimentos na refeição).

Consumo de líquidos antes da competição

Os atletas devem consumir líquido durante as refeições e no dia anterior a competição para garantir que estarão bem hidratados na manhã seguinte e na partida. O atleta não deve deixar de consumir líquidos nas refeições anteriores à competição. O objetivo, porém, não é apenas beber o máximo possível antes do jogo. Sabe-se hoje que existem alguns perigos associados a beber líquido em excesso e que a orientação deve ser individualizada, de acordo com o peso do atleta e com as condições ambientais.

No clima mais quente deve-se consumir 500 mL durante 60 a 90 minutos antes do início da competição. Dessa forma, terá tempo suficiente para urinar o excesso de líquido antes do início do jogo. Seria benéfico ao atleta consumir 300 a 600 mL 15 minutos antes do evento.[6]

● ORIENTAÇÃO NUTRICIONAL PARA EDUCAÇÃO ALIMENTAR

Para a orientação dos atletas sobre como devem se alimentar é importante usar algumas ferramentas. Antes, desde 1992, se usava uma pirâmide para mostrar ao atleta como ele deveria se alimentar. Essa pirâmide foi sofrendo mudanças. Um exemplo de 2005 que leva em consideração o volume de atividade física (Figura 87.2).

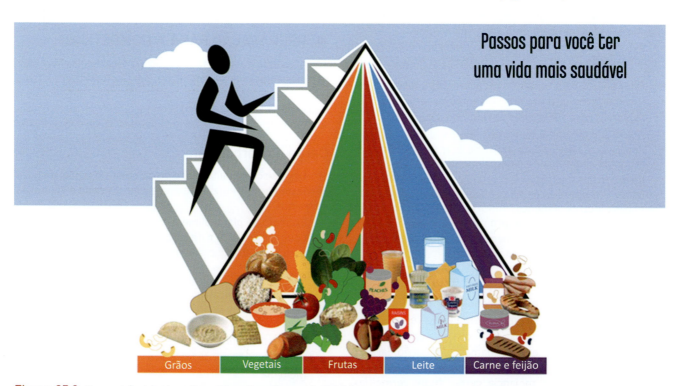

Figura 87.2 Nova pirâmide dos alimentos – New Pyramid, 2005.[9]

Desde 2010 percebeu-se que algumas pessoas tinham dificuldade em se orientar com a pirâmide e então se criou o "My Plate", onde se monta um prato dividido como o indivíduo deve se alimentar. De acordo com as necessidades específicas de um atleta e as características dos diferentes tipos de atividade (treinos e competição) criou-se o "My Plate" para atletas (Figura 87.3).

● SUPLEMENTOS NUTRICIONAIS

Atualmente, é muito comum o uso de suplementos nutricionais, tanto por atletas como por praticantes de exercício físico. O suplemento, por muitas vezes ser reduzido em gorduras e em outros componentes, apresenta melhor absorção que o alimento. Além disso, é, em alguns casos, mais prático; porém, é importante ressaltar que o ideal é que ele não substitua a alimentação, deve, sim, completá-la.

Os suplementos nutricionais recebem, também, o nome de recursos ergogênicos nutricionais, que seria toda substância que aumenta a produção de energia. Segundo Williams,[10] são as substâncias ou tratamentos especiais usados na tentativa de melhorar as funções fisiológicas, psicológicas e biomecânicas.

O produto é considerado um suplemento quando: for utilizado para suplementar a dieta e que contém um ou mais dos seguintes ingredientes: uma vitamina, um mineral, uma erva ou outro tipo de planta, um aminoácido, alguma substância capaz de aumentar a quantidade calórica da alimentação ou um concentrado, metabólico, constituinte, extrato ou combinação desses nutrientes; for produzido para ser ingerido na forma de pílulas, cápsulas, tabletes ou líquidos; não for produzido para uso convencional como alimento ou como único item de uma refeição ou dieta.[6]

Necessidade de suplementos

Sabe-se que o exercício altera a necessidade energética dos indivíduos em consequência do maior gasto energético. Não existem recomendações precisas (ou que sejam amplamente aceitas) sobre o quanto os indivíduos ativos devem consumir dos nutrientes essenciais.

Não é interessante usar os suplementos de forma crônica. O ideal é ficar alguns períodos sem utilizar, até para o organismo conseguir se recuperar sozinho em alguns momentos. Isso deve ser feito em momentos pontuais, ou seja, competições ou momentos específicos da periodização do treinamento.

Situações em que se pode usar o suplemento nutricional

Para determinação da necessidade ou não do uso de suplementos, deve-se verificar a alimentação atual do indivíduo e confrontar com seu objetivo. Na verificação da alimentação atual, coleta-se informações sobre a composi-

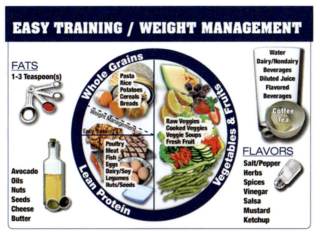
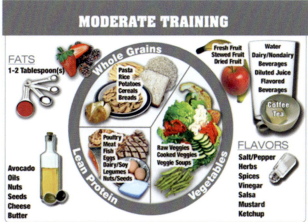
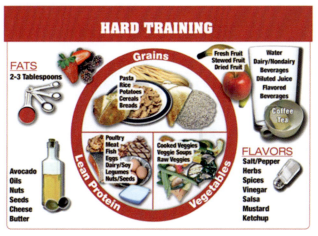

Figura 87.3 "My plate" para atletas.

Fonte: https://journals.humankinetics.com/view/journals/ijsnem/29/6/article-p628.xml.

786 TRATADO DE ACUPUNTURA E DOR NA MEDICINA ESPORTIVA

ção das refeições e o consumo calórico total, bem como a distribuição de macro e micronutrientes. Verificando-se a carência em algum desses aspectos, pode-se usar a suplementação. Por exemplo, um hipercalórico para completar as calorias ou um hiperproteico para atingir a recomendação de proteínas da dieta, caso o consumo de proteínas seja insuficiente. Segundo a Sociedade Brasileira de Medicina do Exercício e do Esporte, vamos classificar os suplementos por grau de recomendação (de A a E) e por nível de evidência (0 a 7).[11]

Suplementos que devem funcionar

Alguns suplementos devem auxiliar na melhora do rendimento, são eles: creatina, cafeína, bicarbonato e talvez alguns outros.

Creatina

A creatina pode aumentar a quantidade de fosfato de creatina de alta energia no músculo e pode melhorar o rendimento em um *sprint* ou em vários. Ela também pode levar a um ganho em massa muscular, o que pode ser útil para alguns atletas e não tanto para outros, em que o aumento de peso pode prejudicar o rendimento. A creatina é normalmente encontrada em carne bovina e peixe, mas as doses usadas nos protocolos de suplementação são maiores que as encontradas nos alimentos. Há alguma evidência de que a creatina pode ajudar a aumentar o estoque de glicogênio muscular e ela parece não trazer danos à saúde. A creatina dentro das células é convertida em fosfocreatina, que se torna uma grande reserva prontamente disponível para a produção de ATP, energia. A suplementação de creatina de 20 g por 5 a 7 dias aumenta sua reserva total em 30% e a reserva de fosfocreatina em 40%, com melhora de força máxima em 15%, diminuição de lactato. Em atividades físicas de explosão ou de alta intensidade, que necessitam de energia rápida, há benefício com uso de creatina. Além disso, usada após o treino, aumenta a velocidade de recuperação muscular.[6,12]

A recomendação de uso para aumentar a concentração de creatina fosfato até 20% a 30% é a seguinte:

- 10 a 20 g (4×/dia) – sobrecarga (4 a 5 dias)
- 2 a 3 g (1×/dia) – manutenção (7 semanas)

    Ou

- 2 a 3 g (1×/dia) – manutenção (8 semanas)

A creatina é o ácido metilguanadinoacético, composto por glicina, arginina, metionina. Em estudos feitos com esportes de explosão, realizando-se atividades repetitivas e de alta intensidade e curta duração (5 g – 4×/dia – 6 dias) mostrou melhora de resultados.

Este suplemento melhora a capacidade anaeróbia (eventos de 6 a 30 segundos); a resistência anaeróbia (eventos de 30 a 150 segundos); porém, não melhora capacidade aeróbia (eventos mais longos).

A descoberta realmente conclusiva é que ocorre aumento do peso com uso a curto prazo de 1 kg em 1 semana. Isso ocorre, pois há aumento na retenção de água e observa-se redução da produção de urina. A longo prazo, ocorre aumento de peso, pois o indivíduo começa a aumentar o número de repetições ou a carga em que realiza os exercícios. A creatina retarda o início da fadiga, ou seja, aumenta a resistência ao esforço.

Este suplemento deve ser administrado com carboidrato, já que tem seu transporte facilitado pela insulina.

A orientação deve ser individualizada. E é eficaz para atividades de alta intensidade e curta duração (Grau de recomendação: D/ Nível de evidência: 4). Já para outras modalidades, possui Grau de recomendação E.

Para auxiliar no esporte competitivo é interessante usar nos momentos: início da temporada e antes de um momento decisivo.

Cafeína

Uma dose pequena de cafeína (2 a 3 mg/kg) pode ajudar no rendimento no exercício prolongado e também nos de curta duração. Podemos encontrar, em doses moderadas, em alimentos do dia a dia, como café, bebidas com cola e em alguns produtos esportivos (carboidrato em gel, algumas bebidas esportivas). Doses maiores de cafeína parecem não ser mais eficientes e podem trazer resultados negativos como superestimulação e padrão ruim de sono após um evento.[6,13]

Bicarbonato

Em exercícios muito intensos os músculos produzem ácido láctico. Tem um lado positivo (dar energia para permitir grandes esforços) e também negativo (causar dor e interferir na função muscular). Da mesma forma que o excesso de acidez é tamponado pelo bicarbonato, o bicarbonato de sódio (dose de 0,3 g/kg de peso) antes de um evento pode neutralizar os efeitos negativos do ácido láctico. Existe um risco de desconforto gastrintestinal, então é indicado usar em um treinamento para verificar como o organismo do atleta se comporta. Outro suplemento que está sendo também muito utilizado é a beta alanina, que também possui efeito de tamponamento assim como o bicarbonato de sódio. Ela possui o efeito colateral do formigamento, sensação de picar, podendo durar até cerca de 1 hora, o que pode incomodar alguns atletas.[6]

Há vários outros suplementos/alimentos esportivos que foram desenvolvidos para fornecer uma fórmula específica de energia e nutrientes em uma apresentação fácil de consumir. Isso pode ser útil para ajudar o atleta a atingir suas necessidades nutricionais específicas quando apenas os alimentos do dia a dia não estão disponíveis ou não é possível comê-los. Isso ocorre especialmente antes, durante e após uma sessão de exercício. Alguns exemplos:

- Bebidas esportivas (fornecem líquido e carboidrato durante o exercício);
- Carboidrato em gel (consumo adicional de carboidrato, especialmente durante o exercício);
- Refeições líquidas (carboidrato, proteína, vitaminas e minerais para uma refeição pré-competição, recuperação pós-treino ou para uma dieta hipercalórica);
- Barras esportivas (carboidrato, proteína, vitaminas e minerais – uma forma sólida de refeição líquida).

Alguns outros ergogênicos nutricionais
Vitaminas e minerais

Não melhoram força, capacidade aeróbia, capacidade não aeróbia, produção de energia. Se a dieta for balanceada, a suplementação com vitaminas e minerais não melhora o desempenho.

CAPÍTULO 87

A recomendação é uma dieta equilibrada, balanceada, que proporciona ao organismo todos os nutrientes. Caso o indivíduo não apresente uma dieta balanceada, por consequência de uma vida de rotina complicada, que inviabiliza outra forma de comportamento, então poderá usar suplementos a fim de corrigir essas carências; porém, sem exceder as necessidades nutricionais, caso contrário, poderá apresentar hipervitaminose, com consequências desagradáveis.

Segundo a Sociedade Brasileira de Medicina Esportiva e do Exercício,[14] pode-se classificar o uso de suplementos segundo o grau de recomendação (de A a F) e o nível de evidência (de 1 a 7), sendo assim, temos:

- Atletas em treinamento intenso – suplementação vitamina C (500 a 1.500 mg) e vitamina E (ação antioxidante) – Grau de recomendação: C, Nível de evidência: 7;
- Zinco – processos de respiração celular/deficiência causam anorexia, queda de peso, queda de rendimento e de resistência – Grau de recomendação: E, Nível de evidência: 7;
- Indivíduos do sexo feminino com baixo consumo de calorias – podem apresentar deficiência de minerais (Ca, Fe – recomendação: 1.000 mg de Ca/dia e Fe – 15 mg/dia). Para indivíduos do sexo masculino a recomendação é de 10 mg/dia.

Caso a dieta não atinja essa recomendação, é interessante usar suplementação para completá-la (Grau de recomendação: A, Nível de evidência: 2)

Aminoácidos

Grandes quantidades de suplementos de proteína ou aminoácidos podem causar desidratação, hipercalciúria (perda excessiva de cálcio pela urina), ganho de peso e estresse para os rins e o fígado. Sendo assim, o consumo de proteínas deve obedecer às recomendações nutricionais.

A substituição de alimentos por suplementos de aminoácidos pode levar à deficiência de outros nutrientes encontrados em alimentos ricos em proteína, como ferro, niacina e tiamina.

Glutamina

Corresponde a 20% de todos os aminoácidos do plasma sanguíneo. Possui as seguintes funções: é combustível para tecidos com células de divisão rápida (intestinais e sistema imune); regula síntese e degradação de proteínas e é precursora para gliconeogênese. Seu uso oral aumenta o consumo pelos enterócitos e uma alternativa é o uso de di-peptídeo.

O uso da glutamina melhora a reposição de glicogênio muscular, auxiliando, portanto, na recuperação. Tem como função, melhorar (ou aumentar) a defesa imunológica de atletas e seu uso oral aumenta seu consumo pelas células intestinais, não ficando disponível para outras regiões. O que ocorre é que quando se suplementa esse nutriente, poupa-se a glutamina endógena para que esta atue. Este suplemento tem Grau de recomendação: E e Nível de evidência: 7. Sua recomendação é de 4 a 12 g/dia.

Ornitina/Arginina

Quando o uso é por infusão intravenosa, proporciona um aumento na secreção do hormônio do crescimento (GH), já por via oral parece ser ineficaz. Tem Grau de recomendação: E e Nível de evidência: 7.

BCAA ou AACR

São os aminoácidos de cadeia ramificada: isoleucina, leucina e valina. Segundo estudos devem ser usados em momentos de treinamento mais intenso e a suplementação antes e depois do exercício não propicia melhora no rendimento; porém, reduz os danos musculares induzidos pelo exercício, promove síntese proteica muscular, previne queda e estimula produção de glutamina pós-exercício.[7]

Esses aminoácidos melhoram as situações de desgaste muscular e previnem o organismo de lesões, já que inibem a degradação proteica, ação relacionada especialmente com a leucina e auxiliam na melhora de dores musculares. Bloomstrand[3] mostra benefícios no uso dos BCAA e é importante lembrar que um consumo adequado de carboidratos poupa o uso dos BCAA e, portanto, retarda a fadiga. A recomendação diária é de 14 mg/kg/dia (cerca de 1 g) e, em situações de treinamento intenso, é de 45 a 60 mg/kg/dia (cerca de 4 g).

Hipercalóricos

Os hipercalóricos são suplementos que contêm carboidratos, proteínas, gordura, vitaminas, minerais e são usados nas seguintes situações: para completar a necessidade de calorias do indivíduo na dieta (quando não consegue consumir todas as calorias que necessita por não suportar o volume de alimentos que seria necessário ou por não conseguir fazer alguma refeição – completa ou parcialmente); aumentar peso; e aumentar massa magra, por necessidade individual ou por exigência do esporte praticado (p. ex., para suportar contato). Para ter um bom efeito, deve ser associado a treinamento com peso, boa hidratação e cuidado especial com descanso.

A quantidade orientada terá variação de acordo com a necessidade calórica do indivíduo, objetivo e forma de indicação do produto. Em valores seria algo em torno de 500 a 1.000 calorias de acréscimo, ou até mais, dependendo do caso.

● PRÉ-TREINO

Hoje se fala muito em pré-treino. Eles seriam suplementos usados com a intenção de melhorar a disposição para treinar e melhorar o desempenho. Quando os treinos são intensos ou quando o corpo e a mente precisam de ajuda de alguns macronutrientes, fitonutrientes e substâncias estimulantes, conhecidos como "pre-workout", eles podem restabelecer os ânimos e contribuir com o desempenho. Algumas substâncias, listada a seguir, podem ser usadas como pré-treino.[6]

Palatinose ou isomaltulose

É um carboidrato que disponibiliza energia gradual e prolongada aos músculos e cérebro devido a sua lenta, mas completa metabolização. Além disso, apresenta baixo índice glicêmico. Está indicada para manter o desempenho e a disposição para realizar uma atividade física por mais tempo. Pessoas que apresentam fadiga precoce (após 20 a 30 minutos de atividade) também podem ser beneficiadas, assim como atletas de atividades muito prolongadas como: triatlo, maratona, escalada etc.).

Triglicerídeos de cadeia média

Os triglicerídeos de cadeia média (TCM) são um tipo de gordura saturada benéfica, já que por terem uma cadeia de triglicerídeos menor, são facilmente absorvidos, sem estimular a liberação de bile, sem necessitar da ação das enzimas lipases. Parte deles é utilizada para termogênese e a outra parte é convertida em cetonas, que são fontes de energia imediata para os músculos e o cérebro. Eles melhoram o foco e não produzem pico de glicose no sangue.

Todos atletas devem ser cuidadosos em relação aos riscos do consumo de suplementos antes de iniciar o uso. Sempre consultar um médico do exercício e do esporte ou um nutricionista antes de fazê-lo.

● HIDRATAÇÃO NO ESPORTE

Os atletas costumam apresentar perda de peso em competição devido ao suor. Em um dia de competição em ambiente quente, por exemplo, podem chegar a perder até 3 kg em um evento. A hidratação é individualizada e irá variar com a estação do ano e o clima (temperatura e umidade do ar) no momento da partida.

Quanto e quando consumir?

Para evitar a desidratação durante treinos e competição deve-se beber água e bebidas esportivas e as melhores oportunidades são no aquecimento e no intervalo. A comissão técnica deve organizar paradas para hidratação durante os treinos de acordo com o clima e a intensidade do treino.

Nos treinos o atleta já vai percebendo a perda pelo suor e vai praticando a hidratação mais ajustada. Não é necessário beber o quanto se perde no suor, mas se deve limitar a perda de suor a menos de 2% do peso do corpo (p. ex., 1,5 kg para uma pessoa de 75 kg).[6]

Além dos momentos de hidratação já propostos (aquecimento e intervalo), o atleta deve aproveitar as paradas do evento para se hidratar. O atleta deve tomar cuidado para não se hidratar em excesso e aumentar o peso no treino, o que não ajuda no rendimento e provavelmente causará desconforto.

Quando é preciso mais que apenas água?

Em uma partida de futebol, usar estratégias de consumo elevado de carboidrato (abastecer para o evento e consumir durante este) tem mostrado aumentar o rendimento dos atletas. Isso faz com que eles corram mais e mais rápido no segundo tempo e os ajuda a manter habilidades e tomada de decisão enquanto outros que não o fazem estão fatigados. Jogos são frequentemente vencidos ou perdidos no segundo tempo, nos últimos minutos do jogo e os atletas cansados estão sob maior risco de lesões.

Deve-se usar bebidas esportivas com cerca de 4% a 8% de carboidrato (4 a 8 g/100 mL) o que atende as necessidades de carboidratos e de líquidos (Figura 87.6). O benefício ocorre com um consumo de 20 a 60 g de carboidrato por hora.

Além do carboidrato, deve-se incluir o sódio nas bebidas consumidas durante atividades que duram mais que 1 a 2 horas. Há atletas que são "suadores salgados". São aqueles que ficam com uma película branca na pele ou nas roupas no final do evento, especialmente em dias mais quentes. Esses atletas estão mais suscetíveis a cãibras. Seria interessante adicionar sal a suas comidas e bebidas para ajudar nessa questão e evitar problemas. Além disso, pode-se utilizar suplementos anticãibras nos eventos competitivos.

De acordo com o guia de nutrição da FIFA,[6] a cafeína está presente em muitas bebidas comuns (chá, café, cola etc.) e esportivas (carboidrato em gel, algumas bebidas esportivas) e pode aumentar o rendimento durante o exercício prolongado.

Como estimar a taxa de sudorese

- Medir o peso corporal (kg) antes e depois do exercício em sessões de, ao menos, 1 hora sob condições semelhantes ao evento competitivo;
- Medir o peso corporal usando o mínimo de roupa e descalço. Usar uma toalha após o treino e se pesar o mais rápido possível após o treino;
- Anotar o volume de líquidos consumido durante o exercício (em litros);
- Perda de suor (litros) = peso corporal antes do treino (kg) – peso corporal após o exercício (kg) + líquidos consumidos durante o treino (litros);
- Para converter para taxa de sudorese por hora, dividir pelo tempo de treino em minutos e multiplicar por 60.[7]

Reidratação após o exercício

A recuperação após o exercício é parte da preparação para a próxima sessão e a reposição da perda pelo suor é parte essencial do processo. Deve-se repor tanto a água como os sais perdidos. O atleta deve procurar consumir de 1,2 a 1,5 litro de líquidos para cada kg de peso perdido em treinos e jogos.[6] O ideal é que se faça isso até 6 horas após o evento (Tabela 87.4 e 87.5).

Tabela 87.4 Sugestões de alimentos para se consumir em um evento.

Alimento	Quantidade para fornecer 50g de CHO
Suco de fruta	500 ml
Banana	2 – 3 médias
Barra de cereal	2
Bebidas esportivas	600 – 1000 ml
Gel	1 ½ - 2

Fonte: Bacurau, 2000.[16]

Tabela 87.5 Composição de uma bebida hidratante com carboidrato.

Características	
Osmolaridade	250 a 370 mOsm/kg
Tipos de CHO	Monossacarídeos (glicose, frutose), dissacarídeos (sacarose) e polímeros de glicose (maltodextrina)
Concentração	5% a 7% (5 A 7 g/100 mL)
Sódio	10 a 45 mg/100 mL
Potássio	10 a 65 mg/100 mL

CHO: carboidrato; IG: índice glicêmico.
Fonte: Gilbert, 2008.[17]

Tabela 87.6 Estratégia para reposição ótima do glicogênio muscular.

Tempo – 20 horas com dieta adequada

Tempo	Até 2 horas	Até 6 horas	Até 24 horas
Tipo de CHO	Alto IG	Alto-baixo IG	Alto-baixo IG
Quantidade de CHO	50 g	150 a 200 g	500 a 600 g

CHO: carboidrato.
Fonte: Bacurau, 2000.[16]

CONCLUSÃO

A nutrição é uma área de conhecimento dentro da Medicina do Exercício e do Esporte que tem a capacidade de fornecer ferramentas e informação para que se abasteça corretamente o corpo do indivíduo para que ele suporte da melhor forma os treinamentos e jogos. O consumo de nutrientes, dos macros e dos micronutrientes, bem como a hidratação, devem ser todos moldados de acordo com as necessidades específicas e gerais e características do atleta. É importante que haja muita troca de informações entre o profissional e seu atleta, bem como com todo o estafe. Especialmente em realidades onde o atleta só compete e se recupera, a nutrição ocupa um espaço ainda mais importante. A boa adesão ao plano alimentar e à orientação de suplementação e hidratação corretas irão ajudar muito no rendimento e na saúde do atleta e, consequentemente, participarão no processo do bom resultado esportivo.

REFERÊNCIAS

1. Jenkins SC. Glycemic index: overview of implications in health and disease. Am J Clin Nutrit. 2002;76(1):266S-273S.
2. Lancha Jr AH. Nutrição e metabolismo aplicados à atividade motora. São Paulo: Atheneu; 2004.
3. Clark N. Nancy Clark's ports nutrition guide book. 2019.
4. Jeukendrup A, Gleeson M. Nutrição no esporte - diretrizes nutricionais e bioquímica e fisiologia do exercício. Barueri, SP: Manole; 2019.
5. Araújo LR, Andreolo J, Silva MS. Utilização de suplemento alimentar e anabolizante por praticantes de musculação nas academias de Goiânia- GO. Rev Bras Ciên e Mov. 2002;10(3):13-8.
6. FIFA F-MARC - Nutrition for football - A practical guide to eating and drinking for health and performance, 2010.
7. Organização Mundial de Saúde. Necessidades de energia e proteína. São Paulo: Roca; 1998.
8. Cores dos Alimentos indicam nutrientes presentes na comida. https://www.tribunadeituverava.com.br/cores-dos-alimentos--indicam-nutrientes- presentes-na-comida/
9. Goodbye, food pyramid: USDA to announce a new "food icon" https://www.theatlantic.com/health/archive/2011/05/goodbye-food-pyramid-usda-to-announce-a-new-food-icon/239645/
10. Williams M. The ergogenics edge: pushing the limits of sports performance. Human Kinetics. 1997.
11. Maughan R, Gleeson M, Greenhalf PL. Bioquímica do exercício e do treinamento. São Paulo: Manole; 2000.
12. Mujika AA. Creatine supplementation and sprint performance in soccer players. Med Sci Sports Exerc. 2000.
13. Cox GR, Desbrow B, Montgomery PG, Anderson ME, Bruce CR, Macrides TA, et al. Effect of different protocols of caffeine intake on metabolism and endurance performance. J Appl Physiol. 2002;990-9.
14. Revista Brasileira de Medicina do Esporte Guidelines of the Brazilian Society of Sports Medicine: Dietary changes, fluid replacement, food supplements and drugs: demonstration of ergogenic action and potential health risks. 2003;2(9).
15. Blomstrand E. Amino acids and central fatigue. Amino Acids. 2001.
16. Bacurau RF. Nutrição e suplementação esportiva. Guarulhos, SP: Phorte Editora, 2000.
17. Gilbert N. Practical considerations in applying theory: how can we narrow the gap between sports science and professional practice in sports nutrition? Int J Sports Sci Coach. 2008.

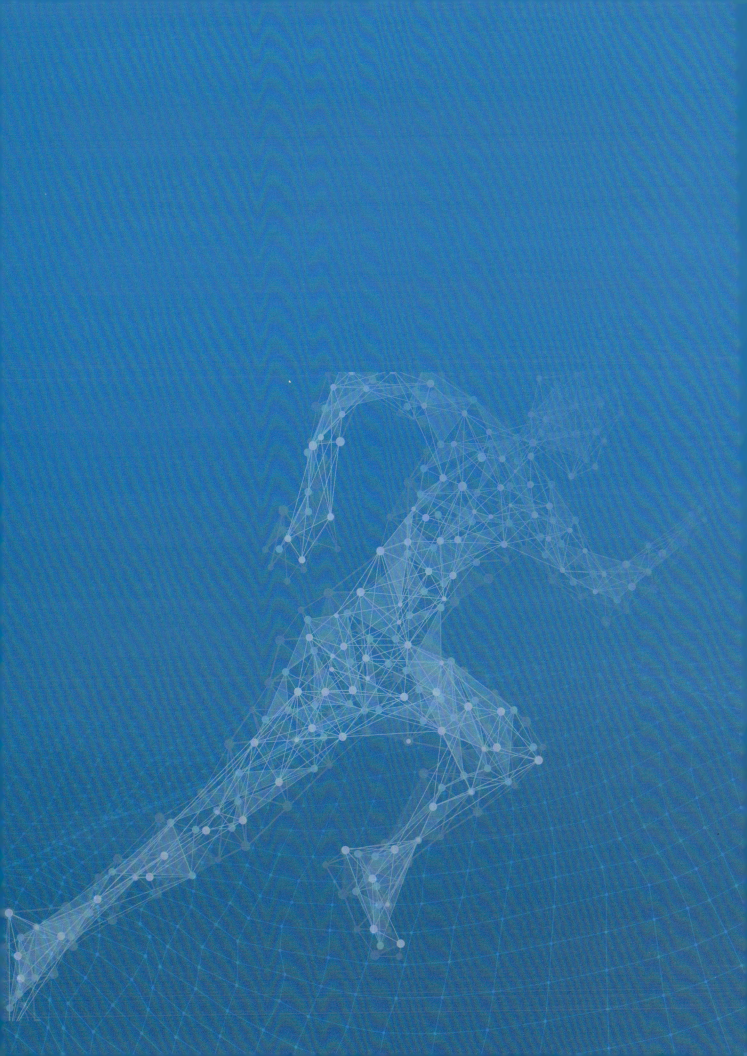

Suplementação nutricional no exercício físico e esporte

88

▸ Sueli Longo

● INTRODUÇÃO

Visto por muitos como essencial aos que praticam exercício físico e esporte. Os suplementos alimentares não substituem uma alimentação saudável. São considerados como uma estratégia para fornecer nutrientes e substância cuja matriz alimentar não permite suprir a recomendação nutricional. Portanto, a finalidade principal de um suplemento alimentar é completar a alimentação diária.

De acordo com a Agência Nacional de Vigilância Sanitária (ANVISA), suplemento alimentar é o produto para ingestão oral, apresentado em formas farmacêuticas, destinado a suplementar a alimentação de indivíduos saudáveis com nutrientes, substâncias bioativas, enzimas ou probióticos, isolados ou combinados.[1]

Com base nessa definição, a indicação de um suplemento alimentar está diretamente relacionada com a avaliação do hábito alimentar do indivíduo, bem como da análise da necessidade nutricional estabelecida em função do sexo, idade, indicadores antropométricos, composição corporal, marcadores bioquímicos, entre outros. A avaliação nutricional adequadamente conduzida resulta em um diagnóstico nutricional que norteará a prescrição nutricional.

Em nenhuma hipótese, um suplemento alimentar pode apresentar indicação de prevenção, tratamento ou cura de doenças. Esse tipo de alegação é restrito a medicamentos.[1]

No Brasil, as regras para suplementos alimentares são de responsabilidade da ANVISA. O marco regulatório sobre o assunto é composto por um conjunto de Resoluções de Diretoria Colegiada (RDC) e Instruções Normativas (IN)[2] que estabelecem normas e padrões de qualidade e identidade a serem observados visando garantir a segurança e a qualidade dos produtos comercializados, bem como as listas de constituintes, limite de uso, alegações e rotulagem complementar dos suplementos alimentares.

O painel de constituintes autorizados para uso em suplementos alimentares[3] permite a consulta sobre os limites mínimos e máximos definidos para cada nutriente, substância bioativa e enzima, assim como os requisitos complementares de rotulagem e as alegações aprovadas com suas respectivas condições de uso.

A ANVISA[1] determina que não são permitidos na composição de suplementos alimentares, entre outras, as substâncias consideradas como *doping* pela Agência Mundial Antidopagem. As substâncias consideradas como *doping* pela Agência Mundial Antidopagem são aquelas listadas no documento "PROHIBITED LIST" e suas atualizações.[4]

Os riscos associados ao uso de suplementos alimentares guarda relação direta com substâncias com baixa ou inexistente evidência científica que justifiquem a recomendação.

● ENERGIA

Para a estimativa das necessidades energéticas de um indivíduo normalmente são utilizadas equações preditivas. As equações das ingestões diárias de referência mais utilizadas são as disponibilizadas pela Food and Agriculture Organization (FAO) ou pelo Institute of Medicine (IOM).[5]

Necessidade estimada de energia

Conceito – média da ingestão de energia estimada para a manutenção do balanço energético em indivíduos saudáveis, segundo a idade, o sexo, o peso corporal, a altura e o nível de atividade física.[6] O valor da EER (estimated energy requirement – necessidade estimada de energia) não é o valor exato de ingestão de energia necessário para a manutenção do balanço energético para um indivíduo específico. Por isso, cada equação para o cálculo da EER apresenta um valor de desvio-padrão que corresponde à variabilidade da necessidade de energia por estágio de vida e sexo. (Tabela 88.1).

A necessidade estimada de energia pode ser calculada em quatro níveis de atividade física, de acordo com o uso dos coeficientes do nível de atividade física (Tabela 88.2).[5]

Segundo o IOM, será considerado sedentário o indivíduo que realiza atividades típicas do dia a dia. Já o pouco ativo será aquele que realiza as atividades cotidianas acrescidas de 30 a 60 minutos de uma atividade moderada diariamen-

Tabela 88.1 Equações para estimar necessidade de energia.[6]

Adultos e idosos (19 anos e mais)	
EER[a] (kcal/dia) = gasto total de energia	
Homens	EER = 662 – (9,53 × idade[b]) + CAF[c] x [(15,91 × peso[d]) + (539,6 × altura[e])]
	DP[f] = 199 kcal
Mulheres	EER = 354 – (6,91 × idade) + CAF x [(9,36 × peso) + (726 × altura)]
	DP = 162 kcal

[a]EER: necessidade estimada de energia; [b]Idade: em anos; [c]CAF: coeficiente de atividade física; [d]Peso: em quilogramas (kg); [e]Altura: em metros (m); [f]DP: desvio-padrão.
Fonte: IOM, 2005.[5]

Tabela 88.2 Coeficientes de atividade física para uso nas equações da EER.				
Estágio de vida	Sedentário	Pouco ativo	Ativo	Muito ativo
Sexo masculino, 3 a 18 anos	1,00	1,13	1,26	1,42
Sexo feminino, 3 a 18 anos	1,00	1,16	1,31	1,56
Sexo masculino, 19 anos e mais	1,00	1,11	1,25	1,48
Sexo feminino, 19 anos e mais	1,00	1,12	1,27	1,45

Fonte: IOM, 2005.[5]

te. Será considerado ativo, o indivíduo que realiza as atividades cotidianas acrescidas de pelo menos 60 minutos de uma atividade moderada diariamente. O muito ativo será aquele que realiza as atividades cotidianas, adicionadas de no mínimo 60 minutos diários de uma atividade moderada e ainda acrescida de 60 minutos de uma atividade vigorosa ou 120 minutos de uma atividade moderada diariamente.[5]

Considerações sobre a oferta de energia por meio da alimentação diária

Ajustar a quantidade de energia ingerida ao gasto energético diário é fundamental para a saúde e o desempenho. O corpo precisa de energia para assegurar o metabolismo basal (MB), a termogênese induzida pela dieta e o gasto energético promovido pelo exercício físico. Dietas restritivas não são aliadas do desempenho esportivo, pois cursam com menor oferta de energia e maior probabilidade de déficit de nutrientes.

O uso de suplementos alimentares calóricos-proteico é estratégia para quando não se atinge o total de energia da alimentação diária por meio dos alimentos. Ao prescrever essa classe de suplementos temos de acompanhar a aceitação por parte do indivíduo, principalmente no que diz respeito a redução do apetite na refeição subsequente ao consumo do suplemento. Se o indivíduo perder o apetite para as refeições seguintes ou se apresentar desconforto gástrico não teremos uma adequada oferta de energia na alimentação diária.

Outro ponto importante a ser considerado: a Relative Energy Deficiency in Sport (RED-S)[7,8] é uma realidade entre atletas e praticantes de exercício físico e requer uma avaliação mais detalhada em função das consequências para a saúde e o desempenho (Figura 88.1).

A distribuição de macronutrientes na alimentação do praticante de exercício físico e atleta guarda relação direta com as características do treino. Carboidrato e proteína possuem funções específicas que contribuem com o desempenho. Evidências científicas[7,8] asseguram a recomendação necessária para a manutenção da saúde e do desempenho. Na prescrição nutricional os suplementos alimentares de carboidrato e proteína são estratégia para, em conjunto com a matriz alimentar, adequar a oferta desses nutrientes.

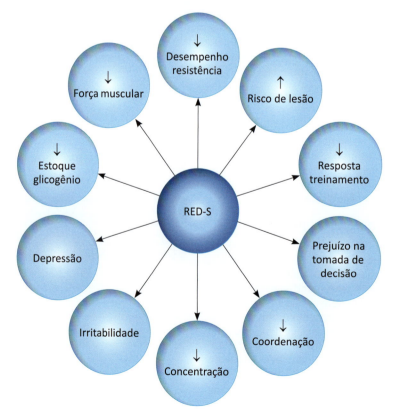

Figura 88.1 RED-S: consequências para a saúde e o desempenho.
Fonte: Adaptada de Mountjoy.[8]

CARBOIDRATOS

A ingestão de macronutrientes nas quantidades adequadas às recomendações visa à manutenção e/ou controle do peso corporal, reposição dos estoques de glicogênio, otimização da recuperação muscular, construção e reparação de tecidos, manutenção do sistema imunológico, equilíbrio do sistema endócrino e melhora do desempenho desportivo.[9]

A recomendação de carboidratos enfatiza a oferta de legumes, verduras, frutas, cereais, grãos, tubérculos, raízes e sementes. Carboidratos disponíveis de lenta digestão e carboidratos não disponíveis (ou fibra alimentar) apresentam uma resposta mais adequada do ponto de vista fisiológico, contribuem para redução de risco de desenvolvimento de doenças crônicas não transmissíveis e são importantes nutrientes para rendimento esportivo (Quadro 88.1).[10]

O fornecimento de carboidratos nos períodos pré, durante e pós-exercício irá garantir o suprimento necessário de energia por meio da ressíntese de moléculas de ATP durante os processos de glicólise e respiração celular.[9]

Em situações específicas, por exemplo, quando há indicação do uso de carboidratos durante treino/competição, se faz necessário observar a velocidade de digestão e absorção do carboidrato a ser ofertado para que ele cumpra com a missão de retardar a fadiga. A indicação do tipo e a quantidade de carboidrato a ser ofertado dependerá da intensidade e duração do esforço (Tabela 88.3). Normalmente, os suplementos de carboidrato são utilizados por conter o nutriente isolado, concentrado e em formas de apresentação (pó, gel, líquido) que favorecem o manuseio e transporte.

A escolha do tipo de carboidrato a ser ofertado como suplemento alimentar deve levar em consideração a resposta glicêmica almejada.

Suplementos de carboidratos comumente utilizados:

- **Maltodextrina:** oligossacarídeo formado por 3 a 10 unidades de glicose produzida por conversão enzimática do amido. Apresenta moléculas D-glicose unidas por ligações α-1-4 que são hidrolisadas pelas enzimas humanas e rapidamente absorvidas.[10]
- **Isomaltulose:** isômero da sacarose. Apresenta ligação glicosídica α-1,6 entre as moléculas de frutose e glicose, que é mais estável, e com velocidade reduzida à hidrólise pela mucosa do intestino delgado humano, sendo um produto de baixo IG.[10]

PROTEÍNA

No que diz respeito a recomendação de proteína, o ACSM[7] sugere a oferta de 1,2 a 2,0 g de proteína por quilograma de massa corporal, distribuída nas refeições ao longo do dia de maneira regular.

Para a população idosa, a oferta proteica sugerida é de 1,0 a 1,2 g/kg massa corporal/dia visando otimização da massa e função muscular esquelética.[11]

O conteúdo de proteína da alimentação diária guarda relação direta com as características do treinamento e com o aporte de energia e carboidratos ingeridos. O consumo de energia adequada, principalmente de carboidratos, para coincidir com o gasto de energia, é importante para que os aminoácidos sejam poupados para a síntese proteica e não oxidados.[7]

O ajuste proteico é essencial para o reparo de microlesões musculares decorrentes da prática esportiva. A ingestão diária insuficiente de proteína pode resultar em balanço nitrogenado negativo, balanço proteico muscular esquelético desfavorecido e diminuição da velocidade da recuperação desse tecido. No entanto, o aumento do consumo proteico na dieta, além dos níveis recomendados, não leva ao aumento adicional da massa magra, porque o acúmulo de proteínas nos diversos tecidos é limitado.[12]

A recomendação para oferta proteica diária sugere uma composição entre alimentos de origem animal (carnes, aves, peixes, ovos, leite e laticínios) e vegetal (feijões, soja, castanhas) visando assegurar o consumo controlado de gordura total, gordura saturada, bem como o aporte de vitaminas e minerais como cálcio, ferro, vitamina B_{12} e B_6, entre outros.

Modelos alimentares que excluem alimentos ou grupos de alimentos têm de assegurar que a oferta proteica diária seja suprida, bem como os aminoácidos essenciais, minerais e vitaminas.

Os suplementos alimentares de proteína são produzidos a partir dos alimentos leite (proteína do soro do leite – *whey protein*, caseína), ovo (albumina), soja, lentilha, ervilha, entre outros. Diferem entre si pelo teor de proteína apresentado (p. ex., concentrado, isolado) em cada dose indicada e forma de apresentação do princípio ativo (p. ex., hidrolisa-

---

Quadro 88.1 Recomendação diária de carboidratos, de acordo com níveis de demanda.

Atividade de baixa intensidade: 3 a 5 g/kg massa corporal/dia

Atividade de moderada intensidade: 5 a 7 g/kg massa corporal/dia (cerca de 1 h por dia ou atividades intensas que durem cerca de 30 min)

Atividade de alta intensidade: 6 a 10 g/kg massa corporal/dia (exercícios de *endurance*, com volume correspondente a cerca de 1 a 3 h/dia e intensidade variando de moderada a alta)

Atividade de muita alta intensidade: 8 a 12 g/kg massa corporal/dia (indivíduos altamente comprometidos com o treinamento, com volume diário > 4 a 5 h e intensidade de moderada a alta)

Fonte: ACSM.[7]

Tabela 88.3 Recomendação de carboidrato durante o exercício físico/competição.

Exercício de intensidade leve	< 45 min	Não há necessidade
Exercício de intensidade moderada-alta	45 a 75 min	Bochecho com carboidrato
Exercício de *endurance*	60 a 150 min	30 a 60 g/h
Exercício de ultraendurance	> 150 a 180 min	Até 90 g/h

Fonte: ACSM.[7]

do). As especificações para cada tipo de suplemento proteico são regulamentadas pela ANVISA.[2,3]

Considerações sobre suplementos proteicos:

a) São estratégia para atingir o total de proteína da alimentação diária em situações específicas, por exemplo, o volume de alimento necessário para atingir a recomendação é superior a aceitação do paciente.

b) Permite consumo em refeições onde habitualmente a proteína não está presente.

c) Versátil para ajustar a oferta proteína em situações em que o alimento não é bem aceito, por exemplo idosos, inapetentes, entre outros.

d) Não deve substituir refeições ou prejudicar a aceitação da refeição subsequente.

e) Suplementos proteicos que apresentam na composição vitaminas e minerais são estratégia para ajustes na oferta desses nutrientes também.

VITAMINAS E MINERAIS

Auxiliar o praticante de atividade física ou atleta a promover sua saúde e *performance* implica em ensiná-lo a evitar um consumo insuficiente de alimentos, fonte de vitaminas e minerais, ajustar a ingestão energética e a variedade alimentar. A suplementação deve ser feita quando a ingestão alimentar estiver abaixo da recomendação média considerada para o indivíduo ou quando o indivíduo apresentar sinais e sintomas compatíveis com prejuízo de função.[13]

Ao analisar as recomendações nutricionais para micronutrientes proposta pelas Dietary Reference Intakes (DRIs), é importante lembrar que são compostas por um conjunto de valores de referências com base em nutrientes que podem ser utilizados para a avaliação e o planejamento de dietas de pessoas saudáveis:[6]

- **Necessidade média estimada (EAR, *estimated average requirement*):** valor mediando um grupo de indivíduos saudáveis, ou seja, corresponde à necessidade de 50% dos indivíduos de determinada faixa etária e sexo.

- **Ingestão dietética recomendada (RDA, *recommended dietary allowance*):** valor que atende à necessidade de quase 98% dos indivíduos de determinada faixa etária e sexo, deriva do valor da EAR mais dois desvios-padrões (DP).

- **Ingestão adequada (AI, *adequate intake*):** valor recomendado quando não há estudos suficientes para determinar a EAR. Os valores de AI dependem do indicador de adequação nutricional, das características dietéticas dos grupos utilizados para calculá-los.

- **Limite superior de ingestão tolerável** (UL, *tolerable upper intake level*).[14]

Para identificação dos valores de EAR, RDA, AI e UL, determinada por faixa etária e sexo, sugere-se a consulta *online* em https://fnic.nal.usda.gov/fnic/dri-calculator/[14]

Atletas que frequentemente restringem a alimentação, utilizam estratégias de perda de peso danosas à saúde, eliminam um ou mais grupos alimentares e possuem uma alimentação rica em alimentos com "calorias vazias" podem estar com a ingestão de minerais abaixo do recomendado.

Quando há ingestão energética e proteica adequada, possivelmente não ocorrerão inadequações no consumo de vitaminas e minerais. A suplementação deve ser feita quando a ingestão alimentar estiver abaixo da recomendação média considerada para o indivíduo ou quando o indivíduo apresentar sinais e sintomas compatíveis com prejuízo de função.

CONCLUSÃO

As alegações para benefícios relativos aos suplementos alimentares devem apresentar comprovação científica. Associar um benefício específico em razão do consumo de uma determinada substância não é uma missão científica simples, pois os efeitos à saúde são, geralmente, consequência da atuação conjunta de uma diversidade de nutrientes e substâncias.[1]

Os suplementos nutricionais relacionados por American College of Sports Medicine (ACSM)[7] e International Olympic Committee[15] em grau evidência são apresentados no Quadro 88.2.

Quadro 88.2 Evidências científicas reportadas pelo ACSM[7] e International Olympic Committee[15] para suplementos nutricionais.

Suplemento	Evidência	Observações
Glutamina	◑ ○ ○	Suplementação antes e após exercício não altera as pertubações imunológicas
Creatina	○ ○ ○	Melhora o desempenho do exercício de alta intensidade e curta duração (ACSM, 2016)
	● ● ●	Aumento de força isométrica, desempenho em exercício de alta intensidade (< 30 segundos), ganho de massa corporal magra e força e potencial efeito anti-inflamatório e antioxidante (IOC, 2018)
Probióticos	● ● ○	Associados a uma série de benefícios potenciais à saúde intestinal, mas ainda faltam evidências para apoiar a eficácia na redução de desconfortos gastroinstestinais e infecções (IOC, 2018)
Flavanoides	● ● ○	Estudos *in vitro* mostram fortes efeitos anti-inflamatórios e antioxidantes. Estudos em humanos mostram alguma redução nas ITRS durante curtos períodos de treinamento (IOC, 2018)
Ômega 3	● ○ ○	Limitado para atenuar inflamação e alterações funcionais após exercícios excêntrico e nenhuma evidência para redução do ITRS. Mostra melhora no processamento cognitivo e aumento de síntese muscular (IOC, 2018)

Bolas pretas representam o grau de evidência do American College of Sports Medicine.
Bolas cinzas representam o grau de evidência do International Olympic Committee.
(ACSM, 2016) bom ● ● ●, moderado ● ● ○, baixo ● ○ ○, limitado ○ ○ ○
(IOC, 2018) bom ● ● ●, moderado ● ● ○, baixo ● ○ ○, limitado ○ ○ ○
ITRS: infecção do trato respiratório superior; IG: índice glicêmico; CG: carga glicêmica.
Fonte: Silva ET. *et al.*[16]

REFERÊNCIAS

1. Ministério da Saúde. Agência Nacional de Vigilância Sanitária (ANVISA). RDC n. 243, de 26 de julho de 2018. (Publicada no DOU n. 144, de 27 de julho de 2018.). Dispõe sobre os requisitos sanitários dos suplementos alimentares. Disponível em: http://portal.anvisa.gov.br/suplementos-alimentares. Acesso em: 17/06/2023
2. Ministério da Saúde. Agência Nacional de Vigilância Sanitária (ANVISA). Biblioteca de Alimentos. Disponível em: https://www.gov.br/anvisa/pt-br/assuntos/regulamentacao/legislacao/bibliotecas-tematicas/arquivos/biblioteca-de-alimentos. Acesso em: 17/06/2023
3. Ministério da Saúde. Agência Nacional de Vigilância Sanitária (ANVISA). Constituintes autorizados para uso em suplementos alimentares. Disponível em: <https://www.gov.br/anvisa/pt-br/assuntos/alimentos/ingredientes/orientacoes-para-uso-da-ferramenta. Acesso em: 17/06/2023
4. The World Anti-Doping Code International Standard: Prohibited List. January, 2023. Disponível em: <https://www.wada-ama.org/sites/default/files/2022-09/2023list_en_final_9_september_2022.pdf. Acesso em: 17/06/2023.
5. Institute of Medicine (IOM). Dietary reference intakes for energy, carbohydrate, fiber, fat, fatty acids, cholesterol, protein, and amino acids. Washington, DC: National Academy Press;, 2005.
6. Morimoto, J.M; , Longo, S. Recomendações nutricionais: dietary reference intakes. In: Longo, S. Manual de nutrição para o exercício físico. 3ª ed3. ed. São Paulo. Editora Atheneu. ; 2022.
7. Joint Position Statement of the Academy of Nutrition and Dietetics, Dietitians of Canada, and the American College of Sports Medicine. Nutrition and Athletic Performance. Medicine & Science in Sports & Exercise:. March 2016; Volume 48 Issue (3-p):543-568.
8. Mountjoy M, Sundgot-Borgen JK, Burke LM, Ackerman KE, Blauwet C, Constantini N, Lebrun C, Lundy B, Melin AK, Meyer NL, Sherman RT, Tenforde AS, Klungland Torstveit M, Budgett Ret al. IOC consensus statement on relative energy deficiency in sport (RED-S): 2018 update. Br J Sports Med. 2018 Jun;52(11):687-697.
9. Santos, TR, Galbes, NMN, Leone, ABSC,. Carboidratos. In: Longo, S. Manual de Nutrição nutrição para o exercício físico. 3ª ed. ed. São Paulo: Editora Atheneu. ; 2022.
10. Giuntini, EB, Sardá, FAH. Carboidratos e fibra alimentar. In: Longo, S. Manual de nutrição para o exercício físico. 3ª ed. ed. São Paulo: Editora Atheneu; 2022.
11. Bauer J, Biolo G, Cederholm T, Cesari M, Cruz-Jentoft AJ, Morley JE, et al. Evidence-based recommendations for optimal dietary protein intake in older people: a position paper from the PROT-AGE Study Group. J Am Med Dir Assoc. 2013;14(8):542-59.
12. Dáttilo, M.; , Barros, A.Z. Proteína. In: Longo, S. Manual de nutrição para o exercício físico. 2ª ed. ed. São Paulo: Editora Atheneu; 2016.
13. Stancanelli, Met al. Vitaminas. In: Lancha Jr, AH; , Longo, S. Nutrição do exercício físico ao esporte. 1ª ed. Barueri: Manole; 2019.
14. USDA National Agricultural Library. DRI Calculator for healthcare professionals. Disponível em: <https://fnic.nal.usda.gov/fnic/dri-calculator/>. Acesso em 17/06/2023.
15. Maughan, RJet al. IOC consensus statement: dietary supplements and the high-performance athlete. Br J Sports Med. 2018 Apr;52(7):439-455.
16. Silva, E.T. et al. Suplementos Nutricionaisnutricionais. In: Lancha Jr, AH; Longo, S. Nutrição do exercício físico ao esporte. 1ª ed. Barueri: Manole; 2019.

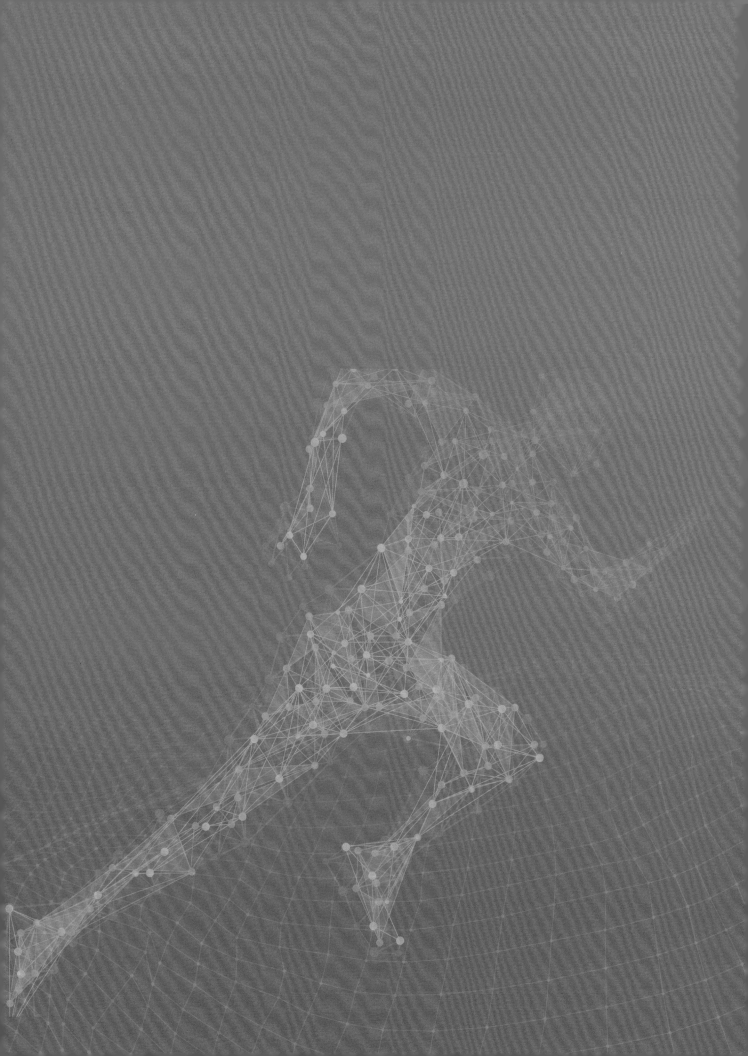

89 Suplementação ergogênica e dor nos esportes

Carlos Alberto Werutsky ▸ Letícia Brandão Azevedo

● INTRODUÇÃO

Suplemento é um alimento, componente alimentar, nutriente ou composto não alimentar que é intencionalmente ingerido em adição à dieta habitualmente consumida com o objetivo de alcançar um benefício específico de saúde e/ou desempenho (efeito ergogênico).

Suplementos ergogênicos podem ajudar na capacidade de treinamento com recuperação mais rápida, mas especialmente na dor muscular, prevenção de lesões e aceleração do retorno aos treinamentos quando a lesão ocorre.[1]

Na Figura 89.1 pode-se observar os eventos após a sessão de exercícios de dano muscular, com potencial ação das intervenções nutricionais, em especial os suplementos ergogênicos, em um ou mais desses eventos, para aumentar a recuperação.[2]

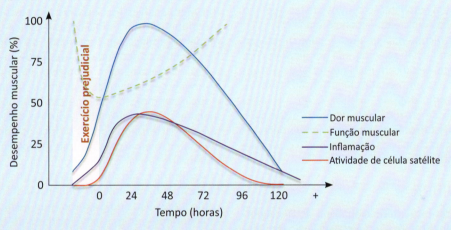

Figura 89.1 Curso de tempo de eventos após uma sessão de exercício de dano muscular.
Gráfico: Performance Muscular pelo Tempo
Fonte: (Owens DJ. Exercise-induced muscle damage: what is it, what causes it and what are the nutritional solutions? Eur J Sport Sci. 2019;19(1):71-85.)

● CREATINA MONOIDRATADA

A creatina é um nutriente natural, consumido na dieta (carnes e pescados) e sintetizado no corpo em torno da metade da necessidade diária. A dose recomendada de suplemento é de 20 g/dia por 5 dias, seguida de 3 a 5 g/dia para aumentar e manter elevados os níveis de creatina corporal.

Melhora a resposta adaptativa aprimorada ao exercício via aumento do fator de crescimento/expressão gênica e aumento da água intracelular. Reduz os sintomas da dor muscular de início tardio (DOMS) e acelera a recuperação da lesão cerebral traumática leve (concussão).[3]

O aumento do conteúdo de fosfocreatina intramuscular, via suplementação, facilita a homeostase da adenosina trifosfato (ATP) durante períodos de estresse muscular, podendo ser efetivo na redução do dano muscular imediato pós-exercício, embora exista muita heterogeneidade e viéses entre os estudos.[4]

Esse conteúdo de fosfocreatina muscular varia de acordo com o tipo de dieta (normal ou vegetariana), e em resposta à suplementação (com carboidrato ou carboidrato e proteína) (Figura 89.2).[5]

Outras formas de suplementação de creatina, como creatina citrato, creatina etil-éster, creatina nitrato e mais de 10 outras formas de creatina, não têm a mesma capacidade de retenção muscular como a creatina monoidratada.

As alegações de que o momento da suplementação de creatina monoidratada em torno do treinamento (*timing*) realmente influencia os aumentos no conteúdo intramuscular e seus efeitos ergogênicos, carecem de estudos mais bem controlados para fundamentar tais alegações.

A revisão da literatura demonstra que não há evidências de que a suplementação de creatina monoidratada aumente a incidência relatada de lesões musculoesqueléticas, desidratação, cãibras musculares, distúrbios gastrintestinais, disfunção renal etc., ou que a suplementação de creatina monoidratada a longo prazo resulte em quaisquer efeitos colaterais clinicamente significativos entre os atletas durante o treinamento ou competição por até três anos. No mínimo, as evidências revelam que os atletas que tomam creatina monoidratada du-

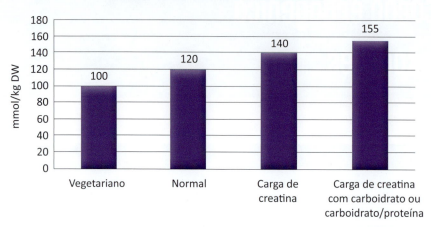

Figura 89.2 Conteúdo de creatina muscular de acordo com o tipo de dieta ou de suplementação.
Fonte: (Kreider RB, Jung YP. Creatine supplementation in exercise, sport, and medicine. J Exerc Nutr Biochem. 2011;15(2):53-69.)

rante o treinamento e a competição apresentam uma menor incidência de lesões em comparação com os atletas que não suplementam sua dieta com creatina monoidratada.[6]

Eventualmente, recomenda-se que a suplementação com alta dose de creatina não seja utilizada por pessoas com doença renal preexistente ou com risco potencial de disfunção renal (diabetes descompensada, hipertensão, taxa de filtração glomerular reduzida).

A suplementação de creatina monoidratada é segura e não altera a função de filtração glomerular medida pela cistatina C (marcador mais confiável e sensível que o *clearance* de creatinina e a creatinina sérica).[7]

● CAFEÍNA ANIDRA

O IOC (Comitê Olímpico Internacional) e a WADA (Agência Mundial Antidoping) removeram a classificação da cafeína como substância "controlada" em 2004. No entanto, a cafeína ainda é monitorada pela WADA e os atletas são encorajados a manter uma concentração de cafeína na urina abaixo do limite de 12 μg/mL de urina (Programa de Monitoramento Antidoping).

Os efeitos ergogênicos da suplementação de cafeína para o desempenho atlético são muito bem estabelecidos, como na redução da percepção de esforço durante o exercício, explicado pelo antagonismo do receptor de adenosina, aumento da liberação de endorfina, função neuromuscular melhorada e melhor vigilância e estado de alerta, dentre outras ações sobre o sistema nervoso central e medula espinal (Figura 89.3).[8] Assim, os efeitos analgésicos da cafeína parecem ser o principal benefício dessa estratégia.

- **Cérebro:** estado de alerta, rapidez de codificação, percepção de esforço?
- **Medula espinal:** reflexo espinhal, condução?
- **Neurônio motor alfa:** excitabilidade do neurônio motor alfa, reflexo espinal, condução nervosa?
- **Junção neuromuscular:** problemas de transmissão não acontecem na fisiologia normal
- **Músculo:** transmissão entre sarcolema e túbulos-T (excitabilidade elétrica)
- **Alternância excitação:** contração (interações dos receptores DPH/rianodina)

Nos esportes, mesmo atletas bem treinados podem sofrer efeitos adversos causados por sessões de treinamento ou competição, levando a dores musculares, perda temporária de força muscular, capacidade de produção e amplitude de movimento reduzida, o que pode prejudicar a recuperação e o desempenho esportivo. Além de melhorar o desempenho esportivo, as evidências também apontam que a suplementação de cafeína também pode contribuir para atenuar o dano muscular induzido pelo exercício (EIMD), que é caracterizado por dano físico às fibras musculares nos níveis macro e microestruturais, envolvendo os sarcômeros, membrana celular e tecido conjuntivo. Contrações musculares excêntricas são conhecidas por induzir EIMD, mas outros fatores também parecem influenciar a ocorrência de EIMD, como intensidade do exercício, tipo de fibra muscular recrutada durante o exercício, velocidade de contração muscular e amplitude de movimento durante o exercício. EIMD é manifestado por deficiências temporárias em funcionamento muscular, como diminuição na capacidade de produção de força, reduções na amplitude de movimento, inchaço do membro afetado, aumento da rigidez e dor muscular.[9]

O sintoma mais comum de lesão muscular induzida por contrações excêntricas é a dor muscular tardia (DOMS), e também é o marcador de lesão mais amplamente utilizado em estudos humanos.

A lesão muscular é caracterizada por danos à matriz extracelular resultando na perda da integridade da membrana sarcoplasmática, permitindo que as proteínas musculares vazem da célula para a circulação, como a hemoglobina, o LDH (desidrogenase láctica) e a CK (creatinoquinase), esta última tem recebido mais atenção pela magnitude do seu incremento em relação a outras proteínas marcadoras indiretas de lesão muscular.

Foi observado que a cafeína tem um efeito analgésico e anti-inflamatório (aumento das citocinas musculares anti-inflamatórias IL-6 e IL-10) no DOMS devido a sua ação no sistema nervoso central. Houve menor percepção de dor entre 24 e 72 horas depois dos exercícios, quando comparado com o placebo. A magnitude da atenuação da dor depende da escala empregada nos estudos, além da dose de cafeína (3 a 6 mg/kg de peso corporal, 60 min/antes do exercício) e da individualidade genética dos participantes.[10]

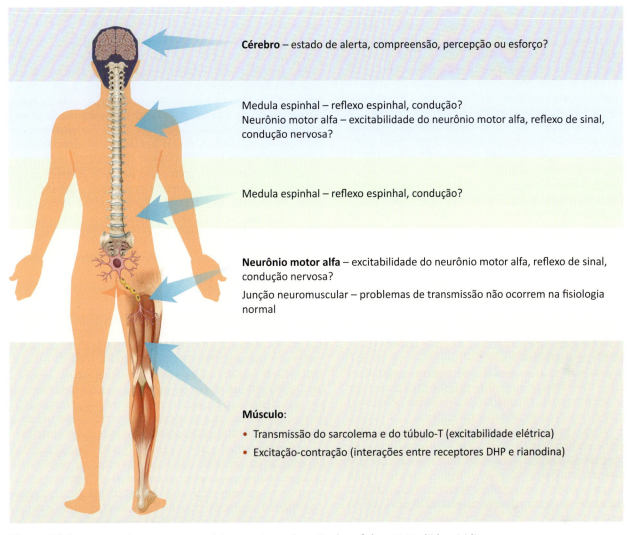

Figura 89.3 *Loci* anatômicos e potencial mecanismo de ação da cafeína. DHP: diidropiridina.
Fonte: Adaptada de Tarnopolsky MA., 2008.[8]

Mais de 95% da cafeína (1,3,7-trimetilxantina) é metabolizada pela enzima CYP1A2, que é codificada pelo gene CYP1A2 e está envolvido na desmetilação da cafeína nos metabólitos primários paraxantina, teofilina e teobromina.

O gene ADORA2A é outro modificador genético do efeitos da cafeína no desempenho. O receptor de adenosina A2A, codificado pelo gene ADORA2A, regula a demanda de oxigênio do miocárdio aumentando a vasodilatação coronariana. O receptor A2A também é expresso no cérebro, onde tem papéis significativos na regulação do glutamato e liberação de dopamina, com efeitos associados na insônia e na dor[11] explicando, em parte, a substancial variabilidade de resposta à suplementação de cafeína.

Alguns dos efeitos colaterais mais comumente relatados na literatura são taquicardia e palpitações cardíacas, ansiedade, dores de cabeça, bem como insônia e qualidade do sono prejudicada. Logo, uma abordagem caso a caso individual é justificada quando se trata de suplementação de cafeína, pois seu potencial para melhorar o desempenho (benefício) precisa ser equilibrado com os efeitos colaterais (risco).[11]

Com base na revisão atual e em seus efeitos ergogênicos bem descritos, a suplementação de cafeína pode ser uma estratégia válida para atletas que precisam se recuperar entre sessões de treinamento extenuantes ou competições.

ÁCIDO GRAXO ÔMEGA-3

O ômega-3 é composto de ácidos graxos essenciais encontrados em dietas ricas de peixes de água fria e óleo de peixe. Ele recebe esse sufixo por ser formado por três ácidos graxos: o ácido eicosapentaenoico (EPA), o decosa-hexaenoico (DHA) e o alfa-linoleico (ALA). Há alguns anos, têm-se estudado os efeitos desses ácidos graxos em forma de suplementos para a saúde cardiovascular e cerebral, bem como para a *performance* física e recuperação após lesões musculares.[12] Sabe-se que o EPA e o DHA são componentes importantes da membrana celular, dessa forma cientistas questionam se o consumo dos ácidos graxos ômega-3 poderiam auxiliar na função dessa membrana e trazer benefícios para a saúde humana.[13]

Diversos estudos transversais e ensaios clínicos tentam avaliar as relações entre suplementação de ômega-3 e *performance*; no entanto, a heterogeneidade entre os protocolos usados, tanto em dose como em tempo de seguimento, bem como a predominância de um pequeno número de pacientes avaliados são limitações que dificultam as conclusões. Uma metanálise que reuniu apenas estudos randomizados controlados publicados entre 2002 e 2017 concluiu que existem poucas evidências de que a suplementação de ômega-3 reduz a DOMS depois de exercícios excêntricos e que seja improvável que estes dados tragam alguma relevância clínica. Da mesma maneira, dados laboratoriais de redução de inflamação bem como de diminuição de danos musculares para indivíduos suplementados com esse ácido graxo ainda são limitadas para se recomendar o uso com o objetivo de *performance* esportiva.[14]

Em 2020, Ramos-Campo e colaboradores[15] propuseram, por meio de um estudo randomizado duplo-cego, avaliar se a suplementação por 10 semanas de EPA (2,1 g/dia) e DHA (240 mg/dia) poderia alterar marcadores inflamatórios, marcadores de dano muscular e a força muscular em atletas expostos a um programa de exercícios. Os marcadores inflamatórios analisados foram ILβ1, IL6, IL8, TNF-α e PCR, tendo como resultado níveis mais baixos dos dois primeiros (ILβ1 e IL6) no grupo intervenção quando comparado ao placebo, já os três últimos (IL8, TNF-α e PCR) não tiveram diferenças entre os grupos. Os marcadores de dano muscular LDH-1, LDH-2, LDH-3, LDH-4, LDH-5 e CPK também foram avaliados, e os dois últimos (LDH-5 e CPK) tiveram diferenças significativas entre os grupos, mostrando-se mais altas as medidas do grupo placebo. Com esses dados, constatou-se que o uso de EPA e DHA podem ter um papel importante na diminuição da inflamação bem como na redução de marcadores de danos musculares.

Com relação a força muscular, avaliada por meio do teste isocinético, não foram encontradas diferenças entre os grupos, apesar de o grupo placebo ter relatado mais dor por meio da escala analógica visual (VAS) depois das sessões de treino do que o grupo que recebeu a suplementação de DHA e EPA (Figura 89.4). Dessa maneira, apesar da diminuição de dor a suplementação não alterou a força de flexão e extensão de joelho desses atletas.[15]

Outro protocolo de suplementação de ômega-3 (EPA 2,14 g/dia e DHA 858 mg/dia) também foi testado por quatro semanas em homens saudáveis não atletas em um programa de treinamento proposto por Kyriakidou e colaboradores[16] na Universidade de Westminster. Apesar da redução de alguns marcadores inflamatórios e melhora da DOMS no grupo suplementado com ômega-3, não houve diferenças significativas na força muscular avaliada,16 evidenciando resultados parecidos entre os ensaios clínicos mais recentes.

Os efeitos colaterais com o uso desses suplementos são mínimos, sendo os mais comuns as náuseas e sensação de plenitude gástrica. Um desafio da prática é escolher os produto que tragam o óleo na forma de triglicerídeos (TG), ou seja, da mesma forma que é encontrado na natureza possibilitando melhor absorção.

CURCUMINA (OU CÚRCUMA)

A DOMS e a inflamação têm seus picos entre 1 e 2 dias seguidos da sessão de exercícios. A curcumina (*Curcuma longa*) é uma substância polifenólica natural (diferuloilmetano) que possui demonstradas ações anti-inflamatórias por diminuir a expressão do NF-kB/cicloxigenase-2 (COX-2) e ações antioxidantes via ativação do fator nuclear eritroide-2 (NrF2), resultando em um efeito de proteção muscular. Por extensão, a suplementação de curcumina diminui a permeabilidade vascular, estabiliza a membrana plasmática, atenuando o aumento do CK total, principal marcador de dano muscular.

A suplementação de curcumina (≤ 180 a ≥ 180 mg/dia) em relação ao índice de dor muscular mostrou significativa diferença no índice, apesar da considerável heterogenicidade entre os estudos quanto aos tipos de exercícios, *follow-ups* após os exercícios, dose de curcumina, duração e *design* do estudo e nível de treinabilidade dos participantes.[17]

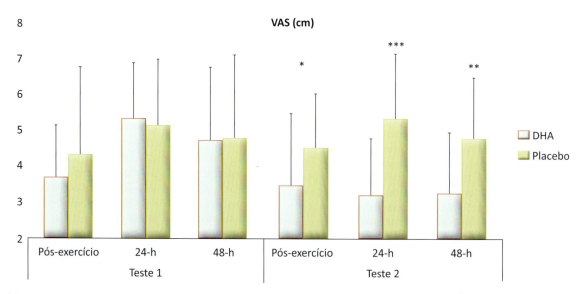

Figura 89.4 Escala analógica visual (VAS).
Fonte: (Ramos-Campo DJ, Ávila-Gandía V, López-Román FJ, Miñarro J, Contreras C, Soto-Méndez F, et al. Supplementation of re-esterified docosahexaenoic and eicosapentaenoic acids reduce inflammatory and muscle damage markers after exercise in endurance athletes: a randomized, controlled crossover trial. Nutrients. 2020 Mar 9;12(3):719.)
*Diferenças entre DHA + EPA e placebo $p \leq 0,05$.
**$p \leq 0,001$.
***$p \leq 0,001$.

A curcumina é uma ajuda ergogênica desafiadora para estudar devido à sua baixa biodisponibilidade e baixo metabolismo no intestino e no fígado.

No entanto, novas formulações usando nanopartículas, fitossomas, micelas e complexos fosfolipídicos foram desenvolvidas, demonstrando biodisponibilidade melhorada e seus efeitos sobre o dano muscular induzido pelo exercício (EIMD). A dose ideal de curcumina para melhorar o EIMD é difícil de avaliar, pois seu efeito depende da concentração de curcumina no suplemento e de sua biodisponibilidade.

A suplementação imediatamente após o exercício e/ou pelo menos 24 horas antes e/ou após o exercício é altamente recomendada. Embora a quantidade ideal de curcumina necessária para diminuir os níveis séricos de IL-6 ainda não esteja clara, a suplementação com 400 a 1.000 mg de curcumina 1 a 2 vezes ao dia pode ser considerada para ajudar a melhorar o desempenho muscular e diminuir os níveis circulantes de IL-8.

A suplementação de curcumina na faixa de 150 a 5.000 mg/dia tem sido eficaz na diminuição dos níveis de CK total em indivíduos não treinados e treinados quando consumido antes e/ou depois do exercício, podendo diminuir a percepção subjetiva da intensidade da dor muscular.

Para melhorar a capacidade antioxidante do corpo pós-exercício, a suplementação de curcumina com 90 a 180 mg de curcumina 2 horas antes do exercício ou imediatamente após o exercício tem sido recomendada. Ela também pode melhorar a capacidade oxidativa sem prejudicar as adaptações de treinamento em indivíduos não treinados e recreacionalmente ativos.[18]

Finalmente, a suplementação de curcumina pode melhorar alguns aspectos das DOMS, incluindo dano muscular, dor muscular, inflamação, força muscular e flexibilidade articular, embora estudos bem desenhados e de alta qualidade com amostras maiores sejam necessários para verificar os efeitos a longo prazo e a segurança da suplementação de curcumina.[19]

● VITAMINA D

O exercício muscular extenuante e prolongado, principalmente após ações musculares excêntricas, produz dano muscular e leva a um aumento na produção de espécies reativas de oxigênio (ROS) que ocorre principalmente nos músculos esqueléticos e gera estresse oxidativo, o que afeta negativamente o desempenho do exercício. Um nível ideal de ROS é necessário para as fibras musculares gerarem 100% de sua produção de força isométrica máxima, mas qualquer desvio desse estado redox ideal diminui a capacidade dos músculos de gerar força.[20]

O corpo humano possui um sistema antioxidante endógeno, que juntamente com os antioxidantes exógenos consumidos na dieta, é responsável pela eliminação das ROSs excessivas, mantendo o balanço redox necessário.

A vitamina D é uma vitamina lipossolúvel que também parece ter propriedades anti-inflamatórias (regular negativamente as citocinas pró-inflamatórias que levam à dor) e antioxidantes. É considerada uma vitamina porque pequenas quantidades dela são necessárias para uma boa saúde humana. Porém, na verdade, é um hormônio porque o corpo humano pode produzir a quantidade necessária quando a pele é exposta à radiação solar ultravioleta (converte 7-deidrocolesterol em vitamina D3). No fígado, a vitamina D3 é hidroxilada em 25(OH)D ou calcidiol e, no rim, na forma ativa 1,25(OH)2D ou calcitriol. Sua função principal é regular o metabolismo ósseo e a absorção de cálcio e fosfato, que são necessários para a mineralização óssea e crescimento.[21]

No entanto, investigações recentes determinaram que essa vitamina também está envolvida em outras funções, como musculares, inflamatórias e imunológicas, podendo melhorar o desempenho esportivo.

A vitamina D parece ter um impacto direto na função muscular. Foram identificados receptores de vitamina D nas células musculares, o que corrobora a ideia de um impacto direto na contração muscular. Foi sugerido que a deficiência de vitamina D pode afetar a capacidade de recuperação dos músculos após o exercício.

Os estudos que avaliaram a suplementação de vitamina D e dano muscular após o exercício, encontraram um ou mais marcadores significativamente mais baixos no grupo experimental (aspartato e alanina-aminotransferase, mioglobina, lactato desidrogenase e creatinoquinase total).

A suplementação de vitamina D também diminuiu citocinas pró-inflamatórias (p. ex., fator de necrose tumoral-alfa) e marcadores de estresse oxidativo (p. ex., malondialdeido) após os exercícios.

Os estudos que avaliaram suplementação de vitamina D e dor muscular após o exercício (24, 48 e 72 horas) encontraram valores significativamente menores no grupo experimental.[22]

Baixos níveis séricos de vitamina D estão associados a quase quatro vezes mais risco de fraturas por estresse, uma das lesões mais prevalentes nos esportes.[23]

Dependendo da exposição UVB, tipo de pele e níveis de vitamina D_{25} sérica < 30 ng/mL (atletas devem manter entre 40 e 60 ng/mL), a reposição de vitamina D_3 recomendada é de 50.000 UI/sem/8 a 16 semanas (toxicidade >10.000 UI/dia ou > 100 ng/mL) e manutenção em 2.000 UI/dia.[24]

Embora as revisões sistemáticas sobre a suplementação de vitamina D e a redução da inflamação e do dano muscular pós-exercício tenham sido confirmadas, novas investigações devem se concentrar em determinar a dosagem ideal de vitamina D para obter efeitos positivos e os possíveis efeitos adversos da suplementação por períodos superiores a três meses.

● BETA-HIDROXI-BETA-METILBUTIRATO

O beta-hidroxi-beta-metilbutirato (HMB) é um metabólito do aminoácido leucina. Mecanismos potenciais subjacentes aos efeitos anticatabólicos e anabólicos "semelhantes a esteroides" incluem diminuição da quebra de proteínas por meio da expressão reduzida de componentes da via do proteossoma da ubiquitina, aumento da síntese proteica pela fosforilação de substratos de rapamicina alvo de mamíferos (mTOR) e fosforilação do fator de iniciação eucariótica (eIF2), aumento da síntese de colesterol, aumento hormônio do crescimento e IGF I mRNA, aumento da proliferação e diferenciação de células satélites e inibição da apoptose.[25]

Enquanto pesquisas iniciais (uma metanálise) concluíram que a suplementação de HMB aumentou a massa magra e diminuiu o dano muscular, essas conclusões não resistiram ao teste do tempo. Em estudos seguintes (duas metanálises), concluiu-se que a suplementação de HMB teve efeitos insignificantes ou triviais na força e na massa livre de gordura, especialmente em atletas competitivos treinados, e que os efeitos no dano muscular (com base nos níveis de creatina quinase no sangue) não foram claros.[26]

Mas existe quem defenda a suplementação de HMB (1,5-3 gramas/30 a 60 minutos pré-exercícios) para minimizar o EIMD. Embora a suplementação com HMB na dosagem de 1,5 g tenha se mostrado eficaz na redução da EIMD, os efeitos foram mais pronunciados com a administração de 3 g de HMB. Uma dose diária de HMB-Ca ou forma ácido livre de 3 g foi confirmada como segura, sem efeitos colaterais adversos aparentes.[27]

Talvez o HMB, assim como a creatina monoidratada, seja benéfico para populações de pacientes idosos ou idosos sarcopênicos, principalmente na preservação da massa magra, em períodos de extrema inatividade.[28]

Os benefícios da suplementação de HMB provavelmente podem ser obtidos a partir de proteínas dietéticas normais ou suplementos de proteínas integrais e, portanto, os suplementos de HMB podem não ser mais eficazes do que aderir às recomendações atuais da ingestão de proteínas.

● COLÁGENO HIDROLISADO (PEPTÍDEOS DO COLÁGENO)

O colágeno contribui com ~ 65% a 80% do peso seco dos tendões, auxiliando na estrutura dos tendões que resistem a tensões com potencial de risco para lesões nos esportes.

O colágeno é caracterizado por uma alta concentração de três aminoácidos – glicina, prolina e hidroxiprolina – que criam sua estrutura característica de hélice tripla. Assim, o colágeno é hidrolisado enzimaticamente, degradando-o em peptídeos bioativos menores (a principal forma suplementar de colágeno) que são facilmente absorvidos no trato digestivo antes de entrar na circulação. Atualmente, as fontes de peptídeos de colágeno são colágeno hidrolisado bovino, suíno, marinho e de aves.[29]

Devido ao aumento da prevalência de lesões articulares de longo prazo e osteoartrite devido à participação em esportes, há um interesse emergente em intervenções terapêuticas para melhorar a saúde das articulações. Isso inclui pesquisas envolvendo protocolos de exercícios específicos combinados com colágeno para examinar o impacto na funcionalidade articular durante a atividade e a recuperação.

Além disso, é provável que a síntese de colágeno aumente com a coingestão de vitamina C, por meio de seu papel na hidroxilação de prolina e lisina, ambas essenciais para criar a formação da hélice de colágeno e reticulação intermolecular.[30]

Diferentes doses de colágeno hidrolisado (5 a 40 g/dia/3 meses) foram usadas para obter os seguintes resultados em relação ao grupo placebo:

- ↓ dor de joelhos na caminhada;
- ↓ dor na extensão de joelhos;
- ↑ da funcionalidade dos joelhos/tornozelos;
- acelerar a recuperação da tendinopatia de Aquiles.

Também a suplementação dos peptídeos do colágeno (3 a 20 g/dia/1 a 6 semanas) em homens ativos (nível recreação) produziu redução da dor muscular com recuperação mais rápida.[31]

Embora existam fortes evidências da dose de 5 a 15 g/dia de colágeno hidrolisado na melhora da dor e funciona-lidade articular, e fracas, mas significativas, na recuperação muscular, mais pesquisas são necessárias para entender os mecanismos adaptativos exatos.

Como as mulheres são mais propensas a lesões do tecido conjuntivo do que os homens, é fundamental haver mais estudos avaliando os efeitos do colágeno nas mulheres. O risco aumentado de lesões em mulheres é devido a uma resposta atenuada de hipertrofia tendínea, menor taxa de síntese de colágeno tendinoso imediatamente após o exercício e aumento dos níveis de estrogênio que podem reduzir a força mecânica e a rigidez de tendões e ligamentos.

A prevalência de lesões nos tendões do "joelho do saltador", é relativamente alta na população atlética e pode impactar negativamente na carreira de um atleta. Alterações na cartilagem articular e dimensões do tendão podem ser avaliados também por recursos de imagem como tomografia computadorizada, ressonância magnética e ultrassonografia.[32]

● CONCLUSÃO

Os suplementos dietéticos (ergogênicos) podem desempenhar um pequeno papel no plano de nutrição esportiva de um atleta, com produtos que incluem micronutrientes essenciais, alimentos esportivos, suplementos de desempenho e suplementos de saúde, todos potencialmente benéficos. Alguns suplementos, quando usados apropriadamente, podem ajudar os atletas a atingir as metas de nutrição esportiva, treinamento pesado e se manterem saudáveis e livres de lesões. Alguns suplementos podem melhorar diretamente o desempenho na competição. No entanto, é preciso um esforço considerável e conhecimento especializado para identificar quais produtos são apropriados, como integrá-los ao plano de nutrição esportiva do atleta e como garantir que quaisquer benefícios superem os possíveis efeitos colaterais negativos, incluindo a potencial violação da regra antidoping.

Uma análise estrita de risco-benefício envolvendo uma abordagem para eficácia, segurança e riscos deve identificar um pequeno número de produtos que podem beneficiar o atleta.[33]

Nesta revisão, foram descritos suplementos ergogênicos com alegação de efeitos anti-inflamatórios, antioxidantes e de redução do dano musculotendíneo que podem influenciar a saúde celular e tecidual, de resiliência e reparo pós-exercícios, melhorando a adaptação ao treinamento e o aumento do desempenho.[34]

Em um cenário mais específico, foram discutidos suplementos dietéticos (ergogênicos) com efeitos em EIMD e DOMS pelos efeitos pró-inflamatórios e de estresse oxidativos das adaptações musculotendíneas das diferentes cargas de treinamentos/competições.

Esses suplementos podem modular a eficiência cardiorrespiratória e neuromuscular e estão incluídos nas declarações de consenso do Comitê Olímpico Internacional (COI) para atletas de alto desempenho; no entanto, as evidências ainda são limitadas e não bem estabelecidas para EIMD e DOMS. Além disso, não conseguimos determinar uma dose e duração apropriadas para cada suplemento para atenuar EIMD e DOMS, especialmente em atletas de elite, pois a biodisponibilidade e a meia-vida dos suplementos podem variar dependendo de seus métodos e formas de purificação.[35]

Também é importante observar que os produtos naturais podem conter ingredientes não alvo que podem interferir na ação dos suplementos. Por isso, é preciso ficar atento não só à quantidade, mas a qualidade dos produtos a partir das boas práticas de fabricação certificadas pela Agência Nacional de Vigilância Sanitária (ANVISA) do Brasil.

REFERÊNCIAS

1. Maughan RJ. IOC consensus statement: dietary supplements and the high-performance athlete. Br J Sports Med. 2018;52:439-55.
2. Owens DJ. Exercise-induced muscle damage: What is it, what causes it and what are the nutritional solutions? Eur J Sport Sci. 2019;19(1):71-85.
3. Roschel H, Gualano B, Ostojic SM, Rawson ES. Creatine supplementation and brain health. Nutrients. 2021;13(2):586.
4. Jiaming Y, Rahimi MH. Creatine supplementation effect on recovery following exercise-induced muscle damage: a systematic review and meta-analysis of randomized controlled trials. J Food Biochem. 2021;45(10):1-13.
5. Kreider RB, Jung YP. Creatine supplementation in exercise, sport, and medicine. J Exerc Nutr Biochem. 2011;15(2):53-69.
6. Kreider RB. International society of sports nutrition position stand: safety and efficacy of creatine supplementation in exercise, sport, and medicine J Int Soc Sports Nutrit. 2017;14:1-18.
7. Gualano B. Effects of creatine supplementation on renal function: a randomized, double-blind, placebo-controlled clinical trial. 2008;103(1):33-40.
8. Tarnopolsky MA. Effect of caffeine on the neuromuscular system - potential as an ergogenic aid. Appl Physiol Nutr Metab. 2008;33:1284-9.
9. Harty PS, Cottet ML, Malloy JK, Kerksick CM. Nutritional and supplementation strategies to prevent and attenuate exercise-induced muscle damage: a brief review. Sport Med Open. 2019;5:1-17.
10. Caldas LC. Effect of caffeine ingestion on indirect markers of exercise-induced muscle damage: a systematic review of human trials. Nutrients. 2022;14(1769):1-16.
11. Guest NS. International society of sports nutrition position stand: caffeine and exercise performance. J Int Soc Sports Nutrit. 2021;18(1):1-37.
12. Kaur N, Chugh V, Gupta AK. Essential fatty acids as functional components of foods- a review. J Food Sci Technol. 2014 Oct;51(10):2289-303.
13. Rawson ES, Miles MP, Larson-Meyer DE. Dietary supplements for health, adaptation, and recovery in athletes. Int J Sport Nutr Exerc Metab. 2018 Mar 1;28(2):188-99.
14. Lv ZT, Zhang JM, Zhu WT. Omega-3 polyunsaturated fatty acid supplementation for reducing muscle soreness after eccentric exercise: a systematic review and meta-analysis of randomized controlled trials. Biomed Res Int. 2020 Apr 20;2020:8062017.
15. Ramos-Campo DJ, Ávila-Gandía V, López-Román FJ, Miñarro J, Contreras C, Soto-Méndez F, et al. Supplementation of re-esterified docosahexaenoic and eicosapentaenoic acids reduce inflammatory and muscle damage markers after exercise in endurance athletes: a randomized, controlled crossover trial. Nutrients. 2020 Mar 9;12(3):719.
16. Kyriakidou Y, Wood C, Ferrier C, Dolci A, Elliott B. The effect of omega-3 polyunsaturated fatty acid supplementation on exercise-induced muscle damage. J Int Soc Sports Nutr. 2021 Jan 13;18(1):9.
17. Fang W, Nasir Y. The effect of curcumin supplementation on recovery following exercise-induced muscle damage and delayed-onset muscle soreness: A systematic review and meta-analysis of randomized controlled trials. Phytotherapy Research. 2020;1-14.
18. Nanavati K. Effect of curcumin supplementation on exercise-induced muscle damage: a narrative review. Eur J Nutrit. 2022;61:3835-55.
19. Beba M, Mohammadi H, Clark CCT, Djafarian K. The effect of curcumin supplementation on delayed-onset muscle soreness, inflammation, muscle strength, and joint flexibility: a systematic review and dose-response meta-analysis of randomized controlled trials. Phytother Res. 2022;36(7):2767-78.
20. Powers SK, Ji LL, Kavazis AN, Jackson MJ. Reactive oxygen 21-species: impact on skeletal muscle. Compr Physiol. 2011;1:941-69.
21. Olick MF. Sunlight and vitamin D for bone health and prevention of autoimmune disease, cancers and cardiovascular disease. Am J Clin Nutr. 2004;80(S1):1678S-88S.
22. Rojano-Ortega D, Berral-de la Rosa. Effects of vitamin D supplementation on muscle function and recovery after exercise-induced muscle damage: a systematic review. J Hum Nutr Diet. 2022;1-11.
23. Ruohola JP, Laaksi I, Ylikomi T. Association between serum 25(OH)D concentrations and bone stress fractures in Finnish young men. J Bone Miner Res. 2006;21:1483-8.
24. Larson-Meyers DE, Willis KS. Vitamin D and athletes. Curr Sports Med Rep. 2010;9(4):220-6.
25. Szczesniak KA. Dietary supplementation of beta-hydroxy- beta--methylbutyrate in animals–a review. J Animal Physiol Animal Nutrit. 2015;99(3):405-17.
26. Sanchez-Martinez J. Effects of beta-hydroxy-beta- methylbutyrate supplementation on strength and body composition in trained and competitive athletes: a meta-analysis of randomized controlled trials. J Sci Med Sport. 2018;21(7):727-35.
27. Kim D, Kim J. Effects of β-hydroxy-β- methylbutyrate supplementation on recovery from exercise-induced muscle damage: a mini-review. Phys Activ Nutrit. 2022;26(4):41-5.
28. Gualano B, Rawson ES, Candow DG, Chilibeck PD. Creatine supplementation in the aging population: effects on skeletal muscle, bone and brain. Amino Acids. 2016;48(8):1793-805.
29. León-López A. Hydrolyzed collagen-sources and applications. Molecules. 2019;24(22):1-16.
30. Bennell K, Hunter DJ, Vicenzino B. Long-term effects of sport: preventing and managing OA in the athlete. Nat Rev Rheumatol. 2012;8(12):747-52.
31. Clifford T. The effects of collagen peptides on muscle damage, inflammation and bone turnover following exercise: a randomized, controlled trial. Amino Acids. 2019;51(4):691-704.
32. Khatri M. The effects of collagen peptide supplementation on body composition, collagen synthesis, and recovery from joint injury and exercise: a systematic review. Amino Acids. 2021;53:1493-506.
33. Maughan RJ. IOC consensus statement: dietary supplements and the high-performance athlete. Int J Sport Nutr Exerc Metab. 2018;28(2):104-25.
34. Rawson ES, Miles PM, Larson-Meyer DE. Dietary supplements for health, adaptation, and recovery in athletes. Int J Sport Nutrit Exerc Metabol. 2018;28:188-99.
35. Tanabe Y, Fujii N, Suzuki K. Dietary supplementation for attenuating exercise-induced muscle damage and delayed-onset muscle soreness in humans. Nutrients. 2022;14(70):1-19.

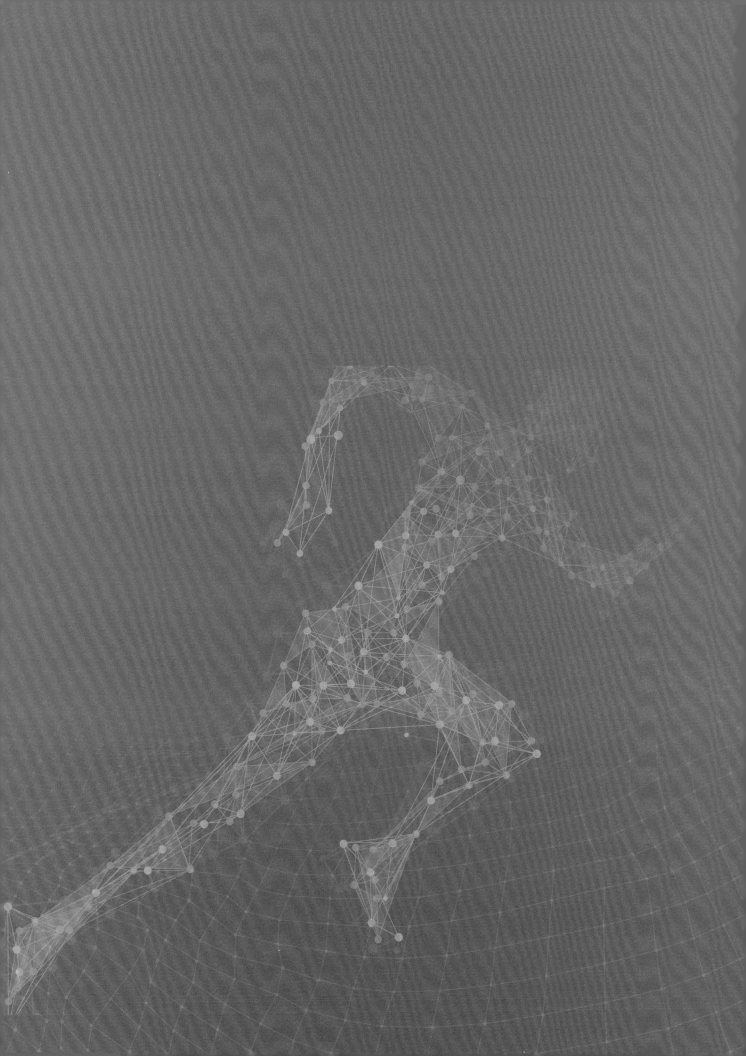

Dietoterapia chinesa

90

▶ Marlene Yoko Hirano Ueda

⬤ INTRODUÇÃO

A dietoterapia chinesa é uma importante estratégia para o tratamento e prevenções de doenças da Medicina Tradicional Chinesa (MTC). Usada também na manutenção da saúde e aumento da imunidade do organismo.[1]

A Dietoterapia Chinesa utiliza ingredientes comuns e conhecidos em suas receitas, mas também ervas medicinais para corrigir as disfunções diagnosticados pelos métodos da MTC. Não temos acesso ao uso da maioria dessas ervas medicinais. No entanto, podemos aplicar os conceitos usados na Dietoterapia Chinesa com os ingredientes cultivados e consumidos em nosso país.[1]

⬤ CONCEITOS BÁSICOS DA DIETOTERAPIA CHINESA

Natureza

Os alimentos e as bebidas são classificados conforme a reação natural do organismo.[1,2] Se a reação do organismo é de aquecimento, classifica se como um alimento de *natureza morna ou quente* (de acordo com o grau de aquecimento). Se for reação de resfriamento do organismo, classifica-se como tendo uma *natureza fresca ou fria* (também de acordo com grau de resfriamento). Se não aquece nem resfria, a *natureza é neutra*.[1,2]

Natureza *Yang*	Nem *Yang* Nem *Yin*	Natureza *Yin*
Quente	Neutra	Fria
Morno		Fresca

Sabor

Outra classificação é do *sabor*, também pelo efeito que causa no organismo.

Sabor doce para os alimentos que tonificam, umedecem, acalmam as tensões e promovem a produção de líquidos corpóreos. Ação no órgão/meridiano do baço/estômago. Possuem características mais *Yin*.

Sabor acre ou picante para ação de mover *Qi*, sangue e líquidos corpóreos. Faz circular. É mais secante. Relação com órgão/meridiano pulmão/intestino grosso. É mais *Yang*.

Sabor salgado tem ação descendente, desfaz nódulos e massas. Característica mais *Yin*.

Sabor ácido ou azedo faz o organismo se contrair, faz adstringir os líquidos. Relacionado com o órgão/meridiano do fígado e vesícula biliar. Tem ação mais *Yang*.

Sabor amargo com natureza fresca tem ação de limpar ou purgar o calor com sua ação laxante e descendente. Sabor amargo com natureza morna tem ação mais secante em situação de umidade/mucosidade, tendo ação pela diurese.

Ação no coração e no intestino delgado. Tem características mais *Yin*.[2]

Cada alimento pode ter um ou mais sabores. Cada sabor provoca um tipo de reação no organismo.

Sabor do alimento	Efeito no organismo
Doce	Tônico
Acre	Mobiliza *Qi* sangue
Salgado	Desfaz massas
Azedo	Adstringente
Amargo	Limpa calor

Órgãos e meridianos

Outra classificação seria a preferência de *ação nos órgãos e meridianos* (fígado, coração, baço, pulmão, rim). Podem agir em um ou mais sistemas.[2]

Ação de um alimento	
Feijão Azuki	Coração
	Intestino delgado
	Baço

Cada alimento pode ter mais ação em um determinado órgão e nenhuma ação em outro.

Direção

As substâncias ativas dos alimentos tendem a ter ações conforme a direção das partes do corpo. Classificadas como de *direção que ascende, que descende, que move para o exterior e que move para o interior.*[2]

Exemplos: álcool, o efeito tende a subir; mel tende a descer.

Natureza, sabor, órgãos e meridianos

Na prática a classificação é uma associação das *características do alimento: natureza, sabor, órgãos e meridianos e direção.*[2]

Exemplo: carne bovina: natureza morna, sabor doce, ação no baço; tonifica o baço; produz Qi e sangue.

Carne bovina: ação no baço		
Natureza morna	Aquece	Tonifica Qi do baço
Sabor doce	Tonifica, umedece, nutre	Produz Qi e sangue

- *Pepino*: natureza fresca, sabor doce, ação no estômago e bexiga. Clareia o calor, elimina toxinas, melhora a sede, promove diurese, trata edema.
- *Hortelã (Herba Menta)*: natureza fresca, sabor acre ou picante, age no fígado e no pulmão. Trata ataque de vento, calor, urticária, dor de garganta e alguns sintomas de calor do estômago.[3]

● FORMA DE PREPARO

A forma de preparo transforma a natureza dos alimentos para ação mais *Yang* ou mais *Yin*. Preparo do alimento usando o calor (grelhar, fritar, vaporizar, secar, assar, fervura) e usando outros alimentos *Yang*, como alho ou gengibre, adquire características mais *Yang*. Caso o preparo seja usando métodos de resfriamento usando água, gelo ou sal, ele adquire características mais *Yin*. Se usar vinagre, fica mais adstringente. O uso de álcool associa características de ascender, aquecer e circular. O mel de umedecer, deslizar e tonificar.

A maioria dos alimentos e fitoterápicos de uso comum estão classificados e com a descrição de suas principais ações no organismo para serem usadas nas receitas conforme necessidade, tanto para casos de doenças como para casos de prevenção e manutenção da saúde.[3]

Espinafre	Refogado com alho/gengibre	Espinafre mais *Yang*

Espinafre tem ação de resfriamento ação no fígado. O alho e o gengibre protegem o sistema digestório do resfriamento.

Dieta conforme a constituição do indivíduo

Podemos equilibrar o organismo escolhendo determinados alimentos conforme a constituição do indivíduo. Se possui características mais *Yang*, usamos alimentos mais *Yin*. Se o indivíduo é mais *Yin* selecionamos alimentos mais *Yang*.[4]

Indivíduo	Mais *Yin*	Mais *Yang*
Natureza	Morno	Fresca
	Neutra	Herbal
Sabor	Mais Acre	Menos Acre

Indivíduo mais *Yin*, tende a resfriar, sentir mais frio, ter o intestino mais solto e tende a estagnação de *Qi* e sangue. Devemos aquecer e fazer circular *Qi* e sangue com seleção de alimentos *Yang* mantendo equilíbrio *Yin/Yang* evitando o frio interior e a umidade. Tende a ser magro ou gordo *Yin*.

O indivíduo mais *Yang* tende a aquecer demais, sentir calor em excesso, ter constipação intestinal, calor no sangue e secura. Tende a excesso de *Yang*, e a ser magro ou gordo *Yang*. A escolha deve ser por alimentos que refrescam.

● ESCOLHA DOS ALIMENTOS E RECEITAS DE ACORDO COM A ESTAÇÃO DO ANO

- **Primavera** – alimentos que mobilizam o *Qi*. Com sabor acre/picante. Um pouco de sabor azedo. Cores verdes e que ajam no fígado.
- **Verão** – escolha os que combatem o calor e ajudam a produzir líquidos corpóreos. Com sabor salgado, um pouco de sabor amargo. Cor vermelha e que ajam no coração.
- **Final do verão** – Use alimentos que combatem a formação de umidade. Com sabor azedo, um pouco do sabor doce. Cor amarela e que ajam no baço.
- **Outono** – os que umedecem, combatem a secura. Escolha os de sabor amargo, um pouco de sabor picante. Cor branca e que ajam no pulmão e no intestino grosso.
- **Inverno** – os alimentos que aquecem, fortalecem o rim. Os de natureza morna, sabor doce, um pouco de sabor salgado. Cor preta e que ajam no rim[5] (Figura 90.1).

Explicando melhor a escolha dos sabores para cada estação, será exemplificado com o azedo. Na primavera, estação do ano em que o fígado se expande, um pouco de azedo é benéfico, muito o prejudica, pois é um sabor adstringente. Usar um pouco mais do sabor acre, que faz mover e circular o *Qi* e é benéfico para o fígado na primavera.

A prática de esportes exige uma boa condição de saúde; portanto, é recomendável ter bons hábitos no dia a dia. Fazem parte da MTC, o cultivo de bons hábitos relacionados com a nutrição. Seguir regras simples que respeitam a fisiologia do organismo podem promover a saúde por evitar sobrecargas e desgastes, de modo a proteger as substâncias vitais, órgãos e meridianos.[4,5]

● HÁBITOS SAUDÁVEIS

Podemos citar regras simples como hábitos saudáveis, as seguintes recomendações:

- Descanse um pouco antes das refeições se estiver muito estressado, cansado, com calor ou frio demais.
- Durante as refeições, a atenção deve estar na alimentação. O ambiente deve ser calmo, visual agradável, em silêncio ou com sons naturais ou musicais suaves e baixas. Postura sentada e confortável. Quanto a iluminação, deve ser confortável; porém, suficiente para visualizar a refeição. O ambiente social de preferência, cultivando bons relacionamentos.
- Evitar conversas que causem tensões, conversas sobre trabalho, tentar resolver assuntos ou situações difíceis, assistir TV, usar celulares, ler, estudar.
- Use os sentidos para visualizar os alimentos, sentir os sabores, cheiros, ouvir som ambiente ligados ao momento da refeição.

CAPÍTULO 90 — DIETOTERAPIA CHINESA

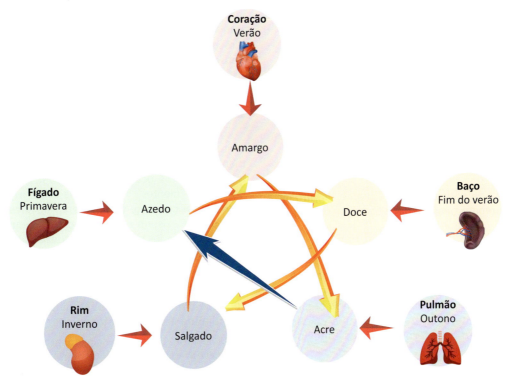

Figura 90.1 Base nos 5 elementos.

- Mastigar e engolir devagar. O tempo da refeição em média deve ser de no mínimo 20 minutos.
- Descanse após comer, fazendo uma caminhada leve ou sente-se confortavelmente antes de recomeçar as atividades.
- Se for deitar, aguarde duas horas ou mais.
- A quantidade de ingestão e os diferentes alimentos devem ser ajustados às necessidades diárias calculadas para cada atividade, idade, sexo e condição de saúde.
- Recomendável que o sistema digestório esteja saudável, com todas as suas funções equilibradas naturalmente de preferência.[3-5]

A prática de hábitos saudáveis à mesa, colabora com a diminuição da ansiedade e da tensão.

Outras orientações da MTC

- **Café da manhã** – a quantidade pode ser a maior do dia e mais rica em nutrientes (horário do baço/estômago: maior força no sistema digestório).
- **Almoço** – quantidade moderada (horário do coração).
- **Jantar** – mais leve, mais fácil digestão, que sustente e complete a nutrição do dia (horário das 17 às 19 horas; a noite o sistema digestório se adapta para o descanso).

Líquidos durante as refeições: pequeno copo de chá, sopas ou caldos.

A hidratação do dia pode ser iniciada com um copo de água morna no início da manhã, no horário do intestino grosso (das 5 às 7 horas), sendo o restante ajustado para as atividades, perdas, horário do dia.[3,5]

● ESTADOS PATOLÓGICOS

Estados de excesso

Devem ser reconhecidas as causas e o que estimula a produção de fatores patogênicos no corpo.

Evitar o consumo excessivo de alimentos:

- De natureza fria, fresca, crus, congelados.
- Que estejam em temperatura muito fria (tirado da geladeira, com gelo).
- Processados, industrializados e artificias.

Evitar usar um mesmo ingrediente repetidamente todos os dias, variando os cereais, as fontes de proteínas animais e vegetais, frutas, vegetais.

- Evitar uso excessivo de carboidratos em forma de açúcar refinado, xaropes, frutose.[3,5]
- Utilize utensílios com material atóxico, que não liberem toxinas com aquecimento ou resfriamento.[6]

Estagnação de *Qi*

Use alimentos ou receitas com ação no órgão ou meridiano afetados, que mobilizem o *Qi* pela sua natureza morna ou pelo sabor picante/acre. Evite alimentos que promovam estagnação de *Qi* como os de natureza fria ou que tonifiquem o estado de excesso.[2,3]

Estagnação de sangue

Escolha alimentos/receitas que ajam no órgão ou meridiano afetado que mobilize o sangue. Em geral, são de natu-

808 TRATADO DE ACUPUNTURA E DOR NA MEDICINA ESPORTIVA

reza morna, sabor acre/picante. Evite alimentos de natureza fria que promova mais estagnação de *Qi* e sangue.[2,3]

Umidade

Selecione alimentos que removam a umidade. Em geral, são de natureza mais *Yang*, aromáticos. Promovem a diurese. Evite os ingredientes ou receitas que enfraqueçam o baço e o estômago. No preparo, use gengibre ou alho, diminuindo as ações da natureza fresca/fria dos alimentos. Evite alimentos de natureza fria.[2,3]

Frio interior

Os alimentos de natureza morna/quente devem ser a preferência. O preparo também deve usar o calor para processar os alimentos. Evitar os de natureza fria/fresca ou uso de muito sabor amargo.[2,3]

Estado de deficiências

A acupuntura e a atividade física agem na mobilização de *Qi* e sangue. Para tonificar e nutrir o organismo precisamos da dietoterapia e/ou fitoterapia chinesa. A moxa e o uso de calor local fornecem calor e movimento de *Qi* e sangue.[2,3,7]

Deficiência de Qi

Use alimentos e receitas tônicas de *Qi* que tenham ação no órgão ou meridiano afetado. Os que tonificam e nutrem o baço e pulmão podem ser escolhidos, por serem os órgãos que produzem o *Qi* do organismo. Evite os alimentos com natureza fria/fresca, crus, gelados. Proteja o *Qi* do estômago usando gengibre e alho adicionados as receitas.[2,3]

Deficiência de sangue

Escolha os alimentos que tonifiquem o sangue. Os que têm ação no órgão e no meridiano deficiente. Também os que melhorem o estado dos órgãos que produzem o sangue. Geralmente têm natureza morna, sabor doce (que tonifica, umedece). Evite o consumo excessivo de alimentos de natureza mais *Yang*, que consomem sangue.[2,3]

Mulheres tendem a ter deficiência de sangue devido as perdas mensais, excesso de exercícios, ingestão deficiente e esporadicamente devido a perdas no parto ou cirurgias. Em geral, pode ocorrer a falta de reposição adequada das perdas e excesso de gastos. Sendo recomendável especial atenção nesses aspectos de reposição, acompanhando pelas queixas, sinais, sintomas e exames laboratoriais. É possível corrigir disfunções iniciais por meio da MTC, sendo uma estratégia muito interessante para evitar futuras deficiências de sangue e *Yin*.[7] Nos homens, a deficiência de sangue pode ocorrer por ingestão inadequada de alimentos, fraqueza, *Qi* do baço ou gasto excessivo.[7]

Deficiência de Yin

Selecione alimentos de natureza mais *Yin*, que são frescos/frios. Que produzam líquidos corpóreos e agem diminuindo o calor e a secura. Em geral, são de sabor doce, que nutrem, umedecem e tonificam. Evite alimentos muito *Yang*, secantes.[2,3]

Deficiência de Yang

Dê preferência aos alimentos aquecedores, que movem *Qi*, fazem circular *Qi* e sangue.

São de natureza morna e quente. Agem no baço e no rim. Adicione um pouco de alimento mais *Yin* para equilibrar a receita e proteger o sistema digestório. Evite alimentos de natureza que resfria, que elimine o calor do corpo. Os de natureza fria, crus, gelados.[2,3]

● CONCLUSÃO

A Dietoterapia Chinesa, em sua origem, utiliza ervas medicinais em suas receitas, além dos ingredientes usados na alimentação diária que são comuns e conhecidos pela população local. Em muitos locais do mundo não se tem o fornecimento desses ingredientes chineses, mas existe a possibilidade de se utilizar os conceitos da Dietoterapia Chinesa usando os alimentos que existem em cada local. Atualmente, muitos alimentos originados na Ásia são produzidos e consumidos em outros países. Com a importação/exportação temos acesso a produtos de variadas estações do ano também.

Exemplos de alimentos que podem ser usados nas receitas com ação nas substâncias vitais, órgãos, meridianos e fatores patogênicos

Selecione de preferência de produção orgânica e/ou com certificados de origem de boas práticas de cultivo.

Coração (Xin.): acalma, clareia o calor com sabor amargo, alguns de sabor doce. Exemplos:

Melancia: natureza fria, sabor doce. Acalma, remove calor, produz líquidos corpóreos e diurese. Ação no coração, estômago e bexiga. *Outros:*

- *Natureza fresca:* beterraba (sabor doce), feijão azuki (sabor amargo), raiz de lótus (doce), trigo (doce), feijão-verde ou mung (doce), chá de *Camellia sinensis* (amargo, doce);
- *Natureza morna:* cereja (sabor doce), olho de dragão (sabor doce);
- *Natureza quente:* pimenta vermelha (sabor acre);
- *Natureza neutra:* feijão azuki (doce).

Baço (Pi): tonifica e nutre Qi e sangue.

- *Frango:* natureza morna, sabor doce. Nutre *Qi* e sangue e tonifica o rim e o jing. Ação no estômago também. Aquece o jiao médio. Nutre o baço.
- *Natureza neutra:* cenoura (doce), repolho (doce), taro ou inhame (acre, doce), batata (doce), batata-doce (doce), figo (doce), feijão soja preta (doce), soja amarela (doce), feijão azuki (doce, azedo), amendoim (doce), amêndoa (doce), porco (salgado, doce), pasta de soja ou missô (doce, salgado);
- *Natureza fresca:* raiz de lótus (doce), maçã (doce, azedo), trigo (doce), cevada (doce);
- *Natureza morna:* alho (acre, doce), carne bovina (doce), coentro (acre), bulbo de erva doce (acre, doce), abóbora (doce), lichia (doce, azedo), cereja (doce, azedo), cordeiro (doce), carne bovina (doce), açúcar marrom (doce), gengibre (acre), canela (acre);
- *Natureza quente:* pimenta-preta (acre).

Estômago (Wei).

- *Abacaxi:* natureza fresca. Sabor doce, azedo. Refresca e produz líquidos corpóreos. Age na vesícula biliar. Dispersa o calor do verão e promove a digestão.

CAPÍTULO 90

DIETOTERAPIA CHINESA **809**

- *Natureza neutra:* repolho (doce), taro ou inhame (acre, doce), batata (doce), batata-doce (doce), pêssego (doce, azedo), damasco (doce, azedo), milho (doce), soja amarela (doce), leite (doce), vinagre (doce, azedo), pasta de soja ou missô (doce, salgado);
- *Natureza fresca:* nabo (acre, doce), salsão (acre, doce), espinafre (doce), raiz de lótus (doce), berinjela (doce), pepino (doce), pera (doce, azedo), laranja (azedo, doce), nêspera (doce, azedo), maçã (doce, azedo), cevada (doce), feijão-verde ou mung (doce), chá de *Camellia sinensis* (amargo, doce);
- *Natureza fria:* alga kombu (salgado), caqui (doce, adstringente), ameixa (doce, azedo), banana (doce), melancia (doce), cana-de-açúcar (doce), kiwi (doce, azedo), limão (azedo);
- *natureza morna:* alho (acre, doce), cebola (acre, doce), cebolinha chinesa ou nirá (acre, doce), pimenta vermelha ou chili (acre, doce), coentro (acre), bulbo de erva--doce (acre, doce), abóbora (doce), lichia (doce, azedo), cereja (doce, azedo), frango (doce), carne bovina (doce), açúcar marrom (doce), gengibre (acre), canela (acre);
- *Natureza quente:* pimenta-preta (acre).

Pulmão (Fei): os de natureza fresca umedecem, geram fluidos, refrescam e nutrem o Yin. Os de natureza morna aquecem, fazem circular e movem Qi.

- *Amêndoas:* natureza fresca, geram fluidos, umedecem o pulmão e o intestino grosso. Nutrem o *Yin*.
- *Natureza neutra:* cenoura (doce), damasco (doce, azedo), figo (doce), amendoim (doce), porco (doce, salgado), leite (doce);
- *Natureza fresca:* nabo (acre, doce), pera (doce, azedo), caqui (doce, adstringente), nêspera (doce, azedo);
- *Natureza fria:* ágar-ágar (doce, salgado), cana-de-açúcar (doce), limão (azedo);
- *Natureza morna:* alho (acre, doce), cebolinha (acre, doce), cebola (acre, doce), gengibre (acre);
- *Natureza Quente:* pimenta vermelha ou chili (acre), coentro (acre).

Intestino grosso (Da Chang).

- *Algas marinhas:* natureza fria, sabor salgado. Agem também no rim, fígado e pulmões. Clareiam calor, umedecem, transformam flegma, desfazem massas duras, enriquecem o *Yin* e promovem a diurese.
- *Natureza neutra:* batata-doce (doce), pêssego (doce, azedo), figo (doce), feijão azuki (doce), gergelim (doce), amêndoa (doce);
- *Natureza fresca:* espinafre (doce), berinjela (doce), chá da *Camellia sinensis* (amargo, doce);
- *Natureza fria:* ágar-ágar (doce, salgado), caqui (doce, adstringente), banana (doce);
- *Natureza quente:* pimenta-preta (acre).

Rim (Shen): natureza fresca, nutre o Yin, cor escura, sabor doce. Alguns são mais aromáticos, Yang, faz circular e aquece. Outros contêm óleos saudáveis.

- *Canela:* natureza morna para quente, sabor acre ou picante. Mobiliza *Qi* e sangue, age também no estômago, baço e fígado. Aquece o jiao médio, dispersa o frio, drena umidade, dissolve estagnação de alimentos e promove sudorese.
- *Natureza neutra:* gergelim (doce), pasta de soja ou missô (doce, salgado), sal (salgado);
- *Natureza fresca:* trigo (doce), soja preta (doce);
- *Natureza fria:* alga kombu (salgado);
- *Natureza morna:* cebolinha chinesa ou nirá (acre, doce), cereja (doce, azedo), cordeiro (doce).

Bexiga (Pan Guan): promove a diurese e alivia edema.

- *Natureza neutra:* milho (doce);
- *Natureza fresca:* salsão (acre, doce), pepino (doce), laranja (doce, azeda), cevada (doce), chá de *Camellia sinensis* (amargo, doce);
- *Natureza fria:* abacaxi (doce, azedo), melancia (doce), kiwi (doce, azedo).

Fígado (Gan) com ação nos olhos, unhas cabelos, tendões, fáscias, ligamentos.

- *Uvas (fresca, suco, seca):* natureza neutra, sabor doce e azedo. Age também no baço, pulmões e rins. Suplementa rins e fígado. Suplementa *Qi*. Promove a formação de sangue e líquidos corpóreos, fortalece tendões, músculos e ossos. Ação diurética.
- *Natureza neutra:* gergelim (doce), porco (doce, salgado), ostra (doce, salgado), vinagre (doce, azedo);
- *Natureza fresca:* salsão (acre, doce), espinafre (doce), chá da *Camellia sinensis* (amargo, doce);
- *Natureza fria:* alga kombu (salgado), ameixa (doce, azeda), limão (azedo);
- *Natureza morna:* cebolinha chinesa ou nirá (acre, doce), bulbo de erva-doce (acre, doce), lichia (doce, azedo), cereja (doce, azedo), açúcar marrom (doce), canela (acre).

MTC.

- *Goji berry* (*Lycii fructus*): conhecida como Gou qi zi (China). Natureza neutra, sabor doce, ação no fígado. Nutre o sangue e *Yin*. Aumenta a essência e melhora a visão. Rica em bioativos.
- *Tâmara chinesa* (*Jujubae fructus*): conhecida como Da zao (China). Também muito usada na natureza morna, sabor doce, fortalece o baço e estômago, suplementa o *Qi*. Nutre o sangue e trata a deficiência de sangue, acalma o espírito e harmoniza os outros ingredientes da receita ou fórmula.
- *Angélica chinesa* (*Angelica sinensis radix*): conhecida com Dan gui (China), tem natureza morna, sabor doce e acre/picante. Uma das ervas mais usadas e conhecidas, principalmente para problemas do sangue. Erva principal para distúrbios femininos. Nutre o sangue, tem ação na deficiência de sangue e também move o sangue. Trata dores e lesões traumáticas.
- *Astragalus* (*Astragalus radix*): conhecido como Huang Qi (chinês), possui natureza morna (leve), sabor doce, ação no baço e pulmão. Fortalece o sistema imune e a digestão.[2,3,5,8,9]

REFERÊNCIAS

1. Lee MM, Shen JM. Dietary patterns using traditional chinese medicine principles in epidemiological studies. Asian Pac J clin Nutr. 2008;17(S1):79-81.
2. Hsu YH. Matéria médica oriental, um guia conciso. Roca; 1998.
3. Kastner J. Chinese nutrition therapy. Georg Thieme Verlag; 2004.
4. Min FH, Pei LT, Tzu CP, Kuang CH. Different traditional chinese medicine constitutions is associated with dietary and lifestyle behaviors among adults in Taiwan medicine. Baltimore. 2022 Sep 30;101(39):e30692.
5. Chen W, Yang S. Os princípios da medicina tradicional chinesa para todos os dias 2018. Penguin Random House, Grupo Editorial Unipessoal Ltda.
6. Weidenhamer JD. Metal exposures from aluminum cookware: an unrecognized public health risk in developing countries. Sci Total Environm. 2017;579:805-13.
7. Wang LG, Pai JH. Tratado Contemporâneo de Acupuntura e Moxibustão. Ceimec; 2005.
8. Teixeira F. Lycium barbarum berries (Solanaceae) as source of bioactive compounds for healthy purposes: a review. Int J Mol Sci. 2023 Mar: 24(5):4777.
9. Liu J, Gordon P. Chinese dietary therapy. Churchill Livingstone-Elsevier; 2006.

Fitoterapia chinesa na medicina do esporte

91

▶ Mauricio Gustavo Teixeira ▶ Maximilian Jokiti Kobayashi ▶ Tazue Hara Branquinho

●INTRODUÇÃO

Desde as últimas décadas do século XX, tem aumentado o interesse das pessoas no uso de produtos para a saúde das chamadas medicinas tradicionais, incluindo a Fitoterapia Chinesa (FC) da Medicina Tradicional Chinesa (MTC). Embora a maioria desses produtos ainda não tenha o pleno reconhecimento das suas qualidades terapêuticas e de fortalecimento da saúde pela moderna Medicina Ocidental (MO), o seu uso tem-se ampliado também entre os atletas de diferentes regiões do planeta.[1-4]

Alguns medicamentos podem ser uma simples e única substância, mas a maioria é composta por vários componentes. Essas substâncias são principalmente do reino vegetal, mas utiliza-se também algumas oriundas de animais, de fungos e de minerais.[5,6] No Brasil, em especial, por força da RDC n. 21 de 25 de abril de 2014 da Agência Nacional de Vigilância Sanitária (ANVISA), Ministério da Saúde, não há a comercialização de produtos da MTC que contenham matéria-prima de origem animal.

A FC, fazendo parte do sistema terapêutico da MTC, pode ser aplicada de forma isolada ou de forma complementar a outras modalidades de tratamento dessa medicina milenar, como a acupuntura e práticas corporais.

Alguns países já iniciaram o uso integrado desses medicamentos com os procedimentos terapêuticos da Medicina Ocidental (MO). Essas combinações terapêuticas das duas medicinas têm trazido resultados animadores como a recuperação mais rápida das lesões e doenças quando comparadas ao tratamento exclusivo pelas técnicas da MO e, em alguns casos, ocorre a redução das recidivas e complicações.[7] Tais resultados positivos têm sido bastante estimuladores aos profissionais de várias especialidades médicas, inclusive na área de ortopedia.[8,9] Salientamos que apesar dos bons resultados da combinação terapêutica das duas medicinas serem animadores, essa estratégia requer cautela e um bom conhecimento das duas medicinas e das interações medicamentosas quando em uso simultâneo.

Os medicamentos da FC foram formulados há vários séculos e muitos chegam a ser milenares. A composição de um medicamento utilizando as diferentes substâncias é feita de forma a atuar sobre os variados aspectos da fisiopatologia de acordo com a teoria da MTC, responsável pela manifestação clínica do indivíduo no seu determinado estado de saúde.[6]

A abordagem do indivíduo pela FC é feita seguindo os preceitos da teoria da MTC, considerando o conceito de *Qi*, o equilíbrio *Yin/Yang*, a relação entre os cinco elementos da natureza – Fogo, Terra, Metal, Água e Madeira – transferida aos cinco órgãos *Zang* do nosso corpo – *Xin* (coração), *Pi* (baço), *Fei* (pulmão), *Shen* (rim) e *Gan* (fígado) –, as substâncias vitais *Xue* (sangue) e *Jin ye* (líquidos orgânicos) e os meridianos.[5,6,10,11] A avaliação com base nesses conceitos levam ao diagnóstico do indivíduo como um todo e não somente sobre a queixa apresentada, permitindo perceber os seus desequilíbrios, os excessos e as deficiências que, uma vez corrigidos, irão colaborar no melhor preparo físico do indivíduo.[6,11]

No caso dos atletas, principalmente os de competição, temos de considerar a questão da carga emocional e psíquica que de alguma forma recai sobre eles, seja pelo rigor do treinamento ou da expectativa do sucesso que muitas vezes é carregada de uma grande autocobrança.[12,13] Além disso, dependendo da modalidade esportiva, o consumo energético pode ser tão alto a ponto de desequilibrar a dinâmica natural do seu corpo.[14] São situações de desequilíbrio interno que parecem facilitar o adoecimento de alguns atletas.[13] Adiante, apresentaremos as possíveis relações desse estado nosológico com o quadro clínico dos atletas em determinadas situações.

Outrossim, não obstante a essa forma de abordagem sistêmica, na FC podemos encontrar o tratamento direcionado a um segmento específico do corpo fazendo o uso das chamadas ervas mensageiras, que apresentam afinidades a determinados meridianos e que direcionam as ações do medicamento àquela parte do corpo.[5,6] Em alguns distúrbios musculoesqueléticos, essa forma de abordagem torna-se bastante interessante.

A FC também poderá colaborar com os praticantes amadores de atividade física auxiliando-os na melhora do seu estado geral, bem como no tratamento de dores e lesões traumáticas decorrentes dos exercícios.[5,6]

Algumas ervas de prescrição da FC foram reportadas por instituições de controle de dopagem por conter substâncias proibidas.[15,16]

Alertamos que, para a escolha e prescrição do medicamento da FC, é imprescindível que se faça o diagnóstico do paciente segundo os preceitos da MTC, bem como colher informações pertinentes relacionadas com as possibilidades de intolerância e processos alérgicos. A maioria dos medicamentos da FC são contraindicados na fase da gestação. É importante também colher informações quanto a existência de outras patologias em curso e o uso rotineiro de medicamentos para precaver-se da possibilidade de interações nocivas.

No Anexo 1, apresentamos as fórmulas com os seus constituintes. No Anexo 2, apresentamos a relação de elementos de prescrição da FC que contêm substâncias proibidas verificadas por órgãos de antidopagem da China, Coreia e Japão.

LESÕES MUSCULOESQUELÉTICAS EM ATLETAS E PRATICANTES AMADORES DE ESPORTES

Nos esportes de contato e de impacto, as lesões musculoesqueléticas são as ocorrências mais frequentes que podem interferir na frequência dos atletas nos treinamentos e até mesmo na participação nos eventos de competição. Os tecidos mais lesionados são os músculos, tendões e ligamentos e a região do corpo mais comumente afetada é a dos membros inferiores, embora, dependendo da modalidade esportiva, podem ser acometidas outras áreas como a coluna lombar e os ombros. Podem também ocorrer fraturas ósseas que são em menor incidência, mas de grande importância pela gravidade da lesão e pelo tempo necessário para a recuperação, influindo sobremaneira na redução dos dias de treinamento e até mesmo impedindo na participação nos jogos.

Lesões mais frequentes:

- lesão na junção miotendínea
- lesão na junção osteotendínea (fratura por avulsão)
- lacerações de tendões e ligamentos
- tendinose e tendinopatia por *overuse*
- lesão de ligamentos por entorse com ou sem ruptura
- lesão no ventre muscular
- lesão com fratura óssea
- fratura óssea por estresse[17-26]

Os três estágios de cicatrização do tecido musculoesquelético:

- **Fase 1:** nesta fase de intenso processo inflamatório com formação de hematoma, afluxo de macrófagos, neutrófilos e plaquetas e com intensa liberação local de citocinas, é caracterizada por edema e muita dor.[17,27-29]

  Pela MTC, a dor e o edema são consequentes à obstrução do fluxo de *Qi* e *Xue* levando à estase. Nessa fase, o tratamento pela FC requer substâncias capazes de transformar a estase sanguínea, desobstruir os meridianos e mobilizar o *Qi* e o *Xue*.[6,11,29]

- **Fase 2:** ocorre a fagocitose do tecido necrótico, regeneração de tecidos lesados com produção concomitante de tecido cicatricial conectivo, neoformação vascular e crescimento neural. Se houver fratura óssea, ocorrerá também a reabsorção das bordas da fratura e neoformação vascular. Em seguida, ocorre a formação de cartilagem.[17,27-29] Nessa fase, o tratamento pela FC é garantir o fluxo de *Qi* e *Xue* nos meridianos e a nutrição para a formação de novos tecidos, nervos e vasos sanguíneos.[6,11,29]

- **Fase 3:** ocorre a maturação dos tecidos regenerados e a contração e reorganização do tecido cicatricial com a recuperação da capacidade funcional da estrutura lesada. Os ossos já estão unidos, mas ainda falta solidificar a união, e os tendões e músculos estão enfraquecidos.[17,27-29]

  Nessa fase, o tratamento pela FC é continuar garantindo o fluxo de *Qi* e de *Xue*, eliminar agentes patogênicos remanescentes ou que penetraram durante o tratamento, suprindo a área com boa nutrição para os ossos, tendões e músculos, fortalecendo o *Shen*, *Gan* e o *Pi*.[6,11,29]

Medicamentos:

- Fórmula Zheng Gu Zi Jin Dan, 正骨紫金丹, *Bone-setter's Purple-Gold Special Pill*

  Essa fórmula revigora o sangue e elimina a estase sanguínea, faz circular o *Qi* e alivia a dor. Essa fórmula é adequada para tratar os três estágios de cicatrização.[6,29]

- Fórmula Shu Jing Huo Xue Tang, 舒经活血汤, *Relax the Channels and Invigorate the Blood Decoction*

  Essa fórmula desbloqueia e relaxa os meridianos e revigora o *Xue*. Pode também ser utilizada nas três fases da cicatrização.[6,29]

Tanto a primeira como a segunda fórmula poderão ser utilizadas nas três fases da cicatrização; entretanto, em casos que demonstram maior presença de vento-umidade, a Fórmula Shu Jing Huo Xue Tang será mais apropriada.[6]

Ambas as fórmulas poderão ser acrescidas de ervas isoladas como:

- yan hu suo, 延胡索, *Rhizoma Coridalis,* para ajudar a reduzir as dores e a inflamação nas fases 1 e 2.[6,29]
- dan shen, 丹参, *Radix Salvia Miltiorrhizae*, para revigorar o sangue e transformar a estase na fase 1 e início da fase 2.[6,29]

Também é possível associar outras fórmulas:

- Wu Ling San, 五菱散, *Five-Ingredient Powder with Poria*, para ajudar a eliminar edema intenso na área da lesão na fase 1.[6,29]
- Si Wu Tang, 五菱散, *Four-Substance Decoction*, para revigorar o sangue e transformar a estase na fase 1 e início da 2.[6,29]
- Zhi Bai Di Huang Wan, 知柏地黄丸, *Anemarrhena, Phelodendron and Rehmannia Pill* ou Liu Wei Di Huang Wan, 六味地黄丸, *Six-Ingredient Pill with Rehmanniae*, para enriquecer o *Shen* e o *Gan* no final da fase 2 e na fase 3. A fórmula poderá ser administrada por longo tempo além da fase de cicatrização quando necessário.[6,29]

Os medicamentos descritos acima poderão ser utilizados nos casos de lesões musculoesqueléticas com ou sem fraturas ósseas.[6,29] Também poderão ser utilizados em casos de fraturas ou rompimentos de tendões ou ligamentos que sofreram intervenções cirúrgicas,[6,29] uma vez que tenha sido feita a análise criteriosa junto ao médico assistente, sobre a necessidade ou o benefício do tratamento, considerando a possiblidade de interações medicamentosas em casos de múltiplo uso de fármacos simultaneamente.

FC NO TRATAMENTO DAS MANIFESTAÇÕES TARDIAS DAS LESÕES MUSCULOESQUELÉTICAS

A MTC compreende que a parte do corpo que sofreu uma lesão poderá ficar suscetível à penetração de agentes patogênicos como o frio e a umidade mesmo depois da sua cicatrização, podendo causar dores, dormências ou mesmo câimbras recorrentes.[6]

Medicamentos:

- Fórmula Du Huo Ji Sheng Tang, 独活寄生汤, *Pubescent Angelica and Taxillus Decoction,* para regiões inferiores do corpo; ou
- Fórmula Juan Bi Tang, 蠲痹汤, *Remove Painful Obstruction Decoction,* para regiões superiores do corpo.[6]

FC NO TRATAMENTO DE CÃIBRAS NOS MEMBROS, RELACIONADAS COM O EXERCÍCIO

Essas cãibras podem ser muito dolorosas e extensas, podendo tomar várias partes do corpo e pode acontecer durante o exercício, imediatamente após ou durante o sono profundo. Uma hipótese levantada como causa seria a fadiga muscular e uma disfunção nervosa ainda não bem esclarecida. A outra hipótese é a depleção de eletrólitos que pode ocorrer naqueles indivíduos que apresentaram sudorese intensa cujo tratamento é fazer uma reposição rápida de eletrólitos.[14]

Pela MTC, geralmente a cãibra é decorrente de deficiência de *Xue* do *Gan* que, desestabilizando a relação *Yin/Yang*, favorece a advinda da chamada estagnação do *Qi* do *Gan*. Nessa situação, o *Pi* é excessivamente dominado pelo *Gan* e se torna deficiente nas suas funções de transformação e transporte dos líquidos e nutrientes às estruturas do corpo. O tratamento é fortalecer o *Xue* e acalmar o *Gan*.[6,11]

Medicamentos:

- Fórmula Shao Yao Gan Cao Tang, 芍药甘草汤, *Peony and Licorice Decoction*; ou
- Dang Gui Shao Yao San, 当归芍药散, *Tangkuei and Peony Powder*; ou
- Xiao Yao San, 逍遥散, *Rambling Powder*; ou
- Yi Gan San, 抑肝散, *Restrain the Liver Powder*.[6]

Poderá ser administrada uma dessas medicações acima, logo após o término do exercício para a prevenção para a advinda da cãibra, bem como para o seu tratamento. O seu uso poderá ser continuado até a normalização do quadro da deficiência.[6]

FC NO TRATAMENTO DE DORES ARTICULARES E MUSCULARES EM PACIENTES ADULTOS DE IDADE AVANÇADA INICIANDO A PRÁTICA DE EXERCÍCIOS FÍSICOS

Músculos mais velhos são mais suscetíveis a lesões, devendo iniciar a prática das atividades físicas de forma gradativa. Os tendões também podem apresentar alterações degenerativas a partir da terceira década de vida quando começa a ocorrer a diminuição da vascularidade e, consequentemente, da nutrição dos tecidos tornando-os mais fracos, rígidos, menos complacentes e dolorosos durante e após os exercícios.[17]

Medicamento:

- Yi Yi Ren, 意苡仁, *Semen Coicis,* como suplemento alimentar, poderá ajudar a tratar as dores e ganhar maior flexibilidade nas articulações.[5]

FC NO TRATAMENTO E PREVENÇÃO DE DOENÇAS QUE COMUMENTE AFETAM OS ESPORTISTAS, ESPECIALMENTE OS ATLETAS DE COMPETIÇÃO

Segundo a maioria dos trabalhos de levantamento de dados sobre as doenças que acometem os esportistas e atletas de competição, as doenças mais frequentes são as do trato respiratório e, em segundo lugar, as gastrintestinais,[19-24] e que a incidência das doenças é mais comum nos atletas do sexo feminino do que no masculino.

DOENÇAS DO TRATO RESPIRATÓRIO

Patologias mais comuns do trato respiratório entre os atletas de competição:

- Infecções de vias aéreas superiores (IVAS)
- Rinites
- Asma e tosse
- Sinusites
- Obstrução nasal[19-24,30-32]

Algumas modalidades esportivas, como no caso da natação, têm demonstrado altos índices de afecções nasais, às vezes recorrentes, podendo apresentar também dores de garganta, cefaleia, sintomas oculares, tosse e dispneia.[29] Os artigos levantam a hipótese de que as substâncias químicas utilizadas para o tratamento das piscinas possam ser os causadores dessas afecções;[29,30] entretanto, a incidência de IVAS é também frequente entre os atletas de outras modalidades esportivas que não utilizam as piscinas.[29,31,32] O que eles têm em comum é a prática de exercícios de alta intensidade e os sintomas são bastante similares aos dos atletas de natação, como dor de cabeça, dor de garganta, fadiga, coriza e/ou olhos lacrimejantes. E as infecções são mais frequentes em períodos de treinamento intenso e nas competições.[29,31,32] Tais ocorrências levaram à percepção de que as infecções e inflamações das vias respiratórias são comuns em atletas de elite. É interessante notar que a pesquisa aponta os vírus respiratórios comuns como os principais agentes infecciosos nesses atletas e que as suas recidivas são significativamente maiores que na população geral.[29]

A produção de IgA nas superfícies mucosas é importante para prevenir reinfecções.[33] Vários artigos recentes têm demonstrado um nível reduzido de IgA salivar nesses atletas.[29,32,34] Apesar de as estatísticas das ocorrências sugerirem uma íntima relação entre a reduzida presença de IgA salivar e a incidência aumentada de IVAS, faltam evidências convincentes para vincular o estresse físico agudo à imunidade reduzida em atletas de elite.[29,34]

Sabemos pela MO que raramente os vasos sanguíneos penetram nos epitélios e que a nutrição desses tecidos vem por difusão a partir dos capilares que chegam até o tecido conectivo em que se apoiam.[35] A IgA é produzida no tecido linfoide associado à superfície de revestimento local e depende das ações de endocitose e transporte das células do epitélio para se fazer presente nas secreções e nas mucosas.[33] Essa descrição nos permite inferir que a presença de IgA na superfície das mucosas luminais e cavitárias depende da disponibilidade de fonte energética nas células epiteliais para executarem essa função.

Um processo inflamatório por alergia poderá ser desencadeado com facilidade quando ocorrerem exposições recorrentes a possíveis alérgenos[33] como ocorre em atletas nadadores que têm sua pele, olhos, mucosas orais e nasais, garganta e outras áreas respiratórias expostas por inalação de substâncias químicas utilizadas para o tratamento da piscina.[29,30,34] Nesses locais de entrada e de contato com essas substâncias alergênicas, aumentam a migração de células que contém histamina como os mastócitos e os basófilos.[33] No caso dos nadadores, o nariz, os olhos e a garganta são os locais onde eles apresentam as lesões inflamatórias.[29,30] A MTC tem o entendimento de que essas afecções estão relacionadas principalmente com o *Wei Qi*, ao *Fei* e não raramente ao *Pi* também.

TRATADO DE ACUPUNTURA E DOR NA MEDICINA ESPORTIVA

O *Wei Qi* é uma parte do *Yang Qi*, também conhecida como o *Yang* protetor, e uma das suas funções é proteger o organismo contra a entrada dos agentes patogênicos externos para dentro do organismo, expulsando-os da superfície.[11] É importante observar que os agentes patogênicos se referem ao vento, calor, frio, umidade, canícula e secura que na atualidade conhecemos como a condição climática do meio ambiente, microrganismos, substâncias alergênicas etc. O Su Wen descreve da seguinte forma: "... o *Wei Qi* é de natureza por demais fluida para ser contida nos vasos, assim, este circula na pele, entre as fibras da carne e se espalha nas cavidades torácicas e abdominais".[10] O *Fei* é o *Zang* responsável por essa difusão do *Wei Qi* até a superfície do corpo e em todas as cavidades e espaços luminais e o *Pi* é o principal *Zang* na função de extrair a essência dos alimentos para transformação e produção do *Qi* e do *Xue*. O enfraquecimento das funções do *Fei* e do *Pi* pode levar à deficiência do *Wei Qi* tornando-o incompetente na sua função de expulsar os agentes patogênicos externos.[11]

O tratamento pela FC é fortalecer o *Wei Qi*, o *Fei* e o *Pi* e expulsar o agente patogênico da superfície, de preferência imediatamente após o exercício físico, antes que se desenvolva infecções ou processos inflamatórios. No caso dos nadadores, seria interessante proceder também a lavagem das vias nasais com soro fisiológico após o uso da piscina.

Medicamento:

- Fórmula Yu Ping Feng San, 玉屏风散, *Jade Windscreen Powder*[6]

    Administrar logo após o término do exercício e manter por mais alguns dias.

Se evoluir para uma Síndrome Superficial (SS) tipo IVAS ou rinites:

Medicamentos para SS devido ao vento frio

- Fórmula Xiao Qing Long Tang, 小青龙汤, *Minor Bluegreen Dragon Decoction*;[6] ou
- Fórmula Ge Gen Tang, 葛根汤, *Kudzu Decoction*;[6] ou
- Fórmula Gui Zhi Tang, 桂枝汤, *Cinnamon Twig Decoction*[6]

Medicamentos para SS devido ao vento calor:

- Fórmula Sang Ju Yin, 桑菊饮, *Mulberry Leaf and Chrysanthemum Drink*;[6] ou
- Fórmula Yin Qiao San, 银翘散, *Honeysuckle and Forsythia Powder*[6]

O tratamento da asma (chiado) e tosse por inversão do fluxo de *Qi* do *Fei* decorrente da presença de agente patogênico na superfície é expulsar o agente patogênico e capacitar o *Fei* a retomar a sua *performance* normal de fazer circular o *Qi* para cima, para fora e para baixo utilizando os medicamentos acima descritos para SS.[6]

Rinites com secreção abundante, sinusites frequentes e obstrução nasal

Pela FC, é um padrão de congestão nasal com presença de secreção devido a invasão por vento frio ou pela penetração do vento frio no meridiano *Yang Ming* que atravessa os seios nasais e se transforma em fleuma calor.[6]

Medicamentos:

- Fórmula Qing Bi Tang, 清鼻汤, *Clear the Nose Decoction*[6]

    Essa fórmula Qing Bi Tang pode tratar as duas situações ocorridas.

Sinusite com presença de secreção e obstrução nasal acompanhada de tosse produtiva

Pela FC, é padrão de fleuma-umidade devido a falha do *Pi* nas funções de transformação e transporte de fluidos que acabam acumulando e formando a fleuma no *jiao* médio. A fleuma formada atrapalha ainda mais as funções do *Pi* e acaba criando ainda mais umidade. A fleuma-umidade seguindo o fluxo do *Qi* sobe ao *Fei* onde obstrui a circulação normal do *Qi* deste *Zang* e causa a tosse com catarro. O nariz é a estrutura de abertura do *Fei* podendo se apresentar com obstrução e secreções.[6]

Medicamento:

- Fórmula Cang Er Zi San, 苍耳子散, *Xanthium Powder*[6]

Após a melhora da gripe, rinites ou sinusites, convém retornar ao uso do Yu Ping Feng San até recuperar o *Qi* e restabelecer a saúde do *Fei* e do *Pi*. Deve-se verificar e corrigir outras alterações ou deficiências.

Obstrução nasal com pólipos, sinusites, rinite crônica, rinite alérgica

Pela MTC, o *Qi* do *Fei* não circula livremente no nariz, então o vento e umidade não são devidamente eliminados e acabam se estagnando no nariz formando o pólipo que pode crescer e até obstruir totalmente as vias nasais.[6]

Medicamento:

- Fórmula Xin Yi Qing Fei Yin, 辛夷清肺饮, *Magnolia Flower Drink to Clear the Lungs*[6]

    Verificar se o indivíduo apresenta distúrbios de base, como desequilíbrio *Yin/Yang*, e a estagnação do *Qi* do *Gan*, que favorece a deficiência na circulação do *Qi* do *Fei*, e tratar adequadamente.

● FC NO TRATAMENTO E PREVENÇÃO DAS MANIFESTAÇÕES GASTRINTESTINAIS MAIS FREQUENTES

- Disfagia
- Refluxo
- Gastrites
- Náuseas e vômitos
- Dores abdominais (cólicas)
- Diarreia
- Sangramentos[12,13,36,37]

As disfunções gastrintestinais podem ocorrer devido a contaminações nas aglomerações de pessoas ou ingestão de alimentos inadequados e ao estresse.[12,13,36,37]

Disfunções gastrintestinais que ocorrem isoladamente devido a contaminações nas aglomerações de pessoas ou pela ingestão de alimentos inadequados (gastrenterites virais ou bacterianas) podem apresentar náuseas, vômitos, febre e diarreia. Um quadro clínico mais grave pode apresentar febre e diarreia de fezes fétidas com presença de sangue.[13]

Pela FC, essa doença é causada pela entrada de agente patogênico externo no Tai Yang que migrou ao Yang Ming ou pela entrada concomitante no Tai Yang e Yang Ming. A presença do agente patogênico causa lesões internas com estagnação de *Qi* no *jiao* médio e formação de umidade. O bloqueio na dinâmica normal do *jiao* médio leva ao distúrbio no movimento de subida e descida podendo causar náuseas, vômitos e diarreia. Pode haver a presença de febre. O tratamento pela FC requer ervas que dispersam a superfície, que transformam a umidade, que regulam o *Qi* e harmonizam o *jiao* médio.[6]

Medicamento para o caso de invasão por agente patogênico frio:

- Fórmula Huo Xiang Zheng Qi San, 藿香正气散, *Patchouli/Agastache Powder to Rectify the Qi*[6]

Medicamento para o caso de invasão por agente patogênico calor

- Fórmula Ge Gen Huang Qing Huang Lian Tang, 葛根黄芩黄连汤, *Kudzu, Scutellaria, and Coptis Decoction*[6]
  Fazer uso deste tratamento após afastar a necessidade de antibioticoterapia.

Disfunções gastrintestinais associadas ao estresse psicológico e à ansiedade: disfagia, refluxo, gastrites, náuseas, vômitos, cólicas, diarreia, sangramento das mucosas intestinais (Sangue oculto nas fezes)[12,13,36,37]

Alguns estudos das últimas décadas têm demonstrado uma relação entre o estado de estresse e ansiedade do atleta com as manifestações de distúrbios gastrintestinais, principalmente nos períodos de treinamentos intensos e próximos à competição ou mesmo no próprio evento.[12,13,36,37] Os estudos relatam que estressores psicológicos podem causar disfagia, reduzir a motilidade gástrica e retardar o seu esvaziamento ao mesmo tempo que aumentam a motilidade do intestino grosso, causando a diarreia.[12,13,36,37]

Nos atletas que desempenham exercícios de alta intensidade e por tempo prolongado, a redistribuição do fluxo sanguíneo a favor de maior perfusão no tecido músculo esquelético acompanhada de drástica redução na área gastrintestinal pode levar até ao aparecimento de lesões na mucosa intestinal devido à isquemia. Nessas situações, as consequências podem ser múltiplas além das citadas acima, tais como aumento na permeabilidade da mucosa intestinal, aparecimento de sangue oculto nas fezes, translocação da flora bacteriana etc.[13,36]

O entendimento da fisiologia humana pela MTC já incorpora, segundo os seus preceitos, a íntima relação da mente e emoções com o corpo material, cabendo aqui novamente o diagnóstico de estagnação de *Qi* do *Gan*. Nesse estado nosológico, o *Qi* do *Gan*, em atuação exacerbada, efetua uma dominação excessiva sobre o *Pi*, enfraquecendo as suas funções de transporte e transformação o que leva ao retardo no processamento dos alimentos e consequente demora no esvaziamento da sua víscera acoplada, o *Wei*. A permanência do alimento no *Wei* dificulta a circulação do seu *Qi*, podendo levar ao estado de inversão do seu fluxo e causar a inapetência, disfagia, náuseas e vômitos. A estagnação do *Qi* do *Gan* frequentemente leva também à formação de calor que migra ao seu *Fu* acoplado *Dan*. O calor tende a subir e favorece a regurgitação ácida e a pirose. A descida dos restos alimentares pelo *Da Chang* é regulada pelo *Pi* na sua função de ascensão do *Qi*, e estando este deficitário, não consegue fazer a regulação adequada causando a diarreia.[6,11]

Pela FC o tratamento é ajudar o *Gan* a restabelecer o fluxo livre do *Qi* e fortalecer o *Pi* nas suas funções. Medicamentos:

- Fórmula Si Ni San, 四逆散, *Frigid Extremities Powder*;[6] ou
- Fórmula Xiao Yao San, 逍遥散, *Rambling Powder*[6]

Se apresentar cólicas intestinais acrescentar:

- Fórmula Shao Yao Gan Cao Tang, 芍药苷草汤, *Peony and Licorice Decoction*[6]

Se o atleta apresentar sinais de lesões na mucosa intestinal associar a Fórmula Huo Xiang Zheng Qi San, 藿香正气散, *Patchouli/Agastache Powder to Rectify the Qi*[6]

● FADIGA GENERALIZADA DEVIDO A EXERCÍCIOS INTENSOS DE LONGA DURAÇÃO

Pela MO, a fadiga devido ao exercício físico corresponde a uma redução da *performance* muscular diante de um esforço contínuo, juntamente com sensações gerais de cansaço.[14] Possíveis causas da fadiga:

1. redução do fornecimento de energia (ATP-PCr, glicólise anaeróbica, metabolismo oxidativo);
2. entupimento devido ao acúmulo de metabólitos;
3. falha do mecanismo de contração das fibras musculares;
4. alterações no controle nervoso da contração muscular.[14]

As três primeiras causas definem a chamada fadiga periférica e ocorrem no interior do músculo juntamente com alterações no controle nervoso motor da função muscular.[14,40] Segundo a MO, as alterações generalizadas, como a desidratação e o aumento da temperatura corporal, parecem reduzir a transmissão dos sinais nervosos por meio da junção neuromuscular.[14] O exercício físico gera calor no músculo e em todo o organismo.[14] Pela MTC, somente a presença de calor já pode dificultar a circulação do *Qi* nos músculos e outras partes do organismo.[6,11,39]

Mediante ao calor ocorre a sudorese na tentativa de regular a temperatura corporal. Pela MTC, o suor é derivado do *Xue*.[6] No caso dos atletas que desempenham exercícios físicos de alta intensidade, essa geração de calor pode ser intensa e, caso ocorra por tempo prolongado, a sudorese pode ser excessiva levando à depleção do *Xue*. Uma depleção importante de *Xue* pode desequilibrar a relação *Yin/Yang* entre *Xue* e *Qi*,[6,11] e esse desequilíbrio por sua vez pode favorecer a estagnação do *Qi* do *Gan*.[6] Esse estado de estagnação do *Qi* do *Gan*, de acordo com a Teoria dos cinco elementos, pode levar à dominação excessiva do *Gan* sobre o *Pi*[11] enfraquecendo as suas funções de transformação e transporte.[11,6] De acordo com a teoria da MTC, o *Pi* é a origem do *Qi* adquirido e o *Fei* é o seu pivô. Se o *Pi* está deficiente e não eleva o *Qi* ao *jiao* superior, ocorre o enfraquecimento do *Fei*.[11]

Pi e *Fei* tornando-se deficientes os líquidos não serão mais distribuídos e repartidos e haverá formação de mucosidades e umidades. O enfraquecimento da função de transporte do *Pi* afeta a renovação e a repartição dos líquidos orgânicos,[11] levando ao acúmulo de metabólitos. As mucosidades, umidades, metabólitos e o calor acumulam e dificultam a circulação do *Qi* e *Xue* já muito deficientes e, consequentemente, os músculos são mal alimentados, e então haverá astenia.[11]

O *Pi* "rege a elevação" e este *Zang* estando enfraquecido a cabeça poderá se tornar deficiente de *Qi* e *Xue* e causar tonturas, vertigens e ofuscação de vista.[11] O *Pi* "comanda a carne e os membros", se este *Zang* estiver enfraquecido os membros ficam privados da emanação dos alimentos, a respiração enfraquece, as vias do pulso se impermeabilizam e os ossos, os músculos e carnes perdem a vitalidade.[11]

O tratamento pela FC: embora a fadiga melhore com o descanso adequado, pode ser interessante recomendar nas primeiras horas após a prática de atividade física extenuante, uma boa hidratação juntamente com uso de ervas que limpam o calor, aumentam o *Qi*, fortalecem o *Pi* e o *Fei* e que melhoram a circulação dos fluidos para uma rápida recuperação e evitar a invasão dos agentes patogênicos externos devido ao enfraquecimento do *Wei Qi*.

Medicamento:

- Fórmula Yu Quan Wan, 玉泉丸, *Jade Spring Pill*, juntamente com uma generosa oferta de água via oral.

    Essa fórmula limpa o calor, aumenta o *Qi*, fortalece a circulação de fluidos *Yang* e nutre o *Yin*.

Após o restabelecimento da fase aguda tratar os desequilíbrios remanescentes como a deficiência do *Qi*, do *Xue* e se o paciente apresentar sinais de estagnação do *Qi* do *Gan*, administrar fórmulas harmonizadoras do *Gan* como *Xiao Yao San*, 逍遥散, *Rambling Powder* ou ainda, *Yi Gan San*, 抑肝散, *Restrain the Liver Powder*.

Exemplos de medicamentos que tratam:

- **Deficiência de Xue:** Fórmula *Si Wu Tang*, 四物汤,*Four Substance Decoction*
- **Deficiência de Qi:** Fórmula *Si Jun Zi Tang*, 四君子汤, *Four-Gentlemen decoction*
- **Deficiência de Qi e de Xue:** Fórmula *Ba Zhen Tang*, 八珍汤, *Eight-Treasure Decoction*

CONCLUSÃO

A FC é um dos pilares de tratamento da MTC e seu uso na China remonta a milhares de anos. Recentemente, a FC tem se tornado cada vez mais popular no Ocidente; porém, ainda é pouco difundida. Possui extensa aplicação para os mais diversos quadros clínicos e, combinada ou não com a MO, poderá proporcionar considerável melhora na qualidade de vida dos pacientes.

No caso dos atletas de alto rendimento, o seu uso se torna limitado devido ao risco de apresentar resultado positivo em testes de controle de dopagem e, por isso, devemos ter muita cautela para não prejudicar a carreira esportiva deles. No entanto, os atletas recreacionais e amadores poderão obter grandes benefícios com o uso da FC auxiliando na recuperação de lesões e doenças, melhorando rendimento e proporcionando maior bem-estar.

Neste capítulo, optamos por focar na abordagem dos problemas mais comuns encontrados na prática clínica em âmbito esportivo com extensa análise e correlação entre a MTC e a MO, na tentativa de mostrar o que consideramos como o melhor caminho para o desenvolvimento do raciocínio clínico para a utilização da FC.

Para a correta prescrição da FC, obtendo os melhores resultados e menores efeitos adversos, devemos realizar minuciosa anamnese e exame clínico sob os preceitos das teorias da MTC e, analisando a fisiopatologia do quadro clínico, elaborar o diagnóstico do padrão de desequilíbrio e um planejamento terapêutico adequado. Ao mesmo tempo, devemos nos preocupar com a procedência das fórmulas prescritas recomendando fornecedores e laboratórios de boa qualidade e que fazer o correto manuseio e processamento das substâncias de prescrição.

Com isso, esperamos poder difundir e popularizar o uso da FC na prática médica mostrando as possibilidades e os benefícios do seu uso.

ANEXO 1

Relação de fórmulas e os seus constituintes

1. Fórmula Cang Er Zi San, 苍耳子散, *Xanthium Powder*
   Fonte: *Formulas to Aid the Living* (1253)

- Fructus Xanthii, 苍耳子, Cang Er Zi
- Flos Magnoliae, 辛夷花, Xin Yi Hua
- Radix Angelicae dahuricae, 白芷, Bai Zhi
- Herba Menthae haplocalycis, 薄荷, Bo He

Ações: dispersa o vento, alivia a dor e desobstrui o nariz.

2. Fórmula Chai Hu Shu Gan Tang, 柴胡疏肝汤, *Bupleurum Powder to Dredge the Liver*
   Fonte: *Indispensable Tools for Pattern Treatment* (1602)

- Vinegar-fried Pericarpium Citri reticulatae, 醋炒陈皮, Cu Chao Chen Pi
- Radix Bupleuri, 柴胡, Chai Hu
- Rhizoma Chuanxiong, 川芎, Chuan Xiong
- Fry-fried Fructus Aurantii, 炒枳壳, Chao Zhi Ke
- Radix Paeoniae, 芍药, Shao Yao
- Radix Glycyrrhizae praeparata, 炙甘草, Zhi Gan Cao

- Rhizoma Cyperi, 香附, Xiang Fu

Ações: espalha o *Qi* do *Gan*, harmoniza o *Xue* e alivia a dor.

3. Fórmula Dang Gui ShaoYao San, 当归芍药散, *Tangkuei and Peony Powder*
   Fonte: *Essentials from the Golden Cabinet* (220)

- Radix Angelicae sinensis, 当归, Dang Gui
- Radix Paeoniae, 芍药, Shao Yao
- Poria, 茯苓, Fu Ling
- Rhizoma Atractylodis macrocephalae, 白术, Bai Zhu
- Rhizoma Alismatis, 泽泻, Ze Xie
- Rhizoma Chuanxiong, 川芎, Chuan Xiong

Ações: nutre o *Xue* do *Gan*, espalha o *Qi* do *Gan*, fortalece o *Pi* e elimina a umidade.

4. Fórmula Du Huo Ji Sheng Tang, 独活寄生汤, *Pubescent Angelica and Taxillus Decoction*
   Fonte: *Important Formulas Worth a Thousand Gold Pieces* (650)

- Radix Angelicae pubescentes, 独活, Du Huo
- Radix et Rhizoma Asari, 细辛, Xi Xin
- Radix Saposhnikoviae, 防风, Fang Feng

CAPÍTULO 91

- Radix Gentianae macrophyllae, 秦艽, Qin Jiao
- Herba Taxilli, 桑寄生, Sang Ji Sheng, ou Radix Dipsaci, 续断, Xu Duan
- Cortex Eucommiae, 杜仲, Du Zhong
- Radix Achyranthis bidentatae, 牛膝, Niu Xi
- Cortex Cinnamomi, 肉桂, Rou Gui
- Radix Angelicae sinensis, 当归, Dang Gui
- Rhizoma Chuanxiong, 川芎, Chuan Xiong
- Radix Rehmanniae, 生地黄, Sheng Di Huang
- Radix Paeoniae alba, 白芍, Bai Shao
- Radix Ginseng, 人参, Ren Shen, ou Radix Codonopsis, 党参, Dang Shen
- Poria, 茯苓, Fu Ling
- Radix Glycyrrhizae, 甘草, Gan Cao

Ações: expulsa o vento-umidade, dispersa obstruções dolorosas e tonifica as deficiências.

5. Fórmula Ge Gen Tang, 葛根汤, *Kudzu Decoction*
   Fonte: *Discussion of Cold Damage* (220)
- Radix Puerariae, 葛根, Ge Gen
- Herba Ephedrae, 麻黄, Ma Huang
- Ramulus Cinnamomi, 桂枝, Gui Zhi
- Radix Paeoniae, 芍药, Shao Yao
- Rhizoma Zingiberis recens, 生姜, Sheng Jiang
- Fructus Jujubae, 大枣, Da Zao
- Radix Glycyrrhizae praeparata, 炙甘草, Zhi Gan

Ações: alivia a superfície e a camada muscular e gera fluidos.

6. Fórmula Gui Zhi Tang, 桂枝汤, *Cinnamon Twig Decoction*
   Fonte: *Discussion of Cold Damage* (220)
- Ramulus Cinnamomi, 桂枝, Gui Zhi
- Radix Paeoniae, 芍药, Shao Yao
- Rhizoma Zingiberis recens, 生姜, Sheng Jiang
- Fructus Jujubae, 大枣, Da Zao
- Radix Glycyrrhizae praeparata, 炙甘草, Zhi Gan Cao

Ações: elimina os agentes patogênicos da camada muscular e regula o *Qi* defensivo e o *Qi* nutritivo.

7. Fórmula Huo Xiang Zheng Qi San, 藿香正气散, *Patchouli/Agastache Powder to Rectify the Qi*
   Fonte: *Formulary of the Pharmacy Service for Benefiting the People in the Taiping Era* (1107)
- Herba Pogostemonis/Agastache, 藿香, Huo Xiang
- Ginger-fried Cortex Magnoliae officinalis, 姜炒厚朴, Jiang Chao Hou Po
- Pericarpium Citri reticulatae, 陈皮, Chen Pi
- Folium Perillae, 紫苏叶, Zi Su Ye
- Radix Angelicae dahuricae, 白芷, Bai Zhi
- Rhizoma Pinelliae praeparatum, 制半夏, Zhi Ban Xia
- Pericarpium Arecae, 大腹皮, Da Fu Pi
- Rhizoma Atractylodis macrocephalae, 白术, Bai Zhu
- Poria, 茯苓, Fu Ling
- Radix Platycodi, 桔梗, Jie Geng
- Radix Glycyrrhizae praeparata, 炙甘草, Zhi Gan Cao
- Rhizoma Zingiberis recens, 生姜, Sheng Jiang
- Fructus Jujubae, 大枣, Da Zao

Ações: alivia a superfície, transforma a umidade, regula o *Qi* e harmoniza o *jiao* médio.

8. Fórmula Juan Bi Tang, 蠲痹汤, *Remove Painful Obstruction Decoction*
   Fonte: *Yang Family Formulas* (1178)
- Rhizoma seu Radix Notopterygii, 羌活, Qiang Huo
- Rhizoma Curcumae longae, 姜黄, Jiang Huang
- Wine-washed Radix Angelicae Sinensis, 酒洗当归, Jiu Xi Dang Gui
- Honey-prepared Radix Astragali, 蜜炙黄耆, Mi Zhi Huang Qi
- Radix Paeoniae alba, 白芍, Bai Shao
- Radix Saposhnikoviae, 防风, Fang Feng
- Radix Glycyrrhizae praeparata, 炙甘草, Zhi Gan Cao
- Rhizoma Zingiberis recens, 生姜, Sheng Jiang
- Fructus Jujubae, 大枣, Da Zao

Ações: tonifica e harmoniza o *Qi* nutritivo e o *Qi* defensivo, dispersa o vento e elimina a umidade.

9. Fórmula Liu Wei Di Huang Wan, 六味地黄丸, *Six-Ingredient Pill with Rehmannia*
   Fonte: *Craft of Medical Treatment for Childhood Disease Patterns* (1119)
- Radix Rehmanniae praeparata, 熟地黄, Shu Di Huang
- Fructus Corni, 山茱萸, Shan Zhu Yu
- Rhizoma Dioscoreae, 山药, Shan Yao
- Poria, 茯苓, Fu Ling
- Cortex Moutan, 牡丹皮, Mu Dan Pi
- Rhizoma Alismatis, 泽泻, Ze Xie

Ações: enriquece o *Yin* e nutre o *Shen*.

10. Fórmula Ma Huang Tang, 麻黄汤, *Ephedra Decoction*
    Fonte: *Discussion of Cold Damage* (220)
- Herba Ephedrae, 麻黄, Ma Huang
- Ramulus Cinnamomi, 桂枝, Gui Zhi
- Semen Armeniacae, 杏仁, Xing Ren
- Radix Glycyrrhizae praeparata, 炙甘草, Zhi Gan Cao

Ações: elimina o frio da superfície e detém a respiração ofegante.

11. Fórmula Qing Bi Tang, 清鼻汤, *Clear the Nose Decoction*
    Fonte: *Nakakura Pharmacy in Japan* (sec XIX)
- Radix Puerariae, 葛根, Ge Gen
- Semen Coicis, 薏苡仁, Yi Yi Ren
- Radix Platycodi, 桔梗, Jie Geng
- Flos Magnolia, 辛夷, Xin Yi
- Herba Ephedrae, 麻黄, Ma Huang
- Radix Paeoniae Alba, 白芍, Bai Shao
- Ramulus Cinnamomi, 桂枝, Gui Zhi
- Gypsum fibrosum, 石膏, Shi Gao
- Rhizoma Zingiberis recens, 生姜, Sheng Jiang
- Rhizoma Chuanxiong, 川芎, Chuan Xiong
- Radix et Rhizoma Rhei, 大黄, Da Huang
- Radix Glycyrrhizae praeparata, 炙甘草, Zhi Gan Cao

Ações: elimina o agente patogênico da superfície, elimina a toxicidade e desobstrui as vias nasais.

818 TRATADO DE ACUPUNTURA E DOR NA MEDICINA ESPORTIVA

12. **Fórmula Sang Ju Yin, 桑菊饮, *Mulberry Leaf and Chrysanthemum Drink***
    Fonte: *Systematic Differentiation of Warm Pathogen Diseases* (1798)

- Folium Mori, 桑叶, Sang Ye
- Flos Chrysanthemi, 菊花, Ju Hua
- Fructus Forsythiae, 连翘, Lian Qiao
- Herba Menthae haplocalycis, 薄荷, Bo He
- Radix Platycodi, 桔梗, Jie Geng
- Semen Armeniacae, 杏仁, Xing Ren
- Rhizoma Phragmitis, 芦根, Lu Gen
- Radix Glycyrrhizae, 甘草, Gan Cao

  Ações: dispersa o vento e limpa o calor, facilita o fluxo de Qi do *Fei* e cessa a tosse.

13. **Fórmula Shao Yao Gan Cao Tang, 芍药甘草汤, *Peony and Licorice Decoction***
    Fonte: *Discussion of Cold Damage* (220)

- Radix Paeoniae, 芍药, Shao Yao
- Radix Glycyrrhizae praeparata, 炙甘草, Zhi Gan Cao

  Ações: nutre o *Xue*, aumenta o *Qi*, modera os espasmos dolorosos e alivia as dores.

14. **Fórmula Shu Jing Huo Xue Tang, 舒经活血汤, *Relax the Channels and Invigorate the Blood Decoction***
    Fonte: *Restoration of the Health from the Myriad Diseases* (1587)

- Radix Paeoniae alba, 白芍, Bai Shao
- Radix Angelicae sinensis, 当归, Dang Gui
- Rhizoma Chuanxiong, 川芎, Chuan Xiong
- Radix Rehmanniae, 生地黄, Sheng Di Huang
- Semen Persicae, 桃仁, Tao Ren
- Rhizoma Atractylodis, 苍术, Cang Zhu
- Poria, 茯苓, Fu Ling
- Radix Achyranthis bidentatae, 牛膝, Niu Xi
- Radix Clematidis, 威灵仙, Wei Ling Xian
- Radix Stephaniae tetrandrae, 汉防己, Han Fang Ji
- Rhizoma seu Radix Notopterygii, 羌活, Qiang Huo
- Radix Saposhnikoviae, 防风, Fang Feng
- Radix Gentianae, 龙胆草, Long Dan Cao
- Radix Angelicae dahuricae, 白芷, Bai Zhi
- Pericarpium Citri reticulatae, 陈皮, Chen Pi
- Radix Glycyrrhizae, 甘草, Gan Cao
- Rhizoma Zingiberis recens 生姜, Sheng Jiang

  Ações: relaxa e desobstrui os canais e revigora o *Xue*.

15. **Fórmula Si Ni San, 四逆散, *Frigid Extremities Powder***
    Fonte: *Discussion of Cold Damage* (220)

- Radix Bupleuri, 柴胡, Chai Hu
- Dry-fried Fructus Aurantii immaturus, 炒枳实, chao zhi shi
- Radix Paeoniae Alba, 白芍, Bai Shao
- Radix Glycyrrhizae praeparata, 炙甘草, Zhi Gan Cao

  Ações: expulsa o *Qi* patogênico, libera a constrição, espalha o *Qi* do *Gan* e regula o *Pi*.

16. **Fórmula Si Wu Tang, 四物汤, *Four-Substance Decoction***
    Fonte: *Secret Formulas to Manage Trauma and Reconnect Fractures Received from an Immortal* (846)

- Radix Rehmannia praeparata, 熟地黄, Shu Di Huang
- Radix Paeoniae alba, 白芍, Bai Shao
- Radix Angelicae sinensis, 当归, Dang Gui
- Rhizoma Chuanxiong, 川芎, Chuan Xiong

  Ações: tonifica o *Xue* e regula o *Gan*.

17. **Fórmula Wu Ling San, 五苓散, *Five-Ingredient Powder with Poria***
    Fonte: *Discussion of Cold Damage* (220)

- Rhizoma Alismatis, 泽泻, Ze Xie
- Poria, 茯苓, Fu Ling
- Polyporus, 猪苓, Zhu Ling
- Rhizoma Atractylodis macrocephalae, 白术, Bai Zhu
- Ramulus Cinnamomi, 桂枝, Gui Zhi

  Ações: promove a diurese, drena umidade, fortalece o *Pi*, aquece o *Yang* e promove a função de transformação do *Qi*.

18. **Fórmula Xiao Qing Long Tang, 小青龙汤, *Minor Blue-green Dragon Decoction***
    Fonte: *Discussion of Cold Damage* (220)

- Herba Ephedrae, 麻黄, Ma Huang
- Ramulus Cinnamomi, 桂枝, Gui Zhi
- Rhizoma Zingiberis, 干姜, Gan Jiang
- Radix et Rhizoma Asari, 细辛, Xi Xin
- Fructus Schisandrae, 五味子, Wu Wei Zi
- Radix Paeoniae alba, 白芍, Bai Shao
- Rhizoma Pinelliae praeparatum, 制半夏, Zhi Ban Xia
- Radix Glycyrrhizae praeparata, 炙甘草, Zhi Gan Cao

  Ações: alivia a superfície, transforma o muco aquoso, aquece o *Fei* e redireciona o *Qi* rebelde para baixo.

19. **Fórmula Xiao Yao San, 逍遥散, *Rambling Powder***
    Fonte: *Formulary of the Pharmacy Service for Benefiting the People in the Taiping Era* (1107)

- Radix Bupleuri, 柴胡, Chai Hu
- Dry-fried Radix Angelicae sinensis, 炒当归, Chao Dang Gui
- Radix Paeoniae alba, 白芍, Bai Shao
- Rhizoma Atractylodis macrocephalae, 白术, Bai Zhu
- Poria, 茯苓, Fu Ling
- Radix Glycyrrhizae praeparata, 炙甘草, Zhi Gan Cao
- Baked Rhizoma Zingiberis Recens, 煨姜, Wei Jiang
- Herba Menthae haplocalycis, 薄荷, Bo He

  Ações: espalha o *Qi* do *Gan*, fortalece o *Pi* e nutre o *Xue*.

20. **Fórmula Xin Yi Qing Fei Yin, 辛夷清肺饮, *Magnolia Flower Drink to Clear the Lungs***
    Fonte: *Orthodox Lineage of External Medicine* (1617)

- Flos Magnoliae, 辛夷, Xin Yi
- Radix Scutellariae, 黄芩, Huang Qin
- Fructus Gardeniae, 栀子, Zhi Zi
- Radix Ophiopogonis, 麦门冬, Mai Men Dong
- Bulbus Lilii, 百合, Bai He
- Gypsum fibrosum, 石膏, Shi Gao
- Radix Glycyrrhizae, 甘草, Gan Cao
- Folium Eriobotryae, 枇杷叶, Pi Pa Ye

- Rhizoma Anemarrhenae, 知母, Zhi Mu
- Rhizoma Cimicifugae, 升麻, Sheng Ma

Ações: dissemina o *Qi* do *Fei*, limpa o calor e desobstrui os orifícios, especialmente os do nariz.

21. Fórmula Xin Yi San, 辛夷散, *Magnolia Flower Powder*
Fonte: *Formulas to Aid the Living* (1253)

- Flos Magnoliae, 辛夷花, Xin Yi Hua
- Rhizoma Chuanxiong, 川芎, Chuan Xiong
- Caulis Akebiae, 木通, Mu Tong
- Radix et Rhizoma Asari, 细辛, Xi Xin
- Radix Saposhnikoviae, 防风, Fang Feng
- Rhizoma seu Radix Notopterygii, 羌活, Qiang Huo
- Rhizoma Ligustici, 藁本, Gao Ben
- Rhizoma Cimicifugae, 升麻, Sheng Ma
- Radix Angelicae dahuricae, 白芷, Bai Zhi
- Radix Glycyrrhizae praeparata, 炙甘草, Zhi Gan Cao

Ações: dispersa o vento frio e desobstrui as vias nasais.

22. Yi Gan San, 抑肝散, *Restrain the Liver Powder*
Fonte: *Synopsis for Protecting Infants* (1555)

- Dry-fried Rhizoma Atractylodis macrocephalae, 炒白术, Chao Bai Zhu
- Poria, 茯苓, Fu Ling
- Radix Angelicae sinensis, 当归, Dang Gui
- Rhizoma Chuanxiong, 川芎, Chuan Xiong
- Ramulus Uncariae cum Uncis, 钩藤, Gou Teng
- Radix Bupleuri, 柴胡, Chai Hu
- Radix Glycyrrhizae praeparata, 炙甘草, Zhi Gan Cao

Ações: acalma o *Gan*, regula o *Xue* do *Gan* e o *Qi*.

23. Fórmula Yin Qiao San, 银翘散, *Honeysuckle and Forsythia Powder*
Fonte: *Systematic Differentiation of Warm Pathogen Diseases* (1798)

- Flos Lonicerae, 金银花, Jin Yin Hua
- Fructus Forsythiae, 连翘, Lian Qiao
- Radix Platycodi, 桔梗, Jie Geng
- Fructus Arctii, 牛蒡子, Niu Bang Zi
- Herba Menthae haplocalycis, 薄荷, Bo He
- Semen Sojae praeparatum, 淡豆豉, Dan Dou Chi
- Spica Schizonepetae, 荆芥穗, Jing Jie Sui
- Herba Lophatheri, 淡竹叶, Dan Zhu Ye
- Rhizoma Phragmitis recens, 鲜芦根, Xian Lu Gen
- Radix Glycyrrhizae, 甘草, Gan Cao

Ações: dispersa o vento calor, limpa o calor e elimina a toxicidade.

24. Fórmula Yu Ping Feng San, 玉屏风散, *Jade Windscreen Powder*
Fonte: *Researching Original Formulas* (1213)

- Honey prepared Radix Astragali, 黄芪, Huang Qi
- Rhizoma Atractylodis macrocephalae, 白术, Bai Zhu
- Radix Saposhnikoviae, 防风, Fang Feng

Ações: aumenta o *Qi*, estabiliza a superfície e cessa a sudorese.

25. Fórmula Yu Quan Wan, 玉泉丸, *Jade Spring Pill*
Fonte: *Straight Direction from [Yang] Ren-Zhai* (1264)

- Radix Ophiopogonis, 麦门冬, Mai Men Dong
- Radix Ginseng, 人参, Ren Shen
- Poria, 茯苓, Fu Ling
- Radix Astragali, 黄芪, Huang Qi (metade frito no mel e metade sem preparo)
- Fructus Mume, 乌梅, Wu Mei
- Radix Glycyrrhizae, 甘草, Gan Cao
- Radix Trichosanthis, 天花粉, Tian Hua Fen
- Radix Puerariae, 葛根, Ge Gen

Ações: aumenta o *Qi*, nutre o *Yin*, limpa o calor e gera fluidos *Yang*.

26. Fórmula Zheng Gu Zi Jin Dan, 正骨紫金丹, *Bone-setter's Purple-Gold Special Pill*
Fonte: *Golden Mirror of the Medical Tradition* (1742)

- Flos Caryophylli, 丁香, Ding Xiang
- Radix Aucklandiae, 木香, Mu Xiang
- Resina Daemonoropis, 血竭, Xue Jie
- Catechu, 槟榔, Er Cha
- Radix et Rhizoma Rhei praeparata, 製大黄, Zhi Da Huang
- Cortex Moutan, 牡丹皮, Mu Dan Pi
- Flos Carthami, 红花, Hong Hua
- Caput Angelicae sinensis radicis, 当归头, Dang Gui Tou
- Semen Nelumbinis, 莲子, Lian Zi
- Poria, 茯苓, Fu Ling
- Radix Paeoniae alba, 白芍, Bai Shao
- Radix Glycyrrhizae, 甘草, Gan Cao

27. Fórmula Zhi Bai Di Huang Wan, 知柏地黄丸, *Anemarrhena, Phellodendron, and Rehmannia Pill*
Fonte: *Investigations of Medical Formulas* (1584)

- Radix Rehmanniae praeparata, 熟地黄, Shu Di Huang
- Fructus Corni, 山茱萸, Shan Zhu Yu
- Rhizoma Dioscoreae, 山药, Shan Yao
- Poria, 茯苓, Fu Ling
- Cortex Moutan, 牡丹皮, Mu Dan Pi
- Rhizoma Alismatis, 泽泻, Ze Xie
- Salt-fried Rhizoma Anemarrhenae, 鹽炒知母, Yan Chao Zhi Mu
- Salt-fried Cortex Phellodendri, 鹽炒黄柏, Yan Chao Huang Bai

ANEXO 2
Doping

A dopagem é definida principalmente pelo uso de substâncias ou métodos proibidos para melhorar artificialmente o desempenho esportivo de um atleta. Os testes de controle de dopagem consistem em coletar e analisar amostras de urina e/ou sangue dos atletas no âmbito competitivo com a finalidade de identificar a presença de substâncias proibidas garantindo um ambiente esportivo saudável, justo e ético.

Apesar de o atleta ser inteiramente responsável por todas as substâncias que entram em contato com seu corpo, os médicos também podem cometer uma violação das regras de antidopagem, por exemplo, administrar uma substância proibida ou ser cúmplice desse ato. Mesmo que a prescrição da substância tenha sido feita por um médico e que o atleta apresente a indicação clínica justificando seu uso, estes não isentam a violação das regras antidopagem.[40] Dessa maneira, devemos ficar atentos caso o atleta esteja sujeito ao controle de dopagem e, em caso afirmativo, se as fórmulas magistrais chinesas prescritas contêm alguma potencial substância proibida.[41]

A seguir, listamos as substâncias da prescrição da fitoterapia chinesa que contêm substâncias proibidas verificadas por órgãos de antidopagem da China, Coreia e Japão.[15]

Substâncias da prescrição da fitoterapia chinesa proibidas em competição:

- Herba Ephedrae, 麻黄, Ma Huang
- Semen Cannabis, 火麻仁, Huo Ma Ren
- Semen Strychni, 马钱子, Ma Qian Zi
- Tuber Pinelliae
- Rhizoma Pinelliae, 半夏, Ban Xia
- Herba Chelidonii
- Tuber Liriopis
- Moschus, 麝香, She Xiang
- Radix Rehmanniae recens, 生地黄, Sheng Di Huang
- Herba Cistanchis, 肉苁蓉, Rou Cong Rong
- Fructus Ponciri immaturus
- Frusctus Aurantii immaturus, 枳实, Zhi Shi
- Plastrum Testudinis, 龟板, Gui Ban
- Placenta hominis, 紫河车, Zi He Che
- Fructus Papaveris deseminatus
- Testis et penis Otariae

Substâncias da prescrição da fitoterapia chinesa proibidas em competição e fora de competição:

- Radix Aconiti lateralis praeparata, 制附子, Zhi Fu Zi
- Tuber Aconiti
- Radix Linderae, 乌药, Wu Yao
- Radix Asia
- Semen Nelumbinis, 链子, Lian Zi
- Plumula Nelumbinis, 莲子心, Lian Zi Xin
- Tinospora crispa
- Flos Caryophylli, 丁香, Ding Xiang
- Nandina domestica
- Fructus Evodiae, 吴茱萸, Wu Zhu Yu

É importante lembrar que a lista de substâncias proibidas está em constante mudança, podendo ser atualizada em qualquer momento, e, portanto, devemos sempre procurar pelas informações mais recentes.

Atualmente, está em desenvolvimento o Passaporte Biológico do Atleta (PBA) em que serão monitorados ao longo do tempo biomarcadores hematológicos e esteroidais, podendo indicar indiretamente o uso de substâncias ou métodos proibidos.

Um estudo recente evidenciou que algumas substâncias da prescrição da fitoterapia chinesa, como a Radix Angelicae sinensis – dang gui, Radix Astragali – huang qi e Radix Salviae miltiorrhizae – dan shen, podem alterar variáveis hematológicas do PBA (aumento da porcentagem de reticulócitos com redução do escore OFF-hr) e, inclusive, tais alterações se mantiveram por um período mesmo após a suspensão do seu uso.[16]

Em conclusão, devemos sempre estar atentos e ter grande cautela ao prescrever fórmulas e substâncias da fitoterapia chinesa para os atletas de alto rendimento em competição ou que estejam em um grupo alvo de testes de controle de dopagem. Por essa razão, devemos focar o tratamento desse grupo específico com os outros métodos terapêuticos da MTC como a acupuntura, moxabustão, tuiná, dietoterapia etc.

REFERÊNCIAS

1. Sellami M, Slimeni O, Pokrywka A, Kuvacic G, Hayes LD, Milic M, et al. Herbal medicine for sports: a review. J Int Soc Sports Nutr. 2018.
2. Qin YQ, Cheng CS, Jiang Y, Qi W, Zhang B, Wei DY. Potential propensity of traditional herbal materials ingested by collegiate athletes in South China for their consuming health care. Medicine. 2021.
3. Evans Jr MW, Ndetan H, Sekhon VK, Williams Jr R, Oliver B, Perko M, et al. Adult use of complementary and integrative approaches to improve athletic performance. Altern Ther Health Med. 2017.
4. Rotter G, Schollbach L, Binting S, Dornquast C, Scherr J, Pfab F, et al. Use of complementary medicine in competitive sports: results of a cross-sectional study. Complement Med Res. 2021.
5. Scheid V, Bensky D, Ellis A, Barolet R. Chinese herbal medicine: formulas & strategies. 2nd Ed. Eastland Press. 2015.
6. Bensky D, Clavey S, Stoger E. Chinese herbal medicine: materia medica. 3rd Eastland Press. 2015.
7. Jo T, Michihata N, Yamana H, Sasabuchi Y. Reduction in exacerbation of copd in patients of advanced age using the japanese Kampo Medicine Dai-kenchu-to: a Retrospective Cohort Study. Int J COPD. 2019.
8. Mingyu L, Yu L, Gang J. Application of chen yuangao in the treatment of soft tissue injury of football players. Rev Bras Med Esporte. 2021.
9. Hsueh TP, Chiu HE. Traditional chinese medicine speeds-up humerus fracture healing: two case reports. Complement Ther Med. 2012.
10. Bing W. Princípios da medicina interna do imperador amarelo. Icone. 2001.
11. Auteroche B, Navailh P. O diagnóstico na medicina chinesa. Andrei Editora. 1992
12. Urwin CS. The relationship between psychological stress and anxiety with gastrointestinal symptoms before and during a

56km ultramarathon running race. Sports Medicine-Open. 2021.

13. Casey E. Trainning room management of medical conditions: sports gastroenterology. Clin Sports Med. 2005.

14. Kenney WL, Wilmore JH, Costill DL. Fisiologia do esporte e do exercício. 7. ed. Manole. 2020.

15. Kim J, Yun SJ, Lee YK. A review on safety of herbal medicines for doping. J Korean Med. 2019

16. Chang WC, Wang CY, Liu WY. Chinese herbal medicine significantly impacts the haematological variables of the athlete biological passport. Int J Environ Res Public Health. 2021

17. Greene WB. Netter ortopedia. Rio de Janeiro: Elsevier; 2006.

18. Palmer D, Cooper, DJ, Emery C, Batt ME, Engebretsen L, Scammell BE, et al. Self-reported sports injuries and later-life health status in 3357 retired Olympians from 131 countries: a cross-sectional survey among those competing in the games between London 1948 and Pyeong Chang 2018. Br J Sports Med. 2021.

19. Engebretsen L, Soligard T, SteffenK, Alonso JM, Aubry M, Budgett R, et al. Sports injuries and illnesses during the London Summer Olympic Games 2012. Br J Sports Med. 2013.

20. Steffen K, Moseid CH, Engebretsen L, Soberg PK, Amundsen O, Holm K, et al. Sports injuries and illnesses in the Lillehammer 2016 Youth Olympic Winter Games. Br J Sports Med. 2016.

21. Soligard T, Steffen K, Palmer-Green D, Aubry M, Grant ME, Meeuwisse W, et al. Sports injuries and illnesses in the Sochi 2014 Olympic Winter Games. Br J Sports Med. 2015.

22. Zapata-Rodrigo R, Parenteau CR, Escribano-Rodríguez M, Vicente-Romero J. Musculoeskeletal injuries and illnesses in the Spanish team the month prior to the WMTRC 2022. Apunt Educ Fis Desportes. 2023.

23. Kelly S, Pollock N, Polglass G, Clarsen B. Injury and illness in elite athletics: a prospective cohort study over three seasons. IJSPT. 2022.

24. Theron N, Schwellnus M, Derman W, Dvorak J. Illness and injuries in elite football players - a prospective cohort study during the FIFA Confederations Cup 2009. Clin J Sport Med. 2013.

25. Roosen PV, Heijne A, Frohm A, Fridén C, Kottorp A. High injury burden in elite adolescent athletes: a 52-week prospective study. J Athl Train. 2018.

26. Sports Injury Statistics. Johns Hopkins Medicine, 2010. Disponível em: https://www.hopkinsmedicine.org/health/conditions-anddiseases/sports-injuries/sports-injury-statistics. Acesso em: 5 de maio de 2023.

27. Tseng CY, Huang CW, Huang HC, Tseng WC. Utilization pattern of traditional chinese medicine among fracture patients: a Taiwan hospital-based cross-sectional study. Evid Based Complement Alternat Med. 2018.

28. SantAnna JPC, Pedrinelli A, Hernandez AJ, Fernandes TL. Lesão muscular: fisiopatologia, diagnóstico e tratamento. Rev Bras Ortop. 2022.

29. Gleeson M, Pyne DB. Respiratory inflammation and infections in high-performance athletes. Immunol Cell Biol. 2016.

30. Swinarew AS. The influence of chlorine in indoor swimming pools on the composition of breathing phase of professional swimmers. Respiratory Research. 2020.

31. Nieman DC, Johanssen LM, Lee JW, Arabatzis K. Infectious episodes in runners before and after the Los Angeles Marathon. J Sports Med Phys Fitness. 1990.

32. Cichella A, Stefanelli C, Massaro M. Upper respiratory tract infections in sport and the immune system response. a review. Biology (Basel). 2021 may.

33. Roitt BM. Imunologia. 6. ed. Manole. 2020.

34. Fahlman MM, Engels HJ, Hall H. SIgA and upper respiratory syndrome during a college cross country season. Sports Med Int Open. 2017.

35. Junqueira LC, Carneiro J. Histologia básica: texto e atlas. 13. ed. Rio de Janeiro: Guanabara Koogan; 2021.

36. Nailah C. Gastrointestinal issues in athletes. Curr Sports Med Reports. 2019.

37. Wilson BP, Russel H, Pugh J. Anxiety may be a risk factor for experiencing gastrointestinal symptoms during endurance races: an observational study. Eur J Sport Sci. 2021 Mar.

38. Liu Y, Li C, Shen X, Liu Y. The use of traditional chinese medicines in relieving exercise-induced fatigue. Front Pharmacol. 2022.

39. Yu W, Song C, Lei Z, Li Y, He X, Yu J, et al. Anti-fatigue effect of traditional Chinese medicines: a review. Saudi Pharm J. 2023.

40. Autoridade Brasileira de Controle de Dopagem (ABCD). Código Mundial Antidopagem. 2021.

41. Autoridade Brasileira de Controle de Dopagem (ABCD). Acesso à informação.

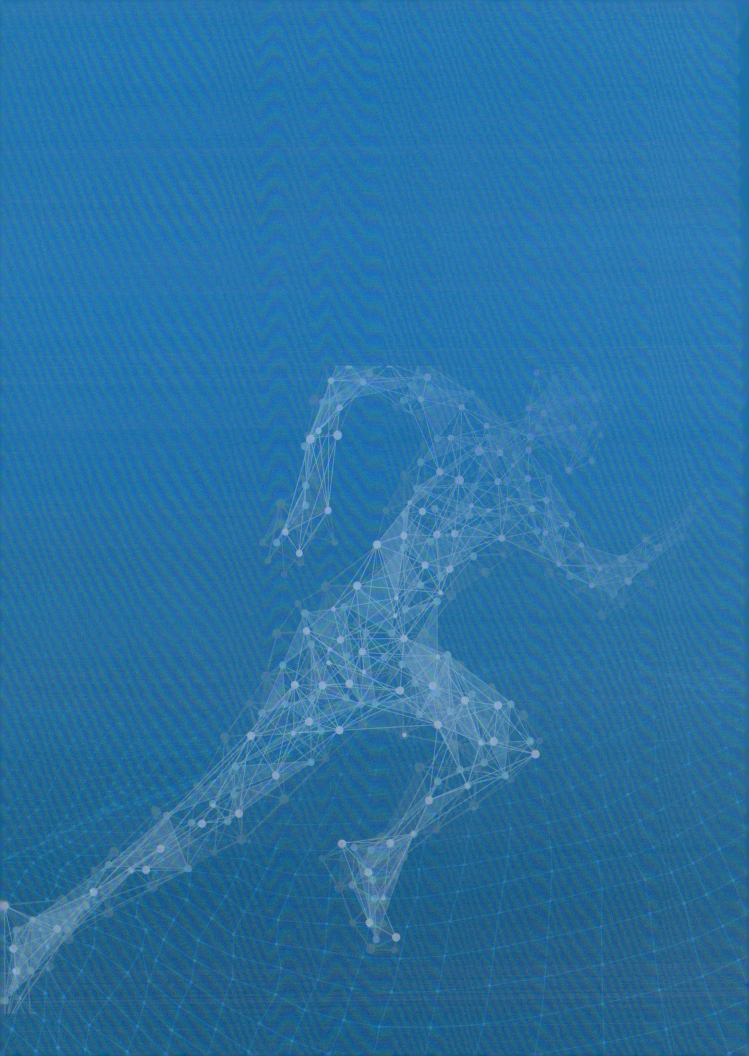

Benefícios do QiGong
气功 no esporte e como esporte

92

▶ Luiz Carlos Souza Sampaio ▶ Maria Paula Teixeira de Castro ▶ Thomaz Chan Hon Kit

● INTRODUÇÃO

Definição de QiGong

O termo QiGong[1,2] surgiu no início do século XX, como um método de autoexercício cujo objetivo é tonificar o organismo por meio da consciência, focando a atenção no movimento e na respiração. Ele reuniu e substituiu mais de 30 termos antigos, tais como: Xing Qi (行气), Bu Qi (补气), Fu Qi (附气), Dao Yin (导引), Lian Dan (炼丹), Xiu Dao (修道), Zuo Chan (坐禅) dentre outros, que se referiam ao método.[1]

Decompondo os dois ideogramas, para uma análise de seu significado, temos: Qi-气 e Gong-功. Qi (气 em ideograma simplificado ou 氣 em tradicional) é descrito na filosofia chinesa antiga como "a origem que constitui a miríade de coisas, a substância que está se movendo constantemente e o meio de resposta entre a miríade de coisas" (miríade com o significado chinês de dez mil coisas, ou seja, todas as coisas).

Na Medicina Chinesa o termo foi adotado de modo amplo em praticamente todos os campos, tendo como base o conceito de ser o princípio fundamental de todas as coisas presentes no universo e, como consequência, na Terra e, portanto, no homem.

O conceito de Qi é descrito no Huang Di Nei Jing (黄帝内经) ou "Livro de Medicina Interna do Imperador Amarelo",[2,3] como uma substância fundamental que constitui todo organismo, assumindo diversas formas e manifestações fisiológicas. Uma determinada fração do Qi, com diferentes funções fisiológicas, circula pelo organismo através dos 经络 (Jing Luo), ou seja, uma vasta rede de circulação que permeia todo o organismo.

A partir do século XVI, o contato entre a Europa e a China se intensificou com a consolidação das rotas marítimas. Jesuítas e, posteriormente, outros grupos de missionários buscaram evangelizar o povo chinês. A partir dessas missões vários hábitos chineses foram trazidos para a Europa, dentre eles a Medicina Chinesa. Porém, foi a partir do século XX que a Medicina Chinesa passou a ter maior representatividade na França, e na Europa, com a escola de George Soulié de Morant.[4]

Morant aprendeu a língua chinesa desde jovem com missionários, o que lhe valeu a oportunidade de trabalhar em um banco francês na China. A oportunidade lhe valeu assumir um papel importante na representação diplomática francesa, chegando a ser cônsul em várias cidades chinesas. Durante sua estadia, teve um contato mais próximo com a medicina chinesa, chegando mesmo a estudar e praticar seus fundamentos.

De volta à França, Soulié Morant publicou tanto traduções da literatura chinesa, como textos próprios, a exemplo do *Essai sur La Littérature Chinoise*[5] e o *Précis de la vraie acuponcture chinoise*.

No Tratado de Medicina Chinesa ele comenta a dificuldade da tradução para o francês do ideograma Qi. Por falta de um conceito melhor, ele afirma ter traduzido Qi por "Energia". Portanto, a ele devemos o mal entendido da Medicina Chinesa ser considerada, no Ocidente, como uma "Medicina Energética". A tradução presente no Tratado de Medicina Chinesa foi adotada, entretanto, no Ensaio sobre a Literatura Chinesa, nesse o ideograma foi correlacionada a palavra francesa "vapour".

Para uma melhor compreensão do conceito podemos decompor o ideograma Qi (氣) em suas partes constituintes, em sua parte superior encontramos 气, que originalmente tinha a forma de 三, simbolizando vapor, para não ser confundido com o ideograma que represente o número 3 (三 San), o traço superior ganhou uma borda e o inferior um alongamento para baixo, tomando a forma atual do ideograma no seu modo simplificado. O ideograma interior é Mi (米), arroz, o que nos leva a deduzir que o ideograma significa o vapor que exala do cozimento do arroz. Ou seja, o vapor que contém a fração mais pura do arroz, sua característica mais sútil, seu constituinte fundamental.

Tal interpretação pode ser a base da ideia do vapor ter sido o constituinte básico de tudo o que existe no Universo e, por conseguinte, na Terra e no Homem. A respiração, por estar relacionada com o vapor do ar, seria o elo entre o Homem, a Terra e o Universo, base de toda a filosofia chinesa clássica.

Gong (功) tem vários significados: ato ou serviço meritório, aquisição, resultado, efeito, sucesso, trabalho e habilidade. QiGong teria como sentido "trabalhar o Qi" ou "habilidade de manejar o Qi", integrando o homem à Natureza (Terra e Universo) propiciando uma tonificação do organismo humano, fortalecendo-o e corrigindo seus desvios fisiológicos.

Na prática corrente o QiGong, se constitui em uma série de práticas corporais onde o foco da atenção está dirigido exclusivamente à própria prática coordenada pelos movimentos respiratórios.

Notas

1) No presente texto usaremos a transliteração dos ideogramas chineses segundo o sistema pinyin utilizado modernamente na China Continental. Além do método pinyin temos o Wades Giles usado ainda hoje em Taiwan. Bem como utilizaremos os ideogramas grafados de modo tradicional, somente para esclarecimento de sua interpretação; no demais, serão utilizados os ideogramas no estilo simplificado, utilizado na China Continental.

2) A língua chinesa era monossilábica, ou seja um único ideograma definia um conceito ou uma palavra. Com o decorrer do tempo e a complexidade da língua, os ideogramas foram associados para constituir novas palavras. Algumas associações se dão pelo sentido de cada ideograma isolado, por exemplo 电脑 (DianNao) onde 电 (Dian) significa eletricidade, cabo elétrico, e 脑 (Nao) cérebro, desse modo, o sentido associado dos dois ideogramas é o de cérebro elétrico, ou melhor, computador. Outros pelo som, como em 巴西 (BaXi), Brasil, onde os ideogramas não guardam nenhum significado com o conceito de Brasil. Também não existe uma regra fixa de transliteração em pinyin para ideogramas que ligados formam palavras, desse modo Qi Gong, QiCong ou Qicong estão adequados.

● ORIGENS DO QIGONG

A história ou o desenvolvimento do QiGong podem ser divididos em quatro períodos.[6]

Primeiro período

O primeiro período tem início em cerca de 1122 a.C. e se estende até cerca de 206 a.C. na dinastia Han. Conhece-se muito pouco a respeito desse período. Seu início guarda relação com a introdução do 易经 (Yi Jing) ou Livro das Transformações ou Mutações.[6] Até o presente momento, é o primeiro texto que introduziu o conceito de Qi e de suas três manifestações básicas: 天 (Tian) céu, 地 (Di) Terra e 人 (Ren) Homem.

A dinastia Shang (a primeira histórica 1766 a.C. - 1154 a.C.) teve como capital o local onde está situada a atual cidade de An Yang, na Província de Henan. Escavações naquele local desenterraram mais de 160.000 peças de casco de tartarugas e ossos de animais cobertos com inscrições em caracteres chineses antigos, esses textos, conhecidos como "Jia Gu Wen" (escrituras oraculares em ossos) contêm, em sua maioria, informações de natureza religiosa. Nesses textos não existem menções ao conhecimento médico ou mesmo à prática da acupuntura, o que corrobora que o livro *Medicina Interna do Imperador Amarelo* foi coletado, ou escrito, em data posterior a esse período.

Algumas práticas de respiração são descritas durante a Dinastia Zhou (1122 a.C. - 934 a.C.), por Lao Zi (também chamado de Li Er), no seu clássico *Dao De Jing* (Clássico sobre a Virtude do Caminho). Nele o autor afirma que o "caminho" para se obter a saúde está em "Concentrar o Qi e Adquirir Suavidade" (Zhuan Qi Zhi Rou)".

Registros históricos dos períodos conhecidos como "Primavera e Outono" e "Estados Combatentes" (770 a.C. - 221 a.C.) descrevem métodos mais completos de treinamento respiratório.

O filósofo daoista Zhuang Zi (300 a.C.) relata no seu livro *Nan Hui Jing*, a relação entre saúde e respiração: "Os homens, que a longo tempo treinam sua respiração, desenvolvem a habilidade de conduzir a respiração límpida até seus calcanhares." O texto é a confirmação de que os daoistas usavam técnicas de respiração como método para a promover a circulação do Qi e o fortalecimento do organismo.

Ainda no primeiro período, durante as Dinastias Qing e Han (221 a.C. - 220 d.C.) existem várias referências ao Qi-Gong como no *Clássico sobre as Dificuldades* (Nan Jing) e no *Prescrições da Câmara Dourada* (Ji Kui Yao Luea).

Segundo período

O segundo período começa em 206 a.C. e vai até 512 d.C. A dinastia Han, que durou de 206 a.C. até 220 d.C, foi um período glorioso e pacífico, graças a sabedoria e inteligência de seus imperadores.

Foi durante a dinastia Han do Leste (58 d.C.) que o budismo foi trazido da Índia para a China. O Imperador tornou-se um adepto fervoroso do budismo e, com isso, fomentou sua popularização por toda a China.

As práticas meditativas e de QiGong, milenares na Índia, foram absorvidas pelos chineses. Os templos budistas tornaram-se centro de ensino das práticas de QiGong, marcando uma nova era do QiGong chinês, com a introdução das teorias e práticas desenvolvidas na Índia.

Como o treinamento era diretamente relacionado com as práticas budistas, seus escritos tornaram-se esotéricos, deixando, por centenas de anos, os não budistas afastados dos ensinamentos dessas práticas.

Combinando os princípios budistas e daoistas, Zhang Dao-Ling criou uma religião chamada Dao Tiao onde os métodos meditativos combinavam princípios e técnicas de treinamento das duas fontes.

Um ramo independente do budismo foi desenvolvido no Tibet, lá budistas tibetanos foram convidados para dar treinamentos na China, que terminou também por absorver muitos de seus métodos. Foi nesse período que os praticantes do QiGong tradicional tiveram a oportunidade de comparar suas técnicas com o QiGong religioso. Os praticantes religiosos cultivavam o controle de seu Qi em um nível mais profundo, conseguindo obter um maior controle sobre seus corpos, mente e, no conceito religioso, seus espíritos do que os praticantes do QiGong tradicional, que se preocupavam mais com o desenvolvimento e a manutenção da saúde. Filósofos e médicos continuaram suas pesquisas com o QiGong tradicional.

O daoista Jun Qian observando o movimentos de certos animais utilizou-os para criar o "Movimento dos Cinco Animais" (Wu Qin Xi), que ensinava às pessoas como incrementar a circulação do Qi por meio de movimentos específicos. Também nesse período, o médico Ge Hong mencionou no seu livro *Bao Pu Zi* um método de utilização da mente para conduzir e incrementar o Qi. Entre 420 d.C. e 581 d.C. Tao Hong-Jing compilou o *Escritos para Nutrir o Corpo e Estender*

CAPÍTULO 92

BENEFÍCIOS DO QIGONG – 气功 NO ESPORTE E COMO ESPORTE **825**

a Vida (Yang Shen Yang Ming Lu) descrevendo várias técnicas de QiGong.

Terceiro período

Durante a dinastia Liang (502 d.C. - 557 d.C.), o imperador Laing Wu Ti, que governava um dos reinos do período das seis dinastias, convidou o monge budista Da Mo (Bodidarma), um príncipe persa da casta dos xátrias, que aprendera a arte marcial vajramushti com o mestre Prajnatara, para pregar o budismo na China.

Por sua firmeza de princípios, Da Mo não aceitou as propostas do imperador de privilegiar rituais em detrimento da meditação. Rejeitando a linha inovadora do budismo adotada pelo imperador, Da Mo foi buscar refúgio no Templo Shaolin.

Conta a lenda que no templo, Da Mo tomou contato com as condições precárias de saúde dos monges e resolveu se afastar para buscar uma solução para o problema. Entrou em meditação e retornou depois de nove anos de reclusão e, de volta ao templo, escreveu dois clássicos: *O Clássico da Mudança dos Músculos e Tendões* (Yi Jin Jing) e *o Clássico para Limpar as Medulas – Cérebro/Mente* (Xi Sui Jing). Depois de os monges terem praticado os exercícios para a ensinados pelo mestre, os monges descobriram que tinham aumentado sua vitalidade e, principalmente, sua força física.

Desse modo, o treinamento foi integrado às formas anteriores de artes marciais, o que aumentou a efetividade dessas técnicas, Da Mo ficou imortalizado como primeiro patriarca do budismo Chan (conhecido como linha Zen em japonês) e da linha Shao Lin de artes marciais.

Os monges Shaolin foram, também, os responsáveis pelo desenvolvimento dos "Cinco Estilos Animais de GongFu" técnica marcial que imita os movimentos de luta do Tigre, Leopardo, Dragão, Cobra e Grou.

Com o crescimento das artes marciais no templo Shao Lin, a procura por parte de crianças e jovens para ingressar no templo aumentou muito. Como nem todos eram aceitos no templo, em suas redondezas foram se instalando mestres de artes marciais que se aproveitavam da fama do templo.

Isso propiciou o aparecimento de várias escolas fora do templo, a exemplo de Chao Yuan-Fang que compilou o texto *Origem e Sintomas de Várias Doenças* (Zhu Bing Yuan Hou Lun), verdadeira enciclopédia que lista 260 maneiras de aumentar o fluxo de Qi.

Ainda nesse período, Sun Si-Miao, médico e escritor chinês que viveu no período da dinastia Sui e Tang, escreveu *As Mil Prescrições de Ouro* (Qian Jin Fang) que é um método de conduzir o Qi, elaborou, também, o uso dos "Seis Sons" que os budistas e daoistas utilizaram para regular o Qi nos órgãos internos, além de ter introduzido as 49 técnicas de massagem de Lao Zi.

O médico Wang Tao escreveu *O Segredo Extra Importante* (Qian Jin Fang), texto que se refere ao uso da respiração e das terapias herbáceas nas desordens de circulação do Qi.

Durante as dinastias Song, Jin e Yuan (960 d.C. - 1368 d.C.) Zhang An-Dao escreveu o livro *Segredos para Nutrir a Vida* (Yang Shen Jue) e Zhang Zi-He *O Ponto de Vista de Confúcio* (Ru Men Shi Min) que, basicamente, descrevem o uso do QiGong para a cura de ferimentos e entorses.

Li Guo no *Livro Secreto do Quarto da Orquídea* (Lan Shi Mi Cang) descreve técnica de QiGong e medicamentos a base de ervas para a cura de doenças internas e Zhu Dan-Xi em *Tese Posterior do Estudo Completo* (Ge Zhi Yu Lun) propõe uma explicação teórica para a utilização do QiGong no tratamento das doenças. Ainda durante a dinastia Song, Chang San-Feng criou o Tai Ji Quan técnica marcial de QiGong diferente do Shaolin. Ela enfatiza o Wai Dan (Elixir Externo) QiGong, enquanto o Tai Ji Quan enfatiza Nei Dan (Elixir Interno) QiGong.

Ao lado da matéria médica chinesa e dos exercícios de QiGong, nesse período a pratica da acupuntura se desenvolveu de modo significativo graças ao trabalho de Wang Wei-Yi que, em 1026 d.C., desenhou e construiu o Homem de Bronze da Acupuntura, onde poderia ser estudada a localização dos pontos de acupuntura. Antes desse período as várias publicações que discutiam a teoria, os princípios e as técnicas de tratamento por Acupuntura divergiam umas das outras e deixavam muitos pontos sem esclarecimento. O mesmo Wang em *Ilustração da Acupuntura e Moxabustão do Homem de Bronze* (Tong Ren Yu Xue Zhen Jiu Tu) explicou a relação dos 12 sistemas com os 12 Vasos de Qi (Jing Luo), esclarecendo pontos confusos e organizando de modo sistemático os princípios e a teoria da Acupuntura. Em 1034 d.C., Wang Wei-Yi tratou o Imperador Ren Zong por acupuntura e com o seu sucesso a prática floresceu. O imperador, em reconhecimento, construiu um templo a Bian Que, a quem se atribui o Nan Jing, referenciando-o como o ancestral da acupuntura.

A técnica da acupuntura se desenvolveu muito até que o Jin do Norte requisitasse o Homem de Bronze e outras tecnologias da Acupuntura como condição para a paz.

Voltando ao QiGong, na Dinastia Song do Sul (1127 d.C. - 1279 d.C.), o marechal Yue Fei desenvolveu vários exercícios de QiGong interno e de arte marcial para desenvolver a saúde de seus soldados, dentre eles: "As Oito Peças de Brocado", "Estilo Marcial Interno Xing Yi" e "Estilo Águia".

Outras obras sobre o QiGong a partir desse período são: *Passo do Tigre* (Hu Bu Gong), *Doze Posturas* {Shi Er Zhuang) e *Mendigo* (Jiao Hua Gong). Cao Yuan escreveu o *Importante Documento Secreto para a Proteção do Corpo* (Bai Bao Shen Mi Yao) onde descreve práticas de QiGong com movimento e estacionário.

A partir desse período, Chen Ji em *Breve Introdução para Nutrir o Corpo* (RuYang Shen Fu Yu) expõe sobre os três tesouros (San Bao): Essência (Jing), Qi e Mente (Shen) e Wang Fan-An no *Introdução Completa às Prescrições Médicas* (Yi Fan Ji Jie) trás uma revisão e sumário de materiais publicados anteriormente. Wang Zu-Yuan no *Explicação ilustrada do Gong Interno* (Gong Tu Shuo) apresentou as "Doze Peças de Brocado" e explicou a ideia de se combinar o QiGong estacionário com o de movimento.

No final da dinastia Ming (cerca de 1640 d.C.) os Guerreiros de Taiyang desenvolvem o "Estilo Marcial do Dragão de Fogo" (Huo Long Gong) e Dong Hai-Chuan, em 1860, desenvolveu e começou a ensinar a "Palma dos Oito Trigramas" (Ba Gua Zhang), estilo que ganhou popularidade em todo o mundo atual.

Na Dinastia Qing as técnicas de meditação e arte marciais tibetanas tornaram-se popular na China pela primeira vez, devido o interesse e divulgação por parte dos imperadores Manchu no palácio real e em outros setores importantes da sociedade.

Quarto período

Até 1911, a sociedade chinesa foi bem conservadora e voltada para o passado. Mesmo com a expansão do contato chinês com os demais países, estes exerceram pouca influência além das regiões costeiras.

Com a queda da dinastia Qing em 1911 e a instituição da República, o país começou a sofrer transformações profundas. Desde então, a prática do QiGong iniciou uma nova era, com a facilidade de comunicação com o Ocidente e sua influência no Oriente.

A perda da mentalidade tradicional em Taiwan e Hong Kong fez surgir vários estilos de QiGong que estão sendo ensinados de modo aberto e com a publicação de muitos dos documentos secretos.

O público praticante de QiGong aumentou significativamente, com a oportunidade de estudar e compreender vários estilos de QiGong e compará-los com práticas corporais de outros países como Índia, Japão, Coreia e Oriente Médio.

Segundo Gu Liuxing, citado no livro de Catherine Despeux *Tai Chi Chuan*, considerado grande historiador do Tai Ji, o próprio presidente Mao Zé Dong foi um grande incentivador da prática, donde foram retirados, entretanto, todo os elementos considerados não científicos à época.

Na época da revolução cultural, entretanto, como a maioria das atividades chinesas tradicionais, a prática do QiGong, em geral, e do Tai Ji Quan, no particular, sofreu certo repúdio sendo considerada como "entulho da filosofia capitalista". Sendo arriscado sua prática ou ensino em logradouros públicos.

Com a morte de Mao e a prisão do "Bando dos Quatro", que incluía a esposa de Mao, as atividades de QiGong foram gradualmente sendo retomadas nos parques das cidades chinesas por praticantes de todas as idades.

Em Xang Hai (Xangai), Catherine[6] conta em seu livro *Tai Chi*, que "Pudemos constatar pessoalmente, em agosto de 1980, a atividade febril que ali reinava, desde meninas que faziam exercícios de flexibilização, preparando-se para a prática das artes acrobáticas, até as senhoras de certa idade que vinham respirar ar fresco e fazer exercícios de alongamento".

Em Taiwan, a prática teve início com a vinda do chineses que acompanharam Chiang Kai-Chek em sua fuga do continente e da vitória Maoísta. Eles praticavam mais, principalmente os da província de Fujian, as técnicas do Shao Lin Quan.

● QIGONG NO BRASIL

No Brasil, o QiGong, sob a forma de arte marcial, foi introduzido em 1940, em São Paulo, bairro da liberdade por W. Lee Chang e, em seguida, por Chang Kowk Wai, este último, mestre em vários estilos de QiGong, dentre eles: Onze rotinas de Shaolin (Bei Shao Lin em mandarim ou Bak SilLam em cantonês), Cailifo (Cai LI Fo em mandarim ou Choy Li Fat em cantonês), Yangshi Taijiquan, Baguazhang, Xingyiquan, Louva-deus sete-estrelas, Liu He Quan, Luo Han Quan, Zi Ran Men e QiGong marcial.

Chegando em 1960 no Brasil, mestre Chan, como é conhecido por nós e seus discípulos, participou da formação do Centro Social Chinês, onde ministrou aulas de Kung Fu por 12 anos. Chan Kowk Wai também ministrou aulas na USP durante sete anos.

Em 1973, fundou a Academia Sino-Brasileira de Kung Fu e desde então formou vários professores que perpetuam os conhecimentos por todo o Brasil e em outros países como Argentina, Canadá, Chile, Espanha e Estados Unidos.

Outra figura representativa do QiGong foi o Mestre Liu Pai Lin, general aposentado pelo exército chinês que lutou ao lado de Chiang Kai Shek. Ele foi um dos introdutores da Medicina Tradicional Chinesa no Brasil. Divulgou por todo o país a prática do Tai Chi Pai Lin, oferecendo também cursos de formação em Massagem Tui Na e Meditação Tao Yin.

Falecido em dezembro de 2000, sua técnica de Tai Ji ainda é muito praticada e ensinada por seus filhos e seguidores. Tivemos pouco contato pessoal com o mestre Pai Lin, conhecemos sua técnica de Tai Ji por meio de suas discípulas Maria Lucia Lee e Jerusha Chang.

O Lian Gong foi introduzido no Brasil em 1987 por Maria Lucia Lee, professora de filosofia e artes corporais chinesas. O Lian Gong Shi Ba Fa, técnica de QiGong moderna, foi criado em 1974 pelo médico ortopedista chinês Dr. Zhuang Yuan Ming, residente em Xangai.

A técnica foi inspirada em outras sequências tradicionais de exercícios terapêuticos chineses, tais como o "Exercícios dos Oito Brocados da Seda" (Ba Duan Jin), "O Jogo dos Cinco Animais" e o "Exercício dos Camponeses" (Yi Jin Jing), dentre outros.

A convite de Maria Lucia, o doutor Zhuang visitou o Brasil duas vezes, em 1997 e 1999, realizando cursos de aperfeiçoamento na técnica e participando do I e II Encontros Nacionais de Lian Gong em 18 Terapias, em São Paulo e Santos, respectivamente. Tivemos a oportunidade de participar da prática do Lian Gong com Maria Lucia em reuniões na Associação Médica Brasileira de Acupuntura (AMBA) e em Congressos Médicos de Acupuntura.

O Ministério da Saúde incluiu o Lian Gong em 18 Terapias entre as práticas da Medicina Tradicional Chinesa a serem oferecidas à população pelo Sistema Único de Saúde, por meio da Portaria 971 de 3 de maio de 2006.

No final da década de 1990, o Dr. Jou Eel Jia, introduziu e promoveu em sua clínica em São Paulo, várias práticas incluídas na chamadas Artes Chan (ou Zen em japonês) tais como a cerimônia do chá onde as práticas meditativas são centradas nas experiências do gosto, o Hua Tao (ou Ikebana em japonês) onde a meditação tem como foco os arranjos florais e por uma questão de racionalidade de espaço desenvolveu a pratica do tiro olímpico com pistola de ar em substituição a prática da arqueira. Nesta, além da concentração na postura, o foco se centra no momento que que o tremor da mão para por frações de segundos.

Dr. Jou foi, também, o introdutor da primeira sala de meditação no Hospital do Servidor Público Municipal de São Paulo, dando início assim a prática da meditação como método terapêutico no serviço público. Foi também um grande incentivador e difusor das práticas corporais em locais públicos em São Paulo e em postos de saúde.

Junto com as monjas budistas Sinceridade e Miao Yi estimulou a prática budista da meditação no Templo Zu Lai em Cotia São Paulo, onde tivemos contato com a filosofia e a psicologia associadas à religião budista.

Também no final dos anos 1990 a AMBA trouxe para São Paulo uma discípula do Dr. Ming Pang, que nos trouxe sua experiência particular e aprendizado adquirida no período em que esteve atuando no hospital e centro de pesquisa fundado pelo Dr. Ming Pang.

O Huaxia Zhineng Qigong Healing and Training e o Huaxia Zhineng Qigong Research Center foram locais onde toda a terapêutica estava centrada exclusivamente em técnicas de QiGong interno, Zhineng QiGong (智能气功), e externo, que lembra a imposição das mãos (passe) dos espíritas.

Em 1999 o governo chinês se preocupou com a dimensão que certos movimentos de Qi Gong estavam tomando em promover protestos contra atitudes do governo. Um desses movimentos, o Falun Gong foi alvo de perseguição em 1999.

O Falun Gong ou Falun Da Fa foi criado por Li Hongzhi, e apresentado ao público em maio de 1992, em Changchun, Jilin. A prática foi um grande sucesso na década de 1990, onde se estimou em 70 milhões o número de seus praticantes. O Falun Gong foi banido em 22 de julho de 1999 por ser visto como contrário aos propósitos do Partido Comunista Chinês.

Com a extinção do Falun Gong, a reunião de praticantes do QiGong foi proibida na China, o que acarretou no fechamento do Hospital Huaxia e do Centro de treinamento, sendo perdido o seu contato no Brasil.

● PESQUISAS COM O QIGONG NA ÁREA DA SAÚDE

Como descrito nos parágrafos anteriores, os estilos de QiGong foram se multiplicando e tomando várias formas, sendo difícil, senão impossível, conhecer a todos. *Grosso modo*, para a preservação da saúde e método terapêutico, podemos dividir o QiGong em duas categorias, o QiGong interno, onde o praticante dos vários estilos se beneficia da prática constante (NeiGong), e o QiGong externo, onde o "médico" aplica nos seus pacientes técnicas de QiGong (WaiGong). Essa prática tem se difundido no Ocidente com a sua denominação japonesa de "Reiki".

Na França, por volta de 1980, começaram estudos mais sistematizados com o Tai Ji Quan, principalmente na área de coordenação visomotora. Os estudos mostraram que o praticante de Tai Ji melhora a propriocepção e a orientação espacial, além da melhora da amplitude de movimentos articulares.[7] Além disso se observou aumento da resistência física a doenças, notadamente entre portadores de câncer, e efeitos benéficos sobre os sistemas respiratório e cardiovascular.

Em uma análise bibliométrica recente, Rui Xue Hu e colaboradores[8] identificaram 886 estudos clínicos, incluindo, 47 revisões sistemáticas, 705 ensaios clínicos randomizamos, 116 estudos clínicos controlados não randomizamos, 12 séries de casos e 6 descrições de casos.

Os estudos foram conduzidos em 14 países tendo como doenças prevalentes diabetes, doença pulmonar obstrutiva crônica, hipertensão, acidente vascular cerebral, espondilose cervical, hérnia de disco lombar, insônia, osteoartrite de joelho, lombalgia, osteoporose, doença coronariana, câncer de mama, periartrite de ombro, depressão e síndrome metabólica.

Em 55,5% dos estudos a modalidade de QiGong "Ba Duan jin" foi a mais pesquisada, seguida pelo "Health QiGong", "Dao Yin Shu" "WuQin Xi" e "YiJinJing". Os estudos comparativos foram feitos com pessoas saudáveis, trata-

mento convencional, principalmente da medicina moderna ou com uso de medicamentos chineses, acupuntura, educação física, psicoterapia, Yoga etc. Os resultados favoráveis, descritos em 97% dos trabalhos analisados, foram: condicionamento físico, qualidade de vida, dor e indicadores de saúde mental.

Fang Fen e colaboradores[9] descrevem em seu artigo no American Journal of Geriatric Psychiatry, uma pesquisa extensa no PubMed sobre QiGong e Tratamento e Reabilitação da Covid-19 em idosos. A pesquisa não retornou nenhum trabalho, embora os autores descrevam no artigo as vantagens possíveis do QiGong para esses pacientes.

Yang Zhang[10] e colaboradores observaram em sua revisão sistemática de 26 trabalhos pesquisados em várias bibliotecas de pesquisa, que em pacientes portadores de câncer, infectados pelo Sars-Cov-2 e que foram submetidos a exercícios alternativos tradicionais (QiGong) tiveram uma efetiva melhoria na qualidade de vida, ansiedade, depressão, sofrimento e na fadiga. Mas não apresentaram melhora na qualidade do sono, ganho de massa muscular e dor.

● QIGONG E O ESPORTE

Sobre o QiGong e o esporte podemos destacar dois aspectos distintos: primeiro o QiGong *no esporte*, ou seja como aliado à pratica desportiva; e, em segundo, o QiGong *como esporte*, ou seja ele mesmo tomado como um esporte com regras e competições.

Consideramos aqui a visão das escolas marcias tradicionais a respeito do QiGong uma vez que foi a partir dessas escolas que o conhecimento das rotinas de QiGong chegou até o esporte. Foram os primeiros atletas e alunos da Universidade de Esportes de Beijing (BSU) que serviram de ponte entre a tradição e a modernidade. No Brasil, destacamos um dos autores deste capítulo, Thomaz Chan Hon Kit, filho e discípulo de Chan Kowk Wai, como o introdutor da modalidade wushu padronizado no Brasil após sua especialização na BSU no final dos anos 1980 (Figuras 92.1 a 92.3).

● 92.6 ORIGENS DO WUSHU

Todos os estilos tradicionais da arte marcial chinesa, WuShu (武术), tiveram em sua raiz, além do desenvolvimento de movimentos com formas específicas que os distinguem e identificam, também, como uma prática própria de QiGong marcial. A origem da arte marcial chinesa se confunde com o início da sistematização das técnicas de QiGong. É fácil perceber que a Medicina Tradicional Chinesa (MTC) se desenvolveu à medida em que estudos de anatomia se fizeram, aliados à prática filosófica e à prática corporal. Assim podemos dizer que, em sua origem, a medicina tradicional andava junto da arte marcial, da filosofia e das técnicas de QiGong.[11]

A percepção e a conscientização de seu "Qi interno", termo oriundo da MTC, estão diretamente ligadas ao desempenho do artista marcial. A efetividade dos golpes e a sua respectiva defesa passam necessariamente pelo conhecimento da anatomia, segundo a medicina tradicional, com seus Jing Luo (Meridianos), pontos, sistemas e elementos. Os pontos vulneráveis são estudados para que cada golpe seja o único e derradeiro. As técnicas de QiGong para os soldados guerreiros visavam assim a invulnerabilidade por um lado e a efetividade por outro. O QiGong faz parte do treinamento marcial tradicional.

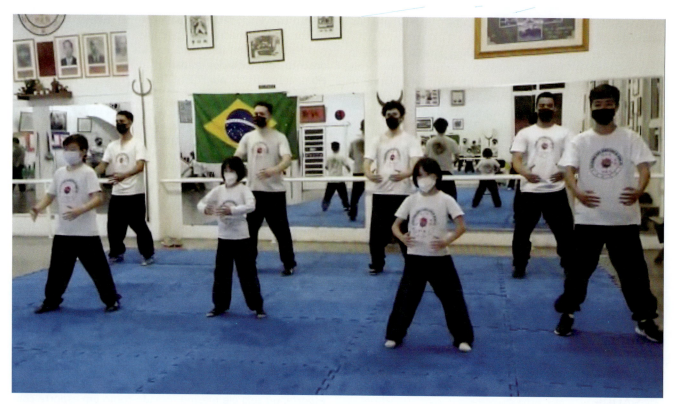

Figura 92.1 Praticantes de QiGong pertencentes de idades variadas como forma de esporte e com o objetivo de promover a saúde por meio da circulação mais eficiente do Qi.
Fonte: Acervo dos autores.

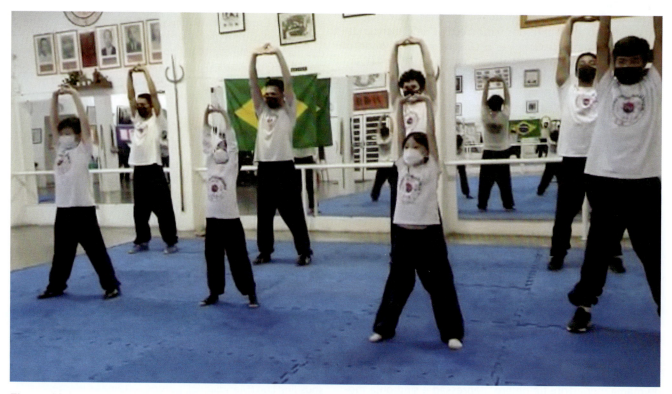

Figura 92.2 A prática de QiGong coordena os movimentos em execução com a respiração.
Fonte: Acervo dos autores.

CAPÍTULO 92   BENEFÍCIOS DO QIGONG – 气功 NO ESPORTE E COMO ESPORTE   829

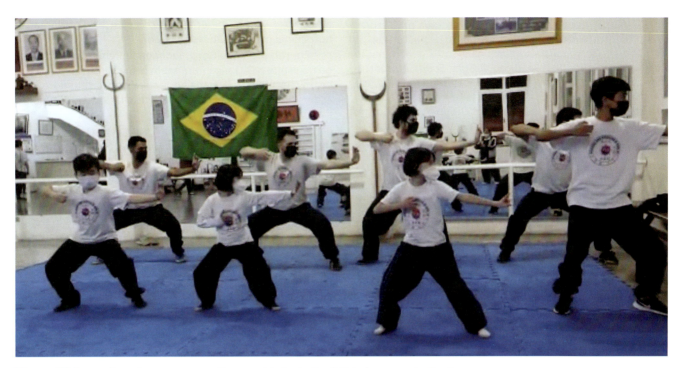

Figura 92.3 A prática de QiGong concilia a aquisição de flexibilidade por meio de alongamentos.
Fonte: Acervo dos autores.

O objetivo inicial da prática do QiGong é sem dúvida a saúde. A saúde segundo a visão oriental é a prática, ou seja: persistência e regularidade levando à maestria.[12] Essa noção é muito semelhante à própria prática da arte marcial em si, na qual a palavra *GongFu* (功夫) surge como "maestria" ou "trabalho árduo para atingir a excelência". Uma vez aplicado às lutas ou combates, esse mesmo QiGong, inicialmente orientado para consciência corporal e saúde, sofre pequenas modificações e passa a ser denominado QiGong Marcial. E é esse QiGong marcial que chegou até o Brasil pelos estilos tradicionais de *WuShu* ou *GongFu* como ficou mais conhecido no Ocidente.

● O QIGONG NO ESPORTE

Chegando ao século XXI, vemos que a prática da arte marcial *WuShu*, se difundiu desde a Revolução Cultural na China, em meados de 1950, como o esporte nacional chinês, padronizado ou desportivo está amplamente difundido na sociedade chinesa pelo seu ensino nas escolas regulares para crianças e jovens.

Sua subdivisão em duas modalidades, combate *SanDa* (散打) e demonstração *TaoLu* (套路), possibilitou a preservação de técnicas bem como de estilos. Se no SanDa a efetividade dos golpes é requerida, por se tratar de uma luta, já no TaoLu, a demonstração dos movimentos que identificam cada estilo foram meticulosamente estudados para a preservação da tradição. A ampla formação de professores e árbitros e o desenvolvimento das regras esportivas do WuShu permitiram, ao mesmo tempo, sua atualização como esporte de alto rendimento e sua ampla difusão e padronização.

Uma grande parcela dos praticantes escolares é direcionada, e se dedica, ao wushu esportivo de alto rendimento, SanDa e TaoLu, participando de campeonatos oficiais promovidos pela entidade máxima do esporte, a International WuShu Federation IWUF da qual o Brasil é membro por meio da Confederação Brasileira de Kungfu/Wushu (CBKW).

Em sua jornada esportiva, o atleta de alto rendimento, se tiver sorte e um bom professor, irá ser apresentado e deverá praticar o QiGong. O objetivo desse treinamento é ampliar e melhorar seu desempenho esportivo. É de conhecimento geral, no meio esportivo e cultural da China, que a prática do QiGong irá "regular a atenção e o foco" por meio da respiração, dando equilíbrio emocional e potencializando os demais treinos de força, equilíbro e flexibilidade exigidos no esporte.[12]

No caso de o atleta ser oriundo de uma localidade onde tenha podido conhecer um professor tradicional ou se conheceu um professor na escola ou na faculdade, que tenha treinado na tradição marcial, ele irá dispor dessa incrível ferramenta para melhorar sua saúde e, consequentemente, sua *performance* no esporte. Estamos falando de rotinas ou conhecimentos oriundos do QiGong marcial, aplicados ao esporte. Desse modo, o QiGong no esporte, faz parte do treinamento do atleta.

Terminada a fase de vigor muscular, próximo dos 30 anos, estes atletas se juntam ao grande contingente de praticantes adultos e idosos que treinam em praça pública e podem ainda participar de eventos e festivais, onde a idade não é relevante.

Por sua vez, os praticantes em geral, ou "não atletas", que treinam em praças públicas também praticam as rotinas padronizadas dos diversos estilos que se juntaram à prática do QiGong-Saúde também oriundo de diversas escolas. Assim é bem comum um observador ocidental ao chegar a uma praça pública na China, dizer que ali estão praticando TaJji, quando muito provavelmente se trata de QiGong.

● O QIGONG COMO ESPORTE

A Chinese Health Qigong Association (CHQA), a partir do ano 2000, e agora a International Health Qigong Federation

(IHQF) vêm se empenhando por meio de seus professores pesquisadores e ex-atletas, em pesquisar e padronizar as rotinas de QiGong marciais tradicionais, sob a denominação Jian Shen QiGong (健身氣功) ou *QiGong-Saúde* em português (Health QiGong, em inglês e *QiGong para la Salud*, em espanhol). Esse termo foi adotado pela CBKW para a sua clara distinção entre os vários estilos de QiGong veiculados no meio marcial e fora dele. O primeiro objetivo de tais rotinas, como o nome diz, é a saúde, assim como em sua origem, mormente hoje a saúde pública.

Um grande estudo da origem dos estilos e das escolas de WuShu foi feito para que tal padronização tivesse efeito. As escolas tradicionais foram consultadas para que a linhagem dos mestres tradicionais estivesse de acordo com a simplificação e a padronização de certas rotinas. Assim se preserva a tradição, sem precisar divulgar "segredos" das escolas marciais que lhes são tão caros. Estando todos de acordo, mestres, professores e estudiosos, a primeira rotina padronizada foi o *Ba Duan Jin* (八段锦) Oito Peças de Brocado em português, da escola filosófica taoísta[13] seguida pela rotina budista Yi Jin Jing (易筋经) ou Doze movimentos Clássicos para Tendões e Nervos. Hoje, mais de duas décadas depois já somam mais de vinte rotinas padronizadas sob a denominação **QiGong-Saúde** de diversas escolas filosóficas e estilos inclusive rotinas oriundas de estilos internos como TaiJi Quan e BaGua.

Com o objetivo de ampliar ao máximo a difusão dessas rotinas padronizadas, a CHQA se uniu ao Comitê Olímpico Internacional (COI) para promover o QiGong-Saúde como um "Esporte para Todos".

Em 2011, o COI conferiu uma menção ao QiGong-Saúde como esporte.[14] A partir de então, a disseminação do QiGong-Saúde foi ampla chegando a mais de 40 países em apenas alguns anos.

No Brasil, a CBKW representante oficial da arte marcial chinesa e filiada à IWUF representa também o QiGong-Saúde tendo um de seus dirigentes como membro da IHQF. Assim, a difusão das rotinas padronizadas do QiGong-Saúde chegou ao Brasil em 2010 e teve inicialmente sua difusão no meio marcial. Os mestres e professores formados na tradição marcial no Brasil, já acostumados à pratica do Qigong marcial, rapidamente aceitaram o QiGong-Saúde e passaram a ensinar para todos os públicos.

A CBKW em parceria com a IHQF vem promovendo cursos de formação e exames de graduação para formação de instrutores de QiGong-Saúde e assim atender a crescente demanda por essa prática esportiva.

O QiGong-Saúde como esporte surge na China nesse cenário como estratégia para ampla difusão e padronização de suas rotinas. Assim, por meio das competições e festivais, andam juntos: cursos de treinamento e formação de instrutores, exames de graduação e formação de professores e árbitros. E na sociedade chinesa, ávida por melhoria da saúde por meio das práticas tradicionais, o QiGong-Saúde como esporte teve ampla e rápida aceitação. Hoje, se unindo ao Taiji, o QiGong-Saúde volta a ocupar sua posição de destaque cultural e de promoção da saúde.

CONCLUSÃO

A Medicina Chinesa[15] tem demonstrado um ferramental importante no tratamento de várias doenças, seja como tratamento principal ou como adjuvante ao tratamento ocidental convencional,[16] seja por meio da acupuntura e seus derivados ou pela matéria médica chinesa, da orientação nutricional ou das práticas de QiGong.

Em relação ao QiGong, independentemente da técnica ou do estilo, o QiGong interno tem como fundamento a concentração mental, o trabalho respiratório profundo e, nos estilos dinâmicos, a elasticidade muscular e a amplitude do movimento articular.

A grande variedade de estilos, se por um lado, compromete estudos científicos, por outro, favorece sua aplicação em várias afecções clínicas, sejam físicas ou mentais.

Técnicas mais simples e estáticas, como o 坐禅 (ZuoChan) ou a meditação sentado, são fáceis de serem aprendidas e podem ser praticadas mesmo por pessoas com limitações físicas ou de idade, por exigirem uma atenção mais exclusiva na postura e na respiração. A própria respiração abdominal, aquela que se dá pelo movimento do diafragma por contração e distensão da musculatura abdominal em vez da torácica, realizada de modo profundo e cadenciado, já favorece o surgimento de uma sensação de bem-estar e relaxamento. Tenho ensinado para meus pacientes essa técnica e, quando começam a praticar referem melhora das condições físicas e da qualidade de sono e manejo da ansiedade.

Para pacientes que são naturalmente mais ativos ou que estejam agitados, essa técnica, entretanto, não é recomendada, pois a condição de excitação, tanto física como mental impede uma adesão maior ao método. Nesses casos, prefiro ir ensinando exercícios como o 八段锦 (Ba Duan Jin) ou "Oito peças de brocado" ou 练功 (LianGong), que são mais recomendados pela atividade e pela simplicidade de seus movimentos.

Pela falta de tradição cultural, nem sempre as técnicas de QiGong são a melhor opção, ou seja nem todos se "encantam" com o método. Nesses casos, podemos adaptar os princípios do QiGong, que é a atenção no movimento associada a técnicas de respiração mais profunda e coordenada, aos exercícios convencionais, como pilates, por exemplo, ou mesmo à prática de natação ou hidroginástica.

Os exercícios em geral e o QiGong, em particular, apresentam grande potencial de utilização como terapêutica para as sequelas imediatas e tardias de várias doenças, dentre elas a Covid-19, por isso se faz necessário sua inclusão na formação do médico acupunturista.

REFERÊNCIAS

1. Xiaorong C. Dao Yin (a.k.a. QiGong): origin, development, potential mechanisms, and clinical applications, evid based complement. Alternat Med. 2019; 3705120.
2. Maoshing N. The yellow emperor's classic of medicine. Shambala, Boston, London; 1995.
3. Veith I. The yellow emperor's classic of internal medicine. University of California Press; 1972.
4. Soulié de Morant Biographical notes. Disponível em: wusong.free.fr/biblio/voidasi0/morant.htm
5. De Morant S. Essai sur la Littérature Chinoise. Disponível em: classiques.uqac.ca/classiques/soulie_de_morant_g/essai_litterature_chinoise/essai_litterature_chinoise.html.
6. Wilhelm R. I ching - o livro das mutações. São Paulo: Pensamento; 1989.
7. Despeux C. Tai-chi chuan, arte marcial, técnica da longa vida. São Paulo: Pensamento; 1981.
8. Hu RX, Han M, Lai BY, Liang SB, Chen BJ, Robinson N, et al. Evidence base of clinical studies on QiGong: a bibliometric analysis. Action. 2020 May;50:102392.

9. Feng F, Tuchman S, Denninger JW, Fricchioni GL, Yeung A. Qi-Gong for the prevention, treatment, and rehabilitation of Covid-19 infeccion in older adults. Am J Geriatr Phychiatr. 2020 Aug 28(8):812-9.

10. Yang Z. How can alternative exercise traditions help against the background of the Covid-19 in cancer care? An overview of systematic reviews. Cancer Manag Res. 2020;12:12927-44.

11. Peng J. The effect of qigong for pulmonary function and quality of life in patients with Covid-19: a protocol for systematic review and meta-analysis. Medicine. 2020 Sep 18;99(38):e22041.

12. Kowk C. Tai chi chuan estilo yang tradicional. 2. ed. São Paulo: Barany: São Paulo; 2020.

13. Chinese Olympic Committee. Chinese Heaolth Qigong. China; 2012.

14. Xiao M. A journey into health qigong chinese health qigong association. People's Medical Publishing House, R.P. China, 2010.

15. Xie Z, Xie F. Contemporary introduction to chinese medicine, in comparison with western medicine. Beijin, China: Foreign Language Press; 2010.

16. Chinese Health Qigong. Ba Duan Jin. China; 2007.

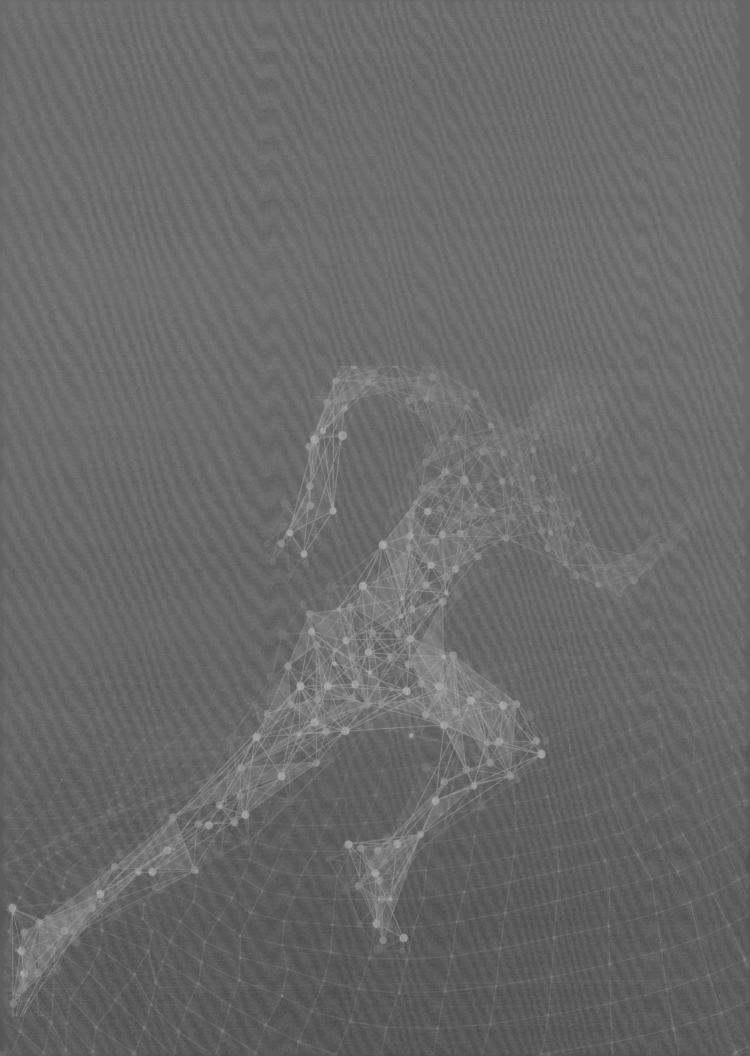

Fisioterapia (meios físicos – eletrotermofoto e exercícios)

93

▶ Cláudio Cazarini Júnior ▶ Mariane Cristina Donato Simões

● INTRODUÇÃO

A Fisioterapia é uma especialidade da área da saúde que tem crescido rapidamente no contexto esportivo, oferecendo tanto o tratamento quanto a prevenção de novas lesões. Para obter um tratamento eficaz da dor em atletas, é necessário realizar uma avaliação individualizada, levando em consideração as particularidades da dor de cada atleta em seu esporte. O fisioterapeuta esportivo trabalha em colaboração com a equipe médica e técnica, atuando desde a fase de prevenção até a recuperação completa de lesões, melhorando a *performance* do atleta.

A dor é uma experiência sensitiva e emocional desagradável que pode limitar a capacidade física e afetar o desempenho dos indivíduos. No contexto esportivo, as causas da dor podem variar desde lesões musculares, tendinites, fraturas, até fatores psicológicos como o estresse e a ansiedade. Ela pode ser classificada em diferentes tipos, cada um com suas particularidades e mecanismos subjacentes.

Existem diferentes tipos de dor, incluindo a nociceptiva, a nociplástica e a neuroplástica. Tanto a dor aguda quanto a dor crônica podem estar presentes nos três tipos mencionados. Para o tratamento da queixa em atletas, é necessário identificar as características distintas de cada tipo para um tratamento específico e eficaz. A literatura científica tem abordado as diferentes classificações de dor e seu tratamento, podendo ser utilizada como base para a prática clínica.[1]

A seguir, algumas características de cada tipo de dor.

Dor nociceptiva – é o resultado da ativação dos nociceptores, que são receptores sensoriais especializados em detectar estímulos potencialmente lesivos. Essa dor pode ser aguda ou crônica e costuma ser descrita pelos pacientes como uma dor de queimação, pontada ou pressão. É frequentemente desencadeada por lesões teciduais, como fraturas, lesões musculares ou ligamentares, sendo uma resposta normal do organismo a uma lesão.[2]

Dor nociplástica – é geralmente crônica. Se manifesta na ausência de lesões teciduais ou quando as lesões não explicam completamente a dor. É de origem central que resulta de alterações nos sistemas nervosos periférico e central, muitas vezes difícil de ser diagnosticada e tratada, e pode resultar em hipersensibilidade, alodinia e dor espontânea. É caracterizada por uma dor difusa, queimação, latejante ou aguda, que pode ser exacerbada por estímulos que normalmente não seriam dolorosos.[3]

Dor neuroplástica – é uma condição caracterizada por mudanças na transmissão de sinais de dor pelos sistemas nervosos central e periférico. É importante destacar que ela pode ocorrer tanto de forma aguda quanto crônica, dependendo da causa subjacente. A dor aguda, por exemplo, pode se manifestar imediatamente após lesões nervosas ou cirurgias, apresentando-se como aguda, em queimação ou como um formigamento. Por outro lado, a dor crônica pode persistir por longos períodos após a lesão, podendo durar semanas, meses ou até anos. Ela é caracterizada por uma hipersensibilidade, ou seja, a dor é sentida com mais intensidade do que seria esperado para o tipo e gravidade da lesão. Diversas condições podem estar associadas a esse tipo de condição, como lesões nervosas, doenças neurodegenerativas e alterações na plasticidade neuronal, incluindo neuropatia diabética, esclerose múltipla, hérnia de disco, entre outras.[4]

É relevante observar que a dor crônica é frequentemente correlacionada com a nociplástica ou a neuroplástica, enquanto a dor aguda geralmente é associada à nociceptiva. Contudo, é possível apresentar dor aguda devido à sensibilização central (dor nociplástica) ou a alterações neurológicas (dor neuroplástica). Para o diagnóstico preciso e o tratamento, é essencial uma avaliação minuciosa da natureza e das causas da dor, além de outros fatores que possam contribuir para o quadro clínico.

Para o tratamento da dor em atletas, é necessário levar em consideração as particularidades de cada tipo e personalizar o tratamento com base na causa subjacente. O tratamento pode envolver medidas como fisioterapia, acupuntura, medicamentos analgésicos, bloqueio anestésico e cirurgia em casos graves. Além disso, estratégias não farmacológicas, como técnicas de relaxamento, terapia cognitivo-comportamental e exercícios de reabilitação, podem ser empregadas para melhorar a qualidade de vida dos atletas que sofrem com dor. É importante destacar que o tratamento da dor em atletas deve ser conduzido em conjunto com a equipe médica e técnica, com o objetivo de promover um retorno seguro e eficaz à prática esportiva.

A abordagem biopsicossocial para o tratamento da dor em atletas reconhece que a dor não é apenas uma questão física, mas é influenciada por fatores biológicos, psicológicos e sociais. Isso significa que o tratamento para dor em atletas deve abordar não apenas a dor em si, mas também os fatores emocionais, sociais e comportamentais que podem estar contribuindo.

Por exemplo, os atletas podem experimentar ansiedade e depressão relacionadas com lesões ou com a incapacidade de participar em suas atividades esportivas, o que pode aumentar a percepção da dor. Abordagens que visam reduzir a ansiedade e melhorar o bem-estar mental dos atletas podem ajudar a reduzir a intensidade da dor.

Além disso, fatores sociais, como a pressão para retornar rapidamente às atividades esportivas, podem influenciar o tratamento nos atletas. Uma abordagem biopsicossocial pode incluir aconselhamento e educação para ajudar o atleta a gerenciar suas expectativas em relação à recuperação e a desenvolver um plano de tratamento que equilibre a necessidade de retorno rápido com a necessidade de cuidar da lesão.[5] Portanto, a abordagem biopsicossocial reconhece a complexidade da dor em atletas e sugere que o tratamento deve ser adaptado às necessidades individuais do atleta, considerando tanto os fatores físicos quanto os fatores psicológicos e sociais que podem influenciar a dor (Figura 93.1).[6]

A Fisioterapia no esporte é uma área multidisciplinar que tem como objetivo a prevenção, o diagnóstico e o tratamento de lesões musculoesqueléticas e articulares decorrentes da prática esportiva. O fisioterapeuta esportivo trabalha em colaboração com médicos, nutricionistas e treinadores, sendo fundamental na garantia da segurança e da saúde dos atletas.

Existem diversos recursos terapêuticos utilizados na fisioterapia esportiva, e a escolha do tratamento depende da gravidade e do tipo de lesão. Destacam-se a massoterapia, que manipula os tecidos moles; a crioterapia, que utiliza o gelo para reduzir a inflamação; a eletroterapia, que estimula o relaxamento e/ou a contração muscular; e a cinesioterapia, que busca o fortalecimento muscular e a melhora da mobilidade articular.[7]

A atividade física também é importante no tratamento da dor no esporte, contribuindo para prevenção de lesões, redução da dor e melhora do bem-estar dos atletas. Já a reabilitação realizada pelo fisioterapeuta é fundamental para o processo de recuperação visando devolver sua capacidade funcional e garantir o retorno seguro às atividades esportivas.

Portanto, a fisioterapia é uma área essencial no cuidado dos atletas e na promoção da saúde e do bem-estar. Neste capítulo, serão apresentados as lesões mais comuns e os esportes que estão frequentemente associados, as estratégias/recursos terapêuticos mais utilizados para cada tipo de dor relacionada com o esporte, baseadas nas melhores evidências científicas disponíveis para garantir o retorno seguro dos atletas às atividades esportivas.

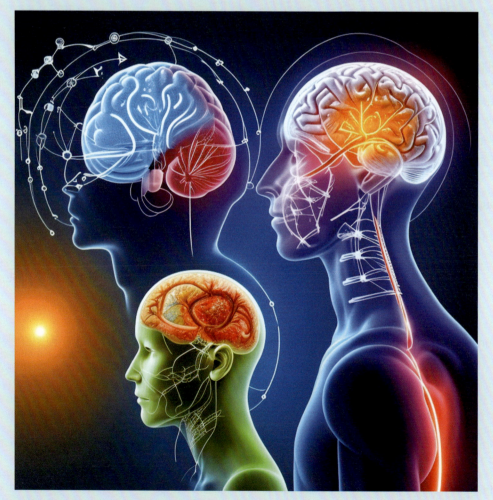

Figura 93.1 Modelo de imagem biopsicossocial criado através de inteligência artificial (I.A.) usando as ferramentas ChatGPT, Leonardo A.I. e Photoshop.

Fonte: Autores: Mariane Cristina Donato Simões e Rafael Taborda Simões – maio, 2023.

CAPÍTULO 93 — FISIOTERAPIA (MEIOS FÍSICOS – ELETROTERMOFOTO E EXERCÍCIOS)

● LESÕES ASSOCIADAS AO ESPORTE E MECANISMO DE LESÃO

As lesões esportivas são uma condição recorrente em atletas, podendo ocorrer em diversas modalidades ou tipos de atividades físicas. A sua ocorrência é influenciada pelo mecanismo de lesão, que varia de acordo com o tipo de esporte praticado, levando a diferentes tipos, como lesões musculares, tendinopatias, lesões articulares de cabeça. A pronta identificação e o tratamento adequado são essenciais para permitir seu retorno ao esporte o mais breve possível.

A fisioterapia é uma das modalidades terapêuticas mais utilizadas no tratamento esportivo e envolve uma variedade de técnicas, desde exercícios terapêuticos até terapia manual e reabilitação. Nessa perspectiva, a compreensão dos mecanismos de lesão é crucial para uma intervenção fisioterapêutica eficaz e abordagem individualizada para a reabilitação e prevenção de lesões esportivas.

Além disso, é importante destacar que as lesões não se limitam apenas aos esportes mencionados, mas podem ser influenciadas por outros fatores, como idade, condição física, condição emocional e técnica de treinamento. Portanto, é necessário consultar um ou mais profissionais da saúde para avaliar e tratar as lesões esportivas adequadamente.

A seguir, algumas das lesões mais frequentes no esporte, a modalidade e o seu mecanismo:

a) **Lesões de joelho:** as lesões de ligamento cruzado anterior (LCA) são comuns em esportes que envolvem mudanças rápidas de direção, saltos e movimentos bruscos, como futebol, basquete, vôlei e esqui. Lesões no menisco também são comuns em esportes que envolvem torção e rotação do joelho, mais frequentemente no futebol.[8]

b) **Tendinopatia patelar:** associada a esportes que envolvem corrida e saltos repetitivos, como basquete, vôlei e corrida de longas distâncias.[9]

c) **Lesões no ombro:** as lesões do manguito rotador são associadas em esportes que envolvem movimentos repetitivos do braço acima da cabeça, como o vôlei, natação, beisebol e tênis.[10]

d) **Lesão muscular na coxa:** associada a esportes que envolvem corrida e mudanças de direção, como futebol e rúgbi.[11]

e) **Lesões de tornozelo:** as entorses de tornozelo são associadas a esportes que envolvem saltos e movimentos laterais, como basquete, futebol e vôlei.[12]

f) **Lesões de cabeça e face:** as concussões são comuns em esportes de contato físico, como futebol americano, hóquei no gelo e boxe.[13]

● RECURSOS TERAPÊUTICOS

Na fisioterapia esportiva, diversos recursos terapêuticos são utilizados de acordo com a gravidade e o tipo de lesão. Destacam-se terapia manual, termoterapia, crioterapia, eletroterapia, cinesioterapia (exercícios terapêuticos, exercícios funcionais), fototerapia e *biofeedback*. A escolha do recurso terapêutico depende da avaliação clínica e do diagnóstico do fisioterapeuta, e seu uso adequado deve ser realizado por profissionais capacitados, pois cada um deles, tem suas indicações, contraindicações e limitações, e o uso adequado e seguro deve ser realizado apenas por profissionais capacitados e habilitados.

Terapia manual

A terapia manual, por meio de técnicas como mobilizações articulares e liberação miofascial, é capaz de aprimorar a qualidade de vida e restabelecer a biomecânica em atletas, melhorando a dor e a funcionalidade dos tecidos e articulações. Essas técnicas são amplamente utilizadas em práticas fisioterapêuticas, tais como a osteopatia e a quiropraxia.[14]

É uma prática com base em evidências amplamente utilizada na fisioterapia para tratar várias condições dolorosas, incluindo lesões musculoesqueléticas e dores na coluna vertebral. Ela envolve técnicas manuais que são aplicadas por fisioterapeutas experientes para restaurar a função musculoesquelética e melhorar mobilidade, flexibilidade, desempenho atlético, dor, ansiedade e estresse.[15]

A terapia manual também é usada em conjunto com outras modalidades terapêuticas, como exercícios terapêuticos, eletroterapia para melhorar os resultados do tratamento em pacientes com lesões musculoesqueléticas.[16]

Além disso, esse recurso não é adequado para todas as condições e lesões, e pode haver outros tratamentos mais eficazes disponíveis para cada caso específico. Algumas das técnicas mais utilizadas na fisioterapia para atletas incluem:

a) *Manipulação vertebral (mobilização articular)* – a manipulação vertebral é uma técnica específica de mobilização articular que pode ser utilizada como parte da terapia manual com o objetivo de restaurar a mobilidade articular e reduzir a dor musculoesquelética. Técnicas como Maitland e Mulligan, visam restaurar o movimento articular normal e reduzir a dor musculoesquelética.

Embora a manipulação vertebral possa ser empregada em ambas as abordagens, sua aplicação não se restringe exclusivamente a essa área. Em um contexto mais amplo, engloba também a utilização de métodos manuais de alta precisão e suavidade destinados à manipulação das articulações e dos tecidos moles do organismo, visando à mitigação da dor, à otimização da mobilidade articular e à restauração da funcionalidade normal.

Tanto as técnicas de Maitland quanto as de Mulligan adotam métodos manuais extremamente precisos e delicados para manipular as articulações e os tecidos moles, com o propósito de aliviar o desconforto, aprimorar a mobilidade articular e reestabelecer a função fisiológica adequada. A técnica de Maitland, desenvolvida por Geoffrey D. Maitland na década de 1950, também conhecida como Terapia de Mobilização Articular, envolve uma avaliação manual detalhada para determinar a origem da dor e a restrição de movimento, seguida pela aplicação de técnicas manuais específicas para mobilizar a articulação afetada em direções específicas. É considerada uma das técnicas mais eficazes na fisioterapia para tratar disfunções musculoesqueléticas.[17] Já a técnica de Mulligan, desenvolvida por Brian Mulligan na década de 1980, também conhecida como Terapia de Reorientação da Posição Articular, consiste na aplicação de pressão direta e específica em uma articulação enquanto o paciente realiza movimentos ativos e passivos para realinhar a articulação e restaurar a função normal. É segura e eficaz no tratamento de várias disfunções musculoesqueléticas, incluindo dor lombar e dores na articulação do joelho.[18]

b) *Liberação miofascial* – a liberação miofascial é uma técnica manual que visa tratar a fáscia, uma camada de tecido conjuntivo que envolve os músculos. O objetivo da liberação miofascial é aliviar a tensão nos músculos e na fáscia, melhorar a circulação sanguínea e reduzir a dor. A técnica envolve a aplicação de pressão sustentada sobre a fáscia em pontos específicos do corpo para aliviar a tensão muscular e a restrição da fáscia. Essa técnica pode ser benéfica para atletas, pois ajuda a melhorar o desempenho atlético com melhora da mobilidade articular, aumento da flexibilidade muscular e redução da dor muscular após exercícios intensos e é frequentemente usada em casos de lesões musculares específicas.[19]

Tanto a massoterapia quanto a liberação miofascial são técnicas utilizadas na recuperação e no tratamento de atletas. Embora ambas sejam terapias manuais que visam aliviar a tensão e a dor muscular, existem diferenças significativas entre elas conforme descrito no texto.

c) *Massoterapia* – a massoterapia é uma técnica terapêutica manual que consiste na aplicação de pressão e movimentos rítmicos específicos nos músculos, tendões e ligamentos do corpo usada tanto antes quanto depois da atividade física, e é usada para a circulação sanguínea, reduzir a tensão muscular e aliviar a dor. Essa técnica pode ser usada tanto antes quanto depois da atividade física ou esporte, e é usada para trazer diversos benefícios para o tratamento de atletas, incluindo melhora das circulações sanguínea e linfática, melhora da função muscular e flexibilidade, prevenção de lesões e recuperação após treinamentos intensos e competições, reduzindo a fadiga muscular e acelerando o processo de recuperação.[20]

Estudos indicam que a massagem pode trazer benefícios para atletas, não só reduzindo a dor muscular e melhorando a flexibilidade, mas também diminuindo a ansiedade e o estresse, o que pode resultar em uma melhora no desempenho atlético, como está ilustrada na Figura 93.2.[21]

Termoterapia

A termoterapia é um recurso que consiste na aplicação de calor ou frio nos tecidos do corpo e amplamente utilizada na fisioterapia para aliviar a dor em atletas para fins terapêuticos.[22] O uso de calor é indicado, por exemplo, para melhorar a circulação sanguínea e a flexibilidade muscular, além de reduzir a dor crônica, pode melhorar o desempenho muscular e a recuperação após o exercício.[23] A aplicação pode ser realizada de diversas formas, por exemplo, por meio de compressas quentes, banhos quentes, almofadas térmicas, parafina quente, entre outras. A escolha da técnica depende da região do corpo a ser tratada, da indicação e da preferência do paciente.

A aplicação do calor na região afetada pelo quadro álgico provoca uma vasodilatação local, e com isso há aumento do fluxo sanguíneo e elevação da temperatura local, promovendo aceleração do metabolismo e, assim, diminuição da dor e do espasmo muscular."

Ela é indicada para o tratamento de diversos quadros álgicos em atletas, como lesões musculares, contusões, entorses, bursites, tendinites e osteoartrites. No entanto, é importante ressaltar que a técnica deve ser evitada em lesões agudas, pois o aumento do fluxo sanguíneo pode levar a um aumento do edema e da inflamação.

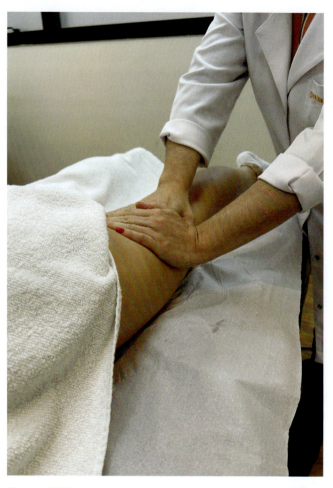

Figura 93.2 Imagem ilustrando um atendimento de massoterapia.

Fonte: Autora: Mariane Cristina Donato Simões – maio, 2023.

Já o uso de frio, por meio da crioterapia, é indicado para reduzir a inflamação e a dor aguda em lesões musculoesqueléticas.[24]

Crioterapia

A crioterapia é um recurso fisioterapêutico que consiste na aplicação do frio para fins terapêuticos. A técnica tem como objetivo promover o alívio da dor, reduzir a inflamação, diminuir o edema e melhorar a circulação sanguínea em áreas afetadas por lesões musculoesqueléticas agudas ou traumas.

Um dos principais mecanismos de ação da crioterapia é a redução da condução nervosa, que diminui a sensibilidade à dor. Além disso, a aplicação do frio também promove a vasoconstrição, reduzindo o fluxo sanguíneo para a área afetada e diminuindo a inflamação e o edema.

A aplicação da crioterapia pode ser realizada de diversas formas, por exemplo, compressas de gelo, imersão em água fria, bolsas de gel congelado, sprays de gelo e até mesmo por meio de equipamentos específicos de resfriamento. A imersão em água fria pode promover uma redução da temperatura do corpo e da musculatura, o que pode ser benéfico para o processo de recuperação após o exercício intenso.[25]

A duração e a intensidade da aplicação do frio podem variar de acordo com a condição do paciente e a recomen-

CAPÍTULO 93 — FISIOTERAPIA (MEIOS FÍSICOS – ELETROTERMOFOTO E EXERCÍCIOS)

dação do fisioterapeuta. Estudos têm demonstrado que a aplicação de gelo logo após a lesão pode ajudar a reduzir a dor, o edema e a inflamação, além de acelerar o processo de recuperação. Uma revisão sistemática de ensaios clínicos randomizados em 2024 concluiu que o uso de gelo é eficaz na redução do edema e da dor após lesões agudas de tecidos moles.[26]

Na prática clínica, a crioterapia tem sido amplamente utilizada para o tratamento de lesões agudas, como entorses, contusões, distensões e fraturas, além de ser aplicada no pós-operatório para reduzir a dor e o edema. A técnica também pode ser indicada para pacientes com condições crônicas, como osteoartrite, artrite reumatoide e fibromialgia. No entanto, estudos têm questionado a eficácia da crioterapia no tratamento de lesões agudas, sugerindo que o resfriamento pode ter efeitos limitados sobre o processo de cicatrização e recuperação tecidual.[27]

No entanto, é importante ressaltar que a crioterapia não deve ser aplicada em áreas com lesões abertas ou em pacientes com condições que possam ser agravadas pelo resfriamento, como sensibilidade ao frio, doenças vasculares periféricas ou distúrbios de coagulação. Por isso, é importante que o tratamento seja avaliado de forma individualizada pelo fisioterapeuta, que determinará a melhor forma de aplicação de acordo com as necessidades do paciente.

Eletroterapia

A eletroterapia é uma técnica terapêutica utilizada pela Fisioterapia Esportiva para aliviar a dor em atletas e melhorar o desempenho físico. Ela consiste na aplicação de correntes elétricas de diferentes tipos e intensidades no corpo do paciente, por meio de eletrodos posicionados em regiões específicas com o objetivo de promover a recuperação funcional do tecido lesado.

Dentre os principais benefícios da eletroterapia, destacam-se a analgesia, a redução do edema, a melhora das circulações sanguínea e linfática, a regeneração tecidual, a melhora da função muscular e a prevenção de atrofias musculares.

A eletroterapia pode ser aplicada em atletas por meio de diferentes técnicas dependendo do tipo e da gravidade da lesão, bem como do objetivo terapêutico a ser alcançado, dentre elas, pode ser utilizada: a *eletroestimulação*, utilizada para fortalecimento muscular, reeducação neuromuscular, redução de espasmos musculares, entre outros fins; a *eletroanalgesia* utilizada para alívio da dor, pode ser útil em casos de lesões musculares, contusões, entorses, entre outras; a *eletroacupuntura* pode ser utilizada para alívio da dor, regeneração tecidual, entre outros fins; a *iontoforese* utilizada para aplicação de medicamentos por meio de corrente elétrica, pode ser útil em casos de inflamações, edemas, entre outros; e a *terapia combinada* que consiste na utilização de duas ou mais técnicas de eletroterapia em conjunto, pode ser útil em casos de lesões mais graves ou crônicas.

Alguns estudos têm demonstrado a eficácia da eletroterapia no tratamento de lesões musculoesqueléticas em atletas, como entorses, tendinites, contusões, distensões musculares, fraturas e luxações. No entanto, é importante ressaltar que a aplicação da eletroterapia deve ser realizada por profissionais qualificados e com conhecimento técnico-científico, a fim de evitar possíveis efeitos colaterais e garantir a eficácia do tratamento.

Das correntes elétricas mais utilizadas na fisioterapia esportiva, destacam-se a estimulação nervosa elétrica transcutânea (TENS) e a estimulação elétrica funcional (FES).

A TENS é uma corrente elétrica de baixa frequência que atua no alívio da dor ao estimular as fibras nervosas sensoriais. Ela pode ser aplicada de forma contínua ou intermitente e é muito utilizada no tratamento de lesões musculoesqueléticas e em casos de dor crônica. Um estudo publicado no *Journal of Athletic Training* mostrou que a TENS é uma técnica eficaz para reduzir a dor em atletas com lesão no joelho, podendo ser utilizada tanto antes quanto após o treino ou competição.[28]

Já a FES é uma corrente elétrica de média a alta frequências que tem como objetivo estimular a contração muscular. Ela é indicada para atletas que precisam recuperar a força muscular após uma lesão ou cirurgia. Um estudo publicado no *Journal of Strength and Conditioning Research* mostrou que a FES é uma técnica eficaz para melhorar a força muscular em atletas com lesões no ligamento cruzado anterior do joelho.[29]

Além da TENS e da FES, outras correntes elétricas como a corrente interferencial e a corrente russa também podem ser utilizadas na Fisioterapia Esportiva para aliviar a dor em atletas. É importante ressaltar que a escolha da corrente elétrica a ser utilizada depende do tipo de lesão do paciente e do objetivo do tratamento.

A eletroacupuntura pode ser utilizada por fisioterapeutas em atletas para alívio da dor, dentre outros objetivos terapêuticos. A técnica combina a estimulação elétrica suave por meio de agulhas de acupuntura inseridas em pontos específicos do corpo. Ela tem efeitos analgésicos e anti-inflamatórios, além de estimular a liberação de endorfinas, que são substâncias produzidas pelo corpo que ajudam a aliviar a dor. É considerada uma opção segura e eficaz no tratamento de diversos quadros álgicos em atletas.[30]

Cinesioterapia

A cinesioterapia é uma técnica fisioterapêutica que envolve o uso de exercícios terapêuticos com o objetivo de prevenir, tratar e reabilitar lesões musculoesqueléticas em atletas. Ela consiste em um conjunto de movimentos, realizados de forma ativa ou passiva, que visam restaurar a função muscular, articular e neuromotora do paciente. Os exercícios podem ajudar a melhorar o desempenho físico, a força muscular e a mobilidade articular. Além disso, a cinesioterapia pode ajudar a reduzir a dor em atletas, pois os exercícios terapêuticos podem estimular a liberação de endorfinas, que são substâncias naturais do corpo que atuam como analgésicos, e podem melhorar a flexibilidade, a postura e a mecânica corporal, reduzindo assim o risco de lesões musculoesqueléticas.[31]

Um dos principais benefícios da cinesioterapia é que ela pode ser personalizada de acordo com as necessidades específicas de cada atleta. Cada programa de exercícios pode ser adaptado para trabalhar as áreas do corpo mais afetadas pela dor, bem como para atender às exigências específicas de cada esporte.

A cinesioterapia pode ser realizada em conjunto com outras técnicas fisioterapêuticas, como a terapia manual, o *biofeedback* e o uso de equipamentos de reabilitação. No tratamento de atletas com dor, a cinesioterapia pode ser

838 TRATADO DE ACUPUNTURA E DOR NA MEDICINA ESPORTIVA

especialmente útil. O fisioterapeuta pode prescrever uma série de exercícios específicos que ajudam a melhorar a força muscular, a flexibilidade, o equilíbrio, a coordenação, a resistência e a propriocepção. Isso pode ajudar a reduzir a dor, melhorar o desempenho esportivo e prevenir lesões futuras.[31]

É importante ressaltar que o tratamento com cinesioterapia deve ser prescrito por um fisioterapeuta qualificado e experiente, que pode ajustar a intensidade e a duração dos exercícios de acordo com as necessidades e as capacidades do atleta. O uso incorreto ou excessivo de exercícios pode piorar a dor ou até mesmo causar lesões adicionais.

Exercícios terapêuticos funcionais

Os exercícios terapêuticos funcionais associados ao esporte são exercícios específicos que visam melhorar o desempenho atlético e prevenir lesões em atletas. Eles se concentram em melhorar a capacidade funcional do corpo, treinando movimentos específicos que imitam as atividades esportivas e diárias. Esses exercícios são projetados para melhorar a força, a resistência, a flexibilidade, a mobilidade e a coordenação muscular, melhorando assim o desempenho atlético.

Esses exercícios são adaptados para atletas em particular e suas necessidades específicas, considerando fatores como o tipo de esporte praticado, a posição do atleta no campo, o tipo de movimentos realizados durante a atividade esportiva e o risco de lesões associado a esses movimentos. Estão associados ao esporte geralmente envolvem movimentos de corpo inteiro e podem incluir atividades como treinamento de equilíbrio, exercícios de estabilização do núcleo, treinamento de agilidade, saltos e corridas, além de exercícios com pesos e resistência.

Os exercícios funcionais são eficazes no tratamento da dor em atletas, pois trabalham não apenas a região dolorida, mas também o corpo como um todo, auxiliando na prevenção de lesões e na melhora do desempenho esportivo. Além disso, esses exercícios podem ser adaptados às necessidades individuais de cada paciente, permitindo uma progressão gradual e segura no tratamento.

Para alívio da dor em atletas, destacam-se os exercícios com bola suíça, o treinamento funcional com peso livre, os exercícios de equilíbrio e propriocepção e os exercícios de agilidade e velocidade.

Exercícios de estabilização da coluna vertebral são exercícios que trabalham músculos abdominais e lombares, melhorando o controle motor e a resposta à carga da coluna reduzindo a sobrecarga, como as pranchas, *bird dog* e ponte, e podem melhorar a estabilidade da coluna vertebral e reduzir a dor lombar em atletas.[32]

O treinamento funcional com peso livre, por sua vez, utiliza exercícios multiarticulares que trabalham diversas cadeias musculares ao mesmo tempo, permitindo um treinamento mais completo e eficiente utilizando muita flexibilidade, controle e precisão.

Os exercícios de equilíbrio e propriocepção como saltos unilaterais e prancha lateral, ajudam a melhorar a coordenação motora e o equilíbrio, prevenindo quedas e lesões. Já os exercícios de agilidade e velocidade ajudam a melhorar a resposta neuromuscular, reduzindo o risco de lesões em movimentos rápidos e explosivos.

Exercícios de fortalecimento muscular como exercícios resistidos, como agachamentos, levantamento terra, flexões, entre outros, são efetivos para aumentar a força muscular e prevenir lesões em atletas.[33]

Os exercícios terapêuticos funcionais associados ao esporte são frequentemente usados como parte de um programa de reabilitação de lesões esportivas, mas também podem ser usados como uma forma de prevenção de lesões e para melhorar o desempenho atlético geral e esportivo. Eles são geralmente prescritos por fisioterapeutas, treinadores esportivos e profissionais de saúde especializados em medicina esportiva.

Fototerapia

A fototerapia é uma técnica que utiliza a luz como recurso terapêutico. Pode ser dividida em duas categorias: a fototerapia com luz visível (como a luz vermelha) e a fototerapia com luz não visível (como o *laser* vermelho e o infravermelho). Existem várias formas de fototerapia, incluindo a terapia com *laser* de baixa intensidade (LLLT) e a terapia com luz de LED (diodo emissor de luz). Ambas as formas de fototerapia são consideradas seguras e não invasivas, e podem ser utilizadas para tratar uma variedade de lesões musculoesqueléticas, como entorses, distensões musculares, tendinopatias e dor crônica.

A fototerapia tem se mostrado eficaz para tratar uma variedade de condições médicas, incluindo lesões musculoesqueléticas. Na prática esportiva, a fototerapia tem sido utilizada como uma estratégia não invasiva para melhorar a recuperação muscular e aliviar a dor em atletas, como tendinites, lesões musculares, contusões, entorses e osteoartrites. As técnicas mais utilizadas são o laserterapia e a terapia com luz de LED.

O *laser* terapêutico consiste na aplicação de um feixe de luz monocromática, coerente e colimada, que é absorvido pelas células do corpo e provoca efeitos biológicos que auxiliam na recuperação das lesões. Já a terapia com luz de LED utiliza luzes coloridas de baixa intensidade para estimular o processo de regeneração tecidual e reduzir a dor e a inflamação.

Vários estudos têm examinado os efeitos da fototerapia em atletas, com resultados promissores. Por exemplo, um estudo de 2017 investigou os efeitos da terapia com LED em jogadores de futebol e concluiu que a técnica pode ser eficaz na redução da dor muscular de início tardio e na melhoria da recuperação muscular após o exercício.[34]

Em geral, a fototerapia é uma técnica terapêutica promissora para atletas que desejam melhorar sua recuperação muscular e aliviar a dor de forma não invasiva. No entanto, é importante lembrar que a fototerapia não deve ser considerada como uma cura milagrosa para lesões musculoesqueléticas e deve ser utilizada em conjunto com outras técnicas terapêuticas, como a fisioterapia e o descanso adequado (Figura 93.3).

Biofeedback

O *biofeedback* é uma técnica de intervenção clínica em que as informações sobre a atividade biológica são fornecidas a um indivíduo, permitindo que ele aumente sua consciência e controle sobre processos fisiológicos normalmente

CAPÍTULO 93 — FISIOTERAPIA (MEIOS FÍSICOS – ELETROTERMOFOTO E EXERCÍCIOS)

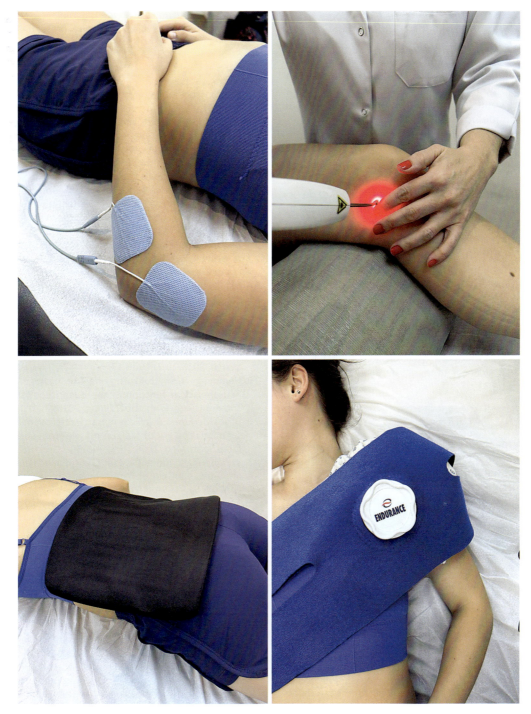

Figura 93.3 Imagens da eletrotermofototerapia. Na imagem superior à esquerda, mostra-se a eletroterapia; à direita desta imagem, vemos o *laser* como fototerapia. Nas imagens inferiores, temos a termoterapia: calor à esquerda e crioterapia à direita.

Fonte: Autora Mariane Cristina Donato Simões - maio, 2023.

involuntários, como a frequência cardíaca, a atividade muscular e a respiração.

Essa técnica tem sido amplamente utilizada na fisioterapia para o tratamento da dor em atletas e pode ajudar os atletas a desenvolverem consciência corporal, melhorar a postura e reduzir a dor utilizando aparelhos eletrônicos para monitorar e medir a atividade muscular e fornecer *feedback* ao paciente, a fim de melhorar a consciência corporal e a qualidade do movimento.[35]

O *biofeedback* pode ser usado para tratar a dor em atletas de várias maneiras. Em primeiro lugar, pode ajudar os atletas a relaxar a musculatura tensionada e reduzir a resposta ao estresse que pode agravar a dor. Isso é especialmente importante em lesões musculoesqueléticas em que a tensão muscular excessiva pode contribuir para a dor. Além disso, o *biofeedback* pode ajudar a melhorar a postura e a biomecânica, reduzindo a sobrecarga muscular e melhorando a eficiência do movimento.[36]

Uma das formas mais comuns de *biofeedback* na fisioterapia é o eletromiograma (EMG) *biofeedback*. O EMG *biofeedback* usa sensores para medir a atividade elétrica nos músculos e fornece *feedback* visual ou auditivo ao paciente para ajudá-lo a aprender a controlar a atividade muscular. Isso pode ser usado para ajudar a controlar a dor em várias condições, incluindo dor lombar, dor no pescoço e dor no joelho.

Outra forma de *biofeedback* que pode ser útil na fisioterapia é o *neurofeedback*. O *neurofeedback* usa sensores para medir a atividade elétrica no cérebro e fornece *feedback* visual ou auditivo para ajudar o paciente a aprender a controlar sua atividade cerebral. Isso pode ser útil no tratamento da dor crônica, como a dor neuropática, em que as mudanças na atividade cerebral podem estar relacionadas com a dor.

Em resumo, o *biofeedback* é um recurso valioso na fisioterapia para o tratamento da dor em atletas e ajuda a melhorar o controle muscular, reduzir a tensão excessiva, melhora o controle motor e a biomecânica, e reduz o estresse e a ansiedade que podem contribuir para a dor, como exemplo, dores no pescoço de jogadores de vôlei e em jogadores de basquete com síndrome da banda iliotibial. O *biofeedback* pode ser usado em combinação com outras intervenções clínicas, como a terapia manual e o exercício terapêutico, para ajudar os atletas a alcançar uma recuperação mais rápida e completa (Figura 93.4).[37]

CONCLUSÃO

Pode-se afirmar com base nas evidências científicas descritas neste capítulo, que a fisioterapia é uma disciplina essencial para o tratamento da dor em atletas de diferentes níveis de rendimento esportivo. A fisioterapia emprega uma ampla variedade de recursos e meios físicos, além de exercícios terapêuticos personalizados, para aliviar a dor, prevenir lesões e melhorar o desempenho esportivo dos atletas. Os fisioterapeutas realizam avaliações precisas e diagnósticos adequados para identificar e tratar vários tipos de lesões e dores, proporcionando um retorno mais rápido à atividade física e uma melhor qualidade de vida no tratamento da dor e na manutenção física dos atletas.

REFERÊNCIAS

1. International Association for the Study of Pain. Classification of chronic pain. 2nd ed. Pain. 2011;152(9):S2-S15.
2. Treede RD, Rief W, Barke A. Chronic pain as a symptom or a disease: the IASP classification of chronic pain for the International Classification of Diseases (ICD-11). Pain. 2019;160(1):19-27.
3. Woolf CJ, Salter MW. Neuronal plasticity: increasing the gain in pain. Science. 2000 Nov 10;288(5472):1765-9.
4. Treede RD, Rief W, Barke A, Aziz Q, Bennett MI, Benoliel R, et al. Chronic pain as a symptom or a disease: the IASP Classification of Chronic Pain for the International Classification of Diseases (ICD-11). Pain. 2019 Feb;160(1):19-27.
5. Gatchel RJ, Peng YB, Peters ML, Fuchs PN, Turk DC. The biopsychosocial approach to chronic pain: scientific advances and future directions. Psychol Bull. 2007 Jan;133(4):581-624.
6. Louw A, Diener I, Butler DS, Puentedura EJ. The effect of neuroscience education on pain, disability, anxiety, and stress in chronic musculoskeletal pain. Arch Phys Med Rehab. 2011;92(12):2041-56.
7. Hertel J, Gehring D. Rehabilitation techniques for sports medicine and athletic training. 6th ed. McGraw-Hill Education. 2016.
8. Murray MM, Flutie BM. Anterior cruciate ligament injuries. In StatPearls [Internet]. StatPearls Publishing. 2019.
9. Cook JL, Purdam CR. Is tendon pathology a continuum? A pathology model to explain the clinical presentation of load-induced tendinopathy. Brit J Sports Med. 2009;43(6):409-16.
10. Seidl AJ, Wijdicks CA. Shoulder injuries in overhead athletes. Current Rev Musculoskeletal Med. 2019;12(1):95-102.
11. Ekstrand J, Hägglund M. Epidemiology of muscle injuries in professional football (soccer). Am J Sports Med. 2017;45(6):1306-13.
12. Fong DT, Hong Y, Chan LK, Yung PS, Chan KM. A systematic review on ankle injury and ankle sprain in sports. Sports Med. 2007;37(1):73-94.
13. Giza CC. Concussion: evaluation and management. Am Fam Physician. 2019;99(6):365-72.
14. Brosseau L, Casimiro L, Milne S, Robinson V, Shea B, Tugwell P, et al. Deep transverse friction massage for treating tendinitis. Cochrane Database System Rev. 2002;(4).
15. Bishop J. Healing touch: a review of the evidence. J Holistic Nursing. 2002;20(2):164-79.
16. Bialosky JE, Bishop MD, Cleland JA, Barnes M. The mechanisms of manual therapy in the treatment of musculoskeletal pain: A comprehensive model. Manual Ther. 2017;27:1-17.
17. Maitland GD. Vertebral manipulation. Butterworth-Heinemann. 1991.
18. Mulligan BR. Manual therapy: "NAGS", "SNAGS", "MWMS". 4th ed. Plane View Services. 1999.
19. Hopper D, Deacon S, Das S, Jain A. The effect of myofascial release on performance: A systematic review. J Strength Cond Research. 2015;29(7):1906-17.
20. Hemmings B, Smith M. The effect of massage on the pain and neuromuscular function of the quadriceps femoris muscle in soccer players. J Athletic Training. 2013;48(4):452-7.
21. Best TM, Hunter R, Wilcox A, Haq F. Effectiveness of sports massage for recovery of skeletal muscle from strenuous exercise. Clin J Sport Med. 2008;18(5):446-60.
22. Weerapong P, Hume PA, Kolt GS. The mechanisms of massage and effects on performance, muscle recovery and injury prevention. Sports Med. 2005;35(3):235-56.
23. Tiidus PM, Shoemaker JK. Effleurage massage, muscle blood flow and long-term post-exercise strength recovery. Int J Sports Med. 1995;16(7):478-83.
24. Knight KL. Terapia por calor. In: Knight KL. Reabilitação e tratamento de lesões no esporte. 4. ed. São Paulo: Manole; 2014. p. 345-72.
25. Hubbard TJ, Denegar CR. Does cryotherapy improve outcomes with soft tissue injury? J Athl Train. 2004;39(3):278-9.
26. Fontes T, Baroni BM. Efeito da crioterapia na recuperação do exercício físico: revisão sistemática. Rev Bras Med Esporte. 2018;24(4):327-33.
27. Hubbard TJ, Denegar CR. Does cryotherapy improve outcomes with soft tissue injury? J Athl Train. 2004;39(3):278-9.
28. Adravanti P, Bondi R, Fattorini L, Grosso E, Sisti D. Functional electrical stimulation on quadriceps and tibialis anterior muscle induced by original portable stimulator in patients with chronic heart failure: a pilot study. Eur J Phys Rehab Med. 2013;49(1):55-63.
29. Johnson MI, Bjordal JM. Transcutaneous electrical nerve stimulation for the management of painful conditions: a systematic review and meta-analysis of randomized controlled trials. Pain. 2012;153(9):1529-37.
30. Cui H, Wang J, Mao Y, Wang X, Gao X, Yuan M, et al. Effects of electroacupuncture on athletes: a systematic review and meta-analysis. Acupunct Med. 2020 Dec 15;964528420982220.
31. Prentice WE. Rehabilitation techniques for sports medicine and athletic training. McGraw-Hill Education. 2017.
32. Behm DG, Drinkwater EJ, Willardson JM, Cowley PM. The use of instability to train the core musculature. Appl Physiol Nutrition Metabol. 2010;35(1):91-108.
33. Ferraresi C, Bertucci D, Reiff R, Araújo A, Panepucci R, Cunha AF, et al. Effects of light emitting diode therapy on muscle recovery after a fatiguing exercise bout: a double-blind rando-

mized placebo-controlled trial. Am J Phys Med Rehabil. 2016 Oct;95(10):746-57.

34. Hegedus B, Viharos L, Gervain M. The effectiveness of low-level laser therapy in musculoskeletal disorders: a systematic review and meta-analysis of randomized placebo-controlled trials. Eur J Phys Rehab Med. 2009;45(1):69-78.

35. Créange C, Zory R, Dizien O. Electromyographic biofeedback in the rehabilitation of the athlete with muscle injury. Ann Phys Rehab Med. 2010;53(8):516-27.

36. Strickland E, Knab B, Shuler M, Looney D, Harmon K. Biofeedback as a treatment for iliotibial band syndrome in runners: a randomized controlled trial. J Athlet Training. 2018;53(6):548-56.

37. Lin SF, Wang JS, Lin JJ, Lin DH. The effectiveness of biofeedback for the treatment of neck pain and dysfunction in patients with chronic nonspecific neck pain: a randomized controlled trial. Phys Ther Sport. 2015;16(4):365-71.

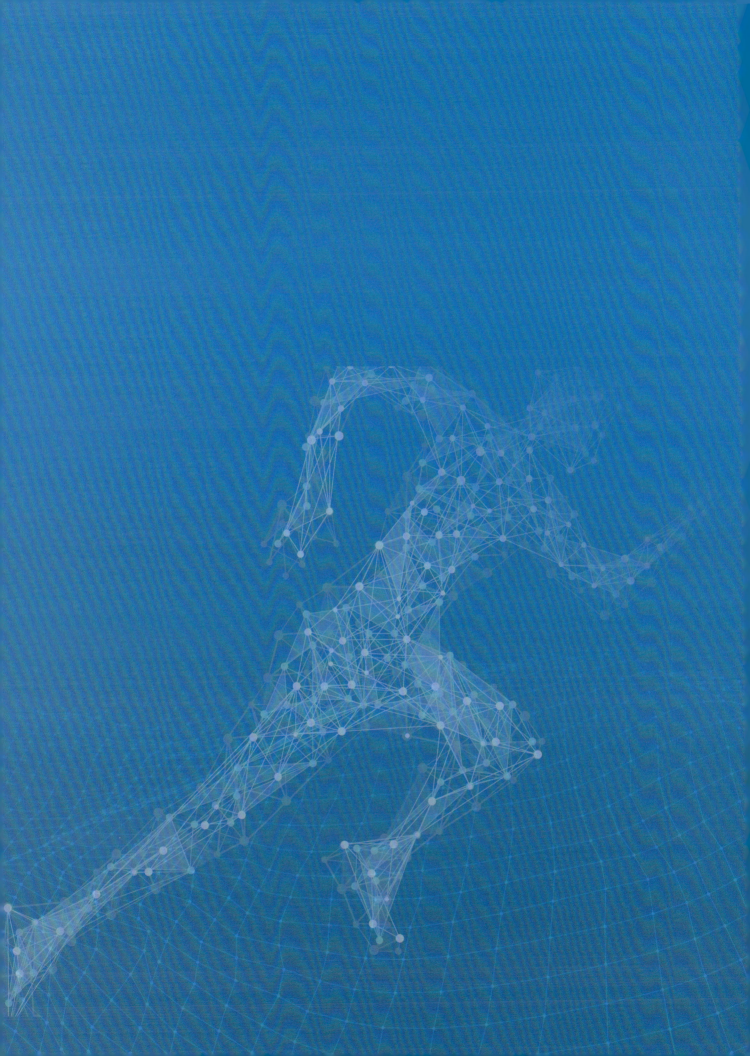

Contribuições da psicologia do esporte no processo de reabilitação

do que eu achava que sabia para o que posso aprender

94

▸ Luciana Ferreira Angelo ▸ Marina Penteado Gusson

●INTRODUÇÃO

O tema reabilitação na prática esportiva nos apresenta a complexidade e os paradoxos da mudança de estado. Reabilitar é construir uma ponte entre o que eu achava que sabia e o que posso aprender sobre mim.

A consciência de si e o cuidado são aspectos elementares ao longo da vida; porém, são em momentos de crise, que a persistência e a resiliência se apresentam como competências fundamentais para que o indivíduo possa descobrir dimensões de si outrora desconhecidas.

Basta estar vivo para que as situações se apresentem. Ao sermos persistentes alcançamos a consciência que somos capazes de fazer escolhas e de tomar decisões. Este fato é quase que automático ao realizarmos práticas esportivas, mas situações nas quais somos desafiados a refletir sobre nossas escolhas, aspectos emocionais e biológicos demandam cuidado.

Ao considerar o que aprendemos ao longo de nossas experiências, nos deparamos com as memórias do aprendizado estimulando o cérebro a aprender mais e melhor. A cada nova situação que nos é apresentada, incentivamos o aprender e o reaprender com o que conseguimos dar sentido e valor.

Assim, na reabilitação, a relação da nossa mente com o nosso corpo ganha uma importância inegociável, insistindo na vivência de experiências que, se por um lado, podem ser vividas como limitantes, por outro, nos instigam a passar por etapas de trabalho e conquista de estados emocionais e biológicos que se alternam entre a dependência, a interdependência e a autonomia. Esse é o caminho para que possamos falar em desempenho na reabilitação, em alcançar os objetivos propostos nos planos da equipe de saúde, a partir de encontros potentes que convidem para o reconhecimento de novos sentidos/significados.

Dedicação, atenção, interesse e disposição são componentes que facilitam vivenciar essa jornada. Seguir em companhia das equipes de apoio, familiares e amigos é poder contar com suporte social que fortalece cada momento, criando a oportunidade de livrar-se da resistência a respeito da reabilitação.

Aprender a desenvolver ações de cuidado consigo e a construir alternativas que possam levar a sua melhor condição física e emocional fornece a possibilidade de entrar em contato com a finitude de um ciclo, fortalecendo o processo de transição consciente para novas fases.

O objetivo deste capítulo é apresentar uma visão geral da literatura sobre teoria, investigação e intervenção psicológica associada aos tratamentos propostos pelas equipes de saúde esportivas em situações de reabilitação de lesão. Apresentaremos aspectos tanto negativos como positivos das lesões de forma que proporcione o fundamento para a investigação orientada pela teoria e a prática baseada em evidências para profissionais das diferentes Ciências do Esporte.

● REABILITAR: CORPO E MENTE INTEGRADOS E EM RECONSTRUÇÃO

Ao receber a notícia de uma lesão, a primeira pergunta que o atleta faz é: "Quando eu vou voltar?" Demonstrando o desejo de restabelecimento rápido de sua condição prévia e o resgate da habilidade para performar em sua modalidade. Mesmo na situação de lesão, nota-se que as expectativas são guiadas pela mesma dinâmica voltada para resultados e *performance* na qual é inserido em treinos e competições.

Mas o que seriam resultados em uma situação de reabilitação? E quais são os caminhos para atingi-los? E eis que aqui nos deparamos com uma das grandes dificuldades do processo de reabilitação: descobrir novos caminhos, novos ritmos e novos indicadores de sucesso, pois os que o atleta tem em seu repertório desenvolvido na prática esportiva não atendem às demandas da reabilitação.

Por anos submetidos a rotinas diárias de treinamentos e competições, os atletas aprendem que a *performance* decorre de horas de prática e empenho para o aperfeiçoamento. Acostumam-se que para ter um determinado *upgrade* em seus resultados, precisarão dedicar uma dada quantidade de tempo e esforço. É como se internalizasse uma "função matemática" para atingir uma certa "quantidade" de resultados.

O processo do reabilitar exige que o atleta desacelere seu corpo e sua mente, e se reconheça com maior grau de vulnerabilidade e, por vezes, de dependência. Aspectos que são muito opostos à perspectiva heroica em que é colocado quando ativo e competindo. Portanto, além de sentir-se despido de sua identidade atlética, se vê diante de seus maiores temores emocionais (somados a dor e inseguranças físicas).[1]

E é nesse cenário, tanto externo quanto subjetivo, que o atleta é desafiado a reinventar a si mesmo e seus meios. Diante do desenvolvimento do processo de reabilitação, ele é forçado a entender que a relação entre o esforço subjetivo e a visibilidade dos resultados adquiridos será muito distinta do que está acostumado, da "função matemática" citada acima.

O ambiente da reabilitação não lhe é um ambiente familiar, portanto, apresenta situações e desafios que são novos e talvez até temerosos, por serem tão desconhecidos e em um momento que ele não sabe o que esperar do seu corpo. É em clima de "descontrole e desconhecimento" que se inicia esse processo de autodescoberta.

Logo de início apresenta-se a necessidade de "recalibrar" as relações entre: esforço subjetivo, resultados e expectativas. Os esforços, por serem novos e desconhecidos, exigem altos graus de complexa aprendizagem diante de um corpo e uma psique que estão vulneráveis e sem referências do que conseguem fazer. Logo, temos um esforço subjetivo e uma fadiga mental aumentados quando comparados a um mesmo período de treino específico. Por outro lado, a avaliação dos resultados traz a impressão de que pouco se adquire, até porque se lida com a reaquisição de uma condição que antes era tão "natural".

Portanto, o nível de motivação geral e adesão ao programa são pontos de atenção: o atleta sente que está fazendo mais esforço e está tendo menos resultados, ficando intuitivamente com a sensação de que algo não está certo, de que está falhando. E pode desanimar e sentir-se perdido e confuso.

É diante desse cenário que a intervenção do psicólogo se faz importante enquanto o profissional que vai auxiliar o atleta no gerenciamento dessas emoções, assim como na orientação para a ressignificação simbólica na busca por uma "nova equação" que explique esse novo momento. Ou seja, o psicólogo irá auxiliar o atleta na compreensão e aceitação de que na reabilitação, para alcançar os objetivos estabelecidos, será necessário outra qualidade e quantidade de esforço e tempo para alcançar resultados que precisarão de novos indicadores.

O atleta precisa ser apresentado a uma nova matriz simbólica e prática para a compreensão do que está vivenciando, a fim de que possa perceber-se parte e com possibilidade de controle sobre algumas variáveis, o que lhe trará a sensação de ter autonomia e comando de sua própria recuperação. Essa condição de compreensão e participação ativa do processo são imprescindíveis para a adesão e aderência ao tratamento.

Quando a nova lógica está estabelecida, o atleta entende as semelhanças que ela tem com a "equação" de percepção e avaliação de *performance* que ele estava acostumado a viver e basear suas expectativas, compreendendo no que concentrar seus esforços. A diferença está nas magnitudes subjetivas de tempo e esforço aplicadas, e nos indicadores de sucesso nos quais deve focar sua atenção e expectativas. Isso porque, de forma geral, a "equação" em si se assemelha, o que muda são as variáveis e magnitudes.

Ao compreender a lógica da reabilitação, o próprio atleta identifica que algumas habilidades psicológicas que ele já tem desenvolvidas pelas demandas de treinos, podem ser transferidas para a situação da reabilitação, bem como descrito no Modelo Transcontextual da Motivação.[2] O que facilita com que se perceba apto a lidar com os desafios que vão se apresentando. Vale destacar, no entanto, que essa percepção tende a oscilar no processo de reabilitação.

Os desafios e descobertas descritos acima, transcendem a compreensão biológica da cura de uma lesão. O ser em reabilitação passa por uma transformação simbólica de si mesmo, evidenciando a importância de que a dimensão simbólica seja considerada no planejamento e nas intervenções da equipe de saúde responsável.

Nessa perspectiva, não temos somente uma parte do corpo sendo curada, e sim um ser sendo reabilitado. Consideramos, portanto, o atleta em sua integralidade e não na compreensão cartesiana e dicotômica que divide corpo e mente em instâncias distintas. Partimos do paradigma que é originado em diferentes fontes como a Medicina Tradicional Chinesa e a Teoria Reichiana[3] e que conversa com os preceitos da Organização Mundial de Saúde que define a saúde enquanto um estado de completo bem-estar físico, mental e social, e não apenas como a ausência de doença ou enfermidade.[4]

A integralidade do ser faz com que um mesmo fenômeno vivenciado tenha expressão tanto física quanto psicológica simultaneamente, a interrelação não é de causalidade e sim de correspondência. Nas palavras de Wilhelm Reich:[5] "o que temos em mente não é uma analogia, e sim uma identidade real: a unidade da função psíquica e somática".

Portanto, no processo de reabilitação vale compreender como a situação da lesão é vivenciada – física e psicologicamente – assim como entender que a intervenção em uma das dimensões acarretará desdobramentos em ambas. A idiossincrasia do sujeito e de sua história de vida estão presentes na unidade funcional constituída por ambas dimensões, logo o processo de reabilitação seguirá diretrizes gerais, mas sempre precisará sofrer adaptações que considerem a individualidade e a singularidade do indivíduo em tratamento, traduzida na "postura de alfaiate" descrita por Rego:[5] "em vez de usar a mesma roupa pronta para todos, busca-se criar uma que se adapte às medidas daquele que está sendo atendido".

Por tudo que foi apresentado até então, todo processo de reabilitação que não considerar os desdobramentos psíquicos e simbólicos do indivíduo em reabilitação, estará desconsiderando parte do processo. Nesse sentido, temos reforçada a importância do trabalho interdisciplinar nas intervenções e avaliações que se dão ao longo de todo processo.

● TEORIAS PSICOLÓGICAS RELACIONADAS COM A REABILITAÇÃO ESPORTIVA

As lesões esportivas pressupõem, em menor ou maior grau, certa ameaça ao bem-estar físico (p. ex., dor, incômodo, incapacidade momentânea ou crônica, hospitalização, intervenções cirúrgicas, entre outros), bem como alterações em rotinas diárias e familiares. A ocorrência da lesão e a necessidade do cuidado demandam o indivíduo a planejar respostas efetivas que evitem a sensação de falta de controle e certa insegurança. Assim, a lesão esportiva é entendida como um evento com elevado potencial estressante que, para um tratamento exitoso, necessita de habilidades psicológicas que auxiliem no enfrentamento da situação adversa.[6]

CAPÍTULO 94   CONTRIBUIÇÕES DA PSICOLOGIA DO ESPORTE NO PROCESSO DE REABILITAÇÃO: DO QUE EU...   **845**

Ao aproximar o atleta da perda do estado de rendimento, estudos relacionados com a reabilitação de lesão abordam manifestações emocionais ante a resposta de estresse que se por um lado pode prejudicar o bem-estar dos esportistas, também dificulta o processo de tratamento da lesão e potencializa o surgimento do estado de vulnerabilidade psicológica.[7]

Dessa forma, é válido ressaltarmos que indivíduos lesionados podem sofrer com reações provenientes do medo como: medo de fracassar no tratamento; de repetir a lesão ao finalizar o período de reabilitação; de não possuir o mesmo desempenho anterior; de desorganizar seus planos de carreira, dentre outros.[6] No cenário esportivo é fundamental que seja dada importância ao histórico de vida do indivíduo em relação aos episódios de lesão, analisando os fatores geradores de estresse e as habilidades de gerenciamento do mesmo pelos atletas.[7]

Na década de 1990, estudiosos do tema apresentaram a proposta de categorização de lesão conforme o grau de gravidade:[8]

- **Lesões leves:** demandam tratamento, mas não há obrigação de suspender o treinamento esportivo.
- **Lesões moderadas:** demandam tratamento e interrompem a prática esportiva; porém, não há necessidade de suspensão total dos treinamentos.
- **Lesões graves:** envolvem um período extenso de recuperação, geralmente precisando de alguma intervenção cirúrgica e/ou hospitalização.
- **Lesões graves que causam deterioração crônica:** tornam improvável que o atleta recupere o seu desempenho anterior à lesão, obrigando-o a modificar sua ligação ou até alterações de modalidade esportiva.
- **Lesões que causam incapacidade permanente ou catastrófica:** tornam impossível a prática esportiva, carecendo de uma extensa tarefa de apoio para a reestruturação de atividades de vida do indivíduo.

Lesões podem acarretar inúmeras respostas a partir do momento que são constatadas. Boa parte da literatura existente sobre o tema, aponta reações negativas dos indivíduos lesionados como desapontamento, desmotivação e depressão, sendo reações recorrentes, que podem originar manifestações de ansiedade e baixa autoestima.[9,10] Porém, as investigações recentes apontam diversas variáveis[11] que apresentam um *Modelo Global Psicológico das Lesões Esportivas*[12] com base na inter-relação entre três eixos fundamentais:

- **Causal:** existência de variáveis psicológicas que atuam como antecedentes e causas psicológicas que contribuem para a prevenção de lesões, e, como consequências, os efeitos psicológicos da lesão atual ou anterior;
- **Temporal:** considera as variáveis que podem ser ou não de origem psicológica ao longo do tempo;
- **Conceitual:** organiza os conceitos e variáveis psicológicas relacionadas com a investigação no estudo das lesões esportivas.

Para compreender a lesão esportiva, considerar conceitos positivos, como é o caso dos benefícios percebidos no processo de lesionar-se/reabilitar-se[13,14] constituem a percepção que algo pode ser aprendido com as adversidades, por exemplo, mudanças positivas no autoconceito, resiliência

e autoeficácia.[15] Alteração nas respostas emocionais e comportamentais, enfatizam a importância dos efeitos benéficos nos aspectos relacionados com a mudança de perspectiva, apoio social, melhor conhecimento anatômico e no gerenciamento de fatores de risco e vulnerabilidade à lesão.[14,16]

Ainda que a literatura evidencie os impactos negativos na ocorrência de lesões, a experiência de aprendizagem e desenvolvimento de habilidades a partir da reabilitação esportiva pode ser aproveitada no contexto do treinamento e da competição esportiva.[8]

Os modelos teóricos mais estudados na literatura que abordam os aspectos psicológicos e o processo de reabilitação são descritos a seguir.

● MODELO BIOPSICOSSOCIAL

Este modelo parte da análise de sete dimensões constituintes do acometimento da lesão: características da lesão, fatores sociodemográficos, fatores biológicos, fatores psicológicos, fatores sociais e contextuais, resultados biopsicológicos intermediários e resultados de reabilitação de lesões esportivas.

Como descrito anteriormente, o processo de reabilitação de lesões esportivas tem seu início na ocorrência da lesão (o local do dano físico, o tipo, a causa e o grau de importância, a história pregressa do atleta e de suas lesões). São considerados também fatores sociodemográficos como idade, gênero, etnia ou *status* socioeconômico, bem como o efeito nas dimensões biológica, psicológica e social do indivíduo.

O destaque para este modelo é o estabelecimento da inter-relação entre o que é considerado comprometimento biológico (aspectos metabólicos, de higiene do sono, alimentação, grau de imunidade, entre outros), psicológico (personalidade, comportamento e emoções) e social (qualidade de vida, apoio social, situação do momento da lesão) que influenciam as características biopsicológicas, como amplitude de movimento, força e resistência muscular, frouxidão articular, percepção de dor e duração da recuperação.

Os aspectos psicológicos estão diretamente relacionados com as capacidades funcionais, a qualidade de vida, o nível de empenho e satisfação com o tratamento e a prontidão para retornar ao esporte. Na verdade, existe uma relação recíproca, interdependente e cíclica entre os fatores biopsicológicos contextuais e os resultados intermediários e finais, gerando uma complexa rede de sentidos e significados.

A crítica a esse modelo é de que a estrutura e a dinâmica holística são úteis para explicar todo o processo de reabilitação de lesões esportivas. No entanto, não fornecem uma explicação das relações entre diferentes fatores psicológicos.

● MODELOS DE AVALIAÇÃO COGNITIVA

Os estudos que partem do conceito da Avaliação Cognitiva destacam que a cognição dialoga com o comportamento. Uma mesma situação pode ser vivida por uma pessoa como agradável, resultando em um comportamento de aproximação, ou pode ser vivida como ameaça, gerando sintomas de ansiedade e fobia. Esse conjunto de modelos explica como a avaliação cognitiva está relacionada com outros fatores psicológicos e contextuais destacando o papel central da cognição na determinação das reações individuais às lesões esportivas.

O modelo cognitivo entende que o pensamento disfuncional é comum a todos os transtornos psicológicos. Nesse sentido, quando o indivíduo aprende a avaliar seu pensamento de maneira mais realista e adaptativa, ele apresenta melhora em seu estado emocional e no comportamento, especialmente quando mudanças profundas ocorrem nas crenças do sujeito sobre si mesmo, o mundo e as outras pessoas.[17]

Um dos modelos de Avaliação Cognitiva é o "modelo de avaliação cognitiva de ajuste psicológico de lesão atlética".[18] De acordo com esse modelo, fatores pessoais e situacionais determinam a resposta emocional, e, por fim, essas emoções afetam o comportamento do atleta, por exemplo, a sua aderência ao programa. Na revisão do modelo foi proposto que a influência dos fatores de personalidade fossem integrados, considerando que os fatores psicológicos afetam e são afetados pelos ganhos intermediários e finais da reabilitação, sendo o nome do modelo "Modelo integrado de resposta psicológica à lesão esportiva e ao processo de reabilitação".[15]

● MODELOS DOS ESTÁGIOS PARA O RETORNO AO ESPORTE

Na tentativa de definir estágios psicológicos da reabilitação, estudos buscaram correlacionar emoções e atitudes presentes após a ocorrência de uma lesão com os estágios de reabilitação. Um dos modelos estudados foi proposto em contexto clínico por Kubler-Ross,[19] o Grief Stages. Nesse modelo, os estágios são: negação, raiva, barganha, depressão e aceitação. Entretanto, pesquisas em reabilitação de lesões no contexto do esporte não acharam correspondência entre esse modelo e a reação atual dos atletas. De fato, características individuais parecem afetar fortemente as fases psicológicas da reabilitação.[20]

Atualizando a ideia de estágios, o modelo "Ciclo Afetivo da Lesão", propõe três respostas à lesão: negação, estresse e enfrentamento. Esse modelo mantém o conceito de diferentes fases emocionais que surgem de forma flexível e não ordenada, podendo mudar durante o dia, a semana e o mês. A ideia de alternância é bem-vinda quando conectada às imprevisibilidades das fases do processo de reabilitação.[21]

● ESTRATÉGIAS INTERVENTIVAS

Estudos apontam as principais estratégias psicológicas utilizadas em processos de reabilitação de lesão esportiva.[20] No entanto, vale uma ressalva: a estratégia em si não tem um caráter terapêutico, ela só tem sentido quando aplicada perante análise da complexidade do quadro da lesão e das demandas de reabilitação. Portanto, as estratégias não são uma finalidade, mas sim um meio para atingir os objetivos estipulados pela equipe de saúde.

Intervenções educacionais

Trarão informações e conhecimento para o atleta visando torná-lo mais consciente de seu processo de reabilitação. O conteúdo pode ser de aspectos anatômicos, etapas do processo, emoções que podem vir a experimentar, perspectivas temporais, dentre outros.

Dessa forma, permite-se que o atleta desenvolva uma visão mais realista de todo processo e tenha sua ansiedade reduzida. Por essa razão, é desejável que este tipo de estratégia esteja presente desde os momentos iniciais da reabilitação.

Tal estratégia também tem sua importância para a compreensão de que há dor de lesão e dor da reabilitação, auxiliando a distingui-las para diferenciar sintomas negativos de sintomas positivos durante a jornada.

Estabelecimento de metas

O estabelecimento de metas aumenta a motivação e o comprometimento do atleta, além de auxiliá-lo no direcionamento de seus esforços. Sugere-se alguns critérios para a escolha das metas: serem objetivas e específicas, mensuráveis, realistas, estimulantes e dentro de um prazo temporal, permitindo que o atleta experimente a sensação de controle do processo de reabilitação. A combinação de metas de curto, médio e longo prazos ajuda a manter os níveis de motivação durante o processo.

O estabelecimento efetivo de metas reduz a ansiedade do atleta e melhora sua autoconfiança, e como resultado, o atleta é mais aderente ao programa e percebe o tratamento como mais efetivo. É uma das estratégias favoritas dos profissionais de saúde e uma das mais requisitadas por atletas e treinadores, além de ser considerada uma das mais importantes entre os fisioterapeutas.

Visualização

Consiste na prática do atleta se imaginar realizando atividades. Pode ser desenvolvida diferenciando-se pela perspectiva (externa ou interna) ou de acordo com as sensações (visual, auditiva, cinestésica etc.). É uma das técnicas mais investigadas por estudos psicológicos.

Pode ser utilizada com dois enfoques diferentes e complementares:

- **Visualização de performance:** como o atleta está distante da prática, as visualizações auxiliam a manter as habilidades individuais; além de aumentar a ativação muscular e a circulação sanguínea na área lesionada durante a imaginação. Pesquisas demonstram que atletas que adotaram essa técnica tiveram um retorno melhor às competições. Aqui cabe observar que há atletas que, dependendo da etapa do processo da reabilitação, têm dificuldade de fazer esse tipo de visualização. Nesses casos, a intervenção precisa ser construída gradualmente junto com o atleta.
- **Visualização da reabilitação:** consiste na antecipação de sensações de dor ou ansiedade associada a estratégias de relaxamento. São úteis por causarem o relaxamento muscular e terem um efeito fisiológico de redução dos hormônios do estresse, determinando benefícios na recuperação. Pode ser utilizada também no retorno às atividades, auxiliando no gerenciamento da ansiedade e emoções negativas causadas pelo medo de uma nova lesão.

Autofala

Consiste em um diálogo interno do atleta com ele mesmo. É uma estratégia que inclui reestruturação cognitiva, pensamento positivo e automonitoramento. Auxilia atletas a reconhecer e modificar pensamentos negativos. Essa estratégia terá mais efetividade quanto mais for utilizada pelo atleta. Naoi & Ostrow[20] propõem um protocolo de implementação em etapas:

1. Expressando sentimentos e pensamentos: nessa fase o psicólogo usa técnicas como escuta ativa, reflexões e esclarecimento;
2. Identificando pensamento negativos que podem atrapalhar a recuperação;
3. Olhando por uma perspectiva positiva e mudando pensamentos negativos em positivos: nessa etapa o psicólogo auxilia nessa descoberta dos aspectos positivos da lesão;
4. Escolher uma afirmação: o atleta escolhe três pensamentos positivos e os escreve em um papel;
5. Leitura das afirmações: o atleta lê os três pensamentos positivos para o psicólogo e depois pratica a autofala com as três afirmações;
6. Manutenção: o atleta mantém o papel e deve ler e repetir para si mesmo pelo menos uma vez ao dia. O psicólogo monitora, durante as sessões, perguntando quantas vezes por dia ele tem lido as afirmações.

Biofeedback

Consiste no uso de recursos tecnológicos para dar *feedback* em tempo real de medidas fisiológicas do atleta para ele mesmo, podendo vir a desenvolver consciência e habilidade de intervir sobre a própria fisiologia de forma intencional e efetiva.

Tornar os atletas conscientes de seu estado fisiológico pode mudar a interpretação que eles têm dos sintomas, assim como uma mudança semelhante na avaliação cognitiva afeta as respostas emocionais e comportamentais e viabiliza uma melhora na saúde e *performance* dos atletas. E o interessante é que as mudanças causadas continuam mesmo após a intervenção, pois são consequência da habilidade de interpretar os sinais do corpo e conseguir melhorar a autorregulação.

No contexto específico da reabilitação de lesão esportiva, o *biofeedback* é útil porque fornece informações sobre a recuperação, oferecendo ao atleta informações sobre suas melhorias, auxiliando na manutenção da autoconfiança e na redução da ansiedade e pensamentos negativos quanto ao retorno.

Apoio social

O apoio social para atletas é importante durante todo o processo de formação da identidade atlética, bem como nos momentos de adversidades, como a ocorrência de uma lesão. É um suporte na recuperação e nos comportamentos de cuidado.

Estudos[22] demonstram que o apoio social foi categorizado em seis tipos: escuta, apreciação técnica, desafio técnico, apoio emocional, desafio emocional e realidade social compartilhada. Aqui denota-se que as fontes de apoio são provenientes de diversas pessoas, com papéis distintos na vida do atleta.

O suporte presente na vida de um atleta pré-lesão deve ser mantido na fase pós-lesão. Estratégias para estimular essa manutenção incluem manter o atleta envolvido com a equipe técnica e de treinamento, participando de treinos quando possível e, geralmente fortalecendo sua identidade atlética e coletiva.[23]

Como estratégia adicional, um modelo de "pares" incentiva a parceria de um atleta lesionado com um atleta que teve sucesso na recuperação do mesmo tipo de lesão. Outra forma, é estabelecer grupos de apoio para trabalhar as questões referentes ao momento vivido pelo atleta.[22]

Mindfulness (Atenção plena)

As origens da Atenção Plena estão nos antigos ensinamentos e práticas do budismo. Nos últimos trinta anos, os ocidentais adaptaram a atenção plena para contextos de gerenciamento das tensões da vida moderna. Uma forma de descrever a atenção plena é: viver no momento, perceber o que está acontecendo e escolher a forma de responder às experiências, em vez de ser impelido pelas reações habituais. Kabat-Zinn[24] a descreve como "um modo específico de prestar atenção: intencionalmente, no momento presente e sem julgar".

A atenção plena demanda consciência emocional, incentivando a criação da intimidade com a experiência. A relação de cuidado demanda amor, ternura e interesse. Corporificar e autenticar a experiência, requer coragem.[25]

Nos programas de reabilitação de lesão, a atenção plena é uma das estratégias mais utilizadas. Ela se conecta com variáveis psicológicas como a percepção de dor, a aderência e a autoeficácia.[26]

Pesquisadores relacionam a prática do *mindfulness* como parte do processo de reabilitação esportiva para melhorar os níveis de tolerância e consciência à dor; a frequência de estados de atenção plena diários e reduções no sofrimento psicológico[27] a autoeficácia emocional regulatória em atletas lesionados que estão retornando ao esporte, reduzindo a ansiedade do estado competitivo e o esgotamento.[28,29]

● EQUIPE DE SAÚDE: A INTERDISCIPLINARIDADE COMO PONTO DE PARTIDA

Por toda complexidade do processo de reabilitação e a consideração do ser em reabilitação de forma integral e holística, ressalta-se a importância de que o processo seja feito de forma integrada entre profissionais de diferentes formações, caracterizando-se um trabalho interdisciplinar.

Para que a integração ocorra, os profissionais devem ampliar seus conhecimentos em medicina esportiva e garantir o interesse nas variáveis da saúde mental, permitindo que as intervenções sejam eficazes e imediatas para a profilaxia e os cuidados em eventos de lesão. O treinamento em situações de risco, no qual os profissionais de saúde e da equipe técnica tenham acesso aos protocolos de atendimento e estratégias de intervenção é necessário para minimizar problemas de adesão ao tratamento (como casos de concussão e parada cardiorrespiratória).

Por isso, não basta que seja um trabalho multidisciplinar no qual cada profissional desempenha sua parte no processo sem dialogar com outras áreas do conhecimento, pois caso isso aconteça, recairá sobre o atleta a tarefa de fazer a integração dos saberes, orientações e instruções, ficando com mais uma tarefa em meio ao delicado processo pelo qual está passando.

Ao considerar o ser em reabilitação de forma integral, necessitamos trabalhar em conjunto, pois a equipe de saúde parte das Ciências da Saúde e interrelacionam-se com as Ciências do Esporte sem que haja uma hierarquização de conhecimentos. Tal integração estimulará que todo o sistema atlético e rede de apoio social tenha educação inclusiva incentivando a promoção e aumentando a probabilidade de retorno do atleta ao contexto competitivo.

Assim, na relação de estratégias de cuidados, a acupuntura tem sido cada vez mais utilizada na reabilitação esportiva. Para além dos benefícios fisiológicos, como a melhora da circulação sanguínea, a acupuntura também pode trazer benefícios psicológicos para os atletas durante o processo de reabilitação. Alguns desses benefícios são:

1. **Redução do estresse e da ansiedade:** reduzindo os níveis de cortisol, o hormônio do estresse, e melhorando a função do sistema nervoso parassimpático, que ajuda a acalmar o corpo e a mente, fazendo os atletas se sentirem mais relaxados e confiantes durante o processo de reabilitação.[30]
2. **Alívio da dor:** tanto física quanto emocional. Pode ser especialmente importante para os atletas que estão lidando com lesões e dores crônicas.[27]
3. **Melhora do sono:** importante para a recuperação física e mental dos atletas.[31]
4. **Fortalecimento do sistema imunológico:** ajuda os atletas a se recuperarem mais rapidamente de lesões e doenças.[32]
5. **Melhora da função cognitiva:** incluindo a memória e a atenção. Útil para os atletas que precisam manter a concentração durante a reabilitação.[33]

Em suma, a acupuntura pode ser uma técnica valiosa na reabilitação esportiva não só pelos seus benefícios físicos, mas também pelos seus benefícios psicológicos.

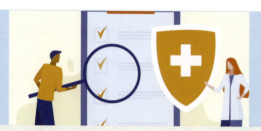

Casos Clínicos

Para ilustrar os pontos apresentados até o momento, descrevemos dois casos clínicos para auxiliar a compreensão do trabalho da Psicologia durante o processo de reabilitação.

Caso clínico 1

E., 15 anos, estudante, é praticante de futebol categorias de base feminina, sofreu lesão de LCA. Vem ao consultório acompanhada da mãe. Entra na sala de atendimento apoiada por duas muletas, já que estava em período pós-cirúrgico. Buscou acompanhamento psicológico por indicação do Departamento Médico do Clube. Depois de nos cumprimentarmos, peço para E. contar como foi a lesão: o dia, o momento da lesão. Ela relata poucos detalhes do ocorrido; porém, prolonga-se em dar detalhes da dor, das sensações do momento do "barulho", "do estalo" no joelho.

Infelizmente, sabemos que a lesão de LCA no futebol feminino é frequente e que é multifatorial. Aspectos anatômicos, fisiológicos, biomecânicos, psicológicos e genéticos são considerados nas avaliações. Além disso, o processo de reabilitação é intenso e prolongado, com etapas detalhadas em relação à carga física e melhora da amplitude do movimento do joelho.[34]

E. conta da surpresa, do receio em ver seu "bom momento de carreira" ser ameaçado pela descontinuidade na evolução que vinha conquistando, dentro e fora de campo (convocação para seleção nacional de base e possível renovação de contrato com o clube). Ela apresenta-se impactada com a atual limitação dolorosa, sentida a todo instante e que passou a ser central em sua vida. Mobilizando familiares e amigos, relata de forma tímida que não soube e não estava sabendo lidar com o fato de machucar-se e ter que recuperar a sua condição física.

Os sentimentos predominantes eram o medo, o receio de acontecer de novo, de não estar 100% para o retorno, de "não ser mais a mesma". Os receios surgiam em suas considerações sobre o presente, o passado com o trauma da dor e a vulnerabilidade constante de um futuro incerto.

Com esse primeiro contato repleto de dor e insegurança, o plano de tratamento foi traçado, incluindo a presença dos familiares/responsáveis, além da atleta. A literatura nos apontava, desde 1990, que a depressão e a angústia aumentavam significativamente se comparadas com o vigor após uma lesão;[35] além disso, a autoavaliação dos atletas lesionados comparados com os não lesionados ou os em recuperação, também era influenciada negativamente[36] e atletas com lesões sérias tinham tendência a apresentarem um escore de depressão maior que os com lesões menos sérias.[37]

Assim, o programa de reabilitação de E. foi organizado seguindo as etapas a seguir:

- entrevistas iniciais (nas quais a demanda foi explicitada pela paciente e sua família);
- avaliações psicológicas (testes e questionários que avaliaram características de personalidade e estados de humor);
- psicoeducação (aprendizado da lesão: o que é, quais os tratamentos indicados, tempo e etapas de recuperação, acompanhamento conjunto com equipe médica, fatores extracampo que auxiliam no tratamento, utilização de material audiovisual, entre outros);
- ensino e treino de estratégias mentais (visualização, método da atenção plena, técnicas de respiração, movimento consciente, atitudes conscientes);
- acompanhamento e devolutiva.

Depois das primeiras entrevistas com E. e familiares, as avaliações psicológicas identificaram um nível de depressão acima da média para a idade e características de personalidade que favoreciam pouca abertura à aceitação da situação vivida. A fase de negação da lesão, potencializava a fragilidade e a frustração por estar vivendo a situação limitante.

Os atendimentos focaram no gerenciamento do estresse e no estímulo à abertura aos cuidados familiares e dos amigos. Um dos aspectos importantes do gerenciamento era estimular E. a abrir-se para negociar momentos de lazer, além das sessões de psicologia, fisioterapia, acupuntura e das noites de sono mal dormidas.

Após dois meses de tratamento, os níveis de motivação eram intensos e oscilavam. E. experimentava com disposição técnicas psicológicas para estimularem o bem-estar e a energia necessária a fim de suportar a ansiedade, o medo e os pensamentos negativos em relação a sua condição atlética.

Com certa rigidez e autocobrança, E. tinha dificuldades para barganhar pequenas conquistas e reconhecer sua evolução. Suas habilidades motoras estavam sendo retomadas aos poucos, assim como a sua autonomia para atividades diárias.

Após o quarto mês de sessões, E. optou por não continuar o tratamento psicológico, mantendo os cuidados com a medicina e a fisioterapia. Com o autocontrole retomado, a ansiedade foi projetada para o futuro. Ao se ver em pé, com certo grau de mobilidade conquistado, ela passou a dar conta de sua competência motora de forma autônoma buscando se relacionar conscientemente com seu corpo.

Avaliamos (psicóloga, atleta e familiares) que suas conquistas foram satisfatórias em relação ao seu estado inicial. Foi orientado, contudo, que nos meses seguintes ao retornar aos campos seria preciso monitorar e estabelecer metas objetivas e realistas para que E. compreendesse como manter-se no comando de seu tratamento.

Caso clínico 2

R., 33 anos, programador, sofreu lesão de tornozelo em treinamento para a prova de *Ironman*. R. é conhecido como atleta amador. Organiza a sua rotina diária a fim de que possa incluir além das suas 8 horas de trabalho em um escritório, as atividades de pai, de marido, de filho e os treinos.

Para se tornar um *ironman*, R. contratou uma consultoria esportiva que lhe orienta nas cargas de treinamento via planilhas e encontros presenciais aos finais de semana em ambientes ao ar livre como represas, mar, parques e ciclovias. R. procurou atendimento psicológico para lidar com o medo que estava atrapalhando seu desempenho: receio de nadar em águas abertas e turvas. Esse fato fazia com que seu desempenho nas provas ciclísticas e de corrida fossem intensamente carregado de expectativas para compensar as dificuldades da natação.

Após algumas semanas do início do acompanhamento, uma lesão importante de tornozelo aconteceu durante o treino de corrida, impossibilitando que R. pudesse realizar a prova de *ironman*.

O processo de reabilitação exigiu suporte social por parte da equipe, dos familiares e dos amigos. Com o apoio, R. pôde engajar-se de forma assídua no tratamento lidando com menor angústia e frustração em relação ao adiamento de seu plano.

Foram elaboradas ações para a manutenção da motivação em níveis que favorecessem o envolvimento e a disciplina nas tarefas mediante as restrições que seriam gerenciadas nas sessões médicas, fisioterápicas e psicológicas.

R. estava abalado e frustrado, mas não desmotivado. A gravidade da lesão (lesão ligamentar parcial) demandava sessões de fisioterapia, limitando R. por tempo determinado.

Verificar o tipo de lesão, sua gravidade, o prognóstico e as consequências são ações importantes para identificar distorções cognitivas, que podem levar a respostas emocionais disfuncionais prejudicando o processo de recuperação. Os procedimentos de intervenção psicológica no caso de R. foram:

- informações das características de sua lesão, sua etiologia, as implicações práticas para sua vida esportiva e as etapas de reabilitação a serem vencidas. A partir de informações seguras, o atleta fica menos propenso a apresentar distorções cognitivas e fantasias prejudiciais ao processo, e mais propenso a apresentar comportamentos adequados às características da lesão.

- ensino de técnicas de relaxamento para inibir as tensões musculares e diminuir respostas emocionais inadequadas. As técnicas de relaxamento utilizadas foram a meditação, o treino autógeno, o ioga e o *biofeedback*. Estas técnicas de relaxamento podem ser utilizadas de acordo com as possibilidades de execução de movimentos apresentadas pelo atleta, bem como, com suas habilidades para exercícios de visualização mental.

- utilização das técnicas de reestruturação cognitiva para auxiliar os processos de raciocínio do atleta, para avaliar as experiências de lesão e reabilitação de modo funcional e realista, gerando padrões de respostas emocionais e voluntárias mais eficazes. Entre as técnicas de Reestruturação Cognitiva podem ser citadas o Treino de Inoculação de Estresse, as Técnicas de Estabelecimento de Metas e Objetivos de Curto, Médio e Longo Prazos e as Técnicas de Resolução de Problemas e Tomadas de Decisão.

O acompanhamento de R. teve quatro sessões estruturadas que somadas com as sessões de fisioterapia, desenvolveram consciência corporal e níveis de atenção e foco aos seus ritmos respiratórios. Esse processo alinhou suas aspirações com a realidade que se apresentava dando condições de continuidade ao seu treinamento.

CONCLUSÃO

O capítulo apresentou as referências das Ciências Psicológicas nas análises e contribuições no processo de vivência da lesão e sua reabilitação. A percepção de que algo influencia o estado de desempenho e que mudanças ocorrem na lógica do resultado levam a busca do equilíbrio necessário para os sentidos da corporeidade e da motricidade.[38]

A apresentação dos casos clínicos ilustrou as possibilidades de interlocução entre as teorias psicológicas que embasam a prática profissional e revelam aspectos do diagnóstico e do prognóstico das lesões.

Momentos de vulnerabilidade, insegurança psicológica, certa dependência, frustração, surpresa, desaceleração, descoberta e energia heroica revelam ao indivíduo a capacidade de adaptar-se, de despir-se de algo vivido para dar espaço a um novo eu.

A equipe interdisciplinar compõe o processo do "cuidar de si" e assume o organismo que emprega força, ATP, autonomia em relação ao meio em que realiza o trabalho físico também no processo de reabilitação. Passado, presente e futuro encontram-se quando o indivíduo entra em contato com o desafio de definir o que entende por saúde/reabilitação. Aspectos culturais, ambientais, biomecânicos, fisiológicos, anatômicos e psicológicos tecem a rede complexa e multifatorial que pretende fornecer:

- Acolhimento – *rapport*;
- Planejamento do programa de reabilitação focando medidas a curto prazo que possam impactar nas ações a médio e longo prazos;
- Educação (informação a respeito do diagnóstico e dos procedimentos que serão adotados para favorecer a adesão ao tratamento);
- Desenvolvimento de habilidades psicológicas que estimulem a estabilidade emocional (gerenciamento de estresse, estratégias de *coping*, entre outras);
- Interação com a rede de apoio social (família, amigos, pessoas próximas que sejam importantes para o bom prognóstico).

Com isso, pretendeu-se revelar a força da equipe de saúde na sua comunicação, resiliência e prontidão para estabelecer espaços de escuta e cuidados com a saúde, objetividade na programação do tratamento de reabilitação e na conquista do comportamento autônomo ante os desafios limitantes de uma lesão.

REFERÊNCIAS

1. Rubio K. O atleta e o mito do herói. 2nd ed. São Paulo: Laços; 2021.
2. Hagger MS, Chatzisarantis NLD, Barkoukis V, Wang CKJ, Baranowski J. Perceived autonomy support in physical education and leisure-time physical activity: a cross-cultural evaluation of the trans-contextual model. J Educat Psychol. 2005;97(3):376-90.
3. Campiglia H. Psique e medicina tradicional chinesa. São Paulo: Roca; 2004.
4. World Health Organization. Constitution of the World Health Organization. World Health Organization. 2023.
5. Rego RA. A clínica pulsional de Wilhelm Reich: uma tentativa de atualização. Psicol USP. 2003;14(2):35-59.
6. Buceta JMDP, Bueno AMB. Situaciones estresantes y vulnerabilidad a las lesiones deportivas: un estudio con deportistas de equipo. Rev Psicol Deporte. 2004 Jan 1;13(1):7-24.
7. Markunas M. Reabilitação esportiva ou esporte como reabilitação? In: Rubio K, organizator. Psicologia do esporte: interfaces, pesquisa e intervenção. São Paulo: Casa do Psicólogo; 2000. p. 139-53.
8. Buceta JM. Psicología y lesiones deportivas: prevención y recuperación. Madrid: Dykinson; 2006.
9. Sakamoto M, Parcesepe R, Bojikian J. A contribuição da intervenção psicológica na recuperação do atleta de voleibol lesionado. Rev Mackenzie Educ Fís Esporte. 2008;7(3).
10. Galambos S, Terry P, Moyle G, Locke S. Psychological predictors of injury among elite athletes. Brit J Sports Med. 2005 Jun 1;39(6):351-4.
11. Haghshenas R, Marandi SM, Molavi H and Khayyambashi H. Predicting injuries of athletes by considering psychological factors. Khayyambashi K, editor. World J. Sport Sci. 2008 Jan 1;1(1):38-41.
12. Olmedilla ZA, García-Mas A. El modelo global psicológico de las lesiones deportivas. A global psychological model of the sportive injuries. Acción Psicológica. 2009 Nov 9;6(2).
13. McMillen JC, Fisher RH. The perceived benefit scales: measuring perceived positive life changes after negative events. Social Work Research. 1998 Sep 1;22(3):173-87.
14. Wadey R, Evans L, Evans K, Mitchell I. Perceived benefits following sport injury: a qualitative examination of their antecedents and underlying mechanisms. J Appl Sport Psychol. 2011 Apr 28;23(2):142-58.
15. Wiese-bjornstal DM, Smith AM, Shaffer SM, Morrey MA. An integrated model of response to sport injury: psychological and sociological dynamics. J Appl Sport Psychol. 1998 Mar;10(1):46-69.
16. Udry E, Gould D, Bridges D, Tuffey S. People helping people? Examining the social ties of athletes coping with burnout and injury stress. J Sport Exerce Psychol. 1997 Dec;19(4):368-95.
17. Silva GM. Contribuições da terapia cognitivo-comportamental no acompanhamento de atletas lesionados. Rev Bras Psicol Esporte. 2019 Jul 16;9(1).
18. Brewer BW. Review and critique of models of psychological adjustment to athletic injury. J Appl Sport Psychol. 1994 Mar;6(1):87-100.
19. Kübler-Ross E. Sobre a morte e morrer. São Paulo: Martins Fontes; 2008.
20. Santi G, Pietrantoni L. Psychology of sport injury rehabilitation: a review of models and interventions. J Human Sport Exerc. 2013;8(4):1029-44.
21. O'Connor E, Heil J, Harmer P, Zimmerman I. Injury. In: Taylor J, Wilson GS. Applying sport psychology: four perspectives. Champaign, Il: Human Kinetics; 2005.
22. Carvalho R. Aspectos psicológicos das lesões desportivas: prevenção e tratamento. 2009 Apr.
23. Armatas V, Chondrou E, Yiannakos A, Galazoulas C, Velkopoulos C. Psychological aspects of rehabilitation following serious athletic injuries with special reference to goal setting: a review study. Phys Training. 2007 Jan;8:1-15.
24. Kabat-Zinn J. A mente alerta: como viver intensamente cada momento de sua vida através da meditação. Rio de Janeiro: Objetiva; 2001.
25. Burch, V. Viver bem com a dor e a doença: o método da atenção plena. São Paulo: Summus; 2011.
26. Gomez-Espejo V, Garcia-Mas A, Ortega E, Zafra A. Programas de intervención psicológica en procesos de rehabilitación de lesiones deportivas. Arch Med Deporte. 2022 Jan;39(207):26-33.
27. Mohammed WA, Pappous A, Sharma D. Effect of mindfulness based stress reduction (MBSR) in increasing pain tolerance and improving the mental health of injured athletes. Front Psychol. 2018 May 15;9:722.

28. Tang Y, Liu Y, Jing L, Wang H, Yang J. Mindfulness and regulatory emotional self-efficacy of injured athletes returning to sports: the mediating role of competitive state anxiety and athlete burnout. Int J Environ Res Public Health. 2022 Sep 16;19(18):11702.

29. Brooks TJ, Bradstreet TC, Partridge JA. Current concepts and practical applications for recovery, growth, and peak performance following significant athletic injury. Front Psychol. 2022 Aug 22;13:929487.

30. Shu S, Zhan M, You YL, Qian XL, Li CM, Zhou CL, et al. Wrist-ankle acupuncture (WAA) for precompetition nervous syndrome: study protocol for a randomized controlled trial. Trials. 2015 Sep 7;16:396.

31. Takakura N, Hiramatsu Y, Takanashi T. Acupuncture for eSport athletes. Acupunct Med. 2020;38(2):121-2.

32. Doria MCS, Lipp MEN, Silva DF. O uso da acupuntura na sintomatologia do stress. Psicol Cienc Prof. 2012;32(1):34-51.

33. Zarei S, Shayestehfar M, Memari AH, SeifBarghi T, Sobhani V. Acupuncture decreases competitive anxiety prior to a competition in young athletes: a randomized controlled trial pilot study. J Complement Integr Med. 2017 Mar 1;14(1):2015.

34. Dixon JG, Barker JB, Thelwell RC, Mitchell I. The psychology of soccer. New York; London: Routledge, Taylor & Francis Group; 2020.

35. Smith AM, Scott SG, O'Fallon WM, Young ML. Emotional responses of athletes to injury. Mayo Clin Proc. 1990;65(1):38-50.

36. Leddy M, Lambert M, Ogles B. Psychological consequences of athletic injury among high-level competitors. Res Q Exerc Sport. 1994;4:347-54.

37. Smith AM. Competitive athletes: preinjury and postinjury mood state and self-esteem. Mayo Clin Proc. 1993;68(10):939-47.

38. Moreira WW, Scaglia AJ, Campos MVS. Corporeidade e motricidade na pedagogia do esporte: conhecimento e atitude indispensáveis para o ensino fundamental. Motricidades: Rev Soc Pesq Qual Motricidade Humana. 2017 Oct 30;1(1):42-51.

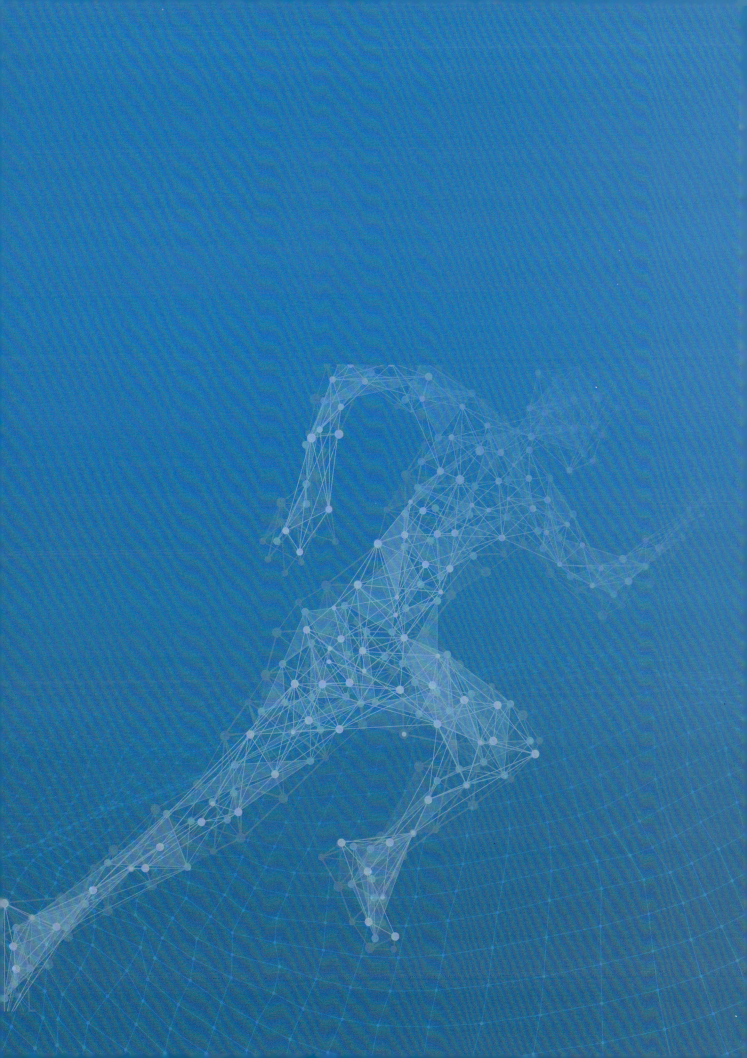